运 动 伤
预防、诊断、治疗与康复
Sports Injuries
Prevention, Diagnosis, Treatment and Rehabilitation

主　编　Mahmut Nedim Doral

副主编　Reha N. Tandoğan　Gideon Mann René Verdonk

主　审　肖德明　博士、博士生导师

主　译　张文涛　博士、硕士生导师

副主译　张新涛　白　露　熊　鼐

译　者（以翻译工作量为序）

张文涛　博士　北京大学深圳医院运动医学科
张新涛　博士　北京大学深圳医院运动医学科
白　露　博士　北京大学深圳医院运动医学科
熊　鼐　博士　北京大学深圳医院骨关节科
李　伟　硕士　北京大学深圳医院运动医学科
白　宇　博士　广州增城市人民医院骨科
石俊俊　博士　山西医科大学第二医院骨科
马泽涛　学士　北京大学深圳医院骨关节科
江长青　博士　北京大学深圳医院运动医学科
张洪雷　硕士　北京大学深圳医院运动医学科
高　亮　博士　德国海德堡大学曼海姆医学院
李九群　学士　北京大学深圳医院运动医学科
康　斌　博士　北京大学深圳医院骨关节科
孙咏梅　学士　北京大学深圳医院骨脊柱科

人民卫生出版社

Translation from the English language edition:
Sports Injuries: Prevention, Diagnosis, Treatment and Rehabilitation
by Mahmut Nedim Doral

Copyright © Springer-Verlag Berlin Heideberg 2012
Springer-Verlag Berlin Heideberg is a part of Springer Science+Business Media
All Rights Reserved

图书在版编目（CIP）数据

运动伤：预防、诊断、治疗与康复／（土）多勒尔（Doral，M.N.）主编；张文涛译. —北京：人民卫生出版社，2015

ISBN 978-7-117-19882-0

Ⅰ.①运… Ⅱ.①多…②张… Ⅲ.①运动性疾病-损伤-预防（卫生）②运动性疾病-损伤-诊疗③运动性疾病-损伤-康复 Ⅳ.①R873

中国版本图书馆 CIP 数据核字（2014）第 244654 号

人卫社官网	www.pmph.com	出版物查询，在线购书
人卫医学网	www.ipmph.com	医学考试辅导，医学数据库服务，医学教育资源，大众健康资讯

版权所有，侵权必究！

运动伤：预防、诊断、治疗与康复

主　　译：张文涛
出版发行：人民卫生出版社（中继线 010-59780011）
地　　址：北京市朝阳区潘家园南里 19 号
邮　　编：100021
E - mail：pmph @ pmph.com
购书热线：010-59787592　010-59787584　010-65264830
印　　刷：北京铭成印刷有限公司
经　　销：新华书店
开　　本：889×1194　1/16　印张：65
字　　数：2105 千字
版　　次：2015 年 6 月第 1 版　2015 年 6 月第 1 版第 1 次印刷
标准书号：ISBN 978-7-117-19882-0/R·19883
定　　价：599.00 元

打击盗版举报电话：010-59787491　E-mail：WQ @ pmph.com
（凡属印装质量问题请与本社市场营销中心联系退换）

译者的话

我在2012年的COA上偶遇此书，闲时一阅便爱不释手。这本内容浩繁，包罗万象，集全球顶尖运动医学专家的呕心沥血之经验大成，让我如饮甘露。大师们奉献了多年的临床经验，设计严密的病例分析，还有统计有力的实验研究，清晰地给我们展示了世界运动医学的历史、现状和未来。

正如序言所说：对初学者来说，它是教科书；对资深医生来说，它是参考书；对开拓者来说，它是研究指南。

希望读者朋友能汲取这本巨著的精华，创造中国运动医学的辉煌。

在此，我仅代表全球中文读者对主编 Mahmut Nedim Doral 先生和世界各地的几百名作者表示衷心感谢，也请他们原谅我们的语言差异和译文中可能的错误或不当之处。敬请指正！

在这木棉盛开的时节，给大家献上我们的译本。我要感谢全体译者和校对人员无数不眠之夜的辛苦！我两年周末没有陪太太逛街了，也疏远了亲朋好友，希望这本译作的出版是一份补偿。

张文涛　博士

北京大学深圳医院运动医学与康复科主任

中华医学会骨科学会运动医学学组委员

广东省医师协会运动医学分会副主任委员

深圳市骨科学会副主任委员、运动医学学组组长

2014年3月于深圳

序一

为活着而运动,还是为运动而活着?这是个问题。

运动和训练给健康带来巨大好处,同时也带来医学问题,这也是医学科学的特殊分支——运动创伤学的中心工作。所以要全面地研究运动医学的各个方面,以免体育运动参与者受伤。

我认为最重要的是不同年龄的人,特别是年轻人,都需要利用运动医学的研究成果,进行积极的生活。

作为 Hacettepe 大学校长,我想说的是我们在各个运动场配备的保障小组反映了我们对运动和运动员的承诺。这两年我们的篮球队的进步和成绩也激励我们走向未来。

除了对体育运动的保障,体育科学与技术学校、骨创伤科和运动医学科对运动科学也提供了大力支持。作为 5 年国际射箭委员会的主席和国际奥林匹克委员会的委员,我始终强调科学地研究体育运动,强调运动伤最好的治疗是预防。

这本书是在我任校长的大学的科学家们的组织准备下,与国际顶尖的科学家合作完成,使我感到非常荣幸。

我要特别感谢并祝贺我的亲密同事 Mahmut Nedim Doral 教授、其他杰出的作者以及所有为这本对全球运动医学有深远贡献的著作的出版付出努力的人们。

Uğur Erdener 教授,博士
土耳其安卡拉 Hacettepe 大学校长
国际剑术联合会(FITA)主席
土耳其国家奥林匹克委员会主席

序二

作为 EFOST（欧洲骨科运动创伤协会）的主席，我很荣幸受我的好朋友 M. N. Doral 教授的邀请为这本巨著写序。

19 世纪美国的政治领袖 Robert G. Ingersoll 的话对这本著作更合适："寻因、观察和验证，是科学的三合体"。尽管这本书仍不能回答和解决受伤运动员的诊断、手术和康复的所有问题。本领域众多专家一直努力践行：预防、诊断和治疗那些希望并决意要恢复运动的人，尤其是年轻人的运动损伤。

很多年以前，著名的骨科运动伤专家 Jack C. Hughston 教导我们："我们都不是生活和工作在真空中，要防止别人的对自己清晰和稳定思想的影响。"EFOST 一直努力在实现本著作的理念，在基础科学带动的运动医学知识的快速膨胀中起主要作用。

EFOST 双年会上经常讨论和图示包括极限运动和运动特有损伤的组织生物力学的信息，还有运动员个体的条件、损伤、随访和小组成员等都是大会主席关心的问题。

本书不仅对常见运动伤进行了讨论，还对很多运动相关的特殊领域给予高度重视，比如假体置换后的体育运动、年轻运动员软骨损伤的解决方案、基因治疗的临床相关性、组织工程、导航、职业与业余运动员手术使用生长因子。

给快速发展的运动医学写一本教科书是很难的，出版一本能长期满足要求的书更是一个挑战。

祝贺主编 M. N. Doral 教授完成 EFOST 给他的艰巨任务：出版一本书，它对将从事运动医学的医生来说是教科书，对资深医生来说是参考书，对感兴趣的科学家和研究者来说是出发点。

作为 EFOST 的主席，这本书让我感觉欣慰的是，作者们完全领会了 EFOST 要在全欧洲和其他地方传播的理念：运动医学是医学的重要部分；新的知识已经拥有，未来的道路已经指明，大门已经打开。

我以许多年前 Ralph Waldo Emerson 的话结束我的序言："进步就是今天的努力，明天的保证"，尽管他无法知道本书主编对更新运动医学知识所做的贡献。

祝贺全体编写团队和所有对本书做出贡献的人。

José F. Huylebroek 博士
EFOST 主席（2007—2010）

序三

在过去的几年里,我们目睹了全球运动创伤和膝韧带研究的爆炸。引入了微创关节镜技术、复杂的移植物固定和先进的康复方案,对业余和职业运动员膝韧带损伤的手术与非手术治疗的改进付出了巨大努力。我的研究团队正致力于膝关节的比较解剖以及解剖双束前交叉韧带重建研究。国际运动医学团体的成员,包括来自全球87个国家的4000名国际关节镜学会、膝关节外科学会、骨科运动医学学会的成员,都在致力于膝关节韧带手术方向的重建技术改进、解剖重建、生物学辅助、影像、结果判定,并为运动创伤医生提供未来韧带重建发展方向的综合的数据和数据分析。感谢和敬佩 Mahmut Nedim Doral 教授的组织筹备以及100多名世界各地作者编写这本全面的运动创伤教科书所付出的巨大努力。

Freddie H. Fu 教授,医学博士,科学博士(名誉),哲学博士(名誉)

2009—2011 ISAKOS 主席

前言

在 2008 年 11 月 Antlya 召开的第五届 EFOST 会议之后,我无法想象现在能完成这部内容浩瀚著作。这是从日本到美国、从尼泊尔到以色列、从匈牙利到西班牙,全球 300 多名科学家无眠夜晚和艰辛努力的结果。我能在我的祖国,自古就是东西方地理和文化交汇的地方,整合东西方科学,使我感到无比荣幸。

首先,我要表达我对奉献他们宝贵经验的全体作者的感谢,对副主编 Mann 医生、Tandoğan 医生和 Verdonk 医生和顾问委员会表示感谢。

运动伤外科越来越重要,已经达到令人兴奋的阶段。当运动医学医生打开电视机,看到他或她的患者即使能提前一天回到运动场,是多么有成就感。运动创伤科学的发展不但对很多人产生影响,也对世界产生了巨大的影响。

自从 Masaki Watanabe 做了第一例人类关节镜手术以来,虽然我们已经获得很大进步,但是人体仍有如此之多的未解之谜,永远吸引科学家不断探索。在本书中,我们试图收集当今尽可能多的新理念、治疗方法、手术技术、康复方案。不仅有标准的方法,还包括创新技术和不同的想法。因为最好的治疗是预防,所以我们把运动伤的预防作为本书的开始。

同样,按照没有疾病只有患者的观点,我们添加了"运动特殊损伤"部分,让医生能对这种损伤有更好的了解。本书还有"上肢损伤"、"下肢损伤"、"儿童运动伤"以及"关节置换后的运动"这样的章节。

在"运动创伤的未来"一章,包括了我们认为特别有价值的内容,希望这些文章能鼓励读者提出原创的新意。我们现有的知识大约 5 年更新一次,也许 5 年以后新的基因增强的运动员和机器人成为热门话题。

此时此刻,拥有了 30 年的执业生涯,数千例患者治疗经验,在著名的出版商 Springer-Verlag 的帮助下出版了本书,使我倍感幸福,就好像 28 年前我抱起可爱的女儿的感觉一样。

我无法表达对亲爱的父母 Neş'e Füsun 和 Seyfi Doral 对我终生的支持的衷心感激。

我要感谢始终支持我的爱妻 Esra,她认为我是一个"执着"的学生。还有感谢经常给我建议的女儿 Şölen Ceyla、我的女婿 Coşku。感谢对我特别重要的尊敬的老师 T. Göğüş 医生、将土耳其骨科医生介绍到世界的 R. Ege 医生、我的同事、其他作者和所有因为这本书而信任我的人。

我要感谢多年来和我一起工作并支持我的 Ö. A. Atay 医生、G. Leblebicioğlu 医生、A. Üzümcügil 医生、E. Turhan 医生,还有 J. Huylebroek 医生、A. Imhoff 医生、S. Woo 医生、M. Yazıcı 医生和 N. Maffulli 医生。

特别感谢我年轻的助手 G. Dönmez 医生,他惊人的能力和全心投入是所有年轻助手的榜样,他也为本书做出了巨大努力。

感谢 Springer-Verlag 家族和 Gabriele Schröeder 对我的支持。

如果这本书能帮助你创造你自己的运动伤治疗方法,对我来说是最好的礼物和积极性的源泉。

请不要忘记:科学没有宗教、语言、种族、颜色或国旗!

有了多年的经验,我告诉年轻的医生要分享科学。要让医学科学达到更高点,就要用更完美的方式教育新一代医生,给他们最好的机会。

土耳其　安卡拉
土耳其骨科与创伤学会主席
Mahmut Nedim Doral 教授,博士

目录

第一部 运动创伤学的出现与历史

第一章 欧洲国家骨科学会运动创伤联盟(EFOST)的历史 ……………………… 3
第二章 关节镜的过去与未来 ………………………………………………………… 5
第三章 运动伤的治疗:50年里我们学到了什么 …………………………………… 14

第二部 运动伤的预防

第一章 运动伤机制分析的生物力学评估方法 ……………………………………… 17
第二章 韧带损伤的预防 ……………………………………………………………… 24
第三章 前交叉韧带损伤的预防 ……………………………………………………… 29
第四章 预防前交叉韧带损伤的神经肌肉训练策略 ………………………………… 38
第五章 "行的"与"不行"的前交叉韧带损伤:对损伤的不同反应 ……………… 45
第六章 足球运动损伤的预防 ………………………………………………………… 51
第七章 运动损伤与本体觉:目前趋势与观点 ……………………………………… 56

第三部 上肢运动伤:肩部损伤

第一章 肩袖间隙 ……………………………………………………………………… 63
第二章 肩袖撕裂的病理 ……………………………………………………………… 67
第三章 肩关节镜入路的神经血管风险 ……………………………………………… 72
第四章 肩袖疾病:关节镜修复 ……………………………………………………… 79
第五章 目前观点:关节镜下经骨对等缝合桥肩袖修复 …………………………… 92
第六章 举手过头运动员的肩后上方和前上方撞击 ………………………………… 99
第七章 内部撞击和SLAP损伤 ……………………………………………………… 108
第八章 肩前方不稳 …………………………………………………………………… 113
第九章 关节镜治疗盂肱关节前方不稳 ……………………………………………… 120
第十章 急性肩关节后脱位 …………………………………………………………… 126
第十一章 活动度过大的肩关节复发性脱位的处理 ………………………………… 132
第十二章 肩关节不稳的治疗进展 …………………………………………………… 137
第十三章 肩锁关节疾患 ……………………………………………………………… 146
第十四章 关节镜下双TightRope™肩锁关节双束重建:解剖、生物力学、背景
 及2年随访结果 ……………………………………………………………… 154

第十五章　肱二头肌长头腱近端病损……………………………………………… 159
第十六章　上肢损伤治疗后的康复和恢复运动…………………………………… 165

第四部　上肢运动伤：腕与肘

第一章　肘部运动伤………………………………………………………………… 173
第二章　慢性肘部不稳：内侧与外侧不稳………………………………………… 179
第三章　急性肱二头肌腱远端断裂………………………………………………… 183
第四章　运动中常见的肘部骨折…………………………………………………… 186
第五章　运动员的三角纤维软骨复合体撕裂伤…………………………………… 193
第六章　运动员的腕关节不稳……………………………………………………… 197

第五部　腹股沟运动伤

第一章　运动中腹股沟疼痛的流行病学和常见原因……………………………… 207
第二章　腹股沟疼痛的鉴别诊断：普外科问题…………………………………… 213
第三章　青少年腹股沟疼痛：泌尿科观点………………………………………… 218
第四章　腹股沟疼痛：神经病变与神经压卡综合征……………………………… 224
第五章　腹股沟疼痛：骨关节疾病………………………………………………… 228

第六部　膝关节运动伤：半月板修复移植和替代的新观念

第一章　外侧半月板变异及其治疗策略…………………………………………… 237
第二章　半月板黏液样变与囊肿…………………………………………………… 248
第三章　半月板缝合技术的力学性能……………………………………………… 252
第四章　关节镜下半月板放射状裂修复新技术…………………………………… 255
第五章　同种异体半月板移植……………………………………………………… 261
第六章　半月板移植：适应证和结果……………………………………………… 267
第七章　聚氨酯半月板替代物：假体、技术与结果……………………………… 273
第八章　曙光：Menaflex™胶原半月板重建，一种新的胶原假体……………… 277
第九章　运动人群的胶原半月板替代……………………………………………… 281
第十章　半月板切除后的步态……………………………………………………… 287

第七部　膝关节运动伤：当前韧带手术的观念

第一章　双束前交叉韧带重建的生物力学变化…………………………………… 293
第二章　Ground Force 360装置的效果：健康受试者的感受…………………… 299
第三章　前交叉韧带重建：手术时机……………………………………………… 304
第四章　关节镜下前交叉韧带修复………………………………………………… 308
第五章　关节镜下修复新鲜的前交叉韧带部分撕裂……………………………… 312
第六章　解剖双束前交叉韧带重建的演变与原则………………………………… 318
第七章　前交叉韧带重建：双束重建的另一种方法……………………………… 324

第八章	双束前交叉韧带重建:"我"的观点	329
第九章	全内前交叉韧带重建技术	336
第十章	同种异体移植:概况与移植物来源	341
第十一章	同种异体移植物在前交叉韧带重建中的应用	346
第十二章	同种异体材料的费用与安全性	355
第十三章	同种异体移植物在膝关节韧带手术中的应用	361
第十四章	生长因子在前交叉韧带手术中的作用	364
第十五章	前交叉韧带重建并发症的处理	369
第十六章	前交叉韧带重建的翻修:治疗方案	376
第十七章	前交叉韧带重建失败后翻修	381
第十八章	前交叉韧带手术翻修要点	388
第十九章	一期前交叉韧带修复与骨髓刺激的结果及其康复	392
第二十章	前交叉韧带重建术后恢复运动的时机	401
第二十一章	单独或并发的后交叉韧带损伤的评估与治疗	409
第二十二章	后交叉韧带重建:新理念与我的观点	417
第二十三章	后交叉韧带重建:如何改进我们的疗效	426
第二十四章	后交叉韧带重建:同种异体移植物	433
第二十五章	前后交叉韧带合并损伤	437
第二十六章	膝复合伤	444
第二十七章	如何处理膝前内侧不稳	451
第二十八章	膝后外角重建	454
第二十九章	膝韧带手术的展望	462

第八部　膝运动伤:髌骨损伤新论

第一章	髌股疼痛综合征	471
第二章	髌股疼痛分出亚型能改善物理治疗吗?	475
第三章	髌股关节不稳的保守治疗	481
第四章	运动员髌骨脱位概述	486
第五章	髌骨不稳的关节镜手术	496
第六章	内侧髌股韧带重建	502

第九部　足踝运动伤

第一章	足踝部腱病	509
第二章	踝扭伤:如何最佳地恢复运动	516
第三章	慢性踝不稳	520
第四章	前踝撞击症	526
第五章	运动员的胫腓联合损伤	530
第六章	距骨的骨软骨损伤	538
第七章	可降解合成支架修复距骨的骨软骨缺损	551
第八章	后足内镜	557

第十部　软骨修复的趋势

第一章	关节软骨生物学基础	567
第二章	关节软骨-滑膜："生物趋向"	574
第三章	马赛克技术治疗骨软骨缺损	581
第四章	关节镜下自体软骨细胞移植治疗膝与踝软骨缺损	589
第五章	第二代自体软骨细胞移植：期待什么？	598
第六章	第二代和第三代软骨移植技术	605
第七章	下一代软骨缺损解决方案	612
第八章	源自滑膜间充质干细胞的无支架组织工程结构（TEC）：在大型动物模型中软骨修复疗效和鉴定	622
第九章	PRGF 在膝软骨缺损中的应用	632

第十一部　应力性骨折

第一章	应力性骨折的流行病学和解剖学	637
第二章	应力性骨折的诊断和治疗	642
第三章	应力性骨折：概述	652
第四章	Jones 骨折	678
第五章	足舟骨应力性骨折	683
第六章	籽骨应力性骨折	689
第七章	足踝部应力性骨折	693
第八章	军人的应力性骨折	702
第九章	土耳其军人的应力性骨折	711
第十章	各种促进应力性骨折愈合的方法	716

第十二部　肌肉和肌腱损伤

第一章	运动引起的肌腱病：从基础研究到赛场	721
第二章	职业足球运动员的大腿肌肉损伤：欧洲足联的七年随访研究	726
第三章	下肢慢性肌肉运动伤	730
第四章	网球腿	735
第五章	治疗肌肉损伤的新方法	738
第六章	冲击波疗法在运动医学中的应用	745
第七章	生长因子在骨科与创伤科的应用	749
第八章	跟腱病的微创手术	755
第九章	跟腱断裂的内镜与经皮缝合	760

第十三部　体育运动与关节置换

第一章	骨质疏松症与体育运动	769
第二章	全膝关节置换术后的体育运动	772
第三章	全膝关节置换术后疼痛的处理：推荐的术后体育运动	777

第四章	全膝关节置换术后疼痛的处理	780
第五章	外侧单髁膝关节置换及其运动恢复	783
第六章	运动人群膝骨性关节炎的关节镜治疗	791
第七章	髋附近运动伤	793
第八章	全髋关节置换后的体育运动	797
第九章	全髋置换术后的体育运动	799
第十章	肌肉骨骼肿瘤与运动创伤	803
第十一章	运动伤手术的麻醉	810

第十四部 儿童运动伤

第一章	儿童运动伤	817
第二章	青少年运动伤的预防	822
第三章	骨骺损伤	826
第四章	小儿脊柱损伤	833
第五章	儿童运动员的腰椎损伤	838
第六章	青少年髋股问题的处理	840
第七章	儿童前交叉韧带损伤	845
第八章	儿童与青少年的前交叉韧带重建	853

第十五部 极限运动及其相关损伤

第一章	腹部损伤：现场决策	863
第二章	脊柱运动伤	867
第三章	运动员的血管问题	872
第四章	运动员的深静脉血栓：预防与治疗	880
第五章	伤病率是否影响足球队的水平？来自土耳其的报告	886
第六章	射箭相关损伤	892
第七章	板球相关损伤	897
第八章	风险运动的损伤	901
第九章	美国穿越赛冠军的给养经验——个案报告	910
第十章	超级马拉松的下肢损伤	915
第十一章	赛车运动伤：当前趋势与观念	918
第十二章	赛车手都是顶级运动员	925

第十六部 物理治疗在运动医学中的作用

第一章	手术后早期康复	931
第二章	手术后晚期康复	935
第三章	恢复体育活动	945
第四章	如何加强髌股痛综合征患者的股四头肌力量	956
第五章	髌股贴和支具	961

第十七部 运动创伤的未来

第一章 运动伤的基因与生长因子治疗 ················· 969
第二章 运动创伤学的未来趋势：谜一般的关节 ················· 974
第三章 肌腱与韧带重建的组织工程方案 ················· 980
第四章 生物活性射频对肌腱韧带损伤的作用 ················· 986
第五章 无线关节镜：Guillen 医生发明的 WAD ················· 992
第六章 2020 年的骨科研究 ················· 998

第十八部 杂 论

第一章 核素成像在运动伤的应用 ················· 1007
第二章 运动伤研究的分析方法 ················· 1015
索引 ················· 1022

第一部
运动创伤学的出现与历史

第一章

応用化学分野とその方向

第一章 欧洲国家骨科学会运动创伤联盟(EFOST)的历史

Mahmut Nedim Doral

张文涛 译

1992年5月在西班牙Palma de Mallorca召开第一届世界运动创伤大会之后,德国的Hans Paessler医生和法国的Jean-Claude Imbert提议在欧洲各国联盟基础上建立一个新的组织以解决运动创伤问题。这是一个由欧洲不同国家运动创伤学会组成的组织,其目的是建立一个"协会",而不是一个独立的学会,用来协调和促进运动相关损伤的知识。所以,法国和德国国家学会(SFPTS和GOTS)发起的EFOST(European Federation of Orthopaedic National Association for Sport Traumatology)在慕尼黑诞生了(图1和图2)。

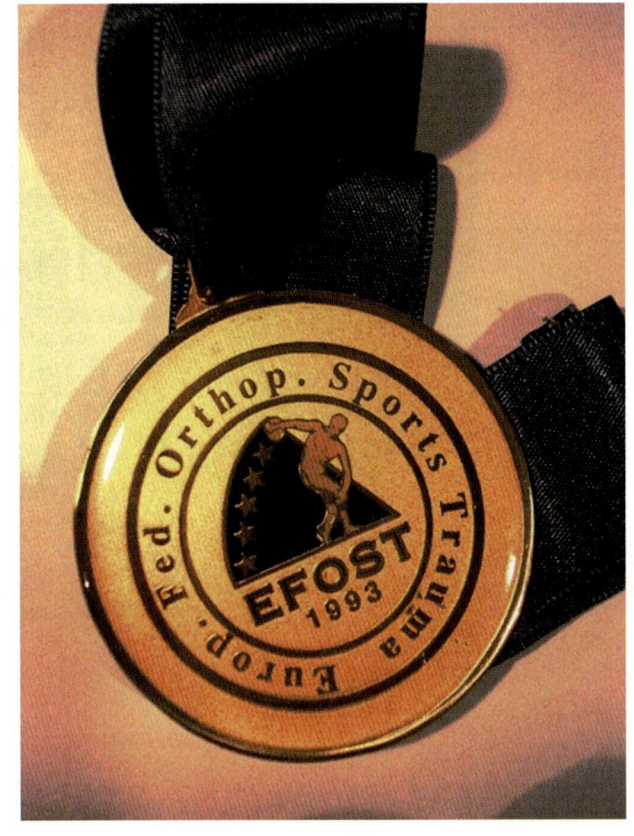

图2 EFOST的官方奖章

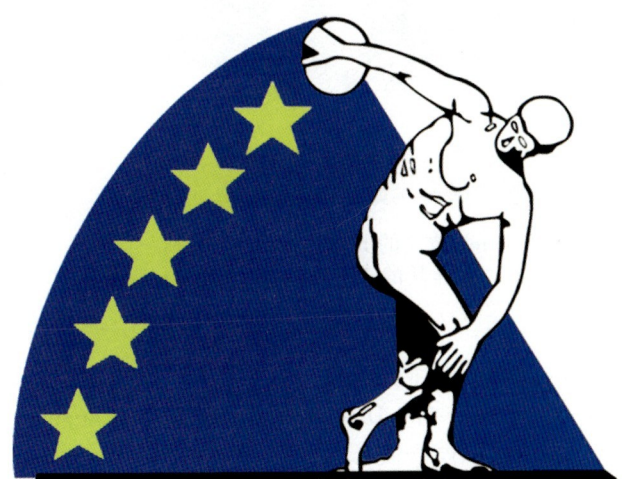

图1 Hans Paessler医生设计的EFOST的标志

M. N. Doral
Faculty of Medicine, Department of Orthopaedics and Traumatology, Chairman of Department of Sports Medicine, Hacettepe University, Hasırcılar Caddesi, 06110 Ankara, Sihhiye, Turkey
E-mail: ndoral@hacettepe.edu.tr

本着只在欧洲形成运动创伤专业"联盟"的目的,奠基者们与"国家运动创伤学会"进行接触,1993年9月在意大利Santa Margareta di Liguria, Genova的Miramare饭店召开了第一届EFOST。代表有比利时的Jean-Marie Baillon、法国的Jean-Claude Imbert、德国的Wolfgang Pförringer、Hans H. Paessler、希腊的Pantelis Nikolaou、Georgis Priftis、Nikolaos Piscopakis、意大利的Filippo Rettagliata、波兰的Arthur Dziak、西班牙的Jose M. Vilarrubias和本人。会议一致通过了EFOST章程,EFOST将运动创伤分会列在本联盟下,在全欧洲推广这种模式,并在没有这种组

织的国家建立新的分会。第一任主席为 Jean-Claude Imbert。1995 年第二届 EFFORT 大会在 Munich 召开,Giuliano Cerulli(1995—1997)被一致选举为新的主席。Huylebroek 医生、Benazzo 医生和 Biosca 医生是 EFOST 的先驱。

慕尼黑大会以及后来的 1997 年在巴塞罗那、1999 年在布鲁塞尔、2001 年在罗兹(希腊)大会都采取一天专业会后召开其他 EFFORT 会议的形式,主席分别是 Hans H. Paessler(1997—1999)、Mahmut Nedim Doral(1999—2002)、Paco Biosca(2002—2004)、Franco Benazzo(2004—2007)和 José Huylebroek(2007—2010)。

目前,EFOST 共举办了六届大会:2001 年在 Munich 与 GOTS 共同举办,会议主席为 Hans H. Paessler 医生。2003 年在 Monaco,会议主席为 Jean-Claude Imbert。(图 3)、Madrid 2004 年的大会主席是 Pedro Guillen 医生和 Paco Biosca 医生。Pavia 2006 年的大会主席是 Franco Benazzo 医生。Antalya 2008 年的大会主席是 Mahmut Nedim Doral。2010 年在 Brussels 召开的第六届会议大会主席是 Jose Huylebroek,他的努力使该届 EFOST 大会成为欧洲中心运动创伤科学交流和社交的最佳机会。

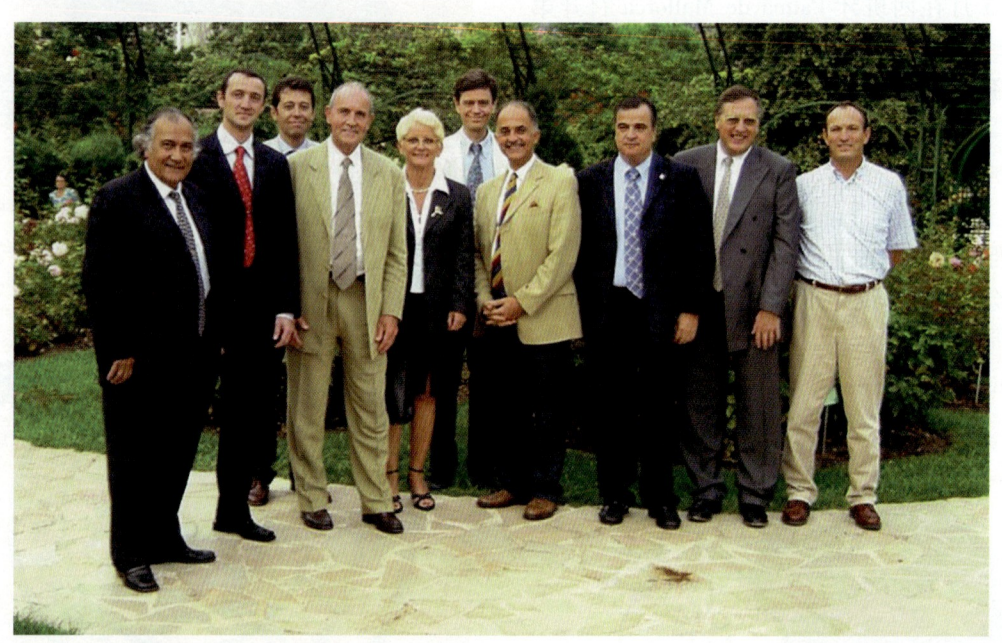

图3 摩纳哥 2003 年大会董事:从左到右分别是西班牙的 J Borrel、波兰的 R Smigielski、意大利的 F Benazzo、法国的 JC Imbert、E Brunet、德国的 P Lobenhoffer、土耳其的 MN Doral、西班牙的 P Biosca、比利时的 J Huylebroek 和法国的 F Kelberine

目前 EFOST 主席是法国的 François Kélbérine 医生。EFOST 2012 年大会将和英国 Roger Hackney 医生组织的世界创伤运动医学大会合并召开。

为了 EFOST 的发展,1993 年以来我们做了很多工作。比如 Kélbérine 医生组织的奖学金项目正在促进与各国运动创伤学会的关系。有众多网站的 E-杂志和准备中的 E-通信是其他正在进行的项目。美国的 William Wind 医生和 Michael Rauh 医生成为 2008 年奖学金项目的首位获得者。他们很高兴在第五届 EFOST 会议上与比利时、意大利、法国和土耳其的高资历医生交流经验。我们确信新当选的以色列医生 Omer Mei-Dan 和英国医生 Mike Carmont,将是欧洲运动医学医生的杰出代表!

我相信 EFOST 家族将不断壮大,通过和国际关节镜学会(ISAKOS)、欧洲运动创伤学会(ESSKA)、美国骨科学会运动医学会(AOSSM)和拉丁美洲关节镜学会(SLARD)这样的国际学会或组织合作并在他们的帮助下,我们将习惯运动员治疗的国际化标准化的理念,并改进欧洲和全世界的理念。

第二章 关节镜的过去与未来

Hans H. Pässler and Yuping Yang

张文涛 译

内容

20 世纪关节镜发展的主要事件 ………………… 13

关节置换、骨折内固定和关节镜手术成为 20 世纪肌肉骨骼系统疾患的诊断和治疗三大进步,其中关节镜手术是最微创的技术。

Arthro 和 scope 分别源于希腊词根"关节"和"观察"。这种起源与 19 世纪的技术通常通过微小的切口将关节镜或其他器械插入关节。

在庞贝古城遗址中发现的使用阴道窥器和直肠窥器的证据说明人类希望了解自己体腔的好奇和愿望由来已久。

1806 年德国 Frankfurt 的 Philipp Bozzini 医生展示了由两个管道和蜡烛组成的第一个膀胱镜(图 1)。1853 年,法国医生 Desormeaux 将松节油和汽油的混合物在经一套镜子的小盒子里点燃,将光反射进膀胱进行观察而改进了膀胱镜。医学史上将 Desormeaux 的膀胱镜称为最早的内窥镜(图 2)。

据报道,牙医 J. Bruck 在 1860 年使用一种包裹在鞘内的红热的发光管组成的"透照镜",插入直肠透照膀胱。因为那时候认为膀胱结石和牙齿是一回事,所以牙医要学会处理膀胱结石。

1876 年,德国人 Max Nitze 使用了一种以加热的铂金圈为光源的膀胱镜,1877 年 10 月他在 Dresden 的大学医院病理学院公开演示了该镜,那里也是 54 年后 Michael Burman 做关节镜研究的地方(见下文)。1879 年爱迪生发明了灯泡,使这种早期的窥镜更安全。灯泡替代了油灯和红热的铂金圈(图 3)。这些早期内窥镜,给医学科学提供了通过光和镜观察解剖结构的新方法。1890 年 Nitze 拍下了第一张膀胱内部结构的照片。这种观察人体的开拓性技术的发展对 20 世纪窥镜应用产生深远影响。

第一个将内窥镜插入膝关节的记录在 1912 年,丹麦 Aarhus 的 Severin Nordentoft 医生使用瑞典内科

H. H. Pässler(✉)
Center of Knee and Foot Surgery, Sports Traumatology, Atos-Klinik, Bismarckstrasse 9-15, D-69115, Heidelberg, Germany
e-mail: hans.paessler@atos.de, hans.paessler@me.com

Y. Yang
Institute of Sports Medicine, The Third Hospital of Peking University, North Garden Road 49, 100083 Beijing, China
e-mail: yyyyppvip@sina.com

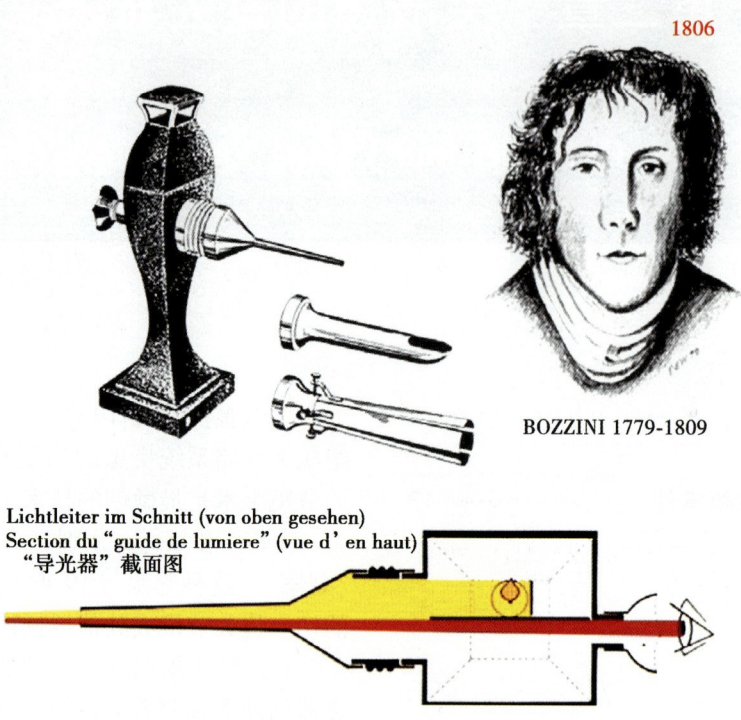

图1　Philipp Bozzini 医生和他的导光器 Lichtleiter

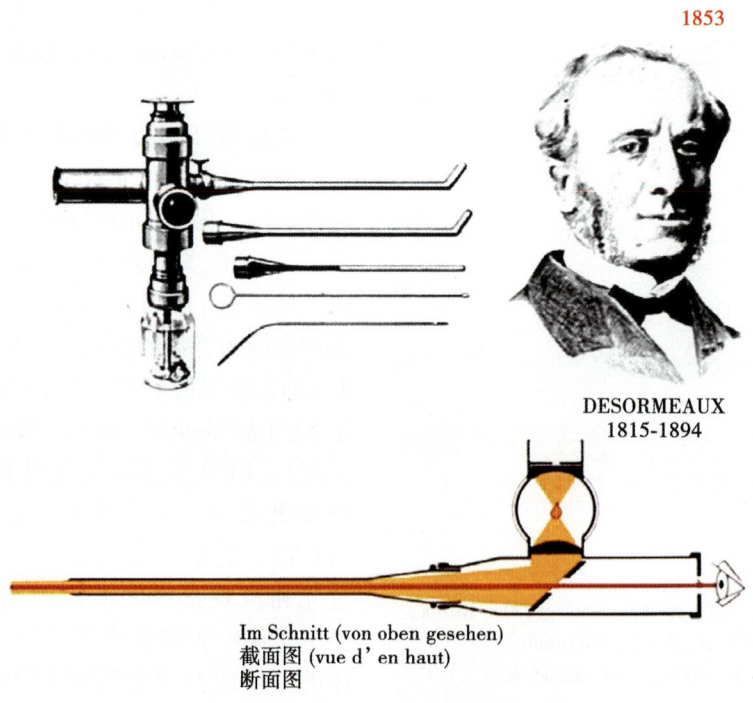

图2　Desormeaux 医生和他的内窥镜

第二章 关节镜的过去与未来

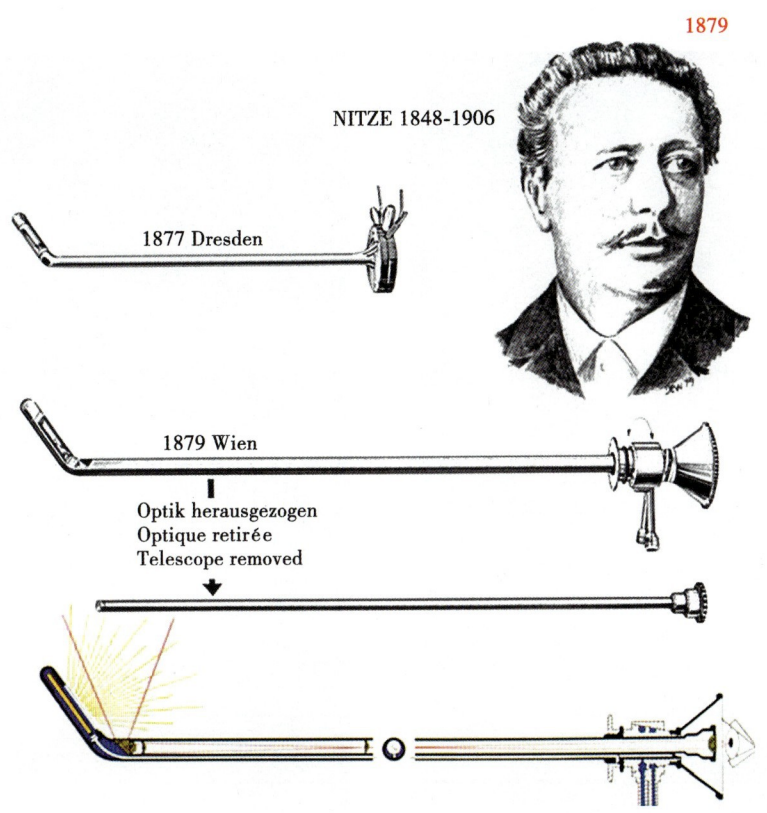

图3　Max Nitze 医生和他的热铂金圈内窥镜

教授 Hans Christian Jacobeus（图4）与德国柏林 Georg Wolf 公司共同研制的腹腔镜（图5）检查了膝关节内部，并在柏林召开的41届德国外科学会上发布。从记载的文献上看，毫无疑问，它是第一个将这个操作叫做关节镜检查的人。但是，他的报告中却没有提到临床使用的适应证。

据记载，日本的 Kenji Takagi 教授在1918使用膀胱镜观察了尸体膝关节内部结构（图6）。他在早期设计关节镜的努力带来了一种直径7.3mm 镜头，但是对膝关节来说还是太大而无法应用。1931年，他的持续改进带来了直径3.5mm 的1号关节镜，成为目前关节镜的制造标准（图7）。他的1~12号关节镜各有不同的视角，他还设计了能进行常规手术（比如膝关节内活检）的小器械。

在西方，瑞士医生 Eugen Bircher 在1921年使用和 Nordentoft 医生使用的一样的腹腔镜做了关节镜手术，Bircher 发表了第一篇膝关节镜的文章，并将这一技术称为关节镜（图8）。有趣的是 Bircher 从没有参考 Nordentoft 的资料，他们都在柏林的年会上介绍他们的技术。Bircher 将他的技术用作关节切开的准备。像腹腔镜一样，他使用氮气或氧气扩张膝关节，来诊断关节内紊乱之类的病变。基于大约60例关节镜手术，他的文章在1921年至1926年期间发表。可是，他于1930年放弃了关节镜转而使用空气关节造影，因为对比剂的使用使放射影像更精细。

基于他们对关节镜的最早期的贡献，许多史学者认为 Takagi 和 Bircher 是"关节镜之父"。

1931年，纽约关节病医院年轻的住院医生 Michael Burman，开始在纽约大学解剖实验室使用 R. Wappler 先生为他设计的关节镜。因为在纽约大学没有深造的机会，他在1931年春天靠旅行奖学金去欧洲学习。师从著名病例学家，德国 Dresden 病理学院院长 George Schmorl 教授（图9、图10），进行关于关节腔注射染料对退变性关节软骨的效果的研究。Burman 接下来做患者的关节镜临床实验。当年秋天，他回到纽约并发表了历史性文献的研究成果"关节镜-关节的直接观察"（图11）。他同时刊出了不同关节的20张彩色图。这些图由 Dresden 学院的医学画家 Frieda Erfurt 夫人描绘。这是第一次出版的关节镜下关节内情况的图片。

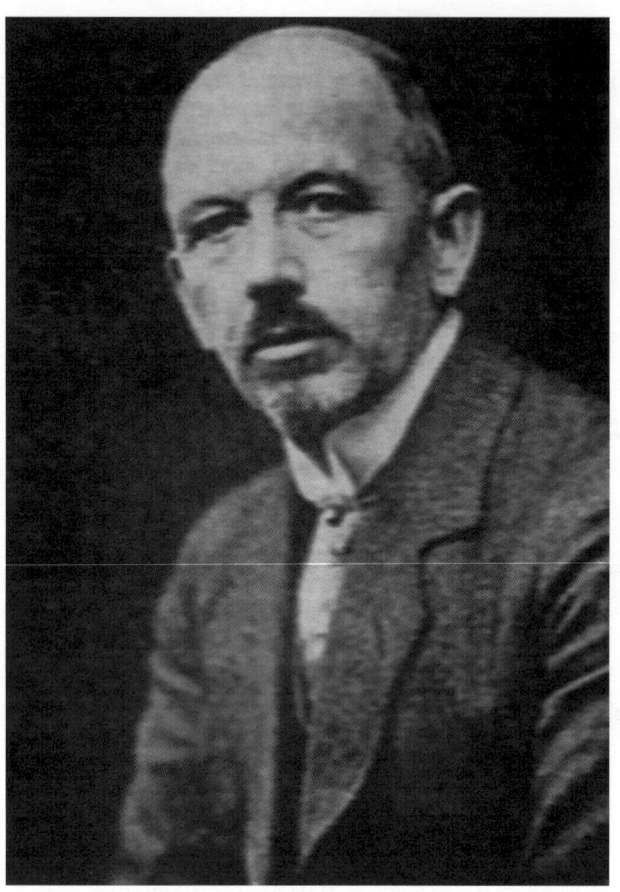

图4　丹麦 Aarhus 的 Severin Nordentoft 医生

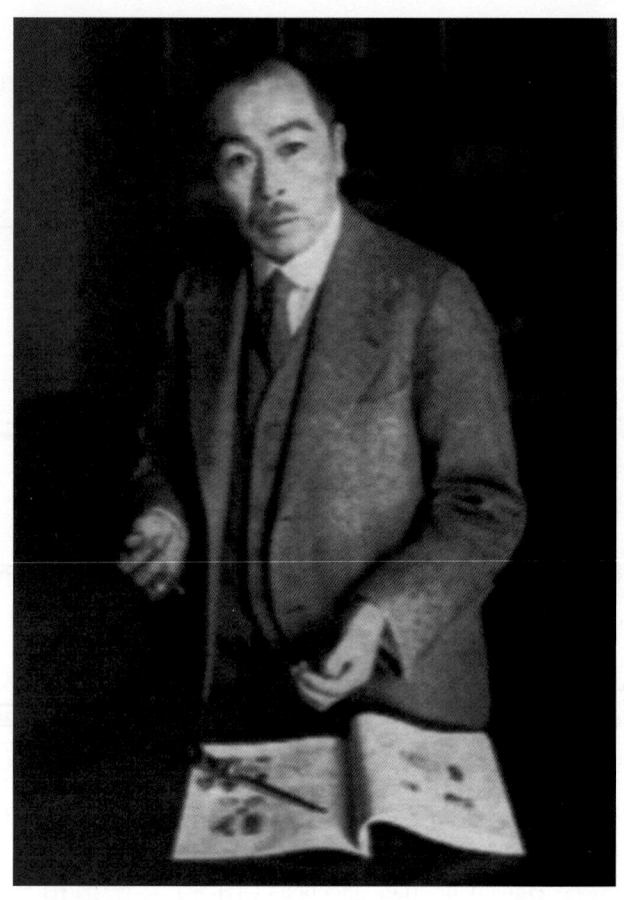

图6　"关节镜之父",日本 Kenji Takagi 教授,他在1918年第一次用膀胱镜观察尸体膝关节内部

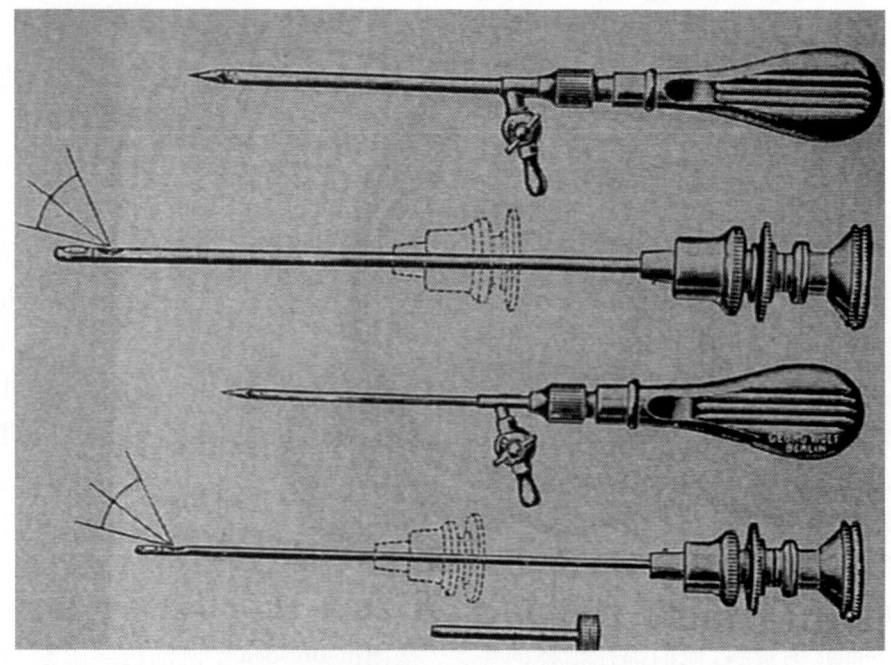

图5　Jacobaeus 腹腔镜(Georg Wolf Company,Berlin,Germany)

第二章 关节镜的过去与未来

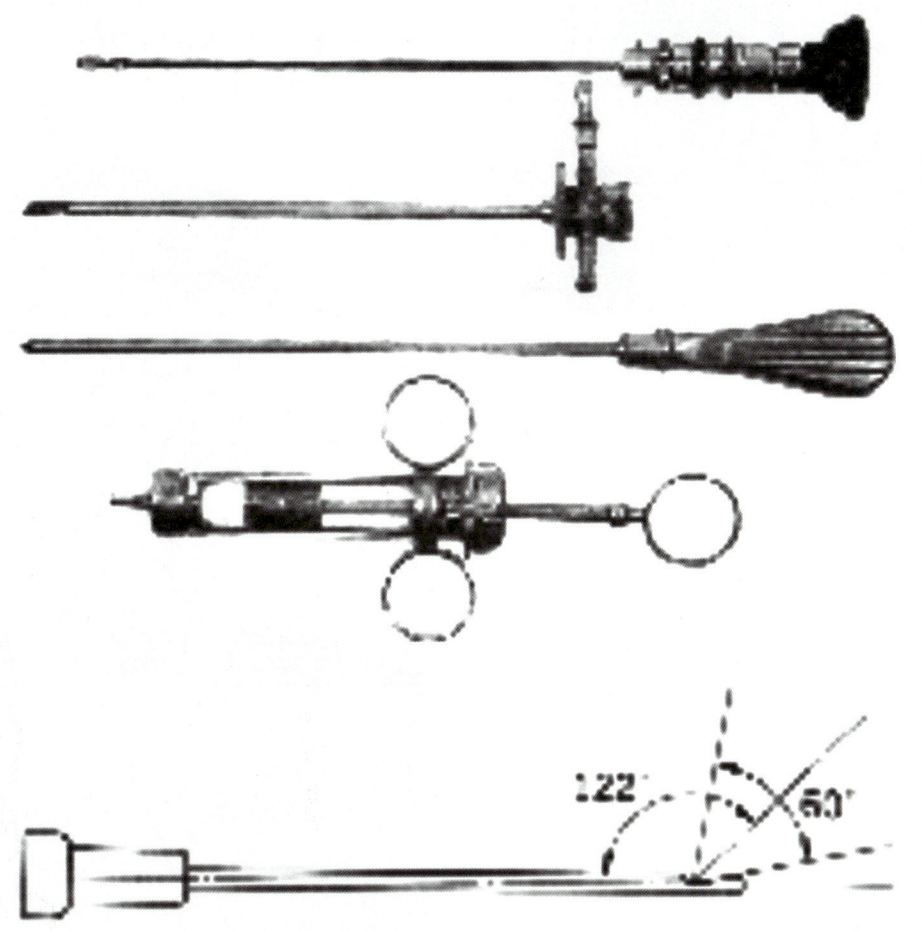

图7 Takagi 教授的1号关节镜

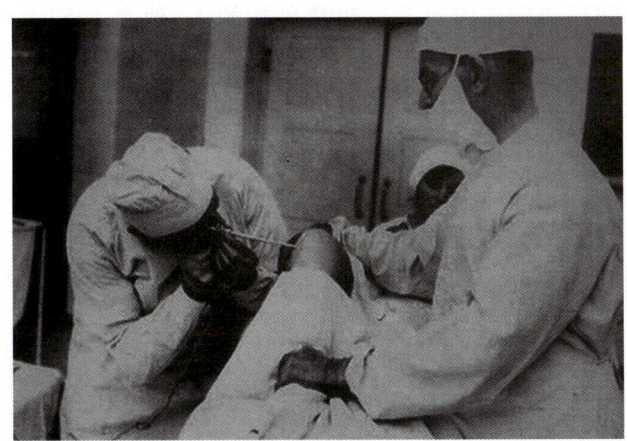

图8 1917年 Eugen Bircher 医生在做气体灌注膝关节镜手术

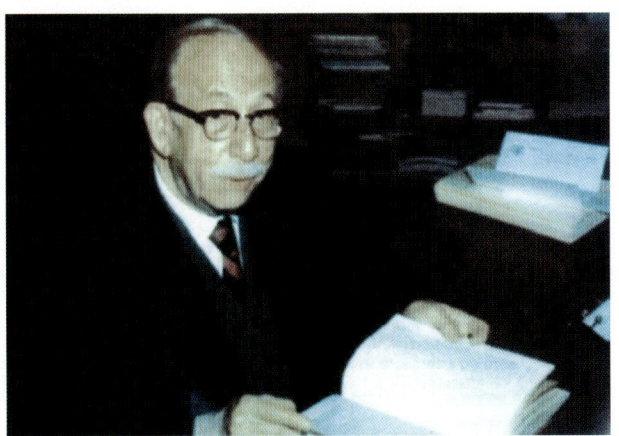

图9 Michael Burmann 医生（1901—1975）

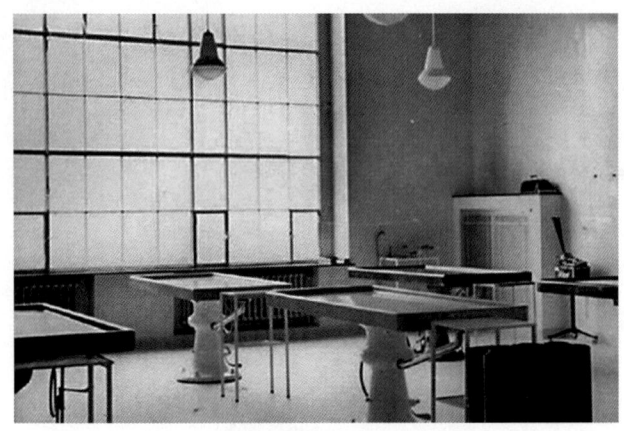

图 10 Burmann 在德国 Dresden 病理学院的实验室

Old Series
VOL. XIII, NO. 4 OCTOBER, 1931 Vol. XXIX. NO. 4

The Journal of
Bone and Joint Surgery

ARTHROSCOPY OR THE DIRECT
VISUALIZATION OF JOINTS
AN EXPERIMENTAL CADAVER STUDY*
BY MICHAEL S. BURMAN, M. D., NEW YORK, N. Y.
Scholar of the Henry W. Frauenthal Travel Scholarship,
Hospital for joint Diseases

图 11 1931 年 Burmann 医生发表的历史性文献"关节镜-直视关节"

Burman 成为纽约病院的医生并终生在那里工作，在 20 世纪 50 年代他编写了关节镜图谱，因为没有认可他的工作的出版商，始终没有出版。

遗憾的是第二次世界大战推迟了医学科学的进步。战后 16 年才重新出现关节镜手术进步的报告。

在日本，Takagi 的学生 Masaki Watanabe 医生，因为发明了复杂的关节镜器械，使用二战后在日本兴起的精致的电子和光学设备的关节镜而称自己为"现代关节镜之父"（图 12）。他的第 21 号关节镜于 1959 制造，质量上乘，成为生产模板（图 13）和北美外科医生学习关节镜技术的工具。尽管不断改善，该镜头的光源寿命短，灯泡偶尔会在膝内碎裂的缺点仍然存在。直到 1970 年，冷光纤的出现使关节镜变得安全和可靠。1955 年 3 月 9 日，Watanabe 从膝上窝切除了黄色瘤，1962 年 5 月 4 日又完成了关节镜下部分半月板切除，所以他也被认为是将关节镜从诊断工具变成治疗工具的第一人（图 14a-c）。

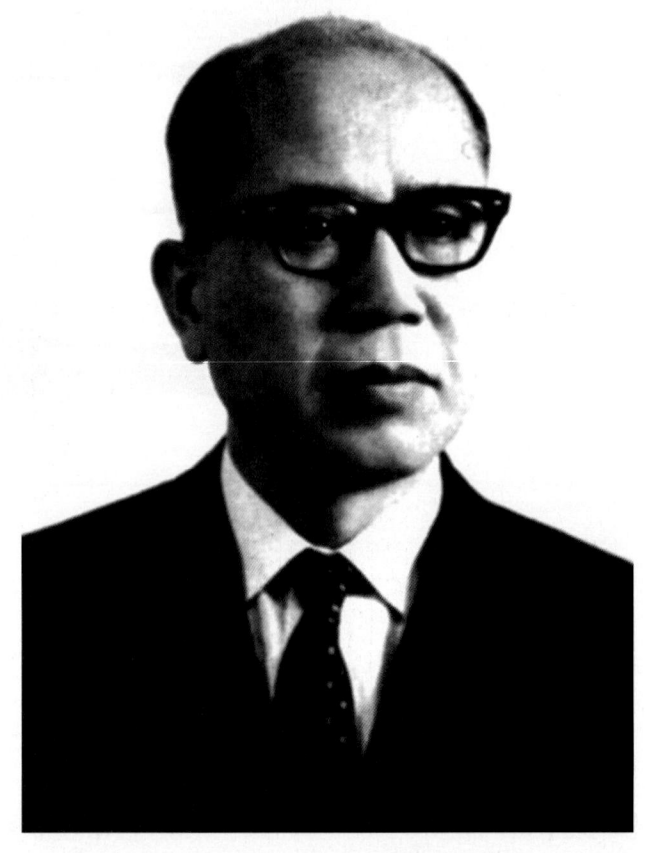

图 12 现代关节镜之父 Masaki Watanabe

Watanabe 是真正的医生和伟大的教师。他把知识传授任何对关节镜感兴趣的人，他在 1957 年写了关节镜图谱并在欧洲发表。书中有 Fujihashi 的精美图片（图 15），他的第二本关节镜图谱于 1969 年发表，配有膝关节内部的彩色照片。直到今天，Ikeuchi 医生还在延续 Watanabe 的伟大工作。

Richard O'Connor 医生在 1969 年参观并向 Watanabe 教授学习。在 Richard Wolf 公司的帮助下，O'Connor 于 1974 年研制了关节镜和相应器械，使他成为北美做关节镜下半月板部分切除术的第一人。他设计了第一个柱状透镜镜头。从此硬镜成为治疗关节病变的关节镜。O'Connor 和 Watanabe 教授的同事 Hiroshi Ikeuchi 一起，推广了关节镜手术，不仅是半月板切除，还有半月板修复。

第二章 关节镜的过去与未来

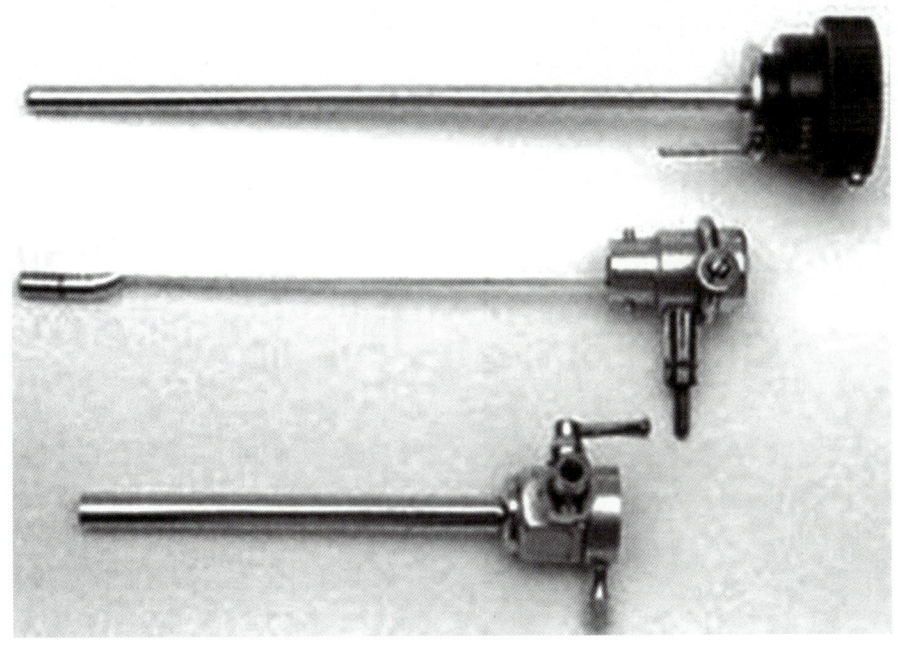

图 13　Watanabe 的 21 号关节镜

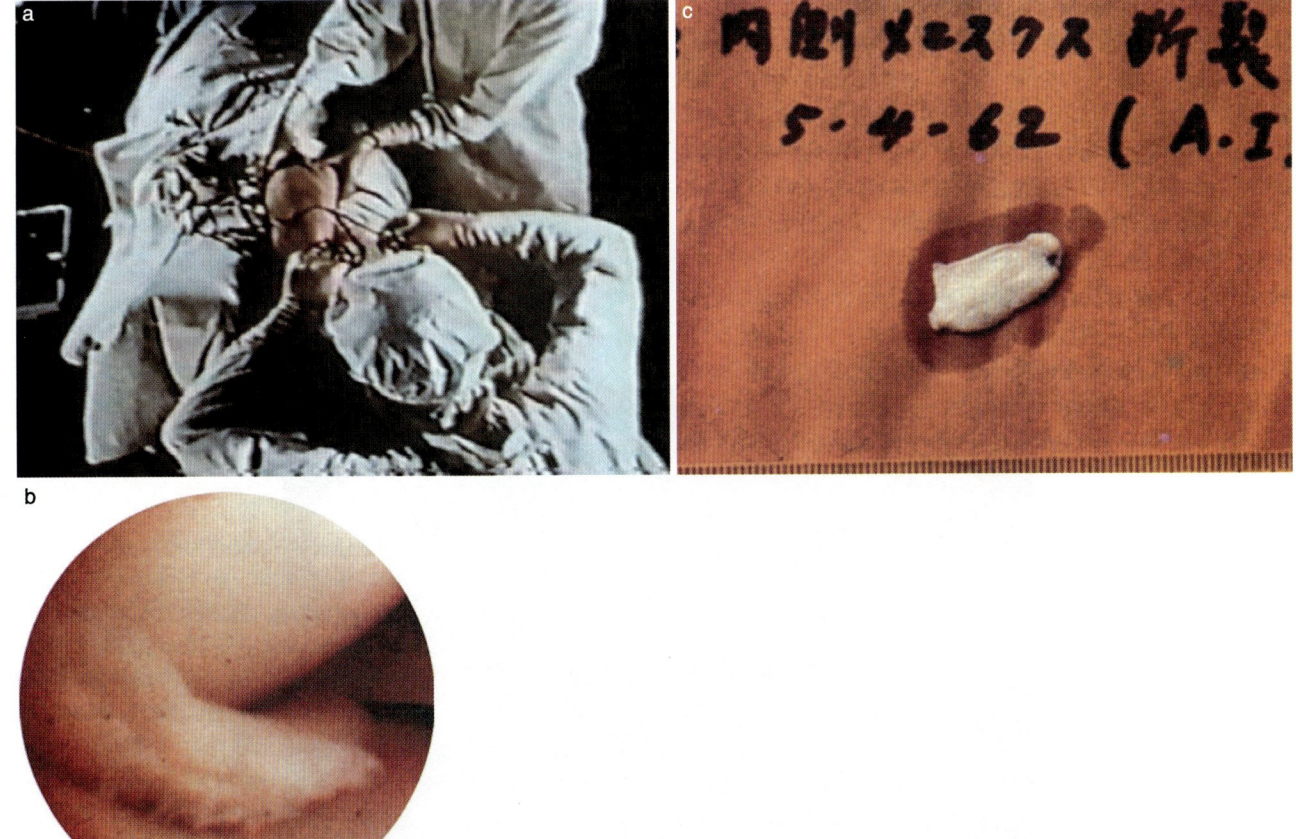

图 14　(a) 1962 年 Masaki Watanabe 完成的第一例半月板切除；(b) 关节内撕裂的内侧半月板；(c) 切下的半月板标本

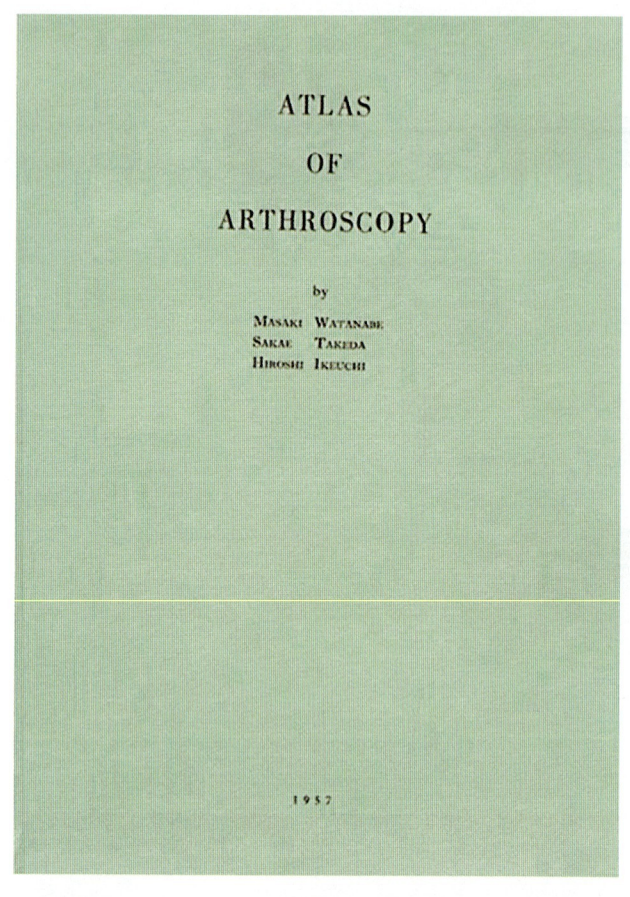

图15 1957年Watanabe教授出版的第一本关节镜图谱

另一位对关节镜手术贡献巨大的是 Lanny Johnson 医生。1976年，他在 Dyonics Corporation 公司的协助下发明了动力刨削设备，他也是使用肩关节镜和肩袖修复的先驱。

1972年，John Joyce Ⅲ 医生在宾夕法尼亚大学组织了第一个关节镜学习班。1974年再次举办学习班并成立了国际关节镜学会。为了提高关节镜技术教育和实践而在1982年成立的北美关节镜学会，已经成为骨科最大的亚专业组织。

20世纪70年代，光导纤维和电视技术的发展带来了关节镜手术的浪潮，也使医生不再靠眼睛通过窥镜直接观看膝关节，而是可以通过电视屏幕观看膝内图像，解放了医生的手。电视图像使微创韧带重建这样的手术得以实现。随着关节镜技术的发展，关节镜治疗的适应证仍在扩大。现在，几乎所有的人类关节都有关节镜介入。

在20世纪80~90年代发展的关节镜技术和设备使得骨科医生能微创治疗疾病和损伤，减少了并发症、手术时间和费用。关节镜手术已经成为主要治疗手段，而不只是诊断工具。到了20世纪80年代中期，资料证明关节镜手术技术优于开放手术，患者不再承受大切口手术的痛苦。如果适应证合适，关节镜手术优于传统开放式手术。

关节镜的未来是什么？外科医生的愿望是什么？三维图像将会很好，尤其是对交叉韧带重建手术（图16）。能0°~90°手动调节的视野，将对医生有明显的帮助。20年来，厂商一直在研制这样的镜头，直到目前还没有实际应用。VRATS实时关节镜训练器已经出现，但大部分训练班却没有使用。

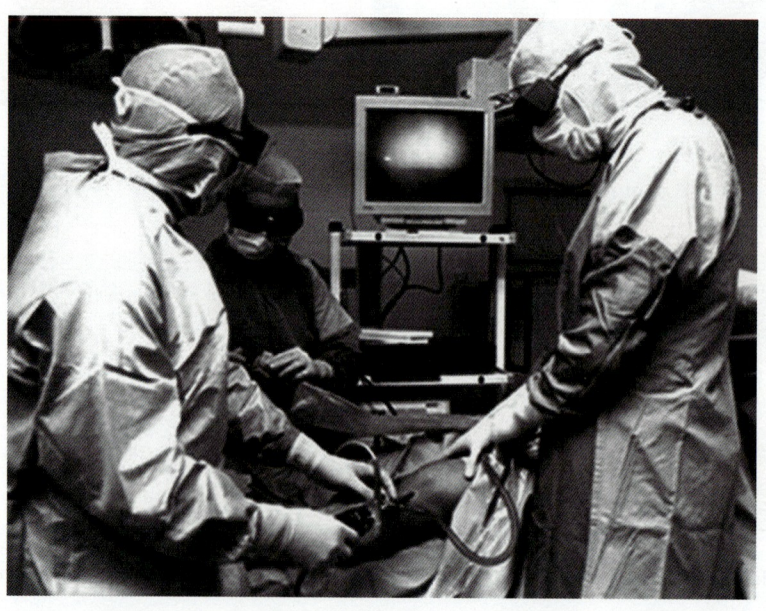

图16 3-D关节镜（Richard Wolf Company Knittlingen，德国）

20世纪关节镜发展的主要事件

1912—丹麦医生 Severin Nordentoft 发表了膝关节内部内镜所见的文章,他称此为关节镜的技术。

1918—日本 Kenji Takagi 教授使用膀胱镜检查了尸体的膝关节。

1921—瑞士医生 Eugen Bircher 用腹腔镜做关节镜。

1931—Takagi 发明了直径 3.5mm 的 1 号镜头,成为当今设备的模型。Burmann 医生发表了历史性文章"关节镜-直视关节"。

1959—Watanabe 研制了使用电子和光学技术的复杂内镜,他的 21 号镜头成为工业生产的模型。

1962—Watanabe 在日本完成了第一例部分半月板切除手术。

1972—Joyce 医生在美国宾夕法尼亚大学举办了第一个关节镜学习班。

1974—Richard O'Connor 医生完成了北美第一个部分半月板切除手术。国际关节镜学会成立。

1982—建立北美关节镜学会。

第三章　运动伤的治疗:50年里我们学到了什么

Giuliano Cerulli

张文涛　译

在过去的50年里,骨科和创伤科发展成为不同的学科。科学学会、专业杂志、书籍、亚专业研究组、委员会、培训班和训练中心都先后建立。运动创伤学必须在使用科学方法对现实精细表述下,由我们称为"科学"的整套知识的支撑,如同伽利略所说:"科学是在未知中寻求已知。"

然而,有时人类的活动基于技术方案、自然技巧、经验或者"技艺",而掩盖了科学。今天,在运动创伤学治疗中,我们一定要走科学的道路。人体的生物力学研究引领我们进行运动员的功能生物力学评估,使我们能够观察不同的参数,如体育特有活动中的本体感觉系统、关节稳定性和肌肉力量、应用于运动的生物学和组织力学,以及运动员的形态功能学研究。这些方法让我们能够在运动前、运动中和运动后量化那些重要的参数。按照这些参数,我们可以实施预防项目和个体化的康复,恢复受伤运动员的状态。

在前交叉韧带重建中,我们不知道不同方法的确切优点,比如双束重建与单束重建。正如Savio Woo的研究显示,影响前交叉韧带重建效果的因素很多,比如合并创伤会明显影响前交叉韧带重建的效果。

关于软骨损伤的治疗,我想说大部分革新都是纯技术的,很少是科学的。

因此,我们做出让患者快速恢复运动或者组织修复满意效果的承诺时一定要谨慎,我们一定要尊重组织生物学和愈合过程中的生物规律、运动员个人的体质以及其运动的生物力学。如今运动创伤学虽已成立50年,但仍然是以技艺加科学为准则。我们的目的是让运动创伤学100%是科学的。所以在做科研计划时,应严格按照真正科学承诺的指引,使用精细的科学方法来规划。

G. Cerulli
Department of Orthopedics and Traumatology, School of Medicine
University of Perugia and Let People Move, Via GB Pontani 9, 06128
Perugia, Italy
e-mail: letpeoplemove@ tin. it, g_cerulli@ tin. it

第二部
运动伤的预防

第一章 运动伤机制分析的生物力学评估方法

Serdar Arıtan

白宇 译

内容

介绍 …………………………………… 17
视频分析软件 …………………………… 17
运动分析软件 …………………………… 18
生物力学模型 …………………………… 19
经典力学 ………………………………… 19
选择导出运动方程的方法 ……………… 19
生物力学建模的方法学 ………………… 19
如何计算 ………………………………… 20
生物力学模型实例 ……………………… 20
有限元模型 ……………………………… 22
结论 ……………………………………… 23
参考文献 ………………………………… 23

介绍

运动员的表现受众多因素的影响。这些因素大致可以分为三类：生理、生物力学和心理因素。生物力学因素对运动员的一个动作或一系列动作的控制和补偿模式有深远的影响。从生物力学观点来看，这些补偿往往会导致错误的运动模式，从而影响运动成绩。如果标枪运动员冈下肌过度活跃就会显著影响运动员进行稳定的高速投掷的能力。这是由于肩部无法控制投掷前后的高速运动的手臂。同样的概念适用于所有的上肢相关的运动，如高尔夫球和网球。

视频分析软件

视频分析系统是为运动员和队医解决此类问题的一种简单的方法，帮助他们在共同解决运动员的生物力学需求上彼此沟通。具体方法是通过视频分析来确定运动员的生物力学与运动失常，将运动分解成基本成分来找到导致损伤和运动成绩下降的原因。

运动分析软件是捕捉、编辑和分析各种导致运动损伤、疼痛、运动能力下降原因的常用工具。在视频分析过程中应用频闪观测仪图像提取系统，能将运动轨迹的复合图像提取为单帧静态图像。图1为典型的视频分析软件图。通过这些信息，运动员能进行针对此动作和运动的训练。医疗小组也可以据此提出减少损伤修正性训练的建议，调整训练。

然而，运动分析的弱点也很明显，那就是它刚好不适用对运动员身体或器械的位置、速度、加速度方面进行精确分析。

S. Arıtan
Biomechanics Research Group, School of Sports Science & Technology, Hacettepe University, 06800 Ankara, Turkey
e-mail: serdar. aritan@ hacettepe. edu. tr

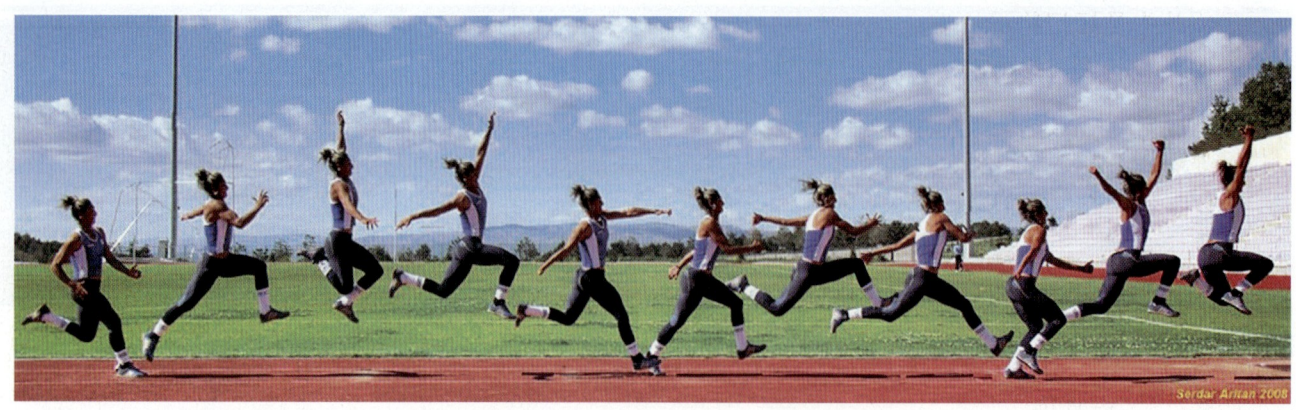

图1 频闪观测仪从录像中提取三级跳运动图像

运动分析软件

运动分析系统能记录运动和测量运动的位置、关节角度、速度和距离,并比较不同时间的同一动作。此分析能为运动员和医生提供损伤原因、肌肉无力、改进程度的精确信息。一般来说,此方法称为人体运动分析(HMA)。现在,这些基于标记的方法结合到一起,成为实验室和临床研究的主要方法。它通过摄像系统记录并测量解剖位置上的标记物。几个摄像机捕捉的图像通过数学计算整合成这些标记物的3D空间图像。摄像系统主要分为两类,近红外谱(IR)和可见光谱。根据摄影机的类型,标记物的跟踪能用人工或自动的方法。由于习惯使用近红外谱摄影机的阈值处理方法,市售的先进的运动捕捉系统的近红外谱摄影机,可收集红外线标记物的时空和动力学数据。无论是自动或手动跟踪系统,输出方式都是标记物的三维图像(例如瑞典Qualisys公司的ProReflex、美国Motion Analysis公司的Motion Analysis、德国SIMI Reality Motion Systems公司的Simi Motion 以及土耳其Hacettepe大学的HUBAG)。这些系统能计算标记物的位移、角度、速度和加速度等。代表人体骨骼的线条的三维运动,是典型的人体运动分析输出结果。图2是后空翻时选择性人体测量点的轨迹。

配有近红外谱摄影机的自动追踪系统的主要缺点是只能在可控的人工照明环境下使用,不能在直接或间接的阳光下使用。视野中反射的阳光亮点会

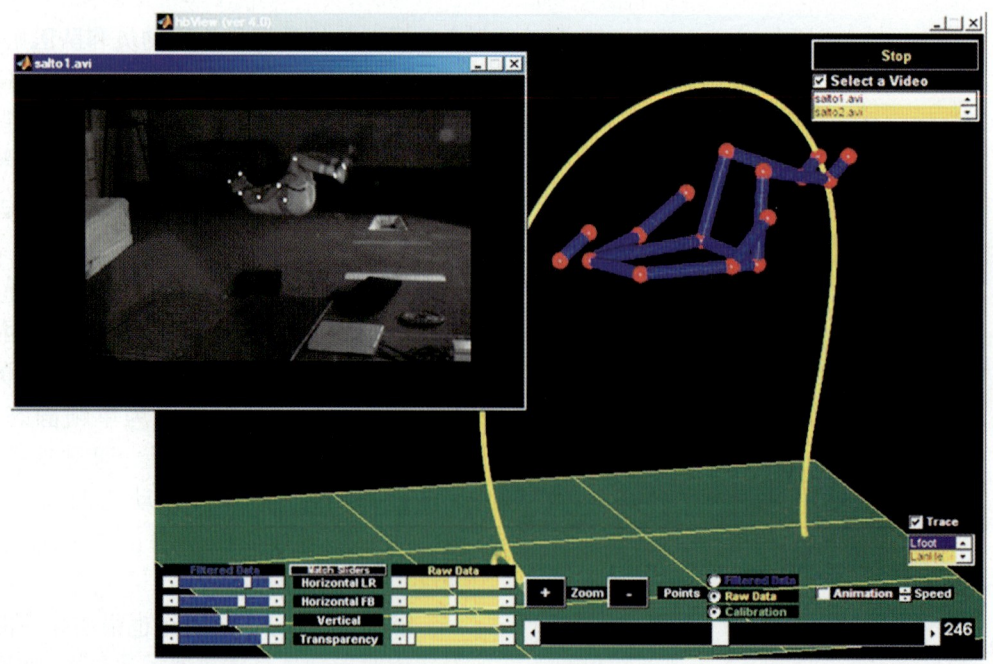

图2 后空翻的线条图像

被系统误认为是标记物。另外,这些系统通常被固定在实验室,如果实验需要移动到不同的地点,设备搬运很困难。

生物力学模型

应用人体运动分析能获得所有的动力学的变量,却不能测量引起运动的力。为了能测量人体内的力,需要手术植入力学传感器。除了技术问题和校准问题外,受试者也有感染的风险。因此生物力学模型是人体与测量设备的结合。

近年来,在运动生物力学领域,生物力学建模已经非常流行。最近计算机软件和硬件技术的发展可能是原因。建模本身能提高对力学系统的动力学和结构的理解。但是,大部分的生物力学系统非常复杂,以至于要得到令人满意的建模是极其困难的。

标准的解决方案是去掉一些部分使研究简化。完美的模型一定要简单而且能够精确地展示系统。

将系统组成部分(人体的肢体)考虑为刚性结构,而不是可变形的结构,能减少模型的复杂性。虽然在现实中没有物体是完全刚性的,但是当比较系统整体的大体运动时,运动中的肢体变形可以被忽略。

基本来说,生物力学建模有两种方法。第一种是逆动力学,第二种是正动力学或直接动力学。逆动力学计算用于确定关节力量和力矩,根据模型内的物理特性,动力学实验数据的位移时间过程,包括速度和加速度。还需要测量地面反作用力、身体节段的重量和惯量特性。在正动力学分析中,关节力矩是输入,身体运动是输出。一定要清楚是什么产生了关节力矩。关节力矩是韧带、关节限制结构和肌力等人体内在力的附加部分。在这种方法中肌肉是制动器。因此正确模型的输入是驱动肌肉的神经冲动。

经典力学

无论以何种方式建模,首先要推导出运动方程。生物力学系统的动力学基于经典力学。多体生物学系统的最简单成分是自由体,能用1686年发表的"Philosophiae Naturalis Principia Mathematica"中的牛顿等式计算[15]。刚体是模型的关键元素,此概念由 Euler 于1775年在"Nova methodus motum corporum rigidarum determiinandi"中提出[10]。Euler 将自由体原则用于关节和产生反作用力的限制结构模型。因此用于人体动力学的这个公式被称为 Newton-Euler 方程。1743年 D'Alembert 在他的"Traite de Dynamique"一书中区分了约束刚体的作用力与反作用力[7]。他称反作用力为"lost forces",在他脑中已有虚功原理的概念。Lagrange 在1788年建立了系统性的约束力学系统分析[13]。变分法应用于系统的总动能和势能,考虑到它的运动约束和相应的广义坐标产生了 Lagrangian 的第一和第二方程。Lagrangian 的第一方程代表了一套 Cartesian 坐标的微分代数方程,此坐标的 Lagrange 乘数未确定。第二方程代表推理出的 Lagrange 坐标的常微分方程的极小集。

选择导出运动方程的方法

- Lagrange 动力学
  Lagrange 运动方程特别适用在动力链物体的总能量方面。在此公式中,物体间的力(相同并相反)不需要考虑,因为这些力并没有给系统增加能量。虽然运动方程很容易得出,但此方法不适用于对逆动力学计算。
- Newton-Eulerd 动力学
  在这种方法中 Newton-Eulerd 方程适用于模型中的每个物体。要考虑影响物体的每个力,这使此法困难和繁冗。总的运动方程由相应的惯性参考系数写成。递归的和非递归的公式使这种方法对逆动力学有效。
- D'Alembert 原理
  运动方程源于对使每个物体加速的所有作用力的识别,才能写出平衡方程。这些动力方程要同时解答才能获得动力系统的反应。此法的限制在于其仅适用于低速物体。
- Kane 动力学
  此法为多种"D'Alembert 原理的 Lagrange 形式"之一。"特殊向量"发展了 Newton-Eulerd 方程,以标量表示作用于每个个体的力量。在该方法中,没有必要考虑个体间力量。闭运动链可以直接计算,但在运动方程等式中需要大量符号处理[12]。

生物力学建模的方法学

Bresler 和 Frankel 通过简单的重复每一个身体

节段的隔离物模型建立了每个关节的力量和扭矩测定方法[6]。这是 Elftman 的研究的后续研究[9]，他们使用测力板测量地面反作用力和力矩。使用摄影测量技术确定人体测量点的运动学值。将人体建为一个刚体链系统模型。通过运用逆动力学与 Newton-Eulerd 方程，动力学和力学平台数据相结合来动态计算躯体每一个部分。该方法先在足应用，后来又用于肢体。该研究的 1.4 万次计算和 72 个图表都是手工完成，耗时 500 工时。

如何计算

目前，所有的计算都是由电脑自动完成的。可以编写电脑程序或应用市售的软件来完成。

研发计算关节动力学的软件需要有很好的动力学知识。解决动力方程需要大量时间花在对系统的书面分析上以使之能在电脑上做数学分析。

为了能使用泛化的模拟软件包，生物力学工程师必须能获得在配置高的计算机上才能使用的多用途的模拟软件。还需要动力学实验和模拟软件的经验。即使已经有了软件、硬件、实验和知识，运行泛化的模拟代码仍可能会花掉大量时间。

符号分析软件帮助生物力学工程师研发手动模拟代码。然而研究者仍需在确定作用在模型物体上的力量和力矩以及约束力上做大量工作。尽管如此，符号程序也仅产生整个模拟代码的一小部分。

生物力学模型实例

Alptekin 和 Arıtan 研究了跳远开始过程中作用于关节的力量和力矩[1]。他们将跳远者模拟成 7 个刚体组成起跳过程的各隔离体受力图（图 3）。收集动力学和力学平台数据后，用逆动力学分析每个节段。用 Newton-Euler 计算模型中每个隔离体的关节力量和力矩。

通过物理建模工具可以给奥林匹克运动员抓举上拉阶段建模[2]。"物理模型"是个让人混淆的术语。物理建模常被理解成用木材、泥土或金属复制被研究物。在生物力学中，它指的是能代表系统的物理和数学特性的建模技术。Amca 和 Arıtan[2]用高速相机捕获了一位精英举重运动员抓举瞬间的动作。为了确定关节的角动力学，他们标记运动员和杠铃上的点并将之数字化，建成了举重运动员的矢状平面二维图。

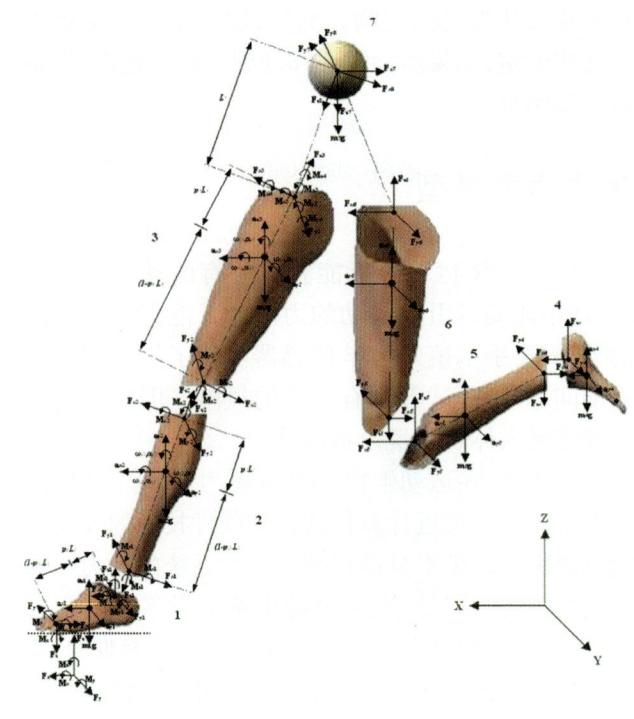

图 3 跳远时起跳阶段各隔离体力学图

他们用 SimMechanics 的多物体模拟工具建立举重运动员的物理模型，而不是方程等式的推理。SimMechanics 是在 Simulink 之上工作的物理建模工具[16]。举重运动员的 SimMechanics 模型可见图 4。在上拉阶段的关节力矩用逆动力学计算。除了用 SimMechanics 直接获得多体模型，也可应用正动力学和逆动力学方法。

Herrmann 和 Delp 用 OpenSim（Open-Source Software to Create and Analyze Dynamic Simulations of Movement）通过绘制术前和术后的手腕最大等距瞬间的图，分析了外科手术如何影响伸腕肌力量。在 OpenSim 软件抓拍的腕关节的模型可见图 5。

OpenSim 是一种能让我们创造和分析骨骼肌图像数据的软件[8]。在 OpenSim 中，一系列的骨骼由关节连接。肌肉肌腱减速器和韧带跨越关节。肌肉和韧带产生力，形成关节运动力矩。OpenSim 通过计算力臂和肌肉及韧带长度来分析和测试骨骼肌模型。当肌肉收缩时，在任何体位都能计算出每块肌肉产生的力量和联合矩（肌力因力臂而倍增）。

所以，经典力学的建模基于身体是刚性的假设。外力主要产生运动而不是形变，在这种情况下此假设是可以接受的。例如，在步行或其他活动时，骨可以假定为刚体。如果身体受力后不仅移动而且变形时，应视为可变形体。软组织如肌肉、韧带或软骨不能被视为刚体，而是可变形体。

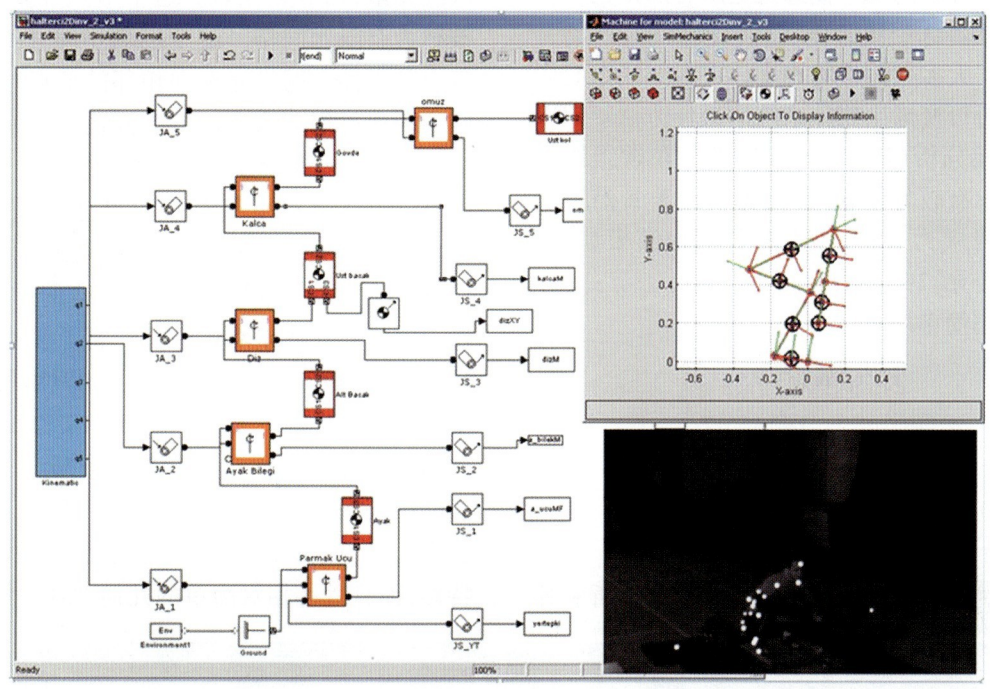

图 4　举重运动员的 SimMechanics 模型

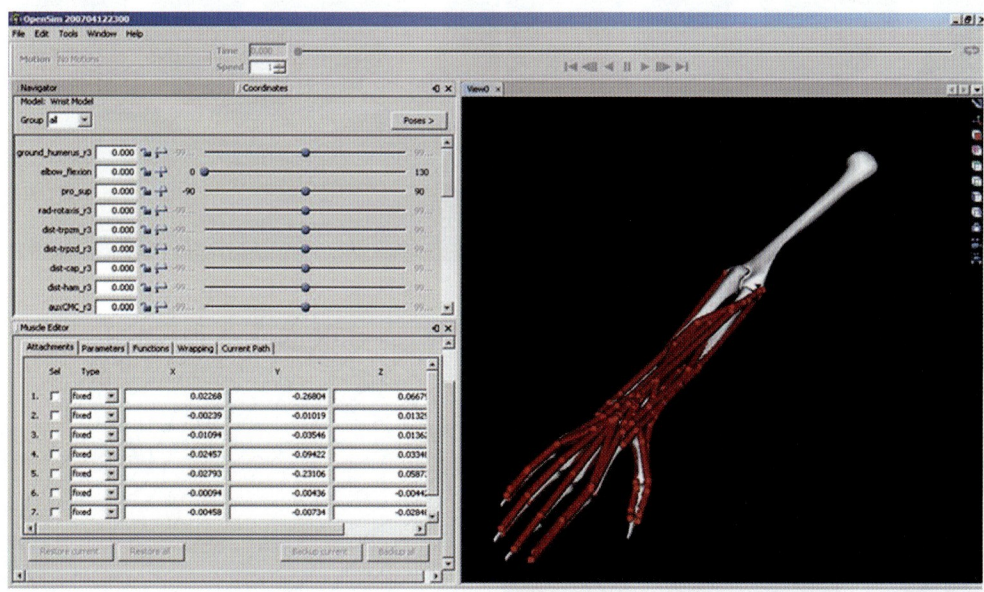

图 5　OpenSim 软件显示的腕部模型的抓拍

有限元模型

变形物体分析的基本概念是把所有的结构看成弹簧的集合体。这个集合体有弹性刚度的特性,并能抵抗形变。大多数的生物力学研究者都同意有限元模型是分析可变形生物体系统的最佳方法。FEM通常指有限元分析(FEA)。虽然FEA在软组织生物力学研究中有较好的应用,但也可用于骨骼系统(关节负荷、骨应力分析、人工关节)、血流模型、生物材料的热传导[14]的研究。

FEA能用简单地表达为:

$$\{F\}=[K]\{u\}$$

在此;

{F}指节点力的矢量

[K]指单元刚度矩阵

{u}指节点位移矢量

FEA分为三步,模型构建、计算、结果分析和诠释。模型构建的目的是构建节点和元素的有限元数学等式、材料特性、边界与界面状况和外加负载。模型建立也叫离散化,结构被分为有限数量的结构亚区或元素,在节点互联。这个节点互联的元素网络被称为有限元网格。这个网就像是一个蜘蛛网,从每个节点伸出网络元素到相邻的节点。在FEA中,网的构建是很乏味且消耗时间的。利用MRI和CT是构建复杂几何体如人体这样的不均匀物体的三维网最好方法。利用MRI数据产生上肢三维网络模型的过程可见图6。

元素被赋予能代表真实结构的弹性的材料特性。要能建立元素刚度矩阵先要了解此材料的力学特性[3]。软组织随时间变化的特性使我们很难获得其力学特性。只有特殊仪器和实验设备才能取得软组织黏弹性的材料特性数据。所以FEM的生物力学主要研究对象是骨和软骨。骨的FEM研究使研究人员应用标准的工程测试设备来获得骨的力学特性,而且骨有相对简单的几何图像。

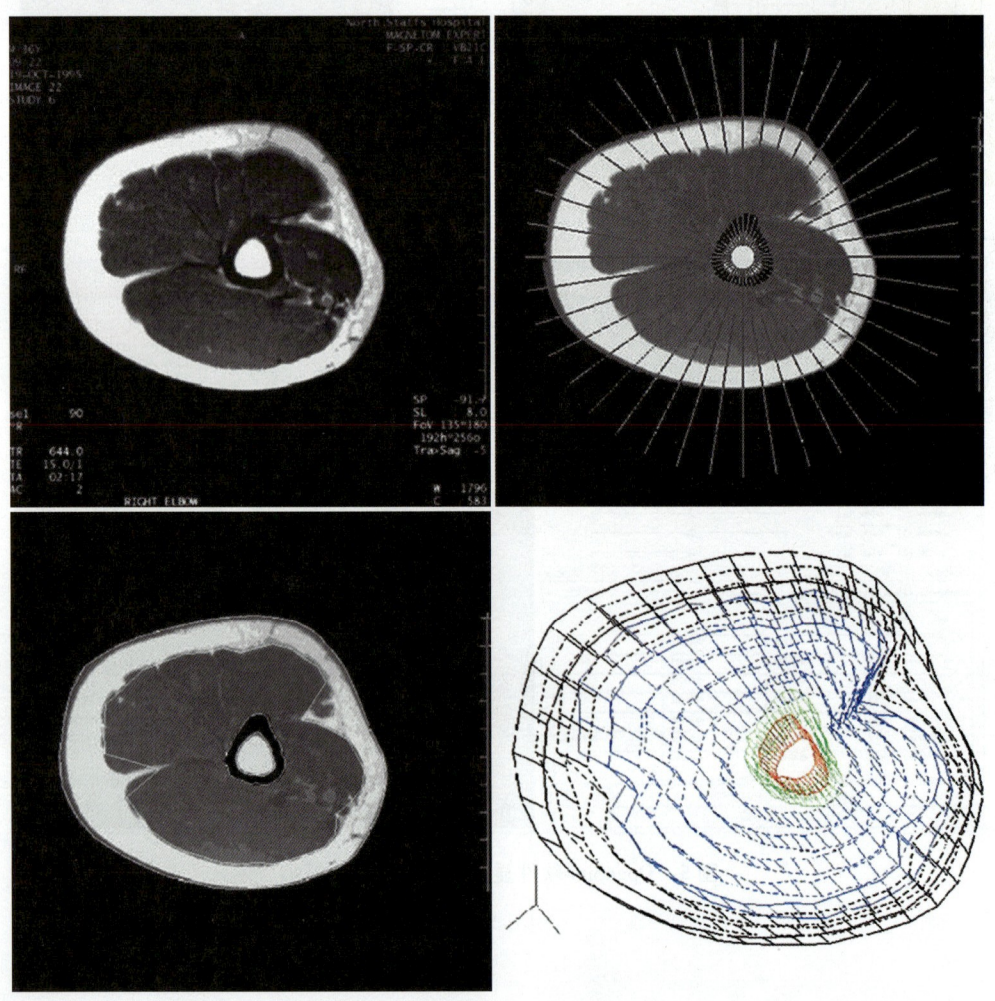

图6 MRI数据建立的上肢3D网

最后，虚拟负载被加到模型上，通常是节点上（图7）。同时确定约束锚点，将其活动自由度限制在特定的范围。这些外加负载和约束共同被称为边界状态。在分析过程中，随边界状态变化的节点的位移也被计算，顾及结构几何学和预先确定的结构弹性力学。结论阶段包括用前面生成的模型作为输入数据来执行有限元计算程序。最后，一个至关重要的部分是验证有限元分析和解释结果。模型验证和精度必须检查。换句话说，FEM 是否代表了几何、负载、材料特性、边界和界面条件的真实结构？

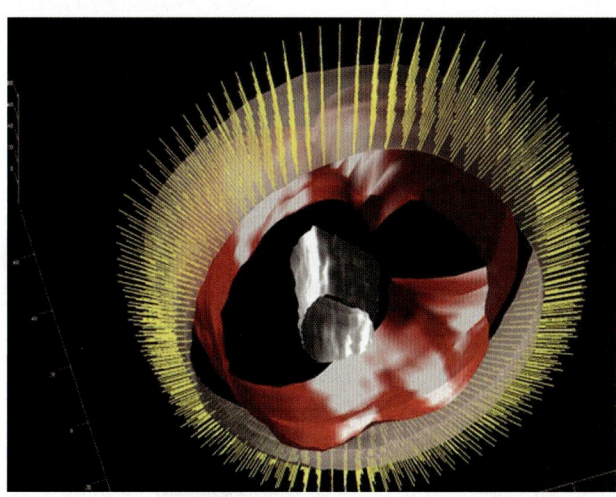

图7 在前臂 3D 网的节点上加虚拟载荷的图像

结论

运动损伤的原因有很多，如技术缺陷、准备不足、力量不够或相关结构的活动范围不足等。正确的生物力学功能是关键的因素，但我们对之了解甚少。生物力学测量方法和模型构建对理解运动的动力学特性有重要作用。事实上，先进的生物力学模型工具能以足够的速度和精度帮助我们模拟物理世界。生物力学筛查能成为运动损伤预防和获取最佳运动成绩不可或缺的一部分。

参考文献

1. Alptekin, A., Arıtan S.: Biomechanical analysis of the takeoff phase in the long jump. In IV National Biomechanics Congress, Erzurum, Turkey, 16–17 October 2008
2. Amca, A.M., Arıtan, S.: Dynamic modelling of pull phase in snatch and biomechanical analysis. In IV National Biomechanics Congress, Erzurum, Turkey, 16–17 October 2008
3. Arıtan, S.: Bulk modulus. In: Akay, M. (ed.) Wiley Encyclopedia of Biomedical Engineering. Wiley, Hoboken (2006)
4. Arıtan, S., Dabnichki, P., Bartlett, R.M.: Program for generation of three-dimensional finite element mesh from magnetic imaging scans. Med. Eng. Phys. **19**(8), 681–689 (1997)
5. Arıtan, S., Oyadiji, S.O., Bartlett, R.M.: A mechanical model representation of the *in vivo* creep behaviour of muscular bulk tissue. J. Biomech. **41**(12), 2760–2765 (2008)
6. Bresler, B., Frankel, J.P.: The forces and moments in the leg during level walking. Trans. ASME **72**, 27–36 (1950)
7. D' Alembert, J.: Traité de Dynamique. David l'Aîné, Paris (1743)
8. Delp, S.L., Anderson, F.C., Arnold, A.S., Loan, P., Habib, A., John, C.T., Guendelman, E., Thelen, D.G.: OpenSim: open-source software to create and analyze dynamic simulations of movement. IEEE Trans. BioMed. Eng. **55**, 1940–1950 (2007)
9. Elftman, H.: Forces and energy changes in the leg during walking. Am. J. Physiol. **25**, 339–356 (1939)
10. Euler, L.: Nova methods motum corporum rigidarum determinandi. Novi Commentarii Acad. Sci. Petropolitanae **20**, 208–238 (1776)
11. Herrmann, A., Delp, S.L.: Moment arms and force-generating capacity of the extensor carpiulnaris after transfer to the extensor carpi radialis brevis. J. Hand Surg. **24A**, 1083–1090 (1999)
12. Kane, T.R., Levinson, D.A.: Dynamics: Theory and Applications. McGraw-Hill, New York (1985)
13. Lagrange, J.-L.: Mécanique Analytique. L'Académie Royal des Sciences, Paris (1788)
14. Mackerle, J.: A finite element bibliography for biomechanics (1987–1997). Appl. Mech. Rev. **51**(10), 587–634 (1998)
15. Newton, I.: Philosophiae Naturalis Principia Mathematica. Royal Society, London (1687)
16. SimMechanics, Software developed by The Mathworks Inc. Natick, MA, USA <http://www.mathworks.com/products/simulink/>

第二章 韧带损伤的预防

Emin Ergen

白宇 译

内容

简介 ………………………………………… 24
踝关节损伤,临床重要性及通过本体觉训练
　　进行预防 ……………………………… 24
膝关节损伤,临床重要性及通过本体觉训练
　　进行预防 ……………………………… 25
疲劳对反射抑制的影响 …………………… 25
贴带的作用 ………………………………… 25
支具和护具的作用 ………………………… 25
预防性本体觉训练 ………………………… 26
膝关节本体觉训练 ………………………… 26
踝关节本体觉训练 ………………………… 26
本体觉训练 ………………………………… 26
　　平衡训练 ……………………………… 27
　　增强式(预牵收缩)训练 ……………… 27
　　等速训练 ……………………………… 27
　　动力链训练 …………………………… 27
　　反应时间 ……………………………… 27
　　运动专项训练 ………………………… 27
参考文献 …………………………………… 28

E. Ergen
Department of Sports Medicine, Ankara University
School of Medicine, Cebeci, 06590 Ankara, Turkey
e-mail: ergen@ medicine. ankara. edu. tr

简介

有时,运动损伤的处理复杂而具有挑战,但更难的是关节损伤的预防和康复。发生损伤时,局部结构和神经肌肉功能破坏会使信息处理中断,导致运动表现下降和再次受伤。从运动医学的角度来看,动作的协调依赖于其内部构造的最佳控制,因此韧带的作用很重要。协调的定义为神经系统和骨骼肌肉之间的合作[33]。这对预防危险情况下的损伤尤为重要。

在走、跑或跳跃自主运动中或受到干扰时,由于下肢和上肢一定程度的快速反应等,某些程度上相关肌肉组织对保持理想姿势发挥了重要作用。本体觉、视觉、前庭神经、躯体感觉提供精细运动调节的信息。

躯体感受器位于肌肉、肌腱、关节和其他组织。本体觉是产生触觉和位置觉的机械性感觉受体的位置觉部分。从生物力学角度来看,肌肉、肌腱、腱鞘结构连同关节接触面都承受相当大的负荷。组织创伤引起机械感受器损伤可能会导致部分传入神经阻滞,造成本体觉缺陷。因此,由于本体觉反馈减少而容易再度受伤。

韧带外伤导致力学不稳定和本体觉缺陷,引起功能失调,这可能最终导致进一步的微创伤和反复损伤。

踝关节损伤,临床重要性及通过本体觉训练进行预防

踝关节扭伤是运动员最常见的肌肉骨骼损伤[1,2]。研究指出,需要急停或突然变向的运动如足球,踝扭伤比例最高[3]。踝关节扭伤不仅使参

与体育运动的时间减少,也可以导致长期残疾,增加医疗保健成本[2]。踝关节的功能性不稳是急性踝关节扭伤后最常见后遗症之一。踝关节不稳包括机械性不稳与功能性不稳。机械性不稳是指韧带客观测量的松弛,而功能性不稳的定义为最近扭伤和(或)"打软踝"的感觉。致病因素包括本体觉缺陷、肌肉无力和(或)缺乏协调性[12]。Freeman 首先推测踝关节损伤后不稳是关节的部分机械传入神经受阻的结果[15]。他们指出,与对侧未受伤的脚踝相比,扭伤的脚踝单脚站立能力下降。Konradsen 和 Ravn[22]指出,功能性不稳源于机械和功能两个原因。认为"外侧韧带或肌肉/肌腱的机械受体的损害,以及在随后的本体觉反射的部分传入神经阻滞"是功能性不稳的原因。

根据研究结果,踝关节扭伤是青少年[4,6]和女性[7]足球运动员最常见的损伤。一些脚踝受伤的内在风险因素已被确认,包括脚型及其尺寸、踝关节不稳、关节松弛、下肢力量减小或解剖力线不正[5,8]。Dvorak 等[11]支持 Inklaar 的观点[18]：再损伤率较高说明康复不足或不完全愈合是重要危险因素。足球运动员和大多数运动员一样,有一定的受伤风险。然而,研究表明,足球受伤的发生率可以通过预防方案来减少[26,31,36]。

膝关节损伤,临床重要性及通过本体觉训练进行预防

100 多年前 Rauber 就已经证明人体膝关节有神经受体,在 20 世纪 80 年代发现人膝前交叉韧带(ACL)有很多机械受体[5]。

通过反射性肌肉"终板",本体觉可能会对膝关节急性损伤有保护作用。Kennedy 等[21]推测,膝韧带撕裂使机械受体丧失,导致失去肌肉反射性夹板、反复的大小损害和关节逐渐松弛的恶性循环。

保护性反射弧由机械受体和肌梭受体产生,其速度远远超过痛觉感受器的反射弧(70～100m/s 比 1m/s)。因此,对于急性损伤的预防,本体觉可以发挥比痛觉更加显著的作用[23]。

损伤后除了结构的机械破坏,本体觉的丧失可能会对神经肌肉控制和日常生活活动产生严重的影响。起源于关节和肌腱结构的神经系统反馈机制对维护关节的稳定性有重要作用[24]。关节囊韧带结构损伤后导致关节传入神经阻滞。因为脊髓反射通路可能受损,这会改变运动觉和关节位置感,进而导致关节的退行性病变[24]。

疲劳对反射抑制的影响

耐力训练能导致肌肉适应,并改变代谢物的产生和(或)清除。足球主要是耐力运动。由此可以推测,疲劳可能导致下肢的肌肉逆向反应。Walton 等人[38]比较了经过耐力训练的人和对照组在疲劳时和疲劳之后反射抑制的程度。让受试者产生 30% 最大自主收缩(MVC)的等距跖屈收缩,直到他们的 MVC 力矩下降 30%。每 3 分钟一次短暂的休息期间和每分钟叠加收缩后检测 H 反射。实验表明,神经肌肉运行与疲劳引起的反射抑制相关,而且是多层面的,并不能完全由受肌肉收缩副产物影响传入神经来解释[38]。肌肉疲劳与运动神经元池反射抑制有关。然而,没有文献可以解释腓肠肌疲劳与踝关节损伤之间的关系。

贴带的作用

据推测,踝贴带的作用与感觉反馈有关。Robbins 等[29]认为贴带连接腿与跖的皮肤,使足跖面敏感度增加,从而使落足的位置觉更加精确,而减少了韧带的过度张力的变化。Karlsson 和 Andreasson[20]认为贴带可通过帮助本体和皮肤感觉输入中枢神经系统而助于踝关节稳定。因此,贴带或用系带的支撑物可有助于本体觉刺激。也有研究认为脚踝贴带迅速失去其初始阻力,但它对踝关节活动极限的束缚作用不会因延长使用贴带而消除[25,27]。

支具和护具的作用

通常认为各种形式脚踝支持支具和护具能在有效地限制关节运动范围的同时提供机械稳定性。研究证明通过刺激脚踝和周围附近的皮肤机械感受器,支具[14]和护具[30]能改善本体和运动觉功能。在瑞典,25 个球队 439 名成年男子足球运动员被随机分为 3 组：一组用半刚性脚踝支具(7 个队 124 人),一组用踝软盘训练(8 个队共 144 名选手),对照组为 10 个队 171 名球员。439 名球员都不允许使用贴带。此前已经使用支具的 124 名球员中有 60 人继续使用已有支具。结果有既往扭伤史和没接受以上措施的球员扭伤率高(25% 比 11%,

$P<0.001$)。使用支具和踝软盘训练的球员损伤率比对照组低(分别为3%、5%和17%)。有扭伤史的球员的统计更能说明预防造成的差异[36]。

Cordova 和 Ingersoll[10]应用踝关节护具对20名经常体力活动的大学生的腓骨长肌牵张反射幅度的近期和长期影响进行了研究。结果显示,早期使用系带脚踝护具和长期使用半刚性护具能提高腓骨长肌牵张反射的幅度。他们还发现,健康脚踝的牵张反射的幅度不会因早期和长期使用踝关节护具而减弱。这支持了以下观点:除了机械支撑作用,踝关节的护具可提高皮肤的神经反馈。因为系带护具覆盖面积超过半刚性支具的区域,可能会刺激更多的皮肤感受器。Cordova 等人[9]全面复习了支架对外踝关节运动学、动力学、感觉功能和运动功能影响的文献。作者们认为,对于关节运动静态评估和对传统的功能检测(即灵活性、冲刺速度和垂直跳跃高度),踝部支具作用已得到很好的了解。然而,他们认为脚踝支具在动态中对关节动力学(例如变向动作)潜在影响,以及各种感觉运动的测量方法并未充分了解。未来将研究外部踝关节支具的作用,并把研究重点放在这些领域。

预防性本体觉训练

我们对于足球损伤预防的方法有一些讨论;如强调热身时的牵伸、有规律的间隔、足够恢复时间的康复、本体觉训练、防护设备、良好的场地条件和遵守规则[19]。最新的综述和研究强调本体或神经肌肉的训练[26,31,32,36]。评估最好的预防足球损伤策略,首先需要完全了解这些因素,并遵循预防策略[28]。

康复治疗首先引入通过本体觉练习以恢复神经肌肉控制的概念。由于机械感受器位于韧带,韧带损伤会改变神经的传入,所以损伤后需要通过训练来促进神经功能的恢复。有作者认为神经肌肉适应训练技术能预防受伤。增加姿势和运动精度能提高活动的安全性[35]。

在一个赛季中,针对脚踝扭伤球员的某干预计划使踝关节扭伤的发生率减少了47%。该计划包括对认识损伤的教育、特定的技术培训和本体觉训练。研究表明本体觉训练不仅降低了再损伤的风险,而且其预防性的应用可减少急性外踝扭伤的发病率[3]。

膝关节本体觉训练

重建 ACL 似乎能改善功能性关节稳定所需要的神经传入,组织学研究显示机械感受器能重新分布到 ACL 移植组织[16]。练习可促进运动控制,ACL 重建术后训练是非常必要的。在过去几年里,人们逐渐认识到赛季前适应性训练的重要性。其重点是通过下肢的平衡和适应来减少膝关节韧带损伤。神经肌肉训练结合增强(预牵收缩)式训练和灵活性练习,以及强调旋转、平移和着地需要适当的技术以减少交叉韧带损伤的发病率。Griffis(4-交叉互动)、Henning 运动韵律(预防由3部分组成,包括伸展、增强式训练和维持效果训练)、Caraffa(5段渐进技能获得计划)和 Mandelbaum 的 Santa Monica(5个部分的训练旨在提高力量、灵活性、感知损伤、增强式训练和敏捷的技能)都是一些成功的康复方案[16]。

踝关节本体觉训练

Tropp[34]发现10个星期的摇摆平衡板训练可以提高功能不稳定患者的旋前肌肌力。但是更多的训练并没有更多效果。Wester[39]进行了一项类似的研究,48例Ⅱ°脚踝扭伤残余功能不稳者(24人训练,24人不训练)。接受12周训练的实验组在230天的随访期间,经常性扭伤均显著减少。Eils 和 Rosenbaum[12]已进行了一个包含30个受试的研究,以评估6周多站本体觉运动训练效果。关节位置感、姿势摇摆和肌肉反应时间都显著改善,多位置的培训计划由12个不同的练习组成(垫子、摆动平台、气囊、外-内翻转板、踝关节盘、迷你蹦床、踏板、凹凸步道、悬吊和摆动的平台和训练带)。该方案每处锻炼45秒,休息30秒,然后移到一下处进行练习。

本体觉训练

虽然许多公司出售相当复杂的电脑设备,以帮助提高本体觉的输入和平衡,其实也可以通过睁眼和闭眼在各种不同表面上做简单的运动来完成,进一步的训练可从双肢变为单肢站立。技术先进的设备既可以用于本体觉训练,也可用来做康复训练。训练应包括重复、缓慢依次进行的自觉运动和故意、突然的在关节位置加以外力而诱发反射,产生"下意识"的肌肉收缩[17]。

平衡训练

平衡训练是本体觉训练的主要类别之一,主要是通过静态训练完成。在下肢,活动可以包括单腿站立平衡练习,逐步增加难度到使用平衡板练习,直至要求姿势的串联练习,治疗师可根据情况施加难度(例如扰动)。

增强式(预牵收缩)训练

肌肉预牵收缩(增强式)练习是先施加离心的前负荷(快速离心拉伸),随后是一个有力的向心收缩。这种练习技术被认为能够增强关节屈曲时的稳定性,可能会增加肌肉强度。这种整合脊髓和脑干水平的神经肌肉控制的示范训练越来越受欢迎,而且是对上下肢适应性训练和康复方案的有力补充[35]。通常是在脚踝和膝获得接近正常的肌肉力量后才开展这种有针对性的肌肉牵张收缩练习。

等速训练

使用等速设备进行训练可以加强关节的位置感。运动员将他(她)的肢体放在预定的位置,并要求重复这个体位,开始时睁眼,然后闭眼,以阻止视觉对神经肌肉控制的参与。这个练习也可以不加离心和(或)向心负荷。

动力链训练

闭合动力链练习考验腿和脚的本体觉的动力和反射。一个关节进行闭链运动时,其他关节产生涉及轴向力的可预测的运动。下肢在运动和日常活动中以闭链的方式动作,所以这些训练有助于恢复适当的神经肌肉模式。

压腿、下蹲、循环跑、8字、单腿跳、垂直跳、侧跳、单腿跳远和交叉行走是一些下肢训练方式。治疗师给予不同方向的渐进阻力可以以闭链方式提供本体觉反馈。通过律动(快速改变应用压力的方向)进行开链人工阻力训练也很有用。可以根据患者的忍耐力的提高而改变阻力。

反应时间

反应时间的长度表明活动不仅仅是对环境刺激的反应。为了防止受伤,预存一组肌肉运动指令是必要的。这种程序使运动能在事件发生早期便能平顺地启动。重复这样的练习,使大脑皮层能确定该任务的最有效的运动模式,并可能降低反应时间[35]。

运动专项训练

运动专项训练预防方案的范例是"11方案",由国际足联的医疗研究中心(F-MARC)与国际专家组合作开发[19]。训练的重点放在核心稳定、大腿肌肉的离心训练、本体觉训练、动态稳定与直腿对线肌肉预牵收缩训练,其优点是改善运动表现和预防损伤。

总之,以预防为目的能力构建方案,应该结合提高关节运动觉、增加关节运动的感知、加强关节动态稳定性并改善神经肌肉反应的控制的训练。

因为对训练痛苦的耐力需逐步增高[37](表1和表2)所以训练应从易到难渐进。

表1 本体觉进展训练

容 易	困 难
双腿	单腿
站立(在地板上)	移动平台和不同的表面,如充气或泡沫垫
单向(如摇板,踝内旋-外旋板,踝屈曲-伸直板)	多向(如踝盘,迷你蹦床)
睁眼	闭眼
手臂展开	手臂抱紧(在前胸交叉)
直腿	屈膝
重复次数少	重复次数多
单一练习(如走路,上下台阶)	复合练习(如跳跃,扰动,和肌肉张力训练)

表2 本体觉训练计划的基本原则

练习次数	2~5
每次练习重复次数	10~15
组数	1~3
本体觉训练的总时长	5~15分钟(预防训练时间短,康复训练时间长,最好每天训练(每周至少训练3~5次)

通常推荐至少6~10周的持续训练方案,以提高本体觉的能力,尤其是在赛季前。另外,在本体觉训练还应结合其他特殊训练如力量、柔韧性和敏捷性等练习[13]。

参考文献

1. Arnold, B.L., Schmitz, R.J.: Examination of balance measures produced by the Biodex Stability System. J. Athl. Train. **33**, 323–327 (1998)
2. Aydin, T., Yildiz, Y., Yanmis, I., et al.: Shoulder proprioception: a comparison between the shoulder joint in healthy and surgically repaired shoulders. Arch. Orthop. Trauma Surg. **121**(7), 422–425 (2001)
3. Bahr, R.: Injury prevention. In: Reeser, J.C., Bahr, R. (eds.) Volleyball: Handbook of Sports Medicine and Science, pp. 94–106. Blackwell, Malden (2003)
4. Barden, J.M., Balyk, R., Raso, J.V., et al.: Dynamic upper limb proprioception in multidirectional shoulder instability. Clin. Orthop. **420**, 181–189 (2004)
5. Barrack, R.L., Lund, P.J., Skinner, H.B.: Knee joint proprioception revisited. J. Sport Rehabil. **3**, 18–42 (1994)
6. Barrack, R.L., Skinner, H.B., Brunet, M.E., et al.: Joint kinesthesia in the highly trained knee. J. Sports Med. Phys. Fit. **24**, 18–20 (1983)
7. Barrack, R.L., Skinner, H.B., Buckley, S.L.: Proprioception in the anterior cruciate deficient knee. Am. J. Sports Med. **17**, 1–6 (1989)
8. Barrett, D.J.: Proprioception and function after anterior cruciate ligament reconstruction. J. Bone Joint Surg. Br. **73**, 833–837 (1991)
9. Cordova, M.L., Christopher, D., Ingersoll, C.D., et al.: Efficacy of prophylactic ankle support: an experimental perspective. J. Athl. Train. **37**(4), 446–457 (2002)
10. Cordova, M.L., Ingersoll, C.D.: Peroneus longus stretch reflex amplitude increases after ankle brace application. Br. J. Sports Med. **37**, 258–262 (2003)
11. Dvorak, J., Junge, A., Chomiak, J., et al.: Risk factor analysis for injuries in football players possibilities for a prevention program. Am. J. Sports Med. **28**, S69–S74 (2000)
12. Eils, E., Rosenbaum, D.: A multi-station proprioceptive exercise program in patients with ankle instability. Med. Sci. Sports Exerc. **33**, 1991–1998 (2001)
13. Ergen, E., Ulkar, B.: Proprioception and ankle injuries in soccer. Clin. Sports Med. **27**(1), 195–217 (2008)
14. Feuerbach, J.W., Grabiner, M.D., Koh, T.J., et al.: Effect of an ankle orthosis and ankle ligament anesthesia on ankle joint proprioception. Am. J. Sports Med. **22**, 223–229 (1994)
15. Freeman, M.A.: Instabilities of the foot after lateral ligament injuries of the ankle. J. Bone Joint Surg. **47**, 669–677 (1965)
16. Griffin, L.Y.E.: Neuromuscular training and injury prevention in sports. Clin. Orthop. Relat. Res. **409**, 53–60 (2003)
17. Hoffman, M., Payne, V.G.: The effects of proprioceptive ankle disk training on healthy subjects. J. Orthop. Sports Phys. Ther. **21**, 90–93 (1995)
18. Inklaar, H.: Soccer injuries. II. Aetiology and prevention. Sports Med. **18**, 81–93 (1994)
19. Junge, A., Dvorak, J.: Soccer injuries: a review on incidence and prevention. Sports Med. **34**(13), 929–938 (2004)
20. Karlsson, J., Andreasson, G.O.: The effect of external ankle support in chronic lateral ankle joint instability: an electromyographic study. Am. J. Sports Med. **20**, 257–261 (1992)
21. Kennedy, J.C., Alexander, I.J., Hayes, K.C.: Nerve supply of the human knee and its functional importance. Am. J. Sports Med. **10**, 329–335 (1982)
22. Konradsen, L., Ravn, J.B.: Ankle instability caused by prolonged peroneal reaction time. Acta Orthop. Scand. **61**, 388–390 (1990)
23. Lephart, S.: Reestablishing proprioception, kinesthesia, joint position sense and neuromuscular control in rehabilitation. In: Prentice, W.E. (ed.) Rehabilitation Techniques in Sports Medicine, pp. 118–137. Mosby, St. Louis (1994)
24. Lephart, S.M.: Proprioception of the ankle and knee. Sports Med. **25**, 149–155 (1998)
25. Manfroy, P.P., Ashton-Miller, J.A., Wojtys, E.M.: The effect of exercise, prewrap, and athletic tape on the maximal active and passive ankle resistance of ankle inversion. Am. J. Sports Med. **25**, 156–163 (1997)
26. McGuine, T.A., Keene, J.S.: The effect of a balance training program on the risk of ankle sprains in high school athletes. Am. J. Sports Med. **34**, 1103–1111 (2006)
27. Myburgh, K.H., Vaughan, C.L., Isaacs, S.K.: The effects of ankle guards and taping on joint motion before, during, and after a squash match. Am. J. Sports Med. **12**, 441–446 (1984)
28. Olsen, L., Scanlan, A., MacKay, M., et al.: Strategies for prevention of soccer related injuries: a systematic review. Br. J. Sports Med. **38**, 89–94 (2004)
29. Robbins, S., Waked, E., Rappel, R.: Ankle taping improves proprioception before and after exercise in young men. Br. J. Sports Med. **29**, 242–247 (1995)
30. Simoneau, G.G., Degner, R.M., Kramper, C.A., et al.: Changes in ankle joint proprioception resulting from strips of athletic tape applied over the skin. J. Athl. Train. **32**, 141–147 (1997)
31. Söderman, K., Werner, S., Pietila, T., et al.: Balance board training: prevention of traumatic injuries of the lower extremities in female soccer players? A prospective randomized intervention study. Knee Surg. Sports Traumatol. Arthrosc. **8**(6), 356–363 (2000)
32. Surve, I., Schwellnus, M.P., Noakes, T., et al.: A fivefold reduction in the incidence of recurrent ankle sprains in soccer players using the Sport-Stirrup orthosis. Am. J. Sports Med. **22**(5), 601–606 (1994)
33. Tittel, K.: Coordination and balance. In: Dirix, A., Knuttgen, H.G., Tittel, K. (eds.) Encyclopedia of Sports Medicine, vol. 1, pp. 194–211. Blackwell, London (1988)
34. Tropp, H.: Pronator muscle weakness in functional instability of the ankle joint. Int. J. Sports Med. **7**, 291–294 (1986)
35. Tropp, H., Alaranta, H., Renström, A.: Proprioception and coordination training in injury prevention. In: Renström, P.A.F.H. (ed.) Sports Injuries Basic Principles of Prevention and Care, pp. 277–288. Blackwell, London (1992)
36. Tropp, H., Askling, C., Gillquist, J.: Prevention of ankle sprains. Am. J. Sports Med. **13**(4), 259–262 (1985)
37. Unver, F.: The effects of proprioceptive training on ankles with inversion injuries. Doctoral thesis. Hacettepe University Institute of Health Sciences. Ankara (2004)
38. Walton, D.M., Kuchinad, R.A., Ivanova, T.D., et al.: Reflex inhibition during muscle fatigue in endurance-trained and sedentary individuals. Eur. J. Appl. Physiol. **87**(4-5), 462–468 (2002)
39. Wester, J.U., Jespersen, S.M., Nielsen, K.D., et al.: Wobble board training after partial sprains of the lateral ligaments of the ankle: a prospective randomized study. J. Orthop. Sports Phys. Ther. **23**, 332–336 (1996)

第三章 前交叉韧带损伤的预防

Henrique Jones and Pedro Costa Rocha

白宇 译

内容

简介	29
ACL 损伤的流行病学	29
韧带损伤：经济成本	29
ACL 损伤与足球	30
女性 ACL 损伤风险真的高吗？	30
损伤因素	31
外部因素	31
内部因素	31
ACL 损伤机制的实验研究	32
非接触 ACL 损伤的机制	33
疲劳：知道如何预防损伤	34
神经肌肉疲劳对运动员 ACL 损伤风险的时间效应	34
我们真的能防止 ACL 损伤吗？	34
结论	36
参考文献	36

H. Jones(✉)
Orthopedic Surgery, Knee and Sports Traumatology,
Portuguese Air Force Hospital, Lisbon, Portugal
e-mail: ortojones@gmail.com

P. C. Rocha
Orthopedic Surgery,
Portuguese Air Force Hospital, Lisbon, Portugal
e-mail: pcrocha@gmail.com

简介

前交叉韧带(ACL)损伤的增加与体育赛事场数增加同步。这使科研重点放在确定损伤的危险因素和尝试建立预防方案上，以降低运动相关医疗事件的发生率。我们的目的是报告非接触式 ACL 损伤的机制和风险因素，此损伤大多是发生在足球运动，特别是参加竞技体育的女性。预防是我们的最终目标。

ACL 损伤的流行病学

最近的研究估计，仅在美国每年就有 7.5 万~25 万例 ACL 损伤发生，接受重建手术的约有 17.5 万例。运动人群 ACL 撕裂率大约为 1/3000。"瑞典注册研究"（2005—2006 年）的数据为 1/1500，挪威（2004 年）的数据为 1/2900。此损伤好发于年轻和健康人群，常由运动中的突然变化速度和方向导致，而没有直接的创伤。所以被称为非接触式的 ACL 损伤。

ACL 是膝关节的 4 个主要韧带之一，对维持关节稳定性和运动具有重要意义，当它被拉长超出正常弹性范围时就会发生损伤，一旦韧带撕裂就不会愈合，而是处于松弛状态。

很明显，在越来越多的妇女参加的运动中，如足球和篮球，女性发生非接触 ACL 损伤的风险比男性高。但确切原因目前尚不清楚，过去 10 年的一些研究指出一些风险因素，如解剖学上的差异、激素、力量或身体状况。

韧带损伤：经济成本

由于能从运动获得利益，如奖学金等因素的驱动，参与体育的女性人数在过去 30 年大幅上升。在美国，1972 年只有 1/27 的女孩参加高中体育活动，全国不到 30 万人。到 2002 年这一比例上升到 1/2.5,全国近 300 万女孩参加高中体育活动。同样的事情发生在大学,女运动员从 2% 增加至 43%。由于跳跃和变向运动急剧增加,加上女性的 ACL 损伤风险较高,导致 ACL 损伤同步增加。其中很多人需要手术和(或)康复治疗。在中学和大学水平,女性 ACL 损伤的财政负担每年接近 6.5 亿美元(Myer,Ford 和 Hewet,2004 年)。然而,同期,用于 ACL 损伤的研究和预防的联邦基金据估计少于 1000 万美元。

欧洲 2003 年体育保险统计 Flanders 地区 ACL 损伤发生率及其直接和间接医疗费用数据表明,ACL 损伤的直接医疗费用最高,为 1358 欧元/次[8]。

ACL 损伤与足球

在足球比赛中,ACL 损伤很普遍。是其 5 大损伤之一,其他 4 个分别是脚踝扭伤、腘绳肌腱拉伤、膝软骨撕裂和腹壁疝。

在最近的一项前瞻性研究发现,1 个赛季中挪威优秀女子足球运动员的急性损伤的发病率是 23.6 人/1000 个比赛小时和 3.1 人/1000 个训练小时。受伤的类型和位置类似于其他对女性和男性的足球报告,但女性的膝损伤更严重[8]。

在过去的 30 年,女子足球已成为越来越受欢迎的运动。根据国际足联(FIFA)的数据,在 2009 年,全世界有大约 4000 万注册的女子足球运动员(估计有 2.65 亿活跃的足球爱好者)[8]。有 3 项研究也显示比赛期间精英球员损伤的发生率为 1.26 ~ 2.33 人/1000 小时。

在足球队的所有损伤中,ACL 损伤的平均发生率男性为 1.3%,女性为 3.7%[8]。

女性 ACL 损伤风险真的高吗?

苏格兰应该是在世界上第一个鼓励女性踢足球的国家。在 18 世纪,足球与苏格兰高地的婚俗有关(图 1)。单身女性与已婚妇女进行足球比赛。单身男人会观看比赛并根据她们的"足球能力"选择准新娘。在 20

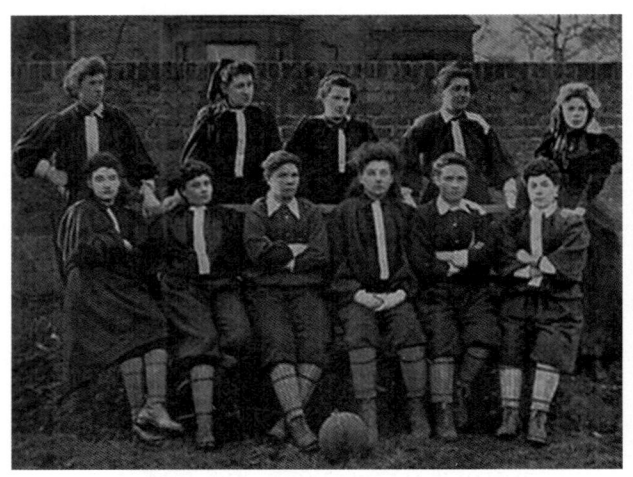

图 1 18 世纪,女性足球似乎起源于苏格兰

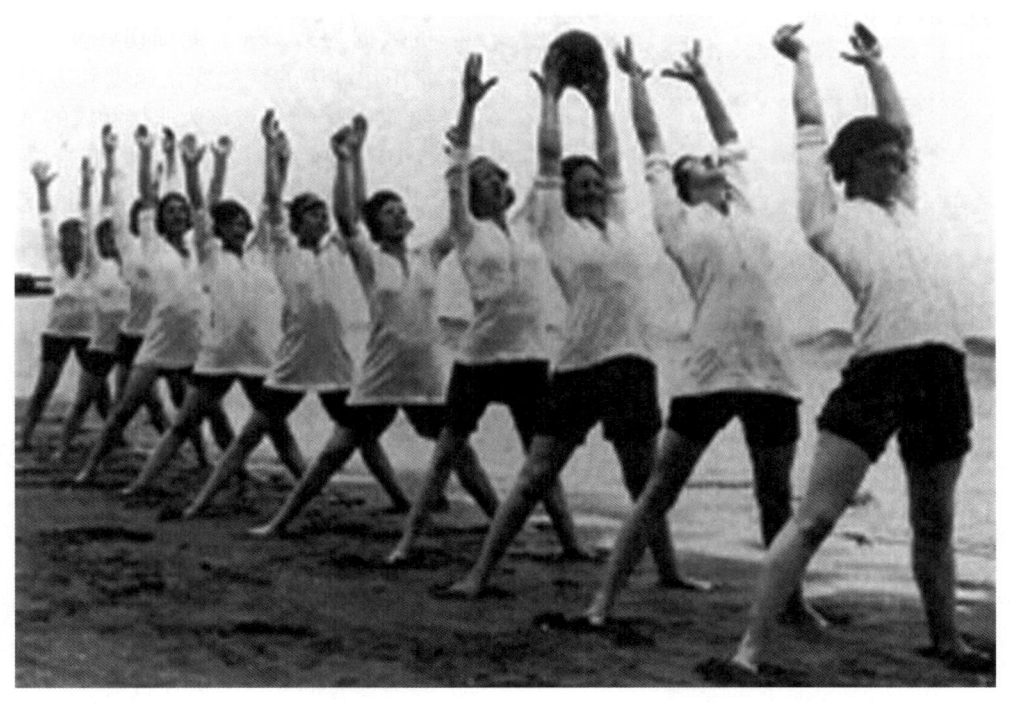

图 2 20 世纪中期的预防性热身

世纪后叶,女运动员开始赛前预防性热身(图2)。

运动人群的 ACL 受伤的发病率数据来自各种来源,包括外科重建的数据,如3个斯堪的纳维亚国家的 ACL 手术登记(挪威2004年,丹麦2005年和瑞典2006年)。当观察两性之间可能的差异时,在2005/2006瑞典的登记中发现男性的 ACL 重建和翻修手术都比女性的高。但是我们查到的文献中,女性的 ACL 损伤率都明显高于男性。早在20世纪90年代就有作者发现女性比男性 ACL 损伤率高。在14~18岁年龄组男生与女生 ACL 损伤的比率,在篮球约为1:4,在足球为1:2。这种差异在大学阶段略有下降,在专业运动员接近1:1。这表明,随着女运动员的成熟和竞赛水平增加,ACL 损伤率在降低。

损伤因素

认识这种最严重的运动相关的膝损伤之一(ACL 断裂)的原因,对确定损伤增加的风险因素,并加以干预是非常重要的。有许多研究试图通过运动员的基本情况、训练的性质和损伤的发生率的分析寻找 ACL 破裂的发病率增加的可能原因。

ACL 损伤的危险因素分内部或外部两种。

外部因素

运动员韧带损伤的风险,比赛中比训练时高[15]。增加鞋和地面之间的摩擦力可能会增加牵引力,这可能会提高成绩,但也可能增加 ACL 损伤的风险。很多作者发现防滑鞋钉增加,足与地面之间的抗扭强度增加[12];人造草坪也会增加足与地面之间的抗扭强度[15],这些都大大增加了女运动员的 ACL 损伤的风险。

但是最近有作者的研究得出的结论,在天然草地或 AstroTurf®(国际品牌的人造草)比赛的足球运动员发生 ACL 损伤的人数几乎是相同的[9]。

作为保护设备,功能支架可用来防止 ACL 缺陷膝的高山滑雪者的膝关节反复损伤[11]。但目前支架对 ACL 重建患者的作用还不确定[13]。

Orchard 等人认为气象条件影响也很大,他们发现澳大利亚橄榄球队的非接触性 ACL 损伤在低降雨量和高蒸发量期间较常见。这就产生了以下假说:气象条件可能直接影响鞋和地面之间的牵引力和机械作用力,进而增加了运动员韧带损伤的可能性[14]。

内部因素

内部风险因素可以细分到荷尔蒙和解剖因素,后者包括几个方面:下肢对线状况、姿势、髁间窝大小、ACL 特性和胫骨平台地后倾斜。

一般认为下肢力线的各段的变化,如髋、膝和脚踝可能会因为增加 ACL 张力而增加 ACL 损伤的风险。研究指出,女性膝关节角度更大是因为女性骨盆更宽。

最近,胫骨平台后倾受到关注,但目前未找到胫骨内外侧平台后倾角度和韧带损伤风险的因果关系。

急性 ACL 损伤与髁间窝的尺寸的关系,是文献中讨论最多的解剖因素(图3和图4)。尽管缺乏标准化的测量方法,在最近的一项研究证实,双侧 ACL 损伤患者的髁间窝宽度小于单侧 ACL 损伤者的髁间窝宽度,而且两组患者髁间窝宽度都小于正常对照组。这意味着 ACL 损伤和髁间窝宽度[10]之间有密切联系。研究人员在研究髁间窝宽度与 ACL 损伤风险之间的关系时发现,将身体指数标准

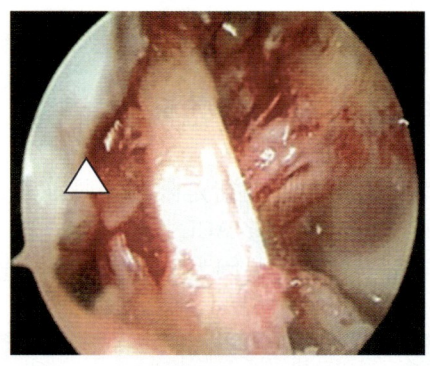

图3 ACL 女运动员患者的髁间窝成形与 ACL 重建

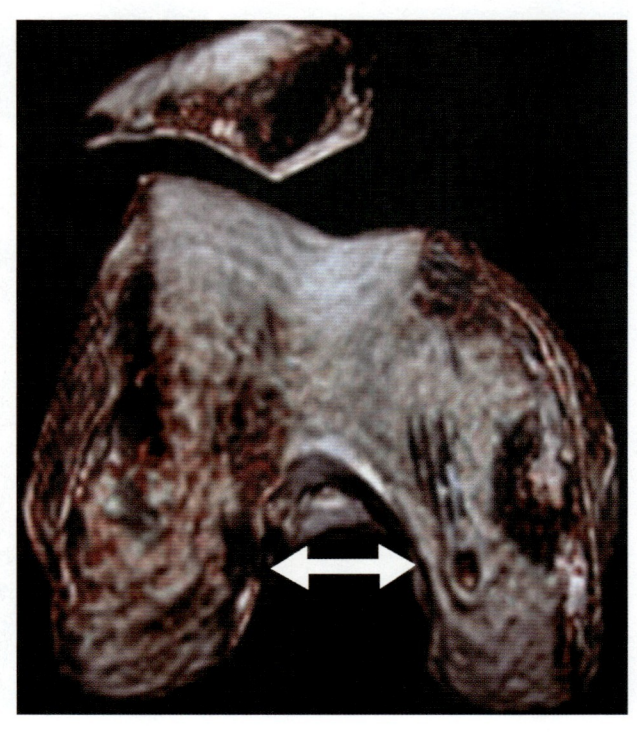

图4 ACL 损伤患者髁间窝宽度的重要性

化后,与男性相比,女性的 ACL 形态较小。与男性相比,女性的 ACL 的线性拉伸刚度较低,特点为在拉断实验中伸长率较小和能量吸收能力低[4,5]。

对人 ACL 中雌激素和睾丸激素激素受体的研究中,研究人员试图找出激素平衡对韧带结构、代谢和力学特征的影响。然而尚不明确哪种激素及其如何影响 ACL 的生物力学。

至于在妇女的月经周期中 ACL 损伤风险的变化,在文献中的共识是月经周期不同阶段风险不同,在排卵前期显著增高[2,18,21]。迄今有没有确凿的数据说明口服避孕药对 ACL 损伤有保护作用。

其他理论对肌肉不平衡、跳跃力学、适应训练给予特别关注。女性 ACL 撕裂较多最可能的解释是神经肌肉控制的差异,即运动员的感觉能力(本体觉)和依靠肌肉控制膝关节的能力。由于男性与女性的解剖学和力量上的差异,女性的稳定性和控制上身的能力较差,易致摔倒姿势不当而造成 ACL 损伤。

ACL 损伤机制的实验研究

虽然 ACL 的主要功能是限制胫骨前移,但是已证明单腿着地期间(许多 ACL 损伤发生在这个时候)胫骨是向后移动的,这是因为上身的惯性与地面减速的反作用力(图5)共同作用。最近的数据表明,在着地过程中膝外翻伴胫骨内旋的组合使 ACL 断裂(图6),

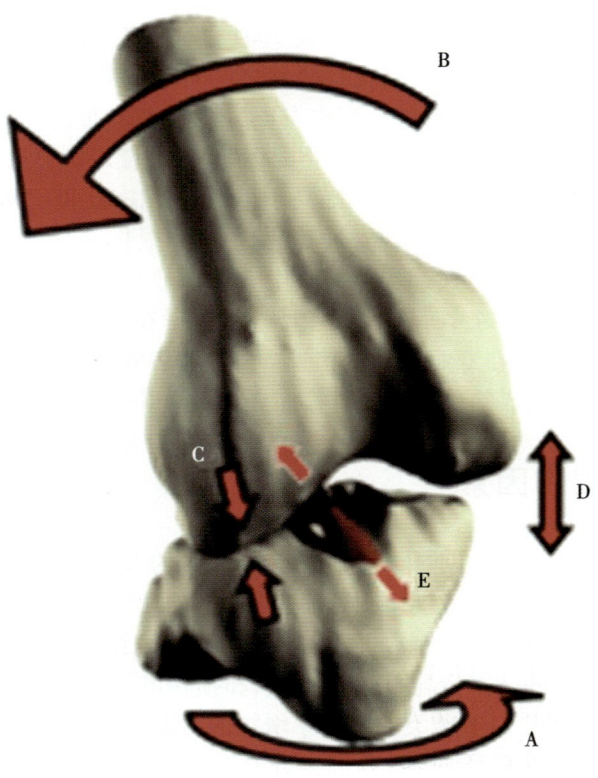

图 5　着地时 ACL 损伤的力学组合

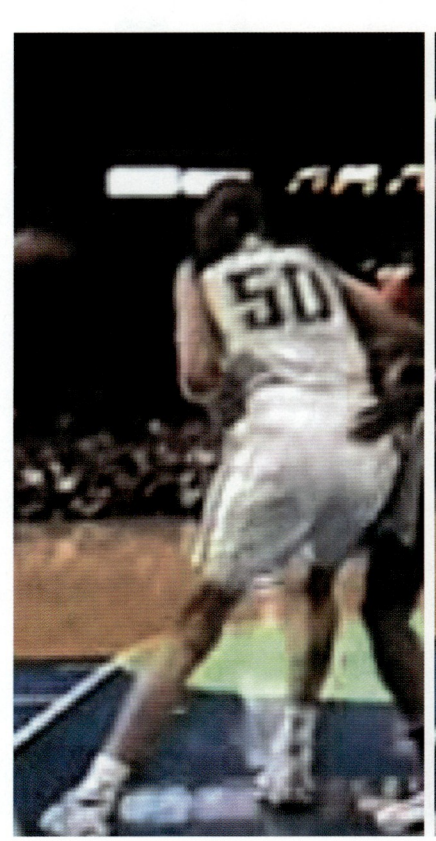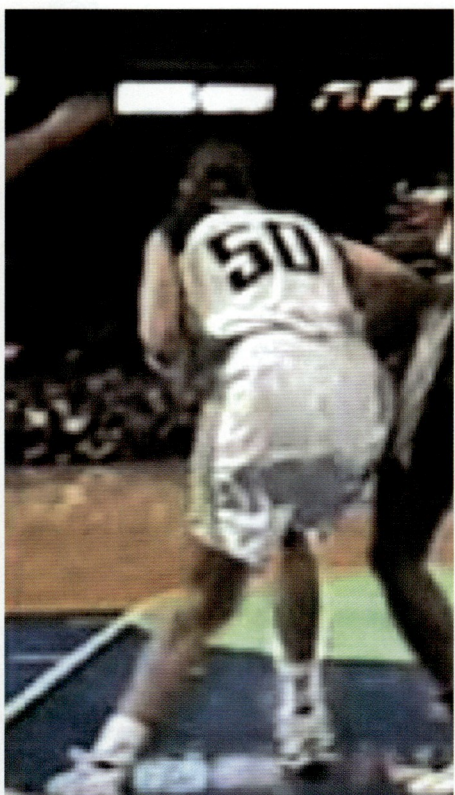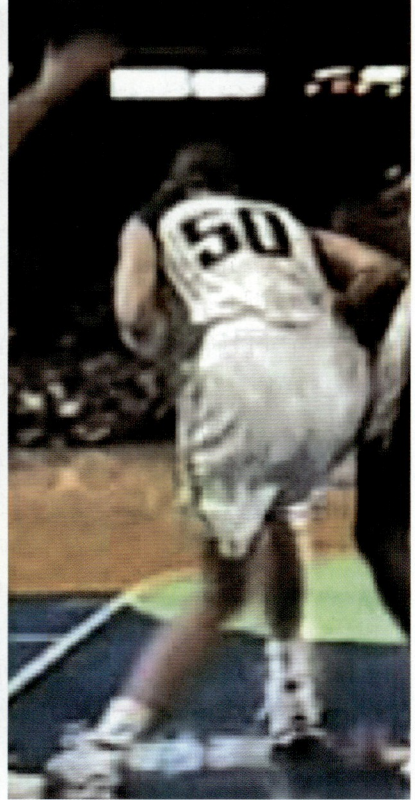

图 6　落地时外翻和内旋是 ACL 撕裂的主要原因

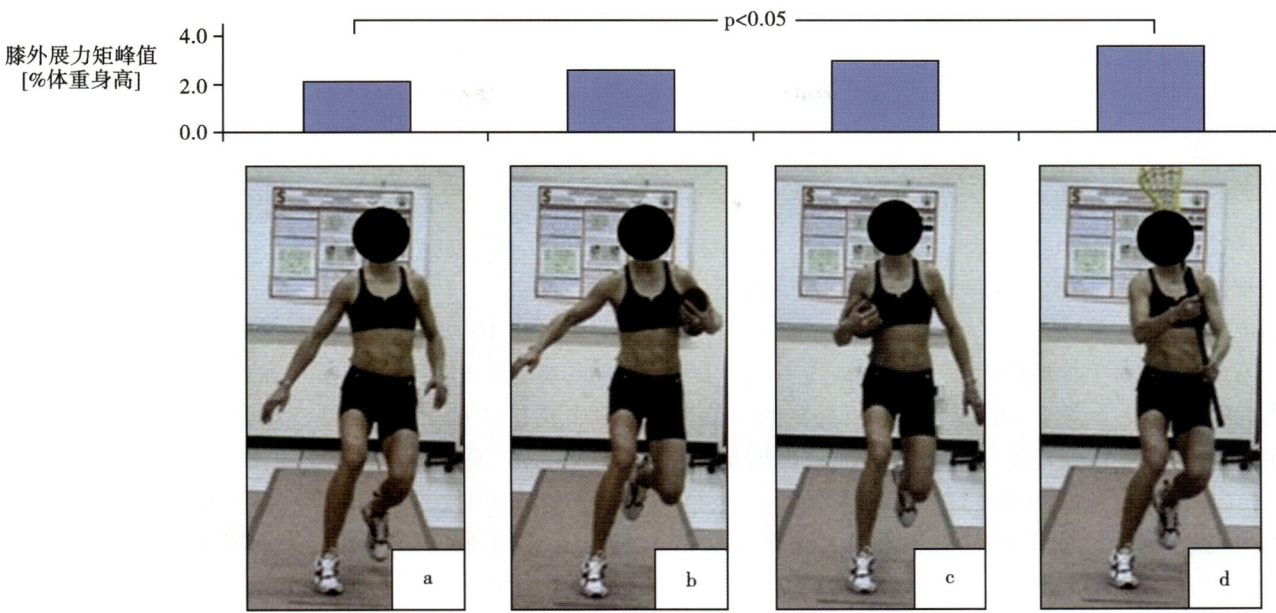

图7　上肢位置影响膝着地动作和膝最大外展力矩（Chaudhari 等提供）

而不是由于股四头肌过度收缩。此外，上半身位置影响膝的各个力量。BioMotion 实验室（Stanford University, Palo Alto, California）的研究表明，当上肢拿着球或棒而受到限制时，膝外展力矩峰值增加（图7）[6,17]。

非接触 ACL 损伤的机制

　　非接触 ACL 损伤对运动员的健康和表现的危害很大，人们付出很多努力以预防其发生。最近的研究侧重于识别那些很容易通过训练改变的、可能预防的潜在的 ACL 损伤神经肌肉控制方面的因素，并推导出纠正异常和有潜在危险的运动方式的神经肌肉训练计划。其目标是在某些个体约束无法改变的条件下，让改善神经肌肉适应性的预防方法更有效[16]。研究人员通过分析损伤时的录像、与伤者交谈、进行活体和尸体标本以及数学模型研究等，试图开发预防运动损伤的特别方法。结果发现大约有 80% 的 ACL 损伤为非接触，发生在跳跃、变向或减速着地时。如果这些动作笨拙而不规范，例如力量集中于单腿而脚远离身体重心，就容易发生 ACL 损伤。生物力学因素如胫骨位移、下肢外翻（图 8）或屈曲减少，都可能会增加受伤危险。先前提到的女性肌肉不平衡可能与其腘绳肌功能显著下降带来股四头肌的主导优势有关。

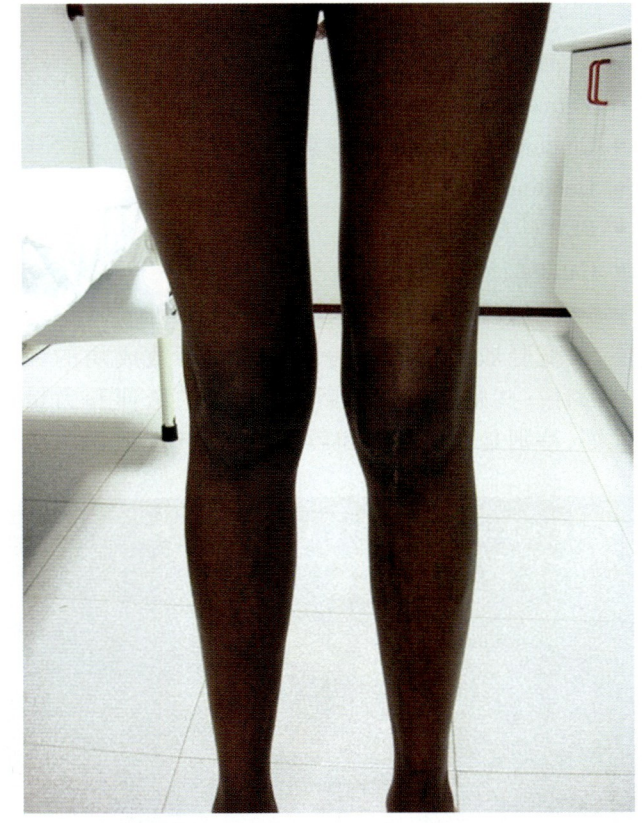

图8　ACL 重建后的左膝

疲劳：知道如何预防损伤

神经肌肉疲劳对运动员 ACL 损伤风险的时间效应

正如我们强调的，着地、变向或旋转动作时的下肢神经肌肉控制改变或异常是非接触式 ACL 损伤的主要危险因素。

足球是始终需要最大体力的运动之一，这意味着在很大程度上运动员的疲劳是不可避免的。整个足球比赛过程中疲劳效应累积使笨拙动作增加，导致 ACL 损伤。遗憾的是，目前尚无此类研究。最近的研究表明，神经肌肉疲劳和非预期的动作增加非接触性 ACL 损伤的风险。

我们真的能防止 ACL 损伤吗？

文献报道了一些减少膝关节韧带损伤特别是 ACL 损伤的预防方案，比如：

- Vermont ACL 计划
- Cincinnati Sportsmetrics 训练计划
- Henning 计划
- PEP 计划
- Caraffa 计划

大多数训练计划着力改善肌肉和本体觉功能，改变胫股关节的动力载荷。大多数成功的计划都有一些重要的元素：下肢肌肉的牵伸和力量训练，特别是大腿前部和后部的肌肉组（股四头肌和腘绳肌）以及脚踝的肌肉；提高有氧适应（防止疲劳相关的失足）；将惯用的两步"变向"或"侧步"动作分为 3 步（使膝关节始终不完全伸展）；在跑+旋转的动作中将重量置于跖骨头，了解高风险姿势；本体觉和平衡的训练、强调跳跃的软着陆（预牵收缩），让教练了解女运动员 ACL 损伤高风险，提高教练评估女运动员技能、调整和赛前准备的能力[16]。

超过 10 年的研究显示，Cincinnati 体育医学研究和教育基金会项目（图 9 和 10）使女性和男性的 ACL 损伤从 6∶1 下降到 2∶1。此项目不仅教育如何防止受伤，而且还提高运动员的垂直弹跳高度。作者声称，若要获得最好效果，需要培训 6 周，每周三次。跳跃同时身体要做出运动项目要求的动作，使跳跃难度逐渐增加。

预防损伤和提高（PEP）计划是一个取代传统热身的 20 分钟特殊训练。主要是教育球员避开易受伤害的姿势和避免受伤的方法、增加灵活性、力量和本体觉。

图 10 中的运动员在接受 PEP 培训前其变向跑动时的力线（指着地时力量经下肢传导的方向）在膝关节外侧，并且完全在髋和盆骨以外。经过 12 周的 PEP 训练后，该力线通过骨盆转移到膝关节内侧。

最近 Luke 等人的研究发现，14～18 岁的女性足球运动员接受了 PEP 的训练（包括基本的热身活动、躯干和下肢的牵伸、效果固化训练、肌肉强度训练和足球运动特定的灵活性练习）后，其 ACL 损伤率在第一年减少 88%，在第二年减少 74%。

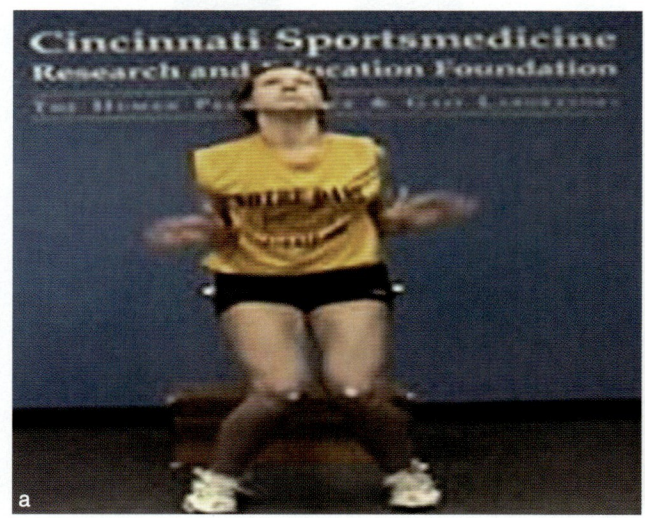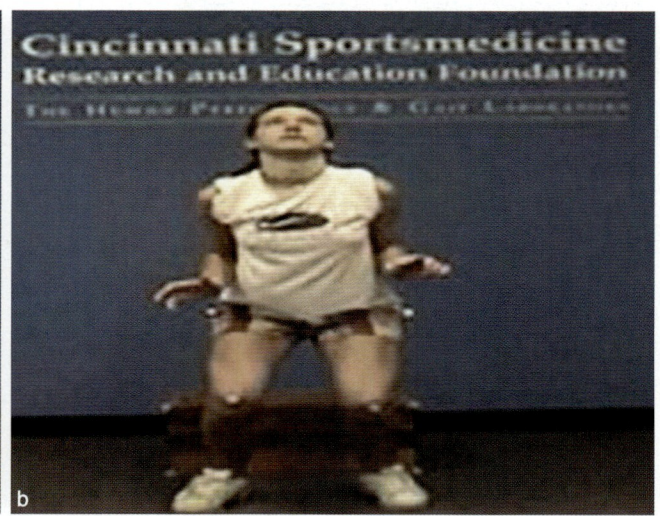

图 9 Cincinnati SMREF 的培训之前（a）和之后（b），培训后膝外翻减少，膝屈曲增加

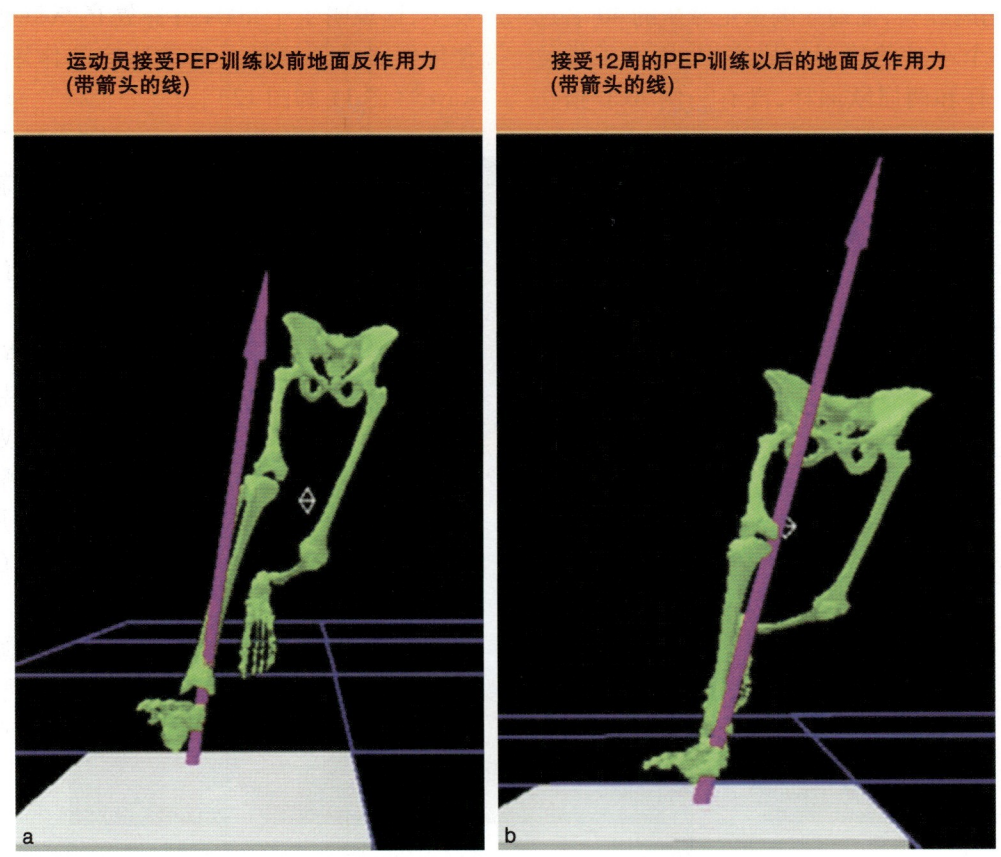

图10 PEP练前后变向动作的差异

Caraffa 等在一项包括40个半专业或业余队的600名足球运动员的前瞻性对照研究中,在3个足球赛季中研究了逐渐增加的本体觉训练对损伤的预防作用,训练应用4种不同类型的摆动板。300名队员每天训练20分钟,每天训练分为5个难度递增的阶段。从其他队选出的对照组300名选手进行正常的训练,没有任何特殊的平衡训练。两组均在3个足球赛季进行观察,潜在的 ACL 病变临床检查诊断用 KT-1000、磁共振成像或 CT 或关节镜检查。结果,对照组每队每年 ACL 损伤发生率为1.15,而本体觉训练组每年每队的发病率为0.15($P<0.001$),说明本体觉训练可显著减少足球运动员 ACL 损伤的发病率[3]。

在 Wolf Petersen 的前瞻性对照研究中,10个女子手球队(134名队员)参与预防损伤训练,其中包括有关损伤机制的知识、平衡板练习和跳跃训练;而其他10个球队(142队员)像往常一样训练;在整个赛季期间,每周记录损伤状况。结果,在对照组中有5例 ACL 断裂(发生率:0.21人/1000小时),而干预组中仅有1例(发病率:0.04人/1000小时)。比值比为0.17,0.02~1.5的95%可信区间。这项研究指出,本体觉和神经肌肉训练适合女性欧洲手球运动员膝和脚踝损伤的预防[18]。据此,世界和欧洲足球协会和联合会制定了包括本体和神经肌肉的训练课程的特别方案,这将对未来 ACL 损伤的预防起到重要作用。

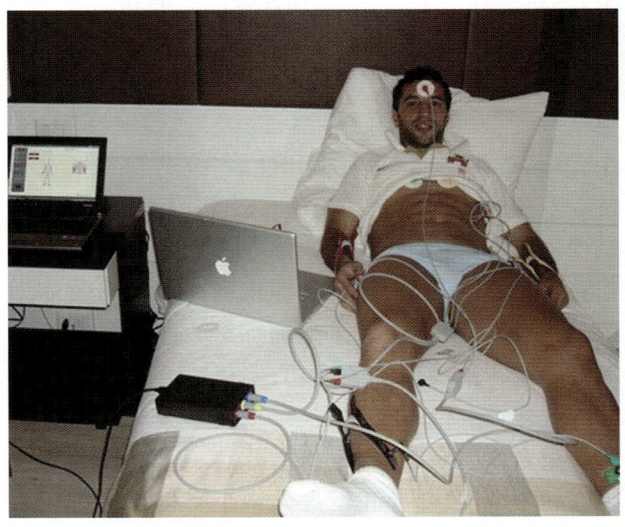

图11 用 Omegawave 仪器测量葡萄牙国家队运动员疲劳的生理参数

根据我们的经验,葡萄牙国家足球队的 40 名选手在 1000 多个小时的培训和比赛中,历经了排位赛、两届世界杯和两届欧洲杯,没有一例 ACL 损伤发生,这说明了于 2004 年推出的 ACL 预防计划和使用仪器处理运动员疲劳适应的作用[如 Omega-wave®(图 11 和图 12)]。

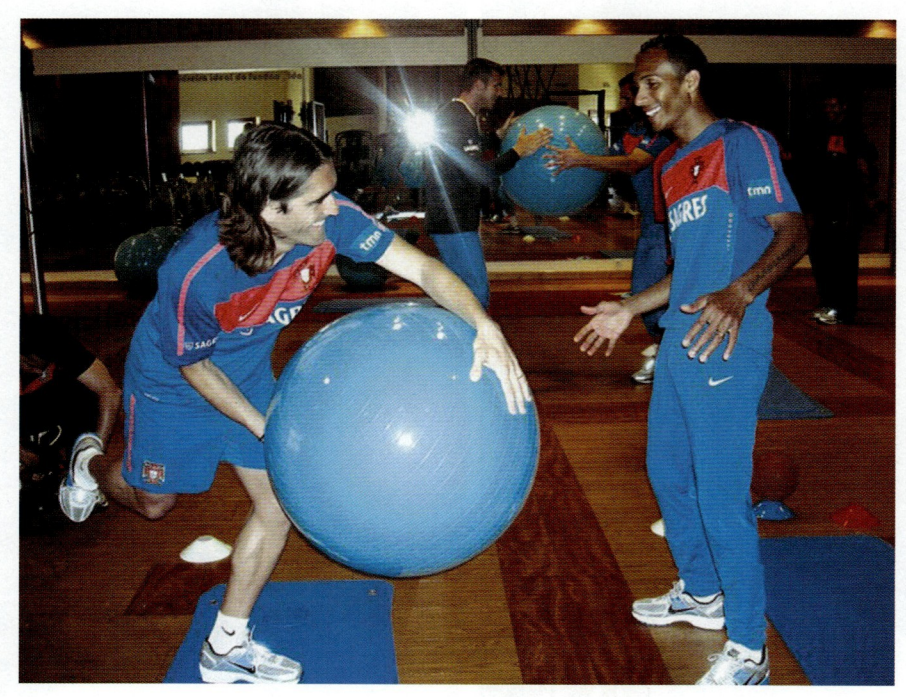

图 12 预防 ACL 损伤的本体觉练习

结论

参与体育运动的女性越来越多。证据表明,自 20 世纪 70 年代,在高校预科和大学相同级别的足球和篮球比赛中,女性 ACL 损伤的风险比男性高。用于手术重建和康复的 ACL 损伤量化经济负担很重,这还不算对个人、家庭和社会的影响和损害。一些研究试图搞清是什么使得女性更容易出现这种损伤。可能导致韧带损伤风险增加的几个方面:外因包括天气、设备和接触界面;内因包括膝髁间窝大小、下肢对线、ACL 的大小和性能、疲劳和本体觉异常以及神经肌肉控制。明确了这些因素,就应建立减少 ACL 损伤发生率的训练方案。多数成功方案都有几个核心要素,如有氧训练和肌肉预牵收缩训练,通过神经肌肉和本体觉训练努力改变胫股关节动力载荷。这些训练的成功,不仅需要运动员和教练的合作,还有家长、医生、运动科学家和管理机构的积极合作。对于未来,我们开启了解女性的危险因素的一扇门,引导我们进入一个有仍许多关闭着门的大厅,这就需要我们不断前进。同样重要的是包括政府机构和科学界都应继续实施预防方案,始终将体育当作一种生活方式,一个保护身体和心理健康的源泉。

参考文献

1. Tegnander, A., Olsen, O.E., Moholdt, T.T., Engebretsen, L., Bahr, R.: Injuries in Norwegian female elite soccer: a prospective one-season cohort study. Knee Surg. Sports Traumatol. Arthrosc. **16**(2), 194–198 (2007)
2. Arendt, E.A.: Musculoskeletal injuries of the knee: are females at greater risk? Minn. Med. **90**, 38–40 (2007)
3. Caraffa, A., Cerulli, G., Projetti, M., Aisa, G., Rizzo, A.: Prevention of anterior cruciate ligament injuries in soccer. A prospective controlled study of proprioceptive training. Knee Surg. Sports Traumatol. Arthrosc. **4**, 19–21 (1996)
4. Chandrashekar, N., Slauterbeck, J., Hasmeni, J.: Sex based differences in the anthropometric characteristics of the anterior cruciate ligament and its relation to intercondylar notch geometry. Am. J. Sports Med. **33**, 1492–1498 (2005)
5. Chandrashekar, N.J., Mansour, M., Slauterbeck, J., et al.: Sex-based differences in the viscoelastic properties of tendon structures. Eur. J. Appl. Physiol. **88**, 520–526 (2003)
6. Chaudhari AM, Hearn BK, Andriacchi TP.: Sport-dependent variations in arm position during single-limb landing influence knee loading: implications for anterior cruciate ligament injury. Am J Sports Med. **33**, 824–830 (2005)
7. Cumps, E., Verhagen, E., Annemans, L., Meeusen, R.: Injury risk and socio-economic costs resulting from sports injuries in Flanders. Data derived from Sports Insurance Statistics 2003. Br. J. Sports Med. **42**(9), 767–772 (2008)
8. Geli, E., Myer, G., Silvers, H.J., Samitier, G., Romero, D., Haro, C.L., Cugat, R.: Prevention of non-contact anterior cruciate ligament injuries in soccer players. Part 1. Mechanisms of injury and understanding risk factors. Knee Surg. Sports Traumatol. Arthrosc. **17**,

705–729 (2009)
9. Football ACL injuries about equal on grass versus AstroTurf® courtesy of sports medicine & football: The 2006 perspective presented by Dr. James P. Bradley. May 13, 2006
10. Griffin, L.Y.: Football ACL injuries about equal on grass versus AstroTurf® courtesy of sports medicine & football: The 2006 perspective presented by. Dr. James P. Bradley May 13, 2006
11. Kocher Olsen, O.E., Myclebust, G., Engebretsen, L., et al.: Relationship between floor type and risk of ACL injury in team handball. Scand. J. Med. Sci. Sports **13**, 299–304 (2003)
12. Lambson, R.B., Barnhill, B.S., Higgins, R.W.: Football cleat design and it's effect on ACL injuries: a 3 year prospective study. Am. J. Sports Med. **24**, 155–159 (1996)
13. Myclebust, G., Engebretsen, L., Braekken, I.H., et al.: Prevention of anterior cruciate ligament injuries in female team handball players: a prospective intervention study over three seasons. Clin. J. Sports Med. **13**(2), 71–78 (2003)
14. Position statement on GIRLS AND WOMEN IN SPORT IOC Medical Commission, Working Group Women in Sport. Chairman Dr. Patricia Sangenis., 2002
15. Renstrom, P., Ljungqvist, A., Arendt, E., Beynnon, B., Fukubayashi, T., Garrett, W., Georgoulis, T., Hewett, T.E., Johnson, R., Krosshaug, T., Mandelbaum, B., Micheli, L., Myklebust, G., Roos, E., Roos, H., Schamasch, P., Shultz, S., Werner, S., Wojtys, E., Engebretsen, L.: Non Contact ACL injuries in females athletes: an international Olympic Committee current concepts statement. Br. J. Sports Med. **42**, 394–412 (2008)
16. McLean SG. The ACL Injury Enigma: We Can't Prevent What We Don't Understand. J Athl Train. **43**(5), 538–540 (2008)
17. Shin, C.S., Chaudhari, A.M., Andriacchi, T.P.: The effect of isolated valgus moments on ACL strain during single-leg landing: a simulation study. J. Biomech. **42**(3), 280–285 (2009)
18. Slauterbeck, J.R., Fuzie, S.F., Smith, M.P., et al.: The menstrual cycle, sex hormones, and anterior cruciate ligament injury. J. Athl. Train. **37**, 275–278 (2002)
19. Griffin, L.Y., Albohm, M.J., Arendt, E.A., Bahr, R., Beynnon, B.D., Demaio, M., et al.: Understanding and preventing noncontact anterior cruciate ligament injuries: a review of the Hunt Valley II meeting January 2005. American Journal of SportsMedicine. **34**(9), 1512–1532 (2006)
20. Petersen, W., Braun, C., Bock, W., Schmidt, K., Weimann, A., Drescher, W., Eiling, E., Stange, R., Fuchs, T., Hedderich, J., Zantop, T.: A controlled prospective case control study of a prevention training program in female team handball players: the German experience. Arch. Orthop. Trauma. Surg. **125**(9), 614–621 (2005)
21. Wojtys, E.M., Huston, L., Boynton, M.D., et al.: The effect of menstrual cycle on anterior cruciate ligament in women as determined by hormone levels. Am. J. Sports Med. **30**, 182–188 (2002)

第四章 预防前交叉韧带损伤的神经肌肉训练策略

Mario Lamontagne, Mélanie L. Beaulieu, and Giuliano Cerulli

白宇 译

内容

介绍/背景	38
方法	39
体内的研究	39
原位研究	40
结果与讨论	41
结论	43
参考文献	43

M. Lamontagne (✉)
School of Human Kinetics, Faculty of Health Sciences
and Department of Mechanical Engineering,
Faculty of Engineering, University of Ottawa,
125 University PVT, Ottawa, ON K1N 6N5, Canada
e-mail: mlamon@uottawa.ca

M. L. Beaulieu
School of Human Kinetics, Faculty of Health Sciences,
University of Ottawa, 125 University PVT, Ottawa,
ON K1N 6N5, Canada
e-mail: mbeaulie@umich.edu

G. Cerulli
Department of Orthopedics and Traumatology,
School of Medicine University of Perugia and Let People Move,
Via GB Pontani 9, 06128 Perugia, Italy
e-mail: letpeoplemove@tin.it

介绍/背景

在美国高中和大学,每年发生许多膝韧带损伤[14]。对新西兰大众进行的一项研究发现,前交叉韧带(ACL)手术占所有膝关节韧带手术的80%,其中58%为非接触机制致伤[22]。这种自己造成的损伤通常发生在比赛中的着地、突然变向或减速运动时。高发年龄在15~25岁,多发动作为跳跃着陆或旋转运动中[24]。女患者发生率比男性高2~8倍[2,5,24,34]。

文献中已经确定非接触韧带损伤的几个危险因素,分为外在(身体运动、肌肉力量、鞋-场地的接触面、技能水平和神经肌肉控制能力)和内在(关节松弛、肢体对线,股骨髁间窝尺寸和韧带大小)[5,16]两种。但尽管需要更多的证据来预测损伤,解剖因素,如膝关节松弛、膝反屈和髂胫束紧张的女性ACL损伤风险高[26]。外在因素可以控制或修改。Bonci等[13]认为有3个因素已经得到研究人员和临床医生重视:解剖、肌肉力量和神经肌肉控制。然而,这些因素对非接触式ACL损伤的可预测性仍然遭到质疑和争议,值得进一步研究。

有研究表明,经过动态平衡和力量、伸展、躯体意识以及中枢和躯干控制训练而减少着地力量、增加有效的肌肉活动减少内翻/外翻(内收/外展)力矩可减少非接触ACL损伤[34],如图1。膝屈伸肌动态肌力平衡可能是防止ACL损伤的关键[1]。此外,膝关节内外侧动态肌力平衡也可以减少膝关节内翻/外翻力矩而减少非接触交叉韧带损伤的风险[35]。然而,内外侧的动态肌力平衡的作用需要进一步调查。为了防止ACL非接触损伤,运动员应该依靠膝关节的动态稳定超过依靠静态稳定[25]。

因此,神经肌肉控制和本体觉的训练方案能解决膝关节周围肌肉的神经肌肉协调的潜在缺陷,因而减少非接触 ACL 损伤的风险[23,24]。

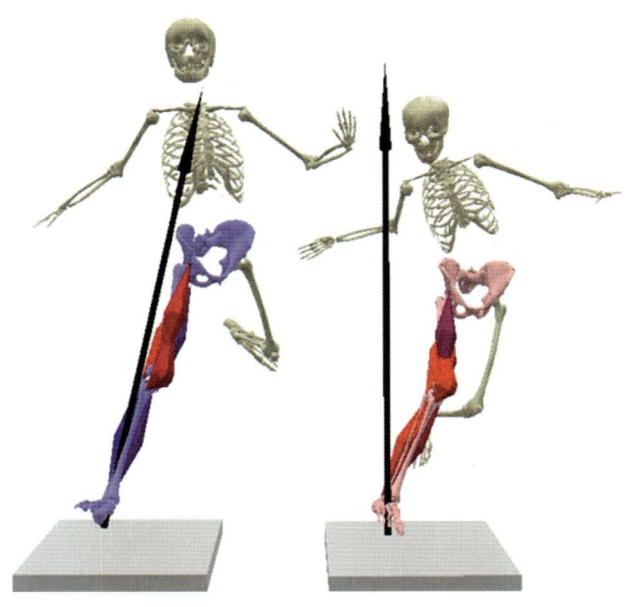

图 1 在典型的非预期变向动作中,男性(左)和女性(右)的运动、地面反作用力和肌肉运动差异。可见女性对上肢的控制较少,因此需要更大的内收力矩。在与地面接触即刻之后瞬间,女运动员的肌肉收缩比男运动员更活跃。肌肉收缩强度用颜色显示,从蓝到红代表从低到高

腘绳肌/股四头肌共同激活率弱与韧带损伤的风险有关[24],而腘绳肌无力与 ACL 损伤后膝关节功能较差也有关[1,30,37]。因此,神经肌肉的协调和膝关节肌肉力量与平衡的破坏,会增加 ACL 损伤的风险。据 Li 和他的同事的观点[28],腘绳肌是很重要的 ACL 兴奋肌。因此,用腘绳肌腱移植 ACL 重建技术,可能会导致肌肉功能受损[19,20],因为这种方法会导致膝关节肌肉力量的不平衡,损害膝关节的动态稳定[1]。

组织负荷的体内研究,特别是对韧带和肌腱的研究,是认识损伤机制及预防组织损伤的关键。对韧带张力的体内研究[10,15]使我们对 ACL 的生物力学功能有了深入了解,但对其动态活动的研究却很有限。只有很少几个对体内 ACL 的力学性能的动态变化如跳跃、快速停止和变向动作的研究[11,15,29]。因此需要更多针对动态运动期间 ACL 伸长率和伸屈肌的神经肌肉控制之间关系的研究。

本文的目的是介绍应用体内和原位测量方法获得的在变向和停止的动作时,腘绳肌神经肌肉控制对 ACL 损伤的保护的证据。

方法

体内的研究

在 ACL 张力测量的体内研究中,运用类似以前的文献[15]中的方法来研究 ACL 损伤的风险因素的动作。这项研究已经进行了 6 年。

受试者

研究对象为佩鲁贾大学医学院的 8 个健康人(5 男 3 女),没有膝关节损伤史。5 名男性受试者(平均:年龄 25 岁,身高 167cm,体重 71.5kg)。太长太大的可变磁阻传感器(DVRT,MicroStrain Inc.,Burlington,VT,USA)与髁间窝顶碰撞,使我们无法获得女性受试者足够的数据。

参与者的准备

DVRT 植入手术之前,受试者被告知手术步骤和实验室检测方法。手术的前一天的早晨,受试者到生物力学实验室去练习各项内容:单腿停止、单腿跳和变向。第一项内容是用无仪器检测的腿站立,而有仪器检测的腿稍微屈膝,以防 DVRT 撞击髁间窝内侧上部。受试者跳跃约 1.5m 到测力板中心的靶点(Model 4060,Bertec Corp.,Columbus,OH,USA),用有检测器的腿落地,停在着地姿势并保持 2 秒。第 2 个内容是有检测器的腿跳跃,着地后至少有 2 秒的时间右脚不接触地面。第 3 个内容是模拟变向动作,用检测腿在测力板上跳跃,改变方向。要求受试者在任何时候都保持检测的膝关节屈曲(至少 10°),以防止 DVRT 冲击髁间窝。至少重复动作 3 次,直至受试者能不完全伸膝地完成动作。第 2 天重复进行。

手术植入

翌日,在关节内麻醉下将 DVRT 植入 ACL 前内束。通过标准的膝关节镜前外入路插入 DVRT,前内侧入路插入镜头。套管/管状(10mm)经前内入路抵到 ACL 前内束。拔出椎芯,经套管插入 DVRT 植入工具。与韧带纤维方向一致,将 DVRT(图 2)钩端插入韧带并固定到位。移除将 DVRT 固定在植入工具上的细线,这样 DVRT 就留在韧带中了。关闭伤口前,验证 DVRT 信号和归零。然后缝合切口,并用无菌绷带覆盖,并用无菌弹性绷带包裹肢体。

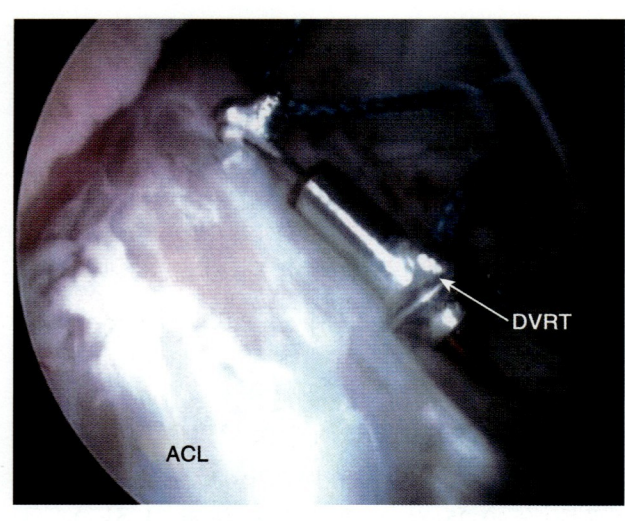

图2 DVRT 植入 ACL 前内束

数据采集

植入 DVRT 后,患者到生物力学实验室收集数据。用仪器做 Lachman 试验,用 140N 的力量前后移动来确定 ACL 零应变位置。4 个高速数字视频摄像机(JVC 公司的 GR-DVL9600)连接到配备了 SIMI 运动系统(SIMI Reality MotionSystems GmbH, Unterschleissheim,德国)的电脑,分别放置在有 DVRT 的腿一侧,并对所有实验作记录。在 50 赫兹的速度下摄像机调整焦距,使腿位于视野内。校准的体积约为 $1.5m \times 1.0m \times 0.75m$。肌电图、测力板和 DVRT 信号采集窗口是 8 秒,1000 赫兹。每个动作收集 3 次数据。

数据处理

将校正后的 3 个动作的肌电图信号与 DVRT、地面反作用力和运动学数据进行同步。在动态收缩期间收集校正后的肌电图信号,与终止运动时的肌电图信号峰值进行正常化。使用 SIMI 运动系统进行处理所有数据。从脚跟触地前 10 帧开始对运动进行分析,直到受试者在测力板上停止和跳跃不动,或做变向动作走下力板。所有 3 项数据按循环进行总体平均值的计算。随后计算每个测试内容的总体平均值。因此,报告的数据相当于 5 名男性受试者的平均数据。

原位研究

本原位研究的目的是为了进一步弄清与非接触式的 ACL 损伤有关的神经力学因素。特别是比较进行非期望的变向动作时运动员下肢肌肉活动的时间-频率、幅度和时机,以及三维运动学和动力学。详细的方法已在别处出版[7,8],以下仅作简短介绍。

受试者

共有 30 名优秀足球运动员自愿参加这项研究,15 名妇女(年龄 21.1±3.6 岁,身高 168.3±5.3cm,体重 62.4±4.9kg;球龄 13.7±4.3 年)。15 名男子(年龄 22.9±3.7 岁,身高 178.2±8.0cm,体重 75.1±6.7kg,球龄 15.8±3.3 年)。他们在数据收集时都没有下肢受伤,以前也没有任何的膝伤或严重的下肢损伤,且都是右侧优势腿。女性受试者是在卵泡期进行测试的,因为非接触式的 ACL 损伤与女性荷尔蒙有关[17,36,39]。由研究所伦理委员会批准,在研究之前签署知情同意书。

方法

对于每一个受试者,在非预期的变向动作时记录肌肉活动、下肢运动和地面反作用力。用 8 通道肌电图系统(Bortec AMT-8 Bortec 生物医学有限公司,Calgary,AB 公司,Canada)记录股外侧肌(VL)、股内侧肌(VM)、股直肌(RF)、股二头肌(BF)、半腱肌(ST)、腓肠肌内侧头(MG)、腓肠肌外侧头(LG)和胫骨前肌(TA)的肌肉激活模式。用 7 个相机组成的被动光学运动捕捉系统(Vicon MX, Vicon Motion Systems, Oxford UK)记录参试者佩戴的反光标记物在变向动作,随后量化三维髋关节、膝关节和踝关节的角度。此外,用力学平台(OR6-6-2000 型,AMTI, Watertown, MA, USA)收集地面反作用力。

指示运动员成功完成 5 个非预知的变向动作。如果参与者以 4.0~5.0m/s 之间的速度接近平台,用右脚完全踏在力学平台上,能完成与跑入方向成 45°角向左变向为成功。为了创建真实的环境,参与者不知道他们要执行任务,直到他们距离力学平台 2m 时自动触发随机开启的不同颜色的指示灯。橙光为变向,绿灯为不改变速度或方向直接通过;红灯为停止在力学平台上。

数据处理和分析

通过 5 个成功的非预期变向试验分析肌肉激活模式、3D 髋关节、膝和踝关节运动和地面反作用力。肌肉活动测量的开始时间为右脚与力学平台的初次接触时(IC)。此外,进行子波分析 EMG 的平均频率和肌电信号的总强度(TI)。EMG 信号的频率特性代表受到不同因素影响的肌纤维动作电位的传播特点，如传播的速度和数量。总强度是非常接近 EMG 信号功率的，功率是与振幅平方成正比的[38]。从本质上讲，总的肌电信号的强度等于肌肉的活动量。通过总的 EMG 强度可以分析肌肉活动时间，比较性别差异。此外，提取峰值关节角度和在初次接触时的关节角度，并在男女之间作比较。用单向方差分析确定性别间肌肉激活模式和下肢关节运动是否有显著差异（即平均频率、总强度、肌肉活动的开始和时间）。

结果与讨论

体内研究得出结果，有仪器植入 ACL 的男性参与者完成的跑-停和变向动作显示变向比跑-停动作更容易造成 ACL 损伤。图 3 中，在跑-停动作中 ACL 的最大伸长率与腘绳肌肉的最大活动更匹配。作为 ACL 的拮抗者，腘绳肌的兴奋时间至关重要[1]。腘绳肌收缩可降低胫骨相对股骨的前移来减少 ACL 张力[28]。事实是，在跑-停测试中，腘绳肌的最大收缩时间刚好在 ACL 最大伸长之前。在 ACL 达到最大的伸长时，腘绳肌仍处于最大收缩状态。这种腘绳肌收缩的时间策略预示着受试者能更好地保护他们的 ACL。但在变向运动中，ACL 伸长最大时腘绳肌收缩接近最小激活，没有充分收缩，无法保护过度伸长的 ACL。这可能表明 ACL 在变向时更容易受伤。

此外，腘绳肌预期收缩的时间可能对防止 ACL 过度伸长发挥了重要的作用。在这两种运动中，受试者预见了脚对地面的冲击，他们的腘绳肌在停止和变向动作的地面接触之前的瞬间和触地同时产生最大收缩。但是只有在停止动作中，最大的腘绳肌

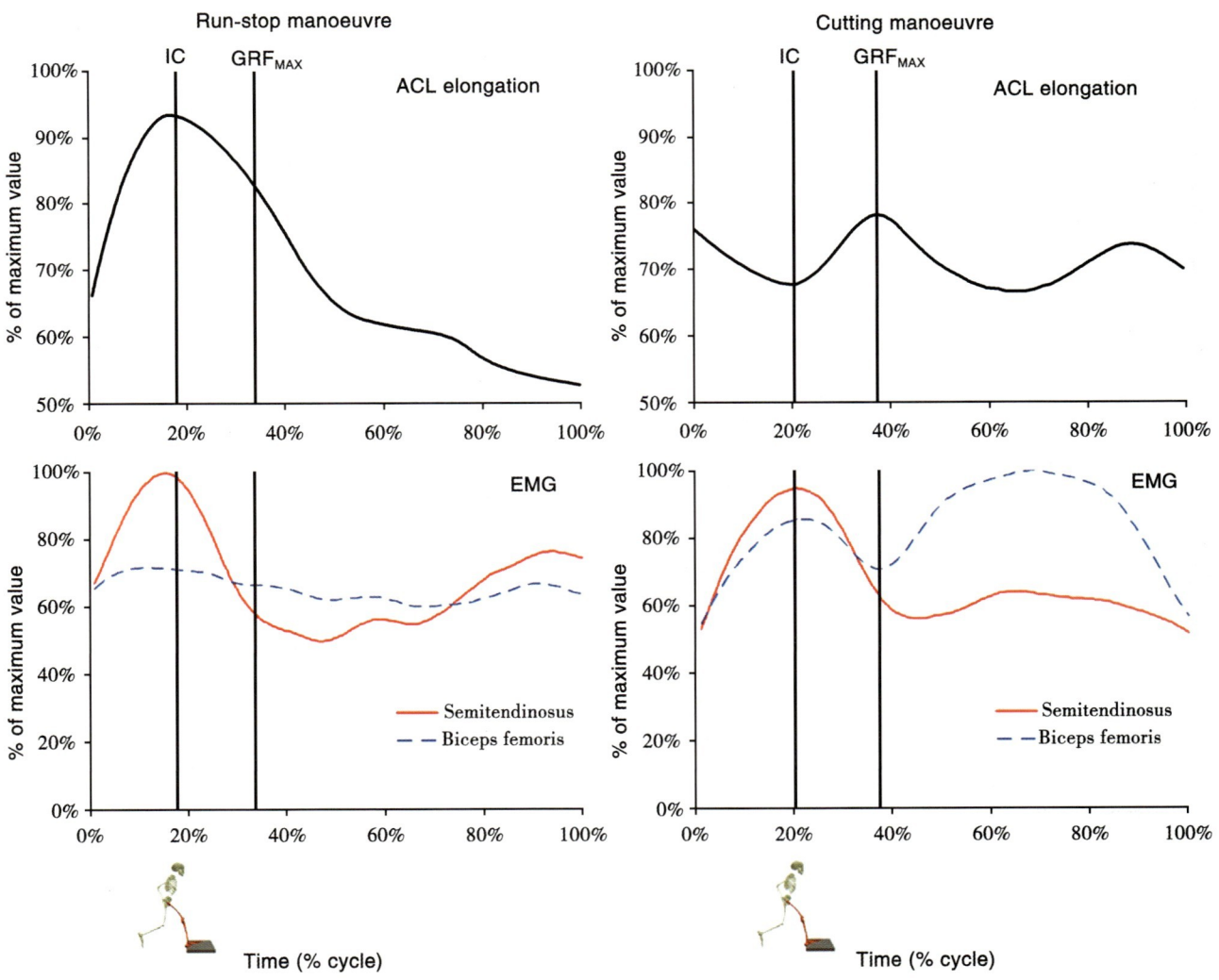

图 3 在跑-停和变向动作时 ACL 的平均伸长和腘绳肌肌肉活动，以最大值的百分比测量。垂直线代表早期地面接触时间和地面最大反作用力（GRF_{MAX}）

激活与最大的 ACL 伸长同时发生。与此相反,变向动作时的 ACL 最大伸展时,腘绳肌收缩接近最小。

ACL 的易损性受到关注,尤其是女性。因为她们的非接触式 ACL 断裂比男性更多[6,33]。非接触式 ACL 损伤定义为没有与其他运动员或物体接触而发生的 ACL 损伤,通常发生在突然变向、着地或减速时[12,27,34]。

我们的原位[7]研究结果显示,与男选手相比,女运动员在做非预期的变向的采取的策略使其 ACL 更容易受伤。在非接触式的 ACL 损伤发生时(初次接触地面后的 17~50ms[27]),女性受试者股二头肌的平均频率分量减少,而男性却没有(图4-平均频率)。同时因为总强度(图4-总强度)降低,这两个群体都有活跃运动单位数量的减少。一般认为总强度代表肌肉活动总量,也就是各运动单位动作电位的总和。这些结果表明,在女运动员股二头肌的与高频有关的活跃运动单元减少。而男性运动员保持高频成分,可能经历过一个活跃运动单元数量减少,慢激动率的过程。由于没有直接测量这些生理反应(即活跃运动单元的数量和激动率),我们只能推测 EMG 信号的频率和强度发生变化的原因。然而,股二头 EMG 高频信号成分减少可能会降低在快速减速过程如变向动作中其稳定膝关节的作用。因此,女性的 ACL 可能处在一个比较脆弱的状态,这是由于腘绳肌是膝韧带的兴奋肌。

股二头肌的总信号强度代表了肌肉活动量,对于男性,其峰值时间紧接地面反作用力峰值时间(图4-总强度),刚好是我们的体内的研究的 ACL 最长的非接触式 ACL 损伤发生的时候(图3)[27]。男性的肌肉活动模式,可以使股二头肌高峰活动更好地与 ACL 伸长高峰同步。在突然变向时,地面反作用力的水平分量最大时的 ACL 是最长的(图3)。

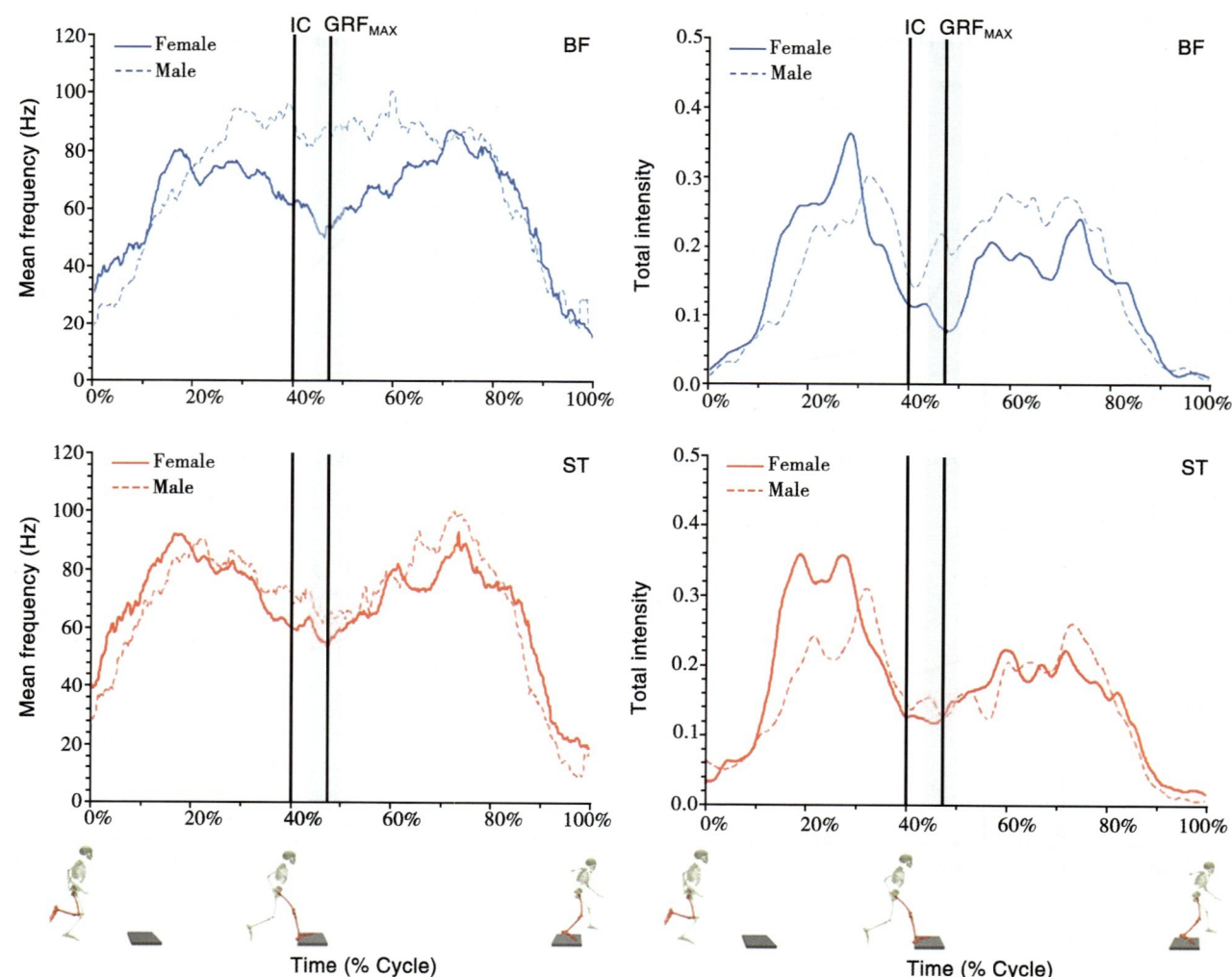

图4 女性和男性精英足球队员在非预期变向动作时腘绳肌的平均 EMG 频率(左栏)和总强度 TI(右栏)。总强度与最大总强度的关系记录为(TI/TI_{MAX})。垂直线代表接触地面早期的时间(IC)和地面最大反作用力(GRF_{MAX})。灰色代表非接触性 ACL 损伤的时间窗(摘自并经 Beaulieu 等惠允[4])

这表明本研究的男性受试者的外侧腘绳肌激活时机比女性组的更能保护 ACL。类似的肌肉活化策略也出现在内侧腘绳肌（也就是半腱肌），但是没有显著的性别差异。

总之，与男性参与者相比，女性参与者在做非预期的变向时，特别是接触地面附近初始时，采用了不同的运动单元应用策略。其外侧腘绳肌的 EMG 频率低，肌肉活动的峰值与地面反作用力的最大垂直分量产生时刻，也就是 ACL 最大拉长时刻不匹配。当 ACL 处在这种状态下时，腘绳肌的激活成为膝关节稳定的关键。因此，女性肌肉活化的不足，加上 ACL 的变向动作中的易损性（在我们的体内的研究发现），对女性 ACL 是不利的。

然而，应当指出，此项变向动作的原位研究与体内研究在本质上是不同的。原位研究过程中，参加者以更高的速度进行突然的变向动作（他们在离力学平台 2m 时才知道将要进行的变向动作）。而体内研究的参加者不能以更高的速度运动，因为位移传感器固定于他们的 ACL 上，限制了他们进行高速运动的能力。尽管如此，体内试验提供了有用的信息，只有直接测量的方法，才能得到这些信息。

虽然神经肌肉与 ACL 和膝稳定关系研究的目的是预防损伤，但 ACL 损伤仍会发生，韧带撕裂后手术重建仍然是推荐的治疗方法。我们在体内和原位研究结果[7]和其他研究结果[28]都支持在选择 ACL 移植类型时保留腘绳肌群。因为腘绳肌协助限制胫骨前位移，切取其一部分可能诱发一些不良的影响，如肌力、本体觉和神经肌肉控制[1]，而影响患者恢复到受伤前生活方式。事实上，Aglietti 和他的同事们[3]发现，与半腱和股薄肌腱移植患者（43%）相比较，骨-髌腱-骨移植 ACL 重建患者（80%）返回体育赛场。尽管选择移植物应考虑很多因素，例如其最初的机械性能、愈合反应、切取移植物的损害与生物整合，都是不能忽略的关键因素。尽管如此，对哪种类型的移植物能最好地接上原有 ACL[1,18]仍有许多争论。因此，需要进一步研究其他可能的替代方法。同种异体和合成韧带优势可能是，如早期可活动、术后几天即可负重、立即进行等长收缩练习，由于膝关节周围肌肉仍然完好无损，所以肌力很快恢复。

结论

体内实验让我们获得了直接测量的有用信息。我们发现了 ACL 最容易受伤的时间，认识到与跑-停相比，变向运动时 ACL 损伤风险可能更高。此外，妇女做变向的动作时发生非接触韧带损伤的风险更大，因为她们的运动单元激活策略使 ACL 损伤的风险比男性更大。因为女性外侧腘绳肌 EMG 有低频信号成分，而且在 ACL 拉长最大时激活时间造成腘绳肌激活程度低。因此，神经肌肉的协调可能在损伤预防中发挥了作用。特别是预期的腘绳肌收缩比其他肌群对防止 ACL 的过度延伸发挥了更重要的作用。在接触地面之前发生的肌肉收缩是此策略的关键部分。是足-地面接触获得膝关节稳定[32]而使下肢处于合适的位置。

此外，文献报道保持膝屈伸肌之间、内侧和外侧之间各肌肉（也就是股内外侧肌、内外侧腘绳肌）的平衡以保护 ACL，对实现膝关节动态稳定性是至关重要的[8,9,35]。然而，ACL 损伤与特定的神经肌肉控制、本体觉和运动控制等因素相关，需进一步研究以更好地了解非接触 ACL 损伤的发生机制，制定有效的损伤预防计划。当 ACL 断裂时，韧带重建是推荐的治疗方法，这将使患者恢复到受伤前的活动水平。过去 10 年中 ACL 断裂的治疗方法一直在变，用来修复的韧带的材料也一直在变，对哪种移植物能提供膝关节的最佳动态稳定还没有统一意见。尽管如此，一些研究[21,31]支持用腘绳肌重建 ACL。最近的研究[1,20]质疑此法是否能使膝关节达到动态稳定性，特别是进行变向动作时。因此，需要进一步研究来了解非接触 ACL 损伤的发生机制，选择最好的 ACL 重建移植物来恢复膝关节稳定性。

参考文献

1. Ageberg, E., Roos, H.P., Silbernagel, K.G., et al.: Knee extension and flexion muscle power after anterior cruciate ligament reconstruction with patellar tendon graft or hamstring tendons graft: a cross-sectional comparison 3 years post surgery. Knee Surg. Sports Traumatol. Arthrosc. **17**(2), 162–169 (2009)
2. Agel, J., Arendt, E.A., Bershadsky, B.: Anterior cruciate ligament injury in national collegiate athletic association basketball and soccer: a 13-year review. Am. J. Sports Med. **33**(4), 524–530 (2005)
3. Aglietti, P., Buzzi, R., Zaccherotti, G., De Biase, P.: Patellar tendon versus doubled semitendinosus and gracilis tendons for anterior cruciate ligament reconstruction. Am. J. Sports Med. **22**(2), 211–217 (1994); discussion 7–8
4. Alentorn-Geli, E., Myer, G.D., Silvers, H.J., et al.: Prevention of non-contact anterior cruciate ligament injuries in soccer players. Part 2: A review of prevention programs aimed to modify risk factors and to reduce injury rates. Knee Surg. Sports Traumatol. Arthrosc. 9 (2009)
5. Arendt, E., Dick, R.: Knee injury patterns among men and women in collegiate basketball and soccer. NCAA data and review of literature. Am. J. Sports Med. **23**(6), 694–701 (1995)
6. Arendt, E.A., Agel, J., Dick, R.: Anterior cruciate ligament injury patterns among collegiate men and women. J. Athl. Train. **34**(2), 86–92 (1999)

7. Beaulieu, M.L., Lamontagne, M., Xu, L.: Gender differences in time-frequency EMG analysis of unanticipated cutting maneuvers. Med. Sci. Sports Exerc. **40**(10), 1795–1804 (2008)
8. Beaulieu, M.L., Lamontagne, M., Xu, L.: Lower limb muscle activity and kinematics of an unanticipated cutting manoeuvre: a gender comparison. Knee Surg Sports Traumatol. Arthrosc. (2009)
9. Besier, T.F., Lloyd, D.G., Ackland, T.R.: Muscle activation strategies at the knee during running and cutting maneuvers. Med. Sci. Sports Exerc. **35**(1), 119–127 (2003)
10. Beynnon, B.D., Pope, M.H., Wertheimer, C.M., et al.: The effect of functional knee-braces on strain on the anterior cruciate ligament in vivo. J. Bone Joint Surg. Am. **74**(9), 1298–1312 (1992)
11. Beynnon, B.D., Uh, B.S., Johnson, R.J., et al.: The elongation behavior of the anterior cruciate ligament graft in vivo. A long-term follow-up study. Am. J. Sports Med. **29**(2), 161–166 (2001)
12. Boden, B.P., Dean, G.S., Feagin, J.A., Jr., Garrett, W.E., Jr.: Mechanisms of anterior cruciate ligament injury. Orthopedics. **23**(6), 573–578 (2000)
13. Bonci, C. M.: Assessment and Evaluation of Predisposing Factors to Anterior Cruciate Ligament Injury. Journal of athletic training. **34**(2), 155–64 (1999)
14. Borowski, L.A., Yard, E.E., Fields, S.K., Comstock, R.D.: The epidemiology of US high school basketball injuries, 2005–2007. Am. J. Sports Med. **36**(12), 2328–2235 (2008)
15. Cerulli, G., Benoit, D.L., Lamontagne, M., et al.: In vivo anterior cruciate ligament strain behaviour during a rapid deceleration movement: case report. Knee Surg. Sports Traumatol. Arthrosc. **11**(5), 307–311 (2003)
16. Chaudhari, A.M.W., Zelman, E.A., Flanigan, D.C., et al.: Anterior cruciate ligament-injured subjects have smaller anterior cruciate ligaments than matched controls: A magnetic resonance imaging study. Am. J. Sports Med. **37**(7), 1282–1287 (2009)
17. Dedrick, G.S., Sizer, P.S., Merkle, J.N., et al.: Effect of sex hormones on neuromuscular control patterns during landing. J. Electromyogr. Kinesiol. **18**(1), 68–78 (2008)
18. Elias, J.J., Faust, A.F., Chu, Y.H., et al.: The soleus muscle acts as an agonist for the anterior cruciate ligament. An in vitro experimental study. Am. J. Sports Med. **31**(2), 241–246 (2003)
19. Eriksson, E.: Hamstring tendons or patellar tendon as graft for ACL reconstruction? Knee Surg. Sports Traumatol. Arthrosc. **15**(2), 113–114 (2007)
20. Eriksson, E.: Does harvesting the hamstrings for ACL reconstruction impair the muscular function of the knee joint? Knee Surg. Sports Traumatol. Arthrosc. **16**(1), 1 (2008)
21. Georgoulis, A.D., Ristanis, S., Chouliaras, V., et al.: Tibial rotation is not restored after ACL reconstruction with a hamstring graft. Clin. Orthop. Relat. Res. 454, 89–94 (2007)
22. Gianotti, S.M., Marshall, S.W., Hume, P.A., Bunt, L.: Incidence of anterior cruciate ligament injury and other knee ligament injuries: A national population-based study. J. Sci. Med. Sport. **12**(6), 622–627 (2008)
23. Gilchrist, J., Mandelbaum, B.R., Melancon, H., et al.: A randomized controlled trial to prevent noncontact anterior cruciate ligament injury in female collegiate soccer players. Am. J. Sports Med. **36**(8), 1476–1783 (2008)
24. Griffin, L.Y., Agel, J., Albohm, M.J., et al.: Noncontact anterior cruciate ligament injuries: risk factors and prevention strategies. J. Am. Acad. Orthop. Surg. **8**(3), 141–150 (2000)
25. Hewett, T.E., Myer, G.D., Ford, K.R.: Prevention of anterior cruciate ligament injuries. Curr. Womens Health Rep. **1**(3), 218–224 (2001)
26. Kramer, L.C., Denegar, C.R., Buckley, W.E., Hertel, J.: Factors associated with anterior cruciate ligament injury: history in female athletes. J. Sports Med. Phys. Fitness. **47**(4), 446–454 (2007)
27. Krosshaug, T., Nakamae, A., Boden, B.P., et al.: Mechanisms of anterior cruciate ligament injury in basketball: video analysis of 39 cases. Am. J. Sports Med. **35**(3), 359–367 (2007)
28. Li, G., Rudy, T.W., Sakane, M., et al.: The importance of quadriceps and hamstring muscle loading on knee kinematics and in-situ forces in the ACL. J. Biomech. **32**(4), 395–400 (1999)
29. Li, G., DeFrate, L.E., Sun, H., Gill, T.J.: In vivo elongation of the anterior cruciate ligament and posterior cruciate ligament during knee flexion. Am. J. Sports Med. **32**(6), 1415–1420 (2004)
30. Li, R.C., Maffulli, N., Hsu, Y.C., Chan, K.M.: Isokinetic strength of the quadriceps and hamstrings and functional ability of anterior cruciate deficient knees in recreational athletes. Br. J. Sports Med. **30**(2), 161–164 (1996)
31. Mahfouz, M.R., Traina, S.M., Komistek, R.D., Dennis, D.A.: In vivo determination of knee kinematics in patients with a hamstring or patellar tendon ACL graft. J. Knee Surg. **16**(4), 197–202 (2003)
32. McLean, S.G., Huang, X., Su, A., van den Bogert, A.J.: Sagittal plane biomechanics cannot injure the ACL during sidestep cutting. Clin. Biomech. **19**(8), 828–838 (2004)
33. Mihata, L. C., Beutler, A.I., Boden, B.P.: Comparing the incidence of anterior cruciate ligament injury in collegiate lacrosse, soccer, and basketball players: implications for anterior cruciate ligament mechanism and prevention. Am. J. Sports Med. **34**(6), 899–904 (2006)
34. Myklebust, G., Engebretsen, L., Braekken, I.H., et al.: Prevention of anterior cruciate ligament injuries in female team handball players: a prospective intervention study over three seasons. Clin. J. Sport Med. **13**(2), 71–78 (2003)
35. Palmieri-Smith, R.M., Wojtys, E.M., Ashton-Miller, J.A.: Association between preparatory muscle activation and peak valgus knee angle. J. Electromyogr. Kinesiol. **18**(6), 973–979 (2008)
36. Park, S.K., Stefanyshyn, D.J., Loitz-Ramage, B., et al.: Changing hormone levels during the menstrual cycle affect knee laxity and stiffness in healthy female subjects. Am. J. Sports Med. **37**(3), 588–598 (2009)
37. Tsepis, E., Vagenas, G., Giakas, G., Georgoulis, A.: Hamstring weakness as an indicator of poor knee function in ACL-deficient patients. Knee Surg. Sports Traumatol. Arthrosc. **12**(1), 22–29 (2004)
38. von Tscharner, V., Goepfert, B.: Gender dependent EMGs of runners resolved by time/frequency and principal pattern analysis. J. Electromyogr. Kinesiol. **13**(3), 253–272 (2003)
39. Wojtys, E.M., Huston, L.J., Boynton, M.D., et al.: The effect of the menstrual cycle on anterior cruciate ligament injuries in women as determined by hormone levels. Am. J. Sports Med. **30**(2), 182–188 (2002)

第五章 "行的"与"不行"的前交叉韧带损伤:对损伤的不同反应

Yonatan Kaplan

白宇 译

内容

目的	45
背景	45
筛选检查	46
"行的"与"不行的"	48
"不行的"能否变为"行的"?	48
讨论	49
结论	49
参考文献	49

目的

1. 探讨 ACL 损伤者是否需要接受前十字韧带重建(ACLR)。
2. 介绍现有治疗方法和筛检可靠性的研究,区分"行的"(copers)和"不行的"(noncopers)ACL 功能缺陷(ACLD)。
3. 探索"行的"和"不行的"的定义以及两者区别。
4. 提出将那些可能"不行的",通过康复变成"行的",而避免重建手术的证据。

背景

急性创伤性膝关节积血的最常见原因是 ACL 断裂,其中 38% 为单独的 ACL 断裂[19]。没有明确地证实[31,38,42]交叉韧带断裂后持续大量的运动将导致半月板的损伤、关节软骨损伤和退行性关节炎[37,44]。治疗的选择是对立而充满争议的:保守治疗和重建手术[8]。过去的研究报道 ACL 损伤的非手术治疗预后较差,而增加了手术治疗倾向[1,3,20,26]。大约 25 年前,出现了著名的针对慢性 ACL 损伤康复治疗的"1/3 法则":1/3 的未重建的患者恢复了以前的休闲活动,1/3 患者降低了活动水平而不重建,1/3 患者因为在日常活动中反复打软腿需要重建(ACLR)。ACLR 的普及带来数以千计的 ACL 损伤的文献报道,但其优点(疗效和成本效益)仍然需要明确[2,43]。2005 年,芬兰研究小组发表的 Cochrane 综述[28]的结论是 20 世纪 80 年代的随机试验的证据不能证明手术或保守治疗的优劣,无法评判现有治疗。最近的一个系统性回顾探讨了 ACL 损伤保守治疗的预后[34]。该作者认为,平均而言,混合或孤立 ACLD 膝在 12 ~ 66 个月后功能良好(87/100 Lysholm 评分)。跳跃

Y. Kaplan
Lerner Sports Center, Physical Therapy and Sports Medicine Institute, Hebrew University of Jerusalem, Churchill Street No. 1, Mount Scopus, Jerusalem, Israel
e-mail: sportmed@ zahav. net. il

距离在正常范围内。随访时 Tegner 活动水平比受伤前降低了 21.3%。根据评估研究中使用的方法，保守处理的 ACLD 膝的短中期自我感觉功能和运动表现较好。然而，患者在损伤后平均减少了 21% 的活动。

能说明 ACL 损伤该不该手术的随机或半随机研究很少。尽管这样，绝大多数美国骨科医生（每年超过 10 万 ACL 重建手术）主张早期手术干预那些希望尽快恢复高水平的体育活动的交叉韧带断裂患者[30]。这是因为患者能随时获得手术治疗、广泛的 ACLR 的私人医疗保险覆盖、术后很快恢复运动的比例很高，并假设韧带损伤后跳跃、变向和旋转运动时膝关节不稳是不可避免的[24]。然而，没有明确那些"不行"的 ACL 损伤（见下文）不应该进行康复治疗的证据[32]。在回顾有关体育人群的文献会发现一个有趣现象：6~11 年的随访结果表明，未重建治疗的竞技手球队员中 20/22 人（91%）恢复伤前的活动水平，而重建组中只有 33/57 人（58%）恢复原运动水平[11]。随访发现 38 位慢性 ACL 损伤的曾是大学或高中运动员的运动功能受限率很低[48]。另一篇文献显示 ACL 重建和非手术的患者恢复到受伤前活动水平分别是 8%~82% 和 19%~82%[35]。对手术和非手术治疗的患者何时返回到高水平的体育运动的观点也未达成共识[32]。因此，早期的 ACLR 对重新恢复期望的活动水平、提高主观幸福感和降低骨关节炎（OA）风险的作用并不明显。从文献中可以看出，ACLR 的主要目标是恢复膝关节稳定性，使患者返回到所需的活动水平[17,18]。但是，没有研究证实 ACL 重建确实能恢复膝关节动态稳定，或者使大多数人完全恢复到受伤前的活动水平[13,45]。

筛选检查

ACL 损伤对膝关节肌肉功能、膝关节运动学和本体觉有伤害[27]。虽然大多数 ACLD 患者缺乏膝关节动态稳定性，一些未手术患者似乎有能力保持动态稳定，即使在做膝旋转运动时[6,14,24,

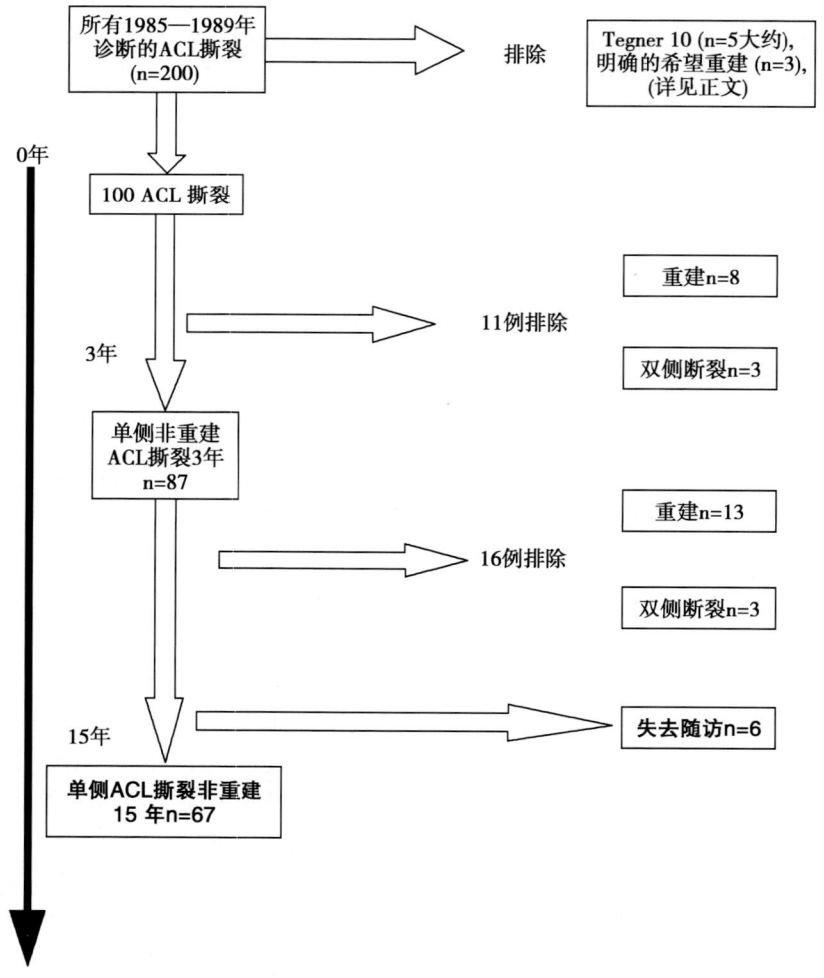

图1 研究中患者运动的流程图（出版经 Kostogiannis 等许可[27]。版权 LN:2197461388813）

36]。这些人是"行的",并能恢复受伤前的所有活动,不打软腿[40,46]。许多研究者增加了新的定义。比如 Delaware 研究小组认为这种情况必须在 ACL 损伤后至少保持 1 年[22],而瑞典的研究小组认为患者必须能在一周内恢复高级别运动(一级水平运动[9,12]),无不稳定的主诉[14,24,30]才是"行的"。而"不行的"定义为不能返回到其先前的活动水平和(或)恢复过程中仍打软腿[11,32,40,41,46]。还有第 3 类为"适应的"[10],定义为在最初的检查出现关节松弛超过对侧 3mm,没有进行韧带手术。"适应的"代表了非手术治疗的绝大多数,他们减少活动水平,以避免触发膝关节不稳[33]。我们知道,有些 ACLD 患者没有手术也"对付"的很好,所以发明一种有效的区分方法或筛检来识别"行的"和"不行的"[22]成了难题。筛检的目的是创建一个工具,以识别哪些能在有限的时间内恢复到受伤前的活动水平的 ACLD 患者[15]。问题是此检查是否足够敏感识别这些个体。有 3 篇对不同时期的对 ACL 损伤个体使用不同的方案与筛选方法的文献。瑞典研究小组[27]在 15 年间随访了 200 个单侧非重建手术的 ACD 患者(图 1)。其主要的假设是,通过早期活动改变和神经肌肉康复可以获得良好的膝关节功能和满意的活动水平,从而减少了重建手术的需要。

他们发现多数患者可以达到一个好的主观结果和满意的活动水平,仅有 23% 患者需要 ACL 重建。无论中期或长期随访[29,47],用他们的方案所获得的效果与其他手术治疗所报道的个体相似。早期改变活动、神经肌肉康复和逐步恢复运动,可使膝关节功能恢复到可以接受的活动水平。约 60% 的患者在受伤 3 年内能恢复原来的活动水平,另有 12% 仅降低了一个级别。因为绝大多数患者可以非重建手术治疗,他们建议限制手术重建。

Delaware 小组[22]报道了目前最大的一组活动量大的亚急性 ACL 撕裂病例(832 例)的 10 年前瞻性研究结果。他们的主要目标是利用治疗方法和筛选检查,指导个体治疗,并确定高度活跃者非手术治疗的成功潜能。根据合并损伤、未解决的损伤和初筛检查为标准,判定并指导那些"行的"(高潜力)和"不行的"(低潜力)的患者的处理(图 2)。符合纳

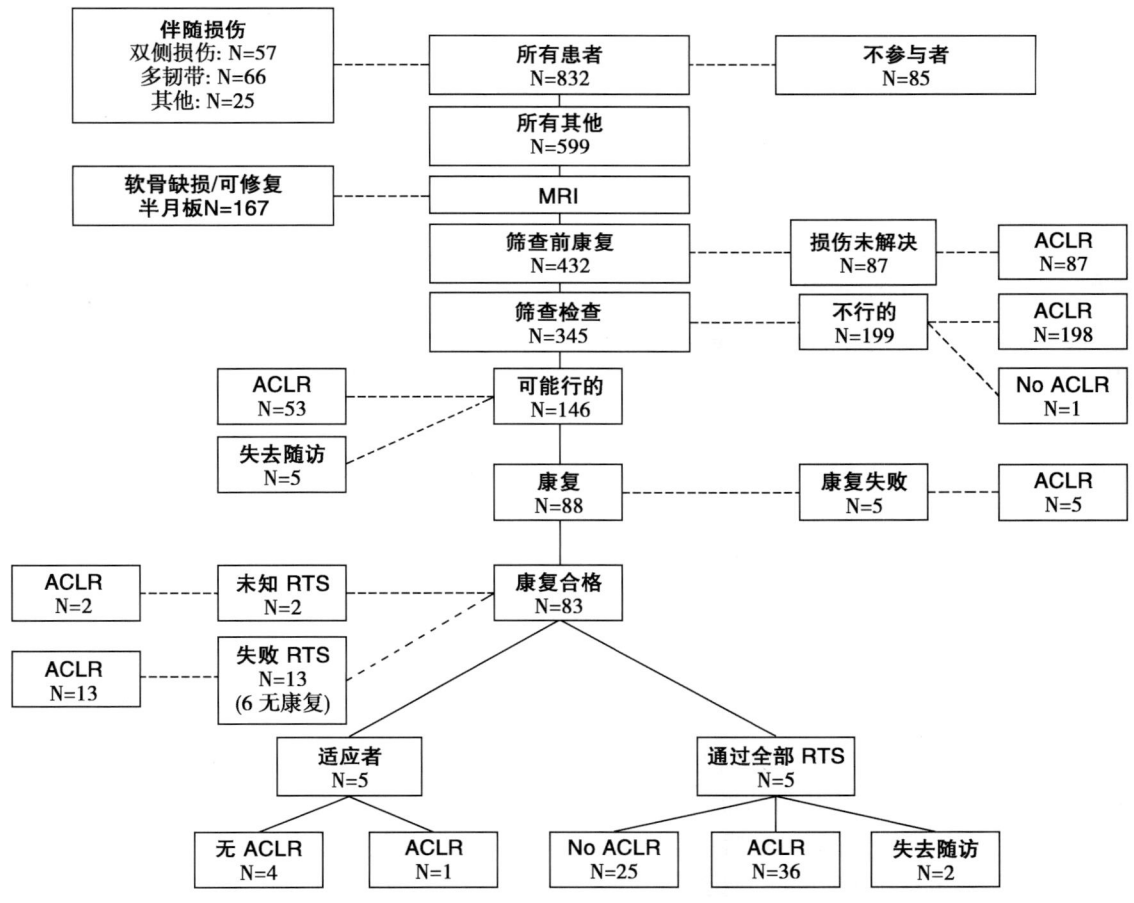

图 2 治疗和筛选检查的运算结果。ACLR, ACL 重建;RTS, 恢复运动(出版经 Hurd 等许可[22]。版权 LN:2193211155058)

入标准的个人,伤后平均6个星期完成检查。可能是"行的"的患者应符合下列所有条件:①6米跳测试达到测试指标80%以上;②膝关节活动日常生活调查量表(KOS-ADLS)评分≥80%;③膝关节功能总评分≥60;④损伤后没发生过打软腿[14]。不符合上述标准的被列为可能"不行"的。

本组有199人(58%)为"不行"的,146人(42%)为可能"行"的。在研究完成时,不接受ACLR的只有25人(39%)返回体育运动。最终数字显示,89%患者(308/345)进行了手术,只有7%(25/345)没有手术,其他4%失访。他们认为这种分类法是预判谁将要进行非手术治疗或必须推迟手术治疗有效的工具。72%的可能"行的"患者恢复受伤前的体育活动,没有进一步的不稳定。36人(57%)接受了重建手术。尽管这样,他们强烈建议,在参加扰动增强康复之后,所有被看作可能"行的"患者选择非手术治疗。他们表示筛检的目的是确定谁可能经过短期(≤6个月)非手术治疗获得成功。

第3个[33]研究为2年的前瞻队列研究(图3),由125个参加Ⅰ~Ⅱ级体育运动的ACL损伤患者组成[21]。

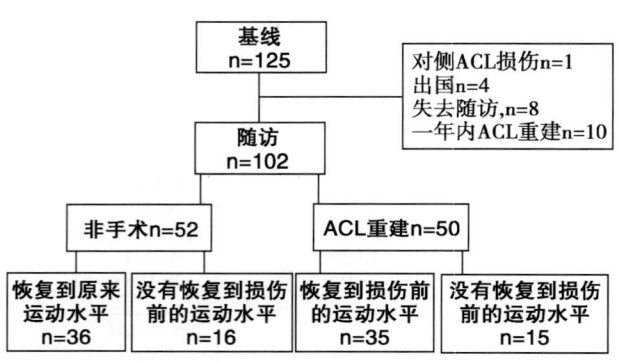

图3 研究中受试的流程图(出版经Moksnes等许可[33])

损伤后6个月内进行筛选检查,包括:①定时6米跳测试[14];②膝关节日常生活(KOS-ADLS)调查结果[23];③膝关节功能视觉模拟评分(VAS)[43];④损伤后打软腿次数[14]。基于以上分析,在筛选检查中被分为可能"行的"的阳性预测值为60%(95% CI:41%~78%),阴性预测值为30%(95% CI 16%~49%)。这表明,预后的准确性结果没有统计学意义,因为95%的CIS包括统计的空值。空值的敏感性、特异性、阳性和阴性预测值均为50%,表明预后的准确性水平与随机相比没有不同。在一年的随访中,筛检对于区分"行的"和"不行的"

的预测性低,这样就对ACL损伤后谁应手术的筛检产生质疑。他们的调查支持了这样的假设:与可能"行的"一样,大多数的可能"不行的"有可能恢复动态膝关节的稳定性。筛检后的一年中,60%的可能"行的"真的行了,70%可能"不行的"也成为"行的"。在1年随访中,进行ACLR和保守计划的受试者功能都很好。他们的研究对"不行的"也可以进行保守治疗提供了科学依据。

"行的"与"不行的"

有大量的研究调查"行的"和"不行的"伤者的差异。据报道,与"不行的"患者相比,在一年的随访时,"行的"膝关节松弛明显更小,打软腿更少,活动水平更高,KOSADLS和IKDC2000分数有较大的改进[32]。筛检确定的可能"行的"患者的运动模式比"不行的"更稳定[7]。在所有4项跳跃测试中,ACLD患者中"行的"比"不行的"(P<0.05)有更好的运动能力[11]。当ACLD患者执行静态和动态的任务时,发现股四头肌控制力损害[49]。最突出的特点是膝屈曲时不能把股四头肌"关闭",而通常此时膝关节伸肌通常是"静默"的。他们的研究结果表明,ACL损伤后股四头肌运动障碍是相对完全的。"不行的"膝表现僵硬(即与对侧和未损伤人相比,矢状面膝关节运动和力矩较低,肌肉同步收缩较高),以便在没有膝韧带支持的情况下保持稳定。相反,可能"行的"膝的运动模式介于正常人和"不行的"之间[41]。最近的文献报告[5],在损伤4个月后,与"行的"相比,"不行的"患者步态表现,如动力学和时距变量较差。测量松弛程度对区分ACLD的"行的"和"不行的"价值很小[11,40,46],据此推断"行的"和"不行的"膝发生不稳定的概率相同。但是有"行的"有更佳动态稳定性的证据反驳此推论[40,41]。也许静态测量无法预测的ACLD患者的动态稳定。

"不行的"能否变为"行的"?

很少有文献报道"不行的"是否可以变为"行的",这是个值得深入研究的问题。目前,大多数"不行的"患者都做了手术[22,32],而没有试试能否转换成"行的"。首次发表的临床随机试验显示"不行的"膝经过扰动训练+标准的康复后,比只接受标准康复者的Lysholm评分高[4]。在最近的随机对照试验中,26个急性ACL损伤或ACL移植物断裂的患者,随机分配到两个组,一组接受标准的康复计划(标准组),另一组接受标准+扰动训练(扰动组)[16]。其结论是,康复+扰动训练提高了患者返回到高级别运动的比例,减低了在体育活动中打软腿的风险概率,使患者的功能状态保持较长时间。

讨论

如果我们分析上述三个研究中的ACLR患者数量[22,27,33],就会发现,和欧洲同行相比,美国的外科医生更不喜欢非手术治疗。这个事实对那些想要引进筛选,以便在损伤后不久试图区分"行的"和"不行的"美国医生来说是一个问题。不断增多的证据表明,无论是手术还是非手术治疗,ACL撕裂后都有早期膝关节炎的风险[29,47]。我们必须要问,对无症状个体进行手术是否只是习惯,而不是基于证据。有综述说明ACLR对预防关节退化的作用远未明确[25]。无论是否进行ACLR,恢复以前的活动水平可能会增加发生OA的风险[12,29,36,39]。目前我们还没有对ACL撕裂后早期分组治疗的检查方法。没有一种膝测量工具足以确定ACL损伤患者的功能状态。因此,KOS-Sport、全球膝关节功能评级、跳跃测试和股四头肌指数都应包括在评估中。以上结果表明,使用康复和筛检确定的大量的非手术治疗的患者,能够推迟手术而没有出现膝关节不稳或加重原来的膝损伤。受伤前活动水平最高的患者恢复到受伤前较高活动水平的概率较低。非手术治疗者需要足够时间恢复膝关节功能,结果又不肯定,这可能会使"不行的"患者选择手术,或者被排除在非手术治疗之外。

结论

我们需要一个高质量临床随机研究来评估目前手术治疗与非手术治疗方法的有效性及成本效益。了解通过改变传统康复方案,是否能使"不行的"转变为"行的"。我们需要长期的前瞻性研究,包括基于表现的功能结果,以预测治疗的结果,明确功能标准以指导ACL损伤患者的治疗。这样的随访至少需要10年才可以确定退行性变的长期影响。更大的研究是必要的,以获取可能"行的"患者的长期非手术治疗结果。由于有很高比例的患者可以不用重建手术,所以对早期重建最好是采取限制性的态度。

应告知ACL损伤的患者非手术治疗也是一种选择,条件是患者的单足跳测试、IKDC2000表现好而且没有再发生打软腿。相反,手术治疗是一个复杂的决定。它依赖于下肢功能和动态稳定性、体育活动的类型和水平,以及患者改变自己运动水平的意愿。对于那些希望返回到有旋转运动的体育项目的患者,尤其是高水平的体育,手术似乎仍然是首选的。尽管这样,有一些患者未做手术也能做高水平的运动。如何确定这个人群可能仍然没有达成广泛共识。这仍是今后研究的最大挑战。

参考文献

1. Andersson, C., Odensten, M., Gillquist, J.: Knee function after surgical or nonsurgical treatment of acute rupture of the anterior cruciate ligament: a randomized study with a long-term follow-up period. Clin. Orthop. Relat. Res. **264**, 255–263 (1991)
2. Arendt, E.A., Agel, J., Dick, R.: Anterior cruciate ligament injury patterns among collegiate men and women. J. Athl. Train. **34**(2), 86–92 (1999)
3. Barrack, R.L., Bruckner, J.D., Kneisl, J., Inman, W.S., Alexander, A.H.: The outcome of nonoperatively treated complete tears of the anterior cruciate ligament in active young adults. Clin. Orthop. Relat. Res. **259**, 192–199 (1990)
4. Beard, D.J., Dodd, C.A.F., Trundle, H.R., Simpson, A.H.R.W.: Proprioception enhancement for anterior cruciate ligament deficiency: a prospective randomised trial of two physiotherapy regimes. J. Bone Joint Surg. Br. **76**, 654–659 (1994)
5. Button, K., van Deursen, R., Price, P.: Recovery in functional noncopers following anterior cruciate ligament rupture as detected by gait kinematics. Phys. Ther. Sport **9**(2), 97–104 (2008)
6. Caborn, D.N., Johnson, B.M.: The natural history of the anterior cruciate ligament-deficient knee. A review. Clin. Sports Med. **12**, 625–636 (1993)
7. Chmielewski, T.L., Rudolph, K.S., Fitzgerald, G.K., Axe, M.J., Snyder-Mackler, L.: Biomechanical evidence supporting a differential response to acute ACL injury. Clin. Biomech. **16**, 586–591 (2001)
8. Corry, I.: What is the optimal treatment of the anterior cruciate ligament injury? In: MacAuley, D. (ed.) Evidence-Based Sports Medicine, pp. 405–421. BMJ Books, London (2002)
9. Daniel, D.M., Stone, M.L., Dobson, B.E., Fithian, D.C., Rossman, D.J., Kaufman, K.R.: Fate of the ACL-injured patient. A prospective outcome study. Am. J. Sports Med. **22**, 632–644 (1994)
10. Daniel, D.M., Stone, M.L., Sachs, R., Malcom, L.: Instrumented measurement of anterior knee laxity in patients with acute anterior cruciate ligament disruption. Am. J. Sports Med. **13**(6), 401–407 (1985)
11. Eastlack, M.E., Axe, M.J., Snyder-Mackler, L.: Laxity, instability, and functional outcome after ACL injury: copers versus noncopers. Med. Sci. Sports Exerc. **31**, 210–215 (1999)
12. Fink, C., Hoser, C., Hackl, W., Navarro, R.A., Benedetto, K.P.: Long-term outcome of operative or nonoperative treatment of anterior cruciate ligament rupture – is sports activity a determining variable? Int. J. Sports Med. **22**, 304–309 (2001)
13. Fithian, D.C., Paxton, E.W., Stone, M.L., et al.: Prospective trial of a treatment algorithm for the management of the anterior cruciate ligament-injured knee. Am. J. Sports Med. **33**, 335–346 (2005)
14. Fitzgerald, G.K., Axe, M.J., Snyder-Mackler, L.: A decision-making scheme for returning patients to high-level activity with nonoperative treatment after anterior cruciate ligament rupture. Knee Surg. Sports Traumatol. Arthrosc. **8**, 76–82 (2000)
15. Fitzgerald, G.K., Axe, M.J., Snyder-Mackler, L.: Proposed practice guidelines for nonoperative anterior cruciate ligament rehabilitation of physically active individuals. J. Orthop. Sports Phys. Ther. **30**, 194–203 (2000)
16. Fitzgerald, G.K., Axe, M.J., Snyder-Mackler, L.: The efficacy of

perturbation training in nonoperative anterior cruciate ligament rehabilitation programs for physical active individuals. Phys. Ther. **80**(5), 526–527 (2000)
17. Fremerey, R.W., Lobenhoffer, P., Zeichen, J., Skutek, M., Bosch, U., Tscherne, H.: Proprioception after rehabilitation and reconstruction in knees with deficiency of the anterior cruciate ligament: a prospective, longitudinal study. J. Bone Joint Surg. Br. **82**, 801–806 (2000)
18. Friden, T., Roberts, D., Ageberg, E., Walden, M., Zatterstrom, R.: Review of knee proprioception and the relation to extremity function after an anterior cruciate ligament rupture. J. Orthop. Sports Phys. Ther. **31**, 567–576 (2001)
19. Harilainen, A.: The diagnosis and treatment of acute traumatic hemarthrosis of the knee joint. A prospective study of 350 patients based on clinical, radiological, arthroscopic and operative findings [thesis]. University of Helsinki, Helsinki (1990)
20. Hawkins, R.J., Misamore, G.W., Merritt, T.R.: Followup of the acute nonoperated isolated anterior cruciate ligament tear. Am. J. Sports Med. **14**, 205–210 (1986)
21. Hefti, F., Muller, W., Jakob, R.P., Staubli, H.U.: Evaluation of knee ligament injuries with the IKDC form. Knee Surg. Sports Traumatol. Arthrosc. **1**, 226–234 (1993)
22. Hurd, W.J., Axe, M.J., Snyder-Mackler, L.: A 10-year prospective trial of a patient management algorithm and screening examination for highly active individuals with anterior cruciate ligament injury: Part 2, determinants of dynamic knee stability. Am. J. Sports Med. **36**(1), 48–56 (2008)
23. Irrgang, J.J., Anderson, A.F., Boland, A.L., et al.: Development and validation of the international knee documentation committee subjective knee form. Am. J. Sports Med. **29**, 600–613 (2001)
24. Johnson, D.H., Maffulli, N., King, J.B., Shelbourne, K.D.: Anterior cruciate ligament reconstruction: a cynical view from the British Isles on the indications for surgery. Arthroscopy **19**, 203–209 (2003)
25. Jones, H., Appleyard, R., Mahajan, S., Murrell, G.: Meniscal and chondral loss in the anterior cruciate ligament injured knee. Sports Med. **33**, 1075–1089 (2003)
26. Kannus, P., Jarvinen, M.: Conservatively treated tears of the anterior cruciate ligament: long-term results. J. Bone Joint Surg. Am. **69**, 1007–1012 (1987)
27. Kostogiannis, I., Ageberg, E., Neuman, P., Dahlberg, L., Fridén, T., Roos, H.: Activity level and subjective knee function 15 years after anterior cruciate ligament injury: a prospective, longitudinal study of nonreconstructed patients. Am. J. Sports Med. **35**(7), 1135–1143 (2007)
28. Linko, E., Harilainen, A., Malmivaara, A., Seitsalo, S.: Surgical versus conservative interventions for anterior cruciate ligament ruptures in adults. Cochrane Database Syst. Rev. Apr 18;(2):CD001356 (2005)
29. Lohmander, L.S., Ostenberg, A., Englund, M., Roos, H.: High prevalence of knee osteoarthritis, pain, and functional limitations in female soccer players twelve years after anterior cruciate ligament injury. Arthritis Rheum **50**, 3145–3152 (2004)
30. Marx, R.G., Jones, E.C., Angel, M., Wickiewicz, T.L., Warren, R.F.: Beliefs and attitudes of members of the American Academy of Orthopaedic Surgeons regarding the treatment of anterior cruciate ligament injury. Arthroscopy **19**, 762–770 (2003)
31. McDaniel, W.J., Dameron, T.B.: Untreated ruptures of the anterior cruciate ligament: a follow-up study. J. Bone Joint Surg. **62A**, 698–705 (1980)
32. Moksnes, H., Risberg, M.A.: Performance-based functional evaluation of non-operative and operative treatment after anterior cruciate ligament injury. Scand J. Med. Sci. Sports **19**(3), 345–355 (2009)
33. Moksnes, H., Snyder-Mackler, L., Risberg, M.A.: Individuals with an anterior cruciate ligament-deficient knee classified as noncopers may be candidates for nonsurgical rehabilitation. J. Orthop. Sports Phys. Ther. **38**(10), 586–595 (2008)
34. Muaidi, Q.I., Nicholson, L.L., Refshauge, K.M., Herbert, R.D., Maher, C.G.: Prognosis of conservatively managed anterior cruciate ligament injury: a systematic review. Sports Med. **37**(8), 703–716 (2007)
35. Myklebust, G., Bahr, R.: Return to play guidelines after anterior cruciate ligament surgery. Br. J. Sports Med. **39**, 127–131 (2005)
36. Myklebust, G., Holm, I., Maehlum, S., Engebretsen, L., Bahr, R.: Clinical, functional, and radiologic outcome in team handball players 6 to 11 years after anterior cruciate ligament injury: a follow-up study. Am. J. Sports Med. **31**, 981–989 (2003)
37. Noyes, F.R., Matthews, D.S., Mooar, P.A., Grood, E.S.: The symptomatic anterior cruciate-deficient knee. Part II: the results of rehabilitation, activity modification, and counseling on functional disability. J. Bone Joint Surg. Am. **65**, 163–174 (1983)
38. O'Neill, D.B.: Arthroscopically assisted reconstruction of the anterior cruciate ligament. A prospective randomized analysis of three techniques. J. Bone Joint Surg. **78**(6), 803–813 (1996)
39. Roos, H., Lindberg, H., Gardsell, P., Lohmander, L.S., Wingstrand, H.: The prevalence of gonarthrosis and its relation to meniscectomy in former soccer players. Am. J. Sports Med. **22**, 219–222 (1994)
40. Rudolph, K., Axe, M., Snyder-Mackler, L.: Dynamic stability after ACL injury: who can hop? Knee Surg. Sports Traumatol. Arthrosc. Rev. **8**, 262–269 (2000)
41. Rudolph, K., Eastlack, M., Axe, M., Snyder-Mackler, L.: Movement patterns after anterior cruciate ligament injury: a comparison of patients who compensate well for the injury and those who require operative stabilization. J. Electromyogr. Kinesiol. **8**, 349–362 (1998)
42. Setton, L.A., Mow, V.C., Howell, D.S.: Mechanical behavior of articular cartilage in shear is altered by transection of the anterior cruciate ligament. J. Orthop. Res. **13**, 473–482 (1995)
43. Shea, K.G., Pfeiffer, R., Wang, J.H., Curtin, M., Apel, P.J.: Anterior cruciate ligament injury in pediatric and adolescent soccer players: an analysis of insurance data. J. Pediatr. Orthop. **24**(6), 623–628 (2004)
44. Shirakura, K., Terauchi, M., Kizuki, S., Moro, S., Kimura, M.: The natural history of untreated anterior cruciate tears in recreational athletes. Clin. Orthop. Rel. Res. **317**, 227–236 (1995)
45. Smith, F.W., Rosenlund, E.A., Aune, A.K., MacLean, J.A., Hillis, S.W.: Subjective functional assessments and the return to competitive sport after anterior cruciate ligament reconstruction. Br. J. Sports Med. **38**, 279–284 (2004)
46. Snyder-Macker, L., Fitzgerald, G., Bartolozzi, A., Ciccotti, M.: The relationship between passive joint laxity and functional outcome after ACL injury. Am. J. Sports Med. **25**, 191–195 (1997)
47. Von Porat, A., Roos, E.M., Roos, H.: High prevalence of osteoarthritis 14 years after an anterior cruciate ligament tear in male soccer players: a study of radiographic and patient relevant outcomes. Ann. Rheum. Dis. **63**, 269–273 (2004)
48. Walla, D.J., Albright, J.P., McAuley, E., Martin, R.K., Eldridge, V., El-Khoury, G.: Hamstring control and the unstable anterior cruciate ligament-deficient knee. Am. J. Sports Med. **13**, 34–39 (1985)
49. Williams, G.N., Barrance, P.J., Snyder-Mackler, L., Buchanan, T.S.: Altered quadriceps control in people with anterior cruciate ligament deficiency. Med. Sci. Sports Exerc. **36**(7), 1089–1097 (2004)

第六章 足球运动损伤的预防

Haluk H. Öztekin

白宇 译

内容

介绍	51
欧足联(UEFA)模板	52
损伤的定义	52
预防策略	53
参考文献	55

介绍

足球是世界上最流行的运动,大约有2亿男女老少的参与者[18]。损伤风险为13～35人/1000赛时[17]。遗憾的是我们对于足球相关损伤的预防、危险因素、损伤机制、严重程度和因治疗而失去的赛时知之甚少[8,14]。此外,足球损伤的流行病学研究的有关研究设计、数据收集、损伤的定义迄今为止没有达成共识[14]。足球损伤的预防措施也应依据流行病学研究[25]。

这方面的研究严重不足。在所有37篇预防足球损伤的有关文章中,只有4篇文章是随机对照的(RCTs)(见表1)。损伤预防策略尚无共识。早在1983年,Ekstrand和Gillquist[9]的7部分预防方案使足球损伤人数显著减少,特别是最常见的脚踝和膝扭伤拉伤发生率显著降低。然而,在这20多年的时间里,只发表9个损伤预防足球的研究报告,其中5个是有关高年资男性运动员的。Tropp[24]证实,和对照组相比,平衡觉训练或使用支具能显著减少踝关节扭伤。后来的研究也证明支具和本体觉训练对预防脚踝和膝损伤是有益的。Askling等[5]和Arnason等[3]最近发现,通过离心增强式训练能减少男球员的腘绳肌拉伤。

虽然对足球比赛中损伤的发病率和模式(损伤类型,位置和程度)已有详细描述,但对它的风险因素的了解却很少。因此,我们不知道哪些球员应该进行哪些针对性的培训。

受伤的风险似乎受年龄、性别和级别的影响。早在1985年就发现受伤史是足球运动中踝关节扭伤的重要风险因素[9]。最近Arnason等进行的目前最大的队列研究也证实[3],4个主要损伤类型的最主要风险因素是以前的损伤和年龄。尽管这些随

H. H. Öztekin
Department of Orthopaedics and Traumatology,
Başkent University School of Medicine,
Zübeyde Hanım Hospital,6371 Sokak,
No:34 Bostanlı, Karşıyaka, İzmir, Turkey
e-mail:hhoztekin@isbank.net.tr

表 1　预防足球损伤的随机对照试验

作者	研究设计	运动员	损伤类型	干预	结果
Ekstrand[9]	随机对照试验	180	所有	多组预防训练计划	损伤显著减少
Elias[28]	随机对照试验/时间序列	4000	中暑	中暑的预防措施	损伤率减少
Caraffa[7]	随机对照试验	1200	ACL	本体觉训练	损伤率减少七成
Lehnhard[21]	随机对照试验/时间序列	20	所有	力量训练	全队损伤减少

机对照研究所使用的方法有科学证据,但并没有应用到例行训练中[6]。显然,国家之间、专业队和业余足球俱乐部之间损伤机会与预防措施有很大的差异,但最后目标是使不同国家不同俱乐部损伤预防的总体概念相同,并成为例行训练的一部分。

职业足球运动员严重损伤的预防应该得到足够的关注。要开发有效的预防方案,首先应收集损伤机制的详细信息[1,14,26]。视频分析或基线表格[14]可能适合于记录损伤的机制和类型,但不是为了最后的诊断和错过比赛的时间。记录真实的诊断和失去的比赛时间也会有困难:找到赛场上的损伤记录、统一原始损伤记录和最终诊断、随访换了医生的球员、粗略地估计未参加比赛的时间,这都会导致数据不准确。目前大多数研究中,诊断、错过比赛的时间和损伤严重程度都是估计的[1,2,4,13,16,17],而不是医疗和现场的记录[14]。

确定足球运动员损伤原因、类型和程度会影响预防的策略[1]。应制定并推行统一的足球运动损伤专用的诊断和恢复比赛的标准[10,14]。Orchard OSIFC 模板[22,23]、Oslo 小组(The Oslo Sports Trauma Research Center)的视频为基础的模板[1,2]、ICD-10 编码系统、欧足联(UEFA)模板[14](见表2)均可用于建立统一的诊断标准,并进行流行病学研究。

欧足联(UEFA)模板

队医对照欧足联模板[14](表2)进行损伤分级,该模板对报告足球运动损伤的流行病学研究更具优势。

损伤的定义

足球运动损伤被定义为踢足球引起的任何身体上的持续2周以上主诉或缺席随后的比赛或训练。表3总结了损伤的分级。

表 2　足球损伤的流行病学列表:UEFA 模型[14]

研究设计	前瞻性队列研究
暴露因素	记录的个人参与时间
研究时间	一个(或几个)完整的赛季
数据收集形式	人体测量学基线表格,考勤记录(暴露因素)损伤卡(短表,1页)
研究手册	包括定义,假设的案例和场景
联络人	医务人员记录的风险和损伤
纳入/排除	包括所有签约的一线球员
损伤的定义	缺席比赛时间,只包括球队训练中的损伤
损伤的严重程度	根据未参加训练的时间:微(1~3天),轻(4~7天),中(8~28天),重(>28天)
再度受伤的定义	2个月内再度受伤
康复	球员受伤,直到医务人员允许其全程参与球队训练和比赛
训练的定义	进行教练指导下全队的体育运动
国家队预备队	参加国家代表队,包括后备或青年队

表 3　损伤分级

	轻	中	重
缺席	<1 周	>1 周	至少 4 周
主诉	>2 周	>4 周	至少 4 周

足球损伤可以发生在训练和比赛时;主要累及踝、膝以及腿部肌肉[17]。

主要危险因素是:

1. 球员因素(关节不稳、肌肉紧张、热身和伸展不足、不规律的放松训练、康复不足和缺乏本体觉训练)
2. 设备(鞋和护腿)
3. 地面(草地与人造草皮)
4. 比赛规则[6]
5. 以前的损伤

6. 其他[27]（例如，庆祝得分）

在足球比赛中的4个主要损伤类型是：

1. 脚踝扭伤
2. 膝盖扭伤
3. 腘绳肌拉伤
4. 腹股沟拉伤

预防方案应针对这些占所有损伤50%以上的损伤[11]。

预防策略

文献显示预防措施似乎是有效的[6,25]。因为运动损伤的最重要的危险因素之一是以前的损伤，所以从刚开始参加有组织训练比赛的时候，就应开始预防损伤。

预防战略应该针对：

1. 体育参与者（主体）
2. 潜在危险（损伤）
3. 周边环境

预防方案包括一般干预措施，如改进：

1. 热身和定期放松
2. 绷紧不稳定的脚踝，护腿
3. 适当的康复
4. 提升公平竞争精神

预防性踝、膝、腹股沟和腘绳肌练习是非常必要的。

预防踝受伤训练[24]：		
1~2周		
平衡板		双脚站在板上，双臂交叉。努力保持平衡站稳
		单脚站立。其他相同
		两脚站在板上，双手交替拍球。努力站稳
		两脚站在板上，投球并接球
平衡垫		单腿站在平衡垫上，保持平衡30秒，两腿交替进行
		从垫子外起跳，两腿交替落在平衡垫上
3~5周		
平衡板		单腿站立在平衡板上，手抛接球
平衡垫		单腿站立在平衡垫上，在垫周围拍球。两条腿站在平衡垫上并踮脚
6~10周		
平衡板		足球专项练习，单腿站立在平衡板上，颠球。可结合平衡垫和平衡板，将平衡垫放在平衡板上练习
平衡垫		在平衡垫上闭眼单腿站立，其他训练包括从箱/楼梯跳下用一或两条腿落地
膝关节损伤的预防训练[7,20]：		
1~2周		
平衡板		双脚站在板上，双臂交叉，始终保持膝盖超过脚趾的位置
		类似的练习，用一条腿
		双脚站立在板上，双手交替拍球，尽可能保持平衡
		双脚站在板上，扔球和接球
平衡垫		单脚站在垫上，保持30秒，两腿交替进行
		走到垫上，停止并保持平衡
		跳到垫上，双腿交替落在垫上
3~5周		
平衡板		单脚站立板上，手抛接球
		双腿下蹲，膝盖超过脚趾的位置
平衡垫		单腿站立在平衡垫上，在垫周围拍球
6~10周		
平衡板		足球专项训练，平衡板上单腿颠球，将平衡垫置于平衡板上
平衡垫		平衡垫闭上眼睛单腿站立，其他方法：从箱/楼梯跳下用一或两条腿落地
		闭上眼睛，单腿下蹲做平衡训练
地板练习		在锯齿形线路上做单脚跳

续表

预防腹股沟伤势培训[15]：	
热身	躺在地上，伸直的双腿夹球，夹紧双腿15秒
	曲膝夹球，其他相同
腹横肌	面朝地面，直体，前臂和脚趾撑地，收缩腹部肌肉，"向内收肚脐。"20秒，重复5次
侧身跳跃	膝超过脚趾的姿势，手搭在髋部作侧身跳跃
滑动	只穿袜子，一条腿交替滑动到和离开另一条承重的腿
	换脚前，其练习可以向横向和对角线进行，30~60秒
对角线行走	Holmich[26]所述的运动，每条腿进行5×15秒

腘绳肌损伤预防培训(北欧练习)[19]：		
周	每周培训课程节数	重复次数
1	1	5+5
2	2	6+6
3	3	3×6~8
4	3	3×8~10
5~10	3	12+10+8

北欧腘绳肌练习是用膝跪在软地面上，利用腘绳肌的力量将身体慢慢向地面靠近，由助手固定住双脚(图1和2)。而后可增加初始速度，最后让同伴向前推身体。

在国际足球协会(FIFA)(www.fifa.com)网站有10套练习，旨在提高踝关节和膝关节的稳定性和躯干、臀部和腿部肌肉的灵活性和力量、提高协调

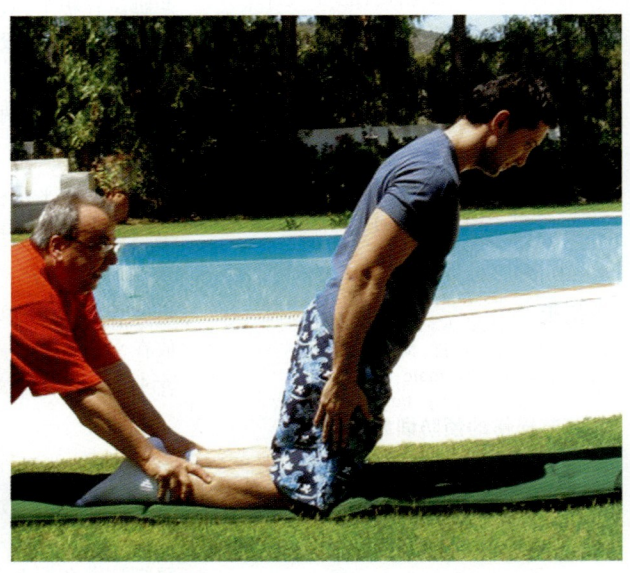

图2 图中显示运动员通过腘绳肌收缩维持身体平衡

性、反应时间和耐力。称为"F-MARC 11"。第11条是"公平竞争"。

关于足球比赛期间可能发生的危险碰撞，文献中有更具体的预防手段，如面罩[12]。一些著名的守门员仍然使用特制头盔。被肘击是另一个未受重视的损伤(Zere B个人交流 Karsiyaka Izmir 土耳其2009年6月)，可用"鹰嘴垫"来预防。

预防足球运动损伤的一个重要方面是遵守比赛规则，特别是公平竞赛的精神，我们需要有一个更广阔的视野和其他目标群体(如裁判，官方代表)参与

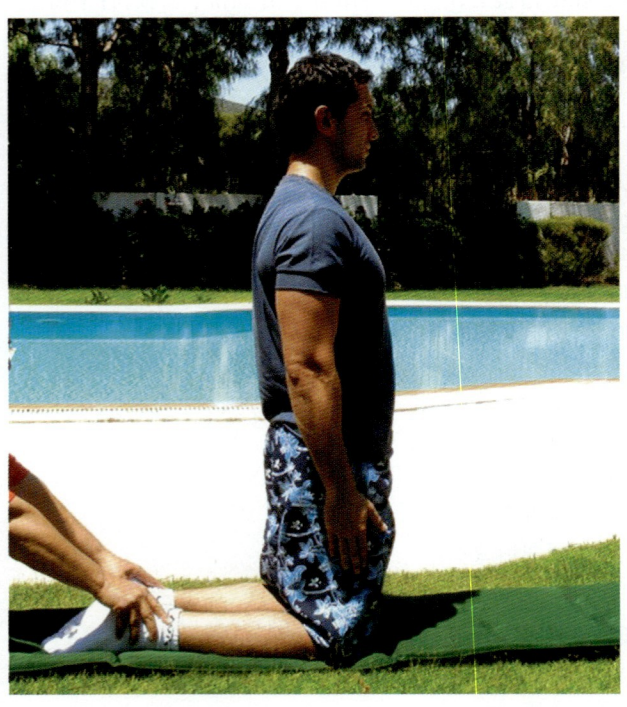

图1 图中显示运动员与同伴正在准备做北欧腘绳肌练习

来使足球比赛更健康。虽然足球损伤不能完全阻止，避免某些类型的损伤是可能的，并尽量降低损伤数量与严重程度。

足球运动损伤的预防应主要集中在下肢的训练。入门者刚开始参加有组织的训练或比赛的时候，就应开始损伤预防。

参考文献

1. Andersen, T.E., Floerenes, T.W., Arnason, A., et al.: Video analysis of the mechanisms for ankle injuries in football. Am. J. Sports Med. **32**, 69–79 (2004)
2. Andersen, T.E., Tenga, A., Engebretsen, L., et al.: Video analysis of injuries and incidents in Norwegian professional football. Br. J. Sports Med. **38**, 626–631 (2004)
3. Arnason, A., Andersen, T.E., Holme, I., et al.: Prevention of hamstring strains in elite soccer: an intervention study. Scand. J. Med. Sci. Sports **18**, 4048 (2007)
4. Arnason, A., Tenga, A., Engebretsen, L., et al.: A prospective video-based analysis of injury situations in elite male football. Am. J. Sports Med. **32**, 1459–1465 (2004)
5. Askling, C., Karlsson, J., Thorstensson, A.: Hamstring injury occurrence in elite soccer players after preseason strength training with eccentric overload. Scand. J. Med. Sci. Sports **13**, 244–250 (2003)
6. Berkes, I., Kynsburg, A., Panics, G.: Prevention of football injuries. In: Volpi, P. (ed.) Football Traumatology. Current Concepts: From Prevention to Treatment. Springer, Italy (2006)
7. Caraffa, A., Cerulli, G., Projetti, M., et al.: Prevention of anterior cruciate ligament injuries in soccer. A prospective controlled study of proprioceptive training. Knee Surg. Sports Traumatol. Arthrosc. **4**, 19–21 (1996)
8. Dvorak, J., Junge, A.: Football injuries and physical symptoms. A review of the literature. Am. J. Sports Med. **28**, S3–S9 (2000)
9. Ekstrand, J., Gillquist, J.: Soccer injuries and their mechanisms: a prospective study. Med. Sci. Sports Exerc. **15**, 267–270 (1983)
10. Ekstrand, J., Karlsson, J.: The risk for injury in football. There is a need for a consensus about definition of injury and the design of studies. Scand. J. Med. Sci. Sports **13**, 147–149 (2003)
11. Engebretsen, A.H., Myklebust, G., Holme, I., et al.: Prevention of injuries among male soccer players: a prospective, randomized intervention study targeting players with previous injuries or reduced function. Am. J. Sports Med. **36**, 1052–1060 (2008)
12. Eufinger, H., Heise, M., Rarreck, T.: Management of simple midfacial fractures, particularly in professional soccer players. Sportverletz. Sportschaden **14**, 35–40 (2000)
13. Giza, E., Fuller, C., Junge, A., et al.: Mechanisms of foot and ankle injuries in soccer. Am. J. Sports Med. **31**, 550–554 (2003)
14. Hagglund, M., Walden, M., Bahr, R., et al.: Methods for epidemiological study of injuries to professional football players: developing the UEFA model. Br. J. Sports Med. **39**, 340–346 (2005)
15. Holmich, P., Uhrskou, P., Ulnits, L.: Effectiveness of active physical training as treatment for long-standing adductor-related groin pain in athletes: randomised trial. Lancet **353**, 439–443 (1999)
16. Hoy, K., Lindblad, B.E., Terkelsen, C.J., et al.: European soccer injuries. A prospective epidemiologic and socioeconomic study. Am. J. Sports Med. **20**, 318–322 (1992)
17. Junge, A., Dvorak, J., Graf-Baumann, T.: Football injuries during the World Cup 2002. Am. J. Sports Med. **32**, 23S–27S (2004)
18. Larson, M., Pearl, A.J., Jaffet, R.: Soccer. In: Caine, D.J., Caine, C.G., Lindner, K.J. (eds.) Epidemiology of Sports Injuries. Human Kinetics, Champaign (1996)
19. Mjolsnes, R., Arnason, A., Osthagen, T., et al.: A 10-week randomized trial comparing eccentric vs. concentric hamstring strength training in well-trained soccer players. Scand. J. Med. Sci. Sports **14**, 311–317 (2004)
20. Myklebust, G., Engebretsen, L., Braekken, I.H., et al.: Prevention of anterior cruciate ligament injuries in female team handball players: a prospective intervention study over three seasons. Clin. J. Sport Med. **13**, 71–78 (2003)
21. Olsen, L., Scanlan, A., MacKay, M., et al.: Strategies for prevention of soccer related injuries: a systematic review. Br. J. Sports Med. **38**, 89–94 (2004)
22. Orchard, J.: Orchard Sports Injury Classification System (OSICS). Sports Health **11**, 39–41 (1993)
23. Rae, K., Orchard, J.: The Orchard Sports Injury Classification System (OSICS) Version 10. Clin. J. Sport Med. **17**, 201–204 (2007)
24. Tropp, H., Askling, C., Gillquist, J.: Prevention of ankle sprains. Am. J. Sports Med. **13**, 259–262 (1985)
25. Volpi, P.: Epidemiology and risk factor. In: Volpi, P. (ed.) Football Traumatology. Current Concepts: From Prevention to Treatment. Springer, Italy (2006)
26. Woods, C., Hawkins, R.D., Hulse, M., et al.: The Football Association Medical Research Programme: an audit of injuries in professional football: an analysis of ankle sprains. Br. J. Sports Med. **37**, 233–238 (2003)
27. Zeren, B., Oztekin, H.H.: Score celebration injuries among soccer players. Am. J. Sports Med. **33**, 1237–1240 (2005)
28. Elias, S.R.: 10-year trend in USA Cup soccer injuries: 1988–1997. Med. Sci. Sports Exerc. **33**, 359–367 (2001)

第七章 运动损伤与本体觉：目前趋势与观点

Devrim Akseki, Mehmet Erduran, and Defne Kaya

白宇 译

内容

介绍	56
本体觉过程中的未知问题	57
本体觉的测量	57
如何改善本体觉？	58
本体研究的其他领域	58
参考文献	58

介绍

本体觉在运动损伤的病因、预防和治疗方面的作用越来越明确。一般认为本体觉丧失增加损伤几率，本体觉康复又会降低损伤几率并提高治疗效果[22,40,41]。无论有无损伤，本体觉训练能提高运动员的成绩[23,35]。所以，最近对本体觉重要性的研究较多（图1）。

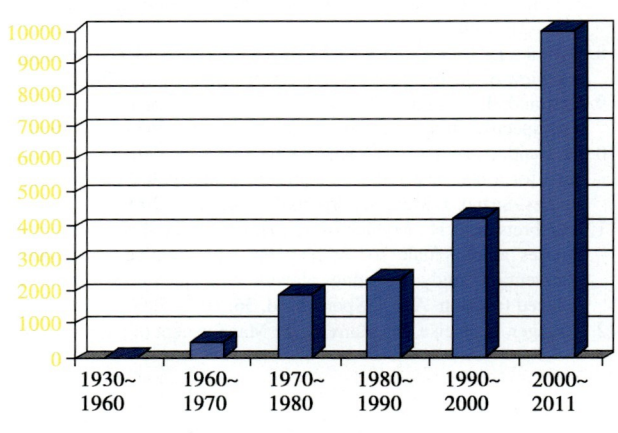

图1 每年有"本体觉"一词的文献数量

有人对不同关节损伤的本体觉做了研究[11, 12,20,24,32]。结果表明，运动损伤后会本体觉下降[23,32]。不仅急性损伤，而且急性损伤的慢性期和过度使用综合征都会有本体觉损害。[2,21, 29]。虽然不同类型运动损伤后会都发生本体觉下降，但是并不清楚患者损伤前的本体觉是否正常。Muaidi等人比较了[28]奥运足球运动员与非运动员的本体觉，发现训练有素的运动员本体觉能力较强。其他作者对各类运动的研究也得到了类似结果[25,38]。但是Schmitt等[37]发现5个月的芭蕾舞训练并没有改善踝关节的位置觉。我们认为上述研究的设计不能澄清本体觉改善是源于训练还是先

D. Akseki(✉) and M. Erduran
Faculty of Medicine, Department of Orthopaedics
and Traumatology, Balıkesir University,
Çağış Kampüsü, Balıkesir, Turkey
e-mail: akseki3@hotmail.com, drmehmeterduran@yahoo.com

D. Kaya
Faculty of Medicine, Department of Sports Medicine,
Hacettepe University, Sıhhiye, 06100 Ankara, Turkey
e-mail: defne@hacettepe.edu.tr

第七章　运动损伤与本体觉：目前趋势与观点

天的。这仍然是一个悬而未决的问题,需要前瞻性研究来回答。据我们所知,还没有研究受伤前本体觉的文献。所以,本体觉水平应首先测试,然后观察,一旦发生损伤,再次测量本体觉并与受伤前作比较。然而本体觉的正常水平目前尚不清楚。下面我们将讨论关于本体觉测量的争议,目前尚不存在一个准确、灵敏、重复性好的标准本体觉筛选方法。由于此项研究设计和本体觉测量的困难,比较损伤前后本体觉水平似乎不太可能。

本体觉过程中的未知问题

虽然有大量的研究,但有关的本体觉仍有很多未知因素。首先,本体觉的机制仍完全不清楚。有很多关于本体觉的过程、途径和基本机制研究,关于本体过程细节的数据也在增加。目前仍不清楚内外部冲动激活多少的机械受体,在感知和反应过程中激活的哪条通路,对视觉和前庭系统的作用以及对特定状态作用的量和生理机能的影响,以及对侧肢体或身体其他部分的作用。

本体觉的测量

文献中有很多本体觉的测量方法、科学家们据此评定一些特定条件下的本体觉的状态。比如本体觉是否受支具、弹性绷带、手术或保守治疗的影响?本体觉增强是否导致损伤发病率下降和运动能力的增加?研究目的是要通过用不同的方法测量本体觉来回答这些问题和其他有关本体觉的问题。但是测量本体觉是困难的,不能直接进行。因此,测试条件与即时损伤是不同的。患者仰卧,肢体被放置于计算机化的系统中进行本体觉测量。非负重和静态姿势与真实损伤姿势是不相关的。因此,现有的测量技术和结果是否可以真实反映人的本体觉(无论是否损伤)的水平是令人怀疑的。

本体觉测试方法的另一个重要问题是没有针对某种组织、韧带、关节囊或关节的特异性。例如,在膝关节评估时,测试的结果可能会受髋关节和(或)踝关节病理因素影响。而同一关节发现有伴随病变时,也没有方法可以分别评估本体觉。

所以,对相同损伤模式的损伤有很多矛盾的结果。由于现有测量技术的有效性低,在类似条件下,有研究者发现本体觉水平不变[27],有的却报告增加[19]。因此,本体觉的测量方法不一致[14],需要继续努力寻找理想的测试方法[3-5,30]。

由于上述本体觉测量的不足之处,我们设计了一些研究以探索新的测试方法的有效性[3,4]。在设计第一个研究的假说时,我们认为患者通常仰卧位或坐着进行本体觉的测量,而这个姿势并不能反映在现实生活中的症状或创伤的瞬间。此外,患者在负重位置对压力的感知与本体觉有直接关系。因此,我们测试了髌股关节疼痛综合征(PFPS)患者的负重感知[3]。增加患者负重直到达到目标重量。我们选择了3个不同的目标重量:10,20,30kg。记录患者在目标重量发生的感知错误并和健康对照组相比较。结果患者组的感觉错误显著增加[3]。据我们所知,这是第一个用负重感测量本体觉的研究,我们认为这项新技术可用于本体觉的测试[3]。

在其他两项研究中,我们评估用振动觉测量本体觉的方法[4,9]。振动觉和相关的神经通路与关节运动和位置的深感觉一样重要。我们的研究灵感来自当前本体觉的测量方法并没有具体到组织,如前交叉韧带或半月板等。我们的目的是研究振动觉是否能作为髌股关节疼痛综合征和内侧半月板撕裂患者的本体觉评估标准[4,9]。在第一个研究中,19例髌股关节疼痛综合征(PFPS)患者和10名健康人被纳入研究[4]。患者有症状的膝、无症状的膝和志愿者的双膝都测试关节位置觉(JPS)和振动觉(VS)的时间感知。数字测角仪和128赫兹的频率音叉用于此项测量。患者的患侧膝感知振动的时间是(7.23±1.27)秒,而对侧膝为(9.08±1.53)秒($P<0.05$)。根据振动测试和JPS测试一致,显示本体觉下降。类似的差异也发生在患膝和健膝($P<0.05$)。结果表明,患侧膝的振动觉感知时间比健侧短。这些结果使我们想到振动觉可能会用于特定组织的本体觉测量[4]。在第二个研究中,20例单纯内侧半月板病变和20例健康对照。使用频率为128赫兹(RIESTER®)音叉。画出内外侧关节线,并分为前中后三段。置音叉于每段中点。记录患者感受不到振动的时间。记录振动的感知时间(PTV)。

术前的测量结果表明,在患侧膝(MP)内侧关节线的后部振动感知时间(PTV)延长,这也与关节镜证实的半月板损伤的位置一致[9]。患侧膝平均振动感知时间为(13.25±3.46)秒,在患者健侧膝和正常人的左、右膝目标点分别是(9.92±2.0)秒和(9.82±2.8)秒,(9.93±3.0)秒($P<0.01$)[9]。这项研究表明,此项振动感知测量技术是准确和可靠的[9]。

如何改善本体觉？

这是研究者最常提及的问题之一。研究者在健康对照组和不同诊断的患者中测试了许多被认为对本体觉有积极作用的内部和外部因素。本体觉康复技术对运动员水平提高的作用是一个有吸引力的研究领域[7,9,18,33]。在过去的几十年中，弹性绷带、粘贴带、支架、手术及其他因素的影响得到广泛研究。虽然获得了一些可喜的成果，但还未开发出明确有用的、标准的、可重复性的改善本体觉的技术。提高本体觉质量的研究仍在继续，这是当前努力的主要原因。在未来数年内会有更多的本体觉与其他性能指标之间的相关性，如肌肉力量、平衡和松弛等的研究[23]。最近，Casadio 等[8]研究了机器人训练对提高中风患者本体觉的效果。他们通过添加辅助分力测试了机器人的一些选定的任务[8]。他们认为结合重复的感觉运动的练习，连续监测运动单元的实际表现，并能创建患者可以仅凭本体觉学习新的可控的触觉环境的运动，机器人对神经肌肉康复有效[8]。

Cameron 等[6]研究了氯丁橡胶短裤对足球运动员腿的本体觉影响。他们发现，穿着氯丁橡胶短裤时一些神经肌肉控制能力参数得到改善。他们的研究结果可以得出结论，穿一些特别设计的短裤、运动鞋等可使运动损伤的发生率减少。

在两个不同的研究中，我们研究了热对于健康对照组和髌股关节疼痛综合征患者膝关节本体觉的效果[1,31]。在第一个研究中，评估了单次热疗对健康对照组膝关节的作用效果[31]。研究是在体育教育和运动学院的学生中进行的。由 14 名男性和 13 名女学生组成，平均为（22.2±2.5）岁（范围：从 19～28 岁）。加热前两个膝盖上使用数字量角器测量位置感来判断本体觉水平。然后，以 1 周为间隔，10 分钟的加热进行重复测量。本体觉能力在应用热后明显增加，尤其是进一步屈膝后。研究结果表明，热可以增加膝关节的本体觉能力。我们认为在考虑运动损伤的预防和治疗规划中应考虑这些研究结果[31]。

随后我们补充做了第二项研究，监测 PFPS 患者的本体觉状态[1]。第一组患者做标准家庭练习，第二组做相同的练习并加热，3 次/天，20 分钟/次。结果第二组本体觉缺陷的改善优于第一组[1]。

本体研究的其他领域

本体觉似乎不只与运动损伤有关，还与其他身体功能直接相关。最近的一项研究发现本体觉与笔迹有关[15]。研究者在有或无视觉参与的情况下，用数字书写板对书写特点进行量化[15]。他们认为，笔迹的形态需要完整的本体觉。Kessiby 等人[13]报道了本体觉训练对盲人手定位的研究结果。他们的发现提供了盲人通过本体觉自动校正手方向机制的第一个证据[13]。在另一项研究中，Horlings 等[16]研究前庭和本体觉对人体平衡校正的作用。他们认为，本体觉对运动策略和协同作用是非常重要的，而前庭功能在深层调节更主动[16]。他们还强调本体觉的丧失会导致运动的策略和协同的变化[16]。在另一项有趣的研究中，London 等[26]试图通过电刺激本体觉皮层来指导猴子的行为。他们证明了猴子能根据以往刺激的记忆来发现这种刺激，并识别给定刺激的频率[26]。Trans 等研究了全身振动对肌肉力量和本体觉的作用[39]。他们提出稳定平台的震动练习能增加肌肉力量和本体觉[39]。Riva 等[34]使用高频本体觉来预防宇航员肌肉萎缩和骨质疏松症。他们指出，在太空飞行期间主动训练的困难导致了相应的肌肉萎缩和骨质疏松症[34]。他们试图证实在地球上的高频率本体觉是否在微重力条件下起作用[34]。他们推测，高频率的本体觉能预防和恢复肌肉萎缩和骨质疏松症[34]。他们还研究了本体觉训练对音乐家肌张力障碍和书写痉挛的影响[36]。2008 年 4 月匹兹堡大学进行了一项有趣的研究[17]，他们建立了海军特种作战人类表现研究实验室，目的是减少可预防的训练、作战和娱乐期间的肌肉骨骼损伤发生率，提高体能反应、减轻疲劳、优化表现并延长工作寿命[17]。所有上述领域证明，本体觉不单只与运动损伤有关。了解更多的本体觉知识对日常生活的许多方面都是有用的。

参考文献

1. Akkaya, G.: The effect of hot application on knee proprioception in patients with patellofemoral pain syndrome. Celal Bayar University Thesis, Counsellor: Assoc. Prof. Devrim Akseki, Manisa (2009)
2. Akseki, D., Akkaya, G., Erduran, M., Pınar, H.: Proprioception of the knee joint in patellofemoral pain syndrome. Acta Orthop. Traumatol. Turc. **42**, 316–321 (2008)
3. Akseki, D., Çetinkaya, O., Vatansever, A., Turan, M., Öziç, U.: Joint weight-bearing sens: a new evaluation method of knee proprioception. 18th National Turkish Orthopaedics and Traumatology

Congress, İstanbul, Turkey, 18–23 Oct 2003
4. Akseki, D., Öziç, U., Vatansever, A.: Proprioception in patients with anterior knee pain: description of a new measurement method. 5th ISAKOS Congress, Auckland, New Zealand, 10–14 Mar 2003
5. Boerboom, A.L., Huizinga, M.R., Kaan, W.A., Stewart, R.E., Hof, A.L., Bulstra, S.K., Diercks, R.L.: Validation of a method to measure the proprioception of the knee. Gait Posture **28**, 610–614 (2008)
6. Cameron, M.L., Adams, R.D., Maher, C.G.: The effect of neoprene shorts on leg proprioception in Australian football players. J. Sci. Med. Sport **11**, 345–352 (2008)
7. Caplan, N., Rogers, R., Parr, M.K., Hayes, P.R.: The effect of proprioceptive neuromuscular facilitation and static stretch training on running mechanics. J. Strength Cond. Res. **23**, 1175–1180 (2009)
8. Casadio, M., Morasso, P., Sanguineti, V., Giannoni, P.: Minimally assistive robot training for proprioception enhancement. Exp. Brain Res. **194**, 219–231 (2009)
9. Çetinkaya, O.: Proprioception in medial meniscal tears. Celal Bayar University Thesis, Counsellor: Assoc. Prof. Devrim Akseki, Manisa (2005)
10. Christensen, B.K., Nordstrom, B.J.: The effects of proprioceptive neuromuscular facilitation and dynamic stretching techniques on vertical jump performance. J. Strength Cond. Res. **22**, 1826–1831 (2008)
11. Dover, G., Powers, M.E.: Cryotherapy does not impair shoulder joint position sense. Arch. Phys. Med. Rehabil. **85**, 1241–1246 (2004)
12. Feuerbach, J.W., Grabiner, M.D., Koh, T.J., Weiker, G.G.: Effect of ankle orthosis and ankle ligament anesthesia on ankle joint proprioception. Am. J. Sports Med. **22**, 223–229 (1994)
13. Gosselin-Kessiby, N., Kalaska, J.F., Messier, J.: Evidence for a proprioception-based rapid on-line error correction mechanism for hand orientation during reaching movements in blind subjects. J. Neurosci. **29**(11), 3485–3496 (2009)
14. Grob, K.R., Kuster, M.S., Higgins, S.A., Lloyd, D.G., Yata, H.: Lack of correlation between different measurements of proprioception in the knee. J. Bone Joint Surg. Br. **84**, 614–618 (2002)
15. Hepp-Reymond, M.C., Chakarov, V., Schulte-Mönting, J., Huethe, F., Kristeva, R.: Role of proprioception and vision in handwriting. Brain Res. Bull. **79**(6), 365–370 (2009). doi:10.1016/j.brainstembull.2009.05.13
16. Horlings, C.G., Küng, U.M., Honegger, F., Van Engelen, B.G., Van Alfen, N., Bloem, B.R., Allum, J.H.: Vestibular and proprioceptive influences on trunk movements during quiet standing. Ann. NY Acad. Sci. **1164**, 1–12 (2009)
17. http://www.medicalnewstoday.com/articles/104347.php
18. Ingle, A.: The effectiveness of strength and proprioceptive training following anterior cruciate ligament injury with or without reconstruction: a systematic review. Thesis, UMI-Mgh Institute of Health Professions, Boston (2009)
19. Iwasa, J., Ochi, M., Adachi, N., Tobita, M., Katsube, K., Uchio, Y.: Proprioceptive improvement in knees with anterior cruciate ligament reconstruction. Clin. Orthop. Relat. Res. **381**, 168–176 (2000)
20. Jerosch, J., Prymka, M.: Proprioception and joint stability. Knee Surg. Sports Traumatol. Arthroscopy **4**, 171–179 (1996)
21. Juul-Kristensen, B., Lund, H., Hansen, K., Christensen, H., Danneskiold-Samsøe, B., Bliddal, H.: Poorer elbow proprioception in patients with lateral epicondylitis than in healthy controls: a cross-sectional study. J. Shoulder Elbow Surg. **17**(Suppl), 72–81 (2008)
22. Kaminski, T.W., Buckley, B.D., Powers, M.E., Hubbard, T.J., Ortiz, C.: Effect of strength and proprioception training on eversion to inversion strength ratios in subjects with unilateral functional ankle instability. Br. J. Sports Med. **37**, 410–411 (2003)
23. Lee, H.M., Cheng, C.K., Liau, J.J.: Correlation between proprioception, muscle strength, knee laxity, and dynamic standing balance in patients with chronic anterior cruciate ligament deficiency. Knee **16**(5), 387–391 (2009)
24. Lephart, S.M., Pincivero, D.M., Giraldo, J.L., Fu, F.H.: The role of proprioception in the management and rehabilitation of athletic injuries. Am. J. Sports Med. **25**, 130–137 (1997)
25. Lin, C.H., Lien, Y.H., Wang, S.F., Tsauo, J.Y.: Hip and knee proprioception in elite, amateur, and novice tennis players. Am. J. Phys. Med. Rehabil. **85**, 216–221 (2006)
26. London, B.M., Jordan, L.R., Jackson, C.R., Miller, L.E.: Electrical stimulation of the proprioceptive cortex (area 3a) used to instruct a behaving monkey. IEEE Trans. Neural Syst. Rehabil. Eng. **16**, 32–36 (2008)
27. MacDonald, P.B., Hedden, D., Pacin, O.: Proprioception in anterior cruciate ligament-deficient and reconstructed knees. Am. J. Sports Med. **24**, 774–778 (1996)
28. Muaidi, Q.I., Nicholson, L.L., Refshauge, K.M.: Do elite athletes exhibit enhanced proprioceptive acuity, range and strength of knee rotation compared with non-athletes? Scand. J. Med. Sci. Sports **19**, 103–112 (2009)
29. Nakasa, T., Fukuhara, K., Adachi, N., Ochi, M.: The deficit of joint position sense in the chronic unstable ankle as measured by inversion angle replication error. Arch. Orthop. Trauma. Surg. **128**, 445–449 (2008)
30. Noël, M., Cantin, B., Lambert, S., Gosselin, C.M., Bouyer, L.J.: An electrohydraulic actuated ankle foot orthosis to generate force fields and to test proprioceptive reflexes during human walking. IEEE Trans. Neural Syst. Rehabil. Eng. **16**, 390–399 (2008)
31. Özer, M.: The effects of hot and cold application on knee joint proprioception. Celal Bayar University Thesis, Counsellor: Assoc. Prof. Devrim Akseki, Manisa (2007)
32. Pap, G., Machner, A., Nebelung, W., Awiszus, F.: Detailed analysis of proprioception in normal and ACL-deficient knees. J. Bone Joint Surg. Br. **81**, 764–768 (1999)
33. Rees, S.S., Murphy, A.J., Watsford, M.L., McLachlan, K.A., Coutts, A.J.: Effects of proprioceptive neuromuscular facilitation stretching on stiffness and force-producing characteristics of the ankle in active women. J. Strength Cond. Res. **21**, 572–577 (2007)
34. Riva, D., Rossittob, F., Battocchioa, L.: Postural muscle atrophy prevention and recovery and bone remodelling through high frequency proprioception for astronauts. Acta Astronaut. **65**, 813–819 (2009)
35. Robbins, S., Waked, E., Rappel, R.: Ankle taping improves proprioception before and after exercise in young men. Br. J. Sports Med. **29**, 242–247 (1995)
36. Rosenkranz, K., Butler, K., Williamon, A., Cordivari, C., Lees, A.J., Rothwell, J.C.: Sensorimotor reorganization by proprioceptive training in musician's dystonia and writer's cramp. Neurology **70**, 304–315 (2008)
37. Schmitt, H., Kuni, B., Sabo, D.: Influence of professional dance training on peak torque and proprioception at the ankle. Clin. J. Sport Med. **15**, 331–339 (2005)
38. Sekir, U., Yildiz, Y., Hazneci, B., Ors, F., Aydin, T.: Effect of isokinetic training on strength, functionality and proprioception in athletes with functional ankle instability. Knee Surg. Sports Traumatol. Arthrosc. **15**, 654–664 (2007)
39. Trans, T., Aaboe, J., Henriksen, M., Christensen, R., Bliddal, H., Lund, H.: Effect of whole body vibration exercise on muscle strength and proprioception in females with knee osteoarthritis. Knee **16**, 256–261 (2009)
40. Verhagen, E., Beek, A., Twisk, J., Bouter, L., Bahr, R., Mechelen, W.: The effect of a proprioceptive balance board training program for the prevention of ankle sprains: a prospective controlled trial. Am. J. Sports Med. **32**, 1385–1393 (2004)
41. Xu, D., Hong, Y., Li, J., Chan, K.: Effect of tai chi exercise on proprioception of ankle and knee joints in old people. Br. J. Sports Med. **38**, 50–54 (2004)

第三部
上肢运动伤：肩部损伤

第一章 肩袖间隙

Mehmet Hakan Özsoy and Alp Bayramoğlu

江长青 译

内容

介绍 …………………………………… 63
功能解剖 ………………………………… 63
临床价值 ………………………………… 65
参考文献 ………………………………… 66

介绍

Neer 于 1970 年用"肩袖间隙"来描述冈上肌和肩胛下肌肌腱之间的空隙[10]。后来的研究表明，肩袖间隙(RI)的解剖结构对肩关节稳定有重要的作用[4,7,10,18,20]。此外，Rowe 和 Zarins 的研究证实前下方肩不稳患者的 RI 大小有变异。他们报道了前方稳定术失败与 RI 扩大有关[17]。RI 的另一个功能是稳定肱二头肌长头腱[5]。最新的研究指出，RI 是一个随着肩关节的运动而改变大小的动态的结构[13,14]。

功能解剖

RI 是指冈上肌和肩胛下肌之间的间隙，内有肱二头肌长头腱穿过[5,12,16]（图1），呈三角形，内侧为喙突基底部，结节间沟的肱横韧带在外侧缘形成的顶点(图2)。RI 包括滑囊侧的喙肱韧带(CHL)以及

M. H. Özsoy (✉)
First Clinic of Orthopaedics and Traumatology,
Ankara Training and Research Hospital,
Ulucanlar Street, 06340, Ankara, Turkey
e-mail: hakanozsoy@rocketmail.com

A. Bayramoğlu
Department of Anatomy, Hacettepe University, Sıhhiye,
06100 Ankara, Turkey
e-mail: abayramo@hacettepe.edu.tr

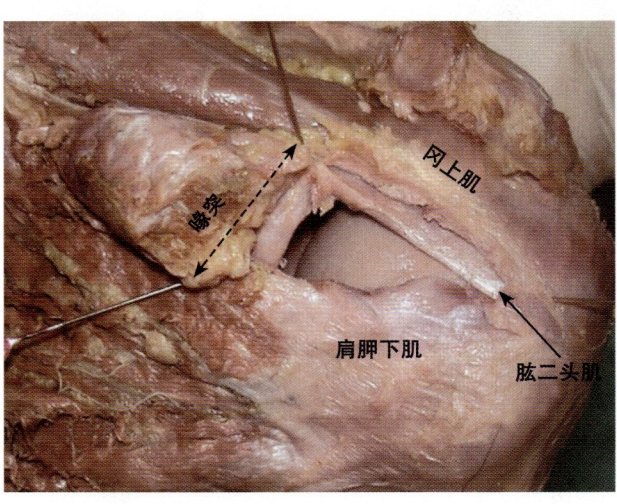

图1 尸体解剖。左肩前面观。喙突被切除。在切除了肩袖间隙区域后能看到肱二头肌长头腱

关节侧的盂肱上韧带(SGHL)。底部由关节囊、喙肱韧带、盂肱上韧带以及偶尔由盂肱中韧带(MGHL)构成(图3)。喙肱韧带起源于喙突背面近端1/3,延伸并止于肱骨大结节,小部分横跨结节间沟(图4)止于小结节近端。其外侧包含两个独立的肌束。其中一束融入大结节和冈上肌肌腱;另一束在二头肌沟并入小结节、肩胛下肌肌腱和肱横韧带。这种混合常常使喙肱韧带难以与其他结构明确区分[7]。

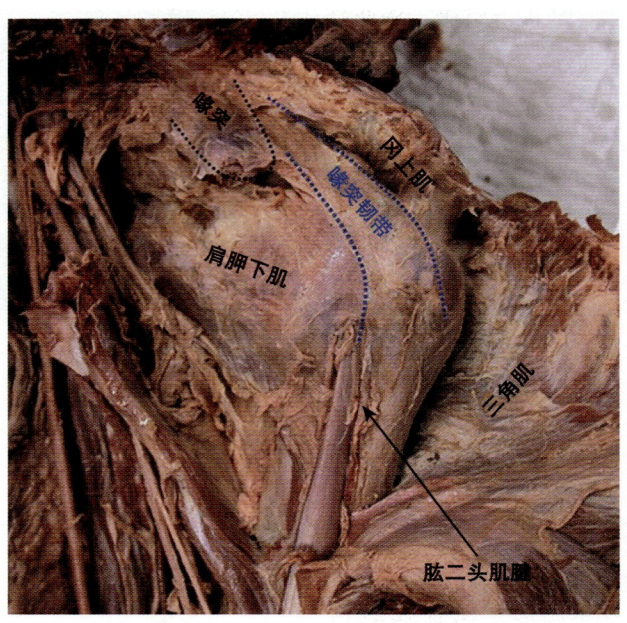

图4 尸体解剖。左肩,前面观。可见喙肱韧带及与冈上肌和肩胛下肌的解剖关系

盂肱上韧带起源于紧靠盂上结节的盂唇,在喙肱韧带深面穿过 RI 下表面止于小结节上方的肱骨头小凹。

剩下的 RI 结构是肱二头肌长头腱,起源于上盂唇和盂上结节,横过 RI,经二头肌滑车从 RI 顶点处穿出盂肱关节囊。喙肱韧带和肩胛下肌肌腱是肱二头肌滑车系统的主要结构(图5),保持肱二头肌肌腱在其沟内[5]。

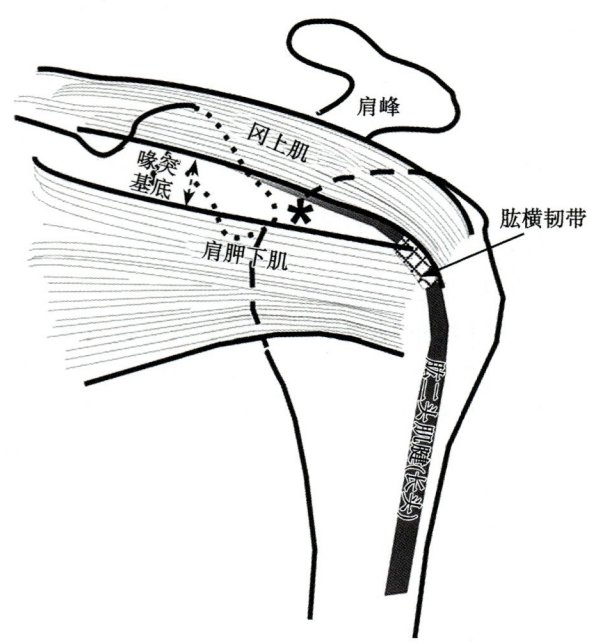

图2 左肩的示意图显示了肩胛间隙区域的边界

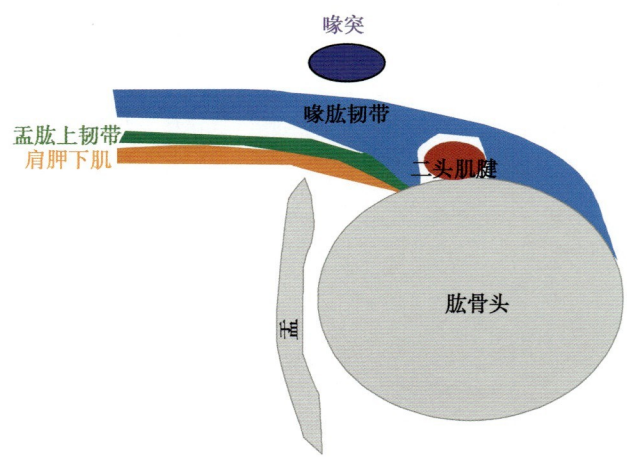

图5 二头肌腱滑车组成示意图。盂肱上韧带、肩胛下肌肌腱和喙肱韧带的内侧束形成了二头肌滑车系统的内侧部分,它是维系二头肌腱在结节间沟中解剖位置的最重要结构

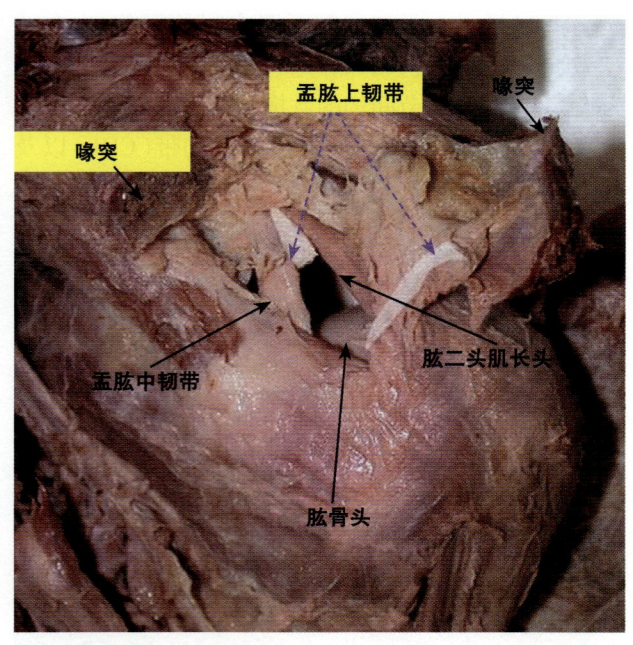

图3 尸体解剖。左肩前面观。喙突已经切除。位于肩袖间隙区域的上盂肱韧带、肱二头肌长头腱,有时包括盂肱中韧带

二头肌间沟的内侧鞘(喙肱韧带内侧反折部分)是由盂肱上韧带/喙肱韧带复合体以及肩胛下

肌肌腱止点组成。这些结构共同构建了二头肌腱鞘内侧壁。盂肱上韧带与喙肱韧带的内侧反折部分组成了更加强健的内-上侧滑车系统。喙肱韧带构成外侧。

防止二头肌腱内侧半脱位的最重要结构是滑车系统或盂肱上韧带/喙肱韧带内侧复合体而非肱横韧带。仅切断肱横韧带并不会造成二头肌腱半脱位。临床和生物力学研究表明 RI 对肩部的稳定性和生物力学都很重要,它的主要功能是使肩向前下方和后方移动以及使内收状态的肩外旋[1,4,6,7,9]。至于是喙肱韧带还是盂肱上韧带是主要的,仍存争议[1,6,18]。

Boardman 等人认为喙肱韧带比盂肱上韧带的刚度和极限载荷更大[1]。Itoi 和他的同伴认为喙肱韧带是肩外旋时限制其向下方移动的主要结构[6]。

相反,Warner 等人认为限制内收的肩向下移动的主要结构是盂肱上韧带。喙肱韧带似乎没有显著的悬吊作用[18]。

在最近的尸体研究中,Jost 等区分了肩袖间隙的两种功能构成,内侧部分由 2 层构成而外侧部分由 4 层构成。据报道,作为内侧部分的喙肱韧带是控制内收的上肢向下方移动,兼具较小的控制外旋作用。而外侧部分主要是控制内收的上肢外旋[7]。

总之,喙肱韧带和盂肱上韧带是肩部生物力学重要的结构,因为大多数的外科干预都涉及这两个韧带。

RI 是没有肩袖支持的部分,对保持关节负压起着重要作用,其缺陷会明显增加肱骨头的移动。研究证实,关节囊或 RI 的穿孔造成的关节内负压减少就会使肱骨头前后移动增加 52%[12]。

临床价值

人们对 RI 区域的功能的兴趣再次增加,尤其是因为 RI 缺陷常与复发的前下方和多方向的不稳有关。如果盂肱不稳的患者在肩外旋时陷窝征没有消失,应当怀疑 RI 区域的缺陷。一般研究认为,作为稳定手术的一部分,尤其是下方移位为主时,关节囊的缺陷应完全关闭[2,4,11,17,19,20]。

有不同的 RI 病理分类。Nobuhara 和 Ikeda 根据机械强度将 RI 分为两型。I 型,RI 收缩且受累的组织浅表。当 RI 和喙肱韧带收缩时,盂肱关节的运动明显受限[11]。II 型,RI 松弛并伴有盂肱不稳,主要累及 RI 深层结构。

Kim 等人通过 MRI 证明 RI 松弛与肩部不稳有关[8]。

临床研究报道,上下重叠缝合能使盂肱不稳功能恢复的更好[3,15]。Nobuhara 和 Ikeda 报道了 106 例(101 名患者)肩关节不稳中的 76 例进行开放 RI 修复治疗。其中 40% 的患者疼痛得到完全缓解,56% 的患者仅在过度用肩时有疼痛。70% 的患者可以达到日常正常活动的水平,仅 3 例仍有明显的肩关节不稳[11]。

Wolf 等人报道闭合 RI 减少了前方(17%)、后方(15%)和下方(25%)的移位[19]。Yamamato 等人相似的研究表明,在盂肱上韧带/盂肱中韧带和盂肱上韧带/肩胛下肌之间闭合 RI 使内收的肩前移减小。此外,盂肱上韧带/盂肱中韧带闭合能降低肩外展外旋时的前移和内收时的后移[20]。但是 Plausinis 认为关闭 RI 减少了肩内收时向前下方移动,但不能控制后移[15]。同样,Molonge 认为关闭 RI 对后方稳定没效。所以,关闭 RI 能减少肩部前方和下方的移位是公认的[9],而对后移的效果有争议。

尽管闭合 RI 能减轻不稳,却可能导致术后肩外旋功能受损。Molonge 报道关闭 RI 使内收的肩外旋减少 14.3°[9]。Plausinis 等和 Field 等也报道术后有 10°~15° 的外旋功能减少[2,15]。

RI 是一个动态结构,大小随肩部旋转而变。Plancher 和 Ozsoy 等在尸体研究中发现内收的肩外旋时间隙扩大(变紧),内旋时关闭(松弛)[13,14](图 6a,b)。Harryman 等提到外展和内旋使 RI 关节囊间隙松弛[4]。

Plancher 等和 Ozsoy 等报道外展使 RI 松弛,并由此推断在内旋或外展位修复 RI 会导致过紧而限制患者的外旋功能[13](图 6c)。所以,应在肩内收外旋位进行重叠术(沙滩椅位),或者在侧卧位施行手术时,保持肩外旋位,减小肩外展角度[13,16]。

RI 损伤对肩部不稳的影响仍存在争议。某些有选择的手术技术可能用于 RI,但常规手术的证据不明确。

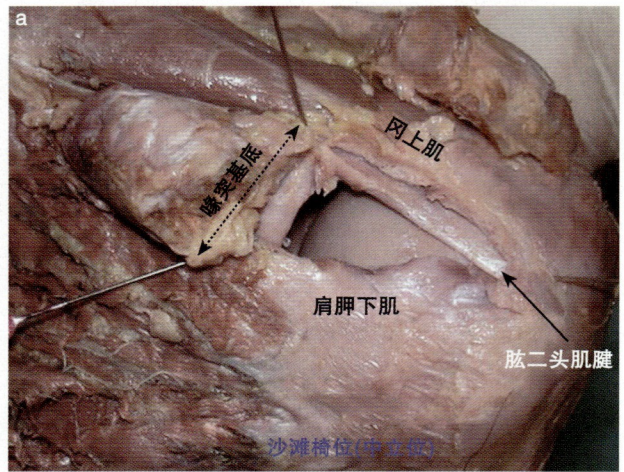
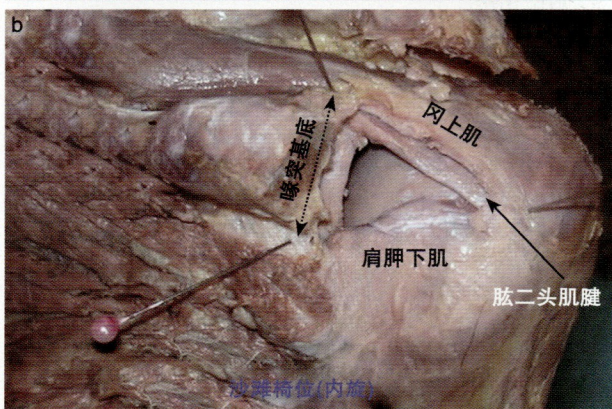
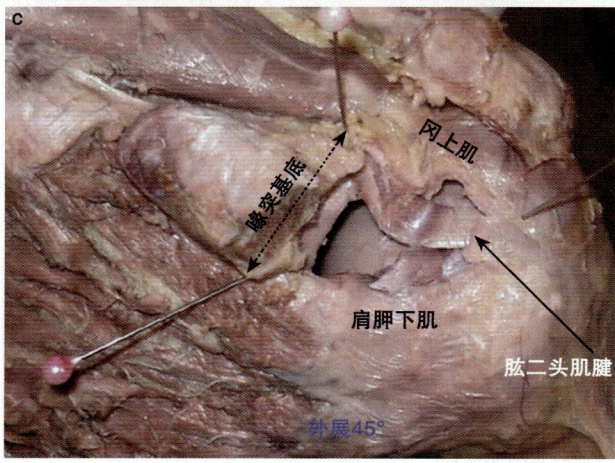

图6 （a）尸体解剖。左侧肩部前面观。喙突已切除。在沙滩椅位时肩袖间隙的大小，旋转中立位。（b）沙滩椅位，内旋45°。与中立旋转位相比，其喙突底部延长和肩胛下肌边缘缩短（图6a）。（c）沙滩椅位，外展45°，旋转中立位。可见在喙突基底部延长和在冈上肌及肩胛下肌边缘的缩短

参考文献

1. Boardman, N.D., Debski, R.E., Warner, J.P., et al.: Tensile properties of the superior glenohumeral and coracohumeral ligaments. J. Shoulder Elbow Surg. **5**, 249–254 (1996)
2. Field, L.D., Warren, R.F., O'Brien, S.J., Altchek, D.W., Wickiewicz, T.L.: Isolated closure of rotator interval defects for shoulder instability. Am. J. Sports Med. **23**, 557–563 (1995)
3. Gartsman, G.M., Roddey, T.S., Hammerman, S.M.: Arthroscopic treatment of anterior-inferior glenohumeral instability. Two to five-year follow-up. J. Bone Joint Surg. Am. **82**, 991–1003 (2000)
4. Harryman II, D.T., Sidles, J.A., Harris, S.L., Matsen III, F.A.: The role of the rotator interval capsule in passive motion and stability of the shoulder. J. Bone Joint Surg. Am. **74**, 53–66 (1992)
5. Hunt, S.A., Kwon, Y.W., Zuckerman, J.D.: The rotator interval: anatomy, pathology, and strategies for treatment. J. Am. Acad. Orthop. Surg. **15**, 218–227 (2007)
6. Itoi, E., Berglund, L.J., Grabowski, J.J., et al.: Superior-inferior stability of the shoulder: role of the coracohumeral ligament and the rotator interval capsule. Mayo Clin. Proc. **73**, 508–515 (1998)
7. Jost, B., Koch, P.P., Gerber, C.: Anatomy and functional aspects of the rotator interval. J. Shoulder Elbow Surg. **9**, 336–341 (2000)
8. Kim, K.C., Rhee, K.J., Shin, H.D., Kim, Y.M.: Estimating the dimensions of the rotator interval with use of magnetic resonance arthrography. J. Bone Joint Surg. Am. **89**, 2450–2455 (2007)
9. Mologne, T.S., Zhao, K., Hongo, M., Romeo, A.A., An, K.N., Provencher, M.T.: The addition of rotator interval closure after arthroscopic repair of either anterior or posterior shoulder instability: effect on glenohumeral translation and range of motion. Am. J. Sports Med. **36**, 1123–1131 (2008)
10. Neer II, C.S.: Displaced proximal humerus fractures: I. Classification and evaluation. J. Bone Joint Surg. Am. **52**, 1077–1089 (1970)
11. Nobuhara, K., Ikeda, H.: Rotator interval lesion. Clin. Orthop. Relat. Res. **223**, 44–50 (1987)
12. Nottage, W.: Rotator interval lesions: physical exam, imaging, arthroscopic findings, and repair. Tech. Shoulder Elbow Surg. **4**, 175–184 (2003)
13. Ozsoy, M.H., Bayramoglu, A., Demiryurek, D., et al.: Rotator interval dimensions in different shoulder arthroscopy positions: a cadaveric study. J. Shoulder Elbow Surg. **17**, 624–630 (2008)
14. Plancher, K.D., Johnston, J.C., Peterson, R.K., Hawkins, R.J.: The dimensions of the rotator interval. J. Shoulder Elbow Surg. **14**, 620–625 (2005)
15. Plausinis, D., Bravman, J.T., Heywood, C., et al.: Arthroscopic rotator interval closure: effect of sutures on glenohumeral motion and anterior-posterior translation. Am. J. Sports Med. **34**, 1656–1661 (2006)
16. Provencher, M.T., Saldua, N.S.: The rotator interval of the shoulder: anatomy, biomechanics, and repair techniques. Oper. Tech. Orthop. **18**, 9–22 (2008)
17. Rowe, C.R., Zarins, B.: Recurrent transient subluxation of the shoulder. J. Bone Joint Surg. Am. **63**, 863–872 (1981)
18. Warner, J.J., Deng, X.H., Warren, R.F., Torzilli, P.A.: Static capsuloligamentous restraints to superior-inferior translation of the glenohumeral joint. Am. J. Sports Med. **20**, 675–685 (1992)
19. Wolf, R.S., Zheng, N., Iero, J., Weichel, D.: The effects of thermal capsulorrhaphy and rotator interval closure on multidirectional laxity in the glenohumeral joint: a cadaveric biomechanical study. Arthroscopy **20**, 1044–1049 (2004)
20. Yamamoto, N., Itoi, E., Tuoheti, Y., et al.: Effect of rotator interval closure on glenohumeral stability and motion: a cadaveric study. J. Shoulder Elbow Surg. **15**, 750–758 (2006)

第二章 肩袖撕裂的病理

Achilleas Boutsiadis, Dimitrios Karataglis,
and Pericles Papadopoulos

江长青 译

内容

介绍	67
肩袖撕裂的病理	67
外部因素	67
内部因素	68
肩袖的血管	70
肌腱病的神经理论	70
遗传对肩袖撕裂的影响	70
总结	70
参考文献	70

A. Boutsiadis(✉), D. Karataglis, and P. Papadopoulos
1st Orthopaedic Department "G Papanikolaou" General Hospital,
Aristotelian University of Thessaloniki, Exohi Thessaloniki,
57010 Chortiatis, Greece
e-mail: mpoutsia@ yahoo. gr; dkarataglis@ yahoo. gr;
perpap@ otenet. gr

介绍

肩袖损伤较常见,尤其是在 60 岁以上的人。它不仅影响肩部的功能,同时也影响患者的整体健康状况和生活质量[28]。1934 年 Codman 最先描述了肩袖撕裂的病理[8]。此后提出了许多理论以解释潜在的病理,并作了大量的努力以确定导致肩袖撕裂的潜在因素。几十年的研究认为致病因素分为内外两类。

外在的因素实际上与冈上肌撕裂易感人群的解剖和人口学变量有关,而内在因素包括肌腱和肌肉本身的病理性和退行性改变。

目前认为,在大多数的病例中,外在因素和内在因素在肩袖撕裂的病理中起同样重要的作用。尽管有了分子生物学的进展,但是有关本病的发病机制的许多方面仍没有得到充分了解。

肩袖撕裂的病理

外部因素

撞击与肩峰形状

1987 年, Neer 等人[31]在对术中的 400 例患者观察后,认为 95% 的撕裂是由肌腱对肩峰前 1/3 的撞击导致的。Bigliani[4]等人的观察强化了这个假说,即撞击的程度取决于肩峰的形状。他们证明了在矢状面的肩峰形状的不同,并将其分为 3 种:Ⅰ型(平坦型),Ⅱ型(弯曲型)及Ⅲ型(钩型)。肩峰的类型和肩袖撕裂之间正相关,Ⅲ型对肩峰下间隙内肌腱平顺运动影响最严重[4,25,42]。在 20 世纪 90 年代初, Neer's 的假说获得了广泛的接受,切开或关节镜肩峰下减压成为缓解与肩袖病理相关的肩部疼痛的主要手段。

然而，随后的研究表明，Ⅱ型和Ⅲ型肩峰并非先天性的[35,44]。此外，还发现从Ⅰ型到Ⅲ型的发展与年龄有关[42]。喙肩韧带对肩峰前1/3的牵引力似乎会导致骨刺形成。而且，许多研究者发现，仅肩峰下减压并不总能保证缓解患者的疼痛[10,17]。

现在，证据充分地证明肩袖撕裂通常是从关节侧开始的，而不是肩峰滑囊侧。单纯肩袖撞击导致磨损是不大可能的。现在认为撞击肩峰的牵引骨刺或许只是间接促进肩袖病变，它的"机械"角色并非像以前想象的那样重要[19]。

人口学因素

外在因素包括许多人口统计学的变量。然而，这些因素的相关研究却很少，高质量的数据很少。

关于优势手机械性过度使用与肩袖病理之间的相关性的研究相对较多。Yamaguchi等人[43]认为，通常优势侧的撕裂比对侧症状多。然而，36%有症状的全层撕裂同时会有对侧的无症状的全层撕裂。此外，超声研究显示这一数据在60岁以上的患者中增加到50%[43]。

另一个对肩袖完整性有负面影响的人口统计学因素是吸烟。最近，Baumgarten等人观察到吸烟和肩袖疾病之间较强的关联性。值得关注的是，冈上肌撕裂似乎与吸烟有量和时间的相关性[2]。

尼古丁也与肩袖修复术后效果不佳有很强的相关性。大鼠动物模型及临床研究表明，尼古丁对愈合的肌腱具有毒害作用，吸烟者的术后功能更差，疼痛评分增加，患者的满意度下降[12,26]。

最后，诸如糖尿病等其他因素也与肩袖修复术后腱愈合能力下降有关[6]。

内部因素

内在因素包含了一系列肩袖本身的机制。在这些假说中，年龄相关性退变和反复的微小创伤似乎是解释肩袖疾病机制的最可靠的模型。我们也必须考虑肌腱病的理论中肩袖血管及神经的作用。

退行性变和微创伤理论

用超声进行的流行病学研究显示，年龄和冈上肌肌腱撕裂发病率正相关[39]。各年龄组撕裂的发生率分别是：50~59岁为13%，60~69岁为20%，70~79岁为31%，80~89岁为52%[39]。然而，应该指出的是大多数受检者是没有症状的。这导致了肩袖撕裂或许是"正常"的老化过程的假说。

组织学研究支持先前的持续的退变导致肩袖疾病的假说。在肩袖的止点经常能发现年龄相关性改变所导致的细胞结构和血供的缺失以及纤维软骨团的形成[1,27]。最近Hashimoto等发现肩袖撕裂的7种特征性组织学异常：

1. 胶原纤维减少和方向紊乱
2. 黏液样退变
3. 玻璃样退变
4. 血管增殖（34%）
5. 脂肪浸润（33%）
6. 软骨样化生（21%）
7. 肌腱内钙化（19%）

必须强调的事实是，血管增殖和脂肪浸润只出现在肩袖的滑囊侧。在关节侧发现的其余5种组织学改变是原发性退行性肌腱拉力的"减少因素"[16,18]。

此外，在研究影响肩袖病理的分子生化学介质时，Premdas等人[34]观察到在靠近肩袖撕裂边缘的无血管结缔组织中平滑肌肌动蛋白（SMA）水平增高。在体外，SMA导致胶原黏多糖混合物的收缩。在体内，这种反应可能导致撕裂的肩袖边缘的收缩，使修复边缘的距离拉大而影响初始愈合过程。

应当高度重视胶原纤维质变的影响[21]。一般来说，正常的冈上肌肌腱的中心主要是由Ⅰ型胶原纤维和少量Ⅲ型胶原纤维、核心蛋白聚糖以及二聚糖组成。肌腱止点（肌腱的足迹）主要成分是能更好地承受压缩载荷的Ⅱ型胶原。损伤肩袖的纤维软骨区的胶原从Ⅱ型转向Ⅲ型，其肌腱承受压缩载荷的能力改变[24]。然而，还不清楚这种变化是一种年龄相关的"生理性"退变还是反复过度使用或微小损伤所引起。

与退变相似，微损伤理论认为，肌腱的反复超负荷压力所导致的微小损伤及撕裂伤使肌腱没有足够的时间在下一次创伤发生前愈合。这种理论的"根源"可以追溯到1934年，当时Codman论证了肌腱部分撕裂始于负载能力低于滑囊侧的关节侧[7]。

接下来的问题是发生反复的超负荷时炎症反应的作用。为此，Soslowksy等人[37]建立了大鼠的动物模型，模拟了肩峰下冈上肌的反复运动。他们观察到生长转化因子TGFβ-1的基因表达下调、细胞增加、胶原方向紊乱以及细胞形态特征改变。更重要的是，在13周末，肌腱横截面积增减，最大断裂负荷却减少。在另外一个动物模型中使用反转录聚合酶链式反应（RT-PCR），观察到血管源性标志物

(VEGF)3 天中急增了 400%，COX-2 在 8 周中亚急性增加了 300%[33]。

有活体研究了人类肌腱细胞的白介素-1β（IL-1β）的生化级联变化。发现了 COX-2 的增加所导致的前列腺素 E2（PGE2）增加[40]。同时基质金属蛋白酶（MMP）尤其是 MMP-1、MMP-3 和 MMP-13 增加。还有很多研究发现当冈上肌肌腱受到拉力时，上列炎症介质会增加[20,22]。尽管肩袖撕裂时，IL-1E 在体内的重要性还不清楚，但是可以确信的是，COX-2 和 PGE2 是主要的疼痛介质，MMPs 会导致组织结构丧失。

尽管存在炎性介质，但是对肩袖撕裂的尸体和手术标本的研究却没有发现任何重要的慢性炎症反应。Bensond 等人[3]发现了伴有细胞外基质退化和水肿和淀粉样沉积（20%）的形态学证据，但是却没有在肩峰下减压患者中发现伴有少量 B 或 T 淋巴细胞存在的慢性炎症的证据。唯一有关慢性炎症过程的间接发现是在术中[16]或超声多普勒[32]观察到的再血管化。

对肩袖撕裂的活体组织病理没有证明在退化过程中炎症反应存在重要作用。

氧化应激和凋亡

2002 年，Yuan 等人证明在撕裂的肩袖边缘凋亡细胞的（34%）浓度较正常肌腱的（13%）增加[45]。进一步的研究证明了暴露于 H_2O_2 中培养的人类肩袖细胞其氧化应激会导致细胞内重要的凋亡介质如细胞色素 C 和蛋白酶-3 的浓度增加[46]。最后，人类肩袖撕裂的体内研究显示了异常的抗氧化剂过氧化物酶即过氧化物氧化还原酶 5（PRDX5）含量下降。诱导 PRDX5 的过度表达使得凋亡减少了 46%[47]。上述研究都表明，氧化应激在冈上肌肌腱病和撕裂中有着重要的作用。

Murrel 和他的团队做了大量的努力，研究这种氧化反应介质并且提出了可能的反应通路[41]。他们在体内冈上肌标本中发现两种关键介质有重要作用：细胞外基质中的基质金属蛋白酶（MMP-1）以及细胞内基质中的 JNK 蛋白激酶。

受损肌腱的 MMP-1 水平增高，导致组织结构丧失，胶原蛋白合成下降及异常的肌腱生化改变。此外，JNK 是一种分裂素诱导的蛋白激酶，在肌腱中它被 IL-1 和循环机械张力而诱导产生[36]（图 1）。

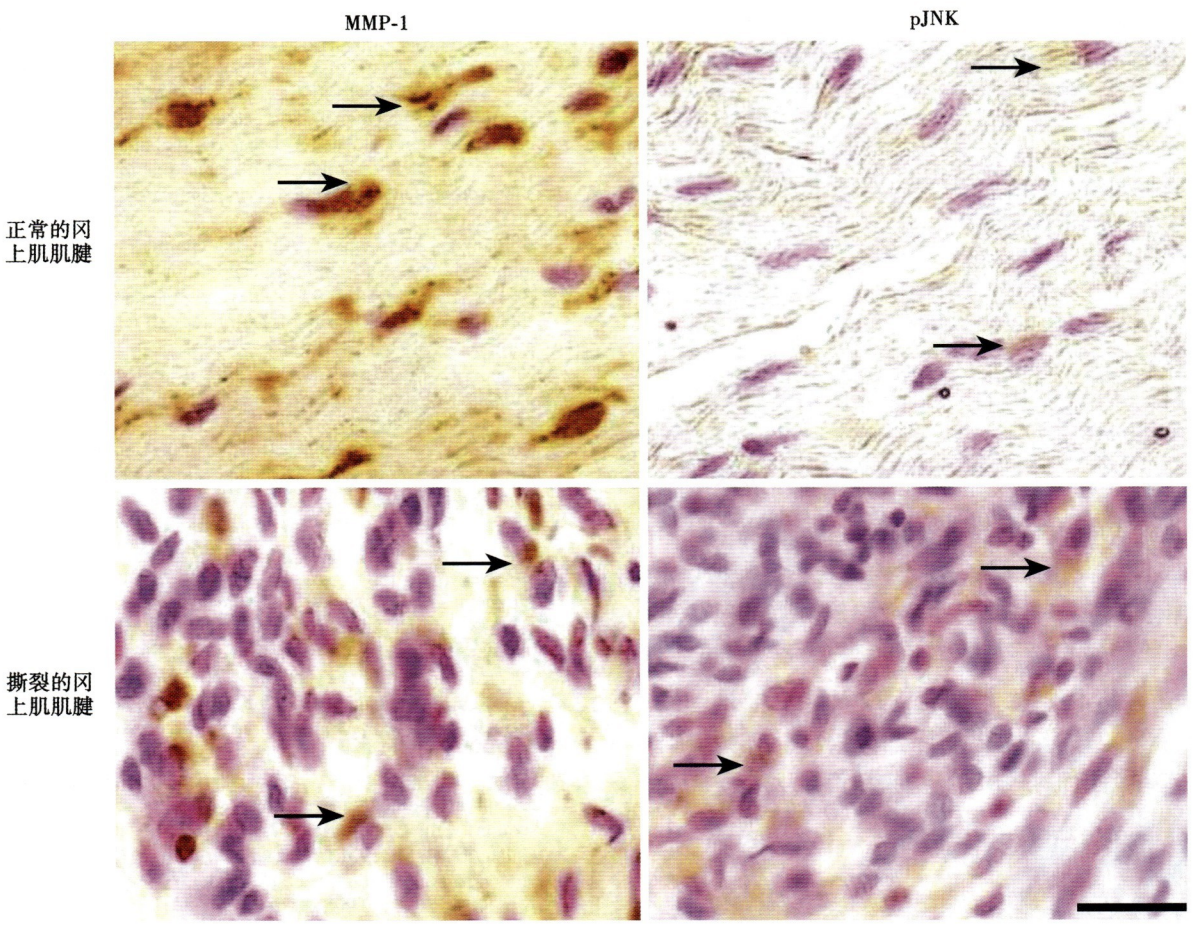

图 1 肌腱纵切面，免疫组化检测磷酸化 JNK 和 MMP1[41]

当 JNK 磷酸化后,激活与凋亡通路相关的一系列转录因子[9]。当使用 JNK 特异性抑制剂时,MMP 的水平和肌腱损伤程度下降。图2 勾画了这种可能的通路模型。

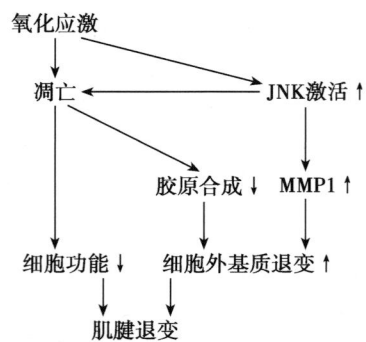

图2 氧化应激下肌腱退变的可能通路[41]

肩袖的血管

1990年,Lohr 和 Uhthoff[23]报道在冈上肌止点近端10～15mm处有一个"关键"的缺血区。从那时起,这个区域和其确切的作用成为争论的焦点。其他研究[5,30]检测了毛细血管的分布、数量和直径,却没有发现明显的缺血区。

相反,最近对撕裂肌腱的组织学和免疫组化研究证实了这个"关键"区域是高灌注的[11]。术中多普勒检查也再次证实了在冈上肌撕裂边缘[38]重要区域中的高灌注,使人们对冈上肌"关键"区域的重要性产生质疑。

有人提出了当前臂完全内收时或当肱骨头受压时,动脉灌注是否减少的问题。

肌腱病的神经理论

2006年,Molloy 等人[29]观察到大鼠肌腱在过度使用后谷氨酸信号蛋白的表达增加。在谷氨酸中培养肌腱细胞会导致其凋亡增加。要指出的是谷氨酸与中枢神经系统有关的多肽,并且与肌腱退化的发病机制有关。此外,高浓度的 P 物质也被认为与肩袖疾病有关[13]。神经过度刺激导致疼痛症状、肩袖组织破坏、产生结构弱点以及随之而来的撕裂是可能的。先前的观察构成了神经理论的基础,尽管仍存在争议但是却成为未来研究的兴奋点。

遗传对肩袖撕裂的影响

最近又有人提出肩袖病理的潜在基因易感性问题。

研究表明[14,15],基因可能对肩袖病有影响。最近发现冈上肌撕裂患者的兄弟姐妹发病率高。而且,基因因素也可能影响撕裂的进程、大小以及中期出现的疼痛[14,15]。

基因因素或许不仅仅在全层撕裂的发生有作用,也在其发展中起作用。然而,需要更多的研究来为此提供有力的证据。

总结

全层撕裂在一般人群中的总发生率范围是7%～27%之间,而部分撕裂达到13%～37%。并非所有的撕裂都会产生症状。可能的撕裂原因的理论包括从纯粹的机械磨损到年龄相关的退行性变。内在或外在因素是否造成撕裂的发生以及作用程度都还不明确。一些研究已经注意到了细胞核和细胞外基质的改变,以及肌腱内细胞凋亡,但是这个过程的具体通路尚不清楚。

参考文献

1. Barr, K.P.: Rotator cuff disease. Phys. Med. Rehabil. Clin. N. Am. **15**(2), 475–491 (2004)
2. Baumgarten, K.M., Gerlach, D., Galatz, L.M., et al.: Cigarette smoking increases the risk for rotator cuff tears. Clin. Orthop. Relat. Res. **468**(6), 1534–41 (2010). [Epub 13 Mar 2009]
3. Benson, R.T., McDonnell, S.M., Rees, J.L., et al.: The morphological and immunocytochemical features of impingement syndrome and partial-thickness rotator-cuff tear in relation to outcome after subacromial decompression. J. Bone Joint Surg. Br. **91**(1), 119–123 (2009)
4. Bigliani, L., Morrison, D., April, E.: The morphology of the acromion and rotator cuff impingement. Orthop. Trans. **10**, 228 (1986)
5. Brooks, C.H., Revell, W.J., Heatley, F.W.: A quantitative histological study of the vascularity of the rotator cuff tendon. J. Bone Joint Surg. Br. **74**, 151–153 (1992)
6. Chen, A.L., Shapiro, J.A., Ahn, A.K., et al.: Rotator cuff repair in patients with type I diabetes mellitus. J. Shoulder Elbow Surg. **12**(5), 416–421 (2003)
7. Codman, E.A.: The Shoulder: Rupture of the Supraspinatus Tendon and Other Lesions in or About the Subacromial Bursa. Thomas Todd, Boston (1934)
8. Codman, E.A., Ackerson, I.B.: The pathology associated with rupture of the supraspinatus tendon. Ann. Surg. **93**(1), 348–359 (1931)
9. Filomeni, G., Aquilano, K., Civitareale, P., et al.: Activation of c-Jun-N terminal kinase is required for apoptosis triggered by glutathione disulfide in neuroblastoma cells. Free Radic. Biol. Med. **39**(3), 345–354 (2005)
10. Flatow, E.L., Weinstein, D.M., Duralde, X.A., et al.: Coracoacromial ligament preservation in rotator cuff surgery. J. Shoulder Elbow Surg. **3**(Suppl), S73 (1994)
11. Fukuda, H., Hamada, K., Yamanaka, K.: Pathology and pathogenesis of bursal-side rotator cuff tears viewed from en bloc histologic sections. Clin. Orthop. Relat. Res. **254**, 75–80 (1990)
12. Galatz, L.M., Silva, M.J., Rothermich, S.Y., et al.: Nicotine delays tendon-to-bone healing in a rat shoulder model. J. Bone Joint Surg. Am. **88**(9), 2027–2034 (2006)
13. Gotoh, M., Hamada, K., Yamakawa, H., et al.: Increased substance P in subacromial bursa and shoulder pain in rotator cuff diseases.

J. Orthop. Res. **16**(5), 618–621 (1998)
14. Gwilym, S.E., Watkins, B., Cooper, C.D., et al.: Genetic influences in the progression of tears of the rotator cuff. J. Bone Joint Surg. Br. **91**(7), 915–917 (2009)
15. Harvie, P., Ostlere, S.J., Teh, J., et al.: Genetic influences in the aetiology of tears of the rotator cuff: sibling risk of a full-thickness tear. J. Bone Joint Surg. Br. **86-B**, 696–700 (2004)
16. Hashimoto, T., Nobuhara, K., Hamada, T.: Pathologic evidence of degeneration as a primary cause of rotator cuff tear. Clin. Orthop. Relat. Res. **415**, 111–120 (2003)
17. Hyvonen, P., Lohi, S., Jalovaara, P.: Open acromioplasty does not prevent the progression of an impingement syndrome to a tear. Nine-year follow-up of 96 cases. J. Bone Joint Surg. Br. **80**(5), 813–816 (1998)
18. Kannus, P., Jozsa, L.: Histopathological changes preceding spontaneous rupture of a tendon. A controlled study of 891 patients. J. Bone Joint Surg. Am. **73**(10), 1507–1525 (1991)
19. Ko, J.Y., Huang, C.C., Chen, W.J., et al.: Pathogenesis of partial tear of the rotator cuff: a clinical and pathologic study. J. Shoulder Elbow Surg. **15**(3), 271–278 (2006)
20. Koshima, H., Kondo, S., Mishima, S., et al.: Expression of interleukin-1β, cyclo-oxygenase-2, and prostaglandin E2 in a rotator cuff tear in rabbits. J. Orthop. Res. **25**(1), 92–97 (2007)
21. Kumagai, J., Sarkar, K., Uhthoff, H.K.: The collagen types in the attachment zone of rotator cuff tendons in the elderly: an immunohistochemical study. J. Rheumatol. **21**(11), 2096–2100 (1994)
22. Li, Z., Yang, G., Khan, M., et al.: Inflammatory response of human tendon fibroblasts to cyclic mechanical stretching. Am. J. Sports Med. **32**(2), 435–440 (2004)
23. Lohr, J.F., Uhthoff, H.K.: The microvascular pattern of the supraspinatus tendon. Clin. Orthop. Relat. Res. **254**, 35–38 (1990)
24. Longo, U.G., Franceschi, F., Ruzzini, L., et al.: Histopathology of the supraspinatus tendon in rotator cuff tears. Am. J. Sports Med. **36**(3), 533–538 (2008)
25. MacGillivray, J.D., Fealy, S., Potter, H.G., et al.: Multiplanar analysis of acromion morphology. Am. J. Sports Med. **26**(6), 836–840 (1998)
26. Mallon, W.J., Misamore, G., Snead, D.S., et al.: The impact of preoperative smoking habits on the results of rotator cuff repair. J. Shoulder Elbow Surg. **13**(2), 129–132 (2004)
27. Matthews, T.J., Hand, G.C., Rees, J.L., et al.: Pathology of the torn rotator cuff tendon. Reduction in potential for repair as tear size increases. J. Bone Joint Surg. Br. **88**(4), 489–495 (2006)
28. McKee, M.D., Yoo, D.J.: The effect of surgery for rotator cuff disease on general health status. Results of a prospective trial. J. Bone Joint Surg. Am. **82**(7), 970–979 (2000)
29. Molloy, T.J., Kemp, M.W., Wang, Y., et al.: Microarray analysis of the tendinopathic rat supraspinatus tendon: glutamate signaling and its potential role in tendon degeneration. J. Appl. Physiol. **101**(6), 1702–1709 (2006)
30. Moseley, H.F., Goldie, I.: The arterial pattern of the rotator cuff of the shoulder. J. Bone Joint Surg. Br. **45**, 780–789 (1963)
31. Neer II, C.S., Poppen, N.K.: Supraspinatus outlet. Orthop. Trans. **11**, 234 (1987)
32. Ohberg, L., Lorentzon, R., Alfredson, H.: Neovascularisation in Achilles tendons with painful tendinosis but not in normal tendons: an ultrasonographic investigation. Knee Surg. Sports Traumatol. Arthrosc. **9**(4), 233–238 (2001)
33. Perry, S.M., McIlhenny, S.E., Hoffman, M.C., et al.: Inflammatory and angiogenic mRNA levels are altered in a supraspinatus tendon overuse animal model. J. Shoulder Elbow Surg. **14**(1 Suppl S), 79S–83S (2005)
34. Premdas, J., Tang, J.B., Warner, J.P., et al.: The presence of smooth muscle actin in fibroblasts in the torn human rotator cuff. J. Orthop. Res. **19**(2), 221–228 (2001)
35. Shah, N.N., Bayliss, N.C., Malcolm, A.: Shape of the acromion: congenital or acquired – a macroscopic, radiographic, and microscopic study of acromion. J. Shoulder Elbow Surg. **10**(4), 309–316 (2001)
36. Skutek, M., van Griensven, M., Zeichen, J., et al.: Cyclic mechanical stretching of human patellar tendon fibroblasts: activation of JNK and modulation of apoptosis. Knee Surg. Sports Traumatol. Arthrosc. **11**(2), 122–129 (2003)
37. Soslowsky, L.J., Thomopoulos, S., Tun, S., et al.: Neer Award 1999. Overuse activity injures the supraspinatus tendon in an animal model: a histologic and biomechanical study. J. Shoulder Elbow Surg. **9**(2), 79–84 (1999)
38. Swiontkowski, M.F., Iannotti, J.P., Boulas, H.J., et al.: Intraoperative assessment of rotator cuff vascularity using laser Doppler flowmetry. In: Post, M., Morrey, B.F., Hawkins, R.J. (eds.) Surgery of the Shoulder, pp. 208–212. Mosby, St. Louis (1990)
39. Tempelhof, S., Rupp, S., Seil, R.: Age-related prevalence of rotator cuff tears in asymptomatic shoulders. J. Shoulder Elbow Surg. **8**(4), 296–299 (1999)
40. Tsuzaki, M., Guyton, G., Garrett, W., et al.: IL-1 beta induces COX2, MMP-1, -3, and -13, ADAMTS-4, IL-1 beta and IL-6 in human tendon cells. J. Orthop. Res. **21**(2), 256–264 (2003)
41. Wang, F., Murrell, G.A., Wang, M.X.: Oxidative stress–induced c-Jun Nterminal kinase (JNK) activation in tendon cells upregulates MMP1 mRNA and protein expression. J. Orthop. Res. **25**(3), 378–389 (2007)
42. Wang, J.C., Shapiro, M.S.: Changes in acromial morphology with age. J. Shoulder Elbow Surg. **6**(1), 55–59 (1997)
43. Yamaguchi, K., Ditsios, K., Middleton, W.D., et al.: The demographic and morphological features of rotator cuff disease. A comparison of asymptomatic and symptomatic shoulders. J. Bone Joint Surg. Am. **88**(8), 1699–1704 (2006)
44. Yazici, M., Kopuz, C., Gülman, B.: Morphologic variants of acromion in neonatal cadavers. J. Pediatr. Orthop. **15**(5), 644–647 (1995)
45. Yuan, J., Murrell, G.A., Wei, A.Q., et al.: Apoptosis in rotator cuff tendinopathy. J. Orthop. Res. **20**(6), 1372–1379 (2002)
46. Yuan, J., Murrell, G.A., Trickett, A., et al.: Involvement of cytochrome-c release and caspase-3 activation in the oxidative stress-induced apoptosis in human tendon fibroblasts. Biochim. Biophys. Acta **1641**(1), 35–41 (2003)
47. Yuan, J., Murrell, G.A., Trickett, A., et al.: Overexpression of antioxidant enzyme peroxiredoxin 5 protects human tendon cells against apoptosis and loss of cellular function during oxidative stress. Biochim. Biophys. Acta **1693**(1), 37–45 (2004)

第三章 肩关节镜入路的神经血管风险

Daniel Daubresse

江长青 译

内容

恰当的入路定位 …………………………… 72
后入路 ……………………………………… 73
前方入路 …………………………………… 73
外侧入路 …………………………………… 73
上外侧入路 ………………………………… 73
下入路 ……………………………………… 74
前下(5点钟)入路 …………………………… 74
副后方入路 ………………………………… 74
后下方入路 ………………………………… 75
后下方7点入路 ……………………………… 75
　上内侧入路 ……………………………… 75
由外向内建立盂肱关节镜入路 ……………… 75
经肩袖入路 ………………………………… 76
腋神经 ……………………………………… 76
臂丛神经和腋动脉 …………………………… 77
喙突 ………………………………………… 77
参考文献 …………………………………… 77

D. Daubresse
Clinique du Parc Léopold, 1040 Bruxelles, Belgium
e-mail: ddaubressemd@skynet.be

关节镜技术已经成为诊断和治疗肩部损伤及疾病的有效手段。关节镜不但是诊断工具,更是肩关节病损的外科治疗手段。

患者置于对侧卧位或沙滩椅位。关节镜诊断经后方入路插关节镜入盂肱关节。应有序地、系统地检查整个关节(肩盂和肱骨头的关节面、盂唇、肱二头肌长头肌腱、肩胛下肌腱、腋下袋、关节囊韧带和滑膜)。肩峰下间隙镜检(撞击综合征、肩袖撕裂、钙化性肌腱炎、肩锁关节疾患)是盂肱关节镜检查的重要补充[3]。

恰当的入路定位

Meyer 等研究了12个常用肩关节镜入路与邻近的肌肉肌腱、神经血管结构之间的关系。

12具防腐尸体肩,置于沙滩椅位进行解剖。按照他们的说法,共建立了12种不同的入路:后方"软点"、后正中、前正中、前下、前上、5点钟、Neviaser、上外、经肩袖、Wilmington、前外侧和后外侧入路。在每个肩上检查6种入路,因此每种入路研究了6次。将穿刺套管穿入后再进行解剖研究,以便将其体积考虑在内。使用卡钳测量入路与邻近的易损神经血管结构(腋神经和肩胛上神经、腋动脉和肩胛上动脉、头静脉)的距离,观察入路经过的肌肉肌腱结构。前方入路损伤头静脉两次。5点钟入路最容易损伤到神经血管。这种入路距腋动脉和腋神经的平均距离分别为13mm和15mm。其他的前、后、上和外侧入路比较安全,距腋动脉和腋神经的平均距离大于20mm。所有入路均未引起肌肉肌腱破裂或较大的损伤。该研究表明插入套管时,除头静脉外,没有引起邻近神经血管结构损伤。

关节镜手术引起的常见神经损伤包括:神经直接损伤、筋膜室综合征继发性压伤和反射性交感神经萎缩。

由于神经直接损伤可能是由于入路不正确引起的,所以选择正确的入路就可以大大降低神经损伤的发生率。外科医师做手术入路时,手术刀应只刺穿皮肤,然后使用钝性套管椎进入关节。

后入路已成为关节镜诊断肩关节疾病的标准入路。

后入路

后入路看肩关节最清楚。后入路位于肩峰后外角下2cm、内1~2cm的位置。

肩关节内外旋的同时用拇指深触冈下肌和小圆肌之间的软点,确定后入路。此入路偏外会使观察很困难。

经此点将18或20号的脊髓穿刺针朝喙突外侧缘或喙突(通常在前方很容易触摸到)方向插入肩关节;膨胀肩关节使肱骨头远离肩盂,从而减少套管插入时引起医源性软骨损伤。

器械沿着肩胛冈外侧缘插入时,可能会损伤肩胛上神经。

此入路位于四边形间隙(内有腋神经走行)之上约3~4cm的位置。

由于肩关节镜技术的适应证不断增多,全方位抵达盂肱关节的需求日益增加。

对于关节内的某些特殊区域(包括腋袋在内),使用传统的后方和前方入路,通常很难对其进行操作。

Difelice等报道,采用8点钟或4点钟位的副后入路能够有效地对盂肱关节下半部进行操作。

为证明此种入路的安全性和有效性,他们用6个尸体肩标本,在模拟沙滩椅位和侧卧位时,测量了标准后入路和副后入路与腋神经和肩胛上神经的距离。他们认为该入路安全,方便在盂肱关节下方隐窝内的操作。

前方入路

前入路应位于喙突尖的上方和外侧。绝对不能位于喙突的下方或内侧,否则会危及臂丛神经。

前入路通常用于插入器械,应在后方的关节镜监视下穿刺;在AC关节和喙突外侧缘连线的中点插入钢针,穿过三角肌前部,由肩胛下肌和冈上肌间隙进入关节。

针应直接插入由盂唇(内侧缘)、肱二头肌腱(上缘)和肩胛下肌(下缘)围成三角。

有些医师的进针点更偏外,在AC关节和肩峰外侧缘之间。

由于前方软组织较厚,建议使用一次性套管方便插入器械。

当此入路转入肩峰下间隙时,通常会直接穿过CA韧带。

前入路偏内可能会损伤肌皮神经。

施行肩关节镜副前方入路时,"关节内三角"(由肱骨头、盂唇和肱二头肌肌腱围成)非常适合作为关节内的定位点。通过对20具尸体肩的解剖表明:通过前方入路插入器械时,对肩关节邻近的神经血管结构造成损伤的几率很小。临床资料(30例肩关节镜)表明:施行前方入路时,如果采取适当预防措施,此定位点可以保证入路安全、有效。

外侧入路

外侧入路用于肩峰下间隙的观察和手术,如肩峰成形术或治疗钙化性肌腱炎。

外侧入路定位的要点是保证三角技术达到肩峰前部的底面。

如果患者肌肉发达,而外侧入路点太靠后,器械将难以"转弯",以到达前方肩峰。

外侧入路位置应该偏外,与锁骨中段成一条线,在其外缘以外2~3cm。另一种定位方法是肩峰外缘的中点。

经外侧入路将器械插入肩峰下间隙时,器械可直接向内侧插入,然后朝AC关节进行三角技术操作。

牵引上肢以免造成肩袖损伤。

应注意腋神经在肩峰外侧约5cm处进入三角肌深面。但有时腋神经进入三角肌的小分支,距离肩峰外侧可能只有1cm。

上外侧入路

在治疗各种肩部疾病的手术过程中,关节镜手术需要更好的视野以检查囊内结构和损伤。Laurencin等提出了一种新的肩关节镜入路,插入器械更安全,可以全方位地检查盂肱关节(尤其前面),而且便于无障碍地观察从邻近的标准前方入路插入的大器械。上外侧入路可用于检查前方肩盂颈，故非常适合进行肩关节前方稳定术，方便进行诸如清理或移动松解组织、放置锚钉或缝合。

下入路

Bhatia 等发现通过后入路接近下方盂肱隐窝（IGHR）时容易损伤的肌肉肌腱和神经结构。14 具防腐尸体肩关节，在不用关节镜不膨胀关节的情况下，使用 3 枚 18 号脊髓穿刺针建立 2 个后下方入路和 1 个腋下袋入路。在解剖过程中，记录穿刺针经过的肌肉肌腱结构，以及腋神经（位于三角肌底面、四边孔和关节囊间）、小圆肌神经支（位于小圆肌下缘和关节囊间）与肩胛上神经之间的距离。他们还测量了肩峰与下方盂肱隐窝之间的垂直距离以及肩峰与腋神经之间的垂直距离。统计学分析（多因素比较）入路的相对安全性。不管在何种层面，腋下袋入路与三条神经之间的平均距离都要比后下方入路与三条神经之间的平均距离要长。在一具标本中（7.1%），后下方入路与腋神经及小圆肌神经支之间的距离很近（2mm 以内）。除三角肌底边平面之外，腋下袋入路与神经之间的距离在其他平面均显著增大（$P<0.05$）。这项研究表明后入路对 IGHR 进行操作是安全的；尽管后下方入路有可能损伤腋神经，但几率较低。腋下袋入路与神经结构之间的距离相对较远，因此对相同区域进行操作时更安全。通过关节镜技术对 IGHR 进行操作时，采用后下方入路和腋下袋入路较为安全。由于腋下袋入路与神经结构之间的距离最远，故可优先考虑腋下袋入路。

前下（5 点钟）入路

Davidson 和 Tibone[5] 介绍了沿肩盂缘 5 点钟位的肩关节前下器械入路。

他们使用 14 具尸体肩，由内向外建立前下入路。将肱骨最大程度地内收，导向棒尽可能指向外侧。经过肩胛下肌到联合肌腱外侧，建立 5 点钟入路。

此入路与肌皮神经之间的距离为 $(22.9±4.9)$ mm，与腋神经间之间的距离为 $(24.4±5.7)$ mm。

如果上肢体位合适并且导向杆插入得当，就可以安全地建立 5 点入路，对于镜下肩关节稳定术极为有用。

Gelber 等还做了一项研究，以最小程度侵袭正常解剖结构，评估侧卧位与沙滩椅位下分别建立 5 点入路时的损伤风险。

他们使用克氏针（K-w），在 13 具新鲜冰冻尸体肩的 5 点钟位正交钻入。在下盂肱韧带的前下方开窗，观察邻近的神经血管结构。记录下两种体位下（侧卧位和沙滩椅位）K-w 与周围结构之间的关系。

侧卧位下肌皮神经与 K-w 之间的平均距离要比沙滩椅位下两者之间的距离近（分别为 13.16mm 和 20.49mm，$P=0.011$）。侧卧位下腋神经与 K-w 之间的距离要比在沙滩椅位下两者之间的距离要近（平均值分别为 21.15mm 和 25.54mm，$P=0.03$）。而沙滩椅位下 K-w 与头静脉的距离要比侧卧位的要近（平均值分别为 8.48mm 和 9.93mm，$P=0.039$）。这两种体位下，K-w 与肩胛下动脉及旋前动脉之间的距离未发现明显差异。肩胛下肌上缘与 K-w 之间的高度所占的平均百分数为 53.03%。

该研究证明两种体位下经肩胛下肌入路，肌皮神经和头静脉最易受到损伤。此入路在沙滩椅位更安全。

虽然正交角度置入锚钉更牢靠，却可能损伤神经血管结构。他们研究了正交置钉造成神经血管损伤的风险。由于常规前上入路的效果较好，故不建议常规使用经肩胛下肌入路。

Pearsall 等[16] 将患者置于沙滩椅位，采用前下 5 点入路施行前方囊-盂唇镜下修复术，并评估了此入路的难度、准确性和安全性。

最初他们按照 Davidson 和 Tibone 的方法由内向外建立 5 点钟入路。这需要用力将肱骨头向外撬，造成一些标本软骨的凹痕。由于有难度，他们又尝试由外向内建立 5 点钟入路。7 具新鲜冰冻尸体肩置于沙滩椅位。建立 3 点入路以后，使用特制的导向器在 5 点位上穿针。记录钢针与头静脉、肌皮神经及腋神经之间的距离。5 点位和 3 点位钢针与肌皮神经及腋神经之间的距离为 12～20mm 不等。5 点位的钢针均位于头静脉内侧或外侧 2mm 范围内。因为可能损伤头静脉或关节软骨，所以他们不建议在沙滩椅位肩关节镜术中使用 5 点钟入路，无论是由内向外或由外向内。

副后方入路

随着肩关节镜技术的适应证不断增加，迫切需要完全接近盂肱关节。而传统的后方入路和前方入路很难对关节的某些特殊区域（包括腋袋）进行操作。Difelice 等提出，在 8 点或 4 点体位下使用副后方入路可以有效地对盂肱关节下半球进行操作。他们用 6 具尸体肩研究了标准的后入路和副后入路的安全性和有效性，比如入路与腋神经及肩胛上神经的关系。在模拟沙滩椅位和侧卧位下进行了测量。他们指出副后方入路较为安全，且有助于外科医师对盂肱关节下方隐窝进行操作。

后下方入路

有些肩关节镜手术需要在盂肱下隐窝进行操作。采用后下方入路对此区域进行操作时，理论上讲，可能对后方神经血管结构（由外向内技术）和关节软骨（由内向外技术）造成损伤。Bhatia 设计了一种后入路，可以对整个下方盂肱隐窝进行直接操作。此入路比之前介绍的入路偏高偏外，离后方神经血管结构更远，方便对腋袋进行直接操作。由外向内用腰穿针保证入路点和成角的正确。此入路位于肩峰后外角下缘的正下方（20.45±4.9）mm 处（范围 15～35mm）、在后入路的外侧（21.3±2）mm 处（范围 20～25mm）。腰穿针或套管针在轴面向内成角 30.6°±4.7°（范围为 25°～40°）、略向下成角（均值为 2°，范围为上下各 20°）。通过腋下袋入路使用 30°和 70°关节镜，容易观察整个隐窝和下盂肱韧带复合体的肱骨附着点，评估盂肱韧带肱骨端的撕脱情况。此入路与标准后入路或前上方入路结合，可取游离体、滑膜切除术、关节囊紧缩、关节囊切开术以及在后下方盂缘放置锚钉。

后下方 7 点入路

通过传统的 2 点或 3 点前方入路对下方盂肱关节进行的操作限制明显，而后下方 7 点入路是绝佳的替代[4]。

他们将上肢置于屈曲位、伸展位、外展位、内收位 6 种不同组合体位，在关节镜下，用 6 对尸体肩建立和研究 7 点钟后下入路与肩胛下神经及腋神经之间的距离。

后下方 7 点钟入路距离腋神经（39±4）mm，距离肩胛上神经（28±2）mm。将上肢置于屈曲位、伸展位、外展位或内收位时，神经-入路间距的差异并不明显。由内向外建立的本入路与腋神经及肩胛上神经之间的距离，要比由外向内建立的入路与上述神经的距离远 5mm。该入路的皮肤切口与腋神经成角 47°，与肩胛上神经成角 33°。对盂肱关节下方的囊隐窝进行操作时更安全、快捷。

上内侧入路

从解剖学上来讲，上内（SM）Neviaser 肩关节镜入路距肩胛上神经最近。如果威胁肩胛上神经，而此入路的优点将大打折扣。

上内侧入路适用于肩袖、上盂唇修复术及关节镜下锁骨远端切除术。

Woolf 等假设此入路较为安全。

将 12 具新鲜尸体肩固定于沙滩椅位，上肢处于旋转中立位。在肩峰内 1cm、锁骨后 1cm 建立 SM 入路，使用 5.5mm 磨削头的鞘指向肩锁关节。依次切开皮肤和斜方肌，分开冈上肌，暴露出肩胛上神经。使用卡钳测量鞘与肩胛上神经之间的距离。

肩胛上神经与该鞘的距离是 18.5～35.7mm，平均（24.2±5）mm。

此研究表明 SM 入路是安全的。在所有标本中，通过 SM 入路插入肩锁关节的器械与肩胛上神经之间的距离都在 18.5mm 以上。

肩关节镜和锚钉使得外科医师能通过小切口修复肩袖损伤。与肩袖修复有关的入路很多，例如后入路、前入路、前上入路、前下入路和 Neviaser 入路。

Nord 和 Mauck 设计了另外两种新的入路，即锁骨下入路和改良 Neviaser 入路，以提高肩袖修复的安全性和有效性，并解决以往与传统修复技术相关的问题。

锁骨下入路位于锁骨下距肩锁关节 1～2cm，器械由内向外。

改良 Neviaser 入路只是改变了插入角。器械与水平面成 20°、前倾 45°朝锚钉位置插入。他们还回顾了每种入路所采用的修复技术。

总共解剖了 12 具尸体肩以研究每种入路，结果表明此入路与臂丛神经、肌皮神经和锁骨下动静脉的距离超过 6cm，与头静脉的距离为 4.7cm。

由于改良 Neviaser 入路走在冈上肌上面，因此保护了肩胛上神经，故而比 Neviaser 入路更为安全。

这些入路为肩袖肌腱和缝线锚定点提供了最佳接近角，并且安全性得到了提高。

由外向内建立盂肱关节镜入路

Lo 等研究了由外向内技术建立盂肱关节镜入路过程中可能损伤的神经血管结构。

5 具新鲜冰冻尸体肩标本置于专门设计的器械上进行侧卧位下肩关节镜手术。使用 18 号脊髓穿刺针，由外向内建立后入路、后外入路、前入路、5 点入路、前上外入路和 Wilmington 入路。建立入路后仔细地解剖标本，并使用精密卡钳记录每种入路与邻近的神经血管结构（腋神经、肌皮神经、臂丛神经外侧束、头静脉和腋动脉）之间的距离。

除头静脉之外，其他神经血管结构与上述入路之间的距离均大于 20mm。前入路或 5 点入路与头静脉之间的平均距离分别为 18.8mm 和 9.8mm。一例前入路直接造成了头静脉损伤。

此项研究表明，通过由外向内技术建立肩关节镜入路时不会损伤神经。然而，尽管给患者造成的病损很轻微，前入路或 5 点入路毕竟有损伤头静脉的风险。通过由外向内技术建立入路，能够保证入路角度正确，并且对邻近的神经结构损伤极小。此研究表明标准的和辅助的盂肱关节镜入路较为安全。

经肩袖入路

关节镜下修复 SLAP 损伤的辅助入路很多。许多外科医师担心经肩袖入路会对肩袖造成医源性损伤而不大愿意使用此种入路。

Oh 等[15]经肩袖入路，对 58 位患者进行了 SLAP 损伤修复术，并对其术后一年的功能和放射学结果进行随访。他们使用 CT 和各种临床数据（冈上肌力、疼痛视觉模拟评分和满意评分、美国肩肘外科医师肩部评定表、加利福尼亚-洛杉矶大学肩部评分、Constant 评分以及肩部简易评分），评估盂唇和肩袖的功能恢复情况。

所有的功能评分均得到明显改善（$P<0.001$）。CT 关节成像显示，所有的盂唇均与骨性肩盂愈合。3 名患者造影剂通过肌肉泄露入肩峰下间隙，但是肌腱无回缩或缝隙，其中有 2 人术前存在肩袖病理改变，并且年龄均大于 45 岁。6 名患者肩袖关节内部分撕裂（10.3%），4 名患者术前肩袖损伤。术前损伤、术后泄漏或部分肩袖撕裂者的功能学评分没有统计学差异。

这些结果表明，经肩袖入路对 SLAP 损伤镜下修复术的良好效果。尽管对于 SLAP+肩袖病变以及老年患者来说有损伤肩袖的可能，但他们认为该入路修复 SLAP 损伤是安全有效的。

腋神经

Yoo 等[20]研究了在使用关节镜时，腋神经的形态学特征及其与肩盂之间的关系，并了解不同上肢体位中腋神经的位置变化。

23 具新鲜冰冻肩标本置于侧卧位进行关节镜手术。在关节镜下仔细解剖，暴露腋神经主干及其分支。分别记录前方入路和后方入路时腋神经的形态特征及走行。使用测距探针系统测量腋神经与肩盂缘之间的最近距离。4 种上肢体位决定腋神经位置的变化。关节镜手术结束前，在腋神经上做标记，并通过直视解剖以鉴定腋神经。

腋神经自肩胛下肌下缘出现。以下方肩盂缘为水平参照，腋神经走行角平均 23°（14°～41°，SD = 8°）。腋神经与肩盂最近点在 5：30～6：00（右）或 6：00～6：30（左）之间。上肢中立位时，两者之间的最近距离 10～25mm。上肢处于外展-旋转中立位时，肩盂与腋神经距离最远。

由于外展-旋转中立位时下方肩盂与腋神经的距离最远，所以此体位下操作时对腋神经损伤最少。了解这个特点，就可避免肩关节镜手术时损伤腋神经，有助于医师施行前下肩盂的关节镜手术。

Apaydin 等认为没有骨科文献详细阐述腋神经与肩关节囊以及肩胛下肌之间的关系。

他们的描述性解剖学研究说明了腋神经走行及其与周围神经血管结构和关节囊之间的关系，以及用于肩关节前方外科入路的解剖学标志和范围。他们将 15 具成人尸体的双肩固定，然后经前方入路在显微镜下进行解剖。确认了包括腋神经血管束的三角形区域。腋神经与喙突尖前内方、盂唇之间最近距离的平均值分别为 3.7cm 和 1.1cm。喙突尖前内侧面与肩胛下肌内侧缘的腋神经穿入点之间的平均距离为 2.5cm。此项研究阐明了腋神经的解剖特点、走行及其与肩关节囊的关系。他们认为，通过确认三角形解剖区域而获悉腋神经的准确位置，可以使手术更安全。

Jerosh 等认为关节镜下盂肱关节囊松解的成功与否取决于是否能完全切开下方关节囊。

他们研究了不同体位下肩关节囊与腋神经之间的距离。解剖了 14 具尸体肩前方关节囊和腋神经，并在 1～5 点钟之间切开前方关节囊。将肩关节分别置于外展位、内收位、内旋位和外旋位，测量下方关节囊附着点与腋神经之间的最短距离。腋神经由柔软结缔组织包绕,它与肩关节囊肱骨附着点的距离要比与肩关节囊的肩盂附着点之间的距离近。当上肢处于外展、外旋位时,腋神经位置不变而盂肱关节囊受到牵拉,这导致两者之间的距离增加。两者之间的距离改变如下:腋神经与肩关节囊肩盂/肱骨的附着点之间的距离分别为:内收中立位:(21.2±4.2/14.2±2.6)mm;外展中立位:(24±4.9/15±5)mm;外展内旋位:(21.1±6.6/14.6±3.7)mm;外展外旋位下,(24.9±3.8/16.4±4.4)mm。因此,施行关节镜下肩关节囊松解术时,应将肩部置于外展外旋位,并在关节盂附着点处切开盂肱关节囊。

Price 等认为,在肩关节镜手术过程中,虽然腋神经不在视野中,但由于要对关节囊组织进行操作,同样会对腋神经的功能或完整性造成损伤。他们解剖新鲜尸体标本,研究从肩关节内观察腋神经走行及其与盂唇及下盂肱韧带之间的最近距离。

所有肩部标本置于肩关节镜手术的侧卧位。

在肩关节内显微分离下盂肱韧带就可以看到腋神经穿过四边形间隙。腋神经小圆肌支与盂缘之间的距离总是最近的。将未经防腐剂处理的尸体肩标本进行冠状切片表明,腋神经与盂缘的最近点位于下方盂缘 6 点钟的位置,平均距离为 12.4mm。腋神经走行全程与下盂肱韧带的平均距离为 2.5mm。

Uno 等[18]也研究了关节镜下腋神经与肩关节囊的关系。

12 具新鲜尸体右肩。用针将腋神经钉在关节囊上并插入关节。施行关节镜操作,以确定针在肩盂面上的钟点位置。然后移除针,改变肩部体位,以研究对腋神经位置的影响。通过疏松蜂窝组织,腋神经在 5~7 点钟区域贴附于肩关节囊上,当上肢处于中立、伸展及内旋位时,腋神经距关节盂很近。将肩关节外展、外旋并且垂直牵引,关节囊绷紧,腋神经离开关节盂。施行 5~7 点位关节囊镜下切开时,应将肩关节外展、外旋和垂直牵引以增加手术安全区域面积。

臂丛神经和腋动脉

McFarland 认为,医源性臂丛神经损伤虽然并不常见,却可能是肩关节不稳行切开重建术最严重的并发症,因为此手术需要对肩胛下肌及臂丛神经的邻近位置进行解剖。他们研究了臂丛神经与关节盂及肩胛下肌的关系,并评估了前方肩关节外科操作时牵开器与臂丛神经的关系。通过三角肌-胸肌入路对 8 具新鲜冰冻尸体肩进行解剖。从中部劈开肩胛下肌,显露下方的关节囊。在中线处分离关节囊,直视下将斯氏针置于盂缘赤道线处。将上肢置于 0°、60° 和 90° 外展体位,使用卡钳测量盂缘与臂丛神经之间的距离。臂丛神经和腋动脉距离盂缘<2cm,而在某些标本中臂丛神经距盂缘只有 5mm。将上肢置于不同外展角度,盂缘至肌皮神经、腋动脉、内侧束或后束的距离并没有明显统计学差异。

喙突

Lo 等解剖了 5 具新鲜冰冻尸体肩,以研究喙突大小以及喙突至邻近神经血管结构之间的距离。使用精密卡钳分别测量喙突尖和喙突基底至腋神经、肌皮神经、臂丛神经外侧束和腋动脉的最小距离。

喙突尖是指喙突上远离喙突"肘部"的骨性部分。研究结果表明,喙突尖的平均宽度(肩胛下肌肌腱平面,由内到外的距离)为(15.9±2.2)mm,喙突尖的平均长度为(22.7±4.5)mm。喙突尖中段的平均厚度为(10.4±1.5)mm。喙突尖距神经血管结构最近的部分是它的前内侧部。喙突尖的前内侧距离腋神经、肌皮神经、臂丛神经外侧束和腋动脉的距离分别为(30.3±3.9)mm、(33±6.2)mm、(28.5±4.4)mm、(36.8±6.1)mm。喙突基底部距神经血管结构最近的部分也是它的前内侧。喙突基底部的前内侧部距腋神经、肌皮神经、臂丛神经外侧束和腋动脉的距离分别为(29.3±5.6)mm、(36.5±6.1)mm、(36.6±6.2)mm、(42.7±7.3)mm。

对喙突进行手术操作相对来说是安全的。解剖喙突尖时,臂丛神经外侧束最有可能受伤,而解剖喙突基底部时,腋神经最有可能受伤。由于大多数关节镜下喙突成形术或肩袖间隙松解术在喙突外侧面进行,在此位置的操作距神经血管结构更远,使其安全性大大增加。

参考文献

1. Apaydin, N., Uz, A., Bozkurt, M., Elhan, A.: The anatomic relationships of the axillary nerve and surgical landmarks for its localization from the anterior aspect of the shoulder. Clin. Anat. 20(3), 273–277 (2007)
2. Bhatia, D.N., de Beer, J.F., Dutoit, D.F.: The axillary pouch portal: a new posterior portal for visualization and instrumentation in the inferior glenohumeral recess. Arthroscopy 23(11), 1241.e1–1241.e5 (2007)
3. Coudane, H., Hardy, P.: Shoulder arthroscopy: setting, portals and normal exploration. Chir. Main 25(Suppl 1), S8–S21 (2006)
4. Davidson, P.A., Rivenburgh, D.W.: The 7-o'clock posteroinferior portal for shoulder arthroscopy. Am. J. Sports Med. 30, 693–696 (2002)

5. Davidson, P.A., Tibone, J.E.: Anterior-inferior (5 o'clock) portal for shoulder arthroscopy. Arthroscopy **11**(5), 519–525 (1995)
6. Difelice, G.S., Williams III, R.J., Cohen, M.S., Warren, R.F.: The accessory posterior portal for shoulder arthroscopy: description of technique and cadaveric study. Arthroscopy **17**(8), 888–891 (2001)
7. Gelber, P.E., Reina, F., Caceres, E., Monllau, J.C.: A comparison of risk between the lateral decubitus and the beach-chair position when establishing an anteroinferior shoulder portal: a cadaveric study. Arthroscopy **23**(5), 522–528 (2007)
8. Jerosch, J., Filler, T.J., Peuker, E.T.: Which joint position puts the axillary nerve at lowest risk when performing arthroscopic capsular release in patients with adhesive capsulitis of the shoulder? Knee Surg. Sports Traumatol. Arthrosc. **10**(2), 126–129 (2002)
9. Laurencin, C.T., Deutsch, A., O'Brien, S.J., Altchek, D.W.: The superolateral portal for arthroscopy of the shoulder. Arthroscopy **22**(10), 1133.e1–1133.e5 (2006)
10. Lo, I.K., Burkhart, S.S., Parten, P.M.: Surgery about the coracoid: neurovascular structures at risk. Arthroscopy **20**(6), 591–595 (2004)
11. Lo, I.K., Lind, C.C., Burkhart, S.S.: Glenohumeral arthroscopy portals established using an outside-in technique: neurovascular anatomy at risk. Arthroscopy **20**(6), 596–602 (2004)
12. McFarland, E.G., Caicedo, J.C., Guitterez, M.I., Sherbondy, P.S., Kim, T.K.: The anatomic relationship of the brachial plexus and axillary artery to the glenoid. Implications for anterior shoulder surgery. Am. J. Sports Med. **29**(6), 729–733 (2001)
13. Meyer, M., Graveleau, N., Hardy, P., Landreau, P.: Anatomic risks of shoulder arthroscopy portals: anatomic cadaveric study of 12 portals. Arthroscopy **23**(5), 529–536 (2007)
14. Nord, K.D., Mauck, B.M.: The new subclavian portal and modified Neviaser portal for arthroscopic rotator cuff repair. Arthroscopy **22**(10), 1133.e1–1133.e5 (2006)
15. Oh, J.H., Kim, S.H., Lee, H.K., Jo, K.H., Bae, K.J.: Trans-rotator cuff portal is safe for arthroscopic superior labral anterior and posterior lesion repair: clinical and radiological analysis of 58 SLAP lesions. Am. J. Sports Med. **36**(10), 1913–1921 (2008)
16. Pearsall IV, A.W., Holovacs, T.F., Speer, K.P.: The low anterior five-o'clock portal during arthroscopic shoulder surgery performed in the beach-chair position. Am. J. Sports Med. **27**, 571–574 (1999)
17. Price, M.R., Tillett, E.D., Acland, R.D., Nettleton, G.S.: Determining the relationship of the axillary nerve to the shoulder joint capsule from an arthroscopic perspective. J. Bone Joint Surg. Am. **86**, 2135–2142 (2004)
18. Uno, A., Bain, G.I., Mehta, J.A.: Arthroscopic relationship of the axillary nerve to the shoulder joint capsule: an anatomic study. J. Shoulder Elbow Surg. **8**(3), 226–230 (1999)
19. Woolf, S.K., Guttmann, D., Karch, M.M., Graham II, R.D., Reid III, J.B., Lubowitz, J.H.: The superior-medial shoulder arthroscopy portal is safe. Neviaser Portal. Arthroscopy **23**(3), 247–250 (2007)
20. Yoo, J.C., Kim, J.H., Ahn, J.H., Lee, S.H.: Arthroscopic perspective of the axillary nerve in relation to the glenoid and arm position: a cadaveric study. Arthroscopy **23**(6), e2–e3 (2007)

第四章 肩袖疾病：关节镜修复

Kevin D. Plancher and Alberto R. Rivera

江长青 译

内容

介绍	79
临床解剖	79
病因和发病机制	81
自然病程	81
影像学	82
非手术治疗	83
部分肩袖撕裂	83
全层肩袖撕裂	84
全层撕裂：巨大肩袖撕裂	84
手术治疗：关节镜下全层肩袖撕裂修复的逐步修复法	85
撕裂形状类型	85
设备	87
全层撕裂：肩胛下肌肌腱撕裂	88
手术治疗：关节镜下逐步修复肩胛下肌撕裂	88
肩袖外科的未来趋势	89
总结	90
参考文献	90

K. D. Plancher (✉)
Albert Einstein College of Medicine, New York, NY, USA and Plancher Orthopaedics & Sports Medicine/Orthopaedic Foundation for Active Lifestyles, OFALS, 31 River Road, Cos Cob, CT 06807, USA
e-mail: kplancher@plancherortho.com

A. R. Rivera
Plancher Orthopaedics & Sports Medicine/Orthopaedic Foundation for Active Lifestyles, OFALS, 31 River Road, Cos Cob, CT 06807, USA
e-mail: arivera@plancherortho.com

介绍

随着人们寿命的延长及活动增加，肩袖病损成为常见病。据估计，66岁以上的人群中，50%有双侧肩袖撕裂。大部分肩袖损伤的患者没有任何症状，即使就医时症状也不严重。疾病自然史和基础研究增进了我们对这种疾病的认识，使得我们可以更早地干预，让患者恢复各种活动。在这一章里，我们将介绍肩袖疾病的解剖、基础、非手术和关节镜下手术修复技术。

临床解剖

对肱骨头处肩袖足印解剖的深入认识使外科手术日益完善。腱止点分成肌腱、纤维软骨、矿化的纤维软骨和骨四部分。冈上肌和冈下肌止点在大结节，而肩胛下肌止点在小结节（图1a-c）。最大止点长度和宽度的平均值如下：肩胛下肌（SC）：40mm×20mm；冈下肌（IS）：29mm×19mm；冈上肌（SS）：23mm×16mm；小圆肌（TM）：29mm×21mm[5]。

开放性手术建立在先前Codman对肩袖间隙的描述。该间隙位于肩胛下肌和冈上肌肌腱前缘之间。关节镜医生在上盂肱韧带和喙肱韧带之间确认了另一个间隙（图2a、b）。这个间隙有助于稳定肱二头肌肌腱，并在维护盂肱关节的稳定中起着重要作用。冈上肌前部或肩胛下肌损伤造成肱二头肌肌腱不稳，引起前肩痛，需要施行肌腱固定术或肌腱切断术，以避免肩袖修复术后肩关节前方依然疼痛。

最近人们逐渐重视后肩袖间隙，即冈上肌和冈下肌的间隙，松解手术时应分离该间隙[36]。在修复较大的肩袖撕裂时，该肌间隙必须在调整肩袖吊索后关闭。肩胛上神经是产生肩部疼痛的重要原

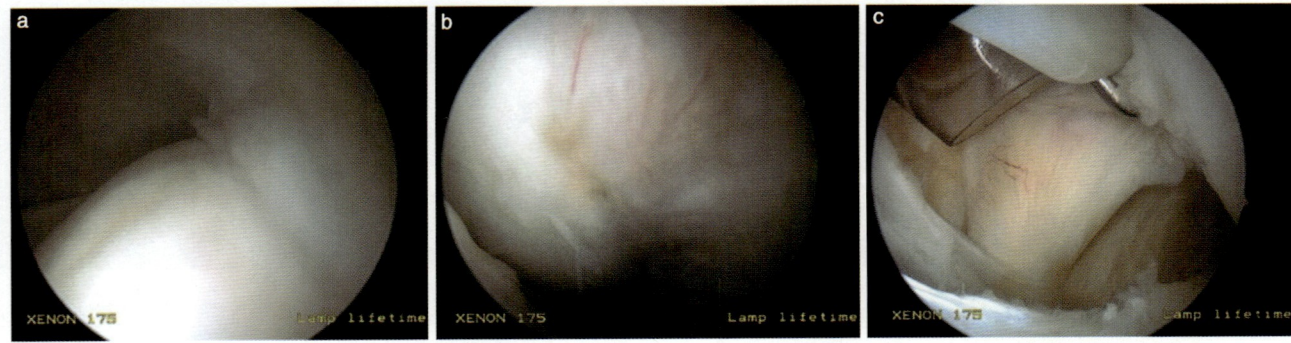

图1 （a）关节镜下显示的是一个32岁运动员的（a）右侧冈上肌止点、（b）右侧冈下肌的止点和（c）右侧肩胛下肌的止点

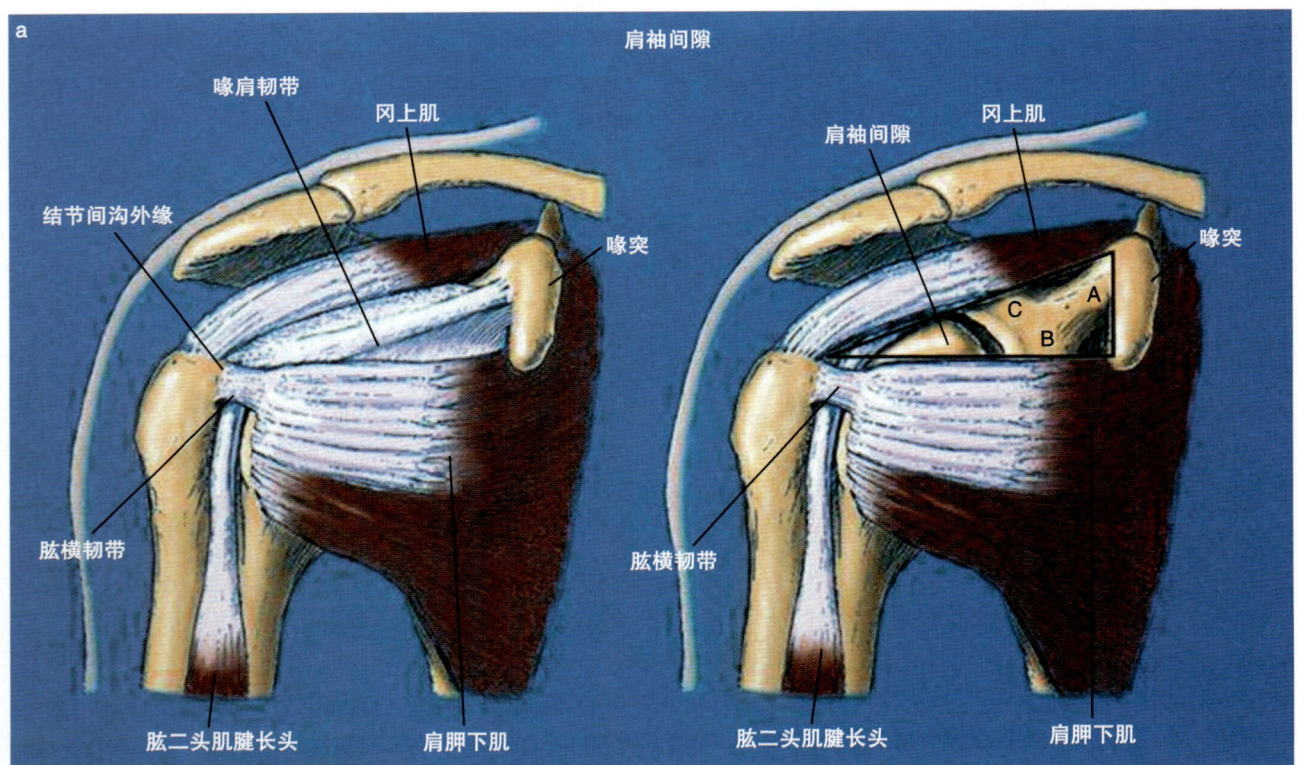

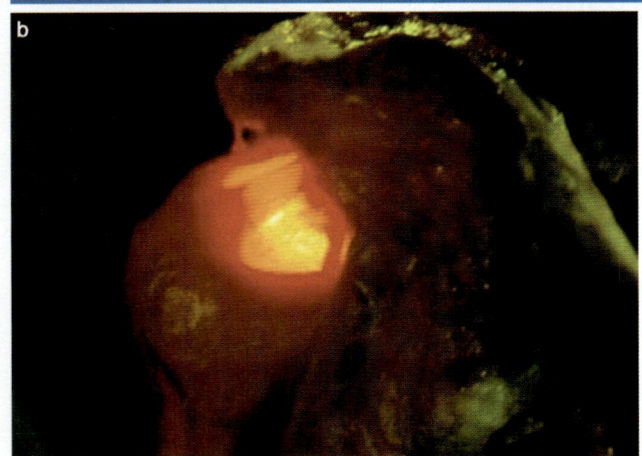

图2 （a）右侧肩关节肩袖间隙示意图，（b）尸体模型上显示右肩肩袖间隙

因,了解到这一点将有助于外科医生提高较大的冈上肌或冈下肌腱撕裂的修复效果[8]。最近研究表明,冈上肌回缩会牵拉该神经导致肌肉失神经萎缩[1]。外科医生应了解该神经松解的作用功能,避免手术效果不佳(图3、图4)。

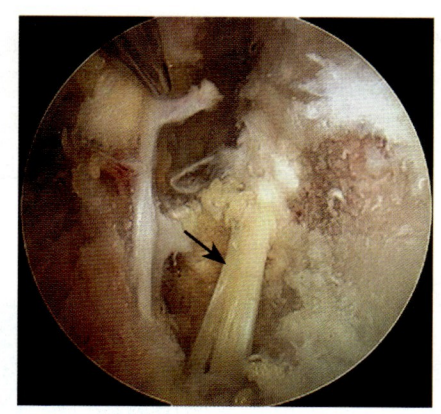

图3 右侧肩胛切迹处松解后的肩胛上神经

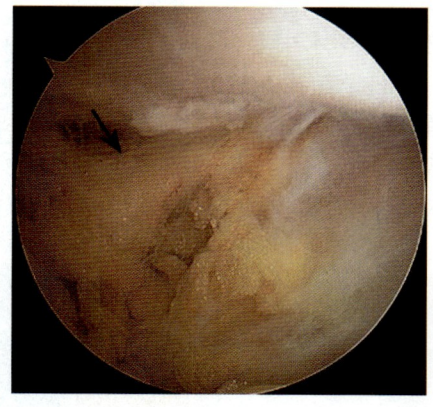

图4 右侧肩胛冈盂切迹处松解后的肩胛上神经(箭头)

病因和发病机制

非创伤性肩袖疾病是多种内因和外因共同作用的结果(表1)。微创伤累积可导致有症状的肩袖撕裂、疼痛,最终导致肩关节功能障碍。

表1　引起肩袖病损常见的内外因素

内在因素
肌肉力量不平衡导致的肩关节不稳
正常老化退变
外在因素
肩峰下骨刺
喙肩韧带止点骨刺
喙突下撞击
肩峰小骨
肩峰下滑囊炎

无痛的肩袖撕裂很常见,与老化有关[46]。肩袖撕裂所产生的痛苦根源尚未完全阐明,但疼痛可导致运动学异常并由此造成肩袖撕裂进展的恶性循环。最近发现肩袖病损时肩峰下滑囊内痛觉神经纤维增加[12,43]。

自然病程

人类肩袖损伤后不能自愈。有力的证据表明,随着时间的推移,所有撕裂的肩袖会出现不可逆转的肌肉萎缩和脂肪浸润(图5a,b)。即使无症状,肩袖撕裂5年内会增大22%~50%[47]。动物实验表明,肩袖撕裂后将逐渐发生退变。肩袖自止点撕裂后的第6周即出现退变,第16周出现脂肪浸润[44,47]。肩袖修复手术成功的标准有两条:疼痛缓解和功能恢复。虽然撕裂越大肌腱回缩越多,但

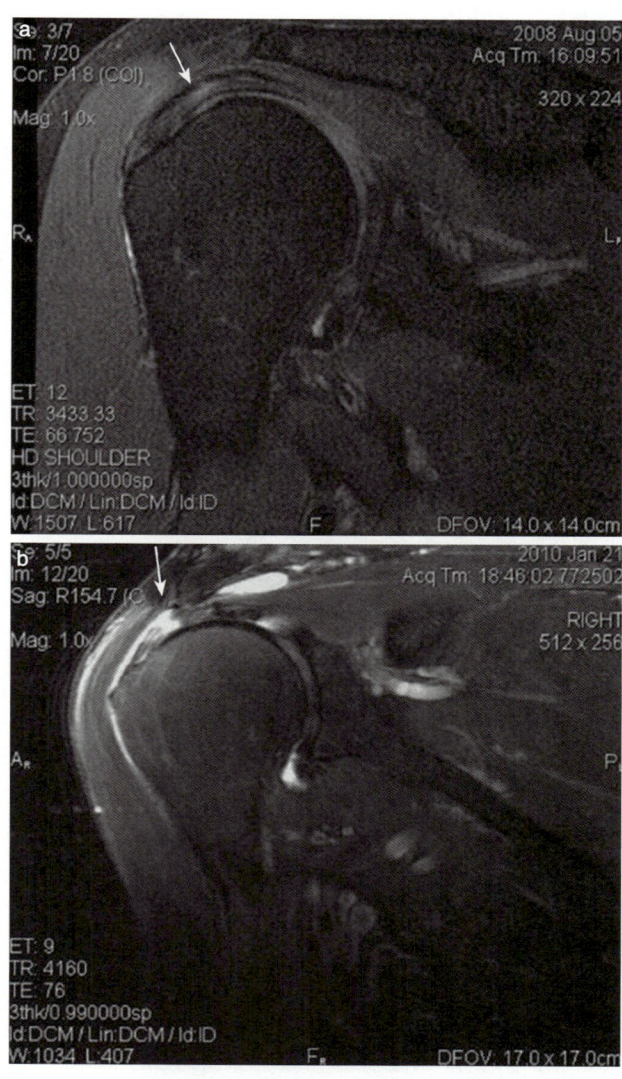

图5 (a)MRI显示右侧肩关节肩袖部分损伤。(b)两年后MRI显部分撕裂发展成全层撕裂

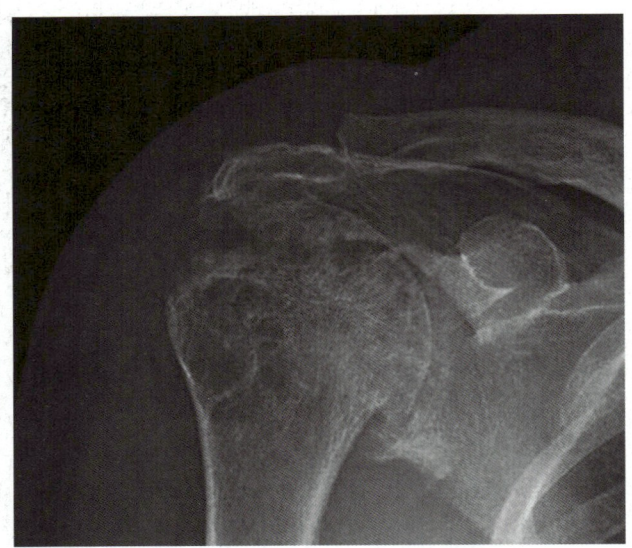

图 6　正位 X 线片显示一个 75 岁的女患者右肩巨大肩袖撕裂修复失败后肩袖关节病

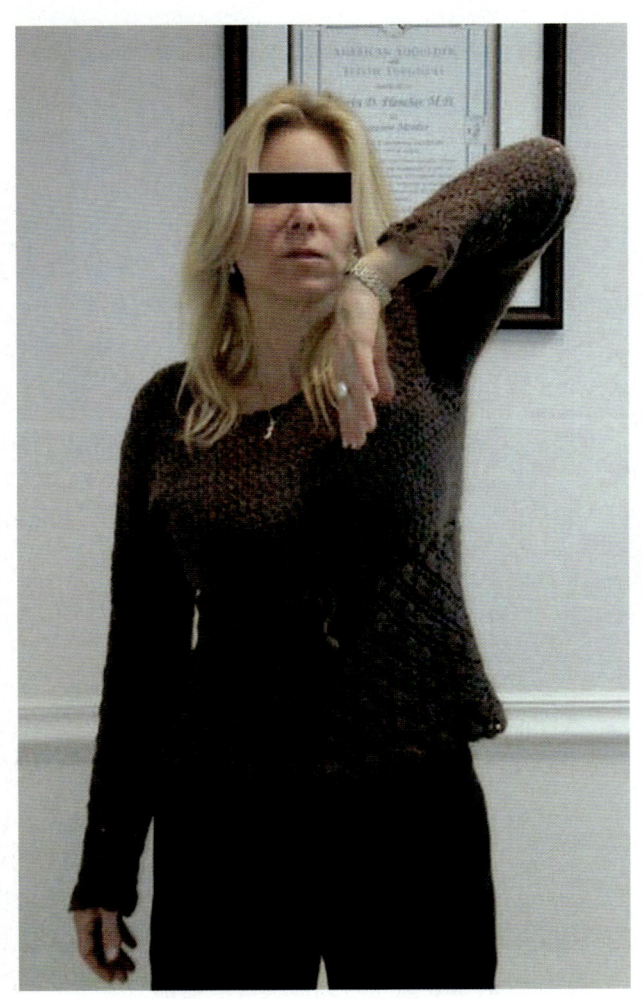

图 7　50 岁的女性，左侧巨大肩袖撕裂，号手征阳性

撕裂的形状更重要[27]。不同的撕裂形状需要不同的修复方法。肌肉回缩会导致脂肪浸润和力量的消失[11,15]。随着病程的进展，会出现肩关节的疼痛及功能的丧失、盂肱关节炎以及喙肩弓的退化[48]（图 6）。如果病情长期进展将形成肩袖关节病。

对不同程度肩袖损伤的修复时间的研究发现延迟修复者预后差[10]。虽然有很多无症状肩袖撕裂，但进行早期治疗可以提高疗效。我们不主张等小撕裂或中撕裂发展成致残的大撕裂时再进行修复（图 7）。

影像学

我们常规进行肩关节前后位平片（Grashey位），检查时应避免肩关节的内外旋。除非有严重的创伤，否则还应拍腋位和出口位像。有肩锁关节病变时应拍 Zanca 位像。

在较大的学术中心，已成功地应用超声诊断肩袖撕裂（图 8）。超声在诊断肩袖撕裂的准确性和敏感性方面不差于 MRI，但结果与超声医生水平有关。我们发现对于术后早期肩疼痛加剧，肩无力者用超声了解其肩袖状态非常有用。

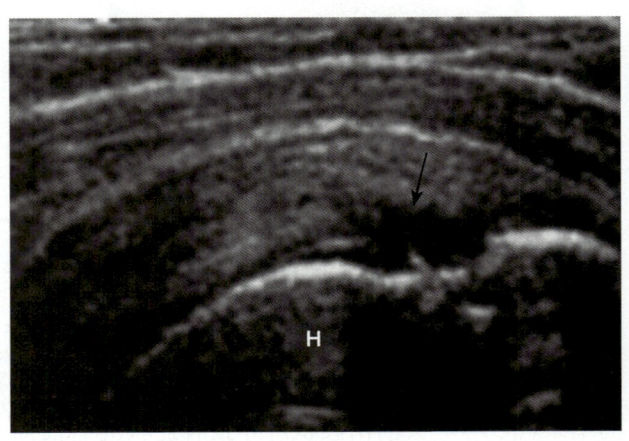

图 8　59 岁的男性患者超声检查显示肩袖全层撕裂，白框显示损伤的肌腱。SS 为冈上肌腱，HH 为肱骨头

长期以来，无造影的 MRI 是诊断肩袖损伤撕裂的金标准。轴位 MRI 能显示肩袖撕裂的形态、肌腱回缩和肌肉脂肪浸润情况、残余肩袖组织的情况以及肩关节内的损伤，还可以看到肱二头肌和肩胛下肌腱的状态。MRI 也可以显示症状和肩袖疾病相似的，或并发于肩袖损伤的肩胛冈盂囊肿[16]。必须对肩锁关节和盂肱关节以及肩峰外形进检查评估。

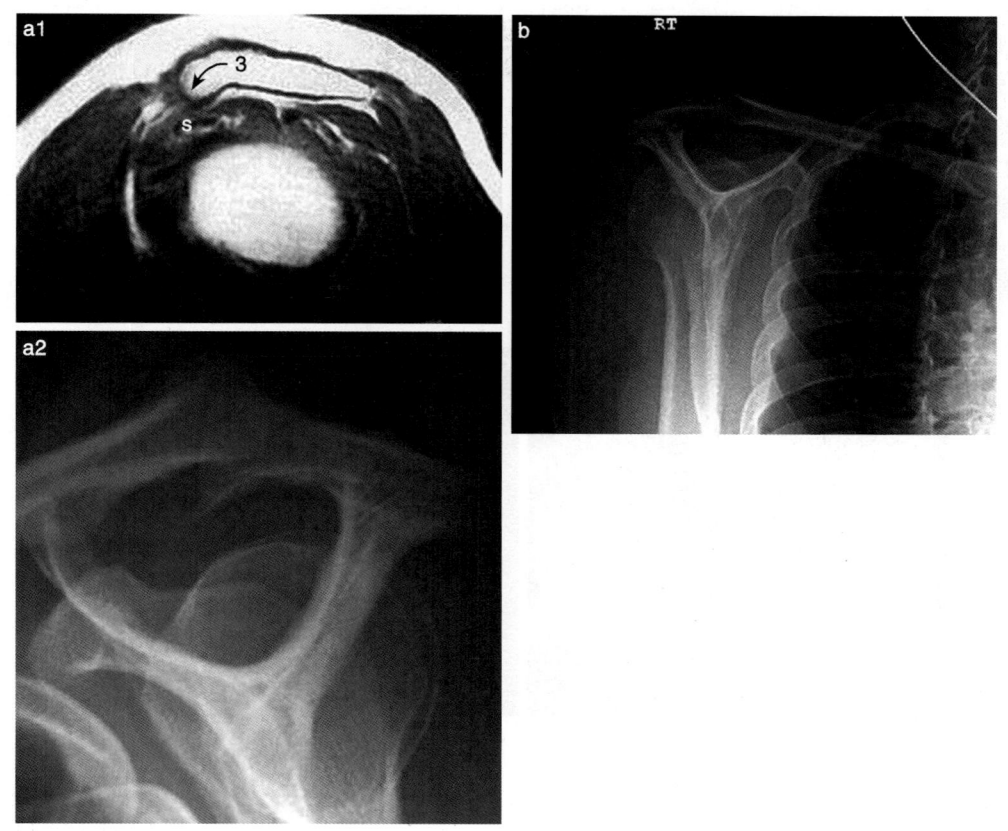

图9 （a1）肩关节出口位显示Ⅲ型肩峰；（a2）MRI 显示Ⅲ型肩峰。（b）肩关节镜下右侧肩峰成形术后的 X 光片（出口位）成为扁平的 I 型肩峰

上述信息连同患者的病史和体格检查是成功的路线。在临床工作中，我们常规将Ⅲ型钩形肩峰转化为 I 型平坦肩峰（图9a,b）。

非手术治疗

方法学的差异使肩袖疾病的治疗无法达成共识。过去对于肩袖疾病的治疗通常采用保守治疗，应对患者说明疾病进展和肩袖退化的可能。肌腱病和小肩袖撕裂短时间内加重的几率较小，可先尝试进行非手术治疗。对于较大的、年轻而活跃患者有症状的撕裂以及急性肩袖撕裂的患者（少于3个月），由于损伤易于加重，我们和其他医生都建议手术治疗[25]。对于撕裂严重或症状较重尤其是伴有脂肪浸润的老年患者可尝试进行非手术治疗，通过加强肩胛周围肌肉的力量也许有益于治疗[48]。

现已证明抗炎药可有效减少肩峰下滑囊内的炎症介质[21]。最近有研究表明，在治疗肩峰下滑囊疼痛方面，使用 COX-1 受体比 COX-2 抑制剂更有效。肩峰下注射比安慰剂有效，但采取此种治疗方式应谨慎，因为肩峰下注射可导致肩袖胶原发生永久性的改变，而且药物直接注入肌腱或肌肉的几率高达 25%[24]。

对于较小的肩袖撕裂患者，物理治疗和功能锻炼对于患者肩关节的康复略微有效[3]，而对于较大的肩袖撕裂疗效不一致。许多肩袖撕裂者会出现后关节囊挛缩，所以在康复计划中应包括拉伸运动，尤其是对需要举手过头运动的人。加强肩周肌力很重要，本体觉训练结合预牵收缩式训练在康复后期也是关键。目前尚未证明超声波、针灸、冲击波治疗有效[13]。由于外旋可以减小肩峰下的压力，所以要加强外旋肌力量[17]。

部分肩袖撕裂

对于肩袖撕裂的病因和发病机制仍有争议，但关节镜对了解肩袖部分撕裂的类型和改善治疗结果是肯定的。尸检发现肩袖部分撕裂的发生率达 32%[19,39]。年龄和活动与肩袖部分撕裂直接相关。

肩袖撕裂的高发年龄在 50～70 岁之间。部分撕裂可发生在关节侧或滑囊侧（图 10a,b）。虽然滑囊侧抗张力强度比关节侧大，但在 60 岁以上的患者中，无症状的滑囊侧部分肩袖撕裂发生率达 26%[6,41]。而在年轻人中尤其是做举手过头动作较多者，关节侧撕裂更常见[26]。和全层撕裂一样，肩袖发生部分撕裂是内外因素共同作用的结果。如前所述，对滑囊侧撕裂，年龄是重要因素。外撞击综合征是引起肩袖撕裂的一个重要诱因，尽管具体机制尚不明确。其他外部因素包括肩关节不稳、肩关节创伤等都与滑囊侧肩袖部分撕裂有关。组织学检查证实肩袖部分撕裂随着关节退变而加重，是最常见的损伤机制，尤其是滑囊侧撕裂[23]。肩袖部分撕裂的自然史显示一年内有 50% 加重，5 年后将会有 34% 的患者发展成全层撕裂[20]。肩峰下减压手术，不管是否进行清理，都不能阻止撕裂加重。

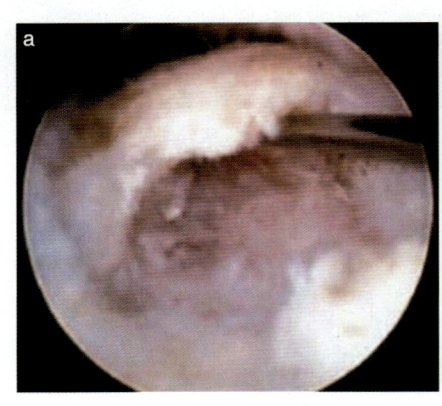
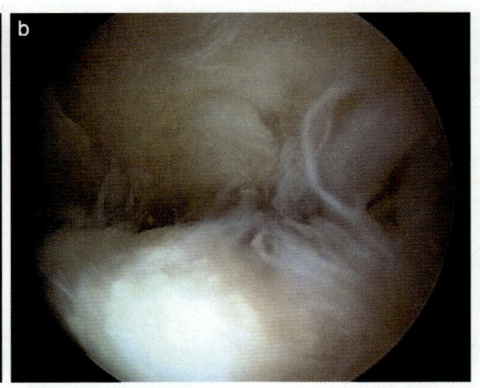

图 10 （a）关节镜下滑囊侧的肩袖部分撕裂。（b）关节镜下肩袖关节侧小部分撕裂，后入路关节镜下关节侧深层部分撕裂

超声和 MRI 均可用以诊断肩袖部分撕裂。造影、脂肪抑制、质子密度和肩外-内旋的 MRI 可提高诊断的准确性。其中磁共振关节造影技术（MRA）诊断敏感性为 91%，特异性为 85%，阳性预测值 84%，假阴性率为 9%[18]。

Ellman 分级系统最常用，在关节镜清理后诊断撕裂大小和样式是很有用的（表 2）[8]。Snyder 也对部分肩袖损伤进行分类，最近的临床应用证明，上述两种分类系统都不能重现部分肩袖撕裂的横截面和冠状面上的大小与病因病理的关系[14]。关于这些撕裂的治疗不在本章讲述。

表 2 肩袖部分撕裂的 Ellman 分级标准

分级	描述
Ⅰ	<3mm（<25% 肌腱厚度）
Ⅱ	3～6mm（25%～50% 肌腱厚度）
Ⅲ	>6mm（>50% 肌腱厚度）
部位	
A	关节侧
B	滑囊侧
C	肌腱内部

全层肩袖撕裂

大多数选用非手术治疗肩袖全层撕裂的患者疗效不佳[29]。清理术效果不好[30]。切开手术的疗效与肩袖撕裂的大小有关，一般或良好。关节镜治疗的疗效优于或相当于切开或小切口的效果[31]。本章将讨论这些新技术。

全层撕裂：巨大肩袖撕裂

巨大肩袖撕裂是指撕裂大于 5cm，或涉及两个或两个以上的肩袖肌腱。巨大肩袖撕裂会导致肩关节保持肱骨头中心位的力偶动作丧失，并由此导致大部分患者的肩关节假瘫。如不及时修复肩袖，将发生肱骨头上移，逐渐形成肩峰弓的"髋臼化"。

巨大肩袖撕裂是一种可发生于年轻患者的运动伤或创伤，也可见于老年患者慢性磨损的全层撕裂。患者可能有很好的功能，却极少会有平衡的力偶。

体格检查常常可见患侧肩膀肌肉萎缩（图 11），这个患者人群常有外旋最后阶段无力和号手征阳性。

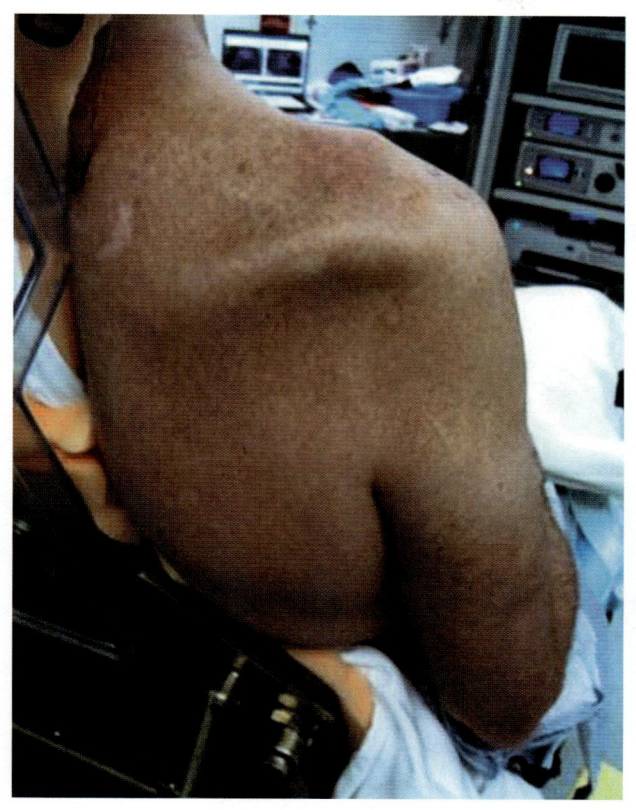

图 11 患者右侧大范围的肩袖撕裂，肩部肌肉明显的萎缩，经电生理检查证实为肩胛上神经在肩胛横韧带处卡压

目前所有巨大肩袖撕裂患者均存在肩胛上神经病变，均应行 EMG/NCS 检查[37]。30% 的任何类型的肩袖损伤患者存在神经损伤[9]。为此我们最近更加积极地处理神经损伤[34,35]。

手术治疗：关节镜下全层肩袖撕裂修复的逐步修复法

适当的非手术治疗无效后，建议手术治疗。了解肩袖撕裂的自然病史，就会鼓励早期手术干预。

使用关节镜技术修复肩袖损伤学习曲线很陡，医生需要有一定的技巧才能从容地进行手术。应在适当的手术时间内尝试无张力修补，否则应改为小切口微创或切开完成肩袖的修复。组织松解技术和边缘靠拢原则使我们可以在关节镜下修复所有的撕裂。合并肱二头肌肌腱病的撕裂可以通过一个胸大肌下 3cm 的切口行肱二头肌肌腱固定术。而对于

不愿进行康复锻炼的或者内科疾病造成肩部功能要求低的患者均不应行肩袖修复术。虽然肌肉脂肪变性和萎缩会影响修复效果，但从我们的经验来看，这不是行肩袖修复的绝对禁忌。

应制定详细的术前计划：所有巨大肩袖损伤的患者术前必须行肌电图和神经传导检查以排除肩胛上神经的卡压。完成病史、查体、化验检查包括 MRI 等。

患者取沙滩椅位、斜角肌间隙阻滞麻醉，部分撕裂的肩袖可行清创术。是否行肩峰成形术取决于患者滑囊侧肩袖损伤的程度。如果对肩关节功能要求低的患者滑囊侧肩袖损伤厚度>50%，或者对肩关节功能要求高的患者滑囊侧肩袖损伤厚度大于 30% 则需行肩峰成形术。我们建议对滑囊侧撕裂伴有喙肩韧带磨损者行清创减压加肩峰成形术。使用射频刀和刨刀从后路或从侧方入路像露天采矿一样去除肩锁关节下多余的骨赘并对肩峰下进行减压。而对于投掷运动员仅进行滑囊切除术，极少使用减压术。因为他们的病因不是外部撞击，而是由于关节囊前松后紧造成的内部撞击，多是关节侧的肩袖撕裂，而非滑囊侧。是否行肌腱修复取决于撕裂的大小和深度，清除失活和分层的组织后锚钉固定肌腱。如果关节侧的冈上肌撕裂者滑囊侧尚保留 25% 的健康肌腱，则可经肌腱修复固定术。这样可以重建肩袖的解剖止点和张力。

锚钉以 45°角植入肱骨，锚钉应距离肱骨头关节面 5mm 以保证肩袖足印的恢复。

撕裂形状类型

关节镜可以从不同的角度评估肩袖撕裂。可见 4 种撕裂形状：新月形、U 形、L 形和巨大肩袖撕裂（图 12）。新月形撕裂可变成无回缩的巨大撕裂[44]。从内向外松解肩袖，很容易将其恢复到其足印上。对于 U 形的撕裂必须按照收拢边缘原则进行。L 形撕裂应先收拢边缘、修复纵裂后再缝合到足印。巨大撕裂占 5%～10%，对肌腱回缩严重或撕裂端无法游离者，需要特殊的技术来修复[47]。

86　第三部　上肢运动伤：肩部损伤

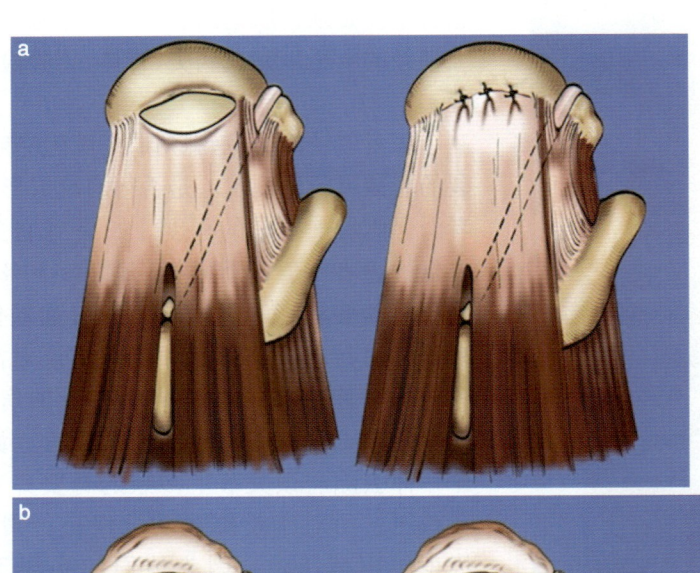

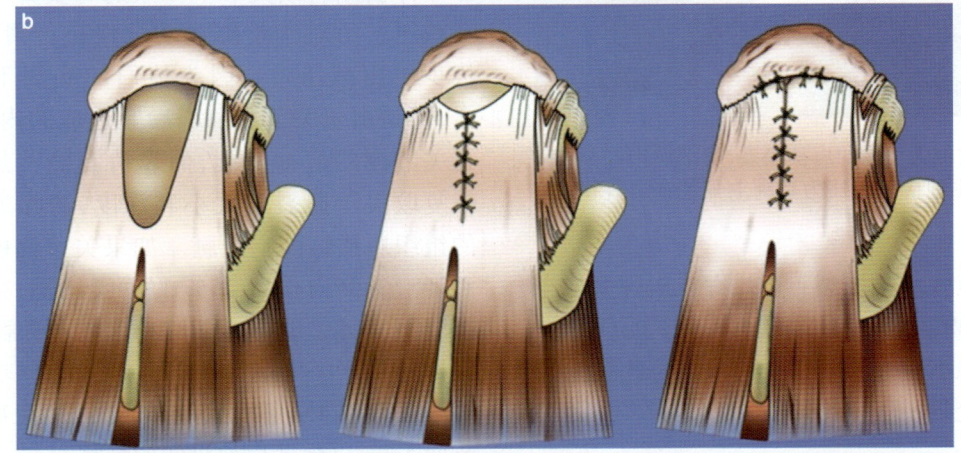

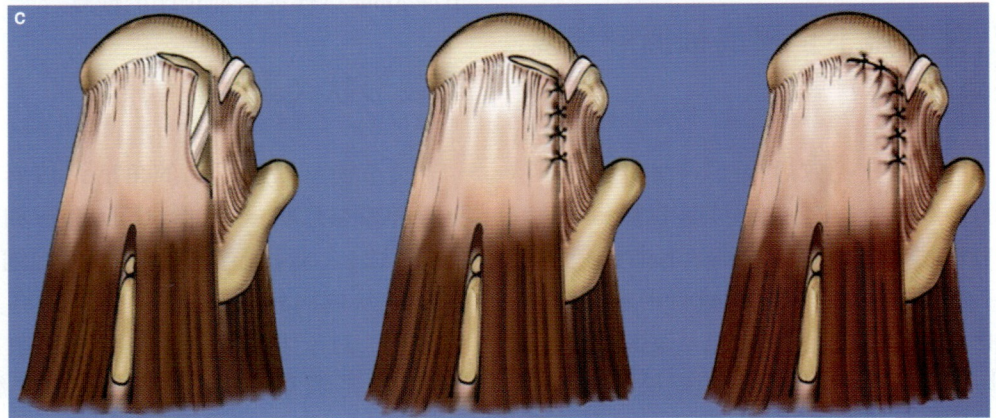

第四章 肩袖疾病：关节镜修复

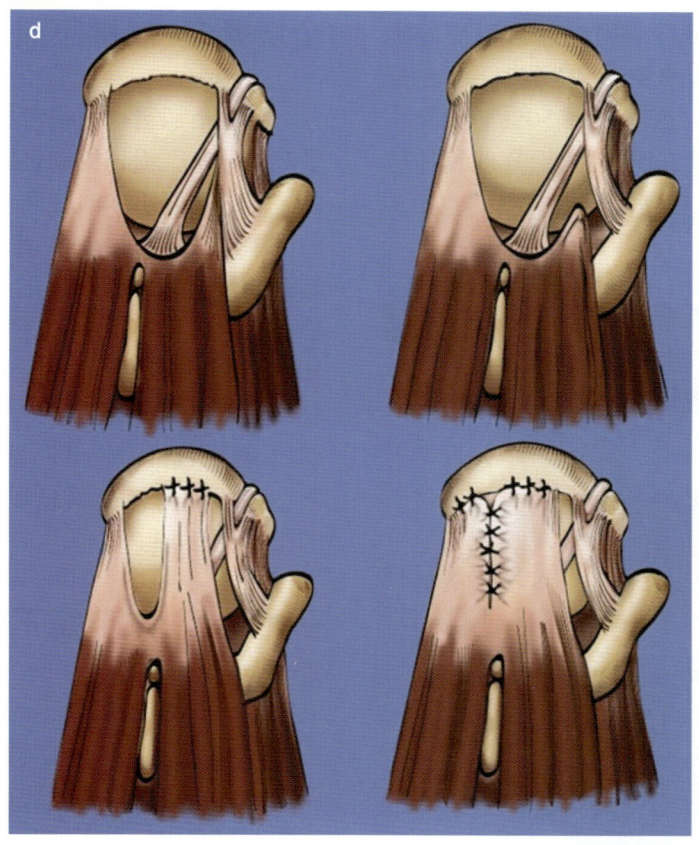

图12 （a-d）肩袖全层撕裂示意图及部分修复技术和方法。SS 冈上肌，IS 冈下肌，RI 肩袖间隙，Sub 肩胛下肌，CHL 喙肱韧带。（a）新月形肩袖撕裂。（b）U-型肩袖撕裂。（c）L-型肩袖撕裂。（d）巨大肩袖撕裂

设备

关节镜下成功地修复肩袖撕裂，30°和70°镜头和合适的工作套管是必需的。

有研究表明，在循环负荷下，锚钉固定和骨道固定相比不容易断裂。许多医生采用单排固定技术（图13）。体外实验发现有缝线切割肌腱的失败方式。在足印外侧的两个单排双线锚钉，其缝线容易穿过肌腱，水平褥式打结。这种方法称为双排固定。最近的研究表明，单排固定和双排固定效果相似[40]。最初认为双排固定可以重建肩袖的解剖止点[33]（图14）。反对者认为，双排固定使肌腱组织被紧紧地绑在了肩袖止点上，可能阻碍肩袖的血运重建和愈合（Snyder S，个人交流，2009）。

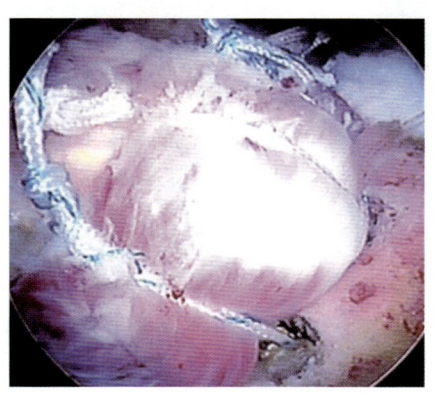

图13 关节镜下肩袖单排固定修复技术

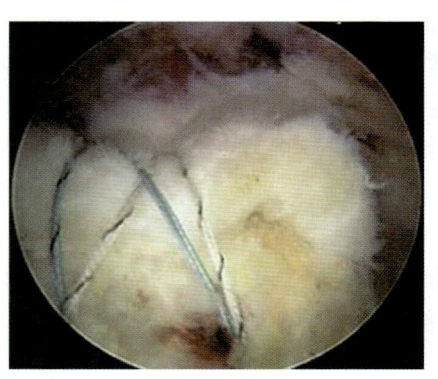

图14 双排固定技术修复损伤的肩袖

最近有作者报道采用3排固定技术在关节镜下行肩袖修复(图15)[32]。据描述可以更好地解剖重建肩袖外侧止点,避免形成"狗耳朵"。据该医生介绍,患者侧卧位,患肢外展50°,轴向牵引力4.54~6.81kg。只要没有明显的禁忌,收缩压应保持不大于100mm汞柱,以帮助止血。我们也控制血压,但用沙滩椅位。

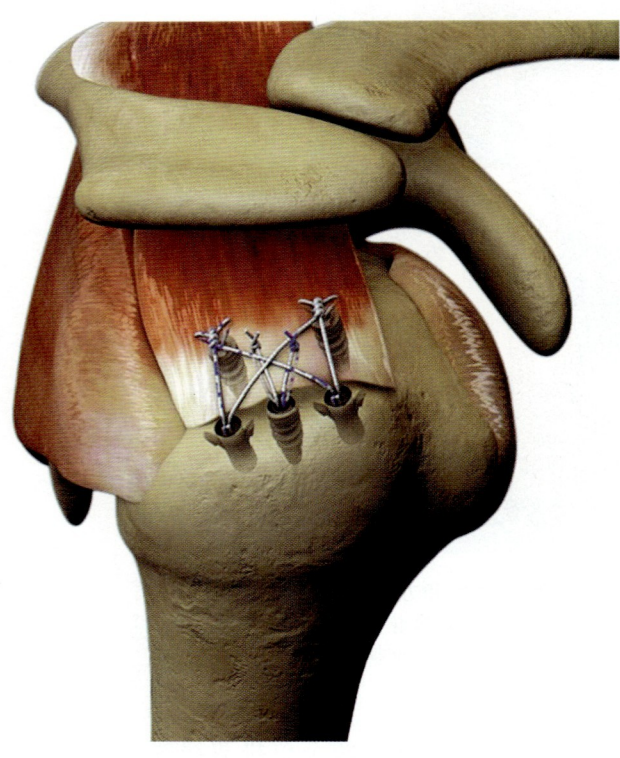

图15　肩袖三排锚钉固定修复技术示意图

以下步骤适合任何体位。建立后入路检查盂肱关节,通过前方通路处理任何损伤。通过外侧入路观察肩峰下结构,行肩峰下滑囊切除及必要时的肩峰成型。用射频松解喙肩韧带。观察肩袖撕裂情况,通过外侧入路进入抓钳牵拉肩袖。用刨刀或磨钻轻轻地磨削肩袖止点的皮质骨至出血,以便锚钉固定和腱骨愈合。

锚钉间隔1cm左右,以45°的角度植入,距关节面5mm。缝线穿过肌腱的方法很多,比如使用穿孔器将缝线套反向穿入,或者直接用"鸟喙"过线钳。第3种方法是使用前端穿透的"蛇牙"缝合器。

牢固打结总是第一重要的。我们使用改良的Weston滑动锁结,再加上4~5个交替半结来固定。

全层撕裂:肩胛下肌肌腱撕裂

肩胛下肌腱撕裂很容易导致肩关节失用。患者呈双峰分布。损伤机制是肩胛下肌收缩时肩被动外旋。肩部切开手术时也可损伤该肌腱,比如肩不稳的手术。查体可见肩内旋力量弱、压腹和背后推手实验阳性[2]。压腹实验对肩胛下肌上部损伤敏感,背后推手实验对肩胛下肌腱下部损伤特异。MRI是诊断肩袖撕裂的主要手段,还能发现松弛或脱位的肱二头肌腱。肩胛下肌的修复手术指征不断增加,甚至包括Goutallier 3级脂肪变性和(或)体检阳性者[45]。修复禁忌证为假瘫与肩袖脂肪变性的无痛患者。

手术治疗:关节镜下逐步修复肩胛下肌撕裂

医生应在具备常规关节镜下缝合冈上肌和冈下肌能力后再进行肩胛下肌修复(图16)。70°的套索过线器很有用。采用沙滩椅位。

常规30°肩关节镜检查后,将腰穿针插入肩袖间隙,比标准的前入路更靠内侧,但仍在喙突外侧以免损伤肌皮神经。插入工作套管。在肩峰外缘中点,肩峰外侧2~3cm处做外侧入路,用于喙突成形术和缝合操作。第4个入路,即前外入路也在腰穿针的辅助下通过肩袖间隙,在前面做的入路的前外侧,在标准前入路上方1~2cm,外2cm。最内侧的前入路用于植入锚钉,使用腰穿针定位以确保位置正确。

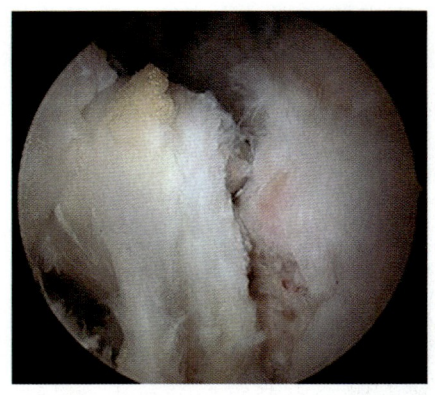

图16　患者取沙滩椅位,肩关节镜下右侧肩胛下肌全层撕裂

先进行诊断性检查,30°镜始终指向前方,患肢内旋略外展。确定肩胛下肌腱并通过前入路分离肩袖间隙。用电灼去除喙突外侧的骨膜。用4mm磨钻去除喙突后外侧骨质,扩大肩胛下肌腱显露(在喙突和肩胛下肌腱间应该有5~6mm间隙)。如果肱二头肌肌腱半脱位,但仍附着在肩盂,此时可做肱二头肌腱固定。用30°或70°镜头确认肩胛下肌腱的足印。通过前外入路或前入路用5mm刨削刀头清理小结节。锚钉通过最内侧的前入路置入。放置交换棒后可以把缝线拉到套管外,取出套管和再插入套管可以使所有的缝线留在外面。第2个锚钉定在上一个锚钉的上方外侧,此处距最下方的锚钉有5~8mm。70°的过线套索可以穿过肩胛下肌腱。重复步骤,褥式缝合。从前外侧入路用抓线器拉出套索,使用抓线器或钩针将缝线的一端也在前外入路拉出。第2个过线套索穿过下方外侧5mm组织,形成褥式缝合。系牢所有的结。缝合入路。术后吊带制动避免外旋(图17a,b)。

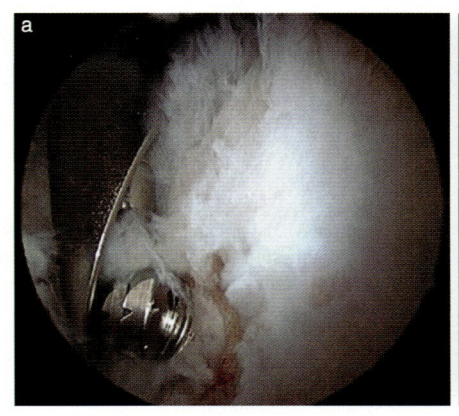 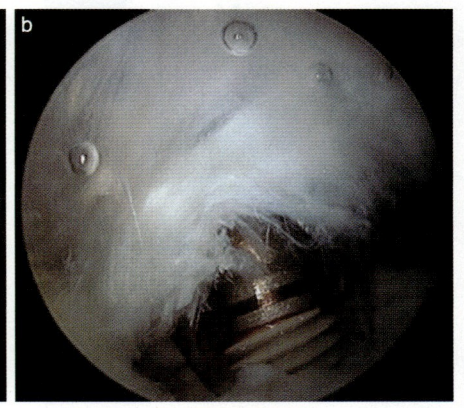

图17 (a)肩关节镜下肩胛下肌全层撕裂,经前内侧入路去除小结节皮质。(b)小结节处安放锚钉

肩袖外科的未来趋势

尽管有上面提到的诸多技术进步,仍有大量失败的关节镜下肩袖修复。随着人们寿命的延长,进入老年之后仍保持运动,使有症状的肩袖撕裂增加。面对这些问题,外科医生无法控制所有生物学与技术因素。比如患者的年龄、整体健康状况(糖尿病)、手术技术、撕裂的年限、肌肉萎缩以及一些环境因素诸如吸烟、活动量、康复潜力以及依从度。正在研发中的技术也许能解决这些问题。

未来的缝合器将能够在肌腱上产生复杂的缝合结构,增加肌腱-缝线界面的强度。另一种技术是增加肩峰下间隙血流与间充质细胞量的方法。它在肌腱足印内侧微骨折,再辅以有三线锚钉的单排修复术。有外科医生发明了一种新的嵌入锚钉,能够在锚钉植入后控制缝合的张力。我们知道修复位置张力过大可以造成包括血供减少、修复失败以及不可修复的肌-腱接合点撕脱等灾难性后果。一些医生使用了一种叫做经骨无锚钉肩袖修复术的技术与器械(图18),其优点是使用被证实的金标准的骨道技术、来自骨的更好的血供和骨髓细胞、最适合医生的无数的缝合组合方式、节省费用(无需锚钉)、避免了锚钉产生的潜在问题、不会造成术后MRI伪影,以及在必要时的方便的翻修。有些器械能进行可靠的无结修复(图19a-c)。

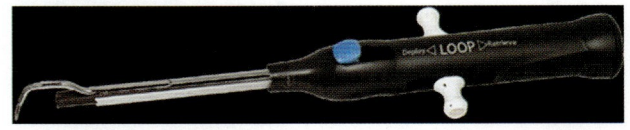

图18 "关节穿洞器""Arthrotunneler"(经Tornier, Inc. 允许,Pedro Piza M. D. 同意)

已有实验研究表明包被有生长分化因子5的高张力强度缝合线已经在动物实验中取得良好疗效。与对照修复组相比,rhGDF-5可以促使肌腱增生与修复,提高愈合率。他们还在细胞水平上通过阻断基质金属蛋白酶来促进肌腱愈合。最后,富集血小板纤维蛋白以及其他生长因子也相继用于促进肌腱愈合的研究之中。这种几乎没有副作用的PRP生物贴片已经投入使用。未来肩袖肌腱愈合的发展趋势将集中在通过生长因子促进生物学环境、药物以及组织工程学等手段使我们的患者重返赛场。

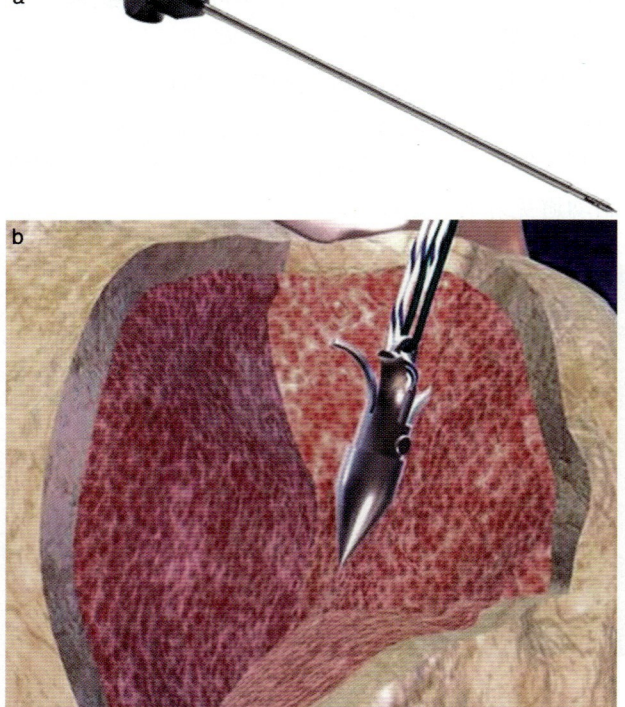

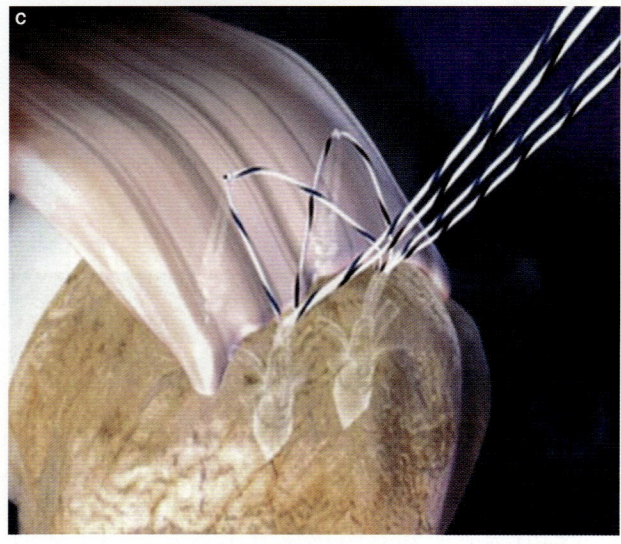

图19 （a-c）无结节肩袖修复"Piton 锚钉"系统示意图

总结

关节镜治疗肩袖损伤的技术已经得到发展。虽然肩袖损伤的病因仍不完全清楚，但可能在损伤形成中起作用的内源性与外源性因素已经明确。对肩袖解剖的了解是成功完成镜下手术治疗的必要条件。手术中观察肩袖的滑囊侧与关节侧是至关重要的。根据这些信息再结合患者个人意愿与健康情况，就可以制定出一份适当的手术方案。因为部分肩袖撕裂伤患者存在伤情进展的可能，所以建议尽早修复治疗，尤其对喜欢运动的患者而言。更积极的治疗方案也会对严重撕裂伤患者带来好处。完善的术前评估应该包括神经传导率检查，以查看是否存在肩胛上神经功能障碍，如果需要可行镜下神经松解术。我们认为对年轻且要求高的小于50%的撕裂应当予以更积极的手术治疗。本节不讨论对肩袖外科手术失败患者的护理问题。我们认为镜下肩袖修复术的学习曲线是陡峭的。只有那些具备专业知识并不断练习技术完美的外科医生才能帮助我们的患者恢复全部活动。

参考文献

1. Albritton, M.J., Graham, R.D., Richards II, R.S., Basamania, C.J.: An anatomic study of the effects on the suprascapular nerve due to retraction of the supraspinatus muscle after a rotator cuff tear. J. Shoulder Elbow Surg. **12**, 497–500 (2003)
2. Beaudrevil, J., Nizard, R., Thomas, T., Peyre, M., Liotard, J.P., Boileau, P., Marc, T., Dromard, C., Steyer, E., Barden, T., Orcel, P., Walch, G.: Contribution of clinical tests to the diagnosis of rotator cuff disease: a systematic literature review. J. Bone Joint Surg. **76**(1), 15–19 (2009)
3. Brown, S., Kokmeyer, D., Millet, P.J.: Shoulder injuries in the throwing athlete. J. Bone Joint Surg. Am. **91**(4), 966–978 (2009)
4. Codman, E.A.: The Shoulder. G. Miller, Brooklyn (1965). Print
5. Curtis, A.S., Burbank, K.M., Tierney, J.J., Scheller, A.D., Curran, A.R.: The insertional footprint of the rotator cuff: an anatomic study. Arthroscopy (J. Arthrosc. Relat. Surg.) **22**(6), 603–609 (2006)
6. Dunteman, R., Fukuda, H., Snyder, S.J.: Surgical treatment of partial-thickness tears. In: Norris, T.R. (ed.) Orthopaedic Knowledge Update: Shoulder and Elbow 2, p. 163. American Academy of Orthopaedic Surgeons, Rosemont (2002)
7. Field, L.D., Savoie, F.H.: Anterosuperior instability and the rotator interval. Oper. Tech. Sports Med. **5**(4), 257–263 (1997)
8. Galatz, L. (ed.): Orthopedic Knowledge Update, 3rd edn. American Academy of Orthopaedic Surgery, Rosemont (2008). Print
9. Galatz, L.M., Ball, C.M., Teefey, S.A., Middleton, W.D., Yamaguchi, K.: The outcome and repair integrity of completely arthroscopically repaired large and massive rotator cuff tears. J. Bone Joint Surg. Am. **86-A**, 219–224 (2004)
10. Galatz, L.M., Rothermich, S.Y., Zaegel, M., Silva, M.J., Havlioglu, N., Thomopoulous, S.: Delayed repair of tendon to bone injuries leads to decreased biomechanical properties and bone loss. J. Orthop. Res. **23**, 1441–1447 (2005)
11. Gerber, C., Meyer, D.C., Schneeberger, A.G., Hoppeler, H., von Rechenberg, B.: Effect of tendon release and delayed repair on the structures of the muscles of the rotator cuff: an experimental study in sheep. J. Bone Joint Surg. Am. **86**, 1973–1982 (2004)
12. Gotoh, M., Hamada, K., Yamakawa, H., Inoue, A., Fukuda, H.: Increased substance p in subacromial bursa and shoulder pain in rotator cuff diseases. J. Orthop. Res. **16**, 618–621 (1998)
13. Green, S., Buchbinder, R., Hetrick, S.: Acupuncture for shoulder pain. Cochrane Database Syst. Rev. **18**, CD005319 (2005)
14. Habermeyer, P., Krieter, C., Tang, K.L., Lichtenberg, S., Magosch, P.: A new arthroscopic classification of articular-sided supraspinatus footprint lesion: a prospective comparison with Snyder's and Ellman's classification. J. Shoulder Elbow Surg. **17**(6), 909–913 (2008)
15. Halder, A.M., O'Driscoll, S.W., Heers, G., et al.: Biomechanical comparison of effects of supraspinatus tendon detachments, tendon defects, and muscle retractions. J. Bone Joint Surg. Am. **84**, 780–785 (2002)
16. Hazrati, Y., Miller, S., Moore, S., Hausman, M., Flatow, E.:

Suprascapular nerve entrapment secondary to a lipoma. Clin. Orthop. Relat. Res. **411**, 124–128 (2003)
17. Hyvonen, P., Lantto, V., Jalovaara, P.: Local pressures in the subacromial space. Int. Orthop. **27**(6), 373–377 (2003)
18. Jung, J.Y., Jee, W.H., Chun, H.J., Ahn, M.I., Kim, Y.S.: Magnetic resonance arthrography including ABER view in diagnosing partial thickness tears of the rotator cuff: accuracy and inter and intra observer agreements. Acta Radiol. **51**(2), 194–201 (2010)
19. Kane, S.M., Dave, A., Haque, A., Langston, K.: The incidence of rotator cuff disease in smoking and non-smoking patients: a cadaveric study. Orthopedics **29**(4), 363–366 (2006)
20. Kartus, J., Kartus, C., Rostgard-Christensen, L., Sernert, N., Read, J., Perko, M.: Long-term clinical and ultrasound evaluation after arthroscopic acromioplasty with partial rotator cuff tears. Arthroscopy **22**, 44–49 (2006)
21. Kim, Y.S., Bigliani, L.U., Fujisawa, M., et al.: Stromal cell-derived factor 1 (SDF-1, CXCL12) in increased in subacromial bursitis and downregulated by steroid and nonsteroidal anti-inflammatory agents. J. Orthop. Res. **24**, 1756–1764 (2006)
22. Knorth, H., Wittenberg, R.H., Dorfmuller, P., et al.: In vitro effects of diclofenac and selective cyclooxygenase-2 inhibitors on prostaglandin release from inflamed bursa subacromialis tissue in patients with subacromial syndrome. Orthopade **34**, 241–249 (2005)
23. Ko, J.Y., Huang, C.C., Chen, W.J., Chen, C.E., Chen, S.H., Wang, C.J.: Pathogenesis of partial tears of the rotator cuff: a clinical and pathologic study. J. Shoulder Elbow Surg. **15**, 271–278 (2006)
24. Koester, M.C., Dunn, W.R., Kuhl, J.E., Spindler, K.P.: The efficacy of subacromial corticosteroid injection in the treatment of rotator cuff disease: a systemic review. J. Am. Acad. Orthop. Surg. **15**, 3–11 (2007)
25. Krishnan, S.G., Harkins, D.C., Schiffern, S.C., Pennington, S.D., Burkhart, W.Z.: Arthroscopic repair of full-thickness tears of the rotator cuff in patients younger than 40 years. Arthroscopy (J. Arthrosc. Repair Relat. Surg.) **24**(3), 324–328 (2008)
26. Lohr, J.F., Uhthoff, H.K.: The microvascular pattern of the supraspinatus tendon. Clin. Orthop. Relat. Res. **254**, 35–38 (1990)
27. Meyer, D.C., Pirkl, C., Pfirrmann, C.W., Zanetti, M., Gerber, C.: Asymmetric atrophy of the supraspinatus muscle following a tendon tear. J. Orthop. Res. **23**, 254–258 (2005)
28. Mologne, T.S., Zhao, K., Hongo, M., Romeo, A.A., An, K.N., Provencher, M.T.: The addition of rotator interval closure after arthroscopic repair of either anterior or posterior shoulder instability: effect on genohumeral translation and range of motion. Am. J. Sports Med. **36**(6), 1123–1131 (2008)
29. Neer II, C.S.: Anterior acromioplasty for the chronic impingement syndrome in the shoulder: a preliminary report. J. Bone Joint Surg. Am. **54**, 41–50 (1972)
30. Neri, B.R., Chan, K.W., Kwon, Y.W.: Management of massive and irreparable rotator cuff tears. J. Shoulder Elbow Surg. **18**(5), 808–818 (2009)
31. Osti, L., Papalia, R., Paganelli, M., Denaro, E., Maffulli, N.: Arthroscopic vs. mini-open rotator cuff repair a quality of life impairment study. Int. Orthop. **34**(3), 389–394 (2010)
32. Ostrander, R.V., Andrews, J.: Arthroscopic triple-row rotator cuff repair: a modified suture-bridge technique. Orthopedics **32**(8), 566–570 (2009)
33. Park, M.C., Elattrache, N.S., Ahmad, C.S., Tibone, J.E.: Transosseous–equivalent rotator cuff repair technique. Arthroscopy **22**(12), 1360 (2006)
34. Plancher, K.D., Johnston, J.C., Peterson, R.K., Hawkins, R.J.: The dimensions of the rotator interval. J. Shoulder Elbow Surg. **14**(6), 620–625 (2005)
35. Plancher, K.D., Peterson, R.K., Johnston, J.C., Luke, T.A.: The spinoglenoid ligament anatomy, morphology, and histological findings. J. Bone Joint Surg. **87A**, 361–365 (2005)
36. Richards, D.P., Burkhart, S.S.: Margin convergence of the posterior rotator cuff to the biceps tendon. Arthroscopy (J. Arthrosc. Relat. Surg.) **20**(7), 771–775 (2004)
37. Rokito, A.S., Cuomo, F., Gallagher, M.A., Zuckerman, J.: Long-term functional outcome of repair of large and massive chronic tears of the rotator cuff. J. Bone Joint Surg. Am. **81**, 991–997 (1999)
38. Rutten, M.J., Spaargaren, G.J., van Loon, T., de Waal Malefijt, M.C., Kiemeney, L.A., Jager, G.J.: Detection of rotator cuff tears: the value of MRI following ultrasound. Eur. Radiol. **20**(2), 450–457 (2010)
39. Sano, H., Ishii, H., Trudel, G., Uhthoff, H.K.: Histologic evidence of degeneration at the insertion of 3 rotator cuff tendons: a comparative study with human cadaveric shoulders. J. Shoulder Elbow Surg. **8**, 574–579 (1999)
40. Shah, A.A., Milos, S., Deutsch, A.: The strength and effects of humeral rotation on single-versus double-row repair techniques in small rotator cuff tears. Orthopedics **33**(1), 22 (2010)
41. Sher, J.S., Uribe, J.W., Posada, A., Murphy, B.J., Zlatskin, M.B.: Abnormal findings on magnetic resonance images of asymptomatic and symptomatic shoulders. J. Bone Joint Surg. Am. **88**, 1699–1704 (2006)
42. Snyder, S.J., Pachelli, A.F., Del Pizzo, W., Friedman, M.J., Ferkel, R.D., Patel, G.: Partial thickness rotator cuff tears: results of arthroscopic treatment. Arthroscopy (J. Arthrosc. Relat. Surg.) **7**(1), 1–7 (1991)
43. Tamai, M., Okajima, S., Fushiki, S., Hirasawa, Y.: Quantitative analysis of neural distribution in human coracoacromial ligaments. Clin. Orthop. Relat. Res. **373**, 125–134 (2000)
44. Van Dyck, P., Gielen, J.L., Veryser, J., Weyler, J., Vanhoenacker, F.M., Van Glabbeek, F., De Weerdt, W., Maas, M., van der Woude, H.J., Parizel, P.M.: Tears of the supraspinatus tendon: assessment with indirect magnetic resonance arthrography in 67 patients with arthroscopic correlation. Acta Radiol. **50**(9), 1057–1063 (2009)
45. Williams, M.D., Ladermann, A., Melis, B., Barthelemy, R., Walch, G.: Fatty infiltration of the supraspinatus: a reliability study. J. Shoulder Elbow Surg. **18**(4), 581–587 (2009)
46. Yamaguchi, K., Konstantinos, D., Middleton, W.D., Hildebotlt, C.F., Galatz, L.M., Teefey, S.A.: The demographics and morphological features of rotator cuff disease: a comparison of asymptomatic and symptomatic shoulders. J. Bone Joint Surg. Am. **88**, 1699–1704 (2006)
47. Yoo, J.C., Ahn, J.H., Koh, K.H., Lim, K.S.: Rotator cuff integrity after arthroscopic repair for large tears with less-than-optimal footprint coverage. Arthroscopy **25**(10), 1093–1100 (2009)
48. Zingg, P.O., Jost, B., Sukthankar, A., Buhler, M., Pfirrmann, C.W., Gerber, C.: Clinical and structural outcomes of nonoperative management of massive rotator cuff tears. J. Bone Joint Surg. Am. **89**(9), 1928–1934 (2007)

第五章 目前观点：关节镜下经骨对等缝合桥肩袖修复

Mehmet Demirhan, Ata Can Atalar, and Aksel Seyahi

江长青 译

内容

介绍	92
关节镜下肩袖修复术的发展历程	92
生物力学方面的改善	93
肩袖的解剖学"足印"及"双排"理念	93
作者的选择	93
不同报告的临床及解剖结果	95
未来的方向	96
总结和结论	96
参考文献	96

M. Demirhan(✉) and A. C. Atalar
Department of Orthopaedics and Traumatology,
Istanbul University, Istanbul Medical Faculty,
Çapa, Istanbul 34093, Turkey
e-mail: demirhan@istanbul.edu.tr; atalar@istanbul.edu.tr

A. Seyahi
Department of Orthopaedics and Traumatology,
American Hospital, Guzelbahce Sokak, No. 20,
Nisantasi, Istanbul 34365, Turkey
e-mail: aseyahi@gmail.com

介绍

手术修复是有症状的肩袖撕裂的标准治疗方法。对于生理年龄年轻，有活力的患者尽早进行肩袖撕裂修补可使其快速恢复日常和体育活动。

越来越多的证据表明肩袖撕裂的非手术治疗会导致肩袖韧带的不可逆变化，发展成不可修复的巨大撕裂[63]。今天，肌腹脂肪变性已不再是肩袖修复的严格禁忌证[16]。而且，前瞻性研究表明早期修复有症状性的冈上肌撕裂的临床效果更好，并且能预防撕裂加重[42]。有了这些科学证据，大多数病例选择肩袖修复。

关节镜下肩袖修复术比切开修复优点更多。关节镜能评估和治疗伴发的盂肱关节问题[40]。能够看清并更全面的评估肩袖撕裂。精确的肌腱松解术有利于无张力修复。此外，保存三角肌止点可以减少软组织损伤以及术后疼痛[10]。

关节镜下肩袖修复术的发展历程

自从1990年以来，锚钉以及关节镜技术的发展带来了第一批全关节镜下肩袖修复术的文献。21世纪头几年，Burkhart等阐述了肩袖修复的基本原则，例如：撕裂类型识别、正确的锚钉位置、多重缝合锚钉的设计以及线环与线结的可靠性[12]。可是，近十年来，按照上述原理进行的关节镜下肩袖修复失败率却很高[8,28,30,32,34,45]。主要问题是肩袖再撕裂。如今，肩袖修复研究集中在：①生物力学坚固耐用的固定方法；②通过重建肩袖的解剖足印促进腱-骨愈合。

在本文我们将回顾这些进展以及双排理念的发展，介绍我们青睐的镜下经骨桥对等双排缝合肩袖修复术。

生物力学方面的改善

"经骨缝合"是传统的肩袖修复采用的技术。缝合锚钉在关节镜下修复的初期起了重要作用[50]。许多学者指出关节镜下肩袖修复术是可行的[20,32,57]。锚钉可微创地将肩袖牢固缝合到骨面上而无需骨道。

由于关节镜下治疗巨大肩袖撕裂的失败率很高,使锚钉的生物力学特性遭到质疑。固定链条上最薄弱的环节是锚与骨、线与锚和线与软组织的界面[41]。新的锚钉设计已经克服了切割骨质的缺点。5~6mm 直径的金属或可吸收锚钉几乎是标准器材。将锚钉沿肌腱拉力与垂直骨面的线的夹角的中分线方向拧入,将获得更牢固的固定[11]。旧锚钉孔的摩擦可造成缝线断裂[5]。锚钉缝线设计改变,缝线断裂现象将不再发生。因为有更高的拔出负荷、更少的并发症和不影响 MRI 检查的优点,可吸收锚钉比金属制锚钉更受青睐[44]。

关节镜肩袖修复技术最难的部分是抓持肌腱并打出牢固和耐用的线结。Mason Allen 缝合是经典开放修复术中对软组织握持度最牢的[31]。随着顺行和逆行的缝线过线器的出现,有报道称可通过一针褥式一针简单缝合的方法在镜下复制 Mason Allen 缝合[52]。但是有作者认为其强度并不比单独的褥式缝合或简单缝合好[53]。锁或不锁的编辫式缝合线结牢固。在过去几年中,线结的牢靠性问题通过上述方法得到解决[15]。

尽管近年来关节镜肩袖修复术取得了重大进步,失败率依然很高,尤其是大和巨大撕裂[8,28,30,32,34,45]。超声与 MRI 检查发现再撕裂率在 40%~90% 之间[28,30,34]。为此,出现了内侧与外侧双排锚钉的概念以加强修复体的初始强度[25,36]。生物力学实验研究发现增加的外排锚钉或增加内排锚钉的经骨缝合可以显著地提高修复术的初始及后续强度[6,21]。

肩袖的解剖学"足印"及"双排"理念

肩袖止点的研究描述了称作"足印"的解剖区域。冈上肌肌腱足印平均内外宽度为 15mm,前后长为 21~25mm[19,23],起始于肱骨头关节软骨的外缘并覆盖大结节顶端。

尸体模型以及电脑模型的研究证实单排锚钉修复仅能覆盖 46%~67% 的原始解剖足印[3,39],而经骨修复可以获得更大的接触面积[3]。

要减少失败,就应作解剖修复。双排锚钉技术就是为了扩大腱-骨接触面积,减小缝线的张力[25,36]。生物力学研究印证了关于接触面积的假说。Mazzocca 等仅观察到双排修复的足印面积更大,却没有发现单双排技术在拔出载荷及循环载荷下间隙大小等生物力学特性方面的明显不同[38]。相反地,其他研究者认为双排修复产生间隙更少,具有更高的拔出失败负荷[6,37,56]。

经骨缝合临床应用历史较长,很多实验研究发现当它与锚钉联合使用时生物力学特性更好。在单排锚钉的基础上增加经骨缝合几乎可以使其断裂载荷增大 2 倍[21,61,62]。也有对单排与经骨固定的接触面积和接触压力的研究。经骨修复的高接触压力的面积更大[47]。一些学者在足印之外的大结节外侧增加一排锚钉来模拟经骨缝合,结果失败率要低于单排修复[2,35]。有研究表明修复处的完整性在生物愈合的过程中很持久。在另一项动物模型研究发现双排修复比单排修复有更优良的生物力学特性,促进了生物愈合[46]。

在同一时期,锚钉向骨道壁加压,缝线锁结的免打结锚钉问世了[13]。这些锚钉在"经骨对等缝合桥技术"中得到应用。缝合桥技术由 Park 等人在 2006 年提出,现已成为普遍接受的治疗中-大肩袖撕裂的疗法[48]。由于操作难度更小、能获得更大的腱-骨接触面积与压力,使得骨桥缝合优于其他同类的双排技术[49]。在尸体模型上研究发现,这种修复技术比简单缝合术造成的组织溢出更小。作者的结论是双排修复术可能会增进肩袖愈合[1]。

作者的选择

我们在所有的关节镜肩袖手术中采用沙滩椅位。第一步是检查盂肱关节并在必要时松解关节内粘连。镜头在盂肱关节内,清除足印内侧部分的纤维组织(图1),从关节内了解撕裂的形状与大小(图 2a)。然后,镜头移至肩峰下间隙。小心地清除滑囊性组织与关节外粘连是松解撕裂的肌腱、获得良好手术视野以及方便缝合的必要步骤。按照术前计划方案施肩峰成形术。如果必要,也可施加远端锁骨切除术。在行修复术之前,要将肌腱末端松散的

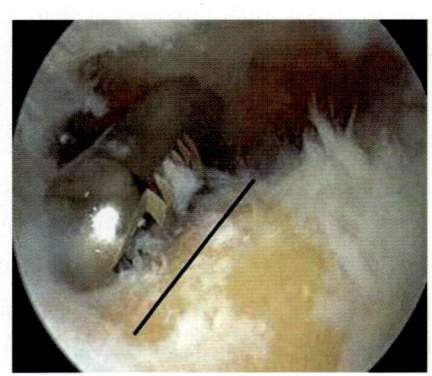

图1 清理足印区。注意大结节和足印区（黑线）

纤维组织清除干净，清理至足印区表面出血。

我们通常在撕裂处每1cm用1个锚钉点。如果撕裂前后距离1.5～2.5cm，用2个锚钉点（图2b）。2.5～3cm的撕裂，内排用3个生物可吸收的螺钉型锚钉。锚钉间距要超过6mm（图3）。入孔紧靠关节软骨。为了获得最佳角度（砍头角 dead man's angle），置入锚钉时要将上臂内收。锚钉带2条不同颜色的缝线。U型或V型撕裂，先缝后部。L型撕裂伤，撕裂的角部必须先缝合到足印的前侧。通过旋转臂部可以找到缝合的最佳位置，以获得良好的抓持肌腱效果。操作中可以使用鸟嘴型缝线抓持器（Arthrex, Naples, Florida, USA）、clever hook（Depuy Mitek, Raynham, Massachusets, USA）、缝线套索 Suture Lasso（Arthrex, Naples, Florida, USA）（图4）或者不同角度的 Scorpion（Arthrex, Naples, Florida, USA）。内排缝线至少要距离肌腱组织外缘1cm处穿出。依据缝线处在那一排而决定使用滑结或非滑结（图2c）。先穿出的缝线先打结。每个双线锚钉上的一条线打结后线头留下，另一条线打结后剪去线头（图6）。留下（来自两个锚钉）4根线头（图2d）。将分别来自于前侧锚钉点和后锚钉的2个线头合并，用Pushlock缝线锁锚（Arthrex, Naples, Florida, USA）固定在低于足印外侧缘1cm处（图2e，图7）。在外侧皮质的更后侧（7～10mm）重复相同的步骤。如果使用了3个锚钉，则在更后侧使用Pushilock。最后的缝线应当看起来像一个"M"（图2f，图8）。

最近，我们使用带状的缝合材料Fibertape（Arthrex, Naples, Florida, USA）缝合大或巨大撕裂，用可降解螺钉 Bio Swivel Lock（Arthrex, Naples, Florida, USA）将其固定在骨道中建立内排（图9）。缝线穿出肌腱并不打结。同样，利用来自内排的带状缝线与免打结锚钉建立外排。这种完全无需打结的修复术还减少了缝线数量，加快了手术速度。由于这种材料比传统的编织缝线宽得多，修复的接触面积也

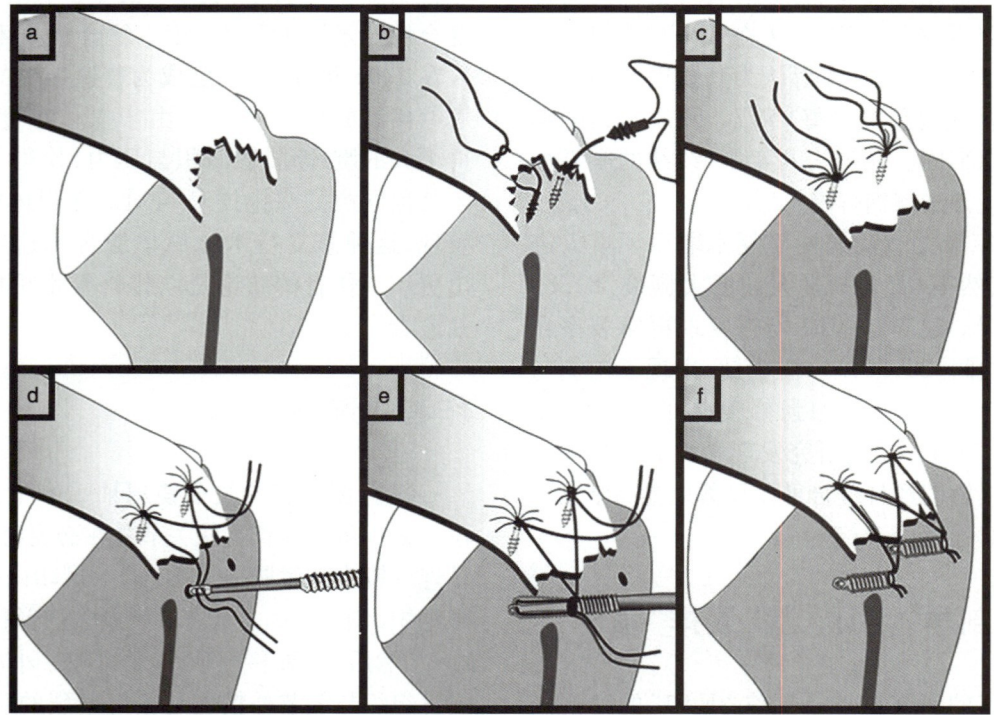

图2 （a）在修复之前清创足印和肌腱断端。（b）拧入内排锚钉。（c）打结，完成内排。（d）来自2个锚钉的4个线头构建缝合桥。（e）内排锚钉缝线头用pushlock固定于外侧皮质以完成外排复。（f）修复构建看起来像字母"M"

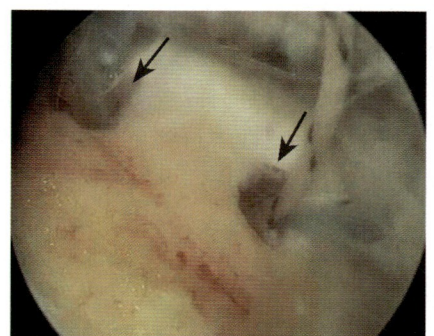

图3　内排锚钉(黑色箭头)间距>6mm

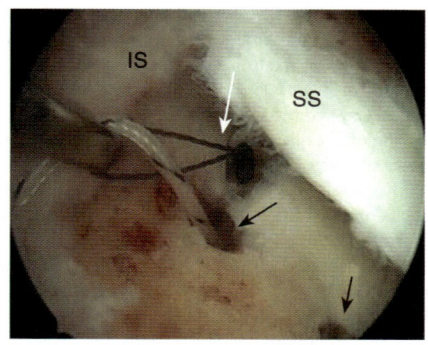

图4　使用缝合套索(白色箭头),送过内排锚钉的缝线(黑色箭头)。IS为冈下肌,SS为冈上肌

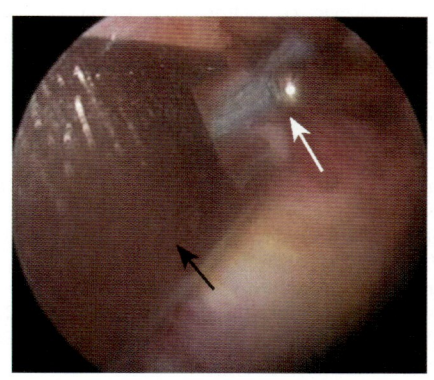

图5　用Scorpio(黑色箭头)送过缝线。抓钳(白色箭头)抓住已穿过的缝线前端

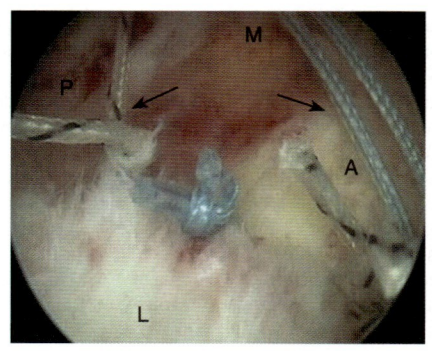

图6　每个锚钉的一条线打结后留下线头(黑色箭头),另一条线打结后剪去线头。P后,M内,A前,L外

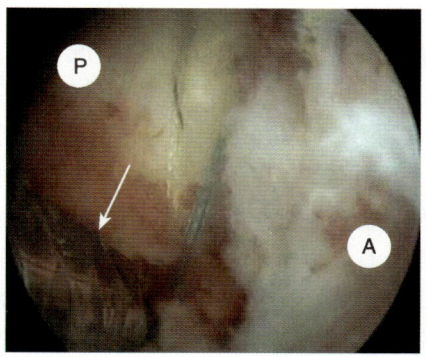

图7　用Pushlock(白色箭头)将来自前后两个锚钉的2个线头合并固定于外侧皮质。P后,A前

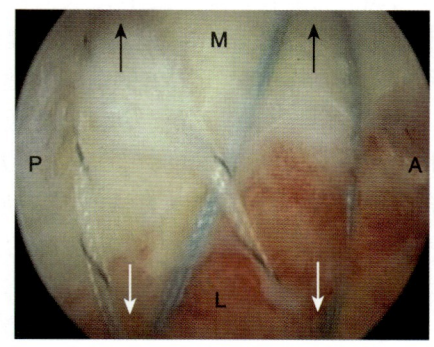

图8　最后的M状双排缝合桥肩袖修复。黑色箭头指向内侧锚,白色箭头指外侧的pushlocks。P后,M内,A前,L外

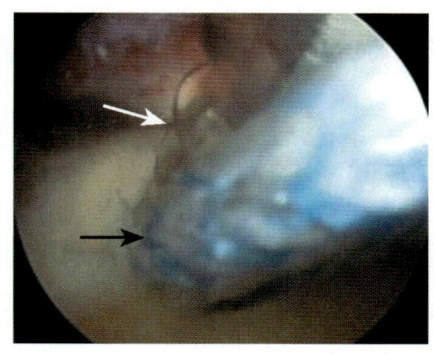

图9　Fibertape(黑色箭头)是一个带状缝合材料,适合大或巨大的肩袖撕裂。用Bio Swivel Lock(白色箭头)固定做内排修复

随之增加了。较早的研究发现,使用带状缝合线无结式修复术与使用经典有结锚钉双排修复相比没有缺点[58]。

不同报告的临床及解剖结果

双排修复的临床通常报告满意的结果[35,48,59]。然而,以单排修复术为对照组的研究却得到了相反的结果。5篇比较性实验的综述发现单排与双排的修复术在临床效果与失败率方面并无差别[43]。有些研究认为双排的愈合情况更好,失败率更低[18,24,59],而另一些研究则发现两者并无区别[4,27]。另一个近期的系统性分析研究了6个前瞻性随机报告,总共388例,与单排修复相比,双排固定术的结构性愈合更好。除了对大或巨大肩袖撕裂伤可能有利以外,他们没有找到多少可以支持两种术式有功能上区别的证据。他们还是认为双排修复固定术在某些肩袖损伤病例中可能起到了改进结构性愈合的作用,而这种作用也受撕裂大小的影响[51]。Burkhart与Cole[14]对这些研究中病例数量过少[27,60]并且跟单排修复术比较而没有与标准的双排修复术[17,38]进行比较的问题提出了质疑。作者们认为唯一有分析力度的前瞻性随机试验证实,经骨对等缝合桥的撕裂复发率明显低于单排修复术组[29]。肩袖修复术的好处是恢复力量,而临床评价肌腱愈合情况的唯一办法也是测量肌力。因此,需要一种以量化术后肌力恢复情况为主的判断工具[14]。

经过许多努力,尽管有所下降,但关节镜下肩袖修复术仍有失败。长期的随访研究已经对可能影响临床结果的预后因素进行研究。损伤较大、肩袖组织分层、脂肪退化、老年以及手术治疗过晚都是造成预后不良的因素[9,26,45,55]。外科医生在建议他们的患者行肩袖损伤修复术之前应充分考虑到这些因素。

未来的方向

在试图扩大接触面积,提高修复力学强度的同时,旨在促进生物性愈合的研究也在进展之中。因此,进行了骨形态蛋白(rh BMP)[54]、胰岛素样生长因子(IGF-1)[22]以及基质金属蛋白酶抑制剂(Alpha-2 macroglobu-line)[7]等衍生物的动物研究,并在组织学与力学特性方面取得了令人鼓舞的成果。然而,另一个应用间充质干细胞促进肩袖修复术的动物实验却未得到积极效果[33]。

总结和结论

长期随访证实,关节镜下肩袖修复与传统的开放性或微小切口手术的临床效果是一样成功的。患者恢复的更快术后疼痛更小,外科医生可获得更好的视野以及肌腱活动度,这是关节镜手术的主要优势。当下,经骨对等缝合桥技术符合解剖学特征并且修复更牢固。这种技术几乎成为我们关节镜下修复中度和巨大肩袖撕裂的标准术式。随着随访时间的累积,本技术的重要性将得到更多了解。未来,肩袖的研究将集中在如何取得更好腱-骨的生物学愈合以及逆转被脂肪侵入的肌单位。

参考文献

1. Ahmad, C.S., Vorys, G.C., Covey, A., Levine, W.N., Gardner, T.R., Bigliani, L.U.: Rotator cuff repair fluid extravasation characteristics are influenced by repair technique. J. Shoulder Elbow Surg. 18, 976–981 (2009)
2. Anderson, K., Boothby, M., Aschenbrener, D., van Holsbeeck, M.: Outcome and structural integrity after arthroscopic rotator cuff repair using 2 rows of fixation: minimum 2-year follow-up. Am. J. Sports Med. 34, 1899–1905 (2006)
3. Apreleva, M., Ozbaydar, M., Fitzgibbons, P.G., Warner, J.J.: Rotator cuff tears: the effect of the reconstruction method on three-dimensional repair site area. Arthroscopy 18, 519–526 (2002)
4. Aydin, N., Kocaoglu, B., Guven, O.: Single-row versus double-row arthroscopic rotator cuff repair in small- to medium-sized tears. J. Shoulder Elbow Surg. 19, 722–725 (2010)
5. Bardana, D.D., Burks, R.T., West, J.R., Greis, P.E.: The effect of suture anchor design and orientation on suture abrasion: an in vitro study. Arthroscopy 19, 274–281 (2003)
6. Baums, M.H., Buchhorn, G.H., Spahn, G., Poppendieck, B., Schultz, W., Klinger, H.M.: Biomechanical characteristics of single-row repair in comparison to double-row repair with consideration of the suture configuration and suture material. Knee Surg. Sports Traumatol. Arthrosc. 16, 1052–1060 (2008)
7. Bedi, A., Kovacevic, D., Hettrich, C., Gulotta, L.V., Ehteshami, J.R., Warren, R.F., Rodeo, S.A.: The effect of matrix metalloproteinase inhibition on tendon-to-bone healing in a rotator cuff repair model. J. Shoulder Elbow Surg. 19, 384–391 (2010)
8. Bishop, J., Klepps, S., Lo, I.K., et al.: Cuff integrity after arthroscopic versus open rotator cuff repair: a prospective study. J. Shoulder Elbow Surg. 15, 290–299 (2006)
9. Boileau, P., Brassart, N., Watkinson, D.J., Carles, M., Hatzidakis, A.M., Krishnan, S.G.: Arthroscopic repair of full-thickness tears of the supraspinatus: does the tendon really heal? J. Bone Joint Surg. Am. 87, 1229–1240 (2005)
10. Brockmeier, S.F., Allen, A.A., MacGillivray, J.D., Rodeo, S.A.: Arthroscopic management of rotator cuff disease. In: Rockwood, C.A., Matsen, F.A., Wirth, M.A., Lippitt, S.B. (eds.) The Shoulder, 4th edn, pp. 961–984. Saunders Elsevier, Philadelphia (2009)
11. Burkhart, S.S.: The deadman theory of suture anchors: observations along a South Texas fence line. Arthroscopy 11, 119–123 (1995)
12. Burkhart, S.S.: A stepwise approach to arthroscopic treatment rotator cuff repair based on biomechanical principles. Arthroscopy 16, 82–90 (2000)
13. Burkhart, S.S., Athanasiou, K.A.: The twist-lock concept of tissue transport and suture fixation without knots: observations along the Hong Kong skyline. Arthroscopy 19, 613–625 (2003)
14. Burkhart, S.S., Cole, B.J.: Bridging self-reinforcing double-row rotator cuff repair: we really are doing better. Arthroscopy 26, 677–680 (2010)
15. Burkhart, S.S., Wirth, M.A., Simonich, M., Salem, D., Lancot, D., Athanasiou, K.A.: Knot security in simple sliding knots and its relationship to rotator cuff repair: how secure must the knot be? Arthroscopy 16, 202–207 (2000)
16. Burkhart, S.S., Barth, J.R., Richards, D.P., Zlatkin, M.B., Larsen, M.: Arthroscopic repair of massive rotator cuff tears with stage 3 and 4 fatty degeneration. Arthroscopy 23, 347–354 (2007)
17. Burks, R.T., Crim, J., Brown, N., Fink, B., Greis, P.E.: A prospective randomized clinical trial comparing arthroscopic single-and double-row rotator cuff repair. Am. J. Sports Med. 37, 674–682 (2009)
18. Charousset, C., Grimberg, J., Duranthon, L.D., Bellaiche, L.,

Petrover, D.: Can a double row anchorage technique improve tendon healing in arthroscopic rotator cuff repair?: a prospective, nonrandomized, comparative study of double-row and single-row anchorage techniques with computed tomographic arthrography tendon healing assessment. Am. J. Sports Med. **35**, 1247–1253 (2007)

19. Curtis, A.S., Burbank, K.M., Tierney, J.J., Scheller, A.D., Curran, A.R.: The insertional footprint of the rotator cuff: an anatomic study. Arthroscopy **22**, 609.e1 (2006)

20. Demirhan, M., Esenyel, C.Z.: All arthroscopic treatment of rotator cuff tears. Acta Orthop. Traumatol. Turc. **37**(Suppl 1), 93–104 (2003)

21. Demirhan, M., Atalar, A.C., Kilicoglu, O.: Primary fixation strength of rotator cuff repair techniques: a comparative study. Arthroscopy **19**, 572–576 (2003)

22. Dines, J.S., Grande, D.A., Dines, D.M.: Tissue engineering and rotator cuff tendon healing. J. Shoulder Elbow Surg. **16**(Suppl 5), S204–S207 (2007)

23. Dugas, J.R., Campbell, D.A., Warren, R.F., Robie, B.H., Millett, P.J.: Anatomy and dimensions of rotator cuff insertions. J. Shoulder Elbow Surg. **11**, 498–503 (2002)

24. Duquin, T.R., Buyea, C., Bisson, L.J.: Which method of rotator cuff repair leads to the highest rate of structural healing? A systematic review. Am. J. Sports Med. **38**, 835–841 (2010)

25. Fealy, S., Kingham, T.P., Altchek, D.W.: Mini-open rotator cuff repair using a two-row fixation technique: outcomes analysis in patients with small, moderate, and large rotator cuff tears. Arthroscopy **18**, 665–670 (2002)

26. Flurin, P.H., Landreau, P., Gregory, T., Boileau, P., Brassart, N., Courage, O., Dagher, E., Graveleau, N., Guillo, S., Kempf, J.F., Lafosse, L., Laprelle, E., Toussaint, B., et al.: Société Française d'Artroscopie. Arthroscopic repair of full-thickness cuff tears: a multicentric retrospective study of 576 cases with anatomical assessment. Rev. Chir. Orthop. Reparatrice Appar. Mot. **91**, 31–42 (2005)

27. Franceschi, F., Ruzzini, L., Longo, U.G., Martina, F.M., Zobel, B.B., Maffulli, N., Denaro, V.: Equivalent clinical results of arthroscopic single-row and double-row suture anchor repair for rotator cuff tears: a randomized controlled trial. Am. J. Sports Med. **35**, 1254–1260 (2007)

28. Galatz, L.M., Ball, C.M., Teefey, S.A., et al.: The outcome and repair integrity of completely arthroscopically repaired large and massive rotator cuff tears. J. Bone Joint Surg. Am. **86**, 219–224 (2004)

29. Gartsman, G.M., Drake, G., Edwards, T.B., Elkousy, H., Hammerman, S.M., O'Connor, D.: Ultrasound evaluation of arthroscopic full-thickness supraspinatus rotator cuff repair: single-row versus double-row suture bridge (transosseous equivalent) fixation – results of a randomized, prospective study. Presented at the 2009 closed meeting of the American shoulder and elbow surgeons, New York, 25 Oct 2009

30. Gazielly, D.F., Gleyze, P., Montagnon, C.: Functional and anatomical results after rotator cuff repair. Clin. Orthop. Relat. Res. **304**, 43–53 (1994)

31. Gerber, C., Schneeberger, A.G., Beck, M., Schlegel, U.: Mechanical strength, of repairs of the rotator cuff. J. Bone Joint Surg. Br. **76B**, 371–380 (1994)

32. Gleyze, P., Thomazeau, H., Flurin, P.H., Lafosse, L., Gazielly, D.F., Allard, M.: Arthroscopic rotator cuff repair: a multicentric retrospective study of 87 cases with anatomical assessment. Rev. Chir. Orthop. Reparatrice Appar. Mot. **86**, 566–574 (2000)

33. Gulotta, L.V., Kovacevic, D., Ehteshami, J.R., Dagher, E., Packer, J.D., Rodeo, S.A.: Application of bone marrow-derived mesenchymal stem cells in a rotator cuff repair model. Am. J. Sports Med. **37**, 2126–2133 (2009)

34. Harryman, D.T., Mack, L.A., Wang, K.Y., et al.: Repairs of the rotator cuff. Correlation of functional results with integrity of the cuff. J. Bone Joint Surg. Am. **73**, 982–989 (1991)

35. Lafosse, L., Brozska, R., Toussaint, B., Gobezie, R.: The outcome and structural integrity of arthroscopic rotator cuff repair with use of the double-row suture anchor technique. J. Bone Joint Surg. Am. **89**, 1533–1541 (2007)

36. Lo, I.K., Burkhart, S.S.: Double-row arthroscopic rotator cuff repair: re-establishing the footprint of the rotator cuff. Arthroscopy **19**, 1035–1042 (2003)

37. Ma, C.B., Comerford, L., Wilson, J., et al.: Biomechanical evaluation of arthroscopic rotator cuff repairs: double-row compared with single-row fixation. J. Bone Joint Surg. Am. **88**, 403–410 (2006)

38. Mazzocca, A.D., Millett, P.J., Guanche, C.A., et al.: Arthroscopic single-row versus double-row suture anchor rotator cuff repair. Am. J. Sports Med. **33**, 1861–1868 (2005)

39. Meier, S.W., Meier, J.D.: Rotator cuff repair: the effect of double-row fixation on three-dimensional repair site. J. Shoulder Elbow Surg. **15**, 691–696 (2006)

40. Miller, C., Savoie, F.H.: Glenohumeral abnormalities associated with full-thickness tears of the rotator cuff. Orthop. Rev. **23**, 159–162 (1994)

41. Nho, S.J., Yadav, H., Pensak, M., Dodson, C.C., Good, C.R., MacGillivray, J.D.: Biomechanical fixation in arthroscopic rotator cuff repair. Arthroscopy **23**, 94–102 (2007)

42. Nho, S.J., Brown, B.S., Lyman, S., Adler, R.S., Altchek, D.W., MacGillivray, J.D.: Prospective analysis of arthroscopic rotator cuff repair: prognostic factors affecting clinical and ultrasound outcome. J. Shoulder Elbow Surg. **18**, 13–20 (2009)

43. Nho, S.J., Slabaugh, M.A., Seroyer, S.T., Grumet, R.C., Wilson, J.B., Verma, N.N., Romeo, A.A., Bach Jr., B.R.: Does the literature support double-row suture anchor fixation for arthroscopic rotator cuff repair? A systematic review comparing double-row and single-row suture anchor configuration. Arthroscopy **25**, 1319–1328 (2009)

44. Ozbaydar, M., Elhassan, B., Warner, J.J.: The use of anchors in shoulder surgery: a shift from metallic to bioabsorbable anchors. Arthroscopy **23**, 1124–1126 (2007)

45. Ozbaydar, M.U., Tonbul, M., Tekin, A.C., Yalaman, O.: Arthroscopic rotator cuff repair: evaluation of outcomes and analysis of prognostic factors. Acta Orthop. Traumatol. Turc. **41**, 169–174 (2007)

46. Ozbaydar, M., Elhassan, B., Esenyel, C., Atalar, A., Bozdag, E., Sunbuloglu, E., Kopuz, N., Demirhan, M.: A comparison of single- versus double-row suture anchor techniques in a simulated repair of the rotator cuff: an experimental study in rabbits. J. Bone Joint Surg. Br. **90**, 1386–1391 (2008)

47. Park, M.C., Cadet, E.R., Levine, W.N., Bigliani, L.U., Ahmad, C.S.: Tendon-to-bone pressure distributions at a repaired rotator cuff footprint using transosseous suture and suture anchor fixation techniques. Am. J. Sports Med. **33**, 1154–1159 (2005)

48. Park, M.C., Elattrache, N.S., Ahmad, C.S., et al.: "Transosseous-equivalent" rotator cuff repair technique. Arthroscopy **22**, 1360.e1–1360.e5 (2006)

49. Park, M.C., Tibone, J.E., Elattrache, N.S., et al.: Part II: Biomechanical assessment for a footprint-restoring transosseous-equivalent rotator cuff repair technique compared with a double-row repair technique. J. Shoulder Elbow Surg. **16**, 469–476 (2007)

50. Richmond, J.C., Donaldson, W.R., Fu, F., Harner, C.D.: Modification of the Bankart reconstruction with a suture anchor. Report of a new technique. Am. J. Sports Med. **19**, 343–346 (1991)

51. Saridakis, P., Jones, G.: Outcomes of single-row and double-row arthroscopic rotator cuff repair: a systematic review. J. Bone Joint Surg. Am. **92**, 732–742 (2010)

52. Scheibel, M.T., Habermeyer, P.: A modified Mason-Allen technique for rotator cuff repair using suture anchors. Arthroscopy **19**, 330–333 (2003)

53. Schneeberger, A.G., von Roll, A., Kalberer, F., Jacob, H.A., Gerber, C.: Mechanical strength of arthroscopic rotator cuff repair techniques: an in vitro study. J. Bone Joint Surg. Am. **84-A**, 2152–2160 (2002)

54. Seeherman, H.J., Archambault, J.M., Rodeo, S.A., Turner, A.S., Zekas, L., D'Augusta, D., Li, X.J., Smith, E., Wozney, J.M.: rhBMP-12 accelerates healing of rotator cuff repairs in a sheep model. J. Bone Joint Surg. Am. **90**, 2206–2219 (2008)

55. Shen, P.H., Lien, S.B., Shen, H.C., Lee, C.H., Wu, S.S., Lin, L.C.: Long-term functional outcomes after repair of rotator cuff tears correlated with atrophy of the supraspinatus muscles on magnetic resonance images. J. Shoulder Elbow Surg. **17**(Suppl 1), 1S–7S (2008)

56. Smith, C.D., Alexander, S., Hill, A.M., et al.: A biomechanical comparison of single and double-row fixation in arthroscopic rotator cuff repair. J. Bone Joint Surg. Am. **88**, 2425–2431 (2006)

57. Snyder, S.J.: Technique of arthroscopic rotator cuff repair using implantable 4-mm Revo suture anchors, suture Shuttle Relays, and no. 2 nonabsorbable mattress sutures. Orthop. Clin. North Am. **28**,

267–275 (1997)
58. Spang, J.T., Buchmann, S., Brucker, P.U., Kouloumentas, P., Obst, T., Schröder, M., Burgkart, R., Imhoff, A.B.: A biomechanical comparison of 2 transosseous-equivalent double-row rotator cuff repair techniques using bioabsorbable anchors: cyclic loading and failure behavior. Arthroscopy **25**, 872–879 (2009)
59. Sugaya, H., Maeda, K., Matsuki, K., Moriishi, J.: Functional and structural outcome after arthroscopic full-thickness rotator cuff repair: single-row versus dual-row fixation. Arthroscopy **21**, 1307–1316 (2005)
60. Wall, L.B., Keener, J.D., Brophy, R.H.: Systematic review: clinical outcomes of double-row versus single-row rotator cuff repairs. Arthroscopy **25**, 1312–1318 (2009)
61. Waltrip, R.L., Zheng, N., Dugas, J.R., Andrews, J.R.: Rotator cuff repair. A biomechanical comparison of three techniques. Am. J. Sports Med. **31**, 493–497 (2003)
62. Zheng, N., Harris, H.W., Andrews, J.R.: Failure analysis of rotator cuff repair: a comparison of three double-row techniques. J. Bone Joint Surg. Am. **90**, 1034–1042 (2008)
63. Zingg, P.O., Jost, B., Sukthankar, A., Buhler, M., Pfirrmann, C.W., Gerber, C.: Clinical and structural outcomes of nonoperative management of massive rotator cuff tears. J. Bone Joint Surg. Am. **89**, 1928–1934 (2007)

第六章 举手过头运动员的肩后上方和前上方撞击

Chlodwig Kirchhoff, Knut Beitzel, and Andreas B. Imhoff

江长青 译

内容

介绍	99
投掷运动学	100
内部撞击	100
后上方撞击（PSI）	100
前上方撞击（ASI）	101
临床评估	101
影像学	102
放射学表现	102
MRI 表现	102
治疗	103
保守治疗	103
手术治疗	104
重返运动	105
结论	105
参考文献	105

C. Kirchhoff(✉)
Department of Orthopaedic Surgery and Traumatology,
Klinikum Rechts der Isar, Technische Universitaet Muenchen,
Ismaninger Strasse 22, 81675 Muenchen, Germany
e-mail: kirchhoff@lrz.tu-muenchen.de

K. Beitzel and A. B. Imhoff
Department of Orthopaedic Sports Medicine,
Klinikum Rechts der Isar, Technische Universitaet Muenchen,
Connollystrasse 32, 80809 Muenchen, Germany
e-mail: beitzelknut@hotmail.com,
a.imhoff@sportortho.de

介绍

举手过头动作使运动员肩部承受很大压力，特别是投掷动作的某一阶段[33]。这些患者的典型主诉是：当上肢外展并且最大程度的外旋时（拉起后期和加速期）肩部后方疼痛[4]。这种疾病的症状可能是模糊的，运动员也只是主诉在比赛中投掷速度减慢或控制力减弱（通常被称为 dead arm 综合征）[11]。其他常见的主诉有：投掷过程中感觉肩部紧张、不适伴有上肢热身困难[35]。大部分运动员记不得有急性损伤，而是因为先前的轻微症状突然加重才来就医的[13]。有些作者认为是肩内部撞击导致投掷力丧失[5,30,49,60]。虽然其他项目如网球、排球、标枪和游泳等运动员，也重复做肩外展外旋，但棒球选手却是最常发病的[1,4,25,40,46]。有人认为，内部撞击最可能是因准备不足或投掷过多引起肩胛带肌肉疲劳造成的[13]。研究表明，在投掷加速阶段，肱骨应与肩胛骨平面成直线。由于肩胛带肌疲劳，肱骨从肩胛骨平面脱出[55]。这称为成角过大或敞开，可以导致肩关节囊前面张力增大。前方关节囊完整性丧失会"放弃"本应有的肱骨头后滚，肱骨头前移使后部肩袖关节面紧抵关节盂缘和盂唇。对于那些曾在近期过度使用肩部的运动员来说，应特别询问他们在症状出现之前投掷习惯及力学训练有无变化[7]。当然，非运动员也会有内部撞击[12,33]。仔细分析那些内部撞击的运动员之后，可以发现病理学和临床特征不同的两种患者。为使运动员获得最大的康复效果，有必要准确理解、详细诊断并制定相应的治疗方案。同时，需要了解症状的持续时间，对疼痛位置进行精确定位以及以前的治疗包括休息时间。除了临床评估以外，MR 是必需的。最近，外展外旋（ABER）

功能位造影 MR 成像的灵敏度已得到显著提高。然而,关节镜仍是诊断的金标准,能在进行动力学评估地同时进行治疗。

投掷运动学

Meister 等将投掷运动划分为有不同目的和肌肉活动的 6 期(见表 1)[50],总时间不超过 2s。Ⅰ期(挥起)重心抬高。此时肩部承受的压力最小。Ⅱ期(竖起早期),上肢做好最大外旋准备。上肢外展 90°并外旋[9]。Ⅲ期(竖起晚期),顶级选手肩部最大外旋可接近 170°。此时,肩部处于外展外旋位,肱骨头后移、前方关节囊压力最大。前 3 期耗时约 1.5s[14]。Ⅳ期是加速阶段。尽管第 4 阶段的持续时间只有 0.05s,但是此时的角速度和旋转角度却是最大的。肩部旋转至 90°位将球扔出。旋转时的峰值速度接近 7.000°/s[25]。Ⅴ期是减速阶段,是投掷运动最猛烈的阶段。将球释放至旋转角变为 0°时之间。明显的肩袖离心性收缩以减慢上肢运动,此时后方关节囊所受的压力最大。关节后方剪切力负荷接近 400N,下方剪切力接近 300N,压力接近 1000N[41]。Ⅵ期是后继阶段。在此阶段再平衡,肌肉重新回到静息水平,但后方关节囊仍承受一定的压力。最后这两个阶段共耗时约 0.35s。球速由多种生物力学因素所决定,但与肩关节外旋角直接相关。顶级投手的掷球速度超过 144.8km/h。当球释放时,职业投手肩关节所受的分离力达到 950N。在减速期,肩袖和三角肌产生的压缩力在 1090N 以内,后方剪切力达到 400N。这些应力接近肩部软组织所能承受拉伸强度的极限值。除了盂肱

表 1 投掷运动的 6 期:Ⅰ期挥起,Ⅱ期是竖起早期,以跨步动作结尾。Ⅲ期是竖起晚期,此时上肢最大程度的外旋,Ⅳ期中,球加速直至Ⅴ期中球被扔出去,上肢减速。Ⅵ期是后继阶段,身体再平衡直至运动停止

投掷的动力学[50]	
Ⅰ期	挥起
Ⅱ期	竖起早期
Ⅲ期	竖起晚期
Ⅳ期	加速
Ⅴ期	减速
Ⅵ期	后继

关节参与运动以外,肩胛骨还将下肢和躯干的动能转移至上肢。在这篇文章中,Kibler 等细致地描述了肩胛动力学[42]。转移到球上的动能中,只有一半是由上肢和肩部运动产生的,另一半是由下肢和躯干旋转产生的,并通过肩胛-胸关节转移至上肢。因此,肩胛关节虽然常被临床忽视,但却是运动链的重要组成部分[9]。

内部撞击

"外部"或"肩峰下"撞击常被简单地称为"撞击综合征"。而投球手的肩部疼痛,却没有任何单独的病理生理改变。内部撞击综合征的机制更为复杂,受很多因素影响[35,57,65]。1993 年,Walch 等发表了一篇里程碑性的文章,共对 30 名运动员进行了肩关节疼痛评估[69]。在最初入选的 30 名运动员中,17 人(其中有 16 人是投球运动员)做了肩关节镜检查;典型表现为后方盂唇损伤和关节面侧的肩袖撕裂,无 Bankart 或 SLAP 撕裂伤。笔者将这种盂唇损伤与 SLAP 区分开来(从前延伸至盂上结节的肱二头肌止点处),并认为单纯的后方 SLAP 损伤是内部撞击造成的。关节镜检能看到所有病例的肱骨头后方与肩盂后上缘有撞击。当上肢处于外展、外旋投掷体位时,撞击区与肩袖和盂唇损伤的位置完全一致。

后上方撞击(PSI)

Bennett 等于 1959 年首次描述了投球选手肩部后方疼痛。在这类运动员中,Lombardo 等将投掷运动的竖起晚期阶段视为这些运动员肩部后方疼痛的原因[46]。这种现象与肩峰下撞击综合征不同,称为后上方撞击(PSI)[23]。据报道,关节囊后方增厚、挛缩是较为常见[39],其生物力学方面的原因仍存有争议。虽然有两种 PSI 可能病因,均没有得到广泛认可。我们认可旋转不稳理论,此理论认为在投掷运动的竖起晚期和加速期,投掷肩过度外旋,使前关节囊拉紧,在减速阶段然后关节囊增宽受损,由于微观不稳导致后关节囊增生,并加剧外旋增大、内旋减小。Burkhart 等提出了盂肱内旋不足的理论[28]。他们认为在这个级联反应首先出现下盂肱韧带后束(PIGHL)和后下关节囊挛缩。因此,在内部撞击的正常接触之前,盂肱关节中心接触点朝后上移可能会导致外旋弧度增加。这些变化导致病理学"反剥"(peel-back)机制增加,在竖起体位下肱二

头肌止点承受的向上的剪切分力增加,造成 SLAP 撕裂伤[68]。这一观念得到一些作者的认可,他们报道 PSI 患者 SLAP 损伤(盂唇上方从前至后)增多[45,47,52]。肩袖下表面的冈上肌腱卡在肱骨头和盂唇后上方之间;因此 PSI 的典型表现包括关节侧部分肩袖撕裂和伴随的后上或盂唇后方损伤。但 Burkhart 等又提出了另一种理论认为后上方接触是生理性的[14]。他们认为肩袖撕裂极有可能是在减速阶段冈上肌腱的重复损伤引起的。事实支持这一理论:在投手和非投手中,都不会出现肩袖和后上方盂唇卡在肱骨大结节和关节盂边缘之间的病理现象。尸体解剖、MRI 和关节镜的研究一致表明,肩袖与盂唇后上方接触是生理性的[54,66]。

前上方撞击(ASI)

与 PSI 相比,前上方撞击(ASI)发病率要低得多。ASI 是指上肢前屈过程中肩胛下肌腱卡在肱骨头前方和前上方关节盂及盂唇之间。在上肢水平内收内旋时,反折二头肌腱滑轮和肩胛下肌腱下表面撞击关节盂前上缘。据此,肱二头肌长头腱(LHB)、滑轮和肩袖损伤与肩关节 ASI 有关。Habermeyer 等认为投掷运动猛烈终止可能导致滑轮损伤[29]。内旋时肱二头肌主动收缩张力会因肘部伸展减速而增加。这种减速使 LHB 实现最大收缩,并导致肩袖间隙的关节囊撕裂。Gerber 和 Sebesta 认为滑轮损伤源于水平面以上重复有力的内旋[26]。这导致滑轮系统和肩胛下肌腱之间的摩擦和与关节盂缘前上方的摩擦。由于内源性退行性变,肩袖间隙出现部分撕裂伤,累及上盂肱韧带(SGHL)和冈上肌腱的关节面,1996 年,Habermeyer 和 Walch 发现 50% 的肱二头肌腱半脱位与盂唇前上缘退行性变有关,说明这些内源性结构改变之间有关联。我们先前的研究发现了另一个可能的 ASI 病因[44]。在下肢截瘫的年轻患者(坐轮椅)中,我们发现前上复合损伤数量显著增加。这极有可能是因为在患者用手转动轮子时,上肢内旋,肱二头肌重复主动收缩所致。与 Habermeyer 等的理论相似的是,这一减速阶段也许导致肩袖间隙处关节囊撕裂[29]。

临床评估

内部撞击最常影响青年至中年人群;大部分内部撞击患者年龄低于 40 岁,经常参加需要上肢重复外展、外旋动作或体位的运动[9,62,67]。大部分内部撞击的患者是做举手过头动作的运动员[61,70]。例如,Walch 等介绍的第一组大宗病例都是排球和网球运动员[69]。内部撞击最多见于投掷运动员,尤其是棒球手[49,58,69]。对投手的临床评估始于详细询问病史。在询问病史时,需要判断症状是模糊的、渐进的还是急性事件所导致的[16-18,68]。大多数患者表现为投掷速度逐渐减慢、控制力丧失或成绩下降[20-22]。主诉中常会有慢性弥散性后方肩胛带疼痛,但疼痛只局限于关节线处。尽管肩关节后方疼痛是内部撞击患者最常见的症状,也会有一些类似于典型肩袖疾病的症状[25,26],或者是肩关节不稳的症状,例如外展外旋恐惧症或半脱位感。需要特别指出的是,Burkhart 等报道 96 例失去投掷能力的运动员中 80% 有喙突前方疼痛,而不是常见的单纯性后方肩关节疼痛[15]。

后方盂肱关节线压痛、外旋角度增加、内旋角度减少是投掷运动员最常见的体格检查表现(见图1)。然而,所有怀疑有内部撞击的患者,都应该彻底检查那些相关的肩关节内病变。体格检查时可发

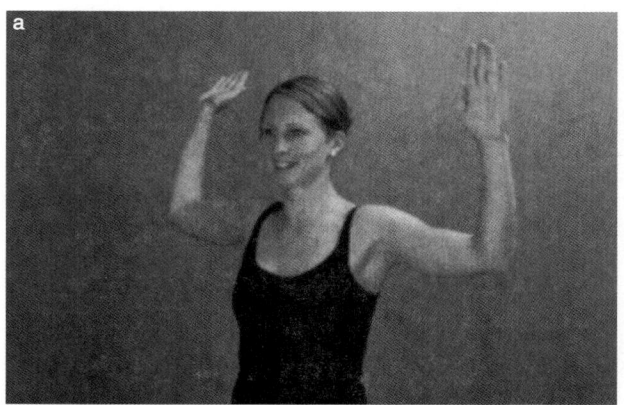

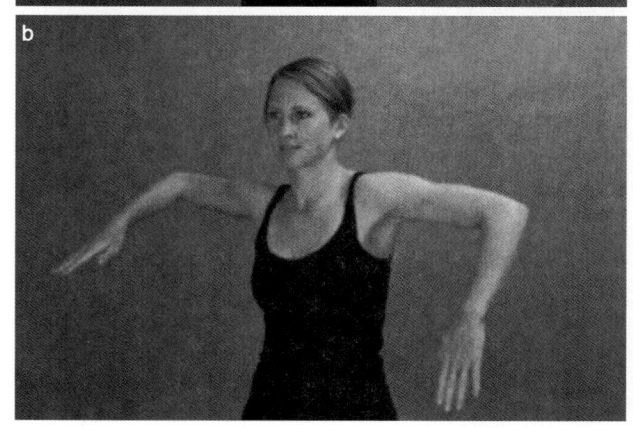

图1 GIRD 患者的典型表现

现相对肥大的优势上肢与区域萎缩并存,尤其是在冈下窝。除此之外,记录双侧肩关节主动和被动运动、检查 SLAP 损伤、经典的撞击征如 Neer 和 Hawkins 试验、上臂跨胸内收试验和关节不稳试验[31,32]。至于松弛,会与不稳不一致,应检查"陷窝征"。还要进行 Beighton 评分的其他参数分析。做"前后抽屉实验"以及"负荷移位实验"评估肱骨头的前后移位。尽管各种 SLAP 损伤体格检查的有效性争议很多,因为后上盂唇撕裂伤代表内部撞击的主要病理性特征,诊断应结合这些试验[37,38]。我们推崇 O'Brien 实验,该作者认为这种主动压力实验有 100% 的敏感度和 98.5% 的特异性。实验方法:上肢前屈 90°、内收 20° 并最大内旋。抗阻力引起肩关节前方疼痛,前臂最大外旋或旋后时疼痛缓解。Meister 等研究了一种单一手法检测关节面侧的肩袖撕裂伤和后方盂唇损伤的"后方撞击征"[51]。受试者上肢处于类似投掷竖起晚期的体位,出现肩后方关节痛。其敏感度和特异性分别为 75.5% 和 85%。所有阳性的非接触伤患者都有应该行关节镜治疗的病变。就传统的撞击试验而言,Mithöfer 等报道内部撞击患者的肩峰下损伤实验常常是阴性的[53]。相反的一项研究报道,41 名职业投掷运动员接受关节镜下评估,超过 25% 者 Neer 或 Hawkins 征阳性。

我们认为绝对典型的阳性发现是 GIRD:与对侧相比,从预期最大外旋算起,内旋角度减少大于 30°~40°。一些研究也证实,如 Burkhart 等报道 124 名棒球投手中 GIRD 发生率为 100%[15]。至于外旋角度增加,Myers 等最近指出病理性内部撞击的投手表现肩后方明显紧张,盂肱关节内旋减少,并不一定有外旋增加[55]。除此之外,还可见到肩胛骨反向运动,典型特点是肩胛骨内下缘凸出,投掷肩比非投掷肩低垂[43]。

影像学

放射学表现

对有征象和症状的内部撞击患者进行放射学评估应该包括真 AP、腋位和胸出口位(Y 轴视图)[10]。内部撞击的放射学表现很少。至于其典型征象,Bennett 等首次在棒球运动员中描述了后下方关节盂缘骨赘(Bennett 损伤)[4]。他假定这个表现继发于肱二头肌肌腱在骨性止点处牵拉。但关于其起因和意义仍有很多争议[33,51]。Ferrari 等发现棒球手骨化出现在肩后下方,无一例在肱二头肌腱区域[24]。X 线常发现肱骨大结节的改变。Mithöfer 等强调 X 线在评估肱骨大结节硬化和囊性变方面的重要性;有接近一半的内部撞击患者会出现这些表现[53]。有趣的是,最近一份放射学研究分析了 57 例无症状专业棒球投手,39% 有肱骨头囊性变[73]。Walch 等注意到所谓的肱骨头后方"晶洞"(geodes),反映的是冈上肌腱止点上方的骨软骨缺损[69]。另一项 X 线表现是后方盂缘圆钝或重塑,尽管 MRI 是评估这一征象的最佳方法。

MRI 表现

MRI 是诊断年轻患者肩关节疼痛的金标准[33]。当怀疑有盂唇损伤时,我们建议使用钆造影剂或生理盐水进行直接 MR 关节造影术[34,56,59]。MR 可发现肩袖、冈上肌和冈下肌关节侧的层厚撕裂、后方或上方盂唇损伤[72]。肩袖撕裂通常很小,累及关节面。小的底面线性造影剂延伸到肌腱是典型的表现。外展和外旋(ABER)体位使后上方肩袖松弛,利于钆渗入到隐蔽的或轻微的裂伤中[6]。有趣的是,Halbrecht 等对无症状高校棒球运动员做无造影剂肩关节 MRI(投掷和非投掷上肢处于 ABER 体位),发现所有肩关节中都有肩袖和后上方盂-唇复合体触碰[30]。除此之外,这些运动员通常有后上方盂唇异常。反复性压力造成投手肩袖老化加速,导致肌腱早期变性。张力性负荷过大引起肱骨肌腱止点处的关节面结合缘的 Rim-rent 撕裂[27]。在液体敏感序列下,这些撕裂的高信号在肱骨大结节肌腱止点(冈上肌腱足印)和肌腱本身之间延伸。大部分情况下,它们位于冈上肌腱前半部,易被误认为是肌腱内信号。其他的张力过载损伤表现为冈上肌和冈下肌肌腱关节面的细小撕裂。这些撕裂通常较小,可通过 MR 关节造影确认,因为 ABER 体位下对比剂可流入或延伸到肩袖肌腱关节面的低信号线之间。通常投手的肩盂撕裂却未察觉到关节不稳[3]。向后延伸的 SLAP 撕裂引起后上方松弛,可能会引起投手丧失投球功能[19]。SLAP 撕裂在 MRI 上的表现包括中间高信号的盂唇退变,线性液体或钆影从根部切断上方盂唇,并向后延伸到肱二头肌起始点。囊肿和撞击畸形也能在大结节后方看到,能增加诊断内撞击的可信度。

第六章 举手过头运动员的肩后上方和前上方撞击

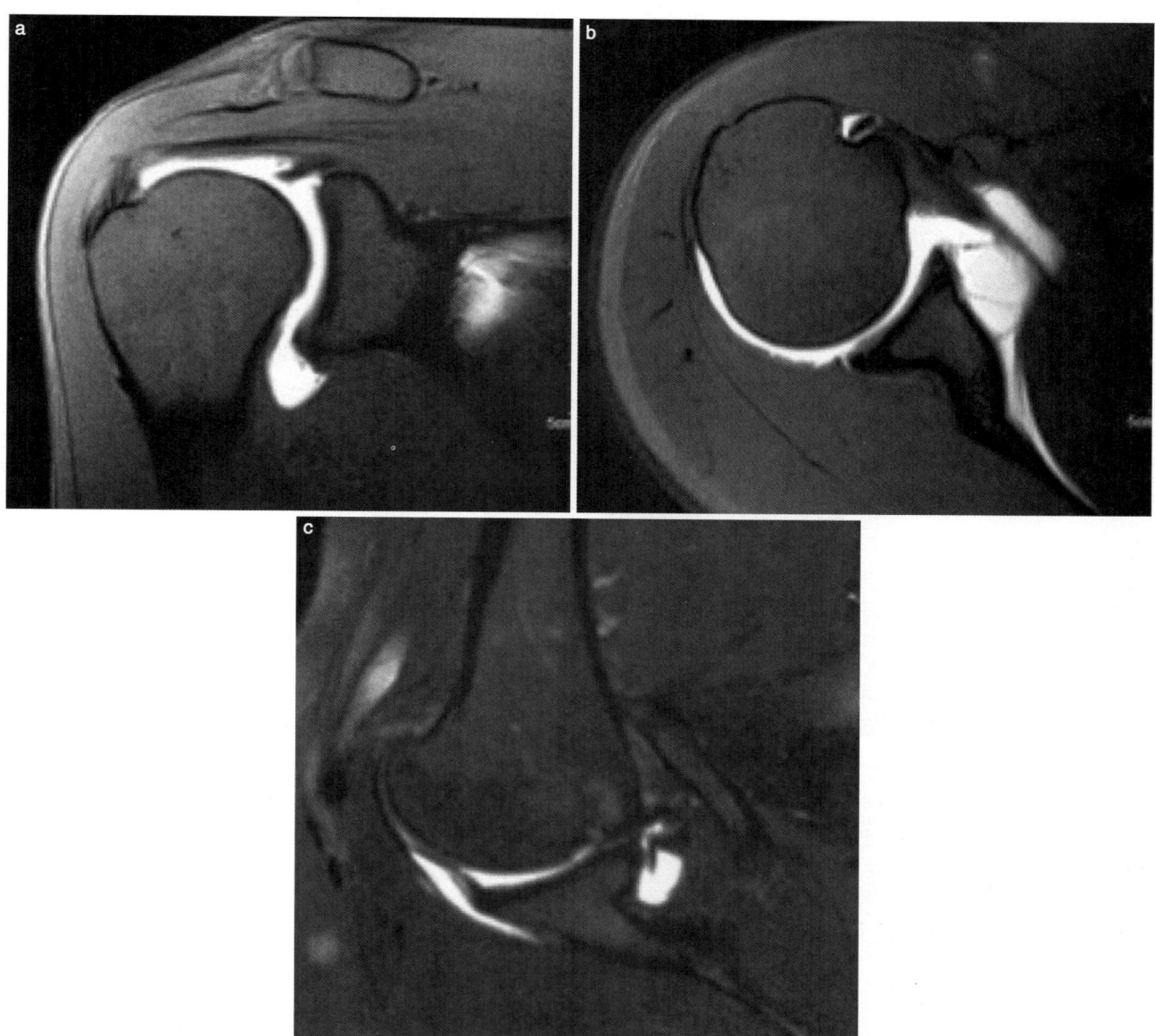

图2 后上方盂肱撞击。肩关节 MR 关节造影术的 T1 加权脂肪饱和 ABER 位图像表明后方冈上肌的关节面撕裂。大结节处也有上方盂唇撕裂和小囊肿

治疗

大部分投手肩关节损伤应采用保守方法治疗。只有明显的结构性损伤,如畸形肩袖撕裂、肩脱位或 SLAP 损伤才需要早期外科介入。

保守治疗

每位投手运动员都需要加强投掷运动动力链的所有要素的训练。轻微症状和疾病早期的患者需要主动休息,包括完全停止投掷活动,同时进行物理治疗。Axe 等建议,有症状一天休息两天(最长休息12 周)[2]。抗炎治疗能"冷却"肩部炎症,加速康复过程。包括非甾体类抗炎药物(NSAIDs),偶尔糖皮质激素注射治疗和物理治疗如离子导入法。对于有持续症状的患者,Wilk 建议采用分阶段渐进的康复,强调动态稳定性、肩袖力量加强和肩胛骨稳定。阶段 I - 急性阶段:重点放在受损组织愈合、活动改变、减轻疼痛和炎症以及重建基础动态稳定性、恢复肌力平衡和重建本体感觉。运动员的疼痛和炎症可以通过一些局部治疗减轻,包括冰敷、超声和电刺激。除此之外,运动员必须在无痛范围内活动(如投掷和练习)。主动辅助运动练习可用于恢复肩关节运动,尤其是肩关节内旋和水平内收。投手应该做特殊的伸展和柔韧性练习,这样对恢复后方肩袖肌群有帮助(图3)。阶段 II - 中间阶段:当疼痛和炎

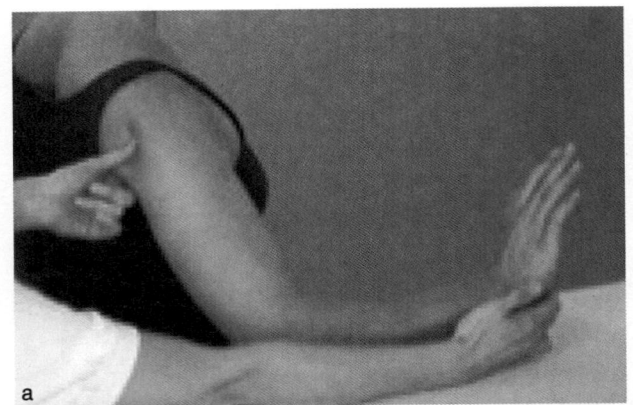
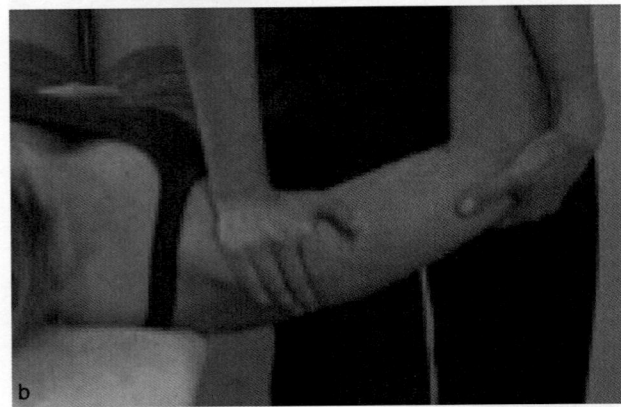
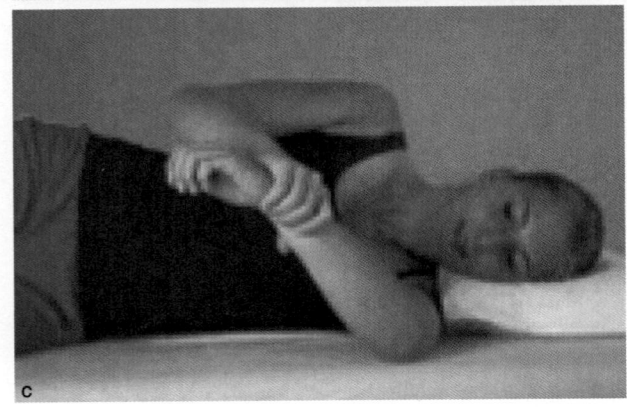

图3 睡姿牵拉：患肩卧位，上抬90°。对侧上肢将患肩内旋，直至肩关节后面被牵伸

症减轻时，运动员可进入阶段Ⅱ。最初的目的是改善力量项目，持续牵伸和柔韧性训练，促进神经肌肉控制力。在这一阶段，康复内容过渡为更激进的等张强化活动，重点是重建肌肉平衡。也可使用选择性肌肉活化来重建肌肉平衡和对称性。后方结构、胸小肌以及肱二头肌短头挛缩也会导致盂肱关节内旋不足，并增大肩胛骨前倾。McClure等发现，与未进行练习的正常肩关节运动的对照组相比，肩后方关节紧张的患者经过上臂跨胸牵伸练习，内旋明显增加[48]。Borstod等发现单侧对角牵伸和俯卧手工牵伸是使胸小肌延长的有效方法[8]。在投手中，肩关节外旋肌群、肩胛骨的牵开肌、伸肌、降肌由于结构较弱常被孤立。一些作者强调肩胛骨肌力和神经肌肉控制在正常肩关节功能中的重要性[43]。等张练习技术可用于强化肩胛肌。投掷运动员通常表现为外旋力弱。因此，在康复的第二阶段，应做腹部和下背部肌群的核心力量练习。除此，运动员应该做下肢强化练习，并参与跑步项目，包括慢跑和冲刺。继续上肢牵伸练习，维持软组织的柔韧性。阶段Ⅲ-高级强化阶段：目的是开始更激烈的强化（预牵收缩）练习、增强力量和耐力、进行功能练习并逐渐开始投掷活动。在这一阶段，运动员做投掷者10项练习，持续人工对抗稳定性练习，开始强化训练。也可以做动态稳定性练习来强化本体感觉和神经肌肉控制。这些方法包括韵律稳定练习。强化训练方法可用于增强动态稳定性和本体感觉，逐渐增加肩关节承受的功能压力。强化训练需要离心收缩与向心收缩的迅速转换，以便刺激肌梭，后者可恢复肌纤维体积。可在这一康复阶段做间断投掷训练。这个项目以不同距离的短程、平面投掷开始。当做投掷练习的时候，张力性强化练习应改为低强度、高重复性和低重量的训练项目，以避免过度训练。阶段Ⅳ-回到投掷阶段：这一阶段，通常进行间断投掷和神经肌肉控制。在此期间，医师应监视投手的力学和投掷强度。假定他或她无任何症状，运动员可进一步做定点投掷。目的是通过3个月的练习完全恢复投掷速度。为防止不利条件下过度训练或投掷，指导运动员进行整年的特殊训练至关重要。3个月后无改善，或者6个月内不能回到竞技中，说明保守治疗失败，这就需要进一步的诊断检查，如果必要的话，应该考虑手术治疗。

手术治疗

手术适应证包括：进行了针对体检和影像诊断的病变的延期康复治疗计划，仍不能返回到竞技场上的保守治疗失败者[9,36]。内部撞击症患者的手术应该仔细、系统地进行。最终治疗计划依赖于麻醉下的特殊检查发现，因为对清醒患者体检结果会有混淆。为系统评估整个肩关节情况，接下来应做关节镜检查，因为除后上方盂唇和肩袖以外，肩关节许多结构的损伤都与病理性内部撞击有关。Jobe认为多达5个解剖结构面临风险：后上方盂唇、肩袖肌腱（关节面）、大结节、下盂肱韧带（IGHL）复合体以及后上方关节盂[39]。他指出：大部分内部撞击患者有其中1种以上结构损伤，强调彻底的诊断性关节镜评估对怀疑或偶然发现的内部撞击的重要性。外科医师应该仔细评估整个肩关节,寻找肱二头肌腱及其止点、盂唇和关节囊不稳的证据。从上向下移动镜头评估关节松弛程度。如果轻松通过为"穿堂而过"(drive-through)征阳性。检查肩袖间隙和肩袖止点。然后将患肢牵引松开,在外展外旋位检查。这时,关节镜位于后方入路,刚刚离开后上方盂唇,小心地外展、外旋患肢。寻找肩袖底面和后上盂唇对吻损伤的证据,正如在病理性内部撞击中看到的。骨性大结节或关节盂后上缘的重复小创伤也许表现为与内部撞击相关的外展、外旋致伤病损的最极端情况,甚至有这些结构骨折的报道。肱骨头骨软骨损伤机制可能与大结节损伤相同。解剖上的微小变异或投掷运动的微小改变使肱骨头和关节盂缘接触位置不同。外科手术应针对引起患者症状或在内部撞击的病理生理损伤。术中若发现肩峰下炎症和滑囊炎可施行肩峰下清理术[63,64]。Mithöfer 等认为内部撞击是肩峰成形术的相对禁忌[53]。

重返运动

正式的投掷力学评估也许有用,尤其是在专业训练程度不高的年轻运动员中。投掷动力学异常或减弱的成熟运动员也会从生物力学和专业评估中受益。一旦恰当的休息时期已过,症状缓解,投掷活动应该间断恢复;然而,肩关节在做任何投掷活动之前应该完全无痛。依据症状改善情况逐渐恢复强度,目标是恢复有效的投掷活动。

结论

投掷活动给肩关节的动态和静态稳定结构施加了极大应力。这些重复性的力引起软组织和骨的适应性改变,这种改变最初改善了运动表现,但最终会导致肩关节损伤。尽管有一系列的理论来解释内部撞击的病理生理进展,显然,病因是多因素的。内部撞击的主要损伤、朝关节面的肩袖撕裂和后上方盂唇损伤的发生已证实与许多其他表现有关,最重要的是 GIRD 和 SICK 肩胛骨综合征,但也与后方肱骨头损伤、后方关节盂骨性损伤有关,少部分还与 Bankart 和 IGHL 损伤有关。在完全理解和融合关于损伤病理力学的各种理论之前,广泛的生物力学和临床研究是必需的[74]。

参考文献

1. Altchek, D.W., Dines, D.M.: Shoulder injuries in the throwing athlete. J. Am. Acad. Orthop. Surg. **3**(3), 159–165 (1995)
2. Axe, M.J.: Evaluation and treatment of common throwing injuries of the shoulder and elbow. Del. Med. J. **59**(9), 593–598 (1987)
3. Beltran, J., Rosenberg, Z.S., Chandnani, V.P., Cuomo, F., Beltran, S., Rokito, A.: Glenohumeral instability: evaluation with MR arthrography. Radiographics **17**(3), 657–673 (1997)
4. Bennett, G.E.: Shoulder and elbow lesions distinctive of baseball players. Ann. Surg. **126**(1), 107–110 (1947)
5. Blevins, F.T.: Rotator cuff pathology in athletes. Sports Med. **24**(3), 205–220 (1997)
6. Bonutti, P.M., Norfray, J.F., Friedman, R.J., Genez, B.M.: Kinematic MRI of the shoulder. J. Comput. Assist. Tomogr. **17**(4), 666–669 (1993)
7. Borich, M.R., Bright, J.M., Lorello, D.J., Cieminski, C.J., Buisman, T., Ludewig, P.M.: Scapular angular positioning at end range internal rotation in cases of glenohumeral internal rotation deficit. J. Orthop. Sports Phys. Ther. **36**(12), 926–934 (2006)
8. Borstad, J.D., Ludewig, P.M.: Comparison of scapular kinematics between elevation and lowering of the arm in the scapular plane. Clin. Biomech. **17**(9–10), 650–659 (2002)
9. Braun, S., Kokmeyer, D., Millett, P.J.: Shoulder injuries in the throwing athlete. J. Bone Joint Surg. Am. **91**(4), 966–978 (2009)
10. Braunstein, V., Korner, M., Brunner, U., Mutschler, W., Biberthaler, P., Wiedemann, E.: The fulcrum axis: a new method for determining glenoid version. J. Shoulder Elbow Surg. **17**(5), 819–824 (2008)
11. Budoff, J.E., Nirschl, R.P., Ilahi, O.A., Rodin, D.M.: Internal impingement in the etiology of rotator cuff tendinosis revisited. Arthroscopy **19**(8), 810–814 (2003)
12. Burkhart, S.S.: Internal impingement of the shoulder. Instr. Course Lect. **55**, 29–34 (2006)
13. Burkhart, S.S., Morgan, C.D., Kibler, W.B.: Shoulder injuries in overhead athletes. The "dead arm" revisited. Clin. Sports Med. **19**(1), 125–158 (2000)
14. Burkhart, S.S., Morgan, C.D., Kibler, W.B.: The disabled throwing shoulder: spectrum of pathology. Part I: Pathoanatomy and biomechanics. Arthroscopy **19**(4), 404–420 (2003)
15. Burkhart, S.S., Morgan, C.D., Kibler, W.B.: The disabled throwing shoulder: spectrum of pathology. Part III: The SICK scapula, scapular dyskinesis, the kinetic chain, and rehabilitation. Arthroscopy **19**(6), 641–661 (2003)
16. Buss, D.D., Freehill, M.Q., Marra, G.: Typical and atypical shoulder impingement syndrome: diagnosis, treatment, and pitfalls. Instr. Course Lect. **58**, 447–457 (2009)
17. Campbell, R.S., Dunn, A.: External impingement of the shoulder. Semin. Musculoskelet. Radiol. **12**(2), 107–126 (2008)
18. Carter, A.B., Kaminski, T.W., Douex Jr., A.T., Knight, C.A., Richards, J.G.: Effects of high volume upper extremity plyometric training on throwing velocity and functional strength ratios of the shoulder rotators in collegiate baseball players. J. Strength Cond. Res. **21**(1), 208–215 (2007)
19. Chang, D., Mohana-Borges, A., Borso, M., Chung, C.B.: SLAP lesions: anatomy, clinical presentation, MR imaging diagnosis and characterization. Eur. J. Radiol. **68**(1), 72–87 (2008)
20. Cools, A.M., Cambier, D., Witvrouw, E.E.: Screening the athlete's shoulder for impingement symptoms: a clinical reasoning algorithm for early detection of shoulder pathology. Br. J. Sports Med. **42**(8), 628–635 (2008)
21. Cools, A.M., Declercq, G., Cagnie, B., Cambier, D., Witvrouw, E.: Internal impingement in the tennis player: rehabilitation guidelines. Br. J. Sports Med. **42**(3), 165–171 (2008)
22. Curtis, A.S., Deshmukh, R.: Throwing injuries: diagnosis and treatment. Arthroscopy **19**(Suppl 1), 80–85 (2003)
23. Davidson, P.A., Elattrache, N.S., Jobe, C.M., Jobe, F.W.: Rotator cuff and posterior-superior glenoid labrum injury associated with increased glenohumeral motion: a new site of impingement. J. Shoulder Elbow Surg. **4**(5), 384–390 (1995)
24. Ferrari, J.D., Ferrari, D.A., Coumas, J., Pappas, A.M.: Posterior ossification of the shoulder: the Bennett lesion. Etiology, diagnosis,

24. and treatment. Am. J. Sports Med. **22**(2), 171–175 (1994); discussion 175–176
25. Fleisig, G.S., Andrews, J.R., Dillman, C.J., Escamilla, R.F.: Kinetics of baseball pitching with implications about injury mechanisms. Am. J. Sports Med. **23**(2), 233–239 (1995)
26. Gerber, C., Sebesta, A.: Impingement of the deep surface of the subscapularis tendon and the reflection pulley on the anterosuperior glenoid rim: a preliminary report. J. Shoulder Elbow Surg. **9**(6), 483–490 (2000)
27. Giaroli, E.L., Major, N.M., Higgins, L.D.: MRI of internal impingement of the shoulder. Am. J. Roentgenol. **185**(4), 925–929 (2005)
28. Gumina, S., Carbone, S., Postacchini, F.: Scapular dyskinesis and SICK scapula syndrome in patients with chronic type III acromioclavicular dislocation. Arthroscopy **25**(1), 40–45 (2009)
29. Habermeyer, P., Magosch, P., Pritsch, M., Scheibel, M.T., Lichtenberg, S.: Anterosuperior impingement of the shoulder as a result of pulley lesions: a prospective arthroscopic study. J. Shoulder Elbow Surg. **13**(1), 5–12 (2004)
30. Halbrecht, J.L., Tirman, P., Atkin, D.: Internal impingement of the shoulder: comparison of findings between the throwing and non-throwing shoulders of college baseball players. Arthroscopy **15**(3), 253–258 (1999)
31. Hamner, D.L., Pink, M.M., Jobe, F.W.: A modification of the relocation test: arthroscopic findings associated with a positive test. J. Shoulder Elbow Surg. **9**(4), 263–267 (2000)
32. Hegedus, E.J., Goode, A., Campbell, S., Morin, A., Tamaddoni, M., Moorman III, C.T., Cook, C.: Physical examination tests of the shoulder: a systematic review with meta-analysis of individual tests. Br. J. Sports Med. **42**(2), 80–92 (2008); discussion 92
33. Heyworth, B.E., Williams III, R.J.: Internal impingement of the shoulder. Am. J. Sports Med. **37**(5), 1024–1037 (2009)
34. Huber, D.J., Koch, E.: Magnetic resonance tomography in disorders of the rotator cuff. Orthopade **24**(6), 491–497 (1995)
35. Imhoff, A.B., Agneskirchner, J.D., Konig, U., Temme, C., Ottl, G., McFarland, E.G.: Superior labrum pathology in the athlete. Orthopade **29**(10), 917–927 (2000)
36. Imhoff, A., Ticker, J., Fu, F.H. (eds.): An Atlas of Shoulder Arthroscopy. Dunitz, London/New York (2003)
37. Jari, S., Sallay, P.: Quantification of posterior capsule tightness and motion loss in patients with shoulder impingement. Am. J. Sports Med. **29**(4), 534 (2001)
38. Jazrawi, L.M., McCluskey III, G.M., Andrews, J.R.: Superior labral anterior and posterior lesions and internal impingement in the overhead athlete. Instr. Course Lect. **52**, 43–63 (2003)
39. Jobe, C.M.: Superior glenoid impingement. Current concepts. Clin. Orthop. Relat. Res **330**, 98–107 (1996)
40. Jobe, F.W., Moynes, D.R., Tibone, J.E., Perry, J.: An EMG analysis of the shoulder in pitching. A second report. Am. J. Sports Med. **12**(3), 218–220 (1984)
41. Jobe, C.M., Coen, M.J., Screnar, P.: Evaluation of impingement syndromes in the overhead-throwing athlete. J. Athl. Train. **35**(3), 293–299 (2000)
42. Kibler, W.B.: The role of the scapula in athletic shoulder function. Am. J. Sports Med. **26**(2), 325–337 (1998)
43. Kibler, W.B.: Scapular involvement in impingement: signs and symptoms. Instr. Course Lect. **55**, 35–43 (2006)
44. Krzycki, J., Tischer, T., Imhoff, A.B.: The para-shoulder: lesions of the anterior-superior complex (Labrum, SGHL, SSC) and their arthroscopic treatment. Z. Orthop. Ihre Grenzgeb. **144**(5), 446–448 (2006)
45. Liu, S.H., Boynton, E.: Posterior superior impingement of the rotator cuff on the glenoid rim as a cause of shoulder pain in the overhead athlete. Arthroscopy **9**(6), 697–699 (1993)
46. Lombardo, S.J., Jobe, F.W., Kerlan, R.K., Carter, V.S., Shields Jr., C.L.: Posterior shoulder lesions in throwing athletes. Am. J. Sports Med. **5**(3), 106–110 (1977)
47. Ludewig, P.M., Cook, T.M.: Translations of the humerus in persons with shoulder impingement symptoms. J. Orthop. Sports Phys. Ther. **32**(6), 248–259 (2002)
48. McClure, P., Balaicuis, J., Heiland, D., Broersma, M.E., Thorndike, C.K., Wood, A.: A randomized controlled comparison of stretching procedures for posterior shoulder tightness. J. Orthop. Sports Phys. Ther. **37**(3), 108–114 (2007)
49. McFarland, E.G., Hsu, C.Y., Neira, C., O'Neil, O.: Internal impingement of the shoulder: a clinical and arthroscopic analysis. J. Shoulder Elbow Surg. **8**(5), 458–460 (1999)
50. Meister, K.: Injuries to the shoulder in the throwing athlete. Part one: biomechanics/pathophysiology/classification of injury. Am. J. Sports Med. **28**(2), 265–275 (2000)
51. Meister, K.: Internal impingement in the shoulder of the overhand athlete: pathophysiology, diagnosis, and treatment. Am. J. Orthop. **29**(6), 433–438 (2000)
52. Mihata, T., McGarry, M.H., Tibone, J.E., Fitzpatrick, M.J., Kinoshita, M., Lee, T.Q.: Biomechanical assessment of Type II superior labral anterior-posterior (SLAP) lesions associated with anterior shoulder capsular laxity as seen in throwers: a cadaveric study. Am. J. Sports Med. **36**(8), 1604–1610 (2008)
53. Mithöfer, K., Fealey, S., Altchek, D.: Arthroscopic treatment of internal impingement of the shoulder. Tech. Shoulder Elbow Surg. **5**(2), 66–75 (2004)
54. Murray, P.J., Shaffer, B.S.: Clinical update: MR imaging of the shoulder. Sports Med. Arthrosc. **17**(1), 40–48 (2009)
55. Myers, J.B., Laudner, K.G., Pasquale, M.R., Bradley, J.P., Lephart, S.M.: Glenohumeral range of motion deficits and posterior shoulder tightness in throwers with pathologic internal impingement. Am. J. Sports Med. **34**(3), 385–391 (2006)
56. Palmer, W.E., Brown, J.H., Rosenthal, D.I.: Labral-ligamentous complex of the shoulder: evaluation with MR arthrography. Radiology **190**(3), 645–651 (1994)
57. Rossi, F.: Shoulder impingement syndromes. Eur. J. Radiol. **27**(Suppl 1), S42–S48 (1998)
58. Rossi, F., Ternamian, P.J., Cerciello, G., Walch, G.: Posterosuperior glenoid rim impingement in athletes: the diagnostic value of traditional radiology and magnetic resonance. Radiol. Med. **87**(1–2), 22–27 (1994)
59. Sasaki, T., Saito, Y., Yodono, H., Prado, G.L., Miura, H., Itabashi, Y., Ishibashi, Y.: Labral-ligamentous complex of the shoulder. Evaluation with double oblique axial MR arthrography. Acta Radiol. **44**(4), 435–439 (2003)
60. Schickendantz, M.S., Ho, C.P., Keppler, L., Shaw, B.D.: MR imaging of the thrower's shoulder. Internal impingement, latissimus dorsi/subscapularis strains, and related injuries. Magn. Reson. Imaging Clin. N. Am. **7**(1), 39–49 (1999)
61. Sonnery-Cottet, B., Edwards, T.B., Noel, E., Walch, G.: Results of arthroscopic treatment of posterosuperior glenoid impingement in tennis players. Am. J. Sports Med. **30**(2), 227–232 (2002)
62. Struhl, S.: Anterior internal impingement: an arthroscopic observation. Arthroscopy **18**(1), 2–7 (2002)
63. Tibone, J.E., Jobe, F.W., Kerlan, R.K., Carter, V.S., Shields, C.L., Lombardo, S.J., Yocum, L.A.: Shoulder impingement syndrome in athletes treated by an anterior acromioplasty. Clin. Orthop. Relat. Res. **198**, 134–140 (1985)
64. Tibone, J.E., Elrod, B., Jobe, F.W., Kerlan, R.K., Carter, V.S., Shields Jr., C.L., Lombardo, S.J., Yocum, L.: Surgical treatment of tears of the rotator cuff in athletes. J. Bone Joint Surg. Am. **68**(6), 887–891 (1986)
65. Ticker, J.B., Beim, G.M., Warner, J.J.: Recognition and treatment of refractory posterior capsular contracture of the shoulder. Arthroscopy **16**(1), 27–34 (2000)
66. Tirman, P.F., Bost, F.W., Garvin, G.J., Peterfy, C.G., Mall, J.C., Steinbach, L.S., Feller, J.F., Crues III, J.V.: Posterosuperior glenoid impingement of the shoulder: findings at MR imaging and MR arthrography with arthroscopic correlation. Radiology **193**(2), 431–436 (1994)
67. Tirman, P.F., Smith, E.D., Stoller, D.W., Fritz, R.C.: Shoulder imaging in athletes. Semin. Musculoskelet. Radiol. **8**(1), 29–40 (2004)
68. Tischer, T., Salzmann, G.M., Imhoff, A.B.: Rotator cuff tears and internal impingement in athletes. Orthopade **36**(10), 950, 952–956 (2007)
69. Walch, G., Liotard, J.P., Boileau, P., Noel, E.: Postero-superior glenoid impingement. Another impingement of the shoulder. J. Radiol. **74**(1), 47–50 (1993)
70. Werner, S.L., Guido Jr., J.A., Stewart, G.W., McNeice, R.P., VanDyke, T., Jones, D.G.: Relationships between throwing mechanics and shoulder distraction in collegiate baseball pitchers. J.

Shoulder Elbow Surg. **16**(1), 37–42 (2007)
71. Wilk, K.E., Meister, K., Andrews, J.R.: Current concepts in the rehabilitation of the overhead throwing athlete. Am. J. Sports Med. **30**(1), 136–151 (2002)
72. Wörtler, K., Link, T.M., Rummeny, E.J.: Radiologische Diagnostik und Differenzialdiagnostik der Osteonekrose. Arthroskopie **16**, 15–22 (2003)
73. Wright, R.W., Steger-May, K., Klein, S.E.: Radiographic findings in the shoulder and elbow of Major League Baseball pitchers. Am. J. Sports Med. **35**(11), 1839–1843 (2007)
74. Kirchhoff, C., Imhoff, A.B.: Posterosuperior and anterosuperior impingement of the shoulder in overhead athletes-evolving concepts. Int Orthop. **34**(7), 1049–1058 (2010)

第七章 内部撞击和 SLAP 损伤

İbrahim Yanmış and Mehmet Türker

江长青 译

内容

病史 ……………………………… 108
临床特征 …………………………… 108
病因 ……………………………… 109
放射学表现 ………………………… 109
临床表现 …………………………… 110
体格检查 …………………………… 110
治疗 ……………………………… 110
 保守治疗 ………………………… 110
 手术治疗 ………………………… 111
结论 ……………………………… 112
参考文献 …………………………… 112

İ. Yanmış (✉)
Orthopaedic and Trauma Clinic,
GATA Military Medical Academy,
Gn. Tevfik Saglam Cad, 06018 Etlik Ankara, Turkey
e-mail: yanmisibrahim@yahoo.com

M. Türker
Orthopaedic and Trauma Clinic,
Kırıkkale University Medical Faculty,
Sağlık cad No.1, 71100 Kirikkale, Turkey
e-mail: meturker@yahoo.com

病史

肩盂内撞击是造成向前投掷运动员肩后疼痛的常见原因,容易误诊为肩袖病变。Bennet 在 1959 年首次明确了内撞击征的症状,即肩盂后下缘骨赘,他认为这是刺激关节囊和滑膜病变产生症状的损伤[2]。1979 年 Lombardo 强调投掷运动员臂竖起晚期的肩部疼痛[14]。20 世纪 70 年代,名为"死臂"(dead arm)的临床问题成为投掷运动员的一大威胁。临床表现简单地说就是肩痛造成手臂的功能受限和投掷障碍。在没有病理机制研究和关节内病变的文献报道之前,一些学者将此归咎为心理问题。1981 年 Rowe 和 Zarins 发现本症有很小程度的复发性肩关节前方不稳[20]。1985 年,Andrews 首次探察了内部撞击的关节内病变[1],他报道了在肩袖部分撕脱修补术中合并高比例的上盂唇撕裂。Walch 和 Jobe 在他们的全面研究中介绍了这种综合征的关节内病变和解剖定位[11,22]。

临床特征

内部撞击的三大肩部临床特征:

(a) 后上撞击:后上肩盂损伤是由于肩袖关节面对盂唇后上部的撞击造成的。冈下肌的前部、冈上肌的后部和肱骨头的后上部是常见的受累区域。常见于投掷运动员,但在健美和举重运动员中的发病率也在增加,还包括机械师、电工等过度活动的工种。损伤机制是过度的肩部后伸外展与外旋(ABER)。这是投掷运动的确切机制。这种损伤发生在竖起后期或投掷动作加速早期,主要的病理特征是肩袖的撕裂和后盂唇的退变。

(b) 上撞击:由于上盂唇和冈上肌腱关节面的

撞击,导致肌肉撕裂和盂唇退变。临床症状仅限于投掷的加速中期。

(c) 前撞击:是喙突与肱骨头前部撞击的结果。Lo等人认为其病理机制是"滚筒甩干机"(Roller-Wringer)效应[13]。肩部内旋时,喙突撞击肩胛下肌的上表层。其临床表现与喙突病变相关。

病因

内部撞击的病因和病理生理仍然存在较大争议。我们必须明白这三种不同病症的致病机制是不同的。其共同特征是在重复用力的投掷动作中,肩关节内部静态和动态结构的微损伤累积导致损伤。过度使用和微观/宏观不稳的表现远比撞击征明显。关于不稳是结果还是原因的讨论仍在持续,两种理论都有特定病例证实。

一种公认的理论认为,前方不稳是由于投掷动作中肱骨头的活动角度过大导致前关节囊和盂肱韧带的松弛[15,16]。前方不稳引起投掷时竖起晚期的肩袖下表面与后上盂唇的过度接触(图1)。许多研究表明这种接触完全是生理性的。但反复的过度用力的生理接触会导致关节病变。关节镜术中可见对吻的后上盂唇和肩袖撕裂支持了上述理论(见图2)。

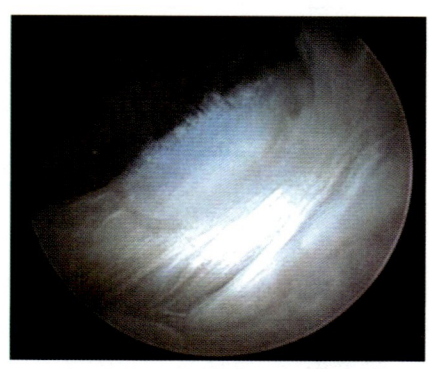

图1 关节镜下可见投掷运动员典型的后上盂唇磨损(左)

Burkhart等人提出了另一种机制[3],他们认为后关节囊紧缩是主要的病因,它导致了SLAP损伤和其他的内部撞击的关节内病变。他们阐述:"当臂部被牵引至外展和外旋位时,二头肌肌腱更垂直更朝后。这种现象称为"反剥"(Peel-back)征。

另一种理论认为肱骨反旋可能是潜在病因。在生长期过度的重复的投掷会使肱骨反转成外旋来适应。Crokett等人发现,投掷肩肱骨的反转角度比对

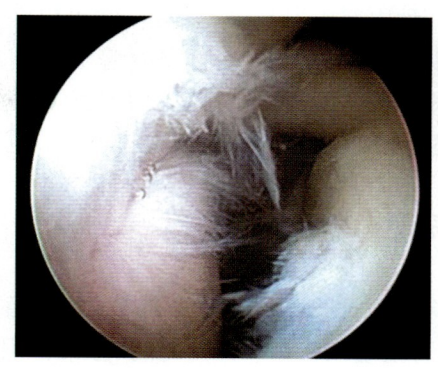

图2 右,投掷时ABER位显示损伤机制。反复接触可引起肩袖的关节面撕裂和磨损

侧多17°。他认为肱骨的反转增加可以减少内旋并造成和后上部撞击[6]。

尽管有这些力学解释,但不要太在意,因为这种损伤同样发生于没有过度肩部活动的健美和举重运动员。

放射学表现

内部撞击在肩部X光检查中无特异表现。有些报告称肩部MR和MRA也无特别发现[5,8,10,21]。有作者发现MRA有诊断意义。MRA肩部中立位表现为3类损伤:

(a) 位于肩袖止点的肱骨头后外侧囊性变。

(b) 冈上肌和冈下肌后侧的关节面部分肩袖撕裂。

(c) 后上盂唇和SLAP损伤(图1和图3)。

肩部ABER位MR可以显示肩袖关节面撕裂[12]。

SLAP损伤是内部撞击的重要部分(见图3)。MR影像对SLAP损伤的诊断具有价值。

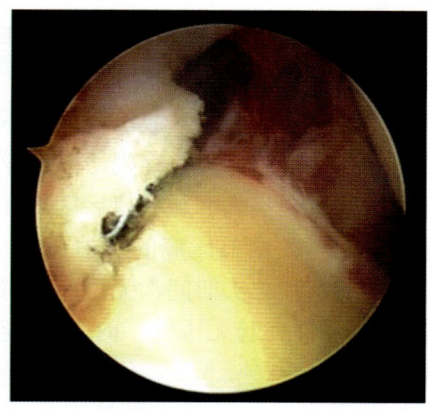

图3 关节镜显示内部撞击症的2型SLAP损伤

另一种内部撞击是喙突撞击,它可以在 MR 影像中发现[7,9,19]。在轴向 MR,喙突外侧皮质和肱骨内侧皮质的距离<6mm 易发生喙突下撞击。前方撞击综合征还有肩胛下肌撕裂和小结节退变。

临床表现

询问病史是诊断的最重要部分。患者的年龄、职业、体育活动以及疼痛开始时间、分布、时限、类型等特点都会对诊断提供线索。某些病例,诊断往往依靠细心的病史询问和物理检查。医师可以提问以下问题来发现相关线索:

(a)疼痛是怎样开始的?

通常来说,内部撞击的疼痛隐袭起病。疼痛往往随着时间逐渐加重。鉴别诊断应排除损伤后不稳和肩袖撕裂。起初疼痛和无力只发生在剧烈训练或活动后。这个时期,休息和日常活动没有疼痛(随着病程进展,也会出现静息痛和患肩侧卧痛)

(b)疼痛的性质?

通常先在肩后区感不适,逐渐变为疼痛,通常是灼烧感。

(c)是否有肩部活动障碍?

开始时只是投掷时疼痛,没有功能缺失。随后投掷能力减退。此期,活动范围及日常生活正常。

(d)患者是否接受过治疗?效果如何?

以下用 3 个阶段来描述内部撞击症。

阶段 1:猛烈的举手过头动作引起疼痛。无功能丧失。

阶段 2:肩后疼痛,Jobe 试验阳性。

阶段 3:表现如阶段 2,但适当的康复无效。

体格检查

首先是视诊。患者裸肩。反复静态和动态观察。肩部检查的同时,也要检查相关关节。胸肩胛关节的活动是最重要的。肩袖肌的萎缩和不对称可能提示特定的疾病。内部撞击症视诊多无异常。若视诊异常应排除其他疾病。触摸肩后区通常会激发疼痛。这有助于与大结节压痛的肩袖病变相区分。通常肩关节的前部和二头肌间沟无压痛。肩锁关节(AC)和其他的骨性突起无压痛。内收-内旋可鉴别喙突后撞击。

肩部的活动和稳定性是内部撞击最重要的体征。在投掷运动员优势肩的外展-外旋活动度比健侧多 10°~15°(图 4)。外展-内旋程度一致。肩其他方向的活动度通常与对侧一致。

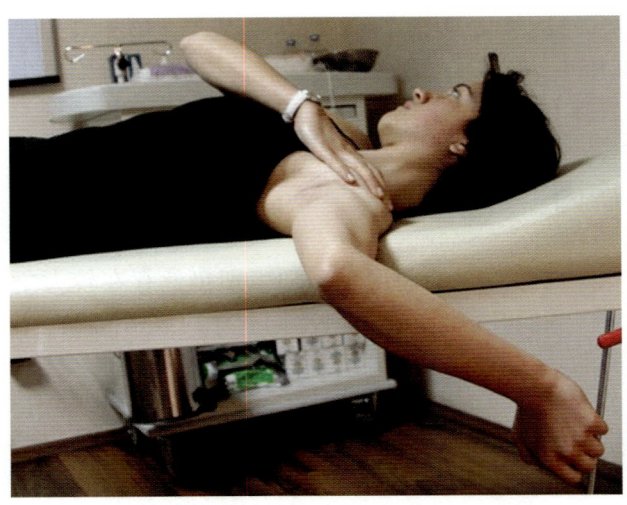

图 4 投掷肩的外旋增加是重要的体征

稳定性试验前方不稳明显。目前研究报道前方(++)和后方(+)不稳。许多患者有下方不稳。对肌肉发达的运动员需在全麻下进行稳定性试验。

内部撞击试验通常激惹试验(Jobe 试验)阳性。疼痛和撞击的症状在外展和最大外旋位置出现,将肱骨头向后推时疼痛消失。尽管有 SLAP 损伤,O'Brien 试验是阴性的。其他激惹试验阳性应考虑其他诊断。肌力通常在正常范围。另一个共同表现是肱骨头在肩盂内活动时有响声。

治疗

保守治疗

内部撞击症的治疗目标是保持盂肱关节稳定性的同时,恢复肩关节的正常功能和活动度。运动员为形成最大投掷力,常超越关节范围活动而造成反复的微创伤。最大关节活动度和足够的稳定才是投掷成功的先决条件。

运动员的内部撞击的早期治疗一般以休息和康复治疗为主。原则是限制投掷动作。物理治疗必须尽早开始。康复的目标是恢复肩关节的协调运动,保持关节的动态稳定。须谨记的是,肩带肌肉包括肩胛骨肌肉。牵伸后关节囊和肩部外旋肌能减少肱骨头前移,并减少临床症状。本体感觉训练也起到缓解疼痛作用。Wilk 等人提出了内部撞击的 10 条治疗原则[24]。

1. 绝不给修复中的组织施加过度负荷
2. 避免制动的负面影响
3. 重视外旋肌的肌力
4. 建立肌肉的平衡
5. 重视肩胛肌力量
6. 提高肩关节后侧的柔韧性(内旋活动度)
7. 加强本体感觉和神经肌肉控制
8. 形成高效的生物力学投掷动作
9. 逐步回归投掷运动
10. 按照设定的指标增加康复训练强度

抗炎药物可在治疗早期帮助缓解疼痛。目前没有局部和系统激素治疗有益的证据。

手术治疗

目前对内部撞击的手术干预没有共识。主要的手术指征是持续疼痛、保守治疗后成绩仍下降而不能回归高强度运动的患者。即将告别职业生涯的和仅在高强度运动后才出现疼痛的运动员,必须由他们自己决定是否需要接受手术治疗。

无论使用哪种术式,都应先进行关节镜检查。这可为诊断和治疗同时存在的病变提供重要的信息。评估并衡量肱骨头相对于肩盂的移位及其程度,还有二头肌肌腱、外旋肌、盂唇、肩胛下肌腱和关节囊。

我们首选沙滩椅位。这种姿势容易模仿损伤机制。

二头肌腱止点分离应该与正常的生理表现相区分。关节囊松弛程度取决于术者的主观判断。如果关节囊松弛,后入路的镜头很容易"穿堂而过"滑到前下囊。我们的经验是,如果二头肌长头与上关节囊的距离大于正常就提示关节囊松弛。

应该仔细观察肩袖的关节面,其后部(通常在冈上肌附着的后部)的损伤从部分撕裂到完全断裂不等。

治疗裂伤和水平层裂,清创应充分。对于确认没有共存病变的病例,关节内镜处理已经足够,通常不需要肩峰下关节镜检。

内部撞击的一个重要部分是肱骨头前移引起的关节盂软骨的退变。通常为盂窝的中部和下部的2~3级软骨损伤(见图5)。对于肩盂和肱骨头表面小的软骨损伤可作简单清理。

内部撞击典型的盂唇损伤一般在后上部,表现为磨损或与肩盂分离。磨损和退变组织可用刨刀或电热器械清除。

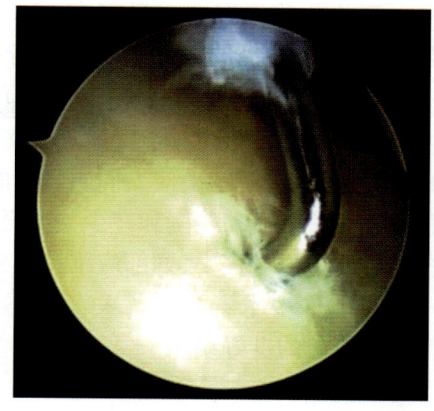

图5 软骨损伤一般在肩盂的中央

应该仔细评估SLAP损伤。1型SLAP损伤是否需要修补仍有争议。对于活动度大的运动员,手术修复结果可能更好。对于内部撞击征,仅仅修补SLAP损伤是不够的。

其他关节内损伤是由于前关节囊和肩胛下肌的前上方肌腱在肱骨头与喙突之间撞击引起的退变。

关节镜下清理

起初,内部撞击征采用清理退变的盂唇和肩袖关节内撕裂的方法,但效果不理想。关节镜清理仅是手术治疗的一部分。肩袖清理对于小的部分损伤可促进修复反应。撕裂的深度小于肩袖厚度的1/2者镜下清理效果应该不错。撕裂超过1/2或全层撕裂应该修补。同时进行SLAP修补、清理和关节囊重建才算完成内部撞击的治疗。

SLAP修补

大多数内部撞击都有SLAP损伤。有症状,镜下确认SLAP损伤,又有相关阳性体征,就应该修补[4,18,23]。对于1型SLAP损伤的治疗没有共识,有作者认为只是解剖变异。通常来说,1型和3型SLAP损伤应该清理,2型和4型应该修补。一般使用2个入路即可完成。

许多学者报道了关节镜下SLAP修补在投掷运动员获得良好结果[17,18,23]。尽管如此,有学者认为,仅修复SLAP损伤对于治疗内部撞击征是不够的。

关节囊重建

内部撞击征的前关节囊松弛,可能是病因也可能是结果。不管怎样,关节囊收缩或重叠术仍然是主要治疗方法。可以采用关节镜下电热、重叠术或开放手术。开放关节囊缝合术后仅有 68%~81% 运动员恢复到伤前运动状态,而关节镜治疗效果更佳(93%)。尽管初步结果良好,但电热关节囊收缩的长期结果并不理想。电热关节囊紧缩在多方向不稳患者的较差的中、长期结果使人们质疑它的疗效。

要做好保存关节活动范围和减少关节囊松弛的平衡。在关节囊重建过程中,臂部应维持在外旋、外展 20°~25°位。许多术者报道了关节镜下重建关节囊治疗内部撞击的良好结果。

反旋截骨术

有文献报道,投掷运动员的肱骨前倾增加,肱骨反旋截骨有利于纠正旋转畸形。但并发症多和结果不理想使这个手术不再流行。

结论

术者经验和患者依顺度是影响内部撞击征治疗的两个重要因素。区分并防止激惹因素及其累积对取得最佳预后非常重要。

无论使用什么的手术方法,物理康复是取得良好预后必不可少的程序。应与提前归队的运动员的队友和教练沟通。从技术上讲,真正的肌肉协调,改变错误的投掷技术和力量训练,可以改善功能预后,并能尽早回归赛场。

参考文献

1. Andrews, J.R., Carson Jr., W., Mc Leod, W.: Glenoid labrum tears related to the long head of biceps. Am. J. Sports Med. **13**, 337–341 (1985)
2. Bennet, G.E.: Shoulder and elbow lesions in the professional baseball pitcher. JAMA **119**, 510–514 (1959)
3. Burkhart, S.S., Morgan, C.D.: The peel-back mechanism: its role in producing and extending posterior type II SLAP lesions and its effect on SLAP repair rehabilitation. Arthroscopy **14**, 637–640 (1998)
4. Burkhart, S.S., Parten, P.M.: Dead arm syndrome: torsional SLAP lesions versus internal impingement. Tech. Shoulder Elbow Surg **2**(2), 74–84 (2001)
5. Connell, D.A., Potter, H.G., Wickiewicz, T.L., et al.: Noncontact magnetic resonance imaging of superior labral lesions. 102 cases confirmed at arthroscopic surgery. Am. J. Sports Med. **27**, 133–136 (1999)
6. Crockett, H.C., Gross, L.B., Wilk, K.E., et al.: Osseos adaptation and range of motion at the glenohumeral joint in professional baseball pitcher. Am. J. Sports Med. **30**(1), 20–26 (2002)
7. Friedman, R.J., Bonutti, P.M., Genez, B.: Cine magnetic rosenance imaging of the subcoracoid region. Orthopaedics **21**, 545–548 (1998)
8. Giaroli, E.L., Major, N.M., Higgins, L.D.: MRI of internal impingement of the shoulder. AJR Am. J. Roentgenol. **18**(185), 925–929 (2005)
9. Giaroli, E.L., Major, N.M., Lemley, D.E., et al.: Coracohumeral interval imaging in subcoracoid impingement syndrome on MRI. AJR Am. J. Roentgenol. **186**, 242–246 (2006)
10. Halbrecht, J.L., Tirman, P., Atkin, D.: Internal impingement of the shoulder: comparison of findings between the throwing and non-throwing shoulders of college baseball players. Arthroscopy **15**, 253–258 (1999)
11. Jobe, C.M.: Posterior superior glenoid impingement: expanded spectrum. Arthroscopy **11**, 530–537 (1995)
12. Lee, S.Y., Lee, J.K.: Horizontal component of the partial thickness tears of rotator cuff: imaging characteristics and comparison of ABER view with oblique coronal view at MR arthrography initial results. Radiology **224**, 470–476 (2002)
13. Lo, I.K., Burkhart, S.S.: The etiology and assessment of subscapularis tendon tears: a case for subcoracoid impingement, the roller-wringer effect and TUFF lesions of the subscapularis. Arthroscopy **19**, 1142–1150 (2003)
14. Lombardo, S., Jobe, F., Kerlan, R., et al.: Posterior shoulder lesions in throwing athletes. Am. J. Sports Med. **5**, 106–110 (1997)
15. Lui, S.H., Boynton, E.: Posterior superior impingement of the rotator cuff on the glenoid rim as a cause of shoulder pain in the overhead athlete. Arthroscopy **9**, 697–699 (1993)
16. Mc Farland, E.G., Hsu, C.Y., Neira, C., et al.: Internal impingement of the shoulder: a clinic and arthroscopic analysis. J. Shoulder Elbow Surg. **8**, 458–460 (1998)
17. Morgan, C.D., Burkhart, S.S., Palmeri, M., et al.: Type II lesions: three subtypes and their relationships to superior instability and rotator cuff tears. Arthroscopy **14**, 553–565 (1998)
18. Pagnani, M.J., Speer, K.P., Altchek, D.W., et al.: Arthroscopic fixation of superior labral tears using a biodegradable implant: a preliminary report. Arthroscopy **11**, 194–198 (1995)
19. Richards, D.P., Burkhart, S.S., Campbel, S.E.: Relation between narrowed coracohumeral distance and subscapularis tears. Arthroscopy **21**, 1223–1228 (2005)
20. Rowe, C.R., Zarins, B.: Recurrent transient subluxation of the shoulder. J. Bone Joint Surg. Am. **63**, 863–872 (1981)
21. Tirman, P.F., Bost, F.W., Garvin, G.J., et al.: Posterosuperior glenoid impingement of the shoulder: findings at MR imaging and MR arthrography with arthroscopic correlation. Radiology **193**, 431–436 (1994)
22. Walch, G., Boileau, J., Noel, E., et al.: Impingement of deep surface of the supraspinatus tendon on the posterior superior glenoid rim: an arthroscopic study. J. Shoulder Elbow Surg. **1**, 238–243 (1992)
23. Warner, J.J.P., Kann, S., Marks, P.: Arthroscopic repair of combined bankart and superior labral detachment anterior and posterior lesions: technique and preliminary results. Arthroscopy **10**, 383–391 (1994)
24. Wilk, K.E., Meister, Keith, Andrews, J.R.: Current concepts in the rehabilitation of the overhead throwing athlete. Am. J. Sports Med. **30**, 1 (2002)

第八章 肩前方不稳

Mustafa Karahan, Umut Akgün, and Rüştü Nuran
江长青 译

内容

解剖和生物力学	113
静力因素	113
动力因素	115
病理生理学	115
诊断	116
病史	116
体检	116
影像学	116
治疗	116
急性肩关节脱臼（首次发生）	116
复发性肩关节前方不稳	117
参考文献	118

M. Karahan (✉)
Orthopedics and Traumatology, Marmara University
School of Medicine, Opr. Cemil Topuzlu Cd. 37/2, Fenerbahçe,
34726 İstanbul, Turkey
e-mail: drmustafakarahan@gmail.com, mustafa@karahan.dr.tr

U. Akgün
Orthopedics and Traumatology, Acıbadem University
School of Medicine, İnönü Cd, Okur Sk, 20, Kozyatağı,
34742 İstanbul, Turkey
e-mail: drumutakgun@gmail.com

R. Nuran
Orthopedics and Traumatology, Acıbadem Kozyatağı Hospital,
İnönü Cd, Okur Sk, 20, Kozyatağı, 34742 İstanbul, Turkey
e-mail: drrustunuran@gmail.com

近年的研究证实，许多因素与肩关节前方不稳有关。几乎所有肩关节不稳的主要病理都不是单一的解剖结构的损伤，而是众多关节病变的集合。因此在治疗最常见的肩关节前方不稳时应该治疗所有的病变才能获得良好稳定性；除了解剖学和生物力学知识外，正确的查体和影像学分析也是必要的。每个病例都应该独立分析正确评估，并据此制定正确的治疗方案。

解剖和生物力学

肩关节是典型的球-窝关节，特点是肱骨头大而关节盂小。肱骨头应该在活动中始终处于一个稳定的位置[38]。运动时肱骨头和关节盂表面的在解剖平面上只移开1mm[24,50]。为获得这种中心化，许多因素共同发挥作用。这些因素可分为两类（表1）。

表1 肩关节稳定的静态和动态因素

静态因素	动态因素
盂-肱骨头倾斜	肩袖
盂-肱骨头形状	肱二头肌腱
盂唇	旋肩胛肌
盂肱韧带和关节囊	本体感觉
黏附和内聚	
关节内负压	
肩袖	

一般认为，静力因素起肩关节运动范围终末限制作用，在运动弧终点时变紧，而在运动过程中松弛。而动力因素在运动弧中一直发挥作用。

静力因素

静力学因素在运动终点和手臂在身体侧方休息

时起作用，一般情况下在运动中途不起作用。肱骨头和肩盂需要一定的倾斜来保证匹配。不同的解剖研究显示75%的关节盂后倾（平均7°）。25%有前倾（2°~10°）。这意味着前倾有可能影响稳定性；相对于两髁，肱骨头后倾（17°~30°）[57,61]。相对于垂线，肩盂表面有5°下倾，许多学者认为这影响下方稳定[65]。肩盂和肱骨头的骨性结构与稳定性关系较小，因为肱骨头面积21~22cm²，肩盂的面积8~9cm²，只有25%的肱骨头表面能够在肩关节运动时接触肩盂[58]。

盂唇是肩盂周围重要的稳定结构，是富含胶原纤维的半月板样结构。盂唇使很浅的盂增加了深度和接触面积[23]（图1）。有缓冲作用的三角形的盂唇被切除后，肩关节稳定性下降20%[28,35]。环

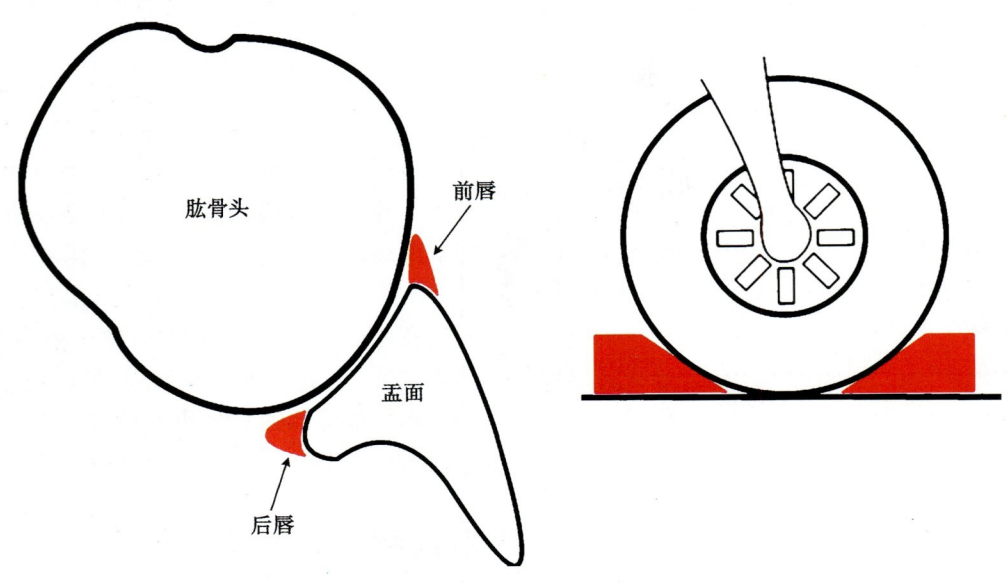

图1 盂唇将肱骨头保持在肩盂内的楔块稳定效应

形的盂唇连接在内外侧与肩盂相连接，连接关节囊和盂肱韧带。为了正确理解关节囊和韧带的关系，将肩盂进行表盘分区（图2）。尽管下方盂唇同肩盂连接紧密，上盂唇位于肱二头肌长头腱止点，因此它的活动度比较大。前盂唇常有解剖变异和病理损伤，需要认真检查[64]（图3）。盂肱韧带和关节囊是最重要的稳定结构。盂肱韧带由上盂肱韧带（SGHL）、中盂肱韧带（MGHL）和下盂肱韧带

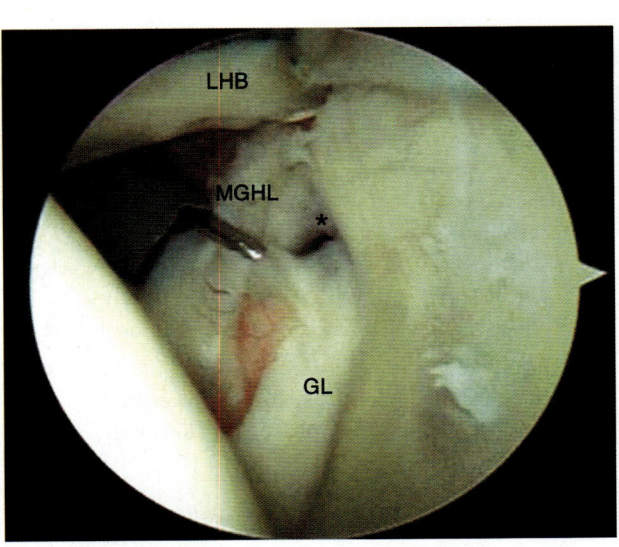

图2 盂唇损伤的表盘定位

图3 左肩关节镜后入路，星标指示"唇下孔"。LHB 肱二头肌长头。MGHL，中盂肱韧带。GL，盂唇

（IGHL）构成。SGHL 带最小,稳定作用也最小。它同肩盂上缘、肱二头肌腱和中盂肱韧带关系密切。它与喙肱韧带汇合,跨过结节间沟,止于小结节,在肱二头肌滑轮系统中功能重要。其主要作用是肩关节内收时稳定关节下方和限制关节外旋[2,46]（图4）。喙肱韧带是关节外韧带,同样维持内收肩的下方稳定[2]。MGHL 有很多变异,起于关节盂上1/3,斜跨过肩胛下肌腱,终止于小结节（图4）。MGHL 对 45°外展时起到前方稳定作用,并限制外旋[46,60]。IGHL 由前后两条吊带构成,腋袋在其中间。该结构连接着下盂唇和肱骨颈,在肩关节外展和外旋稳定关节方面起重要作用[60]（图5）。

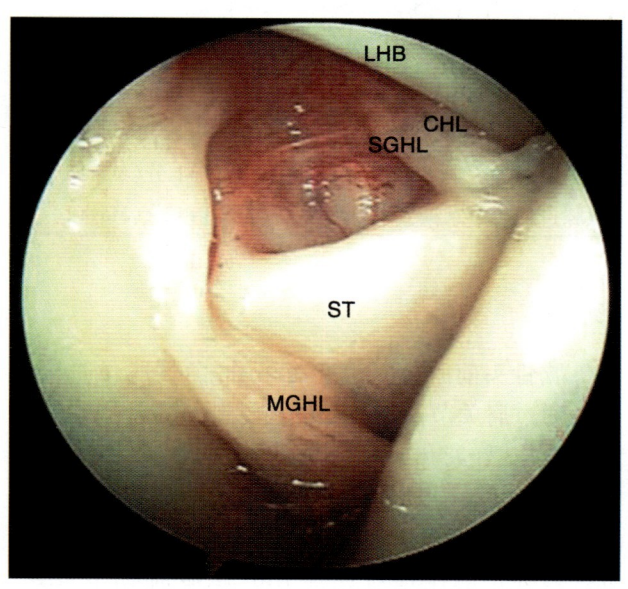

图4 后入路右肩关节镜显示前盂肱韧带。LHB,肱二头肌长头。MGHL,中盂肱韧带。CHL,喙肱韧带。SGHL,上盂肱韧带。ST,肩胛下肌腱

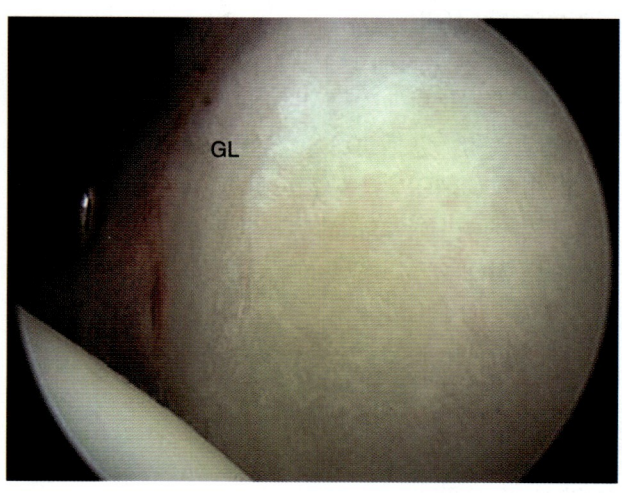

图5 后入路左肩关节镜,探钩示 5 点钟位置的下盂肱韧带前部分。GL,关节盂唇

除了韧带,肩关节囊对维持关节腔容积起重要作用。关节腔容积的增加和肩关节各方向不稳有关,而容积减少可导致肩关节运动范围受限。关节腔有自然的负压,形成真空状态,对维持关节稳定有作用。另外滑液和软骨组织间的"黏附",滑液本身的"内聚"同样对关节稳定起作用[39]。肩袖的肌腱被动紧张同样有助于关节的稳定。肩胛下肌防止前移,而小圆肌和冈下肌则防止后移[47,48]。

动力因素

动力因素在肩关节活动中期的稳定作用特别重要,在许多外力的作用下,此时角速度最大,所有的动力因素共同将肱骨头保持在肩盂中央[34,35,38,62],这就是所谓的"力偶概念"[64]。例如,三角肌向上拉肱骨头,肩袖就向下肱骨头[12]。另外,在肩关节运动中,肩胛骨旋转肌肉调节肩盂面的倾斜,使肱骨头下始终有稳定的盂面[29]。特别是举手过头动作中,为保持肱骨头居中,肱骨头的压力约为身体重量的 90%[25,62]。最近的研究显示肱二头肌长头也对不同角度的肩关节起稳定作用,肱二头肌收缩使肱骨头接近肩盂中心,在肩关节外旋时维持上下前后方向的稳定[30,55]。

病理生理学

肩关节是人体中运动范围最大,常有最不稳定发作的关节。除了病理性不稳,还有生理性的过度松弛。生理性的过度松弛也会发生关节不稳[40]。正确的评估和体检能将两者区分开来。虽然会因运动损伤引发,但过度松弛是遗传性的,多发于女性。它是双侧的,多方向的,还有其他部位松弛的表现[3,7]。肩关节不稳可分为前、后和多方向的,其中前方不稳最多见。谈及肩关节前方向不稳时应该明确脱位和半脱位。脱位是指盂肱关节关系完全破坏,半脱位是自限、短期的部分的盂肱关系的破坏。脱位是创伤性的不可控的;半脱位是反复发作的,没有任何创伤和可控或非可控的。另外,未治疗的首次脱位会成为复发性的。病理变化和受损的解剖组织列在表2。文献中用许多不同的肩关节不稳分类方法。典型的是 TUBS（创伤、单侧的、Bankart 损伤、通常需要手术来稳定的肩膀）和 AMBRI（非创伤性的、多向的、通常为双侧、用康复和下关节囊转移治疗一些难治性患者的）分类[59]。作为普遍使用的分类系统或指标,增加了自主脱位、精神病和发作频

率的指标[45,54]。本节对最常见的肩关节前方不稳做如下评价。

表2 肩关节不稳的解剖和病理改变

受累的解剖组织	病理
关节盂唇	Bankart-Perthes，ALPSA，GLAD 损伤
盂肱韧带和关节囊	HAGL 损伤关节囊畸形和松弛
肱骨头后外部分	Hill-Sach 损伤
肩盂前部	骨性 bankart 损伤
肩盂	先天性或创伤致肩盂倾角不足
肱骨头	先天性或创伤致倾角不足
肱二头肌腱	SLAP
肩袖	肩胛下肌腱撕裂

1. 肩关节急性前脱位
2. 复发的肩关节前方不稳、脱位和半脱位

诊断

正确诊断肩关节前方不稳和强调涉及的病理是治疗的两个基石。正确诊断的步骤是：完善的病史、仔细地体检和放射学检查。

病史

多数患者有急性肩关节脱位病史，极个别有反复半脱位史。脱位可分为创伤（突然摔倒或冲撞）、微小创伤（游泳与投掷等）或主动性（尝试后伸等）。患者烦躁，一旦复位立刻放松。复位的难易会给出关节稳定程度的印象。脱位后不稳者肩外展和外旋时很不舒服。而半脱位和不稳症状难以证明和鉴别。例如，肩关节下方不稳者提重物时感觉不适，可伴有神经感觉异常。如有产生症状或创伤的特定动作，可以帮助分析病情。一些患者运动时只有在活动范围极限才产生症状，而另一些患者在睡眠时就能发生脱位和半脱位。另外，对精神病患者和癫痫病患者发生的肩脱位应该有正确的治疗选择。

体检

标准的查体应从视诊开始。要检查双侧肩关节，记录任何不对称和萎缩。肩关节完全脱位时，肱骨头在肩关节前下方，三角肌凹陷，疼痛和活动受限明显。触诊浅表骨性标志以发现伴随损伤。急性脱位时应该检查血管神经有无损伤。检查三角肌力及其皮肤感觉以判断腋神经是否受损，对急性脱位不需做进一步评估。而对肩关节不稳的病例，应继续了解肩关节主被动 ROM，并双侧对比。要检查肩袖的力量，因为在 30 岁以上肩脱位的患者中肩袖撕裂的发生率增高。然后检查盂肱关节稳定性。患者检查时应该在松弛位置时进行，并作对侧的检查。最重要的检查有陷窝征、前恐惧症、后恐惧症和负荷-移位实验[42]。这些检查可能因患者和医生而异，因此要双侧对比。在怀疑肩关节不稳，应对每个患者进行过度松弛检查，见表3。达到 4 分即可诊断为过度松弛[3]。

表3 临床过度松弛的 Brighton 评分，≥4 分可诊断为过度松弛

第五掌指关节背伸 90°	+1 分（Max+2）
拇指可以摸到前臂	+1 分（Max+2）
肘关节过伸	+1 分（Max+2）
膝关节过伸	+1 分（Max+2）
双膝过伸时手掌摸到地	+1 分（Max+1）

影像学

肱骨头前脱位时也会有下移，急性脱位时应该容易通过肩关节前后位片做出诊断。急性脱位时肩关节疼痛、外展和旋转受限，无法拍腋位、西点位或 Stryker notch 位片。但复位后应立即拍片，因为 55% 患者复位后 X 片可见骨损伤[43]。肩内旋的标准肩胛正侧位片对观察 Hill-Sachs 损伤很重要。Stryker 片也用于显示 Hill-Sachs 损伤，而西点位片用于检查关节盂边缘的骨折。MRI 有利于诊断肩关节的软组织病损[32]，患者免受辐射、无创并可做多平面判断[16]。

复位后早期 MRI 评估对诊断关节囊-盂唇损伤的敏感性是 91%[32]。MR 造影能检测各种关节囊的病理变化，包括 ALPSA（前盂唇韧带骨膜袖撕脱）损伤与 GLAD（盂唇关节撕脱）损伤。根据关节造影产生的关节囊扩张的容积是评估多向不稳定所必需的。MRI 和 MR 造影对下盂肱韧带的诊断敏感性为 96%，优于 CT[16]。

治疗

急性肩关节脱臼（首次发生）

96% 的肩关节脱位是前脱位[14]，多由明显外

伤引起。尽管第一次脱位的多为年轻人，但也有 45 岁以上者［15，56］。年轻男患者是女患者的 9 倍，老年男患者是女患者的 3 倍多［18］。

复位后的治疗有两种。尽管一般首选保守治疗［21，33，37］，但有 30%～100% 会再脱位［34］。患者第一次肩脱位的年龄和活动程度是后续治疗方案要考虑的因素。20 岁以下患者再脱位机会明显高于 30 岁以上者，而 60 岁以上首次脱位的患者不会再脱位［37］。

运动的程度也重要，接触性运动者再脱位风险更大［20］。尽管没有首次脱位后选择治疗方案的指标，但中老年患者一般选择保守治疗［18］。但是这组患者合并肩袖撕裂的比例很高［44］。必须向年轻人或活跃的患者详细说明保守治疗后再脱位的风险，共同决定最终方案。难处理的群体是职业运动员，他们在赛季中出现首次肩关节脱位，在确定治疗方案时应考虑恢复到损伤前水平的时间和缺席整个赛季。许多运动员希望尽快回到赛场，甚至将手术拖延到赛季结束。在 Buss 等人让 30 名赛季中首次肩关节脱位运动员，没有制动只用吊带限制外展，康复到患侧的力量和 ROM 与对侧相同时就恢复比赛。多数运动员参加直接接触对抗运动，30 人中的 27 人重返赛场，26 人参赛到赛季结束。37% 重返赛场者在比赛中至少又发生了一次脱位，46% 的人赛季结束时选择了手术治疗［9］。尽管结果和该作者提倡的制动相冲突，但赛季中这样处理是可取的。经典的保守治疗要求关节制动 3～6 周。对于是否需要制动以及制动的位置，一直是讨论的焦点。但临床和实验研究都显示将上肢固定在内旋位 3～6 周结果并不好。Hovelius 等人在一项前瞻性研究发现早期制动和延迟制动患者的肩再脱位率无明显差异［22］。也有研究显示制动的位置应该相反。Miller 等人在尸体解剖研究中发现，在 Bankart 损伤区域，肩内旋时盂唇和盂缘的接触力为 0°，外旋 45° 时接触力最大。基于上述数据，Itoi 等人的 MRI 研究显示肩关节外旋时，盂唇和盂缘接触面积最大。一些随访研究发现外旋固定肩关节的再脱位率低于经典位置固定［26，27，31］。

除此之外，尚无保守治疗的随机对照研究［17］。急性肩关节脱位的手术治疗应该根据肩关节的病理确定。所以应先明确不稳的主要原因，如经典的 Bankart 损伤、骨性 Bankart 损伤、ALPSA 和 HAGL 损伤，都需要开放或关节镜治疗［4，51］。急诊修复骨性 Bankart 损伤晚期治疗效果差，应尽早治疗以免形成不稳［52］。总的来说，对急性肩关节前脱位均采取保守治疗并密切随访，但 20 岁以下、复发脱位或活动受限者采用手术治疗。除非骨性缺损较大，否则关节镜手术是治疗的首选。

复发性肩关节前方不稳

研究患者的首次脱位对于复发脱位的治疗很重要。如果脱位不清晰也没有创伤史，应该首先考虑物理和康复治疗。若有创伤，应仔细分析其病理机制。根据年龄和活动级别选择治疗方案。对年轻和活跃的人，仅凭保守治疗不能达到恢复运动的目的。治疗目的是通过手术恢复损伤的解剖结构。根据伤情决定切开或关节镜手术。经典 Bankart 损伤治疗目的是将关节囊-盂软组织固定在盂缘上，尤其是恢复前下盂肱韧带的张力。该组织会因为关节囊退变而松弛，需要将其上提固定在肩盂软骨缘，以获得恰当的解剖稳定性（图 6）。约 60% 的 X 线平片会遗漏骨性损伤［8］。这可能导致治疗失败。有两类不同的骨损伤：肩盂骨的损伤和 Hill-Sachs 损伤。如果术前 CT 检查发现肩盂前下方骨缺损造成肩盂指

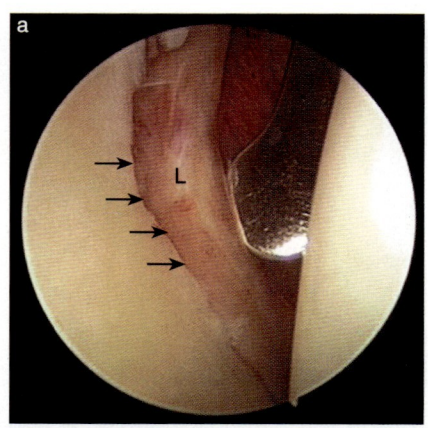

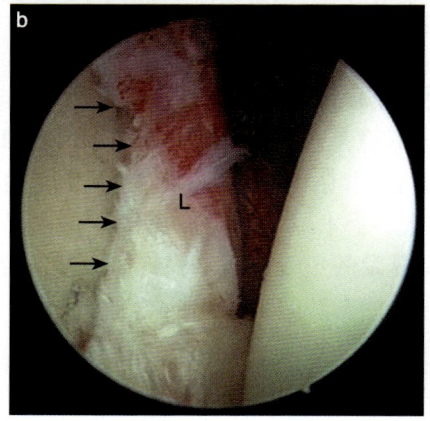

图 6 （a）后入路，右肩，箭头示前肩盂完全撕裂（Bankart 损伤）；（b）箭头示修复的 Bankart 损伤有良好的楔效果，*LB* 盂唇

数为0.75或更少,或在关节镜下确认骨丢失25%或更多,应进行骨移植[4,11](图7)。早期骨性Bankart损伤可以固定回到解剖位置,但晚期的需要骨移植,如游离髂骨移植、Bristow或Laterjet手术[1,19]。笔者喜欢关节镜辅助小切口Laterjet手术。如果Hill-Sachs与前盂骨损伤互相卡住,除了Bankart修复外还应考虑重建。如关节镜检查发现在功能范围中(外展超过70°同时外旋)卡住,应增加其他手术。对没有运动要求者,可进行前关节囊紧缩移位或肱骨旋转截骨以限制外旋。对有运动要求的则应该进行骨软骨移植,能保留关节活动范围。作者对此选择前关节囊移位。对于肩盂损伤,在ALPSA损伤中,如果肩盂连同完整的肩胛骨骨膜一起内移,就应该将肩盂解剖复位固定。将ALPSA损伤固定在内侧是脱位复发的主要原因。HAGL损伤也是不稳复发的主要因素之一。有了关节镜,影像学中容易漏诊的HAGL损伤很容易发现。不同报告中HAGL损伤比例占7.5%~9.3%[49,53,66]。HAGL损伤应该修复肱骨头的撕脱骨折[5,6,53,66]。

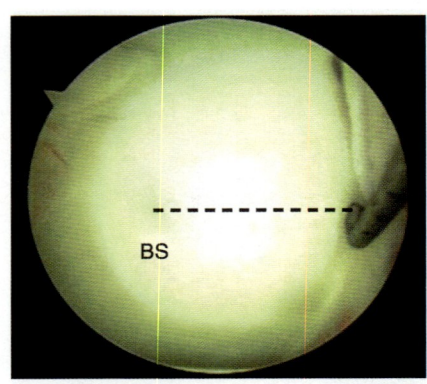

图7 右肩前上方入路进行骨性测量,虚线显示前唇到肩盂裸点的距离。BS 裸点

手术失败的因素是指征错误和技术不当。比如漏诊多向不稳是最常见的,还有漏掉HAGL损伤、肩盂骨缺损、卡住的Hill-Sachs损伤和肩袖间隙过大,都降低了手术成功率。肩盂固定偏内是技术失败和脱位复发的主要原因。锚钉在关节面置入不正确可以导致撞击和关节软骨损伤。

参考文献

1. Allain, J., Goutallier, D., Glorion, C.: Long-term results of the Laterjet procedure for the treatment of anterior instability of the shoulder. J. Bone Joint Surg. Am. **80**, 841–852 (1998)
2. Basmajian, J., Bazant, F.: Factors preventing downward dislocation of the adducted shoulder joint in an electromyographic and morphological study. J. Bone Joint Surg. Am. **41**, 1182–1186 (1959)
3. Beighton, P., Solomon, L., Soskolne, C.L.: Articular mobility in an African population. Ann. Rheum. Dis. **32**, 413–418 (1973)
4. Bigliani, L.U., Newton, P.M., Steinmann, S.P., et al.: Glenoid rim associated with recurrent anterior dislocation of the shoulder. Am. J. Sports Med. **26**, 41–45 (1998)
5. Bigliani, L.U., Pollock, R.G., Soslowsky, L.J.: Tensile properties of the inferior glenohumeral ligament. J. Orthop. Res. **10**, 187–197 (1992)
6. Bokor, D.J., Conboy, V.B., Olson, C.: Anterior instability of the glenohumeral joint with humeral avulsion of the glenohumeral ligament. A review of 41 cases. J. Bone Joint Surg. Br. **81**, 93–96 (1999)
7. Brown, G.A., Tan, J.L., Kirkley, A.: The lax shoulder in females. Issues, answers, but many more questions. Clin. Orthop. **372**, 110–122 (2000)
8. Bushnell, B.D., Creighton, R.A., Herring, M.M.: The bony apprehension test for instability of the shoulder. Presented at the 2008 annual meeting of the American Academy of Orthopaedic Surgeons, San Francisco, 2008
9. Buss, D.D., Lynch, G.P., Meyer, C.P., Huber, S.M., Freehill, M.Q.: Nonoperative management for in-season athletes with anterior shoulder instability. Am. J. Sports Med. **32**, 1430–1433 (2004); Erratum in: Am. J. Sports Med. **32**, 1780 (2004)
10. Christopher, C., Dodson, M.D., Frank, A., Cordasco, M.D.: Anterior glenohumeral joint dislocations. Orthop. Clin. N. Am. **39**, 507–518 (2008)
11. Chuang, T.Y., Adams, C.R., Burkhart, S.S.: Use of preoperative threedimensional computed tomography to quantify glenoid bone loss in shoulder instability. Arthroscopy **24**, 376–382 (2008)
12. Dines, D.M., Moynihan, D.P., Dines, J.S., McCann, P.: Irreparable rotator cuff tears: what to do and when to do it; the surgeon's dilemma. J. Bone Joint Surg. Am. **88**, 2294–2302 (2006)
13. Gerber, C., Werner, C.L., Macy, J.C., et al.: Effect of selective capsulorrhaphy on the passive range of motion the glenohumeral joint. J. Bone Joint Surg. Am. **85**, 48–55 (2003)
14. Goss, T.P.: Anterior glenohumeral instability. Orthopedics **11**(1), 87–95 (1988)
15. Gumina, S., Postacchini, F.: Anterior dislocation of the shoulder in elderly patients. J. Bone Joint Surg. Br. **79**(4), 540–543 (1997)
16. Hajek, P.C., Baker, L.L., Sartoris, D.J., Neumann, C., Resnick, D.: Magnetic resonance arthrography: anatomic-pathologic investigation. Radiology **163**(1), 141–147 (1987)
17. Handoll, H.H.G., Hanchard, N.C.A., Goodchild, L.M., Feary, J.: Conservative management following closed reduction of traumatic anterior dislocation of the shoulder (Review). Cochrane Database Syst. Rev. (4) (2009)
18. Handoll H.H.G., Hanchard, N.C.A., Goodchild, L.M., Feary, J.: Conservative management following closed reduction of traumatic anterior dislocation of the shoulder. Cochrane Database Syst. Rev. (4) (2009)
19. Helfet, A.J.: Coracoid transplantation for recurring dislocation of the shoulder. J. Bone Joint Surg. Br. **40**, 198–202 (1958)
20. Hovelius, L.: Shoulder dislocation in Swedish ice hockey players. Am. J. Sports Med. **6**, 373–377 (1978)
21. Hovelius, L., Augustini, B.G., Fredin, H., Johansson, O., Norlin, R., Thorling, J.: Primary anterior dislocation of the shoulder in young patients. A ten-year prospective study. J. Bone Joint Surg. Am. **78**(11), 1677–1684 (1996)
22. Hovelius, L., Eriksson, K., Fredin, H.: Recurrences after initial dislocation of the shoulder. Results of a prospective study of treatment. J. Bone Joint Surg. Am. **65**, 343–349 (1983)
23. Howell, S.M., Galinat, B.J.: The glenoid-labral socket: a constrained articular surface. Clin. Orthop. Relat. Res. **243**, 122–125 (1989)
24. Howell, S.M., Galinat, B.J., Renzi, A.J., et al.: Normal and abnormal mechanics of the glenohumeral joint in the horizontal motion plane. J. Bone Joint Surg. **70A**, 227–232 (1988)
25. Hurov, J.: Anatomy and mechanics of the shoulder: review of current concepts. J. Hand Ther. **22**, 328–343 (2009)
26. Itoi, E., Hatakeyama, Y., Kido, T., Sato, T., Minagawa, H., Wakabayashi, I., Kobayashi, M.: A new method of immobilization after traumatic anterior dislocation of the shoulder: a preliminary study. J. Shoulder Elbow Surg. **12**, 413–415 (2003)

27. Itoi, E., Hatakeyama, Y., Sato, T., Kido, T., Minagawa, H., Yamamoto, N., Wakabayashi, I., Nozaka, K.: Immobilization in external rotation after shoulder dislocation reduces the risk of recurrence. A randomized controlled trial. J. Bone Joint Surg. Am. **89**, 2124–2131 (2007)
28. Itoi, E., Hsu, H.S., An, K.N.: Biomechanical investigation of the glenohumeral joint. J. Shoulder Elbow Surg. **5**, 407–424 (1996)
29. Itoi, E., Motzkin, N., An, K., Morrey, B.: Scapular inclination and inferior instability of the shoulder. J. Shoulder Elbow Surg. **1**, 131–139 (1992)
30. Itoi, E., Motzkin, N.E., Morrey, B.F., An, K.N.: Stabilizing function of the long head of the biceps in the hanging arm position. J. Shoulder Elbow Surg. **3**, 135–142 (1994)
31. Itoi, E., Sashi, R., Minagawa, H., Shimizu, T., Wakabayashi, I., Sato, K.: Position of immobilization after dislocation of the glenohumeral joint. A study with use of magnetic resonance imaging. J. Bone Joint Surg. Am. **83**, 661–667 (2001)
32. Jahnke, A.H., Peterson, S.A., Neumann, C., Steinbach, L., Morgan, F.: A prospective comparison of the computerized arthrotomography and MRI of the glenohumeral joint. Am. J. Sports Med. **20**(6), 695–700 (1992)
33. Kirkley, A., Griffin, S., Richards, C., Miniaci, A., Mohtadi, N.: Prospective randomized clinical trial comparing the effectiveness of immediate arthroscopic stabilization versus immobilization and rehabilitation in first traumatic anterior dislocations of the shoulder. Arthroscopy **15**, 507–514 (1999)
34. Lee, S.B., Kim, K.J., O'Driscoll, S.W., Morrey, B.F., An, K.N.: Dynamic glenohumeral stability provided by the rotator cuff muscles in the mid-range and end-range of motion. A study in cadavera. J. Bone Joint Surg. Am. **82**, 849–857 (2000)
35. Lippitt, S.B., Vanderhooft, J.E., Harris, S.L., Sidles, J.A., Harryman, D.T., Matsen, F.A.: Glenohumeral stability fromconcavity-compression: a quantitative analysis. J. Shoulder Elbow Surg. **2**, 27–35 (1993)
36. Lusardi, D., Wirth, M., Wurtz, D., Rockwood, C.J.: Loss of external rotation following anterior capsulorrhaphy of the shoulder. J. Bone Joint Surg. Am. **75**, 1185–1192 (1993)
37. Marans, H.J., Angel, K.R., Schemitsch, E.H., Wedge, J.H.: The fate of traumatic anterior dislocation of the shoulder in children. J. Bone Joint Surg. Am. **74**, 1242–1244 (1992)
38. Matsen, F.A., Chebli, C., Lippitt, S.: Principles for the evaluation and management of shoulder instability. J. Bone Joint Surg. Am. **88**, 648–659 (2006)
39. Matsen, F.A., Titelman, R.M., Lippitt, S.B., Rockwood, C.A., Wirth, M.A.: Glenohumeral instability. In: Rockwood, C.A. (eds.) The Shoulder, 3rd edn., pp. 655–794. W.B. Saunders, Philadelphia (2004); Hurov, J.: Anatomy and mechanics of the shoulder: review of current concepts. J. Hand Ther. **22**, 328–343 (2009)
40. McFarland, E.G., Campbell, G., McDowell, J.: Posterior shoulder laxity in asymptomatic athletes. Am. J. Sports Med. **24**, 468–471 (1996)
41. Miller, B.S., Sonnabend, D.H., Hatrick, C., O'Leary, S., Goldberg, J., Harper, W.: Should acute anterior dislocations of the shoulder be immobilized in external rotation. A cadaveric study. J. Shoulder Elbow Surg. **13**, 589–592 (2004)
42. Neer II, C.S., Foster, C.R.: Inferior capsular shift for involuntary inferior and multidirectional instability of the shoulder. A preliminary report. J. Bone Joint Surg. Am. **62**, 897–908 (1980)
43. Nelson, B.J., Arciero, R.A.: Arthroscopic management of glenohumeral instability. Am. J. Sports Med. **28**(4), 602–614 (2000)
44. Neviaser, R.J., Neviaser, T.J., Neviaser, J.S.: Anterior dislocation of the shoulder and rotator cuff rupture. Clin. Orthop. **291**, 103–106 (1993)
45. O'Brien, S.J., Warren, R.F., Schwartz, E.: Anterior shoulder instability. Orthop. Clin. North Am. **18**(3), 395–408 (1987)
46. O'Connell, P., Nuber, G., Mileski, R., et al.: The contribution of the glenohumeral ligaments to anterior stability of the shoulder joint. Am. J. Sports Med. **18**, 579–584 (1990)
47. Ovesen, J., Nielsen, S.: Stability of the shoulder joint: cadaver study of stabilizing structures. Acta Orthop. Scand. **56**, 149–151 (1985)
48. Ovesen, J., Nielson, S.: Anterior and posterior instability of the shoulder: a cadaver study. Acta Orthop. Trauma Surg. **57**, 324–327 (1986)
49. Page, R.S., Bhatia, D.N.: Arthroscopic repair of humeral avulsion of glenohumeral ligament lesion anterior and posterior techniques. Tech. Hand Up. Extrem. Surg. **13**(2), 98–103 (2009)
50. Poppen, N.K., Walker, P.S.: Normal and abnormal motion of the shoulder. J. Bone Joint Surg. **58A**, 195–201 (1976)
51. Porcellini, G., Campi, F., Paladini, P.: Arthroscopic approach to acute bony Bankart lesion. Arthroscopy **18**(7), 764–769 (2002)
52. Porcellini, G., Paladini, P., Campi, F., Paganelli, M.: Long-term outcome of acute versus chronic bony bankart lesions managed arthroscopically. Am. J. Sports Med. **35**, 2067 (2007); originally published online 31 Oct 2007
53. Pouliart, N., Gagey, O.: Simulated humeral avulsion of the glenohumeral ligaments: a new instability model. J. Shoulder Elbow Surg. **15**, 728–735 (2006)
54. Rockwood, C.A.J.: Subluxation of the shoulder the classification, diagnosis and treatment [abstract]. Orthop. Trans. **4**, 306 (1979)
55. Rodosky, M., Harper, C., Fu, F.: The role of the long head of the biceps muscle and superior glenoid labrum in anterior stability of the shoulder. Am. J. Sports Med. **22**, 121–130 (1994)
56. Rowe, C.R.: Prognosis in dislocation of the shoulder. J. Bone Joint Surg. Am. **38**(5), 957–977 (1956)
57. Saha, A.: Dynamic stability of the glenohumeral joint. Acta Orthop. Scand. **42**, 491 (1971)
58. Saha, A.: Theory of Shoulder Mechanism: Descriptive and Applied. Charles C Thomas, Springfield (1961); Warner, J.J.P.: The gross anatomy of the joint surfaces, ligaments, labrum, and capsule. In: Matsen, F.A. (eds.) The Shoulder: A Balance of Mobility and Stability, pp. 7–27. American Academy Orthopaedic Surgeons, Rosemont (1993)
59. Thomas, S.C., Matsen III, F.A.: An approach to the repair of avulsion of the glenohumeral ligaments in the management of traumatic anterior glenohumeral instability. J. Bone Joint Surg. Am. **71**(4), 506–513 (1989)
60. Turkel, S., Panio, M., Marshall, J., Girgis, F.: Stabilizing mechanisms preventing anterior dislocation of the glenohumeral joint. J. Bone Joint Surg. Am. **63**, 1208–1217 (1981)
61. Walch, G., Boileau, P., Levigne, C., Mandrino, A., Neyret, P., Donell, S.: Arthroscopic stabilization for recurrent anterior shoulder dislocation: result of 59 cases. Arthroscopy **11**, 173–179 (1995)
62. Walker, P.S., Poppen, N.K.: Biomechanics of the shoulder joint during abduction in the plane of the scapula. Bull. Hosp. Joint Dis. **38**, 107–111 (1977)
63. Warner, J., Deng, X., Warren, R., et al.: Static capsuloligamentous restraints to superior-inferior translation of the glenohumeral joint. Am. J. Sports Med. **20**, 675–685 (1992)
64. Williams, M., Lissner, H.R.: Biomechanics of Human Motion, pp. 65–68. Saunders, Philadelphia (1962)
65. Williams, M.M., Snyder, S.J., Buford, D.: The Buford complex cord-like middle glenohumeral ligament and absent anterosuperior labrum complex: a normal anatomic capsulolabral variant. Arthroscopy **10**, 241–247 (1994)
66. Wolf, E.M., Cheng, J.C., Dickson, K.: Humeral avulsion of the glenohumeral ligaments as a cause of anterior shoulder instability. Arthroscopy **11**, 600–607 (1995)

第九章 关节镜治疗盂肱关节前方不稳

Özgür Ahmet Atay, Musa Uğur Mermerkaya,
Şenol Bekmez, and Mahmut Nedim Doral

江长青 译

内容

关节镜治疗盂肱关节前方不稳 ················ 120
参考文献 ·· 124

关节镜治疗盂肱关节前方不稳

人体所有的关节中,盂肱关节的活动范围最大。尽管盂肱关节的形状保证了功能,但静态或动态稳定因素的破坏更容易导致关节不稳。Bowen 和 Warren 认为[11]下盂肱韧带复合体(IGHL)是肩关节外展90°时重要的前方静态稳定装置。IGHL复合体有前束和后束[51],前束负责前向的稳定。肩胛下肌也限制前移[19,67]。肩袖将肱骨头压进肩盂,提高关节的稳定性[41]。因此,可以定义肩袖为肩关节的动态稳定结构。

肱骨头能被动越过肩盂为肩关节松弛。肱骨头的过度移位影响了关节功能为不稳。肩关节前方不稳常是盂肱关节脱位的后遗症。

盂肱关节前脱位最常见。普通人群发病率为1.7%[27]。常见于年轻运动员,特别是接触性运动的运动员。损伤的机制是上臂外展外旋状态下跌倒。复发率大约90%,特别是20岁以下的患者,而40岁以上的患者只有10%复发[23,44,57,62]。因此,年龄是复发的重要因素之一。复发不稳会导致严重的功能丧失[72]。

肩关节前方不稳时最常见的病理变化是关节唇前下方的损伤和伴随关节囊的松弛[26,74]。Bankart 认为盂唇和关节囊与肩盂边缘分离是肩关节前方不稳的主要因素[6,7]。关节囊撕裂和肩胛下肌腱损伤也与此有关[4,48,67,71,73]。系统文献回顾发现在 400/472 名肩关节不稳患者有 Bankart 损伤(85%)[1,3,5,25,37,50,53,54,60,69]。所以它不是基本的损伤。其他理论认为单纯 Bankart 损伤不会造成肩关节不稳。关节囊和 IGHL 复合体损伤也与病理性肱骨头前移有关[8,63]。

另外,脱位与肩盂骨缺损有关。22% 首次脱位者[69]和 90%的复发性脱位者有肩盂骨缺损[65]。Sugaya 等曾通过三维 CT 对 100 例盂肱关节前方不稳患者进行分析,肩盂骨性结构正常者只有 10%。50%的患者有"骨性 Bankart"损伤(肩盂边缘骨折)。40%的病例有骨磨蚀或压缩性骨折(在 2:30-4:20 位置)[59]。许多作者认为是轴向压力造成骨折。然而,旋转也可能造成 IGHL 附着点小片撕脱[12]。一些急性脱位者也有明显的骨缺损(<3 月)[52]。在慢性肩关节不稳中(>6 月),骨碎片可能已吸收[66]。然而,在肩关节慢性不稳中,骨磨蚀最常见,并逐渐扩大或变形[9,47]。

Hill-Sachs 损伤会加重肩关节的不稳[29]。它是较软的肱骨头与较硬的肩盂前缘碰撞导致的肱骨头后外侧压缩性骨折(图 1),出现在 32%~51%的首次前脱位[13,28,62]和 80%以上慢性肩关节不稳者[58]。Burkhart 和 De Beers 都报告肱骨头缺损超过 25%会出现肩关节不稳,造成 Hill-Sachs 卡锁[12]。盂肱关节前方不稳的病理改变见(表 1)。

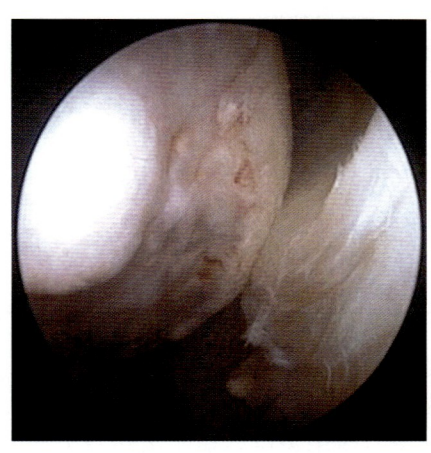

图 1 关节镜显示 Hill-Sachs 损伤,肱骨头后外侧压缩

表 1 盂肱关节前方不稳的病理学损伤

肩盂
肩盂边缘的骨性损伤
  肩盂前方骨折
    小(<5%)
    中(5%~20%)
    大(>20%)
  压缩性骨折
  骨破坏
关节囊唇分离(多数是前下方)
IGHL 损伤(前束)
关节囊延长/过度松弛
肩袖损伤(特别是冈上肌腱损伤)
肱骨
Hill-Sachs 损伤

有几个临床检查用来确诊肩关节前方不稳。Jobe 报道过恐惧症/复位试验[34]。当肩关节外展 90°和外旋时时会诱发患者恐惧感,取消向前的推力后感觉到肩关节复位,恐惧感消失。负荷移位试验(Load and shift test)用于对肱骨头位移进行分级[2]。肩胛骨的延展实验(Scapular protraction test)是指诱发患者的维持复位后的姿势以保持盂肱关节稳定性的不自主动作。

普通拍片对判断肩关节周围软组织情况没有用,但能发现盂肱关节脱位、伴发的骨折和肩盂骨缺损。AP 位在评价肩关节周围创伤结构时很有效。上肢内旋的 AP 位片对于评价 Hill-Sachs 损伤非常有用。但肱骨头和肩盂重叠影响关节间隙的显示。身体向患侧内旋约 40°的"Grashey 投照"可避免重叠。肩关节腋位(上下投照)片对于明确前方和后方脱位非常有用。然而,肩关节脱位的患者无法外展上肢。此时,西点位片(West Point)很有用的。它是腋位的变化,能清晰显示关节盂前下缘形态,对分析肩关节脱位和不稳患者的病因非常有用。

CT 对于分析肱骨头和肩盂的关系以及骨折的形态及其在关节内范围很有价值。

MR 是检查肩关节前方不稳者关节内外病理变化的金标准,可清楚显示肩周围的软组织。轧造影 MRI 显示盂唇病损更有效[14-16]。另外,肩关节外展和外旋位造影 MRI 可用于评价上盂唇和关节囊韧带复合体[17]。

有许多关节不稳的评分系统。Thomas 和 Madsen 介绍了 TUBS 和 AMBRI[70]。

TUBS:创伤性-单侧-Bankart 损伤-手术治疗
AMBRI:非创伤性-多方向不稳-双侧-康复治疗
Rockwood 将肩关节不稳分成 4 类:
1 型:无脱位史,创伤性脱位。
2 型:有脱位史,创伤性脱位。
3 型:(A)有精神问题的主动半脱位
     (B)无精神问题的主动半脱位
4 型:无创伤非主动半脱位

Gerber 等[22]将不稳分为静态(A)、动态(B)和主动(C)三种。目的是将对肩关节过度松弛与不稳区别开来。过度松弛不是病理性的,却是肩关节病变的风险因素。

Silliman 和 Hawkins 按照主动或非主动、不稳的方向、作为原因的创伤以及是否复发对肩脱位进行分类,很常用[61]。

Baker 等通过对初次脱位早期(11天)的30岁以下年轻患者的关节镜检查建立分类系统[5]。

第1组：关节囊撕裂，没有盂唇损伤
第2组：关节囊撕裂伴部分盂唇撕裂
第3组：关节囊撕裂伴盂唇完全脱离

在肌肉挛缩前，首先应将肩关节进行快速和轻柔的复位。在复位前后应进行神经血管的检查。成功的肩关节复位前需要适当的肌肉松弛。以下列举了许多手法复位方法。

非手术治疗包括制动、支具和物理治疗。创伤性肩关节前脱位复位后制动时间有争议，一般建议30岁以内患者固定3周，30岁以上患者固定1周[39]。青年患者固定时间长是因为他们的复发性率高(约90%)[78]。而老年患者复发较少(约10%)[56]。尸体解剖研究显示，不同年龄患者出现了两种不同的病理类型。在年轻患者的盂唇同肩盂分离或盂唇纤维在基底部撕裂。而老年患者无盂唇损伤，仅有关节囊撕裂[24]。所以作者认为，盂唇损伤不能通过制动而愈合治愈，所以年轻患者复发率高，而关节囊损伤可以保守治愈，所以老年患者的复发率低。

表2　盂肱关节前方脱位复位方法

- Hippocrates 方法
- 牵引和对抗牵引
- Kocher 方法
- Milch 手法
- Stimson 方法
- FARES
- 肩胛骨推拿
- Spaso 技术

内旋位固定是传统的治疗方法。然而，最新资料显示，外旋位固定复发率较低[30-33]。但也有文献指出首次脱位选用关节镜治疗比保守治疗复发率低是因为后者选用了内旋位固定。外旋制动是新观点，如果长期研究能重复这个结果，首次脱位术后应改为外旋位制动。

肩关节前向不稳手术适应证见表3。

表3　盂肱关节前方不稳的手术指征

- 年轻
- 非手术治疗失败
- 手术失败
- 脱位复发
- 不能复位
- 明显的肩盂或肱骨骨缺损(肩盂缺损>25%，卡住的 Hill-Sachs)

青年人的首次脱位是手术还是保守治疗仍有争议。在一项活跃年轻人的首次脱位治疗的回顾性研究中[3]，一组患者复位后制动4周，并采用康复治疗。另一组患者使用关节镜治疗，康复方法相同。非手术组复发率达80%，手术组的复发率14%。该作者认为，在慢性改变发生前(如盂唇退变、关节囊松弛或 Hill-Sachs 损伤)，早期关节镜手术有利于快速恢复。另一个研究显示及时关节镜治疗的远期(75个月)效果好[38,65]。早期的结果也证实外旋固定明显减少复发。但是在长期的关节镜早期干预比较结果出来之前，尚无法推荐。

治疗盂肱关节不稳目前有开放和关节镜手术治疗方案供选择。大部分的病损可以用上述方法治疗。结论依赖专家建议。开放手术总结如下(表4)。

表4　盂肱关节前方不稳的开放手术

解剖修复
　切开 Bankart 修复
　选择性关节囊移位
非解剖修复
　肩盂骨缺损
　　喙突移位
　　自体髂嵴移植
　肱骨头缺损
　　同种异体移植
　关节囊缺陷
　　自体肌腱和髂胫束修复
　肩胛下肌撕裂
　　胸大肌转移修复

有随机前瞻性研究证明，切开 Bankart 手术治疗的患者随访10年，72%功能良良好[32,33]。

虽然关节镜手术已经成为治疗肩关节前方不稳的标准方法，但是切开修复仍是较大骨缺损、软组织缺陷和翻修的选择[45]。

切开手术有一些并发症和不良结果。切开和关节镜手术都会有复发[76,81]。研究显示，手术失败一次者复发率为17%，而多次手术失败者复发率达44%[40]。前关节囊缝合过紧可造成不常见的术后肩关节僵硬。限制严重，外旋功能丧失30%会导致盂肱关节运动学异常和肩盂后缘剪力增加，引发"关节囊缝合性关节病"，既软骨损伤和早期骨关节炎[75]。其他的关节炎诱因包括医源性创伤和内固定问题，如移位的螺钉和锚钉的撞击。肩胛下肌功能缺陷是导致功能丧失的另一个并发症。尽快发现立刻治疗非常重要，因为断裂的肩胛下肌腱会挛缩和黏附到周围软组织。周围的血管神经如臂丛和腋静脉有可能因此受损。在急诊病例中,直接修复肩胛下肌腱通常会成功。但慢性断裂中,需要胸大肌肌腱移植[77,80]。

目前,关节镜和手术技术的进步使关节镜治疗盂肱关节前方不稳成为首选。Bottoni 等报道,开放手术和关节镜治疗效果相似,但关节镜术后 ROM 更大[10]。使用锚钉比横穿肩盂骨缝合复发率低[35]。关节镜下理想的 Bankart 修复指征是保守治疗失败的创伤性盂肱关节前脱位。对脱位病理解的深入了解促进了设备和外科技术的提高,关节镜治疗的指征可以更广:首次脱位、复发的双向不稳、多方向不稳、关节囊盂唇冗余和翻修手术。同时可以探察 SLAP 损伤和肩袖撕裂。但关节镜不适合处理肩盂或肱骨头严重骨缺损、盂肱韧带的肱骨端撕裂(HAGL)、自主性脱位、臂丛损伤和肩胛-胸功能紊乱。

关节镜 Bankart 修复外科技术很明确[64]。多数单纯肩关节前方不稳可采取沙滩椅位。因为能进行关节牵引,对合并 SLAP 损伤、后盂唇撕裂或多方向不稳者可能会采用侧卧位,但牵引会带来并发症。采用常规后入路关节镜检:肱二头肌腱、盂肱关节韧带、肩关节囊和前下关节囊韧带复合体。判定 Bankart 损伤和并发损伤。没有肩关节前方不稳时,关节镜不能在下盂肱韧带水平从肱骨头和肩盂之间滑过。如能"穿堂而过"(drive-through sign+),证明过度松弛[43]。

然后在关节镜指引下在喙突外侧开创前上和前下入路。两入路间至少间隔 3cm 以保证足够的工作空间。置入锚钉和打结应选螺纹套管,经前下方入路进入。前上方入路用于辅助操作。首先松解肩盂韧带复合体至 6 点钟处,随后祛除肩盂皮质骨以便软组织愈合。锚钉应置于肩盂软骨的边缘[18]。第一个锚钉应该置于右肩 5 点半位置(图 2)。根据盂唇分离的长度确定锚钉数量。另一个置钉点在 3~4 点钟之间。最后,过线器穿过盂唇组织,镜下打结(图 3,图 4)。

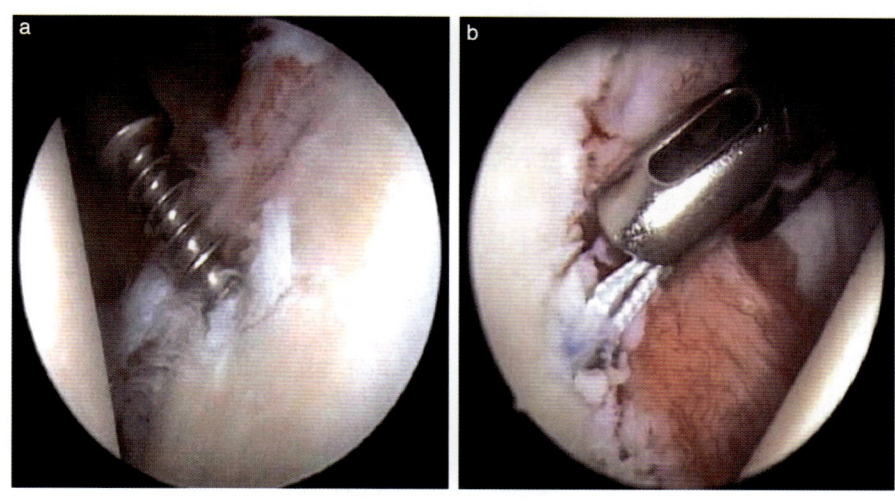

图 2 肩盂和关节囊盂唇复合体处理后,第一个锚钉固定在 5:30 的位置

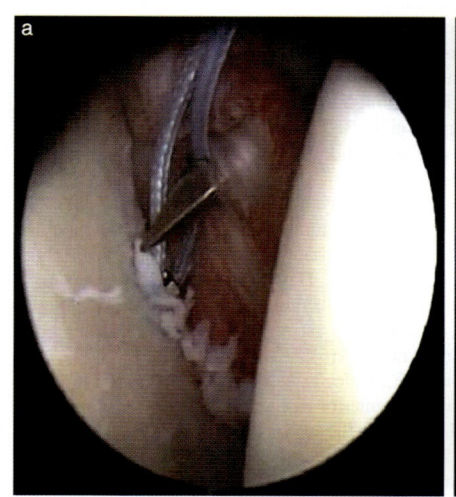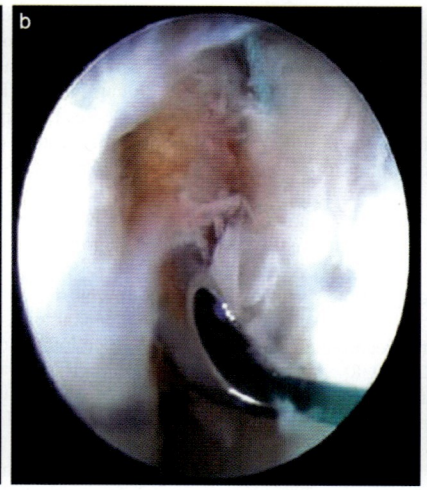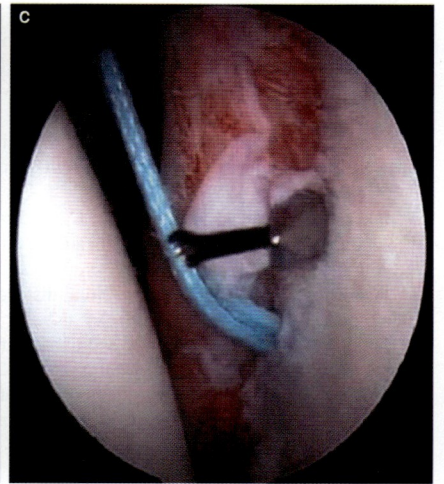

图 3 使用适当的工具镜下过线

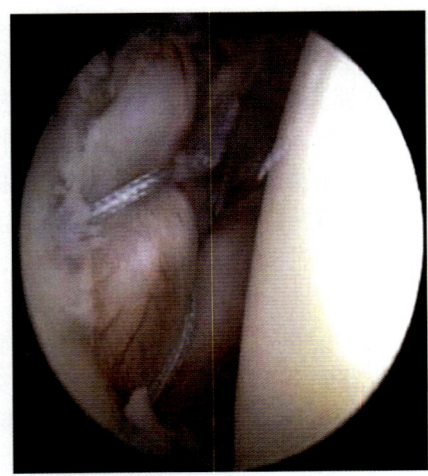

图4 Bankart 修复后镜下图像

另一种选择是关节囊热缩术和关节囊韧带褶皱术。在热量作用下胶原分子三螺旋结构破坏缩短。上述热量可以采用激光和射频。尸体研究显示关节囊热缩术减少了肱骨头移位并减少 33% 关节腔容积[36]。临床研究了关节囊热缩技术在处理多方向、单方向和肩袖间隙的效果。不幸的是它有无法接受的高失败率和并发症,如神经损伤、僵硬和关节囊薄弱[46,49]。有人认为将其结合关节囊盂唇修复是有效的[21,42]。另一种选择是镜下折叠缝合术。尸体研究可减少关节容积 19%[36]。关于这种折叠手术效果的文献很少[20,68,79]。由于关节囊热缩术有较多的并发症,关节囊折叠术似乎是关节镜下修复肩关节前方不稳(结合 Bankart 修复)或关节囊松弛的可选方法。

参考文献

1. Adolfsson, L., Lysholm, J.: Arthroscopy and stability testing for anterior shoulder instability. Arthroscopy **5**, 315–320 (1989)
2. Altchek, D.W., Dines, D.M.: Shoulder injuries in the throwing athlete. J. Am. Acad. Orthop. Surg. **3**, 159–165 (1995)
3. Arciero, R.A., Wheeler, J.H., Ryan, J.B., McBride, J.T.: Arthroscopic Bankart repair versus nonoperative treatment for acute, initial anterior shoulder dislocations. Am. J. Sports Med. **22**(5), 589–594 (1994)
4. Bach, B.R., Warren, R.F., Fronek, J.: Disruption of the lateral capsule of the shoulder: a cause of recurrent dislocation. J. Bone Joint Surg. Br. **70**, 274–276 (1988)
5. Baker, C.L., Uribe, J.W., Whitman, C.: Arthroscopic evaluation of acute initial anterior shoulder dislocations. Am. J. Sports Med. **18**, 25 (1990)
6. Bankart, A.S.B.: Recurrent or habitual dislocation of the shoulder-joint. BMJ **2**, 1132–1133 (1923)
7. Bankart, A.S.B.: The pathology and treatment of recurrent dislocation of the shoulder-joint. Br. J. Surg. **26**, 23–29 (1938)
8. Bigliani, L.U., Pollock, R.G., Soslowsky, L.J., Flatow, E.L., Pawluk, R.J., Mow, V.C.: Tensile properties of the inferior glenohumeral ligament. J. Orthop. Res. **10**, 187–197 (1992)
9. Bigliani, L.U., Newton, P.M., Steinmann, S.P., Connor, P.M., McIlveen, S.J.: Glenoid rim lesions associated with recurrent anterior dislocation of the shoulder. Am. J. Sports Med. **26**, 41–45 (1998)
10. Bottoni, C.R., Smith, E.L., Berkowitz, M.J., Towle, R.B., Moore, J.H.: Arthroscopic versus open shoulder stabilization for recurrent anterior instability: a prospective randomized clinical trial. Am. J. Sports Med. **34**, 1730–1737 (2006)
11. Bowen, M.K., Warren, R.F.: Ligamentous control of shoulder stability based on selective cutting and static translation experiments. Clin. Sports Med. **10**, 757–782 (1991)
12. Burkhart, S.S., De Beer, J.F.: Traumatic glenohumeral bone defects and their relationship to failure of arthroscopic Bankart repairs: significance of the inverted-pear glenoid and the humeral engaging Hill-Sachs lesion. Arthroscopy **16**, 677–694 (2000)
13. Calandra, J.J., Baker, C.L., Uribe, J.: The incidence of Hill–Sachs lesions in initial anterior shoulder dislocations. Arthroscopy **5**, 254–257 (1989)
14. Chandnani, V.P., Yeager, T.D., DeBerardino, T., et al.: Glenoid labral tears: prospective evaluation with MRI imaging, MR arthrography, and CT arthrography. Am. J. Roentgenol. **161**, 1229–1235 (1993)
15. Chandnani, V.P., Gagliardi, J.A., Murnane, T.G., et al.: Glenohumeral ligaments and shoulder capsular mechanism: evaluation with MR arthro-graphy. Radiology **196**, 27–32 (1995)
16. Choi, J.A., Suh, S.I., Kim, B.H., et al.: Comparison between conventional MR arthrography and abduction and external rotation MR arthrography in revealing tears of the antero-inferior glenoid labrum. Korean J. Radiol. **2**, 216–221 (2001)
17. Cvitanic, O., Tirman, P.F., Feller, J.F., et al.: Using abduction and external rotation of the shoulder to increase the sensitivity of MR arthrography in revealing tears of the anterior glenoid labrum. Am. J. Roentgenol. **169**, 837–844 (1997)
18. De Beer, J.F.: Arthroscopic Bankart repair: some aspects of suture and knot management. Arthroscopy **15**, 660–662 (1999)
19. DePalma, A.F., Cooke, A.J., Prabhakar, M.: The role of the subscapularis in recurrent anterior dislocations of the shoulder. Clin. Orthop. **54**, 35–49 (1967)
20. Duncan, R., Savoie III, F.H.: Arthroscopic inferior capsular shift for multidirectional instability of the shoulder: a preliminary report. Arthroscopy **9**(1), 24–27 (1993)
21. Gartsman, G.M., Roddey, T.S., Hammerman, S.M.: Arthroscopic treatment of anterior-inferior glenohumeral instability. Two to 5-year follow-up. J. Bone Joint Surg. Am. **82-A**(7), 991–1003 (2000)
22. Gerber, C., Werner, C.M., Macy, J.C., Jacob, H.A., Nyffeler, R.W.: Effect of selective capsulorrhaphy on the passive range of motion of the glenohumeral joint. J. Bone Joint Surg. Am. **85-A**(1), 48–55 (2003)
23. Henry, J.H., Genung, J.A.: Natural history of glenohumeral dislocation—revisited. Am. J. Sports Med. **10**, 135–137 (1982)
24. Hertz, H.: Significance of the limbus glenoidalis for the stability of the shoulder joint. Wien. Klin. Wochenschr. Suppl. **152**, 1–23 (1984)
25. Hintermann, B., Gachter, A.: Arthroscopic assessment of the unstable shoulder. Knee Surg. Sports Traumatol. Arthrosc. **2**, 64–69 (1994)
26. Hintermann, B., Gächter, A.: Arthroscopic findings after shoulder dislocation. Am. J. Sports Med. **23**, 545–551 (1995)
27. Hovelius, L., Eriksson, K., Fredin, H., et al.: Recurrences after initial dislocation of the shoulder: results of a prospective study of treatment. J. Bone Joint Surg. Am. **65**, 343–349 (1983)
28. Hovelius, L.: Anterior dislocation of the shoulder in teenagers and young adults. J. Bone Joint Surg. **69A**, 393–399 (1987)
29. Hovelius, L., Augustini, G.B.G., Fredin, O.H., et al.: Primary anterior dislocation of the shoulder in young patients. J. Bone Joint Surg. **78A**, 1677–1684 (1996)
30. Itoi, E., Hatakeyama, Y., Urayama, M., Pradhan, R.L., Kido, T., Sato, K.: Position of immobilization after dislocation of the shoulder. A cadaveric study. J. Bone Joint Surg. Am. **81**(3), 385–390 (1999)
31. Itoi, E., Sashi, R., Minagawa, H., Shimizu, T., Wakabayashi, I., Sato, K.: Position of immobilization after dislocation of the glenohumeral joint. A study with use of magnetic resonance imaging. J. Bone Joint Surg. Am. **83-A**(5), 661–667 (2001)
32. Itoi, E., Hatakeyama, Y., Kido, T., et al.: A new method of immobilization after traumatic anterior dislocation of the shoulder: a preliminary study. J. Shoulder Elbow Surg. **12**(5), 413–415 (2003)
33. Jakobsen, B.W., Johannsen, H.V., Suder, P., Søjbjerg, J.O.: Primary repair versus conservative treatment of first-time traumatic anterior dislocation of the shoulder: a randomized study with 10-year follow-up arthroscopy. J. Arthrosc. Relat. Surg. **23**, 118–123 (2007)

34. Jobe, F.W., Kvitne, R.S., Giangarra, C.E.: Shoulder pain in the overhand or throwing athlete. The relationship of anterior instability and rotator cuff impingement. Orthop. Rev. **18**, 963–975 (1989)
35. Kandziora, F., Jager, A., Bischof, f, Herresthal, J., Starker, M., Mittlmeier, T.: Arthroscopic labrum refixation for post-traumatic anterior shoulder instability: suture anchor versus transglenoid fixation technique. Arthroscopy **16**, 359–366 (2000)
36. Karas, S.G., Creighton, R.A., DeMorat, G.J.: Glenohumeral volume reduction in arthroscopic shoulder reconstruction: a cadaveric analysis of suture plication and thermal capsulorrhaphy. Arthroscopy **20**(2), 179–184 (2004)
37. Kieft, G.J., Bloem, J.L., Rozing, P.M., Obermann, W.R.: MR imaging of recurrent anterior dislocation of the shoulder: comparison with CT arthrography. AJR Am. J. Roentgenol. **150**, 1083–1087 (1988)
38. Kirkley, A., Werstine, R., Ratjek, A., Griffin, S.: Prospective randomized clinical trial comparing the effectiveness of immediate arthroscopic stabilization versus immobilization and rehabilitation in first traumatic anterior dislocations of the shoulder: long-term evaluation. Arthroscopy **21**(1), 55–63 (2005)
39. Kiviluoto, O., Pasila, M., Jaroma, H., Sundholm, A.: Immobilization after primary dislocation of the shoulder. Acta Orthop. Scand. **51**(6), 915–919 (1980)
40. Levine, W.N., Arroyo, J.S., Pollock, R.G., Flatow, E.L., Bigliani, L.U.: Open revision stabilization surgery for recurrent anterior glenohumeral instability. Am. J. Sports Med. **28**, 156–160 (2000)
41. Matsen III, F.A., Harryman II, D.T., Sidles, J.A.: Mechanics of glenohumeral instability. Clin. Sports Med. **10**, 783–788 (1991)
42. Mazzocca, A.D., Brown Jr., F.M., Carreira, D.S., Hayden, J., Romeo, A.A.: Arthroscopic anterior shoulder stabilization of collision and contact athletes. Am. J. Sports Med. **33**(1), 52–60 (2005)
43. McFarland, E.G., Neira, C.A., Gutierrez, M.I., Cosgarea, A.J., Magee, M.: Clinical significance of the arthroscopic drivethrough sign in shoulder surgery. Arthroscopy **17**, 38–43 (2001)
44. McLaughlin, H.L., Cavallaro, W.U.: Primary anterior dislocation of the shoulder. Am. J. Surg. **80**, 615–621 (1950)
45. Millet, P.J., Clavert, P., Warner, J.J.P.: Open operative treatment for anterior shoulder instability: when and why? J. Bone Joint Surg. **87-A**(2), 419–432 (2005)
46. Miniaci, A., McBirnie, J.: Thermal capsular shrinkage for treatment of multidirectional instability of the shoulder. J. Bone Joint Surg. Am. **85-A**(12), 2283–2287 (2003)
47. Mologne, T.S., Provencher, M.T., Menzel, K.A., Vachon, T.A., Dewing, C.B.: Arthroscopic stabilization in patients with an inverted pear glenoid: results in patients with bone loss of the anterior glenoid. Am. J. Sports Med. **35**, 1276–1283 (2007)
48. Moseley, H.F., Övergaard, B.: The anterior capsular mechanism in recurrent anterior dislocation of the shoulder: morphological and clinical studies with special reference to the glenoid labrum and the gleno-humeral ligaments. J. Bone Joint Surg. Br. **44**, 913–927 (1962)
49. Noonan, T.J., Tokish, J.M., Briggs, K.K., Hawkins, R.J.: Laser-assisted thermal capsulorrhaphy. Arthroscopy **19**(8), 815–819 (2003)
50. Norlin, R.: Intraarticular pathology in acute, first-time anterior shoulder dislocation: an arthroscopic study. Arthroscopy **9**, 546–549 (1993)
51. O'Brien, S.J., Neves, M.C., Arnoczky, S.P., et al.: The anatomy and histology of the inferior glenohumeral ligament complex of the shoulder. Am. J. Sports Med. **18**, 449–456 (1990)
52. Porcellini, G., Campi, F., Paladini, P.: Arthroscopic approach to acute bony Bankart lesion. Arthroscopy **18**, 764–769 (2002)
53. Rafii, M., Firooznia, H., Bonamo, J.J., Minkoff, J., Golimbu, C.: Athlete shoulder injuries: CT arthrographic findings. Radiology **162**, 559–564 (1987)
54. Ribbans, W.J., Mitchell, R., Taylor, G.J.: Computerised arthrotomography of primary anterior dislocation of the shoulder. J. Bone Joint Surg. Br. **72**, 181–185 (1990)
55. Rockwood, C.A.J.: Subluxation of the shoulder the classification, diagnosis and treatment [abstr]. Orthop. Trans. **4**, 306 (1979)
56. Rowe, C.R.: Prognosis in dislocations of the shoulder. J. Bone Joint Surg. **38A**, 957–976 (1956)
57. Rowe, C.R.: Acute and recurrent anterior dislocations of the shoulder. Orthop. Clin. North Am. **11**, 253–270 (1980)
58. Rowe, C.R., Zarins, B., Ciullo, J.V.: Recurrent anterior dislocation of the shoulder after surgical repair. J. Bone Joint Surg. **66A**, 159–168 (1984)
59. Saito, H., Itoi, E., Sugaya, H., Minagawa, H., Yamamoto, N., Tuoheti, Y.: Location of the glenoid defect in shoulders with recurrent anterior dislocation. Am. J. Sports Med. **33**, 889–893 (2005)
60. Seeger, L.L., Gold, R.H., Bassett, L.W.: Shoulder instability: evaluation with MR imaging. Radiology **168**, 695–697 (1988)
61. Silliman, J.F., Hawkins, R.J.: Classification and physical diagnosis of instability of the shoulder. Clin. Orthop. **291**, 7–19 (1993)
62. Simonet, W.T., Cofield, R.H.: Prognosis in anterior shoulder dislocation. Am. J. Sports Med. **12**, 19–24 (1984)
63. Speer, K.P., Deng, X., Borrero, S., Torzilli, P.A., Altchek, D.A., Warren, R.F.: Biomechanical evaluation of a simulated Bankart lesion. J. Bone Joint Surg. Am. **76**, 1819–1826 (1994)
64. Su, B., Levine, W.N.: Arthroscopic Bankart repair. J. Am. Acad. Orthop. Surg. **13**, 487–490 (2005)
65. Sugaya, H., Moriishi, J., Dohi, M., Kon, Y., Tsuchiya, A.: Glenoid rim morphology in recurrent anterior glenohumeral instability. J. Bone Joint Surg. Am. **85**, 878–884 (2003)
66. Sugaya, H., Moriishi, J., Kanisawa, I., Tsuchiya, A.: Arthroscopic osseous Bankart repair for chronic recurrent traumatic anterior glenohumeral instability. J. Bone Joint Surg. Am. **87**, 1752–1760 (2005)
67. Symeonides, P.P.: The significance of the subscapularis muscle in the pathogenesis of recurrent anterior dislocation of the shoulder. J. Bone Joint Surg. Br. **54**, 476–483 (1972)
68. Tauro, J.C.: Arthroscopic inferior capsular split and advancement for anterior and inferior shoulder instability: technique and results at 2–5-year follow-up. Arthroscopy **16**(5), 451–456 (2000)
69. Taylor, D.C., Arciero, R.A.: Pathologic changes associated with shoulder dislocations: arthroscopic and physical examination findings in first-time, traumatic anterior dislocations. Am. J. Sports Med. **25**, 306–311 (1997)
70. Thomas, S.C., Matsen 3rd, F.A.: An approach to the repair of avulsion of the glenohumeral ligaments in the management of traumatic anterior glenohumeral instability. J. Bone Joint Surg. Am. **71**(4), 506–513 (1989)
71. Townley, C.O.: The capsular mechanism in recurrent dislocation of the shoulder. J. Bone Joint Surg. Am. **32**, 370–380 (1950)
72. Tsai, L., Wredmark, T., Johansson, C., Gibo, K., Engström, B., Törnqvist, H.: Shoulder function in patients with unoperated anterior shoulder instability. Am. J. Sports Med. **19**, 469–473 (1991)
73. Turkel, S.J., Panio, M.W., Marshall, J.L., Girgis, F.G.: Stabilizing mechanisms preventing anterior dislocation of the glenohumeral joint. J. Bone Joint Surg. Am. **63**, 1208–1217 (1981)
74. Urayama, M., Itoi, E., Sashi, R., Minagawa, H., Sato, K.: Capsular elongation in shoulders with recurrent anterior dislocation: quantitative assessment with magnetic resonance arthrography. Am. J. Sports Med. **31**, 64–67 (2003)
75. Walch, G., Ascani, C., Boulahia, A., Nove-Josserand, L., Edwards, T.B.: Static posterior subluxation of the humeral head: an unrecognized entity responsible for glenohumeral osteoarthritis in the young adult. J. Shoulder Elbow Surg. **11**, 309–314 (2002)
76. Wall, M.S., Warren, R.F.: Complications of shoulder instability surgery. Clin. Sports Med. **14**, 973–1000 (1995)
77. Warner, J.J.: Management of massive irreparable rotator cuff tears: the role of tendon transfer. Instr. Course Lect. **50**, 63–71 (2001)
78. Wheeler, J.H., Ryan, J.B., Arciero, R.A., Molinari, R.N.: Arthroscopic versus nonoperative treatment of acute shoulder dislocations in young athletes. Arthroscopy **5**(3), 213–217 (1989)
79. Wichman, M.T., Snyder, S.J.: Arthroscopic capsular plication for multidirectional instability of the shoulder. Oper. Tech. Sports Med. **5**, 238–243 (1997)
80. Wirth, M.A., Rockwood Jr., C.A.: Operative treatment of irreparable rupture of the subscapularis. J. Bone Joint Surg. Am. **79**, 722–731 (1997)
81. Zarins, B., Rowe, C., Stone, J.: Shoulder instability: management of failed reconstructions. Instr. Course Lect. **38**, 217–230 (1989)

第十章 急性肩关节后脱位

George M. Kontakis, Neil Pennington, and Roger G. Hackney

江长青 译

内容

介绍	126
损伤机制、病理解剖与分类	126
临床表现	127
影像学检查	127
治疗	128
结论:要点	130
参考文献	131

G. M. Kontakis(✉)
Department of Orthopaedics and Traumatology,
University of Crete, 711 10 Heraklion, Crete, Greece
e-mail: gkontaki@yahoo.com

N. Pennington and R. G. Hackney
Department of Trauma and Orthopaedics,
Leeds General Infirmary, LS1 3DL Leeds, UK
e-mail: neil_pennington@hotmail.com;
rogerhackney@hotmail.com

介绍

肩关节后脱位的特点是容易漏诊[9,13]。一是因为发病率低,大概占所有肩关节脱位的4%[17],二是医生很少怀疑本症,三是影像资料判断不准。肩关节后脱位6周内为急性,6个月后为慢性[23]。令人遗憾的演绎是:开始时错误的"肩关节挫伤"几周后变成"创伤后僵硬",数月或数年后最终变成"锁住的肩关节后脱位[11,13]。

漏诊的肩后脱位对肩关节功能有巨大破坏[17]:关节面永久不接触;肱骨头卡在肩盂后缘;肌肉持续的压力会造成肱骨头畸形和软组织永久挛缩[17]。临床医生必须知道如何及时和正确诊断和处理这种损伤。

肩关节后脱位常伴有肱骨外科颈或解剖颈骨折,伴发的肱骨结节骨折可按 Neer 分型分为 2 部分、3 部分或 4 部分骨折[19]。这些易于辨识的损伤需要不同的治疗方案,如接骨术[1]或关节置换[10]。本章,我们着重讲述创伤后单纯急性肩关节后脱位和肱骨头压缩性骨折(反 Hill-Sachs 损伤)。

损伤机制、病理解剖与分类

两种向后的力使肩关节急性后脱位,一是肩在体侧时受到从前向后的暴力,二是屈曲内收内旋的肩受到轴向冲击。损伤的机制提高了后脱位的可疑指数。

肩关节后脱位通常发生在创伤后、电休克(触电或电休克治疗)或癫痫抽搐时。糖尿病患者、酗酒者或药瘾者的肩关节后脱位,可能被低血糖或药物戒断引起的癫痫症状所掩盖[23]。惊厥或癫痫时出现的肩关节后脱位常常是由肩部外旋肌无力而内旋肌强烈收缩造成的[5]。

反向 Hill-Saches 损伤（肱骨头前部压缩），关节囊后部或上盂唇撕裂通常是肩关节后脱位的主要创伤。然而，研究揭示损伤种类很多。Ovesen 和 Sojbjerg 通过对 10 例尸体研究证实，诱发的肩关节后脱位可以造成 10 例标本全部出现后关节囊和小圆肌完全撕裂，并多数伴有冈下肌部分损伤。8/10 例伴有部分肩胛下肌断裂的关节囊前部损伤。另一个尸体研究显示，盂肱关节后方半脱位需要有前部主要结构的损伤[20]。即使胳膊处于易损伤位置（屈曲-内收-内旋），切开整个后肩关节囊也只造成后方半脱位，不能造成全脱位，因为前肩关节囊结构成为系带[25]。盂肱关节前部静力稳定结构的减弱是后脱位重要的致伤因素。36 名急性肩关节后脱位的患者的 MRI 显示，86% 出现反 Hill-Sachs 损伤，58% 有后关节囊韧带复合体损伤，31% 出现肩盂后缘骨折，42% 肩袖撕裂（全层撕裂占 19%）[24]。

已报道下列类型的肩后脱位[8,22]：
- 旋转半脱位，肱骨头内旋至肩盂后缘（面向后）
- 肩峰下或盂后型
- 冈下型（完全脱位）
- 后盂下型（少见）

然而，任何分类法必须有治疗和预后价值的信息。因为描述粗略，没有考虑到对指导治疗意义重大的肱骨头压缩程度（<20%，20%~45%，>45%）[23]，上述分类价值有限。

临床表现

伤后患者出现肩部疼痛。在较小或中等体格患者，容易看出肱骨头向后突出，肩峰前部和喙突隆起，以及前部出现陷窝，但肥胖患者难以发现。

患者肘部屈曲 90°手掌同腹壁接触托着胳膊（肱骨内旋）。上肢外展受限且不能主动或被动外旋。

多发创伤后神志不清的患者，明显的肩部畸形，肩关节前缘受撞击的间接证据或被动外旋受限是肩后脱位的可疑线索。

影像学检查

传统的胸椎水平前后位肩 X 片可显示（图2）：
- 肱骨头内旋
- 肱骨头和肩盂重叠的半月征消失
- 反 Hill-Saches 损伤造成肱骨头内面的扁平

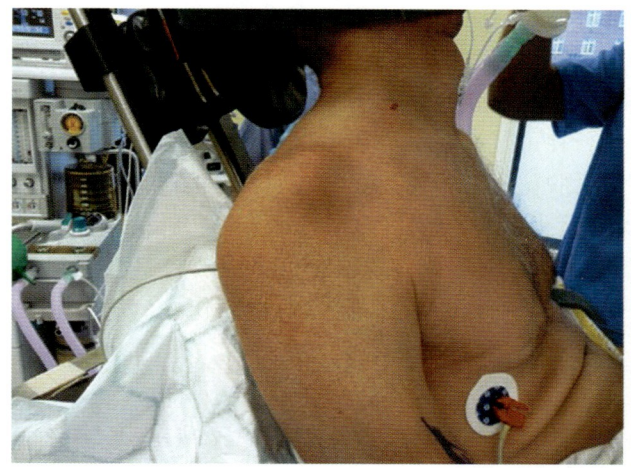

图1　45 岁肩关节后脱位患者复位前的照片清楚显示，脱位的肱骨头向后方突出，肩峰和喙突向前突出，前方出现陷窝

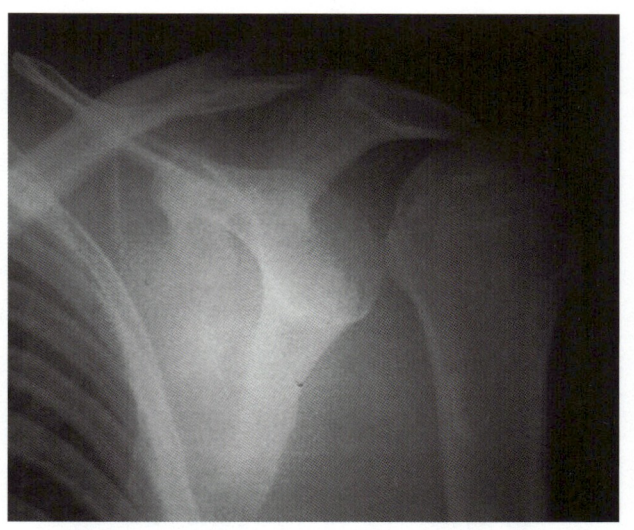

图2　肩关节前后位片（旋转不稳，肱骨头在肩盂后缘，面朝后）

- 相对肩盂，肱骨头移位（上或下）
- 大结节朝前导致肱骨头呈囊样

穿胸位 X 线片很少能满意显示肩关节后脱位出现的肩胛肱骨弓中断。

前后位片常难以解释，没经验的阅片者可能漏诊。

每个肩部受伤的患者都必须拍摄"创伤系列"X 线片，包括[19]：
- 肩关节真 AP 位片可以显示关节间隙消失、肱骨头和肩盂重叠
- 肩胛骨 Y 位或肩胛骨侧位片，可以清晰显示肱骨头在肩盂后方
- 腋位片可以很好地显示后脱位

尽管只需要很小的外展，但清醒的患者通常难以获取满意的腋位片[16]。因此，可以拍摄改良的腋位

片[3]。Velpeaux 腋位片和仰角位（angle-up）片可以在患者使用 Velpeau 绷带或悬吊固定时拍摄。这两种体位的影像拍摄技术简单并且诊断信息丰富。

在可疑的病例可用 CT。在复位前对全部肩关节后脱位患者行 CT 检查，以找出可能的隐匿骨折线，但有争议。CT 可以准确地显示肱骨头压缩骨折的大小，这对治疗方案很有价值。虽然 MRI 可以提供软组织损伤的信息，但在急性创伤性肩关节后脱位没有肯定的价值[24]。

治疗

如果肱骨头压缩小于 20%～25%，可以在全麻下闭合复位。压缩大于 20%，会影响肩关节稳定性，需要外科干预。患者一般状况和肱骨压缩体积影响治疗方案的制定。虚弱而要求有限或者有行为障碍和精神疾患者不适合手术，应予"忽略"。大部分有指征的外科治疗是有益的。

任何闭合复位都应该小心进行，避免医源性肱骨头骨折[12]。上肢内旋时的轻微的轴向并向外牵引会从后盂缘解锁肱骨头，解除外旋限制而导致复位[16]。另一种方法是在屈曲-内收内旋位置的牵拉上肢，当肱骨头不再嵌压时可轻微的外旋即可复位。这种手法复位可以辅以向外牵拉和从后向前压肱骨头[11,18]。

通过影像检查确认复位，通常在全麻下透视，同时确认复位的稳定性。应当注意小结节骨折，如果未处理，可能会导致脱位复发（图3）。

在轻度外展旋转中立位或外旋位制动肩关节 4～6 周（图4）。恰当位置和足够时间使撕裂的后关

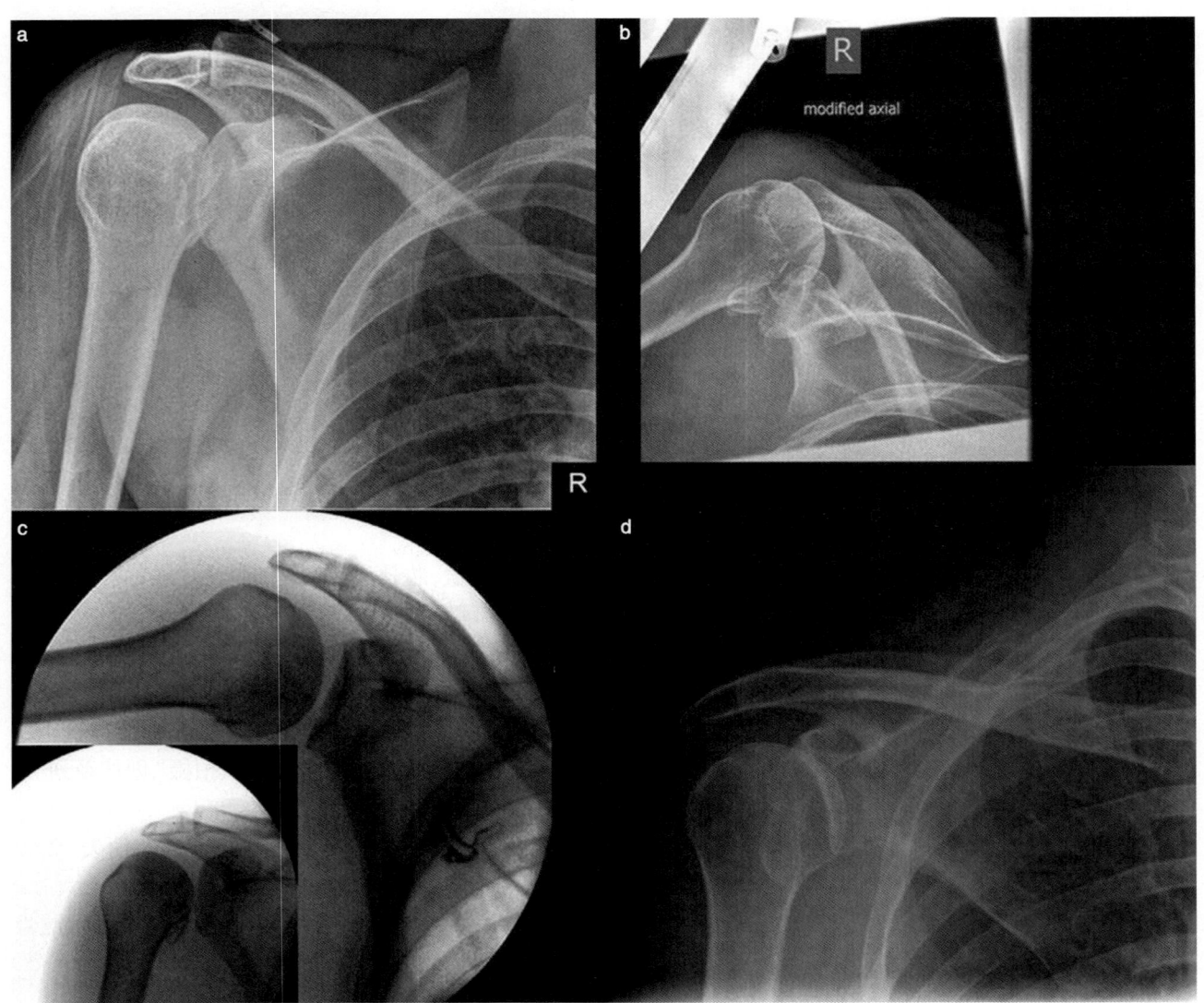

图3 前后位和改良腋位显示肱骨头后脱位和压缩（a,b）透视显示复位理想，而且小结节骨折没有处理（c），悬吊制动3周后再次脱位（d）

第十章 急性肩关节后脱位

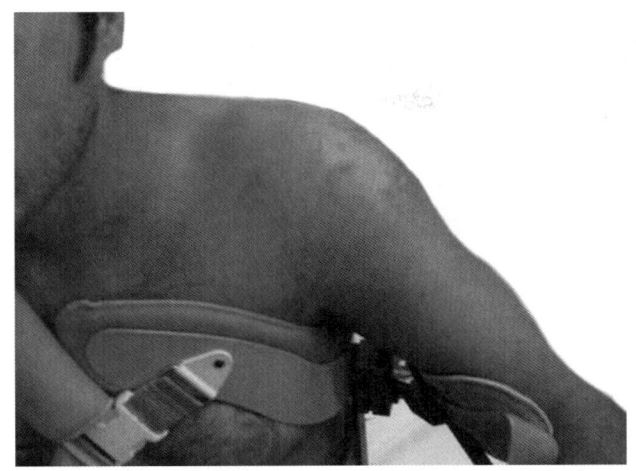

图4 支具制动

节唇愈合且减少再脱位的机会[4,7]。佩戴支具可进行等长外旋练习。制动结束后,逐渐增加运动范围和旋转肌力练习。

肱骨头关节面缺损在20%~45%之间,或闭合复位时产生隐匿骨折,应考虑切开复位。尽管有人采取后入路,但三角肌-胸入路应用较多[15,16]。将小结节连同肩胛下肌截下并向内侧翻转增加显露。仔细解锁肱骨头并复位。将小结节固定在肱骨头凹陷处[11](肩胛下肌转移)[17],因而消除再次卡住和脱位再发的可能性(图5)。文献中还提及一些其他的肱骨头损伤治疗方法。但这些方法应用病例较少。包括关节面撑起和骨移植[2],采用对侧肩部自体骨或异体骨[6,14]。

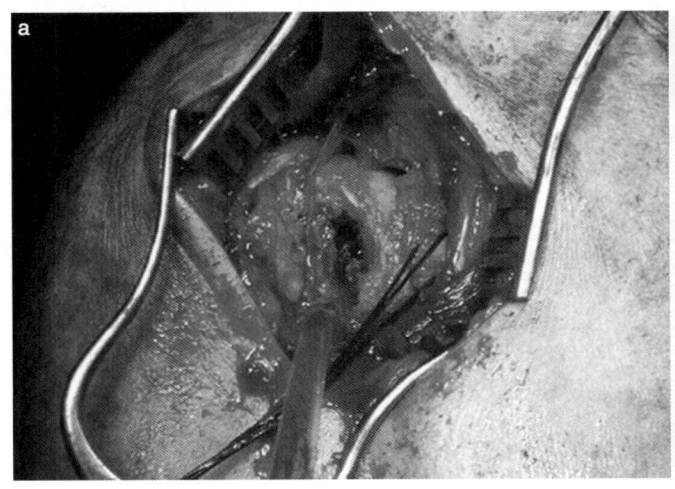
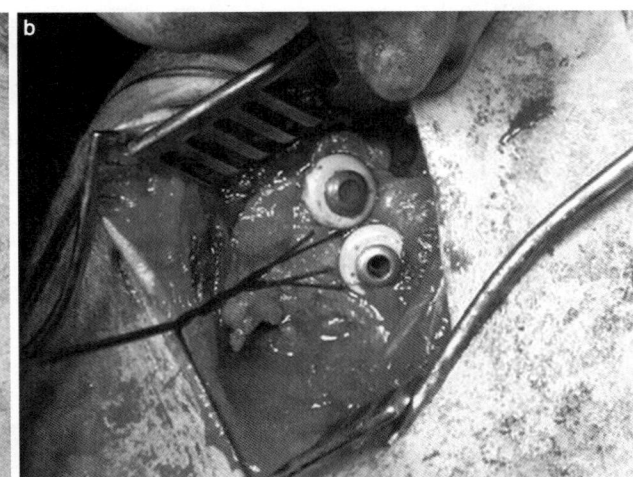

图5 术中图片(a)小结节已截骨(缝线处),肱骨头复位,可见反Hill-Sachs损伤。(b)小结节被两枚空心螺钉固定在缺损处

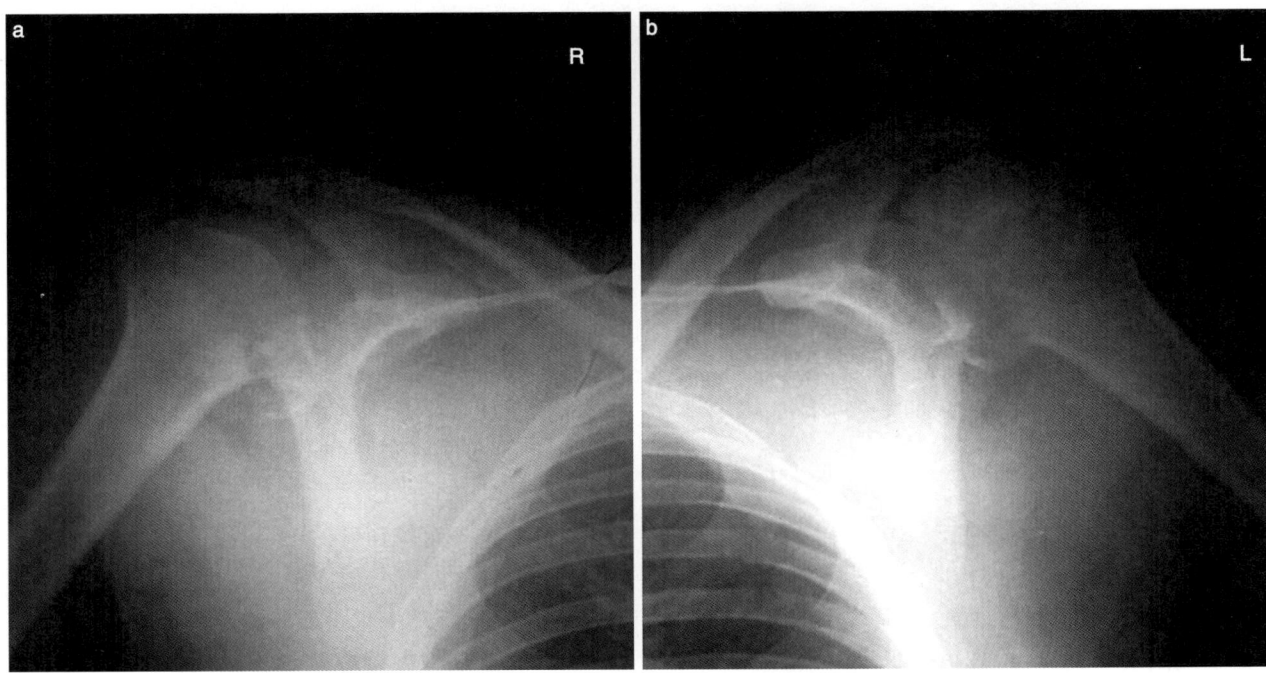

图6 62岁老年男性,癫痫过后,双侧同时后脱位。前后位平片(a,b),CT影像,显示双肩脱位

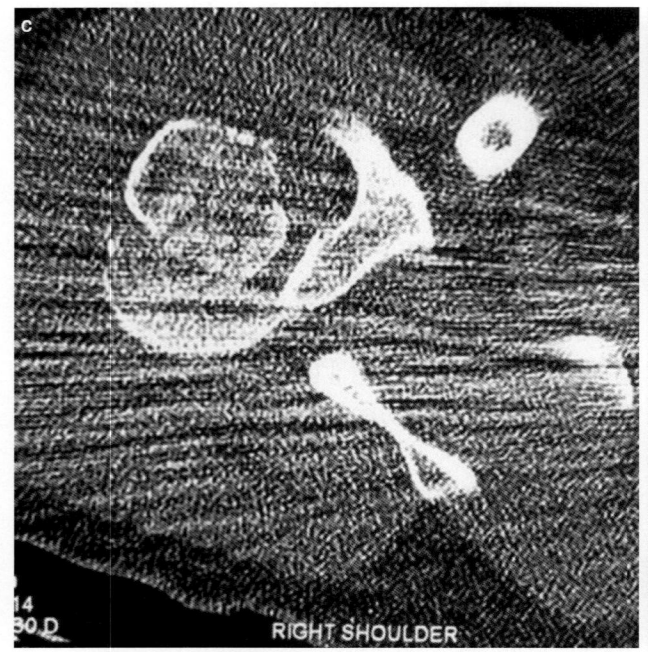
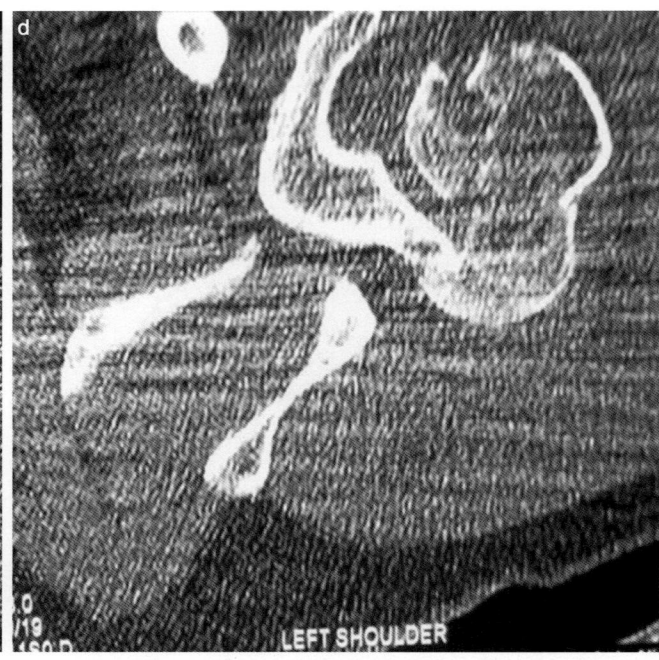

图 6(续)

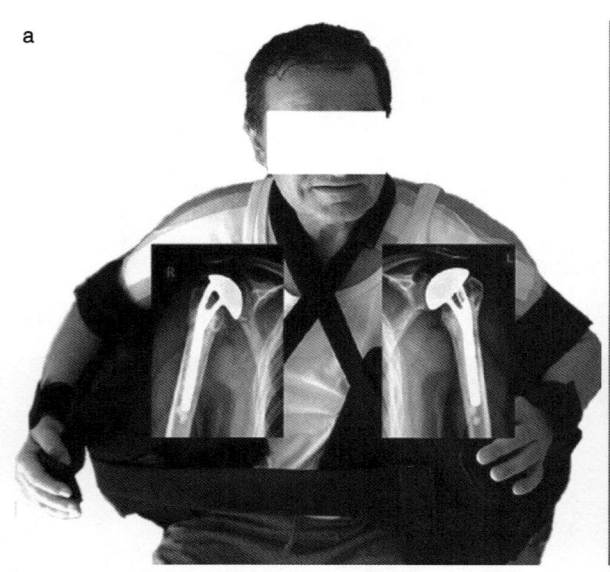
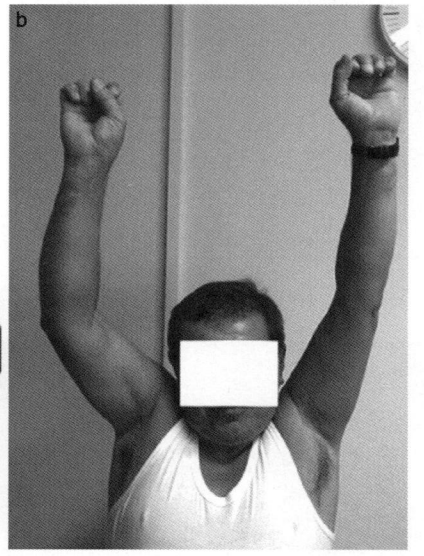

图 7 （a）图 6 中的患者接受了双侧关节置换术,使用外展枕固定 4 周。（b）术后 18 个月患肢上举

肱骨头损毁超过 45% 时应考虑假体植入。急性脱位者通常不置换肩盂。早期半关节成形术结果满意(图 7)。

结论:要点

- 肩部损伤时应高度怀疑肩关节后脱位发生。
- 详细询问病史,临床检查可能提供线索。
- 创伤系列影像学检查应该作为每个肩关节损伤后常规。腋位片有较高诊断价值。
- 仔细阅片,因为骨损伤不容易发现。
- CT 可能对所有病例有用。
- 术前评估肱骨头压缩程度。
- 闭合复位一定要在麻醉下进行。
- 手法复位后应评估肩关节稳定性。
- 轻度外展、旋转中立位或外旋位固定 4~6 周。
- 如果闭合复位失败或肱骨头缺损达 20%~45% 应切开复位。肩胛下肌或小结节应移至缺损处。

- 肱骨头缺损超过45%应行关节置换术。

参考文献

1. Altay, T., Ozturk, H., Us, R.M., Gunal, I.: Four-part posterior fracture–dislocations of the shoulder. Treatment by limited open reduction and percutaneous stabilization. Arch. Orthop. Trauma. Surg. **119**, 35–38 (1999)
2. Assom, M., Castoldi, F., Rossi, R., Blonna, D., Rossi, P.: Humeral head impression fracture in acute posterior shoulder dislocation: new surgical technique. Knee Surg. Sports Traumatol. Arthrosc. **14**, 668–672 (2006)
3. Bloom, M.H., Obata, W.G.: Diagnosis of posterior dislocation of the shoulder with use of Velpeau axillary and angle-up roentgenographic views. J. Bone Joint Surg. Am. **49**, 943–949 (1967)
4. Cautilli, R.A., Joyce, M.F., Mackell Jr., J.V.: Posterior dislocations of the shoulder: a method of postreduction management. Am. J. Sports Med. **6**, 397–399 (1978)
5. Cicak, N.: Posterior dislocation of the shoulder. J. Bone Joint Surg. Br. **86**, 324–332 (2004)
6. Connor, P.M., Boatright, J.R., D'Alessandro, D.F.: Posterior fracture-dislocation of the shoulder: treatment with acute osteochondral grafting. J. Shoulder Elbow Surg. **6**, 480–485 (1997)
7. Detenbeck, L.C.: Posterior dislocations of the shoulder. J. Trauma **12**, 183–192 (1972)
8. Dorgan, J.A.: Posterior dislocation of the shoulder. Am. J. Surg. **89**, 890–900 (1955)
9. Hawkins, R.J.: Unrecognized dislocations of the shoulder. Instr. Course Lect. **34**, 258–263 (1985)
10. Hawkins, R.J., Switlyk, P.: Acute prosthetic replacement for severe fractures of the proximal humerus. Clin. Orthop. Relat. Res. **289**, 156–160 (1993)
11. Hawkins, R.J., Neer II, C.S., Pianta, R.M., Mendoza, F.X.: Locked posterior dislocation of the shoulder. J. Bone Joint Surg. Am. **69**, 9–18 (1987)
12. Hersche, O., Gerber, C.: Iatrogenic displacement of fracture-dislocations of the shoulder. A report of seven cases. J. Bone Joint Surg. Br. **76**, 30–33 (1994)
13. Hill, N.A., Mc, L.H.: Locked posterior dislocation simulating a "frozen shoulder". J. Trauma **3**, 225–234 (1963)
14. Ivkovic, A., Boric, I., Cicak, N.: One-stage operation for locked bilateral posterior dislocation of the shoulder. J. Bone Joint Surg. Br. **89**, 825–828 (2007)
15. Karachalios, T., Bargiotas, K., Papachristos, A., Malizos, K.N.: Reconstruction of a neglected posterior dislocation of the shoulder through a limited posterior deltoid-splitting approach. A case report. J. Bone Joint Surg. Am. **87**, 630–634 (2005)
16. Kowalsky, M.S., Levine, W.N.: Traumatic posterior glenohumeral dislocation: classification, pathoanatomy, diagnosis, and treatment. Orthop. Clin. North Am. **39**, 519–533 (2008). viii
17. Mc, L.H.: Posterior dislocation of the shoulder. J. Bone Joint Surg. Am. **24A**(3), 584–590 (1952)
18. Mimura, T., Mori, K., Matsusue, Y., Tanaka, N., Nishi, Y., Kobayashi, M.: Closed reduction for traumatic posterior dislocation of the shoulder using the "lever principle": two case reports and a review of the literature. J. Orthop. Surg. Hong Kong **14**, 336–339 (2006)
19. Neer II, C.S.: Displaced proximal humeral fractures. I. Classification and evaluation. J. Bone Joint Surg. Am. **52**, 1077–1089 (1970)
20. Ovesen, J., Nielsen, S.: Anterior and posterior shoulder instability. A cadaver study. Acta Orthop. Scand. **57**, 324–327 (1986)
21. Ovesen, J., Sojbjerg, J.O.: Posterior shoulder dislocation. Muscle and capsular lesions in cadaver experiments. Acta Orthop. Scand. **57**, 535–536 (1986)
22. Roberts, A., Wickstrom, J.: Prognosis of posterior dislocation of the shoulder. Acta Orthop. Scand. **42**, 328–337 (1971)
23. Robinson, C.M., Aderinto, J.: Posterior shoulder dislocations and fracture-dislocations. J. Bone Joint Surg. Am. **87**, 639–650 (2005)
24. Saupe, N., White, L.M., Bleakney, R., Schweitzer, M.E., Recht, M.P., Jost, B., Zanetti, M.: Acute traumatic posterior shoulder dislocation: MR findings. Radiology **248**, 185–193 (2008)
25. Schwartz, E., Warren, R.F., O'Brien, S.J., Fronek, J.: Posterior shoulder instability. Orthop. Clin. North Am. **18**, 409–419 (1987)

第十一章 活动度过大的肩关节复发性脱位的处理

Roger G. Hackney

江长青 译

内容

介绍	132
运动中的关节活动度过大	133
专业术语	133
肌肉功能结构和 Stanmore 三角	133
肩活动度过大与肩不稳的治疗	133
复发的危险因素	134
病史	134
术后不稳复发的再次手术	134
结论	135
参考文献	135

R. G. Hackney
Department of Trauma and Orthopaedics,
Leeds General Infirmary, LS1 3DL Leeds, UK
e-mail: rogerhackney@hotmail.com

介绍

活动度过大是指某个关节的活动超范围。活动度过大可局限于单个关节，但更多发生在多个关节，或是全身状况下的一部分。活动度过大的病谱从正常到良性的活动范围增加直到 Ehler 的 Danlos 病。该人群中全身韧带性关节松弛者达 5%～15%[11]。有几个导致关节活动度过大的相连在一起的基因，但患者有可能仅有一个肩有活动度过大，上肢其他关节都正常。

重要的是要认识到，不稳是有症状的松弛。对一个人是"正常"的运动范围，对于另一个人则可能是异常的。症状包括疼痛，而不仅是松弛的或不稳的感觉。

通过评分确定诊断。最常用的是 Beighton 评分[4]

该评分系统中，每项 1 分，每侧 1～4 分，满分 9 分。超过 5 分就考虑为活动度过大。

1. 小指掌指关节被动过伸可达 90°
2. 拇指被动屈曲至前臂侧
3. 肘部被动过伸达 10°
4. 膝关节被动过伸 10°
5. 膝关节伸直能将手掌平放在地面

该评分的问题是没有参考肩关节本身的指标。有几个连在一起的基因决定不同关节的活动度过大，但患者的一些关节活动度过大而其他关节没有是完全可能的。

本章节也介绍了 Del Mar 医院评分[7]。运动范围被评 0～10 分，每项 1 分：

1. 小指掌指关节被动过伸达 90°
2. 拇指被动贴近前臂屈侧距离<21mm
3. 肘关节被动过伸 10°

4. 肩关节被动外旋85°
5. 髋关节被动外展85°
6. 第一掌指关节过伸超过90°
7. 髌骨过度活动,其表现是内侧或外侧移动过度达3个象限或以上
8. 踝关节被动背伸过度,膝关节屈曲90°时足部翻转
9. 被动膝关节过屈致接触臀部
10. 微小创伤后出现瘀斑的病史

男性≥4分,女性≥5分为全身韧带松弛。

此评分包括肩关节因素。

一些医生在Beighton评分基础上增加临床检查评分。检查伤时必须考虑到患者的焦虑。对肩关节松弛评分应检查健侧。

1. 陷窝征超过1cm有显著意义
2. 肘部贴身体,肩被动外旋80°
3. 外展至90°时肩被动外旋120°

运动中的关节活动度过大

运动员的肩活动度过大是优势。体操、蝶泳和举手过头的投掷等运动需要的超出一般关节活动范围是正常的。在职业棒球手肩外旋可达到177°。在肩外展90°的时候,标枪手投掷时可能超过这一数值!蝶泳运动员能够在背后交叉拍手。尽管在多数运动项目中证据有限,但这些个体有先天不稳的倾向。对投掷运动进行的研究较多。Dead arm综合征和内部撞击症是盂肱关节不稳造成的,常常为隐袭的前方不稳,常强调不稳的相关病理和治疗而不是继发的撞击。

肩关节活动度过大增加不稳趋势。这一看来明确的观点,却鲜有文献支持。这一趋势可能表现在认识到不稳不止一个方向上。这就是多方向松弛的概念[16]。除非有症状,多方向松弛不等于不稳。当参考多方向不稳(MDI)的文献时应牢记这一点。McFarland批评性地分析了多方向不稳的文献[15]。用不同系统分类同一组外科治疗的不稳患者,结果MDI发生率为1.2%~8.3%。这一研究的重要性是强调使用不同评分系统得到的MDI发病率不同。也就是说,在一个研究中的不稳在另一研究中可能被认为是正常的。

活动度过大和多方向不稳是不能互换的。毫无疑问,部分患者会有重叠,但并非所有MDI患者都活动度过大。由于MDI使用较多,McFarland认为活动度过大不是标准的定义,所以很难参考文献中所指的活动度过大的患者。

多方向松弛在青年人中常见。Roger Emery研究发现57%在校男生表现出无症状的多方向松弛[10]。

专业术语

还有2个多术语需要准确定义,因为这对诊断和治疗相关患者很重要。

主动脱位

有一些患者可以通过主动收缩和松弛肩部拮抗肌而造成肩关节脱位。

习惯性脱位

有些患者在活动肩关节时不能维持肱骨头在肩盂中。

习惯性脱位患者有无意识的位置性不稳,由一群肌肉过度收缩而其拮抗肌群松弛,造成半脱位或极端时完全脱位。是神经肌肉控制紊乱造成的。

肌肉功能结构和Stanmore三角

活动度过大和创伤只是肩关节不稳的两个方面。Blasier等人比较了有或无肩关节活动度过大者的本体觉。他们发现紧张的关节本体觉较好。盂肱关节稳定性高度依靠于肌肉控制。Stanmore三角对于理解肩关节松弛和肌肉功能结构对于肩关节稳定性的作用很有帮助。个体位于等边三角形内某点,三个角各为创伤、肌肉功能结构和不稳。个体位置取决于每一不稳成分的重要性。这将决定是采用保守治疗还是手术治疗。Stanmore三角使用肌肉功能结构这个术语作为理解复杂机制的手段。患者主动脱位,问题是难以控制肱骨头与肩盂的相对位置。要知道这些患者需要专业康复而不是手术。除非是纠正肌肉功能结构,其他手术注定是要失败的。

肩活动度过大与肩不稳的治疗

先用Stanmore三角分析每位患者的3个成分。

习惯性或非主动的不稳应该采用适当的物理治疗。Takwale和Calvert[19]使用保守治疗治愈一组有上述症状的患者,包括认真向患者解释其症状的机制,判断每一对肌肉平衡异常,使用肉毒素和生物

反馈等专业物理治疗进行肌肉再平衡训练。

主动脱位很少发生严重的症状。使用简单的装置和专业指导下的物理治疗就可以治愈。建议患者不要再进行这些"特技"动作。一般主动脱位的患者进入成年后会停止这些习惯的动作。除非进行了手术，似乎没有长期退行性变的危险。虽然文献极少，但笔者确实遇到在很久以前曾经多次手术而继发骨关节炎的患者。

肩活动度过大保守治疗无效后可考虑手术治疗。外科医生应与擅长处理上肢问题的理疗师密切沟通。康复应该从骨盆和躯干开始。肩关节是动力链的终端，肩胛骨应处在一个稳定的平台（躯干）上，只进行肩关节练习必将失败。

如果康复设备技术不足，应该诚实地将患者转到更专业的康复中心去。同样重要的是患者必须完成康复处方。外科医生应该有充足的康复技术知识。应让患者示范他们所做的练习。患者的犹豫或困惑往往反映其依从性欠佳。这并不意味着本应在术后进行的保守治疗失败，只是需要再花费时间向患者解释肩活动度过大治疗的原理和局限性。

活动度过大很可能增加肩不稳的风险。可能是静态稳定因素受损。盂肱韧带被拉松，对肱骨头在肩盂中的活动限制不足，盂唇就成为重要的缓冲。常见到这些患者的盂唇扁平和退变，缺乏韧带的限制，失去盂唇后吸杯效用比在正常人丧失得更大。肩关节静态复合结构受损者受到更小的创伤时，比正常人更易发生不稳（症状性松弛）。因此手术修复微小创伤就可以重建稳定性，在关节镜下发现了值得修复的创伤造成的不稳机制就可能获得更满意的效果。

复发的危险因素

病史

肩关节前方不稳的翻修并不多。切开手术的成功率可达95%，现代的关节镜技术也可以获得相同的治愈率。任何一个肩关节不稳术后复发者都需要仔细地明确原因。

首次脱位和不稳病史非常重要，包括创伤的程度和首次脱位的年龄。轻伤脱位的患者应该警惕活动度过大和肌肉功能结构问题。患者的年龄是影响复发因素的主要原因，但笔者经验是活动度过大者脱位发生较早程度重。半脱位后疼痛和功能障碍轻微是活动度过大/肌肉功能结构问题的另一个表现。忽视术后指导，私自祛除悬吊固定和开始活动的患者容易造成不稳复发。继续参加接触性运动也是复发的高危因素之一。多数外科医生禁止患者6个月内参加接触性运动。Larrain[14]在通过关节镜手术稳定橄榄球运动员关节的不稳，并禁止其1年内参加运动，治疗效果满意。

手术之前，应尽可能收集相关信息。

- 初次麻醉下检查的发现。关节镜下发现和修复特点。轻创伤引起的过度松弛可能与活动度过大有关。
- 开放或关节镜手术的本质、锚钉的数量和位置、关节囊热缩术对关节囊转移的程度以及术后措施。
- 术后处理和依从性。

术后不稳复发的时间也可以提供一些疾病本质的相关信息。短期内复发可提示：

- 患者术后依从性较差，过早去除吊带固定。
- 参加接触性运动，手术技术不当。
- 错误手术或患者肩内在问题。

Burkart和De Beer[8]提出骨损伤是不稳复发增加的因素。其他作者强调了Hill-Sachs损伤的重要性[9]。医生应该检查评估关节松弛和活动度过大的程度。肌肉功能结构问题应由专业康复人员处理。这些患者可能面临多次不成功的手术，而混淆不稳的真正原因。如果肩关节被紧缩到足以阻止不稳，又可能形成继发性骨性关节炎。

检查应该包括平片。不幸的是有时会发现锚钉不在骨头里。CT可以显示骨缺损的范围。MR造影能够显示任何损伤的位置。但是对活动度过大者，MR刚好能排除损伤，支持继续保守治疗。

术后不稳复发的再次手术

尽管本章强调对活动度过大患者治疗要避免手术，但有时保守治疗失败。

翻修手术比第一次手术成功率低。Boileau[6]发现首次开放手术失败后关节镜手术者32%有疼痛。活动度过大的患者有不能通过手术纠正的胶原异常。所有瘢痕和折叠组织都不可避免地被异常胶原替代。所以应该告知患者有中远期复发的可能。

如能发现多方向不稳的病理变化，传统手术可以获得好的治疗结果。Baker使用关节镜治疗认为是MDI的患者，术后有患者86%重返运动。再次强调，运动员在麻醉下有一定程度的超活动范围，与活动度过大患者是不同的。如果麻醉下检查(EUA)发现可修复的损伤,应行关节镜手术。医生应具备关节镜手术和上肢手术的丰富经验。EUA 应与对侧对比判断松弛的程度。如发现 EUA 时肩关节仍很紧,应怀疑患者没有遵守康复计划,只有存在严重的机械损伤时才应进行翻修。

关节镜应仔细探查盂唇,比如已经修复的盂唇撕裂、内外侧关节囊的折叠缝合。解剖变异,如盂唇下孔和 Buford 复合体都是考验。对正常人,这些变异禁忌修复,因为治疗后极有可能出现僵硬和疼痛。对患者,手术治疗目的是获得一个更僵更紧的肩关节,部分修复变异可能使关节囊更紧。

Kim[13]通过 MDI 患者 MRI 造影发现了下盂唇的退化,丧失了重要的缓冲作用。他从下盂肱韧带起点向后实施了广泛重建。虽然术后两年效果满意,但应知道活动度过大的患者在更长的时间后有可能复发。

其他作者建议将关节囊折叠和关闭肩袖间隙。多方向不稳的活动度过大患者的关节囊更膨松,所以这种做法的证据不足。Dewing 等人通过 MRI 造影发现 MDI 或肩后部不稳者关节腔容积增大,而前方不稳者没有[17]。

对肩关节治疗的方案中有关节囊热缩治疗。该技术刚出现时声称对胶原的损害是永久的,组织发生改变不会被取代。我的一个患者反映,她的关节非常好,她感觉像是不系鞋带而鞋子是紧的。然而长期随访结果却不是那么回事。两年随访显示,MDI 和关节后方不稳有不可接受的高失败率[11]。然而,关节囊热收缩治疗或许可以应用在没有机械性损伤的肌肉控制力欠佳患者,临时关节囊缩紧给患者和物理治疗医师一个恢复期控制力机会。我会用此技术强化关节囊折叠或肩袖间隙闭合手术。

切开手术仍然有用。如果主要为肩关节前部不稳,骨阻挡术如 Latarjet 是合理的。如果骨块连带肌腱通过肩胛下肌劈开处移植,可以得到另外的悬吊作用。肱骨头可以在外展和外旋的位置前脱位至肩胛骨下方。联合腱转移术可以防止这一情况发生。

我曾经给关节镜手术经不起时间考验而失败的 Ehler's Danlos 综合征家族患者行传统的切开关节囊下后方转移术。目前切开手术效果比关节镜更持久。

最后,盂肱关节融合可以彻底解决脱位与不稳。当然,如果融合不好,患者还会抱怨不稳。

结论

对活动度过大的患者没有足够的研究文献。这无疑与经常报道的 MDI 患者有重叠。由于 MDI 的定义不一致,使我质疑 EUA 检查发现的与症状无关的后方松弛。

患者可以分下面几个亚群,对习惯性和自主性脱位,应严格执行保守治疗,避免手术。能够辨识这些患者非常重要。外科医生应该熟悉和应用 Stanmore 三角理论,分析患者不稳因素。只有专业的康复治疗失败后,确认机械性损伤才能实施手术。

活动度过大患者也应该同样首先考虑保守治疗。有许多手术治疗方法,但只能由有经验的上肢外科医生操刀。医生应该清楚告知患者手术治疗的预期结果和相对不良的长期预后。

已接受手术治疗的患者需要全面评估。保守治疗是治疗的基础,手术是在其他治疗无效时的选择。再次强调,只有对治疗结果预期和相关概念清晰的医生才能进行这样的手术。

参考文献

1. Alpert, J.M., Verma, N., Wysocki, R., Yanke, A.B., Romeo, A.A.: Arthroscopic treatment of multidirectional shoulder instability with minimum 270 degrees labral repair: minimum 2-year follow-up. Arthroscopy **24**(6), 704–711 (2008)
2. Baker III, C.L., Mascarenhas, R., Kline, A.J., Chhabra, A., Pombo, M.W., Bradley, J.P.: Arthroscopic treatment of multidirectional shoulder instability in athletes: a retrospective analysis of 2- to 5-year clinical outcomes. Am. J. Sports Med. **37**(9), 1712–1720 (2009)
3. Bayley I.: Presentation to British Elbow and Shoulder Society, London (2009)
4. Beighton, P., Grahame, R., Bird, H.: Hypermobility of Joints, 2nd edn. Springer, Berlin, Heidelberg, New York (1989)
5. Blasier, R.B., Carpenter, J.E., Huston, L.J.: Shoulder proprioception. Effect of joint laxity, joint position and direction of motion. Orthop. Rev. **23**(1), 45–50 (1994)
6. Boileau, P., Richou, J., Lisai, A., Chuinard, C., Bicknell, R.T.: The role of arthroscopy in revision of failed open anterior stabilization of the shoulder. Arthroscopy **25**(10), 1075–1084 (2009)
7. Bulbena, A., Duro, J.C., Porta, M.: Clinical assessment of hypermobility of joints; assembling criteria. J. Rheumatol. **19**(1), 115–122 (1992)
8. Burkhart, S.S., De Beer, J.F.: Traumatic glenohumeral bone defects and their relationship to failure of arthroscopic Bankart repairs: significance of the inverted-pear glenoid and the humeral engaging Hill-Sachs lesion. Arthroscopy **16**(7), 677–694 (2000)
9. Dewing, C.B., McCormick, F., Bell, S.J., Solomon, D.J., Stanley, M., Rooney, T.B., Provencher, M.T.: An analysis of capsular area in patients with anterior, posterior, and multidirectional shoulder instability. Am. J. Sports Med. **36**(3), 515–522 (2008)
10. Emery, R.J., Mullaji, A.B.: Glenohumeral joint instability in normal adolescents. Incidence and significance. J. Bone Joint Surg. Br. **73**(3), 406–408 (1991)
11. Hawkins, R.J., Krishnan, S.G., Karas, S.G., Noonan, T.J., Horan, M.P.: Electrothermal arthroscopic shoulder capsulorrhaphy: a minimum 2-year follow-up. Am. J. Sports Med. **35**(9), 1484–1488

(2007)
12. Jia, X., Ji, J.H., Petersen, S.A., Freehill, M.T., McFarland, E.G.: An analysis of shoulder laxity in patients undergoing shoulder surgery. J. Bone Joint Surg. Am. **91**(9), 2144–2150 (2009)
13. Kim, S.H., Kim, H.K., Sun, J.I., Park, J.S., Oh, I.: Arthroscopic capsulolabroplasty for posteroinferior multidirectional instability of the shoulder. Am. J. Sports Med. **32**(3), 594–607 (2004)
14. Larrain, M.V., Montenegro, H.J., Mauas, D.M., Collazo, C.C., Pavon, F.: Arthroscopic management of traumatic anterior shoulder instability in collision athletes: analysis of 204 cases with a 4- to 9-year follow-up and results with the suture anchor technique. Arthroscopy **22**(12), 123–129 (2006)
15. McFarland, E.G., Kim, T.K., Park, H.B., Neira, C.A., Gutierrez, M.I.: The effect of variation in definition on the diagnosis of multidirectional instability of the shoulder. J. Bone Joint Surg. Am. **85-A**(11), 2138–2144 (2003)
16. Neer II, C.S., Foster, C.R.: Inferior capsular shift for involuntary inferior and multidirectional instability of the shoulder. A preliminary report. J. Bone Joint Surg. Am. **62**(6), 897–908 (1980)
17. Purchase, R.J., Wolf, E.M., Hobgood, E.R., Pollock, M.E., Smalley, C.C.: Hill-sachs "remplissage": an arthroscopic solution for the engaging hill-sachs lesion. Arthroscopy **24**(6), 723–726 (2008)
18. Remvig, L., Jensen, D.V., Ward, R.C.: Epidemiology of general joint hypermobility and basis for the proposed criteria for benign joint hypermobility syndrome; review of the literature. J. Rheumatol. **34**(4), 804–809 (2007)
19. Takwale, V.J., Calvert, P., Rattue, H.: Involuntary positional instability of the shoulder in adolescents and young adults. Is there any benefit from treatment? J. Bone Joint Surg. Br. **82**(5), 719–723 (2000)

第十二章 肩关节不稳的治疗进展

Seung-Ho Kim

白露 译

内容

介绍	137
创伤性前方不稳	138
非创伤性不稳	139
发病机制	139
体检	141
肩关节不稳的特殊查体	141
影像学检查	143
治疗选择	143
总结	144
参考文献	144

S. -H. Kim
Department of Orthopaedic Surgery, Madi Hospital,
192-5 Nonhyeon, Gangnam, Seoul 135-010, Korea
e-mail: shk@madi.or.kr

介绍

肩关节不稳是所有骨科疾病中最古老的病症之一。很久以前的 Edwin Smith Papyrus 和后来的希波克拉底都有过描述。曾有多种方法治疗肩关节急性和复发性脱位。经历了漫长的疗效不确切的时期,最后形成当代的治疗方法。随着我们对肩关节不稳的解剖学、生物力学和病理学的深入认识以及外科学技术的不断提高,肩关节不稳的手术及非手术治疗的效果已有了很大的改观。本章将着重介绍肩关节不稳的病理学、诊断、保守及手术治疗的最新知识。

区分关节松弛及关节不稳很重要。肩关节松弛是一种天生的,非病态的活动度大的状态,全身其他关节如踝、膝和肘关节也松弛。此时,无论肩关节多么松弛,都不是需要治疗的疾病。最多也只是可能发展成肩关节不稳的危险因素。而肩关节不稳则是有症状的肩关节松弛性疾病。肩关节不稳的诊断至少需要肩关节在一个松弛方向上有症状,一般是疼痛。

虽然肩关节松弛的人有时也会有重体力或不熟悉活动的易疲劳等症状,但这不是肩关节病理变化所致不稳而带来的疼痛,且症状可通过对肩胛带肌肉的力量及平衡康复锻炼而解决。所以,在检查肩松弛程度的同时,应判断症状是否与松弛有关。比如,前后移动试验评估松弛程度,而前向恐惧试验和 jerk 试验则用于评价肩关节前方不稳。

另一种容易混淆的情况是肩关节多向不稳合并创伤性前方不稳。查体可能有 3 度的 sulcus 征(陷窝征)、前后方的移动度增加、前恐惧症及再复位征阳性。影像学检查可见 Hill-Sachs 损伤及 Bankart 损伤。此类患者应诊断为创伤性肩关节前方不稳合并有多方向肩关节松弛,因为患者没有其他方向上的症状。

创伤性前方不稳

创伤性肩关节前脱位是最常见的肩关节创伤,占所有肩关节不稳的96%。创伤性前脱位最常见的特点是Bankart损伤及Hill-Sachs损伤。前方盂唇自肩盂撕裂(Bankart损伤)致使前方稳定结构失效是最常见的病理,但盂肱下韧带任何附着点的损伤也可导致不稳。最近的尸体研究表明,单纯的前方韧带结构的损伤并不能再现肩关节前脱位,而环形关节囊的损伤才有可能引起肩关节前向脱位。同样,许多典型的肩关节前脱位的患者不仅仅有Bankart损伤,还有前方或后方关节囊在肱骨附着点的撕裂。

急性肩关节创伤性前脱位的治疗仍有争议。总体上讲,患者初次脱位时的年龄决定了其自然转归。Robinson等[43]进行了一项前瞻性研究,对252例患者进行了悬吊制动及康复治疗。生存分析结果:2年内55.7%的患者肩关节脱位加重,5年后增至66.8%。年轻男性患者肩关节不稳进展的风险很高,86.7%病例在2年内脱位复发。在大多数患者2年内均出现了可查到的或轻度的肩功能障碍。作者由此得出结论:初次肩关节前脱位非手术治疗后不但有一定程度肩关节功能丧失,还有不同程度的复发率,年轻男性患者的复发率最高。

学界早期认为初次肩关节脱位后制动治疗并不能降低脱位复发的风险。但最近有研究表明外旋位固定可降低肩前脱位复发的风险。Itoi等[17]对外旋位固定治疗进行了随机对照试验。198例肩关节初次前脱位的患者随机分为两组,外旋位固定104例,内旋位固定94例,固定时间为3周。随访率:外旋位固定组82%,内旋位固定组79%。最短随访2年,治疗意向(intention-to-treat)分析显示的复发率:外旋组(26%,22/85)明显低于内旋组(42%,31/74,$P=0.033$),且相对风险降低38.2%。在30岁以下者相对风险降低46.1%。此法尤其适用于30岁以下的年轻患者。

年轻患者优势侧肩关节脱位后复发率高达94%,所以应及早采取手术治疗[1-3、7、13、14]。

Arciero等[3]对年轻运动员肩关节初次急性脱位的患者进行了关节镜下Bankart缝合修复术与非手术治疗的前瞻比较研究。患者平均年龄20岁,36例随机分为两组,第一组患者制动一月后进行康复锻炼,4个月后完全恢复训练;第二组患者行关节镜下Bankart修复术,之后的康复锻炼计划相同。在平均32个月(15～45个月)的随访中:非手术治疗组中有12/15例脱位复发,其中7例进行了切开手术修复Bankart损伤。关节镜治疗组18/21例(86%)无复发($P=0.0001$),仅1例因脱位复发而切开Bankart修复($P=0.005$)。这说明一期行关节镜下Bankart修复术可显著降低年轻运动员初次急性肩关节前脱位的复发率。

肩关节前脱位的治疗已经由切开Bankart修复发展到先进的关节镜下修复。早期关节镜下修复的复发率比切开手术高,但随着技术和器械的进步,关节镜手术疗效与切开手术相当或更佳。Kim等[19]比较了开放手术与关节镜下锚钉修复的治疗效果。在平均39个月的随访中,切开修复组26/30例(86.6%),关节镜修复组54/59例(91.5%)获得了优良的结果。关节镜组的Rowe($P=0.041$)及UCLA评分($P=0.026$)略高。各有2例脱位复发,切开组(6.7%)和关节镜组(3.4%)。切开组中1例(3.3%),关节镜组中4例患者(6.8%)轻度恐惧试验阳性。总体不稳残留比率为:切开组10%,关节镜组10.2%。两组患者外旋丧失和恢复原来运动无显著性差异($P>0.05$)。他们得出结论,关节镜下锚钉固定与开放手术效果类似。Bottoni等[6]也报道了开放手术与关节镜手术疗效相仿的随机对照试验。

最近,关节镜下锚钉修复Bankart损伤临床结果优良[11,20,21,33,46]。新出现的生物降解锚钉拔出强度满意。比如Madi医院的医生使用的3.0mm的大头钉型锚钉(3.0mm, BioSutureTak, Arthrex, Naples, Florida, USA)。手术原则包括从肩盂上充分松解盂唇,尽量向下置入锚钉,平衡关节囊韧带的张力。适宜的关节镜置入角度及良好的视野是修复成功的关键。创伤性肩关节前方脱位并不仅仅有Bankart损伤,还合并有前或后盂肱韧带肱骨止点撕脱(HAGL)及关节囊撕裂[25,35,42](图1)。另外,很多Bankart损伤延伸到下方和后方,形成延伸型Bankart损伤(图2)。此时,可将标准后入路前移以改善进入角度及视野。他设计的肩脱位3入路,原本用于肩关节多向不稳的修复,亦可用于延伸Bankart损伤致脱位的镜下修复(图3)。

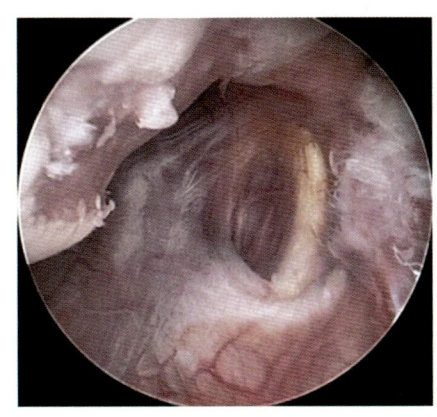

图1 后方 HAGL 损伤及 Hill-Sachs 损伤。后方关节囊从肱骨侧附着部撕脱

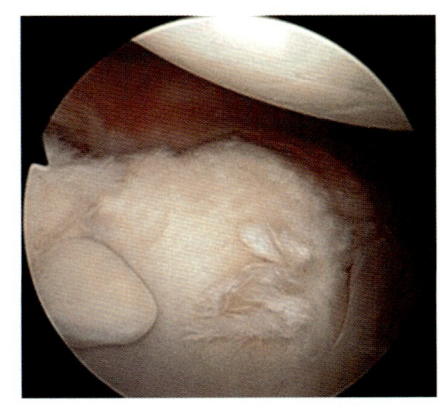

图2 延伸 Bankart 损伤。前盂唇撕裂向下向后延伸

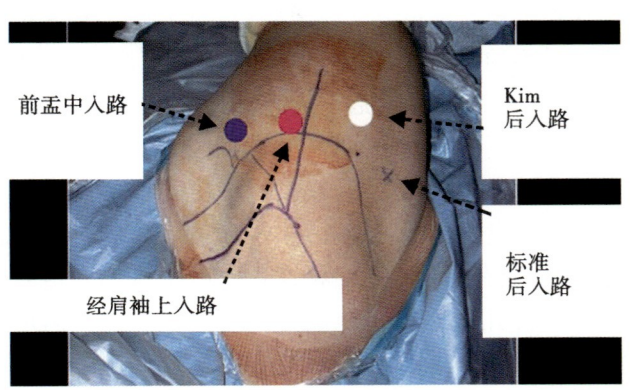

图3 "肩脱位3入路",都在肩盂面上方,更利于垂直观察处理整个肩盂

肩盂和肱骨头的骨缺损是手术失败的风险因素。肩关节前脱位患者骨缺损的发生率为5.4%~78.8%[4,9,16,32,44]。Rowe 等[44]报道如骨缺损小于肩盂表面积的30%,则切开修复的效果良好。Itoi 等[18]进行了尸体研究表明大于21%的肩盂骨缺损可导致软组织修复术后仍遗留不稳。

Burkhart 等、Burkhart 和 DeBeer 报道了肩盂骨缺损大于25%者术后67%脱位复发。关节镜下见到肩盂表面呈"倒梨形",则提示有明显骨缺损。肩盂骨缺损已经逐渐受到重视。最常见的植骨方法是从喙突取骨。近期研究表明,改良 Latarjet 手术在较大肩盂骨缺损的病例治疗中取得了良好的疗效[10]。最近,出现关节镜下植骨的尝试[5,29,36],但还需要进一步研究。

较大的肱骨头骨缺损,如 Hill-Sachs 损伤,也是软组织修复失败的主要原因。Hill-Sachs 缺损会卡在盂缘,特别是盂缘有骨缺损的时候。Connolly 报道了切开冈下肌填充 Hill-Sachs 骨缺损的方法,Wolf[48]在关节镜下进行该手术[12],用1~2枚锚钉将后关节囊缝合于 Hill-Sachs 缺损。

非创伤性不稳

非创伤性肩不稳多为后方或多向不稳。目前尚无统一分型、命名及治疗方案。其临床表现没有创伤性肩关节不稳那么清晰,许多患者被忽略或误诊为其他疾病而进行手术治疗。最近对于肩后方不稳的研究使得我们对该疾病的病理学、病因学、诊断查体及治疗选择进行深入了解。而肩后方不稳往往表现为后下方双向不稳,只是下方不稳程度不同。同时,肩关节后方不稳与多向不稳在症状、临床表现及治疗方面也有很多重叠之处。

发病机制

肩关节后方不稳的病理变化包括了骨及软组织结构的异常。如肱骨头后倾增加、肩盂后倾增加和肩盂发育不良。一些肩盂的研究侧重测量数据,但是盂肱关节的稳定性是骨性结构与软组织共同维持的结果。Lazarus 等[30]证实65%的力学稳定性下降和80%肩盂高度降低与前下软骨-盂唇缺损有关。所以,测量肩盂后倾时将软骨和盂唇整体考虑更准确。非创伤性不稳的软组织异常是关节囊的过度松弛。但单纯关节囊韧带松弛并不能解释其全部机理,因为不稳常发生于正常关节囊韧带变松的运动中段。

Kim 等[26]强调盂唇软骨包容丧失,尤其是后肩盂高度减低是非创伤性肩关节后下方不稳的主要原因。Kim 等[23,26]认为盂唇软骨结构损伤导致后下方盂唇累积的微小创伤而最终导致了肩关节后下方不稳的出现。此病理变化的力学机制是起初正常的肩盂高度在肩盂边缘负荷机制下逐渐后倾。随着盂唇软骨的损伤，静力稳定系统失效，动态稳定结构维持关节腔压力的作用减弱。Bradley 等[8]通过 MRI 测量了肩盂后下方盂唇软骨及盂唇骨性结构的后倾角，结果发现有症状患者的两结构的后倾角均增大。说明解剖结构的异常者容易发生非创伤性不稳（图4）。

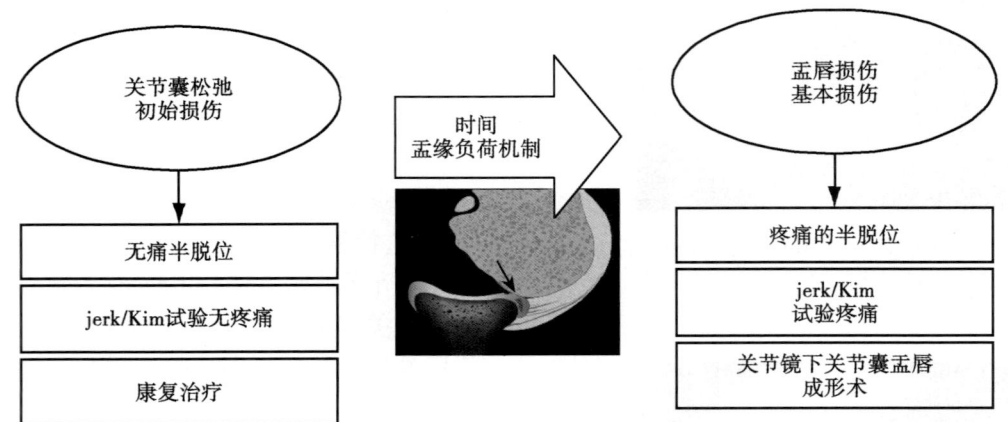

图 4　关节囊松弛是后下方不稳的初始损伤。单纯肩关节囊松弛者无症状或症状轻微，有闷响但无痛。但重复半脱位形成盂唇边缘负荷机制，逐渐造成肩后下方损伤，引起临床症状，jerk 或 Kim 试验有闷响并疼痛的原因

盂唇软骨损伤的概念使我们能深入了解肩关节非创伤性不稳的发生。虽然患者可以有症状或无症状，但有趣的是，肩关节在后方、下方及前方的松弛程度是一样的。随着时间的推移，无症状的患者会出现症状，虽然肩关节在3个方向松弛，但症状却产生于某个或多个方向。有证据表明，无症状者与有症状需要手术的患者的肩关节松弛程度并无本质差异[31,34]。所以，可能还有其他导致肩关节症状的原因，而不只是关节容积增加。有作者发现，大部分后方不稳 jerk 试验无症状的患者表现为无痛的后方闷响，非手术治疗效果良好。但 jerk 试验有症状的患者，表现为后方闷响和剧烈疼痛，非手术治疗无效，关节镜检可见明显的后下方盂唇损伤[27]。他认为 jerk 试验能预判后下方不稳非手术治疗效果，该试验阳性说明后下盂唇损伤[27]。

Kim 等[22-24]曾报道所有的关节镜治疗肩后方不稳的患者均有后下方盂唇损伤。该损伤分为4型：Ⅰ型是后下方盂唇不完全分离，盂唇未向内侧移位。更常见于创伤性后下方不稳。Ⅱ型为边缘碎裂，也称为"Kim 损伤"，是一种不完全的隐匿性后下盂唇撕脱。Ⅲ型为盂唇软骨磨损。Ⅳ型为盂唇瓣状撕裂[22-24]（图5）。

Kim 损伤是后下盂唇与肩盂软骨之间的浅表损伤，盂唇没有完全撕脱（边缘碎裂）。后下方盂唇高度丢失，变得扁平。肩盂软骨唇继发性后倾。触探后下盂唇起伏不平，附着松弛。在肩盂后下象限出现不稳。典型表现在左肩在 3~6 点钟，右肩 6~9 点钟方向。在后下多向不稳者，损伤从 4~5 点至 9 点累及整个下方盂唇。使用关节镜刀切开浅层 1~2mm，可见到盂唇深层已经与肩盂内侧分离[22-24]。Kim 损伤与肩袖部分撕裂的分层撕裂类似，会在初次关节镜检查时被忽略或漏诊。寻找这种隐蔽损伤对诊断非常重要。这 4 型盂唇损伤的不稳是按排序递增的。当 Kim 损伤扩展为盂唇深层时，有可能转化为Ⅰ型不完全后下盂唇分离。

关节囊松弛所致的移位增加是起始的损伤，是肩关节后方不稳或后下方多向不稳的根本病理机制。关节囊的松弛可能是先天性的，也可能是获得性的，可能有症状或是症状轻微。此时，只有过度移位并不会引发疼痛，jerk 试验和 Kim 试验引出肩后方闷响，仍无痛[27,28]。但多次重复的肩关节半脱位，肱骨头对后下盂唇的边缘负荷，并最终造成盂唇后倾直至完全撕裂。这时，肱骨头滑过损伤的肩盂产生疼痛。jerk 试验和 Kim 试验对病损的盂唇施加了应力而产生肩痛[27,28]。此时盂唇损伤成为肩关节疼痛及后下方不稳的主要原因。所以，只要盂唇正常，无论关节囊多么松弛均不会产生盂肱关节疼痛及不稳。而单纯的肩关节移位增加仅导致无痛的后方闷响，直到重复的盂缘负荷造成盂唇磨损才会出现疼痛。

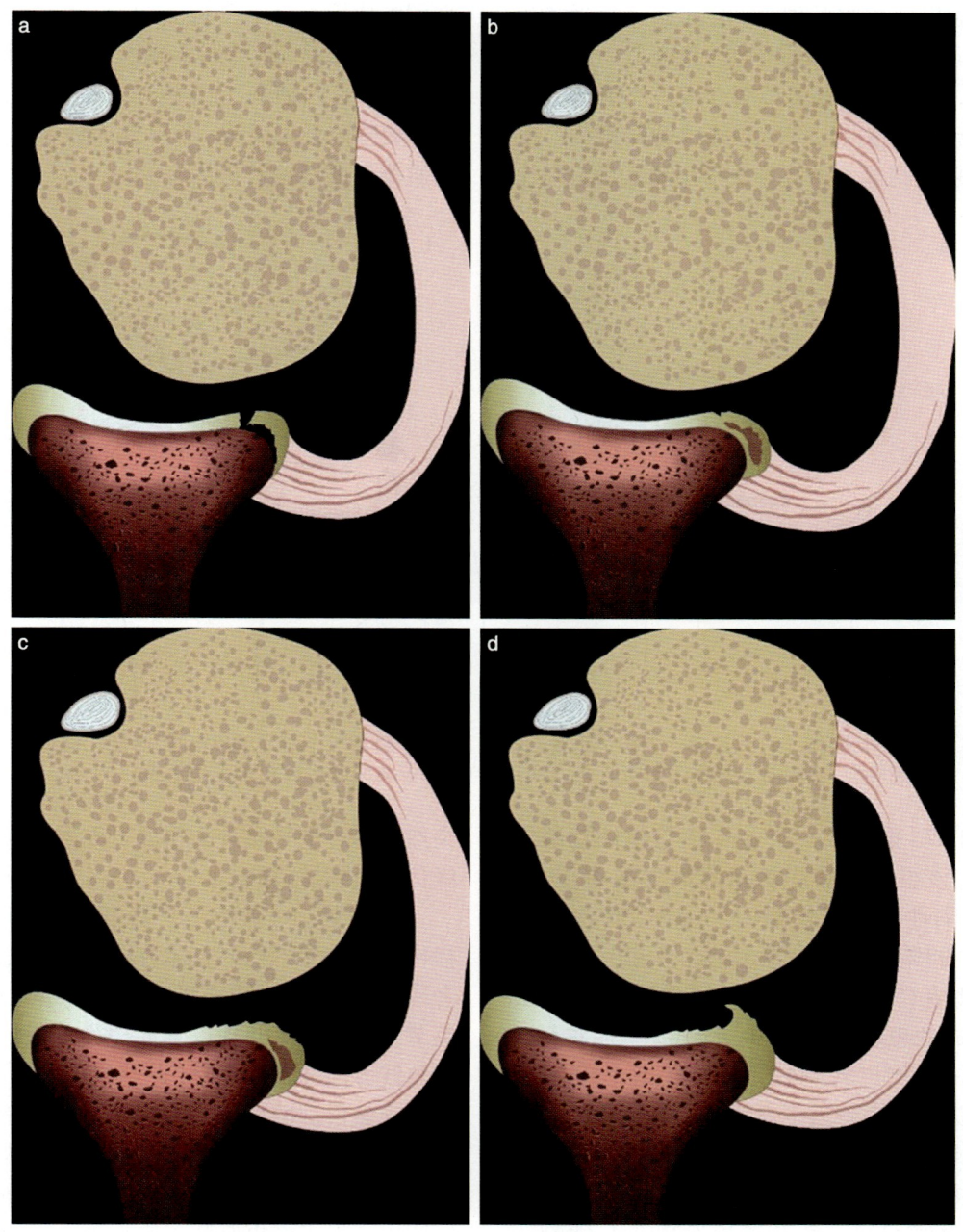

图5 后下方盂唇损伤关节镜下分型示意图，(a) Ⅰ 型，部分损伤，盂唇与肩盂分离但无移位。(b) Ⅱ 型，边缘裂隙，即 Kim 损伤。盂唇边缘撕裂伴有后倾，深层松动。(c) Ⅲ 型，盂唇软骨损伤，表层结构磨损，深层结构松动。(d) Ⅳ 型，肩盂瓣状或多处桶柄样撕裂

体检

肩关节查体包括松弛和不稳两方面。松弛度只是简单地检查前后及向下的松弛程度。移动度通过前后负荷-移位试验来确定。肱骨头前后方向的活动度分为0(无位移)，1+(移位不超过盂缘)，2+(移位超过盂缘但能自发复位)，3+(移动度超过肩盂边缘不能自发复位)。向下牵引内收的肩关节，测量肱骨头至肩峰前外角之间距离的改变，陷窝征(sulcus)判断向下移位[38]。0+，几乎无移动；1+，<1cm；2+，1～2cm；3+，>2cm。

肩关节不稳的特殊查体

检查应针对后方不稳特有病变。后方恐惧试验可引出症状，但在后方不稳的病例中阳性率较低。两个敏感性和特异性较高的检查是 jerk 试验和 Kim 试验，与检查半月板损伤的 McMurray 试验类似，都是通过加压研磨盂唇的损伤部位诱发疼痛的。

Jerk试验已应用很长时间,但其意义最近才得到证实[27]。试验时患者取坐位,检查者一手稳定患者肩胛骨,另一手将肩关节置于90°外展旋转中立位。抓住患侧肘关节,向近端施以轴向推力。上臂水平移动越过胸部。当肱骨头滑出肩盂后方时出现闷响为阳性。当上臂回归原位时,由于肱骨头在肩盂上归原位,还可能出现二次闷响(图6)。在此检查中,用力轴向上臂施压非常重要。患者可以jerk试验阳性但无痛,而出现疼痛者总是和后下方盂唇撕裂的结构性损伤有关。

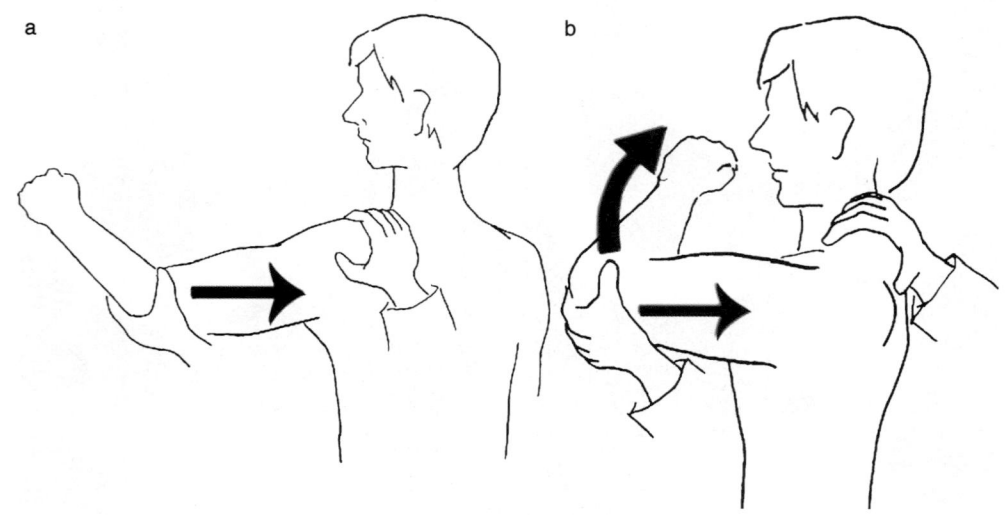

图6 jerk试验:(a)检查者一手稳定患者肩胛骨,另一手将肩关节置于90°外展,内旋。检查者抓住患侧肘关节,向上臂施以轴向的力。(b)保持轴向压力同时患肢在水平面上内收

Kim等[27]报道了一组jerk试验阳性且诱发疼痛的患者,该组患者非手术治疗的失败率很高。在jerk试验阳性但疼痛较轻的一组中,50例患者(50个肩)中93%的患者非手术治疗4个月后症状改善。4例患者(7%)非手术治疗无效。在jerk试验阳性且疼痛的患者中,5例患者(16%)非手术治疗成功,另外30例患者(84%)治疗失败。所有34例康复锻炼失败的患者后下方盂唇均有一定程度的损伤。故jerk试验是非手术治疗成功与否的标志。肩关节后下方不稳且合并疼痛的患者,绝大多数为后下方盂唇损伤[27]。关节镜检发现jerk试验的突然疼痛可能是肱骨头在后下方盂唇损伤部位的边缘负荷机制导致的。

Kim等[28]提出了一种新的检查后下方盂唇损伤所致后下不稳的查体方法。Kim试验检查时患者取坐位,患侧上肢外展90°,检查者从侧面抓住肘关节及上臂近端并施以轴向应力。前臂抬高至45°对角线方向,同时对患肢近端施以向上和向后的力量。突然出现的肩关节后方疼痛提示该检查阳性,无论肩关节后方有无闷响。在此检查中,一定要通过肱骨头向肩盂施加轴向的应力。让患者背部紧靠椅背以获得支撑更有利于检查的实施(图7)。

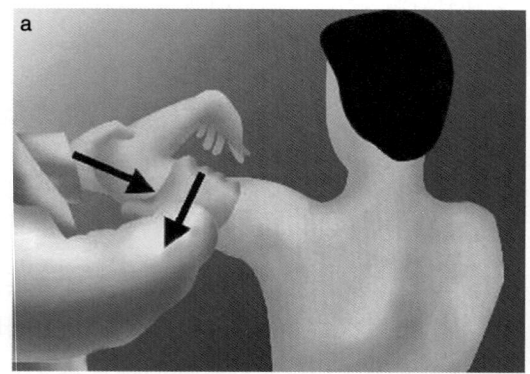 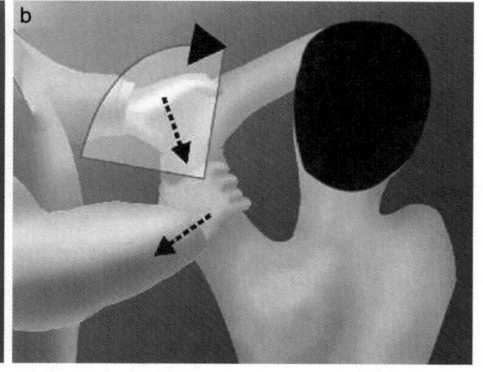

图7 Kim试验检查时患者取坐位,患侧上肢外展90°。(a)检查者从侧面抓住肘关节及上肢近端,对上肢施以轴向压力。(b)前臂抬高至45°对角线方向,同时对上臂施加向下向后的力

Kim 试验对下方盂唇损伤敏感,而 Jerk 试验更针对后盂唇损伤。查体时诱发的疼痛对诊断有重要的意义。如患者肩关节症状轻微,jerk 试验和 Kim 试验均有可能出现阴性。Kim 试验和 Jerk 试验均由三部分组成:疼痛,闷响及卡达声。有疼痛但无闷响说明后盂唇损伤,疼痛伴有闷响说明后方不稳伴盂唇损伤。虽然 Kim 试验和 jerk 试验均广泛用于肩关节后下方不稳,但该试验在其他合并后下方盂唇损伤的情况也会阳性。比如,肩关节创伤性前方不稳 Bankart 的患者 Kim 试验阳性提示 Bankart 损伤延伸到了后下方盂唇。同理,在肩袖损伤同时合并有盂唇损伤的情况下,Kim 试验的准确性下降。因为此时盂唇损伤已非主要问题[28]。

影像学检查

平片拍摄体位包括前后位、腋位以及 Stryker-Notch 位,以评估有无骨缺损的问题。创伤性前方不稳引起的 Hill-Sachs 损伤可在 Stryker-Notch 位上清楚评估。但平片不能为肩关节后方不稳提供有效的诊断信息。如拍摄重力位的肩关节前后位片,可嘱患者站立双手分别提 4.54kg 重物[37],不对称肱骨头下移可能提示程度多向不稳者曾有创伤性不稳。此检查的意义尚不清楚,不适用于肩关节后方不稳的患者。

核磁造影可在肩关节 T1,T2 相的矢状位和冠状位上较为清晰地显示盂唇损伤和多余的关节囊。仔细分析 MRA 的轻微盂唇或阴性表现。斜冠状位上可清晰显示肩关节囊在下方及腋袋处体积增加。按 Kim 分型对后下盂唇的损伤进行分类[22,24](表1)。

表1 基于关节镜检和 MRA 的 Kim 后下盂唇损伤分型

类型	镜下表现	MRI 造影表现
I	不完全分离	I 型:无移位的分离
II	边缘碎裂	II 型:不完全撕脱
III	软骨侵蚀	III 型:轮廓丧失
IV	瓣状撕裂	III 型:轮廓丧失

MR 所见 I 型损伤表现为盂唇未分离,无移位。II 型为不全撕脱(可能表现为囊性改变)。III 型为盂唇轮廓不完整。我们应该知道后下方盂唇损伤的 MR 所见与前方盂唇损伤相比,更加不特异。

治疗选择

在 jerk 和 Kim 试验均无痛的患者中,首选功能康复,以恢复肩胛-胸壁与盂肱关节的动力。虽然力量练习不能减少肩关节松弛,但可增强肩关节的控制和功能。比如全面的康复包括肩袖肌肉、三角肌、肩胛稳定肌的力量锻炼。作者的经验是年轻女性患者非手术治疗效果良好。虽然肩关节仍然松弛,但症状改善并可恢复运动。

非手术治疗无效的 jerk 试验和 Kim 试验疼痛的患者应考虑手术治疗[24,27,28]。在过去,肩关节后方不稳有很多骨与软组织的开放术式。骨性手术强调矫正畸形,如肱骨旋转截骨、肩盂截骨和骨性阻挡手术。软组织手术包括反 Putti-Platt 术,反 Bankart 修复和 Boyd-Sisk 手术。总体疗效不能与肩前方不稳的治疗相比。

1980 年,Neer 和 Foster[37]介绍了一种下关节囊提升术。后侧关节囊瓣底在外侧,将整个后下方松弛的关节囊提升紧缩。最近 Rhee[41]等报道了 30 例保留三角肌的开放肩后关节囊紧缩术。全部患者均有后关节囊松弛,但仅有 5 例发现后下方盂唇损伤,6 例后关节囊变薄。4 例复发(其中 3 例为主动脱位)。脱位复发率为 13.3%,排除自主性脱位的话成功率达 92.6%。Wolf 等[47]最近报道了 44 例开放的后关节囊提升紧缩手术。术后 8 例(19%)复发,84% 患者满意。术后 22 年随访未见肩关节有进展性关节间隙狭窄等骨性关节炎表现。关节镜下后下方盂唇修复的手术的同行评议文献(peer-reviewed)很少。Duncan 和 Savoie[15]报道了 10 例关节镜下改良的后下方关节囊提升紧缩术的初步临床研究结果。按照 Neer 评分,术后 1~3 年,全部患者对效果满意。

Kim 等[24]报道了关节镜下治疗肩关节后下方不稳的治疗结果。他们强调解决软骨肩盂的包容和松弛的关节囊。31 例后下方多向不稳的患者接受了关节镜下关节囊盂唇成形术。术中见所有患者都有盂唇损伤和不同程度的后下方关节囊松弛。术后 30 例患者肩关节稳定,1 例复发。他们认为有症状的肩关节后下方不稳都有后下盂唇损伤,还有以前没认识到的后下盂唇后倾。镜下关节囊肩盂成形术可修复盂唇支撑和关节囊张力,纠正了肩关节后下方的多向不稳。

Provencher 等[39]报道了 33 例关节镜下治疗肩关节后方不稳的患者。手术包括镜下锚钉稳定后方盂唇并对关节囊进行折叠缝合。7例失败:4例复发性脱位,3例仍有疼痛症状。主动脱位以及曾手术者预后差。Radkowski等最近[40]报道了关节镜下盂唇修复或关节囊折叠紧缩治疗98例肩关节后方不稳的运动员的107个肩的结果。27例优势侧损伤的投掷运动员(25%)与80例非投掷运动员(75%)相比,55%的投掷运动员难以达到受伤前的竞技水平。而非投掷运动员有71%恢复至伤前的状态。投掷运动员非创伤性损伤的比率很高。这与肩关节承受的反复高负荷的微损伤有关。Savoie等[45]手术治疗了初次92例肩关节后方不稳且非手术治疗6个月无效的病例。在平均28个月的随访中,97%的肩关节稳定。后方结构的损伤各不相同,51%有反Bankart损伤,67%有后关节囊拉松,16%反Bankart损伤+关节囊拉松,61%的患者肩袖间隙有明显损伤。

手术治疗不仅仅要解决松弛的关节囊,还要重建损伤的盂唇的包容性。关节镜下关节囊紧缩成形术应包括充分松解不全撕裂的盂唇撕裂、去除肩盂边缘的软骨、在肩盂表面打入锚钉、后下方盂唇成形同时提升后下和前下方关节囊,最后闭合后方Kim入路(图3)。笔者的经验是绝大多数肩关节后方不稳的病例不需要缝合肩袖间隙,重建肩盂的高度和关节囊的张力最重要的。

我们采用肩脱位3个入路,包括Kim后入路、经肩袖上入路和前盂中入路。Kim入路位于标准后入路前方1cm,肩峰后外角前,远端2~3cm。经肩袖上入路就在肩峰前外侧角后,经过肩袖肌腱-肌腹结合部,远在肱二头肌长头腱之后。肩盂中部前入路位于喙突外侧,肩胛下肌肌腱前缘。这3个入路均居高位,与肩盂面垂直,方便接近下关节囊。

总 结

除了巨大肩盂和肱骨骨缺损,创伤性肩关节前方不稳的关节镜治疗成功率很高,除非合并复杂病理损伤,如骨缺损。肩盂骨缺损需要改良Latarjet等植骨术。较大的Hill-Sachs损伤需填充或后关节囊固定。非创伤性肩关节不稳不仅有关节囊的松弛,还有不同程度的盂唇损伤。初始的关节囊松弛通过反复的盂缘负荷机制逐渐形成肩盂损伤。疼痛源于盂唇损伤。jerk试验和Kim试验阳性并疼痛的患者需行手术。如行关节镜下囊盂成形术强调后关节囊和盂唇病变的处理。

参考文献

1. Arciero, R.A., St Pierre, P.: Acute shoulder dislocation. Indications and techniques for operative management. Clin. Sports Med. **14**(4), 937–953 (1995)
2. Arciero, R.A., Taylor, D.C.: Primary anterior dislocation of the shoulder in young patients. A ten-year prospective study. J. Bone Joint Surg. Am. **80**(2), 299–300 (1998)
3. Arciero, R.A., Wheeler, J.H., Ryan, J.B., McBride, J.T.: Arthroscopic Bankart repair versus nonoperative treatment for acute, initial anterior shoulder dislocations. Am. J. Sports Med. **22**(5), 589–594 (1994)
4. Bigliani, L.U., Newton, P.M., Steinmann, S.P., Connor, P.M., McLlveen, S.J.: Glenoid rim lesions associated with recurrent anterior dislocation of the shoulder. Am. J. Sports Med. **26**(1), 41–45 (1998)
5. Boileau, P., Bicknell, R.T., El Fegoun, A.B., Chuinard, C.: Arthroscopic Bristow procedure for anterior instability in shoulders with a stretched or deficient capsule: the "belt-and-suspenders" operative technique and preliminary results. Arthroscopy **23**(6), 593–601 (2007)
6. Bottoni, C.R., Smith, E.L., Berkowitz, M.J., Towle, R.B., Moore, J.H.: Arthroscopic versus open shoulder stabilization for recurrent anterior instability: a prospective randomized clinical trial. Am. J. Sports Med. **34**(11), 1730–1737 (2006)
7. Bottoni, C.R., Wilckens, J.H., De Berardino, T.M., D'Alleyrand, J.C., Rooney, R.C., Harpstrite, J.K., Arciero, R.A.: A prospective, randomized evaluation of arthroscopic stabilization versus nonoperative treatment in patients with acute, traumatic, first-time shoulder dislocations. Am. J. Sports Med. **30**(4), 576–580 (2002)
8. Bradley, J.P., Baker 3rd, C.L., Kline, A.J., Armfield, D.R., Chhabra, A.: Arthroscopic capsulolabral reconstruction for posterior instability of the shoulder: a prospective study of 100 shoulders. Am. J. Sports Med. **34**(7), 1061–1071 (2006)
9. Burkhart, S.S., De Beer, J.F.: Traumatic glenohumeral bone defects and their relationship to failure of arthroscopic Bankart repairs: significance of the inverted-pear glenoid and the humeral engaging Hill-Sachs lesion. Arthroscopy **16**(7), 677–694 (2000)
10. Burkhart, S.S., De Beer, J.F., Barth, J.R., Cresswell, T., Roberts, C., Richards, D.P.: Results of modified Latarjet reconstruction in patients with anteroinferior instability and significant bone loss. Arthroscopy **23**(10), 1033–1041 (2007)
11. Carreira, D.S., Mazzocca, A.D., Oryhon, J., Brown, F.M., Hayden, J.K., Romeo, A.A.: A prospective outcome evaluation of arthroscopic Bankart repairs: minimum 2-year follow-up. Am. J. Sports Med. **34**(5), 771–777 (2006)
12. Connolly, J.: Humeral head defects associated with shoulder dislocation: their diagnostic and surgical significance. Instr. Course Lect. **21**, 42–54 (1972)
13. DeBerardino, T.M., Arciero, R.A., Taylor, D.C.: Arthroscopic stabilization of acute initial anterior shoulder dislocation: the West Point experience. J. South. Orthop. Assoc. **5**(4), 263–271 (1996)
14. De Berardino, T.M., Arciero, R.A., Taylor, D.C., Uhorchak, J.M.: Prospective evaluation of arthroscopic stabilization of acute, initial anterior shoulder dislocations in young athletes. Two- to five-year follow-up. Am. J. Sports Med. **29**(5), 586–592 (2001)
15. Duncan, R., Savoie 3rd, F.H.: Arthroscopic inferior capsular shift for multidirectional instability of the shoulder: a preliminary report. Arthroscopy **9**(1), 24–27 (1993)
16. Edwards, T.B., Boulahia, A., Walch, G.: Radiographic analysis of bone defects in chronic anterior shoulder instability. Arthroscopy **19**(7), 732–739 (2003)
17. Itoi, E., Hatakeyama, Y., Sato, T., Kido, T., Minagawa, H., Yamamoto, N., Wakabayashi, I., Nozaka, K.: Immobilization in external rotation after shoulder dislocation reduces the risk of recurrence. A randomized controlled trial. J. Bone Joint Surg. Am. **89**(10), 2124–2131 (2007)
18. Itoi, E., Lee, S.B., Berglund, L.J., Berge, L.L., An, K.N.: The effect of a glenoid defect on anteroinferior stability of the shoulder after Bankart repair: a cadaveric study. J. Bone Joint Surg. Am. **82**(1), 35–46 (2000)

19. Kim, S.H., Ha, K.I.: Bankart repair in traumatic anterior shoulder instability: open versus arthroscopic technique. Arthroscopy **18**(7), 755–763 (2002)
20. Kim, S.H., Ha, K.I., Cho, Y.B., Ryu, B.D., Oh, I.: Arthroscopic anterior stabilization of the shoulder: two to six-year follow-up. J. Bone Joint Surg. Am. **85-A**(8), 1511–1518 (2003)
21. Kim, S.H., Ha, K.I., Kim, Y.M.: Arthroscopic revision Bankart repair: a prospective outcome study. Arthroscopy **18**(5), 469–482 (2002)
22. Kim, S.H., Ha, K.I., Park, J.H., Kim, Y.M., Lee, Y.S., Lee, J.Y., Yoo, J.C.: Arthroscopic posterior labral repair and capsular shift for traumatic unidirectional recurrent posterior subluxation of the shoulder. J. Bone Joint Surg. Am. **85-A**(8), 1479–1487 (2003)
23. Kim, S.H., Ha, K.I., Yoo, J.C., Noh, K.C.: Kim's lesion: an incomplete and concealed avulsion of the posteroinferior labrum in posterior or multidirectional posteroinferior instability of the shoulder. Arthroscopy **20**(7), 712–720 (2004)
24. Kim, S.H., Kim, H.K., Sun, J.I., Park, J.S., Oh, I.: Arthroscopic capsulolabroplasty for posteroinferior multidirectional instability of the shoulder. Am. J. Sports Med. **32**(3), 594–607 (2004)
25. Kim, S.H., Kwak, J.H., Shin, J.H., Lee, M.S.: Arthroscopic repair of combined capsular and Bankart lesions in traumatic anterior shoulder instability. 28th AANA meeting, San Diego, 2009
26. Kim, S.H., Noh, K.C., Park, J.S., Ryu, B.D., Oh, I.: Loss of chondrolabral containment of the glenohumeral joint in atraumatic posteroinferior multidirectional instability. J. Bone Joint Surg. Am. **87**(1), 92–98 (2005)
27. Kim, S.H., Park, J.C., Park, J.S., Oh, I.: Painful jerk test: a predictor of success in nonoperative treatment of posteroinferior instability of the shoulder. Am. J. Sports Med. **32**(8), 1849–1855 (2004)
28. Kim, S.H., Park, J.S., Jeong, W.K., Shin, S.K.: The Kim test: a novel test for posteroinferior labral lesion of the shoulder – a comparison to the jerk test. Am. J. Sports Med. **33**(8), 1188–1192 (2005)
29. Lafosse, L., Lejeune, E., Bouchard, A., Kakuda, C., Gobezie, R., Kochhar, T.: The arthroscopic Latarjet procedure for the treatment of anterior shoulder instability. Arthroscopy **23**(11), 1242 e1–1242 e5 (2007)
30. Lazarus, M.D., Sidles, J.A., Harryman 2nd, D.T., 3rd Matsen, F.A.: Effect of a chondral-labral defect on glenoid concavity and glenohumeral stability. A cadaveric model. J. Bone Joint Surg. Am. **78**(1), 94–102 (1996)
31. Lintner, S.A., Levy, A., Kenter, K., Speer, K.P.: Glenohumeral translation in the asymptomatic athlete's shoulder and its relationship to other clinically measurable anthropometric variables. Am. J. Sports Med. **24**(6), 716–720 (1996)
32. Lo, I.K., Parten, P.M., Burkhart, S.S.: The inverted pear glenoid: an indicator of significant glenoid bone loss. Arthroscopy **20**(2), 169–174 (2004)
33. Marquardt, B., Witt, K.A., Liem, D., Steinbeck, J., Potzl, W.: Arthroscopic Bankart repair in traumatic anterior shoulder instability using a suture anchor technique. Arthroscopy **22**(9), 931–936 (2006)
34. McFarland, E.G., Campbell, G., McDowell, J.: Posterior shoulder laxity in asymptomatic athletes. Am. J. Sports Med. **24**(4), 468–471 (1996)
35. Mizuno, N., Yoneda, M., Hayashida, K., Nakagawa, S., Mae, T., Izawa, K.: Recurrent anterior shoulder dislocation caused by a midsubstance complete capsular tear. J. Bone Joint Surg. Am. **87**(12), 2717–2723 (2005)
36. Mochizuki, Y., Hachisuka, H., Kashiwagi, K., Oomae, H., Yokoya, S., Ochi, M.: Arthroscopic autologous bone graft with arthroscopic Bankart repair for a large bony defect lesion caused by recurrent shoulder dislocation. Arthroscopy **23**(6), 677 e1–677 e4 (2007)
37. Neer 2nd, C.S., Foster, C.R.: Inferior capsular shift for involuntary inferior and multidirectional instability of the shoulder. A preliminary report. J. Bone Joint Surg. Am. **62**(6), 897–908 (1980)
38. Neer 2nd, C.S., Welsh, R.P.: The shoulder in sports. Orthop. Clin. North Am. **8**(3), 583–591 (1977)
39. Provencher, M.T., Bell, S.J., Menzel, K.A., Mologne, T.S.: Arthroscopic treatment of posterior shoulder instability: results in 33 patients. Am. J. Sports Med. **33**(10), 1463–1471 (2005)
40. Radkowski, C.A., Chhabra, A., Baker 3rd, C.L., Tejwani, S.G., Bradley, J.P.: Arthroscopic capsulolabral repair for posterior shoulder instability in throwing athletes compared with nonthrowing athletes. Am. J. Sports Med. **36**(4), 693–699 (2008)
41. Rhee, Y.G., Lee, D.H., Lim, C.T.: Posterior capsulolabral reconstruction in posterior shoulder instability: deltoid saving. J. Shoulder Elbow Surg. **14**(4), 355–360 (2005)
42. Richards, D.P., Burkhart, S.S.: Arthroscopic humeral avulsion of the glenohumeral ligaments (HAGL) repair. Arthroscopy **20**(Suppl 2), 134–141 (2004)
43. Robinson, C.M., Howes, J., Murdoch, H., Will, E., Graham, C.: Functional outcome and risk of recurrent instability after primary traumatic anterior shoulder dislocation in young patients. J. Bone Joint Surg. Am. **88**(11), 2326–2336 (2006)
44. Rowe, C.R., Patel, D., Southmayd, W.W.: The Bankart procedure: a long-term end-result study. J. Bone Joint Surg. Am. **60**(1), 1–16 (1978)
45. Savoie 3rd, F.H., Holt, M.S., Field, L.D., Ramsey, J.R.: Arthroscopic management of posterior instability: evolution of technique and results. Arthroscopy **24**(4), 389–396 (2008)
46. Sedeek, S.M., Tey, I.K., Tan, A.H.: Arthroscopic Bankart repair for traumatic anterior shoulder instability with the use of suture anchors. Singapore Med. J. **49**(9), 676–681 (2008)
47. Wolf, B.R., Strickland, S., Williams, R.J., Allen, A.A., Altchek, D.W., Warren, R.F.: Open posterior stabilization for recurrent posterior glenohumeral instability. J. Shoulder Elbow Surg. **14**(2), 157–164 (2005)
48. Wolf, E.M., Pollack, M., Smalley, C.: Hill-Sach's "remplissage": an arthroscopic solution for the engaging Hill-Sachs lesion. Arthroscopy **23**(Suppl 6), e1–e2 (2007)

第十三章 肩锁关节疾患

Onur Tetik

白露 译

内容

解剖	146
生物力学	146
肩锁关节损伤分组	147
创伤	147
肩锁关节紊乱或关节病	148
锁骨远端骨溶解（DCO）	148
病史	148
体检	148
影像学检查	149
非手术治疗	149
手术治疗	150
联合腱转位术	151
Double-Loop 修复术	151
TightRope 系统	151
EndoButton 袢	151
关节镜下重建	151
喙锁韧带解剖重建	151
术后处理	151
并发症	151
参考文献	152

O. Tetik
Orthopedic Department, Vehbi Koç Vakfı American Hospital,
Güzelbahçe Sok. No:20 Nişantaşı, 34365 Istanbul, Turkey
e-mail: onurtetik@yahoo.com

肩锁关节（ACJ）由锁骨远端和肩峰组成。其作用是将锁骨固定到肩胛骨和肩胛带上。此关节位置表浅，容易受伤，占所有肩部损伤的9%。男女发病率比约为5:1,20~29岁多发[53]。因为该疾病发病率很高，骨科医师、运动医学医师、急诊医师和理疗师均应重视此类伤病的诊治[56]。

解剖

ACJ位于皮下，缺乏软组织保护，是个原本就不稳定的关节。AC关节囊和由外侧的斜方韧带和内存的锥状韧带组成的坚韧的喙锁韧带（CC），保证了ACJ的静力稳定。其动态稳定结构是斜方肌和三角肌。锁骨远端和肩峰内侧面均有软骨包绕，关节内有软骨盘，其作用可以忽略，在40岁开始退变[56]。

锥状韧带起于ACJ内侧锁骨平均46mm处，斜方韧带起于ACJ内侧锁骨平均26mm处[52]。两者在锁骨中部下表面的起点，锥状韧带偏后，斜方韧带偏前。锁骨上方、下方和后方的肩锁韧带（AC）位于ACJ内侧16~20mm。所以，锁骨远端切除术（DCE）切除超过该范围，会动摇ACJ稳定性，可能会导致锁骨向后撞击肩峰的问题。

生物力学

ACJ稳定性由动态和静态结构提供。静态稳定结构包括肩锁韧带（AC）、喙锁韧带（CC）和喙肩韧带（CA）。肩锁韧带包绕ACJ，由上束（最坚强）、下束、前束及后束组成，它限制了ACJ的水平移位，提供了90%的水平稳定性[5]。喙锁韧带阻止肩胛骨肱骨复合体相对锁骨向下方移位[67]。当肩锁韧带完全断裂时，喙锁韧带，尤其是锥状韧带成为限制锁骨前后移位的主要结构。Debski 及其同事在尸体的生物力学研究中发现，肩锁韧带缺失时，在 70N 的向后负荷下，斜方韧带在原位张力将提高 66%[11]。向前的负荷使锥状韧带张力增加超过 225%。斜方肌和三角肌的肌纤维在 ACJ 上方与肩锁韧带上束混合，肌肉收缩时可以加强该关节。

上臂外展和前举时 ACJ 活动。当锁骨旋转 40°~50°时，ACJ 只有 5°~8°的活动。早期有文章描述了当上臂外展和前举时，喙锁韧带使肩胛骨向下方旋转，同时锁骨则向上方旋转。这有效地减少了 ACJ 的活动。喙突与锁骨之间也存在 5°的活动。用金属内固定物连接这两个骨性结构的时候，这个活动就会更明显[53]。

肩锁关节损伤分组

ACJ 损伤通常分为：(A)创伤性(骨折和 ACJ 分离脱位)、(B)AC 关节病(创伤后或自发性)和(C)锁骨远端骨溶解(DCO)3 组。

创伤

锁骨远端骨折常由于直接创伤或跌倒时手臂着地导致。如存在不稳则需手术治疗(图 1)。

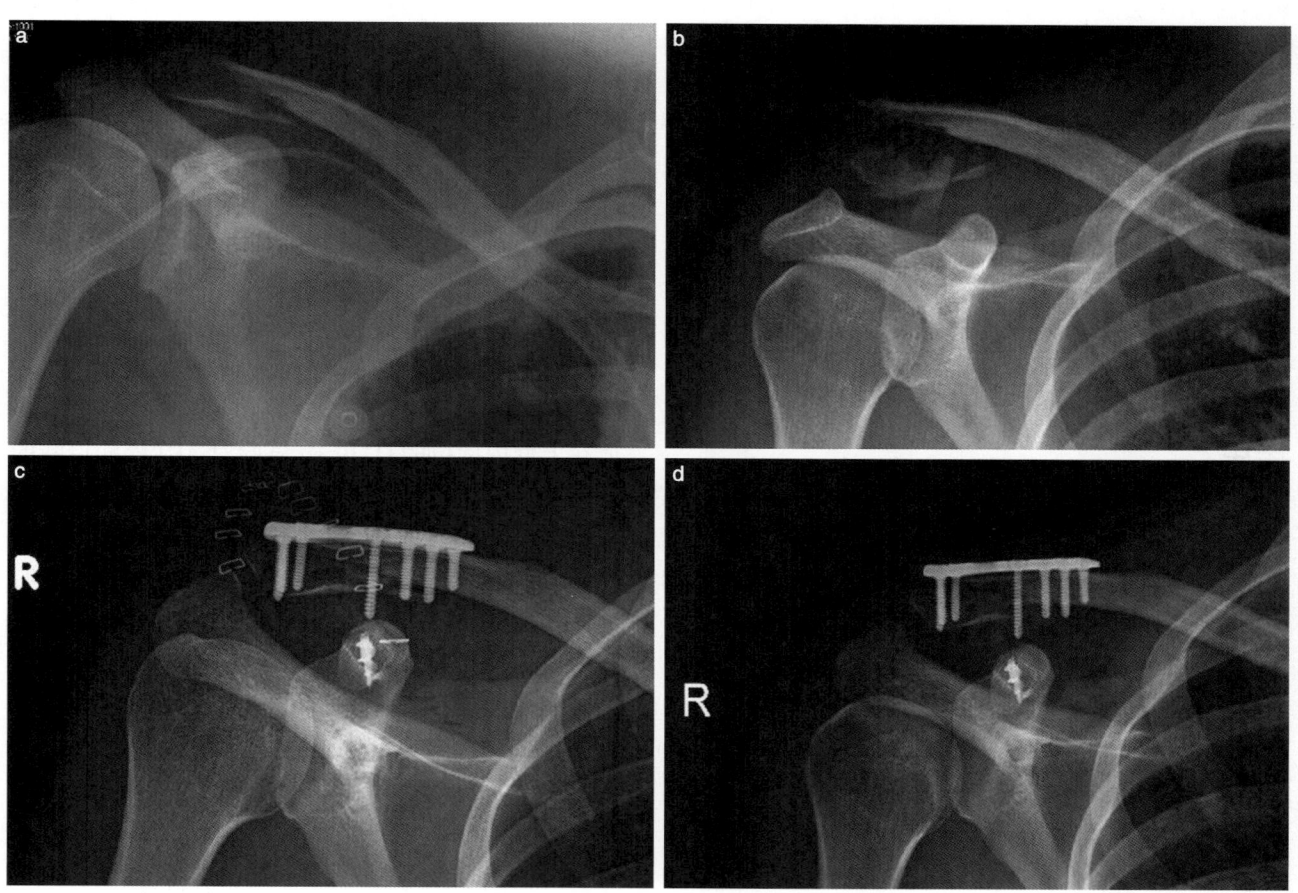

图 1 锁骨远端骨折累及关节面。(a)平卧后骨折无移位。(b)患者站立吊带固定后骨折移位。(c)使用锁骨钢板固定，喙锁韧带用锚钉修复。锚钉尾线穿过锁骨钻孔打结。(d)术后 6 周随访摄片

肩锁关节分离及脱位

ACJ 分离是最常见的肩关节创伤之一。导致该损伤最常见的机制是摔倒时肩内收，暴力直接作用于肩关节上部。可按照韧带和其他软组织的损伤进行分类[32]。Cadenat 认为急性 ACJ 脱位是先后发生肩锁韧带损伤、喙锁韧带损伤和三角肌斜方肌筋膜撕裂[36]。Tossy 及其同事[65]将其分型为 Ⅰ 型(肩锁韧带拉伤)、Ⅱ 型(肩锁韧带损伤但喙锁韧带完整)和 Ⅲ 型(肩锁韧带和喙锁韧带均断裂)。Rockwood[54]对此分型进行了改良，并成为最常用的分型：Ⅳ 型(锁骨向后方脱位)、Ⅴ 型(肩锁韧带和喙锁韧带断裂，斜方肌筋膜撕裂)和 Ⅵ 型(锁骨喙突下脱位)。

肩锁关节紊乱或关节病

ACJ急性疼痛是由于关节内的"结构紊乱",比如关节内软骨盘撕裂。此病虽不常见,但应重视诊断,以鉴别自发性AC关节炎。AC关节内紊乱的患者常突发疼痛,有机械症状,比如闷响或弹出感。

AC关节炎可以是自发的或与创伤或不稳有关。虽然大多数老年人X片上可见到骨关节炎,但很少出现症状[12,21,39]。创伤后AC关节炎较为常见,多继发于ACJ脱位、骨折或术后[58]。研究Ⅰ型Ⅱ型ACJ损伤进程时发现,创伤后AC关节炎的发生率为8%~42%[4,37,63]。因此Mouhsine等认为Ⅰ型和Ⅱ型ACJ损伤的严重性未得到充分的认识[37]。

锁骨远端骨溶解(DCO)

DCO多见于举重运动员[6,57]。Scavenius和Iverson研究发现他们的一组优秀举重运动员中28%有缓慢起病的ACJ疼痛、肿胀及压痛的DCO表现[57]。活动时疼痛加重,尤其是卧推、双肩后撑、双肩平举和俯卧撑等动作。Slawski和Cahill报道79%的举重运动员双肩均有症状[59]。

病史

治疗基于详细的病史。病程不同治疗方案也不同。

急性或创伤后损伤,可能是直接或间接损伤。间接损伤是由于上肢在外展位摔伤,肱骨近端撞击上方的肩峰,并使肩胛骨向上向内移位而损伤肩锁韧带,而喙锁韧带损伤则不常见。强力肱骨向上移位造成肩峰骨折或肩袖损伤。创伤后疼痛往往位于肩关节前上方,与肩胛上神经和胸外侧神经交叉支配有关。

ACJ的直接损伤是在肩关节内收时侧面摔倒,暴力作用于肩关节外侧。稳定的胸锁关节使暴力经肩锁韧带和喙锁韧带传递。上肢和肩胛骨下移,而锁骨由于第一肋的阻挡不能同肩胛骨一起下移,暴力经过喙锁韧带而导致其断裂[19]。

慢性或隐匿起病的患者很可能是AC关节炎或DCO。ACJ疼痛特定且局限,会放射至斜方肌或上肢。

体检

有很多查体方法诊断ACJ疾病。但与其他肩关节疾病的查体一样,其敏感性和特异性也不高。急性创伤患者可能会有多处压痛及畸形。也可能没有畸形,只有局限在ACJ的轻度肿胀疼痛。Ⅱ型ACJ脱位除压痛和肿胀外,可能有锁骨远端略微突起。如ACJ韧带撕裂达到斜方韧带和锥状韧带(Ⅲ型,Ⅴ型),锁骨失去与肱骨-肩胛复合体的连接,重力使上肢下移,锁骨移位更加明显。为鉴别Ⅲ型和Ⅴ型损伤,嘱患者双肩耸起,Ⅴ型损伤移位明显加重。另一个方法是按压复位,Ⅲ型损伤斜方肌筋膜完整,ACJ可复位。Ⅴ型损伤三角肌胸大肌筋膜撕裂,ACJ无法复位。

急性ACJ内紊乱常表现为突显的疼痛及闷响。患者常有轻微损伤,表现为肩关节活动时ACJ上方疼痛不适和机械症状。ACJ常有压痛,在上臂做环绕活动或跨胸臂内收(cross-body adduction)时可触及ACJ弹响。

由于ACJ位置表浅,故压痛十分常见[68]。有一些用于检查慢性或隐袭性损伤的激惹试验。交臂内收试验(cross-arm-adduction)可将增加ACJ负荷而诱发疼痛。O'Brien主动压力试验可鉴别疼痛来源是上盂唇(SLAP损伤)还是ACJ[44]。最近的一项研究表明[8],交臂内收试验敏感性为77%,O'Brien试验特异性为95%。O'Brien及其同事报道在上臂内旋位的O'Brien试验对ACJ疾病诊断的特异性是100%,敏感性为96%[44]。臂内收试验和O'Brien试验都是通过对ACJ加压来判断ACJ损伤,其特异性不强的原因是在上臂前举和内收时会诱发其他原因的疼痛,比如肩袖损伤或肌腱炎、盂唇损伤或二头肌腱损伤等。疼痛应集中在ACJ,而不是非特异性地在肩关节外侧与后方。Paxinos试验的好处是在对ACJ加压的同时,上臂处于体侧,提高了诊断的特异性。肩关节主动内旋,手放在后背也可引出ACJ不适感。做Paxinos检查时患者取坐位,患侧上肢自然下垂于体侧[68]。检查者将拇指顶住肩峰后外侧角(或另一只手的)食指和中指置于锁骨中段。如按压锁骨或肩峰可诱发ACJ的疼痛为阳性。该检查需在双侧肩关节进行,根据双侧ACJ水平位移区分松弛与不稳。如水平方向位移增加且伴有疼痛,说明至少为Ⅱ型损伤(肩锁韧带断裂)而非Ⅰ型扭伤。

冠状位上的不稳很容易检查。如锁骨远端向上移位,嘱患者耸肩有助于判断三角肌-斜方肌筋膜是否完整(如脱位减轻为Ⅲ型损伤,加重为Ⅴ型损伤)。

第十三章 肩锁关节疾患

ACJ 局部麻醉很有帮助。因为 ACJ 斜度变化很大,注射前 X 线评估会使注射容易一些。从后上方轻压锁骨使其移位再进针,有"落空感"时注射,此时会有些阻力。ACJ 可容纳约 1ml 液体,扩容过度会引发疼痛。注射药物无论加不加激素均有诊断意义。注射后疼痛缓解说明疼痛来源于 ACJ。ACJ 的全面检查应包括颈椎检查。

影像学检查

X 线检查的第一步包括肩关节正位、冈上肌出口位、腋位、交臂内收正位和双侧 Zanca 位。一般不需要应力位摄片。因为通过病史采集、体格检查和普通平片(Ⅵ型用前后位片;Ⅳ型用腋位片)就基本可以诊断了。拍摄冈上肌出口位有助于判断肩峰的形态。Zanca 位是专用于 ACJ 检查,射线头倾 10°以消除与肩胛冈的重叠,正常 ACJ 间隙 1～3mm[73]。Petersson 和 Redlund-Johnell 报道 ACJ 随着年龄的增长而变窄:大于 60 岁者约 0.5mm[47]。正常的喙锁间距为 1.1～1.3cm。Bearden 及其同事报道此距离比对侧增加 25%～50% 时为喙锁韧带完全断裂[3,9]。

同时拍双侧 Zanca 位片,可以减少误差,有助于比较锁骨远端畸形程度。在尸体解剖学模拟Ⅱ型 ACJ 损伤,切断锥状韧带或斜方韧带断裂,在 Zanca 位上可见锁骨远端移位 4～6mm[35]。临床上双侧喙锁间距的这种程度的差异可能提示较为严重的Ⅱ型损伤。

B 超对 ACJ 损伤的诊断意义仍不清楚。最近有作者使用 B 超发现 ACJ 损伤后交臂内收时锁骨远端的移位,而静息或应力位片却没有发现[46]。

非手术治疗

ACJ 损伤的治疗目的是肩关节获得无痛的活动范围,力量完全恢复且无活动限制。

在非创伤性情况,局部注射对治疗 ACJ 病因很重要。加或不加激素的局麻都有快速诊断和治疗意义。无效者应考虑其他诊断,也提示手术效果可能不理想。

物理治疗不会减轻 AC 关节炎的疼痛。但如患者合并有其他肩关节疾病,比如肩袖肌腱病、肱二头肌长头肌腱炎、盂肱关节不稳,则可能对康复治疗有效。DCO 的非手术治疗方法与 AC 关节病类似:改变活动、休息、非甾体抗炎药物和局部注射治疗等。注射后 48～72 小时可恢复调整后的运动。此时,局麻作用消失而激素显效。如果运动又导致注射前的疼痛,应停止运动。如第 1 次注射后症状明显缓解,第 3 个月可第 2 次注射。同侧 ACJ 注射不能超过两次。

对 ACJ 创伤,非手术治疗方案包括吊带、支具或贴带制动。各种方法目前尚无比较证据,笨重的制动效果更差[26,49,61,63,71]。

吊带可先使患者舒适,疼痛缓解后即可开始康复锻炼。治疗目标为早期恢复肩关节功能。第 1 阶段的治疗包括冰敷、制动、口服镇痛药物及辅助主动肩关节轻度外展和上举等。当疼痛和压痛基本缓解后,进入第 2 阶段,以恢复完全活动范围和力量。同时注重肩袖和肩胛带肌肉力量的练习。第 3 阶段是对整体肩关节肌肉力量的练习,包括斜方肌、背阔肌和胸肌。本阶段恢复的目标是患侧肌肉力量大到健侧水平,患者即可重返运动场。

总体而言,Ⅰ型和Ⅱ型的 ACJ 脱位可以非手术治疗[10,14,20],大部分患者可恢复至伤前水平。Ⅳ～Ⅵ型 ACJ 脱位应手术治疗[1,9,18,26,28,41,46,64,66,69,70]。

以往的文献并未提供足够的证据说明手术治疗急性Ⅲ型 ACJ 脱位的优势[37],目前其治疗仍有争议。手术和非手术治疗的成功率为 87%～96%。

Ⅲ型 ACJ 脱位肩锁韧带、喙锁韧带均完全断裂,但三角肌、斜方肌筋膜撕裂很小。临床上,患者的锁骨远端显得很高,是因为肩胛骨-肱骨复合体下沉。Nissen 和 Chatterjee 调查了近 600 名美国骨科学会运动医学医生,81% 的医师选择非手术治疗单纯的Ⅲ型 ACJ 脱位[41]。

Phillips 及其同事对 1172 例Ⅲ型 ACJ 脱位患者的文献进行了 Meta 分析,发现手术治疗和非手术治疗的成功率分别为 88% 和 87%[48]。Spencer 对已发表的所有治疗Ⅲ型损伤的英文文献进行了总结[61],发现非手术治疗更适合。而且多为回顾性病例研究,缺少结果验证措施的评估。

急性Ⅲ型 ACJ 脱位的非手术治疗需要 12 周。如果疼痛和功能障碍使其难以恢复工作和运动,应考虑手术。

在对高水平投掷运动员 ACJ 损伤的研究发现:ACJ 解剖复位并非必需[20,22]。由于再次损伤的几率很高,多数医师对接触性运动的运动员采用非手术治疗。非手术治疗和手术治疗后 2 年,患者肌力无显著差异。

比赛中ACJ损伤的处理很重要。比赛前后关节封闭（不用激素）是很好的方法。可减轻运动员疼痛，不影响其发挥。很多医师支持在比赛中采用局部封闭。比如Nelson说"对专业运动员进行ACJ或受伤的肋骨封闭是合理的、不危险的并可常规使用"[40]。相反的观点是掩盖疼痛会加重损伤[60]。Orchard发表了迄今唯一的局部注射治疗的职业足球橄榄球运动员的结果。但本组病例并不只是ACJ注射[45]。268例患者中27例ACJ损伤接受了局部注射治疗，并发症极少（2例DCO），而未接受局部注射的25例患者中发生了1例DCO。差异不明显。

手术治疗

大多数运动员的ACJ疾患（创伤性或非创伤性）均可采用非手术治疗。但有时候应考虑手术治疗以免非手术治疗失败。手术方法包括对DCO或AC关节病的ACJ切除，选择性的AC损伤的韧带关节囊修复或重建。

锁骨远端切除（DCE）治疗运动员的ACJ疼痛和AC关节炎疗效满意[2,16,17,43,50,59]。手术指征包括特发性AC关节炎、DCO以及Ⅰ-Ⅱ型ACJ低度分离非手术治疗失败者。Rabalais和McCarty对该手术进行了系统综述，也得出了类似的结论[50]。禁忌证包括：Ⅲ型以上的疼痛的ACJ脱位，或者活动度过大的Ⅱ型ACJ脱位[7,17,21,34,54,58]。

DCE可经关节镜下或切开进行。切开手术的优点是操作方便，可以拉近、重叠或修复ACJ囊。这对创伤后AC关节炎和隐匿不稳有好处。关节镜手术可对肩关节及肩峰下进行检查，创伤小，但技术要求高[43]。手术目标是切除锁骨远端8~10mm。如切除范围过大，可能会伤及AC韧带引起关节不稳。术中应看清锁骨远端，以确保切除整齐，可以透视确保适宜的切除范围。

关节镜下DCE可按照Flatow等的方法，直接从ACJ进入，或从肩峰下切除[16,17]。直接切除可用于单纯ACJ病变者，其ACJ间隙尚可插入细镜头和器械。肩峰下操作则可同期处理肩峰下或盂肱关节问题（比如肩峰减压）。

最近，Charron及其同事进行了随机研究，比较了直接和间接DCE治疗运动员的DCO或创伤后遗症的结果。随访至少两年，症状均有改善[7]。有意思的结果是直接切除者术后恢复更快，重返体育运动时间更短（21天：42天）。ASES评分（American Shoulder and Elbow Society and American Shoulder Scoring System scores）恢复的更早。Zawadsky及其同事也报告关节镜下DCE治疗创伤后或应力诱导的DCO成功率很高[74]。

有时候ACJ损伤需手术治疗，不管是急性（4周之内）或慢性。早期对于ACJ脱位的治疗为切开复位并修复AC关节囊韧带，使用临时内固定[9,23,55]。Sage和Salvatore报道了62%~69%的优良率。坚强的内固定阻止了ACJ复合体的活动，造成一些内固定移位或失败。早期手术失败的最大原因是内固定并发症。没有切除病损的锁骨远端也使症状持续，因此Mumford[38]锁骨远端切除术得到推广。

有很多利用生物或合成材料复位和固定急性Ⅲ型或Ⅴ型ACJ脱位的术式。包括肌腱移植与或韧带增补两类。在关节镜或关节镜辅助下完成。新技术的优点是软组织剥离少、可同期处理关节内损伤，保留正常的关节活动，减少因使用螺钉或钢丝的坚强内固定带来的并发症[31,42]。

手术原则：

1. 精确复位，确保无肩胛骨下沉和前后移位。

2. 用自体或异体材料一期修复或重建韧带和关节囊。

3. 内或外制动临时保护手术。

4. 修复牢固愈合后祛除坚硬植入物。

基于上述原则，术前应决定手术时机、入路、重建材料以及临时固定方式。伤后2周内容易进行关节复位，韧带断端成毛刷状给修复带来一定困难。

手术技术分类：

（A）原韧带

（B）局部韧带或肌腱替代

（C）其他韧带替代物

对严重的慢性ACJ损伤，如Ⅲ型或Ⅴ型损伤，手术重建方式很多。Weaver与Dunn介绍了切开治疗急性或慢性ACJ脱位的术式：切除锁骨远端，喙肩韧带移植到内侧锁骨髓腔内。结果24%的复位不满意或复发[69]。仅恢复韧带强度的30%，硬度的10%，失败多出现在缝合端。平均前后移位42mm，垂直移位14mm。而正常侧分别为8mm和3mm[13]。

从喙突尖端连接到锁骨远端的新韧带不能重建

正常喙锁韧带的拉力力线。最近报道了很多使用 Mersilene 带增补喙肩韧带的改良 Weaver-Dunn 手术。

联合腱转位术

Jiang 及其同事报道了使用联合腱转位治疗Ⅲ～Ⅴ型 ACJ 脱位的结果[25]。切除 5～8mm 的锁骨远端，分离联合腱的外侧半，固定于锁骨远端髓腔内以增强重建稳定性。锚钉拧入喙突基底，缝线穿过锁骨的钻孔，经骨桥打结。本组病例优良率 89%，92% 的患者恢复至伤前水平。

Double-Loop 修复术

Dimakopoulos 及其同事推荐这种不需要金属内固定物并能更好控制前后移动的手术方法[15]。平均随访 33 个月，32/34 例保持复位。另有 2 例出现轻度的复位丢失。平均 Constant-Murley 评分 93.5 分。

TightRope 系统

TightRope(Arthrex, Naples, FL) 可能是最新的关节镜辅助 ACJ 解剖复位和坚强固定的手术方法。

TightRope 最初设计用于下胫腓联合固定。因为不用等待自体或异体移植物在锁骨骨道内愈合，可以立刻恢复工作和运动。

推测该手术的优点是保持喙锁距离，允许 ACJ 的生理活动[30]。Richards 和 Tennent 报告 10 例 TightRope 应用结果[51]。平均随访 15 个月，平均 Constant 评分为 93 分，7/10 例复位保持，3 例复位略有丢失。可能与前几例采用粗空心钻有关。

EndoButton 袢

Struhl 最近报告使用袢 EndoButton(CL)(Smith & Nephew, Memphis, TN)。它与 TightRope 类似，都是非刚性固定系统。保持 ACJ 复位同时允许其轻微活动[62]。

关节镜下重建

Wolf 和 Pennington 介绍了关节镜下用缝线套过锁骨和喙突稳定 ACJ 的方法[72]。经盂肱关节观察喙突，经肩峰下间隙观察锁骨。缝线或半腱肌肌腱绕过喙突基底部，穿过锁骨上的钻孔固定。切除锁骨远端以利复位。类似的技术是将锚钉拧在喙突上，锚钉的尾线穿过锁骨骨道，分别重建锥状韧带和斜方韧带[72]。

喙锁韧带解剖重建

能同时重建 AC 韧带和喙锁韧带的解剖重建是首选方法[33]。实际上，未能重建 AC 韧带、锥状韧带和斜方韧带的功能，是其他方法术后 ACJ 不稳以及疼痛的原因[24,27]。本术式不常规切除锁骨远端。因为锁骨远端的形态有利于复位后 ACJ 的稳定。

自体或异体半腱肌与胫前肌腱等都可以用来重建[29]。Lee 及其同事发现，半腱肌、足拇伸肌腱和股薄肌重建 ACJ 的最大断裂强度没有差异[29]。移植物固定在喙突上的方法有两种：移植物绕过喙突基底部，或者用界面钉固定在喙突骨道内。锁骨的骨道一定要在喙锁韧带的解剖位置。部分移植肌腱可经 AC 缝合在肩峰上，重建肩锁韧带的上部和后部。

术后处理

术后即拍摄 Zanca 位和腋位，6 周后再次拍片比较。术后即可开始每天 3 次的钟摆活动。患肢吊带保护 6 周。只有在康复师指导主动辅助的 ROM 练习时才能取下吊带。支撑式吊带（比如带平台的支具）会将重力转移到骨盆，而不是重建的 ACJ。6～12 周后可祛除吊带，因为移植物尚未成熟，不能提重物或训练。12 周后可少量慢跑。12～24 周内可进行肌肉的等长力量练习。6 个月后，可以进行身体接触运动、投掷或游泳。

并发症

ACJ 脱位修复或重建的术中术后均有可能出现并发症。随着对 ACJ 解剖及生物力学的了解和技术的改进，并发症已逐渐减少。并发症包括伤口问题和感染、金属固定物移位断裂、锁骨或喙突骨折、复位丢失以及血管神经损伤。

由于 ACJ 的正常活动，用螺钉或钢针固定肩锁关系势必引发很多并发症：如螺钉没有固定在喙突上、晚期螺钉断裂、伤口引流、螺钉祛除后复位丢失[42]。光滑的克氏针、螺纹针或 Steinmann 针都会移位[31]。金属固定物需要祛除，祛除后又常常会丢失复位。

喙锁韧带解剖重建的并发症包括：浅表伤口感染，可通过精细分离和分层缝合而减少。锁骨骨折是因为两个骨道较粗、没有支撑上肢或过早恢复运动所致。小心制作喙突骨道，避免将其后壁被"打爆"。移植物绕过喙突基底可避免骨折。偶有异位骨化和骨道增宽，其临床原因尚不清楚。

参考文献

1. Ahstrom Jr., J.P.: Surgical repair of complete acromioclavicular separation. J. Am. Med. Assoc. **215**, 785–9 (1971)
2. Alford, W., Bach, B.R.: Open distal clavicle resection. Oper. Tech. Sports Med. **12**, 9–17 (2004)
3. Bearden, J.M., Hughston, J.C., Whatley, G.S.: Acromioclavicular dislocation: method of treatment. Am. J. Sports Med. **1**, 5–17 (1973)
4. Bergfeld, J.A., Andrish, J.T., Clancy, W.G.: Evaluation of the acromioclavicular joint following first-and second-degree sprains. Am. J. Sports Med. **6**, 153–9 (1978)
5. Branch, T.P., Burdette, H.L., Shahriari, A.S., Carter II, F.M., Huton, W.C.: The Role of acromioclavicular ligaments and the effect of distal clavicle resection. Am. J. Sports Med. **24**(3), 293–297 (1996)
6. Cahill, B.R.: Osteolysis of the distal part of the clavicle in male athletes. J. Bone Joint Surg. Am. **64**(7), 1053–8 (1982)
7. Charron, K.M., Schepsis, A.A., Voloshin, I.: Arthroscopic distal clavicle resection in athletes: a prospective comparison of the direct and indirect approach. Am. J. Sports Med. **35**(1), 53–8 (2007)
8. Chronopoulos, E., Kim, T.K., Park, H.B., et al.: Diagnostic value of physical tests for isolated chronic acromioclavicular lesions. Am. J. Sports Med. **32**(3), 655–61 (2004)
9. Clifford, G.R., Mazzocca, D.A.: Acromioclavicular joint problems in athletes and new methods of management. Clin. Sports Med. **27**, 763–788 (2008)
10. Cox, J.S.: The fate of the acromioclavicular joint in athletic injuries. Am. J. Sports Med. **9**(1), 50–3 (1981)
11. Debski, R.E., Parsons, I.M., Woo, S.L., et al.: Effect of capsular injury on acromioclavicular mechanics. J. Bone Joint Surg. Am. **83**(9), 1344–51 (2001)
12. De Palma, A.F., Callery, G., Bennett, G.A.: Variational anatomy and degenerative lesions of the shoulder joint. Instr. Course Lect. **6**, 255–281 (1949)
13. Deshmukh, A.V., Wilson, D.R., Zilberfarb, J.L.: Perlmutter Stability of acromioclavicular joint reconstruction: biomechanical testing of various surgical techniques in a cadaveric model. Am. J. Sports Med. **32**, 1492–1498 (2004)
14. Dias, J.J.: The conservative treatment of acromioclavicular dislocation: review after 5 years. J. Bone Joint Surg. Br. **69**(5), 719–22 (1987)
15. Dimakopoulos, P., Panagopoulos, A., Syggelos, S.A., et al.: Double-loop repair for acute acromioclavicular joint disruption. Am. J. Sports Med. **34**(7), 1112–9 (2006)
16. Esch, J.C., Ozerkis, L.R., Helgager, J.A., et al.: Arthroscopic subacromial decompression: results according to the degree of rotator cuff tear. Arthroscopy **4**(4), 241–9 (1988)
17. Flatow, E.L., Duralde, X.A., Nicholson, G.P., et al.: Arthroscopic resection of the distal clavicle with a superior approach. J. Shoulder Elbow Surg. **4**(1 Pt 1), 41–50 (1995)
18. Fraser-Moodie, J.A., Shortt, N.L., Robinson, C.M.: Injuries to the acromioclavicular joint. J. Bone Joint Surg. **90**, 697–707 (2008)
19. Galatz, L., Williams, G.: Acromioclavicular joint injuries. In: Bucholz, R.W., Heckman, J.D., Court-Brown, C.M. (eds.) Rockwood and Green's Fractures in Adults. Lippincott Williams and Wilkins, Philadelphia (2002)
20. Galpin, R.D.: A comparative analysis of operative versus non-operative treatment of grade III acromioclavicular separations. Clin. Orthop. **193**, 150–5 (1985)
21. Gartsman, G.M.: Arthroscopic resection of the acromioclavicular joint. Am. J. Sports Med. **21**(1), 71–7 (1993)
22. Glick, J.M., Milburn, L.J., Haggerty, J.F., et al.: Dislocated acromioclavicular joint: follow-up study of 35 unreduced acromioclavicular dislocations. Am. J. Sports Med. **5**(6), 264–70 (1977)
23. Horn, J.S.: The traumatic anatomy and treatment of acute acromioclavicular dislocation. J. Bone Joint Surg. Br. **36**(2), 194–201 (1954)
24. Jari, R., Costic, R.S., Rodosky, M.W., et al.: Biomechanical function of surgical procedures for acromioclavicular joint dislocation. Arthroscopy **20**(3), 237–45 (2004)
25. Jiang, C., Wang, M., Rong, G.: Proximally based conjoined tendon transfer for coracoclavicular reconstruction in the treatment of acromioclavicular dislocation. J. Bone Joint Surg. Am. **89**(11), 2408–12 (2007)
26. Kennedy, J.C., Cameron, H.: Complete dislocation of the acromioclavicular joint. J. Bone Joint Surg. Br. **36**(2), 202–8 (1954)
27. Klimkiewicz, J.J., Williams, G.R., Sher, J.S.: The acromioclavicular capsule as a restraint to posterior translation of the clavicle: a biomechanical analysis. J. Shoulder Elbow Surg. **8**(2), 119–24 (1999)
28. Larsen, E.: Conservative or surgical treatment of acromioclavicular dislocation: a prospective, controlled, randomized study. J. Bone Joint Surg. Am. **68**(4), 552–5 (1986)
29. Lee, S.J., Nicholas, S.J., Akizuki, K.H., et al.: Reconstruction of the coracoclavicular ligaments with tendon grafts: a comparative biomechanical study. Am. J. Sports Med. **31**(5), 648–55 (2003)
30. Lim, Y.W., Sood, A., van Riet, R.P., et al.: Acromioclavicular joint reduction, repair and reconstruction using metallic buttons – early results and complications. Tech. Shoulder Elbow Surg. **8**(4), 213–21 (2007)
31. Lindsey, R.W., Gutowski, W.T.: The migration of a broken pin following fixation of the acromioclavicular joint. Orthopedics **9**(3), 413–6 (1986)
32. MacDonald, P.B., Lapointe, P.: Acromioclavicular and sternoclavicular joint injuries. Orthop. Clin. N. Am. **39**, 535–545 (2008)
33. Mazzocca, A.D., Conway, J.E., Johnson, S.J.: The anatomic coracoclavicular reconstruction. Oper. Tech. Sports Med. **12**(1), 56–61 (2004)
34. Mazzocca, A.D., Arciero, R.A., Bicos, J.: Evaluation and treatment of acromioclavicular joint injuries. Am. J. Sports Med. **35**(2), 316–29 (2007)
35. Mazzocca, A.D., Spang, J.T., Rodriguez, R., et al.: Biomechanical and radiographic significance of isolated trapezoid or conoid injury in the setting of a simulated type II acromioclavicular join injury. Am. J. Sports Med. **36**(7), 1397–402 (2008)
36. Millett, P.J., Braun, S., Gobezie, R., Pacheco, I.H.: Acromioclavicular joint reconstruction with coracoacromial ligament transfer using the docking technique. BMC Musculoskel. Disord. **10**, 6 (2009)
37. Mouhsine, E., Garofalo, R., Crevoisier, X., et al.: Grade I and II acromioclavicular dislocations: results of conservative treatment. J. Shoulder Elbow Surg. **12**(6), 599–602 (2003)
38. Mumford, E.: Acromioclavicular dislocation: a new operative treatment. J. Bone Joint Surg. **23**, 799–802 (1941)
39. Needell, S.D., Zlatkin, M.B., Sher, J.S., et al.: MR imaging of the rotator cuff: peritendinous and bone abnormalities in an asymptomatic population. Am. J. Roentgenol. **166**(4), 863–7 (1996)
40. Nelson, C.: Anesthetic injections in football: an ethical dilemma. Sports Med. Dig. **23**, 133 (2001)
41. Nissen, C.W., Chatterjee, A.: Type III acromioclavicular joint separation: results of a recent survey on its management. Am. J. Orthop. **36**(2), 89–93 (2007)
42. Nuber, G.W., Bowen, M.K.: Acromioclavicular joint injuries and distal clavicle fractures. J. Am. Acad. Orthop. Surg. **5**(1), 11–8 (1997)
43. Nuber, G.W., Bowen, M.K.: Arthroscopic treatment of acromioclavicular joint injuries and results. Clin. Sports Med. **22**(2), 301–17 (2003)
44. O'Brien, S.J., Pagnani, M.J., Fealy, S., et al.: The active compression test: a new and effective for diagnosing labral tears and acromioclavicular joint abnormality. Am. J. Sports Med. **26**(5), 610–3 (1998)
45. Orchard, J.W.: Benefits and risks of using local anesthetic for pain relief to allow early return to play in professional football. Br. J. Sports Med. **36**(3), 209–13 (2002)
46. Peetrons, P., Bedard, J.P.: Acromioclavicular joint injury: enhanced technique of examination with dynamic maneuver. J. Clin. Ultrasound **35**(5), 262–7 (2007)
47. Petersson, C.J., Redlund-Johnell, I.: Radiographic joint space in normal acromioclavicular joints. Acta Orthop. Scand. **54**(3), 431–3 (1983)
48. Phillips, A., Smart, C., Groom, A.: Acromioclavicular dislocation.

Clin. Orthop. **353**, 10–7 (1998)
49. Powers, J.A., Bach, P.J.: Acromioclavicular separations: closed or open treatment? Clin. Orthop. **104**, 213–23 (1974)
50. Rabalais, D.R., McCarty, E.: Surgical treatment of symptomatic acromioclavicular problems: a systematic review. Clin. Orthop. **455**, 30–7 (2007)
51. Richards, A., Tennent, T.D.: Arthroscopic stabilization of acute acromioclavicular joint dislocation using the tightrope system. Tech. Shoulder Elbow Surg. **9**(2), 51–4 (2008)
52. Rios, C.G., Arciero, R.A., Mazzocca, A.D.: Anatomy of the clavicle and coracoid process for reconstruction of the coracoclavicular ligaments. Am. J. Sports Med. **35**(5), 811–7 (2007)
53. Rockwood, C.A., Williams, G.R., Young, D.C.: Disorders of the acromioclavicular joint. In: Rockwood, C.A., Matsen, F.A. (eds.) The Shoulder, 2nd edn, pp. 483–553. WB Saunders, Philadelphia (1998)
54. Rockwood Jr., C.A., Williams, G.R., Young, D.C.: Injuries to the acromioclavicular joint. In: Rockwood Jr., C.A., Bucholz, R.W., Green, D.P. (eds.) Fractures in Adults, pp. 1341–1413. Lippincott-Raven, Philadelphia (1996)
55. Sage, F.P., Salvatore, J.E.: Injuries of the acromioclavicular joint: a study of results in 96 patients. South Med. J. **56**, 486–95 (1963)
56. Salter, E.G., Nasca, R.J., Shelley, B.S.: Anatomical observations on the acromioclavicular joint and supporting ligaments. Am. J. Sports Med. **15**(3), 199–206 (1987)
57. Scavenius, M., Iverson, B.G.: Nontraumatic clavicular osteolysis in weight lifters. Am. J. Sports Med. **20**(4), 463–7 (1992)
58. Shaffer, B.S.: Painful conditions of the acromioclavicular joint. J. Am. Acad. Orthop. Surg. **7**(3), 176–88 (1999)
59. Slawski, D.P., Cahill, B.R.: Atraumatic osteolysis of the distal clavicle: results of open surgical excision. Am. J. Sports Med. **22**(2), 267–71 (1994)
60. Snibbe, J.C., Gamgardella, R.A.: Use of injections for osteoarthritis in joints and sports activity. Clin. Sports Med. **24**, 83–91 (2005)
61. Spencer, E.E.: Treatment of grade III acromioclavicular joint injuries. Clin. Orthop. Rel. Res. **455**, 38–44 (2006)
62. Struhl, S.: Double endobutton technique for repair of complete acromioclavicular joint dislocations. Tech. Shoulder Elbow Surg. **8**(4), 175–9 (2007)
63. Taft, T.N., Wilson, F.C., Oglesby, W.: Dislocation of the acromioclavicular joint. J. Bone Joint Surg. Am. **69**(7), 1045–51 (1987)
64. Tienen, T.G., Oyen, J.F., Eggen, P.: A modified technique for complete acromioclavicular dislocation: a prospective study. Am. J. Sports Med. **31**(5), 655–9 (2003)
65. Tossy, J.D., Mead, N.C., Sigmond, H.M.: Acromioclavicular separations: useful and practical classification for treatment. Clin. Orthop. **28**, 111–9 (1963)
66. Tsou, P.M.: Percutaneous cannulated screw coracoclavicular fixation for acute acromioclavicular dislocations. Clin. Orthop. **243**, 112–21 (1989)
67. Urist, M.R.: Complete dislocation of the acromioclavicular joint. Follow-up notes on articles previously published in the Journal. J. Bone Joint Surg. Am. **45**, 1750–3 (1963)
68. Walton, J., Mahajan, S., Paxinos, A., et al.: Diagnostic value of tests for acromioclavicular joint pain. J. Bone Joint Surg. Am. **86**(4), 807–12 (2004)
69. Weaver, J.K., Dunn, H.K.: Treatment of acromioclavicular injuries, especially complete acromioclavicular separation. J. Bone Joint Surg. Am. **54**(6), 1187–94 (1972)
70. Weinstein, D.M., McCann, P.D., McIlveen, S.J., et al.: Surgical treatment of complete acromioclavicular dislocations. Am. J. Sports Med. **23**(3), 324–31 (1995)
71. Wojtys, E.M., Nelson, G.: Conservative treatment of grade III acromioclavicular dislocations. Clin. Orthop. **268**, 112–9 (1991)
72. Wolf, E.M., Pennington, W.T.: Arthroscopic reconstruction for acromioclavicular joint dislocation. Arthroscopy **17**(5), 558–63 (2001)
73. Zanca, P.: Shoulder pain: involvement of the acromioclavicular joint. Analysis of 1,000 cases. Am. J. Roentenol. Radium Ther. Nucl. Med. **112**(3), 493–506 (1971)
74. Zawadsky, M., Marra, G., Wiater, J.M., et al.: Osteolysis of the distal clavicle: long-term results of arthroscopic resection. Arthroscopy **16**(6), 600–5 (2000)

第十四章 关节镜下双TightRope™肩锁关节双束重建：解剖、生物力学、背景及2年随访结果

Hosam El-Azab and Andreas B. Imhoff

白露 译

内容

介绍	154
急性肩锁关节脱位的治疗	155
手术技术	155
术后康复	156
讨论	156
我们的结果	157
参考文献	157

介绍

肩锁关节（ACJ）分离是肩部钝性创伤引起的典型的运动伤，也是运动员在肩部急性创伤后就医的主要原因[16]，约占所有肩胛带创伤的9%[25]。11~50岁期间的发病率，男女比例约为5:1[25]。

锁骨远端和喙突构成的复杂结合有多个稳定结构。静力稳定结构主要依赖是肩锁关节囊和喙锁韧带的整合功能[15]（图1）。喙锁韧带是ACJ最主

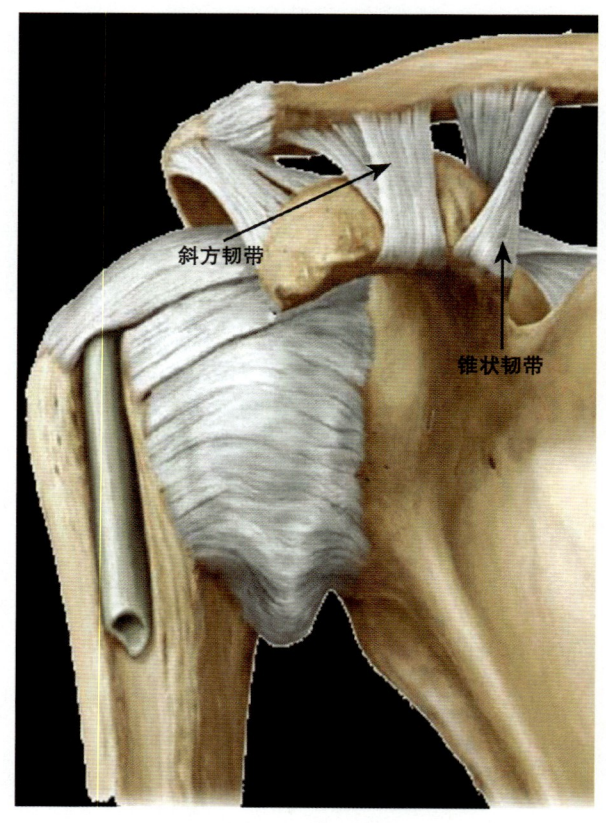

图1 ACJ的解剖。喙肩韧带、锥状韧带和斜方韧带

H. El-Azab(✉) and A. B. Imhoff
Department of Orthopaedic Sports Medicine,
Rechts der Isar, Technische Universitaet Muenchen,
Connollystrasse 32, 80809 Muenchen, Germany
e-mail: h. elazab@ lrz. tum. de, hosam_elazab@ yahoo. com;
A. Imhoff@ lrz. tu-muenchen. de, imhoff@ tum. de

要的悬吊韧带[16]，其两部分对不同的载荷产生的稳定角色不同[7]。Debski 等认为锥状韧带抵抗向上应力而斜方韧带主要防止后移[6]。应将其作为独立的解剖学结构分别重建[1,2,11,22]。

有几种治疗 ACJ 脱位的术式。器械的改进及手术技术的进步使治疗方案也愈加精确针对损伤机制，提高了临床满意度和结构的稳定。

急性肩锁关节脱位的治疗

依照损伤程度而确立 ACJ 分离治疗方案[16]。Rockwood 分型共 6 型：Ⅰ型和Ⅱ型非手术治疗足以使韧带原位愈合；Ⅳ型和Ⅵ型应采取手术治疗重建肩关节的稳定性。虽然文献报道Ⅲ型的治疗有争议，但对于体力劳动者和活跃的运动员，一般建议手术治疗[14]。

传统的手术方法，如钢板、克氏针、螺钉、缝线固定以及肌腱转位手术，均不能对损伤的韧带结构进行解剖修复或重建[19]。手术后生物愈合前[8]，也不能即刻承受生理负荷，结果均较差[14]。骨性关节炎、再脱位、功能受限、疼痛或畸形等并发症都很常见[5]。

近来，ACJ 重建技术集中于喙锁韧带解剖恢复，这需要在锁骨远端和喙突钻孔[12,14]。骨孔的位置与 ACJ 功能及稳定密切相关[14]。

手术技术[17]

患侧肩关节常规消毒铺巾，患侧前臂固定于气动机械臂上。按照 Rios 等人的方法，测量锁骨，画出解剖标记（图 2）。在锁骨上分别标记位于距锁骨远端 2.5cm（17%）和 4.5cm（30%）的斜方韧带和锥状韧带的锁骨足印用于钻孔[15]。标准后方入路进入盂肱关节，前外侧入路自肩袖间隙进入，并经此清理和观察喙突下表面（图 2）。

自肩峰下间隙置入关节镜，观察 ACJ，并祛除损伤的软骨盘。之后，将关节镜自入路 2 进入盂肱关节，射频刀头经入路 3 清理显露整个喙突下表面（图 2，图 3）。

然后，在斜方韧带和锥状韧带标记点之间做 3cm 纵切口（距锁骨远端约 3.5cm），显露锁骨并复位 ACJ。复位后将导向器（Acromioclavicular Tight-Rope™-ACTR-Drill Guide，Arthrex，FL，USA）有标记的弯钩经入路 3 在关节镜直视下置入喙突下（图 4）。按照斜方韧带及锥状韧带的方向，钻孔套管置

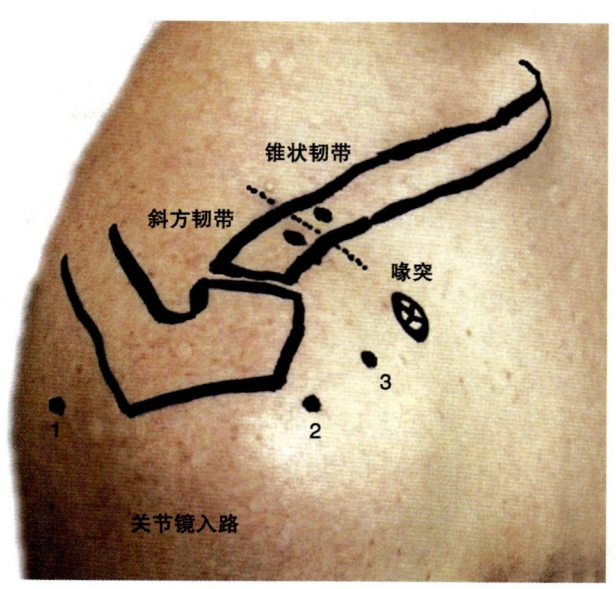

图 2 关节镜入路（1,2,3），解剖标志，斜方韧带和锥状韧带足印以及两者间的垂直切口

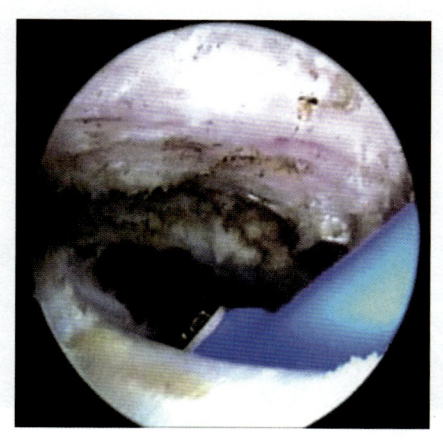

图 3 使用 Opes™电凝（Arthrex）清理喙突下表面

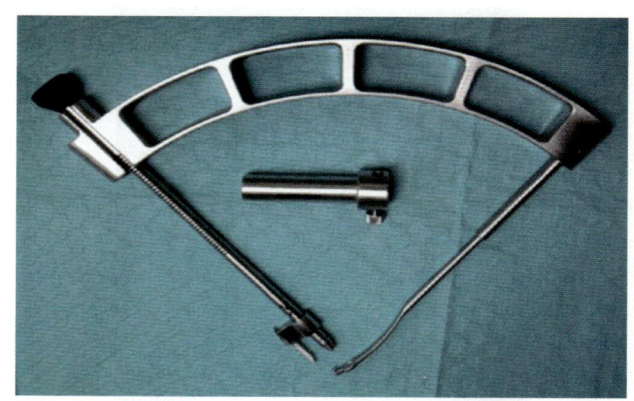

图 4 ACTR-钻孔导向器（Arthrex）。注意其尾部结构及定位套管

于锁骨上面。

理想的骨道应位于喙突后方,靠近喙突基底内缘。斜方韧带骨道应在锥状韧带骨道的前外侧,间隔10mm。在关节镜下将两枚克氏针经锁骨钻至喙突下表面,3.5mm 空心钻扩钻,将两条套索(Suture-lasso SD wire loops™ Arthrex,FL,USA)经空心钻及骨道穿过。每个套索连接 TightRope™。

TightRope™ 由置于锁骨上方的钛制纽扣和位于喙突下方的微型板状钢板组成,由不可吸收缝线连接(FiberWire™ No.5, Arthrex, FL, USA)(图5)。经入路3将两束 TightRope 尾线拉出,直至镜下看到微型钢板经骨道(图6)至喙突下面。向头的方向拉紧 FiberWire,翻转并使微型钢板水平卡在喙突下面。

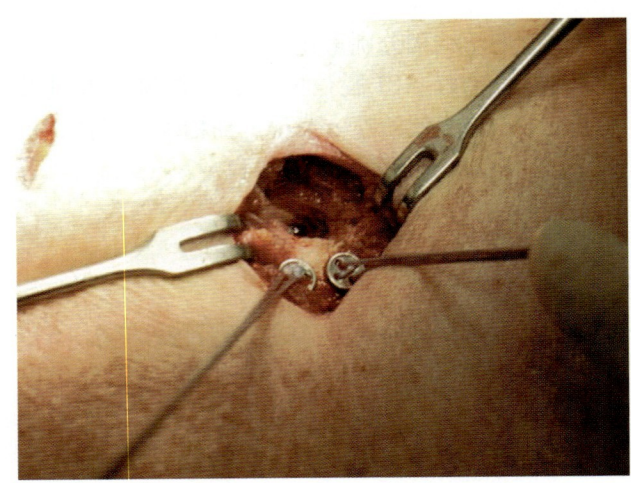

将关节镜置于肩峰下方,保持锁骨复位,拉紧缝线系牢纽扣并再打结,确保 ACJ 复位(图7)。

图7　通过3cm 小切口,保持 ACJ 复位同时将纽扣打结系牢

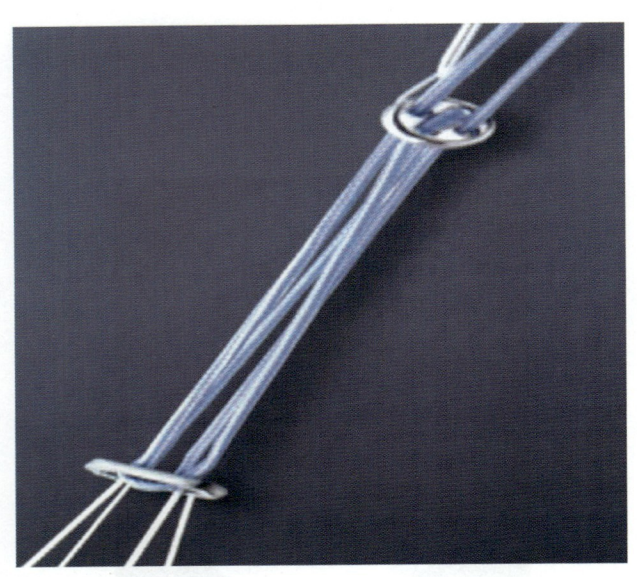

图5　TightRope™ 由锁骨纽扣和喙突钢板组成,以5号 FiberWire 缝线连接

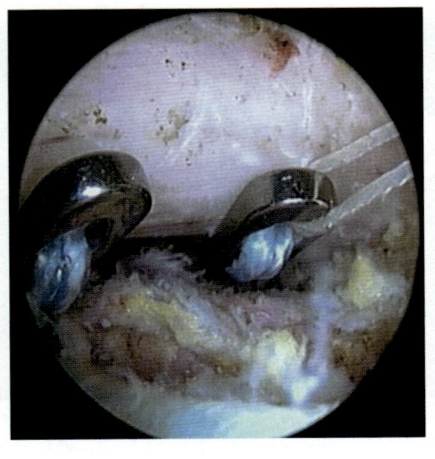

图6　喙突下表面两枚微型钢板,位于解剖位置

术后康复

术后患肢吊带固定于内收内旋位6周。在康复师指导锻炼时可解下吊带,进行有限范围的活动。在患者全范围的主被动活动均无痛时,可进行力量训练,但不能早于术后7周。术后6个月可恢复接触性体育运动。

讨论

这种微创关节镜辅助 ACJ 解剖重建术的主要特点是分别重建喙锁韧带的两束,可能有利于喙锁韧带有效愈合和生物学力学替代。

TightRope™ 的设计允许喙锁韧带解剖愈合,在维持 ACJ 复位并恢复初始功能的同时作为支架引导愈合过程[17]。这是韧带重建的最初目的[10]。

一个 TightRope 可能不足以提供 ACJ 的初始稳定性,尽管 Wellmann 等使用类似的纽扣取得的早期结果很好[24]。可以用单个 TightRope 增补喙锁韧带的单束断裂。Walz 和 Imhoff 进行了生物力学试验,认为双束 TightRope 可以重建 ACJ 在上下和前后方向的稳定性[23]。

本术式除了可提供即刻的双平面初始稳定性外,还可对肩关节镜检,避免开放手术的并发症。Tischer 和 Imhoff 认为,20% ACJ 脱位合并其他损伤[21]。

本手术仅推荐在损伤3~4周内的患者使用,在

周围组织有足够愈合潜能时使用。对于陈旧损伤者可采用肌腱移植[9,20]，比如 Scheibel 等[18]的肌腱+翻转纽扣的方法以保证初始稳定性。

我们认为即使本术式没有修复韧带，喙锁韧带及其相关组织解剖愈合后也能保证 ACJ 后期的稳定。

本手术的缺点是技术要求高，只能由高年资关节镜医生完成。另外，本方法不能同时修复Ⅳ~Ⅵ型损伤中对水平稳定很重要的三角肌-斜方肌筋膜破裂。

我们的结果

连续 23 例急性 ACJ 脱位患者，男 21 例，女 2 例，平均年龄 37.5±10.2 岁（范围 21~59 岁），ACJ 解剖复位+双 TightRope™ 重建。术后 6、12 和 24 个月进行临床及影像学评估（图 8）。临床评估包括了 VAS（视觉疼痛量表）、Constant 评分[4]、简明肩关节评分系统[13]、SF-36 评分[3]以及满意度评价。

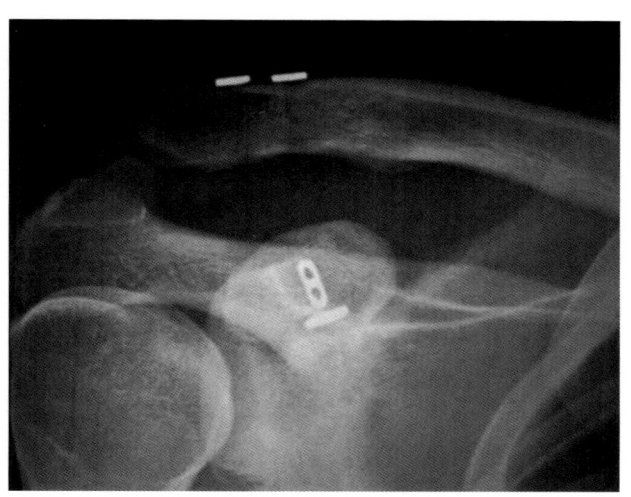

图 8 术后 X 片显示 ACJ 复位，双 TightRope™ 自锁骨远端至喙突固定 ACJ

本组病例中，Rockwood Ⅲ型 3 例，Ⅳ型 3 例，Ⅴ型 17 例。平均随访期（30.6±5.4）个月（20~40 个月）。VAS 疼痛评分明显改善，术前（4.5±1.9），术后（0.25±0.4）。Constant 评分术前（34.3±6.9），术后一年为（94.3±3.2）。SF-36 评分也同样有明显改善。

1 名患者术后 6 个月因感染取出内固定，但 X 片未见 ACJ 再脱位或半脱位。这是 TightRope 周围组织再生和愈合的证据。

本组 30% 的病例术后发生锁骨后移。这可能与没有充分重建三角肌斜方肌筋膜或（和）肩锁韧带愈合不佳有关。

本研究表明，在喙锁之间解剖植入缝合材料，在术后 2 年内取得满意效果。需要长期随访以明确该重建术远期稳定性。

参考文献

1. Arthrex Inc. (2006) Arthroscopic stabilization of acute acromioclavicular joint dislocation using the TightRope system: Surgical technique. Arthrex, Naples.
2. Baumgarten, K.M., Altchek, D.W., Cordasco, F.A.: Arthroscopically assisted acromioclavicular joint reconstruction. Arthroscopy **22**(2), 228 e221–228 e226 (2006)
3. Bullinger, M.: German translation and psychometric testing of the SF-36 Health Survey: preliminary results from the IQOLA Project. International Quality of Life Assessment. Soc. Sci. Med. **41**(10), 1359–1366 (1995)
4. Constant, C.R., Murley, A.H.: A clinical method of functional assessment of the shoulder. Clin. Orthop. Relat. Res. **214**, 160–164 (1987)
5. Costic, R.S., Labriola, J.E., Rodosky, M.W., et al.: Biomechanical rationale for development of anatomical reconstructions of coracoclavicular ligaments after complete acromioclavicular joint dislocations. Am. J. Sports Med. **32**(8), 1929–1936 (2004)
6. Debski, R.E., Parsons, IMt, Fu, F.H., et al.: Effect of capsular injury on acromioclavicular joint mechanics. J. Bone Joint Surg. Am. **83-A**(9), 1344–1351 (2001)
7. Deshmukh, A.V., Wilson, D.R., Zilberfarb, J.L., et al.: Stability of acromioclavicular joint reconstruction: biomechanical testing of various surgical techniques in a cadaveric model. Am. J. Sports Med. **32**(6), 1492–1498 (2004)
8. Dimakopoulos, P., Panagopoulos, A., Syggelos, S.A., et al.: Double-loop suture repair for acute acromioclavicular joint disruption. Am. J. Sports Med. **34**(7), 1112–1119 (2006)
9. Erak, S., Pelletier, M.H., Woods, K.R., et al.: Acromioclavicular reconstructions with hamstring tendon grafts: a comparative biomechanical study. J. Shoulder Elbow Surg. **17**(5), 772–8 (2008)
10. Fu, F.H., Shen, W., Starman, J.S., et al.: Primary anatomic double-bundle anterior cruciate ligament reconstruction: a preliminary 2-year prospective study. Am. J. Sports Med. **36**(7), 1263–1274 (2008). 36
11. Fukuda, K., Craig, E.V., An, K.N., et al.: Biomechanical study of the ligamentous system of the acromioclavicular joint. J. Bone Joint Surg. Am. **68**(3), 434–440 (1986)
12. Grutter, P.W., Petersen, S.A.: Anatomical acromioclavicular ligament reconstruction: a biomechanical comparison of reconstructive techniques of the acromioclavicular joint. Am. J. Sports Med. **33**(11), 1723–1728 (2005)
13. Lippitt, S.B., Harryman, D.T., Matsen, F.A.: A practical tool for evaluating function: the Simple Shoulder Test. In: Matsen, F.A., Fu, F.H. (eds.) The Shoulder: A Balance of Mobility and Stability, pp. 501–18. The American Academy of Orthopaedic Surgeons, Rosemont (1993)
14. Mazzocca, A.D., Arciero, R.A., Bicos, J.: Evaluation and treatment of acromioclavicular joint injuries. Am. J. Sports Med. **35**(2), 316–329 (2007)
15. Rios, C.G., Arciero, R.A., Mazzocca, A.D.: Anatomy of the clavicle and coracoid process for reconstruction of the coracoclavicular ligaments. Am. J. Sports Med. **35**(5), 811–817 (2007)
16. Rockwood, C.A.: Injuries to the acomioclavicculary joint. In: Rockwood, C.A., Green, D.P. (eds.) Fractures in Adults, pp. 860–910. Lippincott, Philadelphia (1984). 23
17. Salzmann, G.M., Walz, L., Imhoff, A.B., et al.: Arthroscopic anatomical reconstruction of the acromioclavicular joint. Acta Orthop. Belg. **74**(3), 397–400 (2008)
18. Scheibel, M., Ifesanya, A., Pauly, S., et al.: Arthroscopically assisted coracoclavicular ligament reconstruction for chronic acromioclavicular joint instability. Arch. Orthop. Trauma. Surg. **128**(11), 1327–1333 (2007)
19. Shin, S.J., Yun, Y.H., Yoo, J.D.: Coracoclavicular ligament recon-

struction for acromioclavicular dislocation using 2 suture anchors and coracoacromial ligament transfer. Am. J. Sports Med. **37**(2), 346–351 (2009)
20. Tauber, M., Gordon, K., Koller, H., et al.: Semitendinosus tendon graft versus a modified Weaver-Dunn procedure for acromioclavicular joint reconstruction in chronic cases: a prospective comparative study. Am. J. Sports Med. **37**(1), 181–190 (2009)
21. Tischer, T., El-Azab, H., Imhoff, A.B., et al.: Incidence of associated pathologies with acute acromioclavicular joint dislocations type III-V. Am. J. Sports Med. **37**(1), 136–9 (2008)
22. Tomlinson, D.P., Altchek, D.W., Davila, J., et al.: A modified technique of arthroscopically assisted AC joint reconstruction and preliminary results. Clin. Orthop. Relat. Res. **466**(3), 639–645 (2008)
23. Walz, L.S.G., Eichhorn, S., Imhoff, A.B., et al.: The anatomic reconstruction of AC joint dislocations using two TightRope devices – a biomechanical study. Am. J. Sports Med. **36**(12), 2398–406 (2008)
24. Wellmann, M., Zantop, T., Petersen, W.: Minimally invasive coracoclavicular ligament augmentation with a flip button/polydioxanone repair for treatment of total acromioclavicular joint dislocation. Arthroscopy **23**(10), 1132 e1131–1132 e1135 (2007)
25. White, B., Epstein, D., Sanders, S., et al.: Acute acromioclavicular injuries in adults. Orthopedics **31**(12), 1219–1226 (2008)

第十五章 肱二头肌长头腱近端病损

Mehmet Demirtaş, Barîş Kocaoğlu, and Mustafa Karahan

白露 译

内容

解剖	159
功能	159
病理	160
肱二头肌长头肌腱炎症及退变	160
不稳及相关损伤	160
诊断与影像学检查	161
治疗	162
非手术治疗	162
手术治疗	162
术后护理	163
总结	163
参考文献	163

M. Demirtaş (✉)
Orthopaedics and Traumatology, Ankara University Faculty of Medicine, Ibni Sina Hastanesi, Cebeci, Ankara, Turkey
e-mail: demirmeh@yahoo.com

B. Kocaoğlu
Orthopaedics and Traumatology, Acibadem University Faculty of Medicine, Soyak Evreka. A1 blok D:43. Soganlik, Kartal, 34880 Istanbul, Turkey
e-mail: Bariskocaoglu@gmail.com,
baris.kocaoglu@acibadem.edu.tr

M. Karahan
Orthopaedics and Traumatology, Marmara University Faculty of Medicine, Ciftehavuzlar, cemil topuzlu cad. No:37, daire:2, Kadikoy, Istanbul, Turkey
e-mail: drmustafakarahan@gmail.com, mustafa@karahan.dr.tr

解剖

肱二头肌长头肌腱(LHB)起自上盂唇和肩胛骨的盂上结节。其近端血供主要来源于旋肱前动脉[3]。肱二头肌长头肌腱在其起点处最宽,而后逐渐变细。通过肩袖间隙出盂肱关节,在喙肱韧带深面进入结节间沟。肩袖间隙的关节囊韧带结构维持该肌腱在结节间沟的正常位置[9]。肩胛下肌和冈上肌的纤维融合构成了其结节间沟近端的腱鞘[27]。

盂肱上韧带起自盂上结节附近的盂唇,止于小结节外上部,经过结节间沟底部参与构成肱二头肌肌腱前方的"吊索"[2,28,29]。喙肱韧带在喙突基底的起点宽而薄,分两束止于肱骨大小结节[1]。Walsh等认为结节间沟滑车系统由喙肱韧带及肩胛下肌肌腱组成[32]。

结节间沟的滑车系统是维持肱二头肌长头腱稳定的重要结构。长头肌腱在结节间沟内走行于肱骨横韧带下方,但此韧带远端稳定二头肌长头腱的作用不主要[10]。在肩关节旋转中立位,长头腱出盂肱关节后拐30°~45°角进入结节间沟。结节间沟由肱骨大结节和小结节组成,其内壁为小结节[10]。

肱二头肌长头腱关节内部分会有解剖变异,如先天性缺如、滑膜系带与肩袖融合以及二分肌腱。同样,该肌腱的起点也存在变异,造成关节镜下诊断混淆,这些罕见变异的临床意义不清[1,10]。

功能

肱二头肌的功能是屈肘和前臂旋后。在前臂外旋位时有较弱的肩外展功能[15],其下压肱骨头的作用及对盂肱关节稳定作用存在较大争议。一些学者认为在理论上其具有下压肱骨头的作用[20]，切断其起点会出现肱骨头上移[1,33]。也有学说认为结节间沟滑车损伤引起肱二头肌长头肌腱不稳，是肱骨头向前上移位的原因[14]。

肱二头肌长头腱变粗更像是肌腱变性而非功能性增生的结果。该肌腱对于盂肱关节的稳定性最近成为热点，尤其认识了SLAP损伤之后[7]。SLAP损伤的研究多来源于投掷运动员[13,15]。肩关节前方不稳带来肱二头肌肌电活动增加，提示该肌可能是盂肱关节的第二稳定结构。但此作用较弱。长头腱的损伤可分为退变性、炎症性、机械性、创伤性或运动相关性。但此分型过于武断，不同病理可能共存。虽然有单独的长头肌腱损伤，但往往与盂唇或肩袖病损有关。

病理

肱二头肌长头肌腱炎症及退变

肱二头肌肌腱炎是长头腱在结节间沟内或附近的炎性改变。肌腱刺激常与其他盂肱关节的病理有关。此损伤亦可发生于肌腱在盂肱关节内的部分。原发性或孤立的二头肌肌腱炎可能是因为结节间沟内肌腱炎症或沟的改变，而无肩关节的相关病变。病理变化主要是腱鞘炎而非肌腱本身，占所有肱二头肌腱炎的5%[25]。炎症可能源于创伤造成的结节间沟异常，造成严重滑膜炎带来肌腱磨损和结节间沟狭窄[23]。如结节上的骨赘一样，结节间沟变窄、变浅和间沟壁倾斜使运动员易患肌腱炎，增加长头肌腱半脱位和炎症发生的概率[15,23]。

肌腱长期磨损会造成肌腱断裂（图1）。这种继发的肌腱退变没有炎症，称为"肌腱变性"更确切。组织学改变常有胶原纤维萎缩、撕裂、纤维素坏死和纤维细胞增生等[15,23]。由于长头腱经过肩袖间隙，其退变的另一个主要原因是与喙肩弓摩擦。反复的磨损使长头肌腱周围组织松弛并失去对肌腱的稳定作用，引起肌腱脱位或半脱位[16]。

继发性肱二头肌长头腱肌腱炎与肩关节周围的病理改变有关。最常见的是撞击综合征。在肩袖损伤的病例中，往往可见长头肌腱的退变性改变[16]。Chen及其同事报告的122例肩袖全层撕裂患者中有76%合并长头肌腱的损伤和慢性撕裂。肩袖撕裂范围大于5cm者长头腱损伤更严重[6]。

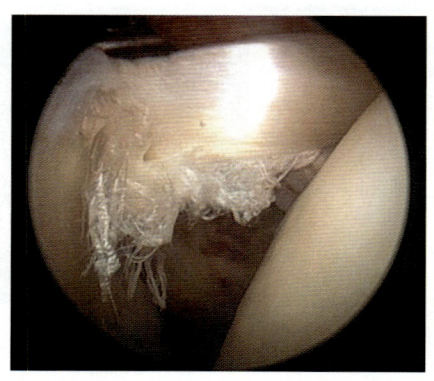

图1 关节镜检示肱二头肌长头肌腱磨损，经久即可断裂

Toshiaki对14例尸体肩关节进行了解剖学研究发现肩袖撕裂与结节间沟附近的长头肌腱增生相关联[27]。相反，Carpenter的14例尸体研究却没发现肩袖撕裂病例中二头肌长头肌腱横断面区域实质病变[5]。

Boileau等介绍了一种沙漏样长头腱，可产生机械症状且出现肩关节前部疼痛[4]。其形状改变是关节内肌腱部分受刺激而发炎增粗。在肩关节活动时，增粗的肌腱卡在腱鞘入口，难以在结节间沟内滑动[10]，机械交锁使肩关节无法前举。即使在麻醉下，肩关节屈曲末期也会受限。增粗的肌腱还可能破坏肩袖间隙的稳定结构，并导致长头腱不稳[10]。

不稳及相关损伤

肱二头肌滑车损伤导致长头肌腱的不稳[23]。此病症可单独发生，也可能伴随其他肩关节损伤。肩袖撕裂合并肱二头肌滑车损伤是肩部内前上方撞击导致的。Habermeyer[4]发现肩关节镜下确定滑车（盂肱上韧带、冈上肌和肩胛下肌）损伤的患者，90%都合并长头肌腱损伤（肌腱滑膜炎、半脱位、脱位、部分或完全断裂）[4]。肩关节内前上方撞击占滑车损伤及长头肌腱损伤的患者的44%，尤其多发于肩锁关节骨关节炎患者。Lafosse研究了200例肩袖撕裂患者后发现有45%的长头肌腱不稳。其中前方不稳占16%，后方不稳19%，前后方均不稳占10%[17]。他发现前向不稳与肩胛下肌撕裂有关，而后向不稳多伴有冈上肌撕裂。肩袖撕裂范围的大小与长头肌腱不稳及损伤程度相关。大多数长头肌腱断裂的患者均为退变所致。自发性断裂的患者可见大力水手征（Popeye征）。有时候，纤维带会将脱位增生的长头腱自行固定于肩胛下肌上或结

第十五章　肱二头肌长头腱近端病损

间沟内。

单纯长头肌腱损伤常见于年轻运动员，尤其是投掷、体操和游泳、接触性运动和武术运动员。在投掷的加速期和减速期，长头肌腱都承受了巨大的扭转及剪切载荷，尤其是在强力屈肘与前臂旋后时。2型的 SLAP 损伤累及长头肌腱起点，4型 SLAP 损伤撕裂进入肌腱[21]。同样，由 Gerber 和 Sebesta 阐明的前上方内撞击可导致长头肌腱炎及滑车损伤[12]。

诊断与影像学检查

肱二头肌长头腱导致的疼痛往往位于肩关节前方，结节间沟处。常为静息痛、夜间痛以及旋转痛，可放射至上臂及肱二头肌肌腹，有时甚至到手部桡侧，但并无准确定位，有时会有麻木。此疼痛不应与臂丛神经痛混淆，但需要检查来排除颈椎病变。

双侧结节间沟的触诊有助于诊断，尤其是在肩内旋 10°时感觉最容易[5]。在长头肌腱脱位的病例，压痛点更靠近小结节内侧，有时可触及肌腱在手指下方滚动。有一些诊断性检查有助于判断长头肌腱的损伤，如 Yergason、Speed 及长头肌腱稳定试验（图2）。SLAP 损伤的检查多采用 O'Brien 实验以及肩关节外展外旋及旋后实验。但是，最近发现上述任何一种实验都没有诊断单独长头腱或上盂唇损伤的特异性[1,18,26]。

肱二头肌长头腱脱位的患者可出现典型的临床表现。多为创伤性，多合并肩胛下肌上部撕裂。患者诉肩关节主动上举过 90°后受限，肩关节主动及被动外旋受限（脱位的长头腱限制了肩胛下肌下部的活动）。损伤增粗的沙漏样长头腱使肩关节主动及被动上举的终末 10°~20°受限。这是肩关节锁住的真正机制[4]。

X 线平片对诊断肱二头肌长头腱损伤意义不大。偶尔可见肌腱钙化或骨折与骨赘造成的结节间沟变形。小结节囊性改变提示可能有长头腱退变、肩胛下肌上部撕裂或滑车损伤。肩关节造影或造影 CT 可能是第一个有价值的诊断方法：可发现长头肌腱断裂或脱位。CT 造影可清晰显示长头腱半脱位及 SLAP 损伤[1]。

MRI 广泛用于肩袖撕裂的诊断。但 MRI 影像与关节镜下所见一致率仅为 60%，长头腱诊断符合率仅为 37%[19]。MRI 造影对于盂唇、滑车损伤尤其是 SLAP 损伤的检出率较高（图3）。B 超的敏感性为 49%，特异性为 97%，对关节内长头腱撕裂的诊断欠佳。

肱二头肌长头腱疾病最终还要靠关节镜检查。要将结节间沟内的肌腱拉入关节进行检查。肘关节伸直时旋转抬高肩关节进行动态检查，观察是否有沙漏样肌腱及不稳以及肩胛下肌的"隐藏的损伤"。"沙滩椅"体位有助于动态检查。无水视野有助于对隐性损伤的判断，因为有时水泵和灌注液的压力会掩盖损伤（图4）。

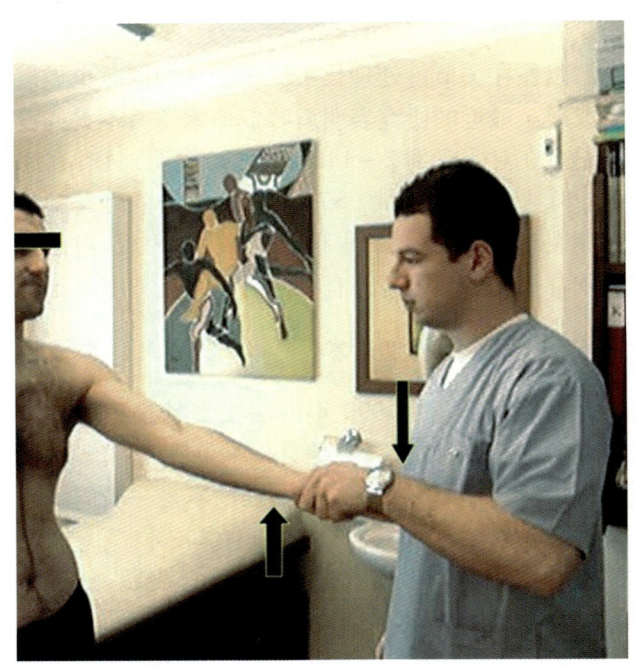

图 2　Yergason 实验是诊断单纯长头肌腱损伤的激发试验之一

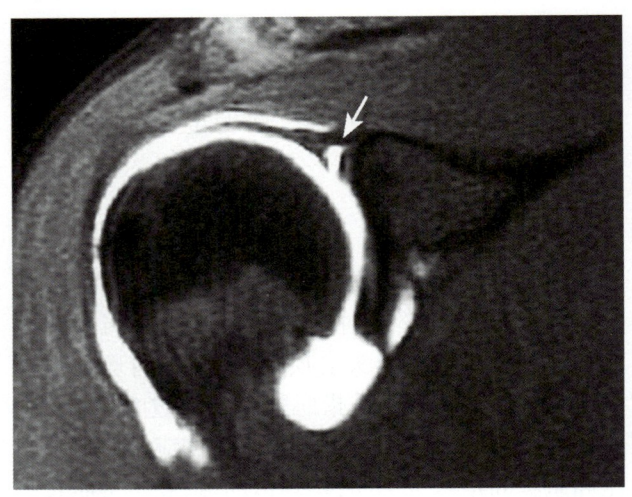

图 3　T2 加权 MRA 相示 SLAP 损伤。MRA 对于长头腱及滑车损伤、也有很好的诊断作用

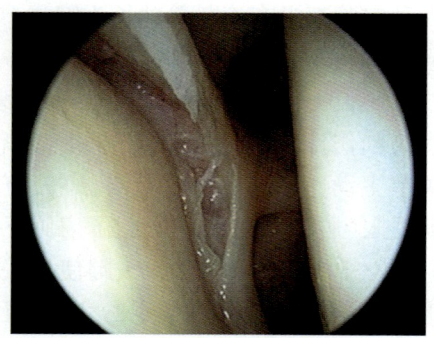

图4　干肩关节镜,显示 SLAP 损伤,对寻找隐藏的病症有帮助

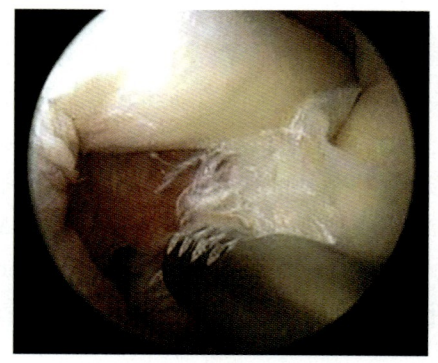

图5　关节镜下对 Ⅱ 度损伤的肱二头肌长头肌腱进行清理

治疗

非手术治疗

原发性的肱二头肌长头肌腱损伤早期可非手术治疗。比如休息、改变运动方式、冰敷、非甾体药物和有限制动。疼痛减轻时可进行肩袖、三角肌、肩胛带肌肉力量的康复。肩关节活动范围,尤其是旋转功能锻炼尤为重要。皮质类固醇+局麻注射也许有诊断意义,比如肩峰下注射后疼痛缓解应考虑肩袖疾病,也可在结节间沟压痛最明显处注射2ml,不要注射入肌腱实质[24]。超声有助于注射定位,但沟内滑膜炎或粘连会影响注射效果[5]。如封闭后症状缓解,即可作出诊断。注射前,应向患者交代引起肌腱断裂可能。注射后应限制活动1~2周。

手术治疗

非手术治疗3~6个月无效后应考虑手术治疗。肱二头肌长头肌腱疾病的手术治疗包括清理、切除损伤的肌腱、腱切除以及腱固定。术前应考虑患者年龄、运动水平、体育活动参与程度、目标、优势侧和忍受非手术治疗程度。

肌腱清理术

肌腱的 Ⅰ 度损伤指磨损范围小于25%。Ⅱ 度损伤磨损小于50%。对于伴有轻微的肩病变的 Ⅰ 度和 Ⅱ 度二头肌腱长头磨损,关节镜下清理是正确的(图5)。Ⅲ 度损伤是指肌腱损伤超过50%,Ⅳ 度损伤为肌腱完全断裂。Ⅲ~Ⅳ 度损伤应行肩峰下减压和肌腱固定术。例如,年轻运动员,肱二头肌长头肌腱磨损小于50%,且肩袖受累较小,应考虑关节镜下清理术[15]。

肌腱切断与腱固定术

切开的腱固定术是二头肌腱损伤首选的治疗。有很多方法,最可靠且力学稳定的基本手术是将肌腱简单缝合固定到肱骨横韧带或胸大肌腱[11]。单纯肌腱切除术会产生经典的大力水手征。虽然文献报道这两种技术的差别不大,但40%的患者认为外观畸形严重[22]。肌腱肥大、粘连及结节间沟狭窄者可能会产生"自发肌腱固定"而没有回缩。

肱二头肌肌腹的长期疼痛是腱切断的并发症,与腱固定术有关[4]。肌腱断裂后前臂旋后力量可能下降20%,屈肘力量可能下降8%~20%[4]。活动量较低的老年人,肌腱切断是适宜的选择。但对于年轻、体力劳动者以及美观要求高者应行腱固定术。

以往在关节镜处理长头肌腱损伤的同时也做肩峰成形。最近的研究表明肩峰成形术意义不大或没作用。在对307例2~14年的随访表明,只有在患者肩峰-肱骨间距正常(>7mm),而且是单纯肩胛下肌撕裂时,肩峰成形术才有效果[4]。相反,对已经有肱骨头上移者可能是有害的[31]。

关节镜下二头肌腱切断术

此手术最早由1990年的法文文献报道。临床观察发现,肱二头肌长头腱自发性断裂可缓解肩袖疾病的疼痛。关节镜下长头腱切断术是一项简单且可重复的用于巨大肩袖撕裂的手术技术[31]。已被接受并成为常见关节镜术式。研究表明,腱切断术仅会使得肩峰-肱骨间距平均减小1.3mm。残留肩袖的脂肪浸润和萎缩会影响镜下腱切除的手术效果[31]。无论是否对并存的肩病损进行处理,这个简单手术都会有效[31]。

关节镜下肱二头肌长头肌腱固定术

关节镜手术的发展使本技术流行起来。腱固定的方式、固定材料不断更新。可将肌腱残端缝合固定在完好的肩胛下肌或肩袖组织上,也可采用小切口用生物腱固定螺钉。这尤其适用于年轻活动量大的运动员或职业要求者。

应将长头腱固定于肱骨结节间沟内。其他位置是非解剖及非生理的,可能会引起远期肩关节功能障碍和疼痛。如将长头腱固定于肩袖间隙,会造成肩关节不稳、肩袖间隙增厚及瘢痕化[8]。无论切开或关节镜下将长头肌腱固定于喙突或联合腱上,会改变肌腱的走行,胸大肌止点下的牵拉或粘连可引起疼痛[30]。另外,肱骨近端应力增加可能导致肩峰下撞击。亦有报道将长头肌腱固定于大结节,但这样会形成与喙肩弓的撞击。千万不能只将肌腱固定于结节间沟而不切断其在肩胛骨上的起点,这样会引起医源性的长头肌腱嵌顿[1]。必须切除盂肱关节内的长头肌腱部分。将长头肌腱缝合于胸大肌腱很简单,但交叉牵拉会引起疼痛[15]。

关节镜下腱-骨固定是成功的。术中用缝线标记长头肌腱,向远端松解游离直至冈上肌附近。将肌腱抽出,缝好牵拉入结节间沟钻好的骨孔内,生物腱固定螺钉将其固定。

术后护理

术后康复锻炼计划取决于是单纯的还是复合手术。术后采用休息、冰敷和非甾体抗炎药物缓解症状[15]。如单纯肌腱切断术,患者可在无痛情况下自由活动。如行腱固定术,吊带保护4周,轻度日常活动可避免关节僵硬[15]。必须严格限制主动屈肘及前臂旋后,以免增加腱固定处的负荷。术后约6~8周开始进行力量训练。术后3~6个月可进行体育运动[15]。如同时进行了其他手术,如肩袖修复,肩胛下肌修复,应以这些手术的康复要求优先。

总结

我们逐渐认识到肱二头肌长头腱损伤会导致肩关节疼痛与功能受限。但其仍未得到彻底了解,临床和影像诊断还不明确。关节镜下动态检查改变了我们对长头肌腱损伤的了解,并改变了治疗方式。根据患者的运动需求、美观要求及有无其他肩关节内疾病选择长头肌腱切断及腱固定。目前认为肱二头肌长头肌腱对于肩关节功能作用有限,故手术医师应认识到保留病变的肌腱会比切除它结果更糟。

参考文献

1. Ahrens, P.M., Boileau, P.: The long head of biceps and associated tendinopathy. J. Bone Joint Surg. Br. **89**(8), 1001–1009 (2007)
2. Barber, F.A., Field, L.D., Ryu, R.K.: Biceps tendon and superior labrum injuries: decision making. Instr. Course Lect. **57**, 527–538 (2008)
3. Burkhead, W.Z., Arcand, M.A., Zeman, C., et al.: The biceps tendon. In: Rockwood, C.A., Matsen, F.A., Wirth, M.A., et al. (eds.) The Shoulder, vol. 2, 3rd edn, pp. 1059–1119. WB Saunders, Philadelphia (2004)
4. Boileau, P., Ahrens, P.M., Hatzidakis, A.M.: Entrapment of the long head of the biceps tendon: the hourglass biceps a cause of pain and locking of the shoulder. J. Shoulder Elbow Surg. **13**, 249–257 (2004)
5. Carpenter, J.E., Wening, J.D., Mell, A.G., et al.: Changes in the long head of the biceps tendon in rotator cuff tear shoulders. Clin. Biomech. **20**, 162–165 (2005)
6. Chen, C.H., Hsu, K.Y., Chen, W.J., et al.: Incidence and severity of biceps long head tendon lesion in patients with complete rotator cuff tears. J. Trauma **58**, 1189–1193 (2005)
7. Curtis, A.S., Snyder, S.J.: Evaluation and treatment of biceps tendon pathology. Orthop. Clin. North Am. **24**(1), 33–43 (1993)
8. Elkousy, H.A., Fluhme, D.J., O'Connor, D.P., Rodosky, M.W.: Arthroscopic biceps tenodesis using the percutaneous, intra-articular trans-tendon technique: preliminary results. Orthopaedics **28**, 1316–1319 (2005)
9. Favorito, P.J., Harding, W.G., Heidt, R.S.: Complete arthroscopic examination of the long head of the biceps tendon. Arthroscopy **17**, 430–432 (2001)
10. Friedman, D.J., Dunn, J.C., Higgins, L.D., Warner, J.J.: Proximal biceps tendon: injuries and management. Sports Med. Arthrosc. **16**(3), 162–169 (2008)
11. Froimson, A.I., Oh, I.: Keyhole tenodesis of biceps origin at the shoulder. Clin. Orthop. **112**, 245–249 (1975)
12. Gerber, C., Sebesta, A.: Impingement of the deep surface of the subscapularis tendon and reflection pulley on the antero-superior glenoid rim: a preliminary report. J. Shoulder Elbow Surg. **9**, 483–490 (2000)
13. Glueck, D.A., Mair, S.D., Johnson, D.L.: Shoulder instability with absence of the long head of the biceps tendon. Arthroscopy **19**, 787–789 (2003)
14. Habermeyer, P., Magosch, P., Pritsch, M., et al.: Anterosuperior impingement of the shoulder as a result of pullet lesions: a prospective arthroscopic study. J. Shoulder Elbow Surg. **13**, 5–12 (2004)
15. Hsu, S.H., Miller, S.L., Curtis, A.S.: Long head of biceps tendon pathology: management alternatives. Clin. Sports Med. **27**(4), 747–762 (2008)
16. Kuhn, J.E., Lindholm, S.R., Huston, L.J., et al.: Failure of the biceps superior labral complex: a cadaveric biomechanical investigation comparing the late cocking and early deceleration positions of throwing. Arthroscopy **19**, 373–379 (2003)
17. Lafosse, L., Reiland, Y., Baier, G.P., et al.: Anterior and posterior instability of the long head of the biceps tendon in rotator cuff tears: a new classification based on arthroscopic observations. Arthroscopy **23**, 73–80 (2007)
18. McFarland, E.G., Kim, T.K., Savino, R.M.: Clinical assessment of three common tests for superior labral antero-posterior lesions. Am. J. Sports Med. **30**, 810–815 (2002)
19. Mohtadi, N.G., Vellet, A.D., Clark, M.L., et al.: A prospective, double-blind comparison of magnetic resonance imaging and arthroscopy in the evaluation of patients presenting with shoulder pain. J. Shoulder Elbow Surg. **13**, 258–265 (2004)
20. Neer II, C.S.: Anterior acromioplasty for the chronic impingement syndrome in the shoulder. J. Bone Joint Surg. Am. **87**, 1399 (2005)
21. Nam, E.K., Snyder, S.J.: The diagnosis and treatment of superior labrum, anterior and posterior (SLAP) lesions. Am. J. Sports Med. **31**(5), 798–810 (2003)

22. Osbahr, D.C., Diamond, A.B., Speer, K.P.: The cosmetic appearance of the biceps muscle after long-head tenotomy versus tenodesis. Arthroscopy **18**, 483–487 (2002)
23. Patton, W.C., McCluskey III, G.M.: Biceps tendinitis and subluxation. Clin. Sports Med. **20**(3), 505–529 (2001)
24. Ryu, J.H., Pedowitz, R.A.: Rehabilitation of biceps tendon disorders in athletes. Clin. Sports Med. **29**(2), 229–246 (2010)
25. Sethi, N., Wright, R., Yamaguchi, K.: Disorders of the long head of the biceps tendon. J. Shoulder Elbow Surg. **8**(6), 644–654 (1999)
26. Tennent, T.D., Beach, W.R., Meyers, J.F.: A review of the special tests associated with shoulder examination: part II: laxity, instability, and superior labral anterior and posterior (SLAP) lesions. Am. J. Sports Med. **31**, 301–307 (2003)
27. Tuoheti, Y., Itoi, E., Minagawa, H., et al.: Attachment types of the long head of the biceps tendon to the glenoid labrum and their relationships with the glenohumeral ligaments. Arthroscopy **21**, 1242–1249 (2005)
28. Toshiaki, A., Itoi, E., Minagawa, H., et al.: Cross-sectional area of the tendon and the muscle of the biceps brachii in shoulders with rotator cuff tears: a study of 14 cadaveric shoulders. Acta Orthop. **76**, 509–512 (2005)
29. Vangsness Jr., C.T., Jorgenson, S.S., Watson, T., Johnson, D.L.: The origin of the long head of the biceps from the scapula and glenoid labrum: an anatomical study of 100 shoulders. J. Bone Joint Surg. Br. **76-B**, 951–954 (1994)
30. Verma, N.N., Drakos, M., O'Brien, S.J.: Arthroscopic transfer of the long head biceps to the conjoint tendon. Arthroscopy **21**, 764 (2005)
31. Walsh, G., Edwards, B.E., Boulahia, A., et al.: Arthroscopic tenotomy of the long head of the biceps in the treatment of rotator cuff tears: clinical and radiographic results of 307 cases. J. Shoulder Elbow Surg. **14**, 238–246 (2005)
32. Walsh, G., Nove-Josserand, L., Levigne, C., et al.: Tears of the supraspinatus tendon associated with "hidden" lesions of the rotator interval. J. Shoulder Elbow Surg. **3**, 353–360 (1994)
33. Warner, J.J.P., McMahon, P.J.: The role of the long head of the biceps brachii in superior stability of the glenohumeral joint. J. Bone Joint Surg. Am. **77**, 336–372 (1995)

第十六章 上肢损伤治疗后的康复和恢复运动

Kumaraswami R. Dussa

白露 译

内容

介绍	165
机体愈合过程	165
愈合过程的两个阶段	165
急性期治疗	166
什么是运动创伤？	166
常见的运动创伤类型	166
重回赛场意味着什么？	166
伤病恢复期的风险	166
重返赛场之前	166
独特及不同的概念	166
我受伤了该怎么办？	166
重返赛场：艰难的决定	166
这是个多学科的问题	166
该听谁的？	166
谁有答案？	167
无干扰地决策	167
了解患者及其运动	167
从专业运动员身上学到的	167
职业运动员快速康复的提示	167
训练的组成部分	167
适应性训练缩短康复时间	167
损伤与运动项目有关	167
影响因素	168
安全恢复运动指南	168
如何加快恢复	168
上肢手术后康复举例	168
关节镜下肩前方稳定术	168
时间表	168
肩SLAP损伤	168
参考文献	169

K. R. Dussa
Department of Orthopaedics, B Y L Nair Charitable Hsopital and T N Medical College, 1/31, Ganesh Co-operative Society, Shivaji Nagar, Dr. Annie Besant Road, 400030 Worli, Mumbai, Maharashtra, India
e-mail: drkumar30@rediffmail.com, drkumardussa@gmail.com

介绍

无论参加何种体育运动，都可能受伤。恰当地评估损伤、了解如何治疗损伤、确定正确的方式将有利于尽早康复并重回赛场[1]。如果带伤上场，简单的肌肉疼痛也可能会变成严重问题。疲劳的时候，原本轻微的肌肉疼痛会变成肌肉拉伤或撕裂。

机体愈合过程

骨折或韧带断裂的一瞬间，修复就开始了。

受伤时：受损的细胞释放化学物质，激发炎性反应。局部血管扩张血流增加运送营养物质至伤处。

伤后数小时：白细胞随血流迁移受伤局部，破坏清除坏死组织，使其他专门的细胞形成瘢痕。

伤后数天：体表或体内瘢痕开始形成。瘢痕的多少与与炎症、肿胀和出血的程度有关。在此后的数周中，随着瘢痕组织的形成，损伤部位的强度也逐渐增加。

伤后一个月内：疤痕组织开始收缩，使损坏、破裂或分离的组织连在一起。但是，可能需要数月或更长时间才能完全愈合。疤痕使受伤部位紧张或僵硬，增加再损伤的风险。这就是为什么拉伸和预牵收缩训练是如此的重要。坚持每天拉伸肌肉，是运动前热身的第一步。

愈合过程的两个阶段

生理及心理

即使生理创伤已经痊愈，首先要确认已经在心理上做好了重返运动场的准备。自信和坚持是运动员重回赛场的关键。

急性期治疗

急性期的治疗目的是减轻肿胀及炎症。RICE（R 休息；I 冰敷；C 加压包扎；E 患肢抬高）并限制活动。治疗方案的选择依伤情而定，包括手术治疗、支具和石膏固定等。不要等到损伤愈合后再恢复体形。在恢复的第二阶段，运动员应进行训练以获得患肢的完全活动度及力量。方案的制定需要临床医师、康复治疗师以及职业体能教练共同参与。

什么是运动创伤？

广义地讲，运动创伤是指多发生于体育运动的创伤。有些是因为意外，有些是由于训练不当、训练器械不合适、缺少适应性训练或热身与牵伸不够等原因导致。

常见的运动创伤类型

- 肌肉扭伤及拉伤
- 韧带断裂
- 肌腱断裂
- 关节脱位
- 骨折，包括椎体

重回赛场意味着什么？

指损伤或手术后运动员康复，参加原来级别的体育运动。

伤病恢复期的风险

运动员在完全愈合康复之前参加运动，很可能再次受伤并因此延长康复时间。安全地加快运动员重返赛场[2]的处理措施包括：

- 早期诊断
- 立即治疗
- 完全的功能康复锻炼

重返赛场之前

- 有最基本的体能
- 有完成动作的信心
- 确保不会出现受伤部位再受伤或新的损伤

独特及不同的概念

- 每一位患者都是不同的
- 每一例损伤都是不同的
- 每一项运动都是不同的
- 在团队中，每个运动员的作用是不同的。

你什么时候愿意再次参加引起你损伤的体育运动？在恢复运动初期能控制自己以免再次受伤。按照拇指法则给自己制定一个计划，然后进行非冲击式交叉训练进行额外适应。

我受伤了该怎么办？

无论创伤是急性还是慢性，都没有任何理由带伤运动，只要有疼痛，就一定要停下来！继续活动就是继续伤害。

重返赛场：艰难的决定

- "我什么时候能恢复运动？"是运动医学医生经常要回答的问题
- 问这个问题的患者往往需要一个准确的回答，并且其内心盼望能够快速康复
- 遗憾的是，医学不是只有黑白的艺术品，更像是调色盘中不同灰阶的颜色的艺术[4]
- 医学的不确定性不仅是在诊断和治疗上，也表现在做恢复运动的决定的时候

这是个多学科的问题

下列因素都起了重要的作用：
- 运动员的职业生涯很短
- 家长并不总能预先降低健康风险
- 职业运动员的高收入、男女运动员更多的职业运动机会、不断增加的为儿童组织的运动，都给年轻运动员压力，迫使他们"专业化"
- 成为"大赢家"会有助于其运动声望
- 害怕失去位置
- "带伤上阵"是许多运动员的形象，甚至初中的运动员也努力效仿
- 媒体宣传"带伤比赛"，传达了错误的信息

该听谁的？

- 教练
- 康复理疗师
- 运动医学内科医生
- 骨科医师
- 同事
- 你自己：你的身体

谁有答案?

因为缺少或没有长期的临床数据,通常答案来自流行的说法以及个人经历。过早重返赛场可能会再次受伤或变为慢性损伤而需要更长的恢复时间。当然,等待时间太长也会使运动员失去状态[5]。

无干扰地决策

- 永远把患者放在首位
- 了解医学或肌肉骨骼损伤
- 如果伤情不明或需要更多信息,咨询有关人员
- 虽然难以决定运动员恢复运动的时机,但属于在医生的初级管理和适当指导范围内
- 如果患者的指导者对该运动员的训练计划不熟悉,你应该替患者提出特殊问题或解释患者最需要的问题

了解患者及其运动

每一位患者都有其特别的担心,所以应该进行个体化治疗。先不要假设患者着急重返赛场。如果你不问,你不会得到让你吃惊的答案。考虑运动、水平、目标和病损,如果有任何一项很突出,再次评估恢复比赛的风险。治疗不是比谁先回到赛场。我们的职责是让患者安全地返回赛场。为此,我们必须明确训练如何影响患者的伤情,环境如何影响参加比赛。没有人愿意中途因伤而坐冷板凳。我们的目标是让运动员尽快恢复运动。

从专业运动员身上学到的

为什么专业运动员好像比娱乐性运动员康复地更快?专业运动员受伤时身体条件极佳,这种体质在很多方面帮助了他们。有研究表明,良好的身体素质不仅能预防伤病的发生,还能够减轻伤病程度并加速恢复。专业运动员一般在受伤后可及时得到治疗,缩短了急性期,从而减轻肿胀及僵硬和肌肉张力降低的程度。另外,专业运动员在理疗师或特别训练师那里做得很努力。

职业运动员快速康复的提示

- 常年保持平衡的身体锻炼
- 出现伤病尽早发现,及时治疗
- 接受完全功能康复过程
- 受伤期间保持体能
- 保持积极向上的心态

训练的组成部分

- 持续时间
- 频率
- 强度

每一步训练都要严格按照康复师和医生的要求进行。如关节活动范围恢复后,可进行轻柔的牵伸和力量练习。具备条件后,可增加负重训练来增加损伤部位的力量。关键是避免引起的疼痛的动作。无论哪种损伤类型,在让受伤部位休息的时候,总有替换练习可做[6]。

适应性训练缩短康复时间

受伤前的身体状态影响伤后的恢复。保持健康不仅能减低再受伤的风险和程度,还能够缩短恢复期。

休息:虽然早期活动很重要,但伤后还需休息,损伤需要时间去愈合。适当的休息缩短病程。平衡的休息和康复是关键。

冷敷:局部冰袋应用可收缩血管减少血流而缓解炎症和疼痛。适宜在伤后48小时内使用。

热敷/热疗:热加压、灯、热敷能使得受伤局部血管扩张,血流量增加。有利于坏死组织的清除,带去更多营养而促进愈合。热亦可缓解疼痛。但不能在受伤48小时内使用。

电刺激:轻微的电流刺激可防止神经穿入疼痛信号缓解疼痛、减轻肿胀、使制动肢体的肌肉收缩,防止肌肉萎缩,保持或增加肌肉力量。

超声波:高频声波直接作用到受伤的组织深部而产热,增加局部血供利于愈合。

按摩:手工加压摩擦等处理有助于放松肌肉,增加伤处血供。

局部止痛药:可在患处直接应用,缓解疼痛。

损伤与运动项目有关

- 膝关节是最常受伤的部位。其次是肩关节
- 英式橄榄球的受伤人数/小时最高
- 英式橄榄球20%伤病集中在肩关节
- 35%的肩关节损伤都是复发性的。如果有一侧肩关节损伤,另一侧肩关节受伤可能性非常大[3]
- 擒抱(tackle)是肩关节受伤的主要动作,是49%英式橄榄球比赛致伤的原因

- 投掷和爆发动作也容易导致肩关节受伤(板球、棒球、排球和网球)

影响因素

- 受伤类型
- 受伤机制
- 保守治疗
- 手术治疗(不同术式)
- 康复锻炼
- 伤前患者状态
  还有患者的生理心理状态。

安全恢复运动指南

- 无痛
- 无肿胀
- 关节活动正常(与健侧相比)
- 力量恢复正常或接近正常(指导达到健侧的90%)
- 就上肢创伤而言,可正常投掷且无痛
- 即使患者已感觉100%康复,也可能会有力量、关节稳定性、柔韧性或技术的欠缺,数月内仍需注意

如何加快恢复

- 常年保持身体状态
- 留意警示症状
- 一旦受伤立即治疗
- 完成全部康复计划
- 知道何时能重返赛场
- 受伤期间仍保持体能
- 保持健康向上的心态[7]

上肢手术后康复举例

关节镜下肩前方稳定术

- 术前康复锻炼很重要
- 术后康复计划

   第一阶段练习:(当天~3周)
   吊带+体带保护3周
   活动指间关节、腕关节和尺桡关节
   站立时肘关节屈伸
   保持腋窝卫生
   教育姿势意识和肩胛位置
   如无痛,被动屈曲至90°
   如无痛,外旋肩关节至中立位
   带吊带进行核心稳定性练习(如果适用)
   不能同时外展外旋

   第二阶段练习:(术后3~6周)
   去除体带,脱离吊带
   无痛时主动辅助下屈曲肩关节
   主动辅助下外展至60°
   主动辅助在外旋肩关节(无痛)
   开始本体感觉练习(90°以下最小承重)
   不能外展同时外旋

   第三阶段练习:(6~12周)
   6周去除吊带
   恢复肩胛骨和肩关节的稳定性,重点是控制而不是活动范围
   逐步增加运动范围
   加强肩袖肌肉
   通过开放和封闭的链练习来增加本体觉
   逐步进行核心稳定性练习
   如果需要的话,确保后部紧张

时间表

术后6周:主动抬肩达术前水平。

术后12周:与健侧相比,80%肩外旋活动度恢复。

全范围的活动模式正常	
活动	可恢复的日常/体育运动
坐姿工作	能容受
手工劳动	3个月
驾驶	6~8周
蛙泳	6周
自由泳	12周
高尔夫	3个月
举重	轻重量举重可在3周开始 3个月内避免举重物
接触性运动	3个月,骑马、足球、武术、球拍类运动及攀岩

肩SLAP损伤

第一阶段练习:3周内
3周后弃用吊带

意识姿势和肩胛位置

评估动力链的控制,并提供所需要的练习

恢复肩胛骨及盂肱关节稳定性,进行肩关节控制而不是活动范围训练

能耐受时增加被动运动范围

进展为能耐受的主动辅助下肩关节活动

能耐受的闭链运动

佩戴吊带,核心稳定性练习(如果适用)

第二阶段练习:3 周后

逐步主动盂肱关节的屈曲、外展及内外旋

肩胛稳定肌练习

加强肩袖肌肉力量

后方复合体拉伸

通过开、闭链练习增加本体感觉

第三阶段练习:6 周后

确保肩后关节囊柔韧性

如果有指征,手法治疗可以减轻僵硬

评估肱二头肌功能,控制肩胛增加二头肌离心练习

进展到运动相关康复。

时间表

术后 6 周:主动全范围上举。

术后 12 周:肩关节全活动范围恢复,离心与向心运动时肩胛骨动力稳定性好。

活动	可恢复的日常/体育运动
坐姿工作	能容受
手工劳动	6~12 周
驾驶	3~6 周
蛙泳	3 周
自由泳	6 周
高尔夫	6 周
举重	轻重量举重可在 3 周开始 3 个月内避免举重物
接触运动	6~12 周,骑马、足球、武术、球拍类运动,攀岩

参考文献

1. Cantu, R.C.: Guidelines for return to contact sports after a cerebral concussion. Phys. Sportsmed. **14**(10), 75–83 (1986)
2. Kelly, J.P., Nichols, J.S., Filley, C.M., et al.: Concussion in sports: guidelines for the prevention of catastrophic outcome. JAMA **266**(20), 2867–2869 (1991)
3. Kelly, J.P., Rosenberg, J.: Practice parameter: the management of concussion in sport (summary statement). Neurology **48**(3), 581–585 (1997)
4. Putukian, M.: Return to play: making the tough decisions. Phys. Sportsmed. **26**(9), 25–27 (1998)
5. Roos, R.: Guidelines for managing concussion in sports: a persistent headache. Phys. Sportsmed. **24**(10), 67–74 (1996)
6. Sundberg, S.: Returning to sports after an ankle injury. Sports Trauma Journal of New Zealand **12**(5), 64-66 (2003)
7. Torg, J.S.: Athletic Injuries to the Head, Neck and Face. Lea & Febiger, Philadelphia (1982)

第四部

上肢运动伤：腕与肘

第一章 肘部运动伤

Luigi Adriano Pederzini, Massimo Tosi, Mauro Prandini, Fabio Nicoletta, and Vitaliano Isacco Barberio

高亮 译

内容

介绍	173
手术技术	173
剥脱性骨软骨炎	174
游离体	175
过度运动负荷所致病变:肱骨-鹰嘴抵触及肱骨-冠突抵触	176
肱骨外上髁炎	176
结论	177
参考文献	177

L. A. Pederzini(✉)
Orthopaedic and Arthroscopic Department,
New Sassuolo Hospital, via F. Ruini, 2, 41049 Sassuolo, Italy and via Saragozza n. 130, 41100 Modena, Mo, Italy
e-mail: gigiped@hotmail.com

M. Tosi
Orthopaedic and Arthroscopic Department,
New Sassuolo Hospital, via Monteverdi n. 4, 41011
Campogalliano, Mo, Italy
e-mail: massimo2k8@yahoo.it

M. Prandini
Orthopaedic and Arthroscopic Department,
New Sassuolo Hospital, via Bernini n. 8, 41051 Castelnuovo
Rangone, Modena, Mo, Italy
e-mail: prando2000@yahoo.it

F. Nicoletta
Orthopaedic and Arthroscopic Department,
New Sassuolo Hospital, via Marchese. 17, 41043 Formigine, Mo,
Italy
e-mail: fabionicoletta@yahoo.com

V. I. Barberio
Orthopaedic and Arthroscopic Department,
New Sassuolo Hospital, via dell'Alloro n. 10, 41100
Modena, Mo, Italy
e-mail: isack79@gmail.com

介绍

投、推、抵、握等动作均会带来肘部巨大应力。急性损伤或反复微损伤可影响关节面、关节囊、韧带及肌肉组织,破坏肘部正常解剖结构和功能[1,5]。运动员肘部骨折发生率没有腱性不稳高,与普通人群发病率相当。神经血管的急性损伤很少见,多表现为慢性的神经血管改变。反复应力会导致骨骼系统改变,进而产生相应的症状,比如骨肥大、牵拉性骨刺、游离体、骨赘形成以及软骨缺损。在投掷类运动中,反复的外翻应力导致肘部微创伤,如前斜韧带(主要的外翻稳定结构)应力损伤,和肱桡关节关节面(次要的外翻稳定结构)的压力损伤。最终肘外翻畸形严重失去生理功能,还有肘部屈曲型挛缩畸形。解剖学改变显示了一种病理机制:鹰嘴内侧尖端反复抵触鹰嘴窝的内侧壁,进而导致滑膜炎、骨赘及游离体产生。在一项样本量达570个病例的研究中,研究者着重关注运动所致的肘部疾患(114例,见表1)。约30%的职业棒球运动员有上述损伤,比如冠突及鹰嘴内侧嵴的牵拉骨刺。由于前斜韧带失效,肱桡关节承受过度压力造成肱桡关节的软骨损伤,如肱骨小头及桡骨小头的剥脱性软骨炎。故而本章将着重介绍剥脱性软骨炎、鹰嘴-肱骨抵触症、冠突-肱骨抵触症以及肱骨外上髁炎。其中很多可以借助关节镜进行治疗。

表1 病因回顾

114 例	与 5 年内的运动有关
22 例	15 例肱骨小头内前区 OCD,7 例肱骨小头内后区 OCD
35 例	游离体
24 例	肱骨内上髁炎
33 例	退变,与上提或长期用力有关

手术技术

手术在全麻下进行,唤醒患者,植入腋窝麻醉的弹性泵。上止血带后改为俯卧位,让关节自然下垂,上臂下方放置软垫。在皮肤上标记前后入路切口。如有屈曲障碍或尺神经卡压,可行切开尺神经松解术。每个肘关节镜手术都需用三角技术探察前后两个间室。要保证镜下的良好视野。后侧的3个入路包括：下方、正中、经三头肌或三头肌旁入路,这些入路可以对肘后间室进行探察、实施复杂操作,如清除鹰嘴骨赘、游离体及对鹰嘴窝的处理。因尺神经走行于肘关节内侧,故术中需精细操作,可经皮肤行肘内侧辅助切口,用关节镜拉钩保护尺神经（图1）。

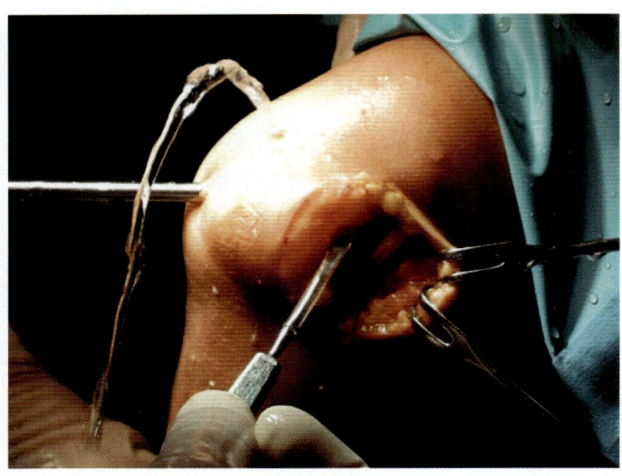

图1　尺神经松解后,镜头放置在"软点"处,经皮下软组织的辅切口以保护尺神经

这样可保证在清晰的视野下清扫内侧骨赘,若仍有内侧残留骨赘,可改切开手术予以切除。投掷、举重和推等运动所致的退行性病变常有游离体和骨赘。前间室探察时先做前内侧入路,再做前外侧入路。可用有创的器械及三角技术清除骨赘、游离体。若有必要,可行前侧辅助入路切开前关节囊,置入拉钩以保护前方血管神经丛及骨间前神经。可先从外向内清除最近端的关节囊,形成视野（图2）。去除冠

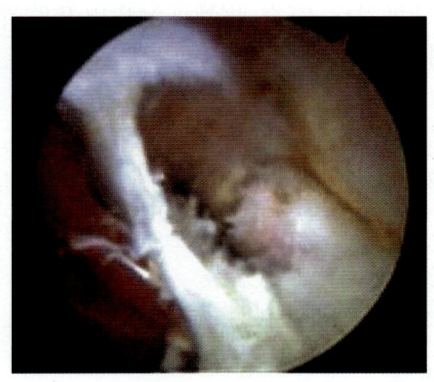

图2　左侧为肱肌,前关节囊切开后的前关节囊和关节内观

突骨赘能增加肘关节屈曲度。在举重运动员较常见。前方入路可清楚地观察桡骨头及其软骨边缘、对应的肱骨小头,这里是软骨病变好发的位置。手术最后需要缝合手术切口,放置引流管。引流管一般留置2～3天,术后第1天即可活动关节。

剥脱性骨软骨炎

剥脱性骨软骨炎（OCD）是一类病因不明的、不同关节都可发生的病变。好发年龄为10～15岁,病理表现为骨软骨层的局限性剥脱,多累及肱骨小头[11,12]。临床表现包括反复疼痛、进展性功能障碍,出现约15°的继发性屈曲挛缩或关节肿胀,症状多可在休息后缓解。病因可能与原因不明的血管病变或者创伤所致的缺血性骨坏死有关[3,7,10]。早期X线检查常为阴性,或只显示为浅影或局限性密度减低。进展期可见游离体及肱骨小头的形态改变。MRI及CT可更清楚地确定病变程度及有无软骨损伤。OCD需与Panner病（Panner's disease）相鉴别,该病主要特点为整个肱骨小头的碎裂或结构改变,好发于5～10岁的儿童,急性起病,通常可自愈。病因是肘外侧的压迫所致损伤,在练习棒球或者投掷类运动的儿童中多发。治疗是对症的,一般需要将受累关节制动较长时间。相反,OCD几乎不会自然好转,最终导致肱骨小头或者桡骨头的结构改变及关节内游离体。其治疗与骨软骨片是否分离有关。如果没有碎片,停止运动及限制关节活动足以使创伤痊愈。此后应避免投掷类运动或其他与肘关节密切的活动。如果碎片分离需取出,清理创面并进行微骨折术[4,21]。该治疗可恢复患肘关节功能,但是肘关节不能再超负荷。目前文献没有OCD碎片清理及微骨折后15年的复习。个人经验显示确实有少数患者术后再次就诊,至少5年前医生曾建议他们保持正常运动。我们建议在术后至少6个月内禁止体育锻炼。近些年,随着关节镜技术的应用,医师已可在肘部开展像在其他关节一样,如马赛克术（自体骨软骨）（图3、图4）填补OCD形成的缺损。当肱骨小头的前侧有剥脱时,可采用前内侧和前外侧入路,后外侧入路可用来进行肱骨小头后侧的手术。对关节囊屈曲挛缩者,需切除前关节囊。桡骨头的骨软骨剥离可在从事投掷类运动的年轻人中见到,尽管很少需要上述手术。在年轻患者中,即使是极重的病例,应不惜任何代价避免桡骨头的切除。

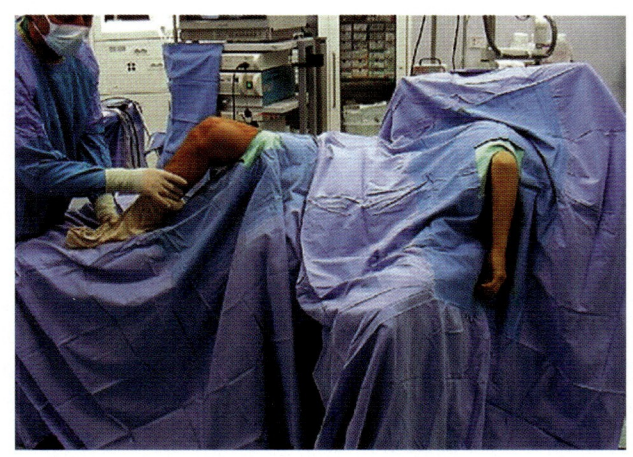

图 3 进行由膝移植至肘的软骨成形术时,患者保持侧卧位,髋关节外旋以使得膝关节镜易于从外侧滑车处取材

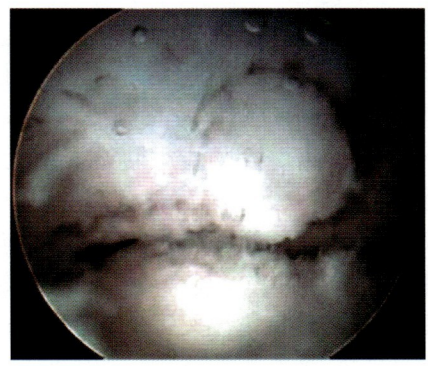

图 4 移植物放置于肱骨外侧髁 OCD 的骨缺损处

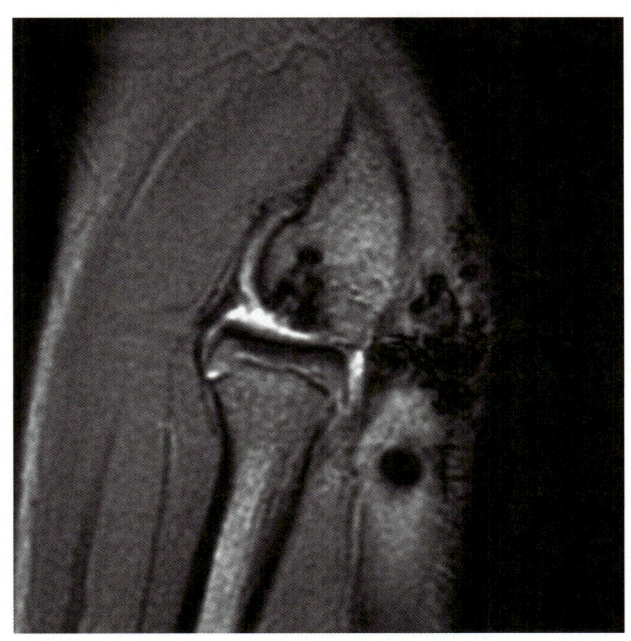

图 5 4 个月后的 MRI 显示骨软骨柱长入良好

患者取侧卧位,髋部过外旋以便关节镜下截取股骨外侧滑车的圆柱形骨块。经肘后"软点"的后-外侧的两个入路可确定缺损并修整缺损以适合移植骨块。此种压配的圆柱形骨块可保持稳定,术后 4 个月的 MRI 可见移植骨块生长良好(图5)。

游离体

很多病理改变都可产生游离体。患者可能仅因一次创伤(软骨或骨软骨),或反复的微创伤或者重复性的动作而产生游离体,又如患某种风湿类的疾病。不只是从事滑雪、摩托车、橄榄球等具有直接、高能量创伤风险的运动员,还有举重、体操和所有涉及投掷动作(棒球、标枪或链球等)、以及有重复肘外翻应力的运动员。这些动作会使肘关节发生微创伤和内侧韧带的松弛,造成软骨压力不均而产生鹰嘴后-内侧的抵触、骨赘的形成、退行性改变以及游离体[19,24]。OCD 是导致年轻运动员(特别是体操和投掷运动员)关节内游离体形成的常见原因之一,OCD 与 Panner 病需鉴别,后者又称为少棒肘(Little Leaguer's elbow),常见于年轻患者,多源于肱骨小头的血管病变,预后良好。肘部(膝、肩和髋)游离体的另一个原因是滑膜软骨瘤病(源自滑膜的良性软骨化生),临床表现为肘部疼痛、肿胀、容积缓慢增大以及关节活动明显受限。影像学表现为多发圆形不透光区。游离体的成分为骨性或软骨性,故而其 X 线透光性亦有不同。游离体呈白色、有光泽、坚硬和圆形,类似卵石状游离体,游离或与滑膜相连。组织学特点包括:滑膜组织内可见软骨组织小叶,细胞成分较多且有不典型、多形核增生伴有丝分裂,以至于常与软骨肉瘤相混淆。实际上原发性滑膜软骨瘤病是良性病变,可局部复发,但恶变几率极低,所以最佳治疗是连同滑膜一起切除。还有一种是继发于关节炎的滑膜软骨瘤病,来自关节面的软骨及骨碎片可寄生在滑膜内并进一步破坏关节组织[15]。关节炎是产生游离体的另一原因,其游离体大小不一,在这种情况下,单纯清理游离体往往不够,还需行关节囊及骨赘清除术[16,17]。术前,需全面评估关节不同水平的活动范围以及不同外翻应力下的稳定度。标准的 X 线片(前后位、侧位及轴位片)可显示骨结构,尤其是前间室内不透光的游离体,但对后室和软骨游离体显示不清[18]。而 CT(包含三维重建)及 MRI 可提供很好的补充。CT 可显示小至 3mm 的游离体,并可显示后间室。MRI 是非常可靠的,与关节镜检结果相符程度较高,尤其适用于剥脱性软骨炎及滑膜软骨瘤病早期。游离体可在肘关节的各个间室内产生,其位置与病因有关联:投掷类运动员的游离体继发于伸展时的过度外翻应力,多出现在后间室;OCD 或 Panner 病的碎片多出现在前侧或桡骨头的外侧间室。那些继发于创伤的游离体多在冠突、鹰嘴顶端以及桡骨头附近。因此,不仅需要探查前后间室,还需探查后外侧软点,这都是游离体的"家"。寻找游离体形成的原因很重要,可能的话,清除游离体时可一并治疗病因以减少复发。同理,在关节炎的患者中,去除骨赘、切除关节囊非常重要。滑膜软骨瘤病需要广泛切除滑膜。在 OCD 患者中,需要固定软骨片段、微骨折或马赛克骨软骨修复。在预期的位置没有发现游离体,就要探察各个间室。小于 3mm 的游离体仅做冲洗即可清除。一旦发现游离体,减小冲洗速度以防其进入其他间室。较大的或者部分附着的游离体可用钳子取出,要夹牢以防止其脱落至肌肉或皮下组织中。更大的游离体需要使用骨刀或磨削切碎后通过扩大切口取出。可先用 18 号腰穿针固定后再清除。前侧较大碎片可通过套管使用钳子夹住,在游离体长轴方向上夹紧,同时通过内侧入路使用关节镜推挤它,使软组织分开。

过度运动负荷所致病变:肱骨-鹰嘴抵触及肱骨-冠突抵触

肱骨-鹰嘴抵触及肱骨-冠突抵触是肘部长期反复应力所致骨质表现,常在某些运动员中出现。肱骨-鹰嘴抵触多见于投掷类运动,如排球、手球、棒球或标枪等。这类运动中上肢过头伸肘过程中对肘后间室产生过度应力[9]。对棒球投手的肘的研究最为深入,几乎 30% 的职业运动员患有该病,且与年龄有相关性。肘内侧的症状与 97% 的肘部疾患有关。在那些需要做出类似动作的运动中,如美式足球、排球、网球和标枪运动员也有同样情况[9]。各类投掷运动姿势可能在技巧上有差异,但本质上是相同的。投掷动作可分解为 5 期,前 3 期包含持物和竖起,上臂举高前臂最大程度旋后。紧接着的第 4 期为加速期,肩部肌肉对上肢产生巨大的向前的冲力,伴肱骨的内旋、外展和快速伸直肘关节。将球体掷出第 4 期结束,仅 40~50ms 就可使肘部角速度达到 600 000°/s[20,23]。第 5 期为肘部伸直运动结束。整个过程简单地说就是先上肢加速,紧接着前臂停止运动。主要的减速结构是上肢屈伸肌肉,而肱骨-鹰嘴是真正的刹车装置,运行偏差即会导致鹰嘴尖端内侧与鹰嘴窝内壁抵触。反复的冲击会导致滑膜炎、骨赘产生以及后间室游离体。如果我们将尺侧副韧带的持续松弛纳入这种"机械性停止"机制之中,就更易于理解肘外侧柱病理变化的发生过程。实际上外翻应力导致肱桡关节间异常压力,进而导致局灶性滑膜炎、肱骨小头及桡骨头的骨软骨病变,最后形成游离体。这种牵拉机制作用在肘内侧间室,可导致尺神经的牵拉。年轻运动员可出现肱骨小头或桡骨头剥脱性软骨的缺血性改变炎。标准的影像学检查可以显示一系列由于肘部慢性不稳所致的征象,如钙化、韧带骨化以及鹰嘴骨质轮廓的改变等。负重影像检查可明确诊断,尤其是可疑或表现并不明显的患者。MRI 可用于评估韧带撕脱、韧带部分损伤、部分层次损伤,并有助于了解损伤周围组织情况。CT 造影也可用于复杂的尺侧副韧带损伤的评估[20]。前方冠突-肱骨抵触最常见于橄榄球、拳击及举重运动员(也称为上举运动)。文献中报道此病变在投掷类运动比上举运动发生少。实际上,长期反复屈曲及举起动作会导致冠突上及冠突窝内的骨赘、游离体形成[20]。非手术治疗包括休息、非甾体抗炎药(NSAID)、投掷及牵拉姿势的更正。其次,建议投掷类运动员加强屈曲-旋前肌肉的康复训练,而举重类运动员加强伸展-旋后肌肉的康复训练。非手术治疗无效应进行关节镜或切开手术。直接后外侧入路可很好地清除后间室内游离体、切除滑膜、磨削鹰嘴骨赘和鹰嘴窝(鼠耳)。如果鹰嘴窝被炎性组织占据,清理是必要的。Wilson 等人报道了切除鹰嘴大骨赘的切开手术[6]。交替使用前上外侧、前上内侧入路,可以很容易地进入前间室,去除冠突骨赘、游离体,治疗滑膜炎或施行关节囊切开或切除术[25]。必须执行术后康复计划,需要患者、术者、治疗师及训练师合作。术后第一天即开始以 CPM、治疗师协助及自我辅助的活动范围练习。若术中行韧带重建,则术后根据体位使用稳定装置,需休息和保持制动 20 天,后续需要治疗师防止产生外翻-内翻及伸直应力。

肱骨外上髁炎

肱骨外上髁炎是肘肱骨外上髁处桡侧腕短伸肌(ERBC)及手指伸肌总腱腱膜的退行性腱病,业余及职业运动员可同样发病。最常见原因是肘部力量超载,不管是否参与运动[13]。每周至少运动 2 小时的运动员的发生率为人群发病率的 2~3 倍,超过 40 岁的运动员的发生率为普通人群的 3~4 倍[8]。男女发病率无差别。病因包括滑囊炎、滑膜炎、肌腱炎、骨膜炎、肌腱变性和肌腱损伤[22]。目前公认的病理机制为反复微创伤导致 ERBC 的微小病变引发修复组织出现,称为血管纤维母细胞增生或血管纤维母细胞性肌腱变性[2]。这些微小损伤及组织修复过程最终导致肌腱功能的丧失。典型的疾病史为:患者近期有肘部功能的过载,随后慢慢出现(优势侧)肘部外侧的疼痛,当然不总是这样。该病诊断主要依据临床症状。肘伸直位对抗背屈阻力时疼痛加剧。肘关节多无肿胀或轻微肿胀。触诊可见外上髁远端前方 5mm 处组织一致性降低以及肘部强迫背屈时疼痛感。肘关节活动范围与对侧相比大多正常,但在投掷类运动员中会表现伸直不全。影像学检查通常正常。保守治疗是金标准。然而大约 5%~10%(有报道称 25%)有系列症状的运动员需要手术治疗。手术治疗适用于保守治疗 3 月以上无效者。开放手术、经皮手术及关节镜手术,疗效不等,优良率<65% 或 95% 不等[14]。鉴别诊断有桡神经卡压、近端骨间神经(PIN)卡压、肘关节内病变、肘部后外侧抵触、后外侧旋转功能不稳、桡骨头骨关节炎、颈 7 神经根病变、游离体、骨软骨炎、桡骨头骨折及肘外侧滑膜皱襞等。保守治疗有效率达 90%~95%。包括休息、非甾体抗炎药物、激素注射、训练指导、物理运动治疗、离子导入、激光治疗、超声治疗、脉冲电磁场治疗、按摩、牵伸、运动形式调整、针灸、冲击波治疗、皮肤源性肌腱样细胞治疗、肉毒素治疗、PRP(富血小板血浆)注射以及自体生长因子治疗。5%~10% 患者保守治疗失败,应手术治疗。我们多考虑关节镜手术,患者体位、手术入路前面已有描述。Baker 等人将关节镜下病变分型:Ⅰ型:肘外侧关节囊无撕裂;Ⅱ型:肘外侧关节囊纵行撕裂;Ⅲ型:肘外侧关节囊完全损坏、挛缩、ERBC 肌腱止点广泛暴露。术中暴露并检视外侧关节囊和 ERBC 内侧面,若这些结构无病变,则可经外侧入路行关节囊镜下清创术。去除此部分外侧关节囊后,即可暴露 ERBC 内侧面,然后进行镜下松解,使用射频钩从病变处开始持续向外上髁肌肉止点近端剥离。最后用磨削头磨掉外上髁骨皮质或做微骨折造成出血以促进愈合修复过程。术毕可在外侧切口处注射局部麻醉药物以减轻术后疼痛。

术后处理肘部屈曲 90°,桡腕关节保持过伸位 15 天,开始主被动功能锻炼、冷疗,逐渐增大活动范围。4~6 周 ROM 完全恢复正常后,开始肌力锻炼及人体功能学教育。术后 6~8 周可恢复正常运动。总之,对专家来说这是个简单、安全、可重复和有效的手术。与其他手术相比,该技术保留了其他伸肌腱的止点,可达到更快速的恢复。长期的主观、客观的预后是优良的,可更早地完全恢复术前运动水平。暂时未观察到并发症。

结论

肘关节参与需要投、推、抵和握的活动。急性损伤或反复的慢性劳损会造成关节面、韧带及肌肉损伤,导致关节解剖及功能病变。骨质病变表现为骨赘、骨刺、游离体及骨软骨缺损。软组织病变表现为前后方关节囊增厚的关节囊粘连。肘关节的解剖特征确定了肘部退行性僵硬的临床特征。在过去的 10 年间,关节镜技术的发展使得肘关节镜成为治疗这些病变的常用方法,手术更加安全。时至今日,安全的入路及专用的关节镜拉钩(由 O'Driscoll 设计)仍是有效降低手术并发症的方法。由同一资深外科医生(L. P.)做的大样本病因回顾发现,考虑年龄、运动类型、急性或慢性创伤,很多病例与运动损伤有关。关节镜松解肘关节僵硬、清理游离体、微骨折或马赛克软骨成形术治疗剥脱性软骨炎都证明关节镜手术的优点。长期的随访以及评价回归运动水平将证实这些观点。

参考文献

1. Adams, J.E.: Injury to the throwing arm: a study of traumatic changes in the elbow joints of boy baseball players. Calif. Med. **102**, 127 (1965)
2. Baker, C.L., Jones, G.L.: Current concepts: arthroscopy of the elbow. Am. J. Sports Med. **27**, 251–264 (1999)
3. Bauer, M., Jonsson, K., Josefsson, P.O., et al.: Osteochondritis dissecans of the elbow. A long term follow up study. Clin. Orthop. **284**, 156–160 (1992)
4. Baumgarten, T.E., Andrews, J.R., Satter-White, Y.E.: The arthroscopic classification and treatment of osteochondritis dissecans of the capitellum. Am. J. Sports Med. **26**, 520–523 (1998)
5. Bennet, G.E.: Shoulder and elbow lesions distinctive of baseball players. Ann. Surg. **126**, 107 (1947)
6. Bennet, J.B., Green, M.S., Tullos, H.S.: Surgical management of chronic medial elbow instability. Clin. Orthop. **278**, 62 (1992)
7. Duthie, R.B., Houghton, G.R.: Constitutional aspects of the osteochondroses. Clin. Orthop. **158**, 19–27 (1981)
8. Field, L.D., Savoie, F.H.: Common elbow injuries in sport. Sports Med. **26**, 193–205 (1998)
9. Frank, S., Chen, M.D., Andrew, S., Rokito, M.D., Frank, W., Jobe, M.D.: J. Am. Acad. Orthop. Surg. **9**, 99–113 (2001)
10. Gardiner, J.B.: Osteochondritis dissecans in three family members of one family. J. Bone Joint Surg. **37B**, 139–142 (1955)
11. Gugenheim Jr., J.J., Stanley, R.F., Woods, G.W., Tullos, H.S.: Little

league survey: the Houston study. Am. J. Sports Med. **4**(5), 189–200 (1976)
12. Indelicato, P.A., Jobe, F.W., Kerlan, R.K., Carter, V.S., Shields, C.L., Lombardo, S.J.: Correctable elbow lesions in professional baseball players: a review of 25 cases. Am. J. Sports Med. **7**(1), 72–75 (1979)
13. Jones, G.S., Savoie, E.H.: Arthroscopic capsular release of flexion contractures (arthrofibrosis) of the elbow. Arthroscopy **9**, 277 (1993)
14. Kraushaar, B.S., Nirschl, R.P.: Current concepts review: tendinosis of the elbow (tennis elbow). J. Bone Joint Surg. Am. **81**, 259–278 (1999)
15. McCarthy, E.F., Frassica, F.J.: Elbow. In: McCarthy, E.F., Frassica, F.J. (eds.) Pathology of Bone and Joint Disorders with Clinical and Radiographic Correlation, pp. 307–310. WB Saunders, Philadelphia (1998)
16. O'Driscoll, S.W.: Elbow arthroscopy for loose bodies. Orthopedics **15**, 855–859 (1992)
17. O'Driscoll, S.W.: Arthroscopic treatment for osteoarthritis of the elbow. Orthop. Clin. North Am. **26**, 691–706 (1995)
18. O'Driscoll, S.W., Morrey, B.F.: Arthroscopy of the elbow: a critical review. Orthop. Trans. **14**, 258–259 (1990)
19. Omer Jr., G.E.: Primary articular osteochondroses. Clin. Orthop. **158**, 33–40 (1981)
20. Pappas, A.M., Zawacki, R.M., Sullivan, T.J.: Biomechanics of baseball pitching: a preliminary report. Am. J. Sports Med. **13**, 216–222 (1985)
21. Pill, S.G., Ganley, T.J., Flynn, J.M., et al.: Osteochondritis dissecans of the capitellum. Arthroscopic-assisted treatment of large, full thickness defects in young patients. Arthrosc. J. Arthroscopic Relat. Surg. **19**(2), 222–225 (2003)
22. Plancher, K.D., Halbrecht, J., Lourie, G.M.: Medial and lateral epicondylitis in the athlete. Clin. Sports Med. **15**, 283–305 (1996)
23. Schwab, G.H., Bennett, J.B., Woods, G.W., Tullos, H.S.: Biomechanics of elbow instability: the role of the medial collateral ligament. Clin. Orthop. **146**, 42–52 (1980)
24. Singer, K.M., Roy, S.P.: Osteochondrosis of the humeral capitellum. Am. J. Sports Med. **12**, 351–360 (1984)
25. Wilson, F.D., Andrews, J.R., et al.: Valgus extension overload in the pitching elbow. Am. J. Sports Med. **2**, 83 (1983)

第二章 慢性肘部不稳：内侧与外侧不稳

Gazi Huri, Gürsel Leblebicioğlu, Akın Üzümcügil, Özgür Ahmet Atay, Mahmut Nedim Doral, Tüzün Fırat, Çiğdem Ayhan, Deran Oskay, and Nuray Kırdı

高亮 译

内容

介绍	179
肘部解剖及生物力学	179
肘部不稳的分类	180
肘部不稳的机制	180
慢性肘部不稳的临床评估	180
影像学特点	181
治疗	181
康复	181
参考文献	182

介绍

对于肘关节及其周围结构功能解剖的理解使临床医师对肘部不稳治疗的认识不断提高。正常肘部稳定性依赖于关节面与周围软组织的复杂的相互作用。

尽管单纯肘关节脱位的保守治疗令人满意，但可能会遗留难以治愈的肘部不稳[4,33]。1988年，Mehlhoff及其同事[15]报道52例单纯肘关节脱位的患者接受闭合复位治疗后，35%的患者仍有长期的不稳定症状。此种不稳多发生在外伤后，长期的反复微小损伤积累同样可导致该病。若不治疗，会继发肘部长期疼痛、尺神经炎和肘部不稳而不能参加比赛或工作。

肘部稳定性由静态及动态约束力共同维持。3个主要静力约束结构：①尺肱关节；②内侧副韧带（MCL）；③外侧副韧带（LCL）复合体。次要静力约束结构为桡骨头、屈肌总腱、伸肌腱的起点及肘关节囊。近年来的研究又明确了动态约束力量对维持肘部稳定的重要性，即跨过肘关节的肌肉产生的压力，特别是肘肌、三头肌及肱肌。只要这3组主要的限制装置未损伤，肘关节仍能保持稳定。

肘部解剖及生物力学

肘关节是由3个关节组成的铰链式关节（轴屈戍关节）：桡骨-肱骨小头关节，尺骨-肱骨关节以及近端桡尺关节，肘关节是人体内形态最协调的关节之一[25,37]。尺骨-肱骨关节可保证肘部铰链式屈伸活动，桡骨-肱骨小头关节及近端桡尺关节使肘部能作轴向旋转及轴移活动。

肘部骨骼的形状很大程度上提供了内在稳定性，

尤其是在<20°及>120°的时候[13,32]，还有伸直末期55%的内翻稳定及肘关节屈伸90°时75%的稳定性[16]。在20°～120°之间，关节囊及内外侧副韧带维持肘部稳定，其中MCL的作用最为重要[20,32]。

MCL复合体包括前束、后束和横束[20]。前束起于肱骨内上髁前下方，止于冠突内侧面称作顶点结节的地方。该束为外翻应力的主要限制结构，提供肘部55%～70%的外翻稳定性。后束起于肱骨内上髁后内侧，止于前束止点的近端后侧[6,38,39]。横束尚不明确，维持肘部稳定的作用微不足道。

最近研究者已经认识到外侧副韧带（LCL）复合体在肘部稳定维持中的重要作用。它由四部分组成：环状韧带，外侧桡副韧带，外侧尺副韧带及副外侧副韧带[17]。它起自外上髁，延伸至旋后肌脊，包围4/5的桡骨头[12]。外侧副韧带由上、前、后束组成"Y"形结构。此三束紧张可同时稳定桡骨头、桡尺关节及肱尺关节。前束横断会导致屈伸80°时的内翻及外旋的松弛。再切断后束会造成严重不稳定和脱位[23]。O'Driscoll等[2]首次描述了由于外侧副韧带复合体功能不全造成肘部后外侧旋转不稳定（PLRI）的概念。他们认为外侧尺骨副韧带（LUCL）是防止上述不稳定的重要结构[28,30]。而Sek及其同事报道：仅切断该韧带不会导致肘部显著的外侧不稳定[14,36]。然而，在近端离断整个LCL复合体后，内外翻松弛及旋转不稳定均显著增加。这些研究表明：在防止肘部后外侧旋转不稳定上，桡侧副韧带及外侧尺骨副韧带都发挥重要作用。

尺骨鹰嘴可维持很大程度上的内外翻稳定，在单纯肘关节脱位闭合复位后提供内在稳定性。冠状突也是重要的肘部骨性稳定装置。它为防止尺肱关节后脱位提供前方骨性支撑。它也是内侧副韧带前束的附着点[5]。

桡骨头对维持肘部稳定起重要作用[20]。正常情况下，超过60%的轴向力量通过桡骨头传递[9]。如果内侧副韧带完整，桡骨头提供超过30%的外翻稳定性[18]。当内侧副韧带不完整或损伤时，桡骨头的作用显得更加重要，大约提供75%的外翻稳定力量[20]。

肘部不稳的分类

肘部不稳从轻到重，从慢性韧带松弛造成肘部一过性不稳，到急性创伤性脱位。当试图进行肘部不稳的分类时，需考虑如下因素：时间（急性、慢性、复发性），移位方向（外、内、后、前）、是否合并关节半脱位或骨折[22]。

肘部不稳的机制

肘部复发不稳较复发脱位常见，发病原因很多。但其发病基础可分为先天性及创伤性，前者可能为滑车窝过浅，或其他结构形状异常，后者可能由骨折或韧带断裂所致。

大多数的肘部不稳可见于投掷运动员，由于时间长，大多数运动员不记得导致不稳的受伤史。内侧不稳定多由于投掷运动加速期时尺侧副韧带承受的反复过度的外翻应力所致。造成竖起晚期及加速期肘内侧的疼痛及尺神经症状。

后外侧旋转不稳（PLRI）是复发性肘部不稳的最常见形式[21,24,27]。由于冠状突可移至滑车之下，所以多表现为后外侧不稳而非直接的后方不稳，主要累及铰链关节而非近端桡尺关节。近端桡尺关节保持完整，桡骨-尺骨一体作相对肱骨的活动。当尺骨外旋离开滑车时，发生三维空间的脱位。

PLRI也是从不稳至完全脱位的三个时期的一组病谱。第一期为后外侧方向的半脱位及外侧尺骨副韧带的断裂。第二期软组织继续撕裂，冠状突不完全脱位至滑车下，导致其他外侧副韧带结构破裂及前后关节囊的损伤。第三期肘关节完全脱位，冠状突位于肱骨后方并伴有内侧尺侧副韧带的完全或部分断裂[26]。

前方脱位罕见，多并发于鹰嘴骨折[11]。在鹰嘴粉碎性骨折或骨折靠近冠状突时可能合并侧副韧带损伤。

慢性肘部不稳的临床评估

慢性肘部不稳多与肘关节脱位后的外侧副韧带复合体功能不全有关，特别是年轻人的[31]。肘部不稳的典型表现为反复的肘外侧部位疼痛，伴有关节内破裂声、交锁感、弹响及肘外滑脱感。这些症状多发生于伸肘末期或前臂外转时。体检触诊时，患者可有沿外侧副韧带的肘外侧压痛，容易与外翻不稳、肱骨外上髁炎、桡管综合征以及近端桡尺关节不稳合并桡骨头脱位相混淆。肘后外侧旋转不稳定试验又称外侧轴移试验，重现造成变形的外翻及前臂外旋的力，被视为诊断肘后外侧旋转不稳定最敏感的检查法[27]。检查时患者仰卧，上肢举过头顶,肩部外旋。肘部充分外旋。屈肘时施以外翻和压力。从肘完全伸直开始缓慢屈曲,同时检查者施加外翻、仰旋和轴向压力。阳性表现为肘部屈曲大约40°时尺-肱关节的旋转半脱位,可在桡骨头近端,肘后外侧见到皮肤陷窝。当肘部继续屈曲时,有突然关节复位,并产生弹入感。恐惧试验同轴移试验类似,当患者因疼痛无法试验时为阳性。Regan及Lapner分别描述了其他两种主动恐惧症,"椅子征"及"俯卧撑征",也可用于临床诊断[35]。椅子(the chair)征类似肘部轴移试验,为患者压椅子扶手站起产生症状。俯卧撑征要求患者做俯卧撑动作,肘部保持90度,前臂外旋,上臂外展超过肩宽。当患者感到恐惧或者完全伸直之前肘关节脱位为阳性。有研究表明这两个主动实验对清醒者较轴移试验敏感性更高[36]。其他激发试验包括后外侧抽屉试验、内外翻应力试验和肘关节应力位时拍片或透视测量关节间隙大小。

慢性肘内侧不稳很少见,可见于举手过头动作或投掷的过度运动损伤。这些运动中产生肘关节内侧的反复外翻应力[34]。极少有关节滑脱感,偶尔会有尺神经感觉异常并放射至手部。当检查肘部不稳时,还可触诊肘管内的尺神经,检查 Tinel 征和可能的撞击来源。评估肘部内侧稳定的激发试验包括屈曲70°~90°时的"静态外翻应力试验","移动外翻应力试验"和"挤牛奶试验"。移动外翻应力试验是评估尺侧内侧副韧带损伤最准确的试验,检查者施以外翻力量并嘱患者活动肘关节。当患者在肘部承受外翻应力,并在屈伸70°~120°时感到疼痛,可视为阳性[29]。挤牛奶试验:可嘱患者将对侧手臂经患肘下方握住患侧拇指。患肢屈肘部时健侧手施以外翻应力,患肘内侧疼痛可视为阳性结果。

影像学特点

除体格检查外,内翻及外翻应力位的影像检查也可用于反复肘部不稳的确诊。该试验最好先透视,使肘部位于合适位置。肘部应力位影像可显示肘 PLRI 在前后位片上肱尺关节间隙增宽及侧位像上桡骨头的后方半脱位。与对侧比较很有帮助,关节间隙增宽>2mm 为异常[19,25]。

应力影像检查常无法发现总体的松弛,尤其对于内侧副韧带的层裂。MRI 是最敏感、最特异的评估内侧副韧带完整性的检查方法,还可显示伴随的病理改变,如桡骨-肱骨小头撞击、外侧不稳定的类型及非骨性的游离体。

CT 及三维重建可显示复杂肘部骨折脱位后冠突及桡骨头的位置,并且有助于术前制定手术方案。

治疗

非手术治疗通常能使慢性肘内侧不稳的患者恢复日常生活及运动能力,因为大部分日常活动中没有肘外翻应力。肘内侧不稳的重建手术指征有两种:一为投掷类运动员的韧带急性完全断裂,希望恢复运动能力;二是慢性疼痛或不稳经4~6周保守治疗无明显改善。

若需行手术治疗,应根据损伤类型及患者需求选择合适的手术方法。肘关节镜可用于确定病因、不稳程度以及处理其他伴随病变。Field 等报道用关节镜能看到尺肱关节开口的程度[8]。

一旦经镜下确诊,需要选择达到患者目标的修复或重建手术。有很多使用局部组织来修复投掷运动员尺侧内侧副韧带的手术,然而治疗成功率相差较大。自体掌长肌腱、股薄肌腱、趾伸肌腱及同种异体肌腱移植都可应用于重建手术,临床成功率较高[1,3,10,32]。

同慢性肘内侧不稳一样,大部分单纯肘关节脱位所致的外侧副韧带损伤并不需要早期手术治疗。急性期可使用铰链式肘关节支具,前臂保持完全旋前位固定4~6周。该姿势可复位外侧组织,以未受损的内侧软组织结构充当铰链,使大部分外侧尺骨副韧带撕裂得以愈合。对于那些保守治疗无效且仍表现为肉眼可见的不稳或症状性外侧不稳的患者,需考虑手术治疗。和内侧不稳一样,慢性的外侧不稳患者,推荐使用自体或异体肌腱做 LUCL 重建术。

康复

肘外侧重建术后,患肘保持屈曲约70°,前臂完全内旋位。制动时间决定于重建结构的牢固程度、患者依从性以及既往制动治疗的效果。早期戴支具开始行保护性活动,术后2周后逐渐做旋后运动。6周后,坐位活动时可取下支具,12周后弃用支具。完全恢复肘关节活动需待术后6个月[7]。

内侧副韧带重建术后前3周需佩戴铰链支具行保护性活动,此时肘关节活动范围限于30°~100°。术后3~4周支具解锁逐渐恢复完全活动范围,术后4~6周开始恢复体育相关动作,包括肘关节功能锻炼及轻度的等张收缩锻炼。第 12 周开始戴支具做温和的、渐进的和无痛的投掷动作训练，术后第 16 周去除支具。在投掷动作康复阶段，若患者发生内侧副韧带相关症状，需再次制动直至症状消失方能逐渐恢复康复锻炼。

参考文献

1. Azar, F.M., Andrews, J.R., Wilk, K.E.: Operative treatment of ulnar collateral ligament injuries of the elbow in athletes. Am. J. Sports Med. **28**(1), 16–23 (2000)
2. Bell, C.M., Galatz, L.M., Yamaguchi, K.: Elbow instability: treatment strategies and emerging concepts. In: Beaty, J.H. (ed.) American Academy of Orthopaedic Surgery Instructional Course Lectures, vol. 51, pp. 53–61. American Academy of Orthopaedic Surgery, Rosemont (2002)
3. Bennett, J.B., Green, M.S., Tullos, H.S.: Surgical management of chronic medial elbow instability. Clin. Orthop. Relat. Res. **278**, 62–68 (1992)
4. Burgess, R., Sprague, H.: Post-traumatic posterior radial head subluxation: two case reports. Clin. Orthop. **186**, 192–194 (1984)
5. Cage, D.J., Abrams, R.A., Callahan, J.J., Botte, M.J.: Soft tissue attachments of the ulnar coronoid process: an anatomic study with radiographic correlation. Clin. Orthop. **320**, 154–158 (1995)
6. Callaway, G.H., Field, L.D., Deng, X.H.: Biomechanical evaluation of the medial collateral ligament of the elbow. J. Bone Joint Surg. Am. **79**(8), 1223–1231 (1997)
7. Cheung, E.V.: Chronic lateral elbow instability. Orthop. Clin. North Am. **39**(2), 221–228 (2008)
8. Field, L.D., Altchek, D.W.: Evaluation of the arthroscopic valgus instability test of the elbow. Am. J. Sports Med. **24**(2), 177–178 (1996)
9. Hall, A.A., Travill, A.: Transmission of pressures across the elbow joint. Anat. Rec. **150**, 243–247 (1964)
10. Jobe, F.W., Stark, H., Lombardo, S.J.: Reconstruction of the ulnar collateral ligament in athletes. J. Bone Joint Surg. Am. **68**(8), 1158–1163 (1986)
11. Josefsson, P.O., Johnell, O., Gentz, C.F.: Long-term sequelae of simple dislocation of the elbow. J. Bone Joint Surg. **66A**, 927–930 (1984)
12. King, G.J., Morrey, B.F., An, K.N.: Stabilizers of the elbow. J. Shoulder Elbow Surg. **2**, 165–174 (1993)
13. Lee, M.L., Rosenwasser, M.P.: Chronic elbow instability. Orthop. Clin. North Am. **30**(1), 81–89 (1999). Review
14. McKee, M.D., Schemitsch, E.H., Sala, M.J.: The pathoanatomy of lateral ligamentous disruption in complex elbow instability. J. Shoulder Elbow Surg. **12**(4), 391–396 (2003)
15. Mehlhoff, T.L., Noble, P.C., Bennett, J.B.: Simple dislocation of the elbow in the adult: results after closed treatment. J. Bone Joint Surg. Am. **70**, 244–249 (1988)
16. Morrey, B.F., An, K.N.: Articular and ligamentous contributions to the stability of the elbow joint. Am. J. Sports Med. **11**, 315–319 (1983)
17. Morrey, B.F., An, K.N.: Functional anatomy of the ligaments of the elbow. Clin. Orthop. **201**, 84–90 (1985)
18. Morrey, B.F., Askew, L., Chao, E.Y.: Silastic prosthetic replacement for the radial head. J. Bone Joint Surg. Am. **63**, 454–458 (1981)
19. Morrey, B.F., O'Driscoll, S.W.: Complex instability of the elbow. In: Morrey, B.F. (ed.) The Elbow and Its Disorders, 3rd edn, pp. 421–430. WB Saunders, Philadelphia (2000)
20. Morrey, B.F., Tanaka, S., An, K.N.: Valgus instability of the elbow: a definition of primary and secondary constraints. Clin. Orthop. **265**, 187–195 (1991)
21. Nestor, B.J., O'Driscoll, S.W., Morrey, B.F.: Ligamentous reconstruction for posterolateral instability of the elbow. J. Bone Joint Surg. **74A**, 1235–1241 (1992)
22. O'Driscoll, S.W.: Classification and spectrum of elbow instability: recurrent instability. In: Morrey, B.F. (ed.) The Elbow and Its Disorders, 2nd edn, pp. 453–463. WB Saunders, Philadelphia (1993)
23. O'Driscoll, S.W.: Techniques for unstable olecranon fracture-subluxations. Oper. Tech. Orthop. **4**, 49–53 (1994)
24. O'Driscoll, S.W.: Elbow instability. Hand Clin. **10**, 405–415 (1994)
25. O'Driscoll, S.W.: Elbow dislocations. In: Morrey, B.F. (ed.) The Elbow and Its Disorders, 3rd edn, pp. 409–420. WB Saunders, Philadelphia (2000)
26. O'Driscoll, S.W.: Elbow dislocations. In: Morrey, B.F. (ed.) The Elbow and Its Disorders, 3rd edn, p. 411. WB Saunders, Philadelphia (2000)
27. O'Driscoll, S.W., Bell, D.F., Morrey, B.F.: Posterolateral rotatory instability of the elbow. J. Bone Joint Surg. **73A**, 440–446 (1991)
28. O'Driscoll, S.W., Horii, B.F., Morrey, B.F.: Anatomy of the ulnar part of the lateral collateral ligament of the elbow. Clin. Anat. **5**, 296–303 (1992)
29. O'Driscoll, S.W., Lawton, R.L., Smith, A.M.: The "moving valgus stress test" for medial collateral ligament tears of the elbow. Am. J. Sports Med. **33**(2), 231–239 (2005)
30. O'Driscoll, S.W., Morrey, B.F., Korinek, S.L.: The pathoanatomy of posterolateral rotatory instability of the elbow. Trans. Orthop. Res. Soc. **15**, 6 (1990)
31. O'Driscoll, S.W., Morrey, B.F., Korinek, S., An, K.N.: Elbow subluxation and dislocation: a spectrum of instability. Clin. Orthop. **280**, 186–197 (1992)
32. O'Holleran, J.D., Altchek, D.W.: Elbow arthroscopy: treatment of the thrower's elbow (review). Instr. Course Lect. **55**, 95–107 (2006)
33. Osborne, G., Cotterill, P.: Recurrent dislocation of the elbow. J. Bone Joint Surg. Br. **48**, 340–346 (1966)
34. Pappas, A.M., Zawacki, R.M., Sullivan, T.J.: Biomechanics of baseball pitching: a preliminary report. Am. J. Sports Med. **13**, 216–225 (1985)
35. Regan, W., Lapner, P.C.: Prospective evaluation of two diagnostic apprehension signs for posterolateral instability of the elbow. J. Shoulder Elbow Surg. **13**, 344–346 (2006)
36. Seki, A., Olsen, B.S., Jensen, S.L.: Functional anatomy of the lateral collateral ligament complex of the elbow: configuration of Y and its role. J. Shoulder Elbow Surg. **11**(1), 53–59 (2002)
37. Simon, W.H., Friedenberg, S., Richardson, S.: Joint congruence: a correlation of joint congruence and thickness of articular cartilage in dogs. J. Bone Joint Surg. Am. **55**, 1614–1620 (1973)
38. Timmerman, L.A., Andrews, J.R.: Histology and arthroscopic anatomy of the ulnar collateral ligament of the elbow. Am. J. Sports Med. **22**(5), 667–673 (1994)
39. Wilson, F.D., Andrews, J.R., Blackburn, T.A.: Valgus extension overload in the pitching elbow. Am. J. Sports Med. **11**(2), 83–88 (1983)

第三章 急性肱二头肌腱远端断裂

Massimo Ceruso and Giuseppe Checcucci

高亮 译

内容

介绍 …………………………………………… 183
手术技术 ………………………………………… 183
   双切口手术技术 ……………………………… 183
   单切口手术技术 ……………………………… 184
讨论 …………………………………………… 185
参考文献 ……………………………………… 185

介绍

肱二头肌腱远端断裂过去是罕见病,最近有报道称其发病率约为1.2/(10万人·年)[7]。

显著增加的发病率使得研究者对二头肌腱远端断裂治疗兴趣提高。患者多为50~60岁的男性[7]。

常见致伤机制为屈曲的肘关节受到的离心负荷。有文献认为肱二头肌滑囊炎、内旋位时尺桡骨间隙狭小和滥用激素与尼古丁可能是其断裂的原因[8]。

对希望完全恢复肌力的患者,肱二头肌肌腱止点的解剖学重新附着是首选的治疗方法。

最初的修复技术需要做两个大切口[2];最近使用带线锚钉可通过一个前切口行二头肌远端修复[5]。

手术技术

双切口手术技术

Boyd及Anderson首先提出通过双切口入路以避免单一前侧入路时暴露、牵拉桡神经所致部分桡神经的永久性损伤[2]。

患者仰卧,上止血带,沿肘横纹做横切口(图1)。分离皮下组织,暴露并清除血肿。有时肌腱并未回缩,腱鞘完整的产生肌腱未断裂的假象。术中应寻找球状的肌腱残端,清除断端后使用粗大的不可吸收线做Bunnell缝合。用弯止血钳通过二头肌腱鞘穿过至桡尺骨之间的桡骨粗隆。于前臂近端背侧面止血钳尖端穿出部位做一个纵切口(图2),然后使用磨钻磨掉桡骨粗隆上的松质骨(图3),送过缝线,固定在骨孔内。

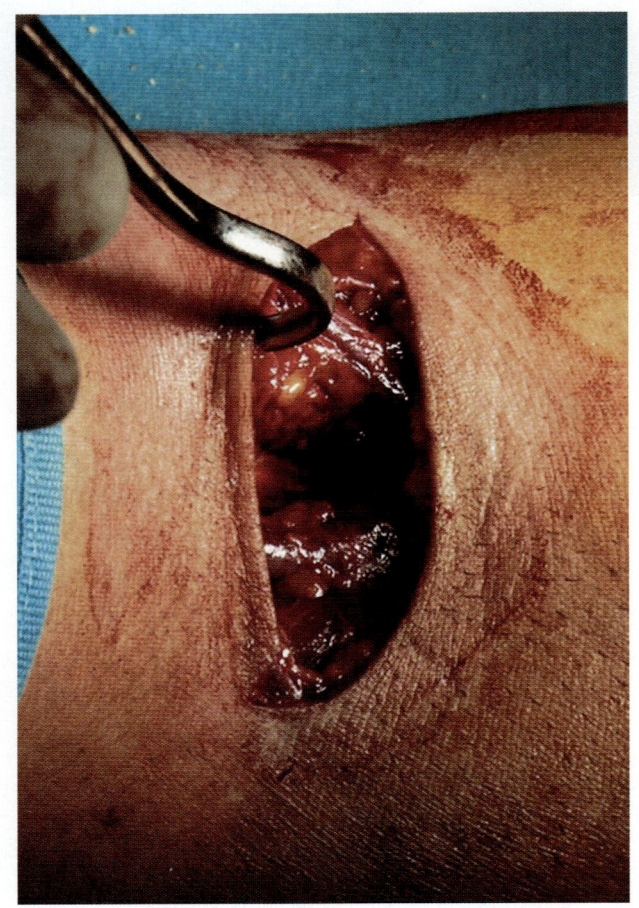

图1 沿肘横纹的横行切口

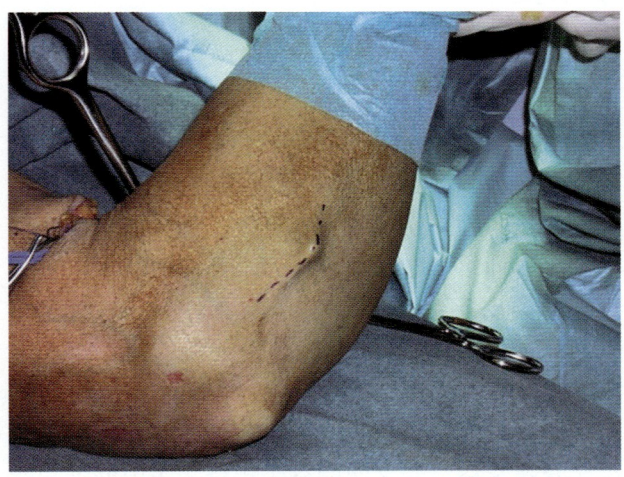

图2 前臂背面经过止血钳尖端之上皮肤的纵行切口

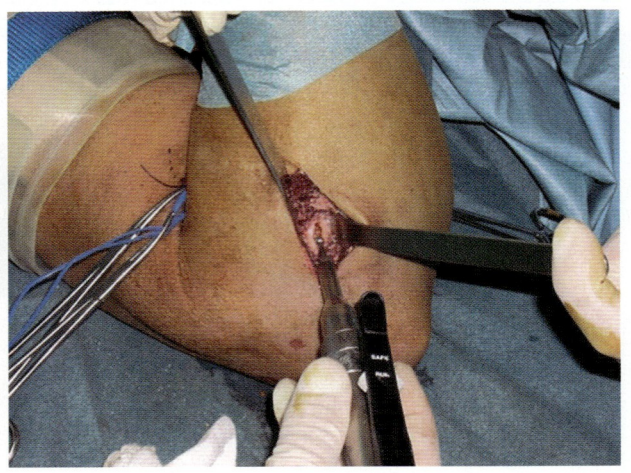

图3 使用骨钻去除结节处的松质骨

单切口手术技术

单一的前方切口因可准确暴露肱二头肌粗隆，并避免暴露及牵拉桡神经使该其变得越来越受欢迎。有文章证明它是安全有效的[1,5]。

单一横切口位于屈肘横纹处或其远端。如果需要更好地暴露、清理肌腱残端，可将此切口向近端、远端延长（图4）。经此切口可在肘关节水平见到分为前后两支前臂外侧皮神经[6]。

前臂保持外旋位，从旋后肌远端、尺侧缘处解剖出桡骨粗隆。使用直角拉钩轻轻牵拉以获得良好视野。

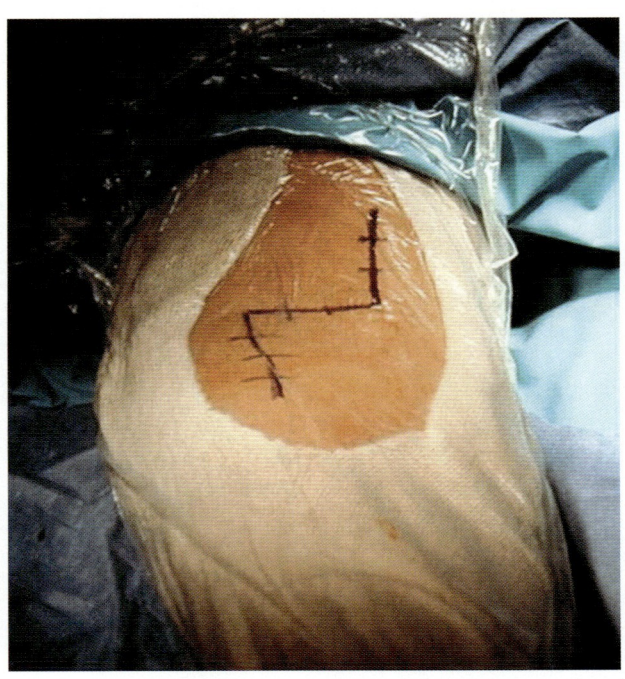

图4 横行切口可位于肘屈侧横纹处或位于其稍远处。若有需要可将该切口向远端、近端扩大以暴露并清理肌腱残端

前臂充分外旋有助于暴露桡骨粗隆后方,沿桡骨粗隆后方置入1~2枚锚钉(图5)。

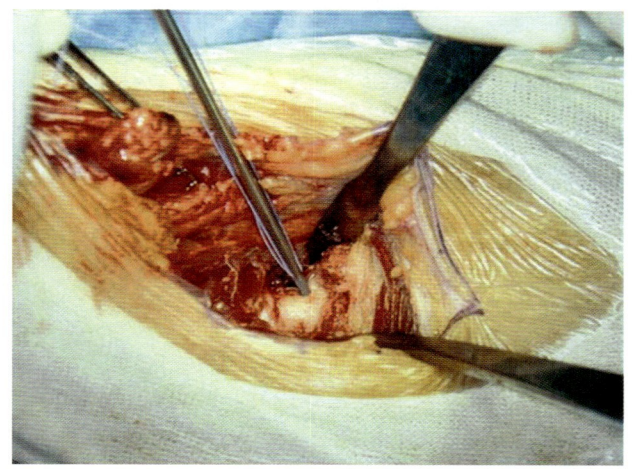

图5 在桡骨粗隆后方放置锚钉

讨论

对于功能要求高、依从性较好的患者,急性肱二头肌远端肌腱完全断裂的最好的治疗方式为解剖重建。穿透骨质的缝合技术(双切口)以及依靠内固定器材的手术方法(单一切口)都有足够的强度,允许肱二头肌肌腱断裂修复术后早期功能锻炼。现已证明使用两种方法都是安全、高度可信的有效操作;当然,每种术式都有其非常典型的临床并发症。

对于双切口手术的患者,异位骨化及最终的近端尺桡关节骨性连接形成是最可能的两个并发症[4]。而骨间后神经损伤更常见于单一切口手术患者中[3]。

因此我们认为:肱二头肌腱修复术手术切口的设计、手术技术的选取必须基于术者的偏好、培训经历及术者对技术的熟悉程度。

参考文献

1. Balabaud, L., Ruiz, C., Nonnenmacher, J., Seynaeve, P., Kehr, P., Rapp, E.: Repair of distal biceps tendon ruptures using anchor and anterior approach. J. Hand Surg. Br. **29**, 178–182 (2004)
2. Boyd, H.B., Anderson, L.D.: A method of reinsertion of the distal biceps brachii tendon. J. Bone Joint Surg. Am. **43**, 1041–1043 (1961)
3. Chavas, P.R., Duquin, T.R., Bisson, L.J.: Repair of the ruptured distal biceps tendon. Am. J. Sports Med. **36**(8), 1618–1624 (2008)
4. Failla, J.M., Amadio, P.C., Morrey, B.F., Beckenbaugh, R.D.: Proximal radioulnar synostosis after repair of distal biceps brachii rupture by the two-incision technique. Report of four cases. Clin. Orthop. **253**, 133–136 (1990)
5. Litner, S., Fischer, T.: Repair of the distal biceps tendon using suture anchors and an anterior approach. Clin. Orthop. Relat. Res. **322**, 116–119 (1996)
6. Rosen, J.E., Rokito, A.S., Khabie, V., Zuckerman, J.D.: Examination of the lateral antebrachial cutaneous nerve: an anatomical study. Am. J. Orthop. **27**, 690–692 (1988)
7. Safran, M.R., Graham, S.M.: Distal biceps tendon ruptures: incidence, demographics, and the effect of smoking. Clin. Orthop. Relat. Res. **404**, 275–283 (2002)
8. Seiler III, J.G., Parker, L.M., Chamberland, P.D., Sherbourne, G.M., Carpenter, W.A.: The distal biceps tendon. Two potential mechanisms involved in its rupture: arterial supply and mechanical impingement. J. Shoulder Elbow Surg. **4**, 149–156 (1995)

第四章 运动中常见的肘部骨折

Mahmut Kömürcü and Gökhan Çakmak

高亮 译

内容

桡骨头颈部骨折……………………………… 186
鹰嘴骨折…………………………………… 188
冠状突骨折………………………………… 189
肱骨远端骨折……………………………… 190
肘部骨折的并发症………………………… 192
参考文献…………………………………… 192

肘部骨折占全部骨折的5%,常见于老年女性及青年男性。多为尺骨近端及桡骨骨折,肱骨远端骨折占所有骨折的0.5%。桡骨头骨折最常见(占所有前臂近端骨折的56%)。其他前臂近端骨折的发生率如下:鹰嘴20%,桡骨颈20%,尺桡双骨折4%[6]。

大部分肘部骨折是从站立高度跌倒(>60%)或运动损伤(>15%)造成的。超过99%的病例为闭合性损伤[6]。

桡骨头颈部骨折

桡骨头是肘部重要结构,提供肘部及前臂稳定性。其支撑作用可防止桡骨轴向移动和肘关节后移。桡骨头或桡骨颈骨折X线显示的唯一征象为侧位片显示的关节内血肿(图1)。微小移位的骨折可通过桡骨-肱骨头位平片确诊(图2)。CT可用于粉碎性骨折及复杂骨折的诊断及术前计划的制定(图3)[6]。

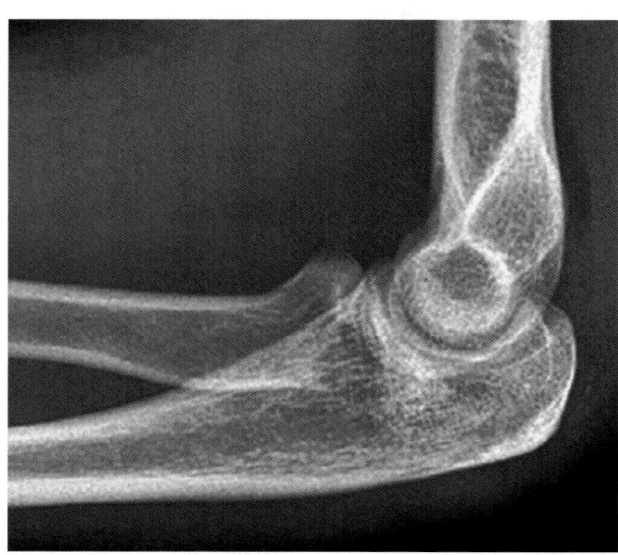

图1 桡骨头骨折的侧位片

M. Kömürcü (✉)
Department of Orthopaedics and Traumatology, Fatih University, Ankara, Turkey
e-mail: mkomurcu@hotmail.com

G. Çakmak
Department of Orthopaedics and Traumatology,
Başkent University Faculty of Medicine, Ankara, Turkey
e-mail: gokhancakmak75@gmail.com

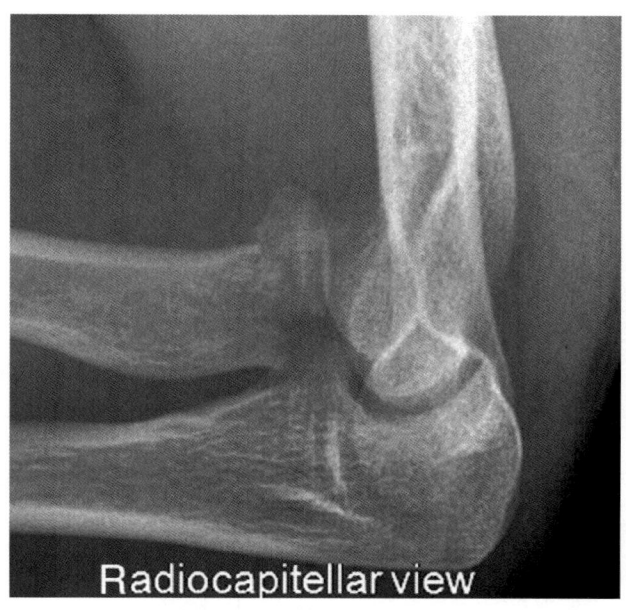

图 2　桡骨-肱骨小头位片显示桡骨头骨折

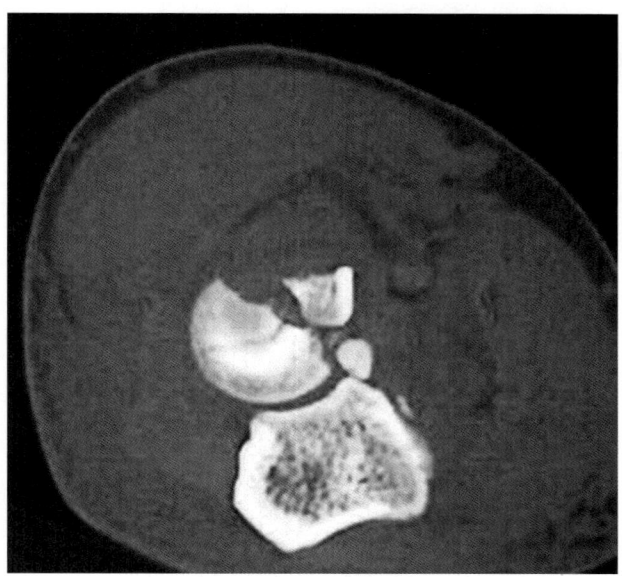

图 3　骨折线的冠状 CT 扫描

1954 年 Mason 制定了第一个桡骨头骨折的分型[6]：

- Ⅰ型：无移位
- Ⅱ型：有移位
- Ⅲ型：整个桡骨头的粉碎性骨折

1987 年，Broberg 及 Morrey 将 Mason 分型改为 4 型[6]：

- Ⅰ型：移位<2mm
- Ⅱ型：移位>2mm，累及桡骨头的 30%
- Ⅲ型：累及整个桡骨头的粉碎性骨折
- Ⅳ型：桡骨头骨折合并肘关节脱位

根据肘部的活动范围，Hotchkiss 进一步改良上述分型，提出下列 3 种类型[6]：

- 1 型：没有因疼痛或血肿所致的机械障碍或活动限制
- 2 型：血肿穿刺引流后仍有肘部机械障碍
- 3 型：有机械障碍，需行桡骨头切除以恢复运动（桡骨头无法重建必须置换）

桡骨头骨折行手术治疗的影像学指征为[3]：

1. 桡骨颈部骨折成角>15°的或移位>25%
2. 关节内骨折>25% 的桡骨头关节面下降>2mm，或导致机械障碍
3. Essex-Lopressti 损伤伴桡骨纵向不稳定或者合并侧副韧带损伤所致的肘关节内外翻不稳定

依据 Mason 分型，桡骨头骨折治疗要点归纳如下[3]：

- Ⅰ型：早期积极关节活动
- Ⅱ型：早期积极活动/切开复位内固定（图 4）
- Ⅲ型：切开复位内固定/切除（可考虑桡骨头置换）
- Ⅳ型：切开复位内固定/切除（桡骨头置换）

一些作者介绍了关节镜下桡骨头切除术治疗桡骨头骨折所致创伤性关节炎。术者可同时评估关节内在病变特点如滑膜炎、关节囊挛缩以及游离体等，使患者术后更早地开始和维持更积极的物理治疗，降低肘关节前方瘢痕形成及肘关节囊挛缩的风险[10,11]。

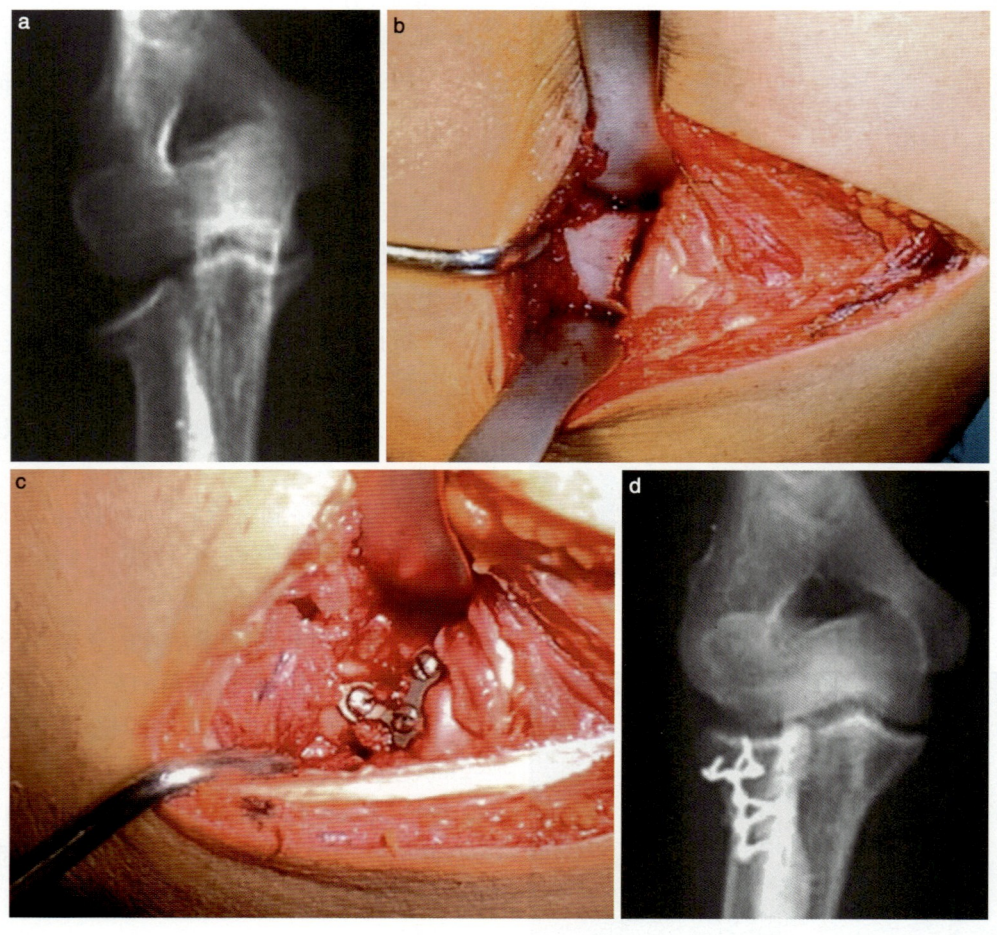

图4　(a)桡骨头骨折的前后位片;(b,c)暴露骨折端并应用解剖型钢板及螺钉固定骨折;(d)桡骨头骨折术后前后位片

鹰嘴骨折

鹰嘴骨折是尺骨近端的常见损伤类型,占上肢所有骨折的10%。鹰嘴骨折可以是由于直接暴力或肘部屈曲摔倒时三头肌间接暴力产生的撕脱骨折。

投掷类运动员的鹰嘴应力骨折可以由于鹰嘴反复撞击或肱三头肌的过度张力而导致的反复微小创伤引起。早期平片可能正常,MRI、CT及骨扫描有诊断意义[1,13,16]。

Chalidis等人观察到50岁以下男性及老年女性的鹰嘴骨折发病率更高[4]。Rommens等人报道约50%的男性鹰嘴骨折发生于21～40岁之间,而40%的女性鹰嘴骨折患者年龄在61～80岁之间[15]。

鹰嘴骨折的AO分型:A型-关节外,B型-部分关节面累及和C型-关节内[12]。

鹰嘴骨折的Colton分型[5]:
- A型:典型撕脱骨折。
- B型:斜行骨折,可能为粉碎性。
- C型:骨折合并关节脱位。
- D型:其他无法分类者。

Morrey分型考虑到移位及粉碎性。1型-无移位且稳定,2型-移位但肘关节稳定,3型-移位且前臂相对肱骨远端不稳定。这一分型包含亚型:A型-非粉碎型,B型-粉碎型[2]。

根据骨折延伸到关节内的程度,应做解剖复位,尽早活动。鹰嘴固定的唯一绝对指征为损伤的肘部不稳。因此95%的有移位的骨折必须接受手术治疗(图5)[2]。

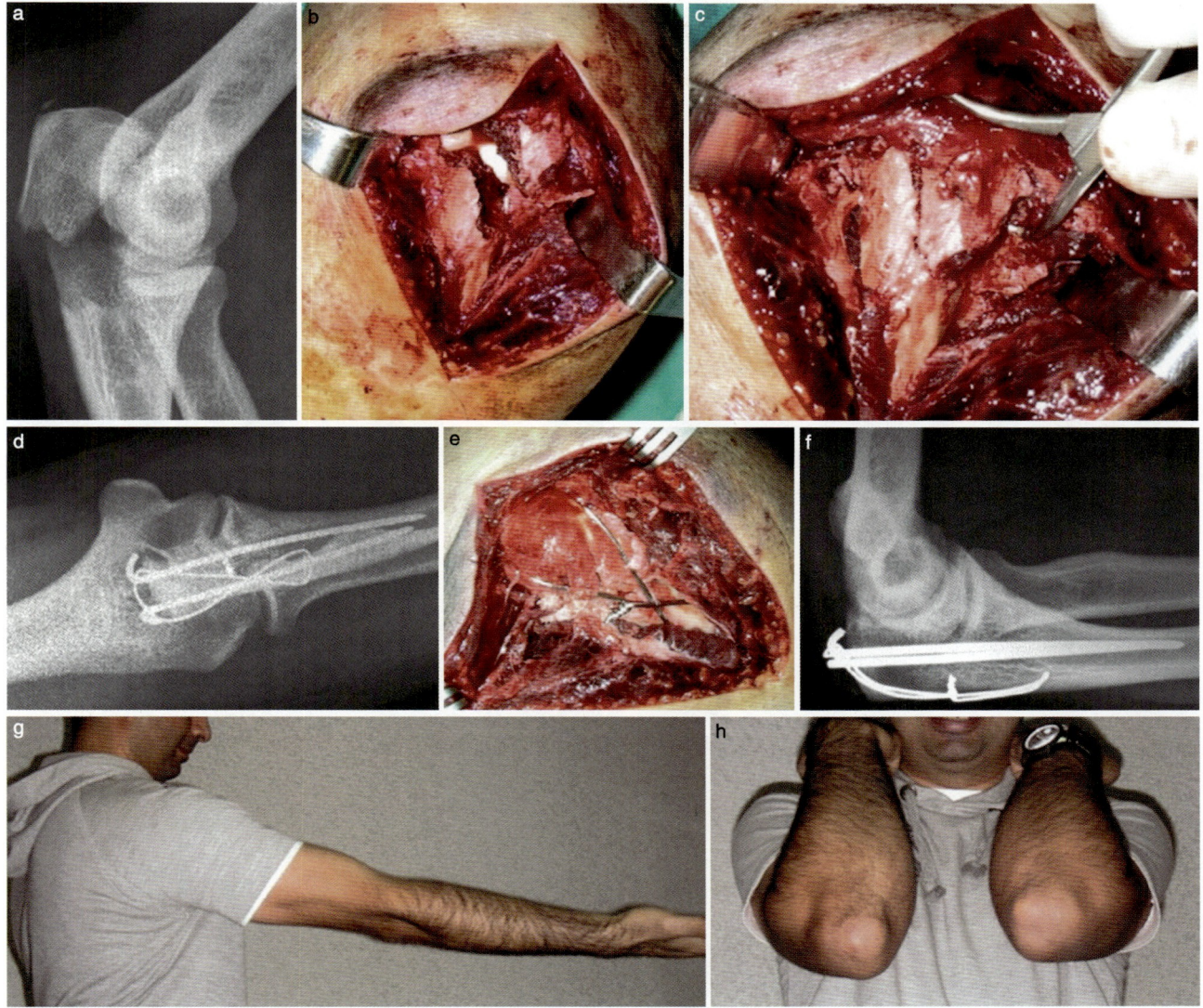

图5 (a-c)术前肘部侧位片及术中鹰嘴骨折的暴露;(d-f)鹰嘴骨折行 ORIF 术后 X 线片及照片;(g,h)术后关节活动范围

冠状突骨折

尺骨冠状突对于肘关节后方稳定至关重要。冠状突骨折常合并其他骨折或韧带损伤。依据冠状突骨折块大小,Regan 和 Morrey 将这些骨折分为 3 大类,根据有无合并肘关节脱位再分为 A、B 亚型。

- Ⅰ型:仅累及尖端
- Ⅱ型:<整体高度的 50%
- Ⅲ型:>整体高度的 50%

Ⅲ型骨折骨块高度超过冠突高度 50%,常需切开复位以避免不稳复发。而Ⅰ型骨折常推荐非手术治疗。

O'Driscoll 等人制定了另一种分型并指出小骨块也会导致不稳。分型如下:Ⅰ型仅累及尖端(A<2mm,B>2mm);Ⅱ型累及前内侧(A,B,C);Ⅲ型骨块超过冠突高度的 50%(A,B)[14]。

冠状突骨折的传统治疗方法是切开复位内固定,但是手术可能会导致过分暴露,前关节囊的剥离可能会损伤骨折块的血供(图6)。关节镜技术可减少组织分离提供优良的视野,保护软组织附着[9]。Hausman 等人成功地使用关节镜治疗冠突骨折,且软组织剥离较少[9]。

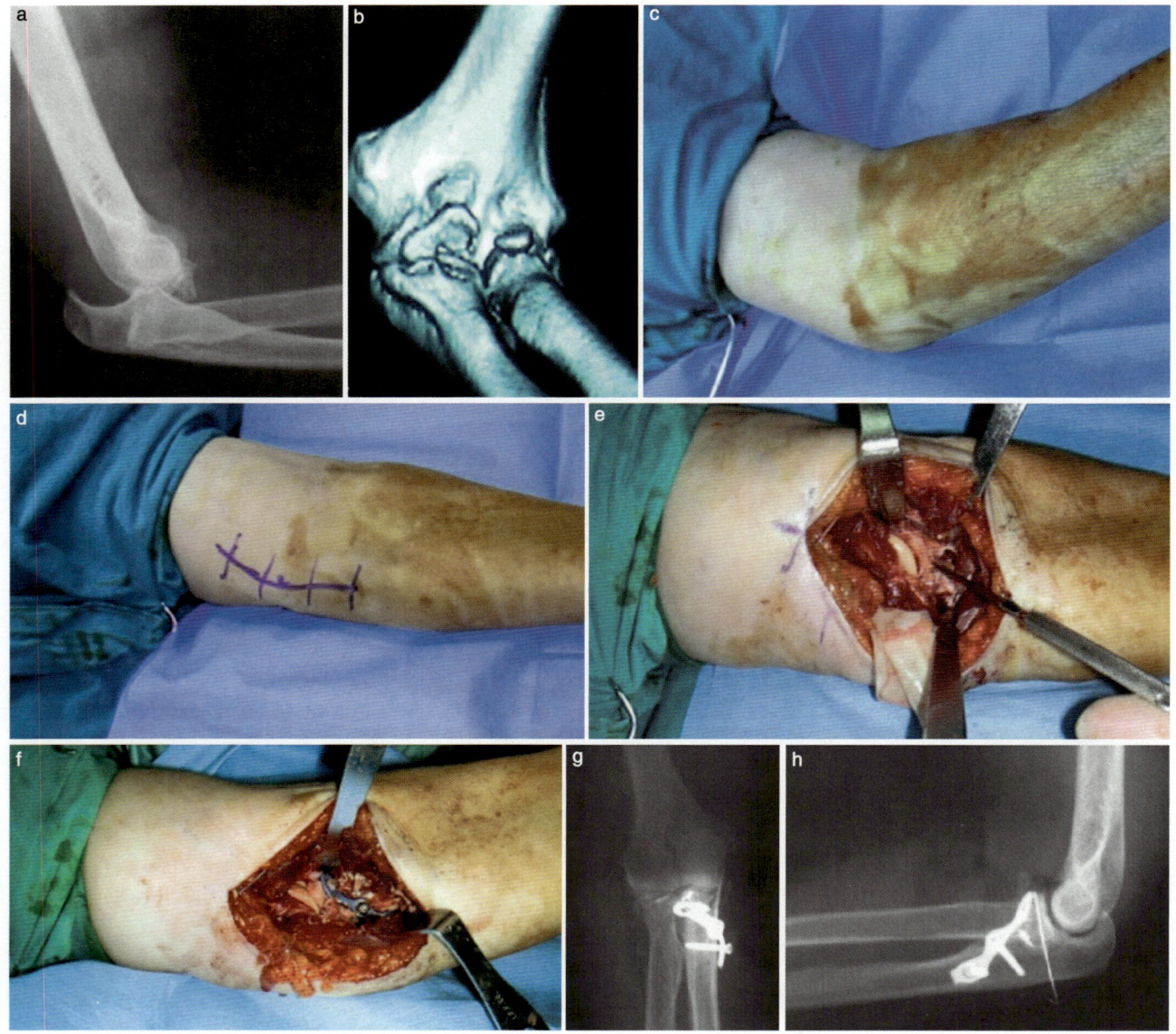

图6 (a,b)骨折及肘关节脱位(桡骨头-尺骨冠突骨折)X线片及CT片;(c-f)冠突骨折术中暴露及切开复位内固定;(g,h)术后X线片

肱骨远端骨折

这些骨折在骨质疏松的老年女性中更常见。尽管X线平片有助于此类骨折的诊断,但往往需要应用CT扫描以了解骨折块的相对位置及术前制定手术计划。

该类骨折可分为:关节外、关节内或骨折线未延伸至干骺端的骨折。

AO分型系统将此骨折列为第13组,含A型:关节外,B型:累及部分关节面和C型:关节内型。

Riseborough和Radin将T形骨折分为4个亚型:
- 1型:无移位
- 2型:移位无旋转
- 3型:移位有旋转
- 4型:粉碎骨折明显移位

Jupiter和Mehne根据骨折形态将肱骨远端骨折分为:高或低"T"形、"Y"形、"H"形以及内、外侧"∧"形骨折[6]。

手术并发症包括严重粉碎、骨缺损及骨量丢失。解剖锁定钢板已提高了该类骨折的治疗效果。Sanchez-Sotelo等对肱骨远端骨折行平行钢板固定(图7),可获得远端骨折块坚强固定,并可通过远端骨块的螺钉固定获得髁上部位的稳定性。

Hardy等人报道了关节镜下螺钉固定治疗Ⅰ型Hahn-Steinthal肱骨小头骨折。和开放手术相比,关节镜手可更好地评估相关病变,对关节周围软组织的损伤较小且病损较少(图8)[7]。

第四章　运动中常见的肘部骨折

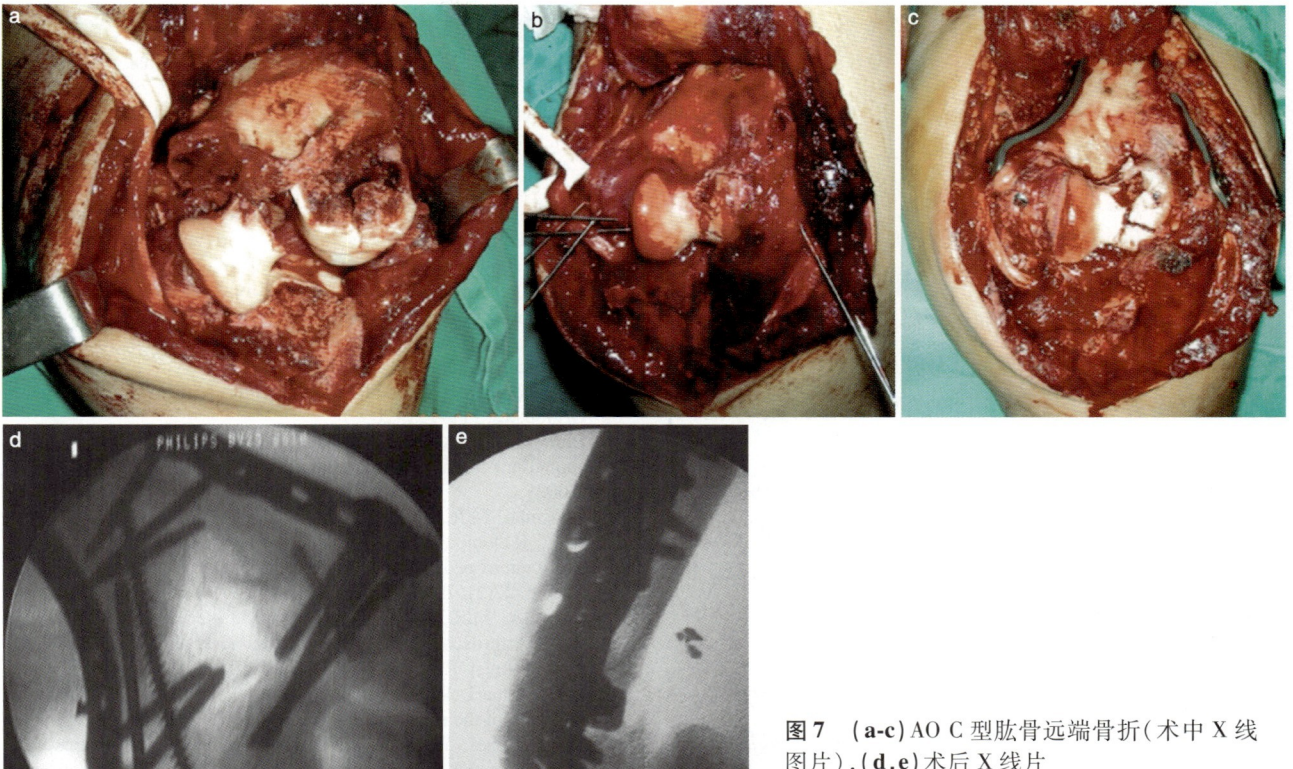

图7　(a-c) AO C 型肱骨远端骨折(术中 X 线图片),(d,e)术后 X 线片

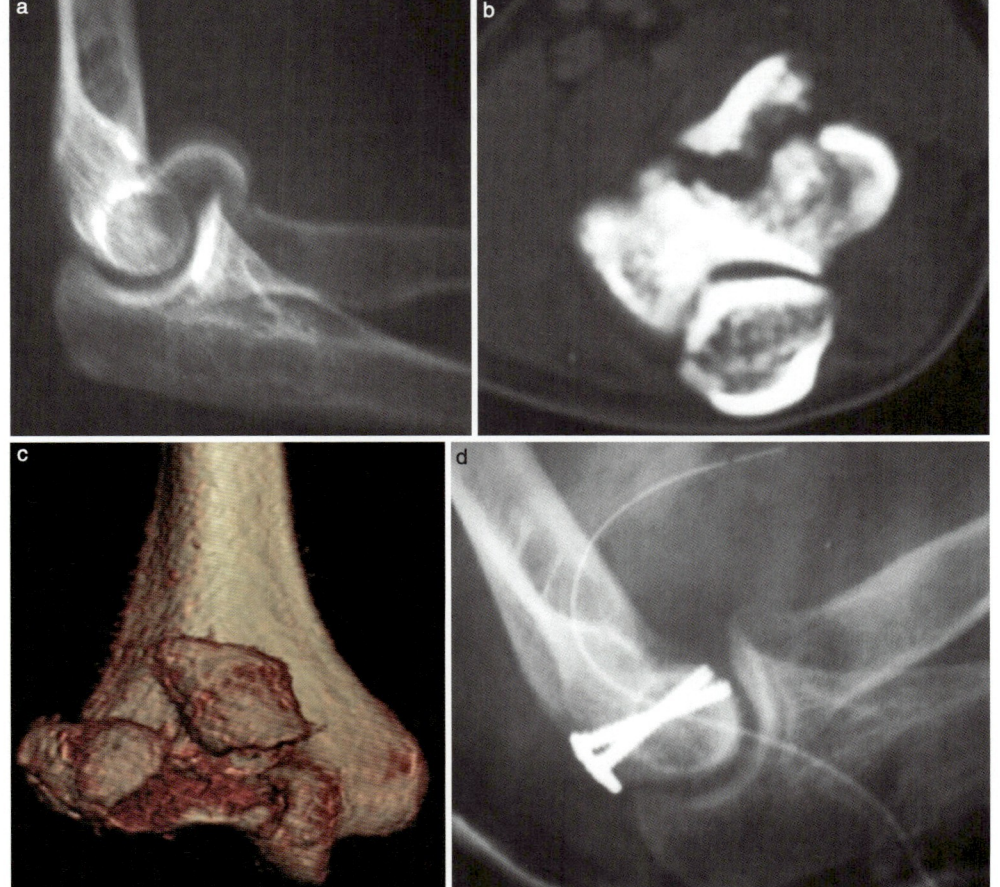

图8　(a)肱骨小头骨折术前 X 线片;(b,c) 术前 CT 片;(d)术后侧位片

Hausman等人应用关节镜辅助的经皮克氏针固定儿童肱骨外侧髁骨折获得良好效果,降低了缺血坏死及畸形愈合的风险[8]。

肘部骨折的并发症

肘部僵硬可应用物理治疗及挛缩矫正夹板治疗。若上述治疗无效,可在全麻下用系列石膏矫正。顽固病例可行切开或关节镜下松解。随着关节镜技术的提高,神经血管并发症已明显减少。常规治疗对于老年患者往往无效,可考虑限制型肘关节置换术[6]。

尺神经功能异常发生率约12%,其中5%为永久性损伤。由于创伤或手术所致的急性尺神经约为1%。尺神经麻痹多由于急性损伤、纤维组织或骨组织的压迫所致[6]。

异位骨化是肘部创伤后最棘手的并发症。异位骨化的发生率在无头部创伤的病例中不足3%。手术与非手术治疗的异位骨化发病率相同。术后过分的伸展锻炼可能会增加此类并发症的风险[6]。

骨不连发生率约2%~10%,多位于肱骨髁上区域。可再次固定,植骨或不植骨,甚至肘关节置换。其他并发症包括肘关节不稳,创伤性关节炎(84%)及感染(<5%)[6]。

综上所述,肘部骨折是常见的运动损伤之一。在选择治疗方式之前需先评估创伤机制。很多骨折可通过非手术方式治疗,若必须采取手术治疗,术前需了解骨折模式,术中做稳定牢固的解剖固定。由于关节镜手术技术及内植物发展日新月异,故应用关节镜手术不失为肘部手术的一项很好的选择。

参考文献

1. Bennett, G.E.: Elbow and shoulder lesions of baseball players. Am. J. Surg. **98**, 484–492 (1959)
2. Cabanela, M.E., Morrey, B.F.: The Elbow and Its Disorders, 2nd edn, pp. 405–428. W.B. Saunders, Philadelphia (1993)
3. Capo, J.T., Dziadosz, D.: Operative fixation of radial head fractures. Tech. Shoulder Elbow Surg. **8**(2), 89–97 (2007)
4. Chalidis, B.E., Sachinis, N.C., Samoladas, E.P., Dimitriou, C.G., Pournaras, J.D.: Is tension band wiring technique the "gold standard" for the treatment of olecranon fractures? A long term functional outcome study. J. Orthop. Surg. Res. **3**, 9 (2008)
5. Colton, C.L.: Fractures of the olecranon in adults: classification and management. Injury **5**(2), 121–129 (1973)
6. Ennis, O., Miller, D., Kelly, C.P.: Fractures of the adult elbow. Curr. Orthop. **22**, 111–131 (2008)
7. Hardy, P., Menguy, F., Guillot, S.: Arthroscopic treatment of capitellum fracture of the humerus. Arthroscopy **18**(4), 422–426 (2002)
8. Hausman, M.R., Qureshi, S., Goldstein, R., Langford, J., Klug, R.A., Radomisli, T.E., Parsons, B.O.: Arthroscopically-assisted treatment of pediatric lateral humeral condyle fractures. J. Pediatr. Orthop. **27**(7), 739–742 (2007)
9. Hausman, M.R., Klug, R.A., Qureshi, S., Goldstein, R., Parsons, B.O.: Arthroscopically assisted coronoid fracture fixation. Clin. Orthop. Relat. Res. **466**, 3147–3152 (2008)
10. Menth-Chiari, W.A., Poehling, G.G., Ruch, D.S.: Arthroscopic resection of the radial head. Arthroscopy **15**(2), 226–230 (1999)
11. Menth-Chiari, W.A., Ruch, D.S., Poehling, G.G.: Arthroscopic excision of the radial head: clinical outcome in 12 patients with post-traumatic arthritis after fracture of the radial head or rheumatoid arthritis. Arthroscopy **17**(9), 918–923 (2001)
12. Muller, M.E., Nazarian, S., Koch, P., et al.: The Comprehensive Classification of Fractures of Long Bones. Springer, Heidelberg/New York (1990)
13. Nuber, G.W., Diment, M.T.: Olecranon stress fractures in throwers. A report of two cases and a review of the literature. Clin. Orthop. **278**, 58–61 (1992)
14. O'Driscoll, S.W., Jupiter, J.B., Cohen, M., Ring, D., McKee, M.D.: Difficult elbow fractures: pearls and pitfalls. Instr. Course Lect. **52**, 113–134 (2003)
15. Rommens, P.M., Küchle, R., Schneider, R.U., Reuter, M.: Olecranon fractures in adults: factors influencing outcome. Injury **35**(11), 1149–1157 (2004)
16. Tullos, H.S., Erwin, W.D., Woods, G.W., et al.: Unusual lesions of the pitching arm. Clin. Orthop. **88**, 169–182 (1972)

第五章 运动员的三角纤维软骨复合体撕裂伤

Akın Üzümcügil, Gürsel Leblebicioğlu, and Mahmut Nedim Doral

高亮 译

内容

进行	193
解剖	193
生物力学	194
损伤机制	194
诊断	194
影像	194
鉴别诊断	195
TFCC 撕裂分类	195
治疗	196
参考文献	196

A. Üzümcügil (✉) and G. Leblebicioğlu
Department of Orthopaedics and Traumatology,
Division of Hand Surgery,
Hacettepe University, Faculty of Medicine,
06100 Ankara, Turkey
e-mail: akin_uzumcugil@hotmail.com, akinu@hacettepe.edu.tr
gurselleblebicioglu@ttnet.net.tr, gursel@hacettepe.edu.tr

M. N. Doral
Faculty of Medicine, Department of Orthopaedics and Traumatology, Chairman of Department of Sports Medicine,
Hacettepe University, Hasırcılar Caddesi,
06110 Ankara, Sihhiye, Turkey
e-mail: ndoral@hacettepe.edu.tr

前臂、腕部及手部活动范围完全和无痛,是运动员高水平发挥的基础[10]。从球拍类运动、篮球到接触性运动如柔道,很多运动都会导致三角纤维软骨损伤[7]。

进化

利用手和上肢的功能而不是移动能力,是人类和其他动物的主要区别。远端桡尺关节(DRUJ)是这些解剖学差异之一。4 亿年前的原始鱼(总鳍组鱼)已具有了第一个骨性肢体。2.3 亿年前原始的哺乳动物已进化出 DRUJ 联合。当早期灵长类动物开始从一个树枝摆到另一个树枝穿越森林的时候,已进化出便于迁徙的有旋前旋后功能的 DRUJ 关节滑囊。因而,DRUJ 是人类其区别于其他物种的主要标志[1]。

解剖

尺骨远端有两个关节面:尺桡关节及尺韧带关节。DRUJ 具有 3 种重要的作用。它使前臂具有旋前旋后动作、使手的功能与前臂位置分离并分散腕关节应力[11]。

三角纤维软骨复合体(TFCC)由下列结构组成:提供滑动平面的关节盘,作为 DRUJ 的主要稳定装置的背掌侧尺桡韧带、半月板样结构与尺侧腕伸肌腱鞘(ECU)和尺月骨及尺三角骨韧带[14]。

背侧尺桡韧带附着于乙状切迹的背侧缘,掌侧尺桡韧带附着在乙状切迹的掌侧缘。这些韧带斜行,在尺侧附着在尺骨头小凹处[9](图1)。联合纤维止于尺骨茎突。subcruentum 韧带是小凹-尺骨茎突联合腱近端的间隙,其内由血管及疏松排列的结缔组织构成[5]。背侧尺桡韧带在尺侧分开构成 ECU 肌腱的支持带下鞘。掌侧尺桡韧带构成尺骨-月骨韧带、尺骨-三角韧带的近端止点[2]。

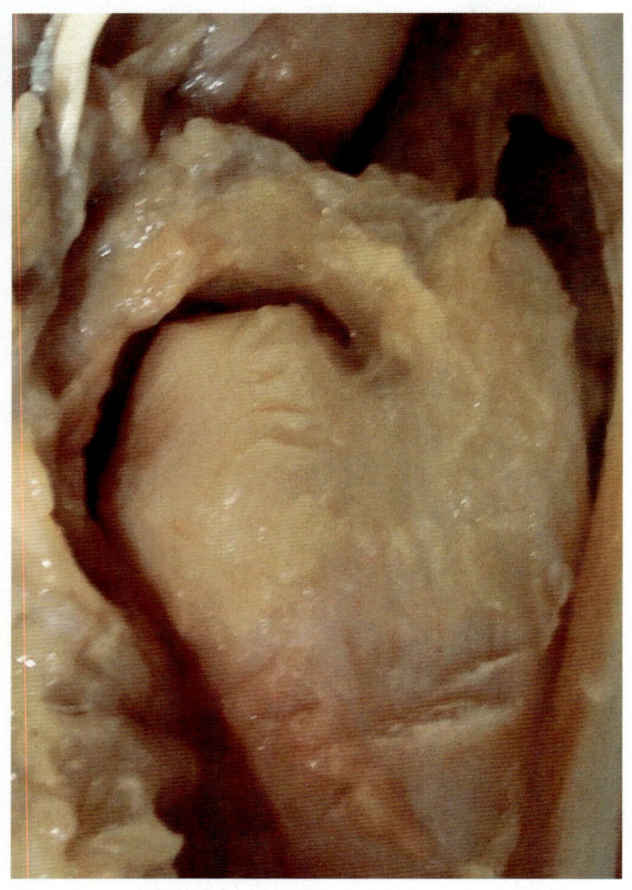

图1 背侧、掌侧的尺桡韧带斜行排列并附着在尺骨头小凹

关节盘是掌侧、背侧桡尺韧带之间的厚度不同的纤维软骨层。关节盘在尺骨负性变异者较厚,而在尺骨正向变异者较薄。

茎突前隐窝是位于尺骨-三角韧带及掌侧桡尺韧带之间的正常结构,其大小不定,常与关节盘周围撕裂相混淆。该隐窝在周围性撕裂的掌侧。

正常人行腕部关节镜检查时可见到的另一个正常结构是豆-三角骨孔。从这一小孔可见到豆状骨的关节面及尺侧腕屈肌肌腱。

TFCC 的血供由尺动脉、前臂骨间动脉的掌侧和背侧支共同组成。这些血管贯穿 TFCC 结构的 10%~40%,而 TFCC 的中间区域及桡侧附着点是无血供的。

DRUJ 的神经支配主要来自尺侧的前骨间神经,小部分由后骨间神经的分支支配[18]。大量的游离神经末梢位于 TFCC 的关节盘的尺侧[16]。这些神经末梢的位置可能解释 TFCC 损伤相关的疼痛。

生物力学

手固定在桡骨上,前臂通过 DRUJ 围绕尺骨头的旋转可达 150°。前臂旋转引起尺骨变异。外旋会导致尺骨向近端移动导致尺骨负变异,而内旋会导致尺骨向远端移动从而发生尺骨正变异。尺骨头有与桡骨远端内旋和外旋方向相反的 8°~9° 的轻微移动[15]。因此,当内旋时尺骨头在乙状切迹内向背侧移位,而在外旋时向掌侧移位。TFCC 将约 20% 的轴向应力从尺侧腕骨传递至尺骨远端[11],应力的大小随尺骨的变异程度而有所不同。

损伤机制

运动员 TFCC 创伤主要由于摔倒时伸手或过度旋转所致。退行性 TFCC 病变多见于年老运动员,是由于前臂反复旋转运动所致[12]。

诊断

TFCC 损伤的患者常会感觉腕部尺侧不适和疼痛,当主动握持、旋转及尺偏运动时加剧。患者有时会感觉到腕关节内咔嚓音及交锁感。

体检提示腕关节尺侧局限性压痛。另一个典型体征是小凹征(fovea sign)[17]。当在腕关节尺侧的尺侧腕屈肌及尺侧腕伸肌之间的小凹处施加压力会引起患者疼痛。该体征提示 TFCC 在小凹处断裂或尺骨-三角韧带损伤。这是 TFCC 在这些部位损伤的最特异性临床检查体征。尺腕应力试验(Nakamura test)是检查腕尺对撞综合征(ulnocarpal abutment syndrome)的一种激发试验,该综合征是 TFCC 结构的退行性损伤[8]。检查者施力使腕关节尺偏、前臂旋转,是检查腕部尺侧疼痛的有效检查。琴键实验(piano key test)可用于鉴别远端桡尺关节病变。检查者使用冲击触诊法以检查比较两腕部的稳定性。

影像

DRUJ 病变可通过 X 线平片诊断。平片可显示

DRUJ 不稳定及断裂的如下征象：①尺骨基底部骨折（图2）；②腕关节前后位像中 DRUJ 增宽（或异常重叠）；③侧位片可清楚地显示脱位（图3、图4），以及大于 5mm 的尺骨负变异[11]。

双腕中立位、旋前位与旋后位的 CT 可详细地显示骨压缩及脱位。尽管对 TFCC 撕裂检出率仅有 76% ~ 79%[4]（图4），MRI 平扫或 MRI 关节造影是最基本的检查方法，TFCC 撕裂诊断的金标准是腕关节镜检查。

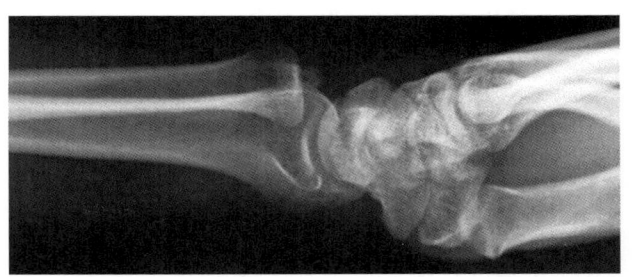

图3 侧位像显示 DRUJ 脱位

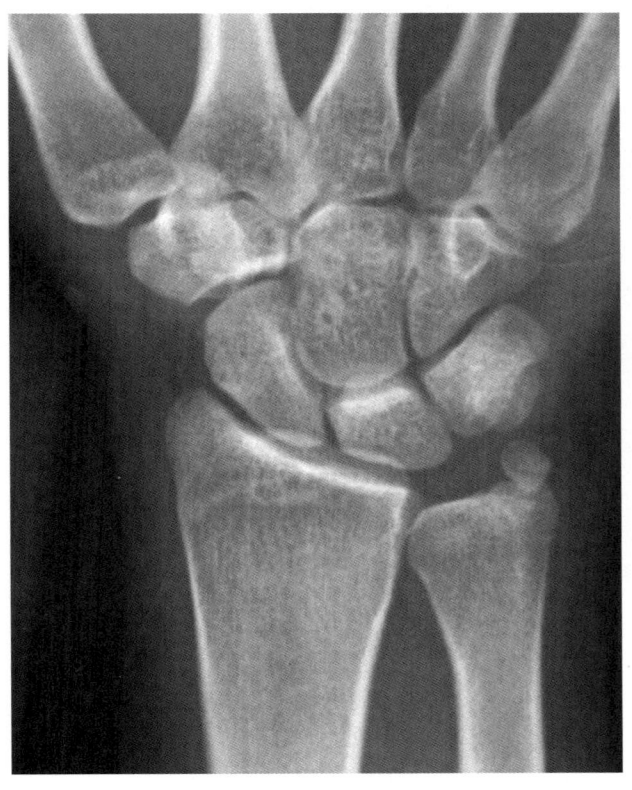

图2 尺骨基底部骨折

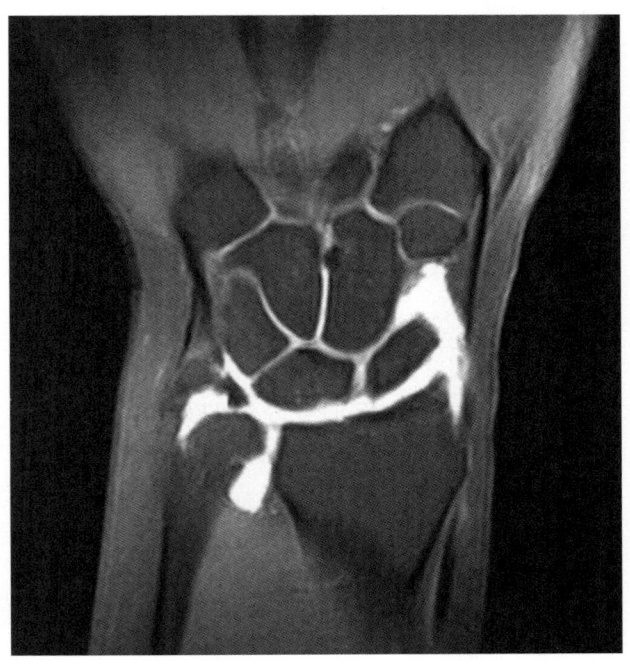

图4 冠状位 T1 MR 关节成像显示 TFCC 碎裂

鉴别诊断

导致腕部尺侧疼痛的原因如下[19]：

肌腱	骨	关节	神经	血管
尺腕伸肌肌腱炎， 尺腕伸肌不稳， 尺腕屈肌肌腱炎	钩骨钩骨折	腕关节中部不稳定， 月-三角骨不稳，DRUJ 病变， 尺腕关节病变，TFCC， 豆-三角关节病变， 月-钩骨关节炎， 4~5 腕掌-钩骨关节炎	尺神经-Guyon 管， 肘管综合征， 颈神经根病变 尺神经根神经瘤	小鱼际 榔头综合征

TFCC 撕裂分类[13]

1 类：创伤性

  A：中心穿孔

  B：尺侧撕脱

    伴尺骨远端骨折

    不伴尺骨远端骨折

  C：远端撕脱

  D：桡侧撕脱

伴乙状切迹骨折
　　不伴乙状切迹骨折
2类：退行性腕尺对撞综合征
　A：TFCC磨损
　B：TFCC磨损
　　+月骨和(或)尺骨软骨软化
　C：TFCC穿孔
　　+月骨和(或)尺骨软骨软化
　D：TFCC穿孔
　　+月骨和(或)尺骨软骨软化
　　+月-三角骨韧带穿孔
　E：TFCC穿孔
　　+月骨和(或)尺骨软骨软化
　　+月-三角骨韧带穿孔
　　+尺腕关节炎[12]

治疗

对于中性或负性尺骨变异伴TFCC中心性撕裂的病例应选择关节镜清理术[3]。若TFCC撕裂伤患者采取保守治疗后仍有不适症状，往往需要修复术。对于高水平运动员来说，现在的趋势是利用膝关节镜技术进行缝合修复技术[6,20]。早期的临床效果良好，评估该技术的生物力学尚在研究中。

参考文献

1. Almquist, E.E.: Evolution of the distal radioulnar joint. Clin. Orthop. Relat. Res. **275**, 5–13 (1992)
2. Garrigues, G.E., Sabesan, V., Aldridge III, J.M.: Acute distal radioulnar joint instability. J. Surg. Orthop. Adv. **17**(4), 262–266 (2008)
3. Grewal, R., Faber, K.J., Graham, T.J., Rettig, L.A.: Hand and wrist injuries. In: Kibler, B.W. (ed.) Orthopaedic Knowledge Update: Sports Medicine 4, pp. 69–80. American Academy of Orthopaedic Surgeons, Rosemont (2009)
4. Kato, H., Nakamura, R., Shionoya, K., Makino, N., Imaeda, T.: Does high-resolution MR imaging have better accuracy than standard MR imaging for evaluation of the triangular fibrocartilage complex? J. Hand Surg. Br. **25**(5), 487–491 (2000)
5. Kleinman, W.B.: Stability of the distal radioulna joint: biomechanics, pathophysiology, physical diagnosis, and restoration of function what we have learned in 25 years. J. Hand Surg. Am. **32**(7), 1086–1106 (2007)
6. Lee, C.K., Cho, H.L., Jung, K.A., Jo, J.Y., Ku, J.H.: Arthroscopic all-inside repair of Palmer type 1B triangular fibrocartilage complex tears: a technical note. Knee Surg. Sports Traumatol. Arthrosc. **16**(1), 94–97 (2008)
7. Nagle, D.J.: Triangular fibrocartilage complex tears in athlete. Clin. Sports Med. **20**(1), 155–166 (2001)
8. Nakamura, R., Horii, E., Imaeda, T., Nakao, E., Kato, H., Watanabe, K.: The ulnocarpal stress test in the diagnosis of ulnar-sided wrist pain. J. Hand Surg. Br. **22**(6), 719–723 (1997)
9. Nakamura, T., Takayama, S., Horiuchi, Y., Yabe, Y.: Origins and insertions of the triangular fibrocartilage complex: a histologic study. J. Hand Surg. Br. **26**(5), 446–454 (2001)
10. Nicolaidis, S.C., Hildreth, D.H., Lichtman, D.M.: Acute injuries of the distal radioulnar joint. Hand Clin. **16**(3), 449–459 (2000)
11. Palmer, A.K.: The distal radioulnar joint. Anatomy, biomechanics, and triangular fibrocartilage complex abnormalities. Hand Clin. **3**(1), 31–40 (1987)
12. Palmer, A.K.: Triangular fibrocartilage complex lesions: a classification. J. Hand Surg. Am. **14**(4), 594–606 (1989)
13. Palmer, A.K.: Triangular fibrocartilage disorders: injury patterns and treatment. Arthroscopy **6**(2), 125–132 (1990)
14. Palmer, A.K., Werner, F.W.: The triangular fibrocartilage complex of the wrist – anatomy and function. J. Hand Surg. Am. **6**(2), 153–162 (1981)
15. Ray, R.D., Johnson, R.J., Jameson, R.M.: Rotation of the forearm: a experimental study of pronation and supination. J. Bone Joint Surg. Am. **33**(4), 993–996 (1951)
16. Shigemitsu, T., Tobe, M., Mizutani, K., Murakami, K., Ishikawa, Y., Sato, F.: Innervation of the triangular fibrocartilage complex of the human wrist: quantative immunohistochemical study. Anat. Sci. Int. **82**, 127–132 (2007)
17. Tay, S.C., Tomita, K., Berger, R.A.: The "ulnar fovea sign" for defining ulnar wrist pain: an analysis of sensitivity and specificity. J. Hand Surg. Am. **32**(4), 438–444 (2007)
18. Tsai, P.C., Paksima, N.: The distal radioulnar joint. Bull. Hosp. Joint Dis. **67**(1), 90–96 (2009)
19. Warnick, D., Dunn, R., Melikyan, E., Vadher, J.: Ulnar Corner. Hand Surgery, 1st edn, pp. 480–481. Oxford University Press, Oxford (2009)
20. Yao, J., Dantuluri, P., Osterman, A.L.: A novel technique of all-inside arthroscopic triangular fibrocartilage complex repair. Arthroscopy **23**(12), 1357.e1–1357.e4 (2007)

第六章 运动员的腕关节不稳

Emin Bal, Murat Kayalar and Sait Ada

高亮 译

内容

介绍	197
解剖	197
骨	197
韧带	198
运动学	198
损伤机制	198
腕关节不稳的分类	198
诊断	199
常见腕关节不稳的治疗	200
舟-月骨分离	200
月-三角骨分离	202
中腕不稳（CIND）	202
参考文献	203

E. Bal(✉), M. Kayalar, and S. Ada
Orthopaedics and Traumatology, EMOT Hospital,
1418 Sokak No:14 Kahramanlar, 35230 İzmir, Turkey
e-mail: eminbal70@hotmail.com; elmikro2003@yahoo.com;
sait.ada@emot.com.tr

介绍

腕关节是人体最复杂的关节，可做三个平面内的运动：屈/伸、尺偏/桡偏和旋后/旋前及在牵张力下复杂模式的运动。良好的腕部功能需要腕部在所有位置上、所有成分在静态及动态环境下保持稳定。这依赖于关节面间几何学上的适配性及韧带、支持带、肌腱间的内在一致性。腕部不稳定是由于骨质异常、韧带损伤或关节松弛等导致的一块或多块腕骨发生异常活动引起的异常动力学改变[6]。摔倒时手部呈过伸姿势是运动部要危险因素，尤其是在障碍跑、体操、攀岩及滑雪和滑冰等运动中。其次，诸如篮球、无篮板篮球、排球及手球等直接用手击打球的运动也被视为该类损伤的危险因素[2]。了解腕部不稳定原因需要腕部解剖及动力学的相关知识。

解剖

骨

7块腕骨相互连接并与桡骨远端形成桡腕关节，提供相互依赖的腕骨间和腕部运动[12]。可认为腕骨排列成两排，近排为舟骨、月骨和三角骨。豆状骨是尺侧腕屈肌肌腱内的籽骨，它不是近排腕骨内的功能成分。远排腕骨包括大多角骨、小多角骨、头状骨和钩骨，它们共同组成一个稳定的平台，掌骨坐落其上，这些骨之间活动性较小（图1）。腕中关节是近远排腕骨间的汇合关节。舟骨占据横贯中腕关节的特殊位置，构成两排腕骨之间的骨性连接[26]。

月骨的几何形状使其在腕关节活动中极其重要

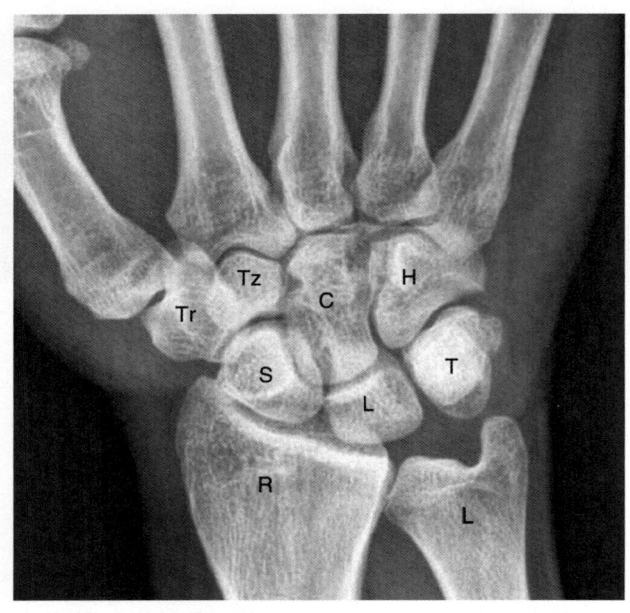

图1 腕部骨骼的前后位X线片。R桡骨，U尺骨，S舟骨，L月骨，T三角骨，H钩骨，C头状骨，Tz小多角骨，Tr大多角骨

[12]。月骨的掌侧近端-远端距离较背侧大，在桡尺方向和掌背方向都是楔形（桡侧较短）。这种几何特点使得月骨容易向背侧旋转并向尺侧移动，加上舟骨、三角骨提供的相对稳定性，就决定了月骨在桡骨及头状骨之间的位置[12]。

韧带

内部韧带：每个腕骨都通过强大的骨间韧带与其相邻腕骨紧密地连接。近排腕骨的内在韧带包括：舟-月骨间韧带（SLIL）、月-三角骨间韧带（LTIL）。由于韧带发起自近排骨近端的凸起面，使其矢状面上呈C形。韧带在背面及掌面较厚，中间是相对较薄的膜性部分。SLIL最强最厚的部分在背侧，而LTIL最强最厚的部分在掌侧[25]。

外部韧带：除了内在韧带，腕部还有关节囊增厚形成是背侧和掌侧关节囊韧带。背侧关节囊韧带包括背侧桡腕韧带及背侧腕骨间韧带。背部桡腕韧带起自桡骨远端背侧缘，向尺侧远端延伸后止于月骨、LTIL及三角骨的背侧部[30]。因此，背侧桡腕韧带可能是月骨-三角关节及桡腕关节最重要的附属稳定结构[31]。

掌侧外在韧带包括桡-舟-头状韧带（RSC）、桡月长韧带（LRL）、桡月短韧带（SRL）、尺月韧带（UL）及尺-三角韧带（UT）[3,29]。其次，Taleisnik曾描述RSC及三角-头状韧带横跨腕骨间关节，共同构成了所谓V形，三角形或弓形韧带[29]。Poirier间隙位于腕骨间关节水平，RSC及LRL韧带之间。该区是远近两排腕骨之间肘关节囊掌侧的机械性薄弱区域[9]。

运动学

对于腕部的动力学特性，有两种被广泛接受的学说，即柱形理论及椭圆环理论。腕部柱形概念由Navarro提出，经Taleisnik改进，该理论认为腕骨由三个纵柱组成[9]。中柱由月骨、头状骨、钩骨、大多角骨及小多角骨构成，屈伸运动发生在该柱。舟骨位于外侧柱，充当腕骨间关节的稳定性铰链装置。三角骨位于内侧柱，被认为是腕部旋转时的轴点。

由Linscheid及Lichtman提出的椭圆环学说将腕骨看成一个能往复地桡偏尺偏及屈伸活动的环[17,18]。在桡腕关节及腕骨间关节的活动是相互的，近排腕骨环上任何一处的分离都会导致整个腕部的不稳定[9]。

损伤机制

腕部损伤最常见的损伤机制为摔倒时腕部位于过伸、尺偏位置。若大鱼际区先着地，在伸展及压缩力的基础上还有外旋[27]。这些力量可能同时损伤腕部桡侧的韧带。若小鱼际区先着地，可能会损伤背侧尺骨-三角韧带、LTIL及腕骨间前关节囊。

腕关节不稳的分类

根据Linscheid等人的观点[36]，腕部不稳定可分为4类[27]，包括：背侧插入段不稳定（DISI），掌侧插入段不稳定（PISI）、尺侧易位及背侧易位。在DISI中，月骨相对桡骨异常伸展，而在PISI中，月骨相对桡骨异常屈曲。

Taleisnik[37]描述了腕部的静态及动态不稳形式[27]。静态不稳定是可通过标准X线片显示的腕部对线异常。动态不稳定发生在部分韧带损伤之后，标准X线片上无异常对线，需经动态X线片及关节镜检查才能诊断。

Dobyns将腕部不稳定分为4类[38]：

1. 分离性腕部不稳（CID）：发生于同排腕骨间主要韧带损伤时。CID可再分为近端（舟-月分离、月-三角分离）及远端（头-钩骨轴向分离）亚型。

2. 非分离性腕部不稳（CIND）：发生在主要外在韧带损伤时，表现为两排腕骨间的功能异常。CIND 可再分为桡腕韧带损伤造成的桡腕尺偏 CIND，和伴三角-钩骨-头状骨韧带损伤的中腕 CIND。

3. 复杂腕部不稳（CIC）：若 CID 与 CIND 同时存在，则归为合并月骨周围分离的 CIC。

4. 适应性腕部不稳（CIA）：CIA 类腕部不稳是由外因所致，如桡骨远端严重畸形愈合导致腕部对线改变，是机体对于外部病理因素的适应性结果。

诊断

临床诊断：腕部活动时疼痛、无力、打软及弹响或交锁感是腕部不稳的主要症状。急性损伤时可见肿胀，触诊时局部疼痛是最关键的特异性临床症状，但急性损伤时很难查到。查体时需检查每个关节以了解有无局限性压痛及异常活动，对比患侧和健侧的活动度及抓持力。

急性损伤 2~3 周后，可进行腕部不稳的特异性检查。舟月骨冲击触诊试验可用于检查月骨与舟骨间的异常活动。Watson 实验也可用于检查舟-月稳定性[27]：当腕部尺偏时，在伸直位固定舟骨，然后腕部桡偏，检查者用拇指阻止舟骨的屈曲。若有腕部不稳时，舟骨近端顶点向背侧突出并有疼痛。冲击触诊也用于检测月骨-三角骨稳定性。阳性结果为三角骨可在掌背侧方向发生相对月骨的移位[24]。

影像学：X 线片对于评估腕部不稳很重要。当怀疑腕部不稳时，需拍摄 6 个方位的 X 线片：后前位（PA）、侧位片、桡偏位、尺偏位、屈曲位及伸直位片[9]。紧握五指拍 PA 位 X 线片有助于发现舟月骨脱位。同时需拍摄对侧腕部的 X 线片以作对比。

PA 位片上可见到 Gilula 线，若该线断裂可能提示腕部疾患，正常情况 PA 位片上舟-月骨间隙不应 >月-三角骨间隙。文献报道若舟-月间隙达 2~4mm 提示舟月分离，称为 Terry Thomas 征[1]（图2）。PA 位 X 线片上另一个提示舟月分离的征象是皮质环（cortical ring）征。由于舟骨翻转，舟骨远端皮质骨呈环状。此时，腕部高度比值降低，该比值为第 3 掌骨长与连接第 3 掌骨基底部与桡骨远端的连线距离之比，正常比值为 0.54[20]。

侧位片上，正常舟骨月骨之间的角度 30°~60°（图3）。该角度大于 60°并伴有月骨背屈可能提示

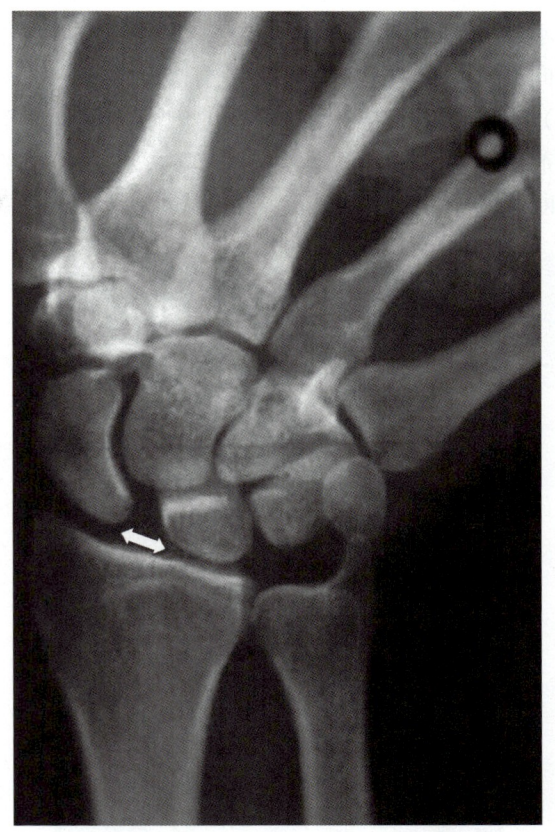

图2　PA 位 X 片可见舟-月骨分离（箭头处），即 Terry Thomas 征

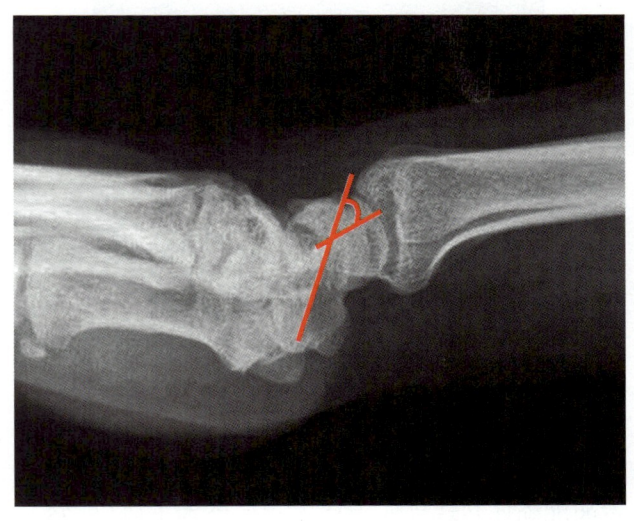

图3　侧位片上舟-月骨夹角

舟-月骨分离。当月-三角骨不稳时，侧位片可见舟-月角度小于 30°并伴舟骨、月骨的掌屈。侧位片上头状骨长轴与月骨夹角也很有用，正常值为 0°~30°。

另一个诊断腕部不稳的有效检查是腕关节腔造影，但它会造成被检查者的微小创伤。该检查可证

实骨间韧带的病变。韧带的损伤位置及损伤程度，也不能提示微小的韧带松弛或软骨损伤[22]。通过向中腕关节、桡腕关节及远端桡尺关节（三步注射）内注射造影剂可获得更大的敏感度[9]。若造影剂从中腕关节渗透至桡腕关节内，则提示内在韧带断裂[9]（图4）。

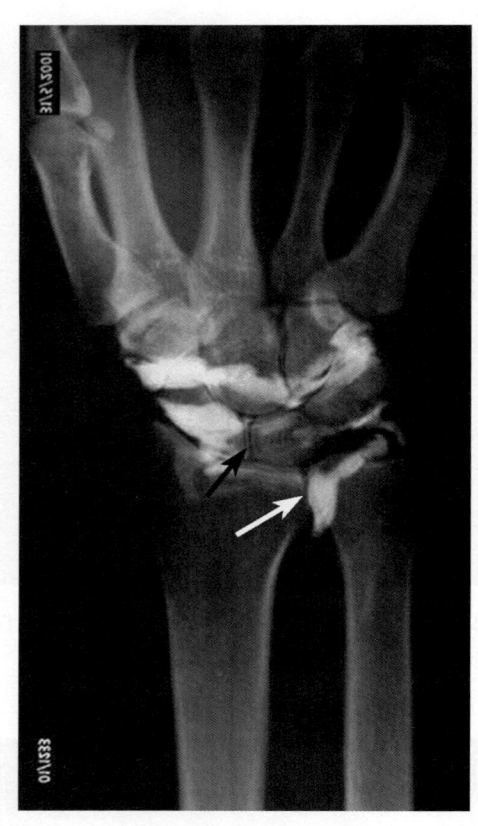

图4 SLIL 和 TFCC 撕裂患者的桡腕关节腔造影。对比剂充满舟月间隙（黑色箭头示），并从桡腕关节渗透至腕骨间关节及远端桡尺关节（白色箭头示）

骨扫描、CT 与 MRI 可应用于腕部疼痛的检查。但这些检查对腕部不稳的敏感性及特异性均很有限[9]。

由于诊断技术的限制，关节镜检查已成为诊断腕部不稳的金标准[27]。最近报道称腕关节镜检查的准确性及特异性均高于其他检查手段[5,35]。关节镜检查还能了解韧带损伤的位置、程度，关节软骨的情况，有无合并滑膜炎等情况，同时还可进行相应治疗[26]。腕关节镜检查包含对桡腕关节及中腕关节的检查。桡腕关节检查时，需评估骨间韧带、三角纤维软骨复合体及掌侧外在韧带的情况。检查中需判断各腕骨间间隙以评估有无韧带损伤或松弛。

常见腕关节不稳的治疗

舟-月骨分离

最常见的腕部不稳见于舟骨与月骨之间。舟骨最重要的稳定结构是 SLIL 的背侧部。该韧带损伤会导致舟骨逐渐屈曲并离开月骨[28]，导致 DISI 型的腕骨塌陷。随着时间进展，头状骨向近端移位至舟骨、月骨之间（SLAC 腕），桡-舟关节及月-头关节发生退行性变[28]。

对于小于6周的急性损伤，治疗上主要是促进受损 SLIL 的愈合。多数医师认为可行切开复位克氏针固定舟月关节相对位置，使用锚钉修复固定舟月韧带，再用背侧关节囊固定术加强[7,28]（图5）。8～10周后可拔出克氏针，然后进行积极的康复锻炼，约4～6个月后恢复正常运动[28]。舟月韧带急性部分断裂的患者可采用闭合复位，在关节镜或 X 线引导下行克氏针固定[26]（图6）。

如果患者延误诊断达3个月或以上，则舟月骨韧带修复会变得更加困难。慢性舟月骨分离的治疗方法有很多，从关节镜下清理到联合应用关节囊固定术、舟月骨韧带重建或有限的腕骨间融合[1]。Weis 等人在 X 线检查阴性、可疑腕骨间韧带撕裂的患者中应用关节镜清理，术后症状改善明显[1]。Lavernia、Cohen 和 Taleisnik 提倡无论损伤的时间长短，若关节无退行性改变，均采用直接修复 SLIL 并应用背侧关节囊固定术[16]。Brunelli 介绍了他治疗慢性不稳的技术：取一束桡侧腕屈肌肌腱，从舟骨最远端的钻孔穿过，缝合到桡骨远端的背-尺侧缘，该技术可纠正舟骨分离及屈曲[4]。另一些医师倾向于采用腕骨间关节融合术，如舟骨-大多角骨-小多角骨关节（STT）融合术或舟骨-头状骨关节融合术[7,13]。Watson、Kleinman、Steichen 及 Strickland 曾报道 STT 关节融合术效果优良[14,34]。但若采用有限性腕骨间关节融合术，术后屈伸、尺偏-桡偏活动幅度将受限[21,23,33,34]。这些操作最常见的并发症是不愈合及桡骨-舟骨撞击[8,10,19]。因此有些医师建议在行腕骨间关节融合时同时切除桡骨茎突[9]。

对于慢性损伤患者伴腕-舟关节、月-头关节严重退变的患者可采用舟骨切除及中腕骨间融合术，即所谓的 SLAC 手术[15,32]。

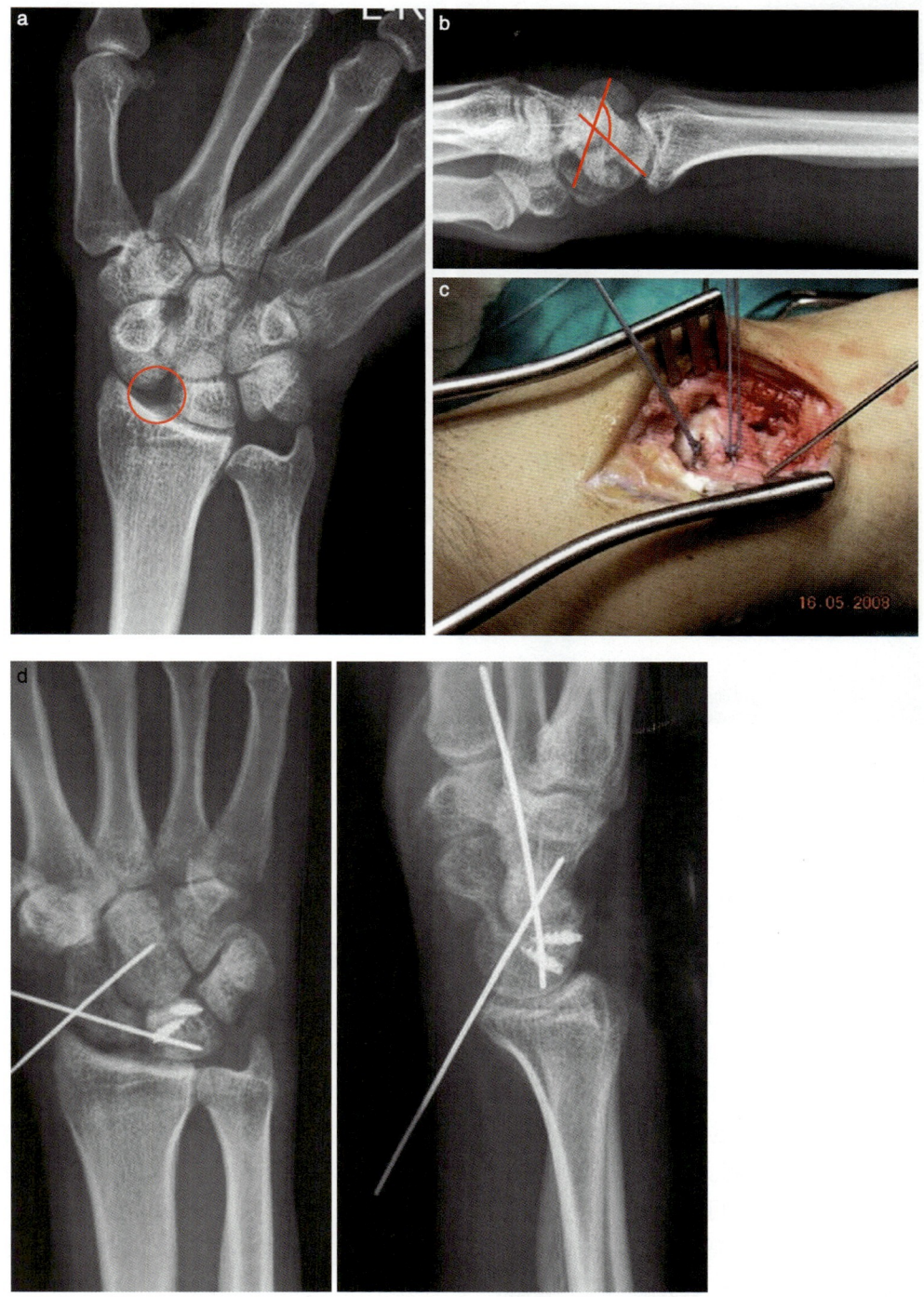

图 5 （a）急性腕部损伤的 PA 位平片提示舟-月骨分离；（b）侧位片提示舟月骨夹角增大；（c）切开复位并使用带线锚钉固定；（d）术后 PA 位及侧位片显示舟骨复位且舟月夹角恢复正常

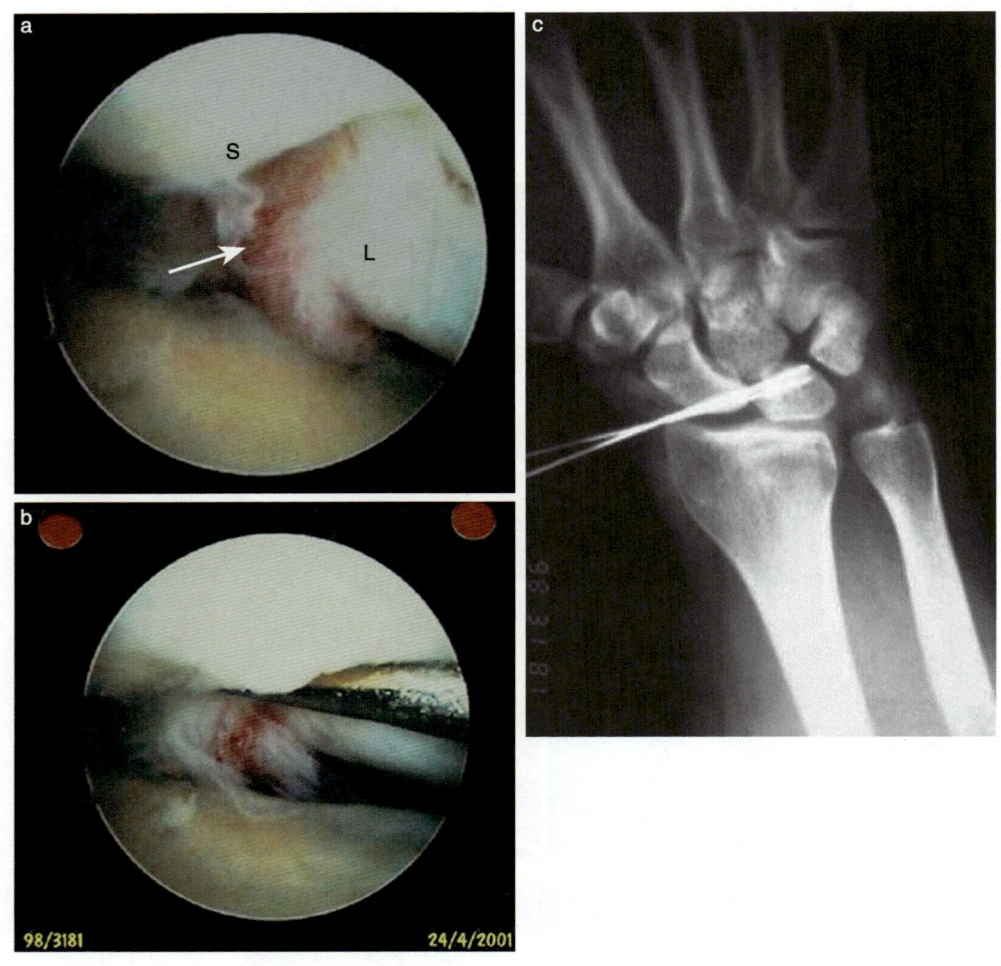

图6 (a)关节镜检查提示急性 SLIL 断裂；(b,c)关节镜下复位和克氏针固定

月-三角骨分离

此型腕部不稳较舟月骨分离少见[27]。当评估患有腕部尺侧疼痛的患者时，必须考虑月-三角骨韧带损伤的可能，应与 TFCC 损伤相鉴别。

大多数平片检查 PISI 阴性的孤立月-三角骨韧带损伤可行夹板制动或经皮克氏针固定[26,28]。若症状持续，则需行关节镜检查及月-三角骨韧带清理术。然而，对于运动员的长期疼痛，Steinberg 的经验是：单纯应用关节镜清理效果并不好[28]。在该类病例中，可采用包括月骨-三角骨融合和尺骨截骨短缩术等方法。由于月-三角骨融合率低，即使融合也有长期疼痛等缺点，尺骨截骨术已变得越来越受欢迎[28]。Ruby 建议：对于 PISI 影像学检查阳性或畸形持续存在但仍可逆的病例，推荐开放手术修复月-三角骨韧带联合应用背侧关节囊固定术[26]。若韧带修复失败或仍有退行性改变，可选择腕骨间四角融合术（钩骨、三角骨、月骨及头状骨融合）[26,28]。中腕骨间关节融合术后 6~8 个月后可重新从事体育运动[28]。

中腕不稳（CIND）

该类腕部不稳多为慢性病程，与全身韧带松弛有关[26]。近排腕骨间韧带正常，但近远排腕骨之间不稳[28]。诊断多依据典型体征：桡偏及尺偏时轴向压迫腕部会有弹响[26]。X 线检查多正常，但透视摄影检查可提示近排、远排腕骨间分离并伴掌侧塌陷畸形[27]。Johnson 及 Carrera 认为桡-头状骨韧带被拉松是该类损伤的原因，并建议行韧带紧缩术[11]。但软组织重建并发症的发生率非常高[7,27]。如果该损伤尚未导致退行性改变，可先尝试采取保守治疗，如夹板、前臂力量锻炼及活动强度调整等[26]。当保守治疗不能缓解症状时，再采取腕骨间融合术。

参考文献

1. Baratz, M.E., Dunn, M.J.: Ligament injuries and instability of the carpus: scapholunate joint. In: Berger, R.A., Weiss, A.P. (eds.) Hand Surgery. Lippincott & Wilkins, Philadelphia 481–494 (2003)
2. Barton, N.: Sports injuries of the hand and wrist. Br. J. Sports Med. **31**, 191–196 (1997)
3. Berger, R.A., Landsmeer, J.M.: The palmar radiocarpal ligaments: a study of adult and fetal human wrist joints. J. Hand Surg. **15A**, 847–854 (1990)
4. Brunelli, G.A., Brunelli, G.R.: A new surgical technique for carpal instability with scapho-lunar dislocation. Ann. Chir. Main Memb. Supér. **14**(4–5), 207–213 (1995)
5. Cooney III, W.P., Linscheid, R.L., Dobyns, J.H.: Ligament repair and reconstruction. In: Neviaser, R.J. (ed.) Controversies in Hand Surgery. Churchill Livingstone, New York (1990)
6. Ekenstam, F.: Wrist stability/wrist instability. In: Büchler, U. (ed.) Wrist Instability. Martin Dunitz, London 23–27 (1996)
7. Elias, M.G.: The treatment of wrist instability. J. Bone Joint Surg. Br. **79-B**, 684–690 (1997)
8. Frykman, E.B., Ekenstam, F., Wadin, K.: Triscaphoid arthrodesis and its complications. J. Hand Surg. **13A**, 844–849 (1988)
9. Gelberman, R.H., Cooney III, W.P., Szabo, R.M.: Carpal instability. J. Bone Joint Surg. Am. **82**(4), 578–594 (2000)
10. Ishida, O., Tsai, T.M.: Complications and results of scapho-trapezio-trapezoid arthrodesis. Clin. Orthop. **287**, 125–130 (1993)
11. Johnson, R.P., Carrera, G.F.: Chronic capitolunate instability. J. Bone Joint Surg. Am. **68-A**, 1164–1176 (1986)
12. Kauer, M.G.J.: The functional anatomy of the carpal joint: the whole and its components. In: Büchler, U. (ed.) Wrist Instability. Martin Dunitz, London 1–8 (1996)
13. Kleinman, W.B.: Scapho-trapezio-trapezoid arthrodesis for treatment of chronic static and dynamic scapho-lunate instability: a 10-year perspective on pitfalls and complications. J. Hand Surg. **15-A**, 408–422 (1990)
14. Kleinman, W.B., Steichen, J.B., Strickland, J.W.: Management of chronic rotary subluxation of the scaphoid by scapho-trapezio-trapezoid arthrodesis. J. Hand Surg. **7**, 125–136 (1982)
15. Lanz, U., Krimmer, H., Sauerbier, M.: Advanced carpal collapse: treatment by limited wrist fusion. In: Büchler, U. (ed.) Wrist Instability. Martin Dunitz, London 139–146 (1996)
16. Lavernia, C.J., Cohen, M.S., Taleisnik, J.: Treatment of scapholunate dissociation by ligamentous repair and capsulodesis. J. Hand Surg. **17-A**, 354–359 (1992)
17. Lichtman, D.M., Schneider, J.R., Swafford, A.R., Mack, G.R.: Ulnar midcarpal instability – clinical and laboratory analysis. J. Hand Surg. **6**, 515–523 (1981)
18. Linscheid, R.L.: Kinematic considerations of the wrist. Clin. Orthop. **202**, 27–39 (1986)
19. McAuliffe, J.A., Dell, P.C., Jaffe, R.: Complications of intercarpal arthrodesis. J. Hand Surg. **18A**, 1121–1128 (1993)
20. McMurtry, R.Y., Youm, V., Flatt, A.E., Gillespie, T.E.: Kinematics of the wrist. II. Clinical applications. J. Bone Joint Surg. Am. **60-A**, 955–961 (1978)
21. Mih, A.D.: Limited wrist fusion. Hand Clin. **13**, 615–625 (1997)
22. Mikic, Z.D.J.: Arthrography of the wrist joint: an experimental study. J. Bone Joint Surg. Am. **66-A**, 371–378 (1984)
23. Minami, A., Kato, H., Iwasaki, N., Minami, M.: Limited wrist fusions: comparison of results 22 and 89 months after surgery. J. Hand Surg. **24A**, 133–137 (1999)
24. Reagan, D.S., Linscheid, R.L., Dobyns, J.H.: Lunotriquetral sprains. J. Hand Surg. **9A**, 502–514 (1984)
25. Ritt, M.J., Bishop, A.T., Berger, R.A., et al.: Lunotriquetral ligament properties: a comparison of three anatomic subregions. J. Hand Surg. **23A**, 425–431 (1998)
26. Ruby, L.K.: Carpal instability. J. Bone Joint Surg. Am. **77**(3), 476–487 (1995)
27. Stanley, J.K., Trail, I.A.: Carpal instability. J. Bone Joint Surg. Br. **76**(5), 691–700 (1994)
28. Steinberg, B.: Acute wrist injuries in the athlete. Orthop. Clin. N. Am. **33**(3), 335–345 (2002)
29. Taleisnik, J.: The ligaments of the wrist. J. Hand Surg. **1**, 110–118 (1976)
30. Viegas, S.F.: The dorsal ligaments of the wrist: anatomy, mechanical properties, and function. J. Hand Surg. **24A**, 456–468 (1999)
31. Viegas, S.F., Patterson, R.M., Peterson, P.D., et al.: Ulnar-sided perilunate instability: an anatomic and biomechanic study. J. Hand Surg. **15A**, 268–278 (1990)
32. Watson, H.K., Ballet, F.L.: The SLAC wrist: scapholunate advanced collapse pattern of degenerative arthritis. J. Hand Surg. Am. **9-A**, 358–365 (1984)
33. Watson, H.K., Hempton, R.F.: Limited wrist arthrodeses. I. The triscaphoid joint. J. Hand Surg. **5**, 320–327 (1980)
34. Watson, H.K., Ryu, J., Akelman, E.: Limited triscaphoid intercarpal arthrodesis for rotatory subluxation of the scaphoid. J. Bone Joint Surg. Am. **68-A**, 345–354 (1986)
35. Weiss, A.P., Akelman, E.: Diagnostic imaging and arthroscopy for chronic wrist pain. Orthop. Clin. N. Am. **26**, 759–767 (1995)
36. Linscheid, R.L., Dobyns, J.H., Beabout, J.W., Bryan, R.S.: Traumatic instability of the wrist. Diagnosis, classification, and pathomechanics. J. Bone Joint Surg. Am. **54**(8), 1612–1632 (1972)
37. Taleisnik, J.: Classification of carpal instability. Bull. Hosp. Jt. Dis. Orthop. Inst. **44**(2), 511–531 (1984)
38. Cooney, W.P., Dobyns, J.H., Linscheid, R.L.: Arthroscopy of the wrist: anatomy and classification of carpal instability. Arthroscopy **6**(2), 133–140 (1990)

第五部
腹股沟运动伤

第一章 运动中腹股沟疼痛的流行病学和常见原因

Robert Smigielski and Urszula Zdanowicz

白露 译

内容

关节内病损：髋	207
病史	207
查体	208
影像学检查	208
关节外病损：耻骨炎	209
关节外病损：肌肉与肌腱损伤	209
内收肌腱	209
髂腰肌病变	210
关节外病：神经卡压	211
"运动疝"	211
参考文献	211

R. Smigielski(✉) and U. Zdanowicz
Department of Sport Traumatology,
Carolina Medical Center, Pory 78, 02-757, Warsaw, Poland
e-mail: robert. smigielski@ carolina. pl; urszula. zdanowicz@ carolina. pl

腹股沟疼痛与压痛在运动员中十分常见，最佳治疗仍有许多疑惑之处。部分原因是此部位局部解剖复杂，鉴别诊断涉及多个学科的众多疾病。

专业运动员腹股沟疼痛的发生率大约在 0.5%～6.2% 之间。反复踢腿、左右移动以及身体接触运动员中发生率更高[10,12,21,24]。这些运动使筋膜和固定在骨头上的肌骨结构拉伤，引发组织损害或不同解剖结构的卡压并最终导致慢性疼痛[5]。腹股沟疼痛的鉴别诊断包括很多不同器官的疾病（表1）[5,10,11,25]。有时患者可有多种病理改变，使诊断更加困难。

Bradshaw 统计，腹股沟疼痛患者中 74.8% 为男性，平均年龄 32 岁。涉及 23 项体育运动。足球（22%）、英式橄榄球（21%）的男性好发运动，女性患者多与跑步有关（40%）。髋关节病损（约占 45.9%）和耻骨炎（20.6%）是腹股沟疼痛最常见的病因。没发现女性患耻骨炎患者。有作者认为髋部疾病造成的腹股沟疼痛，治疗后患者恢复伤前的运动水平，但是我们认为该文治疗数据较少，结论尚早[2]。

以下内容为常见的最矛盾的腹股沟疼痛原因及病理学改变。

关节内病损：髋

所有腹股沟疼痛的患者都应对髋关节进行基本的体格检查，以免漏诊髋关节疾患[14]。

病史

应重视患者主诉，诸如关节交锁、弹响、不稳定和活动度减小及力量减弱。患者从事的体育运动及该运动的生物力学也能为诊断提供重要线索。髋部的急性和慢性疼痛也应仔细鉴别。其他全身症状也应详细询问，比如发热、泌尿生殖系症状和体重下降等[23]。

表 1　腹股沟疼痛的常见病因

关节内病变	盂唇撕裂
	游离体
	股骨髋臼撞击
	圆韧带撕裂
	软骨损伤
	关节炎症
成人关节外骨	应力骨折（如股骨应力骨折、耻骨应力骨折）
	耻骨炎
儿童关节外骨	骨骺损伤
	股骨头骨骺滑脱
	Legg-Perthes 病
关节外肌肉肌腱病变	内收肌损伤（腱止点病，撕裂）
	股直肌病变（腱止点病，撕裂）
	髂-腰综合征
	曲棍球守门员-棒球投手综合征
关节外神经卡压	闭孔神经
	髂腹股沟神经
	生殖股神经
	髂腹下神经
疝	"运动疝"
	股疝
	腹股沟疝
泌尿科/妇科问题	

查体

应常规进行基本的髋关节检查。包括步态、单腿站立实验、髋关节活动度、触诊以及肌肉力量检查。一个有经验的医师会在初步的检查中发现问题，并据此进行进一步的检查。如抗阻力直腿抬高试验、FABER 试验（Flexion, Abduction, External Rotation 屈曲，外展，外旋试验），或是 FADDIR（Flexion, Adduction, Internal Rotation 屈曲，内收，内旋试验）等。但对于髋关节疾病的诊断，并不是每个实验都要做。Martin 的研究认为查体实验越多，假阳性结果越多[14]。很多研究表明症状和体征并不能明确关节内疼痛的来源；即使有明确的关节内病变，诊治性的关节腔内封闭对疼痛的缓解率也小于 50%[15]。

影像学检查

X 线片

对于怀疑髋关节内病变者，即便是 X 线平片的阳性率很低，也要拍片。X 线有助于急性创伤（骨折，撕脱骨折，关节脱位或半脱位）、儿童的股骨头骨骺滑脱、Perthes 病和骨突损伤等的诊断[23]。X 片也是髋臼股骨撞击最基本的诊断方法[27]（图1，图2）。

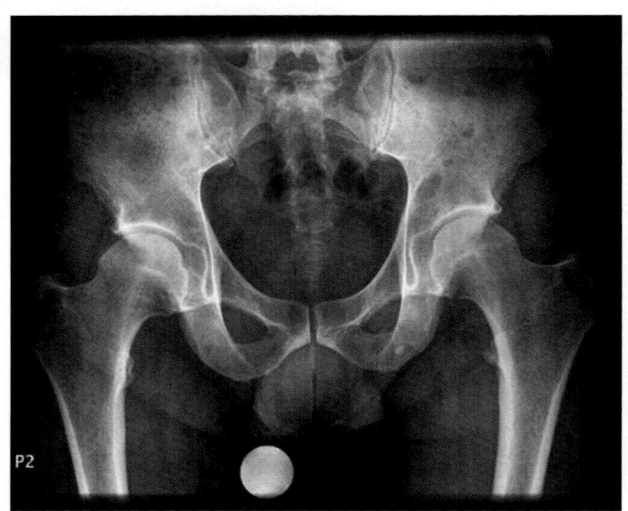

图 1　髋部疼痛的运动员，骨盆 AP 位平片示 Cam 型髋臼股骨撞击

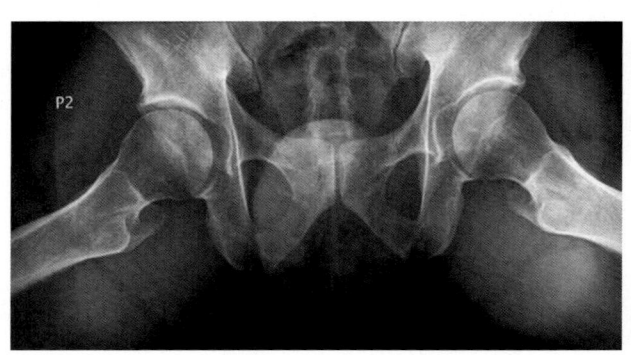

图 2　髋臼股骨撞击（CAM 型）骨盆蛙式位平片

超声检查（US）

超声对于成人髋关节疾病的诊断意义很有限，但对关节内的渗出和软组织的水肿有很好的诊断作用[23]。

MRI 检查

MR 关节腔造影对盂唇及关节软骨的损伤具有较好的诊断意义。关节腔内注入稀释的钆造影剂，对盂唇撕裂及髋臼缘软骨的病变具有较好的显示。MR 对早期平片难以发现的应力骨折内的骨髓水肿有很好的诊断作用。滑膜软骨瘤病和色素绒毛结节性滑膜炎（青年人多发）也能够由 MR

第一章 运动中腹股沟疼痛的流行病学和常见原因

诊断[18]。

Martin 认为 MR 可见的盂唇损伤并非导致患者髋关节疼痛的主要原因,还应进一步查找其他病因[15]。再好的 MR 造影也不能代替体格检查。

CT

CT 对骨结构的显像清晰,在骨折/应力性骨折或关节内游离体的诊断时应作为首选。另外,按照一些医生的经验,对于复杂的髋臼盂唇撞击也有较好的诊断作用(图3)。

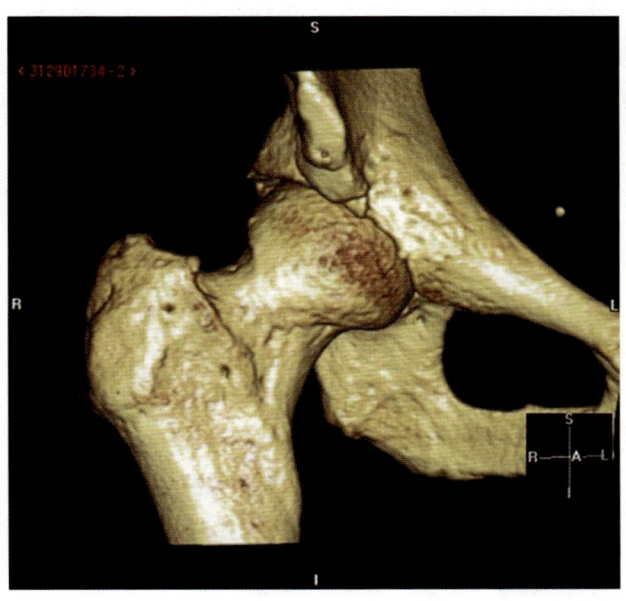

图3 髋臼股骨撞击(CAM 型):三维 CT 重建结果

关节外病损:耻骨炎

耻骨炎的定义尚未统一。过度使用、退变和耻骨联合功能性不稳定常用来描述该病[25]。Robinson[22]认为腹直肌远端的腱性部分与耻骨联合的关节囊相互融合,再向远端延伸,与长收肌起点相延续。这是一个最重要的解剖学依据。Omar[19]认为耻骨炎的另一个重要病因是耻骨联合生物力学上的损伤。而股直肌和长收肌在力学上是一对拮抗肌肉。腹直肌收缩使得耻骨上提,使长收肌间室压力增高[17](图4)。因此,一个肌肉的损伤会造成局部生物力学传导紊乱,或肌腱起止点-骨膜结构损伤而致其拮抗肌损伤而引起耻骨联合不稳[19]。我们从临床观察中发现:很多长收肌肌腱止点病或肌腱止点部分撕裂的运动员常伴有腹直肌部位的放射痛。这很可能是局部力学传导异常、腹直肌载荷过度而导致损伤。在需要摆腿踢球的运动中(比如足球),如运动员因腹股沟疼痛而接受了内收肌切断术,将很难恢复到术前的运动水平,重要原因便是耻骨联合不稳定。这三种病症(耻骨炎、腹直肌远端止点损伤和内收肌近端起点损伤)相互重叠,任何一种损伤都会加重其他的病理变化,使该疾病的诊治存在很大难度。

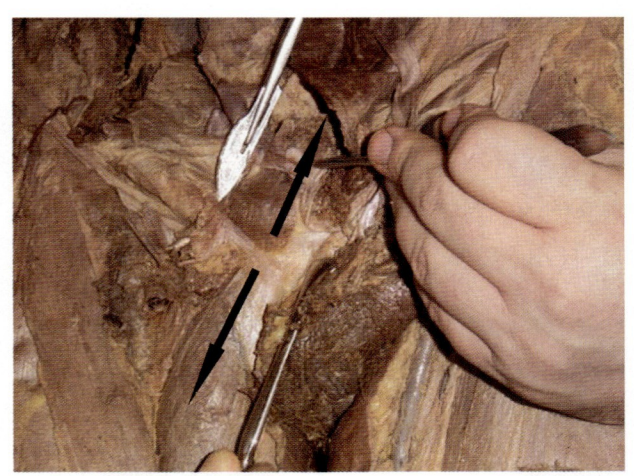

图4 腹直肌与长收肌是一对拮抗肌,箭头所示为肌力的方向

关节外病损:肌肉与肌腱损伤

内收肌腱

内收肌群由耻骨肌、股薄肌、长收肌、短收肌和大收肌组成。最常见的损伤部位是长收肌[21],是因为它不仅参与髋关节内收运动,还是耻骨联合稳定的重要机制。在整个步态周期中内收肌群均有电活动,它的作用是在大腿摆动期将大腿稳定在骨盆上,站立期将骨盆稳定在大腿上[13]。长收肌电活动的峰值在足趾离地前的一刻。据信此生理功能增加了支撑腿的稳定性,并将重量平顺地传至对侧下肢[16,26]。内收肌群功能的任何损伤(延长或无力)均可导致骨盆稳定性下降。如骨盆不稳控制不力,任何踢腿技术动作将很难发挥(比如足球)。Baczkowski 利用 MRI 研究发现[1],踢腿时内收肌活动增加100%,说明了内收肌在踢腿动作中为何如此重要。

内收肌损伤的治疗在文献中有很多争议。据报道应用生长因子、耻骨打孔等刺激愈合的方法,还有局部激素注射加康复,单侧甚至双侧肌腱切断术[25],各方法互不认同。我们认为内收肌群经常受伤,更说明它的重要作用,经治医师应努力修复肌肉。对于专业的运动员不应采用肌腱切断术。

我们的经验是:治疗方案应根据病史、体格检查、超声及 MRI 检查结果评估损伤的病理分期,再制定相应的治疗措施。

对于长收肌近端起点轻度损伤的病例,我们建议采用康复治疗。对于病情进展或康复锻炼治疗无效者,我们采用超声定位下的生长因子注射治疗(图 5),或耻骨钻孔(图 6)后进行康复锻炼。在我们组织学资料显示,病患部位没有炎症也没有愈合反应(图 7)。这也使我们相信有必要增强损伤部位愈合能力。对于部分或全部断裂,我们采用缝合或重建(图 8)。

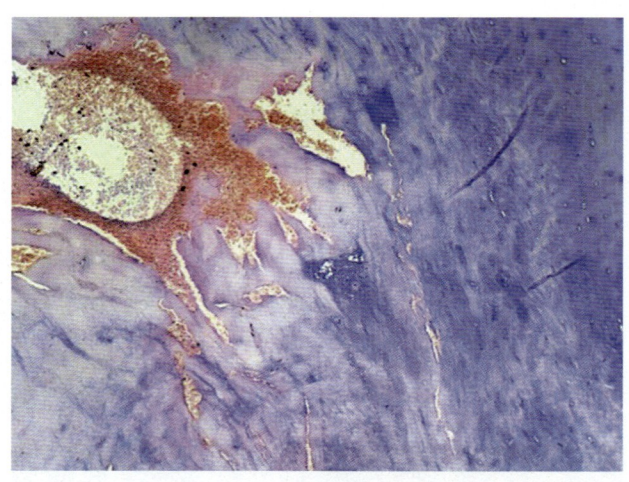

图7 18 岁的足球运动员的长收肌起点部分撕裂。切片见止点结构破坏、细胞间质退变,撕裂处出血。未见炎性细胞浸润。肌腱无愈合倾向(HE 染色,100 倍放大。感谢 Pronicki, M. D., Ph. D)

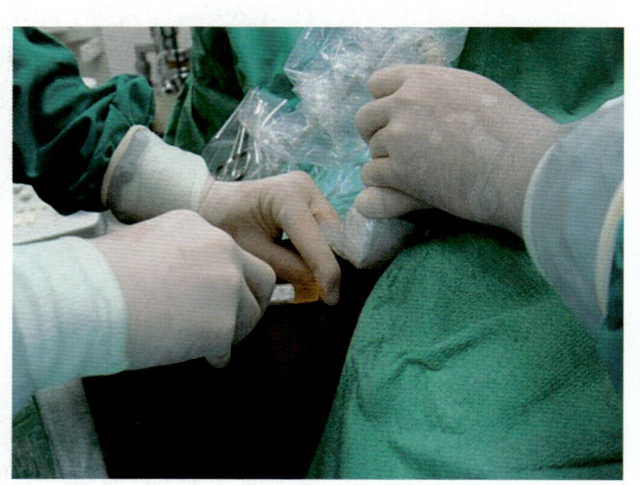

图5 超声引导下对一名 22 岁的长收肌起点轻度损伤的患者进行局部生长因子注射治疗

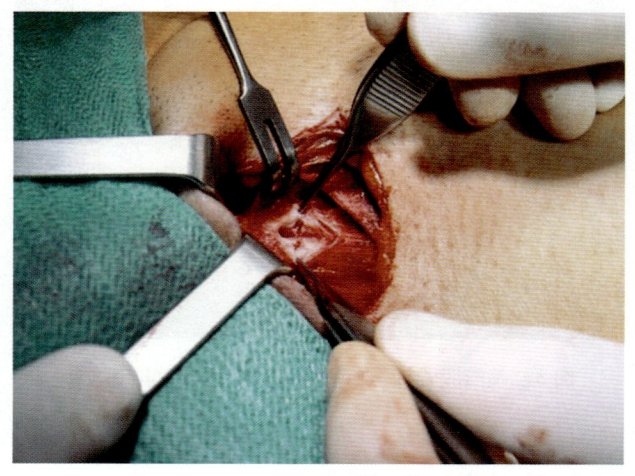

图8 25 岁的足球运动员,长收肌近端附着点撕裂

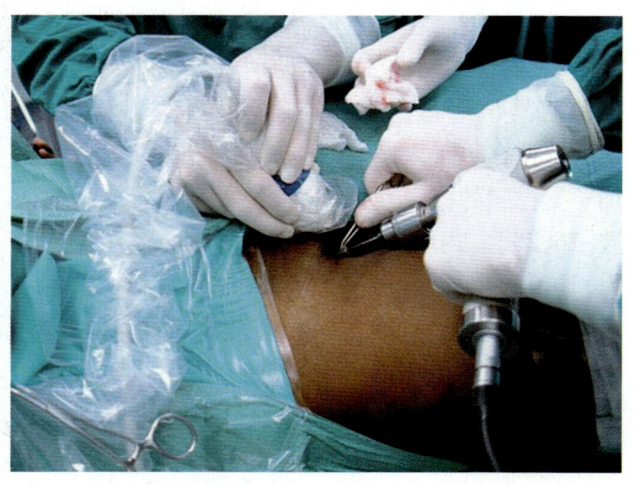

图6 经皮耻骨钻孔治疗一名 28 岁的长收肌起点轻度损伤的患者

髂腰肌病变

髂腰肌损伤是引起腹股沟疼痛的常见软组织损伤,在跑步运动员中尤其常见。在 Hölmich 对腹股沟疼痛的 207 名运动员的研究中发现,1/3 疼痛为原发于髂腰肌问题,在其他 55% 患者,髂腰肌损伤为第二或第三原因[9]。作为重要的髋关节屈肌,髂腰肌在跑步运动员中常出现过度劳损。此时,髂腰肌可在触压(下腹部外侧或腹股沟韧带下方)或在髋关节主动抗阻力屈曲时出现疼痛。髂腰肌与下腰痛有关,因为髂腰肌也是躯干的屈肌[25]。

有时,髂腰肌腱滑过髂耻粗隆、股骨头或小转子的时候会发生内部弹响[25]。髋关节从 FABER

第一章 运动中腹股沟疼痛的流行病学和常见原因

（屈伸，外展，外旋）位变成伸直内收内旋时可引发弹响[28]。将最大屈曲的髋关节伸直时，也可在B超下观察到弹动。

关节外病：神经卡压

腹股沟区有数条神经。与腹股沟疼痛最相关的神经卡压多为闭孔神经、髂腹股沟神经、髂腹下神经和生殖股神经。上述任何一条神经卡压，均可导致其支配区域很像其他病变的疼痛。神经卡压也可与其他疾病共存（图9a，b）。有时，在手术治疗"运动疝"的同时对神经有松解减压的作用而缓解疼痛。但也会形成手术治疗"运动疝"取得良好效果的假象[19]。

腹股沟区神经卡压疾病会在"腹股沟疼痛：神经卡压综合征，神经病变"一章中详述。

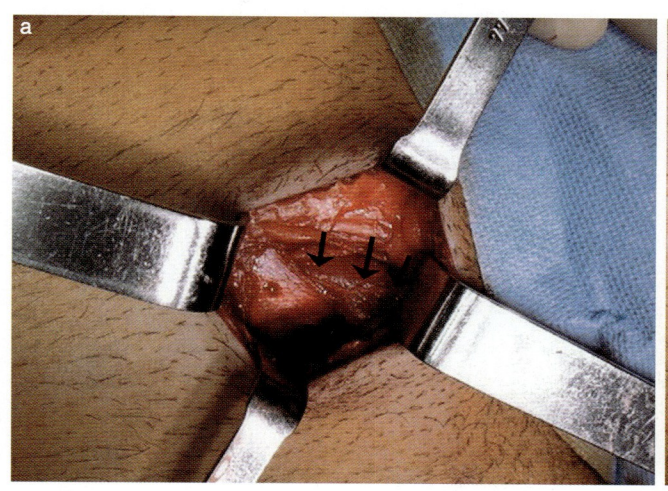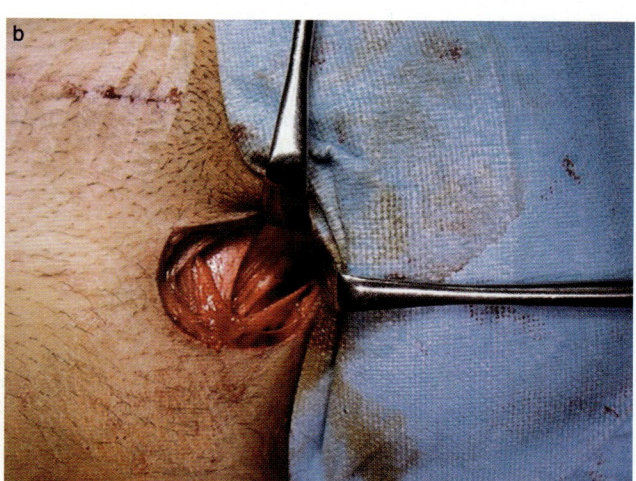

图9　18岁运动员的生殖股神经卡压（a）合并长收肌近端附着点部分撕裂（b）。两种病损均手术治疗后6周，患者恢复全部训练，无不适主诉

"运动疝"

由于目前尚无明确定义和诊断标准，所谓的"运动疝（Sports Hernia）"还有很多混淆之处[3]。很多腹股沟疼痛的患者在排除其他疾病后被诊断为"运动疝"[6]。Gilmore定义的Gilmore疝为：腹外斜肌腱膜撕裂、联合腱撕裂、联合腱自耻骨结节止点处撕裂、联合腱与腹股沟韧带之间的间隙增大但无疝形成等[8]。我们还发现其他定义一般包括因联合腱（由腹内斜肌内侧部与腹横肌形成）损伤导致的腹股沟后壁缺如[4]。Genitsaris认为"运动疝"主要为腹股沟后壁缺损，其最佳的治疗方法是腹腔镜下修补[7]。对此其他的定义包括腹直肌损伤，腹内斜肌、腹外斜肌腱膜损伤等[3]。

利用独立的定义和完全不同的治疗，很多作者报告了手术治疗"运动疝"取得的良好效果。这更说明"运动疝"仍是认识很有限的疾病，需要严格设计的实验来了解其确切的病理基础[3]。

参考文献

1. Baczkowski, K., Marks, P., Silberstein, M., et al.: A new look into kicking a football: an investigation of muscle activity using MRI. Australas. Radiol. **50**, 324–329 (2006)
2. Bradshaw, C.J., Bundy, M., Falvey, E.: The diagnosis of longstanding groin pain: a prospective clinical cohort study. Br. J. Sports Med. **42**, 851–854 (2008)
3. Caudill, P., Nyland, J., Smith, C., et al.: Sports hernias: a systematic literature review. Br. J. Sports Med. **42**, 954–964 (2008)
4. Edelman, D.S., Selesnick, H.: "Sports" hernia: treatment with biologic mesh (surgisis): a preliminary study. Surg. Endosc. **20**, 971–973 (2006)
5. Falvey, E.C., Franklyn-Miller, A., McCrory, P.R.: The groin triangle: a patho-anatomical approach to the diagnosis of chronic groin pain in athletes. Br. J. Sports Med. **43**, 213–220 (2009)
6. Farber, A.J., Wilkens, J.H.: Sports hernia: diagnosis and therapeutic approach. J. Am. Acad. Orthop. Surg. **15**, 507–514 (2007)
7. Genitsaris, M., Goulimaris, I., Sikas, N.: Laparoscopic repair of groin pain in athletes. Am. J. Sports Med. **32**, 1238–1242 (2004)
8. Gilmore, J.: Groin pain in the soccer athlete: fact, fiction, and treatment. Clin. Sports Med. **17**, 787–793, vii (1998)
9. Hölmich, P.: Long-standing groin pain in sportspeople falls into three primary patterns, a "clinical entity" approach: a prospective study of 207 patients. Br. J. Sports Med. **41**, 247–252 (2007); discussion 252
10. Kluin, J., den Hoed, P.T., van Linschoten, R., et al.: Endoscopic evaluation and treatment of groin pain in the athlete. Am. J. Sports Med. **32**, 944 (2004)
11. Kocher, M.S., Tucker, R.: Pediatric athlete hip disorders. Clin. Sports Med. **25**, 241–53, viii (2006)
12. Lovell, G.: The diagnosis of chronic groin pain in athletes: a review of 189 cases. Aust. J. Sci. Med. Sport **27**, 76–79 (1995)

13. Mann, R.A., Hagy, J.: Biomechanics of walking, running, and sprinting. Am. J. Sports Med. **8**, 345–350 (1980)
14. Martin, H.D., Kelly, B.T., Leunig, M., et al.: The pattern and technique in the clinical evaluation of the adult hip: the common physical examination tests of hip specialists. Arthroscopy **26**, 161–172 (2010)
15. Martin, R.L., Irrgang, J.J., Sekiya, J.K.: The diagnostic accuracy of a clinical examination in determining intra-articular hip pain for potential hip arthroscopy candidates. Arthroscopy **24**, 1013–1018 (2008)
16. McBryde, A.M.: Stress fractures in runners. Clin. Sports Med. **4**, 737–752 (1985)
17. Meyers, W.C., Foley, D.P., Garrett, W.E., et al.: Management of severe lower abdominal or inguinal pain in high-performance athletes. PAIN (Performing Athletes with Abdominal or Inguinal Neuromuscular Pain Study Group). Am. J. Sports Med. **28**, 2–8 (2000)
18. Newman, J.S., Newberg, A.H.: MRI of the painful hip in athletes. Clin. Sports Med. **25**, 613–633 (2006)
19. Omar, I.M., Zoga, A.C., Kavanagh, E.C., et al.: Athletic pubalgia and "sports hernia": optimal MR imaging technique and findings. Radiographics **28**, 1415–1438 (2008)
20. Orchard, J.W., Read, J.W., Neophyton, J., et al.: Groin pain associated with ultrasound finding of inguinal canal posterior wall deficiency in Australian rules footballers. Br. Med. J. **32**, 134 (1998)
21. Renström, P., Peterson, L.: Groin injuries in athletes. Br. Med. J. **14**, 30–36 (1980)
22. Robinson, P., Salehi, F., Grainger, A., et al.: Cadaveric and MRI study of the musculotendinous contributions to the capsule of the symphysis pubis. AJR Am. J. Roentgenol. **188**, W440–W445 (2007)
23. Scopp, J.M., Moorman, C.T.: The assessment of athletic hip injury. Clin. Sports Med. **20**, 647–660 (2001)
24. Slavotinek, J.P., Verrall, G.M., Fon, G.T., et al.: Groin pain in footballers: the association between preseason clinical and pubic bone magnetic resonance imaging findings and athlete outcome. Am. J. Sports Med. **33**, 894–899 (2005)
25. Tibor, L.M., Sekiya, J.K.: Differential diagnosis of pain around the hip joint. Arthroscopy **24**, 1407–1421 (2008)
26. Torry, M.R., Schenker, M.L., Martin, H.D., et al.: Neuromuscular hip biomechanics and pathology in the athlete. Clin. Sports Med. **25**, 179–197, vii (2006)
27. Weir, A., de Vos, R.J., Moen, M., et al.: Prevalence of radiological signs of femoroacetabular impingement in patients presenting with long standing adductor related groin pain. Br. J. Sports Med. Published Online. 20 July (2009)
28. Winston, P., Awan, R., Cassidy, J.D., et al.: Clinical examination and ultrasound of self-reported snapping hip syndrome in elite ballet dancers. Am. J. Sports Med. **35**, 118–126 (2007)

第二章 腹股沟疼痛的鉴别诊断：普外科问题

Volkan Kaynaroğlu and Ali Konan

白露 译

内容

解剖	214
运动员腹股沟疼痛的判断	214
病史	214
查体	215
影像学检查	215
运动员疝（Sports Hernia）	215
冰球腹股沟综合征	216
神经卡压症	216
参考文献	217

腹股沟伤病引起的疼痛常使专业运动员错过几场比赛甚至整个赛季。慢性的腹股沟疼痛多见于突然加速、变向和左右变向的运动，比如足球和冰球。腹股沟疼痛的病因很多。在一个赛季内，复发率大于6%[32]。在2008年夏季奥运会的统计中，腹股沟伤病在各项目运动损伤中占3.1%[4]。绝大多数的腹股沟损伤见于男运动员，但随着女运动员参加更费力的运动，近年来其损伤比例也在增加[44]。

腹股沟疼痛的临床评估需要多学科综合考虑。经验丰富的骨科医生对肌骨骼系统的问题诊断很在行，但对腹股沟管的评估却很不足。反之亦然，精通腹股沟的检查的普外科医师对肌肉及骨关节的查体没经验。在诊断过程中，放射科医师和核医学医师同样不可或缺。

运动员腹股沟疼痛的原因很多[12]。大多数病因来自肌骨骼系统的损伤。虽然其他系统疾病导致的腹股沟疼痛很少见，但仍应予以重视。比如泌尿生殖系、腹腔内、腰骶椎和腹壁肌肉病损均可能导致腹股沟疼痛。腹股沟疼痛的常见病因见表1。

表1 运动员腹股沟疼痛的常见原因

肌肉骨骼系统	腹腔内疾病	神经性疾病	泌尿生殖系疾病
髋臼疾病	腹主动脉瘤	髓核脱出	附睾炎
内收肌扭伤	阑尾炎	腰椎疾病	睾丸鞘膜积液
内收肌肌腱炎	联合腱分离	神经卡压	卵巢囊肿
骨突炎	克隆病	闭孔神经卡压	盆腔炎
股骨头坏死	肠憩室		前列腺炎
滑囊炎	股疝		睾丸肿瘤
髋臼股骨撞击	冰球运动员腹股沟综合征		睾丸扭转

续表

肌肉骨骼系统	腹腔内疾病	神经性疾病	泌尿生殖系疾病
Legg-Calve-Perthes 病	炎性肠病		尿道炎
肌肉扭伤	腹股沟疝		泌尿系感染
骨化性肌炎	腹腔内脓肿		
耻骨炎	淋巴结病变		
骨关节炎	运动疝		
骨盆应力性骨折			
产后耻骨联合分离			
耻骨联合不稳			
骶髂关节疾病			
血清阴性脊柱关节病			
股骨头骨骺滑脱			
应力性骨折			
滑囊炎			

解剖

腹股沟是腹部与下肢的交界处。有两个包含重要的进入下肢结构的管道：腹股沟管和股管。腹股沟区由强壮的组织围绕，但有薄弱点：Fruchaud 耻骨肌孔。它的上界是腹内斜肌和腹横肌组成的上弓，外侧为髂腰肌，内侧为腹直肌外侧缘，下界为耻骨梳韧带。腹股沟韧带将耻骨肌孔分为腹股沟部和股部两部分。精索经腹股沟管穿出。

腹壁前外侧由 3 块扁平肌肉覆盖：腹外斜肌、腹内斜肌和腹直肌。腹外斜肌起自下 6 肋外表面，其腱膜向中线汇集构成腹直肌前鞘，向下形成腹股沟韧带。该腱膜在耻骨和腹直肌之间形成的三角形裂隙成为腹股沟管外环。

腹内斜肌起自髂嵴和胸腰筋膜，也有部分纤维起自外 2/3 腹股沟韧带。腹内斜肌止于最下方的 4 根肋骨和腹白线。该肌在腹股沟管内的部分成为提睾肌。

腹横肌在前外侧腹壁结构中位于最深层。起自最下方的 6 根肋骨、胸腰筋膜、髂嵴、髂肌筋膜以及腹股沟韧带的外 1/3，横向走行止于腹白线和耻骨梳韧带，其上部的纤维参与横隔的构成。

腹横筋膜是覆盖腹壁肌肉的内层的多层结缔组织。上连膈肌筋膜，下连髂筋膜及骨盆筋膜。腹股沟管内环是腹横筋膜上的裂隙，位于髂前上棘和耻骨联合连线的中点，腹壁下动脉外侧。当腹内压增高时，腹横肌弓状的筋膜与腹内斜肌一起收缩，缩小内环口，阻止腹内脏器疝出。

内环和外环之间就是腹股沟管，在腹股沟韧带上方 2～4cm，长约 4cm。其前缘由腹外斜肌腱膜构成；外侧缘由腹内斜肌纤维组成。大多数情况下，腹股沟管后壁由腹横肌构成。也有约 25% 的人群的腹股沟管后壁由腹横筋膜构成。腹股沟管的内壁由腹内斜肌纤维加强。腹股沟管上壁为联合腱（腹内斜肌和腹横肌下部组成）；腹股沟管下壁由腹股沟韧带组成。腹股沟管内结构男性为精索，女性为子宫圆韧带，另外还有生殖股神经的分支，髂腹股沟下神经。

鞘突是胚胎发育期睾丸下降至阴囊形成的腹膜反折凹陷，通常在出生时就已闭合。腹股沟斜疝经腹股沟管内环疝出，与鞘突关闭不全有关。

腹壁内侧的 Hesselbach 三角是另一个薄弱区域，是直疝发生的部位。其外侧为腹壁下动脉，内侧为腹直肌，下方为腹股沟韧带。

髂腹股沟神经由第一腰神经发出。其首先穿过腹内斜肌，在髂前上棘内侧在腹内斜肌和腹外斜肌之间穿行，进入腹股沟管，自外环穿出。其支配阴茎根部，阴囊和大腿内侧的感觉。

生殖股神经来自第二、三腰神经。生殖股神经生殖支进入腹股沟管，经外环浅出，支配提睾肌运动及阴囊的感觉。有时生殖股神经生殖支的部分纤维与髂腹股沟神经相互吻合。

运动员腹股沟疼痛的判断

病史

详细的病史对于鉴别腹股沟疼痛很重要。要知道腹股沟痛是多因素的，不同的文章报告运动员腹股沟疼痛有不同病因不同的症状和不同发现。同时，运动员参加的运动及其特殊动作，对了解受伤机制很有帮助。

腹股沟疼痛可能与腹直肌下部、腹股沟区、耻骨联合、内收肌的上部以及阴囊疾病有关。如疼痛在运动时加重，休息时好转，则提示可能为肌骨骼系统疾病。虽然有突发疼痛者，但大多数为逐渐加重的疼痛。典型的病史为运动时发作的腹股沟撕裂样疼痛,数周内持续加重。个别患者在用力大腿内收外旋时出现撕裂样疼痛。

如果疼痛自耻骨联合出现,放射至腹直肌下部、内收肌上部和阴囊,则有可能是耻骨炎,常在跑步与踢球时发作,可能出现伴有疼痛的弹响。

如腹股沟管后壁缺如可表现为该处的压痛。通常,患者在晨起数小时内,肌肉松弛的时候无痛,而后疼痛逐渐加重,训练中更明显。疼痛感可放射至腹直肌下部,但不会放射至阴囊。如不经治疗,疼痛发作时间会更早,疼痛程度也更重[16]。大腿快速内收时内收长肌的疼痛为拉伤。

查体

任何部位的肿胀均应仔细检查。如在腹内压增高时或嘱患者行 Valsalva 动作时肿胀加重,则很有可能是腹股沟疝。有一些特殊检查有助于诊断。快捷腹股沟管实验必做。具体方法是将示指触探耻骨联合外侧的腹股沟外环口。如感觉到外环口扩大,为运动员疝。此时嘱患者咳嗽,如指尖有自外侧向内侧的冲击感,为斜疝。自下向上的冲击感,可能为直疝。同时腹股沟区可有疼痛感。如耻骨联合压痛,大腿内旋受限则可能为耻骨炎。以适宜力量进行疼痛诱发实验有利于肌肉扭伤的诊断[43]。

影像学检查

X 线平片对检查骨、软骨和肌腱损伤有益,但普外医生几乎从不采用。骨盆前后位平片和应力位(fiamingo 位片)是必须的。以耻骨炎为例:前后位片可见硬化和骨质疏松的改变、囊性变和耻骨支内侧出现骨小梁稀薄。fiamingo 位片对耻骨联合垂直向不稳定有较好的诊断作用[46]。

无创动态超声检查因检查者不同而异,可检查出隐匿性疝。对于临床诊断为疝的患者,灵敏度和特异度均达到100%[7]。如患者腹股沟疼痛且考虑腹股沟疝,采用超声检查,阳性率很高[1,9,40]。

超声检查时,嘱咐患者腹部用力抵抗置于腹股沟管内侧的超声探头,如有来自后壁的突出物既为疝。检查时不要用探头压住腹股沟管。如患者双侧腹股沟管后壁均缺如,则往往有临床症状。一些无症状的运动员也有腹股沟后壁缺如[35]。要知道腹股沟管后壁缺如的检出率视超声检查者而异。如患者症状明显,但超声检查结果阴性,则应进一步检查[1]。

CT 对疝的诊断很有帮助,可较为方便地辨认疝的类型、疝囊的内容物及相关并发症。可鉴别腹壁肿块(如脓肿或肿瘤)[20]。同时还可对骨结构进行评估。3D CT 对评估复杂的骨折有很大帮助。

磁共振(MRI)对肌肉和骨组织有很好的成像。对于内收肌撕裂和耻骨骨髓水肿等有很好的诊断价值[22]。MRI 平扫可对大多数腹股沟疼痛作出诊断[26]。如诊断考虑关节内疾病,可行 MR 造影。如怀疑腹股沟疝,MRI 可见腹股沟管前后径异常膨大和(或)在腹股沟管见到脂肪和(或)肠道。可在腹部用力绷紧时进行检查。如运动员患有长期慢性腹股沟疼痛,MRI 可发现腹壁肌肉筋膜层变薄。

疝造影术:将 50mL 非离子造影剂注入腹膜腔(注射点选在腹部外下象限,腹直肌外侧),以明确隐匿性腹股沟疝,也可用于评估急性、慢性或复发性疝。该技术灵敏度约90%[15,18]。一半的腹痛而触不到疝的患者可经此检查发现疝。但这是一项有创性检查,有1%~5%肠道穿孔率。注射后立即行 CT 扫描并不能增加诊断的灵敏度[27]。

运动员疝(Sports Hernia)

1982 年 Banks 和 Malimson 报道了一组病例:三位患有长期慢性腹股沟疼痛的专业运动员,经手术治疗腹股沟疝术后三个月,重返赛场并达到原有的运动水平[5]。从此,因腹股沟管后壁损伤所导致的腹股沟疼痛得到了越来越多的关注。

运动员疝是指以与运动有关的慢性腹股沟疼痛,保守治疗无效,经手术治疗后可明显好转的现象[17]。半数以上的没有确诊的腹股沟疼痛的运动员是有疝的[11]。运动员耻骨痛、足球运动员腹股沟损伤复合体、耻骨腹股沟疼痛综合征都是运动员疝的同义词。许多作者把 Gilmore's groin 也当成同义词,但是实际上原始的定义是略有区别的。Gilmore 疝是一个三联征,包括腹外斜肌腱膜撕裂导致的腹股沟外环口扩大松弛、联合腱撕裂以及联合腱与腹股沟韧带分离导致腹股沟管后壁小缺损[45]。

运动员疝的主要病理生理变化是作用于耻骨联合的方向相反的大腿内收肌群与下腹壁的肌肉不平衡。在变向切入的动作中,身体中部发生扭转,骨盆承受了大部分力量。诸如足球或冰球运动中,不断地进行大腿旋转、内收和屈曲。内收肌群对耻骨联合的稳定作用非常重要,肌力下降会导致骨盆不稳定进而导致耻骨炎[6]。另外,耻骨炎的患者会有髋关节内外旋减少[42]。肌力的不平衡会导致肌腱在耻骨止点的撕裂,腹股沟的薄弱区会加大损[13],形成隐匿性疝。由于腹股沟管与很多肌腱和骨结构关系密切,所以运动员疝还可能伴有其他问题:腹外斜肌腱膜撕裂、腹股沟外环后扩大、耻骨炎、内收肌腱病和腹股沟区神经卡压。还不清楚这些问题是疝的原因还是结果。但运动导致的腹内压增高,腹膜经过腹股沟管后壁的缺损外凸而产生疼痛。

运动员疝是临床诊断:典型的病史(慢性腹股沟疼痛、运动时加重和休息时缓解),体格检查一致的阳性发现,要有明确的影像学支持诊断,因为腹股沟疼痛的原因很多[13]。有时查不到疝的体征,但常有腹直肌外侧的疼痛。

影像学检查阳性并不是手术指征,因为人群中存在单侧腹股沟管后壁缺如的情况。

赛季前腹股沟疼痛的运动员一般会错过该赛季的比赛[38]。赛季前的训练就要考虑相关风险,比如确认慢性腹股沟疼痛者的运动员疝。髋关节活动减少,肌力不平衡将置运动员于腹股沟破坏的风险中。腹股沟后壁缺损的患者,腹壁肌肉和大腿肌肉力量均有不同程度的下降,这将影响骨盆在旋转时的控制能力[19]。

缺乏赛季前训练以及既往的腹股沟区疼痛病史,均是运动员赛季中因腹股沟伤病退出比赛的危险因素[10]。双腿不等长>5mm 是骨盆不稳定的危险因素。适当的康复治疗训练、监测运动量或使用护具,均可降低赛季中腹股沟伤病的风险。

对没有触到腹股沟管后壁缺损的运动员疝,治疗应先从休息开始,然后服用非甾体抗炎药和康复锻炼。保守治疗运动员疝的成功率并不高[8,30]。内收肌损伤导致的腹股沟疼痛,局部封闭加上康复锻炼会有一定疗效。

未能得到确诊,保守治疗和药物治疗无效的腹股沟疼痛,应考虑疝。可采用腹腔镜或腹膜外腔镜诊断并治疗[23]。

运动员疝手术治疗的目的是修补直疝并重建腹股沟管后壁。虽然有报道称腹腔镜下修补疗效良好[14],我们还是建议使用传统的前入路,因为可以同时处理其他病变(联合腱撕裂或腹外斜肌腱膜损伤等)[13]。探察腹股沟管确认真正病因。最常见的合并损伤是腹横筋膜缺损,有时也可发现脂肪瘤或小的股疝。最常用的技术是 Bassini 法[39]。术中可将腹横筋膜与人造补片重叠。补片上缘与联合腱缝合,下缘缝在腹股沟韧带上。有大宗病例报告了将腹直肌筋膜重新缝合在耻骨联合的和长收肌止点下 2~3cm 处前方肌膜的方法[28]。也有作者报道了微创修补治疗腹股沟后壁缺损[34]。即使没有疝或其他病变,用补片对运动员的特发腹股沟疼痛有着很好的疗效[41]。结合康复治疗,90%的运动员可恢复原有的运动水平。

人造补片疝修复的复发率约为 1%。其他的并发症还包括伤口感染、血清肿、睾丸萎缩和慢性腹股沟疼痛。术后瘢痕或缝线造成腹股沟区神经卡压引起疼痛[2]。对预先分离髂腹股沟神经以防术后压卡的方法存在争议[33,36]。疝修补术后慢性疼痛最好的治疗方法是将腹股沟区三神经切断术(髂腹下神经,髂腹股沟神经,生殖股神经)[3]。

冰球腹股沟综合征

冰球腹股沟综合征是指刚好发生在髂腹股沟神经的神经血管分支处的腹外斜肌腱膜小的撕裂。此类损伤被认为是爆发力自下肢向腹部传导的结果(如足球射门和冰球击球)。虽然此病的名字以冰球命名,足球、橄榄球[45]、板球和棒球运动员也会发生[29]。

患者常主诉腹股沟区疼痛,晨起痛感明显,伸髋加重。查体会有腹股沟管触痛,腹股沟外环口扩大。因为是腹股沟管前壁的缺损,所以影像学检查阴性。

术中可见腹外斜肌腱膜一处或几处撕裂。撕裂长度 1~12cm 不等,平行于腱膜纤维方向。联合腱和腹股沟管后壁通常是正常的[47]。切除出现在撕裂处的髂腹股沟神经血管束。如修补缝合张力较大,可采用 Goretex 补片[21]。患者在术后 8 周可恢复既往运动水平,少有复发。约 90%的患者术后疼痛消失,其余的感觉疼痛减轻。

神经卡压症

闭孔神经、髂腹下神经、股神经、生殖股神经、髂腹股沟神经以及股外侧皮神经的卡压均可引发腹股沟疼痛[31]。最常见的原因为先期手术后的创伤[25]。

闭孔神经卡压多见于踢腿、跑步和快速变向等活动[37]。疼痛位于内收肌区域,难以与内收肌拉伤鉴别。

如疼痛持续两周以上,可行肌电图检查。保守治疗通常无效,而神经松解手术疗效满意。

股神经卡压多表现为腹股沟区及大腿前方疼痛。病因多为手术并发症或过牵运动。股四头肌肌电图有助于诊断。与闭孔神经卡压不同,股神经卡压保守治疗效果较好。

髂腹股沟神经、髂腹下神经和生殖股神经位于前腹壁外侧。过度训练造成腹肌损伤可导致神经卡压。因上述神经支配区域相互交织，故对神经定位很难。保守治疗包括休息，非甾体类抗炎药物[24]。选择性神经封闭可用于鉴别诊断。顽固病例进行神经松解或切除效果良好。

参考文献

1. Alam, A., Nice, C., Uberoi, R.: The accuracy of ultrasound in the diagnosis of clinically occult groin hernias in adults. Eur. Radiol. **15**(12), 2457–2461 (2005). Epub Jun 29, 2005
2. Alfieri, S., Rotondi, F., Di Giorgio, A., et al.: Influence of preservation versus division of ilioinguinal, iliohypogastric, and genital nerves during open mesh herniorrhaphy: prospective multicentric study of chronic pain. Ann. Surg. **243**(4), 553–558 (2006)
3. Amid, P.K.: A 1-stage surgical treatment for postherniorrhaphy neuropathic pain: triple neurectomy and proximal end implantation without mobilization of the cord. Arch. Surg. **137**(1), 100–104 (2002)
4. Astrid, J., Lars, E., Margo, L.M., et al.: Sports injuries during the Summer Olympic Games 2008. Am. J. Sports Med. **37**, 2165 (2009)
5. Banks, A.J., Malimson, P.D.: Wrong diagnosis in athletes. Br. J. Sports Med. **16**(2), 101 (1982)
6. Biedert, R.M., Warnke, K., Meyer, S.: Symphysis syndrome in athletes: surgical treatment for chronic lower abdominal, groin, and adductor pain in athletes. Clin. J. Sport Med. **13**(5), 278–284 (2003)
7. Bradley, M., Morgan, D., Pentlow, B., et al.: The groin hernia – an ultrasound diagnosis? Ann. R. Coll. Surg. Engl. **85**(3), 178–180 (2003)
8. Caudill, P., Nyland, J., Smith, C., et al.: Sports hernias: a systematic literature review. Br. J. Sports Med. **42**(12), 954–964 (2008). Epub Jul 4, 2008
9. Depasquale, R., Landes, C., Doyle, G.: Audit of ultrasound and decision to operate in groin pain of unknown aetiology with ultrasound technique explained. Clin. Radiol. **64**(6), 608–614 (2009). Epub Apr 10, 2009
10. Emery, C.A., Meeuwisse, W.H.: Risk factors for groin injuries in hockey. Med. Sci. Sports Exerc. **33**(9), 1423–1433 (2001)
11. Fon, L.J., Spence, R.A.: Sportsman's hernia. Br. J. Surg. **87**(5), 545–552 (2000)
12. Fricker, P.A.: Management of groin pain in athletes. Br. J. Sports Med. **31**(2), 97–101 (1997)
13. Garvey, J.F., Read, J.W., Turner, A.: Sportsman hernia: what can we do? Hernia **14**(1), 17–25 (2010)
14. Genitsaris, M., Goulimaris, I., Sikas, N.: Laparoscopic repair of groin pain in athletes. Am. J. Sports Med. **32**(5), 1238–1242 (2004). Epub May 18, 2004
15. Hachem, M.I., Saunders, M.P., Rix, T.E., et al.: Herniography: a reliable investigation avoiding needless groin exploration-a retrospective study. Hernia **13**(1), 57–60 (2009). Epub Sep 4, 2008
16. Hackney, R.G.: The sports hernia: a cause of chronic groin pain. Br. J. Sports Med. **27**(1), 58–62 (1993)
17. Harmon, K.G.: Evaluation of groin pain in athletes. Curr. Sports Med. Rep. **6**(6), 354–361 (2007)
18. Heise, C.P., Sproat, I.A., Starling, J.R.: Peritoneography (herniography) for detecting occult inguinal hernia in patients with inguinodynia. Ann. Surg. **235**(1), 140–144 (2002)
19. Hemingway, A.E., Herrington, L., Blower, A.L.: Changes in muscle strength and pain in response to surgical repair of posterior abdominal wall disruption followed by rehabilitation. Br. J. Sports Med. **37**(1), 54–58 (2003)
20. Ianora, A.A., Midiri, M., Vinci, R., et al.: Abdominal wall hernias: imaging with spiral CT. Eur. Radiol. **10**(6), 914–919 (2000)
21. Irshad, K., Feldman, L.S., Lavoie, C., et al.: Operative management of "hockey groin syndrome": 12 years of experience in National Hockey League players. Surgery **130**(4), 759–764 (2001)
22. Jansen, J.A., Mens, J.M., Backx, F.J., et al.: Diagnostics in athletes with long-standing groin pain. Scand. J. Med. Sci. Sports **18**(6), 679–690 (2008). Epub Oct 13, 2008
23. Kluin, J., den Hoed, P.T., van Linschoten, R., et al.: Endoscopic evaluation and treatment of groin pain in the athlete. Am. J. Sports Med. **32**(4), 944–949 (2004)
24. LeBlanc, K.E., LeBlanc, K.A.: Groin pain in athletes. Hernia **7**(2), 68–71 (2003)
25. Lee, C.H., Dellon, A.L.: Surgical management of groin pain of neural origin. J. Am. Coll. Surg. **191**(2), 137–142 (2000)
26. MacMahon, P.J., Hogan, B.A., Shelly, M.J., Eustace, et al.: Imaging of groin pain. Magn. Reson. Imaging Clin. N. Am. **17**(4), 655–666 (2009)
27. Markos, V., Brown, E.F.: CT herniography in the diagnosis of occult groin hernias. Clin. Radiol. **60**(2), 251–256 (2005)
28. Meyers, W.C., Foley, D.P., Garrett, W.E., et al.: Management of severe lower abdominal or inguinal pain in high-performance athletes. PAIN (Performing Athletes with Abdominal or Inguinal Neuromuscular Pain Study Group). Am. J. Sports Med. **28**(1), 2–8 (2000)
29. Meyers, W.C., Lanfranco, A., Castellanos, A.: Surgical management of chronic lower abdominal and groin pain in high-performance athletes. Curr. Sports Med. Rep. **1**(5), 301–305 (2002)
30. Morelli, V., Smith, V.: Groin injuries in athletes. Am. Fam. Physician **64**(8), 1405–1414 (2001)
31. Morelli, V., Weaver, V.: Groin injuries and groin pain in athletes: part 1. Prim. Care Clin. Off. Pract. **32**(1), 163–183 (2005). Review
32. Muckle, D.S.: Associated factors in recurrent groin and hamstring injuries. Br. J. Sports Med. **16**(1), 37–39 (1982)
33. Mui, W.L., Ng, C.S., Fung, T.M., Cheung, et al.: Prophylactic ilioinguinal neurectomy in open inguinal hernia repair: a double-blind randomized controlled trial. Ann. Surg. **244**(1), 27–33 (2006)
34. Muschaweck, U., Berger, L.: Minimal Repair technique of sportsmen's groin: an innovative open-suture repair to treat chronic inguinal pain. Hernia **14**(1), 27–33 (2010)
35. Orchard, J.W., Read, J.W., Neophyton, J., et al.: Groin pain associated with ultrasound finding of inguinal canal posterior wall deficiency in Australian rules footballers. Br. J. Sports Med. **32**(2), 134–139 (1998)
36. Picchio, M., Palimento, D., Attanasio, U., et al.: Randomized controlled trial of preservation or elective division of ilioinguinal nerve on open inguinal hernia repair with polypropylene mesh. Arch. Surg. **139**(7), 755–758 (2004)
37. Puig, P.L., Trouve, P., Savalli, L.: La pubalgie: du diagnostic au retour sur le terrain. Ann. Réadapt. Méd. Phys. **47**(6), 356–364 (2004)
38. Slavotinek, J.P., Verrall, G.M., Fon, G.T., et al.: Groin pain in footballers: the association between preseason clinical and pubic bone magnetic resonance imaging findings and athlete outcome. Am. J. Sports Med. **33**(6), 894–899 (2005). Epub Apr 12, 2005
39. Steele, P., Annear, P., Grove, J.R.: Surgery for posterior inguinal wall deficiency in athletes. J. Sci. Med. Sport **7**(4), 415–421 (2004)
40. van den Berg, J.C., de Valois, J.C., Go, P.M., et al.: Detection of groin hernia with physical examination, ultrasound, and MRI compared with laparoscopic findings. Invest. Radiol. **34**(12), 739–743 (1999)
41. van Veen, R.N., de Baat, P., Heijboer, M.P., et al.: Successful endoscopic treatment of chronic groin pain in athletes. Surg. Endosc. **21**(2), 189–193 (2007). Epub Nov 21, 2006
42. Verrall, G.M., Hamilton, I.A., Slavotinek, J.P., et al.: Hip joint range of motion reduction in sports-related chronic groin injury diagnosed as pubic bone stress injury. J. Sci. Med. Sport **8**(1), 77–84 (2005)
43. Verrall, G.M., Slavotinek, J.P., Barnes, P.G., et al.: Description of pain provocation tests used for the diagnosis of sports-related chronic groin pain: relationship of tests to defined clinical (pain and tenderness) and MRI (pubic bone marrow oedema) criteria. Scand. J. Med. Sci. Sports **15**(1), 36–42 (2005)
44. William, C.M., Alex, K., Marc, J.P., et al.: Experience with "sports hernia" spanning two decades. Ann. Surg. **248**, 656–665 (2008)
45. Williams, P., Foster, M.E.: "Gilmore's groin" – or is it? Br. J. Sports Med. **29**(3), 206–208 (1995)
46. Williams, P.R., Thomas, D.P., Downes, E.M.: Osteitis pubis and instability of the pubic symphysis. When nonoperative measures fail. Am. J. Sports Med. **28**(3), 350–355 (2000)
47. Ziprin, P., Williams, P., Foster, M.E.: External oblique aponeurosis nerve entrapment as a cause of groin pain in the athlete. Br. J. Surg. **86**(4), 566–568 (1999)

第三章 青少年腹股沟疼痛：泌尿科观点

Berk Burgu and Serdar Tekgül

白露 译

内容

腹股沟-阴囊慢性疼痛的泌尿科疾病	219
精索静脉曲张	219
疝	219
腹股沟-阴囊急性疼痛的泌尿科疾病	220
阴囊急症	220
Henoch-Schönlein 紫癜	221
自发性阴囊水肿	221
淋巴结炎	222
下尿路结石	222
创伤	222
参考文献	222

B. Burgu(✉)
Department of Pediatric Urology, Division of Pediatric Urology, Ankara University School of Medicine, Samanpazarı, 06100 Ankara, Turkey
e-mail: berkburgu@gmail.com

S. Tekgül
Department of Urology, Hacettepe University, Samanpazarı, 06100 Ankara, Turkey
e-mail: tekgul-k@tr.net

　　腹股沟疼痛是青少年运动员的常见主诉，涉及多种病因，诊断很具挑战性。此部位解剖复杂，可并存表现几乎相同的多种病变，很多系统可有反射性腹股沟疼痛。许多腹股沟疼痛者运动水平严重受限，经过了长期休息和多种治疗，有不同专家的各种诊断。虽然大多数接诊医生认为腹股沟疼痛的原因多来自肌肉骨骼系统，但腹股沟疼痛的原因多种多样，尤其是泌尿科情况也应予以考虑。正因为该疾病的复杂性和多样性，故提倡多学科联合诊治。

　　不同原因的青少年腹股沟运动伤和创伤也可影响外生殖器和泌尿系。

　　引起腹股沟疼痛的腹股沟和阴囊疾病是青少年泌尿科疾病的主要部分。本章将复习其病理、诊断及治疗。

　　腹股沟疼痛可以由阴囊内外病变导致。阴囊内疾病起源于精索、睾丸、附睾及睾丸附睾附件。阴囊外疾病包括：阴囊皮肤病（蜂窝织炎、脓肿、蚊虫叮咬和Fournier坏疽）、远离阴囊的疾病刺激生殖股神经、髂腹神经或阴囊后神经导致疼痛如：泌尿系结石、腹膜炎、腹主动脉瘤和结节性多发性动脉炎等。

　　青少年泌尿系疾病，如精索静脉曲张与腹股沟疝等同样可引发腹股沟疼痛。患有阴囊积水、附睾囊肿、未下降或回缩的睾丸、睾丸与睾丸周围肿瘤常不以疼痛为主诉。继发于上述疾病的继发病变常引起青少年急慢性腹股沟疼痛。

　　腹股沟区的急性疼痛可以是需要及时诊治的急诊。青少年运动员腹股沟的长期慢性疼痛常不能及时住院治疗。睾丸扭转、附睾炎、睾丸炎、睾丸附件和附睾附件扭转和嵌顿疝，虽不会危及生命，但延误诊治往往导致睾丸坏死、梗塞及萎缩，影响生育能力。早期诊治将防止灾难性并发症，还能减轻像阴囊积液这样简单问题给父母带来的焦虑。引起腹股沟疼痛的泌尿系疾病见表1。

表1 可引发腹股沟疼痛的泌尿系疾病

诊断	疼痛性质	特点
睾丸扭转	++++(A)	青少年,用力或受伤后出现疼痛,无尿道相关症状,单次发作
睾丸附件附睾扭转	++(A)	青少年,"蓝点"征,提睾反射正常
附睾炎/睾丸炎	++++(A)	渐进性疼痛,有泌尿系症状,提睾反射正常,年龄相对较大
Henoch-Schönlein紫癜	±(A)	激素治疗有效
特发性睾丸水肿	+(A)	急性肿胀
淋巴结炎	+/±(A)	常有同侧足部感染
下尿路结石	+/++(A)	下尿路症状明显,绞痛,血尿,尿石症病史
创伤	++(A)	常可见血肿
疝	+(C),++/+++(A)a	腹股沟区可复性包块,腹股沟管触诊可及精索增粗(难复性)
精索静脉曲张	+/++(C)	可触及扭曲的静脉丛,睾丸萎缩

A:急性疼痛,C:慢性疼痛
a 如果嵌闭或绞榨

腹股沟-阴囊慢性疼痛的泌尿科疾病

精索静脉曲张

精索静脉曲张是阴囊回流的静脉丛弥漫性扩张。一般是数条静脉汇集成丛形成阴囊静脉。静脉沿精索上升形成单独的睾丸静脉,右侧汇入下腔静脉,左侧汇入左肾静脉[14]。入院的主述是阴囊内扩张的静脉,高度曲张者有影响身体活动的慢性腹股沟疼痛。

病因尚不清楚。共同的思路是静脉反向压力增高导致静脉曲张。基于静脉瓣不足[2]、静脉汇入角度[28]、回流系统外部压力[32]和左肾静脉反流至睾丸静脉[3]等因素。虽然精索静脉曲张可发生于青少年的各个年龄段,但高峰为青春期中期,并到达成年人的发病率。总体上讲,15%的青春期男孩曾患有精索静脉曲张[34]。精索静脉曲张绝大多数为左侧,罕见双侧。右侧的精索静脉曲张与内脏翻转有关[33],增强了解剖是病因的假设。多数青春期男孩的精索静脉曲张无或偶有不适,多于体检中发现。目前认为较大的精索静脉曲张会增加睾丸受伤的风险,且随着时间的推移这种风险还可能增加[12]。

多数儿童的精索静脉曲张无需特殊治疗,只需要向家长解释清楚。当男童站立时一侧阴囊明显大于对侧则应考虑精索静脉曲张的可能,触诊可及阴囊内"一袋蠕虫"的感觉,患儿平躺时肿物消失。如出现阴囊疼痛、大团的曲张静脉、慢慢出现单侧睾丸变小则应考虑手术治疗。早期的手术治疗多将精索内血管成束结扎,效果肯定,但术后时有鞘膜积液发生[1]。

腹股沟管下显微精索静脉切除术,同时保留睾丸和提睾肌内的动脉和淋巴管,疗效好,并发症少[19,29],复发率低,是理想选择。有的中心报道了经肾静脉逆行栓塞精索静脉,成功率较低。

疝

有时腹股沟疝引起青少年腹股沟轻中度疼痛。急性发作的腹股沟疼痛提示有外科急诊,如嵌顿疝。儿童先天性腹股沟疝和鞘膜积液多为鞘突未闭的结果:腹水(鞘膜积液)或脏器(疝)经过异常的腹膜通道向外突出。鞘突可在腹股沟管内环至阴囊的任何一处闭合或不完全闭合,造成了不同的疝和积液,包括完全的阴囊疝、交通性及非交通性鞘膜积液,还有女性的Nuck氏管。虽然腹膜内器官下移的机制尚不清楚,但一般认为在妊娠七个月后鞘突闭合,闭合延迟或未闭导致上述疾病[30]。

腹股沟斜疝是腹膜及其内的器官经过腹膜囊或鞘管疝出[5]。疝囊的内容物多为肠道,在女孩也可能是网膜、卵巢或输卵管。儿童的腹股沟疝修补是最常见的手术。男孩女孩患疝的比例约为5:1[24]。

股疝和直疝在青少年中少见,常在术中才得以诊断。股疝在女孩更多见,和直疝一样,好发于曾有斜疝修补术者。

腹股沟疝的诊断多通过病史。查体多可在腹股沟区触及可复性突出物或可在腹股沟管内触及增粗的精索。有腹股沟区或阴囊慢性疼痛。在病史不清查体无发现时,可嘱患儿父母把突出物拍照下来。在诊断青少年疝时有三点需要警惕:①禁忌对包块进行穿刺;②即使有经验的医师也会误诊疝;③鉴别诊断一定要考虑腹股沟淋巴结炎、睾丸下降不全与鞘膜积液[10]。

青少年斜疝治疗的金标准是在高位疝囊内环结扎术[11]。目前该术式可在腹腔镜下完成,但随访时间短,没有优于传统开放修补[4]。手术中发现的少见的儿童直疝,还是依靠腹股沟底的修补。

也许股疝最好的治疗是 Cooper 韧带修补。对于较大的青少年直疝,目前倾向采用腹腔镜下补片无张力修补而非切开探查疝囊修复[27]。

嵌顿疝需要急诊手术治疗。其定义是腹内或盆腔内器官卡在疝环外的疝囊。如不能迅速还纳,肠壁持续水肿最终将影响肠道的血运,出现绞窄性疝。嵌顿疝的临床特点是突发剧烈疼痛,腹股沟区可及固定的、压痛明显的质硬肿块。如嵌顿时间较长,患者多有呕吐等肠梗阻症状。患儿通常没有疝病史。疝还纳时将双手指尖持续稳定地按压腹股沟内环口,如手法得当,大部分初次出现的嵌顿疝均可得以还纳。应在还纳后 24～48 小时内进行手术治疗[10]。大约有 3%～5% 发生睾丸嵌顿,应告知家长患儿睾丸的血供可能已经受损。

腹股沟-阴囊急性疼痛的泌尿科疾病

阴囊急症

因为事情很少是有绝对,对一个红肿疼痛的阴囊在急诊室做出诊断是有一定难度的。与所有外科急症一样,此时最好的方法是详细的问诊和查体,结合正确的外科判断。诊断性试验有帮助,尽管有技术改进,仍是辅助性的。这些试验耗费的时间,专家对试验结果的解释是否正确,都需要考虑[14]。

睾丸扭转

睾丸扭转可能是泌尿科唯一的引起腹股沟疼痛并需要急诊手术治疗的。睾丸扭转最早出现的症状是疼痛。疼痛可急性发作,也可缓慢起病,无论患者多么能忍受,疼痛会随着时间推移逐渐变成剧痛。

诊断时首先考虑睾丸扭转。因为随着扭转时间的延长,睾丸可能缺血坏死。治疗的基石是手术探查。尽管有新生儿睾丸扭转,睾丸问题常出现在青春期少年[8]。钟摆畸形(bell-clapper deformity)是指睾丸鞘膜在精索上的止点较高,使睾丸容易鞘膜内扭转。

睾丸扭转的病史多为急性发作的阴囊疼痛,可放射至腹股沟,可伴有恶心呕吐。如患者此前有过同样疼痛发作后自然缓解的病史,则提示有睾丸部分扭转,是有价值的病史[16]。慢性疼痛,还应考虑附睾炎或睾丸附件的扭转。如疼痛时间很长,常超过 24 小时,应考虑不是外科原因,或扭转的睾丸已经坏死。

因患者疼痛难忍,很难进行查体。目前,尚无针对睾丸扭转的特异性查体。据说有用的体征有睾丸上移(因精索扭转后短缩)、横睾丸、提睾反射消失和附睾转到前面等[6]。除非查体证明附睾有明确的局限性压痛,否则还是要考虑睾丸扭转。

睾丸扭转是外科急症。早期诊断及处理是保留睾丸的先决条件。静脉受阻后肿胀导致动脉血供障碍及睾丸梗死。症状持续时间及睾丸血运障碍的进展取决于静脉回流障碍的程度及睾丸扭转的程度。睾丸扭转 2 小时即可发生坏死,尽管个别睾丸扭转后似乎能存活超过 12 小时[26]。

约 30% 的睾丸扭转的儿童曾有短暂的睾丸痛。青春期男孩更容易发生,发病率约为 1/160。由于缺少固定,下降不全的睾丸更容易发生扭转[20]。隐睾扭转的临床表现与正常睾丸扭转不同:阴囊空虚,高位腹股沟可以压痛性肿块。需要与腹股沟疝和淋巴结炎相鉴别。

附睾-睾丸炎在诊断时常与睾丸扭转相混淆。年龄是最好的鉴别点,附睾炎与睾丸炎常很少在青春期之前发病(生殖系统发育异常除外)。附睾炎常有发热与泌尿系症状。

彩色超声检查(结果与检查者有关)对精索内的血流判断较好。但是超声结果既不能排除睾丸扭转,也不能据此探查[17]。新近的研究认为超声波形频谱分析和高分辨率超声对睾丸扭转及血运的评估准确性更高[9],但特异性仍未能达到 100%。非外科的疾病的诊断,与超声发现睾丸附件肿大一致[6],就可以先行观察。

许多外科医师支持核素检查诊断睾丸扭转。锝99 核素扫描对睾丸的解剖及血运观察清晰,对睾丸扭转诊断的准确率达到 90% 以上[25]。睾丸扭转时可见睾丸血流缺失。但是,睾丸梗死引发的周围组织炎性改变会造成混淆。核素扫描的缺点是准备时间长(需要准备核素、召集放射技术员、扫描及最后需专人审核检查报告)。所以,很多医师只有在高度怀疑非外科原因的睾丸疼痛时才会采用。

早期可采用手法复位纠正扭转。许多医师认为手法复位能为保留睾丸争取时间。复位时患者取仰卧位,医师站于患者足侧,自内向外将睾丸旋转至原有位置。如复位成功,可立即缓解症状,但并不能因此而犹豫,必须手术探查[10]。再次重申,有睾丸扭转的迹象就要手术探查。除非有证据表明是睾丸周围的肿块。采用经阴囊中缝入路[14]。睾丸复位后,可看到清晰的血运恢复。对术中观察血运恢复可疑的,应将睾丸白膜缝合固定。当然,大部分梗死睾丸应手术切除[15]。保留坏死睾丸造成对侧睾丸损伤的理论尚不肯定。但是,如将已梗死的睾丸留于体内,睾丸萎缩吸收,会有红肿热痛。期望坏死睾丸恢复得到的往往是阴囊脓肿。在探察手术的最后,应将对侧睾丸白膜缝合以防扭转:因为性腺功能丧失是改变生命的巨大影响。因为双侧钟摆畸形几率增大,对侧发生睾丸扭转的可能性很大。

睾丸附件及附睾附件扭转

另一个导致急性腹股沟及阴囊疼痛的原因是睾丸附件及附睾附件扭转,起病相对缓慢,临床体征略局限。

睾丸附件是睾丸上极间皮组织遗迹[13],附睾附件是胚胎发育期胚胎组织在附睾头上的遗迹。解剖特点使其易在蒂部旋转后出现梗死。二者占所有附件扭转的99%[22]。症状与睾丸扭转相似,但是有作者认为附件扭转疼痛较轻。附件扭转极少出现诸如食欲缺乏,呕吐,发热,腹痛等全身性症状,睾丸位置及大小正常。触诊可在睾丸或附睾发现小而硬的、可移动的痛性结节,大小约3~5mm,提睾反射存在。"蓝点征"是诊断睾丸附件及附睾附件扭转的著名的特异体征:在局限的压痛点有关处出现皮肤颜色改变(一般为蓝色)斑点[10]。详细的病史中会有肿胀、轻中度的疼痛,提示附件的轻度扭转。

对症止痛治疗,快速解决是关键。如诊断成立,卧床休息,垫高、托起阴囊并止痛治疗常常有效。有时,探察并切除梗死附件可很好地缓解不适。为睾丸扭转而切开探察,却常常发现只是附件扭转。

附睾炎与睾丸炎

附睾炎与睾丸炎是导致急性阴囊疼痛的主要病因。附睾管呈新月形,位于睾丸后方经输精管运输成熟精子至前列腺下方的精囊。这也成为病原体下行造成附睾炎的通道。附睾连接两侧睾丸,成为感染进入睾丸的通道,造成附睾-睾丸炎[7]。

和睾丸扭转的急性撕裂样剧痛相比,患者多述阴囊内隐痛、钝痛或很痛,已持续加重几小时或一天。而睾丸扭转者不会拖到发病12小时后就诊。附睾炎的疼痛常放射至同侧下腹、侧腹部。少数患者有治疗无效的疼痛,个别人为全身性疾病表现(发热,排尿困难)。所有附睾炎的患者都有排尿困难,而在睾丸扭转的患者中仅有14%[16]。

因附睾炎导致的急性阴囊肿胀可以刺激睾丸发生扭转。将阴囊抬起,如疼痛缓解(Prehn 征)则为附睾炎。手指探察腹股沟管,以排除疝存在可能。附睾炎患者提睾反射正常[16]。

尿液化验多可见尿白细胞和亚硝酸盐。尿沉渣显微镜检查可见白细胞及细菌。尿液标本应进行培养,以获得病原体及药敏结果以便药物治疗[7]。

急性细菌性附睾炎在男童少见。儿童患者多为解剖异常造成尿路感染[31]。附睾炎或睾丸炎的致病菌谱多与年龄有关:青春期前的感染多为大肠杆菌(埃希氏杆菌)[7]。也有时附睾炎为创伤或睾丸附件梗死后并发症。需要强调的是:大龄男孩附睾炎常检查不出细菌感染,应考虑病毒感染或非典型性细菌感染(如沙门氏菌或嗜血杆菌)。此时,应考虑病原菌来自血行播散[7]。

门诊治疗包括抗生素治疗、卧床休息、阴囊垫高及口服抗炎药物。抗生素应根据细菌培养和药敏的结果。预期的临床结果是:患者在治疗后24~48小时候退烧,症状缓解,10~14天后康复。性生活频繁的青春期少年的附睾炎,应加用抗淋病或抗衣原体药物。住院治疗的指征:疼痛不缓解、恶心呕吐、脱水、中毒感染等造成全身症状严重[7]。

Henoch-Schönlein 紫癜

有时急性腹股沟肿胀伴轻中度疼痛的鉴别诊断中考虑 Henoch-Schönlein 紫癜(HSP)。2%~38%的这种疾病可能累及阴囊,有轻中度疼痛。有文献报道该紫癜最初表现的睾丸肿胀类似睾丸扭转[18,21]。

HSP 是一种病因未明的血管炎,以非血小板减少性紫癜为特征。瘀斑部位多见于皮肤、关节、肠道和肾脏。此病多发生于2~20岁。虽然临床表现为自限性且服用激素可控制症状,很多患者因症状与睾丸扭转相似而进行手术探查[7]。

自发性阴囊水肿

青春期前男孩常由于单侧或双侧的阴囊轻度蜂

窝织炎而出现急性阴囊水肿及腹股沟疼痛。水肿起病急，常蔓延至腹股沟、会阴，有时波及阴茎。一般疼痛较轻，局部压痛。外周血化验白细胞常为正常。因部分病例嗜酸性细胞会增高。故一些学者认为此病在发病机制上类似于过敏反应导致的血管神经性水肿[7]。

在对阴囊水肿进行评估时，应将特发性阴囊水肿与睾丸扭转及附睾炎进行鉴别，最主要的鉴别点是疼痛的程度。特发性阴囊水肿起病快消退快，发病两天后好转，无需特殊治疗。但有时会遗留部分皮肤色素减退。

淋巴结炎

腹股沟或大腿的淋巴腺炎表现为局部有压痛的，有时有炎症的包块。查体应包括整个下肢及足部检查。要特别注意，运动员足部往往有细菌或真菌感染。淋巴结常有压痛。腹股沟管及精索的检查往往无阳性发现。此病一般无需特殊治疗，如淋巴结合并化脓性感染，则需切开引流，必要时辅以抗生素治疗[7]。

下尿路结石

下1/3尿路最常发生结石。与上尿路结石不同，下尿路结石常引起腹股沟及阴囊疼痛。典型临床表现为间断泌尿系绞痛。常伴有肉眼或镜下血尿、脓尿或结晶盐尿。阳性和结石家族史有助于诊断。90%的结石不透X线，腹部平片有助于判断。B超常可见肾扩张。对于超声发现不了的透光性结石，CT有助于诊断。

儿童能排出的石头比成人的大。除了使用镇痛药，还要使用α阻断剂促进排石。

创伤

儿童腹股沟创伤多来源于虐童，车祸或者运动损伤。阴囊创伤是常见类型，多导致阴囊血肿。如外伤致睾丸破裂，查体时患者疼痛剧烈，难以配合。此时可进行超声检查明确之[7]，并立刻修复。睾丸损伤最常见的类型是睾丸白膜撕裂。手术修复后睾丸的体积和功能均可恢复[23]。阴囊血肿往往疼痛明显，需进行对症处理，比如镇痛及阴囊垫高。

个别的腹部外伤引起阴囊皮肤变成蓝色。这是由于腹腔内出血进入阴囊的疝囊所致。此时，在腹部外伤稳定后应考虑进行疝修补术[7]。

参考文献

1. Abdulmaaboud, M.R., Shokeir, A.A., Farage, Y., et al.: Treatment of varicocele: a comparative study of conventional open surgery, percutaneous retrograde slerotherapy and laparoscopy. Urology **52**, 294–300 (1998)
2. Ahlberg, N.E., Bartley, O., Chidekel, N., et al.: Right and left gonadal veins: an anatomical and statistical study. Acta Radiol. **4**, 593–601 (1966)
3. Basmajian, J.V.: Grant's Method of Anatomy, 8th edn. Williams & Wilkins, Baltimore (1971)
4. Becmeur, F., Philippe, P., Lemandat-Schultz, A., et al.: A continuous series of 96 laparoscopic inguinal hernia repairs in children by a new technique. Surg. Endosc. **18**(12), 1738–1741 (2004)
5. Bock, J.E., Sonye, J.V.: Frequency of contralateral inguinal hernia in children. A study of the indications for bilateral herniotomy in children with unilateral hernia. Acta Chir. Scand. **136**, 707–709 (1970)
6. Ciftci, A.O., Senocak, M.E., Tanyel, F.C., et al.: Clinical predictors for differential diagnosis of acute scrotum. Eur. J. Pediatr. Surg. **14**(5), 333–338 (2004)
7. Cole, F.L., Vogler, R.: The acute, nontraumatic scrotum: assessment, diagnosis, and management. Clin. Pract. **16**(2), 50–56 (2004)
8. Colodny, A.H.: Acute urologic conditions. Pediatr Ann. **23**(4), 207–210 (1994)
9. Dogra, V.S., Rubens, D.J., Gottlieb, R.H., et al.: Torsion and beyond: new twists in spectral Doppler evaluation of the scrotum. J. Ultrasound Med. **23**(8), 1077–1085 (2004)
10. Gilchrist, B.F., Lobe, T.E.: The acute groin in pediatrics. Clin. Pediatr. **31**(8), 488–496 (1992)
11. Gross, R.E.: Inguinal Hernia. The Surgery of Infancy and Childhood. W.B. Saunders, Philadelphia (1953)
12. Haans, L.C., Laven, J.S., Mali, W.P., et al.: Testis volumes, semen quality and hormonal patters in adolescents with and without a varicocele. Fertil. Steril. **56**(4), 731–736 (1991)
13. Hawtrey, C.E.: Assessment of acute scrotal symptoms and findings: a clinician's dilemma. Urol. Clin. N. Am. **25**, 715–723 (1998)
14. Haynes, J.H.: Inguinal and scrotal disorders. Surg. Clin. N. Am. **86**, 371–381 (2006)
15. Husman, D.: Urologic emergencies. In: Belman, A., King, L., Kramer, S. (eds.) Clinical Pediatric Urology, 4th edn, pp. 1104–1109. Martin Dunitz, London (2002)
16. Kadish, H.A., Bolte, R.G.: A retrospective review of pediatric patients with epididymitis, testicular torsion, and torsion of testicular appendages. Pediatrics **102**, 73–76 (1998)
17. Karmazyn, B., Steinberg, R., Kornreich, L., et al.: Clinical and sonographic criteria of the acute scrotum in children: a retrospective study of 172 boys. Pediatr. Radiol. **35**(3), 302–310 (2005)
18. Khan, A.U., Wiliams, T.H., Malek, R.S.: Acute scrotal swelling in Henoch-Schonlein syndrome. Urology **10**, 139–141 (1977)
19. Kocvara, R., Dvoracek, J., Sedlacek, J., et al.: Lymphatic sparing laparoscopic varicocelectomy: a microsurgical repair. J. Urol. **173**(5), 1751–1754 (2005)
20. Leappe, L.L.: Torsion of the testis. In: Welch, K.J., Randolph, J.G., Ravitch, M.M., et al. (eds.) Pediatric Surgery, vol. 2, 4th edn, pp. 1330–1334. Year Book, Chicago (1986)
21. Loh, H.S., Jalan, O.M.: Testicular torsion in Henoch-Schonlein syndrome. BMJ **130**, 1335–1337 (1974)
22. Marcozzi, D., Suner, S.: The nontraumatic, acute scrotum. Emerg. Med. Clin. N. Am. **19**, 547–568 (2001)
23. McAninch, J.W., Kahn, R.I., Jeffrey, R.B., et al.: Major traumatic and septic genital injuries. J. Trauma **24**, 291–298 (1984)
24. McGregor, D.B., Halverson, K., McVay, C.B.: The unilateral pediatric inguina hernia: should the contralateral side be explored? J. Pediatr. Surg. **15**, 313–317 (1980)
25. Melloul, M., Paz, A., Lask, D., et al.: The value of radionuclide scrotal imaging in the diagnosis of acute testicular torsion. Br. J. Urol. **72**, 628–631 (1995)
26. Perri, A.J., Morales, J.D., Feldman, A.E., et al.: Necrotic testical with increased blood flow on Doppler ultrasonic examination. Urology **8**, 265–267 (1976)
27. Quilici, P.J., Greaney Jr., E.M., Quilici, J., et al.: Laparoscopic

28. Saypol, D.C., Howards, S.S., Turner, T.T., et al.: Influence of surgically induced varicocele on testicular blood flow, temperature and histology in adult rats and dogs. J. Clin. Invest. **68**, 39–45 (1981)
29. Schiff, J., Kelly, C., Goldstein, M., et al.: Managing varicoceles in children: results with microsurgical varicocelectomy. BJU Int. **95**(3), 399–402 (2005)
30. Skandalakis, J.E., Gray, S.W.: The anterior bodywall. In: Skandalakis, J.E., Gray, S.W. (eds.) Embryology for Surgeons, 2nd edn, pp. 578–580. Williams & Wilkins, Baltimore (1994)

(Reference 27 continued: inguinal hernia repair: optimal technical variations and results in 1700 cases. Am. Surg. **66**(9), 848–852 (2000))

31. Wiener, E.S., Keisewetter, W.B.: Urologic abnormalities associated with imperforate anus. J. Pediatr. Surg. **8**, 151–157 (1973)
32. Williams, P.L., Warwick, R., Dyson, M., et al.: Gray's Anatomy, 37th edn. Churchill Livingstone, Edinburgh (1989)
33. Wilms, G., Oyen, R., Casselman, J., et al.: Solitary or predominantly right sided varicocele, a possible sign for situs inversus. Urol. Radiol. **9**, 243–246 (1988)
34. Yarborough, M.A., Burns, J.R., Keller, F.S.: Incidence and clinical significance of subclinical varicoceles. J. Urol. **141**, 1372–1374 (1989)

第四章 腹股沟疼痛：神经病变与神经压卡综合征

Urszula Zdanowicz and Robert Smigielski

白露 译

内容

闭孔神经卡压·················· 224
    解剖 ························ 224
    临床症状及诊断 ················ 225
    治疗 ························ 225

髂腹下神经、生殖股神经与髂腹股沟神经卡压 ······· 225
    解剖 ························ 225
    症状与诊断 ··················· 226
    治疗 ························ 226

典型病例：职业运动员的髂腹下神经卡压 ······ 226

参考文献 ························ 227

U. Zdanowicz(✉) and R. Smigielski
Department of Sport Traumatology, Carolina Medical Center, Pory 78, 02-757 Warsaw, Poland
e-mail: urszula.zdanowicz@carolina.pl; robert.smigielski@carolina.pl

在对腹股沟疼痛进行鉴别诊断时，一定要想到神经卡压[6]。共有4条相关神经：闭孔神经、髂腹下神经、髂腹股沟神经和生殖股神经及各神经的分支。根据 Bradshaw 的研究，在所有腹股沟疼痛的病例中，闭孔神经卡压约占6%，髂腹股沟神经卡压约占4%[2]。神经卡压并不是最常见病，但是诊断有难度[4]。由于神经支配特点，症状可以与其他腹股沟疼痛相似或共存。

闭孔神经卡压

解剖

了解腹股沟及大腿内侧的解剖及闭孔神经变异，对于慢性腹股沟疼痛的理解、诊断及治疗十分关键[4]。闭孔神经发自第2、3、4腰神经的腹侧支前支，汇合后沿腰大肌内下行至骨盆内缘。进入小骨盆，穿过闭孔时分成前支和后支。

前支支配区域[9]：
- 长收肌
- 股薄肌
- 短收肌
- 感觉支分布于大腿中段内侧皮肤和筋膜

后支支配区域[9]：
- 闭孔外肌
- 大收肌运动支
- 膝关节感觉支
- 内收短肌（有时）

13%的患者有自 L3、L4（有时 L2）发出的副闭孔神经，多见于左侧[2,3]。副闭孔神经沿腰大肌内缘，在耻骨支上方，耻骨肌后方下行，支配耻骨肌及髋关节。

临床症状及诊断

最常见的临床表现为大腿内侧的感觉异常。有的运动员会主诉疼痛和大腿内收力弱。因内收肌群有时会有股神经及坐骨神经分支支配，故常无明显内收肌力减弱。另有患者会出现运动训练后大腿部分区域感觉缺失[2,9]。很多患者可准确指出位于内收肌耻骨起点感觉异常或疼痛的部位。内收肌近端起点部分纤维撕裂可能是唯一的病变，可与神经卡压合并出现，也可能是神经卡压的原因。这也是为何治疗效果各异的原因。

同侧的髂前上棘也常出现牵涉痛。常为间歇性疼痛，运动中运动后加重[9]。有时内收肌肌腱反射会消失，深部肌腱反射正常。但这并非闭孔神经卡压的特异性体征[9]。牵拉耻骨肌（站立位被动外旋、外展髋关节）时也会出现疼痛。Howship-Romberg征（髋关节外展、后伸、内旋时膝关节内侧疼痛）阳性。

对于诊断困难的腹股沟疼痛患者在运动后或休息时进行查体是很重要的。

发病机制尚不清楚。目前的研究认为，闭孔神经可能在于以下平面卡压[4,9]：

- 在闭孔管内闭孔神经受闭孔血管束压迫、妇科骨科手术后并发症或耻骨炎性改变造成。
- 发生于前面为闭孔肌肌膜，后方为闭孔外肌形成纤维肌性通道内。
- 卡压于闭孔神经后支穿过闭孔外肌后方的肌管内。
- 卡压于耻骨肌与短收肌之间腱膜，闭孔外肌之上和大收肌上1/3处的浅层。

通常，闭孔神经疾病继发于骨盆骨折或外科手术（包括疝手术）。Bradshaw[2]认为闭孔神经卡压多来源于局部肌筋膜增厚或（和）血管神经束卡压。偶有炎性改变或纤维增生。骨盆结构的性别差异是男性闭孔神经卡压多发的原因。

闭孔神经压卡的确诊多来自电生理检查（慢性失神经病例）。典型的电生理表现是内收肌群失神经支配而其他肌肉（比如髂腰肌和股四头肌）肌电图正常[9]。闭孔神经进行封闭可再现内收肌群肌力下降，减少牵拉激惹疼痛[2]。

有时MRI可见内收肌群萎缩，但不能显示任何大腿或纤维-骨性管道内的神经异常。

对于相似症状，应注意对其他腹股沟疼痛的疾病进行鉴别诊断。

治疗

慢性病例保守治疗疗效常不佳，手术松解可取得惊奇的疗效。而急性病例保守治疗效果较好，如休息、减少运动量、非甾体抗炎药、理疗以及神经封闭阻滞。但在高水平运动员中，可能不适合保守治疗[9]。

手术松解神经疗效确切。如并不合并其他疾病，大多数运动员可在术后4~6周后重返赛场并恢复原有的竞技水平。

髂腹下神经、生殖股神经与髂腹股沟神经卡压

解剖

髂腹股沟神经和髂腹下神经均起自T12-L2，神经走行于腰大肌外侧，经腰椎腹侧的腰方肌表面至髂嵴。上述神经均经腹横肌内表面的腹股沟深环，在腹横肌及腹内斜肌之间行走，然后穿出腹内斜肌，走行于腹内斜肌和腹外斜肌之间。

表1 生殖股神经与髂腹股沟神经的神经分布的解剖学变异（根据Rab 2001）

神经分布	A型 (43.7%)	B型 (28.1%)	C型 (20.3%)	D型 (7.8%)
会阴部皮肤	GFn	IIn	GFn和IIn	GFn和IIn
腹侧阴囊/阴唇皮肤	GFn	IIn	GFn和IIn	GFn和IIn
大腿前内侧皮肤	GFn	IIn	GFn	GFn和IIn

GFn 生殖股神经，*IIn* 髂腹股沟神经

生殖股神经发自L1和L2，进入腰大肌。依据Rab的研究，58%生殖股神经以一束进入腰大肌，而42%进入腰大肌之前已经分为生殖和股神经两束[6]。

最后，髂腹股沟神经与生殖股神经一同进入腹股沟管进入点及皮支变异较大，分为4种类型（见表1）[6]。这些解剖学数据为腹股沟区手术提供了依据。在70%以上的病例中，手术医师应知道在腹

股沟浅环只有一条皮神经位于精索的背侧（A 型）或腹侧（B 型）[6]。

症状与诊断

腹股沟疼痛位于内侧，疼痛向阴囊睾丸（大阴唇）及大腿内侧放射。此类疼痛应考虑髂腹股沟神经或生殖股神经卡压[6-8]。

典型的神经卡压三联征包括：
1. 切口附近烧灼样疼痛向神经支配皮肤放射。
2. 神经支配区域感觉异常。
3. 局部浸润麻醉后疼痛缓解。

治疗

根据 Alfieri 的经验，保守治疗 1 年后，多数髂腹下神经或髂腹股沟神经病变的患者均有不同程度的缓解[1]。所以 Alfieri 认为在该疾病确诊后一年内应先行保守治疗，尤其是手术后（如腹股沟疝修补术）神经损伤造成的疼痛，会在一年内消失。

神经卡压的病例应当比想象的多。在进行腹股沟区手术时，对误诊的运动员疝手术恰好松解了上述神经而缓解症状[5]。

典型病例：职业运动员的髂腹下神经卡压

一位 26 岁的女奥运铅球冠军在训练中和饱餐后出现腹股沟疼痛（图1）。无腹股沟区伤病史。经过数位医师诊治，尝试了大部分保守治疗方法症状无改善。基于临床症状及超声检查排除其他疾病后，诊断为因腹外斜肌腱膜扩张松弛而导致的髂腹下神经卡压（图2）。手术采用仰卧位，椎管麻醉，术中可紧张腹肌以明确神经卡压的部位。术中松解神经（图3），对腱膜进行了简单的成形手术（图4）。术后患者十分满意，称所有疼痛感均消失。术后 6 周恢复全负荷训练。

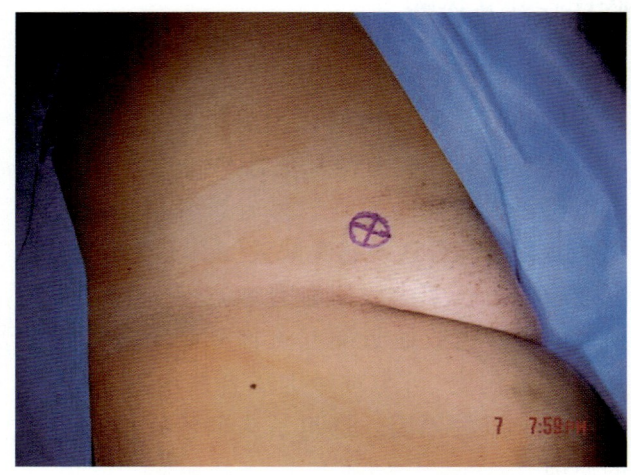

图1　26 岁的女奥运铅球冠军因髂腹下神经卡压导致腹股沟疼痛

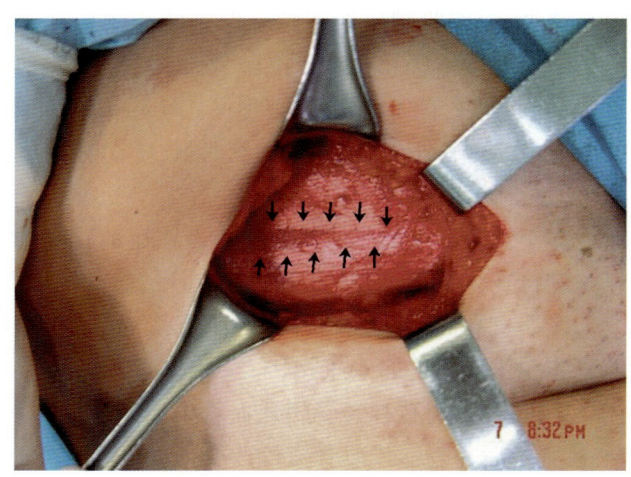

图2　患者痛点处腹外斜肌腱膜膨胀松弛

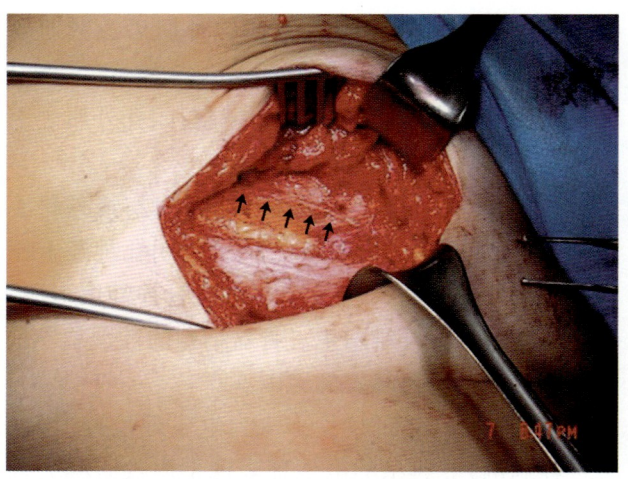

图3　髂腹下神经刚好位于腹外斜肌腱膜膨胀处

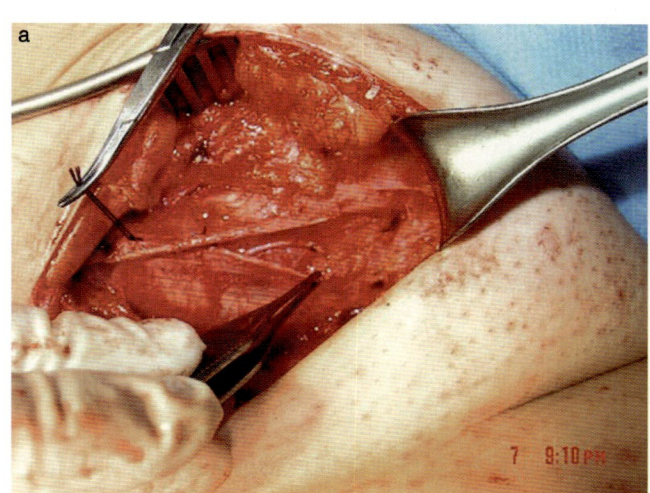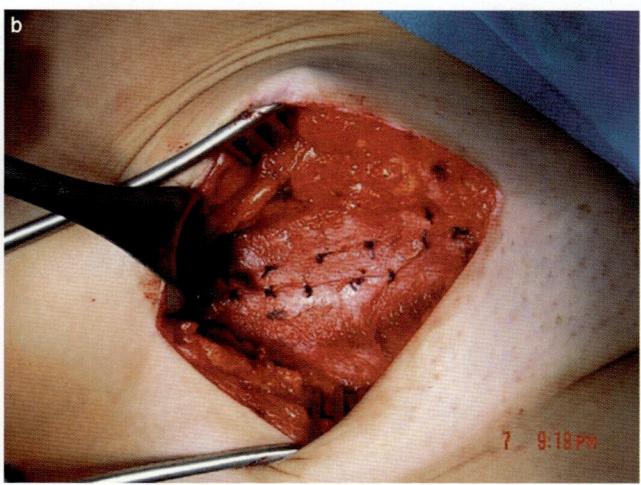

图 4　腹外斜肌腱膜成形术

参考文献

1. Alfieri, S., Rotondi, F., Di Giorgio, A., et al.: Influence of preservation versus division of ilioinguinal, iliohypogastric, and genital nerves during open mesh herniorrhaphy: prospective multicentric study of chronic pain. Ann. Surg. **243**, 553–558 (2006)
2. Bradshaw, C., McCrory, P., Bell, S., et al.: Obturator nerve entrapment: a cause of groin pain in athletes. Am. J. Sports Med. **25**, 402 (1997)
3. Katritsis, E., Anagnostopoulou, S., Papadopoulos, N.: Anatomical observations on the accessory obturator nerve (based on 1,000 specimens). Anat. Anz. **148**, 440–445 (1980)
4. Kumka, M.: Critical sites of entrapment of the posterior division of the obturator nerve: anatomical considerations. J. Can. Chiropr. Assoc. **54**, 33–42 (2010)
5. Omar, I.M., Zoga, A.C., Kavanagh, E.C., et al.: Athletic pubalgia and "sports hernia": optimal MR imaging technique and findings. Radiographics **28**, 1415–1438 (2008)
6. Rab, M., Ebmer And, J., Dellon, A.L.: Anatomic variability of the ilioinguinal and genitofemoral nerve: implications for the treatment of groin pain. Plast. Reconstr. Surg. **108**, 1618–1623 (2001)
7. Starling, J.R., Harms, B.A.: Diagnosis and treatment of genitofemoral and ilioinguinal neuralgia. World J. Surg. **13**, 586–591 (1989)
8. Starling, J.R., Harms, B.A., Schroeder, M.E., et al.: Diagnosis and treatment of genitofemoral and ilioinguinal entrapment neuralgia. Surgery **102**, 581–586 (1987)
9. Tipton, J.S.: Obturator neuropathy. Curr. Rev. Musculoskelet Med. **1**, 234–237 (2008)

第五章　腹股沟疼痛：骨关节疾病

Michal Drwiega

白露　译

内容

运动员腹股沟疼痛的临床检查与评估·············229
　病史·······························229
　体检·······························229
　影像学检查···························229
关节外病损······························229
　应力性骨折···························229
　耻骨炎、骨髓炎与耻骨联合不稳·············229
关节内疾病······························230
　盂唇撕裂···························230
　软骨损伤···························230
　髋臼股骨撞击（FAI）·····················231
　圆韧带撕裂·························232
　游离体·····························232
参考文献······························232

近年来，有规律地参加运动的人逐渐增加。最近的研究发现在过去的 2 年里，英格兰有规律地运动的成年人增加了 50 万人[36]。有规律参加运动是指一周内至少 3 次参加体育活动，每次不少于 30 分钟的中等强度的运动。随着全球运动人群的增加，以及我们对腹股沟的功能解剖了解的更详细，腹股沟运动损伤也逐渐增加[10]。随着技术的进步，MRI、超声和 CT 等拓宽了腹股沟疼痛的鉴别诊断（见表 1）。本章篇幅有限，故着重介绍引起腹股沟疼痛的骨关节疾患。急性疼痛一般诊断比较容易，如果没有详细的病史和查体，再好的放射科医生也无法确定疼痛的原因。

表 1　导致腹股沟疼痛的原因

关节内	关节外
股骨头骨骺滑脱	应力骨折（骨盆，股骨颈）[a]
Legg-Calve-Perthes 病	股骨骨折
剥脱性骨软骨炎	髋部撕脱骨折
髋关节化脓性感染	骨盆骨折
骨与骨髓炎症	髂腰肌肌腱炎
股骨头缺血坏死	大粗隆滑囊炎
软骨损伤[a]	臀中肌或臀小肌断裂
盂唇撕裂[a]	腹直肌止点病变
髋臼股骨撞击[a]	内收肌拉伤与止点病变
圆韧带断裂[a]	梨状肌综合征
关节内游离体[a]	骶髂关节病变
滑膜软骨瘤病[a]	神经卡压症（闭孔神经、髂腹下神经、髂腹股沟神经或生殖股神经）
结晶性关节炎	疝（腹股沟疝、股疝）
	运动员疝
关节囊松弛	耻骨炎[a]
	骨髓炎
	膀胱炎
	肾结石
	细菌性前列腺炎

[a] 本章讨论的病理

M. Drwiega
Department of Orthopedic Surgery,
Carolina Medical Center, Pory 78, 02-757 Warsaw, Poland
e-mail: michal.drwiega@carolina.pl

运动员腹股沟疼痛的临床检查与评估

病史

首先应询问患者受伤情况。在急性创伤中，对受伤机制的判断能让我们了解当时发生了什么。运动员年龄也提供损伤线索。应仔细询问疼痛的部位及放射痛的范围、持续时间、性质（锐痛或钝痛），是持续的还是因某个动作或姿势加重？典型的，来自于关节内的疼痛常位于腹股沟深部，常放射至大腿内侧或外侧，有时到膝关节或臀部[19]。疼痛可急性发作，也可为慢性疼痛，常随着活动而加剧，休息时也会出现。关节内弹响，活动受限提示关节内病变。对不同体育运动损伤的了解（比如长跑运动员可能会出现应力骨折，排球运动员或滑冰运动员可能会出现盂唇损伤等）很重要。

体检

体格检查十分重要。细致而系统的体格检查有助于缩小鉴别诊断范围，确定拍片的部位。对有经验的医生来说，就诊开始，体检也开始了。观察患者进入诊室的步态、移动和坐姿。对髋关节的检查应分别在站立位和坐位进行。检查时，应对髋关节前部、大粗隆、髂嵴、骶髂关节、耻骨联合及骨盆带所有肌肉附着点进行触诊。之后，检查髋关节活动度，患侧与健侧对比[18]。特殊检查如：Drahman 征、Thomas 征、Ely Laseque 征、Ober 征、McCarthy 征和 Patric 实验均应进行[4]。特殊疾病的检查在本章后面内容会有介绍。

影像学检查

最基本的检查是行站立骨盆前后位和外展外旋位（Lowenstein）片。能发现绝大多数的骨折、撕脱骨折以及髋臼股骨撞击（FAI）。一些复杂骨折、应力骨折以及隐匿性骨折需行 CT 检查。对于腹股沟软组织来源的疼痛，最好的检查方法是造影磁共振（MRA），它是唯一能检查关节囊、盂唇、圆韧带等腹股沟软组织的方法。

关节外病损

应力性骨折

应力骨折是本来正常的骨组织对异常的应力做出正常反应，或不正常的骨头不足以承受正常应力而出现骨折。反复的负重运动、增加训练强度、训练前有氧运动不足、外伤、代谢及风湿性疾病、闭经和骨质疏松等均为应力性骨折的风险因素[29]。应力骨折多发生于年轻、活动量大的人（如跑步、长距离徒步和田径运动员）[2]。腹股沟区最常见的应力骨折部位为股骨颈和骨盆（见图1）。骨盆应力骨折少见，约占所有应力骨折的 1%～7%[39]。在长跑运动员会发生耻骨支应力骨折，多见于女性。此类患者多主诉腹股沟、会阴、臀部及大腿慢性疼痛[28]。查体时耻骨支压痛阳性，髋关节活动正常或轻度受限。X线检查可见耻骨支皮质显影模糊，密度不均。休息两周后再次摄片可见骨痂生成骨愈合迹象。如X线难以显示应力骨折，可进行 MRI 检查。CT 对应力骨折显示较好。股骨颈应力骨折依骨折部位不同分为 A、B、C 三型[12]。A 型（张力性骨折）骨折线位于股骨颈外侧；B 型（压缩性骨折）骨折线位于股骨颈内侧；C 型（移位型骨折）骨折线清晰可见且有移位。应力性骨折的治疗可行短期保守治疗或有选择的手术（A 型与 C 型）。保守治疗包括：避免负重、交叉训练、脊柱与髋部肌肉力量练习，逐渐恢复活动等。为获得理想的骨折愈合，总的治疗及康复期约为 4～8 周[34]。早期手术治疗，可增加骨折愈合的速度并预防复发。

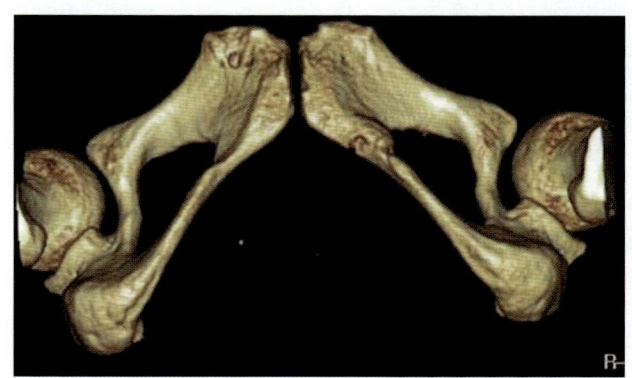

图1　骨盆应力骨折

耻骨炎、骨髓炎与耻骨联合不稳

耻骨联合是两侧耻骨会合处无滑膜的微动关节，中间的纤维软骨盘隔开两边很薄的透明软骨。耻骨骨髓炎与耻骨炎不同[27]。耻骨炎的特点是骨盆疼痛、耻骨联合边缘破坏，是继发于骨盆手术、外伤、多度运动损伤等自限性炎性疾病。耻骨骨髓炎虽然有相似表现，但属于感染。上述两种疾病的发病机制目前尚不清楚。导致耻骨骨髓炎最常见的病原是金黄色葡萄球菌,常见于妇科及泌尿科手术后,特别是有手术技术相关并发症的时候。

目前认为,耻骨骨膜损伤是耻骨炎的病因之一[41]。症状多表现为内收肌及耻骨上区疼痛,疼痛随时间推移逐渐加重。常见于跑步、足球、游泳和冰球运动员[1]。站立位骨盆前后位平片可见耻骨联合附近骨硬化和局部骨吸收表现(图2)。Flamingo位片可以明确耻骨联合的上下移位。双侧耻骨高度差>2mm为耻骨联合垂直方向不稳[41]。经保守治疗多可痊愈。治疗以休息和改变运动模式、非甾体抗炎药、镇痛及髋关节伸展训练。必要时可采用局部激素封闭治疗。和所有封闭一样,可发生穿刺点感染、出血和误入血管等并发症。如今的竞技体育很难让一位专业运动员进行严格的保守治疗和长时间的休息。如耻骨联合不稳定,可考虑手术治疗。大多数患者在术后12周恢复轻度训练[41]。

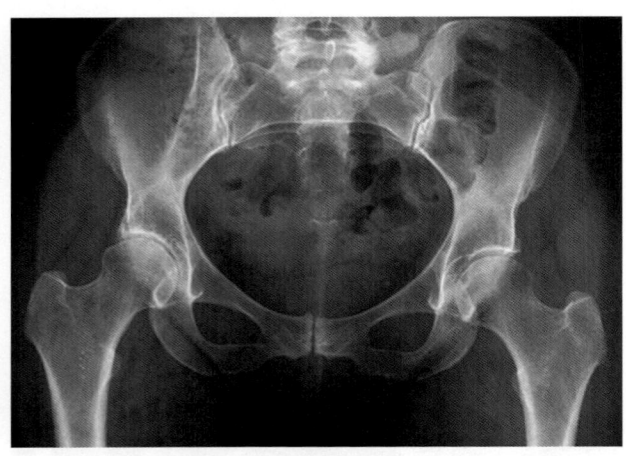

图2　耻骨炎

关节内疾病

盂唇撕裂

髋臼盂唇是一个三角形纤维软骨组织,附着于髋臼周边软骨。髋臼盂唇在人群中其形态及厚度变异很大。盂唇增加了髋臼的深度,通过增加关节面积和维持关节内负压而稳定髋关节。盂唇使滑液分布均匀,并有神经末梢分布[26],提供本体感觉[21]。有研究表明,髋臼盂唇撕裂与年龄及退变有关[37],也可见于髋关节后脱位、髋关节发育不良、Perthes病、既往股骨头骨骺滑脱和髋臼股骨撞击症[16,20]。髋臼盂唇撕裂最主要的机理是外力作用于过度后伸外旋的髋关节[25]。运动员盂唇撕裂的主要原因是转身、滑动和倒地等运动造成的反复多次的微小创伤。冰球、橄榄球、足球、芭蕾、体操和赛跑运动员盂唇撕裂的风险较大。盂唇撕裂后,腹股沟部位疼痛,偶有大粗隆或臀部疼痛。疼痛可能为突发性或渐进性加重,多伴有关节内响声或卡住的感觉。活动、走路或久坐后加重[5]。盂唇损伤的临床检查很多。髋关节屈曲、旋转活动出现疼痛提示盂唇撕裂可能(表2)。最好的影像学检查是造影磁共振,其敏感度90%,特异性91%~100%[9,40]。如患者髋关节疼痛时间超过四周,临床及影像学检查均提示盂唇撕裂,应行关节镜手术。Lage等介绍了关节镜下髋臼盂唇撕裂的4个类型[23]:A:放射方向瓣状撕裂;B:放射状纤维撕裂;C:纵向边缘撕裂;D:活动度过大。关节镜手术的目的是清理,祛除或修复碎裂部分,辅以康复。术后应限制髋关节旋转18~21天,4周内禁止直腿抬高。

表2　不同部位髋臼盂唇损伤的临床检查特点

检查法	盂唇撕裂部位
髋关节屈曲、内收、内旋[24]	前上方撕裂
髋关节被动过伸、外展、外旋[24]	后方撕裂
完全外展外旋时快速屈髋,然后过伸、外展内旋[11]	前方撕裂
髋关节过伸外展外旋后,再屈曲内收内旋[11]	后方撕裂
髋关节被动屈曲、内旋,并施以向后轴向应力[17]	后方撕裂

软骨损伤

软骨损伤原因很多,比如盂唇损伤、游离体、脱位、股骨头缺血性坏死、髋关节发育不良和既往股骨头骨骺滑脱等。运动员的软骨损伤可能是创伤性的(所谓的侧方撞击机制),也可能是髋臼股骨撞击导致的。当大粗隆受到侧方暴力时,位于皮下的大粗隆没有缓冲,外力传递到股骨头及髋臼的关节软骨造成损伤。患者常诉关节疼痛、僵硬和活动范围减小。应检查患者步态、双下肢长度与关节活动度,是否有撞击症。如果髋关节有肿胀,髋关节呈现屈曲外展外旋休息位。创伤性的软骨损伤X线片难以显示,目前流行采用钆剂增强的磁共振关节造影(MRA)[40]。如保守治疗无效,则考虑髋关节镜检,清除软骨碎片及游离骨片,对负重区直径<2~4cm的局限性包容性软骨缺损,可进行微骨折处理

[8,33]。对髋臼前缘软骨剥脱,微骨折后原位缝合软骨片。术后 CPM6～8 周促进软骨愈合,并禁止负重。术后 4～6 月内禁止参加冲击性运动[8,33]。

髋臼股骨撞击(FAI)

髋臼股骨撞击是运动员髋痛的主要原因。髋关节机械性的撞击主要来自骨性结构的异常:股骨头-颈结合部或髋臼后倾[13](见图 3)。患者的疼痛主要来自盂唇或软骨因撞击而出现的损伤。Ganz 等介绍了两种髋臼股骨撞击的类型:Cam 型(凸轮型):股骨头-颈结合部形态异常撞击髋臼缘,导致盂唇上移与软骨受压。随着病理状态的持续,出现盂唇完全分离和软骨层裂。Pincer 型(钳夹型):是髋臼覆盖过度的结果。正常的股骨颈撞击盂唇与关节软骨所致。钳夹型的软骨损伤一般轻于凸轮型[32]。发生 FAI 的两个条件是:关节形态和活动度改变。发病机制不清,股骨颈偏心距减小原因不详。股骨上段手枪柄样畸形多为亚临床股骨头骨骺滑脱后遗症、股骨头或股骨近端发育不良所致。钳夹型撞击可能与髋臼形态学变化有关,包括:髋臼过度后倾、髋臼过深、髋臼内陷或创伤后畸形等。患者常诉髋关节前方在屈髋、内旋或外展时锐痛,疼痛取决于撞击部位。运动员在发作期下蹲或变向时疼痛,久坐、上楼梯、上下车甚至穿鞋袜都有困难。应对患者的整个运动步态、肌力及关节活动度进行检查。

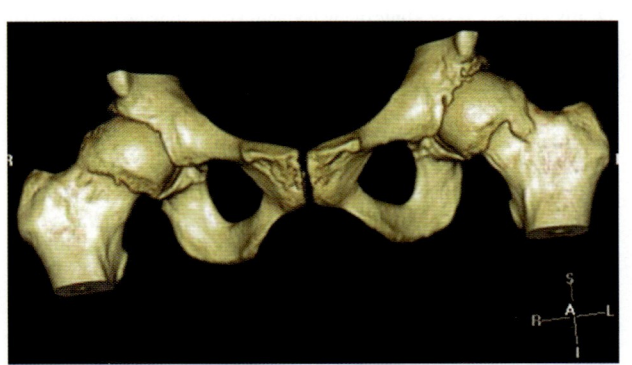

图 3 股骨头-颈交界处的骨畸形

FAI 有两个特殊的检查:前方撞击试验和 Patrick 实验(表 2)。前方撞击实验:患者被动屈髋 90°,髋关节至最大外旋时感觉髋部疼痛。Patrick 实验是将患者置于屈髋外展外旋位(FABER)[30],注意膝关节与床面的距离,FAI 患者此距离增大。疼痛并非 FAI 特有,关节内病变、盂唇撕裂、髂腰肌肌腱炎或骶髂关节疾患也会出现类似的疼痛。所有考虑 FAI 的患者均应拍摄髋关节前后位、穿桌侧位片(Cross-table view)与造影磁共振(MRA)。很多患者知道以前的髋关节 X 片没有发现病变,但再次阅读过去的 X 线片可能会发现一些微小的异常:如交叉征和后壁征等[35]。骨盆片应对称,尾骨应与耻骨联合重叠,分开不应超过 2cm[38]。在平片上还应对股骨颈干角、髋臼指数与 Wiberg CE 角进行测量。(表 3,图 4)[15]。股骨头-颈偏心距减小(手枪柄样畸形)提示凸轮型撞击(图 5)。CT 检查可在术前明确髋臼缘及股骨头-颈结合部的形态。由于髋部撞击为机械性撞击,保守治疗并不能祛除病因,关节镜手术可以获得理想疗效[31]。治疗重点是软骨损伤、股骨头颈结合部或髋臼缘的骨成型和必要的盂唇缝合。在关节镜行股骨颈成形术后 4 周内避免负重防止股骨颈骨折术后 6～12 周内不能参加冲击较强的运动。依照软骨损伤的情况,术后 4～8 周内予以 CPM 训练。为避免异位骨化,术后 2 周内应服用强力的非甾体抗炎药。

表 3 髋臼股骨撞击症相关角度测量

角度	参考值
Wiberg CE 角	>25°(30°～40°)
髋臼指数	4°～10°
颈-干角	<140°

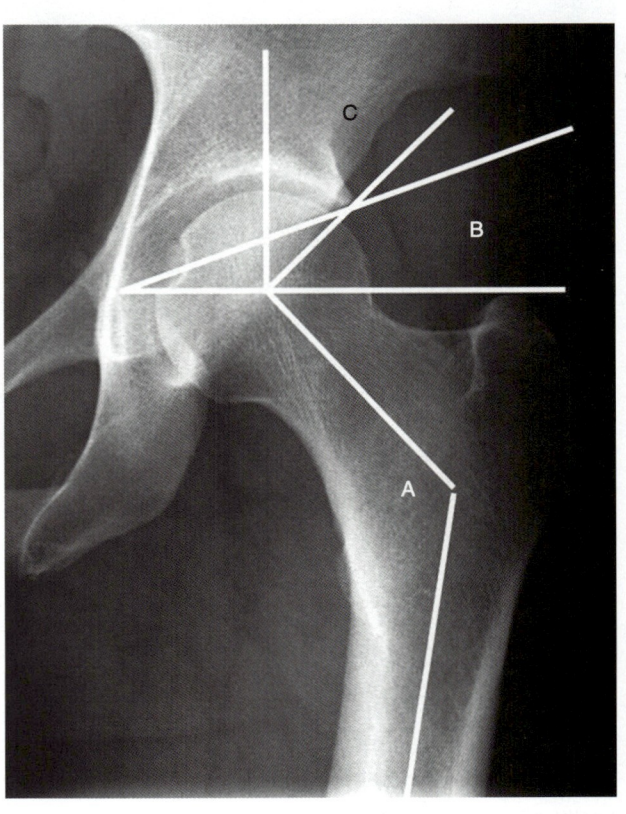

图 4 A 为股骨颈-干角,B 为髋臼指数,C 为 CE 角

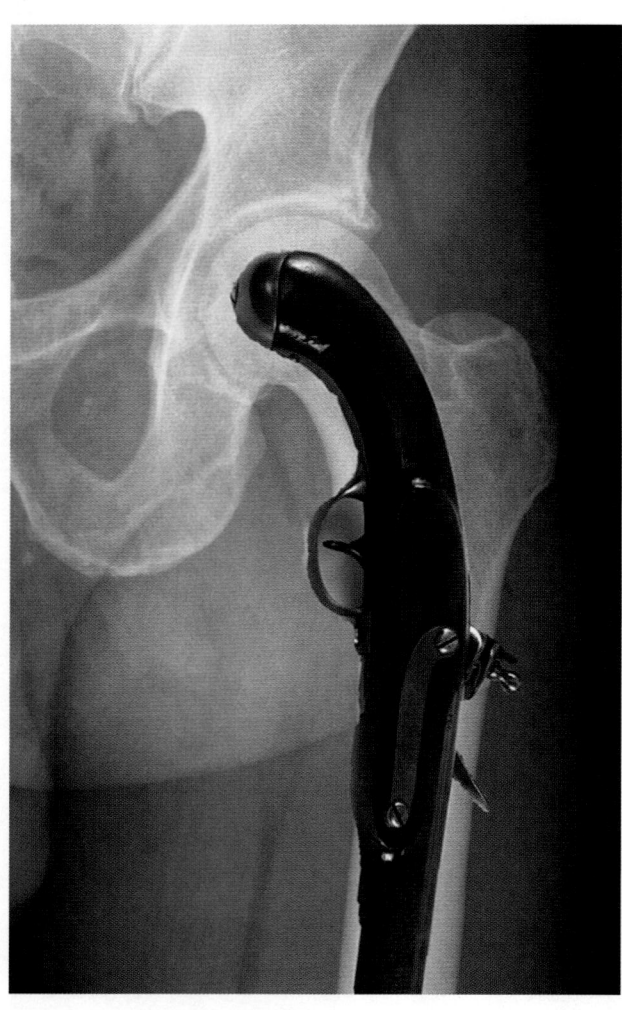

图 5　股骨颈手枪柄样畸形

圆韧带撕裂

最近的研究表明：股骨头圆韧带撕裂是髋关节疼痛的第三常见病因[6]。正常股骨头圆韧带起自髋臼横韧带及髋臼窝后下方，止于股骨头小凹。圆韧带撕裂常见于创伤性髋关节脱位、扭伤、手术甚至没有创伤。圆韧带在髋关节外旋、屈曲、内收时或者最大外展位内旋时紧张。该韧带断裂的患者往往主诉腹股沟及大腿疼痛，有时为臀大肌深部膝关节疼痛。有时可伴有关节弹响及交锁。症状与撕裂的类型有关。Ⅰ型：完全断裂；Ⅱ型：部分断裂；Ⅲ型：退变性撕裂，且合并关节病变[14]。体格检查多见关节活动度降低，直腿抬高时出现疼痛。普通平片无异常发现。MRA 有时也不能显示病变。如高度怀疑圆韧带断裂，可行关节镜检。术中仅清理撕裂的纤维，不要随意切除韧带[7]。

游离体

关节内游离体来源很多，可以是骨、软骨、纤维组织甚至异物的。许多髋关节疾病也会导致游离体，滑膜软骨瘤病、色素绒毛结节性滑膜炎、剥脱性骨软骨炎、股骨头缺血性坏死或髋关节脱位。滑膜软骨瘤病是滑膜异常增殖性疾病，病变的滑膜产生许多软骨颗粒。此病病因不明。运动员的低能量反复软骨创伤会形成游离体[22]。患者常主诉关节弹响、疼痛、交锁、僵硬和腹股沟前部疼痛。查体可及关节活动受限。骨性游离体在平片及 CT 可清晰显示，但非骨性游离体（较少见）只可在 MRA 发现。位于髋关节中心室或靠近股骨头的外周室的游离体可能会破坏关节软骨。治疗方法是关节镜手术。探察中心间室及外周间室。小的游离体可吸走，大的游离体用钳取出。滑膜软骨瘤病的游离体越大，复发机会越高，Boyer 和 Dorfmann 报道了 120 例滑膜软骨瘤病，54.1%需要再次手术[3]。

参考文献

1. Anderson, K., Strickland, S.M., Warren, R.: Hip and groin injuries in athletes. Am. J. Sports Med. **29**, 521 (2001)
2. Bennell, K.L., Malcolm, S.A., Thomas, S.A., et al.: The incidence and distribution of stress fractures in competitive track and field athletes. A twelve month prospective study. Am. J. Sports Med. **24**(2), 211–217 (1996)
3. Boyer, T., Dorfmann, H.: Arthroscopy in primary synovial chondromatosis of the hip. J. Bone Joint Surg. **98-B**(3), 314–318 (2008)
4. Buckup, K.: Testy kliniczne w badaniu kosci, stawow i miesni, 2nd edn. PZWL, Warsaw (2000)
5. Bunett, D.S.J., DellaRoca, G.J., Prather, H., Curry, M., Maloney, W.J., Clohisy, J.C.: Clinical presentation of patients with tears of the acetabular labrum. J. Bone Joint Surg. Br. **89**, 1289–1292 (2007)
6. Byrd, J.W.T., Jones, K.S.: Hip arthroscopy in athletes. Clin. Sports Med. **20**, 749–762 (2002)
7. Byrd, J.W.T., Jones, K.S.: Traumatic rupture of the ligamentum teres as a source of hip pain. Arthroscopy **20**, 385–391 (2004)
8. Crawford, K., Philippon, M.J., Sekiya, J.K., Rodkey, W.B., Steadman, J.R.: Microfracture of the hip in athletes. Clin. Sports Med. **25**, 327–335 (2006)
9. Czerny, C., Hofmann, S., Newhold, A., et al.: Lesions of the acetabular labrum: accuracy of MR imaging and MR arthrography in detection and staging. Radiology **200**, 225–230 (1996)
10. Falvey, E.C., Franklyn-Miller, A., McCrory, P.R.: The groin triangle a patho-anatomical approach to the diagnosis of chronic groin pain in athletes. Br. J. Sports Med. **43**, 213–220 (2009)
11. Fitzgerald, R.H.: Acetabular labrum tears. Diagnosis and treatment. Clin. Orthop. **311**, 60–68 (1995)
12. Fullerton, L.R., Snowdy, H.A.: Femoral neck stress fractures. Am. J. Sport. Med. **16**, 365–377 (1988)
13. Ganz, R., Parvizi, J., Beck, M., et al.: Femoroacetabular impingement: a cause for early osteoarthritis of the hip. Clin. Orthop. **417**, 112–120 (2003)
14. Gray, A.J.R., Villar, R.N.: The ligamentum teres of the hip: an arthroscopic classification of its pathology. Arthroscopy **13**, 575–578 (1997)
15. Guanche, A.C., Bare, A.A.: Arthroscopic treatment of femoroacetabular impingement. Arthroscopy **22**, 95–106 (2006)

16. Guanche, A.C., Sikka, R.S.: Acetabular labral tears with underlying chondromalacia: a possible association with high-level running. Arthroscopy **21**, 580–585 (2005)
17. Hase, T., Ueo, T.: Acetabular labral tear: arthroscopic diagnosis and treatment. Arthroscopy **15**, 138–141 (1999)
18. Kapandji, I.A.: The Physiology of the Joints, 5th edn. Elsevier Science, Edinburgh (1987)
19. Kelly, B.T., Williams III, R.J., Philippon, M.J.: Hip arthroscopy: current indications, treatment options, and management issues. Am. J. Sports Med. **31**, 1020–1037 (2003)
20. Kelly, B.T., Wiland, D.E., Schnker, M.L., et al.: Arthroscopic labral repair in the hip: surgical technique and review of literature. Arthroscopy **21**, 1496–1504 (2005)
21. Kim, Y.T., Azuma, H.: The nerve endings of the acetabular labrum. Clin. Orthop. **320**, 176–181 (1995)
22. Krebs, V.E.: The role of hip arthroscopy in the treatment of synovial disorders and loose bodies. Clin. Orthop. Relat. Res. **406**, 48–59 (2003)
23. Lage, L.A., Patel, J.V., Villar, R.N.: The acetabular labral tear: an arthroscopic classification. Arthroscopy **12**, 269–272 (1996)
24. Leuning, M., Werlen, S., Ungerback, A., et al.: Evaluation of the acetabulum labrum by MR arthrography. J. Bone Joint Surg. Br. **79**, 230–234 (1997)
25. Manson, J.B.: Acetabular labral tears in the athlete. Clin. Sports Med. **20**, 779–790 (2001)
26. Narvani, A.A., Tsiridis, E., Tai, C.C., et al.: Acetabular labrum and its tears. Br. J. Sports Med. **37**, 207–211 (2003)
27. Pauli, S., Willemsen, P., Declerck, K., et al.: Osteomyelitis pubis versus osteitis pubis: a case presentation and review of the literature. Br. J. Sports Med. **36**, 71–73 (2002)
28. Pavlov, H., Nelson, T.L., Warren, R.F., Torg, J.S., Burstein, A.H.: Stress fractures of the pubic ramus. A report of twelve cases. J. Bone Joint Surg. Am. **64**(7), 1020–1025 (1982)
29. Pepper, M., Akuthota, V., McCarty, E.C.: The pathophysiology of stress fractures. Clin. Sports Med. **25**(1), 1–16 (2006)
30. Philippon, M.J., Schenker, M.L.: Hip arthroscopy for the treatment of fmoroacetabular impingement in the athlete. Clin. Sports Med. **25**, 299–308 (2006)
31. Philippon, M.J., Stubbs, A.J., Schenker, M.L.: Arthroscopic management of femoroacetebular impingement: osteoplasty technique and literature review. Am. J. Sports Med. **35**, 1571–1580 (2005)
32. Philippon, M.J., Allston, J.S., Schenker, M.L., et al.: Arthroscopic management of femoroacetabular impingement. Am. J. Sports Med. **35**(9), 1571–1580 (2007)
33. Philippon, M.J., Schenker, M.L., Briggs, K.K.: Can microfracture produce rapair tissue in acetabular chondral defects? Arthroscopy **24**, 46–50 (2008)
34. Raasch, W.G., Hergan, D.J.: Treatment of stress fractures: the fundamentals. Clin. Sports Med. **25**(1), 29–36 (2006)
35. Reynolds, D., Lucas, J., Klauke, K.: Retroversion of the acetabulum: a cause of hip pain. J. Bone Joint Surg. **81-B**(2), 281–288 (1999)
36. Rowe, N.F.: The active people survey: a catalyst for transforming evidence-based sport policy in England. Int. J. Sport Policy **1**(1), 89–98 (2009)
37. Seldes, R.M., Tan, V., Hunt, J., et al.: Anatomy, histological features, and vascularitiy of the adult acetabular labrum. Clin. Orthop. **382**, 232–240 (2001)
38. Siebenrock, K.A., Kalbermatten, D.F., Ganz, R.: Effect of pelvic tilt on acetabular retroverion: a study of pelves from cadavers. Clin. Orthop. **407**, 241–248 (2003)
39. Snyder, R.A., Koester, M.C., Dunn, W.R.: Epidemiology of stress fractures. Clin. Sports Med. **25**(1), 37–52 (2006)
40. Toomayan, G.A., Holman, W.R., Mojor, N.M., et al.: Sensitivity of MR arthrography in the evaluation of acetabular labral tears. Am. J. Roentgenol. **186**, 449–453 (2006)
41. Williams, P.R., Thomas, D.P., Downe, E.M.: Osteitis pubis and instability of the pubic symphysis when nonoperative measures fail. Am. J. Sports Med. **28**, 350 (2000)

第六部
膝关节运动伤：半月板修复移植和替代的新观念

第一章 外侧半月板变异及其治疗策略

Özgür Ahmet Atay, İlyas Çağlar Yılgör, and Mahmut Nedim Doral

张洪雷 译

内容

历史	237
胚胎学	237
解剖	237
流行病学	238
病因	238
分类	238
盘状半月板撕裂	239
临床表现	242
合并症	242
X 线检查	242
超声检查	243
MRI 检查	243
治疗	244
治疗结果	245
参考文献	246

Ö. A. Atay (✉), İ. Ç. Yılgör, and M. N. Doral
Faculty of Medicine, Department of Orthopaedics
andTraumatology, Chairman of Department of Sports Medicine,
Hacettepe University, HasırcılarCaddesi,
06110 Ankara, Sihhiye, Turkey
e-mail: oaatay@ hacettepe. edu. tr; caglar@ yilgor. com;
ndoral@ hacettepe. edu. tr

历史

半月板由半月形纤维软骨组成，充填部分股骨和胫骨之间的空隙。最常见异常是外侧先天盘状半月板。其他发育异常包括：半月板发育不良、附着点异常及双层外侧半月板。

Young[77]于 1889 年首先描述了尸体的膝外侧盘状半月板和 Watson-Jones[73]于 1930 年发现了内侧盘状半月板。1910 年 Kroiss[42]将其称为"弹响膝综合征"。1979 年 Watanabe 等[72]进行了更明确地诊断和分类。

胚胎学

正常半月板由胚胎早期胎儿肢芽间质组织分化而来，在怀孕第 8 周出现，14 周呈现成熟的解剖形状，从未有盘状形态。

解剖

外侧半月板比 C 形的内侧半月板略圆。这是因为外侧半月板的前后角附着于胫骨平台的非关节区域。正常外侧半月板为 5/6 的圆形。尺寸和形状有很大差异，平均宽度约为 12mm，平均高度约为 4~5mm。

成人内侧半月板覆盖内侧胫骨平台的 50%，并且通过冠状韧带、半月板胫骨韧带及内侧副韧带深层与关节囊相连接。外侧半月板覆盖外侧胫骨平台的 70%，并有牢固的前后止点与胫骨平台相连接。因为外侧半月板与腘肌腱和外侧副韧带没有连接，所以与关节囊连接松弛。因此外侧半月板比内侧半月板活动度大，允许股骨外髁更大的范围活动。变异还表现在外侧半月板后角到髁间窝内侧面的半月板股骨韧带（Wrisberg 韧带和 Humphrey 韧带）。Wrisberg 韧带在后交叉韧带后，Humphrey 韧带在后交叉韧带前面通过。这两个韧带一般只出现一个，大小变化很大。腘肌直接与外侧半月板的后 1/3 至后角相连，屈膝时向后牵拉半月板[31]。外侧半月板和腘绳肌一起稳定膝关节，对抗后外旋的力。

最常见的外侧半月板变异是盘状半月板，它意味着胫骨平台被比通常厚的半月板更多地覆盖。这种变异可以是半月板的一部分（被称为大前角或大后角），也可能是整个半月板。最近的研究表明这些"大角"可能是部分撕裂的半月板，而不是先天变异。另一种变异是形状正常，但止点异常或形状不规则使其可动性增加，如环形半月板[8,10,28,37,50]。外侧半月板的其他异常包括部分重叠和双层[19,40,66]。

流行病学

由于很多患者无症状，实际的外侧半月板变异发病率很难确切估计。由于调查方法、选择标准及患病群体的不同，得到的外侧盘状半月板的流行病学数据不一致。Wrisberg 型比较罕见。

对有症状的切开切除的外侧盘状半月板的病例的早期研究发现，其发病率大约 2%~5%[63,72]。最近的关节镜记录其发病率大约在 0.4%~16.6%[6,22,24,29,53]。这些研究可能会更准确，因为包括了无症状盘状半月板。尸检其发病率大约在 0~7%[17,54,74]，亚洲人群发病率高[29,38]。

大约 20% 外侧盘状半月板患者双膝发病[14]。

病因

外侧半月板异常的潜在原因很多。有些理论试图解释其成因。Smillie[63]认为盘状半月板是正常发育中的软骨盘中心未吸收的结果。Kaplan[34]、Clark 与 Ogden[18]以及 Andrish[7]对此提出异议，因为他们在胚胎发育的任何阶段都没有发现盘状半月板。半月板在第 8 周清晰可见，到第 14 周已经具备成熟的解剖外形。Kaplan[34]认为正常形状半月板止点异常带来的内外活动异常，导致反复创伤造成了半月板变形。伸膝时，由于半月板股骨韧带处于紧张状态，半月板向后内半脱位进入髁间窝，而屈膝时由于腘绳肌和关节囊使其牵拉复位[34]。胫骨后止点的缺少可能是系统发育不全的结果[44]。环形半月板[37]是这个理论的证明。但这个理论的缺陷是：稳定的盘状半月板有正常的止点。

Woods 和 Whelan[74]、Clark 和 Ogden[18]认可先天形成说。前二位作者认为是剪切力使后关节囊与先天稳定的半月板分离而变为不稳定的。其他不稳定类型的原因更不清楚。起初，Watanabe[72]认为 Wrisberg 型是一个有异常的附着点的正常半月板。从那以后，其他不稳定型变异被归为此类或不同的起源的亚型[22,29,47,53]。

Kaplan[34]描述了正常半月板由于反复的创伤造成附着点异常。Woods、Whelan[74]和 Hayashi 等[27]描述一个稳定的盘状半月板由于剪切力变成了一个不稳定型盘状半月板。1/3 的盘状半月板可能没有胫骨后缘附着点。Neuschwander[53]描述了前移的缺少胫骨后止点的正常半月板。这说明，很多异常导致的半月板不稳定都表现类似的膝"弹响"综合征。目前尚不清楚是否所有不稳定型都有造成半脱位和复位以及"弹响"症状的板股韧带[33]。Jordan[33]认为主要的病理机制是有板股韧带而没有胫后止点，板股韧带像缰绳一样造成半脱位和复位，而不只是脱位。

分类

外侧半月板比内侧半月板在大小、厚度、形状及移动率上更易出现较多变化。根据其止点异常，外侧半月分为稳定型和不稳定型。发育不全、部分缺失[69]和双层外侧半月板少见。

传统的盘状半月板分型是 Watanebe[72]在 1979 年提出的，包括：①完全盘状半月板；②不完全盘状半月板；③Wrisberg 型半月板变异。Watanabe[72]描绘的 Wrisberg 型为几乎正常形状的半月板，由于缺少胫后止点其活动性增大。从那时起其他不稳定型半月板包括形状正常的和盘状的都被包括在 Wrisberg 型之内[22,34,74]。Neuschwander 等[53]描绘了一种有后冠状韧带的外侧半月板变异;其形状接近正常半月板,但缺少后方胫骨止点,导致半月板活动度增大,目前这一类型被划在 Wrisberg 型之内。

1998 年,Monllau 等[50]增添了第 4 型,带有正常胫后止点的环形半月板(图 1)。

Jordan[33]基于关节镜和临床结果提出了一个新的分类方法,更完整地描述了外侧半月板的变异类型和其对治疗的影响(表 1)。

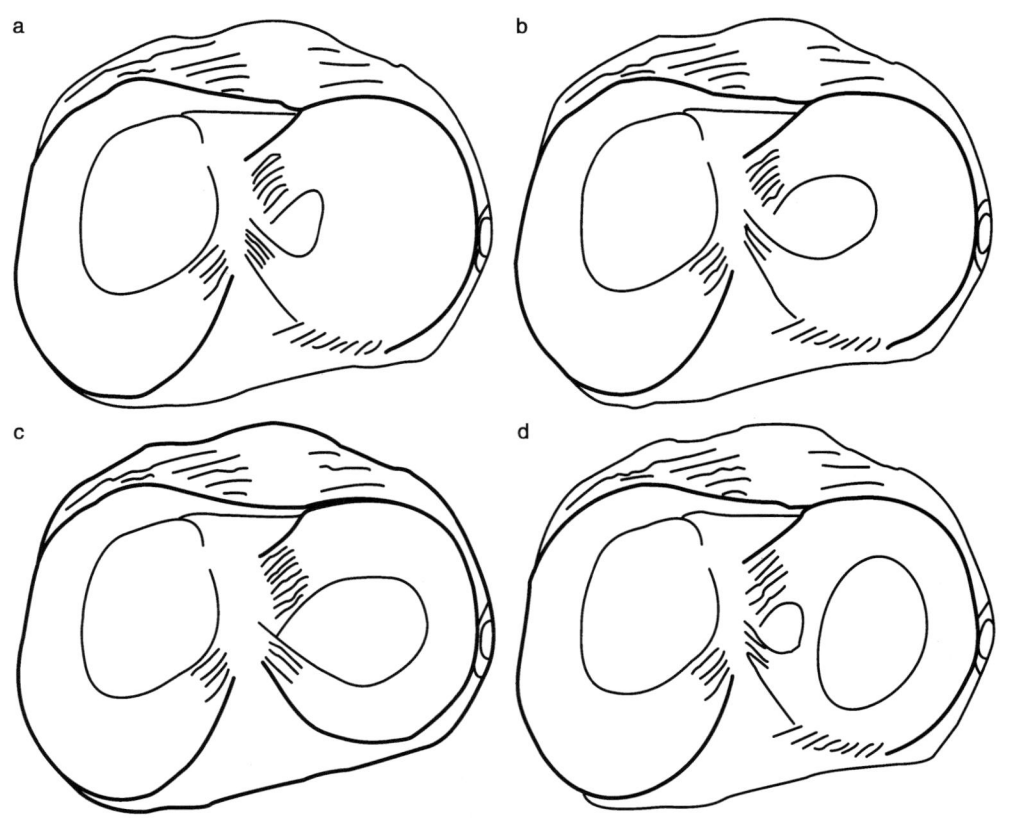

图 1 外侧半月板变异的 Watanabe 分型示意图。(a)完全盘状半月板;(b)不完全盘状半月板;(c) Wrisberg 型;(d)环形半月板

表 1 外侧盘状半月板的 Jordan's 分型

分型	相关分型	撕裂	症状
稳定型	完全/不完全	是/否	是/否
盘状不稳定	Wrisberg 型	是/否	是/否
形状正常不稳定	Wrisberg 变异	是/否	是/否

最近,Ahn 等[4]基于 MRI 的结果提出了一个新的分类。他们把 82 个膝的研究结果分成 4 类:①无移位:盘状半月板的周围部分与关节囊无分离。②前中移位:半月板的后角周围已与关节囊分离,半月板的前部或前中心处于游离状态,在矢状面表现前角增厚。③后中移位:前角周围与关节囊分离,半月板向后或后内移位;同样,在矢状面表现半月板后角增厚。④内移位:半月板的后外侧部分周围是撕裂或松弛的,整个半月板向髁间窝移位[4]。有时,尽管有周围撕裂,在做核磁检查时半月板已复位,降低了判断移位的敏感度。Ahn 等[4]还发现,半月板移位者采用修复或部分切除手术明显多于未移位者。

盘状半月板撕裂

由于盘状半月板较厚、血运较差及与后关节囊连接不牢固,更容易受到机械力而损伤[27]。新近的研究表明盘状半月板胶原纤维含量较低排列紊乱,也增加了它的易损性[12]。然而,盘状半月板撕裂的患者可能没有创伤病史。15 岁以后半月板撕裂比较常见[21,58]。盘状半月板发生撕裂的几率大概在 38%~88%[11,15,64]。最常见的撕裂方式是退行性水平裂,占有症状的盘状半月板病例的58%~98%[5,14,55]。

2006年,Kim等[41]改良O'Connor's[61]分类,将外侧盘状半月板撕裂分为单纯裂和混合裂6类(图2):①单纯水平裂;②混合水平裂,是指主要部分为水平裂,以及根据Bin等描述的其他撕裂[15];③包括周围裂的纵裂;④包括斜裂和瓣状裂的放射状裂;⑤复杂裂,包括退行性裂,没有水平裂的2处撕裂、有水平裂的≥3处以上的混合裂;⑥中心裂:由于反复浸泡,盘状半月板中心出现的各种撕裂[41]。图3和图4是带有辐状裂和水平裂的外侧盘状半月板的MRI和关节镜影像。

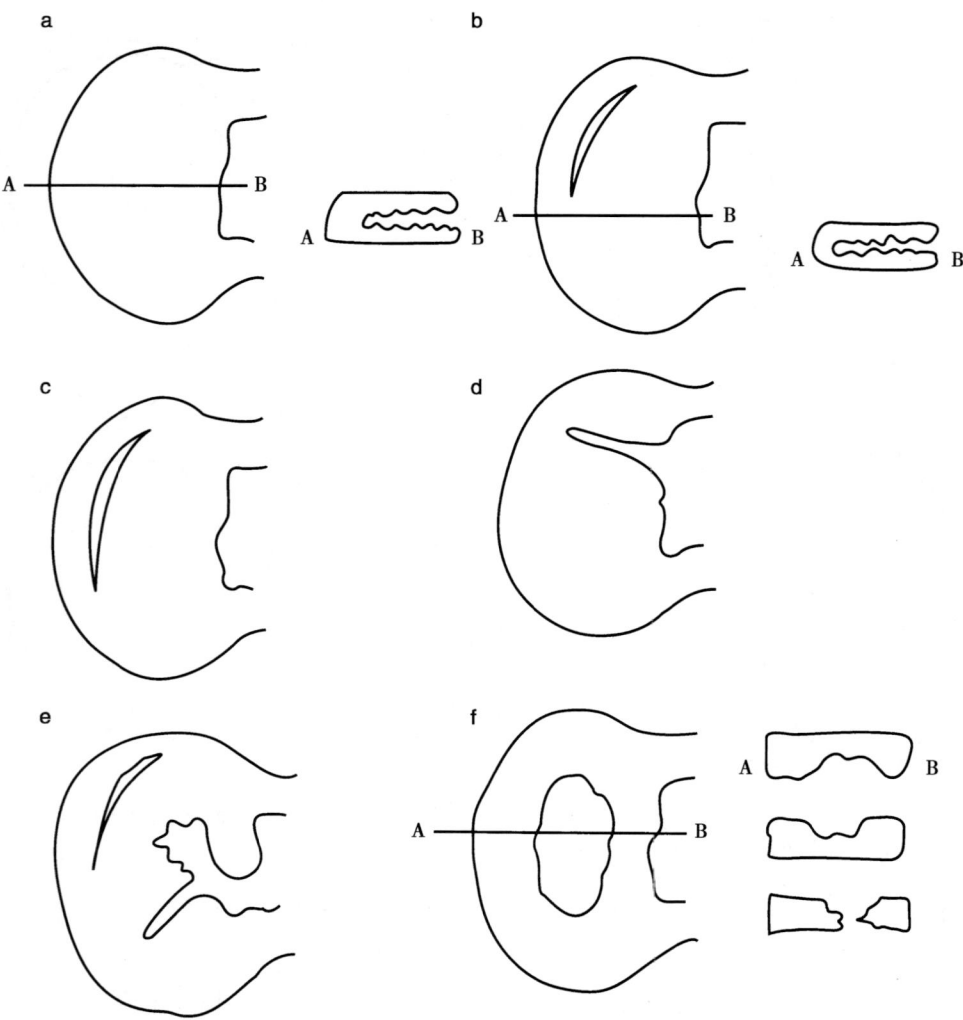

图2 外侧盘状半月板撕裂改良O'Connor分型示意图。(**a**)单纯水平裂;(**b**)复合水平裂;(**c**)纵裂;(**d**)横裂(辐状裂);(**e**)混合裂;(**f**)中心裂

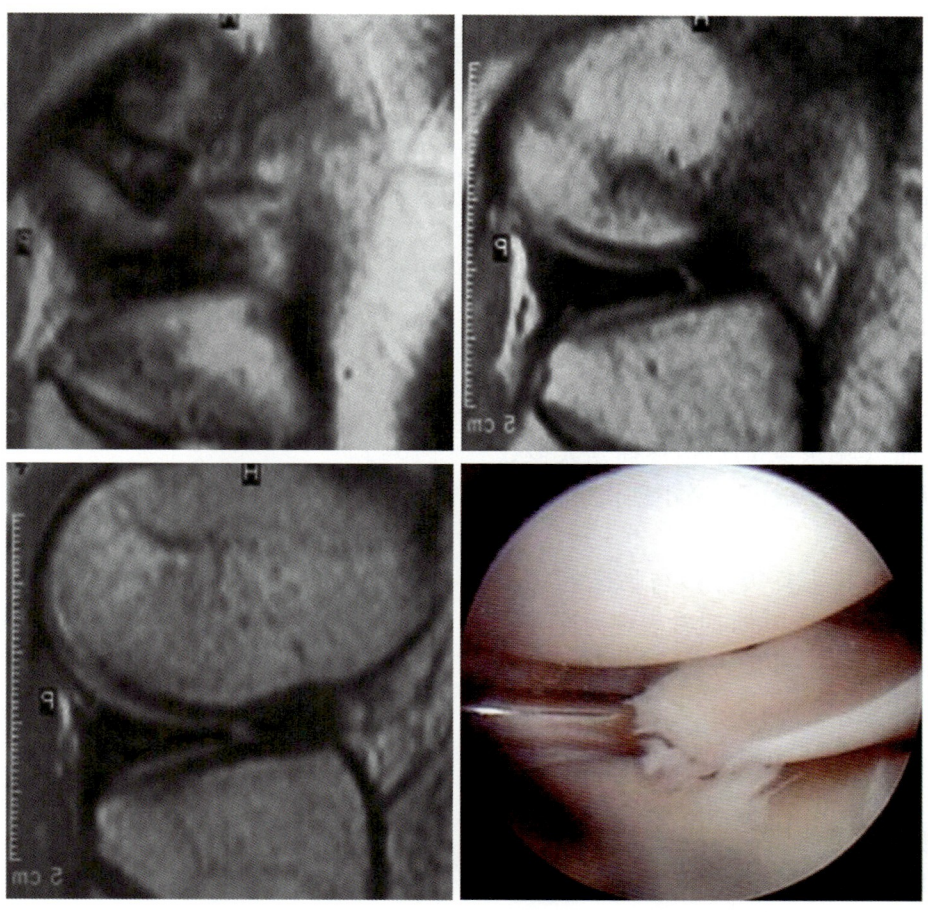

图 3　MRI 和关节镜下所见外侧盘状半月板放射状裂

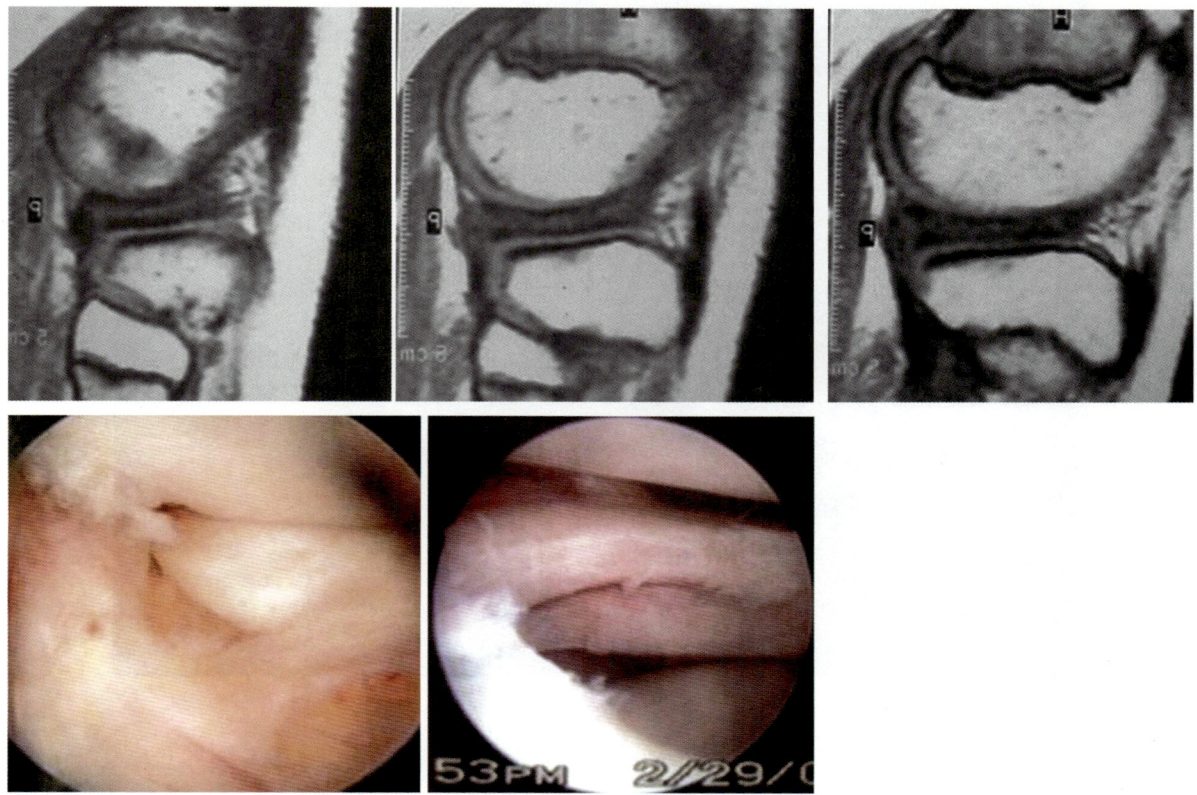

图 4　MRI 和关节镜下所见外侧盘状半月板水平裂

临床表现

很多偶遇的稳定型外侧半月板变异没有症状，也有很多双侧盘状半月板患者单侧有症状。

大部分常见症状出现在儿童或青春期，如屈膝时弹响、疼痛、活动度降低（通常不能完全伸直）、关节线处压痛、膝内异物感、股四头肌萎缩及关节积液[5,22,27,29,32,53,58,70,71]。

Kroiss[42]将盘状半月板的弹动声音和感觉称为"膝弹响综合征"（见录像1）。但疼痛是大多数病例的主要症状。疼痛一般由于微小创伤引起，不总是与撕裂有关[9]。

Ahn认为[3]盘状半月板分型与临床症状相关。他发现当前角厚度>7.7mm时常表现为伸直受限，当厚度<4mm可以充分伸展。

合并症

外侧半月板异常可能伴有其他骨骼肌肉异常。如腓骨头增高、腓骨肌缺陷、外侧关节间隙变宽同时外侧股骨髁发育不全、外侧胫骨脊发育不全、外踝形状异常及膝外下动脉增粗。

外侧盘状半月板和股骨外侧髁骨软骨损伤之间的关系很难确定。Rani等首先对此进行描述[30]。股骨外侧髁的剥脱性骨软骨炎（OCD）相对罕见，通常并发于已撕裂的盘状半月板[49]，预后较差。即使没有撕裂，盘状半月板可能对股骨外侧髁产生压力而导致OCD[48]。大多数OCD与外侧盘状半月板有关[76]。外侧盘状半月板撕裂、年轻而多动，以及膝外翻与股骨外侧髁OCD相关[68]。部分半月板切除能促进骨软骨损伤愈合[76]。

X线检查

标准的前后、侧位、隧道及天际线位对于外侧盘状半月板的诊断具有重要意义[56]（图5-6）。X线片中外侧关节间隙变宽、外侧关节缘唇样增生、股骨外侧髁方形变、外侧胫骨平台杯形变、股骨外侧髁变平坦、胫骨嵴发育不全、半月板钙化、高腓骨头、关节间隙倾斜及退行性变[35,74]。但这些影像结果仅在一些病例中明显。也可能出现其他相关病变，如OCD和外踝畸形。

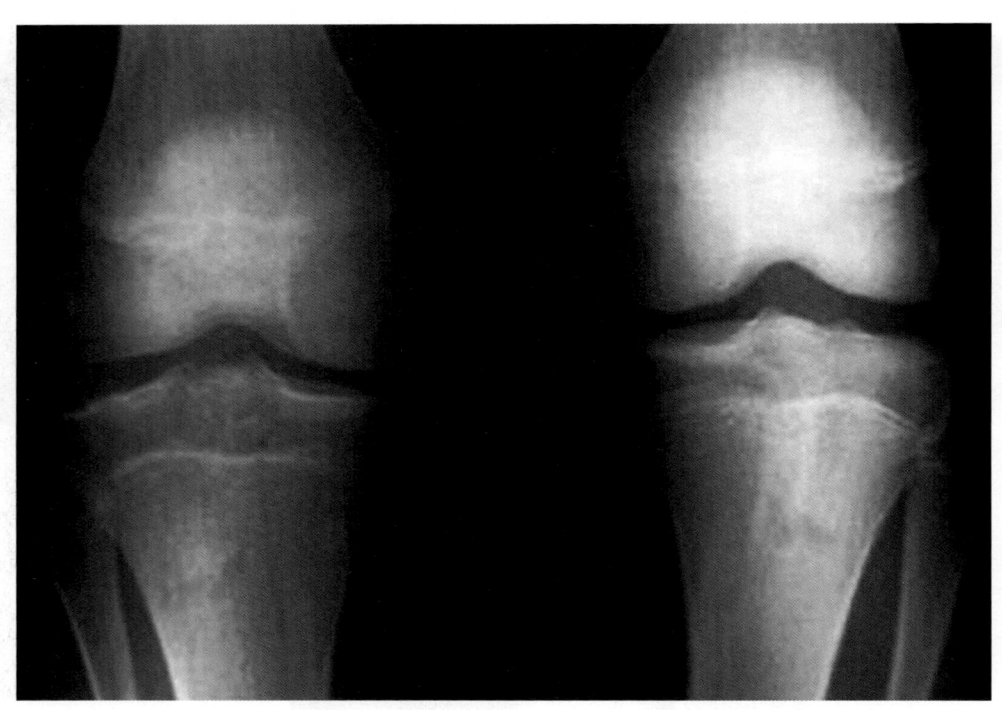

图5 双侧盘状半月板前后位X线片

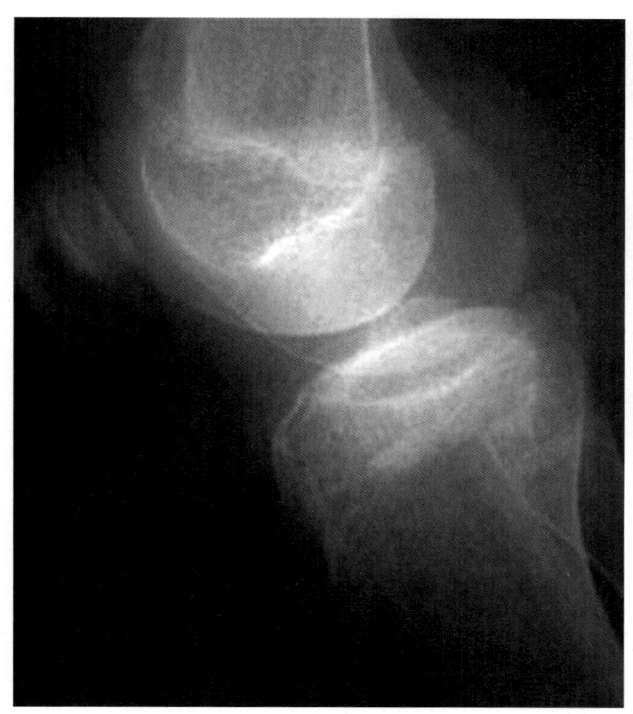

图6 内侧盘状半月板患者膝内侧平台的X线侧位片

超声检查

超声检查可见外侧盘状半月板宽且形状不规则。因为超声的方便、多角度和经济等,现已被广泛用于诊断半月板撕裂。其微凸的高分辨率探头,很好地适应腘窝的解剖凹面,在检测半月板撕裂方面具有较好的敏感性和特异性[51]。但是,检查结果依赖于操作者的水平。儿童盘状半月板的超声检查诊断标准有:正常的三角形截面缺失、异常增大增厚的半月板组织及中心不均匀[1]。

MRI 检查

在磁共振成像中,每隔5mm,大于3个连续矢状面显示半月板前后角相连即可诊断为盘状半月板。正常情况下,矢状面只能出现2个"黑领结"(图7-8)[16,62]。虽然有价值,但这种影像在松弛的外形正常的半月板看不到。如果在冠状面上看到中部前后直径增宽的影像能进一步确诊盘状半月板。还可能有前角、后角和整个半月板的增厚。冠状位时,厚度差>2mm或者半月板横径差>15mm可考虑盘状半月板。

MRI 能判断外侧盘状半月板的内部实质裂和(或)退行性变[26]。但有作者认为不能区分撕裂的类型[60]。

一些学者认为很难将MRI作为常规检查手段,而关节镜应该是诊断以及治疗的方式[58]。

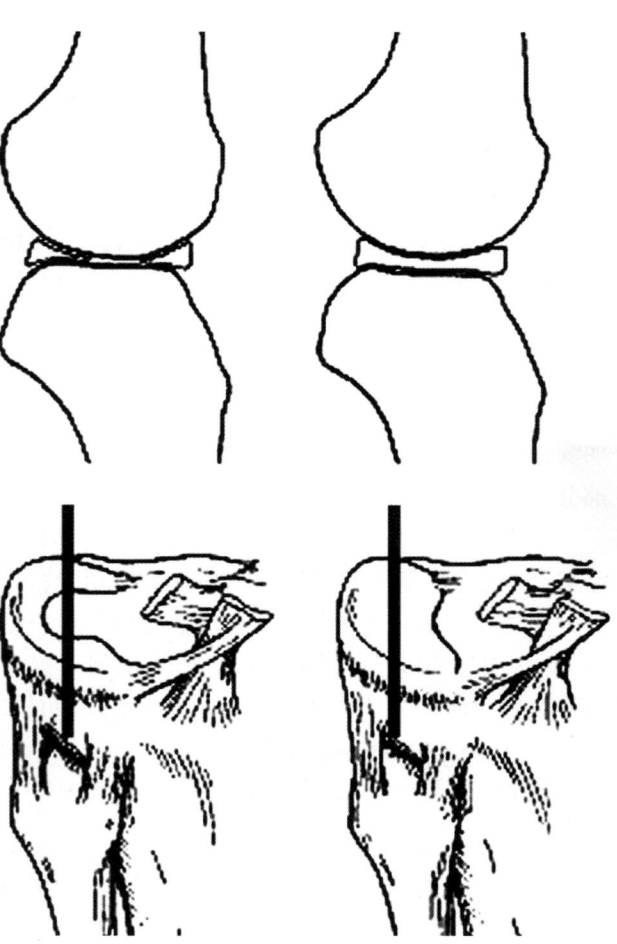

图7 MRI 上"领结"图像的成因

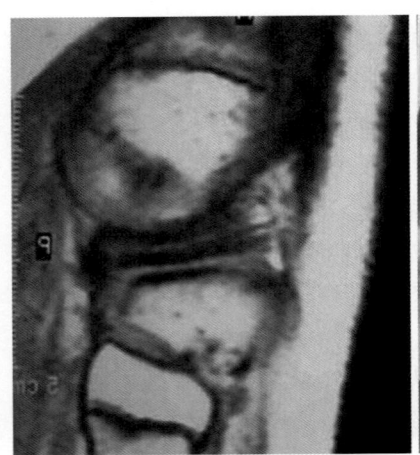 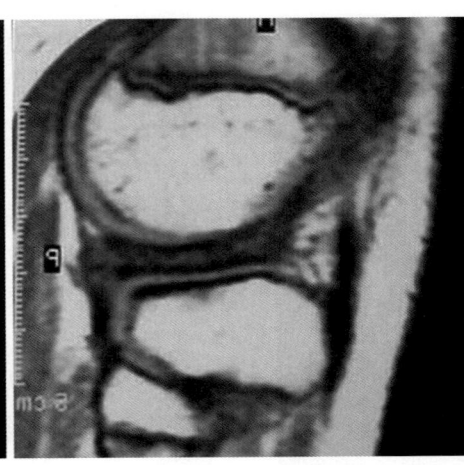 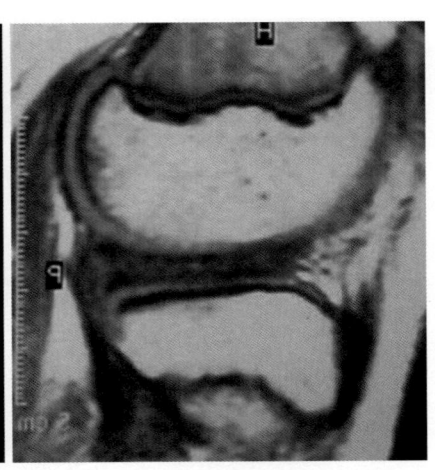

图8 MRI上连续的"领结"图像

治疗

半月板有负荷分布、减震、维持关节稳定、滑液分配及营养软骨的作用。研究显示半月板部分切除后接触压力与半月板切除量成比例增加[13]。在半月板全切的情况下，接触面积减少了75%，压力增加了235%[13]。随着对半月板功能的理解不断加深，保留稳定的半月板组织已经成为治疗的一个部分。

过去都是开放手术切除稳定的有症状的半月板撕裂[52,63]。但是外侧非盘状半月板全切经常导致骨关节炎[23,43,46,78]，成人盘状半月板全切也一样。未成年人半月板全切后发生退变性关节炎的危险性比成年人要高；因此，对未成年盘状半月板患者尽量避免半月板全切术。

在对外侧半月板变异治疗选择上，必须考虑患者的年龄和活动水平、损伤的解剖情况、症状持续的时间和程度及关节损坏的程度；必须知道外侧半月板异常的患者通常从小就异常。可能没有最好的选择，唯一的选择就是两害相权取其轻。

对各类半月板变异的治疗方法包括：观察、缝合、半月板部分切除或全切，或将不稳定的形状正常的损伤缝合到关节囊。对稳定的盘状半月板，无症状患者可以观察，告诉他们将来可能需要手术的可能性很大，或者关节已经适应了，功能尚可。无症状的弹响膝及影像未显示的关节损伤也可以观察。出现不稳、新撕裂或伴随股骨外侧髁的骨软骨损伤时，应及时手术。

目前对症状明显，完全或不完全盘状半月板采取关节镜下刨刀及射频部分切除成形（碟形手术）[27,29,55]。由于部分切除的再手术率很高效果差，一些学者推荐半月板全切或次全切，效果较半月板部分切除好[65]，增厚的切除边缘因形态不匹配，剪力集中而再次撕裂。目前认为应该保留稳定的边缘，即使有组织结构异常[14,22,24,74]。比较常用的部分半月板切除方法是1996年Kim等提出的"整片切除"[39]。很多学者认为保留5~8mm宽的残缘，可预防撞击和不稳，避免其再次撕裂，减少康复时间[27,38,64,70]。有医生对Wrisberg型撕裂推荐碟形+重新附着的手术[53,59]。

关节镜下看不到的撕裂，可能在半月板下表面或内部实质撕裂。如果临床怀疑和（或）MRI显示半月板内部信号增强，部分切除后会发现撕裂，然后再做修整或碟形手术[29,71]。

图9展示了一例我们做的整片切除的步骤。

第一章 外侧半月板变异及其治疗策略

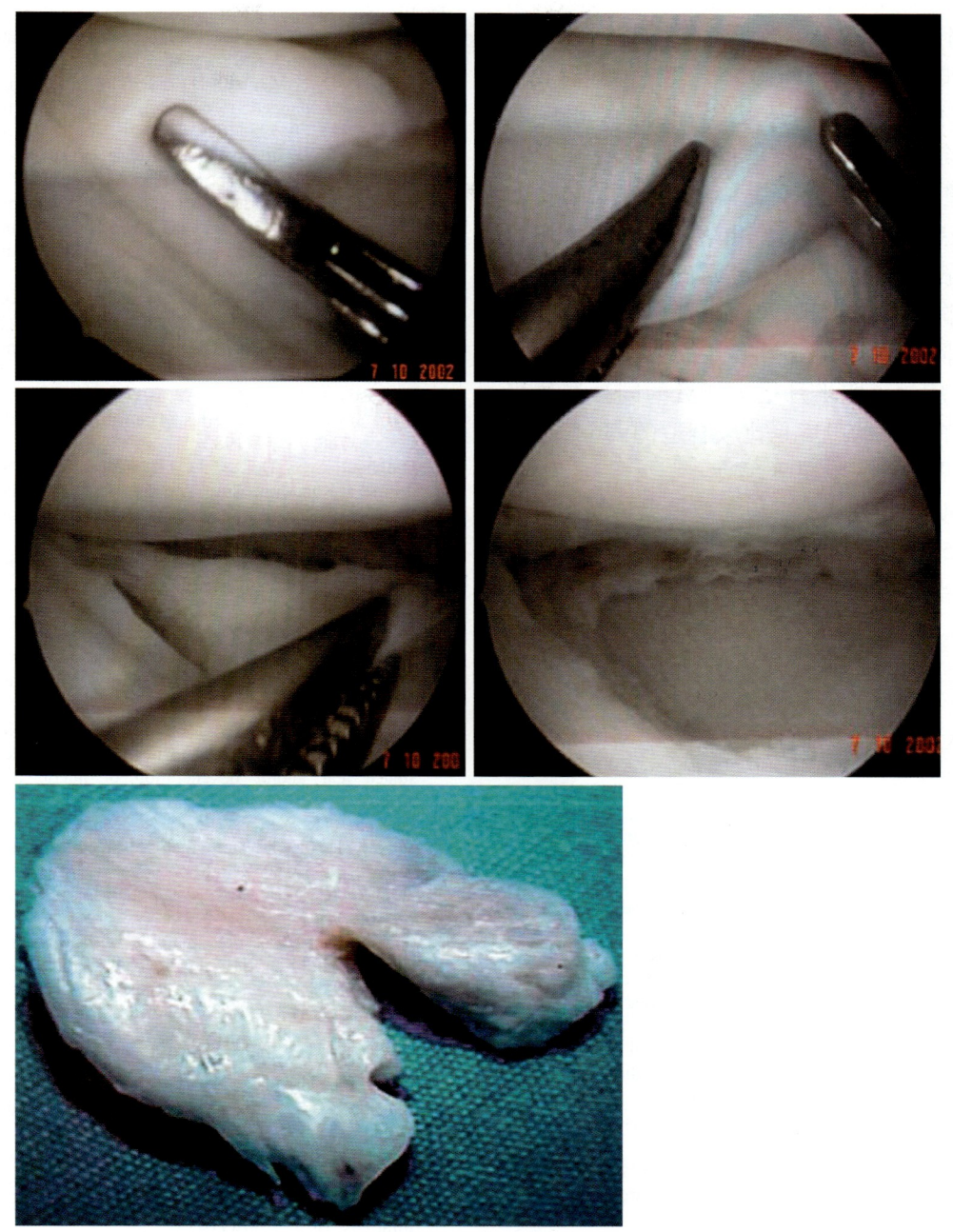

图 9 外侧盘状半月板的整片切除

治疗结果

常用 Ikeuchi[29] 和 Lysholm 膝关节评分[67]来评价半月板手术的治疗结果。Ikeuchi 评分依据力学症状、疼痛情况和关节活动范围(表2)。Lysholm's 数字评分依据跛行、支撑物、上下楼梯、下蹲、关节不稳、关节肿痛和大腿萎缩情况。

1991 年的观点是镜下部分切除仅用于盘状半月板后角止点稳定者,而全切用于后角不稳定的

表 2 膝关节评级系统

分级	描述
优秀	无机械症状(弹响,绞锁),无疼痛,活动范围正常
良好	无机械症状,在活动中偶有轻微疼痛,活动范围正常
一般	有机械症状,活动中轻到中度疼痛,活动范围正常
差	有机械症状,活动或休息中中到重度疼痛,活动范围受限

Wrisberg型盘状半月板[5]。后来的长期的随访结果表明,半月板全切容易导致骨关节炎改变,如外侧间隙狭窄和骨刺[2,57,71]。2003年,Atay等[11]报道完全和不完全盘状半月板部分切除术,85%效果良好。同年,Davidson等报告部分切除更适合儿童,但对于整个半月板完全脱位的,全切是必要的[20]。一个更近的研究发现,虽然部分、次全切和全切的结果没有差异,但对于儿童的撕裂的外侧盘状半月板,部分半月板切除X线表现更好[45]。盘状半月板切除的远期疗效与半月板切除的量相关[25]。短期疗效表明半月板全切后的同种异体半月板移植对有症状的患者是比较合适的[36],远期效果评价还需要进一步观察。

以上说明外侧盘状半月板需要早期诊断和更谨慎的治疗[45]。因为其表现和并发症的变化很多,对儿童盘状半月板损伤要提高警惕,认真处理会提高疗效[75]。

参考文献

1. Achour, N.A., Tlili, K., Souei, M.M., Gamaoun, W., Jemni, H., Dali, K.M., Dahmen, J., Hmida, R.B.: Le menisque discoide chez l'enfant: aspects echographiques. J. Radiol. **87**, 35–40 (2006)
2. Aglietti, P., Bertini, F.A., Buzzi, R., Beraldi, R.: Arthroscopic meniscectomy for discoid lateral meniscus in children and adolescents: 10-year follow-up. Am. J. Knee Surg. **12**, 83–87 (1999)
3. Ahn, J.H., Shim, J.S., Hwang, C.H., Oh, W.H.: Discoid lateral meniscus in children: clinical manifestations and morphology. J. Pediatr. Orthop. **21**(6), 812–816 (2001)
4. Ahn, J.H., Lee, Y.S., Ha, H.C., Shim, J.S., Lim, K.S.: A novel magnetic resonance imaging classification of discoid lateral meniscus based on peripheral attachment. Am. J. Sports Med. **37**(8), 1564–1569 (2009)
5. Aichroth, P.M., Patel, D.V., Marx, C.I.: Congenital discoid lateral meniscus in children: a follow up study and evaluation of management. J. Bone Joint Surg. Br. **73**, 932–939 (1991)
6. Albertsson, M., Gillquist, J.: Discoid lateral menisci: a report of 29 cases. Arthroscopy **4**, 211–214 (1988)
7. Andrish, J.: Meniscal injuries in children and adolescents: diagnosis and management. J. Am. Acad. Orthop. Surg. **4**, 231–237 (1996)
8. Arnold, M.P., Kampen, A.V.: Symptomatic ring-shaped lateral meniscus. Arthroscopy **16**, 852–854 (2000)
9. Asık, M., Sen, C., Taser, Ö.F., Alturfan, A.K., Sözen, Y.V.: Discoid lateral meniscus: diagnosis and results of arthroscopic treatment. Knee Surg. Sports Traumatol. Arthrosc. **11**(2), 99–104 (2003)
10. Atay, öA, Aydingöz, Ü., Doral, M.N., Tetik, O., Leblebicio lu, G.: Symptomatic ring-shaped lateral meniscus: magnetic resonance imaging and arthroscopy. Knee Surg. Sports Traumatol. Arthrosc. **10**, 280–283 (2002)
11. Atay, Ö.A., Doral, M.N., Leblebicioğlu, G., Tetik, O., Aydingöz, U.: Management of discoid lateral meniscus tears: observations in 34 knees. Arthroscopy **19**(4), 346–352 (2003)
12. Atay, Ö.A., Pekmezci, M., Doral, M.N., Sargon, M.F., Ayvaz, M., Johnson, D.L.: Discoid meniscus: an ultrastructural study with transmission electron microscopy. Am. J. Sports Med. **35**(3), 475–478 (2007). Epub 23 Jan 2007
13. Baratz, M.E., Fu, F.H., Mentago, R.: Meniscal tears: the effect of menisectomy and of repair on intra-articular contact areas and stress in the human knee. Am. J. Sports Med. **14**, 270–274 (1986)
14. Bellier, G., Dupont, J.Y., Larrain, M., Caudron, C., Carlioz, H.: Lateral discoid menisci in children. Arthroscopy **5**, 52–56 (1989)
15. Bin, S.I., Kim, J.C., Kim, J.M., Park, S.S., Han, Y.K.: Correlation between type of discoid lateral menisci and tear pattern. Knee Surg. Sports Traumatol. Arthrosc. **10**, 218–222 (2002)
16. Burk Jr., D.L., Mitchell, D.G., Rifkin, M.D., Vinitski, S.: Recent advances in magnetic resonance imaging of the knee. Radiol. Clin. N. Am. **28**, 379–393 (1990)
17. Casscells, S.W.: Gross pathological changes in the knee joint of the aged individual: a study of 300 cases. Clin. Orthop. **132**, 225–232 (1978)
18. Clark, C.R., Ogden, J.A.: Development of the menisci of the human knee joint: morphological changes and their potential role in childhood meniscal injury. J. Bone Joint Surg. Am. **65**, 538–547 (1983)
19. D'Lima, D.D., Copp, S.N., Colwell Jr., C.W.: Isolated lateral ring meniscus. Case report. Am. J. Knee Surg. **8**(3), 117–118 (1995)
20. Davidson, D., Letts, M., Glasgow, R.: Discoid meniscus in children: treatment and outcome. Can. J. Surg. **46**(5), 350–358 (2003)
21. Dickason, J.M., Del Pizzo, W., Blazina, M.E., Fox, J.M., Friedman, M.J., Snyder, S.J.: A series of ten discoid medial menisci. Clin. Orthop. **168**, 75–79 (1982)
22. Dickhaut, S.C., DeLee, J.C.: The discoid lateral-meniscus syndrome. J. Bone Joint Surg. Am. **64**, 1068–1073 (1982)
23. Fairbank, T.J.: Kneejoint changes after meniscectomy. J. Bone Joint Surg. Br. **30-B**, 664–670 (1948)
24. Fujikawa, K., Iseki, F., Mikura, Y.: Partial resection of the discoid meniscus in the child's knee. J. Bone Joint Surg. Br. **63**, 391–395 (1981)
25. Good, C.R., Green, D.W., Griffith, M.H., Valen, A.W., Widmann, R.F., Rodeo, S.A.: Arthroscopic treatment of symptomatic discoid meniscus in children: classification, technique, and results. Arthroscopy **23**(2), 157–163 (2007)
26. Hamada, M., Shino, K., Kawano, K., Araki, Y., Matsui, Y., Doi, T.: Usefulness of magnetic resonance imaging for detecting intrasubstance tear and/or degeneration of lateral discoid meniscus. Arthroscopy **10**(6), 645–653 (1994)
27. Hayashi, L.K., Yamaga, H., Ida, K., Miura, T.: Arthroscopic meniscectomy for discoid lateral meniscus in children. J. Bone Joint Surg. Am. **70**, 1495–1500 (1988)
28. Hong, C.N.: A ring-shaped lateral meniscus. Am. J. Knee Surg. **12**, 109–110 (1999)
29. Ikeuchi, H.: Arthroscopic treatment of the discoid lateral meniscus: technique and long-term results. Clin. Orthop. **167**, 19–28 (1982)
30. Irani, R.N., Karasick, D., Karasick, S.: A possible explanation of the pathogenesis of osteochondritis dissecans. J. Pediatr. Orthop. **4**, 358–360 (1984)
31. Johnson, R., Beynnon, B.: Chapman's Orthopaedic Surgery, 3rd edn. Lippincott, Williams & Wilkins, Philadelphia, **22**, 2247–2269 (2001)
32. Johnson, R.G., Simmons, E.H.: Discoid medical meniscus. Clin. Orthop. **167**, 176–179 (1982)
33. Jordan, M.R.: Lateral meniscal variants: evaluation and treatment. J. Am. Acad. Orthop. Surg. **4**, 191–200 (1996)
34. Kaplan, E.B.: Discoid lateral meniscus of the knee joint. Bull. Hosp. Joint Dis. **16**, 111–124 (1955)
35. Kerr, R.: Radiologic case study: discoid lateral meniscus. Orthopedics **8**, 1142–1147 (1986)
36. Kim, J.M., Bin, S.I.: Meniscal allograft transplantation after total meniscectomy of torn discoid lateral meniscus. Arthroscopy **22**(12), 1344–1350 (2006)
37. Kim, S.J., Jeon, C.H., Koh, C.H.: A ring shaped lateral meniscus. Arthroscopy **11**, 738–739 (1995)
38. Kim, S.J., Kim, D.W., Min, B.H.: Discoid lateral meniscus associated with anomalous insertion of the medial meniscus. Clin. Orthop. **315**, 234–237 (1995)
39. Kim, S.J., Yoo, J.H., Kim, H.K.: Arthroscopic one-piece excision technique for the treatment of symptomatic lateral discoid meniscus. Arthroscopy **12**(6), 752–755 (1996)
40. Kim, S.J., Lee, Y.T., Choi, C.H., Kim, W.D.: A partially duplicated discoid lateral meniscus. Arthroscopy **14**, 518–521 (1998)
41. Kim, Y.G., Ihn, J.C., Park, S.K., Kyung, H.: An arthroscopic analysis of lateral meniscal variants and comparison with MRI findings. Knee Surg. Sports Traumatol. Arthrosc. **14**, 20–26 (2006)
42. Kroiss, F.: Die Verletzungen der Kniegelenkoszwischenknorpel und ihrer Verbindungen. Beitr. Klin. Chir. **66**, 598–801 (1910)

43. Kurosawa, H., Koide, S., Nakajima, H.: Results of meniscectomy. Orthop. Surg. **27**, 825–832 (1976)
44. Le Minor, J.M.: Comparative morphology of the lateral meniscus of the knee in primates. J. Anat. **170**, 161–171 (1990)
45. Lee, D.H., Kim, T.H., Kim, J.M., Bin, S.I.: Results of subtotal/total or partial meniscectomy for discoid lateral meniscus in children. Arthroscopy **25**(5), 496–503 (2009)
46. Manzione, M., Pizzutillo, P.D., Peoples, A.B., Schweizer, P.A.: Meniscectomy in children: a long-term follow-up study. Am. J. Sports Med. **11**, 111–115 (1983)
47. Middleton, D.S.: Congenital discshaped lateral meniscus with snapping knee. Br. J. Surg. **24**, 246–255 (1936)
48. Mitsuoka, T., Shino, K., Hamada, M., Horibe, S.: Osteochondritis dissecans of the lateral femoral condyle of the knee joint. Arthroscopy **15**, 20–26 (1999)
49. Mizuta, H., Nakamura, E., Otsuka, Y., Kudo, S., Takagi, K.: Osteochondritis dissecans of the lateral femoral condyle following total resection of the discoid lateral meniscus. Arthroscopy **17**, 608–612 (2001)
50. Monllau, J.C., Leon, A., Cugat, R., Ballester, J.: Ring-shaped lateral meniscus. Arthroscopy **14**, 502–504 (1998)
51. Najafi, J., Bagheri, S., Lahiji, F.A.: The value of sonography with micro convex probes in diagnosing meniscal tears compared with arthroscopy. J. Ultrasound Med. **25**, 593–597 (2006)
52. Nathan, P.A., Cole, S.C.: Discoid meniscus: a clinical and pathologic study. Clin. Orthop. **64**, 107–113 (1969)
53. Neuschwander, D.C., Drez Jr., D., Finney, T.P.: Lateral meniscal variant with absence of the posterior coronary ligament. J. Bone Joint Surg. Am. **74**, 1186–1190 (1992)
54. Noble, J.: Lesions of the menisci: autopsy incidence in adults less than fifty-five years old. J. Bone Joint Surg. Am. **59**, 480–483 (1977)
55. Pellacci, F., Montanari, G., Prosperi, P., Galli, G., Celli, V.: Lateral discoid meniscus: treatment and results. Arthroscopy **8**, 526–530 (1992)
56. Picard, J.J., Constantin, L.: Radiological aspects of the discoid meniscus. J. Radiol. Électrol. Méd. Nucl. **45**, 839–841 (1964)
57. Raber, D.A., Friederich, N.F., Hefti, F.: Discoid lateral meniscus in children: long-term follow-up after total meniscectomy. J. Bone Joint Surg. Am. **8**, 1579–1586 (1998)
58. Rao, P.S., Rao, S.K., Paul, R.: Clinical, radiologic, and arthroscopic assessment of discoid lateral meniscus. Arthroscopy **17**(3), 275–277 (2001)
59. Rosenberg, T.D., Paulos, L.E., Parker, R.D., Harner, C.D., Gurley, W.D.: Discoid lateral meniscus: case report of arthroscopic attachment of a symptomatic Wrisberg-ligament type. Arthroscopy **3**(4), 277–282 (1987)
60. Ryu, K.N., Kim, I.S., Kim, E.J., Ahn, J.W., Bae, D.K., Sartoris, D.J., Resnick, D.: MR imaging of tears of discoid lateral menisci. AJR Am. J. Roentgenol. **171**(4), 963–967 (1998)
61. Shahriaree, H.: O'Conner's Textbook of Arthroscopic Surgery, pp. 318–321. Lippincott, Philadelphia (1992)
62. Silverman, J.M., Mink, J.H., Deutsch, A.L.: Discoid menisci of the knee: MR imaging appearance. Radiology **173**, 351–354 (1989)
63. Smillie, I.S.: The congenital discoid meniscus. J. Bone Joint Surg. Br. **30**, 671–682 (1948)
64. Smith, C.F., Van Dyk, G.E., Jurgutis, J., Vangsness Jr., C.T.: Cautious surgery for discoid menisci. Am. J. Knee Surg. **12**(1), 25–28 (1999)
65. Sugawara, O., Miyatsu, M., Yamashita, I., Takemitsu, Y., Onozawa, T.: Problems with repeated arthroscopic surgery in the discoid meniscus. Arthroscopy **7**, 68–71 (1991)
66. Suzuki, S., Mita, F., Ogishima, H.: Double-layered lateral meniscus: a newly found anomaly. Arthroscopy **7**(3), 267–271 (1991)
67. Tegner, Y., Lysholm, J.: Rating systems in the evaluation of knee ligament injuries. Clin. Orthop. **198**, 43–49 (1985)
68. Terashima, T., Ohkoshi, Y., Yamamoto, K., Ebata, W., Nagasaki, S., Nishiike, J., Hashimoto, T., Yamane, H.: The pathogenesis of osteochondritis dissecans in the lateral femoral condyle associated with lateral discoid meniscus injury. Biennial congress of International Society of Arthroscopy, Knee Surgery and Orthopaedic Sports Medicine (ISAKOS), Hollywood, 3–7 April 2005
69. Tetik, O., Doral, M.N., Atay, O.A., Leblebicioğlu, G., Türker, S.: Partial deficiency of the lateral meniscus. Arthroscopy **19**(5), E42 (2003)
70. Vandermeer, R.D., Cunningham, F.K.: Arthroscopic treatment of the discoid lateral meniscus: results of long-term followup. Arthroscopy **5**(2), 101–109 (1989)
71. Washington III, E.R., Root, L., Liener, U.C.: Discoid lateral meniscus in children. Long-term follow-up after excision. J. Bone Joint. Surg. **77-A**(9), 1357–1361 (1995)
72. Watanabe, M., Takeda, Ikeuchi, H.: Atlas of Arthroscopy, 3rd edn, pp. 75–130. Igaku-Shoin, Tokyo (1979)
73. Watson-Jones, R.: Specimen of internal semilunar cartilage as a complete disc. Proc. R. Soc. Med. **23**, 588 (1930)
74. Woods, G.W., Whelan, J.M.: Discoid meniscus. Clin. Sports Med. **9**, 695–706 (1990)
75. Yaniv, M., Blumberg, N.: The discoid meniscus. J. Child. Orthop. **1**, 89–96 (2007)
76. Yoshida, S., Ikata, T., Takai, H., Kashiwaguchi, S., Katoh, S., Takeda, Y.: Osteochondritis dissecans of the femoral condyle in the growth stage. Clin. Orthop. Relat. Res. **346**, 162–170 (1998)
77. Young, R.: The external semilunar cartilage as a complete disc. In: Cleland, J., Mackay, J., Young, R. (eds.) Memoirs and Memoranda in Anatomy, p. 179. Williams & Norgate, London (1889)
78. Zaman, M., Leonard, M.A.: Meniscectomy in children: results in 59 knees. Injury **12**, 425–428 (1981)

第二章 半月板黏液样变与囊肿

Halit Pınar and Hakan Boya

张洪雷 译

内容

参考文献 ·· 250

黏液样变(MD)独有的特点是含糖蛋白和黏蛋白的结缔组织内黏蛋白基质增加[12]。在间质组织有过量的蛋白多糖堆积[46]。半月板 MD 为两种病理表现之一：基质退变和半月板周围囊性退变。基质退变是一种半月板内部退变，特点为出现在细胞周围并逐渐扩展到间质区域的黏液基质增加的纤维软骨退化。然而，半月板周围囊性变是局限于半月板周围区域，以完全开裂和假性囊肿为特点[12,13]。所以 MD 有时也被称为囊性变[13,42]。

半月板 MD 原因尚不清楚。目前认为内源性和外源性创伤[39,42,46]、软骨形成过程中的内皮包含物[33]、慢性感染出血[18,46]和半月板旁出血[20]是其原因。但最近的研究没有证实细菌感染是致病因素[5]。机械应力可能是致病因素之一。也有人认为半月板内基质变性是对损伤的一种非特异性反应，是所有膝关节的一种生理状态[12]。软骨细胞合成蛋白聚糖可能是对半月板应力改变的反应[28]。半月板能对环境变化做出强烈反应，通过增加细胞外基质蛋白聚糖合成和沉积改变负载[29]。像在其他组织一样，这会导致半月板变性。但导致儿童半月板出现退变的 MD 是另一个概念[5,23]。

虽然一些研究发现本病多见于外侧半月板[13,42]，但也有内侧多发的报告[5]。由于内侧半月板与关节囊结合牢固，所以囊肿局限于体部，能摸到的囊肿少见。而外侧半月板退变可以表现为基质变性或囊肿。

磁共振(MRI)显示Ⅰ°~Ⅱ°局部或线性的增强信号，没有延展到关节面[10]。Stoller 等[43]研究了 MRI 的结果和病理变化的相关性。大部分情况下，广泛的Ⅰ°~Ⅱ°损伤的半月板已经有撕裂，一个三角形切面除了外表，信号都增高，这样的半月板被称为空心半月板(图1)[5]。

H. Pınar(✉)
Faculty of Medicine, Department of Orthopedics and Traumatology,
Dokuz Eylül University, Inciralti, 35340 İzmir, Turkey
e-mail: halit.pinar@deu.edu.tr

H. Boya
Faculty of Medicine, Department of Orthopedics and Traumatology,
Afyon Kocatepe University, Ali Çetinkaya Kampüsü Afyonkarahisar-İzmir Karayolu, 03200 Afyonkarahisar, Turkey
e-mail: hakanboya@yahoo.com

第二章 半月板黏液样变与囊肿

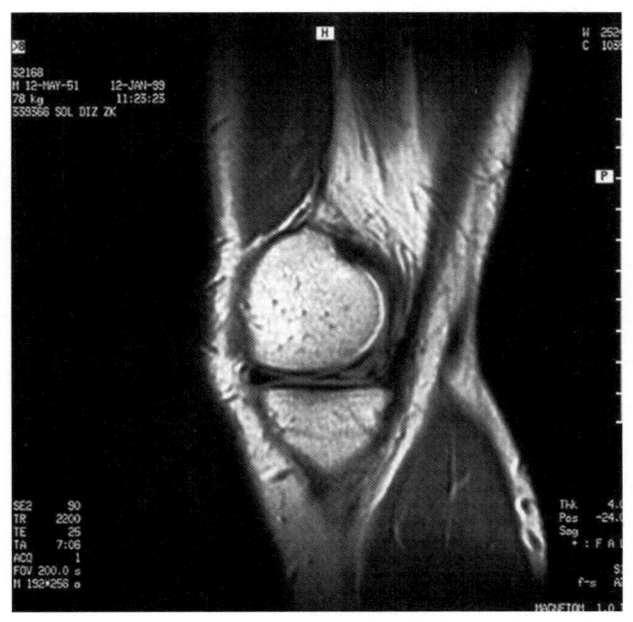

图 1　半月板区域信号增强(空心半月板)

我们认为半月板撕裂伴黏液样变很常见的。黏多糖在间质沉积破坏了胶原网并弱化半月板,这种撕裂不适合修复(图 2)。这种没有明显的外伤史和症状不典型撕裂的诊断常会延误[5]。

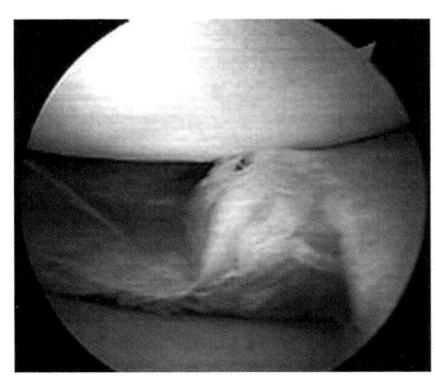

图 2　关节镜下见半月板变性

膝关节半月板囊肿有 3 种类型:半月板内囊肿、半月板周围囊肿(关节外)和关节内囊肿[3,22,24]。MD 可能是半月板囊肿的成因[12,13]。导致 MD 形成的因素,自然也是半月板囊肿形成的原因[18,20,33,39,42,46]。尽管理论很多,被大多数人接受的理论是半月板内部或半月板附近的局部的滑液聚集[26]。关节液聚集在撕裂或变性部位形成半月板内囊肿。而半月板周围囊肿是半月板内液体经裂口进入软组织而形成的[1,26,27]。McCarthy 等[27]认为半月板水平裂常合并半月板囊肿。根据关节镜和术中观察,认为半月板囊肿好发于膝

关节外侧[2,7,13,25,30,33,34,45,47]的医生较多。但是 Tasker 等[44]的核磁统计显示内外侧半月板囊肿发病率几乎相等。也有学者认为半月板囊肿在内侧半月板更常见[8,9]。临床最常见的半月板囊肿发生的位置是外侧半月板的中 1/3(图 3)[21,33]。

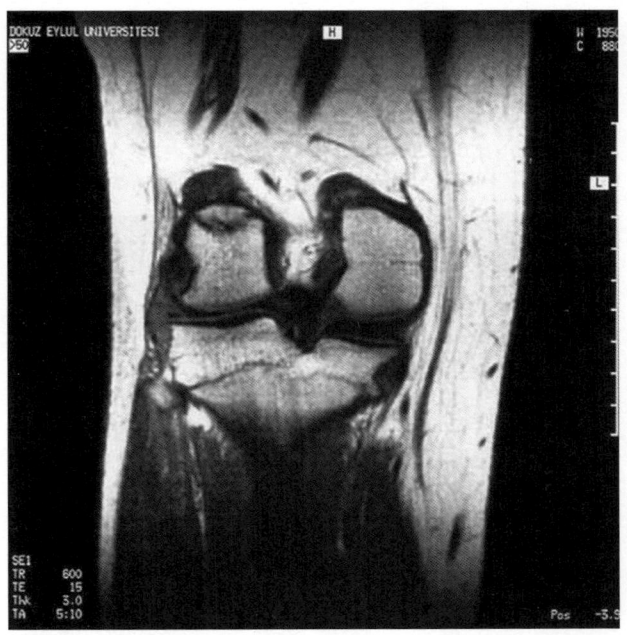

图 3　外侧半月板囊肿的冠状面影像

内侧半月板囊肿常见于后角附近,也可能发自前角靠近体部位置,或延伸到膝内侧副韧带表面[1,9,11,26]。大部分外侧半月板囊肿发生在前角和体部。半月板囊肿向前可达髂胫束的深面,向后面可到外侧副韧带深部[1,11,26]或交叉韧带附近[3,22]。

半月板囊肿可以表现为疼痛、压痛、肿胀或触到明显的包块(特别在膝外侧)。可见可触及的囊肿容易诊断[36],但应与腱鞘囊肿、滑囊炎、滑膜炎、骨刺、游离体、半月板撕裂和肿瘤进行鉴别诊断[4,21,35,38,41,42,47]。外侧囊肿常在关节线上,屈膝 20°~30°时尤为明显,与深部固定[37]。Pisani[37]发现深屈膝时胫骨旋转使囊肿消失。我们的经验是屈膝 45°时囊肿最明显,完全屈曲和完全伸直时触不到[36]。这个改进手法更适合检查外侧半月板囊肿:屈膝 45°,内外旋小腿检查肿物[36]。小腿外旋使可疑的囊肿变得明显,当内旋时囊肿团块消失可进一步明确诊断(图 4)[36]。

MRI 可明确诊断和准确判断半月板囊肿的大小和位置,同时显示半月板损伤情况[26]。

因为单独切除囊肿的复发率很高[4,6,16],最早的治疗方法是手术切除囊肿[15],或切除囊肿同时进行半月板全切除[4,6,15,45,47]。关节镜治疗半月板损伤并切开囊肿效果较好[31,35,38]。关节镜治疗半月板损伤(部分或大部分半月板切除)和囊肿(关节腔减压)效果很好[14,17,32,40,41]。通过半月板的实质进行减压,不需要广泛的半月板切除[17,40]。避开半月板实质,在囊壁开窗进入囊腔是另一种方法,这样可保留半月板及其关节囊止点,我们称之为半月板囊肿的"关节镜下开窗法"[19]。

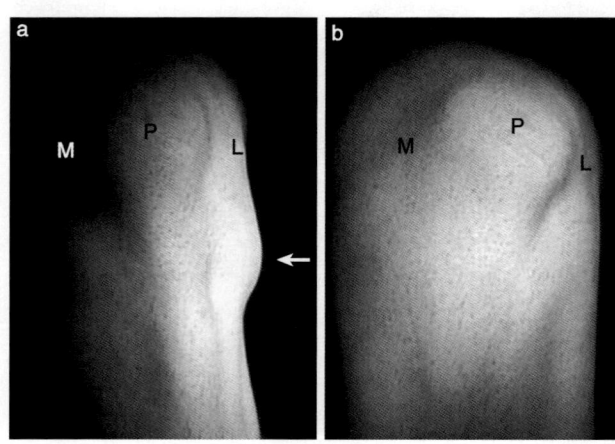

图4 (a)膝外旋情况下的突出囊肿(左膝);(b)小腿内旋囊肿消失(L 外侧,M 内侧,P 髌骨,箭头处为外侧半月板囊肿)

参考文献

1. Beaman, F.D., Peterson, J.J.: MR imaging of cysts, ganglia, and bursae about the knee. Magn. Reson. Imaging Clin. N. Am. **15**, 39–52 (2007)
2. Bennett, G.E.: Cysts of the semilunar cartilage. Am. J. Surg. **63**, 512–518 (1939)
3. Bhatti, A., Iqbal, M.J.: Pericruciate intra-articular lateral meniscal cyst without meniscal tear. Knee Surg. Sports Traumatol. Arthrosc. **14**, 869–871 (2006)
4. Bonnin, J.G.: Cysts of semilunar cartilage of the knee-joint. Br. J. Surg. **40**, 558–565 (1953)
5. Boya, H., Pınar, H., Gülay, Z., Oktay, G., Özer, E.: Clinical and arthroscopic features of meniscal tears and a search for the role of infection in histologically confirmed meniscal mucoid degeneration. Knee Surg. Sports Traumatol. Arthrosc. **12**, 294–299 (2004)
6. Breck, L.W.: Cysts of the semilunar cartilages of the knee. Clin. Orthop. **3**, 29–38 (1954)
7. Burgan, D.W.: Arthrographic findings in meniscal cysts. Radiology **101**, 579–581 (1971)
8. Burk D.L. Jr., Dalinka, M.K., Kanal, E., Schiebler, M.L., Cohen, E.K., Prorok, R.J., Gefter, W.B., Kressel, H.Y.: Meniscal and ganglion cysts of the knee: MR evaluation. AJR Am. J. Roentgenol. **150**, 331–336 (1988)
9. Campbell, S.E., Sanders, T.G., Morrison, W.B.: MR imaging of meniscal cysts: incidence, location, and clinical significance. AJR Am. J. Roentgenol. **177**, 409–413 (2001)
10. Crues, J.V. 3rd, Mink, J., Levy, T.L., Lotysch, M., Stoller, D.W.: Meniscal tears of the knee: accuracy of MR imaging. Radiology **164**, 445–448 (1987)
11. De Maeseneer, M., Shahabpour, M., Vanderdood, K., Machiels, F., De Ridder, F., Osteaux, M.: MR imaging of meniscal cysts: evaluation of location and extension using a three-layer approach. Eur. J. Radiol. **39**, 117–124 (2001)
12. Ferrer-Roca, O., Vilalta, C.: Lesions of the meniscus. I. Macroscopic and histologic findings. Clin. Orthop. Relat. Res. **146**, 289–300 (1980)
13. Ferrer-Roca, O., Vilalta, C.: Lesions of the meniscus. II. Horizontal cleavages and lateral cysts. Clin. Orthop. Relat. Res. **146**, 301–307 (1980)
14. Ferriter, P.J., Nisonson, B.: The role of the arthroscopy in the treatment of lateral meniscal cysts. Arthroscopy **1**, 142–143 (1985)
15. Flynn, M., Kelly, J.P.: Local excision of cyst of lateral meniscus of knee without recurrence. J. Bone Joint Surg. Br. **58**, 88–89 (1976)
16. Gallo, G.A., Bryan, R.S.: Cysts of the semilunar cartilages of the knee. Am. J. Surg. **116**, 65–68 (1968)
17. Glasgow, M.M.S., Allen, P.W., Blakeway, C.: Arthroscopic treatment of cysts of the lateral meniscus. J. Bone Joint Surg. Br. **75**, 299–302 (1993)
18. Hernandex, F.J.: Cysts of the semilunar cartilage of knee: a light and electron microscopic study. Acta Orthop. Scand. **47**, 436–440 (1976)
19. Howe, T.S., Koh, J.S.: Arthroscopic internal marsupialization of meniscal cysts. Knee **14**, 408–410 (2007)
20. Kleinberg, S.: Cysts of external semilunar cartilage: report of three cases. Arch. Surg. **37**, 827–834 (1938)
21. Lantz, B., Singer, K.M.: Meniscal cysts. Clin. Sports Med. **9**, 707–725 (1990)
22. Letrakul, N., Skaf, A., Yeh, L., Roger, B., Schweitzer, M., Blasbalg, R., Resnick, D.: Pericruciate meniscal cysts arising from tears of the posterior horn of the medial meniscus: MR imaging features that simulate posterior cruciate ganglion cysts. AJR Am. J. Roentgenol. **172**, 1575–1579 (1999)
23. Lindström, A.: Trauma and ganglia of the semilunar cartilages of the knee. Acta Orthop. Scand. **23**, 237–246 (1954)
24. Lu, C.Y., Hiseh, T.J., Huang, H.T., Wang, C.K., Liu, G.C.: A case report of an unusual location of pericruciate meniscal cyst with adjacent bony erosion. Clin. Imaging **26**, 299–301 (2002)
25. Maffulli, N., Petricciuolo, F., Pintore, E.: Lateral meniscal cyst: arthroscopic management. Med. Sci. Sports Exerc. **23**, 779–782 (1991)
26. Marra, M.D., Crema, M.D., Chung, M., Roemer, F.W., Hunter, D.J., Zaim, S., Diaz, L., Guermazi, A.: MRI features cystic lesions around the knee. Knee **15**, 423–438 (2008)
27. McCarthy, C.L., McNally, E.G.: The MRI appearance of cystic lesions around the knee. Skeletal Radiol. **33**, 187–209 (2004)
28. McDevitt, C.A., Muir, H.: Biochemical changes in the cartilage of the knee in experimental and natural osteoarthritis in the dog. J. Bone Joint Surg. Br. **58**, 94–101 (1976)
29. McDevitt, C.A., Webber, R.J.: The ultrastructure and biochemistry of meniscal cartilage. Clin. Orthop. Relat Res. **252**, 8–18 (1990)
30. McGehee, F.O., Cameron, B.M.: Large cyst of the medial meniscus of the knee joint. J. Bone Joint Surg. Am. **37**, 1281–1283 (1955)
31. Millis, C.A., Henderson, I.J.: Cysts of the medial meniscus. Arthroscopic diagnosis and management. J. Bone Joint Surg. Br. **75**, 293–298 (1993)
32. Miotti, M., Arena, N.E., De Angelis-Ricciotti, F.: Lateral meniscal cysts therapeutic problems. Ital. J. Orthop. Traumatol. **19**, 353–358 (1993)
33. Ollerenshaw, R.: The development of cysts in connection with the external semilunar cartilage of the knee-joint. Br. J. Surg. **8**, 409–412 (1921)
34. Parisien, J.S.: Arthroscopic treatment of cysts of the menisci. A preliminary report. Clin. Orthop. Relat. Res. **257**, 154–158 (1990)
35. Pedowitz, R.A., Feagin, J.A., Rajagopalan, S.: A surgical algorithm for treatment of cystic degeneration of the meniscus. Arthroscopy **12**, 209–212 (1996)
36. Pinar, H., Boya, H., Satoglu, I.S., Oztekin, H.H.: A contribution to Pisani's sign for diagnosing lateral meniscalcysts: a technical report. Knee Surg. Sports Traumatol. Arthrosc. **17**, 402–404 (2009)
37. Pisani, A.J.: Pathognomonic sign for cyst of knee cartilage. Arch. Surg. **54**, 188–190 (1947)
38. Regan, W.D., McConkey, J.P., Loomer, R.L., Davidson, R.G.: Cysts

of lateral meniscus: arthroscopy versus arthroscopy plus open cystectomy. Arthroscopy **5**, 274–281 (1989)
39. Romanini, L., Calvisi, V., Collodel, M., Masciocchi, C.: Cystic degeneration of the lateral meniscus. Pathogenesis and diagnostic approach. Ital. J. Orthop. Traumatol. **14**(4), 493–500 (1988)
40. Ryu, R.K., Ting, A.J.: Arthroscopic treatment of meniscal cysts. Arthroscopy **9**, 591–595 (1993)
41. Seger, B.M., Woods, W.: Arthroscopic management of lateral meniscal cysts. Am. J. Sports Med. **14**, 105–108 (1986)
42. Smillie, I.S.: Surgical pathology of the menisci. In: Smillie, I.S. (ed.) Injuries of the Knee Joint, pp. 83–111. Churchill Livingstone, Edinburgh (1978)
43. Stoller, D.W., Martin, C., Crues, J.V. 3rd, Kaplan, L., Mink, J.H.: Meniscal tears: pathological correlation with MR imaging. Radiology **163**, 731–735 (1987)
44. Tasker, A.D., Ostlere, S.J.: Relative incidence and morphology of lateral and medial meniscal cysts detected by magnetic resonance imaging. Clin. Radiol. **50**, 778–781 (1995)
45. Taylor, H.: Cysts of the fibrocartilage of the knee joint. J. Bone Joint Surg. **17**, 588–596 (1935)
46. Walter, J.B., Talbot, I.C.: Connective tissue: its normal structure and the effects of disease. In: Walter, J.B., Talbot, I.C. (eds.) General Pathology, pp. 103–116. Churchill Livingstone, Edinburgh (1996)
47. Wroblewski, B.M.: Trauma and the cystic meniscus: review of 500 cases. Injury **4**, 319–321 (1973)

第三章 半月板缝合技术的力学性能

Yavuz Kocabey

张洪雷 译

内容

参考文献 ………………………………… 253

半月板是膝关节的重要组成部分,其功能受到广泛重视。半月板具有减震[18]、负荷转移[11]、润滑关节[9]和稳定膝关节等作用[7]。长期临床研究已经表明半月板部分或完全切除可导致软骨退变和提早发生骨关节炎[4]。因此,骨科医生尽可能修复而不是切除损伤的半月板。1885 年 Annandale 第一次进行了半月板修复术[1]。

目前半月板修复技术有切开、由内向外、由外向内和全内式几种[16]。

不管用哪种方法对合半月板,缝合方式只有4种,即线端球结草莓结[10]、水平、垂直[6]和斜向缝合[8]。

有效的半月板缝合,应该能对合撕裂组织、防止开裂并能承受半月板完全愈合以前的康复过程和日常活动所产生的分离力。

关于各种半月板修复技术的力学研究很多,但力学检测方法类似,所用半月板标本大多来源于人、猪或牛,半月板标本带或不带有关节囊,或保留在胫骨上。虽然能充分代表机械修复的特点,但都不能与活体内的半月板生物行为特点相对应[5]。

采用的方法是距滑膜缘几毫米,在半月板的外1/3做全层垂直裂口。缝合半月板裂伤后,扩大裂伤至半月板前后角,使缝合材料得不到任何组织保护,再现最严重的情景。缝线断裂或缝线割断半月板组织为失败。

Bellemans 等[3]应用人体鲜冻半月板标本(平均年龄36 岁)的研究发现,垂直缝合(46.3N)与水平缝合(52.5N)的断裂负荷无明显统计差异。其失败的标准是在预设的 700S 的检测时间内,缝线断裂或缝合间隙超过 3mm。

术后最初几周病人的活动大多数是相对低负荷的重复运动。因此,用反复的、次最大负荷的力学测试模型比最大失败负荷更有效[15]。评估半月板

Y. Kocabey
Orthopedics and Traumatology, Kocaeli Acibadem Hastanesi,
Yeni mah. Inkilap cad. 9 İzmit, 41100, Kocaeli, Turkey
e-mail: drkocabey@yahoo.com

修复结构特性的基础研究应该用循环测试。

很多应用分离力测试的结果表明：半月板垂直缝合比水平缝合的负荷更高[9,12-14,17]，但是也有研究显示二者在统计学上无明显差异[3,15]。

最早 Kohn 和 Siebert[9] 的研究发现，给完整尸体内侧半月板施加 5mm/min 的承载率，Vicryl 垂直缝合（105±4N）、Vicryl 水平缝合（89±4N）、Ethibond 水平缝合（44±18N）及草莓结（24±9N）4 种缝合法之间在载荷失败率方面差异显著。线端球结最弱。他们推荐垂直缝合法。

Rimmer 等[14] 应用尸体外侧半月板（平均年龄 67 岁）研究缝合后承载失败的力，垂直缝合为 67.3N，水平缝合 29.3N。在垂直缝合发生缝线断裂，而水平缝合失败却是缝线割裂半月板。

Post 等[12] 研究小猪的内外侧半月板失败载荷，垂直缝合（1-PDS 146.3±17.1 N，0-PDS 115.9±28.5N），均优于水平缝合（1-PDS 73.81±31.3N，0-PDS 66.1±28.7N）。3 种水平缝合失败负荷相近：2-0 Ethibond（59.7±20.4N），0-PDS（66.1±28.7N），1-PDS（73.81±31.3N）[12]。只有垂直缝合的时候缝线的不同才产生差别：1-PDS（146.3±17.1N）最好，0-PDS（115.9±28.5N）[12]。作者建议膝外科医生在选择垂直或水平缝合时，应该考虑缝合材料对效果的影响。虽然垂直缝合失败往往最大限度取决于缝合材料的特性，但所有垂直缝合的材料影响比较小。

Rankin 等研究 2-0 编织聚酯缝线对牛内侧半月板的缝合效果[13] 结果无明显统计学差异。垂直缝合（202±7N）仅比与水平缝合（170±12N）超载 19%。缝线破裂是垂直缝合唯一的失败方式，而水平缝合缝线破裂仅为 47%（7/15）。水平缝合时完整缝线割断半月板者更多（53%，8/15）。他们认为采用结实的缝合材料进行垂直缝合法可能会提高失败负荷。

Asik 等[2] 应用 5mm/min 的负荷率测试 1 号 Prolene 缝线的垂直缝合、垂直褥式、垂直环、水平褥式和线端球结的强度。虽然这些的绝对固定强度比尸体模型要高，但结论是一样的。与草莓结（64±5N）和水平缝合（98±5N）相比，垂直缝合（大约 131N）初始固定强度最大。同样，水平缝合技术与线端球结因组织破裂失败，而 9/12 个垂直缝合是缝线断裂。

Kocabey 等[8] 比较了半月板 3 种缝合方法的拉力。斜向缝合组均为缝线断裂。垂直缝合 57%（4/7）发生缝线断裂，剩余的为半月板被缝线割断。水平缝合均为缝线切割。斜向缝合（6.9±1.5N/mm，$P=0.007$）和垂直缝合（6.4±7N/mm，$P=0.03$）在循环负荷下结构最强，缝合失败拉力斜向缝合最大（171.9±25.9N），垂直缝合弱 18% 居次（145.9±32.3N），最差为水平缝合（88.8±8.2N）。因为前两种方法能固定更多的环形胶原纤维。

Zantop 等[19] 用 2.0 Ethibond 垂直和水平缝合新鲜冷冻半月板裂口，研究循环负荷下的分离、力量和强度。1000 次 5~20N 的分离力，水平（4.2±1.5N）和垂直（4.9±1.7N）缝合延长率无统计学差异（$P>0.05$）。水平缝合的力学表现，比如强度和屈服载荷也没有统计学差异。最大负荷明显高于垂直缝合。而在 1000 次 5~20N（$P<0.05$）剪力模式下，水平缝合的延长率（2.8±1.1N）明显低于垂直缝合（4.6±2.0N）。最大失败负荷没有差别。

半月缝合强度研究普遍将"最坏情况"的分离力垂直应用于修复位置。然而，这样的负载条件不能模仿半月板在体内的负荷情况[19]。

Fisher 等[5] 报道，在体内使修复的半月板变形的剪切力与体外机械实验差异巨大。大多数半月板损伤继发于膝关节轴向压力和扭力。此时半月板将受到剪力和压力。半月板修复位置的矢状面和冠状面的合力产生斜向剪力[19]。

我们需要模拟体内条件的压力和剪力作用的研究。

参考文献

1. Annandale, T.: An operation for displaced semilunar cartilage: 1885. Clin. Orthop. Relat. Res. **260**, 3–5 (1990)
2. Asik, M., Sener, N., Akpinar, S., et al.: Strength of different meniscus suturing techniques. Knee Surg. Sports Traumatol. Arthrosc. **5**, 80–83 (1997)
3. Bellemans, J., Vandenneucker, H., Labey, L., et al.: Fixation strength of meniscal repair devices. Knee **9**, 11–14 (2002)
4. Fairbanks, T.J.: Knee joint changes after meniscectomy. J. Bone Joint Surg. Br. **30**, 664–670 (1948)
5. Fisher, S.R., Markel, D.C., Koman, J.D., et al.: Pull-out and shear failure strengths of arthroscopic meniscal repair systems. Knee Surg. Sports Traumatol. Arthrosc. **10**(5), 294–299 (2002)
6. Hamberg, P., Gillquist, J., Lysholm, J.: Suture of new and old peripheral meniscus tears. J. Bone Joint Surg. Am. **65**, 193–197 (1983)
7. Hsieh, H.H., Walker, P.S.: Stabilizing mechanisms of the loaded and unloaded knee joint. J. Bone Joint Surg. Am. **58**(1), 87–93 (1976)
8. Kocabey, Y., Taser, O., Nyland, J., et al.: Pullout strength of meniscal repair after cyclic loading: comparison of vertical, horizontal, and oblique suture techniques. Knee Surg. Sports Traumatol. Arthrosc. **14**(10), 998–1003 (2006)
9. Kohn, D., Siebert, W.: Meniscus suture techniques: a comparative biomechanical cadaver study. Arthroscopy **5**, 324–327 (1989)
10. Morgan, C.D., Casscells, S.W.: Arthroscopic meniscus repair: a safe approach to the posterior horns. Arthroscopy **2**, 3–12 (1986)
11. Noyes, F.R., Mangine, R.E., Barber, S.: Early knee motion after

open and arthroscopic anterior cruciate ligament reconstruction. Am. J. Sports Med. **15**, 149–160 (1987)

12. Post, W.R., Akers, S.R., Kish, V.: Load to failure of common meniscal repair techniques: effects of suture technique and suture material. Arthroscopy **13**(6), 731–736 (1997)

13. Rankin, C.C., Lintner, D.M., Noble, P.C., et al.: A biomechanical analysis of meniscal repair techniques. Am. J. Sports Med. **30**(4), 492–497 (2002)

14. Rimmer, M.G., Nawana, N.S., Keene, G.C., et al.: Failure strengths of different meniscal suturing techniques. Arthroscopy **11**(2), 146–150 (1995)

15. Seil, R., Rupp, S., Kohn, D.: Cyclic testing of meniscal sutures. Arthroscopy **16**, 505–510 (2000)

16. Sgaglione, N.A., Steadman, J.R., Shaffer, B., et al.: Current concepts in meniscus surgery: resection to replacement. Arthroscopy **19**, 161–188 (2003)

17. Song, E.K., Lee, K.B.: Biomechanical test comparing the load to failure of the biodegradable meniscus arrow versus meniscal suture. Arthroscopy **15**(7), 726–732 (1999)

18. Stahelin, A.C., Weiler, A., Rufenacht, H., et al.: Clinical degradation and biocompatibility of different bioabsorbable interference screws: a report of six cases. Arthroscopy **13**, 238–244 (1997)

19. Zantop, T., Temmig, K., Weimann, A., et al.: Elongation and structural properties of meniscal repair using suture techniques in distraction and shear force scenarios. Am. J. Sports Med. **34**(5), 799–805 (2005)

第四章 关节镜下半月板放射状裂修复新技术

Ken Nakata, Konsei Shino, Takashi Kanamoto, Tatsuo Mae, Yuzo Yamada, Hiroshi Amano, Norimasa Nakamura, Shuji Horibe, and Hideki Yoshikawa

张洪雷 译

内容

引言	255
方法与患者	255
放射状裂的分类	255
手术方法和术后处理	256
评估	256
患者资料	257
结果	257
主观评价和体格检查	257
关节镜评估	257
关节软骨	257
并发症	257
讨论	257
结论	259
参考文献	259

K. Nakata(✉)·T. Kanamoto, T. Mae, Y. Yamada,
H. Amano, and H. Yoshikawa
Department of Orthopaedics, Osaka University Graduate School of Medicine, 2-2 Yamada-oka, Suita 565-0871, Japan
e-mail: ken-nakata@umin.ac.jp; ken.nakata7@gmail.com;
tkanamoto@mx4.canvas.ne.jp; tamae@helen.ocn.ne.jp;
yamada-yuzo@umin.net; h-amano@umin.ac.jp;
yhideki@ort.med.osaka-u.ac.jp

K. Shino
Faculty of Comprehensive Rehabilitation, Osaka Prefecture University, 3-7-30 Habikino, Habikino 583-8555, Japan
e-mail: k-shino@rehab.osakafu-u.ac.jp

N. Nakamura
Department of Rehabilitation Science, Osaka Health Science University, Osaka University Center for Advanced Medical Engineering and Informatics,
1-9-27 Tenma, Kita-ku, Osaka 530-0043, Japan
e-mail: viader7jp@yahoo.co.jp

S. Horibe
Department of Orthopaedic Sports Medicine, Osaka Rosai Hospital,
1179-3 Nagasonecho, Kita-ku, Sakai 591-8025, Japan
e-mail: horibe@orh.go.jp

引言

半月板是纤维软骨组织,具有传递负荷、减震、润滑及稳定膝关节的作用[14,16]。这些功能对保护关节软骨很重要。半月板经常由于运动或日常活动而损伤。虽然有些半月板问题可以非手术治疗,有些损伤还是需要切除和半月板缝合。远期观察表明半月板全切或部分切除的对关节表面存在危害[6,13,24,30,33]。Annadale 报道了第一次半月板修复以后,同类文章出现很多[1,4,5,11,12,18,19,32,34]。半月板的血供被认为是半月板修复能否愈合的关键[2]。内侧半月板外周的 20% ~ 30% 和外侧半月板外周的 10% ~ 25% 存在血供[2,13]。半月板的内缘是无血管区域,此处撕裂是修复的禁忌证[7]。

放射状裂(辐状裂)修复的难度在于撕裂破坏了环状纤维,环向应变引起撕裂处分离,撕裂涉及无血管区域,修复能很差[6,22]。虽然有几篇半月板放射状裂修复的报告[28,34],但技术较难,指征待明确[7,9,10,15,17,25,29]。在此,我们介绍一种新的半月板放射状裂缝合方法及其初步结果。

方法与患者

放射状裂的分类

应用标准的前外和前内入路,基于放射状裂的宽度和形状进行评估和分类(图1)。局限于半月板宽度 50% 以内的放射状裂为 A 型,超过 50% 接近外缘的为 B 型。

255

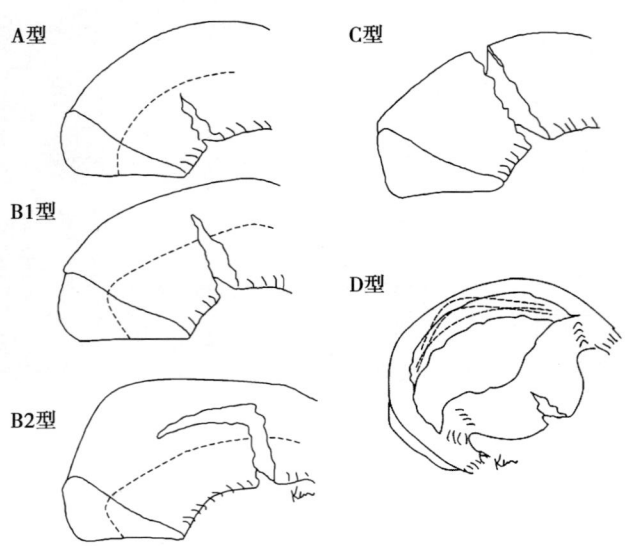

图1 半月板的放射状裂分类。A 型:位于半月板宽度内侧一半。B 型:裂伤超过半月板宽度的一半,又分为两个亚型:B1 型:单纯的放射状裂;B2 型放射状裂伴有瓣裂。C 型:放射状裂穿透外缘;D 型:桶柄状撕裂伴有放射状裂

B 型撕裂又分为两个亚型:单纯的放射状撕裂称为 B1 型,包括放射状撕裂在内的瓣状撕裂称之为 B2 型。穿过周围缘的完全放射状撕裂称为 C 型。桶柄状撕裂瓣上发生放射状裂称为 D 型。被修复的半月板放射状裂的位置和类型已总结在表1。相关的软骨损伤也用 ICRS 软骨表进行评估。

表1 已经修复放射状裂的位置和类型

	内侧半月板			外侧半月板		
	前	中	后	前	中	后
Type A($n=2$)			1			1
Type B1($n=6$)		1	2		2	1
Type B2($n=8$)		1	3		2	2
Type C($n=9$)						9
Type D($n=4$)		3			1	
Total($n=29$)	0	5	6	0	5	13

手术方法和术后处理

全麻,使用腿架及止血带。标准前内及前外入路。按照常规内-外缝合方法,做后关节囊对应处皮肤切口。首先打磨半月板撕裂面及其周围滑膜区域。然后应用 Henning 器械及不可吸收的 2-0 爱惜邦缝线由内向外缝合[32]。如果没有同时做前交叉韧带重建术,撕裂处应另加自体血纤维凝块[8]。先在撕裂处的两端垂直缝合两针,减轻半月板移位(图2a)。这两针也为后续的缝合起到了一个"抓柄"作用。然后与上面的两针缝合垂直(图2b)做水平褥式缝合3~4针,间隔2~3mm,穿过关节囊,完成"先捆后拉"(tie-grip)缝合(图2c)。

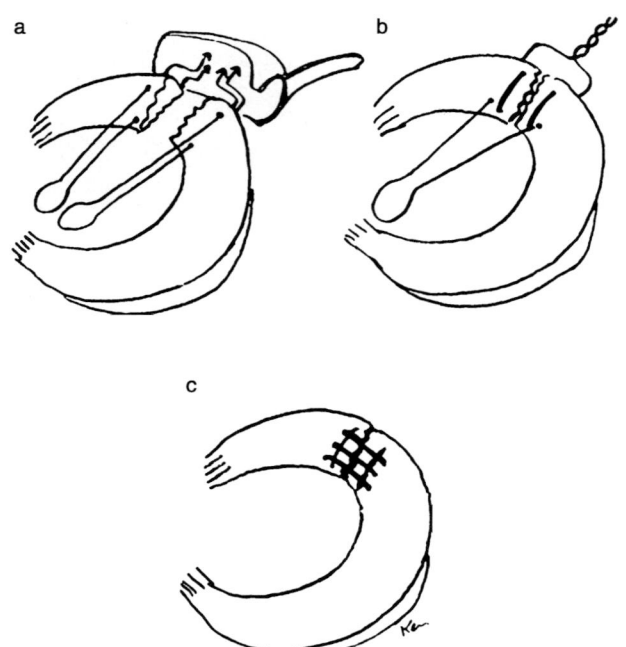

图2 "先捆后拉"缝合方法:(a)首先在撕裂缘的两边垂直缝合减小撕裂半月板分离。给接下来的缝合起到了"抓柄"作用;(b)然后垂直于该缝线进行水平缝合;(c)最后,每隔2~3mm做水平缝合3~4针,穿过关节囊,完成"先捆后拉"缝合。水平缝合线包裹在撕裂位置的终端

这样水平缝合包绕在撕裂断端。缝合后,用探针检测是否牢固,缝线不应沿环行纤维滑脱。

术后,根据半月板撕裂的严重程度,患膝制动1~2周,术后4周患膝屈曲达到90°。4周后可以部分负重,6周后可完全负重。3个月内下蹲不许超过90°,不许跑步。术后6个月可进行体育活动。

评估

评估主观症状和关节镜复查结果。全面的膝关节查体,如活动度、弹响及关节线压痛,进行 IKDC 评分。

在二次关节镜复查中,探查剩余半月板的稳定性和修复组织的质量[8,28]。"完全治愈"是指撕裂残留小于10%,全厚再生。"部分治愈"的标准是:至少50%撕裂愈合,探查修复位置牢固并且半月板体部位于股胫关节的正常位置。超过50%撕裂未愈合为"失败"。关节软骨情况根据 ICRS 的软骨评估表进行评分。

患者资料

从1999年10月到2003年1月,对33例患者35个半月板放射状撕裂进行修复。此前均无膝手术史。纳入研究的患者,均同意术后至少18个月随访时的临床检查和二次关节镜探察。

27例符合要求。6例失访,27例(82%)患者29处半月板撕裂获随访。2名患者在同一膝中有2处辐射裂修复。内侧半月板11个,外侧半月板18个。21例(78%)伴有膝前交叉韧带损伤,同时进行了自体半腱肌腱移植重建。女性12例,男性17例,平均年龄22.5岁(16~42岁)。从受伤到半月板修复的平均时间是8个月(2天~14年)。25人(93%)为运动伤。

随访查体时间平均18个月(12~26个月),二次关节镜手术时间,平均9个月(2~22个月)。

结果

主观评价和体格检查

平均随访18个月,24/27个患者(89%)膝关节无交锁、疼痛及肿胀等半月板损伤症状,余下的3个(11%)有问题:2例在剧烈活动后会渗出肿胀需保守治疗,1例因交锁而在二次关节镜手术时做部分半月板切除。

关节镜评估

在取出前交叉韧带重建的胫骨金属固定物同时,或单纯探察27名患者的29处半月板缝合,按Horibe's标准[20],19处(66%)完全愈合,8处(28%)部分愈合,2处(7%)失败。半月板修复的总成功率(包括完全愈合和部分愈合)为93%(27/29)。2处失败者行半月板部分切除。

8/9例完全撕裂的放射状裂(C型)完全愈合(图3)。受伤到修复的时间对半月板愈合无明显差异的影响(图4)。

关节镜探察发现,半年内缝合处被结缔组织填满,超过一年以后缝合处变得比较硬(图5)。松开止血带证明缝合区域覆盖血管丰富的滑膜(图6)。

关节软骨

第一次半月板修复时,7/27例(26%)有ICRS 2°以上软骨损伤(与前交叉韧带断裂有关),其中4例在股骨外侧髁,两例在股骨内侧髁,1例在外侧胫骨平台。随访时软骨损伤没有加重。

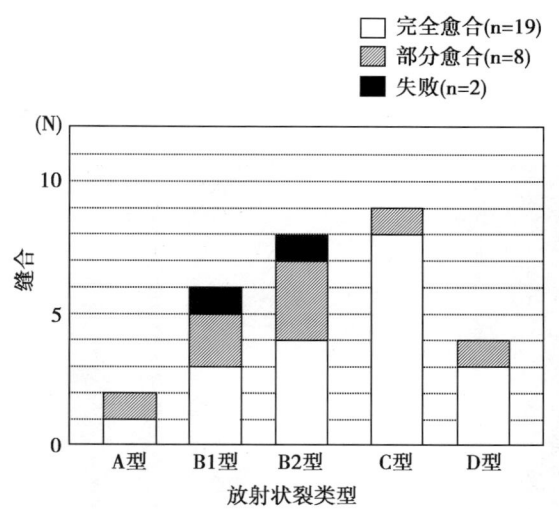

图3 放射状裂的类型对半月板愈合影响在统计学上无明显差异

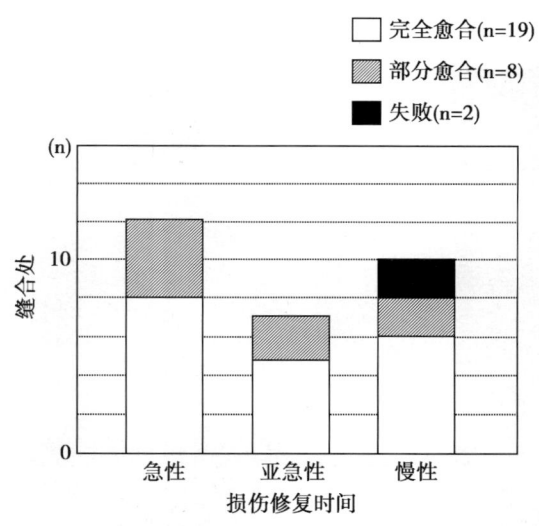

图4 从损伤到修复的时间对愈合的影响,统计学上无明显差异

并发症

未出现深部感染、神经血管损伤、关节活动受限或其他主要并发症。

讨论

半月板放射状撕裂时环状纤维断裂,环向应变导致断端分离,撕裂涉及半月板的无血管区域,都给愈合带来困难[6,7,21-23,25]。较短的内缘放射裂通常不愈合,但短期内没有症状[35],但放射裂>50%,会使环向拉力减小[21]。完全放射状裂会产生明显症状,需要半月板全切[34]。半月板全切或部分切除的远期效果是使关节面损伤[6,13,24,30,33]。

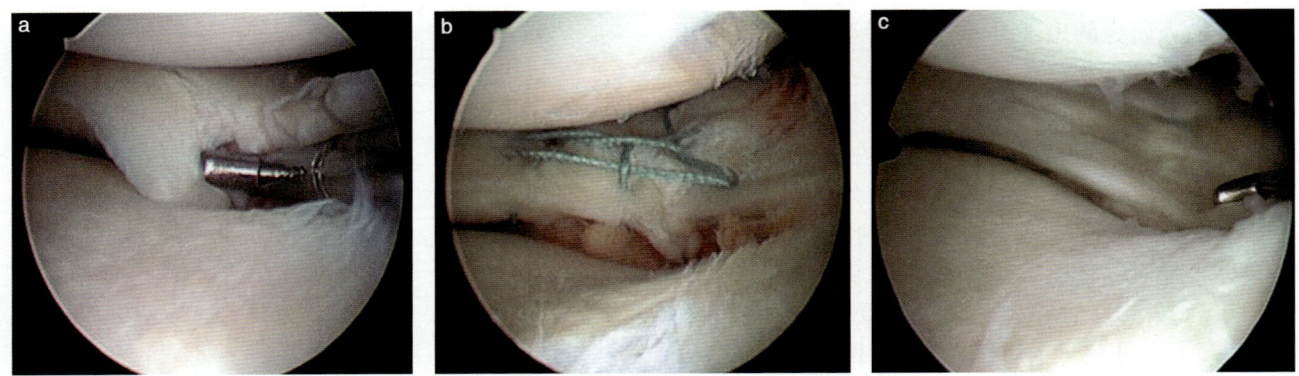

图5 (a)19岁女患者右膝外侧半月板的后段B2型放射状裂,裂隙超过半月板宽度的一半,并伴有瓣状裂。(b)放射状裂应用"先捆后拉"法缝合八针。(c)术后6个月进行关节镜探察显示撕裂位置已被修复组织填满,环形结构的连续性良好,完全愈合

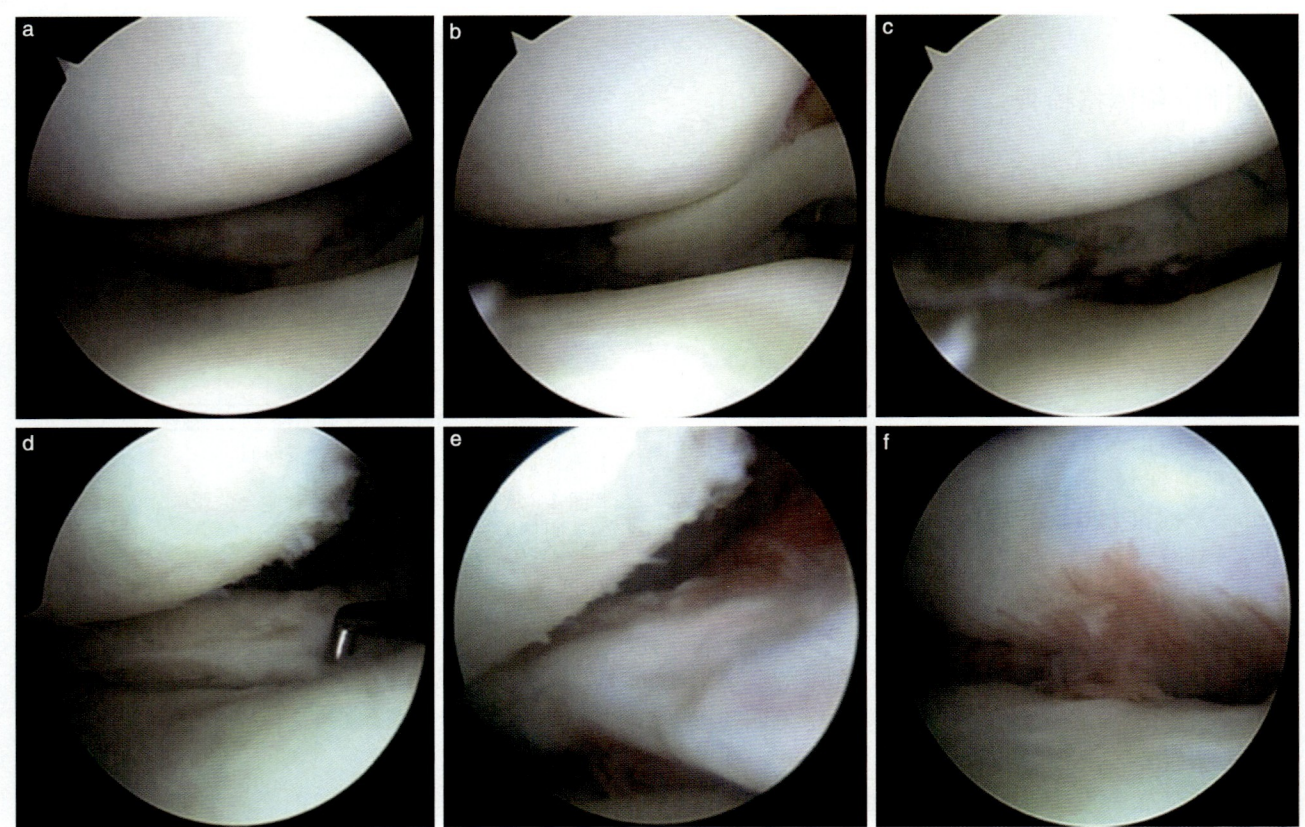

图6 (a,b)22岁女性,损伤后5天关节镜下所见右膝外侧半月板后部分完全放射状撕裂(C型)。(c)首先对撕裂位置的两边缘进行垂直缝合,使分裂的环状纤维捆绑在一起,缩小半月板的移位,然后在垂直缝合上做水平缝合,即完成"先捆后拉"缝合。(d)术后4个月关节镜探察显示修复处填满了纤维组织。拉动半月板后部引起半月板的前部活动,说明环形结构连续性存在。(e,f)松开止血带见修复组织血供丰富

半月板放射状裂修复的报道很少。van Trammel 用外-内缝合技术对腘肌腱附近的半月板放射状裂进行修复,4 个月后应用关节镜再次探察表明,3/5 例愈合良好[34]。3 例查体和 MR 随访时间平均 71 个月(66～81 个月),临床无症状,MR 显示撕裂已完全愈合。Rubman 等报道 4 例半月板放射状裂修复后愈合良好[31]。据此,Rubman 和 Noyes 认为对于年轻患者半月板撕裂,缝合可扩展到无血管的中心区域,特别是对 11～30 岁的年轻人及渴望参与剧烈竞技活动的运动员[31]。受到这些研究结果的鼓励,我们研究一种新的缝合方式目的使带有半月板放射状裂的活动患者对其环状张力的固定更加安全。实际上,我们的患者 92% 是在体育活动中损伤了他们的半月板。

我们的新缝合技术是尽可能紧地对合半月板放射状裂。两断端垂直缝合首先减少移位。同时,这些垂直缝合被当作阻止水平缝合滑脱的"抓柄",水平缝合能借助"抓柄"紧紧把断端接在一起。既然放射状裂破坏了环形的胶原纤维,放射状裂修复需要通过水平缝合恢复半月板的环匝状结构。然而,通过水平缝合把放射状裂固定住是非常难的,因为水平缝合与半月板的环状纤维平行,容易割裂或(和)滑脱。垂直缝合先把散乱的环状纤维捆在一起,可以防止水平缝合可能形成的割裂和滑脱,这样,放射状裂的修复成为可能。完成"先捆后拉"缝合后,我们常规检查半月板环是否完整。如果拉动半月板的前部引起缝合的后部前移,说明缝合牢固。当然,这需要生物力学的检测。

影响半月板修复效果的因素很多。来自前交叉韧带重建的骨隧道中的骨髓间充质细胞促进了半月板愈合,关节内出血为撕裂的半月板提供了血清蛋白、生长因子和纤维框架[34]。

虽然此前认为半月板撕裂类型影响愈合,我们的研究结果表明撕裂类型或许对半月板愈合有影响,但没有明显的统计差别。值得注意的是,即使在完全撕裂的放射状裂(C 型),8/9 例完全愈合和 1 例部分愈合。二次关节镜发现缝合处的无血管区被血管丰富的滑膜覆盖(图 6e,f)。这也许说明手术刺激诱导滑膜增生进入无血管区,也许是缝合针孔提供了血管进入的通道[3]。也许,"先捆后拉"缝合提供了足以让修复组织留在缝合处并完成愈合的强度。这需要进一步研究人类半月板是否具备体内增生和内源性愈合的潜能,虽然我们已经展示了半月板的这种能力[26]。

病程长短对愈合没有明显影响。但我们相信这种方法更适合急性或亚急性损伤。本组失败的 2 例均为病程超过一年者。

本研究的缺点是修复的半月板功能的评价方法。Newman 等发现狗的半月板放射状撕裂修复后,虽然大体与组织学均显示愈合,但是环形纤维结构没有重建力学特征,也就不能恢复传递负荷的功能[27]。

虽然目前没有临床证明的,或者诊断方法来评定修复后的半月板的功能,本研究通过查体、主观评分、二次关节镜、屈膝负重位 X 片和 MR 进行评估,基本反映了半月板的功能[31]。平均随访 18 个月,24/27 例患者(89%)没有胫-股关节的症状。

结论

应用关节镜、XP、MRI 和物理检查随访显示,创新的"先捆后拉"放射状裂关节镜下半月板修复技术在术后随访平均 18 个月(12～26 个月)是有效的。

参考文献

1. Annandale, T.: An operation for displaced semilunar cartilage. Br. Med. J. **1**, 779 (1885)
2. Arnoczky, S.P., Warren, R.F.: Microvasculature of the human meniscus. Am. J. Sports Med. **10**(2), 90–95 (1982)
3. Arnoczky, S.P., Warren, R.F.: The microvasculature of the meniscus and its response to injury. An experimental study in the dog. Am. J. Sports Med. **11**(3), 131–141 (1983)
4. Arnoczky, S.P., Warren, R.F., Spivak, J.M.: Meniscal repair using an exogenous fibrin clot. An experimental study in dogs. J. Bone Joint Surg. Am. **70**(8), 1209–1217 (1988)
5. Asahina, S., Muneta, T., Hoshino, A., Niga, S., Yamamoto, H.: Intermediate-term results of meniscal repair in anterior cruciate ligament-reconstructed knees. Am. J. Sports Med. **26**(5), 688–691 (1998)
6. Belzer, J.P., Cannon Jr., W.D.: Meniscus tears: treatment in the stable and unstable knee. J. Am. Acad. Orthop. Surg. **1**(1), 41–47 (1993)
7. Boyd, K.T., Myers, P.T.: Meniscus preservation; rationale, repair techniques and results. Knee **10**(1), 1–11 (2003)
8. Cannon, W.D., Vittori, J.M.: Meniscual repair. In: Aichroth, P.M., Cannon, W.D. (eds.) Knee Surgery – Current Practice. Martin Dunitz, London (1992)
9. Cooper, D.E., Arnoczky, S.P., Warren, R.F.: Arthroscopic meniscal repair. Clin. Sports Med. **9**(3), 589–607 (1990)
10. DeHaven, K.E.: Decision-making factors in the treatment of meniscus lesions. Clin. Orthop. Relat. Res. **252**(252), 49–54 (1990)
11. DeHaven, K.E.: Meniscus repair. Am. J. Sports Med. **27**(2), 242–250 (1999)
12. Eriksson, E.: Meniscus repair. Knee Surg. Sports Traumatol. Arthrosc. **11**(1), 1 (2003)
13. Fairbank, T.J.: Knee joint changes after meniscectomy. J. Bone Joint Surg. **30B**, 664–670 (1948)
14. Fithian, D.C., Kelly, M.A., Mow, V.C.: Material properties and structure-function relationships in the menisci. Clin. Orthop. **252**, 19–31 (1990)
15. Hantes, M.E., Zachos, V.C., Varitimidis, S.E., Dailiana, Z.H., Karachalios, T., Malizos, K.N.: Arthroscopic meniscal repair: a comparative study between three different surgical techniques.

Knee Surg. Sports Traumatol. Arthrosc. **21**, 21 (2006)
16. Henning, C.E., Lynch, M.A.: Current concepts of meniscal function and pathology. Clin. Sports Med. **4**(2), 259–265 (1985)
17. Henning, C.E.: Current status of meniscus salvage. Clin. Sports Med. **9**(3), 567–576 (1990)
18. Henning, C.E., Lynch, M.A., Yearout, K.M., Vequist, S.W., Stallbaumer, R.J., Decker, K.A.: Arthroscopic meniscal repair using an exogenous fibrin clot. Clin. Orthop. **252**, 64–72 (1990)
19. Henning, C.E., Yearout, K.M., Vequist, S.W., Stallbaumer, R.J., Decker, K.A.: Use of the fascia sheath coverage and exogenous fibrin clot in the treatment of complex meniscal tears. Am. J. Sports Med. **19**(6), 626–631 (1991)
20. Horibe, S., Shino, K., Nakata, K., Maeda, A., Nakamura, N., Matsumoto, N.: Second-look arthroscopy after meniscal repair. Review of 132 menisci repaired by an arthroscopic inside-out technique. J. Bone Joint Surg. Br. **77**(2), 245–249 (1995)
21. Jones, R.S., Keene, G.C., Learmonth, D.J., et al.: Direct measurement of hoop strains in the intact and torn human medial meniscus. Clin. Biomech. (Bristol Avon.) **11**(5), 295–300 (1996)
22. Kim, Y.M., Rhee, K.J., Lee, J.K., Hwang, D.S., Yang, J.Y., Kim, S.J.: Arthroscopic pullout repair of a complete radial tear of the tibial attachment site of the medial meniscus posterior horn. Arthroscopy **22**(7), 795, e791–e794 (2006)
23. Kimura, M., Shirakura, K., Hasegawa, A., Kobuna, Y., Niijima, M.: Second look arthroscopy after meniscal repair. Factors affecting the healing rate. Clin. Orthop. Relat. Res. **314**, 185–191 (1995)
24. Lynch, M.A., Henning, C.E., Glick Jr., K.R.: Knee joint surface changes. Long-term follow-up meniscus tear treatment in stable anterior cruciate ligament reconstructions. Clin. Orthop. **172**, 148–153 (1983)
25. McCarty, E.C., Marx, R.G., DeHaven, K.E.: Meniscus repair: considerations in treatment and update of clinical results. Clin. Orthop. **402**, 122–134 (2002)
26. Nakata, K., Shino, K., Hamada, M., et al.: Human meniscus cell: characterization of the primary culture and use for tissue engineering. Clin. Orthop. **391 Suppl**, S208–S218 (2001)
27. Newman, A.P., Anderson, D.R., Daniels, A.U., Dales, M.C.: Mechanics of the healed meniscus in a canine model. Am. J. Sports Med. **17**(2), 164–175 (1989)
28. Noyes, F.R., Barber-Westin, S.D.: Arthroscopic repair of meniscus tears extending into the avascular zone with or without anterior cruciate ligament reconstruction in patients 40 years of age and older. Arthroscopy **16**(8), 822–829 (2000)
29. Ochi, M., Uchio, Y., Okuda, K., Shu, N., Yamaguchi, H., Sakai, Y.: Expression of cytokines after meniscal rasping to promote meniscal healing. Arthroscopy **17**(7), 724–731 (2001)
30. Rangger, C., Kathrein, A., Klestil, T., et al.: Partial meniscectomy and osteoarthritis. Implications for treatment of athletes. Sports Med. **23**(1), 61–68 (1997)
31. Rubman, M.H., Noyes, F.R., Barber-Westin, S.D.: Arthroscopic repair of meniscal tears that extend into the avascular zone. A review of 198 single and complex tears. Am. J. Sports Med. **26**(1), 87–95 (1998)
32. Scott, G.A., Jolly, B.L., Henning, C.E.: Combined posterior incision and arthroscopic intra-articular repair of the meniscus. An examination of factors affecting healing. J. Bone Joint Surg. Am. **68**(6), 847–861 (1986)
33. Sommerlath, K., Gillquist, J.: The long-term course of various meniscal treatments in anterior cruciate ligament deficient knees. Clin. Orthop. Relat. Res. **283**, 207–214 (1992)
34. van Trommel, M.F., Simonian, P.T., Potter, H.G., Wickiewicz, T.L.: Arthroscopic meniscal repair with fibrin clot of complete radial tears of the lateral meniscus in the avascular zone. Arthroscopy **14**(4), 360–365 (1998)
35. Weiss, C.B., Lundberg, M., Hamberg, P., DeHaven, K.E., Gillquist, J.: Non-operative treatment of meniscal tears. J. Bone Joint Surg. Am. **71**(6), 811–822 (1989)

第五章 同种异体半月板移植

Christos D. Papageorgiou, Marios G. Lykissas, and Dimosthenis A. Alaseirlis

张洪雷 译

内容

- 半月板的解剖 ………………………… 261
- 半月板的功能 ………………………… 262
- 半月板的匹配 ………………………… 262
- 手术技术 ……………………………… 262
  - 内侧半月板移植 …………………… 262
  - 外侧半月板移植 …………………… 262
  - 半月板移植合并膝前交叉韧带重建 …… 263
- 康复 …………………………………… 264
- 并发症 ………………………………… 264
- 结果和趋势 …………………………… 264
- 参考文献 ……………………………… 265

C. D. Papageorgiou(✉) and M. G. Lykissas
Department of Orthopaedic Surgery, University of Ioannina
School of Medicine, Ioannina, PC 45110, Greece
e-mail: chpapage@cc.uoi.gr, mariolyk@yahoo.com

D. A. Alaseirlis
Department of Orthopaedic Surgery, General Hospital of
Giannitsa, Giannitsa PC 58100, Greece
e-mail: iraridim@hotmail.com

半月板的解剖

如果打算进行半月板移植，希望重建正常半月板生物力学功能，了解其解剖是成功的关键。半月板是半圆形纤维软骨盘，横截面呈楔形位于胫骨平台上。它们的形状增加了股骨和胫骨关节面的契合度，增加了接触面积，更好地传递负荷。两个半月板在解剖学上不完全相同，也导致了生物力学功能的轻微差异。

外侧半月板近乎圆形，活动度较大。它几乎占据了胫骨平台关节表面的一半。其前角附着于前交叉韧带(ACL)之后的胫骨髁间脊，后角附着于髁间后区内侧半月板后角止点之前。后角止点被Wrisberg和Humphrey半月板股骨韧带加强[23]。外侧半月板的外侧止点，即冠状韧带，被腘肌腱裂孔断开。内侧半月板呈松散的C型，大约覆盖内侧胫骨平台表面的1/3。其前角附着于前交叉韧带止点之前以及横韧带的胫骨髁间区域。其后角附着在后交叉韧带止点和外侧半月板后止点之间的胫骨后髁间凹。内侧半月板通过内侧副韧带附着于胫骨和股骨。关节囊的坚固止点有助于减少内侧半月板的活动。出生时半月板血管丰富，但成人半月板最多保留30%的来自外缘的血管分布。血供源于膝内上、内下、外上和外下动脉，其分支形成半月板周围毛细血管丛，呈环状进入半月板，再放射状进入中心区域。内侧70%半月板的营养来源于关节滑液[2]。神经主要集中在半月板的角，其中包含神经受体(Ⅰ和Ⅱ型)收集机械刺激和本体感觉信息[9,53]。

组织学上，半月板由环形排列的胶原纤维与放射状纤维交联而成。主要是Ⅰ型胶原纤维(大约90%)，也有Ⅱ、Ⅲ、Ⅴ和Ⅵ型胶原[24]。纤维软骨基质包含了大量的糖蛋白和黏多糖,其负电荷保留水的功能将在下面讨论。

半月板的功能

半月板最重要的功能是负荷分配。生物力学研究表明内侧半月板承担超过50%的内侧间室负荷,外侧半月板吸收70%的外侧负荷[38]。随着屈膝角度的增加,半月板吸收的反应力达到90%[50]。环状和放射状交织的纤维使压缩力转变成向周围消散的拉伸应变,作为环匝应力向周围消散。就是这些力使半月板向外突出,牢固附着的内侧半月板会向外移位5mm[48]。除此,半月板还有吸收震荡的功能。研究表明半月板切除后膝关节吸收震荡的能力会减少20%[49]。内侧半月板还有第3个功能,补充ACL限制胫骨前移的作用[1,30]。这对前交叉韧带缺陷的膝关节尤为重要[21],因为此时半月板功能丧失将会导致前内间室的旋转不稳。半月板能提高关节表面的契合度,因此其有利于膝关节屈伸最大角度时维持稳定性,同时具有润滑和营养关节软骨的作用[22,44]。

半月板的匹配

半月板移植术前要精确匹配大小。平片、CT及MRI都可以用来辅助确定其大小。也有医生在关节镜直视下测量受者的半月板。但是不适合半月板已经切除者。由于两膝的半月板之间的差异,按照对侧半月板的大小来选择移植物,仍可能导致明显的不匹配[2,9,33]。

基于平片上的骨标志点,Pollard等[32]报道了最常用的测量方法。半月板的宽度,正位X片上测量从内侧或外侧胫骨干骺端边缘到各自髁间脊的距离。内侧半月板的长度按侧位片胫骨平台矢状长度的80%计算。外侧半月板的长度按侧位片胫骨平台矢状长度的70%计算。

一些学者认为,CT冠状面和矢状面测量比平片更准确[19]。虽然MRI能提供术前软骨、软骨下骨、半月板及韧带的重要信息,但对半月板匹配价值有限。与平片和CT比较,MRI测量更不准确[6]。MRI低估了半月板的前后和内外尺寸。

大小合适契合度好的半月板可以预防退化性膝关节炎。通过尸体标本研究,Huang等[15]发现当同种异体外侧半月板的横截面参数与原半月板不匹配时会增加接触压力,最大影响因素是半月板宽度。因此,提高移植物匹配度的参数是至关重要的。

手术技术

开放手术和关节镜手术都可以进行半月板移植[10,25,43,46,47]。在内侧切开手术中,弧形切口从髌韧带内侧开始,向近端斜向股骨内上髁的后内侧。切开关节囊[11],从股骨内侧髁截下带内侧副韧带止点骨块。直视下放入半月板,再用松质螺钉和垫圈修复内侧副韧带止点。拥护者认为开放手术能够更牢固地缝合或骨固定,更精确更稳定[11]。他们认为切开移植术后康复,除了保护内侧副韧带,不需要修改康复计划。

关节镜辅助下的半月板移植术是目前半月板移植手术的金标准,其特点是保持内侧副韧带完整,减少并发症及早期康复[8,35,41,52]。如今,开放的技术主要用于同时截骨者。

先进行关节镜检查,以确认需要移植,关节软骨是可以接受的。清理半月板体部和后角,保留半月板滑膜交界处1~2mm,对愈合至关重要[42]。前关节囊切开(用于送入半月板)后再祛除半月板前角和体部。

最常用技术是内侧半月板双骨栓法,外侧半月板骨槽或"钥匙孔"法。

内侧半月板移植

做内侧髌骨旁和后内侧辅助切口,送入和固定半月板[20]。先用ACL导向器建立一个直径7mm的后方胫骨骨道,半月板后角骨块直径6mm(图1)以适应该骨道。前角的骨块直径10mm以利压配。此时去除残留的内侧半月板前角和体部,从前向后送入半月板。从外向内钻出前骨道,分别将骨块插入骨道。从后外角开始由内向外缝合半月板到保留的半月板边缘上,通过内侧髌旁切口使用5-0爱惜帮线(Ethicon, Somerville, NJ)固定半月板前部。

我们推荐不带骨块的半月板移植方法(图2)。骨道只需4.5mm,5-0 Ethibond经骨桥固定。同样由内向外缝合体部。后角的缝线要在植入前预缝好。

外侧半月板移植

内侧半月板前后角距离比较大,外侧半月板前后角相距不到1cm。为防止骨道贯通影响固定效果,外移植的稳定性[7]。先用一个细钻钻一个圆槽,再用粗钻将其深部扩大。将半月板所带骨块做成匹配的圆柱,插入骨槽内。由内向外缝合半月板于保留的残缘上,从后外角开始向前缝合。通过膝外侧髌骨旁切口,用5-0爱惜帮缝合半月板的前部。

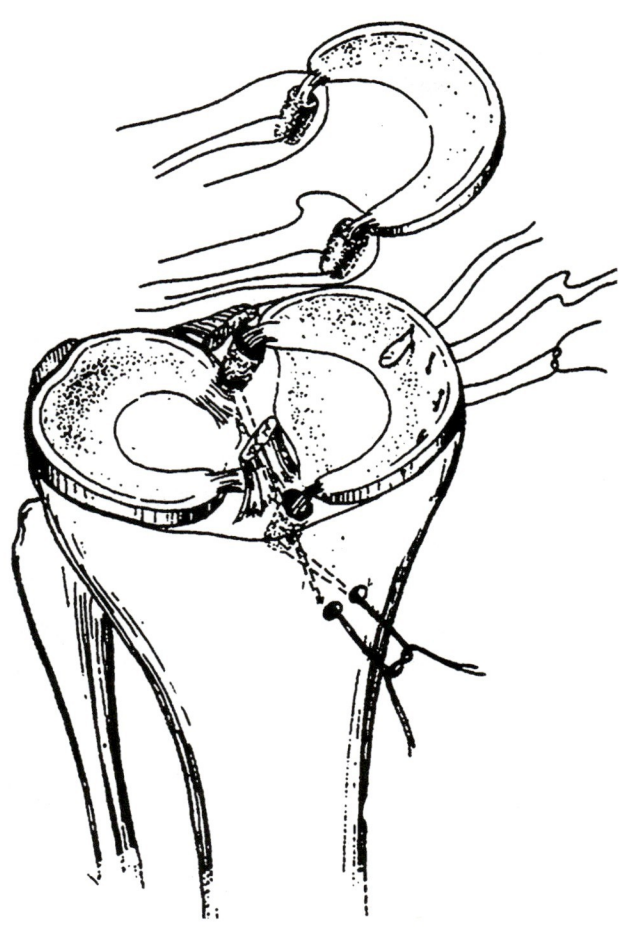

图1　内侧半月板移植。为了易于与后骨道匹配,后骨塞略小。前骨塞压配

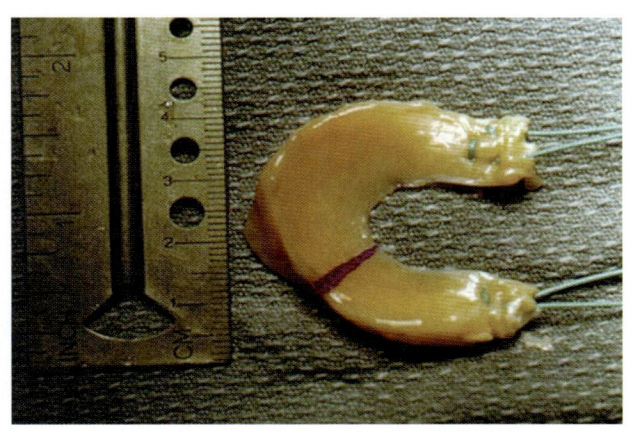

图2　缝合法

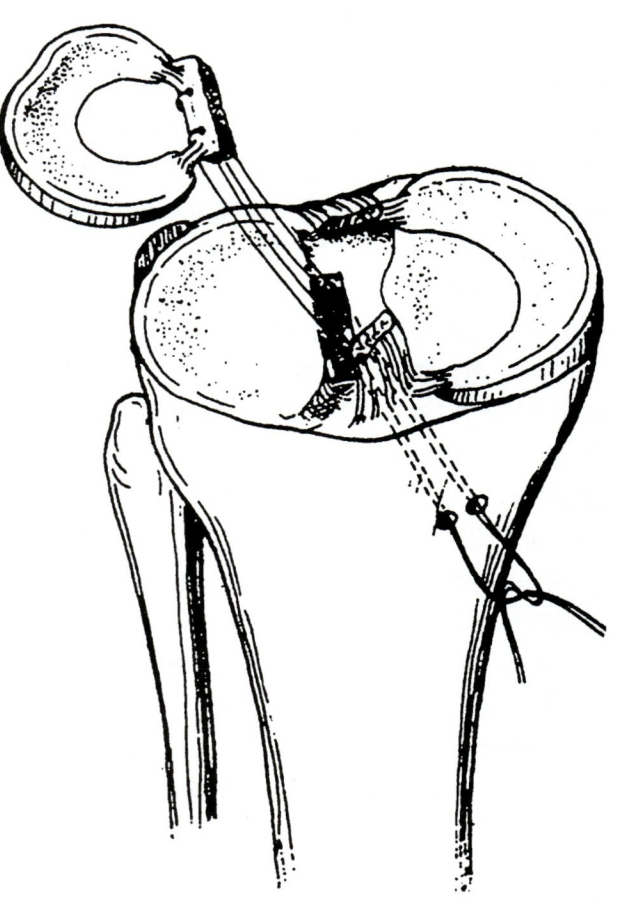

图3　单骨块或骨槽法更适合外侧半月板移植

一些学者将骨槽技术应用于内侧半月板移植。虽然保存了环匝应力,但内侧半月板的后角和ACL胫骨止点的解剖关系可能会引起手术方式改变,这可能危害半月板移植的生物力学状态[17,39]。

半月板移植合并膝前交叉韧带重建

当前交叉韧带缺陷合并半月板损毁时,ACL重建和半月板移植可一期完成。生物力学研究表明,如果内侧半月板不完整,ACL将承受双倍的静力。这可能损伤重建的前交叉韧带的功能[30]。因为前交叉韧带的胫骨骨道与移植半月板的骨桥很近,所以钻胫骨骨道需要十分小心。应在半月板骨块装入骨槽后再做ACL胫骨骨道[30,37]。

假如在内侧半月板移植中应用双骨塞技术,ACL的胫骨止点应该在半月板的骨道之间[35]。

侧半月板移植使用单一骨块或骨槽技术(图3)。

做髌旁外侧和后外侧辅助切口。一些学者喜欢劈开髌腱做骨槽[52]。先用一个小骨凿做一个小骨槽,与半月板前后角止点一致。然后用系列骨凿逐渐扩大骨槽。最后,将半月板连同骨块嵌入膝关节中心。"锁孔"是骨槽的改良,能增强外侧半月板可将 ACL 胫骨骨道的起点置于稍微偏内和近端位置。

康复

目前缺少半月板移植术后最佳康复方案的对照研究。虽然动物研究已经表明术后立即负重不影响同种异体半月板的愈合,但移植后负重的反应仍然不知道[16,26,36]。关于负重和活动范围限制方面同种异体半月板移植后的康复原则与半月板主体修复类似。要清楚半月板在膝关节屈曲60°时固定在胫骨上,术后 6～12 周屈曲可超过 90°,在最初几周内应恢复过伸[48]。

有控的压力能刺激半月板愈合过程中胶原合成[31]。适当负重增加结缔组织的强度。在术后的 4～6 周内,在铰链支具保护下允许负重。为了防止由于固定失败或早期缺乏血管造成的异体半月板损伤,限制是必要的。

为了防止肌肉萎缩,一些专家推荐在术后 4～6 周,在 0°～45°内(可扩展到 75°)进行静力练习和闭链运动练习[8]。但应避免旋转、蹲、跑、扭等动作。当力量和本体觉接近正常的时候,患者可恢复剧烈运动和体育活动,一般需要 4～12 个月。术后 3～4 个月开始比较费力的活动,4～6 个月可以跑步,6～9 个月开始轻中体育活动,完全恢复活动大约在 6～9 个月[8]。不建议再参加剧烈体育活动。

并发症

同种异体半月板移植同所有异体移植一样有潜在风险,如免疫反应和与移植相关的疾病传染。估计深冻的同种异体组织传播艾滋病毒的风险为 1/800 万[4]。有研究显示半月板移植表达Ⅰ类和Ⅱ类组织相容性抗原[18]。骨块可能会增加潜在的免疫原性和宿主免疫反应和免疫排斥的风险[3,45]。目前仅有一例免疫排斥的报告[14]。

总的来说,同种异体半月板术后并发症较少见,例如半月板撕裂、关节强直、积血、纤维化、固定失败、半月板与骨块分离、移植物萎缩及半月板与残缘不愈合[5,13,27,34,35,54]。重新缝合或部分半月板切除术可以解决。也会出现持续的或渐进性的疼痛及渐进性的软骨改变导致退变性的关节炎。对于持久的滑膜炎或感染性关节炎,应该去除同种异体半月板。

结果和趋势

临床结果表明同种异体半月板移植术可以获得满意结果,技术上是可行的,移植融合率高。虽然文献报道很多,但很难得出直接结论。这是患者选择、适应证、手术技术、同种异体半月板的选择及康复计划造成的。

Garrett[10]报道,43 例新鲜或冰冻带连接前后角骨块的同种异体半月板移植。20/28 例患者经二次关节镜探察发现半月板与周缘愈合,无任何退变迹象。他们认为移植失败的主要因素是关节炎的程度,Outerbridge Ⅰ°～Ⅱ°软骨软化患者移植成功率要优于 Outerbridge Ⅲ°～Ⅳ°者。

Noyes 和 Barber-Westin[28]报道了他们在 82 例患者应用 96 个辐照鲜冻的同种异体半月板的结果。大部分患者应用后角固定。结果只有 9% 完全愈合,31% 部分愈合,58% 失败,还有 2% 随访时消失。

Goble 和 Kane[12]等报道了 45 名患者移植 47 个冷冻保存的同种异体半月板的结果。应用关节镜二次探察 10 个病人 13 个半月板愈合良好。4 例在后角处出现移植半月板退变或分离,一般认为与外科技术缺陷有关。

Rath 等[34]报道 18 例半月板移植术后患者在平均 5.4 年后疼痛明显减轻,功能活动明显改善。8/22 失败需进行部分或全部切除。切除标本的组织学分析表明与对照组比较细胞与细胞因子的表达减少。他们认为这是同种异体移植失败的病因。

Sekiya[40]等报道了 28 个患者进行半月板移植＋ACL 重建平均随访 2.8 年的结果。大多数(90%)Lachman 和轴移测试正常或接近正常。86%～90%患者 IKDC 主观和症状评估正常或接近正常。未发现关节间隙狭窄。

我们的病例中,5 例平均年龄 29 岁半月板移植患者在平均 3.6 年后完全愈合。其中一例半月板后角撕裂(图 4),进行了部分切除。无移植失败者。

在有严重半月板节段缺失或不可修复的半月板撕裂的病例,Stone 等[47]应用胶原支架移植物。这种类型的半月板移植物可以引起半月板纤维软骨再生。根据作者观点,半月板软骨再生的作用可能是通过在植入物再完善实现的。

我们的团队正在进行为了骨髓间充质干细胞(MSCs)促进半月板愈合的实验。先前的研究表明

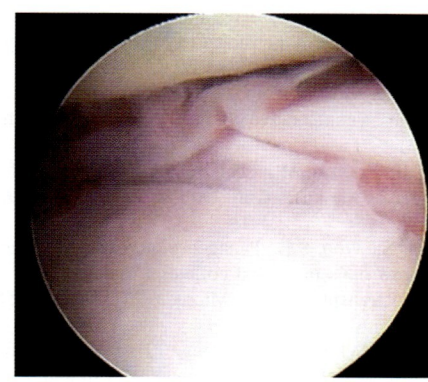

图4 后角同种异体移植物撕裂。行部分切除

以骨髓来源的有核细胞作为治疗性分子的载体,也是促进韧带愈合的分子[51]。

目前,同种异体半月板移植对于有症状的半月板缺陷的年轻患者是救援性手术。虽然禁忌证包括弥漫性软骨下骨外露、力线不正与关节不稳定。但是如果合并软骨表面修复、截骨术和(或)韧带重建,也可进行半月板移植[29]。然而,仍需要长期的随访研究证实半月板移植是否能延缓骨性关节炎的进程。

参考文献

1. Allen, C.R., Wong, E.K., Livesay, G.A., et al.: Importance of the medial meniscus in the anterior cruciate ligament-deficient knee. J. Orthop. Res. **18**, 109–115 (2000)
2. Arnoczky, S.P., Warren, R.F.: Microvasculature of the human meniscus. Am. J. Sports Med. **10**, 90–95 (1982)
3. Bos, G.D., Goldberg, V.M., Zika, J.M., et al.: Immune responses of rats to frozen bone allografts. J. Bone Joint Surg. Am. **65**, 239–246 (1983)
4. Buck, B.E., Resnick, L., Shah, S.M., et al.: Human immunodeficiency virus cultured from bone. Implications for transplantation. Clin. Orthop. Relat. Res. **251**, 249–253 (1990)
5. Cameron, J.C., Saha, S.: Meniscal allograft transplantation for unicompartmental arthritis of the knee. Clin. Orthop. Relat. Res. **337**, 164–171 (1997)
6. Carpenter, J.E., Wojtys, E.M., Huston, L.J., et al.: Abstract: preoperative sizing of meniscal allografts. Arthroscopy **9**, 344 (1993)
7. Carter, T.R.: Meniscal allograft: keyhole technique. Oper. Tech. Sports Med. **10**, 144–149 (2002)
8. Cole, B.J., Carter, T.R., Rodeo, S.A.: Allograft meniscal transplantation: background, techniques, and results. Instr. Course Lect. **52**, 383–396 (2003)
9. Day, B., Mackenzie, W.G., Shim, S.S., et al.: The vascular and nerve supply of the human meniscus. Arthroscopy **1**, 58–62 (1985)
10. Garrett, J.C.: Meniscal transplantation: a review of 43 cases with 2 to 7 year follow-up. Sports Med. Arthrosc. Rev. **2**, 164–167 (1993)
11. Goble, E.M.: Arthroscopic meniscus transplantation: plug and slot technique. In: Miller, M., Cole, B.J. (eds.) Textbook of Arthroscopy, pp. 536–546. WB Saunders, Philadelphia (2004)
12. Goble, E.M., Kane, S.M.: Meniscal allografts. In: Czitrom, A.A., Winkler, H. (eds.) Orthopaedic Allograft Surgery, pp. 243–252. Springer, New York (1996)
13. Goble, E.M., Kohn, D., Verdonk, R., et al.: Meniscal substitutes-human experience. Scand. J. Med. Sci. Sports **9**, 146–157 (1999)
14. Hamlet, W., Lin, S.H., Yang, R.: Destruction of a cryopreserved meniscal allograft: a case for acute rejection. Arthroscopy **13**, 517–521 (1997)
15. Huang, A., Hull, M.L., Howell, S.M., et al.: Identification of cross sectional parameters of lateral meniscal allografts that predict tibial contact pressure in human cadaveric knees. J. Biomech. Eng. **124**, 481–489 (2002)
16. Jackson, D.W., McDevitt, C.A., Simon, T.M., et al.: Meniscal transplantation using fresh and cryopreserved allografts: an experimental study in goats. Am. J. Sports Med. **20**, 644–656 (1992)
17. Johnson, D.L., Swenson, T.M., Livesay, G.A., et al.: Insertion-site anatomy of the human menisci: gross, arthroscopic, and topographical anatomy as a basis for meniscal transplantation. Arthroscopy **11**, 386–394 (1995)
18. Khoury, M.A., Goldberg, V.M., Stevenson, S.: Demonstration of HLA and ABH antigens in fresh and frozen human menisci by immunohistochemistry. J. Orthop. Res. **12**, 751–757 (1994)
19. Klimkiewicz, J.J., Shaffer, B.: Data presented at the meeting of the AOSSM, Sun Valley (2000)
20. Klimkiewicz, J.J., Shaffer, B.: Meniscal surgery 2002 update: indications and techniques for resection, repair, regeneration, and replacement. Arthroscopy **18**(9 Suppl 2), 14–25 (2002)
21. Levy, I.M., Torzilli, P.A., Warren, R.F.: The effect of medial meniscectomy on anterior-posterior motion of the knee. J. Bone Joint Surg. Am. **64**, 883–888 (1982)
22. MacConaill, M.A.: The function of intra-articular fibrocartilages, with special reference to the knee and inferior radiolunar joints. J. Anat. **66**, 210–227 (1931)
23. Makris, C.A., Georgoulis, A.D., Papageorgiou, C.D., et al.: Posterior cruciate ligament architecture: evaluation under microsurgical dissection. Arthroscopy **16**, 627–632 (2000)
24. McDevitt, C.A., Webber, R.J.: The ultrastructure and biochemistry of meniscal cartilage. Clin. Orthop. Relat. Res. **252**, 8–18 (1990)
25. Menetrey, J., Jones, D.G., Ernlund, L.S., et al.: Posterior peripheral sutures in meniscal allograft replacement. Arthroscopy **15**, 663–668 (1999)
26. Mikic, Z.D., Brankov, M.Z., Tubic, M.V., et al.: Allograft meniscus transplantation in the dog. Acta Orthop. Scand. **64**, 329–332 (1993)
27. Milachowski, K.A., Weismeier, K., Wirth, C.J.: Homologous meniscal transplantation: experimental and clinical results. Int. Orthop. **13**, 1–11 (1989)
28. Noyes, F.R., Barber-Westin, S.D.: Irradiated meniscus allografts in the human knee: a two to five year follow-up. Orthop. Trans. **19**, 417 (1989)
29. Packer, J.D., Rodeo, S.A.: Meniscal allograft transplantation. Clin. Sports Med. **28**, 259–283 (2009)
30. Papageorgiou, C.D., Gil, J.E., Kanamori, A., et al.: The biomechanical interdependence between the anterior cruciate ligament replacement graft and the medial meniscus. Am. J. Sports Med. **29**, 226–231 (2001)
31. Peters, G., Wirth, C.J.: The current state of meniscal allograft transplantation and replacement. Knee **10**, 19–31 (2003)
32. Pollard, M.E., Kang, Q., Berg, E.E.: Radiographic sizing for meniscal transplantation. Arthroscopy **11**, 684–687 (1995)
33. Prodromos, C.C., Joyce, B.T., Keller, B.L., et al.: Magnetic resonance imaging measurement of the contralateral normal meniscus is a more accurate method of determining meniscal allograft size than radiographic measurement of the recipient tibial plateau. Arthroscopy **23**, 1174–1179.e1 (2007)
34. Rath, E., Richmond, J.C., Yassir, W., et al.: Meniscal allograft transplantation. Two-to-eight year results. Am. J. Sports Med. **29**, 410–414 (2001)
35. Rijk, P.C.: Meniscal allograft transplantation – part I: background, results, graft selection and preservation, and surgical considerations. Arthroscopy **20**, 728–743 (2004)
36. Rijk, P.C., Van Noorden, C.J.F.: Structural analysis of meniscal allografts after immediate and delayed transplantation in rabbits. Arthroscopy **18**, 995–1001 (2002)
37. Rodeo, S.A.: Meniscal allografts – where do we stand? Am. J. Sports Med. **29**, 246–261 (2001)
38. Seedholm, B.B., Hargreaves, D.J.: Transmission of the load in the knee joint with special reference to the role of the menisci. Eng. J. Med. **8**, 220–228 (1979)
39. Sekaran, S.V., Hull, M.L., Howell, S.M.: Nonanatomic location of

the posterior horn of a medial meniscus autograft implanted in a cadaveric knee adversely affects the pressure distribution on the tibial plateau. Am. J. Sports Med. **30**, 74–82 (2002)
40. Sekiya, J.K., Ellingson, C.I.: Meniscal allograft transplantation. J. Am. Acad. Orthop. Surg. **14**, 164–174 (2006)
41. Sekiya, J.K., Giffin, J.R., Irrgang, J.J., et al.: Clinical outcomes after combined meniscal allograft transplantation and anterior cruciate ligament reconstruction. Am. J. Sports Med. **31**, 896–906 (2003)
42. Sekiya, J.K., West, R.V., Groff, Y., et al.: Clinical outcomes following isolated lateral meniscal allograft transplantation. Arthroscopy **22**, 771–780 (2006)
43. Shelton, W.R., Dukes, A.D.: Technical note – meniscal replacement with bone anchors: a surgical technique. Arthroscopy **10**, 324–327 (1994)
44. Simon, W.H., Friedenberg, S., Richardson, S.: Joint congruence: a correlation of joint congruence and thickness of articular cartilage in dogs. J. Bone Joint Surg. Am. **55**, 1614–1620 (1973)
45. Stevenson, S.: The immune response to osteochondral allografts in dogs. J. Bone Joint Surg. Am. **69**, 573–582 (1987)
46. Stone, K.R., Rosenberg, T.D.: Technical note – surgical technique of meniscal replacement. Arthroscopy **9**, 234–237 (1993)
47. Stone, K.R., Steadman, J.R., Rodkey, W.G., et al.: Regeneration of meniscal cartilage with use of a collagen scaffold. Analysis of preliminary data. J. Bone Joint Surg. Am. **79**, 1770–1777 (1997)
48. Thompson, W.O., Thaete, F.L., Fu, F.H., et al.: Tibial meniscal dynamics using three-dimensional reconstruction of magnetic resonance images. Am. J. Sports Med. **19**, 210–216 (1991)
49. Voloshin, A.S., Wosk, J.: Shock absorption of meniscectomized and painful knees: a comparative in-vivo study. J. Biomed. Eng. **5**, 157–161 (1983)
50. Walker, P.S., Erkman, M.J.: The role of the menisci in force transmission across the knee. Clin. Orthop. Relat. Res. **109**, 184–192 (1975)
51. Watanabe, N., Woo, S.L., Papageorgiou, C., et al.: Fate of donor bone marrow cells in medial collateral ligament after simulated autologous transplantation. Microsc. Res. Tech. **58**, 39–44 (2002)
52. Yoldas, E.A., Sekiya, J.K., Irrgang, J.J., et al.: Arthroscopically assisted meniscal allograft transplantation with and without combined anterior cruciate ligament reconstruction. Knee Surg. Sports Traumatol. Arthrosc. **11**, 173–182 (2003)
53. Zimny, M.L., Albright, D.L., Dabeziew, E.: Mechanoreceptors in the human medial meniscus. Acta Anat. **133**, 35–40 (1988)
54. Zukor, D.J., Cameron, J.C., Brooks, P.J., et al.: The fate of human meniscal allografts. In: Ewing, J.W. (ed.) Articular Cartilage and Knee Joint Function, pp. 147–152. Raven, New York (1990)

第六章 半月板移植:适应证和结果

René Verdonk, Peter Verdonk, and Karl Fredrik Almqvist

张洪雷 译

内容

适应证和禁忌证 ················· 267
  适应证 ······················· 267
  禁忌证 ······················· 267
结果 ··························· 268
  主观评价 ····················· 268
  客观临床评分 ················· 268
失败和存活分析 ················· 272
结论 ··························· 272
参考文献 ······················· 272

适应证和禁忌证

适应证

目前,同种异体半月板移植适用于3种情况:

1. 半月板切除的年轻人、疼痛局限于该间室、韧带和关节轴线正常、仅伴有轻微的关节软骨损伤或骨软骨退行性变(表1-ICRS标准不超过3级)。但有很多研究表明[2,3,13,17,21,22]同种异体半月板在骨关节炎的环境下(Outerbridge3~4级)仍能存活并明显改善功能减轻疼痛。因为外侧间室退变迅速[26],所以外侧半月板缺失后疼痛、症状明显者是半月板移植适应证。

表1 国际软骨修复协会(ICRS)的分类标准

Grade 0	正常
Grade 1	浅表损伤、变软、裂纹或裂隙
Grade 2	损伤、侵蚀、溃面不到50%
Grade 3	100% <缺损厚度>50%
Grade 4	全层缺损骨暴露

2. 对曾经内侧半月板切除合并ACL撕裂的年轻患者,半月板移植将提高ACL的稳定性。反过来,重建的ACL也会保护移植的半月板。

3. 曾做过半月板全切的有运动需求的年轻人,应在疼痛及其他症状出现之前进行半月板移植[8]。

禁忌证

同种异体半月板移植的禁忌证是严重的软骨退变,虽然一些研究表明它不是半月板临床移植失败的关键因素[4]。除非范围很小,超过ICRS 3级的

R. Verdonk(✉), P. Verdonk, and K. F. Almqvist
Department of Orthopaedic Surgery and Traumatology,
Ghent University Hospital, De Pintelaan 185,
B 9000 Ghent, Belgium
e-mail: rene. verdonk@ ugent. be; pverdonk@ yahoo. com;
fredrik. almqvist@ ugent. be

损伤是禁忌。小而局限的软骨损伤可以在半月板移植术同时治疗对愈合和结果有益[16]。必须在术中处理明显的骨赘,避免由于股骨髁变形导致的不良结果[5,15]。50 岁以上患者常有广泛的软骨损伤,不是最佳适应证。

关节轴向偏差超过 2°的患者需在膝关节近远两端行截骨矫形手术。目前还不清楚是截骨手术还是半月板移植手术缓解了疼痛改善了功能[5,15]。

半月板移植的其他禁忌证包括肥胖、骨骺未闭、韧带不稳、滑膜疾病、炎症性关节炎及曾经存在的关节感染(明显的方形股骨髁)。

结果

各种适应证和禁忌证(表 2)、储存技术、术前发现、手术技术、固定技术、合并手术、评估工具和康复手段的差异使我们无法对所有出版结果进行 meta 分析。

我们试着去呈现已有文献的研究结果。共有 1145 个患者的 1226 个同种异体半月板(内侧 626 个,外侧 446 个,154 个未说明)。手术时的平均年龄是 34.4 岁,平均随访 5.5 年。总体情况如下:单纯同种异体半月板移植患者 340 例,合并膝前交叉韧带重建 427 例,伴有截骨矫形 107 例,伴有其他术式 215 例。剩下的 137 例无法确定是否伴有其他手术。关于固定技术,631 例患者应用骨块固定、488 例患者应用软组织固定技术,107 例固定方法不明。下文所列结果与上述数据无关。

文献中评估半月板移植结果的方法很多。既包括主观的疼痛评价方法和患者功能的自我感知,也包括客观的评价方法,如查体、影像学检查或二次关节镜探查。

主观评价

在所有研究中,问卷调查显示疼痛评分和功能活动都得到改善。单独手术或合并其他手术,不同的半月板储存技术和固定方法,都不影响结果。75% ~ 90%的患者主观评价优或良[1-29]。

客观临床评分

查体

在所有报告中,活动范围、疼痛、肿胀、关节稳定性、功能检查及 IKDC 评分均得到改善[1-29]。

放射学检查

长期随访发现关节间隙变窄很常见,但这并不在大部分患者出现。有限的数据显示,半月板移植对 30% ~ 40% 患者有软骨保护作用。有些患者的"光滑的骨关节炎斜面"会随时间延长而恶化。目前还不确定半月板移植是否可以延缓半月板全切后骨关节炎,需要进一步研究[1-29]。

MRI 分析

术前必须进行 MRI 以明确关节软骨、软骨下骨及剩余的半月板的情况。Potter 等[14]描述了 MRI 对半月板位置、前后角和关节囊的附着点、半月板实质退变及承重软骨状态的精确判断能力。大多时候,这些结果与术前检查结果和关节镜二次探查结果对应。承重 MRI 有望在未来用于评估。

结果研究应该包括以图像为基础的客观评估,以解决与临床结果的矛盾。

只有少数文献证明同种异体半月板移植能阻止或减慢关节退变[6,16,19,29]。最近一个长期软骨退变进程的研究表明,对 35% 的患者有软骨保护作用[23]。最近一个大型对照动物研究也确认了半月板移植的软骨保护作用[1]。然而,应进行对照研究以确定对半月板全切的患者在膝关节症状出现前进行保护性半月板移植。

MRI 检查发现移植的同种异体半月板体部和前角挤出现象,后角一般在正常值范围内[23],且与固定方法无关。半月板挤出降低了移植半月板的负重和功能面积,也许还有生物力学作用。挤出的原因可能逐渐的牵拉和修复不足或分解增加造成环形胶原断裂。未来的研究应该集中在生物学上,包括移植后的代谢和细胞变化。

和其他保存技术相比,冻干的半月板收缩和变性更严重。所有半月板移植时间长后都会收缩,需要了解其原因。机械磨损造成组织丢失,或常见于瘢痕组织形成和愈合过程中的收缩是可能的假说。

然而,几乎所有的移植物的边缘都能观察到愈合。移植物略带灰色,可能是细胞外基质的生物学重构,而不是真的退变改变[1-29]。

表 2 无法进行荟萃分析的众多研究报告

Nr	作者	发表时间	研究时间	#移植数量	内	外	#患者	年龄	切除移植时间	保持方法	辐照?	固定	随访时间	术前软骨	#单纯移植	合并手术
1.	Cameron and Saha	1997	1988-1994	67	37	30	63	41	16.7	DF	Yes	S	2.5	2~4	21	5ACL,34OT,7ACL+OT
2.	Carter et al.	1999	NA	46	39	7	46	NA	NA	Cryo.	NA	B	2.8	NA	NA	30ACL,4OT,1MCL
3.	Garrett et al.	1993	NA	43	34	8	43	NA	NA	16DF,27Cryo.	NA	B	4.5	NA	7	24ACL,13OT,11OAL
4.	Goble et al.	1999	NA	69	48	21	60	NA	NA	Cryo.	NA	B	2	NA	NA	28ACL
5.	Groff et al.	2001	1993-1998	16	0	16	16	27	8	DF	No	B	3.8	1~2	16	None
6.	Wirth et al.	2002	1984-1986	22	22	0	22	29.6	NA	6DF,16Lyo.	6No,16Yes	S	3/14	1.6	0	22ACL,19MCL
7.	Noyes et al.	1995	NA	96	79	17	83	NA	NA	DF	Yes	B	<2	NA	19	77ACL
8.		2004	1995-2000	40	20	20	38	30	NA	Cryo.	No	B	3.3	3.6	NA	7ACL,1PCL,1ACL+PCL,1MCL,16OAU
9.	Rath et al.	2001	1991-1997	22	15	7	18	30	7.7	Cryo.+DF	No	1S,21B	4.5	NA	3	11ACL,1TTT
10.	Stollsteiner et al.	2000	1991-1995	23	11	12	22	31	3.8	Cryo.	No	B	3.3	COB:5.6	23	None
11.	Van Arkel et al.	2000	1994-1995	19	6	13	16	40	16	Cryo.	No	NA	2.7	NA	NA	NA
12.		2002	1989-1999	63	23	40	57	39	16	Cryo.	No	S	5	NA	61	2ACL
13.	Verdonk et al.	2004	NA	27	0	27	27	33,9	NA	V	No	S	1	NA	NA	NA
14.		2005	1989-2001	100	39	61	96	35	NA	V	No	S	7.2	2.5	69	3ACL,17OT,3Mi,4OPT
15.		2006	1989-1993	39	NA	NA	38	35.4	NA	V	No	S	12.1	2.7	NA	3ACL,12OT
16.	Shelton and Dukes	1994	NA	14	5	9	14	NA	NA	Cryo.	NA	B	NA	NA	NA	NA

续表

Nr	作者	发表时间	研究时间	#移植数量	内	外	#患者年龄	切除-移植时间	保持方法	辐照?	固定	随访时间	术前软骨	#单纯移植	合并手术
17.	Veltri et al.	1994	NA	16	8	8	14	35,3	11,3	DF + Cryo.	No	B	0.7	NA	4	10ACL,1PCL, 1ACL + PCL
18.	Cole et al.	2006	1997-2003	40	25	15	36	31	NA	32DF + 8Cryo.	No	B	2.8	<4	21	ACL,1OT, 3OAL,3OAU, 1ACL,2Mi, 2 ODfix
19.	Rodeo et al.	2000	1989-1995	33	17	16	28	34	NA	DF	No	20B,13S	1.3	NA	8	19ACL,1OT
20.	Del Pizzo et al.	1996	1991-1994	19	NA	NA	19	NA	NA	19Cryo.	NA	NA	3.2	NA	6	11ACL,2OT
21.	Yoldas et al.	2003	1993-1996	34	NA	NA	31	28	8	DF	No	B	2.9	NA	11	20ACL
22.	Ryu et al.	2002	1993-1999	26	10	16	25	34.5	NA	NA	NA	B	2.75	2.8	12	14ACL
23.	Hommen et al.	2007	1991-1995	20	12	8	20	32	NA	20Cryo.	No	13S,7B	11.7	2.2	5	10ACL,2OT, 3CHFC,2CP, 3LR
24.	Cryolife	1997	1989-1994	1023	747	276	1015	NA	NA	Cryo.	NA	930B,92S	7	NA	NA	NA
25.	Felix and Paulos	2002	1993-1999	36	20	16	33	28.5	6	Cryo.	No	B	5.2	NA	9	18ACL,2OT, 4ACL + OT
26.	Vacquero et al.	2003	2001-2002	32	NA	NA	30	37	NA	DF	No	B	>1	2.3	NA	6ACL,3Mi, 7RFA,1TTT
27.	Sekiya et al.	2003	1994-1998	31	24	7	28	35	8.6	Cryo.	No	B	2.8	1~4	0	28ACL, 2ACL + OT
28.		2006	1993-1998	25	0	25	25	30	5.7	Cryo.	No	8S,17B	3.3	1~4	25	None
29.	Potter et al.	1996	1989-1996	29	14	15	24	33.2	NA	DF	NA	B	NA	2~4	11	16ACL,1OT, 1MCL

第六章 半月板移植：适应证和结果

续表

Nr	作者	发表时间	研究时间	#移植数量	内	外	#患者年龄		切除-移植时间	保持方法	辐照？	固定	随访时间	术前软骨	#单纯移植	合并手术
30.	Stone et al.	2006	1997-1999	47	37	10	45	48	NA	18DF,29Cryo.	No	S	5.8	3.8	7	6ACL,17OT,19Mi,47CHFC,24ACPG
31.	Fukushima et al.	2004	1996-1997	43	30	13	40	37.3	11.4	Cryo.	No	S	1	NA	NA	8ACL,1OT
32.	Rankin et al.	2006	NA	8	5	3	7	31	NA	Cryo.	No	B	2	2.9	2	4ACL,4OAU
33.	Bhosale et al.	2007	NA	8	2	6	8	43	14	Cryo.	No	S	3.2	3.8	0	8ACI
34.	Graf et al.	2004	1990-1992	8	8	0	8	32.6	10.5	Cryo.	1 No,7Yes	7S,1B	9.7	NA	0	8ACL,1OT,8ACL + OT
35.	Rueff et al.	2006	NA	8	8	0	8	52	NA	Cryo.	No	B	5.5	NA	0	8ACL
36.	Von Lewinski et al.	2007	1984-1986	6	6	0	6	25	NA	DF	No	S	20	2.6	0	6ACL
37.	Milachowski et al.	1989	NA	22	22	0	22	NA	NA	NA	NA	NA	1.2	NA	0	22ACL
38.	Barrett et al. (unpublished data)	1996	NA	15	NA	NA	15	NA	NA	Cryo.	NA	NA	5	NA	NA	NA
39.	Dienst and Kohn											S	3~7			
40.	Kim and Bin	2006	1996-2003	14	NA	NA	14	NA	NA				4.8			

B, 骨块。S, 缝合。OT, 截骨。OAI, 异体骨软骨移植。OAU, 自体骨软骨移植。ACL, ACL 重建。PCL, PCL 重建。MCL, MCL 重建。NA, 无数据。DF, 深冻。Cryo., 冷藏。Lyo, 冻干。V, 存活。TTT, 胫骨结节移位。COB, 累计 Outerbridge 分数：每条腿个部位评分总和。Mi, 微骨折。OPT, 骨软骨柱移植。ACI, 自体软骨细胞移植。ODfix, 剥脱性骨软骨炎固定。CHFC, 股骨髁软骨成形。CP, 关节囊重叠。LR, 外侧支持带松解。RFA, 射频消融。ACPG, 关节软骨移植

二次关节镜探查

一些学者认为,二次关节镜探查评估半月板的状态不可靠。很明显,关节镜不应该当成术后例行的评估工具,仅用于检查关节内有问题或膝关节周围需要手术,例如取出植入物时。

MRI 检查绝大多数患者半月板边缘愈合良好,但仍可能有收缩和撕裂。更多的时候,半月板的状态与临床结果相关性差。

失败和存活分析

文献中对半月板移植失败的标准未形成共识。临床结果和客观数据(如 MR 和二次关节镜探查结果)不一致。临床成功率比预想的要高。很多报告临床成功率达到 70% 或更高。对失败率应该进行存活分析,因为成功率会随时间下降。而且,生存分析是描述结果的强有力工具,不受随访时间限制。对于内侧和外侧同种异体半月板移植,可以预期 10 年内的 70% 存活。很多学者认为,轴向不良和韧带松弛与不良效果相关,虽然在退变的膝关节也有令人满意的结果[1-29]。

结论

目前,大量证据支持对仔细选择的半月板全切后膝关节疼痛的患者进行半月板移植。很高百分比的患者疼痛减轻功能改善,其中 70% 可以保持很久。一部分患者未在 X 线片和 MR 上发现进一步软骨退变,起到了软骨保护作用。显然,研究的缺陷是没有保守治疗对照组,没法确立这种治疗的真正的软骨保护作用。

总之,半月板切除后膝关节症状明显的患者进行同种异体半月板移植,不再是实验性治疗方法。

参考文献

1. Aagaard, H., Jorgensen, U., Bojsen-Moller, F.: Immediate versus delayed meniscal allograft transplantation in sheep. Clin. Orthop. Relat. Res. **406**, 218–227 (2003)
2. Bhosale, A.M., Myint, P., Roberts, S., Menage, J., Harrison, P., Ashton, B., Smith, T., McCall, I., Richardson, J.B.: Combined autologous chondrocyte implantation and allogenic meniscus transplantation: a biological knee replacement. Knee **14**(5), 361–368 (2007)
3. Cameron, J.C., Saha, S.: Meniscal allograft transplantation for unicompartmental arthritis of the knee. Clin. Orthop. Relat. Res. **337**, 164–171 (1997)
4. Cole, B.J., Carter, T.R., Rodeo, S.A.: Allograft meniscal transplantation: background, techniques, and results. Instr. Course Lect. **52**, 383–396 (2003)
5. Cole, B.J., Cohen, B.: Chondral injuries of the knee. A contemporary view of cartilage restoration. Ortho. Spec. Ed. **6**, 71–76 (2000)
6. Garrett, J.C.: Meniscal transplantation: a review of 43 cases with 2- to 7-year follow-up. Sports Med. Arthrosc. Rev. **1**, 164–167 (1993)
7. Jackson, D., McDevitt, C., Simon, T., et al.: Meniscal transplantation using fresh and cryopreserved allografts. Am. J. Sports Med. **20**, 644–656 (1992)
8. Johnson, D.L., Bealle, D.: Meniscal allograft transplantation. Clin. Sports Med. **18**, 93–108 (1999)
9. Kohn, D., Milachowski, K., Wirth, C.: Meniskustransplantation. Hefte Unfallheilkd **199**, 61–67 (1988)
10. Kuhn, J.E., Wojtys, E.M.: Allograft meniscal transplantation. Clin. Sports Med. **15**, 537–556 (1996)
11. Lubowitz, J.H., Verdonk, P.C., Reid III, J.B., et al.: Meniscus allograft transplantation: a current concepts review. Knee Surg. Sports Traumatol. Arthrosc. **15**, 476–492 (2007)
12. Messner, K., Verdonk, R.: Is it necessary to anchor the meniscal transplants with bone plugs? Scand. J. Med. Sci. Sports **9**, 186–187 (1999)
13. Noyes, F.R., Barber-Westin, S.D.: Irradiated meniscus allografts in the human knee: a two to five year follow-up study. Orthop. Trans. **19**, 417 (1995)
14. Potter, H.G., Rodeo, S.A., Wickiewicz, T.L., et al.: MR imaging of meniscal allografts: correlation with clinical and arthroscopic outcomes. Radiology **198**, 509–514 (1996)
15. Rijk, P.C.: Meniscal allograft transplantation – part I: background, results, graft selection and preservation, and surgical considerations. Arthroscopy **20**, 728–743 (2004)
16. Rodeo, S.A.: Meniscal allografts – where do we stand? Am. J. Sports Med. **29**, 246–261 (2001)
17. Ryu, R.K., Dunbar, V.W.H., Morse, G.G.: Meniscal allograft replacement: a 1-year to 6-year experience. Arthroscopy **18**, 989–994 (2002)
18. Sohn, D.H., Toth, A.P.: Meniscus transplantation: current concepts. J. Knee Surg. **21**, 163–172 (2008)
19. Stollsteimer, G.T., Shelton, W.R., Dukes, A., Bomboy, A.L.: Meniscal allograft transplantation: a 1-to-5 year follow-up of 22 patients. Arthroscopy **16**, 343–347 (2000)
20. Stone, K., Rodkey, W., McKinney, L., et al.: Autogenous replacement of the meniscus cartilage: analysis of results and mechanisms of failure. Arthroscopy **11**, 395–400 (1995)
21. Stone, K.R., Walgenbach, A.W., Turek, T.J., Freyer, A., Hill, M.D.: Meniscus allograft survival in patients with moderate to severe unicompartmental arthritis: a 2- to 7-year follow-up. Arthroscopy **22**(5), 469–478 (2006)
22. Verdonk, P.C.M., Demurie, A., Almqvist, K.F., Veys, E.M., Verbruggen, G., Verdonk, R.: Transplantation of viable meniscal allograft: survivorship analysis and clinical outcome of one hundred cases. J. Bone Joint Surg. Am. **87**, 715–724 (2005)
23. Verdonk, P.C.M., Demurie, A., Almqvist, K.F., Veys, E.M., Verbruggen, G., Verdonk, R.: Transplantation of viable meniscal allograft. J. Bone Joint Surg. Am. **88**(1 Suppl 1), 109–118 (2006)
24. von Lewinski, G., Hurschler, C., Allmann, C., et al.: The influence of pre-tensioning of meniscal transplants on the tibiofemoral contract area. Knee Surg. Sports Traumatol. Arthrosc. **14**, 425–436 (2006)
25. von Lewinski, G., Pressel, T., Hurschler, C., et al.: The influence of intraoperative pre-tensioning on the chondroprotective effect of meniscal transplants. Am. J. Sports Med. **34**, 397–408 (2006)
26. Walker, P.S., Erkman, M.J.: The role of the menisci in force transmission across the knee. Clin. Orthop. Relat. Res. **109**, 184–192 (1975)
27. Wirth, C., Kohn, D.: Meniscal transplantation and replacement. In: Fu, F. (ed.) Knee Surgery. Williams and Wilkins, Baltimore (1994)
28. Wirth, C., Peters, G., Milachowski, K., et al.: Long-term results of meniscal allograft transplantation. Am. J. Sports Med. **30**, 174–181 (2002)
29. Zukor, D.J., Cameron, J.C., Brooks, P.J., et al.: The fate of human meniscal allografts. In: Ewing, J.W. (ed.) Articular Cartilage and Knee Joint Function, pp. 147–152. Raven, New York (1990)

第七章 聚氨酯半月板替代物：假体、技术与结果

René Verdonk

张洪雷 译

内容

引言	273
适应证	273
手术方法	273
简介	273
内侧 Actifit 半月板填补	274
外侧 Actifit 半月板填补	275
术后护理	276
康复	276
临床结果	276
材料与方法	276
安全性	276
有效性	276
组织学与 MRI 结果	276
结论	276
参考文献	276

引言

虽然同种异体半月板填补可能解决半月板全切的不良后果，但活跃的年轻患者部分半月板切除后的疼痛仍然是个问题[5]。对力线正常韧带完好者，部分半月板置换是一个全新的可能。使用可让细胞长入潜质的可剪切的聚氨酯替代物可能是一个有效的方法[3,4,6]。

适应证

Actifit 半月板替代物用于减轻对位良好和稳定的膝关节半月板撕裂带来的疼痛。研究结果表明，适应证为软骨损伤应在国际软骨修复协会（ICRS）评分 2~3 级以内，残留的半月板边缘必须完整。全身性疾病和感染后遗症是 Actifit 的禁忌证。身体质量指数必须低于 $35 kg/m^2$。现在还不能确定近期半月板部分切除，但还没有出现慢性功能障碍的患者是否为适应证。

手术方法

简介

Actifit 由聚氨酯构成，这种材料被认为具有诱导组织长入和减轻疼痛的潜能。它有分别适应内外侧半月板缺损的两种款式（图1）。可用常规关节镜技术和器械植入。使用止血带，根据医生喜好采用腰麻或全麻。

取膝前内侧、前外侧和髌腱正中入路。插入 Actifit 的切口略大，如采用由内向外缝合，还需要后内侧或后外侧切口。首先评估软骨和剩余半月板的情况。

R. Verdonk
Department of Orthopaedic Surgery and Traumatology, Ghent University Hospital, De Pintelaan 185,
B 9000 Ghent, Belgium
e-mail: rene.verdonk@ugent.be

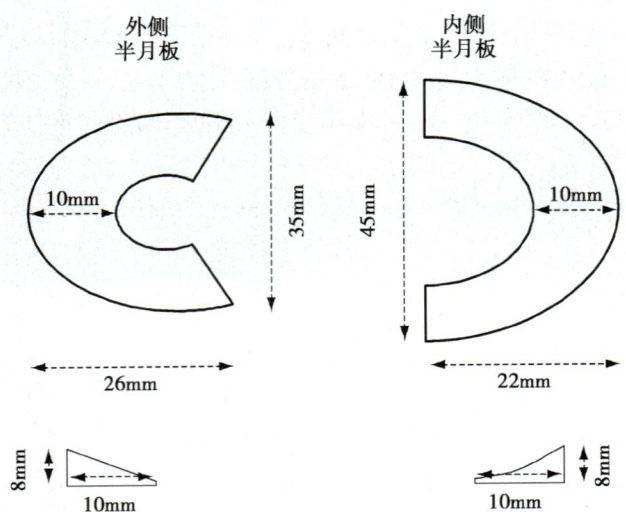

图 1 内外侧半月板 Actifit 移植物

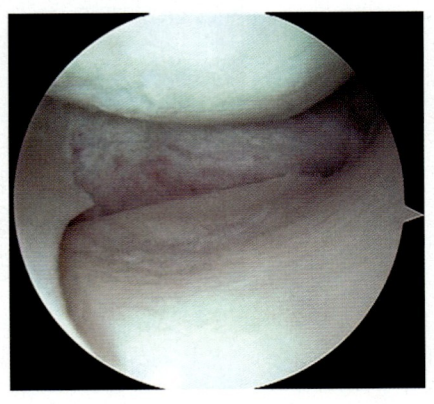

图 2 毁损的半月板被修整到稳定状态和有潜在血运的边缘

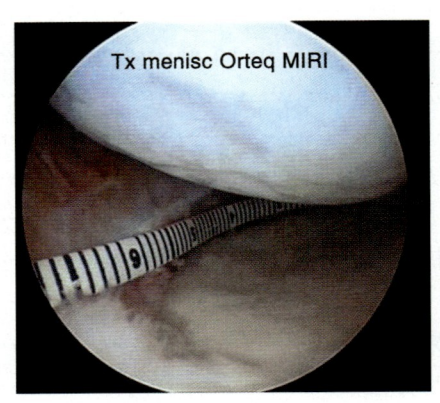

图 3 测量半月板缺损并用合适的工具评估

内侧 Actifit 半月板填补

麻醉生效后,最好使用止血带,常规关节镜准备和铺单。根据医生的习惯,腿架固定患肢以利外翻。可用 Paessler(个人交流)的方法由外向内戳刺,或用 Steadman(个人交流)的方法由内向外切苹果饼法戳刺内侧副韧带,便于评估软骨损伤是否适合假体移植。

如果半月板损伤不能用其他方法缝合或修复,只能部分切除。修剪后的缺损应该达到距离滑膜缘 1～2mm 的红区或红白区域[1,2]。远离滑膜缘的损伤愈合能力有限,不适合此方法。建立新血管通道可促进愈合,戳刺保留的半月板边缘及变短的内侧副韧带,轻微磨削滑膜也有利于愈合(图2)。测量半月板缺损并且用合适工具评估(图3)。用解剖镊子和手术刀修剪 Actifit 使其与缺损相同。不能用剪刀。虽然 Actifit 比较结实,仍需仔细操作(图4a,b)。

经扩大的前内入路,用弯钳将 Actifit 送入膝关节。

另一种方法是先在缺损部位垂直缝合线环,用线环拉入 Actifit。这可以确保替代物良好的初始位置且方便缝合。标记其上下面避免翻转(图5)。加强缝合 Actifit 到半月板残缘。

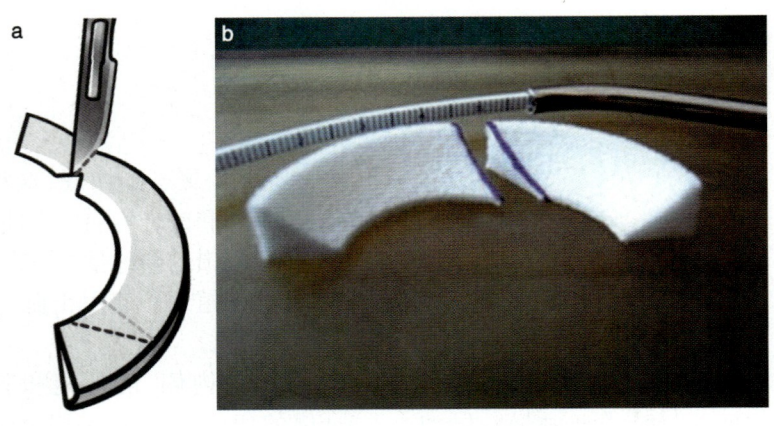

图 4 (a)在边台上用手术刀修整 Actifit 至缺损形状。(b)大小一致。虽然 Actifit 比较结实,仍需仔细操作

第七章　聚氨酯半月板替代物：假体、技术与结果

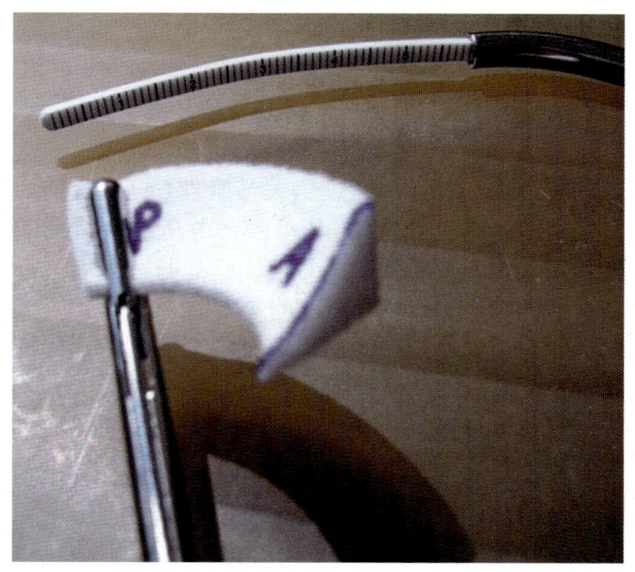

图 5　用一对解剖镊子小心把持 Actifit，标记上下面

几种缝合方法都可以，垂直缝合多受青睐，水平缝合也提供类似稳定性。因为全内缝合材料都是最有效的，根据不同的缺损位置和医生的经验，可以结合由外向内的技术。

通常情况下，由外向内缝合技术用于内侧半月板的前中部分，全内技术用于中后部。缝合间隔约 0.5cm，缝在替代物高度下 1/3～1/2 的区域。缝合结束后在 0°～90°的范围内小心活动膝关节（图 6a，b），同时探钩测试其牢固程度。

外侧 Actifit 半月板填补

Actifit 外侧半月板的植入与内侧类似。

虽然外侧间隙狭窄是罕见的，考虑到解剖结构风险而不宜使用"戳刺"松解。首先判断是否需要 Actifit 移植，评估软骨和韧带情况。腘窝前的残留半月板壁是重要力学结构。修整缺损直到红区或红白区。戳刺、轻锉半月板边缘以便产生新的血管通道，刺激愈合。用特制的工具测量缺损，用合适的工具进行评估。同样修剪 Actifit，然后通过扩大的前外侧入路将 Actifit 放到适当的位置。通常止血钳是非常好用的送入器械。缝合方法同内侧一致。

后和中后部用全内缝合技术。将其固定到腘肌腱会更有力。前中部分用由内向外或由外向内。为了避免外侧结构损伤，在后外侧做一个切口十分必要。当替代物被固定好后，在 0°～90°的范围内活动膝关节用关节镜的探勾小心地检测其稳定性。

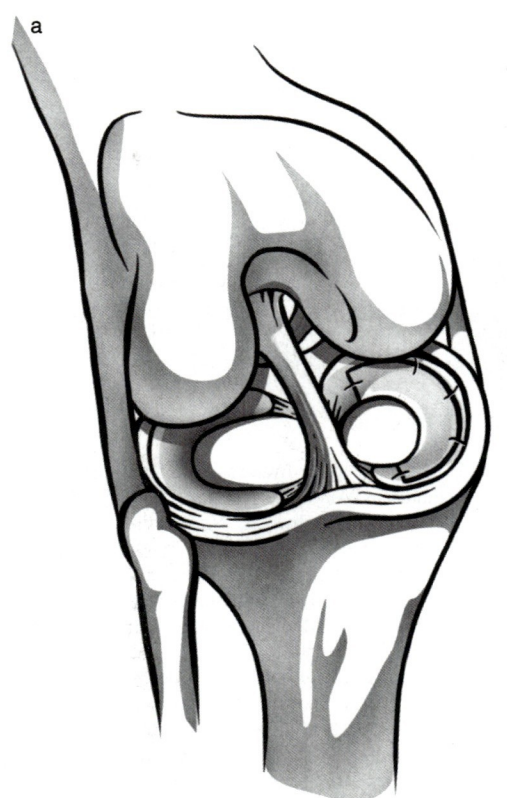
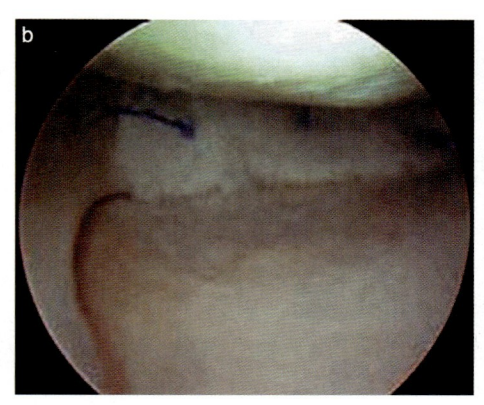

图 6　（a）每隔大约 0.5cm 缝一针；（b）每一缝针应该在从移植物下表面开始算起 1/3 到 1/2 的高度，便于固定合适

术后护理

预防血栓措施由术者根据情况而定,一般与常规的半月板相同。根据缝合牢固程度,术后第一周,在患肢加压包扎上用一个硬的可拆卸的支具固定。

康复

术者应该熟悉半月板缝合术后的康复方案,并且确保严格执行,特别关注承重的时间和强度。术后 6 周内避免承重,视情况可去掉支具。第 6 周开始逐渐负重。体重60kg 的患者每周增加 10kg 的承重,90kg 的患者每周增加 15kg 的承重。第 9 周患者可以在拄拐的情况下完全负重。

由康复师根据手术医师的建议下指导康复。被动活动在移植后立即开始,在第 4 周逐渐增加到 60°。到第 9 周,主动屈曲达到 120°。(开始)进行直腿抬高练习。屈膝达到 90° 就可以开始固定自行车练习。从第 10 周开始闭链练习和腘绳肌驯化和本体觉练习。从第 12 周开始,练习集中在单腿的肌力、跑、慢跑和专项运动训练。

术后 3 个月才可以下蹲。

临床结果

这里报告在欧洲的几个洲际的权威的骨科中心进行的安全性和有效性研究结果。

材料与方法

2007.3—2008.4,52 例患者(平均年龄 30.8±9.4 岁)纳入研究。男性占35%。34 个内侧 18 个外侧。平均缺损长度为(47.1±10.0)mm。

本文完成时已经随访 45 名患者 12 个月。

安全性

副作用与文献中半月板手术和半月板假体植入手术类似。到目前为止,还没有患者出现与半月板假体相关的严重不良影响。7 例严重不良事件中的 5 例与手术相关,与半月板植入物无关。轻中度不良事件中 7 例可能与植入物相关,22 个与半月板手术相关。

有效性

植入后 3、6 和 12 个月,根据 IKDC、Lysholm 和 VAS 膝痛评分改善有统计学意义($P<0.05$)。根据 5 个膝关节损伤性骨关节炎结果评分(KOOS),术后 3,6 和 12 个月的疼痛、日常生活和生活质量,植入后 6 个月与 12 个月的运动/休闲等症状改善,有统计学意义($P<0.05$)。

组织学与 MRI 结果

术后 12 个月时,通过膝关节查体(n=45)和二次关节镜探查(n=45)时从植入物游离缘活检判断组织长入情况。术后 3 个月使用钆静脉造影剂进行动态增强 MR(DCE-MRI)检测 42 例,了解支架内部的血管化情况。DCE-MRI 用于评估植入物外侧(滑膜缘)一半宽度的新生血管和植入物的整合。

在移植后 3、12 个月应用解剖 MRI 扫描评估软骨分数。在移植后 3 个月,DCE-MRI 发现 36/42 个患者(85.7%)有组织长入 Actifit 的外周的一半。MRI 显示术后 12 个月软骨分数稳定或有所提高。所有植入物都可以观察到组织再生,有 10 个缺损被完全填满。在术后 12 个月的 45 个患者的活体组织观察,组织内没有坏死,没有死亡细胞,组织相容性良好。

成功的组织长入,类似半月板细胞的细胞分层排列,表现各自的组织学特点,有或无血管,合成细胞外基质。组织学结果支持这是一个持续的再生、改造和成熟的过程,逐渐接近类人类半月板。

结论

除了手术的普通并发症,没有植入物的安全问题,比如植入物带来的软骨损伤或炎症反应,没有发现植入物降解产物。和术前相比,术后 3 个月 VAS、IKDC 和 Lysholm 评分的有效数据分析证明了统计学和临床的明显改善,术后 6 个月和 12 个月的主观临床结果评分也同样改善。术后 12 个月的结果可与部分半月板切除相比。Actifit 有可观的促进半月板组织再生的附加好处。

参考文献

1. Arnoczky, S.P., Warren, R.F.: Microvasculature of the human meniscus. Am. J. Sports Med. **10**, 90–95 (1982)
2. Gilbert, R., Ashwood, N.: Meniscal repair and replacement: a review of efficacy. Trauma **9**, 189–194 (2007)
3. Maher, S.A., Doty, S.B., Rosenblatt, L., et al.: Evaluation of a meniscal repair scaffold in an ovine model. Poster presented at the 55th Annual Meeting of the Orthopaedic Research Society, Las Vegas, February 22–25 2009
4. Tienen, T.G., Heijkants, R.G., de Groot, J.H., et al.: Replacement of the knee meniscus by a porous polymer implant: a study in dogs. Am. J. Sports Med. **34**, 64–71 (2006)
5. Verdonk, P.C.M., Van Laer, M.E.E., Verdonk, R.: Meniscus replacement: from allograft to tissue engineering. Sports Orthop. Traumatol. **24**, 78–82 (2008)
6. Welsing, R.T., van Tienen, T.G., Ramrattan, N., et al.: Effect on tissue differentiation and articular cartilage degradation of a polymer meniscus implant: a 2-year follow-up study in dogs. Am. J. Sports Med. **36**, 1978–1989 (2008)

第八章 曙光：Menaflex™ 胶原半月板重建，一种新的胶原假体

William G. Rodkey

张洪雷 译

内容

Menaflex™胶原半月板替代物 …………… 277
　简介和原理 …………………………… 277
CMI 的制造 ……………………………… 278
适应证 …………………………………… 278
手术技术 ………………………………… 278
临床研究 ………………………………… 278
参考文献 ………………………………… 280

Menaflex™胶原半月板替代物

简介和原理

组织工程是一个近来受到广泛关注的新学科[14]。它提供了构建一种来自生物组织的结构的基础知识和技术。生物可吸收胶原基质是组织工程研究的范例[2-4]，对保存和修复半月板组织有很多优点，比如改变交联度控制其降解速度，尤其是处理后的胶原蛋白避免了任何免疫反应，正常半月板极其复杂的生化成分可能在处理过程中重新组合[2-4]。如果这样的材料可以作为支架成功地再生新组织，就可能阻止或减轻失去半月板造成的负面影响[1]。

最初我们开发这种胶原支架时，称其为胶原半月板移植物（CMI），新商品名为"Menaflex™"，简单明确。我们着手生产或培育新的半月板样组织的首要目的是恢复或保存半月板的关键功能[5,6,10,11]。其次是防止进一步的退行性骨关节疾病和骨关节炎，以免多次手术，包括部分或全膝关节置换。第三个目标是增强关节的稳定性。最后，我们希望这类植入物和新的组织能有效缓解疼痛，避免长期用药。同时，我们也专注于胶原半月板移植物几个标准的设计[5,6,10,11]。我们希望这种可吸收材料，作为支架的胶原蛋白，随着时间的推移被代谢，再生组织有机会将其取代。我们还设计其植入关节内后的一段时期内维持其结构的完整性，足以支持新的基质结构的形成和成熟。移植材料无免疫原性是关键，以尽量减少可能会导致排异或破坏植入物的免疫反应。因此，我们研发了可以减少这种免疫反应的生物化学处理技术[2-4]。本植入物使移植手术简单方便，不用考虑其大小。我们认为植入物

W. G. Rodkey
Steadman Philippon Research Institute, 108 South Frontage Road West, Suite 303, Vail, CO 81657, USA
e-mail: cartilagedoc@hotmail.com

必须是非磨损材料,不会产生引起过度炎症反应的磨损颗粒。最后,最关键的是植入物对细胞无毒性作用,从让细胞安全植入支架并最终产生新的基质[5,6,10,11]。

因此,我们要提供半月板纤维软骨细胞或其他的祖细胞迁移到支架内、增殖和填充支架、产生细胞外基质、并最终生成新的类半月板组织的环境。这个新组织将保存和帮助恢复受损的半月板软骨,同时具有类似半月板的保护软骨的功能。我们坚守理想,确信通过各种动物研究,本产品已经符合我们的要求[4,5,10,12]。

CMI 的制造

Menaflex CMI(图 1)由牛的跟腱制造。清理和剁碎肌腱组织,用水充分漂洗以除去血液残留物和水溶性物质。使用各种化学处理,如酸、碱和酶祛除非胶原物质和脂肪,纯化 I 型胶原,进行纯度分析。进一步处理之后,最后通过 γ-射线灭菌[2-4]。

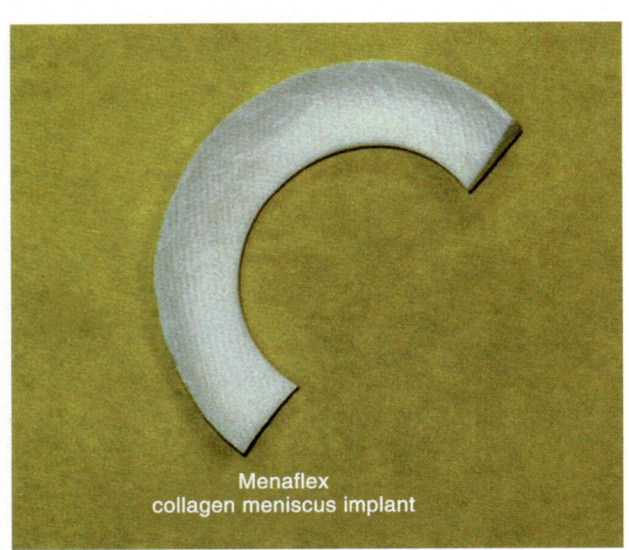

图 1　Menaflex 胶原半月板移植物

适应证

最初,Menaflex 设计仅用于在膝内侧半月板。现在外侧 Menaflex 已在美国以外的地区使用。Menaflex 的主要适应证是急性或慢性不可修复的半月板损伤或部分半月板切除者[8]。必须有足够的半月板残缘以便植入物缝合。禁忌证包括没有解决的韧带不稳、轴向不良、骨质裸露的全厚关节软骨缺损以及胶原蛋白过敏[8],其他全身疾病也可能不适合使用本替代物。

手术技术

关节镜手术植入 Menaflex[7-9,13]。最低限度修整毁损的半月板直到健康组织。如果清创达不到半月板的红-红区域,用微骨折锥子或类似的器械在半月板的边缘打孔到出血[7-9]。用专用的可弯曲的尺测量缺损大小。在无菌台切割出同样大小片段。如果用由内向外缝合,需在内或外侧副韧带后关节线上做 3cm 纵切口,保证缝针安全穿出并在关节囊上打结[7-9]。将浸泡过的植入物装入特制活塞送入器,经同侧入路插入,也可用无创血管钳送入。

位置满意后,由内向外将植入物缝合到半月板残缘[7-9]。我们更喜欢用 SharpShooter® 缝合枪(ReGen Biologics Hackensack,New Jersey),配 2-0 不可吸收编织聚缝线每隔约 4~5mm 缝合一针。对半月板残缘应用垂直缝合,前后角水平缝合[7-9]。通常需要 6~8 针固定移植物。然后在关节囊外打结。对余内缝合,我们喜欢用 FasT-Fix®(Smith & Nephew,Andover,MA)(图 2)。但是要小心保护植入物,因为它比 SharpShooter 缝针和缝线粗硬。

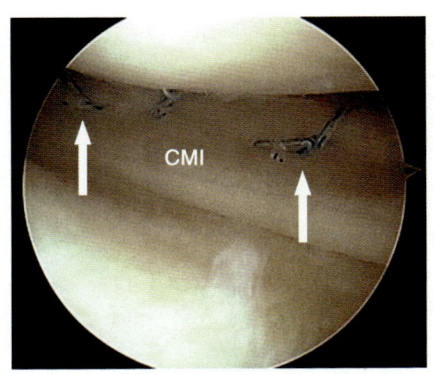

图 2　将 Menaflex 置入缺损后全内缝合(箭头)

临床研究

1996 年的上半年,在二阶段可行性研究中,关节镜下胶原半月板植入治疗了 8 例不可修复的膝内侧半月板损伤[7]。其中 7 例曾经有过一次或更多的内侧半月板切除手术,1 例急性无法修复的内侧半月板损伤。至少在最初的 24 个月(范围 24~32 个月)进行多次临床检查、血清学和影像学 MRI 检查。作为开始研究的一部分,所有患者在移植后 6

或12个月进行二次关节镜探查并活检[7]。与术前相比,所有患者术后的疼痛、Lysholm评分、Tegner活动评分及自我评估,明显改善1~2年。关节镜二次探查,肉眼可见所有半月板均有组织再生,并对关节面已形成了明显的保护。术前平均半月板缺损面积为62%。也就是说仅有38%的半月板残留。二次关节镜手术测量,缺陷平均充填了77%(40%~100%)。CMI再生组织活检显示已形成纤维软骨基质。影像学确认膝关节内侧退行性关节疾病没有进一步发展[7]。

作为长期(5~6年)研究的一部分,以上8个患者再次做了临床、影像和MRI检查[9]。临床结果从2年起几乎没有改变。影像学证实内侧软骨表面一直受到保护而没有进一步加重。MRI表明CMI再生组织继续成熟,大部分和原有的半月板难以区分。第三次关节镜探查,所有8个患者的CMI再生组织表现和二次关节镜探查一样,无论是大体观察和组织学上都类似半月板[9]。

关节镜下,测量新的类半月板组织填满的缺损的大小,并与二次关节镜探查图像比较。如植入物为50mm×70mm,应覆盖面积350mm²。如果新生组织覆盖300mm²,则填充率为86%。CMI植入后大约6年,缺损充填平均69%(50%~95%)[9]。大约5年前的二次关节镜探查时,缺损平均被填满77%[7]。说明修复组织丢失很少。CMI植入后6年,这组患者拥有正常半月板的81%(范围66%~98%)。没出现负面结果,如移植物造成的软骨表面损坏或新生过度生长[9]。

第二阶段可行性研究[7]的2年好结果,使得FDA批准在美国开展Menaflex植入部分半月板切除者的大型多中心随机研究[8]。16个临床研究单位,26名外科医生,311例不可修复的内侧半月板损伤,或曾做过部分内侧半月板切除的患者参与该研究。患者分为急性和慢性两组。157例未接受过半月板手术的患者为急性组,154例进行过1~3次半月板手术的患者为慢性组。患者随机分组,要么接受Menaflex替代,要么进行(或保持)部分半月板切除作为对照组。患者2年内多次接受随访检查,7年完成有效的评分结果。按照协议,接受胶原半月板移植的患者在术后一年进行关节镜探查取病理,计算新组织生长数量和质量。确定再手术率,进行存活分析[8]。

我们有41例患者参加了这项研究,未发现植入物引起的严重或意料之外的并发症。术后3个月患者恢复正常的日常活动,术后6个月大部分患者完全恢复活动,在两年内Tegner和Lysholm评分继续改善。ELISA检测没有发现任何胶原抗体增加。没有增加退行性骨关节疾病,也没有关节间隙继续变窄的影像学证据。MRI信号进行性增强表明持续的新组织长入、再生和成熟。关节镜探查,再生组织的外观形状与天然半月板相似。缺损充填平均量大于50%(范围40%~90%)。在组织学上,胶原植入物逐渐被分泌新的基质的,类似半月板纤维软骨细胞的细胞(图3)侵入和取代。没有发现炎症细胞,没有免疫或过敏反应存在。

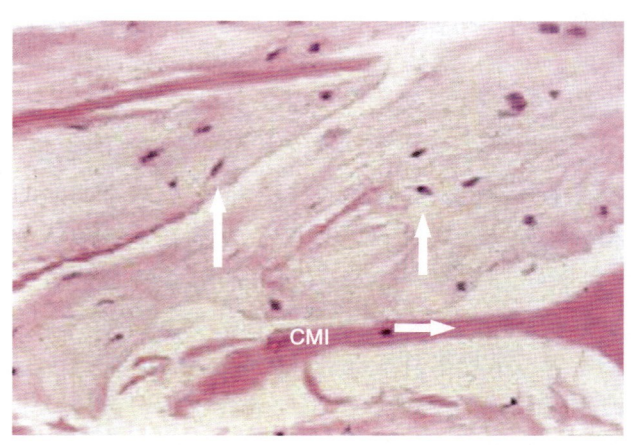

图3 Menaflex被逐渐被类似半月板纤维软骨细胞入侵和取代(垂直箭头)新的基质产生。一些植入物的剩余部分如水平箭头标注。放大100倍

对于多中心实验的接受Menaflex的患者,如我们所望,从术前到术后2年,Tegner活动级别增加。在术后一年的二次关节镜探查时,半月板组织超过50%[8]。138例年龄在18~60岁的内侧半月板部分切除患者,接受了Menaflex移植。其中64个急性损伤,74个慢性损伤。手术中测量半月板缺损的大小,估算半月板缺失的百分比。术后1年对124个患者进行关节镜探查(随访率90%),同样做测量和估算总半月板面积(残余组织+新组织)的百分率。移植物植入后,患者进行临床随访至少2年。每次随访患者需完成问卷调查,Tegner评分评估活动能力。然后计算Tegner评分在术后两年的变化[8]。

二次探查发现111/124例患者(90%)的总半月板面积>50%。术后2年,这些患者平均Tegner评分从3提高到5。这种在活动水平的显著变化与总半月板面积>50%相关($r=0.21$, $P=0.02$)。这与我们之前报道部分半月板切除保留部分应>50%是吻合的。

据此,我们的结论是,2年以上Tegner活动水平的增加与接受Menaflex治疗半月板缺损后获得>50%半月板组织之间存在显著的相关性。这项研究证实了在半月板手术中尽可能多的保留半月板组织的重要性。支持了半月板缺损再生能促进患者活动恢复的可能益处[8]。

在本随机研究中的对照组,我们预期半月板部分切除术后两年,切除量与临床症状、功能和活动能力有关。149例年龄18~60岁的部分内侧半月板切除患者作为对照组。其中急性组81例,慢性组68例。同样测量半月板缺失的大小,估算半月板缺失的百分率。随访方法同上。包括Lysholm评分和Tegner分级[8]。

根据127例患者(随访率85%)两年的数据。保留半月板组织量与2年后Lysholm分级有明显的相关性:蹲($r=0.28, P=0.001$)、上台阶($r=0.25, P=0.004$)、肿胀($r=0.26, P=0.003$)。特别值得注意的是,半月板保留>50%者功能明显优于保留<50%者。平均半月板保留42%者疼痛加重或没有改善,而平均半月板保留51%者疼痛评分改善。半月板保留<50%者Tegner指数平均为24%,半月板保留>50%者Tegner指数平均为52%($P=0.02$);因此,更多保留半月板有益于患者更多地恢复他们的活动能力。所以我们认为半月板切除的量和术后2年的症状、功能和活动之间有明显相关性。这个研究证实了术中尽量保留半月板、促进半月板重新生长和替换失去的组织、尽量减少预示早期退变的临床症状的重要意义。

我们还进行了长期随访[8]。急性组75例Menaflex移植,82例为对照。慢性组82例移植,69例对照。平均随访59个月(范围16~92个月)。基于1年后的141例二次探查,与最初半月板切除相比,Menaflex移植使半月板组织明显增加($P=0.001$)。移植物吸收支持类半月板基质产生和整合。接受移植的慢性患者活动能力(Tegner指数)明显比对照组好($P=0.02$)。术后5年,移植的慢性患者非研究计划的再手术明显减少($P=0.04$)。在急性患者中的两治疗组间没有明显差异[8]。

基于我们有限的远期可行性研究[9]和多中心随机临床试验[8],我们的结论是Menaflex(CMI)具有可植入性、生物相容性和生物可吸收性。其可吸收性支持组织再生,新的组织表现出类似正常半月板组织的功能。然而,与部分半月板切除相反,Menaflex的优势,在远期限制关节退行性疾病进展方面还没有被证明。上述研究结果提供的数据表明基于胶原半月板移植物的组织工程半月板可以在关节内存活。二次关节镜探查发现CMI再生组织对软骨表面有保护作用。到目前为止没有观察到与Menaflex直接相关的严重或意外的并发症。基于临床检查和效果评估大多数患者功能良好。二次关节镜探查的结果是肯定的和令人鼓舞的。这些结果有力地支持了胶原半月板移植物能用来代替无法修复或切除的半月板组织的观点。

参考文献

1. Arnoczky, S.P.: Building a meniscus. Biologic considerations. Clin. Orthop. Relat. Res. **367**, S244–S253 (1999)
2. Li, S.-T.: Biologic Biomaterials: Tissue-derived Biomaterials (Collagen). In: Bronzino, J. (ed.) The Biomedical Engineering Handbook, pp. 627–647. CRC, Boca Raton (1995)
3. Li, S.-T., Yuen, D., Li, P.C., et al.: Collagen as a biomaterial: an application in knee meniscal fibrocartilage regeneration. Mater. Res. Soc. Symp. Proc. **331**, 25–32 (1994)
4. Li, S.-T., Rodkey, W.G., Yuen, D., et al.: Type I collagen-based template for meniscus regeneration. In: Lewandrowski, K.-U., Wise, D.L., Trantolo, D.J., et al (eds.) Tissue Engineering and Biodegradable Equivalents. Scientific and Clinical Applications, pp. 237–266. Marcel Dekker, New York (2002)
5. Rodkey, W.G.: Menaflex™ collagen meniscus implant: basic science. In: Beaufils, P., Verdonk, R. (eds.) The Meniscus, pp. 367–371. Springer, Berlin/Heidelberg (2010)
6. Rodkey, W.G., Stone, K.R., Steadman, J.R.: Prosthetic meniscal replacement. In: Finerman, G.A.M., Noyes, F.R. (eds.) Biology and Biomechanics of the Traumatized Synovial Joint: The Knee as a Model, pp. 222–231. American Academy of Orthopaedic Surgeons, Rosemont (1992)
7. Rodkey, W.G., Steadman, J.R., Li, S.-T.: A clinical study of collagen meniscus implants to restore the injured meniscus. Clin. Orthop. Relat. Res. **367S**, S281–S292 (1999)
8. Rodkey, W.G., DeHaven, K.E., Montgomery, W.H., et al.: Comparison of the Collagen Meniscus Implant to partial meniscectomy: a prospective randomized trial. J. Bone Joint Surg. Am. **90**, 1413–1426 (2008)
9. Steadman, J.R., Rodkey, W.G.: Tissue-engineered collagen meniscus implants: 5–6-year feasibility study results. Arthroscopy **21**, 515–525 (2005)
10. Stone, K.R., Rodkey, W.G., Webber, R.J., et al.: Future directions: collagen-based prosthesis for meniscal regeneration. Clin. Orthop. Relat. Res. **252**, 129–135 (1990)
11. Stone, K.R., Rodkey, W.G., Webber, R.J., et al.: Development of a prosthetic meniscal replacement. In: Mow, V.C., Arnoczky, S.P., Jackson, D.J. (eds.) Knee Meniscus: Basic and Clinical Foundation, pp. 165–173. Raven, New York (1992)
12. Stone, K.R., Rodkey, W.G., Webber, R.J., et al.: Meniscal regeneration with copolymeric collagen scaffolds: in vitro and in vivo studies evaluated clinically, histologically, biochemically. Am. J. Sports Med. **20**, 104–111 (1992)
13. Stone, K.R., Steadman, J.R., Rodkey, W.G., et al.: Regeneration of meniscal cartilage with use of a collagen scaffold: analysis of preliminary data. J Bone Joint Surg Am **79**, 1770–1777 (1997)
14. Vunjak-Novakovic, G., Goldstein, S.A.: Biomechanical principles of cartilage and bone tissue engineering. In: Mow, V.C., Huiskes, R. (eds.) Basic Orthopaedic Biomechanics and Mechano-Biology, pp. 343–407. Lippincott William & Wilkins, Philadelphia (2005)

第九章 运动人群的胶原半月板替代

David N. M. Caborn, W. Kendall Bache, and John Nyland

张洪雷 译

内容

半月板缺失	281
胶原半月板植入物	281
临床研究的文献综述	282
未来趋势	283
Menaflex™在运动人群的应用举例	283
病案 1	283
病例 2	284
病例 3	285
参考文献	286

半月板缺失

健康的半月板对于膝关节的负荷传导及保护是非常重要的。半月板缺失或功能缺陷会导致关节软骨的异常磨损,成为形成骨关节炎的条件。完全或部分半月板切除是传统的手术方式,对膝关节相关组织的影响考虑不多。随着对半月板的功能的深入理解,尽可能修复半月板成为共识。对无法修复的半月板,采用新的方法,如可吸收胶原基质为基础的植入物是一种选择[12]。

胶原半月板植入物

Menaflex™胶原半月板替代物(曾称为CMI)是主要由Ⅰ型胶原组成的可吸收胶原基材。是由从牛跟腱分离纯化的Ⅰ型胶原蛋白,经粉碎、水洗、提纯、过滤、冷冻干燥、塑型、戊二醛交联并制成C形。先清理半月板达健康的出血的半月板边缘(或穿刺半月板裂缘形成血管床),然后将精心修剪的植入物缝合到清理整齐的完整的半月板滑膜缘[2]。Menaflex™应该在新半月板组织形成时吸收,用于不可修复的半月板损伤或先前的半月板切除后的缺损。Reguzzoni等[6]利用光学显微镜、扫描电子显微镜和透射电子显微镜,对植入6个月后4名患者的活体标本的胶原组织结构及超微结构应用进行了观察评估。植入物好像由 $5\sim10\mu m$ 小束连接的 $10\sim30\mu m$ 平行的薄层组成。结缔组织网形成直径 $40\sim60\mu m$ 的小孔。高倍镜下,微孔壁布满了随机分布的直径 $73\sim439nm$ 的胶原纤维。活检标本显示微孔充满结缔组织,包含新生血管和有丰富的粗面内质网和少数线粒体的成纤维母细胞。在细胞外基质的胶原纤维直径一致($126\pm32nm$)。植入物的

D. N. M. Caborn, W. K. Bache, and J. Nyland(✉)
Department of Orthopaedic Surgery, Division of Sports Medicine,
School of Medicine, University of Louisville,
210 East Gray Street, Suite 1003, 40202 Louisville, KY, USA
e-mail: david.caborn@louisville.edu; wkbach01@gwise.louisville.edu;
john.nyland@louisville.edu

初始结构仍可辨认,没有炎症细胞。他们认为移植物提供了适合于前体细胞和血管长入的三维支架,引导形成功能完备的组织。

临床研究的文献综述

Rodkey等[8]通过临床、血清、放射线及MRI评估了8例Menaflex™植入最少24个月(24个月到32个月)的结果。在术后6个月或12个月,进行二次关节镜探查取活检。术后1或2年后,疼痛、Lysholm、Tegner活动评分及自我评价标准,所有患者较术前均明显改善。关节镜评估见所有缺损都有组织再生,关节面保留。活检标本有纤维软骨基质形成。X线检查没有发现膝关节变性。植入后3个月患者可以进行正常日常活动,6个月可以自由活动,24个月后Lysholm分数均提高,疼痛减轻。但是,患者活动水平改善不同,或明显或轻微,或降低。Menaflex™植入能缓解膝关节疼痛,改善活动水平,最早在植入后6个月就能恢复一定的运动。然而该组患者平均40岁(24～49岁)。对年老和年轻患者的效果还不清楚。虽然这一结果是令人鼓舞,但植入后2年的数据可能不足以提供关于其副作用及植入物降解的完整数据。

Steadman和Rodkey对同一组患者进行了平均5.8年(5.5～6.3年)的随访[10],Lysholm评分从术前的75分提高到术后的88分,Tegner活动评分从3分提高到6分,患者的自我满意度从术前的2.4分改善到术后的1.9分(1分=正常,4分=严重异常)。疼痛评分从术前的23分降到术后的11分(0=无痛,100=最痛)。影像学研究表明植入后内侧软骨表面没有进一步退变。第三次关节镜证实缺损填充69%。来自3个患者的活组织标本的组织学检测表明纤维软骨有均匀的细胞外基质。活动水平改善最好的患者能从事重体力劳动,以及娱乐活动和温和的竞技运动。然而,这些研究结果仅来自8例受试者(年龄30～55岁),术前活动分数较低和膝关节曾多发损伤及拥有手术史的患者,改善没有术前活动分数高者明显。植入后70个月半月板组织平均恢复81%。植入物体积有所减小,可能会随着时间而加重和增加关节退行性改变。没有对照组,并且研究对象均为男性。

Ronga等[9]介绍了1例40岁的运动员ACL断裂合并严重半月板撕裂及股骨内侧髁软骨损伤分期术手术的理由。自体骨腱骨ACL+MCI半月板植入术后6个月,进行胶原膜覆盖自体软骨细胞(MACI)植入,同时进行胶原半月板植入物活检。结果表明细胞已长入支架,新组织已经存在。随访2年,国际软骨修复协会评分接近正常,Cincinnati膝关节评分系统、Lysholm II评分、Tegner活动评分和IKDC主观评级系统评分分别是7/10、88/100、6/10和81.5/100。MRI显示半月板和关节软骨植入物具有很好的契合。

大量的证据显示,胶原半月板植入物适用于不同年龄段的患者。8例患者(年龄范围20～51岁,平均31岁)的前瞻性研究显示胶原半月板植入物能修复他们的内侧半月板。Zaffagnini等[13]报道至少6年的随访未出现植入相关并发症。另外,术后3个月所有患者恢复无限制日常活动。MRI显示,6例患者有内侧膝关节间隙与关节软骨与术前相同。二次关节镜探查显示每个植入物都有不同程度的吸收,一例几乎完全吸收。IKDC,Cincinnati膝关节评分系统和疼痛自我评分均明显改善。结果表明功能改善能够保持到随访。然而,这个研究仅代表了20～51岁间的8名男性的小样本。

Bulgheroni e等[1]报道,对严重半月板撕裂患者进行胶原半月板植入,术后2～5年的MRI、二次关节镜探查和临床检查,显示Lysholm和Tegner活动评分明显改善。然而,部分患者(9/28,32.1%)出现膝关节进一步退变的表现,治疗反应不佳。Stone等[11]报道了9例膝关节稳定或经过稳定手术的患者,因半月板损毁大部分撕裂后行胶原半月板植入超过36个月的随访结果。植入后3或6个月进行二次关节镜探查、肉眼和组织学评估显示新形成的半月板组织正在替代逐渐吸收的植入物。术后36个月,9个患者的膝关节疼痛均减轻。用数字1表示能参加剧烈体育活动,用5代表不能参加体育活动。膝关节损伤前平均是1.5,损伤后手术前是3.0,术后6个月2.4,术后12个月2.2,术后24个月2.0,术后36个月1.9。用数字3代表最痛,数字0代表无痛,术前疼痛平均评分是2.2,术后36个月为0.6。在术后3、6、12和36个月MRI显示再生的半月板组织逐渐成熟。未出现免疫反应,所有患者膝关节疼痛均减轻。到术后36个月所有纳入观察的患者均从术前的轻到无活动恢复到中度剧烈运动。在植入术后6～12个月,大部分患者活动水平明显改善。结果表明胶原支架3年内是安全的,而且容易移植,同时支持组织长入。研究显示生长因子可能有益于组织长入支架。对其长期的安全性需要进一步研究。

在一个前瞻性、随机、关节镜对照研究中，Linke[5]研究了60例（平均41.6岁，范围19~68岁）内侧半月板次全切除和膝内翻患者胶原半月板植入的结果。所有患者均采用高位胫骨外翻截骨，其中30例接受了胶原半月板植入。术后24个月组间Lysholm评分和IKDC评分和主观疼痛减轻数据稍有差异。15/23（65.2%）术后胶原植入物愈合良好。然而，那些愈合失败者有植入物退变的证据。2008年，Rodkey[7]等进行了两组患者的前瞻、随机、多中心手术对照研究。157例未做过半月板手术的患者为急性组，154例曾经历1~3次半月板手术者为慢性组。随机分配进入胶原半月板植入组或部分半月板切除治疗的对照组。术后1年，接受胶原半月板植入的患者进行二次关节镜探查。在急性组，75例患者接受胶原半月板植入，其余82例作为对照组。在慢性组85个患者接受胶原半月板植入，69例作为对照组。持续随访平均59个月（16~92个月）。对141例关节镜二次探查表明，与部分切除组相比，植入组半月板组织明显增加。随着其同化和吸收，胶原植入物支持类半月板基质产生和融合。与对照组相比，慢性组植入者活动水平显著增高，与之相关的二次手术显著减少。在急性组的研究中对两组观察发现两治疗组间无明显差异。Rodkey等[7]据此得出的结论是胶原半月板植入物可有效替代慢性半月板损伤患者的不可修复或有缺陷的半月板组织，但对急性损伤患者没有明显的帮助。

未来趋势

基于现有的信息，Van Tienen等[12]认为胶原半月板植入在预防关节软骨退变、帮助患者恢复日常活动及运动而不引起膝骨性关节炎，是优于部分半月板切除的。问题是人类的应用研究只是部分替换，全半月板置换仅用于动物。缺乏超过6~8年的远期研究。因此，MCI防止膝关节骨性关节炎的真实疗效仍然未知。年轻人形成骨性关节炎可能需要更长的时间，MCI的真实预防效果还没有被完全理解。该手术对每个人的疗效不同。在很多研究中66%~70%结果良好，其余部分似乎没有任何益处。Genovese等[4]应用MRI评估术后胶原半月板植入物的结构，发现35/40例（87.5%）与正常半月板形状和大小一致，5/40例（12.5%）出现半月板变小或形状不规则。然而，术后2年仍接受检查的15/16例（93.8%）植入物略变小。虽然植入物变小似乎没有危害其整合，其意义需要进一步研究。胶原半月板在年轻、年长者和女性的应用研究十分有限。因此，关于选择合适的患者和安全应用的比率要进一步研究。

Menaflex™在运动人群的应用举例

虽然最初的设计是为治疗慢性半月板损伤或缺失的中年患者，但是MCI可使更广泛的半月板不可修复损伤或慢性缺失的患者受益，它正被越来越多的年轻的、中年的和老年的热衷体育的患者所接受。新的关节重建的范例，整合了细胞、关节内方法如Menaflex™和关节外环境强化方法，如渐进性功能练习疗法的应用、营养和补品、支具和注射疗法，特别是对伴随关节软骨损伤的患者。下面介绍3个病例，将MCI间置置换术作为竞技型患者保存膝关节软骨表面和阻止膝骨性关节炎的方法。我们建议有关节软骨退变或损伤史患者在进行MCI植入之前6周，口服硫酸氨基葡萄糖及筋骨素MSM（methyl sulfonyl methane）或（和）应用玻璃酸钠。术后使用循环冷疗系统（Kinex ThermoComp™, Waukesha, WI, USA）和CPM（Kinex K4-Xtend KNEE CPM™, Waukesha, WI, USA）术后3周内每天4小时。术后3~4周，可部分负重（50%）。门诊物理治疗强调整合核心-下肢感觉运动、力量和神经肌肉康复。水疗对缓解膝关节主动活动的疼痛和训练下肢的协调性有用。一般情况下，术后6个月患者可进行无限制活动。

病案1

M.A. 12岁女孩，2006年8月曾行左膝外侧盘状半月板修复手术，2008年10月行左外侧半月板清理和内侧半月板修复。第二次手术后持续的疼痛、交锁、无力和膝僵直使她的父母决定让她在家上课。2009年6月检查发现其膝外翻、深蹲疼痛、高位髌骨及"Q"角增加，McMurray's试验阳性，Lachman's试验阴性。标准X片显示在外侧胫股间隙变窄，内侧胫股骨间隙完好。MRI显示（图1）外侧半月板桶柄样撕裂，半月板脱位到外侧间室的内髁间窝处。另外，外侧半月板边缘被向外挤出。外侧半月板已不可能修复。进行外侧半月板移植有危害其胫骨生长骨板的可能。最后决定考虑Menaflex™植入。关节镜探查确认半月板损伤不可修复（图2），首先修整外侧半月板撕裂的位置（图3），然后用

Fast-Fix 牢固缝合 Menaflex™ 到位(图4)。一年后患者重返高中并且能参加滑轮活动。

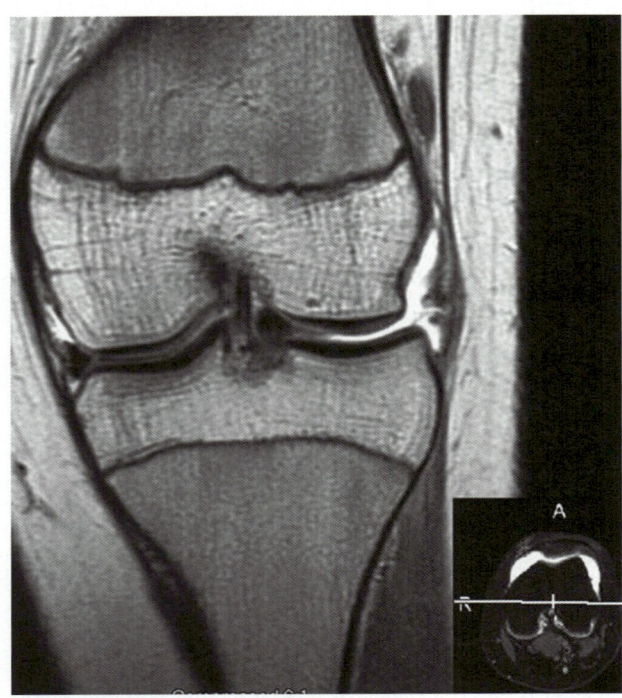

图1　外侧半月板撕裂移位入髁间窝,外侧半月板残缘向外侧挤出

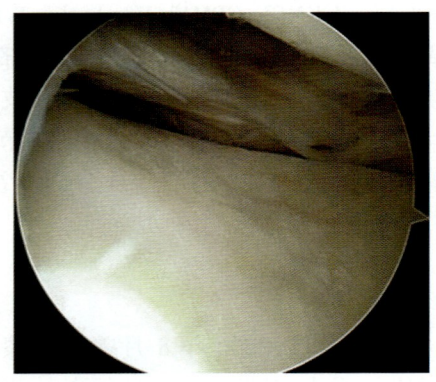

图2　外侧半月板实质不可修复损伤

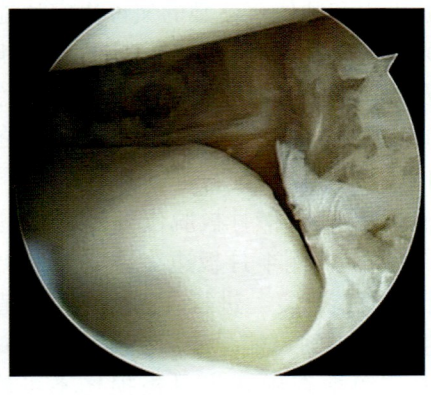

图3　刨削刀修整外侧半月板撕裂处

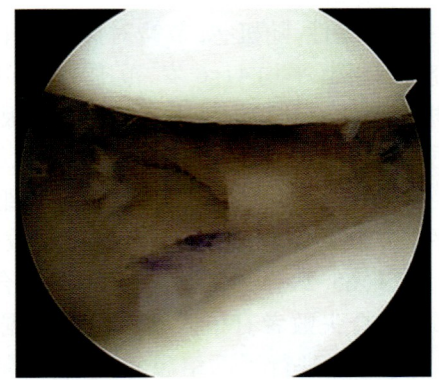

图4　Fast-Fix 缝合固定 Menaflex™

病例 2

J. L. 50 岁,女有氧运动教练,2005 年左膝内侧半月板清理手术。2009 年 4 月,马拉松训练时出现左膝外侧疼痛。体检无关节线压痛,McMurray's 和 Lachman's 试验均阴性。标准 X 光片显示内外股胫间隙尚可。MRI 显示左膝内侧半月板后角退行性撕裂(图5)。之前的损伤和手术使大约80%内侧半月板后角缺失,关节镜探查发现内侧股骨髁和内侧胫骨平台表面出现 Ⅰ-Ⅱ 度退变。刨削撕裂处(图6)后植入 Menaflex™,以 Fast-Fix 缝合(图7)。移植术后 1 年,患者可以进行休闲跑步,每次 4.8km,同时开始教低强度有氧操,偶有膝轻度不适。

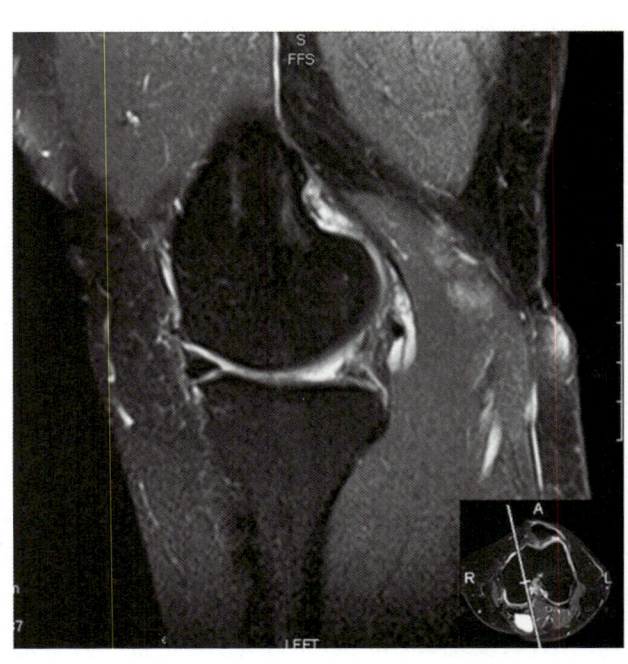

图5　MRI 示内侧半月板后角的退变性撕裂

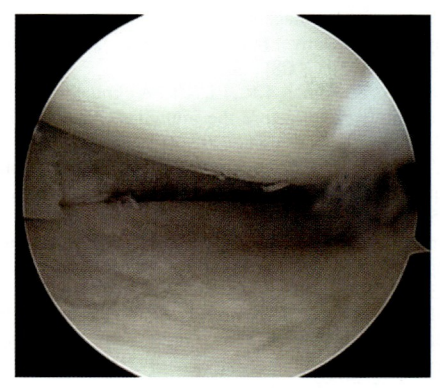

图6　刨削刀修整内侧半月板需要修复的位置

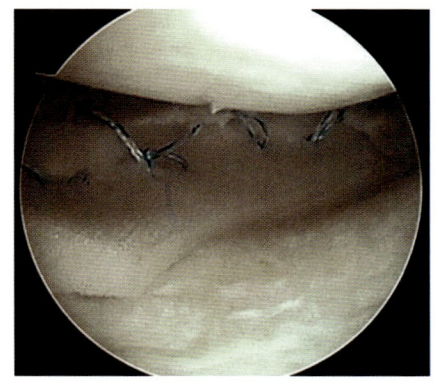

图7　应用 Fast-Fix 缝合器将 Menaflex™ 固定在相关的位置

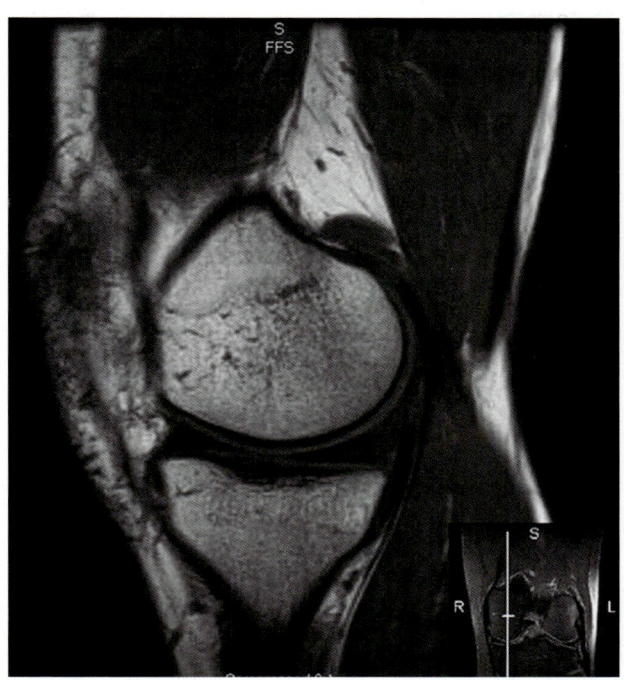

图8　MRI 示其内侧半月板混合撕裂

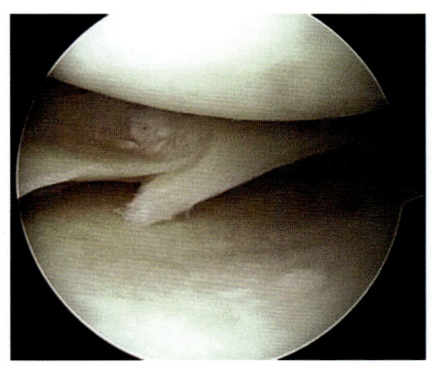

图9　关节镜探查示半月板后角退变伴有不可修复混合损伤,撕裂延伸到半月板体中部

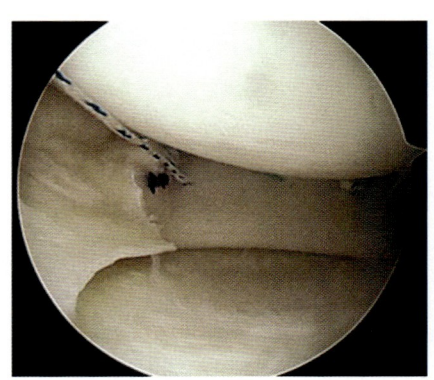

图10　Menaflex™ 胶原半月板

病例3

R. G. 42 岁的男内科医师,喜欢足球运动。2003年 MRI 显示左膝 ACL 断裂及内侧半月板黏液性变[3]。2003 年行同种异体胫前肌腱 ACL 重建界面螺钉固定。2008 年 10 月开始感觉内外关节线压痛,当时在他左膝的内侧半月板后角区域注射了两针富含血小板的血浆,刺激其愈合。

2009 年 5 月,他在踢足球时膝扭伤造成内侧半月板撕裂。MRI 显示他的内侧半月板放射状+垂直混合撕裂(图8)。关节镜探查发现半月板后角退变,并且混合的、无法修复的撕裂延展到半月板体中部(图9)。刨削撕裂处后 Menaflex™ 植入,Fast-Fix 缝合器固定在相应位置(图10)。植入术后 2 年,患者恢复跑步、休闲网球和中等强度足球训练,未诉不适。

参考文献

1. Bulgheroni, P., Murena, L., Ratti, C., et al.: Follow-up of collagen meniscus implant patients: clinical, radiological, and magnetic resonance imaging results at 5 years. Knee **17**(3), 224–229 (2009). doi:10.1016/j.knee.2009.08.011
2. Buma, P., van Tienen, T., Veth, R.: The collagen meniscus implant. Expert Rev. Med. Devices **4**(4), 507–516 (2007)
3. Dandy, D.J.: The arthroscopic anatomy of symptomatic meniscal lesions. J. Bone Joint Surg. Br. **72**(4), 628–633 (1990)
4. Genovese, E., Angeretti, M.G., Ronga, M., et al.: Follow-up of collagen meniscus implants by MRI. Radiol. Med. **112**(7), 1036–1048 (2007)
5. Linke, R.D., Ulmer, M., Imhoff, A.B.: Replacement of the meniscus with a collagen implant [CMI]. Oper. Orthop. Traumatol. **18**(5–6), 453–462 (2006)
6. Reguzzoni, M., Manelli, A., Ronga, M., et al.: Histology and ultrastructure of a tissue-engineered collagen meniscus before and after implantation. J. Biomed. Mater. Res. B Appl. Biomater. **74B**, 808–816 (2005)
7. Rodkey, W.G., DeHaven, K.E., Montgomery 3rd, W.H., et al.: Comparison of the collagen meniscus implant with partial meniscectomy. A prospective randomized trial. J. Bone Joint Surg. **90A**(7), 1413–1426 (2008)
8. Rodkey, W.G., Steadman, J.R., Li, S.T.: A clinical study of collagen meniscus implants to restore the injured meniscus. Clin. Orthop. Relat. Res. **367**(Suppl), S281–S292 (1999)
9. Ronga, M., Grassi, F.A., Manelli, A., et al.: Tissue engineering techniques for the treatment of a complex knee injury. Arthroscopy **22**(5), 576.e1–576.e3 (2006)
10. Steadman, J.R., Rodkey, W.G.: Tissue-engineered collagen meniscus implants: 5- to 6-year feasibility study results. Arthroscopy **21**(5), 515–525 (2005)
11. Stone, K.R., Steadman, J.R., Rodkey, W.G., et al.: Regeneration of meniscal cartilage with use of a collagen scaffold. Analysis of preliminary data. J. Bone Joint Surg. **79A**(12), 1770–1777 (1997)
12. Van Tienen, T.G., Hannink, G., Buma, P.: Meniscus replacement using synthetic materials. Clin. Sports Med. **28**(1), 143–156 (2009)
13. Zaffagnini, S., Giordano, G., Vascellari, A., et al.: Arthroscopic collagen meniscus implant results at 6 to 8 years follow up. Knee Surg. Sports Traumatol. Arthrosc. **15**, 175–183 (2007)

第十章 半月板切除后的步态

Güneş Yavuzer, Ali Öçgüder, and Murat Bozkurt

张洪雷 译

内容

参考文献 ………………………………… 289

G. Yavuzer
Department of Physical Medicine and Rehabilitation,
Ankara University, Faculty of Medicine, Ankara Üniversitesi
Tıp Fakültesi, Fiziksel Tıp ve Rehabilitasyon Anabilim Dalı,
Samanpazarı, 06100 Ankara, Turkey
e-mail: gunesyavuzer@hotmail.com

A. Öçgüder
Department of Orthopaedics and Traumatology,
Atatürk Training and Research Hospital, 068400 Ankara, Turkey
e-mail: aliocguder@yahoo.com

M. Bozkurt (✉)
Department of Orthopaedics and Traumatology,
Atatürk Training and Research Hospital,
Incek Atakent Sitesi, 12. Sokak, No:98, Golbasi,
06820 Ankara, Turkey
e-mail: nmbozkurt@yahoo.com

半月板通过将机械应力分散到更大软骨表面而起到吸收震荡和传递负荷的作用[18,28]。同时也具有稳定和润滑膝关节作用[18]。由于创伤、年龄或退变使半月板撕裂成为膝关节的常见损伤[10]。不治疗的半月板撕裂会有交锁和不稳,因为半月板外1/3有含疼痛感受器的神经支配,所以会产生疼痛[10-12]。中老年人的核磁上经常发现无症状的半月板撕裂[10]。横向研究表明损伤程度和疼痛程度有不太明显的关联[12]。

以往的研究表明,有些撕裂的半月板会增加关节面的压力并引发膝关节骨性关节炎(OA)[12,13]。为了尽量保存半月板功能,而切除损伤的部分。然而,部分或完全半月板切除可能进一步改变负荷分布[19]。Roos 等[30]报道尽管有解除了半月板损伤造成疼痛的乐观结果[36],关节镜下半月板部分切除术(APM)后患者日常生活如跑步下蹲等会受限。长期随访研究表明,膝关节骨性关节炎的患病率增加与半月板切除有关。半月板切除后的膝关节接触面积的减少,使关节软骨承受较大的挤压和剪切力,可能引起骨关节炎[19]。Englund 等认为手术切除非机械障碍性的退变部分可能仅仅消除了功能障碍的证据,而关节炎和其他症状将继续发展[11]。50%关节镜下半月板部分切除患者在术后5年内就会产生膝关节炎[4,29]。另50%的患者的软骨受到保护的原因尚不清楚,需要进一步研究。

定量步态分析(QGA)提高了我们对病理步态形式的认知,有益于确定膝盖问题的发病原因及临床决策的制定[37]。用步态分析预测半月板切除术后可能出现的膝关节问题受到关注。半月板和交叉韧带病损的关节镜治疗已经积累了越来越多的认识和经验,可以预期大多数患者获得良好的效果。然而,缺少膝关节炎是由于关节内病因导致的自然过程的文献。半月板切除术后的短期内步态改变可能与疼痛、知觉[14]的改变以及肌肉力量下降相关[33]。长期步态改变的结果,可能与轴线异常[6]、软骨退变及代偿机制相关[1,3,5,9,17,19-23]。除了手术,一些保守方法,包括但不限于膝关节支具、楔形以及针对提高本体感觉、平衡和肌肉强度的训练计划都有助于减少膝关节的病理负荷[16]。通过 QGA 检测骨性关节炎风险增加的早期迹象可以减低半月板切除后的远期发病率。采用横断面研究方法,Davies-Tuck 等[7]研究了没有临床膝关节炎症状的 20 名女性,显示了内侧半月板损伤的存在和严重程度与膝外侧内收活动峰值的大小及走平路时足内旋的程度呈显著正相关性。他们的结论是调整行走训练或矫形器参数,可能有助于减少膝关节骨性关节炎的发病率和负担。

最常见用来评估膝关节疾病的步态变量是在站立时在额状面的内收力矩和在矢状面的外展力矩。膝关节内收力矩使膝关节进入内翻位置,增加内侧胫股关节面上的负荷[26,31]。增大的内收力矩与膝关节炎的存在[2]、严重程度[32,35]及进展[24]相关联。Astephen JL[1]的结论是冠状面负荷和步态中负重期是严重性膝关节炎的特征。再次强调,步态分析可用于检测膝关节骨性关节炎的早期阶段进程。有报道称在膝关节疼痛[27]、膝关节骨性关节炎[15]及 ACL 损伤[8]患者伸膝力矩减弱。

Sturnieks 等[34]研究了 105 例近期接受关节镜部分半月板切除的无痛患者和 47 例健康患者自选速度下行走的时空数据、关节运动学和动力学。在时空参数上和膝运动上半月板切除组与对照组一样。但是手术的下肢与非手术下肢相比在矢状面上活动范围减小(ROM)和运动峰值减低。与对照组相比,手术组站立时膝关节内收力矩更大。这将增加膝内侧股胫关节的负荷,而且可能导致骨性关节炎的风险增加。

进一步研究了该组患者步态中膝肌肉力量和膝关节力矩的关系,指出关节镜下半月板部分切除术后加强肌肉力量训练的重要性[33]。在他们的研究中,他们将患者分为弱组和正常组,与对照组在时空、运动学和运动步态参数方面进行比较。即使 APM 患者与对照组之间在时空参数、运动学和矢状面动力类似,与对照组相比 APM 组表现出较弱的向心性膝关节屈伸力量。APM 弱组与 APM 正常肌力水平组和对照组相比,站立时膝关节内收力矩的平均水平和峰值均有提高。APM 正常肌力组与对照组相比,在站姿早期的膝内收力矩产生较大峰值。通过分析膝部力量和膝内收运动,他们得出结论:半月板切除患者获得正常下肢肌肉力量对获得正常额状面的步态负荷是重要的。图 1 显示单侧半月板的膝内收力矩。

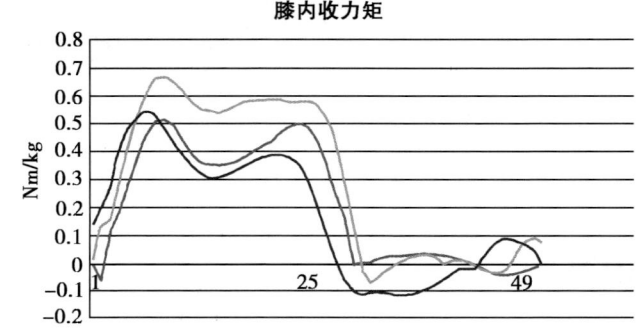

图1 单侧半月板切除患者膝内收力矩图。黑线代表正常;深灰代表健侧,浅灰代表半月板切除侧。正值表示内收

Durand 等[9]研究了 17 例(25~49 岁)男性患者经关节镜下部分内侧半月板切除术后运动恢复情况。这些患者进行术前评估,术后 2、4 和 8 周再次评估。在矢状面上髋、膝和踝的运动和肌电活动(测量表面电极)在 5 组肌肉被记录,其中每个患者走平路和以自己随意的速度上下楼梯。他们发现术前和术后纳入观察的患者与对照组相比行走慢且步幅短。一些数据在术后 8 周仍有异常。他们并没有发现观察组和对照组之间术前的不同,无论是运动或肌肉激活。他们报道在术后接受重量和摆动的早期和晚期阶段膝关节屈曲减少。在 8 周时,膝关节在中立位出现显著的膝关节屈曲减少。同时,活动和肌肉收缩没有其他明显改变。

McNicholas 等[22]对 95 例单膝半月板全切青少年患者进行了长达 30 年的前瞻性研究并与 13 年前的观察相比较。其中 53 例患者同意双侧膝关节进行影像学检查,结果手术的膝关节软骨狭窄者明显增加。

McNicholas 等[21]还对 21 例单侧半月板全切患者进行了三维步态分析和双侧影像学评估。结果支持膝内/外翻和胫股骨性关节炎(TFOA)之间的相关性。然而,站立早期内收力矩的动态步态参数,都与髋膝踝角度和 TFOA 没有相关性。和 Davies-Tuck 等不同,他们没有发现平均脚前进角和膝内收力矩之间的关系。

Magyar 等[17]研究了 24 例内侧半月板切除 18 个月后患者,分析在恒定的 3.5km/h 速度下的步态参数改变。他们报告说,内侧半月板切除导致变换主势腿、膝关节活动减少,对侧运动链的其他关节-髋关节的代偿活动增加,对比健康人的时空参数,骨盆倾斜和步态的对称没有明显差异。他们得出的结论是膝内侧半月板切除能导致内收肌免除步态与骨盆的旋转力矩减少。

Bulgheroni 等[5]的一项前瞻性有控研究,通过 QGA 评估了 10 例患者半月板切除术前和术后 6 和 12 个月在矢状面上的运动和动力学数据。手术前,关节动力没有明显改变,步态变化主要是疼痛引起的。膝半月板部分切除后,疼痛消失但出现了新的关节反应。这可能是由于力学改变和(或)通过本体感受机制所致。在手术后一年,步态改变明显且主要局限于膝关节。术前步态变化主要是躲避疼痛。手术后,肢体的行为改变是由于力学平衡或本体感觉的传入信号改变。虽然和术前相比,术后 6 个月关节动力没有明显改变,但是术后 12 个月在摆动后期和站立早期髋、膝和踝关节屈曲增加。手术前后髋膝屈伸力矩受膝力矩改变的影响。术前和术后 6 个月,变化主要发生推地期,而在术后 12 个月变化主要发生在摆动期。术后 12 个月髋屈伸也发生改变。关于术前的步态对称性,健膝和伤膝之间的屈伸力矩在首次负重和站立晚期有差异。术后,在首次负重的不对称没有更加明显,但在站立晚期阶段患膝伸膝力矩仍然减少。

Ocguder 等[25]研究了一组关节镜下单侧半月板切除术后平均两年患者(18 名男性,平均年龄(34.3±9.8)岁)的步态,将关节运动和关节的动力学时空数据与健康对照组进行对比。损伤均为半月板后角内侧部分桶柄状撕裂,不伴有韧带损伤和软骨病变。术后两年,平均值±SDLysholm 评分是 89.7±5.0(79~95)。时间-距离参数、健侧和患侧的骨盆、髋、膝、踝的定量运动和动力与正常组比较一致。他们的结论是,关节镜下单侧半月板切除的患者术后 2 年步态对称且接近正常。这个结果可以解释在手术后的愈合过程中的关节运动链中成功的代偿机制。

参考文献

1. Astephen, J.L., Deluzio, K.J.: Changes in frontal plane dynamics and the loading response phase of the gait cycle are characteristic of severe knee osteoarthritis application of a multidimensional analysis technique. Clin. Biomech. (Bristol, Avon) **20**(2), 209–217 (2005)
2. Baliunas, A.J., Hurwitz, D.E., Ryals, A.B., Karrar, A., Case, J.P., Block, J.A., Andriacchi, T.P.: Increased knee joint loads during walking are present in subjects with knee osteoarthritis. Osteoarthritis Cartilage **10**(7), 573–579 (2002)
3. Biswal, S., Hastie, T., Andriacchi, T.P., Bergman, G.A., Dillingham, M.F., Lang, P.: Risk factors for progressive cartilage loss in the knee: a longitudinal magnetic resonance imaging study in forty-three patients. Arthritis Rheum. **46**(11), 2884–2892 (2002)
4. Bolano, L.E., Grana, W.A.: Isolated arthroscopic partial meniscectomy. Functional radiographic evaluation at five years. Am. J. Sports Med. **21**(3), 432–437 (1993)
5. Bulgheroni, P., et al.: Gait analysis of pre- and post-meniscectomy knee: a prospective study. Knee **14**, 472–477 (2007)
6. Covall, D., Wasilewski, S.: Roentgenographic changes after arthroscopic meniscectomy: five-year follow-up in patients more than 45 years old. Arthroscopy **8**(2), 242–246 (1992)
7. Davies-Tuck, M.L., Wluka, A.E., Teichtahl, A.J., Martel-Pelletier, J., Pelletier, J.P., Jones, G., Ding, C., Davis, S.R., Cicuttini, F.M.: Association between meniscal tears and the peak external knee adduction moment and foot rotation during level walking in post-menopausal women without knee osteoarthritis: a cross-sectional study. Arthritis Res. Ther. **10**(3), R58 (2008)
8. DeVita, P., Hortobagyi, T., Barrier, J.: Gait biomechanics are not normal after anterior cruciate ligament reconstruction and accelerated rehabilitation. Med. Sci. Sports Exerc. **30**(10), 1481–1488 (1998)
9. Durand, A., Richards, C.L., Malouin, F., Bravo, G.: Motor recovery after arthroscopic partial meniscectomy. Analyses of gait and the ascent and descent of stairs. J. Bone Joint Surg. Am. **75**, 202–214 (1993)
10. Englund, M.: The role of the meniscus in osteoarthritis genesis. Rheum. Dis. Clin. North Am. **34**(3), 573–579 (2008)
11. Englund, M., Guermazi, A., Lohmander, L.S.: The meniscus in knee osteoarthritis. Rheum. Dis. Clin. North Am. **35**(3), 579–590 (2009)
12. Englund, M., Guermazi, A., Lohmander, S.L.: The role of the meniscus in knee osteoarthritis: a cause or consequence? Radiol. Clin. North Am. **47**(4), 703–712 (2009)
13. Englund, M., Niu, J., Guermazi, A., Roemer, F.W., Hunter, D.J., Lynch, J.A., Lewis, C.E., Torner, J., Nevitt, M.C., Zhang, Y.Q., Felson, D.T.: Effect of meniscal damage on the development of frequent knee pain, aching, or stiffness. Arthritis Rheum. **56**(12), 4048–4054 (2007)
14. Jerosch, J., Prymka, M., Castro, W.H.: Proprioception of knee joints with a lesion of the medial meniscus. Acta Orthop. Belg. **62**(1), 41–45 (1996)
15. Kaufman, K.R., Hughes, C., Morrey, B.F., Morrey, M., An, K.N.: Gait characteristics of patients with knee osteoarthritis. J. Biomech. **34**(7), 907–915 (2001)
16. Kovacs, E., Birmingham, T., Kirkley, A.: Nonsurgical options for the post-meniscectomy knee. Sports Med. Arthrosc. **10**(4), 244–252 (2002)
17. Magyar, O.M., Illyés, A., Knoll, Z., Kiss, R.M.: Effect of medial meniscectomy on gait parameters. Knee Surg. Sports Traumatol. Arthrosc. **16**(4), 427–433 (2008)
18. Masouros, S.D., McDermott, I.D., Amis, A.A., Bull, A.M.J.: Biomechanics of the meniscus-meniscal ligament construct of the knee. Knee Surg. Sports Trumatol. Arthrosc. **16**, 1121–1132 (2008)
19. McDermott, I.D., Amis, A.A.: The consequences of meniscectomy. J. Bone Joint Surg. **12**(88), 1549–1556 (2006)
20. McGibbon, C.A., Krebs, D.E.: Compensatory gait mechanics in patients with unilateral knee arthritis. J. Rheumatol. **29**(11), 2410–2419 (2002)
21. McNicholas, M.J., Gibbs, S., Linskell, J.R., Barker, S., McGurty, D., Rowley, D.I.: The influence of external knee moments on the outcome of total meniscectomy. A comparison of radiological and 3-D gait analysis measurements. Gait Posture **11**(3), 233–238 (2000)
22. McNicholas, M.J., Rowley, D.I., McGurty, D., Adalberth, T., Abdon, P., Lindstrand, A., Lohmander, L.S.: Total meniscectomy in adolescence. A thirty-year follow-up. J. Bone Joint Surg. Br. **82**(2), 217–221 (2000)
23. Minns, R.J.: The role of gait analysis in the management of the knee. Knee **12**(3), 157–162 (2005)
24. Miyazaki, T., Wada, M., Kawahara, H., Sato, M., Baba, H., Shimada, S.: Dynamic load at baseline can predict radiographic disease progression in medial compartment knee osteoarthritis. Ann. Rheum. Dis. **61**(7), 617–622 (2002)

25. Ocguder, A., Ugurlu, M., Tasci, S., Bozkurt, M., Yavuzer, G.: Kinematic and kinetic gait characteristics after total meniscectomy. Gait Posture **28**, S115 (2008)
26. Prodromos, C.C., Andriacchi, T.P., Galante, J.O.: A relationship between gait and clinical changes following high tibial osteotomy. J. Bone Joint Surg. Am. **67**(8), 1188–1194 (1985)
27. Radin, E.L., Burr, D.B., Caterson, B., Fyhrie, D., Brown, T.D., Boyd, R.D.: Mechanical determinants of osteoarthrosis. Semin. Arthritis Rheum. **21**(3 Suppl 2), 12–21 (1991)
28. Renstrom, P., Johnson, R.J.: Anatomy and biomechanics of the menisci. Clin. Sports Med. **9**(3)), 523e38 (1990)
29. Rockborn, P., Gillquist, J.: Long-term results after arthroscopic meniscectomy. The role of preexisting cartilage fibrillation in a 13 year follow-up of 60 patients. Int. J. Sports Med. **17**(8), 608–613 (1996)
30. Roos, H., Laurén, M., Adalberth, T., Roos, E.M., Jonsson, K., Lohmander, L.S.: Knee osteoarthritis after meniscectomy: prevalence of radiographic changes after twenty-one years, compared with matched controls. Arthritis Rheum. **41**(4), 687–693 (1998)
31. Schipplein, O.D., Andriacchi, T.P.: Interaction between active and passive knee stabilizers during level walking. J. Orthop. Res. **9**(1), 113–119 (1991)
32. Sharma, L., Hurwitz, D.E., Thonar, E.J., Sum, J.A., Lenz, M.E., Dunlop, D.D., Schnitzer, T.J., Kirwan-Mellis, G., Andriacchi, T.P.: Knee adduction moment, serum hyaluronan level, and disease severity in medial tibiofemoral osteoarthritis. Arthritis Rheum. **41**(7), 1233–1240 (1998)
33. Sturnieks, D.L., Besier, T.F., Hamer, P.W., Ackland, T.R., Mills, P.M., Stachowiak, G.W., Podsiadlo, P., Lloyd, D.G.: Knee strength and knee adduction moments following arthroscopic partial meniscectomy. Med. Sci. Sports Exerc. **40**(6), 991–997 (2008)
34. Sturnieks, D.L., Besier, T.F., Mills, P.M., Ackland, T.R., Maguire, K.F., Stachowiak, G.W., Podsiadlo, P., Lloyd, D.G.: Knee joint biomechanics following arthroscopic partial meniscectomy. J. Orthop. Res. **26**(8), 1075–1080 (2008)
35. Thorp, L.E., Sumner, D.R., Block, J.A., Moisio, K.C., Shott, S., Wimmer, M.A.: Knee joint loading differs in individuals with mild compared with moderate medial knee osteoarthritis. Arthritis Rheum. **54**(12), 3842–3849 (2006)
36. Yang, N., Nayeb-Hashemi, H., Canavan, P.K.: The combined effect of frontal plane tibiofemoral knee angle and meniscectomy on the cartilage contact stresses and strains. Ann. Biomed. Eng. **37**(11), 2360–2372 (2009)
37. Yavuzer, G.: Three-dimensional quantitative gait analysis. Acta Orthop. Traumatol. Turc. **43**(2), 94–101 (2009)

第七部

膝关节运动伤：当前韧带手术的观念

第一章 双束前交叉韧带重建的生物力学变化

Savio L.-Y. Woo, Ho-Joong Jung, and Matthew B. Fisher

张新涛 译

内容

引言	293
单-双束 ACL 重建的生物力学尸体研究	294
机器人/UFS 测试系统	294
双束 ACL 重建的股骨隧道定位	295
双束 ACL 重建的移植物固定	295
临床效果研究	296
解读数据的几点提醒	296
未来方向:从体外研究到活体研究	296
参考文献	297

引言

前交叉韧带损伤后使用移植物进行重建一直是争论的焦点。已报告很多手术方法,短期随访成功率达到83%~95%[10,12,36]。但是,一些长期随访研究显示20%~25%的患者手术效果不满意,有相当数量的骨关节炎发生[2,5,7,8,11,22],这使人们对ACL复杂的解剖结构进行了深入研究,让我们了解到ACL的两个功能束:前内束(AMB)和后外束(PLB)[16,19,32]。这两束功能协调,使得ACL在膝关节屈伸过程中始终能对抗关节的过度载荷。

在20世纪80年代早期,Mueller、Peterson和Mott首先进行了双束ACL重建[31,32]。20世纪90年代,日本的Muneta等人采用并完善了这项技术[20,33,35,45]。随后开始在美国等国家流行开来。目前,除了双束重建技术的理论优势,还证明了其提高膝关节稳定性和远期疗效确实优于单束重建[3,21,28,34,35,42,46]。双束重建技术复杂,手术变量显著增多,这些都影响这些新技术的临床效果。

在这一章,我们希望给读者简要回顾一些已有的研究结果,尤其关注双束ACL重建在生物力学上的变量。我们将介绍如何用生物力学来评估双束ACL重建技术,通过我们研发的机器人通用力矩传感器(UFS)测试系统,我们得以定量分析ACL及其移植物对尸体膝关节总体稳定性的作用,还能对一些关键的手术变量,如骨道定位和移植物固定进行分析。最后,我们设想将来生物力学会在获取体内数据并利用其进一步改善双束ACL重建效果方面发挥重要作用。

S. L.-Y. Woo (✉) and M. B. Fisher
Swanson School of Engineering, Department of Bioengineering, University of Pittsburgh, Musculoskeletal Research Center, 405 Center for Bioengineering, 300 Technology Drive, Pittsburgh, PA 15219, USA
e-mail: ddecenzo@pitt.edu; mbf7@pitt.edu

H.-J. Jung
School of Medicine, Department of Orthopaedic Surgery, Chung-Ang University, 224-1, Heukseok-dong, Dongjak-gu, Seoul 156-755, South Korea
e-mail: sunu@cau.ac.kr

单-双束 ACL 重建的生物力学尸体研究

机器人/UFS 测试系统

为了明确活动关节内、外各种软组织功能,设计研发了大批生物力学测试仪器。为了探讨多自由度的关节动力学、组织内部所受应力及其对关节稳定性的作用,我们研究中心在 1993 年研发了一套独特的机器人通用力距传感器(UFS)测试系统(图 1)[14,15,25,26,37]。机械臂可以提供 6 个自由度方向上的运动,并能记录并重现 3D 空间定位,精度

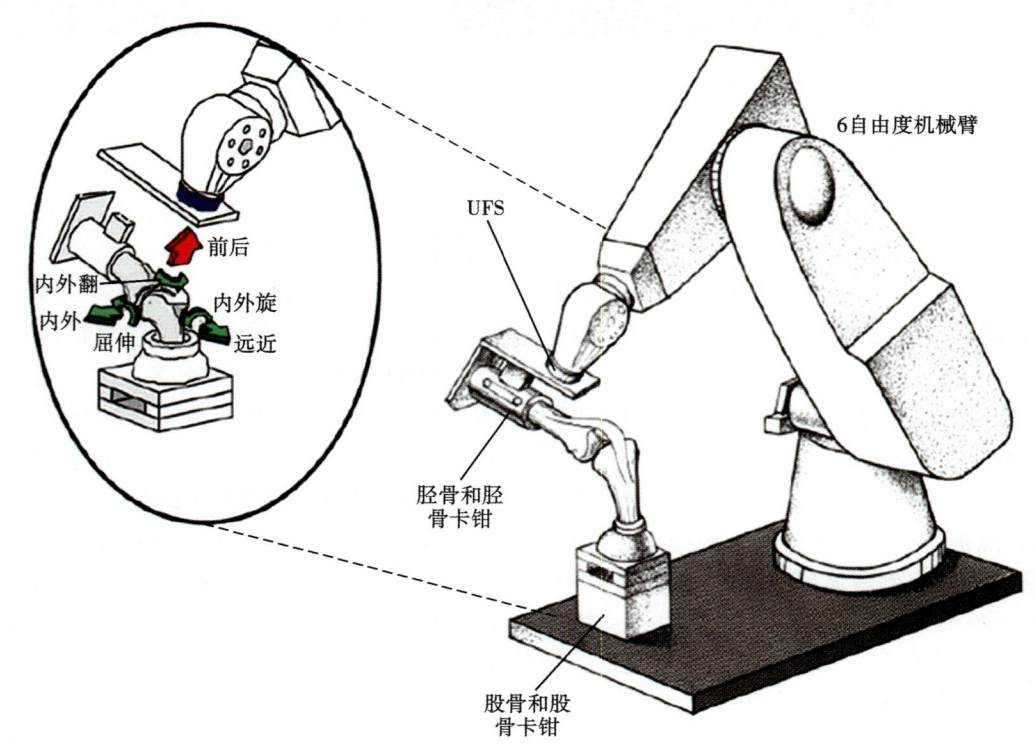

图 1 示意图显示机器人/UFS 测试系统和膝关节标本活动的 6 种自由度角度(前后、内外,近远,屈伸,内外旋,内外翻)(经[4]允许)

达到小于 0.2mm 及 0.2°。它可以测量由传感器确定的笛卡尔坐标系中 3 个方向的力和力距。可以在力控模式或位控模式下,获得膝关节的动力学数据和 ACL 的受力情况。在力控模式下,机械臂可对标本施以外力并获得相应的动力学数据。在位控模式下,可以让标本按照预设的运动轨迹精确移动,并记录下一系列力和力距数据。同样,根据叠加原理,在某组织(如 ACL)被切除前后,通过测量预设动态下力的变化,以非接触的方式来推算某特定组织内部的原位力[4,37,41]。

这套系统优势突出。首先,可以建立关节的参照位置,作为所有试验条件的统一起始位置,这有助于在同一尸体膝关节标本上多种试验条件的直接一对一比较(例如比较同一膝关节标本在 ACL 完整时与 ACL 重建后的差别),而且这减少了标本间差异的影响,提高了数据的统计功效。迄今为止,我们已经使用这套新设备测试了超过 700 例膝关节标本,撰写了近 60 篇膝关节的论文。这些年来,另有十几个实验室也采用了这套测试系统[13,17]。

最初使用机器人/UFS 系统研究了 AM 束和 PL 束的功能,结果发现胫骨在前向负荷下,当膝关节接近完全伸直时,PL 束的受力大于 AM 束。屈膝过程中,力的分配不断变化,至屈膝 15°时,AM 束和 PL 束所担负荷几乎相等(图 2)[16,38],随着进一步

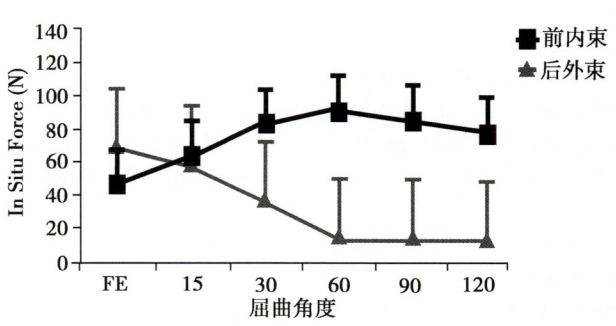

图 2 施加 134N 胫骨前向负荷时,ACL 前内束和后外束所受应力(经[16]允许)

屈膝,AM束将承担大部分负荷。因而,我们知道:PL束在膝关节接近完全伸直时起主要作用,而AM束则在屈膝时起主要作用。

我们还研究了当膝关节受到胫骨外翻并内旋的复杂旋转负荷时,AM束及PL束所起的作用[16],在此情况下,AM束和PL束在屈膝15°时,几乎是平分负荷的。虽然PL束略细小,但其在控制膝关节旋转稳定性方面作用甚大,尤其是在膝关节接近伸直状态时,因为其股骨附着点更靠外。

双束ACL重建的股骨隧道定位

在早期研究中,我们比较了使用单束自体骨-髌腱-骨(BPTB)分别重建于股骨的PL束或AM束止点时膝关节稳定性的情况[27],当对术后膝关节施以胫骨前向负载时,两种重建方式都与ACL正常标本一样保持胫骨前向稳定性,但是当膝关节屈曲超过90°时,PL束重建者无法控制胫骨前移。而在复合旋转负荷的情况下,PL束重建在屈膝15°和30°时胫骨前移以及ACL的受力更接近正常膝。因此,虽然不论是定位于AM束还是PL束都能有效地抵抗胫骨前向负荷,但是股骨PL束可以更有效地抵抗旋转负荷,尤其是在膝关节近乎伸直时。

为了提高ACL重建术后膝关节的旋转稳定性,我们又对双束ACL重建与AM束单束重建进行了比较,结果发现这两种方式都可以在胫骨前向负荷时恢复膝关节的运动状态和ACL所受力[43],但在旋转负荷下,双束解剖重建能更好地恢复膝关节稳定性。例如,在屈膝30°施加复合旋转负荷时,两种术式ACL所受力分别为正常值的91%±35%和66%±40%。因此,解剖双束重建优于AM束的单束重建。

另一相似研究是将双束解剖重建与股骨PL束单束重建进行了比较[44],当膝关节略屈曲、接近伸直时,施加胫骨前移负荷和复合旋转负荷,两种重建方式恢复胫骨前移量及ACL移植物所受应力,都和正常膝关节差不多。例如,膝关节在屈曲15°旋转负荷下,二者相应的胫骨前移量分别为(4.8±2.4)mm及(4.8±3.0)mm(图3)。为了恢复在膝关节整个屈伸范围内ACL的复杂功能,双束ACL重建在生物力学上可能更具优势。另一方面,移植物定位更加靠外,例如PL束止点时,效果可能也不错,尤其是在膝关节接近伸直最需要ACL发挥作用的情况下。

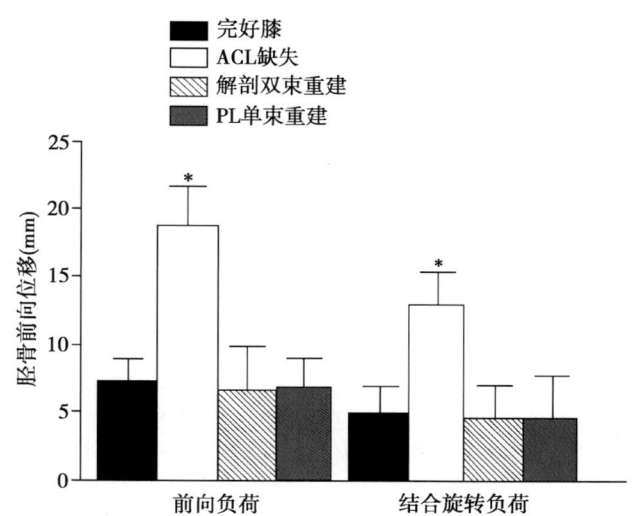

图3 屈膝15°,对ACL完整、缺失和重建膝(解剖双束重建与PL止点单束重建)施加胫骨前负荷混合旋转负荷时的胫骨前向位移。星号表示差异有显著性意义($P<0.05$)(经[44]惠允)

双束ACL重建的移植物固定

由于双束ACL重建需要两束独立的移植物,前内束或后外束移植物受力增加或不均,将增加其断裂的风险。尤其是PL束比前内束更细更短,断裂的几率更高,因此,在膝关节接近伸直的情况下,PL束将要承受相当高的负荷[9,35,45]。

文献推荐的用于固定两束移植物时的膝关节屈曲角度有很大差异,从屈曲10°~90°均有[1,33,35,45]。鉴于这些不同意见,我们进行了确定移植物安全固定时膝屈曲角度的生物力学研究,以免移植物负荷过度。

在最初的研究中,我们比较了ACL双束重建移植物的两种固定方案[30],第一种方案,AM束和PL束在屈膝30°时固定;第二种方案,AM束和PL束分别在屈膝60°时和完全伸膝时固定。我们发现两束都在屈膝30°固定时,AM束不会超负荷(图4),但是在施以134N的胫骨前向负荷时,PL束移植物则较正常PL束负荷增加约34%,再对胫骨施以10Nm外翻和5Nm内旋的复合旋转负荷时,PL束负荷增加67%。如果AM束和PL束分别在屈膝60°时和完全伸膝时固定,那么PL束移植物则不会超负荷,而在134N的胫骨前向负荷下AM束则会平均增加46%的负荷(图4)。所以,AM束移植物应在屈膝小于60°时固定,而PL束附着点的移植物则应在膝关节接近伸直时固定。

后续研究则进一步将适于移植物固定的屈膝角

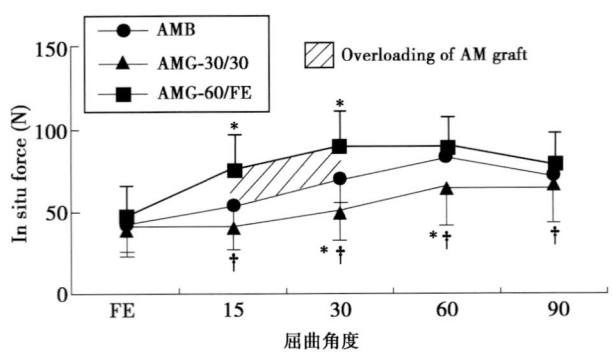

图4 两种不同固定方案[两束都在屈膝30°固定(AMG-30/30)或AM束在屈膝60°固定、PL束在完全伸膝时固定(AMG-60/FE)]下,施加134N胫骨前向负荷时AM束的所受力。*$P<0.05$与AM束相比。†$P<0.05$与AMG-60/FE相比

度限定在更小的范围之内[40]。在这项研究中,PL束在屈膝15°时固定,而AM束在屈膝45°或15°时固定,两组均可使膝关节位移恢复到与正常膝关节相差2mm之内,而且所有移植物所受力均与正常ACL接近。然而,在胫骨前向负荷作用下,两束移植物若均在屈膝15°固定,AM束所受力会在屈膝30°及45°时显著异常(分别为正常AMB的79.3%和77.9%)。综上所述,在屈膝15°~45°之间固定AM束较为安全,而固定PL束移植物则要在屈膝15°时才安全。其他研究中心的研究也得出了相近的结论[24]。

临床效果研究

比较单束和双束ACL重建效果的临床研究日益增多[1,3,6,21,23,29,34,35,39,42,46]。数项前瞻性临床研究报道在手术结束行轴移试验或Lachman试验以检验膝关节稳定性时,双束重建的效果要明显好于单束重建[3,21,42,46]。然而,并非所有研究都得出术后稳定性有显著性差异的结论[1,6,35,39]。短期(术后2~3年)随访结果显示两种重建术在各种主观及功能性评分上得分接近,如Lysholm和IKDC评分。遗憾的是,目前尚无长期的临床资料。必须指出,由于轴移试验比较主观,且尚有大量手术变量需要控制,比较不同研究的临床结果资料存在一定的困难。总之,双束重建的临床结果是否更好仍需证实[28]。

解读数据的几点提醒

在比较不同研究的数据时,有几项因素需要注意。其中之一就是对于隧道位置的描述,许多术者和研究者用"时钟表盘"来描述股骨隧道在额状面上的位置。然而,这种方法并不能描述ACL股骨附着点在髁间窝的3D定位,它会随屈膝角度不同而变化。描述股骨隧道定位的名词很多,比较不同研究间的结果就会很困难。胫骨隧道的定位描述也存在类似问题。尽管相对于股骨隧道而言,胫骨隧道对膝关节旋转稳定性的影响较小,但也需要更加详细的描述。比如手术技术和关节镜术中图片,并记录屈膝角度,有条件的还要附加上3DCT的图像。总之,为避免在判读不同研究资料时产生疑惑,我们应该对隧道的定位做更细致的描述。

第二个因素是移植物固定的不同方案。由于变量很多,如屈膝角度、预张和固定次序等,形成多种方案。鉴于这些参数有可能影响到最后的结果,故应留意每项研究的技术方案。最后,测试系统和试验评估过程应该允许膝关节多角度活动,因为这对ACL在膝关节功能中所起的作用影响很大。因此,必须选用对获取生物力学数据的合适试验工具。

未来方向:从体外研究到活体研究

本章详细介绍了许多试图阐明ACL及其两束功能的体外生物力学和双束ACL重建方法的研究。某些问题确实已经得到明显改进,包括:隧道定位的影响、移植物固定时合适的屈膝角度、移植物的选择、移植物的初始张力和移植物的隧道移动等,这些工作为我们进行活体研究做好了准备。未来,将使用机器人/UFS测量日常活动中的各种动力学指标,并在尸体膝关节上进行复制,以测定进行这些活动时体内ACL所受力(图5)。随着双平面透视系统的发展,已经使测量活体膝关节的各项动力学指标成为可能,并且膝关节活动度的准确性能达到小于0.2mm和0.3°[18]。

与此同时,现已设计出新型的高有效载荷的机器人/UFS测试系统,以适应这些活体运动的负荷水平。利用尸体膝关节和活体的膝关节运动数据,可以测定ACL和ACL移植物所受力。而且,可将活体的动力学数据整合成膝关节的3D有限元模型,这一模型综合了ACL复杂的解剖及形状,包括AM束和PL束、沿ACL走行变化的横断面积等。一旦此模型经实验数据所验证,就可以利用它来计算在复杂的活体运动时ACL和ACL替代移植物的压力与拉力分布,而这是在实验室做不到的。

第一章 双束前交叉韧带重建的生物力学变化

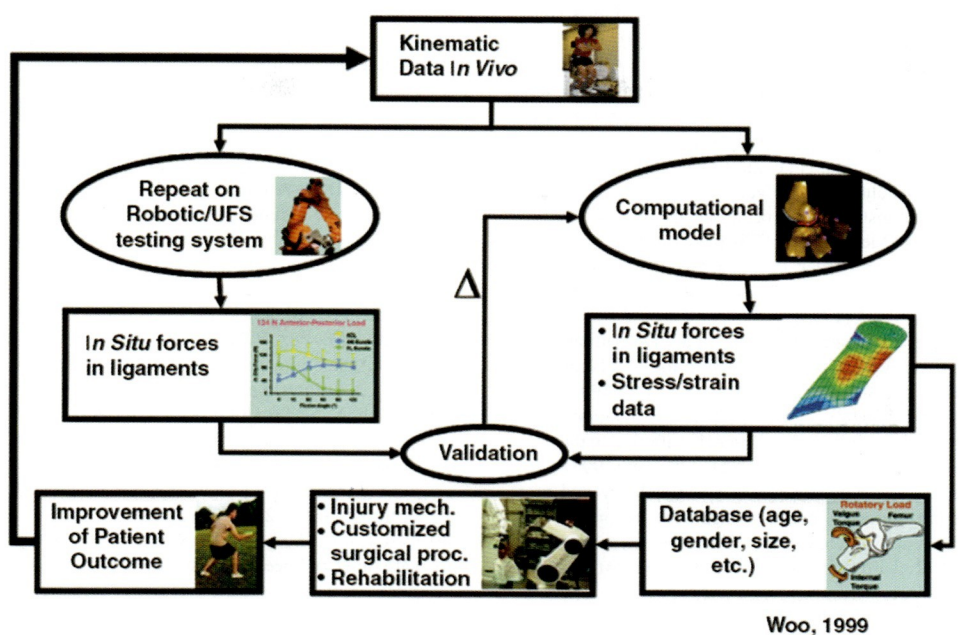

图5 为改进患者的结果,利用活体动力学数据进行实验和计算方法的流程图(经[41]作者惠允)

通过这种以实验与计算相结合的方法,我们可以建立一个数据库,包括不同年龄、性别、体形患者韧带所受力、压力与拉力,以便判断 ACL 及其他韧带损伤的机制、改进重建方式并优化康复方案。我们相信这种基于生物力学的方法可以为医生和术者提供有价值的科学信息,并帮助他们设计出更好的 ACL 重建方法,以恢复膝关节的正常结构和功能。最后,这些新信息可为患者提供更佳的长期疗效。

参考文献

1. Adachi, N., Ochi, M., Uchio, Y., et al.: Reconstruction of the anterior cruciate ligament. Single- versus double-bundle multistranded hamstring tendons. J. Bone Joint Surg. Br. **86**(4), 515–520 (2004)
2. Aglietti, P., Buzzi, R., Giron, F., et al.: Arthroscopic-assisted anterior cruciate ligament reconstruction with the central third patellar tendon. A 5-8-year follow-up. Knee Surg. Sports Traumatol. Arthrosc. **5**(3), 138–144 (1997)
3. Aglietti, P., Giron, F., Cuomo, P., et al.: Single-and double-incision double-bundle ACL reconstruction. Clin. Orthop. Relat. Res. **454**, 108–113 (2007)
4. Allen, C.R., Livesay, G.A., Wong, E.K., et al.: Injury and reconstruction of the anterior cruciate ligament and knee osteoarthritis. Osteoarthritis Cartilage **7**(1), 110–121 (1999)
5. Anderson, A.F., Snyder, R.B., Lipscomb Jr., A.B.: Anterior cruciate ligament reconstruction. A prospective randomized study of three surgical methods. Am. J. Sports Med. **29**(3), 272–279 (2001)
6. Asagumo, H., Kimura, M., Kobayashi, Y., et al.: Anatomic reconstruction of the anterior cruciate ligament using double-bundle hamstring tendons: surgical techniques, clinical outcomes, and complications. Arthroscopy **23**(6), 602–609 (2007)
7. Aune, A.K., Holm, I., Risberg, M.A., et al.: Four-strand hamstring tendon autograft compared with patellar tendon-bone autograft for anterior cruciate ligament reconstruction. A randomized study with two-year follow-up. Am. J. Sports Med. **29**(6), 722–728 (2001)
8. Bach Jr., B.R., Tradonsky, S., Bojchuk, J., et al.: Arthroscopically assisted anterior cruciate ligament reconstruction using patellar tendon autograft. Five- to nine-year follow-up evaluation. Am. J. Sports Med. **26**(1), 20–29 (1998)
9. Bellier, G., Christel, P., Colombet, P., et al.: Double-stranded hamstring graft for anterior cruciate ligament reconstruction. Arthroscopy **20**(8), 890–894 (2004)
10. Buss, D.D., Min, R., Skyhar, M., et al.: Nonoperative treatment of acute anterior cruciate ligament injuries in a selected group of patients. Am. J. Sports Med. **23**(2), 160–165 (1995)
11. Eriksson, K., Anderberg, P., Hamberg, P., et al.: A comparison of quadruple semitendinosus and patellar tendon grafts in reconstruction of the anterior cruciate ligament. J. Bone Joint Surg. Br. **83**(3), 348–354 (2001)
12. Feller, J.A., Webster, K.E.: A randomized comparison of patellar tendon and hamstring tendon anterior cruciate ligament reconstruction. Am. J. Sports Med. **31**(4), 564–573 (2003)
13. Fujie, H., Sekito, T., Orita, A.: A novel robotic system for joint biomechanical tests: application to the human knee joint. J. Biomech. Eng. **126**(1), 54–61 (2004)
14. Fujie, H., Livesay, G.A., Woo, S.L-Y., et al.: The use of a universal force-moment sensor to determine in-situ forces in ligaments: a new methodology. J. Biomech. Eng. **117**(1), 1–7 (1995)
15. Fujie, H., Mabuchi, K., Woo, S.L-Y., et al.: The use of robotics technology to study human joint kinematics: a new methodology. J. Biomech. Eng. **115**(3), 211–217 (1993)
16. Gabriel, M.T., Wong, E.K., Woo, S.L-Y., et al.: Distribution of in situ forces in the anterior cruciate ligament in response to rotatory loads. J. Orthop. Res. **22**(1), 85–89 (2004)
17. Gill, T.J., DeFrate, L.E., Wang, C., et al.: The biomechanical effect of posterior cruciate ligament reconstruction on knee joint function. Kinematic response to simulated muscle loads. Am. J. Sports Med. **31**(4), 530–536 (2003)
18. Giphart, J.E., Shelburne, K.B., Anstett, K. et al.: Measurement of 3D in vivo knee motion using biplane fluoroscopy: investigation of non-contact ACL Injuries. Presented at XVIth international conference on mechanics in medicine and biology, Pittsburgh (2008)
19. Girgis, F.G., Marshall, J.L., Monajem, A.: The cruciate ligaments of the knee joint. Anatomical, functional and experimental analysis. Clin. Orthop. Relat. Res. **106**, 216–231 (1975)
20. Hara, K., Kubo, T., Suginoshita, T., et al.: Reconstruction of the anterior cruciate ligament using a double bundle. Arthroscopy **16**(8), 860–864 (2000)

21. Jarvela, T.: Double-bundle versus single-bundle anterior cruciate ligament reconstruction: a prospective, randomize clinical study. Knee Surg. Sports Traumatol. Arthrosc. **15**(5), 500–507 (2007)
22. Jomha, N.M., Pinczewski, L.A., Clingeleffer, A., et al.: Arthroscopic reconstruction of the anterior cruciate ligament with patellar-tendon autograft and interference screw fixation. The results at seven years. J. Bone Joint Surg. Br. **81**(5), 775–779 (1999)
23. Kondo, E., Yasuda, K., Azuma, H., et al.: Prospective clinical comparisons of anatomic double-bundle versus single-bundle anterior cruciate ligament reconstruction procedures in 328 consecutive patients. Am. J. Sports Med. **36**(9), 1675–1687 (2008)
24. Lehman, C., Cuomo, F., Kummer, F.J., et al.: The incidence of full thickness rotator cuff tears in a large cadaveric population. Bull. Hosp. Jt. Dis. **54**(1), 30–31 (1995)
25. Livesay, G.A., Fujie, H., Kashiwaguchi, S., et al.: Determination of the in situ forces and force distribution within the human anterior cruciate ligament. Ann. Biomed. Eng. **23**(4), 467–474 (1995)
26. Livesay, G.A., Rudy, T.W., Woo, S.L-Y., et al.: Evaluation of the effect of joint constraints on the in situ force distribution in the anterior cruciate ligament. J. Orthop. Res. **15**(2), 278–284 (1997)
27. Loh, J.C., Fukuda, Y., Tsuda, E., et al.: Knee stability and graft function following anterior cruciate ligament reconstruction: Comparison between 11 o'clock and 10 o'clock femoral tunnel placement. 2002 Richard O'Connor Award paper. Arthroscopy **19**(3), 297–304 (2003)
28. Longo, U.G., King, J.B., Denaro, V., et al.: Double-bundle arthroscopic reconstruction of the anterior cruciate ligament: does the evidence add up? J. Bone Joint Surg. Br. **90**(8), 995–999 (2008)
29. Mastrokalos, D.S., Springer, J., Siebold, R., et al.: Donor site morbidity and return to the preinjury activity level after anterior cruciate ligament reconstruction using ipsilateral and contralateral patellar tendon autograft: a retrospective, nonrandomized study. Am. J. Sports Med. **33**(1), 85–93 (2005)
30. Miura, K., Woo, S.L-Y., Brinkley, R., et al.: Effects of knee flexion angles for graft fixation on force distribution in double-bundle anterior cruciate ligament grafts. Am. J. Sports Med. **34**(4), 577–585 (2006)
31. Mott, H.W.: Semitendinosus anatomic reconstruction for cruciate ligament insufficiency. Clin. Orthop. Relat. Res. **172**, 90–92 (1983)
32. Muller, W.: The Knee: Form, Function, and Ligament Reconstruction. Springer, Berlin (1983)
33. Muneta, T., Sekiya, I., Yagishita, K., et al.: Two-bundle reconstruction of the anterior cruciate ligament using semitendinosus tendon with endobuttons: operative technique and preliminary results. Arthroscopy **15**(6), 618–624 (1999)
34. Muneta, T., Koga, H., Mochizuki, T., et al.: A prospective randomized study of 4-strand semitendinosus tendon anterior cruciate ligament reconstruction comparing single-bundle and double-bundle techniques. Arthroscopy **23**(6), 618–628 (2007)
35. Nakamura, N., Horibe, S., Sasaki, S., et al.: Evaluation of active knee flexion and hamstring strength after anterior cruciate ligament reconstruction using hamstring tendons. Arthroscopy **18**(6), 598–602 (2002)
36. O'Neill, D.B.: Arthroscopically assisted reconstruction of the anterior cruciate ligament. A prospective randomized analysis of three techniques. J. Bone Joint Surg. Am. **78**(6), 803–813 (1996)
37. Rudy, T.W., Livesay, G.A., Woo, S.L-Y., et al.: A combined robotic/universal force sensor approach to determine in situ forces of knee ligaments. J. Biomech. **29**(10), 1357–1360 (1996)
38. Sakane, M., Fox, R.J., Woo, S.L-Y., et al.: In situ forces in the anterior cruciate ligament and its bundles in response to anterior tibial loads. J. Orthop. Res. **15**(2), 285–293 (1997)
39. Streich, N.A., Friedrich, K., Gotterbarm, T., et al.: Reconstruction of the ACL with a semitendinosus tendon graft: a prospective randomized single blinded comparison of double-bundle versus single-bundle technique in male athletes. Knee Surg. Sports Traumatol. Arthrosc. **16**(3), 232–238 (2008)
40. Vercillo, F., Woo, S.L-Y., Noorani, S.Y., et al.: Determination of a safe range of knee flexion angles for fixation of the grafts in double-bundle anterior cruciate ligament reconstruction: a human cadaveric study. Am. J. Sports Med. **35**(9), 1513–1520 (2007)
41. Woo, S.L-Y., Debski, R.E., Wong, E.K., et al.: Use of robotic technology for diathrodial joint research. J. Sci. Med. Sport **2**(4), 283–297 (1999)
42. Yagi, M., Kuroda, R., Nagamune, K., et al.: Double-bundle ACL reconstruction can improve rotational stability. Clin. Orthop. Relat. Res. **454**, 100–107 (2007)
43. Yagi, M., Wong, E.K., Kanamori, A., et al.: Biomechanical analysis of an anatomic anterior cruciate ligament reconstruction. Am. J. Sports Med. **30**(5), 660–666 (2002)
44. Yamamoto, Y., Hsu, W.H., Woo, S.L-Y., et al.: Knee stability and graft function after anterior cruciate ligament reconstruction: a comparison of a lateral and an anatomical femoral tunnel placement. Am. J. Sports Med. **32**(8), 1825–1832 (2004)
45. Yasuda, K., Tomita, F., Yamazaki, S., et al.: The effect of growth factors on biomechanical properties of the bone-patellar tendon-bone graft after anterior cruciate ligament reconstruction: a canine model study. Am. J. Sports Med. **32**(4), 870–880 (2004)
46. Yasuda, K., Kondo, E., Ichiyama, H., et al.: Clinical evaluation of anatomic double-bundle anterior cruciate ligament reconstruction procedure using hamstring tendon grafts: comparisons among 3 different procedures. Arthroscopy **22**(3), 240–251 (2006)

第二章　Ground Force 360 装置的效果：健康受试者的感受

John Nyland and Ryan Krupp

张新涛　译

内容

引言	299
研究目的	300
研究方法	300
结果	302
讨论	302
参考文献	303

J. Nyland (✉)
Department of Orthopaedic Surgery, Division of Sports Medicine, School of Medicine, University of Louisville, 210 East Gray Street, Suite 1003, 40202 Louisville, KY, USA
e-mail: john.nyland@louisville.edu

R. Krupp
Norton Orthopaedic Surgery & Sports Medicine Specialists, Norton Healthcare, 4950 Norton Healthcare Blvd, Suite 303, 40241 Louisville, KY, USA
e-mail: ryan.krupp@nortonhealthcare.org

引言

鉴于在参加体育运动时前交叉韧带、内侧副韧带、半月板及髌股关节损伤的高发率，应更加重视膝关节损伤的预防性训练。传统的开链膝关节屈伸练习是训练或测试单纯矢状面上的股四头肌或腘绳肌群力量和耐力的理想方法，然而单独对某一组肌肉进行神经肌肉训练时，会削弱运动时保证膝关节 3D 动态稳定的自然协同性。功能性闭链下肢治疗性训练给了康复师一个可以花样频出的"调色板"，设计出了各种模拟运动竞技的动作，却不是遵循神经肌肉训练的"特定适应"（SAID）原则的渐进性提高抵抗的安全手段[2,3,8,14]。所以，康复师应将这两种运动模式融入针对膝关节的防伤训练计划，或是膝关节损伤及术后的治疗性训练计划之中。

目前大多数用于预防膝关节损伤的治疗性训练措施，要么侧重于基本的单平面（矢状面）运动，要么侧重于低负荷多平面的功能性运动[20,25]，前者强化了神经肌肉体积的恢复，但却没有严格遵照 SAID 原则去重视强度、动作轨迹、速度及神经肌肉激活模式等，而后者在练习中动作自由度更大，但在早期的膝关节防伤训练或是康复训练中，难以精确控制训练强度、动作轨迹及速度、关节负荷以及对神经肌肉的挑战。此外，许多常规的训练模式不能充分将腰盆部、髋部及核心的神经肌肉功能与下肢功能整合起来，而这一点对膝关节损伤或再损伤的预防尤为重要[29,30]。因此，康复师们一直在探求能更佳转化为特定功能的训练方式，比如提高跳跃着地时膝关节动力学稳定性的方法。

非接触性运动的膝关节损伤常与起跳后单脚落地有关，该动作针对多种组合产生 3D 负荷反应，包括骨盆前倾、对侧骨盆下降、伴随的躯干动作、股骨内旋、膝关节外翻、胫骨内旋、踝关节背屈与足旋前等。这在女运动员中尤其明显,因为她们的大腿-小腿在水平面和冠状面上扭转肌群的有效协同方式更为单一,变化不大[21],她们的髋与膝屈曲角度减小而髋内翻及膝外翻增加[1]。因此,医疗和康复界一致认为联合多种动作对于促进膝关节动力稳定性至关重要。特别值得关注的是单腿起跳落地早期的下肢3D负荷的控制和抑制能力,这种神经肌肉的控制与抑制能力主要是通过中轴、腰盆部、髋关节、膝关节、踝关节部位的肌肉和肌群有效、协调的离心性神经肌肉兴奋赋予的。Powers 等[22]的研究指出在下肢负重过程中髌股关节的对线和稳定在很大程度上取决于经股骨长轴横截面内旋产生的股骨滑车位置的变化,对这一动作的神经肌肉控制在很大程度上是通过骨盆三角形肌群(臀大肌、臀中肌和阔筋膜张肌)来实现的。Lindstedt 等[17]、LaStayo 等[15,16]和 Gerber 等[10-12]证实,通过一种电动卧式脚踏测力装置来进行性增加膝、髋伸肌负荷,可以促进臀大肌与股四头肌神经肌肉功能、增进肌肉质量,从而提高下肢的离心力量,减少摔倒风险。然而,他们的这种装置虽可以提供矢状面上的负荷以最大程度地恢复神经肌肉的体积,但却不能模拟单脚着地产生的3D负荷。

建立或提高扭转负荷下的单腿3D动态稳定性对于膝关节的健康非常重要[14]。所有结缔组织对于渐进性负荷的适应性反应主要取决于所施负荷的特性(强度、方向、速度、持续时间等)。Ground Force 360 装置的设计是以一种低冲击性且与功能相关的方式,逐渐施加3D负荷(主要在冠状面与横截面)。这种计算机化的装置可以在人为设定的动作范围弧度内利用压缩空气提供渐进式阻力。通过触摸屏可以选择单向向心、双向向心或向心-离心几种训练模式(Center of Rotational Exercise, Inc., Clearwater, FL, USA, www. rotationalexercise. com)。本研究评估了受试者在 Ground Force 360 装置上使用标准的套具进行训练后的感受,受试者立于套具中绕长轴扭转身体时,Ground Force 360 装置可以提供渐进式的双向向心阻力(图1)或向心-离心阻力。通过触摸屏选择行训练模式、动作幅度和阻力。

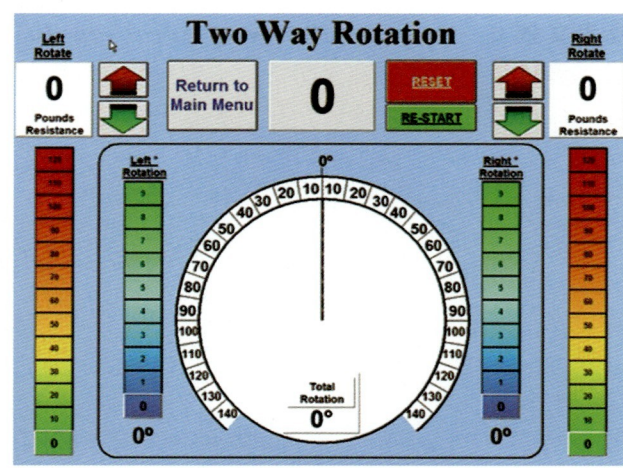

图2 双向旋转模式控制面板

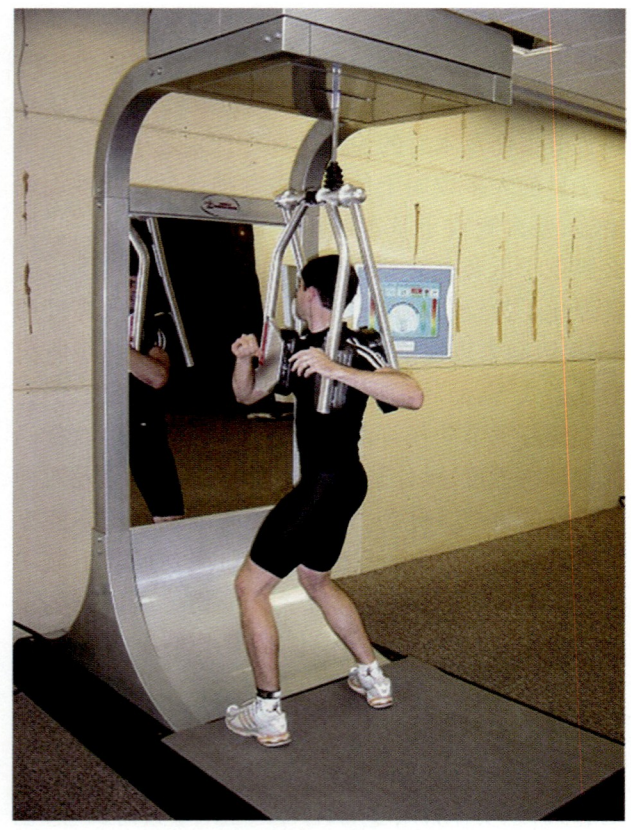

图1 在 Ground Force 360 装置中的双向旋转训练

研究目的

本项前瞻性研究评估了18位(9男,9女)健康且经常参加竞技比赛的受试者在约4周内接受9项 Ground Force 360 装置训练课程后的感受。

研究方法

本研究已寻求并获得机构审查委员会批准。受试者已签署知情同意书。受试者年龄(22.3±2.3)岁,身高(173.7±10)cm,体重(70.0±9.4)kg。受试者继续参加常规体育运动,并不增加现有的训练量。

在约4周的研究时间内,受试者每周在 Ground Force 360 上进行2~3个训练课程,每节课程需完成全部7组项目,持续约20分钟。每次训练开始前先在固定脚踏车上进行10分钟自选舒适速度的热身和10分钟自选的拉伸活动,接下来是在 Ground Force 360 上进行第1~5组训练设置的方案。第1组:轻度、双侧向心性阻力运动,标准足位置(重复20次)(标准足位置=足间距等于或稍大于肩宽的运动准备姿态时的位置);第2组:中度、双侧向心性阻力运动,标准足位置(重复10次);第3组:中到重度、向心-离心阻力运动,标准足位置(重复10次);第4组:中到重度、向心-离心阻力运动,标准足位置(重复10次);第5组:中度、向心-离心阻力运动,斜跨步足位置(重复10次)(斜跨步足位置=左足在前以作向心性左旋,或是右足在前以做向心性右旋,足间距约与肩同宽的跨步姿势);第6组:中度、向心-离心阻力运动,斜跨步足位置(重复10次);第7组:中-轻度、双侧向心性阻力运动,标准足位置(重复20次)。在第6~9次训练课程,第6组变为中度、单向向心性阻力运动,而每组(1~7组)的重复次数分别变为15、8、8、8、8、8和15次。为了达到预期的训练强度,阻力的大小使用Borg感觉尽力程度评级表[4]来确定。阻力(图3和图4)和整个身体绕长轴的(横断面上的)扭转范围(图5)可随着逐渐耐受而逐渐增加,该装置能提供的最大阻力为120lb/in($8.44kg/cm^2$)。

在训练结束后,受试者完成以下调查:

1. 在完成本训练后,如果在你的健身房或保健

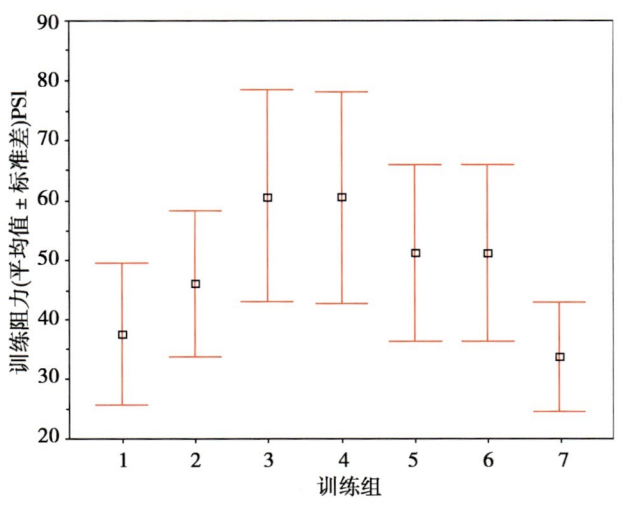

图3 每组的训练阻力(平均值±标准差)。PSI = lbf/in²

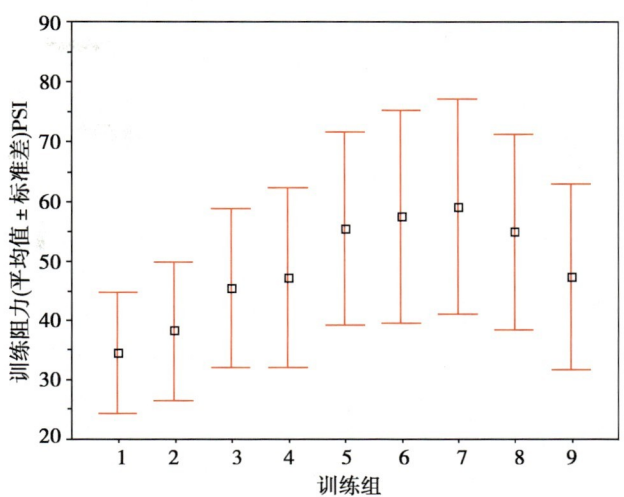

图4 每组训练的训练阻力(平均值±标准差)。PSI = lbf/in²

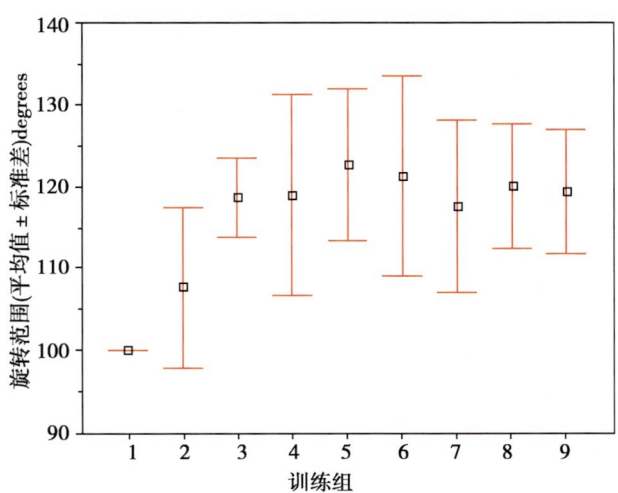

图5 每组训练的全身横轴面的旋转范围(平均值±标准差)。Degrees = °

俱乐部也有这样的装置,你是否还愿意使用它?(选择最能代表你想法的数字)

不喜欢				不确定						很喜欢
0	1	2	3	4	5	6	7	8	9	10

2. 你认为使用这套装置进行训练对于准备参加像美式足球、篮球、网球、足球这样的运动有多大帮助?(选择最能代表你想法的数字)

没用				不确定						很有用
0	1	2	3	4	5	6	7	8	9	10

3. 你认为这套装置的哪些方面最吸引你?
4. 你认为这套装置的哪些方面存在不足?

5. 当把这套装置列入训练日程中时，你认为对哪类人员最有帮助，对哪类人员最没有帮助？

结果

对于第一个问题，健康受试者认为如果在健身房有这种装置，他们愿意使用这种装置的分数为（平均值±标准差）7.1±2.1（范围 3～10），这表明受试者在某种程度上乐意使用这套装置。对于认为此装置对训练美式足球、篮球、网球、足球是否有效，受试者给出的分数为 8.2±1.2（范围 5～10），这表明受试者认为该装置对运动员参加这些运动有益处。受试者认为这个装置最吸引人的方面包括：能够锻炼"髋关节"，能提高变向动作的敏捷性；有离心阻力运动模式，可以方便的通过触摸屏调节动作幅度和阻力水平；可在相对较短时间内使全身得到活动；在训练中可进行完全不受限制的活动；在重复训练的过程中需保持注意力集中等。

受试者认为这套装置的不足之处包括：在训练过程中要注意力集中使用合理的技术以降低受伤风险；套具贴身有点儿不舒服；要安全熟练使用此装置需要比普通训练装置更长的学习曲线等。受试者认为最可能从本装置受益的运动员为：任何需要控制的快速或突然改变动作方向的；需以髋关节移动或保持稳定的和需要依靠腹部、下腰部或中轴肌肉的运动员，如：武术、体操、摔跤、排球、棒球、高尔夫、拳击和投掷运动员。有趣的是，有些受试者认为老年人也可以从此装置受益，那就是使用该装置进行更小阻力和活动范围的训练以提高站立的平衡性。受试者认为行动不便的老年人无法从此装置受益。

讨论

虽然局部的（以膝关节为中心）或区域性的（整个下肢）训练模式对于预防膝关节损伤和再损伤十分重要。然而，体育运动中经常需要突然改变方向的动作。通过改善足部经整个下肢与中轴区的协调性，全身性训练能更好地满足运动员在这些运动过程中对膝关节动力稳定性的要求。这一点很重要，尤其是在单脚落地同时上肢活动过程中要维持膝关节冠状面的对线时[6,7]，或是当膝关节的关节囊韧带等次要稳定结构受伤时，如内侧副韧带损伤后[18,23,24]。

在本研究的 18 位受试者中，有 9 位从事竞技体育运动，包括：足球、排球、篮球、网球和游泳。其他 9 位受试者列出他们的主要运动形式为休闲跑/慢跑或力量训练。竞技运动员对使用本装置的评分略高（7.9±1.1）。从事美式足球、篮球、网球和足球的运动员觉得本装置更加有用（8.4±0.7）。所有受试者得出的本装置的好处，如能"锻炼髋关节"，与我们最初通过生物力学定量测试得出的结论一致，即本装置可以有效提高单脚落地时膝关节的动力稳定性[19]。

有意思的是，对于使用本装置时需要集中注意力，有些受试者视其为优点，而另外一些人却视之为缺点。按运动项目分组分析显示，竞技运动组认为这是优点，而进行休闲跑、力量训练的受试者却认为这要算是缺点。几位受试者指出，使用本套装置正确技术的"学习曲线"要比使用普通力量训练装置更长。我们的经验也是这样，使用这套装置的人一定要首先在低阻力设置下领会合理的动作方式，然后再逐渐达到更高阻力、更大活动范围的训练水平。

功能相关性动作之间的认知联系可以增强训练的效果，比单纯达到死板的力量或耐久性目标的训练方式更能提高自我效能[5,9,13,27,28]。因此，要自我监测 Ground Force 360 装置的使用，在获得中轴和下肢肌肉所需动力平衡的前提下保证安全而有效地运动，这种感觉认知的需求是可取的。前交叉韧带损伤常是由于运动员在单脚着地的过程中髋或膝关节轻度屈曲，髋关节内翻和膝关节外翻增加[1]，或是在股四头肌收缩时腘绳肌群缺乏协同性所致[26]。若就运动表现而言，如果在使用该装置时使用者在直立状态下对抗较强阻力而髋、膝关节没有适当的屈曲，或是仅作轻微弯腰，那么腰部和膝关节损伤的风险就会增加。

从评估训练和损伤预防训练的角度来看，Ground Force 360 装置对临床康复师和使用者非常有用，可在使用者遵循治疗性训练的 SAID 原则进行功能相关性运动时，就不同范围、不同阻力模式及强度而互动。最常见的不良感受是使用装置上的套具偶尔有不舒服。最近生产厂家已改良了套具设计，极大地消除了这种不足。大多数受试者还感到该装置对于训练控制的快速或突然变向动作很有效，由于多数运动中的非接触性膝关节损伤都与这类动作模式有关，一种能有效模拟这些动作的阻力训练装置可以作为传统防伤训练项目的有力补充。Ground Force 360 可以作为膝关节防伤训练的一种过渡手段，衔接起常规力量训练、功能状态运动与实际运动成绩。

参考文献

1. Alentorn-Geli, E., Myer, G.D., Silvers, H.J., et al.: Prevention of non-contact anterior cruciate ligament injuries in soccer players. Part 1: Mechanisms of injury and underlying risk factors. Knee Surg. Sports Traumatol. Arthrosc. **17**(7), 705–729 (2009). Epub 19 May 2009
2. Benjamin, M., Hillen, B.: Mechanical influences on cells, tissues and organs – 'Mechanical Morphogenesis'. Eur. J. Morphol. **41**(1), 3–7 (2003)
3. Benjamin, M., Toumi, H., Ralphs, J.R., et al.: Where tendons and ligaments meet bone: attachment sites ('entheses') in relation to exercise and/or mechanical load. J. Anat. **208**, 471–490 (2006)
4. Borg, G., Hassmen, P., Lagerstgrom, M.: Perceived exertion related to heart rate and blood lactate during arm and leg exercise. Eur. J. Appl. Physiol. Occup. Physiol. **56**(6), 679–685 (1987)
5. Brand, E., Nyland, J.: Patient outcomes following anterior cruciate ligament reconstruction: the influence of psychological factors. Orthopedics **32**(5), 335–340 (2009)
6. Chaudhari, A.M., Andriacchi, T.P.: The mechanical consequences of dynamic frontal plane limb alignment for non-contact ACL injury. J. Biomech. **39**(2), 330–338 (2006)
7. Chaudhari, A.M., Hearn, B.K., Andriacchi, T.P.: Sport-dependent variations in arm position during single-limb landing influence knee loading: implications for anterior cruciate ligament injury. Am. J. Sports Med. **33**(6), 824–830 (2005)
8. Duda, G.N., Taylor, W.R., Winkler, T., et al.: Biomechanical, microvascular, and cellular factors promote muscle and bone regeneration. Exerc. Sport Sci. Rev. **36**(2), 64–70 (2008)
9. Garcia-Castellano, J.M., Diaz-Herrera, P., Morcuende, J.A.: Is bone a target-tissue for the nervous system? New advances on the understanding of their interactions. Iowa Orthop. J. **20**, 49–58 (2000)
10. Gerber, J.P., Marcus, R.L., Dibble, L.E., et al.: Early application of negative work via eccentric ergometry following anterior cruciate ligament reconstruction: a case report. J. Orthop. Sports Phys. Ther. **36**(5), 298–307 (2006)
11. Gerber, J.P., Marcus, R.L., Dibble, L.E., et al.: Effects of early progressive eccentric exercise on muscle structure after anterior cruciate ligament reconstruction. J. Bone Joint Surg. **89A**(3), 559–570 (2007)
12. Gerber, J.P., Marcus, R.L., Dibble, L.E., et al.: Effects of early progressive eccentric exercise on muscle size and function after anterior cruciate ligament reconstruction: a 1-year follow-up study of a randomized clinical trial. Phys. Ther. **89**, 51–59 (2009)
13. Jones, K.B., Mollano, A.V., Morcuende, J.A., et al.: Bone and brain: a review of neural, hormonal, and musculoskeletal connections. Iowa Orthop. J. **24**, 123–132 (2004)
14. Krogsgaard, M.: Editorial. Rotational instability – the major reason for symptoms after knee ligament injury. Scand. J. Med. Sci. Sports **17**, 97–98 (2007)
15. LaStayo, P., Ewy, G.A., Pierotti, D.D., et al.: The positive effects of negative work: increased muscle strength and decreased fall risk in a frail elderly population. J. Gerontol. A Biol. Sci. Med. Sci. **58A**, 419–424 (2003)
16. LaStayo, P., Pifer, J., Pierotti, D., et al.: Electromyographic adaptations elicited by submaximal exercise in those naive to and in those adapted to eccentric exercise: a descriptive report. J. Strength Cond. Res. **22**(3), 833–838 (2008)
17. Lindstedt, S.L., LaStayo, P.C., Reich, T.E.: When active muscles lengthen: properties and consequences of eccentric contractions. News Physiol. Sci. **16**, 256–261 (2001)
18. Ma, C.B., Papageogiou, C.D., Debski, R.E., et al.: Interaction between the ACL graft and MCL in a combined ACL+MCL knee injury using a goat model. Acta Orthop. Scand. **71**(4), 387–393 (2000)
19. Nyland, J., Krupp, R., Burden, R., et al.: Ground Force 360 Device improved dynamic lower extremity stability. In: Eposter #1607, Proceedings of the 7th Biennial ISAKOS Congress, Osaka, 5–9 Apr 2009
20. Nyland, J., Lachman, N., Kocabey, Y., et al.: Anatomy, function, and rehabilitation of the popliteus musculotendinous complex. J. Orthop. Sports Phys. Ther. **35**(3), 165–179 (2005)
21. Pollard, C.D., Heiderscheit, B.C., van Emmerik, R.E., et al.: Gender differences in lower extremity coupling variability during an unanticipated cutting maneuver. J. Appl. Biomech. **21**(2), 143–152 (2005)
22. Powers, C.M., Ward, S.R., Fredericson, M., et al.: Patellofemoral kinematics during weight-bearing knee extension in persons with lateral subluxation of the patella: a preliminary study. J. Orthop. Sports Phys. Ther. **33**, 677–685 (2003)
23. Shin, C.S., Chaudhari, A.M., Andriacchi, T.P.: The influence of deceleration forces on ACL strain during single-leg landing: a simulation study. J. Biomech. **40**(5), 1145–1152 (2007)
24. Shin, C.S., Chaudhari, A.M., Andriacchi, T.P.: The effect of isolated valgus moments on ACL strain during single-leg landing: a simulation study. J. Biomech. **42**(3), 280–285 (2009)
25. Smith, C.E., Nyland, J., Caudill, P., et al.: Dynamic trunk stabilization: a conceptual back injury prevention program for volleyball athletes. J. Orthop. Sports Phys. Ther. **38**(11), 703–720 (2008)
26. Urabe, Y., Kobayashi, R., Sumida, S., et al.: Electromyographic analysis of the knee during jump landing in male and female athletes. Knee **12**(2), 129–134 (2005)
27. van Praag, H.: Neurogenesis and exercise: past and future directions. Neuromolecular Med. **10**, 128–140 (2008)
28. van Praag, H.: Exercise and the brain: something to chew on. Trends Neurosci. **32**(5), 283–290 (2009)
29. Zazulak, B.T., Hewett, T.E., Reeves, N.P., et al.: The effects of core proprioception on knee injury: a prospective biomechanical-epidemiological study. Am. J. Sports Med. **35**(3), 368–373 (2007)
30. Zazulak, B.T., Hewett, T.E., Reeves, N.P., et al.: Deficits in neuromuscular control of the trunk predict knee injury risk. Am. J. Sports Med. **35**(7), 1123–1130 (2007)

第三章 前交叉韧带重建：手术时机

Carlos Esteve De Miguel

张新涛 译

内容

急性损伤	304
临床表现	304
保守治疗与手术治疗	304
ACL 手术适应证	305
患者年龄	305
功能性不稳	305
运动水平	305
合并半月板损伤	305
合并韧带损伤	305
患者依从性	305
非手术治疗	305
急性 ACL 损伤的手术时机	306
运动爱好者的手术时机	306
骨骼未发育成熟的患者	306
参考文献	306

C. Esteve de Miguel
Department of Orthopaedic surgery, Centro Esteve de Miguel,
Virgen de la Salud, 78, 08024 Barcelona,
Spain
e-mail: cesteve@estevedemiguel.com

在治疗前交叉韧带(ACL)损伤时，我们必须考虑以下情况：
- 是急性还是慢性损伤？
- 患者是竞技型运动员还是运动爱好者？
- 是骨骺未闭的青春期患者吗？
- 是否存在半月板、软骨或韧带合并伤？
- 应该手术治疗还是非手术治疗？
- 在急性损伤的情况下，何时才是进行 ACL 重建术的最佳时机？

我们将尽力解答以上问题。

急性损伤

运动员受伤后的主诉常常是：在接触性或非接触性的加速或减速的运动过程中，膝关节扭转损伤，感到"嘣"的一声及关节"脱节"感。

临床表现

前交叉韧带断裂导致胫骨病理性前移和内旋增加。主观症状包括关节不稳和运动水平下降。查体可见膝关节积血、伸直受限、Lachman 试验或轴移试验阳性。磁共振成像可以用作辅助诊断。膝关节病理性的运动模式导致膝关节继发损伤大幅增加，例如半月板损伤(50%)、软骨损伤(30%)及侧副韧带损伤(30%)。其进程主要取决于个体的运动量。

保守治疗与手术治疗

ACL 损伤的治疗目标是预防膝关节损伤复发，恢复患者期望的工作和运动水平。有些患者能用 ACL 损伤的膝应付，没有再次损伤；有些没有改变生活方式，也有人不得不改变或停止体育活动。

ACL 手术适应证

实施 ACL 重建术的目的是防止关节不稳、重建韧带功能,恢复一个稳定的膝关节。适应证取决于以下因素:

患者年龄

绝对年龄不是决定患者是否手术治疗的标准。应该考虑的是:功能性不稳、运动水平、合并半月板或韧带损伤和患者的期望值。

功能性不稳

在工作或运动时有明显的功能性不稳或常打软腿的 ACL 断裂者,发生继发膝关节损伤的风险很大,应该考虑 ACL 重建。

运动水平

运动水平[5]是影响手术治疗的重要因素。体育运动水平可以分类如下:Ⅰ类:跳跃、旋转、突然急停(篮球、橄榄球及足球);Ⅱ类:跳跃或突然急停较少的侧向移动(棒球、球拍类运动及滑雪);Ⅲ类:较多直线运动的体育项目(慢跑及冲击较小的运动项目,例如游泳)。所以,参与橄榄球、篮球、排球、滑雪、足球及英式橄榄球运动的患者显然都需要韧带重建。一般来说,竞技强度越激烈的体育项目,越需要 ACL 重建。

对于竞技运动员而言,ACL 断裂是灾难性的损伤。对大多数的体育运动,前交叉韧带对维护膝关节稳定性至关重要,尤其是那些需要突然急停、旋转和跳跃的项目。ACL 断裂的高水平运动员可以选择的治疗方式很少,如果他们希望恢复到受伤前的竞技水平,那么唯一的选择就是接受 ACL 重建术。否则,ACL 缺失的运动员将有巨大的风险,在年轻时就会继发退行性改变。

参加需要旋转、转身或突然急停等体育活动的业余成年患者,以及在不平坦的地面上从事重体力劳动的患者,都建议手术治疗。

合并半月板损伤

关节不稳的主要风险是半月板撕裂。膝关节 ACL 功能不全使内侧半月板应力增加,撕裂的风险也增加,常为可以修复的垂直纵裂。进行 ACL 重建术的主要目的之一就是保护半月板[2,4]。

合并韧带损伤

合并韧带损伤会影响是否手术与何时手术的决定。ACL 损伤常同时合并内侧副韧带损伤,严重损害关节的稳定性[1],治疗较为困难。一般情况下:

- MCL Ⅰ级损伤,即韧带微观撕裂、无松弛,可在膝关节活动度恢复正常后行 ACL 重建术。
- MCL Ⅱ级损伤,韧带部分撕裂。我会先让患者戴 3~6 周的铰链式支具,以恢复关节活动度。当膝关节活动恢复正常且外翻稳定性恢复后,才进行 ACL 重建术。
- MCL Ⅲ级损伤,韧带浅层和深层完全断裂,从而导致膝关节内侧结构不全。我们建议立即行 MCL 固定同时 ACL 重建[12]。

ACL 损伤也可能合并膝关节的另外一侧即后外角发生损伤,或可能遭受双交叉韧带损伤,即 ACL+PCL 损伤。一般来说,损伤越重,越建议实施 ACL 重建术。

患者依从性

患者的依从性是一个重要的考虑因素。有必要评估患者的依从性,确定其是否愿意参加所推荐的术后康复计划。

非手术治疗

最适合非手术性治疗的是单纯 ACL 损伤(无半月板或其他韧带损伤)、无复发性肿胀与打软腿的患者。为了尽量增加患者回归高水平运动,而无复发的关节不稳的机会,尽早进行物理治疗并使用 ACL 专用护具也许是稳妥的方案。物理治疗包括下肢肌肉力量与耐力训练、关节活动度训练、灵活度和专项运动训练及扰动训练[3,6,9]。

应逐步恢复体育运动,从非跑步类的体育活动开始,进展到带横向移动的直线跑步运动。建议 ACL 损伤的患者不再参加有突然急停或跳跃的运动,因为再次损伤风险很高。即使恢复体育活动,也建议患者佩戴功能性支具。

急性 ACL 损伤的手术时机

尽管 ACL 重建技术已经取得长足进步，但对 ACL 手术的理想时机，仍无一致意见。尽快进行韧带重建是非常重要的，这不仅能够让患者在最短的时间内回归体育运动、得到最佳的治疗结果，还能避免膝关节不稳加剧、减少发生半月板及软骨损伤的风险。然而研究发现若在 ACL 断裂后立即进行重建术，会发生膝关节粘连增加、股四头肌功能恢复减慢、疼痛、髌腱挛缩及关节活动范围减小[8]。关节粘连是膝关节术后的常见并发症，在髌上囊和内、外侧沟形成致密的瘢痕组织与粘连。关节粘连使患者在术后无法恢复最大的关节活动度，尤其完全伸直的最后几度，这对竞技运动员极其不利。为了防止该症状的发生，许多作者建议在 ACL 断裂后 21~28 天，膝关节炎症、肿胀和活动受限缓解后再行重建手术。也有医生认为，在适应证明确的情况下，在伤后的 60 小时内进行急性 ACL 重建术，不会增加术后关节粘连的发生率。因为经济原因，现在常采纳急诊重建。因此，ACL 重建的最佳手术时间仍无定论[8,14,15]。

ACL 重建术后关节僵硬的病因是多因素的，包括手术技术、手术时机及术后康复质量。影响术后活动质量的因素并非只是受伤后多长时间手术。

因此，为获得最长久的效果，最少或避免并发症，我更愿意先考虑各种围术期因素来决定手术时机，而不是具体时限。患者的思想准备、学校/工作/家庭/社会上的日程安排，以及膝关节的术前状况（比如，肿胀很轻、股四头肌活动性良好、下肢控制良好、膝关节活动范围正常包括完全伸直、无其他韧带或半月板合并伤）。最重要的是，术前患膝应恢复与对侧一致的完全伸直，屈膝至少 120°。治疗决策需量身定制，因人而异。

可以采用冷疗、压迫及抗炎药物以减轻膝关节疼痛和肿胀。此外，股四头肌闭链练习、直腿抬高及肌肉电刺激等技术能帮助于股四头肌恢复。

一旦达到这些指标，就可进行 ACL 重建。有时候需 1~2 周，有时需要 6~8 周。根据这些指标确定手术时机远比规定一个期限更有利。

运动爱好者的手术时机

运动爱好者与运动员不同，制订治疗方案时，也要区别对待。在后期才诉说膝不稳的 ACL 功能不全的运动爱好者，重建手术晚一点并不会产生不良影响；他们的期待值要远远低于竞技运动员，效果也比较好。

骨骼未发育成熟的患者

另一组需要 ACL 重建的患者是骨骼发育未成熟的儿童。他们的 ACL 缺失，与成年患者一样，同样面临再损伤、半月板撕裂及软骨损伤等风险[11]。近几年，儿童 ACL 实质损伤的病例日益增多，其治疗方案仍有争议。大多数医生选择先进行非手术治疗。对于残留疼痛、肿胀及打软腿的患者，或者半月板不稳但可修复的患者，手术可能是唯一选择。针对生长期的儿童，为了防止对骨骺的影响，尤其是骨骺早闭或成角畸形，设计了很多不侵犯生长板的重建方法。遗憾的是，这些术式的效果，均不如标准的胫骨和股骨钻隧道的关节内重建术[7,10,16]。

参考文献

1. American Medical Association: Standard Nomenclature of Athletic Injuries, pp. 99–100. American Medical Association, Chigaco (1966)
2. Bach Jr., B.R., Dennis, M., Balin, J., Hayden, J.: Arthroscopic meniscal repair: analysis of treatment failures. J. Knee Surg. **18**, 278–284 (2005)
3. Barrack, R.L., Bruckner, J.D., Kneisl, J., Inman, W.S., Alexander, Ah: The outcome of nonoperatively treated complete tears of the anterior cruciate ligament in active young adults. Clin. Orthop. Relat. Res. **259**, 192–199 (1990)
4. Bellabarba, C., Bush-Joseph, C.A., Bach Jr., B.R.: Patterns of meniscal injury in the anterior cruciate ligament-deficient knee: a review of the literature. Am. J. Orthop. **26**, 18–23 (1997)
5. Daniel, D.M., Stone, M.L., Dobson, B.E., Fithian, D.C., Rossman, D.J., Kaufman, K.R.: Fate of the ACL-injured patient. A prospective outcome study. Am. J. Sports Med. **22**(5), 632–644 (1994)
6. Fitzgerald, G.K., Axe, Mj, Snyder-Mackler, L.: Proposed practice guidelines for nonoperative anterior cruciate ligament rehabilitation of physically active individuals. J. Orthop. Sports Phys. Ther. **20**(4), 194–203 (2000)
7. Graf, B.K., Lange, R.H., Fujisaki, C.K., et al.: Anterior cruciate ligament tears in skeletally immature patients: meniscal pathology at presentation and after attempted conservative treatment. Arthroscopy **8**, 229–233 (1992)
8. Harner, C.D., Irrgang, J.J., Paul, J., Dearwater, S., Fu, F.H.: Loss of motion after anterior cruciate ligament reconstruction. Am. J. Sports Med. **20**, 499–506 (1992)
9. Lephart, S.M., Perrin, Dh, Fu, F.H.: Relationship between selected physical characteristics and functional capacity in the anterior cru-

ciate ligament-insufficient athlete. J. Orthop. Sports Phys. Ther. **16**, 174–181 (1992)
10. Millet, P.J., Willis, A.A., Warren, R.F.: Associated injuries in pediatric and adolescent anterior cruciate ligament injuries. Arthroscopy **18**, 955–959 (2002)
11. Mizuta, H., Kubota, K., Shiraishi, M., Otsuka, Y., Nagamota, N., Takagi, K.: The conservative treatment of complete tears of the anterior cruciate ligament in skeletally immature patients. J. Bone Joint Surg. **77-B**, 890–894 (1995)
12. Nakamura, N., Horibe, S., Toritsuka, Y., Mitsuoka, T., Yoshikawa, H., Shino, K.: Acute grade III medial collateral ligament injury of the knee associated with anterior cruciate ligament tear. The usefulness of magnetic resonance imaging in determining a treatment regimen. Am. J. Sports Med. **31**, 261–267 (2003)
13. Noyes, F.R., Barber-Westin, Sd: The treatment of acute combined ruptures of the anterior cruciate and medial ligaments of the nkee. Am. J. Sports Med. **23**, 380–389 (1995)
14. Shelbourne, K.D., Wilckens, J.H., Mollabashy, A., DeCarlo, M.: Arthrofibrosis in acute anterior cruciate ligament reconstruction. The effect of timing of reconstruction and rehabilitation. Am. J. Sports Med. **19**(4), 332–336 (1991)
15. Shelbourne, K.D., Foulk, Ad: Timing of surgery in anterior cruciate ligament tears on the return of quadriceps muscle strength after reconstruction using an autogenous patellar tendon graft. Am. J. Sports Med. **23**, 686–689 (1995)
16. Woods, G.W., O'Connor, D.P.: Delayed anterior cruciate ligament reconstruction in adolescents with open physes. Am. J. Sports Med. **32**, 201–210 (2004)

第四章 关节镜下前交叉韧带修复

Gian Luigi Canata

张新涛 译

内容

引言	308
材料和方法	309
术前评估与诊断	309
手术技巧及康复	309
结果	311
讨论	311
参考文献	311

引言

前交叉韧带（ACL）一期修复术的文献报道不多，Strand[10]评价了切开修复术后15~23年的效果：其中71%的受访者主观结果优或良，平均Lysholm得分为88分。Steadman[9]报道，骨骼未发育成熟的高水平运动员，在采用旨在刺激愈合的微创手术后，效果良好者占77%，但是再损伤率高达23%。Meunier[7]通过一项长期随机研究对比ACL一期修复与非手术治疗，发现两者的运动水平与骨关节炎评分无差异，但是非手术治疗组的Lysholm得分更低。无论采取何种ACL治疗方式，半月板切除术后有65%的患者发生骨关节炎。

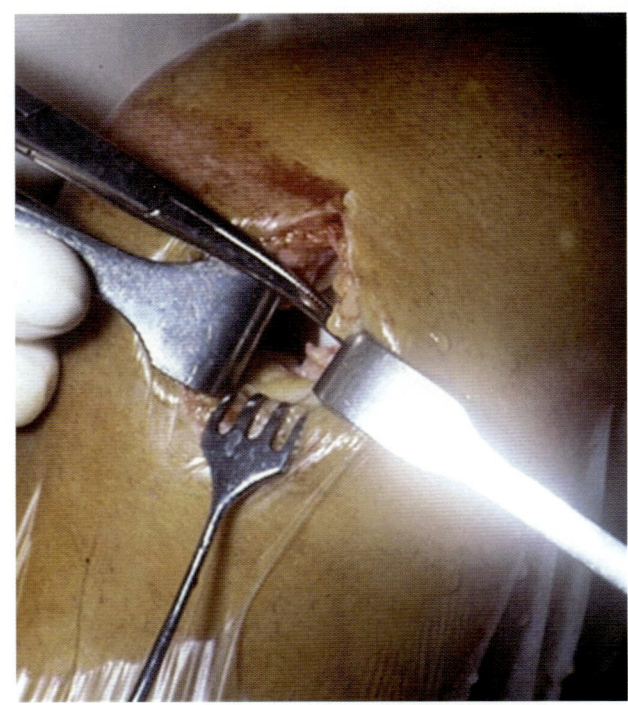

图1 1985年进行的小切口ACL修复术

G. L. Canata
SUISM, Sports Medicine, Centre of Sports
Traumatology Koelliker, University of Torino,
Corso Duca degli Abruzzi 30, 10129 Torino, Italy
e-mail: canata@ortosport.it

Mizuta[8]认为,骨骼未发育成熟患者非手术治疗 ACL 损伤是不可取的。Drogset[5]比较了一期修复、韧带增补术和自体骨-髌腱-骨重建 3 种手术 16 年的结果,平均 Lysholm 得分各为 88、85 及 90,翻修率分别是 24%、10% 及 2%。一期修复术的治疗效果不满意,才导致重建倾向。但有确切证据表明,一些 ACL 损伤是可以修复的。选择合适的能修复的病例,有助于提高修复结果。在过去的 24 年里,我们开发了一种修复 ACL 近端损伤的微创技术[1-4](图 1,图 2)。

材料和方法

2006—2008 年期间,我们进行了经骨修复 ACL 近端损伤的前瞻性研究。入选标准为韧带组织良好的 ACL 近端损伤。共 10 例,男性 3 例,女性 7 例,平均年龄 24.7 岁(12~42 岁)。从受伤到手术的平均时间为 63 天(4~210 天)。Rolimeter 人工检验的平均最大差距为 5mm(范围 3~9mm)。用 IKDC 2000 评分、Tegner 以及 Lysholm 评分判定结果[6,11]。

术前评估与诊断

对患者进行检查,按照 IKDC 评分表记录患者的客观数据,如 Lachman 试验与轴移试验。所有患者均行 Rolimeter 检查、X 线与 MRI,并确定合并损伤及 ACL 可能的撕裂部位。

手术技巧及康复

用多根缝线解剖修复断裂的 ACL。由内向外在韧带止点钻入 2mm 克氏针作导针,然后用 4mm 空心钻由外向内钻出骨道,用 Capspari 过线器带缝线穿过韧带,缝线穿过骨道(图 3 和图 4)拉出。对一名 12 岁的运动员,使用过顶技术、聚乙烯纽扣固定(图 5 和图 6),术后 4 周内扶拐部分负重行走,避

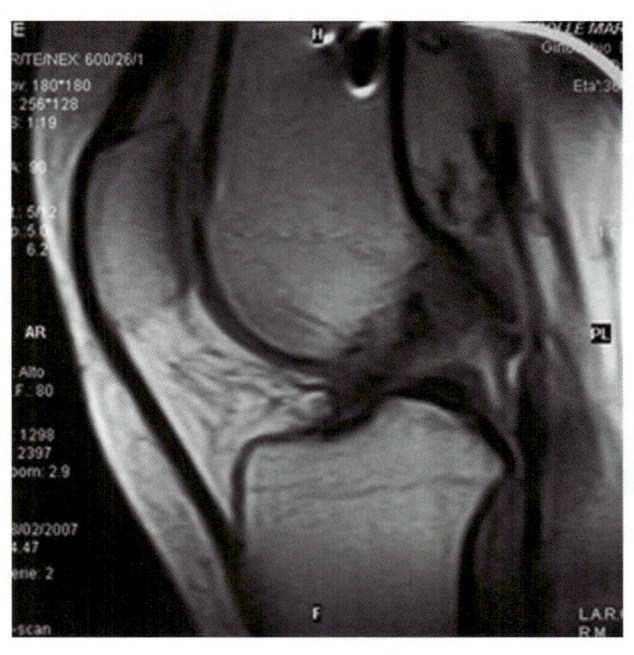

图 2　该患者 19 年后的 MRI

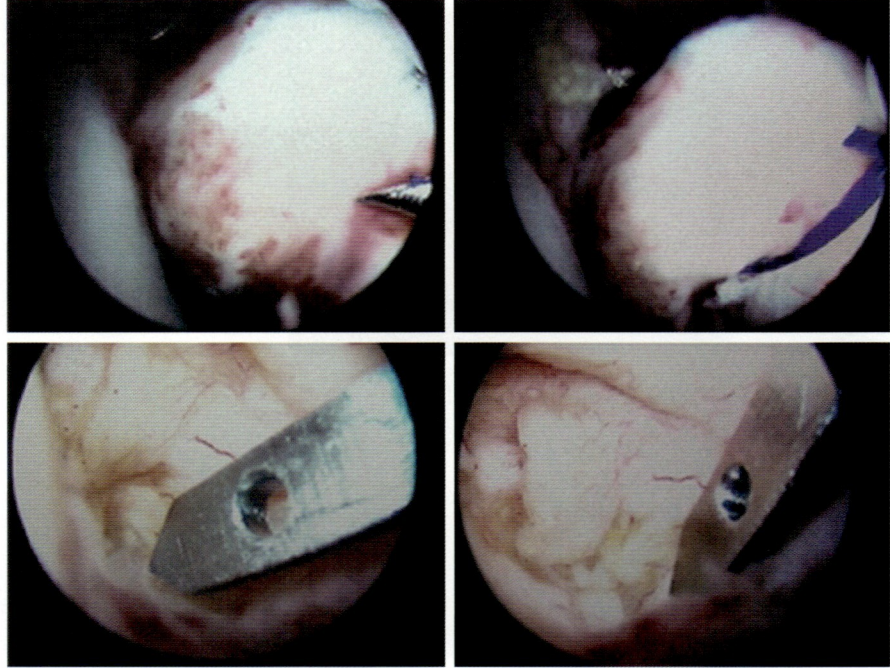

图 3　使用 Caspari 过线器带过多根缝线,克氏针经韧带止点由内向外钻出,然后空心钻由外向内钻骨道

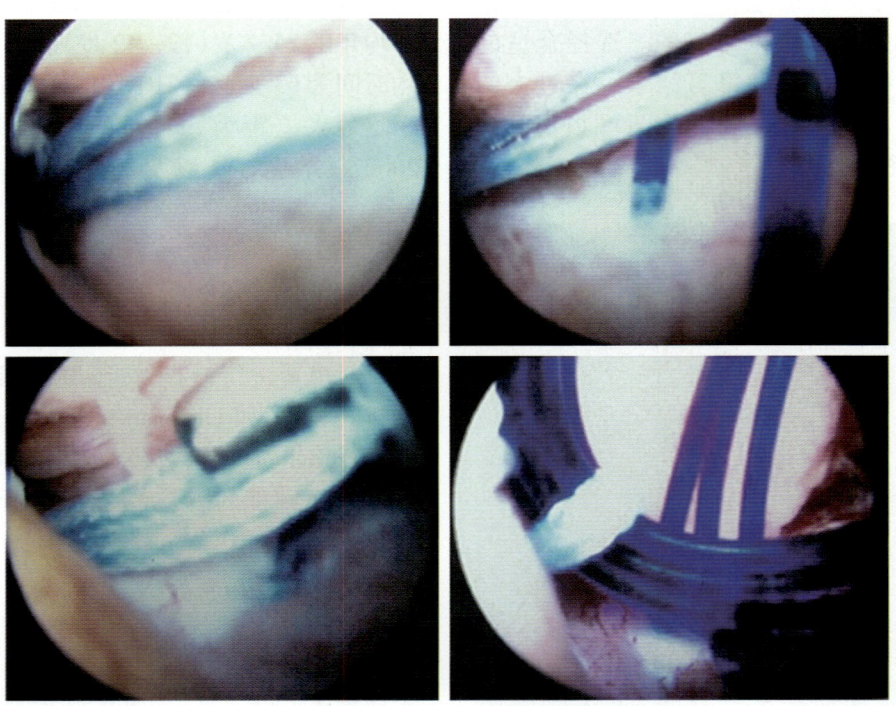

图 4 拉出多根 PDS 缝线

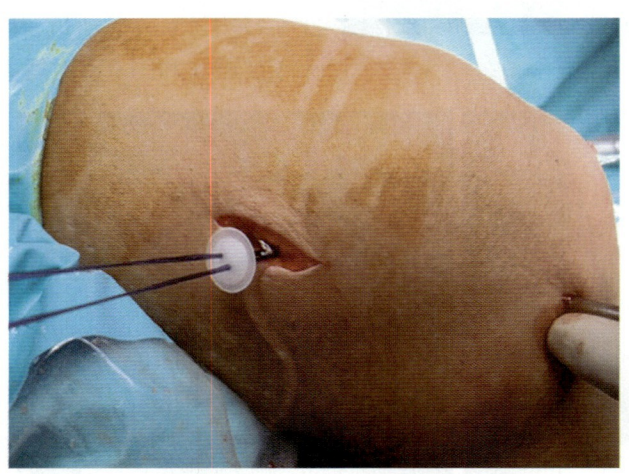

图 5 使用聚乙烯纽扣进行皮质固定

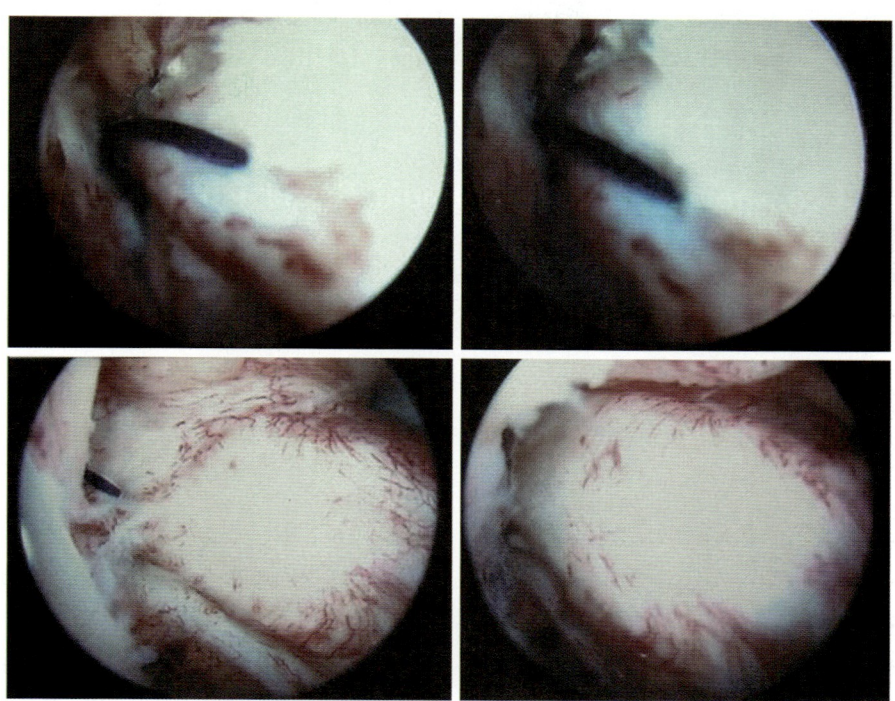

图6 用缝线将 ACL 拉到股骨止点

免开链练习。通过临床检查对患者进行前瞻性随访,记录最后一次的 IKDC 2000 评分、Lysholm 评分以及 Tegner 运动评分。

结果

平均随访时间 25 个月(17~34 个月)。IKDC 2000 评估:客观得分 9A 1B,主观得分 100。未发生并发症;所有患者对手术结果表示满意,并且都恢复到伤前的运动水平。Tegner 运动水平 7,6(9-5),Lysholm 评分 100。

讨论

这种保守的手术治疗仅限于特定病例,即韧带实质良好的近端损伤。考虑到非手术治疗效果不佳且和标准重建手术的并发症,本方法可以安全地应用于骨骼未闭合的患者。所有的患者均恢复之前的运动,甚至达到伤前相同的高竞技水平。所有患者的膝关节功能恢复到正常或接近正常。本研究的局限在于缺少研究对照组(目前正在进行前瞻性随机对照研究)、因为适合病例少而患者数量少。

参考文献

1. Canata, G.L.: La reinserzione mini-artrotomica del legamento crociato anteriore nello sportivo. Ital. J. Sports Trauma 11(8), 189–200 (1989)
2. Canata, G.L.: Arthroscopic repair of acute anterior cruciate ligament lesions. Specialist Surgery, Monduzzi Ed. Bologna. XI, 329–333 (1990)
3. Canata, G.L.: La reinserzione artroscopica del legamento crociato anteriore. Minerva Orthop. Trauma 42, 323–325 (1991)
4. Canata, G.L., Faletti, C.: MRI evaluation of anterior cruciate ligament repair. Minerva Ortop. Trauma 45(11), 529–535 (1994)
5. Drogset, J.O., Grøntvedt, T., Robak, O.R., Mølster, A., Viset, A.T., Engebretsen, L.: A sixteen-year follow-up of three operative techniques for the treatment of acute ruptures of the anterior cruciate ligament. J. Bone Joint Surg. Am. 88(5), 944–952 (2006)
6. Lysholm, J., Gillquist, J.: Evaluation of knee ligament surgery results with special emphasis on use of a scoring scale. Am. J. Sports Med. 10, 150–154 (1982)
7. Meunier, A., Odensten, M., Good, L.: Long-term results after primary repair or non-surgical treatment of anterior cruciate ligament rupture: a randomized study with a 15-year follow-up. Scand. J. Med. Sci. Sports 17(3), 230–237 (2007)
8. Mizuta, H., Kubota, K., Shiraishi, M., Otsuka, Y., Nagamoto, N., Takagi, K.: The conservative treatment of complete tears of the anterior cruciate ligament in skeletally immature patients. J. Bone Joint Surg. Br. 77(6), 890–894 (1995)
9. Steadman, J.R., Cameron-Donaldson, M.L., Briggs, K.K., Rodkey, W.G.: A minimally invasive technique ("healing response") to treat proximal ACL injuries in skeletally immature athletes. J. Knee Surg. 19(1), 8–13 (2006)
10. Strand, T., Mølster, A., Hordvik, M., Krukhaug, Y.: Long-term follow-up after primary repair of the anterior cruciate ligament: clinical and radiological evaluation 15–23 years postoperatively. Arch. Orthop. Trauma Surg. 125(4), 217–221 (2005)
11. Tegner, Y., Lysholm, J.: Rating systems in the evaluation of knee ligament injuries. Clin. Orthop. 198, 43–49 (1985)

第五章 关节镜下修复新鲜的前交叉韧带部分撕裂

Erhan Basad, Leo Spor, Henning Stürz, and Bernd Ishaque

张新涛 译

内容

引言	312
材料和方法	313
手术技术	313
康复方案	314
术后6、12及24个月的检查	314
临床指标参数	314
MRI指标参数	314
统计学方法	314
结果	314
讨论	315
参考文献	317

E. Basad(✉), H. Stürz, and B. Ishaque
Clinic and Polyclinic for Orthopaedic Surgery,
University Hospital Giessen-Marburg GmbH, Paul-Meimberg Str 3, 35392 Giessen, Germany
e-mail: erhan. basad@ ortho. med. uni-giessen. de;
henning. stuerz@ ortho. med. uni-giessen. de;
bernd. ishaque@ ortho. med. uni-giessen. de

L. Spor
Clinic and Policlinic for Common-and Visceral Surgery,
Wurzburg University Hospital,
Oberduerrbacherstr. 6, 97080
Wurzburg, Germany
e-mail: spor_l@ chirurgie. uni-wuerzburg. de

引言

前交叉韧带由纤维束组成，按功能可分为较小的前内侧（AM）束和较大的后外侧（PL）束。理解这两束的功能对于理解受伤机制和解剖修复非常重要。AM束在屈膝时紧张，PL束在伸膝时紧张。膝关节伸直时两束平行，而当膝关节屈曲时，它们交叉缠绕在一起[1]。屈膝时，AM束紧张而PL束松弛。

关节镜检查时会发现某些病例的ACL部分撕裂，仅涉及AM或PL束，说明不同的损伤机制或方式能够影响不同束[19,20]。

动物组织学研究发现ACL的血管主要来自软组织，尤其是髌下脂肪垫和关节滑膜[2]，所以软组织的血供对韧带修复作用比骨组织更重要。因此，保留和利用髌下脂肪垫和滑膜，也许能促进血管反应和韧带愈合。

交叉韧带内有各种感觉神经末梢（Ruffini末梢、Pacinian小体、高尔基腱器官样末梢及游离神经末梢），为中枢神经系统提供韧带运动和位置的信息。这些感受器参与膝关节周围肌力的调节，对维持膝关节功能性稳定起到重要的作用[7]。

另外，对ACL断裂后肌肉维持膝关节稳定作用的研究表明，不同潜伏期与"打软腿"频率之间存在显著的相关性。这表明，在某种程度上功能性不稳与本体觉破坏有关。这些研究显示保留ACL纤维可能对其损伤后的成功恢复起重要作用[3,5]。

在20世纪80年代之前常用的切开ACL修复术[24]，很快被关节镜下自体移植物ACL重建所取代[12]。然而早期发表的关于ACL修复、增补[17,18]或保守治疗[23]的报道也有部分良好的效果。早期修复与保守治疗的文献报告成功率较高，使我们想到这些方法能否随着适应证、技术及康复方案的改进而有所改善[25]。Steadman 等认为愈合反应(HR)是一种成功的技术[21,22],但尚未有任何前瞻性对照研究能够证实。动物研究[15,16]表明 ACL 具有一定的愈合潜力。动物模型证明了开放软骨下板[8]使骨髓间充质干细胞进入 ACL 对愈合的作用。患者的年龄、创伤后的时间及生物反应对一期修复术的成功起到关键作用。

新鲜的 ACL 部分撕裂应用 HR 技术带来了以下问题:
- HR 技术能否改善临床评分及客观稳定性结果?
- MRI 能否证实 HR 术后 ACL 形态得以修复?

材料和方法

本研究旨在通过测评首要及次要参数,研究关节镜下通过对撕裂韧带断端戳裂后解剖复位进行 ACL 修复的效果。目的在于证实 HR 治疗的患者:
- 临床参数证明的满意疗效
- MRI 随访证实韧带的连续性

为了评价 HR 的效果,我们在 2006.7—2008.11 期间对 55 例原位修复治疗的新鲜 ACL 部分撕裂患者进行了前瞻性病例研究。研究方案获得了伦理委员会的批准,遵照赫尔辛基宣言及"优良临床实践"规定。首先,所有急性 ACL 损伤的患者均接受临床检查进行初选,签订知情同意书。关节镜检查确认后最终入选,入选条件为:新鲜的,30%~75% 的 ACL 撕裂,有供血良好的部分滑膜覆盖。不符合条件者同时进行腘绳肌腱 ACL 重建。

符合以下标准,可行 HR
- 伤后 3 周内的新鲜损伤
- 年龄 18~45 岁
- 至少 30% 的 ACL 纤维和部分滑膜完好
- 至少 50% 的 ACL 纤维断裂

关节镜下将撕裂分为 3 级:
- 1 级:韧带内拉长,滑膜下出血、滑膜轻微受损或未受损。
- 2 级:撕裂 1/3~1/2(后外束为主),残端可复位,滑膜管可修复。
- 3 级:撕裂 1/2~3/4(主要为后外束,部分前内束),滑膜管可修复,残端有前倾。

在手术当天及术后第 1 天,在局部或全身麻醉后,进行 KT-1000 测试伤膝的稳定性,并与健侧膝关节作对比。关节镜检确认 ACL 损伤的程度是否符合上述标准,仅 2~3 级损伤纳入研究。

手术技术

第 1 步:用微骨折锥对髁间窝韧带止点骨板穿孔,并在 ACL 断端戳刺,刺激软骨下骨及损伤区的粘连部位出血。本操作基于以下假说:打开 ACL 止点软骨下骨提供大量的骨髓间质干细胞,并且提高代谢活性,从而激发愈合反应。

第 2 步(可选):撕裂的 ACL 容易倾斜导致断端分离(图 1)。如果断端前倾无法复位,可在镜下将 ACL 另外固定在髁间窝壁。将一枚小的尾端带线的可降解 PLLA 锚钉(Bio-Corkscrew™ Suture Anchor-Arthrex, Naples, FL)拧入髁间窝壁,使用关节镜器械进行缝合并打结(图 2)。

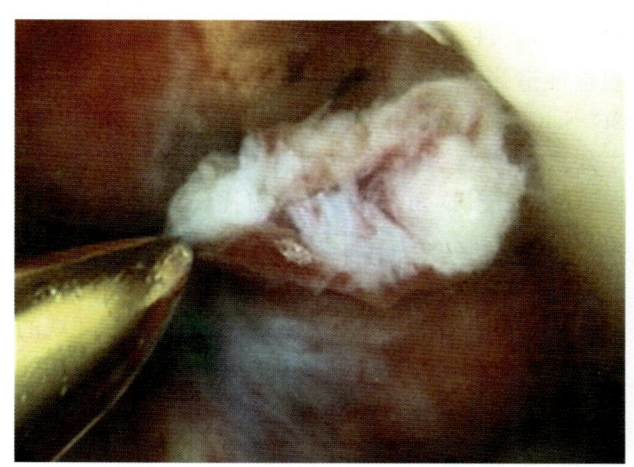

图 1 ACL 近端撕裂,残端移位及滑膜下血肿

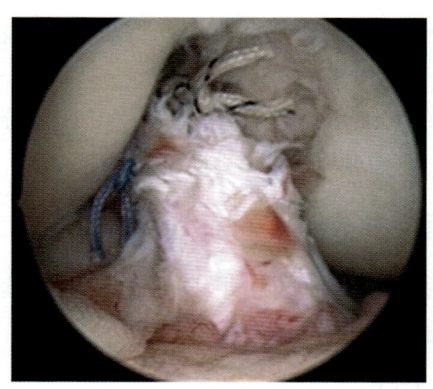

图 2 锚钉重新固定 ACL 残端

同时处理合并的软骨或半月板损伤。对透明软骨的创伤性缺损行关节镜下微骨折术,将损伤的软骨刮除至软骨下骨,然后使用微骨折锥打孔。新鲜的半月板损伤行缝合修复(由内向外),如果不能缝合就行部分清理。

康复方案

术后使用背侧石膏板限制患者膝关节活动 2 天,然后去除石膏佩戴支具(M4 ACL medi® Bayreuth Germany)6 周,以稳定膝关节、限制活动度。而后是 3 周的部分负重、限制 ROM 以及膝关节伸直位休息缓解 ACL 的张力。前 3 周膝关节支具限制在 0°~60°,再过 3 周增至 90°。建议患者进行康复和适当的体育活动,3~6 个月后恢复常规体育活动。

术后 6、12 及 24 个月的检查

在第 6 和第 12 个月,在诊断放射科内用 1.5T 系统(Gyroscan Intera 1.5T,Phillips Medical Systems GmbH,Hamburg)对屈曲膝关节行 MRI 间接关节造影。MRI 扫描(T1 TSE,矢状位、冠状位脂肪抑制,TR 400ms,TE 15ms,层厚 3mm)前 20 分钟静脉注射顺磁性造影剂(Gadolinium,0.2mL/kg KG,Magnevist® Schering Deutschland GmbH,Berlin)。增加以下序列:T1 矢状位及横断位扫描(TR 455ms,TE 15ms,层厚 3mm)、PD SPIR 矢状位扫描(TR 2000ms,TE 27ms,层厚 3.2mm)、冠状脂肪抑制的双回波序列扫描(TR 2666ms,TE 12/80ms,层厚 3mm)。

临床检查包括了 Lysholm-Gillquist 问卷、客观的稳定性测试(Lachmann、前抽屉及 KT-1000)。膝关节不稳的患者建议行 ACL 重建手术,此类患者视作 ACL 修复失败。

临床指标参数

- 患者的主观膝关节评分(Lysholm-Gillquist 评分):范围 0~100 分
- 患者的 Tegner 活动性得分:范围 0~10 分
- 使用 KT-1000 测量胫骨前移距离(mm)

MRI 指标参数

- MRI 扫描显示的再生组织的完整性、连续性及厚度:有序分类变量,有 3 种值(Ⅰ<Ⅱ<Ⅲ)

统计学方法

按照 Brunner 与 Langer[4]描述的方法,采用完全非参数秩方法,分析每项得分的时间进程,由此得到两种序列结果,测值的统一纵向推理分析及(准-)数值型评分(Tegner 和 Lysholm-Gillquist 评分)。

如果将缺失数值视为"随机完全缺失"的话,这种分析方法还能够处理不完整的记录,所有现有数据(不仅限于那些拥有完整记录的患者)均予以使用。所有的统计学分析均使用 2.8.0 版本(2008-10-20)的软件 R 进行处理,该软件包含 Matrix 和 MASS 软件包[14]。

结果

55 名患者,6 个月获得随访 46 人,12 个月随访 34 人,24 个月随访 15 人(表 1)。

表 1　患者情况及分布

	患者数
N	55
性别	
男性(%)	41(75%)
女性(%)	14(25%)
平均年龄(岁)	32.50(15~57)
平均 BMI 指数(kg/m²)(范围)	24.9(17.8~32.5)
手术方法	
愈合反应(HR)	43(76%)
愈合反应(HR)+锚钉	13(24%)

Lysholm 评分术前为 41,术后 6 个月为 92,12 个月和 24 个月均为 95(图 3)。

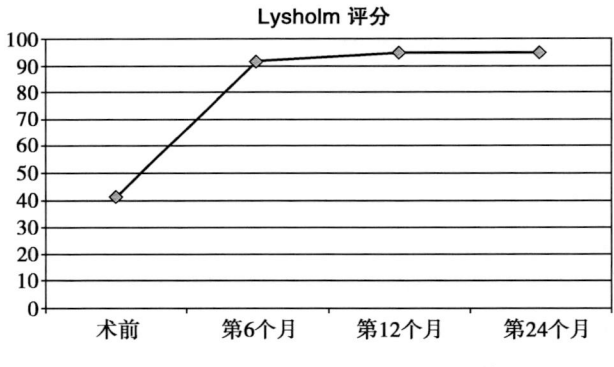

图 3　Lysholm-Gillquist 得分的平均值

Tegner 活动性评分术前为 2,术后 6 个月为 5,12 个月和 24 个月均为 6。两种评分均在前 6 个月快速提升,并保持到达到的水平至第 24 个月(图 4)。

KT-1000 测量值,在术前的病理性平均值为 3.4mm,在术后第 6 个月改善为 2mm,第 12 个月改善为 2.1mm,并在第 24 个月维持在 2mm(图 5)。

术前 MRI 结果不适用于统计学分析,因为它们均由不同的操作方法及不同的影像师完成。我们自

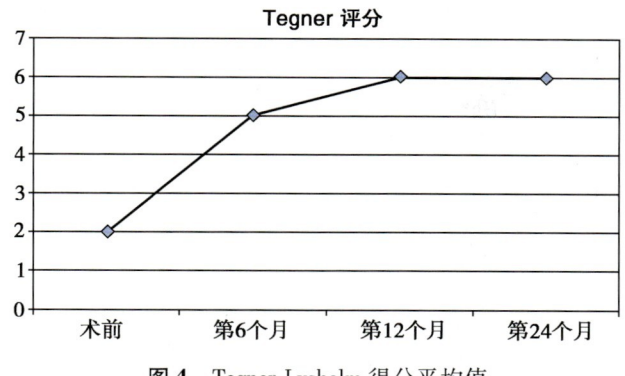

图4 Tegner-Lysholm 得分平均值

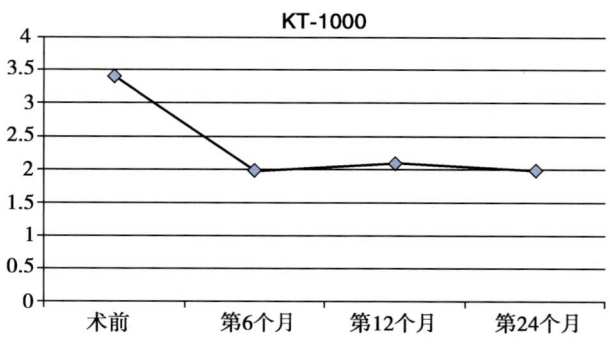

图5 KT-1000 测量与健侧膝关节的平均差异（mm）

已在第 6 个月和第 12 个月的 MRI 评价如下：术后 6 个月获得了 33 例 MRI 随访，24 例显示完整的厚度及连续，2 例部分连续，7 例不连续。术后 12 个月进行 9 例 MRI 随访，信号连续 7 例、部分连续 2 例和不连续 1 例（图6）。

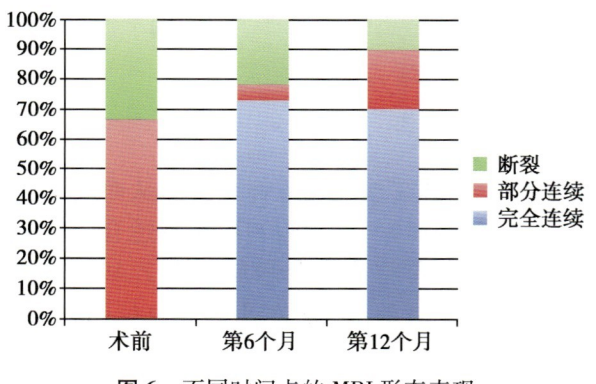

图6 不同时间点的 MRI 形态表现

发生打软腿并出现临床不稳者视为失败：结果显示 11 例失败（17%），其中 7 人进行了腘肌腱 ACL 重建。在 7/11 例失败者为恢复到常规体育活动后再次发生膝关节创伤。

我们将 3 例膝伸直困难视为治疗相关并发症。翻修手术时，均在髁间窝发现结缔组织过度增生，经关节镜下清创及全面康复后，伸直滞缺得以纠正。

讨论

关节镜下一期自体材料移植重建已经基本取代修复来治疗 ACL 损伤[12]。还没有一致的一期修复的技术及成功率的信息[25]，目前也没有前瞻性对照研究证明愈合反应（HR）的疗效[21,22]。然而，动物研究[15,16]表明撕裂 ACL 具有一定的愈合潜能，开放软骨下骨板[8]，使骨髓间质干细胞进入损伤处可促进愈合。

我们无意进行 HR 与 ACL 重建术随机平行对照研究，我们认为那样做是不理性的，有两个原因：首先，我们已有 2 年关节镜 HR 手术的成功经验，还有其他专家（个人交流）[21,22]使用本方法获得的好或非常好的效果。我们有理由相信 HR 的成功率约为 75%~85%。据我们所知，目前既没有细致地研究，也没有满意的结果发表。其次，对新鲜的次全 ACL 损伤进行 ACL 重建的创伤更大，而且有供区并发症。撕裂的 ACL 残端仍会含有本体感受器，应当予以保留。切除 ACL 残端，将使残留的本体感觉消失。采用腘绳肌腱进行单束选择性重建和增补是 ACL 部分撕裂的另一种治疗选择[17,18]。我们遇到的不良事件都与髁间窝组织过度增生及暂时膝关节制动有关，而且不比其他 ACL 修复手术严重。

吸烟及体重指数等因素可能会影响首要和次要指标参数（因此会影响手术成功）。在对指标参数进行分析时应予以考虑在内，例如作为住院时间或治疗总费用的线性回归，或治疗成功的逻辑回归的协变量。统计学分析显示，这些因素没有影响我们患者筛选的结果，也表明本研究病例的数量太少而测量不到相关变量的影响。

MRI 为 ACL 修复术后的形态随访提供了无创的研究方法。在 6 个月后，曾经水肿膨胀的纤维重获健康 ACL 的平行纤维特征（图7，8）。MRI 能发现 ACL 纤维畸形愈合、残端陷落或独眼龙损伤（局限性关节内纤维化 Cyclops lesion）[6,11]。我们的 MRI 随访发现 PLA 锚钉周围，出现信号、增强骨髓积液增多，但是这些结果在临床上无相关性。

我们的早期结果表明，原位修复术仍然对 ACL 损伤的早期治疗有作用。但从这些初步结果中推论出结论尚需谨慎。我们选择性病例的中短期结果表明 HR 技术可以是一种成功的微创治疗的方法之

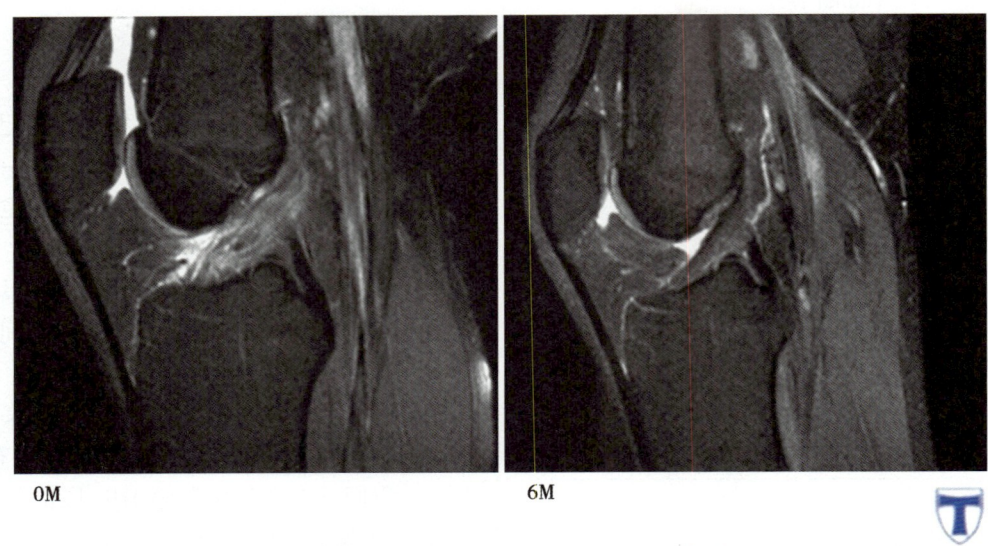

图7　术前与术后6个月的MRI PD序列影像

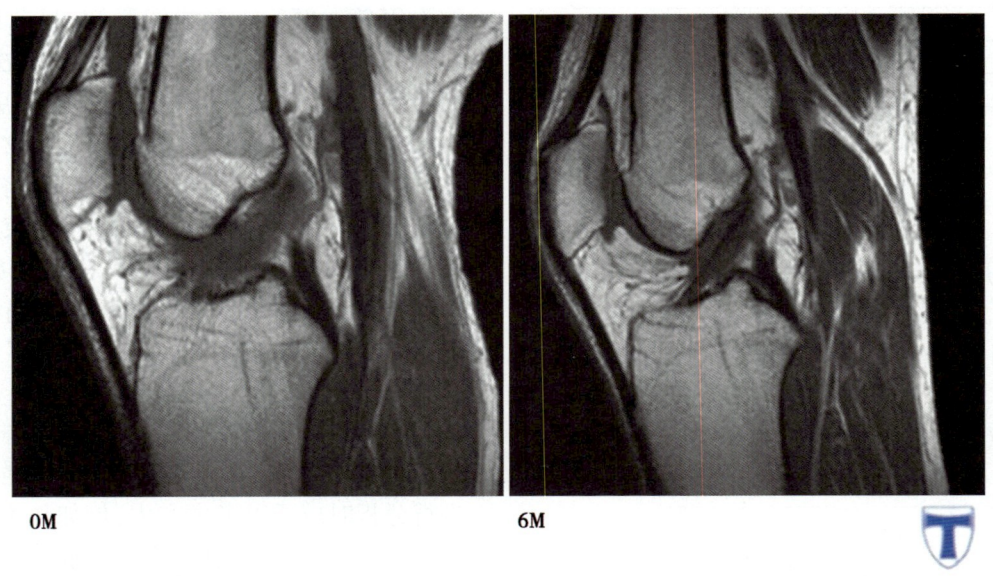

图8　术前与术后6个月的MRI T1序列影像

一,尤其适合新鲜的部分撕裂。术后连续检查均有不稳或轻微运动再发断裂,均考虑为手术失败。在HR术后几周内出现持续不稳者,仍可改行ACL重建术。我们的早期结果也许有因瘢痕组织不够牢固,轻微创伤而出现再次断裂。术前应告知患者HR手术失败率约为17%。因此,由于ACL受伤时间及程度等原因,我们医院的大部分ACL损伤均采取一期自体移植重建术。

HR的优点为不会出现供区病损,早期手术可及早进行半月板及软骨损伤的治疗。术后3~4个月开始康复并恢复业余水平的运动。保留原来的ACL纤维,可以最大限度地保留残余的本体觉[5]。我们坚决反对常规切除ACL残端后再行二期重建的习惯;因为残端移位造成伸直受阻从而发生撞击的可能性极小[13]。及早治疗、选择适合病例以及个体化的康复都将为一期修复术治疗ACL新鲜部分损伤带来满意的结果。如果残端复位困难,可以加用缝合锚钉来加强HR的手术效果。

根据我们的结果,一期修复术对ACL新鲜部分撕裂仍具有一定意义。我们的早中期结果鼓励我们继续使用这一技术,并进行长期的随访和对照研究。未来的HR会利用包含能促进生物反应的自体或人工生长因子的水凝胶或支架等组织工程技术。增强生物反应也许能够增加一期修复术的适应证[9,10]。

参考文献

1. Amis, A.A., Dawkins, G.P.: Functional anatomy of the anterior cruciate ligament. Fibre bundle actions related to ligament replacements and injuries. J. Bone Joint Surg. Br. **73**(2), 260–267 (1991)
2. Arnoczky, S.P.: Anatomy of the anterior cruciate ligament. Clin. Orthop. Relat. Res. **172**, 19–25 (1983)
3. Beard, D.J., Dodd, C.A., Trundle, H.R., Simpson, A.H.: Proprioception enhancement for anterior cruciate ligament deficiency. A prospective randomised trial of two physiotherapy regimes. J. Bone Joint Surg. Br. **76**(4), 654–659 (1994)
4. Brunner, E., Langer, F.: Nonparametric analysis of ordered categorical data in designs with longitudinal observations and small sample sizes. Biom. J. **42**(6), 663–675 (2000)
5. Fischer-Rasmussen, T., Jensen, P.E.: Proprioceptive sensitivity and performance in anterior cruciate ligament-deficient knee joints. Scand. J. Med. Sci. Sports **10**(2), 85–89 (2000)
6. Huang, G.S., Lee, C.H., Chan, W.P., Chen, H.S., Yu, J.S.: Acute anterior cruciate ligament stump entrapment in anterior cruciate ligament tears: MR imaging appearance. Radiology **225**(2), 537–540 (2002)
7. Johansson, H., Sjölander, P., Sojka, P.: A sensory role for the cruciate ligaments. Clin. Orthop. Relat. Res. **268**, 161–178 (1991)
8. Murray, M.M.: Current status and potential of primary ACL repair. Clin. Sports Med. **28**(1), 51–61 (2009)
9. Murray, M.M., Spindler, K.P., Devin, C., Snyder, B.S., Muller, J., Takahashi, M., Ballard, P., Nanney, L.B., Zurakowsky, D.: Use of a collagen-platelet rich plasma scaffold to stimulate healing of a central defect in the canine ACL. J. Orthop. Res. **24**(4), 820–830 (2006)
10. Murray, M.M., Spindler, K.P., Ballard, P., Welch, T.P., Zurakowski, D., Nanney, L.B.: Enhanced histologic repair in a central wound in the anterior cruciate ligament with a collagen-platelet-rich plasma scaffold. J. Orthop. Res. **25**(8), 1007–1017 (2007)
11. Olson, P.N., Rud, P., Griffiths, H.J.: Cyclops lesion. Orthopedics **18**(10), 1041, 1044–1045 (1995)
12. Paulos, L.E., Cherf, J., Rosenberg, T.D., Beck, C.L.: Anterior cruciate ligament reconstruction with autografts. Clin. Sports Med. **10**(3), 469–485 (1991)
13. Pedowitz, R.A., Garrett Jr., W.E.: What would you do? Acute extension block caused by anterior cruciate ligament tear: a case report. Arthroscopy **12**(4), 489–491 (1996); discussion 492–495
14. R Development Core Team R. In: A language and environment for statistical computing. R Foundation for Statistical Computing, Vienna, Austria. ISBN 3-900051-07-0, http://www.r-project.org
15. Rodkey, W.G., Arnoczky, S.P., Steadman, J.R.: Healing of a surgically created partial detachment of the posterior cruciate ligament using marrow stimulation: an experimental study in dogs. J. Knee Surg. **19**(1), 14–18 (2006)
16. Seitz, H., Menth-Chiari, W.A., Lang, S., Nau, T.: Histological evaluation of the healing potential of the anterior cruciate ligament by means of augmented and non-augmented repair: an in vivo animal study. Knee Surg. Sports Traumatol. Arthrosc. **16**(12), 1087–1093 (2008)
17. Sgaglione, N.A., Warren, R.F., Wickiewicz, T.L., Gold, D.A., Panariello, R.A.: Primary repair with semitendinosus tendon augmentation of acute anterior cruciate ligament injuries. Am. J. Sports Med. **18**(1), 64–73 (1990)
18. Siebold, R., Fu, F.H.: Assessment and augmentation of symptomatic anteromedial or posterolateral bundle tears of the anterior cruciate ligament. Arthroscopy **24**(11), 1289–1298 (2008)
19. Sonnery-Cottet, B., Chambat, P.: Arthroscopic identification of the anterior cruciate ligament posterolateral bundle: the figure-of-four position. Arthroscopy **23**(10), 1128.e1–1128.e3 (2007)
20. Sonnery-Cottet, B., Barth, J., Graveleau, N., Fournier, Y., Hager, J.P., Chambat, P.: Arthroscopic identification of isolated tear of the posterolateral bundle of the anterior cruciate ligament. Arthroscopy **25**(7), 728–732 (2009)
21. Steadman, J.R., Cameron, M.L., Briggs, K.K., Rodkey, W.G.: Healing-response treatment for ACL injuries. Orth. Tech. Rev. **3**(3), 34–36 (2002)
22. Steadman, J.R., Cameron-Donaldson, M.L., Briggs, K.K., Rodkey, W.G.: A minimally invasive technique ("healing response") to treat proximal ACL injuries in skeletally immature athletes. J. Knee Surg. **19**(1), 8–13 (2006)
23. Strehl, A., Eggli, S.: The value of conservative treatment in ruptures of the anterior cruciate ligament (ACL). J. Trauma **62**(5), 1159–1162 (2007)
24. Taylor, D.C., Posner, M., Curl, W.W., Faegin, J.A.: Isolated tears of the anterior cruciate ligament: over 30-year follow-up of patients treated with arthrotomy and primary repair. Am. J. Sports Med. **37**(1), 65–71 (2009)
25. Träger, D., Pohle, K., Tschirner, W.: Anterior cruciate ligament suture in comparison with plasty. A 5-year follow-up study. Arch. Orthop. Trauma Surg. **114**(5), 278–280 (1995)

第六章 解剖双束前交叉韧带重建的演变与原则

Pascal Christel and Michael Hantes

张新涛 译

内容

引言 ……………………………………… 318
ACL 解剖 ………………………………… 318
 股骨止点 …………………………… 318
 胫骨止点 …………………………… 319
ACL 重建术：从单束到双束的转变 ……… 319
手术技术 ………………………………… 319
解剖重建术效果的确认 ………………… 321
结论 ……………………………………… 322
参考文献 ………………………………… 322

引言

目前，前交叉韧带（ACL）重建主要方法是单束重建。但是，近几年来双束 ACL 重建术越来越受到青睐，原因之一是单束重建术的胫骨旋转控制无法令人满意。所谓的经胫骨技术，即通过胫骨骨道钻出股骨骨道，将移植物安装在非解剖位，其在髁间窝位置太高，使移植物垂直，控制胫骨前移尚可，但对胫骨旋转的控制很差，所以轴移试验的阳性率较高。因此，对 ACL 解剖结构及生物力学的重新认识导致了 ACL 双束解剖重建的理念，这也是本章的主题。

ACL 解剖

ACL 是由大量连接股骨远端与胫骨近端的纤维束组成的一个整体。虽然有人认为 ACL 由三个功能性纤维束组成[3]，但当前普遍认为 ACL 主要由明显区别的前内（AM）和后外（PL）束组成（图1）。

股骨止点

股骨止点足印大体上呈半圆形。止点直线部分从近端向远端下行，其前界为髁间窝外侧壁上的嵴[20]，称为住院医师嵴[2,4-10,15,16,25]。Farrow 等[16]认为住院医师嵴起自髁间窝顶（Blumensaat 线）的后部，其长度 79% 的位置，向下与窝顶形成 75.5°的夹角（图 2）。住院医师嵴是重要的标志，ACL 纤维不会在其前方，也不会附着在髁间窝顶。止点弧形部分平行于外侧髁软骨边缘，距离 2~3mm。止点的纵轴与股骨干轴线呈 30°夹角[6,14,21,34]。

P. Christel (✉)
Division of Sports Medicine Unit, Habib Medical Center Olaya,
Riyadh 11643, Saudi Arabia
e-mail: pascal.christel485@gmail.com

M. Hantes
Department of Orthopaedic Surgery,
University Hospital of Larisa, 41110 Larisa, Greece
e-mail: hantesmi@otenet.gr

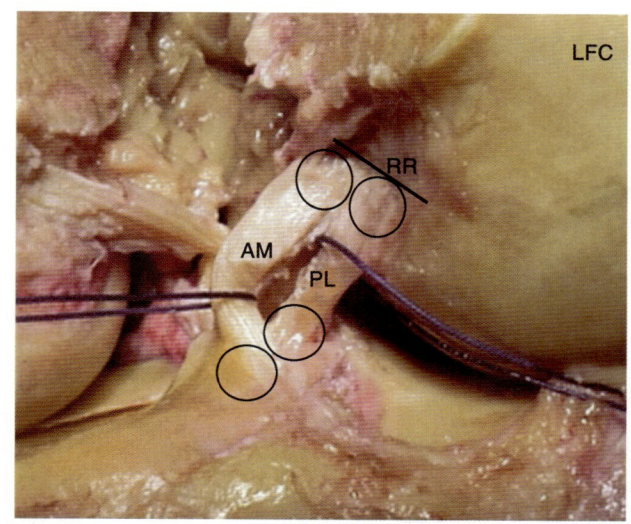

图1　ACL 双束标本，左膝，用圆圈标注止点。RR 线为住院医师嵴，ACL 股骨止点均位于其下方。AM 为前内束，PL 为后外束，LFC 为外侧股骨髁

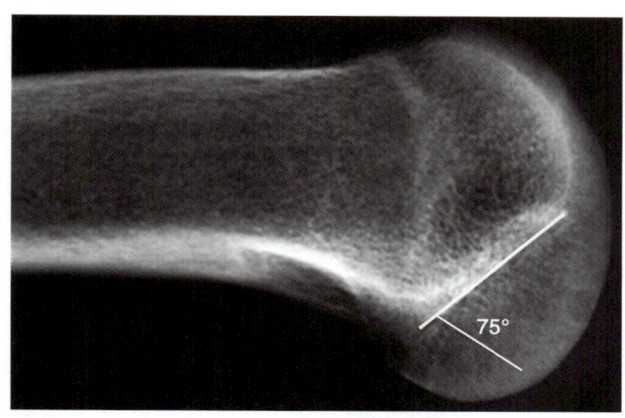

图2　远端股骨侧视图。细金属线粘在住院医师嵴上，白线标注 Blumensaat 线，住院医师嵴起自其后端（该线长度的79%），并且与其呈75°夹角。ACL 股骨止点全部处于该嵴下方

根据解剖学研究[13,17,21,24,28,33,34,41,43]，ACL 股骨止点的面积为 83~196mm²，长度为 15~23mm，宽度 8~11mm。AM 束股骨止点面积为 47~120mm²，PL 束股骨止点面积为 40~103mm²。这意味着 AM 束与 PL 束各占股骨止点面积的 50%。

胫骨止点

ACL 的胫骨止点位于内、外侧胫骨嵴之间。止点面积 114~229mm²[24,42]。止点长 15~29mm，宽 8~11mm。AM 束的胫骨止点面积为 56~136mm²，PL 束的胫骨止点面积为 52~93mm²。因此，AM 与 PL 束也各占胫骨止点总面积的 50%。

膝关节伸直时两束平行，AM 束位于 PL 束前方，随着膝关节屈曲，ACL 两束相互缠绕。通常，PL 束在膝关节屈曲时松弛，膝关节完全伸直时张力更大。AM 束的张力随膝关节屈曲的角度增大而加大[8]。

ACL 重建术：从单束到双束的转变

虽然 Palmer[36]在多年以前就描述了 ACL 的复杂解剖结构，但是 ACL 重建的金标准是将移植物置于所谓股骨髁间窝10点或11点的位置及胫骨足印的中心，以此取代 AM 束。但是，这种传统的重建方法使大约10%~30%的患者感到膝关节始终不稳，或无法恢复伤前的运动[7,19,27]。因为经胫骨 ACL 单束重建术是非解剖学重建，最近十年已发展为 ACL 双束重建的理念，以期重建 ACL 双束解剖结构，获得更好的临床效果[8,9,45]。我们不在此讨论这个问题，因为本书的其他章节有疗效分析。

从历史上讲，1983年 Mott 最早进行 ACL 双束重建[29]，以后是 Zaricznyj(1987年)[47]以及 Rosenberg 与 Graf(1994年)[37]。大部分作者均用到2条股骨骨道及1条胫骨骨道，只有 Zaricznyj 使用一条股骨骨道与两条胫骨骨道。遗憾的是，这些作者均未发表临床或随访结果。因此，双束重建术的理念在当时并未受到重视。直到20世纪90年代末到21世纪初，才由日本医生[22,32,45]和法国医生[18]再次激发起人们对双束 ACL 重建术的兴趣。他们在 ACL 的股骨、胫骨止点足印处各钻两条骨道。虽然后来他们的技术被改进，但是2条股骨及2条胫骨骨道的理念如今仍然被大多数医生用来进行 ACL 双束解剖重建。Shino 等医生甚至采用2条股骨骨道和3条胫骨骨道的方法重建 AM、PL 及中间纤维束[39]。生物力学研究表明，与单束相比，双束重建术后膝关节运动学性能恢复更佳[44]。

本章中，我们描述了一种使用自体腘绳肌肌腱，采用解剖学瞄准器(Smith & Nephew Endoscopy, Andover, MA)建立双胫骨双股骨骨道的 ACL 重建方法[12]。所有器械均为施乐辉产品，下文不再说明。

手术技术

取肌腱的步骤与单束重建相同。将股薄肌(Gr)肌腱、半腱肌(ST)肌腱对折成双股，穿入 EndoButton™CL。ST 用于重建 AM 束，Gr 用以重建 PL 束。

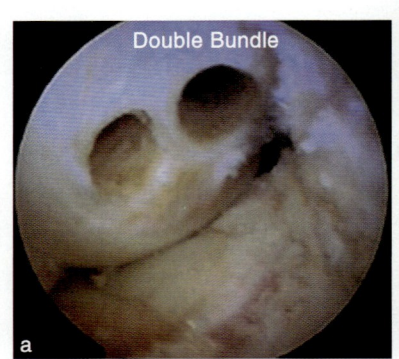
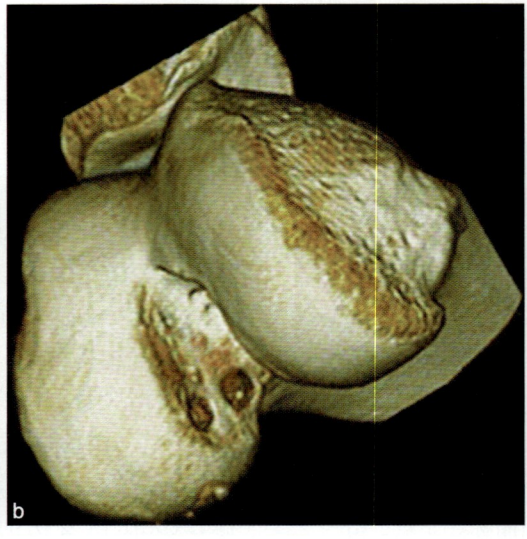
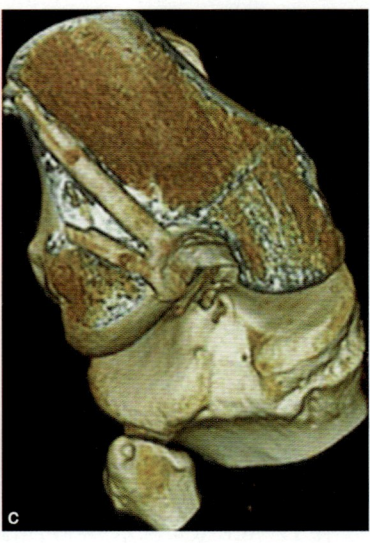

图3 （a）关节镜下股骨骨道，右膝。PL骨道在前并低于AM骨道，后外侧骨道的行进角度更靠后。屈膝90°时两骨道连线与水平面成30°角。骨道之间应留有2mm的骨桥。（b）股骨三维CT，右膝。（c）3D-CT显示，AM骨道比PL骨道长且垂直。导向器保证两条骨道成角15°

关节镜下重建使用三关节镜入路，前外（AL）入路及前内（AM）入路紧贴髌腱边缘。关节镜从AL进入，直视下在AM入路偏内、偏下各1cm做前内辅助入路（AAM）。

经AM入路置入关节镜，从AAM入路插入射频头标记AM束及PL束的中心。

先钻股骨骨道。保持膝关节屈曲110°～120°，经AAM入路，插入股骨瞄准器[4]，对准AMB中心，钻入2.4mm导钻，再用4.5mm空心钻头套在导钻上钻透股骨皮质。然后，测量AM束股骨隧道长度，使用与AM束直径相符的钻头扩大骨道，其深度取决于骨道和Endobutton™ CL的长度。

在做PL束骨道时，经AM入路插入关节镜，经AAM入路插入PL束股骨瞄准器。保持屈膝120°～130°[5]，瞄准器的前端插入AM骨道，将瞄准器镭射标记对准已标记过的PL束中心点。然后用4.5mm钻头钻穿股骨外侧皮质，测量PL骨道的长度，同样扩大PL束隧道至适当深度。两骨道夹角15°，间隔1.5～2.5mm骨桥（图3）。

做胫骨侧时，由AL入路插入关节镜，根据解剖标志用射频标记AM束和PL束的胫骨止点中心。屈膝90°，先做AM骨道。经AM入路插入胫骨导向器，顶端对准原AM束中心点。从胫骨结节内侧，与关节线成60°钻入2.4mm导钻并从目标点穿出。使用比骨道细1mm的空心钻头钻进，然后用扩张器将骨道扩大到与移植物相当的直径。

胫骨AM束骨道钻好后，就使用PL束解剖导向器，导向器由可互换的与前内束骨道直径匹配的柱杆和侧柱组成，柱杆插入AM束骨道后，其远端即与胫骨表面齐平（图4），旋转AM柱杆，使其顶端的槽与PL束中点对齐，将导向器侧柱的顶端定在内侧副韧带浅层的前缘，将2.4mm导钻钻到合适位置，选用比骨道直径小1mm的空心钻钻通骨道后，然后

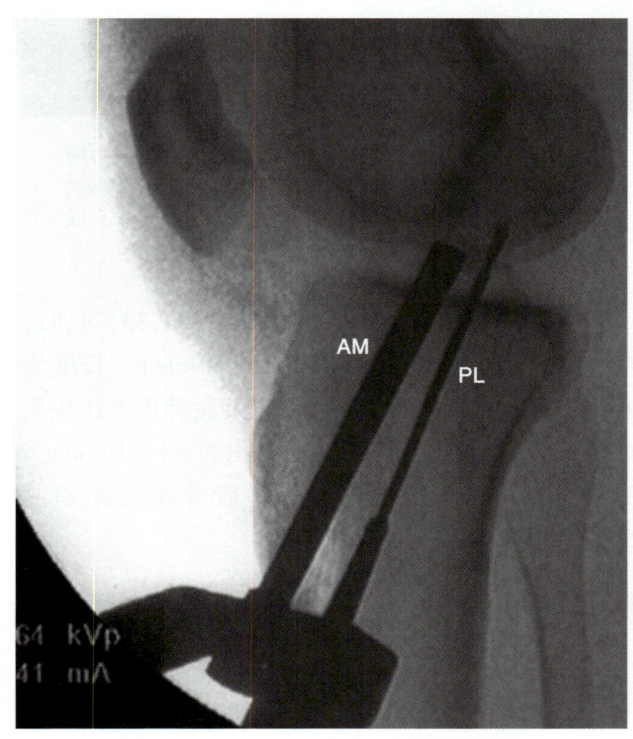

图4 术中透视控制胫骨导向器位置。AM柱插入AM骨道，然后钻入PL导钻。注意，AM柱与髁间窝顶平齐，不得发生撞击

再扩骨道至最后直径。两骨道关节内出口相距 2～3mm，胫骨表面骨道入口相距 15～20mm（图 5）。

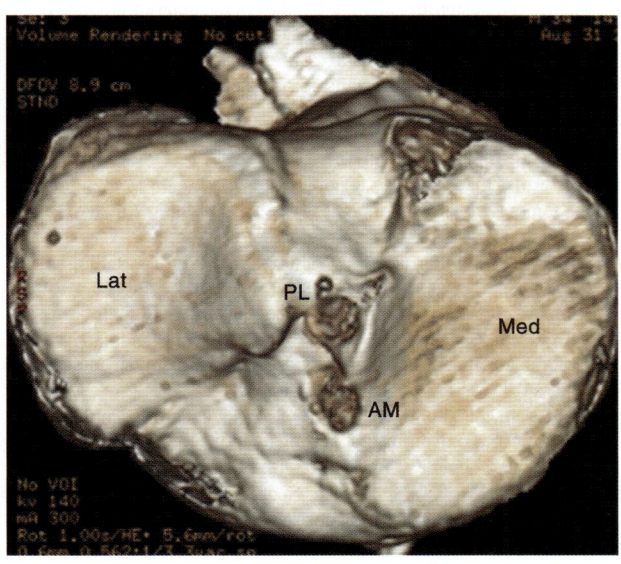

图 5　胫骨骨道轴面 3D-CT 图像。PL 骨道位于 AM 骨道的后方偏外。Lat = 胫骨外侧平台，Med = 胫骨内侧平台

将对折的拉线穿过胫骨及股骨骨道。先拉入 PL 束移植物，在股骨外侧皮质表面翻转 EndoButton™ CL 将其股骨端固定。然后，以相同的方式，拉入并固定 AM 束。

可吸收干预螺钉行胫骨固定，屈膝 45°～60°，对 AM 束施加 40N 的拉力（使用拉力表），然后屈膝 0°～15°，30N 拉力拉紧 PL 束后再使用一枚螺钉固定。

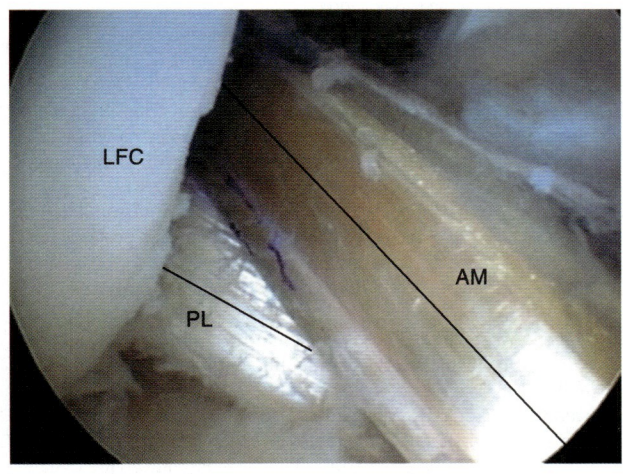

图 6　ACL 双束解剖重建术的最终镜下图象（右膝）。与 PL 束相比，AM 束走行偏矢状方向，而 PL 束走行更趋于横向。在这样的位置下，AM 束主要控制胫骨前移，而 PL 束则控制胫骨旋转。LFC = 外侧股骨髁

术后方案与 4 股单束腘绳肌肌腱 ACL 重建术相同。

解剖重建术效果的确认

在过去的 5～10 年间，有许多结果各异的 ACL 双束解剖重建术的报告[1, 2, 8, 11, 22, 26, 30-32, 35, 40, 43, 45, 46]。有关股骨骨道术中定位的方法很多，但尚无公认的量化标准，关节镜下观察的骨道定位不够准确，而表盘法又太主观。此外，观察骨道定位还受屈膝角度的影响。在评价和发表 ACL 双束重建和骨道扩大的临床结果[40]前，应准确确认骨道定位，而多数文献缺少这些指标。

Basdekis 等[6]用 3-D CT 对比了 AM 与 PL 骨道位置，测量了重建的足印与股骨纵轴之间的角度（足印角，FA），以及患膝与对侧膝止点的长度和宽度、至软骨外缘的距离。结果发现健侧与术侧 FA 角度之间无显著差异（健侧 28.1°±5°，术侧 32.9°± 15.8°）。此外，两组在其他形态测定参数上也无统计学意义的差异，例如止点长度与宽度、距软骨边缘的距离。他们据此证明，借助定位装置，ACL 重建术后股骨止点的形态与健侧极为相似。

Sahasrabudhe 等[38]也使用 3-D CT 评估了使用解剖瞄准器行 ACL 双束重建后胫骨止点的特征。在轴位片上测量重建的 ACL 止点的长度和宽度。为了方便测量，3-D 影像被转化为 2-D 影像。在正位、侧位片上测量骨道方向。在矢状位面上，确定 AM 束与 PL 束的胫骨止点中心位于胫骨前后径的比例。另外，还测量了胫骨平台前缘到后突嵴（retro-eminence ridge, RER）的长度，及其到 AM 束和 PL 束中心的距离。他们发现重建后止点的长度为（17.1±1.9）mm，宽度为（7.3±1.2）mm。RER 与 AM 和 PL 骨道中点之间的距离分别为（18.8±2.8）mm 和（8.7±2.6）mm。两骨道中点距离为（10.1±1.7）mm。骨桥宽度为（2.1±0.8）mm。AM 束与 PL 束的骨道口中心点分别位于胫骨矢状径（Staübli 与 Rauschning 线）35.7%±6.7% 与 53.7%±6.8% 处。AM 骨道与 PL 骨道的道口表面面积分别为（46.3±4.4）mm² 与（36.3±4）mm²。而两条骨道所占总面积为（82.6±7）mm²。在冠状面上，骨道位置显示 AM 骨道的走行比 PL 骨道的更接近于垂直，两者分叉 10°（14.8° 与 24.1°）。在矢状位上，两条骨道几乎平行，AM 及 PL 骨道的角度分别为 29.9° 及 25.4°。

这些结果证明,使用解剖瞄准器重建的 ACL 胫骨止点的长度及与周围骨标志的距离与原来的 ACL 接近。但是止点的宽度没有恢复,两骨道的出口面积均为已报道的原始止点面积的下限值。

在最近的一项研究中,Hantes 等[23]证实了解剖瞄准器能够防止术中双骨道间骨桥破裂,术后多排 CT 检查骨道没有相通,据此,骨道间的骨桥随时间推移仍能保持结构完整,这对保持膝关节稳定性及移植物功能起着重要作用。

结论

ACL 双束解剖重建依赖于精确的关节镜技术。医生必须掌握 ACL 的解剖结构、止点足印特征以及它们与骨标志之间的相对位置。特制的瞄准器能重复获得适当的骨道位置,并能够保证骨道间 2mm 的骨桥,这已得到研究的证实。然而,所有已发表的 ACL 双束重建技术,并不都是双束解剖重建。因此,记录骨道位置是进行临床效果分析的先决条件,这方面,3DCT 是最合适的工具。

参考文献

1. Adachi, N., Ochi, M., Uchio, Y., et al.: Reconstruction of the anterior cruciate ligament single- versus double-bundle multistranded hamstring tendons. J. Bone Joint Surg. Br. **86**, 515–520 (2004)
2. Aglietti, P., Giron, F., Cuomo, P., et al.: Single- and double-incision double-bundle ACL reconstruction. Clin. Orthop. Relat. Res. **454**, 7–13 (2007)
3. Amis, A.A., Dawkins, G.P.C.: Functional anatomy of the anterior cruciate ligament. J. Bone Joint Surg. Br. **73**, 260–267 (1991)
4. Basdekis, G., Abisafi, C., Christel, P.: Influence of knee flexion angle on femoral tunnel characteristics when drilled through the anteromedial portal during anterior cruciate ligament reconstruction. Arthroscopy **24**, 459–464 (2008)
5. Basdekis, G., Abisafi, C., Christel, P.: The effect of knee flexion angle on the length and orientation of posterolateral femoral tunnel drilled through the anteromedial portal during anatomic double-bundle ACL reconstruction. Arthroscopy **25**, 1108–1114 (2009)
6. Basdekis, G., Christel, P., Anne, F.: Validation of the position of the femoral tunnels in anatomic double-bundle ACL reconstruction with 3-D CT scan. Knee Surg. Sports Traumatol. Arthrosc. **17**, 1089–1094 (2009)
7. Biau, D.J., Tournoux, C., Katsahian, S., et al.: Anterior cruciate ligament reconstruction: a meta analysis of functional scores. Clin. Orthop. Relat. Res. **458**, 180–187 (2007)
8. Buoncristiani, A.M., Tjoumakaris, F.P., Starman, J.S., et al.: Current concepts: anatomic double-bundle anterior cruciate ligament reconstruction. Arthroscopy **22**, 1000–1006 (2006)
9. Christel, P., Sahasrabudhe, A., Basdekis, G.: Anatomic double-bundle anterior cruciate ligament reconstruction with anatomic aimers. Arthroscopy **24**, 1146–1151 (2008)
10. Clancy, W.G., Ray, J.M.: Anterior cruciate ligament autografts. In: Jackson, D.W., Drez Jr., D. (eds.) The Anterior Cruciate Deficient Knee. Mosby, St. Louis (1987)
11. Colombet, P., Robinson, J., Jambou, S., et al.: Two-bundle, four-tunnel anterior cruciate ligament reconstruction. Knee Surg. Sports Traumatol. Arthrosc. **9**, 1–8 (2005)
12. Double Bundle ACL Reconstruction Using the Smith & Nephew ACUFEX Director Set for Anatomic ACL Reconstruction: French Anatomic ACL-R Study Group. Technique Guide. Smith & Nephew Knee Series (2007)
13. Edwards, A., Bull, A.M., Amis, A.A.: The attachment of the anteromedial and posterolateral fibre bundles of the anterior cruciate ligament: Part I: Tibial attachment. Knee Surg. Sports Traumatol. Arthrosc. **15**, 1414–1421 (2007)
14. Edwards, A., Bull, A.M., Amis, A.A.: The attachment of the anteromedial and posterolateral fibre bundles of the anterior cruciate ligament: Part I: Femoral attachment. Knee Surg. Sports Traumatol. Arthrosc. **16**, 29–36 (2008)
15. Farrow, L.D., Chen, M.R., Cooperman, D.R., et al.: Morphology of the femoral intercondylar notch. J. Bone Joint Surg. Am. **89**, 2150–2155 (2007)
16. Farrow, L.D., Gillepsie, R.J., Victoroff, B.N., et al.: Radiographic location of the lateral intercondylar ridge. Its relationship to the Blumensaat's line. Am. J. Sports Med. **36**, 2002–2006 (2008)
17. Ferretti, M., Ekdahl, M., Shen, W., Fu, F.: Osseous landmarks of the femoral attachment of the anterior cruciate ligament: an anatomical study. Arthroscopy **23**, 1218–1225 (2007)
18. Franceschi, J.P., Sbihi, A., Champsaur, P.: Dual arthroscopic reconstruction of the anterior cruciate ligament using anteromedial and posterolateral bundles. Rev. Chir. Orthop. **88**, 691–697 (2002)
19. Freedman, K.B., D'Amato, M.J., Nedeff, D.D., et al.: Arthroscopic anterior cruciate ligament reconstruction: a meta analysis comparing patellar tendon and hamstring tendon autografts. Am. J. Sports Med. **31**, 2–11 (2003)
20. Fu, F.H., Jordan, S.S.: The lateral intercondylar ridge – a key to anatomic anterior cruciate ligament reconstruction. J. Bone Joint Surg. Am. **89A**, 2103–2104 (2007)
21. Girgis, F.G., Marshall, J.L., Monajem, A.: The cruciate ligaments of the knee joint. Anatomical, functional and experimental analysis. Clin. Orthop. Relat. Res. **106**, 216–231 (1975)
22. Hamada, M., Shino, K., Horibe, S., et al.: Single versus bi-socket anterior cruciate ligament reconstruction using autogenous multiple-stranded hamstring tendons with endoButton femoral fixation: a prospective study. Arthroscopy **17**, 801–807 (2001)
23. Hantes, M., Liantsis, A., Basdekis, G., et al.: Evaluation of the bone bridge between the bone tunnels after anatomic double-bundle anterior cruciate ligament reconstruction. Am. J. Sports Med. **38**, 1618–1625 (2010)
24. Harner, C.D., Baek, G.H., Vogrin, T.M., et al.: Quantitative analysis of human cruciate ligament insertions. Arthroscopy **15**, 741–749 (1999)
25. Hutchinson, M.R., Ash, S.A.: Resident's ridge: assessing the cortical thickness of the lateral wall and roof of the intercondylar notch. Arthroscopy **19**, 931–935 (2003)
26. Järvelä, T.: Double-bundle versus single-bundle anterior cruciate ligament reconstruction: a prospective, randomize clinical study. Knee Surg. Sports Traumatol. Arthrosc. **15**, 500–507 (2007)
27. Lewis, P.B., Parameswaran, A.D., Rue, J.P., et al.: Systematic review of single-bundle anterior cruciate ligament reconstruction outcomes: a baseline assessment for consideration of double-bundle techniques. Am. J. Sports Med. **36**, 2028–2036 (2008)
28. Luites, J.W., Wymenga, A.B., Blankevoort, L., et al.: Description of the attachment geometry of the anteromedial and posterolateral bundles of the ACL from arthroscopic perspective for anatomical tunnel placement. Knee Surg. Sports Traumatol. Arthrosc. **15**, 1422–1431 (2007)
29. Mott, H.W.: Semitendinosus anatomic reconstruction for anterior cruciate ligament insufficiency. Clin. Orthop. Relat. Res. **172**, 90–92 (1983)
30. Muneta, T., Koga, H., Mochizuki, T., et al.: A prospective randomized study of 4-strand semitendinosus tendon anterior cruciate ligament reconstruction comparing single bundle and double-bundle techniques. Arthroscopy **23**, 618–628 (2007)
31. Muneta, T., Koga, H., Morito, T., et al.: A retrospective study of the midterm outcome of two-bundle anterior cruciate ligament reconstruction using quadrupled semitendinosus tendon in comparison with one-bundle reconstruction. Arthroscopy **22**, 252–258 (2006)
32. Muneta, T., Sekiya, I., Yagishita, K., et al.: Two-bundle reconstruction of the anterior cruciate ligament using semitendinosus tendon

with endobuttons: operative technique and preliminary results. Arthroscopy **15**, 618–624 (1999)
33. Muneta, T., Takakuda, K., Yamamoto, H.: Intercondylar notch width and its relation to the configuration and cross-sectional area of the anterior cruciate ligament. A cadaveric knee study. Am. J. Sports Med. **25**, 69–72 (1997)
34. Odensten, M., Gillquist, J.: Functional anatomy of the anterior cruciate ligament and a rationale for reconstruction. J. Bone Joint Surg. Am. **67**, 257–262 (1985)
35. Otsubo, H., Shino, K., Nakamura, N., et al.: Arthroscopic evaluation of ACL grafts reconstructed with the anatomical two-bundle technique using hamstring tendon autograft. Knee Surg. Sports Trauamtol. Arthrosc. **15**, 720–728 (2007)
36. Palmer, I.: On the injuries to the ligaments of the knee joint: a clinical study. Acta Chir. Scand. **91**, 1–282 (1938)
37. Rosenberg, T.D., Graf, B.: Techniques for ACL Reconstruction with Multi-Trac Drill Guide. Acufex Microsurgical, Mansfield (1994)
38. Sahasrabudhe, A., Christel, P., Anne, F., et al.: Postoperative evaluation of tibial footprint and tunnels characteristics after anatomic double-bundle anterior cruciate ligament reconstruction with anatomic aimers. Knee Surg. Sports Traumatol. Arthrosc. **18**(11), 1599–1606 (2010)
39. Shino, K.: Anatomic anterior cruciate ligament reconstruction using two double-looped hamstring tendon grafts via twin femoral and triple tibial tunnels. Oper. Tech. Orthop. **15**, 130–134 (2005)
40. Siebold, R.: Observations on bone tunnel enlargement after double-bundle anterior cruciate ligament reconstruction. Arthroscopy **23**, 291–298 (2007)
41. Siebold, R., Ellert, T., Metz, S., et al.: Femoral insertions of the anteromedial and posterolateral bundles of the anterior cruciate ligament: morphometry and arthroscopic orientation models for double-bundle bone tunnel placement – a cadaver study. Arthroscopy **24**, 585–592 (2008)
42. Siebold, R., Ellert, T., Metz, S., et al.: Tibial insertions of the anteromedial and posterolateral bundles of the anterior cruciate ligament: morphometry, arthroscopic landmarks, and orientation model for bone tunnel placement. Arthroscopy **24**, 154–161 (2008)
43. Takahashi, M., Doi, M., Abe, M., et al.: Anatomical study of the femoral and tibial insertions of the anteromedial and posterolateral bundles of human anterior cruciate ligaments. Am. J. Sports Med. **34**, 787–792 (2006)
44. Yagi, M., Wong, E.K., Kanamori, A., et al.: Biomechanical analysis of an anatomic anterior cruciate ligament reconstruction. Am. J. Sports Med. **30**, 660–666 (2002)
45. Yasuda, K., Kondo, E., Ichiyama, H., et al.: Anatomic reconstruction of the anteromedial and posterolateral bundles of the anterior cruciate ligament using hamstring tendon grafts. Arthroscopy **20**, 1015–1025 (2004)
46. Yasuda, K., Kondo, E., Ichiyama, H., et al.: Clinical evaluation of anatomic double bundle anterior cruciate ligament reconstruction procedure using hamstring tendon grafts: comparisons among 3 different procedures. Arthroscopy **22**, 240–251 (2006)
47. Zaricznyj, B.: Reconstruction of the anterior cruciate ligament of the knee using a doubled tendon graft. Clin. Orthop. Relat. Res. **220**, 162–175 (1987)

第七章 前交叉韧带重建：双束重建的另一种方法

Stefano Zaffagnini, Danilo Bruni, Giovanni Giordano, Francesco Iacono, Giulio Maria Marcheggiani Muccioli, Tommaso Bonanzinga, and Maurilio Marcacci

张新涛 译

内容

腘绳肌腱双束 ACL 重建术的手术技巧	324
获取股薄肌与半腱肌肌腱	325
创建胫骨及股骨骨道	325
重建 AM 束	325
重建 PL 束	325
移植物的固定及确认	326
本方法的特点	326
参考文献	327

S. Zaffagnini(✉), D. Bruni, G. Giordano, F. Iacono,
G. M. Marcheggiani Muccioli, T. Bonanzinga, and M. Marcacci
9° Division of Orthopaedic and Traumatologic Surgery,
Biomechanics Laboratory-Codivilla-Putti Research Center,
Rizzoli Orthopaedic Institute, Bologna University,
via di Barbiano, 1/10, 40136, Bologna, Italy
e-mail: s. zaffagnini@ biomec. ior. it; d. bruni@ biomec. ior. it;
g. giordano@ biomec. ior. it; f. iacono@ biomec. ior. it;
marcheggianimuccioli@ me. com; t. bonanzinga@ tiscali. it; m.
marcacci@ biomec. ior. it

前交叉韧带（ACL）断裂很常见，尤其在体育运动中。有各种不同的 ACL 重建手术方法及移植物，例如骨-髌腱-骨（BPTB）、半腱肌-股薄肌肌腱（STG）、髂胫束、异体材料及股四头肌肌腱[16,18,29,33]。在过去数年里，髌腱中 1/3 及腘绳肌腱是最常用的移植物。BPTB 的成功得益于优良的骨固定及力学强度。4 束半腱肌-股薄肌移植物也能确保强度，临床效果可与 BPTB 相当。

很多作者对比了 STG 与 BPTB 的效果。一些研究报告指出 BPTB 能够保证更好的膝关节稳定性[1,5,9]，而另一些则证明两种方法的临床效果并无差异[17,22]。最近很多研究指出，BPTB 会增加膝前疼痛、膝屈曲挛缩及伸膝力量恢复较慢等问题[13-15,19,20,24,26,30]。因此，我们从 1993 年开始，就采用股薄肌及半腱肌肌腱行 ACL 重建术，并获得较高的满意度。更完善的 ACL 重建方法应该是更接近解剖，重建 ACL AM 束与 PL 束的力学效能。

本节介绍一种股薄肌和半腱肌双束重建方法，确保 ACL 重建更接近解剖学、更强壮，也使医生可以不使用内固定物固定移植物。

腘绳肌腱双束 ACL 重建术的手术技巧

采用全身或椎管麻醉，患者仰卧。上止血带，常规消毒铺单。建立关节镜入路，内侧髌上入路注水，前外侧入路置关节镜，前内侧入路进入手术器材。

确认 ACL 断裂，完成半月板撕裂或软骨损伤的治疗之后，进行 ACL 胫骨止点和髁间窝准备。只有在慢性病例中，才进行髁间窝成形术，以防止移植物发生撞击。清理髁间窝后部遮阻"过顶位"的软组织。

第七章 前交叉韧带重建：双束重建的另一种方法

获取股薄肌与半腱肌肌腱

患肢摆成"4"字位，沿腘绳肌腱向远端找到胫骨前内侧的鹅足，然后在患膝前内侧、鹅足表面作横切口（长约3cm）。

切开皮下组织，平行于鹅足腱切开筋膜，钝性分离股薄肌腱与半腱肌腱，使用一钝性肌腱剥离器（Acufex Microsurgical, Mansfield, MA）获取肌腱。采用该切口及器械能够轻松定位肌腱并防止肌腱断裂，获得完整肌腱。

拉紧肌腱远端并保持屈膝90°以上，有利于剥离肌腱。在半腱肌腱与股薄肌腱止点之间分离可以额外获得1~2cm的长度。保留肌腱的胫骨止点，以维持它们的神经血管供应。

然后用3条不可吸收2号Flexidene缝线（Laboratory Bruneau, Boulogne Billancour, France）将肌腱缝合在一起。缝合要紧密，尤其是肌腱近端，边缘锁边缝合，以保证足够的牵引力使肌腱能够轻松地穿过股骨和胫骨骨道。

创建胫骨及股骨骨道

关节镜直视下，将胫骨骨道导针定位于ACL胫骨止点内、后部分。做股骨骨道时，屈膝小于90°，将导针插到股骨外髁的内侧壁，大约位于"过顶位"前方5mm处。然后屈膝约130°，导针穿透股骨皮质。导针穿出点应恰好位于股骨外上髁上缘。可以使用导向器或触摸确定出钻的位置。

关节镜直视下，沿着导针扩钻胫骨和股骨骨道。钻头直径取决于韧带直径；我们通常用7mm钻头做股骨骨道，用8mm钻头做胫骨骨道。刮除胫骨骨道碎屑，刨削刀清理骨碎屑。

重建AM束

从胫骨骨道插入钢丝套至关节内，再从前内侧入路拉出备用。屈膝90°、足外旋使腘窝不受压。

然后在股骨外髁上方做3~5cm纵切口，切开髂胫束。使用电刀及剪刀切开大腿外侧，分离至肌间隔，肌间隔止于股骨外侧髁，将上方的股外侧肌和下方的腓肠肌外侧头分隔开。确认肌间隔后，穿过肌间隔可触及后关节囊。用手指触摸股骨外侧髁后结节，找出"过顶位"的正确位置，这样还能在下一步操作时保护后方结构。将弯止血钳经前内入路进入髁间窝，钳尖顶在关节囊后方，尽量靠上，手指从股骨外侧触及钳尖后，钳尖穿透后关节囊，经肌间隔的后方到达之前准备好的后方间隙。

用止血钳尖夹住牵拉线，经前内侧入路从前方拉出，系在先前放在该入路的钢丝套上，从胫骨侧拉出钢丝套，将牵引线拉进胫骨骨道并从胫骨远端切口拉出，准备牵拉肌腱。将半腱肌与股薄肌肌腱移植物游离端上的缝线系在牵拉线上，然后拉牵拉线带肌腱进入关节，从外侧切口拉出。

重建PL束

经前内侧入路，用送线器将另一牵拉线经关节穿过股骨骨道至外侧切口处。用抓线器将牵拉线的另一端向下拉出胫骨骨道。

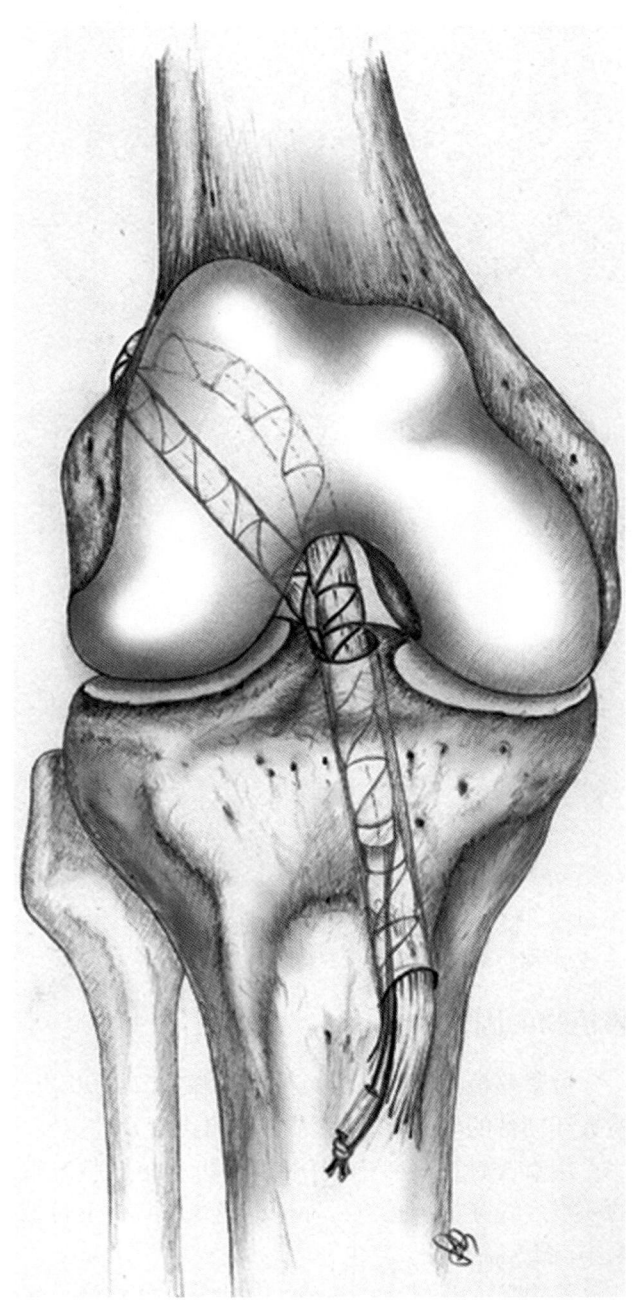

图1 腘绳肌腱ACL双束重建的另外一种方法：正位观

将股薄肌、半腱肌肌腱游离端缝线系于此牵拉线上，依次通过股骨骨道、关节腔及胫骨骨道，最后从胫骨切口处拉出（图1～图3）。

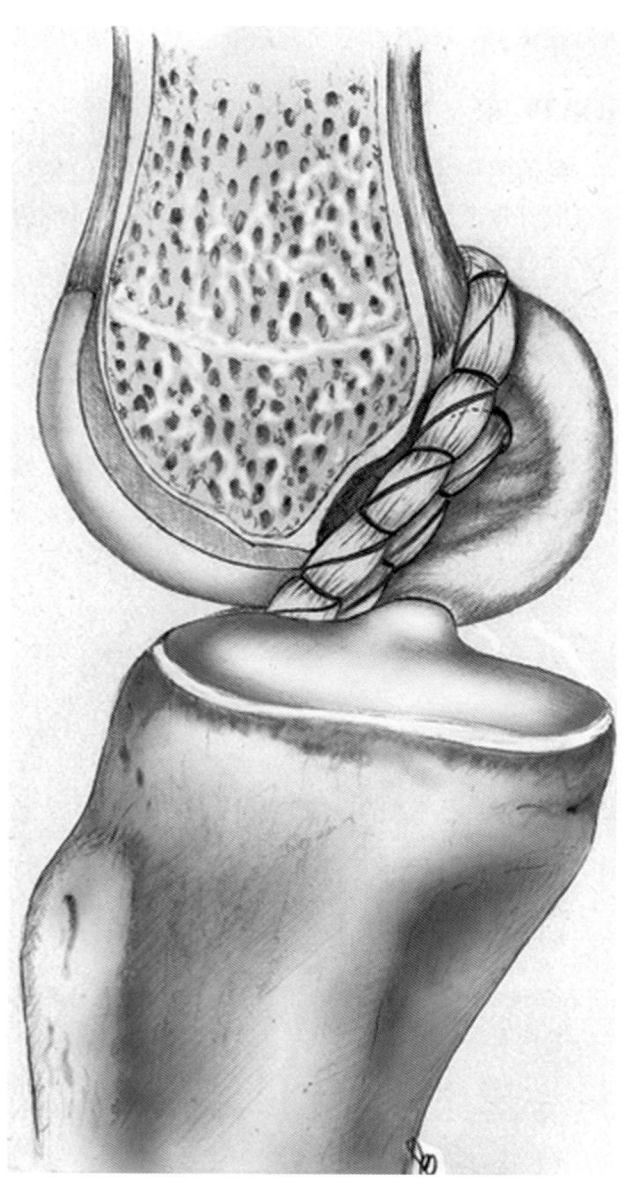

图2 腘绳肌腱ACL双束重建的另一种方法：移除内侧股骨髁的侧面观

移植物的固定及确认

拉紧移植物同时最大范围活动膝关节约20次，检查新韧带的等长性、膝关节屈伸自由度及稳定性。

用克氏针在胫骨前内侧钻孔，将移植肌腱末端的一根缝线穿过该孔与另外一根缝线在骨桥上打结系牢（图3）。

经内上入路放入引流管，其他伤口也引流。然后，缝合髂胫束，小心避免髌骨外倾和压迫。无需闭合鹅足处筋膜，以防止筋膜室综合征。

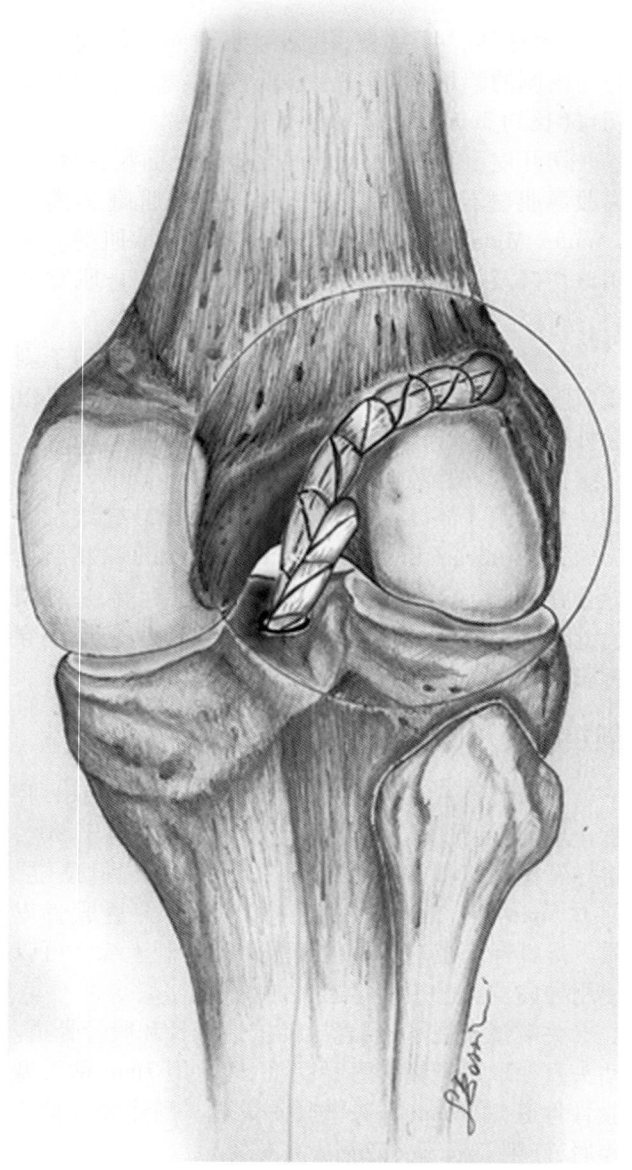

图3 腘绳肌腱ACL双束重建的另一种方法：后面观"过顶位"通道

本方法的特点

本法使用双股半腱肌与股薄肌肌腱，试图重塑ACL AM束、PL束的力学作用，进行更解剖的重建。走"过顶位"的肌腱相当于AM束，走股骨骨道的肌腱相当于PL束，胫骨骨道内肌腱的良好压配形成更宽的止点。

之所以选择腘绳肌腱作为移植物是因为其足够长及多功能性，能进行不同的结构重建，最近的文献也证明了使用腘绳肌腱在结构及力学方面的正确性，尤其是双束重建时[2,6,8,28]。此外，STG与

ACL 具有相似的生物力学特征。Kennedy 等[12]以及 Noyes 等[21]证实 STG 重建 ACL 具有良好的性能，我们亦同意该观点。

而且，使用腘绳肌腱避免了髌腱重建的常见并发症，如膝前疼痛、膝关节僵硬及伸膝不全等[13-15,19,20,24,26,30]。这些并发症危及大多数运动员，尤其是足球运动员。

本方法保留腘绳肌腱止点，促进了韧带化进程[31]。走"过顶位"确保 AM 束位于安全的后方位点。试验和临床研究都证实了移植物"过顶位"的有效性[3]。

骨道能将肌腱牢牢地固定在股骨上，使用骨桥来替代市售的昂贵的固定器械。本方法避免使用金属固定物，其自身结构特点方便肌腱张力调整。

与经典的 4 束重建术相比，本方法的两束结构更符合解剖。新韧带位置应该能够改善其力学性能，因为已有研究表明双束重建术比单束重建术的力学表现更佳，尤其是对旋转的控制[32]。

胫骨骨道与股骨骨道尺寸不同，使肌腱在胫骨止点的分布及定位更好、面积更大、肌腱在骨道内压配固定更有效。本手术唯一困难的步骤是确定股骨骨道出口位置，它应该在股骨后髁边缘不远处的股骨外侧皮质上，非常靠近"过顶位"。通过这样的方法，使得移植物的路径短且等长，保证肌腱能进入胫骨骨道。

研究证实远端经骨桥打结固定对移植物稳定性是可靠的[23,25]。三线缝合捆绑的方法不仅使肌腱在骨道中的拉动顺畅，也使固定的质量更好，尤其是关键的术后第一个月。此外，经骨桥打结也避免了金属内固定材料。Howell 和 Deutsch[10]以及 Howell 和 Taylor[11]报告他们患者的 21% 需要取出金属固定物。Clark 等[4]、Siegel 和 Barber-Westin[27]报道分别有 22% 和 26% 的患者需取出金属固定物。

一些作者介绍了使用多种移植材料的不同双束重建方法。Hara 等[7]使用 BTB+半腱肌进行双束重建。从运动学方面看，这种方法很有趣，但是同时切除髌腱及半腱肌肌腱会增加患者伤害，失去了可能的翻修手术的材料。此外，还要重视金属固定物的影响。

总之，本方法具有 4 束重建的优点，有更好的解剖和功能表现，而且避免了使用金属固定物的相关风险，比其他方法损害小。

参考文献

1. Aglietti, P., Buzzi, R., Zaccherotti, G., et al.: Patellar tendon versus doubled semitendinosus and gracilis tendons for anterior cruciate ligament reconstruction. Am. J. Sports. Med. **22**, 211–218 (1994)
2. Brahmbhatt, V., Smolinski, R., McGlowan, J., et al.: Double stranded hamstring tendons for anterior cruciate ligament reconstruction. Am. J. Knee Surg. **12**, 141–145 (1999)
3. Brower, R.S., Melby III, A., Askew, M.J., et al.: In vitro comparison of over-the-top and through-the-condyle anterior cruciate ligament reconstruction. Am. J. Sports. Med. **20**, 567–574 (1992)
4. Clark, R., Olsen, R.E., Larsson, B.J., et al.: Cross-pin femoral fixation: a new technique for hamstring anterior cruciate ligament reconstruction of the knee. Arthroscopy **14**, 258–267 (1998)
5. Feagin, J.A., Wills, R.P., Van Meter, C.D., et al.: Intraarticular anterior cruciate ligament reconstruction without extra-articular augmentation: 2–10 year follow-up. Orthop. Trans. **14**, 561–562 (1990)
6. Hamada, M., Shino, K., Tomoki, M., et al.: Cross-sectional area measurement of the semitendinosus tendon for anterior cruciate ligament reconstruction. Arthroscopy **14**, 696–701 (1998)
7. Hara, K., Kubo, T., Suginoshita, T., et al.: Reconstruction of the anterior cruciate ligament using a double bundle. Arthroscopy **16**, 860–864 (2000)
8. Hoher, J., Scheffler, S.U., Withrow, J.D., et al.: Mechanical behavior of two hamstring graft constructs for reconstruction of the anterior cruciate ligament. J. Orthop. Res. **18**, 456–461 (2000)
9. Holmes, P.F., James, S.L., Larson, R.L., et al.: Retrospective direct comparison of 3 intra-articular anterior cruciate ligament reconstructions. Am. J. Sports. Med. **19**, 596–600 (1991)
10. Howell, S.M., Deutsch, M.L.: Comparison of ACL reconstruction techniques. Arthroscopy **15**, 594–606 (1999)
11. Howell, S.M., Taylor, M.A.: Brace-free rehabilitation, with early return to activity, for knees reconstructed with a double-looped semitendinosus and gracilis graft. J. Bone Joint Surg. Am. **78**, 814–882 (1996)
12. Kennedy, J.C., Weinberg, H.W., Wilson, A.S.: The anatomy and function of the anterior cruciate ligament as determined by clinical and morphological studies. J. Bone Joint Surg. Am. **56**, 223–235 (1974)
13. Kleipool, A.E., van Loon, T., Marti, R.K.: Pain after use of the central third of the patellar tendon for cruciate ligament reconstruction: 33 patients followed 2–3 years. Acta Orthop. Scand. **65**, 62–66 (1994)
14. Lephart, S.M., Kocher, M.S., Arner, C.D., et al.: Quadriceps strength and functional capacity after anterior cruciate ligament reconstruction: patellar tendon autograft versus allograft. Am. J. Sports. Med. **21**, 738–743 (1993)
15. Lipscomb, A.B., Johnston, R.K., Snyder, R.B., et al.: Evaluation hamstring muscle strength following use of semitendinosus and gracilis tendon to reconstruct the anterior cruciate ligament. Am. J. Sports. Med. **10**, 340–342 (1982)
16. Marcacci, M., Zaffagnini, S., Iacono, F., et al.: Arthroscopic intra- and extra-articular anterior cruciate ligament reconstruction with gracilis and semitendinosus tendons. Knee Surg. Sports. Traumatol. Arthrosc. **6**, 68–75 (1998)
17. Marder, R.A., Raskind, J.R., Carrolo, M.: Prospective evaluation of arthroscopically-assisted anterior cruciate ligament reconstruction: patellar tendon vs semitendinosus and gracilis tendons. Am. J. Sports. Med. **19**, 478–484 (1991)
18. Marks, P.H., Cameron, M., Fu, F.H.: Reconstruction of the cruciate ligaments with allogeneic transplants: techniques, results and perspectives. Orthopade **22**, 386–391 (1993)
19. Muneta, T., Sekiya, I., Ogiuchi, T., et al.: Effects of aggressive early rehabilitation on the outcome of anterior cruciate ligament reconstruction with multi-strand semitendinosus tendon. Int. Orthop. **22**, 352–356 (1998)
20. Natri, A., Jarvinen, M., Latuala, K., et al.: Isokinetic muscle performance after anterior cruciate ligament surgery. Int. J. Sports. Med. **17**, 223–228 (1996)
21. Noyes, F.R., Mooar, P.A., Matthews, D.S., et al.: The symptomatic

anterior cruciate-deficient knee. J. Bone Joint Surg. Am. **65**, 154–162 (1983)
22. Otero, A.L., Hutchson, L.: A comparison of the doubled semitendinosus/gracilis and central third of the patellar tendon autografts in arthroscopic anterior cruciate ligament reconstruction. Arthroscopy **9**, 143–148 (1993)
23. Paessler, H.H.: Press-fit techniques in ACL surgery. In: Third International Heidelberg Orthopedic Symposium Proceedings: Knee and Shoulder Update, Heidelberg, 4–6 July (2002)
24. Sachs, R.A., Daniel, D.M., Stone, M.L., et al.: Patellofemoral problems after anterior cruciate ligament reconstruction. Am. J. Sports. Med. **17**, 760–765 (1989)
25. Shelbourne, K.D., Urch, S.E.: Primary anterior cruciate ligament reconstruction using the contralateral autogenous patellar tendon. Am. J. Sports. Med. **28**, 651–658 (2000)
26. Shino, K., Nakagawa, S., Inoue, M., et al.: Deterioration of patellofemoral articular surface after anterior cruciate ligament reconstruction. Am. J. Sports. Med. **21**, 206–211 (1993)
27. Siegel, M.G., Barber-Westin, S.D.: Arthroscopic-assisted outpatient anterior cruciate ligament reconstruction using the semitendinosus and gracilis tendons. Arthroscopy **14**, 268–277 (1998)
28. Simonian, P.T., Harrison, S.D., Cooley, W.J., et al.: Assessment of morbidity of semitendinosus and gracilis tendon harvested for ACL reconstruction. Am. J. Knee Surg. **10**, 54–59 (1997)
29. Staubli, H.U., Jakob, R.P.: Central quadriceps tendon for anterior cruciate ligament reconstruction. Part I: Morphometric and biochemical evaluation. Am. J. Sports. Med. **25**, 725–727 (1997)
30. Wilk, K.E., Keirns, M.A., Andrews, J.R., et al.: Anterior cruciate ligament reconstruction rehabilitation: a six-month followup of isokinetic testing in recreational athletes. Isokinet. Exerc. Sci. **1**, 36–43 (1991)
31. Zaffagnini, S., Golano, P., Farinas, O., et al.: Vascularity of the pes anserinus: anatomic study. Clin. Anat. **16**, 19–24 (2003)
32. Zaffagnini, S., Martelli, S., Acquaroli, F.: Computer investigation of cruciate ligaments during the passive range of motion in normal knees. In: World Congress of Biomechanics Proceedings,. Calgary, 4–9 Aug (2002)
33. Zarins, B.: Combined intra-articular and extra-articular reconstructions for anterior tibial subluxation. Orthop. Clin. N. Am. **16**, 223–226 (1985)

第八章 双束前交叉韧带重建:"我"的观点

John A. Bergfeld and Michael A. Rauh

张新涛 译

内容

解剖 ………………………………………… 329
生物力学 …………………………………… 331
做双束还是不做双束,这是个问题 ………… 333
参考文献 …………………………………… 333

传统单束前交叉韧带(ACL)重建的治疗效果"尚可"。然而,有些患者仍会有明显不稳和疼痛。批判性分析证实功能效果与 Lachman 试验或 KT-1000 显示的膝关节前后松弛无关,而与"轴移试验"有关。因此引发对膝关节旋转稳定性的关注。

最近的解剖研究证实 ACL 至少有两个功能性纤维束,但是传统的单束 ACL 重建无法可靠地恢复这种功能解剖。有些研究认为"更解剖"地重建能够改善远期效果。而且已经证实,造成某些患者交叉韧带重建术后发生骨关节炎的原因正是我们没有完全恢复膝关节前后和旋转稳定性。

最近,有关双束重建的讨论主要聚焦于科学调查和专家意见,认为双束重建更能准确地恢复解剖结构、控制前向和旋转松弛、提高功能结果并降低关节炎的总发病率。然而,这些优势目前尚未得到确切证实。

解剖

1975 年 Girgis 等最早进行 ACL 足印解剖研究,他们根据解剖学标志之间的距离来确定位置,依据肉眼观察屈膝时纤维束紧绷情况进行分析,该研究看起来是最早提出 ACL"不同的解剖束"这一理念的[10]。

1985 年,Odensten 和 Gillquist 通过研究进一步明确了足印的大小。组织学检查发现胶原纤维之间存在带血管的结缔组织,但没有宏观或微观的证据证明 ACL 是分成不同纤维束的[23]。

1997 年,Bernard 等引入四象限分区法来标记 ACL 股骨足印。他将克氏针置于 ACL 足印的中心,并用侧位影像划分"象限"[2],ACL 中心距离股骨外侧髁后方平均为 24.8%,距离 Blumensaat 线平均为 28.5%。

J. A. Bergfeld
Surgical Services, Cleveland Clinic Foundation, 9500 Euclid Avenue-Desk A41, E21, Cleveland, OH 44195, USA
e-mail: bergfej@ccf.org

M. A. Rauh(✉)
UB Orthopaedics and Sports Medicine,
University Orthopaedic Center-Southtowns,
3671 Southwestern Blvd-Suite 207,
Orchard Park, NY 14127, USA
e-mail: michaelrauh@md.aaos.org

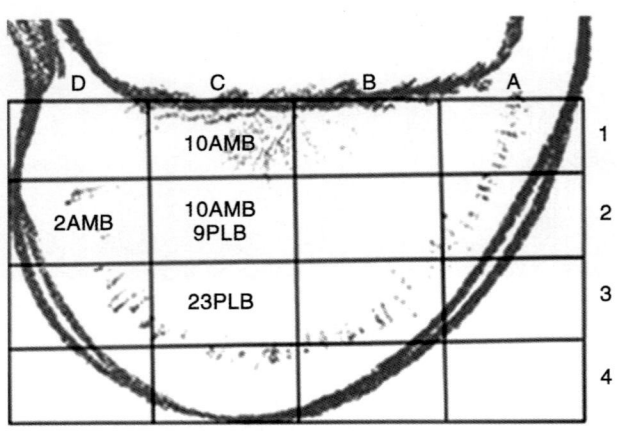

图1 分区法研究 ACL 的两束（经 Takahashi 等人[32]授权引用）

随后，Fu 等对胎儿解剖及组织学研究发现 ACL 具有后外（PL）束和前内（AM）束两束不同的解剖结构[5,8]，其深入研究引起了学术界浓厚的兴趣，并使我们再次批判性分析 ACL 重建技术[1,3,4,11,12,14,15,20,25,30,33,40]。

1996 年，Takahashi 等用象限法定位纤维束，并拍摄侧位影像，发现纤维束确有变化，但有明显趋势是 PL 束股骨止点相对于 AM 束更靠远端，另外他还研究了 ACL 的胫骨足印[32]（图1和2）。

2006 年，Colombet 等通过尸体研究了 AM 束和 PL 束在股骨、胫骨止点的具体位置，再次证实 AM 束、PL 束的中心在髁间窝的位置是有变化的，且 PL 束位于比传统的 ACL 足印（使用传统的 ACL 重建方法）更远端的位置[6]。

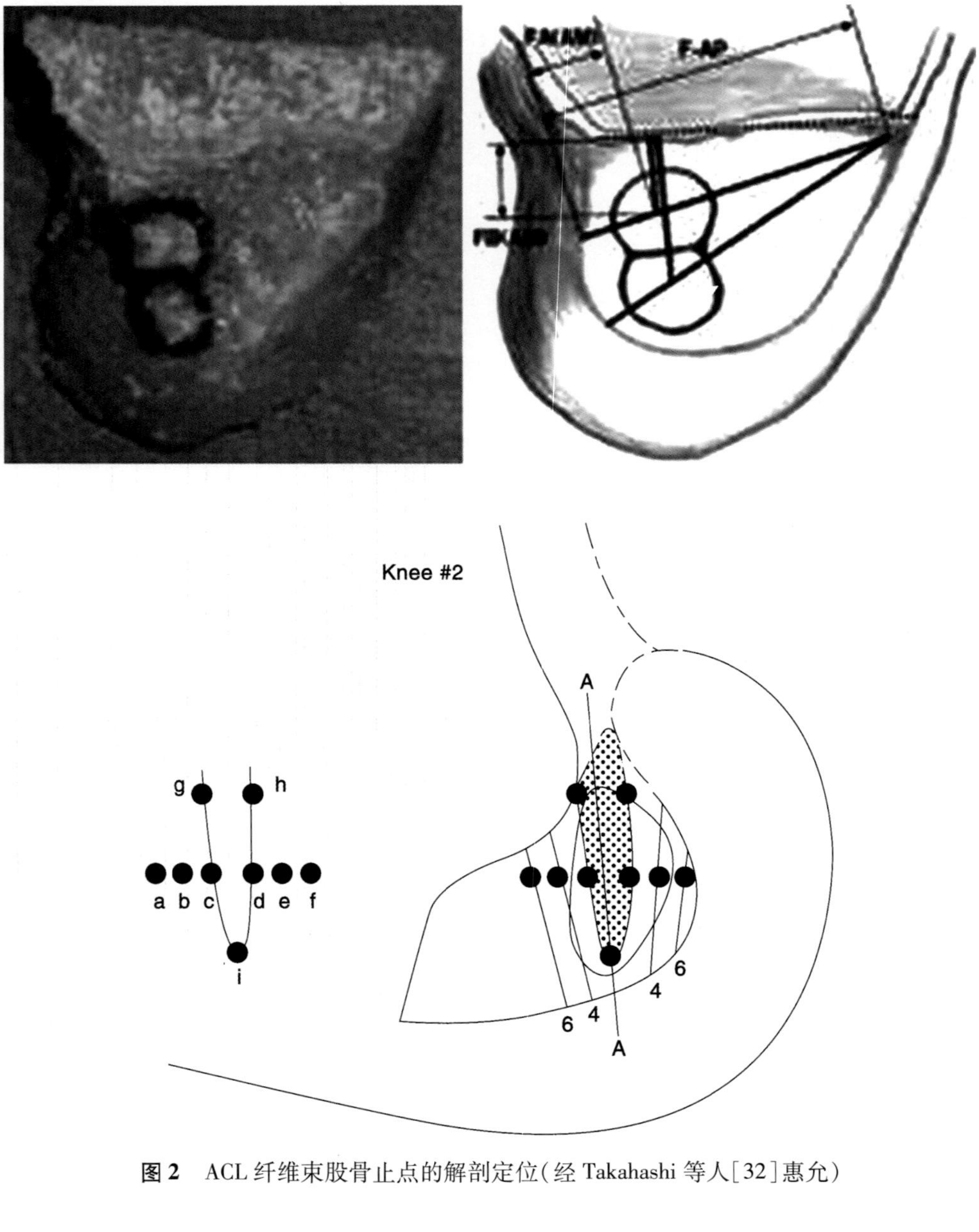

图2 ACL 纤维束股骨止点的解剖定位（经 Takahashi 等人[32]惠允）

虽然关于解剖足印位点的各项研究之间稍有差异,但是所有研究都支持股骨足印的中心,以及相应纤维束的足印,都更精确的位于股骨髁间窝外侧壁上。

生物力学

有关 ACL 功能的基本原理最早建立于 20 个世纪 80 年代。Hefzy 等绘制了股骨印迹的轮廓图,并认为 ACL 功能更多地取决于其前后方向而不是近远方向[13](图3)。

从 20 世纪 90 年代开始,出现 ACL 压力载荷的尸体研究。许多研究均使用六自由度机械人系统测定 ACL 纤维束的压力载荷。Sakane 等确定 AM 束应力更大、屈曲角度更大而 PL 束在屈曲角度很小时才受力[26]。

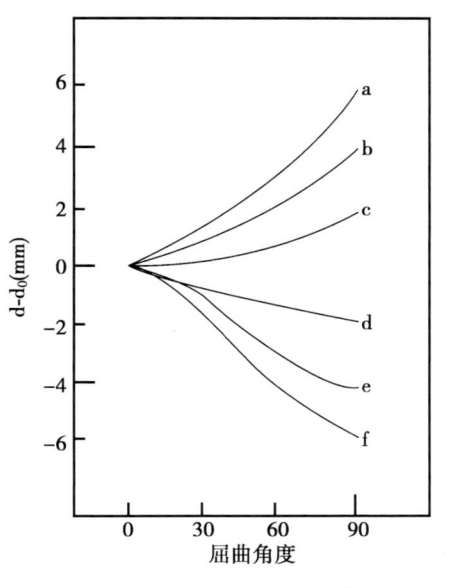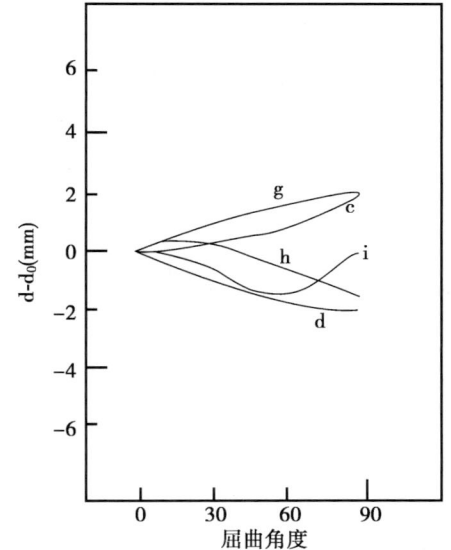

图3 股骨足印轮廓图(经 Hefzy 等[13]许可)

2002 年,Woo 等测试了 ACL 重建所用的腘绳肌腱与髌腱两种移植物,股骨骨道定位在 1 点钟位置并钻孔,屈膝 30°,用 44N 拉力拉紧,施加 67N 的胫骨后向应力负荷,移植物都在屈膝 30°时松弛,在此条件下,两移植物在复合负载下均无法再现完整 ACL 的动力性能[36]。

同一年,Yagi 等对双束 ACL 重建术与 1 点钟单束重建进行了生物力学对比。两者胫骨后向作用力同为 67N,屈膝 30°时用 44N 的力拉紧重建的单束,分别在屈膝 60°和 15°时将双束重建的 AM 束和 PL 束用 44N 的力拉紧,结果单束重建的韧带在屈膝 30°时更松[37](图4)。

这些研究表明 1 点钟单股骨道的效果不理想,因为移植物在屈膝 30°时会松弛。当时的结论是:双束重建比传统 ACL 重建术更好地再现正常 ACL 的运动力学,该结论引发对 ACL 解剖及功能的进一步研究。

2007 年,Zantop 等介绍了 ACL AM 束和 PL 束的生物力学功能。在模拟轴移实验的外力作用下,PL 束具有防止轴移现象的功能[45](图5和图6)。

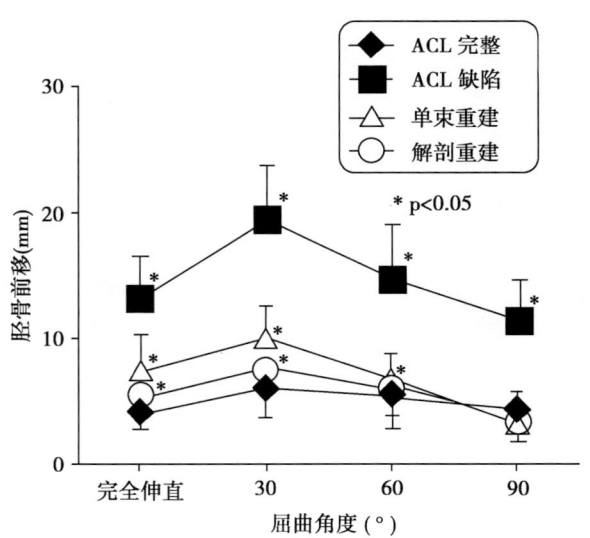

图4 1点钟重建单束的胫骨前移(经 Yagi 等[37]许可)

2004 年,Tashman 等用高速双平面摄像系统,进行了体内膝关节力学研究。他们发现虽然 ACL 的单束重建能恢复前后方向的稳定,但在跑台运动和研究中胫骨旋转增加。当时的结论是经胫骨技术的

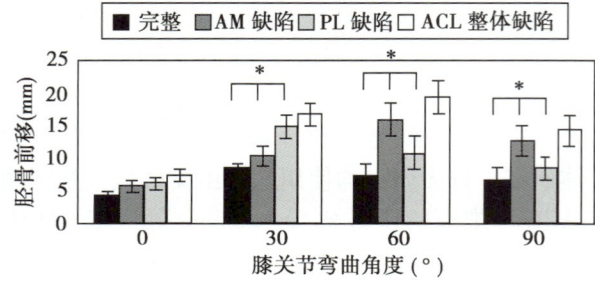

图5 前内束与后外束的生物力学功能（经 Zantop 等[47]许可）

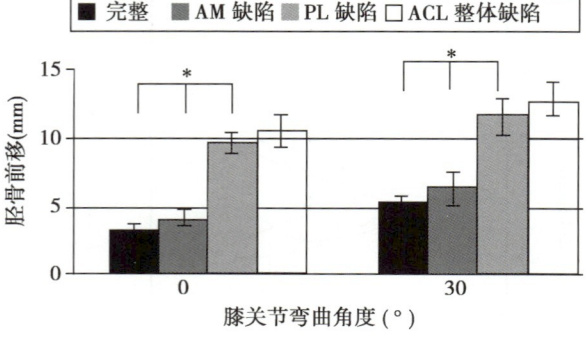

图6 前内束与后外束生物力学功能（经 Zantop 等[47]许可）

"传统单束"不能完全重建正常的膝关节运动力学关系[34]（图7）。

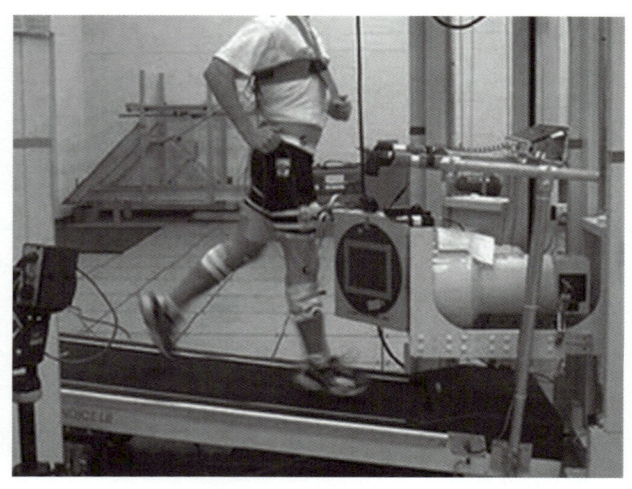

图7 高速双平面影像系统（经 Tashman 等[34]许可）

2004 年，Yamamoto 等对双束重建术与"2点钟"单束重建术进行了对比。两者胫骨后向应力同为67N，单束在30°用44N力拉紧，前内束和后外束分别在屈膝60°和15°用22N力拉紧，功能上未见显著差异，除了分别在屈膝60°和90°发生没有临床意义的1.3mm 和 1.5mm 胫骨前移。此外，当对该模型施以"轴移"类型的作用力时，未见有统计学意义的差异。由此，该研究认为，位置良好的单束重建效果接近双束重建或完好膝关节的功能[39]（图8）。

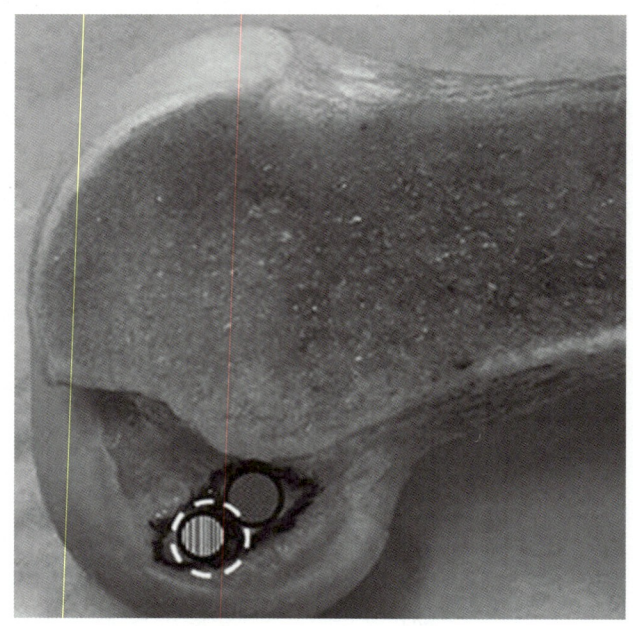

图8 2点钟单束重建（经 Yamamoto 等[39]许可）

这些研究使我们认识到以下几点：

1. 解剖学研究支持 ACL 及其束的足印中心位于股骨髁间窝的外侧壁上；

2. 准确置于2点钟位置的移植物能够消除轴移，在屈膝60°与90°时前移距离的差异小于2mm；

3. ACL 的 PL 束止点的纤维能够最有效地控制轴移。

此外，手术医生已经意识到用传统"过顶位"导

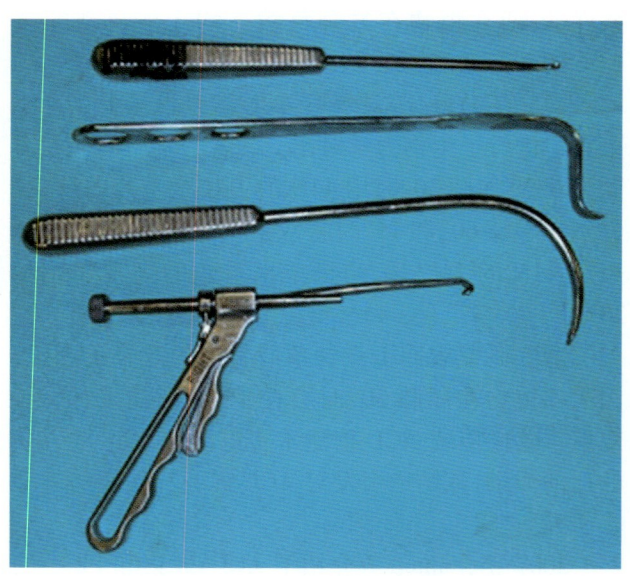

图9 双切口 ACL 重建术的器械（经 Takahashi 等[32]允许）

向器经胫骨定位方法的局限性。现在的股骨骨道明显不再像传统经胫骨定位的那样垂直,"更低"的股骨骨道需要采用"传统双切口入路"及新的器械(图9和10)。

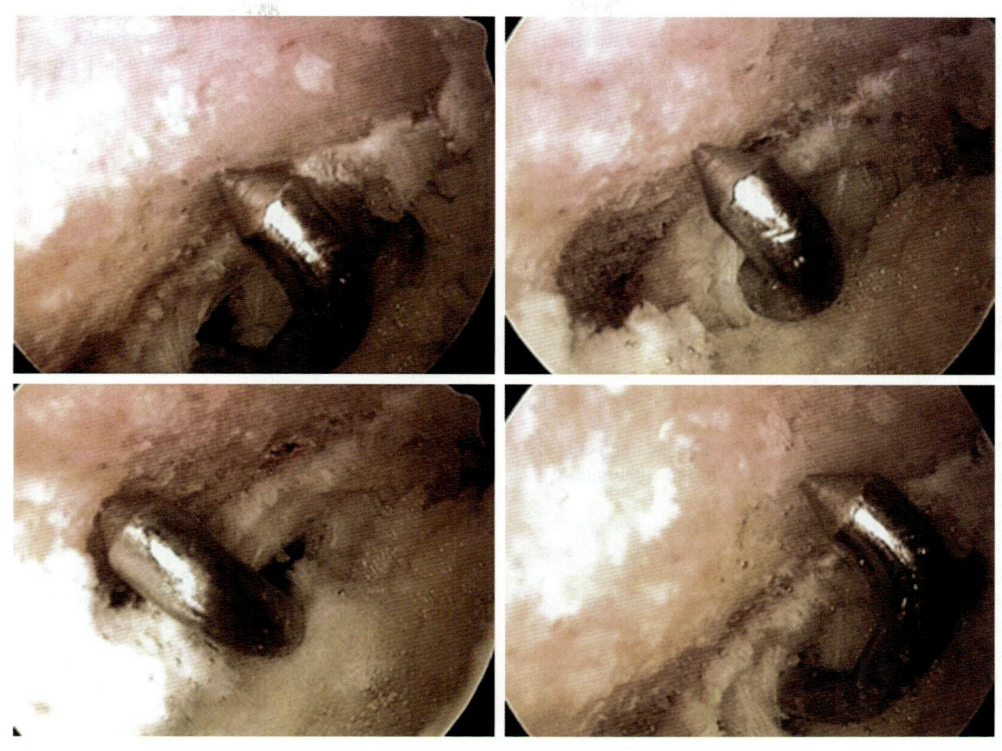

图10 使用双切口 ACL 重建器械的股骨骨道关节内镜下观(经 Takahashi 等[32]许可)

工业不断进步、开发出新型工具和设备,使得重建手术能更接近韧带的股骨解剖止点。

尽管如此,双束重建仍然很多问题,比如尚未证实双束重建能够完全纠正旋转不稳;尚未证实双束重建能降低关节炎的发病率;当前研究显示"位置良好"的单束重建与双束重建的临床结果相差不大甚至没有差别[7,9,16-19,21,22,24,27-29,31,35,38,41-44,46-49]。

做双束还是不做双束,这是个问题

现在的问题是:"单双束之争对我有何帮助?"我们更倾向于听从已故的 John L. Marshall(美国特殊外科医院运动医学科创办人及主任)的建议:没有"正确的研究"作保证,就不要急于弃旧取新"。目前的研究并未达成共识,常常注明"需进一步研究"。有种感觉是双束增加手术复杂程度,增大的翻修难度可能超过其潜在优点。目前的研究并未显示双束重建比单束重建有明显的优势,仍需要进行随机对照研究以确定其长期结果。

该讨论使手术医师更加注意 ACL 的解剖学结构,尤其是两个不同的功能束及其股骨和胫骨止点。我们一直用 Jack Hughston 的名言提醒自己"请特别用心任何一堂解剖课,因为骨科全是解剖学,再加上一点医学常识"。通过观察 ACL 股骨止点的位置,尤其是在屈膝 90°时的位置,能够帮助手术医生对束的解剖及方向有更好的理解。正是凭借这种理解,使我们更关注于改变单束重建的股骨骨道位点,将关节内股骨位点做到髁间窝外侧壁更向下的位置应成为共识,此处最接近 AM 束与 PL 束的中点。

此外,一般医生能否胜任技术复杂的双束手术还是个问题。而且,应如何处理并发症,例如两骨道贯穿、再次受伤或再次断裂等情况,也未达成共识,进一步的研究和经验将有助于澄清这些争议。

参考文献

1. Bellier, G., Christel, P., Colombet, P., Djian, P., Franceschi, J.P., Sbihi, A.: Double-stranded hamstring graft for anterior cruciate ligament reconstruction. Arthroscopy 20(4), 890 (2004)
2. Bernard, M., Hertel, P., Hornung, H., Cierpinski, T.: Femoral insertion of the ACL. Radiographic quadrant method. Am. J. Knee Surg. 10(1), 14–21 (1997); discussion 21–22
3. Borden, P.S., Kantaras, A.T., Caborn, D.N.: Medial collateral ligament reconstruction with allograft using a double-bundle technique. Arthroscopy 18(4), E19 (2002)
4. Buoncristiani, A.M., Tjoumakaris, F.P., Starman, J.S., Ferretti, M., Fu, F.H.: Anatomic double-bundle anterior cruciate ligament recon-

struction. Arthroscopy **22**(9), 1000–1006 (2006)
5. Chhabra, A., Zelle, B.A., Feng, M.T., Fu, F.H.: The arthroscopic appearance of a normal anterior cruciate ligament in a posterior cruciate ligament-deficient knee: the posterolateral bundle (PLB) sign. Arthroscopy **21**(10), 1267 (2005)
6. Colombet, P., Robinson, J., Christel, P., Franceschi, J.P., Djian, P., Bellier, G., Sbihi, A.: Morphology of anterior cruciate ligament attachments for anatomic reconstruction: a cadaveric dissection and radiographic study. Arthroscopy **22**(9), 984–992 (2006)
7. Espejo-Baena, A., Serrano-Fernandez, J.M., de la Torre-Solis, F., Irizar-Jimenez, S.: Anatomic double-bundle ACL reconstruction with femoral cortical bone bridge support using hamstrings. Knee Surg. Sports Traumatol. Arthrosc. **16**(2), 167–174 (2008)
8. Ferretti, M., Levicoff, E.A., Macpherson, T.A., Moreland, M.S., Cohen, M., Fu, F.H.: The fetal anterior cruciate ligament: an anatomic and histologic study. Arthroscopy **23**(3), 278–283 (2007)
9. Ferretti, A., Monaco, E., Labianca, L., De Carli, A., Conteduca, F.: Double bundle or single bundle plus extra-articular tenodesis in ACL reconstruction? A CAOS study. Knee Surg. Sports Traumatol. Arthrosc. **16**(1), 98 (2008)
10. Girgis, F.G., Marshall, J.L., Monajem, A.: The cruciate ligaments of the knee joint. Anatomical, functional and experimental analysis. Clin. Orthop. Relat. Res. **106**, 216–231 (1975)
11. Giron, F., Buzzi, R., Aglietti, P.: Femoral tunnel position in anterior cruciate ligament reconstruction using three techniques. A cadaver study. Arthroscopy **15**(6), 750 (1999)
12. Hara, K., Kubo, T., Suginoshita, T., Shimizu, C., Hirasawa, Y.: Reconstruction of the anterior cruciate ligament using a double bundle. Arthroscopy **16**(8), 860–864 (2000)
13. Hefzy, M.S., Grood, E.S., Noyes, F.R.: Factors affecting the region of most isometric femoral attachments. Part II: The anterior cruciate ligament. Am. J. Sports Med. **17**(2), 208–216 (1989)
14. Ishibashi, Y., Tsuda, E., Tazawa, K., Sato, H., Toh, S.: Intraoperative evaluation of the anatomical double-bundle anterior cruciate ligament reconstruction with the OrthoPilot navigation system. Orthopedics **28**(10 Suppl), s1277–s1282 (2005)
15. Ishibashi, Y., Tsuda, E., Fukuda, A., Tsukada, H., Toh, S.: Future of double-bundle anterior cruciate ligament (ACL) reconstruction: incorporation of ACL anatomic data into the navigation system. Orthopedics **29**(10 Suppl), S108–S112 (2006)
16. Ishibashi, Y., Tsuda, E., Fukuda, A., Tsukada, H., Toh, S.: Stability evaluation of single-bundle and double-bundle reconstruction during navigated ACL reconstruction. Sports Med. Arthrosc. **16**(2), 77–83 (2008)
17. Jung, K.A., Lee, S.C., Song, M.B., Lee, C.K.: Arthroscopic double bundle ACL reconstruction using a bone patellar tendon bone-gracilis tendon composite autograft: a technical note. Knee Surg. Sports Traumatol. Arthrosc. **16**(4), 382–385 (2008)
18. Kim, S.J., Jo, S.B., Kim, T.W., Chang, J.H., Choi, H.S., Oh, K.S.: A modified arthroscopic anterior cruciate ligament double-bundle reconstruction technique with autogenous quadriceps tendon graft: remnant-preserving technique. Arch. Orthop. Trauma. Surg. **129**(3), 403–407 (2008)
19. Kondo, E., Yasuda, K., Azuma, H., Tanabe, Y., Yagi, T.: Prospective clinical comparisons of anatomic double-bundle versus single-bundle anterior cruciate ligament reconstruction procedures in 328 consecutive patients. Am. J. Sports Med. **36**(9), 1675–1687 (2008)
20. Marcacci, M., Molgora, A.P., Zaffagnini, S., Vascellari, A., Iacono, F., Presti, M.L.: Anatomic double-bundle anterior cruciate ligament reconstruction with hamstrings. Arthroscopy **19**(5), 540–546 (2003)
21. Meredick, R.B., Vance, K.J., Appleby, D., Lubowitz, J.H.: Outcome of single-bundle versus double-bundle reconstruction of the anterior cruciate ligament: a meta-analysis. Am. J. Sports Med. **36**(7), 1414–1421 (2008)
22. Neven, E., D'Hooghe, P., Bellemans, J.: Double-bundle anterior cruciate ligament reconstruction: a cadaveric study on the posterolateral tunnel position and safety of the lateral structures. Arthroscopy **24**(4), 436–440 (2008)
23. Odensten, M., Gillquist, J.: Functional anatomy of the anterior cruciate ligament and a rationale for reconstruction. J. Bone Joint Surg. Am. **67**(2), 257–262 (1985)
24. Papachristou, G., Kalliakmanis, A., Papachristou, K., Magnissalis, E., Sourlas, J., Plessas, S.: Comparison of fixation methods of double-bundle double-tibial tunnel ACL reconstruction and double-bundle single-tunnel technique. Int. Orthop. **32**(4), 483–488 (2008)
25. Radford, W.J., Amis, A.A., Kempson, S.A., Stead, A.C., Camburn, M.: A comparative study of single- and double-bundle ACL reconstructions in sheep. Knee Surg. Sports Traumatol. Arthrosc. **2**(2), 94–99 (1994)
26. Sakane, M., Fox, R.J., Woo, S.L., Livesay, G.A., Li, G., Fu, F.H.: In situ forces in the anterior cruciate ligament and its bundles in response to anterior tibial loads. J. Orthop. Res. **15**(2), 285–293 (1997)
27. Seon, J.K., Park, S.J., Lee, K.B., Yoon, T.R., Seo, H.Y., Song, E.K.: Stability comparison of anterior cruciate ligament between double- and single-bundle reconstructions. Int. Orthop. **33**(2), 425–429 (2008)
28. Siebold, R., Dehler, C., Ellert, T.: Prospective randomized comparison of double-bundle versus single-bundle anterior cruciate ligament reconstruction. Arthroscopy **24**(2), 137–145 (2008)
29. Siebold, R., Thierjung, H., Cafaltzis, K., Hoeschele, E., Tao, J., Ellert, T.: Tibial bone bridge and bone block fixation in double-bundle anterior cruciate ligament reconstruction without hardware: a technical note. Knee Surg. Sports Traumatol. Arthrosc. **16**(4), 386–392 (2008)
30. Steckel, H., Vadala, G., Davis, D., Fu, F.H.: 2D and 3D 3-tesla magnetic resonance imaging of the double bundle structure in anterior cruciate ligament anatomy. Knee Surg. Sports Traumatol. Arthrosc. **14**(11), 1151–1158 (2006)
31. Streich, N.A., Friedrich, K., Gotterbarm, T., Schmitt, H.: Reconstruction of the ACL with a semitendinosus tendon graft: a prospective randomized single blinded comparison of double-bundle versus single-bundle technique in male athletes. Knee Surg. Sports Traumatol. Arthrosc. **16**(3), 232–238 (2008)
32. Takahashi, M., Doi, M., Abe, M., Suzuki, D., Nagano, A.: Anatomical study of the femoral and tibial insertions of the anteromedial and posterolateral bundles of human anterior cruciate ligament. Am. J. Sports Med. **34**(5), 787–792 (2006)
33. Takeuchi, R., Saito, T., Mituhashi, S., Suzuki, E., Yamada, I., Koshino, T.: Double-bundle anatomic anterior cruciate ligament reconstruction using bone-hamstring-bone composite graft. Arthroscopy **18**(5), 550–555 (2002)
34. Tashman, S., Collon, D., Anderson, K., Kolowich, P., Anderst, W.: Abnormal rotational knee motion during running after anterior cruciate ligament reconstruction. Am. J. Sports Med. **32**(4), 975–983 (2004)
35. Tsuda, E., Ishibashi, Y., Fukuda, A., Tsukada, H., Toh, S.: Comparable results between lateralized single- and double-bundle ACL reconstructions. Clin. Orthop. Relat. Res. **467**(4), 1042–1055 (2008)
36. Woo, S.L., Kanamori, A., Zeminski, J., Yagi, M., Papageorgiou, C., Fu, F.H.: The effectiveness of reconstruction of the anterior cruciate ligament with hamstrings and patellar tendon. A cadaveric study comparing anterior tibial and rotational loads. J. Bone Joint Surg. Am. **84-A**(6), 907–914 (2002)
37. Yagi, M., Wong, E.K., Kanamori, A., Debski, R.E., Fu, F.H., Woo, S.L.: Biomechanical analysis of an anatomic anterior cruciate ligament reconstruction. Am. J. Sports Med. **30**(5), 660–666 (2002)
38. Yagi, M., Kuroda, R., Nagamune, K., Yoshiya, S., Kurosaka, M.: Double-bundle ACL reconstruction can improve rotational stability. Clin. Orthop. Relat. Res. **454**, 100–107 (2007)
39. Yamamoto, Y., Hsu, W.H., Woo, S.L., Van Scyoc, A.H., Takakura, Y., Debski, R.E.: Knee stability and graft function after anterior cruciate ligament reconstruction: a comparison of a lateral and an anatomical femoral tunnel placement. Am. J. Sports Med. **32**(8), 1825–1832 (2004)
40. Yasuda, K., Kondo, E., Ichiyama, H., Tanabe, Y., Tohyama, H.: Clinical evaluation of anatomic double-bundle anterior cruciate ligament reconstruction procedure using hamstring tendon grafts: comparisons among 3 different procedures. Arthroscopy **22**(3), 240–251 (2006)
41. Yasuda, K., Ichiyama, H., Kondo, E., Miyatake, S., Inoue, M., Tanabe, Y.: An in vivo biomechanical study on the tension-versus-knee flexion angle curves of 2 grafts in anatomic double-bundle anterior cruciate ligament reconstruction: effects of initial tension and internal tibial rotation. Arthroscopy **24**(3), 276–284 (2008)

42. Zaffagnini, S., Bruni, D., Martelli, S., Imakiire, N., Marcacci, M., Russo, A.: Double-bundle ACL reconstruction: influence of femoral tunnel orientation in knee laxity analysed with a navigation system - an in-vitro biomechanical study. BMC Musculoskelet. Disord. **9**, 25 (2008)
43. Zaffagnini, S., Bruni, D., Russo, A., Takazawa, Y., Lo Presti, M., Giordano, G., Marcacci, M.: ST/G ACL reconstruction: double strand plus extra-articular sling vs double bundle, randomized study at 3-year follow-up. Scand. J. Med. Sci. Sports **18**(5), 573–581 (2008)
44. Zantop, T., Petersen, W.: Double bundle revision of a malplaced single bundle vertical ACL reconstruction: ACL revision surgery using a two femoral tunnel technique. Arch. Orthop. Trauma. Surg. **128**(11), 1287–1294 (2007)
45. Zantop, T., Herbort, M., Raschke, M.J., Fu, F.H., Petersen, W.: The role of the anteromedial and posterolateral bundles of the anterior cruciate ligament in anterior tibial translation and internal rotation. Am. J. Sports Med. **35**(2), 223–227 (2007)
46. Zantop, T., Haase, A.K., Fu, F.H., Petersen, W.: Potential risk of cartilage damage in double bundle ACL reconstruction: impact of knee flexion angle and portal location on the femoral PL bundle tunnel. Arch. Orthop. Trauma. Surg. **128**(5), 509–513 (2008)
47. Zantop, T., Wellmann, M., Fu, F.H., Petersen, W.: Tunnel positioning of anteromedial and posterolateral bundles in anatomic anterior cruciate ligament reconstruction: anatomic and radiographic findings. Am. J. Sports Med. **36**(1), 65–72 (2008)
48. Zhao, J., He, Y., Wang, J.: Double-bundle anterior cruciate ligament reconstruction: four versus eight strands of hamstring tendon graft. Arthroscopy **23**(7), 766–770 (2007)
49. Zhao, J., Huangfu, X., He, Y., Yang, X., Zhu, Y.: Simultaneous double-bundle anterior cruciate ligament and posterior cruciate ligament reconstruction with autogenous hamstring tendons. Arthroscopy **24**(11), 1205–1213 (2008)

第九章 全内前交叉韧带重建技术

Giuliano Cerulli, Giovanni Zamarra, Fabio Vercillo,
Gabriele Potalivo, Alessandro Amanti, and Filippo Pelosi

张新涛 译

内容

引言	336
手术技巧	336
获取移植物	336
关节镜	336
半骨道手动钻孔	337
移植物引入与固定	337
临床研究	339
材料和方法	339
结果	339
讨论	339
结论	340
参考文献	340

G. Cerulli(✉), G. Potalivo, A. Amanti, and F. Pelosi
Department of Orthopedics and Traumatology,
School of Medicine University of Perugia and Let People Move,
Via GB Pontani 9,06128 Perugia,Italy
e-mail:letpeoplemove@ tin. it, g_cerulli@ tin. it;
g. potalivo@ libero. it;alessandroamanti@ alice. it;fisi_it@ yahoo. it

G. Zamarra and F. Vercillo
International Orthopedic and Traumatology Institute(IOTI),
Via A. Saffi,33, Arezzo, Italy
e-mail:giovanni. zamarra@ libero. it;fabio. vercillo@ gmail. com

引言

前交叉韧带(ACL)损伤很常见,尤其是运动员。ACL 断裂影响膝关节稳定性,导致日常生活及体育活动时打软腿,增加半月板损伤和膝关节提前退变的几率[2,8]。基于这些原因,ACL 重建术成为常见手术,手术治疗的结果似乎优于保守治疗,现已有各种关节内与关节外手术方法[4,5]。

ACL 重建的目标在于恢复膝关节正常前向稳定性。

手术能否成功取决于3个主要因素:生物学、力学及康复。手术效果依赖于移植物是否能够再现 ACL 的限制作用和恢复膝关节的正常运动力学[3,4]。

本文介绍一种"全内"ACL 重建技术,这是一种双半骨道技术,即经双切口、使用专用器械由内向外分别手动钻取一条胫骨和一条股骨骨道。

手术技巧

获取移植物

关节镜检查并处理合并损伤,在胫骨结节内侧 2cm 处做小切口(通常为1.5cm),触及肌腱后直接在其表面切开皮肤,切开股薄肌与半腱肌之间的缝匠肌筋膜,将半腱肌肌腱从能够导致其过早离断的纤维束中钝性分离,切断其胫骨止点。根据肌腱长度,将其3折或4折,测量直径。

关节镜

采用外侧髌下入路及标准前内侧入路,处理软骨及半月板损伤。清理髁间窝,根据 Georgoulis 等

[6]的建议,尽量保留 ACL 残端,不常规行髁间窝成型。然后使用定位器钻入胫骨、股骨导针。屈膝80°,胫骨导针的插入点为胫骨结节内侧 2cm,插入角度与矢状面呈 20°,与胫骨平台呈 45°。股骨导针从股骨外上髁近端 2cm、前方 1cm 处由外向内钻入,向外与股骨轴线成 40°角。将空心钻头沿导针由外向内各钻出 1 条 4mm 骨道。为了确定带袢钢板的长度和准备移植物,需测量骨道长度、两个骨道的关节内距离以及外侧股骨皮质到皮肤的距离。测量移植肌腱长度后取肌腱,连接肌腱和 endobutton,用聚酯编织缝线(5 号和 2 号)穿过 endobutton 外孔用于牵拉移植物并翻转袢。在移植物上缝线以标记股骨半骨道长度。

半骨道手动钻孔

使用专用器械(图 1),进行胫骨和股骨半骨道手动钻孔,该器械包含一个 4mm 钻头,带有刻度(每隔 5mm),钻头翼板可在关节内打开(图 2)。可以选择 4 种不同型号的导钻,其翼板直径从 6mm 到 9mm 共 4 种。根据移植物长度选定半骨道的长度(25～30mm),由内向外手动钻出(图 3)。

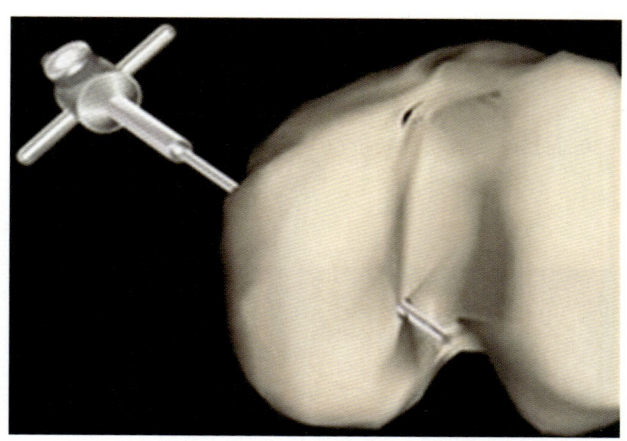

图 1 股骨和胫骨半骨道的手动钻孔器械

放置空心开槽探针以保证股骨外侧皮质的位置和方向,这样就能做出 25～30mm 长的股骨、胫骨半骨道(图 4)。早期研究中我们发现手动钻孔能够明显减少电钻引起的热坏死(Cerulli GC 等,2005)。

移植物引入与固定

经前内侧入路引入移植物。将两个钢丝套分别由外向内穿过股骨和胫骨骨道送入关节,并从前内侧入路拉出。将 Endobutton 的聚酯缝线穿过股骨钢丝环后从股骨拉出,然后用其牵拉 Endobut-

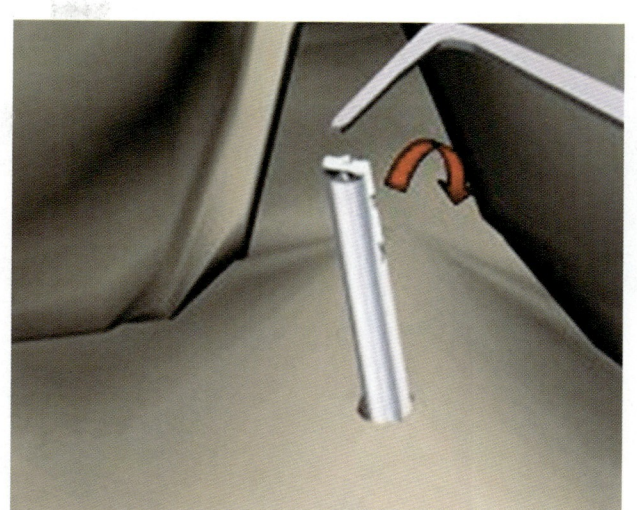

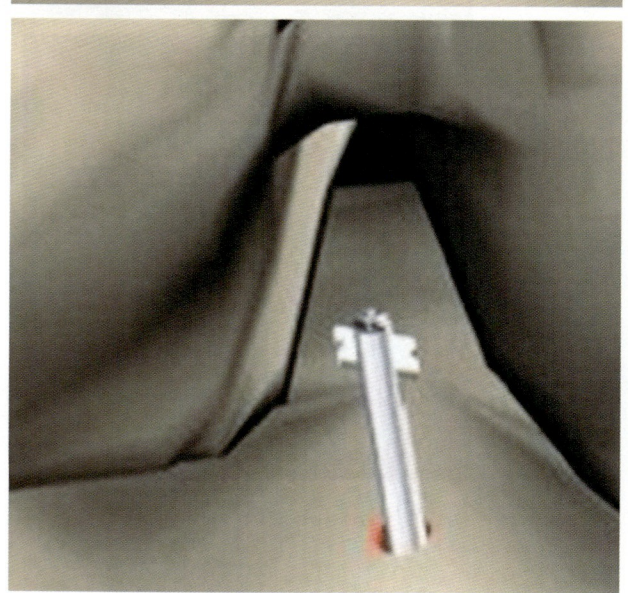

图 2 在关节内用探钩打开钻头翼板

ton 的 5 号线,将移植物从前内侧入路牵入关节,进入股骨骨道,至标记刻度,牵拉 2 号线翻转 Endobutton。然后,将移植物胫骨侧的缝线用钢丝环拉出胫骨骨道,探钩确定移植物已拉紧(图 5),用 Cobra 韧带固定装置[10]固定,或将钢丝系于带垫圈的踝螺钉上。

椭圆的面积越大,则姿势控制能力越弱,结果越差。对比术侧和健侧膝关节。

使用 Kin Com 等速运动测量装置对屈伸肌力进行等速运动评估。对两侧膝关节均进行向心及离心测试,测试角速度为 90°/s 及 180°/s,膝关节活动范围为 10°～90°。

将术侧膝关节屈伸肌力的测试峰值进行比较并以百分比表述,再与对侧健康膝关节做对比,结果也为百分比。

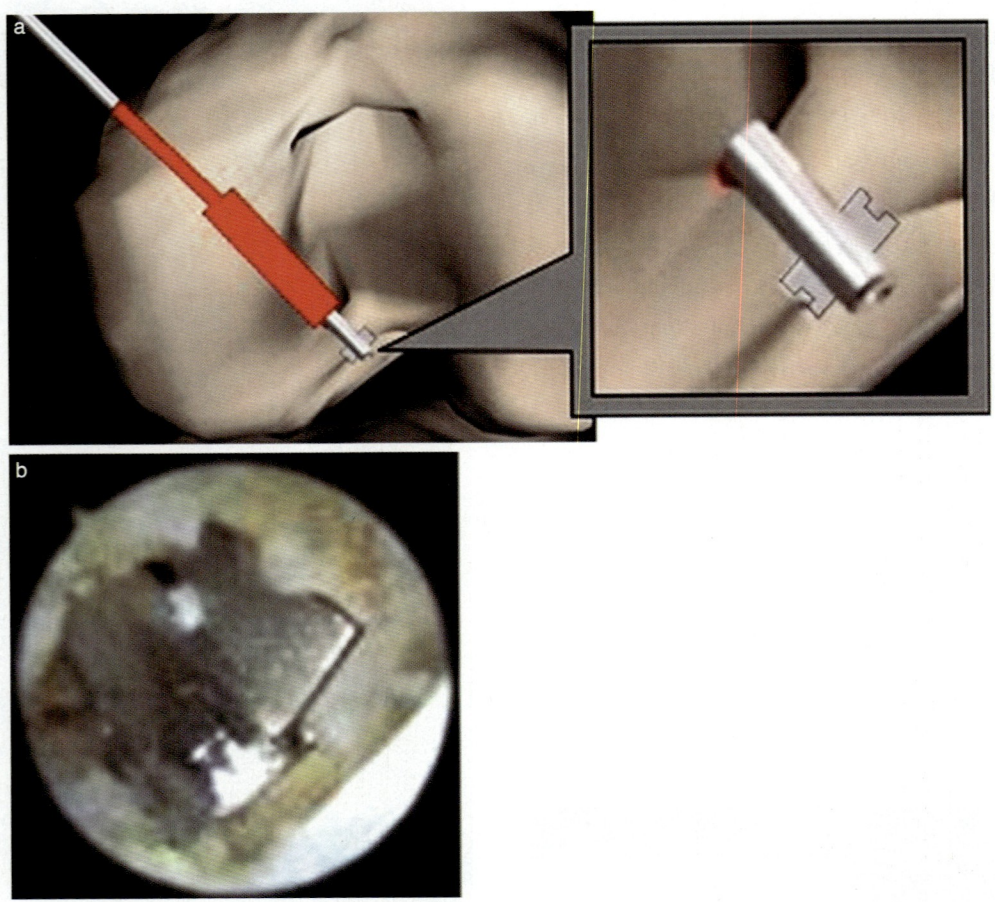

图3 （a，b）由外向内手动钻股骨半骨道（长约25～30mm），钻头翼板的长度（6～9mm）决定半骨道的直径

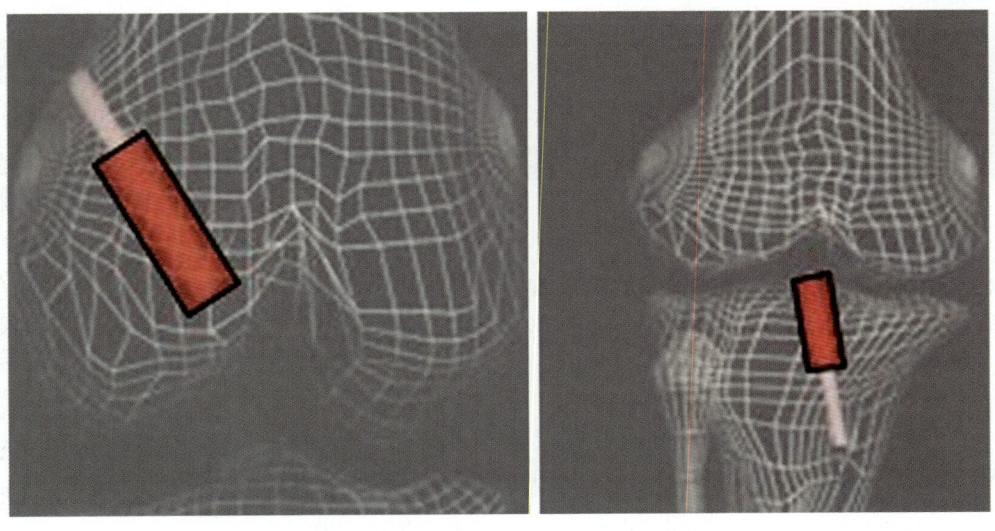

图4 股骨和胫骨半骨道，长度为25～30mm

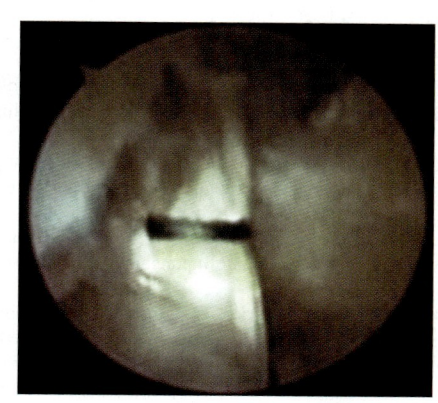

图 5　重建后的 ACL 镜下观

采用由测力台、3D 运动分析系统以及 16 通道表面肌电图仪组成的同步系统进行步态分析。测力台用以测量地面反作用力。3D Simi Motion 系统通过测量步态的平均速度、关节行程及角速度,从而对下肢进行运动学分析。

临床研究

材料和方法

从 2000 年 3 月到 2005 年 4 月,本研究共连续召集了 622 名采用全内缝合技术 3 股或 4 股股薄肌或半腱肌肌腱行 ACL 重建术的患者。其中男性 395 人,女性 227 人,平均年龄 23 岁 8 个月(17~43 岁)。平均随访时间为 48 个月(24~84 个月)。

采用国际膝关节评分委员会(IKDC)问卷和膝关节主观评价作为临床评估。进行功能性生物力学分析,如膝关节动度、稳定度、等动能以及步态分析来评估膝关节的稳定性、位置控制能力、膝关节屈伸肌力和步态模式恢复情况。生物力学实验在 Perugia "Let People Move" 生物力学室完成。

由同一专业医护人员完成关节动度测试,使用 KT1000 对比手术膝与健侧膝的稳定性,并比较手动最大位移差异(Manual Maximum)。每次检测重复 3 次,记录其平均值作为结果。评估时,分 3 个组:差异≤2mm(最佳),2mm<差异<4mm(良好),>4mm(失败)。

使用 Bertec 测力台进行稳定度(即位置控制能力)测试。患者赤脚,单脚屈膝 30°站立并维持平衡 10 秒;使用电脑系统收集并处理摆动区数据、绘图(椭圆)并计算。

表面肌电图检查仪测量肌电活力。对比术侧和健侧数据。

结果

96% 患者对手术结果满意,达到他们的预期值与个人需求。

IKDC 问卷平均得分 84.3 分。94% 的患者认为其膝关节正常或接近正常。

KT1000 膝关节动度测试显示,患、健侧胫骨最大前移差异结果为:91% 患者差异<2mm(优),6% 为 2~4mm(良),而仅 3% 的病例其差异大于 4mm(失败)。

在身体平衡度测试中,术侧膝关节的椭圆形平均面积为 250mm^2,而对侧的平均值为 260mm^2,无显著差异。

Kin Com 等速运动学分析显示,在 90°/s 及 180°/s 测试速度下的膝关节向心伸屈肌力峰值以及 90°/s 速度下的离心屈伸肌力峰值,患/健侧间差异小于 10%,属于正常的生理范围之内。而在 180°/s 测试速度下,术侧股四头肌的离心肌力比健侧下降 14%。

步态分析显示步态模式基本完全恢复。

讨论

如何选择移植物及其固定方式是 ACL 重建术争论焦点之一,完美的移植物应当能够重建止点位置及生物力学性能、提供生物结合且恢复神经肌肉控制[5]。

如今,大部分的骨科医生喜欢使用自体移植物。髌腱一度是最受欢迎的移植物,由于并发症多,很多医生改用自体半腱肌/股薄肌(ST/G)肌腱。

4 股 ST/G 肌腱与其他移植物相比,具有强度大等多种优势。生物力学试验表明,4 股 ST/G 移植物的强度达到 3880~4213N,比正常 ACL 高出近 240%[11],比 10mm 宽的髌腱至少高 138%。

与自体髌腱或股四头肌肌腱移植物相比,腘绳肌腱移植物的最大优势在于保留了伸膝装置[1],大大减少了髌骨骨折、髌腱断裂、髌-股疼痛、髌腱炎、股四头肌无力和屈曲挛缩等术后并发症。然而,切取一条或两条腘绳肌腱也会产生问题,Cerulli 等用应变仪（DVRT）分析了ACL在活体的应力，进行了运动分析与运动学测量，测量了地面反作用力并用肌电图（EMG）测量肌活动，结果显示，腘绳肌腱的收缩力峰值出现在地面反作用力峰值前的瞬间，说明腘绳肌预知来自地面的冲击力，这证明腘绳肌腱对于ACL有保护作用。我们的结论是，从膝关节生物力学的角度出发，同时使用半腱肌和股薄肌肌腱做自体移植不是最好的办法。

结论

我们提出的全内ACL重建技术是一个可靠且可重复的方法，能够根据移植物长度调整半骨道长度，从而减少骨丢失，仅使用3折或4折的一条肌腱，并提高移植物-骨接触面区域的质量。手动钻孔被认为是一种能够提高腱骨结合的重要因素，能够降低因电动钻孔产热造成的坏死数量[7,9]。然而，在该方法被大力推广之前，我们需要进行对比新技术与之前标准技术的前瞻性随机研究。

临床及生物力学结果显示，超过96%的病例结果满意，术侧膝关节的运动和肌肉状况均得以恢复，从而对恢复活动和运动动作以及行走等简单活动起积极作用。

参考文献

1. Aglietti, P., Buzzi, R., D'Andria, S.: Patellofemoral problems after intraarticular anterior cruciate ligament reconstruction. Clin. Orthop. Relat Res. **288**, 195–203 (1993)
2. Arnold, J.A., Coker, T.P., Heaton, L.M., Park, J.P., Harris, W.D.: Natural history of anterior cruciate tears. Am J Sports Med. **7**, 305–313 (1979)
3. Bartlett, R., Clatworthy, M., Nguyen, T.: Graft selection in reconstruction of the anterior cruciate ligament. J. Bone Joint Surg. Br. **83**, 625–634 (2001)
4. Buss, D., Warren, R., Wickiewicz, T.: Arthroscopically assisted reconstruction of the anterior cruciate ligament with use of autogenous patellar-ligament grafts. J. Bone Joint Surg. Am. **75**, 1346–1355 (1993)
5. Dandy, D.J.: Historical overview of operations for anterior cruciate ligament rupture. Knee Surg. Sports Traumatol. Arthrosc. **3**(4), 256–261 (1996)
6. Georgoulis, A.D., Pappa, L., Moebius, U., Malamou-Mitsi, V., Pappa, S., Papageorgiou, C.O., Agnantis, N.J., Soucacos, P.N.: The presence of proprioceptive mechanoreceptors in the remnants of the ruptured ACL as a possible source of re-innervation of the ACL autograft. Knee Surg. Sports Traumatol. Arthrosc. **9**(6), 364–368 (2001)
7. Goradia, V., Rochat, M., Grana, W.: Tendon-to-bone healing of a semitendinosus tendon autograft used for ACL reconstruction in a sheep model. Am. J. Knee Surg. **13**, 143 (2000)
8. McDaniel, W.J., Jr., Dameron, T.B., Jr.: Untreated ruptures of the anterior cruciate ligament: a follow-up study. J Bone Joint Surg Am. **62**, 696–705 (1980)
9. Pinczewski, L., Clingeleffer, A., Otto, D.: Integration of hamstring tendon graft with bone in reconstruction of the anterior cruciate ligament. Arthroscopy **13**, 641–643 (1997)
10. Winge, S., Dunn, P., Engstrom, B.K.: Equal tension in all four strands of a semitendinosus graft with a low profile tibial fixation device (Cobra LFD). Knee Surg. Sports Traumatol. Arthrosc. **14**(3), 287–290 (2006)
11. Woo, S., Hollis, M., Adams, D.: Tensile properties of the human femur–anterior cruciate ligament–tibia complex. Am. J. Sports Med. **19**, 217–219 (1991)

第十章 同种异体移植：概况与移植物来源

Antonios Kouzelis

张新涛 译

内容

组织库的管理 ·· 342
  组织数据库 ·· 342
  运动医学/软组织异体移植物 ············ 342
  组织处理 ·· 343
组织捐献的流程 ···································· 343
  步骤 1. 转介与初步筛选 ···················· 343
  步骤 2. 知情同意/授权委托 ·············· 344
  步骤 3. 回收过程 ································ 344
  步骤 4. 确定供体合格性：筛选及检测 ····· 344
  步骤 5. 组织处理 ································ 344
  步骤 6. 出库和分配 ···························· 345
参考文献 ·· 345

睁开你的双眼；告诉我你看见了什么？
你看待这个世界的方式是否如我？
无论你年华几何？你是否感知
透过这蓝色双眸而见证的那份挚爱
穿越原野，你是在与人竞技
还是为了追逐自己的梦想而独行？

这首诗是一名妻子写给她丈夫的，她丈夫捐献的角膜使别人重见光明。如今，各种捐献的同种异体移植物已经惠及世界数以百万的患者，使他们的生命得到延续或回归正常生活。

肌肉骨骼同种异体移植填补了运动医学与骨外科手术临床上的空白，被广泛用来替换或重建受伤、缺失的肌肉骨骼结构。事实上，对于某些复杂的重建手术使用肌肉骨骼异体移植物可能是唯一的治疗方案。已有诸多文献报道异体移植物在前交叉韧带（ACL）重建[1,3,4,8]、半月板移植[2,7]以及骨软骨重建[6,9]中的功效。在美国，异体移植物被广泛应用于运动医学手术中，并且使用量日益增加，仅2005年，美国矫形外科协会下属运动医学会员进行的异体移植物膝关节手术就超过6万例。对外科医生而言，异体移植物的效用不言而喻，而每年新增供体数量的不断增加，使得能够用于移植的肌肉骨骼异体移植物的数量也随着上升。

根据获得美国人体组织库协会（AATB）认证的组织库报告，1996年他们共接受17 010例供体，而2001年为20 490人，而到了2003年，这个数字达到23 295人。此外，AATB认证人体组织库的异体移植组织的需求也持续上升，1996年共配给337 338份肌肉骨骼组织，而2001年的配给数量达到710 064份，2003年达到1 279 000份[5]。尽管越来越多的肌肉骨骼异体移植物被外科医生们所用，但是关于异体移植组织的使用，仍然存在争议。

A. Kouzelis
Orthopaedic Department, University of Patras,
Mavilis and Galinis, 26504 Rion, Patras, Greece
e-mail: akouzelis@yahoo.gr

许多文献记载，异体结缔组织移植物能够传播疾病[6]。主要担心被传播的病原体包括：人体免疫缺陷病毒（HIV）、乙肝病毒（HBV）及丙肝病毒（HCV）、西尼罗河病毒、细菌以及朊病毒残骸。近来，越来越多的民众对异体移植物的使用表示担忧，这是因为有很多移植受污染组织后出现并发症的病例，而且媒体对个别人体组织库的违规操作也进行了曝光。许多人体组织库已经制定了消毒章程，以进一步确保异体移植物的安全性。此外，联邦政府对人体组织库的监管也日趋严厉，而供体筛查及检验技术也日益完善，比如核酸检测技术（NAT），希望能够最大程度地减小异体移植组织的疾病传播及感染风险。

2006年，美国矫形外科协会运动医学分会（AOSSM）针对异体移植物向其下属会员进行了一次问卷调查（共有365名会员受访）[3]。结果表明，绝大部分的受访会员（86%）使用异体移植物。尽管如此，许多外科医生（73%）对未消毒异体移植物的安全性表示担忧，尤其在疾病传播方面。但是大多数的医生（82%）对已消毒移植物的安全性表示信任。绝大多数（81%）的答访者相信消毒会在一定程度上损害组织的质量。虽然超过75%的人只使用AATB认证的人体组织库产品，但21%的医生不知道他们使用的异体移植物是否来源于AATB认证机构。答访者一般对现有的消毒过程了解不多。事实上，46%的人不知道移植材料是否经过消毒，或不知道采用何种工序消毒。

这是最让人吃惊的，因为调查的AOSSM会员均为资深的异体组织使用的专家。事实表明，想要让骨科医生很好知晓异体移植物的使用，任重而道远。

最著名的人体组织库分别是欧洲肌肉骨骼移植协会（EAMST）、欧洲人体组织库协会（EATB）、英国人体组织库协会（BATB）和美国人体组织库协会（AATB）。由于美国骨科医生进行异体组织移植最多，因此AATB被认为是经验最丰富的协会。AATB不断发布新的认证政策要求和新的标准、修订现有标准。

组织库的管理

美国公共卫生服务法（PHSA）第361条规定，授权美国食品药品监督局（FDA）负责监管肌肉骨骼异体移植部门的工作。在该法案条例下，美国卫生和公众服务部（Department of Health and Human Services）代表团及秘书长授权FDA长官制定并执行相关监管条例，以预防传染性疾病在美国州与州之间，或从国外向美国国内引入、传播与扩散，所以被监管的组织也常常被称为"361组织"，读者可在其他地方找到FDA规则的有关细节。此外，所有的FDA发布的规定均可从在线网站 http://www.fda.gov/cber/tiss.htm 查询。FDA可采取各种严厉措施约束人体组织库，包括警告信、要求召回人体组织，或在个别情况下关闭这些组织库。2004年5月，FDA发布了最终规定：人体细胞、组织以及细胞与组织相关产品的供体合格测定 21 CFR 127150，要求最迟必须在2005年5月25日前贯彻执行。随后又在2004年11月24日，《联邦公报》（Federal Register）上发布了"人体细胞、组织以及细胞与组织相关产品制定的现行良好组织管理规范；检查与执行：最终规定"，同样要求在2005年5月25日前贯彻执行[47]。在2004年5月还发布了草案"产业指南：人体细胞、组织和组织相关产品（HCT/Ps）供体的合格测定"[49]。该文件最近刚刚定案，并于2007年8月起生效。

组织数据库

组织数据库（Tissue DB）是一项为全世界人体组织库提供的新型服务，它取代了异体移植物低效而冗繁的书面记录工作。该系统具有众多优点，例如，可简单高效地处理组织库信息、可在线管理组织库存、可搜索适合的异体移植物、便于操作的统计工具及图像呈现、可提交年报，当然还因数据使用方便从而提供可靠的科学研究。

运动医学/软组织异体移植物

运动医学领域可使用的异体移植物很多，包括带骨块肌腱、阔筋膜、股薄肌肌腱、带骨块/半个胫骨平台/不带骨块的半月板、半/全骨-髌腱-骨、腓骨长肌、半腱肌肌腱、胫骨前肌腱和胫骨后肌腱。

为了提供关于异体移植物及移植物来源的一些常用资讯，我们在此特为该领域的常见几个问题做出解答。

什么是异体骨/组织移植物？

从一个人体移植到另一个人体的骨或组织被称为异体移植物，包括骨头、心脏瓣膜、血管、皮肤与肌腱等。

第十章 同种异体移植：概况与移植物来源

异体骨和组织移植物的来源？

大部分的异体骨和组织移植物从已故捐献者获取，家庭成员同意捐献亲人的组织。

在美国，有哪些法律及规定监管人体组织的收集、处理及分配？

FDA 自 1993 年起系统管理用于移植的人体组织。2005 年 5 月，针对人体细胞、组织、细胞和组织相关产品（HCT/Ps）的产业行为，有 3 条更为全面的新规定生效。第一条要求制造与分配 HCT/Ps 的公司必须在 FDA 注册登记。第二条规范了供体捐赠组织的合格标准，而因此被称为"供体资格"规定（Donor Eligibility rule）。第三条规定对组织的处理与分配进行监管，而因此被称为"现行良好组织管理"（Current Good Tissue Practices）条例。

异体移植物是否传播疾病？

因异体移植物而感染疾病的病例非常罕见，常见原因是病原体在供体死亡时已存于供体体内但未被检测出来。有时是在摘取、运输、处理或存储过程中组织受到污染。重要的是研究人员对这些病例均做出了全面研究，从而改善了供体感染的筛选和检测方法、改善了组织的防污染加工方法、改善了消除或灭活异体移植物可能存在微生物的方法。

谁负责摘取（采集？）供体体内组织？

由组织回收机构的专业人员对人体组织进行摘取。依据联邦法律，这些机构必须在 FDA 注册登记，且必须遵守 FDA 颁布的人体组织回收监管条例，这些规章制度在"现行良好组织规范管理条例"中有明确记载。

摘取（采集？）的人体组织送往哪里？

人体组织会被送往组织库进行处理和分配。组织库受 FDA 监管，依据法律，任何希望接收、处理或分配人体组织的公司都必须在 FDA 登记注册，并遵守所有 FDA 为监管人体组织库而颁布的规章条例。这些企业必须接收 FDA 的定期检查。

合格供体组织摘取后，还需接受什么处理？

摘取的组织需要进行一项或多项的消毒程序，以杀死或除掉任何可能存在的细菌、真菌或病毒。为此，各个公司采用不同的方法，比如使用抗菌化学品进行清洗、高压或辐射或结合多种方法。不同方法的消毒或灭菌的效用不同。

组织处理

目前，有几种不同的组织处理工艺，包括：LifeNet®（Virginia Beach, VA）采用并认证的 Allo-wash XG 方法、由 Regeneration Technologies Inc® 公司（Alachua FLa）采用的 BioCleanse 人体组织处理工艺。nCryoLife®（Kennesaw GA）和 NovaSterilis®（Lansing, NY）研发了一种使用超临界二氧化碳低温消毒方法[9]。MTF（Edison NJ）不使用辐照，而使用一系列化学品来处理大部分皮质骨和松质骨移植物。但是，需要指出的是，这些方法中，没有一种方法经证实可以更有效地处理供人体使用的异体移植组织，都需要长期的临床研究进一步证实。同样需要认识到，并非所有的异体肌肉骨骼移植组织都能安全地完成消毒，比如这些处理方法会对异体关节软骨和关节内软骨细胞造成不可逆的损伤。

所有接受异体组织移植术超过 6 个月的患者，需要给予以下检测：HIV 抗体、乙肝或丙肝病毒、非梅毒螺旋体抗原血清试验（例如 RPR 或 VDRL）以及梅毒螺旋体抗原血清试验（TP-PA 或任何 ELISA 测验）。如果所有的检测结果均呈阴性，表明受体不太可能因移植潜在感染组织而感染以上这些疾病，从此无需随访。

对于接受异体组织移植术未超过 6 个月的患者，可以进行上述检测，但仍需要在组织移植 6 个月后再复查一次。同样的，如果所有这些检测在术后 6 个月的结果均为阴性，则表明受体不太可能因移植潜在感染组织而感染以上这些疾病，从而无需进行进一步的随访检测。

AATB 制定了组织捐献过程的 6 个步骤，以减少不幸事件的可能性。

组织捐献的流程

步骤 1. 转介与初步筛选

医院、验尸官、殡仪馆或执法部门开具介绍信。

- 作为获取医疗保险报销的条件之一，医疗保险参与条件（COP）规定所有的医院必须将所有的死亡病例上报给器官获取组织（OPO）、组织库和（或）眼库。
- 90% 的 AATB 认证回收机构收取的介绍信来自医院。
- 由专业人员组成的筛查中心负责接收介绍信，并根据基本标准和现有资料（例如年龄、死因、即时感染证据等）对供体的合格性进行初步确定。
- 如果捐献体不合格（即结果为不予接受），不会与其家庭成员进行联系,也不会对其进行登记或归档。

步骤2. 知情同意/授权委托

如果筛查中心确认死者能够成为潜在的供体,则立即开始查询是否进行过捐献登记,然后由一名专业的协调员与潜在供体的家庭成员进行联系,向其提供捐献的机会。

- 根据AATB组织库标准及国家解剖赠予法的相关规定,必须获取同意,并有文档记录。AATB的知情同意规范涉及范围较广,而自1984年第一版"规范"起,AATB一直要求获得知情同意。
- AATB要求其认证的组织库为捐献家庭提供随访服务,包括结果信息、哀伤支持、知情同意书复印件以及组织库的问询联系指南等。
- AATB极力支持并游说希望能够通过统一解剖赠与法的2006版修正案,其中指出:任何以获取经济利益为目的、伪造或作假捐赠文件的行为均属于违法行为。

步骤3. 回收过程

一旦获得同意或授权委托得到确认,组织库将派出回收团队进行回收(回收机构)。

回收机构负责:
- 向潜在供体分派唯一识别码以便追踪该组织;
- 确认供体的身份;
- 确认同意/授权书及待回收的组织;
- 审核现有的供体资料(即相关医疗记录);
- 确定回收地点是否合适,不会成为污染源;
- 收集传染病检测需要的血液样本,必要时对样品进行适宜性评估,确定是否会有血浆稀释。

除HIV 1/2、HBV、HCV及梅毒检测外,AATB还要求检测HTLV-Ⅰ/Ⅱ,并使用NAT技术来检测HIV1及HCV。

- 对供体进行全身疾病检查,并记录体格评估结果;
- 确定临界时限(即,死亡、心跳停止时间或最后一次见到仍存活的时间,总而言之是最早的那个时间);确定尸体冷冻/冷藏要求;根据上述两时间确定是否适宜组织回收。

按照标准手术流程(SOPs)及AATB规范及发布的各种指南文件进行组织回收:
- 使用无菌技术;
- 术前皮肤处理;
- 回收团队穿无菌袍并戴手套;
- 依照手术标准对供体进行铺单;
- 在回收时,进行组织培养,无菌包装设备打包、贴标签、隔离、储存,或根据每种组织类型的适当运输条件,立即运往处理部门;
- 获取所有现有的相关医疗记录,并转呈组织处理单位;
- 根据流程/政策要求重塑遗体,除非验尸官、病理学家、或殡仪馆有特殊要求;
- 将遗体运往指定地点。

步骤4. 确定供体合格性:筛选及检测

找出并审查供体登记及相关档案。
- 从近亲、朋友和(或)其他合适的人获得病史与行为风险评估;
- 根据规定,另附相关的医疗记录以供检查(医生、医院与尸检等等);
- 复核对合格血液样品进行的传染病检测结果;
- 检测实验室必须在FDA登记,拥有可进行传染病检测的CLIA认证(或CMS同级资质);
- 传染病检测使用的试剂盒需由FDA审核、认证或清洁;
- 复核所有的文件、病史、记录、培养及检测结果,由组织库的医疗主管确定是否合格。

步骤5. 组织处理

处理方(即处理组织库)向供体分派一个专用编号。
- 记录组织的接收情况(例如,合适的温度与运输容器的条件);
- 根据组织的类型,存放组织以供择期处理,或在规定的时限内完成时效要求较高的处理;
- 如果未得到回收物的培养,必须在处理之前取培养物送至CLIA认证的实验室;
- 在适当的环境条件下进行组织处理(例如处理心血管组织必须达到百级或更高,其他类型的组织行病毒学和气候控制;
- 必须按照防止感染和交叉感染的确切方法进行处理;
- 禁止将不同供体的组织混放在一起;
- 对组织的物理特征进行评判,根据临床需求加工成特定单位、类型及形状;
- 对样本/移植物进行尺寸加工;
- 使用不同的方法对组织进行杀菌/消毒(例如辐

照、化学试剂、加热等消毒或使用抗生素等);
- 妥善保存组织(例如控速冷冻、冻干、脱水、冷冻保存);
- 遵守处理时限,观察并记录处理控制过程。在使用前检查组织容器,最终包装须适合组织类型;
- 在最终培养和(或)检测执行之前,需对组织进行隔离,并且贴上标签,有培养或检测结果后才登入目录以备分配;
- 为异体组织移植物贴上标签;
- 如果异体移植物需要特定的环境控制(如冷藏或冷冻),必须监控和记录储存温度。

步骤 6. 出库和分配

技术人员应检查处理后组织的适用性。
- 技术人员必须记录组织已达到特定的技术指标;
- 组织在出库之前,必须进行质量评价(QA)和质量控制(QC)复查;
- 由医学主管(即信誉良好的执业医师)或执业医生对供体的最终适用性进行检查;
- 从供体筛查与检测、组织回收与处理、直到完成向承销方或最终用户的分配,整个过程的每一个环节都必须详细记录。

参考文献

1. Cole, B.J., Carter, T.R., Rodeo, S.A.: Allograft meniscal transplantation: background, techniques, and results. J. Bone Joint Surg. Am. **84**, 1236–1250 (2002)
2. Cole, B.J., Dennis, M.G., Lee, S.J., et al.: Prospective evaluation of allograft meniscus transplantation: minimum 2-year follow-up. Am. J. Sports Med. **34**, 919–927 (2006)
3. Harner, C.D., Olson, E., Irrgang, J.J., et al.: Allograft versus autograft anterior cruciate ligament reconstruction: 3- to 5-year outcome. Clin. Orthop. **324**, 134–144 (1996)
4. Lephart, S.M., Kocher, M.S., Harner, C.D., et al.: Quadriceps strength and functional capacity after anterior cruciate ligament reconstruction. Patellar tendon autograft versus allograft. Am. J. Sports Med. **21**, 738–743 (1993)
5. McAllister, R.D., Joyce, J.M., Joyce, J.M., Mann, J.B., Vangsness Jr., C.T.: Allograft update: the current status of tissue regulation, procurement, processing, and sterilization. Am. J. Sports Med. **35**, 2148 (2007)
6. Nemzek, J.A., Swenson, C.L., Arnoczky, S.P.: Retroviral transmission by the transplantation of connective tissue allografts. An experimental study. J. Bone Joint Surg. Am. **76**, 1036–1041 (1994)
7. Shasha, N., Aubin, P.P., Cheah, H.K., et al.: Long-term clinical experience with fresh osteochondral allografts for articular knee defects in high demand patients. Cell Tissue Bank **3**, 175–182 (2002)
8. Shelton, W.R., Treacy, S.H., Dukes, A.D., et al.: Use of allografts in knee reconstruction: I. Basic science aspects and current status. J. Am. Acad. Orthop. Surg. **6**, 165–168 (1998)
9. Vangsness Jr., C.T., Garcia, I.A., Mills, C.R., et al.: Allograft transplantation in the knee: tissue regulation, procurement, processing, and sterilization. Am. J. Sports Med. **31**, 474–481 (2003)

第十一章 同种异体移植物在前交叉韧带重建中的应用

Michael I. Iosifidis and Alexandros Tsarouhas

张新涛 译

内容

引言	346
同种异体移植物来源	347
异体移植物的疾病传播	347
异体移植物的制备	347
手术技术	349
异体移植物愈合的生物力学及生物学	349
自/异体移植物 ACL 重建的临床对比研究	349
结论	353
参考文献	353

M. I. Iosifidis (✉)
2nd Orthopaedic Department, "Papageorgiou" G. H.,
Filiaton 21, 55438 Thessaloniki, Greece
e-mail: iosfyl@med.auth.gr

A. Tsarouhas
Orthopaedic Department, University Hospital of Larissa,
16 Omogenon Amerikis str, 42200 Kalambaka, Greece
e-mail: tsarouhas_a@yahoo.gr

引言

患者的职业、运动水平和期望值是决定是否进行前交叉韧带(ACL)重建的主要因素。即便那些不喜欢运动或愿意改变运动方式的患者能够考虑非手术治疗,还是会增加半月板与软骨损伤的风险,很可能出现软骨提前退变[11]。因此,ACL 重建是没有特定的年龄禁忌的治疗方法[42],全世界每年施行大量的 ACL 重建手术。

对于大部分爱好运动者而言,ACL 重建提供了恢复到伤前运动水平的最佳机会。自体移植物很流行,很多临床研究均报道其结果优良[13,25,26]。然而,如何避免牺牲自体组织、减少供区病损是要重点考虑的[60]。虽然髌腱(自体骨-髌腱-骨/BPTB)是 ACL 重建术中最常用的移植物[19,41,60],但是存在严重的供区并发症,如股四头肌无力、髌股疼痛、关节活动度(ROM)减少、髌骨骨折、髌腱炎、低位髌骨综合征、软骨提前退变、关节纤维化等[2,28,37]。自体腘绳肌腱(半腱肌与股薄肌)也是常用的移植物,其功能结果与 BPTB 相似,却不会造成伸膝装置缺失。然而,据报道该方法也有不少缺点,包括屈膝肌力减弱、腘绳肌腱大小变异、固定方法受限和腱骨愈合延迟等[1,52,62]。因此,为避免获取自体移植物引起的损害,使用取自尸体的同种异体移植物便成为一个极好选择[45]。但是,使用异体移植物行 ACL 重建也有特定的问题,因此,使用哪种移植物仍是一个两难的选择。

异体移植物的最大优势在于不会发生供区损害,此外,异体移植物可提供或预定更大尺寸的移植物,而且膝关节纤维化发病率低、手术时间短并能改善整体的健康的生活质量。然而,也存在费用高、移植物长入慢、潜在的疾病传播(细菌、病毒及朊病毒)等明显缺点[19]。因此,哪种移植物才是最佳选择仍有争议。最佳移植物应该能够恢复 ACL 原来的解剖及生物力学特征、能够快速长入、初始固定牢靠和供区病损率低。本章回顾了使用异体移植物 ACL 重建术的实验、临床及对比研究的相关文献。

同种异体移植物来源

ACL 重建常用的异体移植物有髌腱、跟腱、胫前肌腱和胫后肌腱,个别使用腓骨长肌、腘绳肌腱及阔筋膜张肌[36]。有研究报道,双股胫前肌、胫后肌与腓骨长肌肌腱的断裂负载分别为 3412N、3391N 与 2483N,这些数值与目前所有来源的 ACL 移植物的断裂负载基本相同,甚至更高[5]。另一研究建议使用异体胫前肌腱或双股半腱肌/股薄肌肌腱(STG),而不使用带骨块的移植物如 BPTB 或跟腱,因为异体骨块长入较慢,且异体软组织移植物的有效横截面积较大。由于每名供体能够提供 6 个软组织移植物,4 个带骨移植物,因此软组织移植物的来源更多[32]。

手术医生需要考虑的另外一个问题是预定的异体移植物可能不匹配,尤其突出的例子是 BPTB 移植物,比如供体身材高大,而受者身材矮小。为此,应提供给骨库全面的信息,包括受体的身高、移植物长度参数,以免出现严重的不匹配。

异体移植物的疾病传播

患者、家属及医生在进行异体移植物 ACL 重建术时最主要的担忧是可能发生病毒性或细菌性感染。人类免疫缺陷病毒(HIV)、乙肝(HBV)及丙肝病毒(HCV)、人 T 细胞白血病病毒(HTLV)、梅毒、需氧及厌氧细菌都是异体移植物感染的主要病原体。最近,新病原体也引发了额外的担忧,比如西尼罗河病毒、严重急性呼吸系统综合征(SARS)冠状病毒以及朊病毒,后者与传染性海绵状脑病有关,比如 Creutzfeldt-Jacob 病。美国疾病控制与预防中心(CDC)将异体移植物相关感染定义为:患者其他方面都健康、无已知风险因素,在植入一年内发生的感染。细菌性或真菌性感染通常在手术部位出现炎症或感染的体征,伤口或血液培养呈阳性可以确诊。病毒性或寄生虫性感染会出现传染源特征性的症状和体征(例如发烧、淋巴结病或虚弱无力),且血清学及分子学检测结果呈阳性。

异体移植物的疾病传播通过 2 种途径,一是供体死前隐匿性感染、组织回收时间过长或筛查失败导致供体感染。传染源也可能来自供体胃肠道或呼吸系统的分解。二是因医务工作者造成的组织回收、消毒和存放过程中的污染。总体而言,疾病传播的风险主要取决于组织类型和制备方法。

关于异体组织移植导致疾病传播的风险,并没有确切的数据,此类事件常被瞒报低报,且难以证实。在大部分国家,异体移植物植入后不良反应或疾病传播的监测是自愿进行的。据 Buck 等估计,通过植入供体为 HIV 感染的异体组织而感染 HIV 的风险概率大约为 1/1 667 000[8]。由于肝炎的发病率更高,估计感染乙肝或丙肝的风险要更大。目前的供体筛查、消毒及保存技术已经减少了将活动性病毒感染供体材料分配使用的可能性,但仍令人担忧的问题是感染的"窗口期",在此期间,病毒的抗原或抗体水平很低检测不出。目前,核酸测试等更先进的血清检测技术已经将 HIV 及 HCV 病毒的"窗口期"减少至 7 天左右,将 HVB 感染的窗口期减少至 8 天。植入 HIV 阳性供体的组织的风险目前估计为 1/(173 000~1 000 000),植入 HCV 感染的组织的风险估计为 1/421 000[69]。

ACL 重建术后细菌感染是另外一个重要问题,已有数例植入异体移植物后发生感染的报道。疾病控制与预防中心报道 2002 年共发生 26 例异体肌肉骨骼移植物引起的细菌感染,其中一半为梭状芽胞杆菌属感染[9],有 8 例感染发生在使用异体肌腱 ACL 重建术后。Barbour 等报道了另外 4 例 ACL 重建术后发生败血梭状芽胞杆菌感染[6]。以上所有病例的疾病传播均因组织处理条件不当造成。有两项大型自体移植物与异体移植物 ACL 重建术后感染率的回顾性研究:Williams 等[67]和 Indelli 等[21]分别对 2500 例和 3500 例 ACL 重建进行了回顾分析,感染率分别为 0.3% 与 0.14%,自体与异体移植物重建术的感染率无显著差异。最近 Katz 等的研究也未发现异体移植物 ACL 重建术的深部感染率高于自体移植手术[27]。随着更多更先进的消毒技术出现,临床中异体肌肉骨骼移植物的消毒灭菌更有保障。

异体移植物的制备

组织制备的步骤可以分为连续的几步。第一步是仔细选择供体以防止感染组织进入捐赠库。第二步是确保回收过程在无菌环境下进行,从而防止污染。第三步是在组织处理及最终消毒过程中消除任何残余的感染原。

恰当的供体选择是预防异体移植物传播疾病的主要方式之一[17]。大多数组织库接收的供体年龄为15~50岁。最重要的步骤是仔细地病史询问及对风险因素的鉴别,通过访问家庭成员、调查病历或献血记录、体检、或甚至尸检报告等方式,获取任何与传染病史或高风险行为(静脉注射毒品或到过高传染率地区的旅行)有关的资料。下一步是检测活动性感染,然而,即便是使用先进的核酸检验方法,抗体或病毒抗原检测的"窗口期"仍然影响血清学检验的有效性。

从检验合格的供体获取组织要在无菌环境下进行,采用手术室标准技术规范,包括准备和铺单。摘取组织的时间对于减少感染风险同样重要,大多数组织库规定:在室温下保存的尸体,回收时限为12小时;冷藏保存的,时限为24小时[64]。然而,无菌条件下获取的组织不应视为无菌。因此,获取的组织常常使用生物清洁剂及抗生素或灭菌剂进行化学浸泡,以降低它们的生物负载。由于表面污染物缺少组织穿透性,因此大部分情况下这些溶液能够有效地消除表面污染,进行表面拭子培养以检查是否存在细菌与真菌,拭子培养物的敏感度为78%~92%[65],因此,建议不要把培养阴性作无菌证据,只能用于监测之前的消毒操作。

人体组织移植物不能使用其他可植入性医疗器械的灭菌方法来处理,而且,肌肉骨骼移植物的复杂3D结构和组织密度,使得化学试剂难以穿透组织而消除病原体。理想的灭菌应当能够提供不携带任何病菌的移植物,并能保持移植物的力学性能及愈合能力。此外,使用的化学试剂应当能够完全穿透组织,并且能够安全无残留地从组织上祛除。组织库各自采用不同的专利方法及方案,以成功地对异体移植物进行消毒和杀菌。迄今为止,未有哪种方案更好。诸如美国FDA这类的政府机构并未强制要求使用某种方案,但FDA要求每个组织库使用有效数据来证明其采用消毒方法的有效性。

消毒是指从异体移植组织上祛除污染,灭菌是指杀死所有生物,包括微生物的过程。灭菌的效果通过无菌保证水平(sterility assurance level, SAL)来评价,该指标评估活性病原体存在于异体移植组织里面或表面的可能性。目前,根据美国组织库协会(AATB)制定的标准,大多数组织库达到SAL为 10^{-6} 的水平。

灭菌方式主要有辐照与化学处理两种。环氧乙烷(EO)是一种最初用于医疗设备灭菌的工业熏剂,后来被引入到异体肌肉骨骼移植物的处理过程上。EO具有良好的外部灭菌性能,但是对组织穿透性不够,研究显示使用EO处理的异体移植物进行ACL重建效果不好,关节内反应的发生率较高,包括持续性渗液、慢性滑膜炎和骨溶解,并导致移植物最终断裂[48],原因是组织不干燥、有消毒剂残留导致宿主组织反应。也有人认为EO有致癌性[57],虽然没有证据显示EO处理的移植物能够诱发癌症。目前,不建议在ACL重建中使用EO处理过的移植物[45]。

γ射线照射通过两种不同机制有效灭菌:生成自由基与直接破坏微生物基因组。杀灭异体BTPB移植物中的HIV需要的辐照剂量为40kGy[15],杀灭细菌所需要的剂量更低。很多研究表明,移植物的生物力学强度与照射剂量具有相关性[50],即便是25kGy与40kGy的低剂量,也能明显改变ACL重建异体移植物的强度[35],这种现象的发生机制尚不明确,可能是因为自由基的生成影响了胶原结构。其他研究表明,低于25kGy的剂量不会影响ACL重建的效果[47]。目前,大多数组织库进行γ射线辐照的剂量范围为1~35kGy。

辐照与非辐照异体移植物的体内对比研究结果令人失望。一项使用异体跟腱行ACL重建的研究发现,辐照组(剂量介于20~25kGy之间)的失败率要明显高于非辐照组(分别为33%与2.4%)[46]。另一项在山羊模型上进行的辐照(剂量40kGy)与非辐照髌腱重建ACL的研究结果相似,两组刚度与最大受力存在差异,但最大应力和材料性能无差异[51]。最近,有用辐射防护清除剂对异体移植组织进行预处理,阻断自由基的活动,最大程度地减小辐照对组织结构产生的损害[53]。研究证实,经该方法处理后的异体骨与肌腱,在高剂量的辐照下(50kGy)仍然能够维持与传统辐照及非辐照物相似的移植前性能[18]。

异体移植组织可以通过3种不同的方法进行保存:深度新鲜冷冻法、冷冻干燥法及低温保存。其中,深度冷冻是最简单也是应用最广的方法,经受控冷冻后,将组织保存在至少-70℃至-80℃的低温下,保存期限可达3~5年[55],该方法对移植物的强度无影响[22],通过破坏Ⅱ类主要组织相容性蛋白,能够降低移植物的抗原性[3]。冷冻干燥法也较常用,在真空冷冻过程中将组织含水量控制在5%以内。因此,对带有骨块的移植物,在移植前必须进行至少30分钟的复水。这种方法能够将受感染组织的病毒负荷降低到亚感染水平[4],但有研究对此结论有异议[12]。冷冻-干燥法也能降低移植物的抗原性。室温下,冷干移植物可保存5年,然而,从移植物获取到移植的间隔时间与ACL重建失败率成正比,因此,冷冻干燥法的保存期受到质疑[58]。总的来说,冻干移植物的临床疗效是成功的[34],虽然新鲜-冷冻异体移植物的效果更好一些[20]。第三种组织保存方法是低温保存法,该方法使用低温保护介质,控制冷冻速率进行保存,然而与新鲜-冷冻法相比,其效果未见优势,而费用则相对较高。

手术技术

使用异体移植物的手术技术并无特别不同。最常见的异体移植物,即新鲜冷冻移植物,无需进行复水操作,临床与基础研究效果都很好[20],手术器械相同。带骨块的移植物,如BPTB,骨愈合良好,界面钉固定牢固。

麻醉下查体明确ACL失效后解冻移植物,不能将冷冻的移植物直接置于温盐水中,否则肌腱会膨胀增粗。最好将肌腱装在塑料袋中,再浸入水中。或者在关节镜探察确诊ACL断裂后再开始解冻。检查解冻后的移植物,确认其组织完整性和质量,测量并记录软组织大小(长度和直径)。采用与自体髌腱相同的方法,获取异体髌腱的中间1/3组织,不要暴力将骨块从骨床分离。如果使用软组织移植物,解冻步骤相同。ACL重建操作的其他步骤与自体移植物ACL重建术基本相同。对于双束重建,异体软组织移植物(最常见的是胫前肌或胫后肌)也是绝佳的移植物,不但有利于手术操作,并且能够获得良好的最终功能效果[63]。

异体移植物愈合的生物力学及生物学

保证异体移植物移植成功的主要因素在于灭菌、降低抗原性并保留移植物的生物力学及生物学性能[61]。

异体移植物的抗原性取决于由主要组织相容性复合体基因编码的Ⅰ类和Ⅱ类抗原。抗原表位存在于韧带或骨的细胞或基质内。新鲜及冷冻保存的异体移植物含有存活的供体细胞,很可能引发宿主免疫反应。深冻及冷干型异体组织的细胞很少,但研究证明它们同样被检测到有免疫反应[68]。T淋巴细胞介导的反应是宿主排斥的主要机制,表现与感染或力学失败[59]相似,此类反应引起的临床后果尚不得而知。

一般来说,异体移植物与自体移植物的愈合方式相同:供体细胞死亡、炎症、再血管化与细胞再殖,最终完成移植物的重塑。深冻或冻干移植物的供体细胞在植入前已经死亡。异体肌腱移植物的愈合是先在移植物隧道界面形成纤维血管瘢痕组织,然后再形成夏贝氏纤维(Sharpey's fiber)及新的骨组织。异体移植物的骨块最先发生坏死,然后受体松质骨长入。ACL移植物的关节内部分成为受体细胞再殖的胶原支架。移植物远端再血管化开始于髌下脂肪垫,近端开始于后方的滑膜组织[39]。最终,发生胶原重塑,细原纤维取代原来的粗原纤维。

移植组织的整合率是选择移植物、康复训练方法或患者恢复运动的重要考量。与自体移植物相比,异体移植物的炎症反应时间更长、结构及力学性能降低更多、生物整合速度更慢[23]。异体肌腱的血管再生启动晚、速度慢[38]。异体移植物ACL重建术后骨道扩大更严重,表明其疗效不是最佳[14]。虽然看起来异体移植物似乎在重塑过程中失去了很多零时力度,但是这与较差的预后并无关联[24]。总体结论是异体移植物似乎能与自体移植物同样愈合,但速度较慢。

自/异体移植物ACL重建的临床对比研究

进行前瞻性、随机临床研究来对比ACL重建术中自体/异体移植物非常困难,这是因为移植物的选择受到患者年龄、运动水平、合并症、术前评估以及手术医生的偏好及经验等诸多因素的影响,需要告知患者每种选择所有可能的风险及优势。此外,还有一些特定的局限性,比如不同的评分标准、不同的患者不同的预后、不同的医生或不同的康复方案[16]。近几年,国际文献中有14篇关于自/异体植ACL重建的临床对比研究发表(表1),其中大多数认为两者在长期疗效差异较小[19,31,33,41,43,49,54,56]。但也有研究发现异体移植物术后断裂率较高[10,60],甚至认为术后重建韧带随着时间推移会逐渐松弛,应减少使用异体移植物[66]。以

表1 异/自体移植物 ACL 重建临床对比研究结果

研究	移植物类型		数量		平均年龄（岁）		随访	主要结果/结论
	异体	自体	异体	自体	异体	自体		
Lephart et al. [33]	BPTB	BPTB	18	15	24.3		12~24 个月	股四头肌肌力及功能恢复无显著差异
Sademi et al. [49]	BPTB	BPTB	19	31	23		至少 2 年	围术期病征及最后临床影像无显著差异
Shino et al. [56]	BPTB	BPTB	47	45			18~36 个月	异体移植组的前向松弛及伸膝扭矩表现更优
Harner et al. [19]	BPTB	BPTB	64	26	23.9		3~5 年	自体、异体 BPTB ACL 重建术患者之间无显著差异
Stringham et al. [60]	BPTB	BPTB	31	47	25		34 个月	自体 BPTB 是 ACL 重建的首选，而当存在自体移植禁忌证或多韧带损伤时选择异体移植组织
Shelton et al. [54]	BPTB	BPTB	30	30	27	25	2 年	自/异体 BPTB 行 ACL 重建术 2 年和 5 年的统计数据较为相似，异体 BPTB 是首次 ACL 重建可选组织
Victor et al. [66]	BPTB	BPTB		28			6,12,24 个月	在大腿肌力、膝关节前向松弛、功能评分、单腿跳跃测试、膝关节肿胀或四头肌萎缩等方面，两组之间无显著性差异
Kleipool et al. [29]	BPTB	BPTB	36	26	28		最少 4 年	BPTB 异体移植物是 ACL 重建良好的备选材料
Peterson et al. [41]	BPTB	BPTB	30	30	28	25	63 个月	与异体移植组相比，自体移植组伸膝肌力降低较大外并无显著差异，且下降无临床意义
Chang et al. [10]	BPTB	BPTB	46	33	33.1	27.8	最少 2 年	主观得分、Lachman、轴移试验、膝关节前向松弛、骨摩擦音、肌萎缩或关节积液等方面均无显著性差异。自体 BPTB 是"金标准"，异体材料可选
Kustos et al. [31]	BPTB	BPTB	53	26	25.6	24.5	38 个月	Lysholm、Tegner 运动评分、IKDC 评分均无差异，异体 BPTB 比自体 BPTB 好
Barrett et al. [7]	BPTB	BPTB	38	25	47.1	44.5	最少 2 年	无功能性差异。两种材料均非常有效
Phoehling et al. [43]	跟腱软组织	BPTB	41	118	29.7	25.4	主观4.2年/客观2.2年	稳定性和功能的长期结果较为相似。异体材料组术后早期疼痛及功能受限较轻
Rihn et al. [47]	BPTB	BPTB	39	63	44	25.3	4.2 年	两种移植物的患者主诉及客观结果相似
Ozenci et al. [40]	BPTB	BPTB	20	20	30.2	29.5	最少 12 个月	自体、异体材料与对照组之间本体感觉无差异

前所有的对比研究均采用带骨块的异体移植物(大多为BPTB),而现在异体和自体软组织移植的对比研究明显较少,对比研究对评估双束重建技术非常有用。在有针对性的综述和Meta分析中,文献观点从接受异体移植物到认为异体移植物利大于弊[36],再到ACL重建常规使用自体移植物,只在膝多发韧带损伤需使用多个组织材料时才使用异体移植物[44]。另一篇综述认为,从移植物断裂及弹跳测试两个指标看,自体BPTB的ACL重建效果优于异体BPTB。然而,新近一篇文章报道将辐照或化学处理的异体移植物排除之后,发现两种移植物类型的结果并无显著差异[30]。

早在20世纪90年代,Lephart等[33]就观察了33名爱好运动的男性患者(平均年龄24.3岁)行自体(N=15)或异体(N=18)BPTB重建ACL术后12~24个月股四头肌肌力及功能恢复的情况,发现两组无显著差异,他们认为如果患者接受大量康复训练,取髌腱中间1/3段不会削弱股四头肌肌力。但是,该研究为回顾性分析,并且没有提及各组的入选标准。

在同一时期,Sademmi等回顾性研究了50例关节镜下使用BPTB进行ACL重建的患者(自体移植物31例,异体移植物19例)[49],随访至少2年,比较了患者住院时间、肿胀、大腿萎缩、松弛度、肌力、耐力、关节活动度、髌股症状以及并发症,发现两组在围术期症状及临床表现无显著差异,两组各有1例创伤性再断裂,2例异体移植者有持续积液,具有统计学意义($P<0.05$)。该研究的局限性是回顾性设计,而且样本量小(N=50)。此外,研究并未进行主观或功能评估,也未描述如运动水平在内的分组特征。

Shino等[56]评估了92例在18~36个月前行ACL重建的患者(自体BPTB45例,新鲜-冷冻异体BPTB47例),发现异体移植组的前向松弛度及伸膝力矩更好。然而,该研究有诸多局限,比如仅纳入手术成功的病例,异体移植组急性病例较多、半月板切除病例较少。而且,所有的患者均采取石膏固定制动5~19天,因此,难以推广他们的结果,因为我们现在采取的康复训练更为积极。

最近,Harner等[19]回顾了64例异体BPTB和26例自体BPTB行ACL重建患者,随访3~5年,记录了患者的具体症状、运动水平、功能结果、体格检查、器械测量膝关节松弛度,唯一的显著差异是自体移植组伸膝损失较大。该研究的最终结论是自体、异体BPTB重建ACL的临床结果无显著差异。虽然该研究的方法较为详尽且随访时间较长,但是仍存在一些局限,包括康复方案与现在常用的方法相比不够积极。更重要的是,两组患者的构成并不相同,异体移植组81%患者为急性损伤,而自体移植组仅为4%。

另一回顾性研究不赞同使用异体移植物进行初次ACL重建术[60],该组共78例BPTB(自体47例,异体31例)重建ACL患者,术后随访34个月,其两组的基本资料(年龄25岁)、运动水平、受伤到接受手术之间的时间、合并损伤及胫骨、股骨两端固定类型均较匹配。两组在主观结果、关节积液、膝关节压痛、关节活动度、髌股评分、松弛度、膝关节肌力或四头肌萎缩等方面均无显著差异。尽管如此,作者描述了两个具有潜在意义的趋势:80%的自体移植患者与70%的异体移植患者均获得优-良的前后稳定性(与健侧差异<3mm),异体移植组的60°/s时向心伸直峰值力矩表现良好。仅在异体移植组有4例患者在平均术后11个月发生创伤性断裂。为此,作者认为自体BPTB移植物是ACL重建的首选,只有在自体组织存在禁忌证或膝关节多韧带损伤的情况下才考虑异体材料。虽然本研究设计良好,但是它仍存在偏倚,因为1/3的患者失访,并且也不是随机研究。

另一项前瞻性非随机研究中,两组各30例患者异体或自体BPTB的ACL重建术[54],术后2年及5年随访。在2年时,在疼痛、膝关节打软腿、活动度及髌骨摩擦感等方面无差异。两组大部分特征匹配良好,但是自体移植组有24例急性损伤患者,而异体移植组仅有15例。作者认为,在术后2年、5年,自体、异体BPTB重建ACL的统计结果较为相似,而异体移植物可以作为首次ACL重建术的选择。然而,该研究并未使用认可的调查问卷或功能评分。

在另一项前瞻性研究中,Victor等[66]随访了73例自体或异体BPTB重建ACL的患者,他们发现两组在大腿肌力、膝关节前向松弛度、功能评分、单脚跳跃试验、膝关节肿胀或四头肌萎缩等方面无显著差异。有趣的是,在第6个月及第12个月时,异体移植组的股四头肌力略强且关节前向松弛度也更小;而在第24个月时,自体移植组的这些指标好于异体肌腱组。虽然KT-1000测试显示异体移植组的松弛度并未随时间而增加,但是作者认为异体肌腱组的膝关节稳定性随时间变差,不建议使用。术后

2年,自体移植组的股四头肌肌力恢复到正常水平。

Kleipool 等[29]前瞻性随访了 62 例 ACL 重建术的患者,36 例使用异体新鲜-冷冻 BPTB 移植,26 例使用自体移植。所有患者具有相近的年龄、运动水平及合并损伤。此外,术前检查发现异体移植组的 Lachman 试验及前抽屉试验更差。平均随访 4 年,自体移植组有 70% 的患者获得正常或接近正常的 IKDC 评分,异体移植组为 85%。自体移植组的 Lysholm 得分平均为 95 分,异体移植组为 94 分。在 Lachman 试验、前抽屉试验、轴移试验及单腿跳跃试验及与健侧对比的 KT-1000 前后松弛度方面,两组无差异。42% 的自体移植组和 53% 异体移植组患者出现轻度到中度的膝前疼痛。他们认为异体 BPTB 是 ACL 重建的良好选择。

最近,Peterson 等[41]对 30 例异体和 30 例自体 BPTB 移植重建 ACL 的患者进行了一项前瞻性非随机对比研究,平均随访 63 个月,随访进行 Lysholm 及 Tegner 评分,并记录肿胀、疼痛、关节活动度、骨摩擦感及 KT-1000 松弛度测量结果,发现两组间并无差异。而且,术后 2 年异体移植组的膝松弛并无增加。虽然作者没有说明从 119 例患者中选择 60 例受试者的标准,但是他们认为可选择异体移植物进行 ACL 重建。

Chang 等[10]回顾性研究了 46 例异体 BPTB 移植及 33 例自体 BPTB 移植患者,至少随访 2 年,由同一名医生进行手术,所有病例均采用髂胫束腱固定术加强。他们发现两组在 Lachman 试验、轴移试验、膝关节前向松弛度、骨摩擦感、萎缩及关节积液等方面没有明显差异。异体移植组发生 3 例创伤性断裂,膝前痛发生率稍高,但无显著性差异,屈膝滞缺(尽管只有 5°)有显著性增加。基于这些结果,作者建议自体 BPTB 仍为"金标准",异体移植物为一种合适的备选。但该研究的异体移植组患者年龄更大,且术前松弛度更大,胫骨内侧平台软骨损伤的发病率也更高。

与此相反,Kustos 等[31]通过回顾性非随机研究认为相对于自体腱,异体 BPTB 也是一种不错的选择,应向患者推荐作为移植物的选择之一。他们对比了 26 例自体与 53 例异体 BPTB 进行 ACL 重建的结果,患者都很年轻(25 岁),平均随访时间为 38 个月,由一名独立体检者完成 Lysholm 评分、Tegner 评分、IKDC 膝关节韧带评估表。结果显示以上所有评分并无差异,但是该研究有明显局限性,例如除年龄和性别外,并无患者特征资料,未报告合并伤。

Barrett 等[7]记录了年龄在 40 岁以上、使用自体或异体移植物进行 ACL 重建的患者至少 2 年的随访结果。两组患者在自我陈述问卷、Tegner 运动水平及 Lysholm 评分上均无差异。87% 的异体移植组患者的 IKDC 功能性水平为正常或接近正常,而自体移植组患者为 96%。异体移植组 KT-1000 前后差异为 1.46mm,而自体移植组为 0.104mm。有趣的是,异体移植组患者恢复运动的时间要早于自体组。作者认为两种移植物选择均非常有效。

Poehling 等[43]前瞻性对比了 41 例冷冻干燥异体跟腱(不带骨块)移植与 118 例自体 BPTB 移植的结果,随访 5 年以上(主观评估时间平均为 4.2 年,客观评估时间平均为 2.2 年),患者分别在术前、术后 1～2 周、术后 6 周、3 个月、6 个月和在 5 年内每年进行评测。客观结果测量包括 KT-1000 测量、关节活动度、股四头肌萎缩及 IKDC 评分。在主观测量方面,患者完成 5 份问卷调查,内容包括功能性状态、疼痛及健康生活质量水平。从结果可以看出,尽管移植物类型、固定方式及手术医师存在差异,但是自体 BPTB 与异体跟腱重建 ACL,在稳定性及功能上的长期结果较为相似。然而,采用异体移植物重建患者在术后早期疼痛较轻,且功能受限也较少。

2006 年,Rihn 等[47]分别随访了 63 例自体 BPTB 移植及 39 例异体 BPTB 移植行 ACL 重建患者。异体移植物用 2.4Mrad 照射灭菌,平均随访 4.2 年。异体移植组的年龄要明显较大(分别为 44 岁、25 岁),而且受伤到手术的间隔时间更长(分别为 17.1 周、9.7 周),但是两组的 IKDC 主观评分并无差异(异体组 86.7 分,自体组 88 分)。临床评估包括髌股症状、关节活动度、垂直跳跃或单脚跳跃试验等方面均无显著差异。异体移植组的与健侧对比的轴移试验结果略好,KT-1000 最大手动双腿前移差别减少。他们认为,使用自体或异体 BPTB 移植物行 ACL 重建术,无论在患者主诉还是客观结果均相似。

最后,Ozenci 等回顾性研究了自体和异体 BPTB 移植物行 ACL 重建术后本体感觉恢复情况[40]。他们对比了 4 组患者:ACL 缺失组、自体移植重建组、异体移植重建组及健康对照组,每组 20 例。根据本体感觉测试,自体和异体移植重建组两组之间以及这两组与对照组之间无差异。他们认为本体感觉与术后膝关节前向松弛性没有关系。虽然他们的研究为回顾性、本质上属于选择性研究,且患者数量相对较少。他们认为，从本体感觉功能方面，自体或异体移植物行 ACL 重建术并无不同。

结论

ACL 重建是当今运动医学的常见手术，自体移植物，尤其是"金标准"的 BPTB 及腘绳肌腱在膝关节稳定度、患者满意度和恢复运动方面，结果优良。然而，自体移植物，尤其是 BPTB，也可能导致供体损害，因此，异体移植物已经成为移植物的选择之一。异体移植物的优点是无供区病损、手术时间短、切口小、康复容易且痛苦较小以及无尺寸限制。然而，移植后感染和疾病传播风险一直是备受关注的问题。即便在筛查、处理及消毒技术取得巨大进步的今天，也无法完全杜绝该风险。此外，在使用异体移植物时，必须注意它能够产生低水平的免疫反应。另有研究报道使用异体移植物会造成腱骨愈合时间延迟并增加医疗费用，而且，目前尚不清楚在消毒过程对异体移植组织产生的力学及生物学影响。总之，既然没有一种移植物能够完全达到原生 ACL 的生物力学性能及功能，那么移植材料的选择仍取决于医生与患者的偏好。

参考文献

1. Adachi, N., Ochi, M., Uchio, Y., et al.: Harvesting hamstring tendons for ACL reconstruction influences postoperative hamstring muscle performance. Arch. Orthop. Trauma. Surg. **123**, 460–465 (2003)
2. Aglietti, P., Buzzi, R., D'Andria, S., et al.: Patellofemoral problems after intraarticular anterior cruciate ligament reconstruction. Clin. Orthop. Relat. Res. **288**, 195–204 (1993)
3. Arnoczky, S.P., Warren, R.F., Ashlock, M.A.: Replacement of the anterior cruciate ligament using a patellar tendon allograft. An experimental study. J. Bone Joint Surg. Am. **68**, 376–385 (1986)
4. Asselmeier, M.A., Caspari, R.B., Bottenfield, S.: A review of allograft processing and sterilization techniques and their role in transmission of the human immunodeficiency virus. Am. J. Sports Med. **21**, 170–175 (1993)
5. AWt, P., Hollis, J.M., Russell Jr., G.V., et al.: A biomechanical comparison of three lower extremity tendons for ligamentous reconstruction about the knee. Arthroscopy **19**, 1091–1096 (2003)
6. Barbour, S.A., King, W.: The safe and effective use of allograft tissue – an update. Am. J. Sports Med. **31**, 791–797 (2003)
7. Barrett, G., Stokes, D., White, M.: Anterior cruciate ligament reconstruction in patients older than 40 years: allograft versus autograft patellar tendon. Am. J. Sports Med. **33**, 1505–1512 (2005)
8. Buck, B.E., Malinin, T.I., Brown, M.D.: Bone transplantation and human immunodeficiency virus. An estimate of risk of acquired immunodeficiency syndrome (AIDS). Clin. Orthop. Relat. Res. **240**, 129–136 (1989)
9. Centers for Disease Control and Prevention (CDC): Update: allograft-associated bacterial infections—United States. MMWR Morb. Mortal. Wkly. Rep. **51**, 207–210 (2002)
10. Chang, S.K., Egami, D.K., Shaieb, M.D., et al.: Anterior cruciate ligament reconstruction: allograft versus autograft. Arthroscopy **19**, 453–462 (2003)
11. Corry, I.S., Webb, J.M., Clingeleffer, A.J., et al.: Arthroscopic reconstruction of the anterior cruciate ligament. A comparison of patellar tendon autograft and four-strand hamstring tendon autograft. Am. J. Sports Med. **27**, 444–454 (1999)
12. Crawford, M.J., Swenson, C.L., Arnoczky, S.P., et al.: Lyophilization does not inactivate infectious retrovirus in systemically infected bone and tendon allografts. Am. J. Sports Med. **32**, 580–586 (2004)
13. Deehan, D.J., Salmon, L.J., Webb, V.J., et al.: Endoscopic reconstruction of the anterior cruciate ligament with an ipsilateral patellar tendon autograft. A prospective longitudinal 5-year study. J. Bone Joint Surg. Br. **82**, 984–991 (2000)
14. Fahey, M., Indelicato, P.A.: Bone tunnel enlargement after anterior cruciate ligament replacement. Am. J. Sports Med. **22**, 410–414 (1994)
15. Fideler, B.M., Vangsness Jr., C.T., Lu, B., et al.: Gamma irradiation: effects on biomechanical properties of human bone-patellar tendon-bone allografts. Am. J. Sports Med. **23**, 643–646 (1995)
16. Frank, C.B., Jackson, D.W.: The science of reconstruction of the anterior cruciate ligament. J. Bone Joint Surg. Am. **79**, 1556–1576 (1997)
17. Gocke, D.J.: Tissue donor selection and safety. Clin. Orthop. Relat. Res. **435**, 17–21 (2005)
18. Grieb, T.A., Forng, R.Y., Bogdansky, S., et al.: High-dose gamma irradiation for soft tissue allografts: high margin of safety with biomechanical integrity. J. Orthop. Res. **24**, 1011–1018 (2006)
19. Harner, C.D., Olson, E., Irrgang, J.J., et al.: Allograft versus autograft anterior cruciate ligament reconstruction: 3–5-year outcome. Clin. Orthop. Relat. Res. **324**, 134–144 (1996)
20. Indelicato, P.A., Bittar, E.S., Prevot, T.J., et al.: Clinical comparison of freeze-dried and fresh frozen patellar tendon allografts for anterior cruciate ligament reconstruction of the knee. Am. J. Sports Med. **18**, 335–342 (1990)
21. Indelli, P.F., Dillingham, M., Fanton, G., et al.: Septic arthritis in postoperative anterior cruciate ligament reconstruction. Clin. Orthop. Relat. Res. **398**, 182–188 (2002)
22. Jackson, D.W., Grood, E.S., Cohn, B.T., et al.: The effects of in situ freezing on the anterior cruciate ligament. An experimental study in goats. J. Bone Joint Surg. Am. **73**, 201–213 (1991)
23. Jackson, D.W., Grood, E.S., Goldstein, J.D., et al.: A comparison of patellar tendon autograft and allograft used for anterior cruciate ligament reconstruction in the goat model. Am. J. Sports Med. **21**, 176–185 (1993)
24. Jackson, D.W., Corsetti, J., Simon, T.M.: Biologic incorporation of allograft anterior cruciate ligament replacements. Clin. Orthop. Relat. Res. **324**, 126–133 (1996)
25. Jarvela, T., Nyyssonen, M., Kannus, P., et al.: Bone-patellar tendon-bone reconstruction of the anterior cruciate ligament. A long-term comparison of early and late repair. Int. Orthop. **23**, 227–231 (1999)
26. Jomha, N.M., Pinczewski, L.A., Clingeleffer, A., et al.: Arthroscopic reconstruction of the anterior cruciate ligament with patellar-tendon autograft and interference screw fixation. The results at 7 years. J. Bone Joint Surg. Br. **81**, 775–779 (1999)
27. Katz, L.M., Battaglia, T.C., Patino, P., et al.: A retrospective comparison of the incidence of bacterial infection following anterior cruciate ligament reconstruction with autograft versus allograft. Arthroscopy **24**, 1330–1335 (2008)
28. Kleipool, A.E., van Loon, T., Marti, R.K.: Pain after use of the central third of the patellar tendon for cruciate ligament reconstruction. Thirty-three patients followed 2–3 years. Acta Orthop. Scand. **65**, 62–66 (1994)
29. Kleipool, A.E., Zijl, J.A., Willems, W.J.: Arthroscopic anterior cruciate ligament reconstruction with bone-patellar tendon-bone allograft or autograft. A prospective study with an average follow up of 4 years. Knee Surg. Sports Traumatol. Arthrosc. **6**, 224–230 (1998)
30. Krych, A.J., Jackson, J.D., Hoskin, T.L., et al.: A meta-analysis of patellar tendon autograft versus patellar tendon allograft in anterior cruciate ligament reconstruction. Arthroscopy **24**, 292–298 (2008)
31. Kustos, T., Balint, L., Than, P., et al.: Comparative study of autograft or allograft in primary anterior cruciate ligament reconstruction. Int. Orthop. **28**, 290–293 (2004)
32. Lawhorn, K.W., Howell, S.M.: Scientific justification and technique for anterior cruciate ligament reconstruction using autogenous and

allogeneic soft-tissue grafts. Orthop. Clin. N. Am. **34**, 19–30 (2003)
33. Lephart, S.M., Kocher, M.S., Harner, C.D., et al.: Quadriceps strength and functional capacity after anterior cruciate ligament reconstruction. Patellar tendon autograft versus allograft. Am. J. Sports Med. **21**, 738–743 (1993)
34. Levitt, R.L., Malinin, T., Posada, A., et al.: Reconstruction of anterior cruciate ligaments with bone-patellar tendon-bone and achilles tendon allografts. Clin. Orthop. Relat. Res. **303**, 67–78 (1994)
35. Mae, T., Shino, K., Maeda, A., et al.: Effect of gamma irradiation on remodeling process of tendon allograft. Clin. Orthop. Relat. Res. **414**, 305–314 (2003)
36. Marrale, J., Morrissey, M.C., Haddad, F.S.: A literature review of autograft and allograft anterior cruciate ligament reconstruction. Knee Surg. Sports Traumatol. Arthrosc. **15**, 690–704 (2007)
37. Marumoto, J.M., Mitsunaga, M.M., Richardson, A.B., et al.: Late patellar tendon ruptures after removal of the central third for anterior cruciate ligament reconstruction. A report of two cases. Am. J. Sports Med. **24**, 698–701 (1996)
38. Muramatsu, K., Hachiya, Y., Izawa, H.: Serial evaluation of human anterior cruciate ligament grafts by contrast-enhanced magnetic resonance imaging: comparison of allografts and autografts. Arthroscopy **24**, 1038–1044 (2008)
39. Nikolaou, P.K., Seaber, A.V., Glisson, R.R., et al.: Anterior cruciate ligament allograft transplantation. Long-term function, histology, revascularization, and operative technique. Am. J. Sports Med. **14**, 348–360 (1986)
40. Ozenci, A.M., Inanmaz, E., Ozcanli, H., et al.: Proprioceptive comparison of allograft and autograft anterior cruciate ligament reconstructions. Knee Surg. Sports Traumatol. Arthrosc. **15**, 1432–1437 (2007)
41. Peterson, R.K., Shelton, W.R., Bomboy, A.L.: Allograft versus autograft patellar tendon anterior cruciate ligament reconstruction: a 5-year follow-up. Arthroscopy **17**, 9–13 (2001)
42. Plancher, K.D., Steadman, J.R., Briggs, K.K., et al.: Reconstruction of the anterior cruciate ligament in patients who are at least 40 years old. A long-term follow-up and outcome study. J. Bone Joint Surg. Am. **80**, 184–197 (1998)
43. Poehling, G.G., Curl, W.W., Lee, C.A., et al.: Analysis of outcomes of anterior cruciate ligament repair with 5-year follow-up: allograft versus autograft. Arthroscopy **21**, 774–785 (2005)
44. Prodromos, C.C., Fu, F.H., Howell, S.M., et al.: Controversies in soft-tissue anterior cruciate ligament reconstruction: grafts, bundles, tunnels, fixation, and harvest. J. Am. Acad. Orthop. Surg. **16**, 376–384 (2008)
45. Prokopis, P.M., Schepsis, A.A.: Allograft use in ACL reconstruction. Knee **6**, 75–85 (1999)
46. Rappe, M., Horodyski, M., Meister, K., et al.: Nonirradiated versus irradiated Achilles allograft: in vivo failure comparison. Am. J. Sports Med. **35**, 1653–1658 (2007)
47. Rihn, J.A., Irrgang, J.J., Chhabra, A., et al.: Does irradiation affect the clinical outcome of patellar tendon allograft ACL reconstruction? Knee Surg. Sports Traumatol. Arthrosc. **14**, 885–896 (2006)
48. Roberts, T.S., Drez Jr., D., McCarthy, W., et al.: Anterior cruciate ligament reconstruction using freeze-dried, ethylene oxide-sterilized, bone-patellar tendon-bone allografts. Two year results in thirty-six patients. Am. J. Sports Med. **19**, 35–41 (1991)
49. Saddemi, S.R., Frogameni, A.D., Fenton, P.J., et al.: Comparison of perioperative morbidity of anterior cruciate ligament autografts versus allografts. Arthroscopy **9**, 519–524 (1993)
50. Salehpour, A., Butler, D.L., Proch, F.S., et al.: Dose-dependent response of gamma irradiation on mechanical properties and related biochemical composition of goat bone-patellar tendon-bone allografts. J. Orthop. Res. **13**, 898–906 (1995)
51. Schwartz, H.E., Matava, M.J., Proch, F.S., et al.: The effect of gamma irradiation on anterior cruciate ligament allograft biomechanical and biochemical properties in the caprine model at time zero and at 6 months after surgery. Am. J. Sports Med. **34**, 1747–1755 (2006)
52. Segawa, H., Omori, G., Koga, Y., et al.: Rotational muscle strength of the limb after anterior cruciate ligament reconstruction using semitendinosus and gracilis tendon. Arthroscopy **18**, 177–182 (2002)
53. Seto, A., Gatt Jr., C.J., Dunn, M.G.: Radioprotection of tendon tissue via crosslinking and free radical scavenging. Clin. Orthop. Relat. Res. **466**, 1788–1795 (2008)
54. Shelton, W.R., Papendick, L., Dukes, A.D.: Autograft versus allograft anterior cruciate ligament reconstruction. Arthroscopy **13**, 446–449 (1997)
55. Shelton, W.R., Treacy, S.H., Dukes, A.D., et al.: Use of allografts in knee reconstruction: I. Basic science aspects and current status. J. Am. Acad. Orthop. Surg. **6**, 165–168 (1998)
56. Shino, K., Nakata, K., Horibe, S., et al.: Quantitative evaluation after arthroscopic anterior cruciate ligament reconstruction. Allograft versus autograft. Am. J. Sports Med. **21**, 609–616 (1993)
57. Steenland, K., Stayner, L., Greife, A., et al.: Mortality among workers exposed to ethylene oxide. N. Engl. J. Med. **324**, 1402–1407 (1991)
58. Sterling, J.C., Meyers, M.C., Calvo, R.D.: Allograft failure in cruciate ligament reconstruction. Follow-up evaluation of eighteen patients. Am. J. Sports Med. **23**, 173–178 (1995)
59. Stevenson, S.: Biology of bone grafts. Orthop. Clin. N. Am. **30**, 543–552 (1999)
60. Stringham, D.R., Pelmas, C.J., Burks, R.T., et al.: Comparison of anterior cruciate ligament reconstructions using patellar tendon autograft or allograft. Arthroscopy **12**, 414–421 (1996)
61. Suarez, L.S., Richmond, J.C.: Overview of procurement, processing, and sterilization of soft tissue allografts for sports medicine. Sports Med. Arthrosc. **15**, 106–113 (2007)
62. Tashiro, T., Kurosawa, H., Kawakami, A., et al.: Influence of medial hamstring tendon harvest on knee flexor strength after anterior cruciate ligament reconstruction. A detailed evaluation with comparison of single- and double-tendon harvest. Am. J. Sports Med. **31**, 522–529 (2003)
63. Tejwani, S.G., Shen, W., Fu, F.H.: Soft tissue allograft and double-bundle reconstruction. Clin. Sports Med. **26**, 639–660 (2007)
64. Vangsness Jr., C.T.: Soft-tissue allograft processing controversies. J. Knee Surg. **19**, 215–219 (2006)
65. Veen, M.R., Bloem, R.M., Petit, P.L.: Sensitivity and negative predictive value of swab cultures in musculoskeletal allograft procurement. Clin. Orthop. Relat. Res. **300**, 259–263 (1994)
66. Victor, J., Bellemans, J., Witvrouw, E., et al.: Graft selection in anterior cruciate ligament reconstruction–prospective analysis of patellar tendon autografts compared with allografts. Int. Orthop. **21**, 93–97 (1997)
67. Williams III, R.J., Laurencin, C.T., Warren, R.F., et al.: Septic arthritis after arthroscopic anterior cruciate ligament reconstruction. Diagnosis and management. Am. J. Sports Med. **25**, 261–267 (1997)
68. Xiao, Y., Parry, D.A., Li, H., et al.: Expression of extracellular matrix macromolecules around demineralized freeze-dried bone allografts. J. Periodontol. **67**, 1233–1244 (1996)
69. Zou, S., Dodd, R.Y., Stramer, S.L., et al.: Probability of viremia with HBV, HCV, HIV, and HTLV among tissue donors in the United States. N. Engl. J. Med. **351**, 751–759 (2004)

第十二章 同种异体材料的费用与安全性

Athanasios N. Ververidis

张新涛 译

内容

异体移植物的费用……………………… 355
异体移植物的安全性…………………… 356
 由异体肌肉骨骼组织传播的疾病………… 356
 由异体肌肉骨骼组织发生的细菌感染……… 356
 由异体肌肉骨骼组织造成的病毒传染……… 357
如何避免或减少感染…………………… 357
组织库管理………………………………… 357
供应商管理………………………………… 358
筛查………………………………………… 358
 筛查步骤…………………………………… 358
 组织获取…………………………………… 358
灭菌-辐照………………………………… 358
存储………………………………………… 359
风险概率…………………………………… 359
参考文献…………………………………… 359

异体组织移植日益普及,已被骨科医生广泛应用,尤其是在膝关节手术中。2005年,美国骨科协会运动医学分会的(AOSSM)会员在膝关节手术中共使用超过6万个同种异体移植物[24,39]。异体材料移植已经在骨科应用20多年,但是其安全性及费用问题依然存在[19]。

异体移植物的费用

首先,必须指出:买卖人体器官或组织是非法的。为回收器官和组织而捐赠的费用不会交到捐赠者或捐赠者家属的手中。组织库要遵守很多规定以确保安全性。

组织库坚持以专业的知识,保持统一与标准化的捐献、筛选、测试、质量控制及处理操作工艺等,组织库也会探索组织消毒、移植骨与机体整合等领域的进展。组织库还必须紧跟新产品、新技术的发展趋势和美国食品药品监督局(FDA)颁布的优质操作规范的相关规定,所有这些努力都体现在提供最安全的异体移植组织的费用上。这些费用随后将逐级转嫁给医院、医生或接受者。费用维持在最低限度,但是必须能够支付异体移植物获取、处理及存储等环节所需要的各种人工及服务费用[1]。

根据 Vangsness 等报道,新鲜冷冻组织的平均费用大约为:异体髌腱800美元、跟腱615美元、半月板640美元[41],该文献并未提及与手术相关费用。而 David W. Cole 等对比了使用自体移植物与异体移植进行初次单纯前交叉韧带(ACL)重建的费用[11],使用异体跟腱重建 ACL 的费用要低于使用自体骨-髌腱-骨,异体移植的直接手术费用少于1000美元,主要原因是手术时间更短,当天住院留观可能性小。然而,异体移植物自身的费用部分抵消了减少的手术费用。

A. N. Ververidis
Department of Orthopaedics, General University Hospital,
Democritus University of Thrace, Dragana, Makri,
68100 Alexandroupolis, Greece
e-mail: averver@ otenet. gr

异体移植物的安全性

异体组织移植不断增加,其安全性仍是最重要的问题[39]。

由异体肌肉骨骼组织传播的疾病

疾病传播的潜在风险是医生和患者的最大担忧,使用异体组织能够导致多种类型的感染,包括表面细菌污染、病毒或孢子传播[19]。

最常见的是细菌感染,由移植物或伤口受到污染导致。病毒感染、乙肝及丙肝感染、HIV-1 及 HIV-2 感染也会发生。在过去的 50 年里,未发生通过异体移植物传染结核的报道[19]。

疾病传播主要有 2 条途径:供体感染与组织在回收、处理与包装等环节的污染。由于组织回收时间过长、死前隐匿性感染或筛查失误等原因导致供体血液内存在传染性细菌,造成感染经供体传播[24]。

只要使用异体移植物,疾病经由供体向受体进行传播或感染的风险就会一直存在,但其发病率很低,传播风险要低于器官移植[36]。1998 年至今,仅有 8 例因骨移植引起 HIV 感染的报告,而细菌感染更加普遍[22]。目前使用的 γ 射线照射剂量无法有效地灭活 HIV 病毒。因此,良好的筛查措施是能够保证异体移植物安全性的最有效手段[17,18,29,34]。Tomford 等发现使用异体移植物引发的感染,在骨肿瘤手术为 5%,而在髋关节翻修为 4%[37]。

由异体肌肉骨骼组织发生的细菌感染

从历史上看,由异体肌肉骨骼组织移植引发的细菌感染较为罕见,其风险仍不清楚,源于以下几个因素:缺乏标准的组织获取方案,当感染发生时医生无法辨别或确定移植物是否为传染源,感染发生时缺乏病例上报制度。然而,因异体移植物污染而导致细菌感染可能会造成严重甚至是致命的后果[8,9]。

2000 年,报道了 1 例 16 岁女孩行骨-腱-骨(BTB)前交叉韧带(ACL)重建术后发生化脓性关节炎,培养物中发现铜绿假单胞菌(Pseudomonas aeruginosa)、金黄色葡萄球菌(Staphylococcus aureus)及粪球肠菌(Enterococcus faecalis)。数日后,一名接受 BTB 异体移植手术的 40 岁男性确诊为化脓性关节炎,从其组织样本中培养出铜绿假单胞菌。同一年又发生 2 例:一名 55 岁妇女接受 BTB 异体移植手术后发生化脓性关节炎,从其组织样本中培养出乌克曼枸橼酸杆菌(Citrobacter werkmanii)与 B 族溶血性链球菌(Streptococci);另外一名 29 岁女性患者使用 BTB 异体移植物行 ACL 重建术后发生化脓性关节炎,培养物中发现存在产酸克雷伯菌(Klebsiella oxytoca)及蜂房哈夫尼亚菌(Hafnia alvei)。鉴于感染病例密集发生,人们认识到需要针对筛查、灭菌、消毒及弃置潜在受感染物等环节制定相关指导章程。很明显,建立一套严格的人体组织库认证机制是非常有必要的,同时还需要一套对感染报告和调查的体系。此外,必须针对肌肉骨骼组织研发出一套安全、有效的消毒方法[7]。

2001 年,美国疾病控制与预防中心(CDC)报道了明尼苏达州 1 例行膝关节重建手术的 23 岁男性患者,在异体股骨骨软骨移植手术后感染索氏梭菌(Clostridium Sordellii),并在手术后第 3 天死亡。而移植同一供体组织的患者亦出现非致命性化脓性关节炎[6,9]。

这些事件之后,CDC 要求通过电子邮件报告因异体移植物引发感染的发病率与死亡率周报,上报 FDA 及相关管理机构。截止到 2002 年 3 月,共有 26 例因使用异体肌肉骨骼移植物而导致细菌感染的病例报道,其中 50% 的病例分离出梭状芽孢杆菌(Clostridium)[20]。可能有大量的病例未报道,因此经由异体移植物导致感染的病例实际上会更多。涉及病例包括了 ACL 重建使用的冷冻或新鲜的肌腱、带关节软骨的新鲜股骨髁、冷冻骨组织及半月板。这些移植组织均经过无菌处理,但都未经过终极灭菌(Terminal Sterilization)。

诸多病例报道之后,已另外采取措施以降低异体移植物引发感染的风险:包括使用拭子培养物与破坏性验证、弃置分离出肠道菌群的组织、检查组织回收的时限。尽管如此,仍有感染病例出现。2003 年 9 月,1 名接受异体移植物行 ACL 重建的 17 岁患者出现化脓性关节炎,从其组织样本中分离出化脓链球菌(Steptococcus pyogenes)。在后来的 4 年里,仅在 2006 年发生 1 例使用异体软组织移植物行膝韧带重建之后的细菌感染,病原菌为脑膜脓毒性金黄杆菌(Chryseobacterium meningosepticum)[9]。

预处理后的异体肌肉骨骼移植组织的细菌培养证明,其细菌感染率仍然较高。Malinin 等报道肌肉骨骼异体移植组织中梭状芽孢杆菌属的污染率为

8.1%,其中最常见的是索氏梭菌(Clostridium sordellii)[23]。应该指出的是,使用伽马辐照(GI)等终极灭菌能够确保细菌完全灭活,但对病毒传播无效。

由异体肌肉骨骼组织造成的病毒传染

异体组织移植传播病毒的病例极少,据报道,肌肉骨骼组织移植曾导致数起病毒感染,尤其是肝炎病毒、人体免疫缺陷病毒(HIV)以及人体嗜 T 淋巴细胞病毒(HTLV)。但是,这些事件都出现在执行供体病毒、细菌筛选指南之前以及现有的血清学测试之前[40]。

目前,经由异体肌肉骨骼移植物感染 HIV 的风险估计为 1/160 万[4,24,28],感染乙肝病毒(HBV)和丙肝病毒(HCV)的风险要明显高于 HIV:经未处理组织传播 HCV 的风险为 1/421 000[24]。

1954 年,Shutkin 报道了首例使用肌肉骨骼组织引发病毒传播的病例,移植物取自一块未经处理、冷冻的膝上截肢后的近端干骺端,捐献者是 1 名既往无肝病和黄疸病史、且肝功能正常的 73 岁男性[32]。

截至目前,共有 4 例通过异体肌肉骨骼移植引发丙型肝炎传播的病例报道。首例发生在 1992 年[14],该患者既往无风险因素,他接受从 1 名受感染供体身上获取的冷冻、未处理的股骨头,该供体 5 年前输血被传染,之前未发现肝炎病史、体征或症状。第 2 例丙型肝炎感染病例来自一份 1992 年的回顾性研究[26],由于该患者在之前的冠状动脉搭桥手术及两次髋关节置换术中均有输血史,因此并未得到明确的结论。1995 年报道了第 3 例病例[12],当时已开始应用丙肝第二代检测法(HCV2.0),其敏感度高于第一代检测法(HCV1.0),有两名 HCV1.0 检测结果呈阴性的供体,经 HCV2.0 检测呈阳性,三名患者分别从第 2 名供体获得 1 块未辐照、冷冻的近端股骨和两块 BTB 前交叉韧带移植物,结果三名患者均呈阳性,这些患者既往均无风险因素,因此,该研究的结论是第 2 名供体可能携带传染性丙肝病毒。第 4 例于 2003 年报道[10]:1 名接受异体 BTB 移植的患者发生急性丙型肝炎,供体是一名 40 多岁的男性,无既往肝炎病史、体征或症状,且在之前的肝炎检查中呈阴性结果,随后,由 CDC 进行了调查,采用 3 代酶免疫分析法重新对保存的供体样本进行检测,结果抗 HCV 阴性,而 HCV-RNA 呈阳性。

1993 年,瑞典首次报道了冷冻异体移植物植入后发生 HTLV 感染的病例[30],作者回顾性分析了 16 000 份献血者的血清样本,发现 1 例 HTLV-1 呈血清阳性,即追踪其 16 名受体,仅有 1 例出现血清转化,该患者为 76 岁男性,进行髋关节翻修手术时使用了股骨头骨移植物固定松动的髋臼,供体是在进行全髋关节置换时,将股骨头捐献给骨库并被深冻保存 1 个月。

在美国,共有 2 例经异体肌肉骨骼移植传播 HIV 的记录:首例报告出现在 1984 年,一名特发性脊柱侧弯的年轻女性患者在行椎体融合术时使用了异体股骨头,其供体为 HIV 病毒感染者[5],在异体骨植入后,才发现供体的 HIV 测试呈阳性,供体与受体均死于 HIV 并发症,在捐献前,供体未进行 HIV 检测,但其有静脉注射毒品史,而且在捐献前几个月还因淋巴结肿大接受过穿刺活检。自从该病例报道后,大多数的组织库开始对 HIV 病毒进行筛查。然而,这么做并不足以停止传播的风险。第 2 例异体骨移植后 HIV 感染的报道出现在 1992 年,该患者既往无任何风险因素,在 1985 年行髋关节翻修术时使用了病毒感染的异体股骨头,供体是一名无风险因素的 22 岁男性,血清检测 HIV 呈阴性,另外 4 名从该供体获取肾脏、肝脏及心脏的受赠者同样也被感染,此外,3 名使用同一供体提供冷冻、未处理的异体肌肉骨骼移植物(2 例股骨头、1 例 BTB 移植物)者也被感染,然而,另外 25 名接受冷冻-干燥骨片、阔筋膜、肌腱及韧带的受赠患者并未受到感染。

正确的供体筛查及组织处理对于预防病毒性疾病传播至关重要。尽管如此,人为失误仍会使疾病传播,而由于感染窗口期的存在,血清检测仍可能出现漏诊(HIV 及 HCV 病毒的窗口期为 7 天、HBV 为 8 天)[37]。

如何避免或减少感染

在异体移植物获取、储存、植入阶段处理细菌培养时,避免或减少感染的最佳措施是认真进行供体选择并采用常规消毒技术。目前不建议在手术室进行移植手术前对异体移植组织常规培养[4,24]。为减少异体移植手术过程中的感染,确认医院或患者使用的组织库是合法的非常重要[19]。

组织库管理

组织库是提供异体移植组织筛查、回收、处理、储存或分配的机构。目前,市面上有的组织库可提供多种组织包括肌肉骨骼移植物等,有的只提供肌肉骨骼移植物。美国组织库协会(AATB)是1976年按照AATB模型建立的私立、非营利性同侪组织,该组织致力于科学性、标准制定,推动细胞及组织移植发展,从而保证质量、最大程度降低受者风险、提高组织供应量以满足全国需求。该协会为组织和细胞移植领域的组织库与联营组织提供信息与指导,发表行业标准,维持安全、充足的可移植细胞与组织供应,为组织回收及处理领域的从业人员及组织提供认证。AATB标准规定了移植组织的回收、处理、保存与分配等环节规范。这些标准特别针对传染病筛查、供体选择标准、必须的细菌学检测、工作人员培训、档案保管、保持无菌、标签及储存。这些标准达到或超过由美国FDA CFR21 1271(人体组织质量管理规范)的最终规定。FDA要求所有的捐赠项目必须贯彻执行规范化的供体筛查标准,而且所有的AATB认证机构的附加最低标准应符合或从属于AATB的政策。附加协议会有不同,比如特定情况下的年龄标准。正如前面提到的,运动医学领域采用的供体年龄限制经常调整。手术医生应该了解为其提供材料的组织库[25,35]。

供应商管理

在美国,AATB要求其下属会员进行FDA要求的全套筛查;然而,二次灭菌是自选的。我们应该知道,不是所有的组织库都是AATB的成员,也不是所有的组织库都受到检查[2]。现在,AATB要求认证的组织库使用核酸检测(NAT)筛查HCV及HIV[2,24]。

由欧盟颁布的2004/23/EG指南于2004年3月31日生效,规定了人体组织和细胞的捐赠、获取、检测、处理、保存、储存及分配等环节的质量及安全标准[13,27]。Vangsness等在2003年发表的综述详尽描述了获取、处理及保存的过程,建议所有使用异体移植组织的人员阅读[42]。

David McAllister等发表的文章回顾了当前运动医学医生们所担忧的问题,明确了异体移植物使用的相关问题,列举了当前异体移植组织使用的管理规定,提供了灭菌方法的最新进展。

筛查

AATB为其会员制定了指南,指南建议进行供体筛查。

筛查步骤

筛查的第1步是获得捐献者的同意书,可由捐赠者自愿填写,也可以向其家属提出申请。

第2步:向捐献者的主要照顾者询问病史,包括既往所有感染及风险因素,例如男同性恋、有偿性服务、非法滥用药物及血友病。

第3步:对供体进行体格检查,检查供体身上是否存在针刺伤口或感染的证据。

第4步:对组织及血液进行筛查检验,明确是否存在肝炎(乙型或丙型)、HIV、嗜T淋巴细胞病毒及梅毒感染。应在无菌环境下获取供体组织,然后进行二次灭菌。二次灭菌应该能够在维持组织的生物及力学性能的同时,消除感染的任何可能。然而,目前没有技术能完全达到上述要求[2,19]。

组织获取

无风险因素的供体组织通常是在无菌的环境下获取,一般在医院的手术室或太平间进行。大多数的组织库(89%)通过器官获取机构(Organ Procurement Organizations OPOs)获取供体,此类机构负责寻找潜在供体,并与患者家属就捐赠事宜进行沟通[41]。通过与患者父母或近亲会谈获取所需信息。

目前的血清学筛查包括HIV-Ⅰ/Ⅱ抗体、HIV抗原、HIV聚合酶链反应、乙肝表面抗原、乙肝表面抗体、乙肝核心抗体、丙肝病毒抗体、HTLV Ⅰ/Ⅱ抗体以及梅毒快速血浆恢复检测。大多数的组织库接受的供体年龄介于15~50岁之间[41]。AATB要求在死亡后15个小时内开始组织切取。大部分组织库的供体保存时限,在室温下是12小时,冷藏保存者最长时限为24小时[38,41]。获得的组织需隔离5周(14天~4个月),以等待血清检测结果[41]。大多数的组织库采用拭子法和(或)破坏性培养法对组织进行培养,然而对于培养仍有争议,因为有研究发现培养的准确性仅为78%~92%[43]。

灭菌-辐照

灭菌是指灭活或杀死所有形式的生物,理想的灭菌方法应该既能够提供不携带任何病原体的移植物,又不破坏其力学特征或生物整合。目前,还没有对异体软组织移植物进行灭菌的理想的方法[3,21]。目前主要有3种化学灭菌方法:*Allowash TM* formula® 技术（Lifenet，Virginia Beach，Virginia）、Bio-Cleanse Process® 技术（Regeneration Technologies，Inc.，Alachua，Florida）以及 Clearant Process® 技术（Clearant，Inc.，Los Angeles，California）[15,21]。The Allowash TM formula 运用的是超声波离心分离、负压的原理，并结合使用生物清洁剂、酒精、过氧化氢等试剂。BioCleanse 灭菌技术用在组织处理的最后步骤，它避免了热、辐照或环氧乙烷的过量使用，能够有效地清洁骨组织（类似洗碗机），而且据报道不会削弱 BTB 移植物的强度。Clearant 是在二甲基亚砜（DMSO）、乙二醇及糖溶液中，施加高剂量 γ 射线（5Mrad）的消毒技术[3,15,21,39]。

手术医生必须清楚地意识到无论是使用化学品还是辐照，都有可能改变组织的生物力学性能。使用环氧乙烷或辐照进行二次灭菌会导致组织的生物学与生物力学损伤。异体移植物在灭菌后会更为脆弱，需要更多的时间与骨道愈合[15,21]。目前，在美国推荐的平均照射剂量为 1～2.5Mrad（10～25kGy）（低剂量照射），这个剂量能够有效消除表面细菌污染，但是杀灭病毒需要超过 3Mrad[15,24]。尽管如此，对于组织库而言，开发出能够提高组织安全性却又不损害其生物学和生物力学质量的化学方法是很难的，因此，必须在组织安全性与效果之间取得平衡。

存储

正如灭菌一样，完美的保存方案也不存在。目前针对组织获取后的保存问题，已经存在多种方法与联邦指南，比如：新鲜移植、新鲜冷冻法、低温储藏以及冷冻干燥法（冻干法）[3,19,42]。新鲜移植是在获取后短时间内就植入。由于缺少二次灭菌和保存处理，疾病传播的担忧仍然存在；新鲜冷冻异体移植物在-80～-196℃之间的低温下，储存可达 3～5 年，然而，这种方法会杀死所有的细胞。低温储藏法是一种在控速冷冻的条件下，利用甘油和二甲基亚砜对细胞进行脱水处理的技术，移植物的保质期为 10 年，而且多达 80% 的细胞保持活性。冷冻干燥法或称冻干法是另外一种保存方法，该方法使得残留水分<5%，冷干移植物能在室温下保存 3～5 年[4,31]。

风险概率

输血后发生病毒感染的相对风险度如下：乙肝 1/6.3 万、丙肝 1/100 万、HIV 1/100 万，相比之下，骨移植后发生 HIV 感染的风险为 1/150 万，软组织经二次消毒后移植引发 HIV 感染的风险为 1/160 万。为了方便读者能够更直观地看待所有这些数据，大家应该知道怀孕的死亡风险为 1/1 万，而服用盘尼西林的死亡风险为 1/3 万，而口服避孕药的死亡风险 1/5 万[19]。

综上所述，在过去的 15 年里，异体移植的安全性有了很大提高，成为当今矫形外科治疗的重要手段之一。美国学会认为只要遵守指南、由认证的组织库提供、采用恰当的手术技术，使用异体移植物是安全的[16]。

参考文献

1. American Academy of Orthopaedic Surgeons: Your orthopaedic connection, bone and tissue transplantation, How safe it is? Available at: http://orthoinfo.aaos.org/topic.cfm?topic=a00115 (2009). Last reviewed and updated: Jan 2009
2. American Association of Tissue Banks: Standards for Tissue Banking. American Association of Tissue Banks, MacLean (2006)
3. Branam, B., Johnson, D.: Allografts in knee surgery. Orthop. Today **30**, 925 (2007)
4. Caldwell, P.E., Shelton, W.R.: Indications for allografts. Orthop Clin N. Am. **36**(4), 459–467 (2005)
5. Centers for Disease Control and Prevention (CDC): Transmission of HIV through bone transplantation: case report and public health recommendations. Morb. Mortal. Wkly. Rep. **37**, 597–599 (1988)
6. Centers for Disease Control and Prevention (CDC): Notice to readers: unexplained deaths following knee surgery. Morb. Mortal. Wkly. Rep. **50**(46), 1035–1036 (2001)
7. Centers for Disease Control and Prevention (CDC): Septic arthritis following anterior cruciate ligament reconstruction using tendon allografts – Florida and Louisiana, 2000. Morb. Mortal. Wkly Rep. **50**, 1081–1083 (2001)
8. Centers for Disease Control and Prevention (CDC): Update: allograft-associated bacterial infections – United States, 2002. Morb. Mortal. Wkly. Rep. **51**, 207–211 (2002)
9. Centers for Disease Control and Prevention (CDC): Invasive *Streptococcus pyogenes* after allograft implantation: Colorado, 2003. Morb. Mortal. Wkly. Rep. **52**, 1174–1176 (2003)
10. Centers for Disease Control and Prevention (CDC): Hepatitis C virus transmission from an antibody-negative organ and tissue donor – United States 2000–2002. Morb. Mortal. Wkly. Rep. **52**(13), 273–276 (2003)
11. Cole, D.W., Ginn, A.T., Chen, G.J., et al.: Cost comparison of anterior cruciate ligament reconstruction: autograft versus allograft. Arthroscopy **21**, 786–790 (2005)
12. Conrad, E.U., David, R., Obermeyer, K.R., et al.: Transmission of the hepatitis-C virus by tissue transplantation. J. Bone Joint Surg. Am. **77A**, 221–224 (1995)
13. Diaz-de-Rada, P., et al.: Positive culture in allograft ACL-reconstruction: what to do? Knee Surg. Sports Traumatol. Arthrosc. **11**, 219–222 (2003)
14. Eggen, B.M., Nordbo, S.A.: Transmission of HCV by organ transplantation. N. Engl. J. Med. **326**, 411–413 (1992)
15. Fideler, B.M., Vangsness Jr., C.T., Lu, B., et al.: Gamma irradiation: effects on biomechanical properties of human bone-patellar tendon-bone allografts. Am. J. Sports Med. **23**, 643–646 (1995)
16. Freddie, Fu.: Allografts for orthopedic surgery safer, but still require caution. Orthopedics Today, Hawaii, 15 Jan 2008. Allograft safety. Presented at Orthopedics Today, Hawaii, Lahaina, Maui, 13–16 Jan 2008. http://www.orthosupersite.com/view.asp?rID=25706 (2008)
17. Hernigou, P., Marinello, G., Dormont, D.: Influence de l´irradiation

sur le risque de transmission du virus HIV par allogreffe osseuse. Rev. Chir. Orthop. Reparatrice **84**, 493–500 (1998)
18. Hernigou, P., Gras, G., Marinello, G., et al.: Inactivation of HIV by application of heat and radiation: implication in bone banking with irradiated allograft bone. Acta Orthop. Scand. **71**, 508–512 (2000)
19. Johnson, D.: All about allografts – select highlights of the 71st annual meeting of the American Academy of Orthopaedic Surgeons, San Francisco, 10–14 March 2004
20. Kainer, M.A., Linden, J.V., Whaley, D.N., et al.: *Clostridium* infections associated with musculoskeletal-tissue allografts. N. Engl. J. Med. **350**, 2564–2571 (2004)
21. King, W.D., Grieb, T.A., Forng, R.Y.: Pathogen inactivation of soft tissue allografts using high dose gamma irradiation with early clinical results. Program and abstracts of the 71st annual meeting of the American Academy of Orthopaedic Surgeons, San Francisco, 10–14 Mar 2004. Paper no. 106 (2004)
22. Li, C.M., Ho, Y.R., Liu, Y.C.: Transmission of human immunodeficiency virus through bone transplantation: a case report. Formos Med. Assoc. **100**(5), 350–351 (2001)
23. Malinin, T.I., Buck, B.E., Temple, H.T., et al.: Incidence of *clostridial* contamination in donors' musculoskeletal tissue. J. Bone Joint Surg. Br. **85Br**, 1051–1054 (2003)
24. McAllister, D.R., Joyce, M.J., Mann, B.J., et al.: Allograft update. The current status of tissue regulation, procurement, processing, and sterilization. Am. J. Sports Med. **35**, 2148–2157 (2007)
25. McGuire, D.A., Hendricks, S.D.: Allografts in sports medicine. Oper. Tech. Sports Med. **15**, 46–52 (2007)
26. Pereira, B.J., Milford, E.L., Kirkman, R.L., et al.: Prevalence of hepatitic C virus RNA in organ donors positive for hepatitis C antibody and in the recipients of their organs. N. Engl. J Med. **327**, 910–915 (1992)
27. Pruss, A., von Versen, R.: Influence of European regulations on quality, safety and availability of cell and tissue allografts in Germany. Handchir. Microhir. Plast. Chir. **39**(2), 81–87 (2007)
28. Rihn, J.A., Harner, C.D.: The use of musculoskeletal allograft tissue in knee surgery. Arthroscopy **19**(Suppl 1), 51–66 (2003)
29. Salzman, N.P., Psallidopoulos, M., Prewett, A.B., et al.: Detection of HIV in bone allografts prepared from AIDS autopsy tissue. Clin. Orthop. **292**, 384–390 (1993)
30. Sanzen, L., Carlsson, A.: Transmission of human T-cell lymphotrophic virus type 1 by a deep-frozen bone allograft. Acta Orthop. **68**, 70–76 (1997)
31. Shelton, W.R.: Arthroscopic allograft surgery of the knee and shoulder: indications, techniques, and risks. Arthroscopy **19**(Suppl 1), 67–69 (2003)
32. Shutkin, N.M.: Homologous serum jaundice transmitted by bank bone: a case report. J. Bone Joint Surg. Am. **36A**, 160–162 (1954)
33. Simonds, R.J., Holmberg, S.D., Hurwitz, R.L., et al.: Transmission of human immunodeficiency virus type 1 from a seronegative organ and tissue donor. N. Engl. J. Med. **326**, 726–732 (1992)
34. Smith, R.A., Ingels, J., Lochemes, J.J., et al.: Gamma irradiation of HIV-1. J. Orthop. Res. **19**, 815–819 (2001)
35. Suarez, L.S., Richmond, J.C.: Overview of procurement, processing, and sterilization of soft tissue allografts for sports medicine. Sport Med. Arthrosc. Rev. **15**(3), 106–113 (2007)
36. Tomford, W.W.: Transmission of disease through transplantation of musculoskeletal allografts. J. Bone Joint Surg. Am. **77**(11), 1742–1754 (1995)
37. Tomford, W.W., Thongphasuk, J., Mankin, H.J., et al.: Frozen musculoskeletal allografts: a study of the clinical incidence and causes of infection associated with their use. J. Bone Joint Surg. Am. **72A**, 1137–1143 (1990)
38. Vangsness Jr., C.T.: Soft-tissue allograft processing controversies. J. Knee Surg. **19**, 215–219 (2006)
39. Vangsness, T.C. Jr.: How safe are soft-tissue allografts? American Academy of Orthopaedic Surgeons/American Association of Orthopaedic Surgeons. http://www.aaos.org/news/bulletin/aug07/clinical1.asp (2007)
40. Vangsness, T.C.: Overview of allograft soft tissue processing: in-depth look at allograft safety. *February AAOS 2004 Bulletin* http://www2.aaos.org/aaos/archives/bulletin/feb04/feature1.htm
41. Vangsness Jr., T.C., Triffon, M.J., Joyce, M.J., et al.: Soft tissue for allograft reconstruction of the human knee: a survey of the American Association of Tissue Banks. Am. J. Sports Med. **24**, 230–234 (1996)
42. Vangsness Jr., T.C., Garcia, I.A., Randal, M., et al.: Allograft transplantation in the knee: tissue regulation, procurement, processing, and sterilization. Am. J. Sports Med. **31**, 474–481 (2003)
43. Veen, M.R., Bloem, R.M., Petit, P.L.: Sensitivity and negative predictive value of swab cultures in musculoskeletal allograft procurement. Clin. Orthop. **300**, 259–263 (1994)

第十三章 同种异体移植物在膝关节韧带手术中的应用

Mahmut Nedim Doral, Gazi Huri, Özgür Ahmet Atay, Gürhan Dönmez, Ahmet Güray Batmaz, Uğur Diliçıkık, Gürsel Leblebicioğlu, and Defne Kaya

张新涛 译

内容

引言	361
特性与临床应用	362
总结	363
参考文献	363

M. N. Doral(✉), G. Huri, Ö. A. Atay,
A. G. Batmaz, and G. Leblebicioglu
Faculty of Medicine, Department of Orthopaedics
and Traumatology, Chairman of Department of Sports Medicine,
Hacettepe University, Hasırcılar Caddesi,
06110 Ankara, Sihhiye, Turkey
e-mail: ndoral@hacettepe.edu.tr; gazihuri@hacettepe.edu.tr,
gazihuri@yahoo.com, oaatay@hacettepe.edu.tr;
guraybatmaz@hotmail.com;
gurselleblebicioglu@ttnet.net.tr, gursel@hacettepe.edu.tr

G. Dönmez, U. Diliçıkık, and D. Kaya
Department of Sports Medicine,
Hacettepe University, 06100 Ankara, Turkey
e-mail: gurhan@hacettepe.edu.tr; ugurdil@yahoo.com; defne@hacettepe.edu.tr

引言

同种异体移植物用于膝关节韧带重建始于21世纪初,其被广泛接受及应用恰好与现代组织库的发展及我们对免疫系统的深入理解同步。运动医学领域使用异体材料日益普遍,主要为韧带重建、异体骨软骨(OC)移植重建关节表面以及半月板移植。异体组织移植的优点包括不会产生供区病损、手术时间短、大小适宜、临床上不会发生显著的免疫反应,这些优点应该能够抵消疾病传播风险、费用增加及移植物愈合时间延长等缺点。

关于异体移植物愈合与结果的研究和文献不断增多,但问题依然存在,仍有不少的问题和争议,缺乏长期随访结果来明确异体材料在运动医学领域应用的真正疗效。因此,本文旨在讨论异体移植物在膝关节韧带重建术中的应用。

近几年,异体肌腱材料用于膝关节韧带重建明显增加,由美国组织库协会进行的一项调查显示,1993年美国仅使用7525条异体肌腱材料[16],而1999年使用了约75万条[11]。

膝关节稳定性对其远期功能的重要性已经得到公认,慢性膝关节不稳会显著增加半月板撕裂和骨关节炎的发生率。治疗方法包括康复性训练、佩戴护具以及手术重建,手术重建是最常用的方法,尤其是经常运动的年轻患者,手术多使用软组织移植物,膝关节损伤后可用于重建的移植物包括自体、异体组织以及人工韧带。自体组织包括髌腱、腘绳肌腱及股四头肌肌腱。人工韧带分为支架型(scaffolds)、加强型(stents)和假体型(prostheses)3种,支架型以碳纤维支架韧带原型,支架刺激纤维组织长入,有助于新生韧带的最终强度;加强型人工韧带能够在自体愈合组织最脆弱的时候起支撑与保护的作用[19]。异体移植物有多种组织选择,包括髌腱、股四头肌肌腱、阔筋膜、腘绳肌腱以及跟腱。医生使用移植物前应首先确认组织库提供的材料需符合美国食品药品监督局及美国组织库协会的相关规定,并使用高标准的质量检测程序。

特性与临床应用

是否采用异体移植物取决于多种因素,包括患者及医生的喜好、拟重建的韧带、自体组织供源,以及是否有安全、高质量的异体移植物。最佳的异体移植物材料应该拥有与原来韧带相似的结构特性,并在植入时及愈合期始终保持该特性。理想的材料应该能够固定牢固,生物愈合快,供区损伤小。尽管如此,消毒方法也是一个影响结构特性的重要因素[17]。曾使用的大剂量照射会减弱异体材料的结构强度。环氧乙烷会导致手术不良反应,最常见的是慢性渗出,环氧乙烷不会改变材料的力学性能,而且能够有效地灭除微生物。然而,环氧乙烷留下的化学残留物能够引起慢性滑膜炎,导致移植失败[6]。目前使用的消毒方法是低温贮存和γ射线照射。低温贮存不会对韧带、肌腱和半月板组织的结构特性造成影响。γ射线辐照是一种有效的消毒方法,但剂量>3.0Mrad才能有效地杀死病毒,该剂量对材料强度有损害。因此,确保无菌环境下获取组织、抗生素浸泡、多重培养及低剂量辐照(<3.0Mrad)的系列方法,是制备灭菌的前交叉韧带(ACL)移植物最常用的方法[12]。低温化学消毒法具有良好的组织穿透力,能够杀死孢子[1]并且不会影响组织的生物力学特性。其他的消毒方法,例如超临界CO_2,以及使用抗氧化剂结合伽马射线辐照,均处于研发阶段[13]。

异体移植物主要用于韧带重建翻修或多韧带重建[18]。当然也可以用于初次ACL重建术[14],以及重建PCL、内侧副韧带[2]、外侧副韧带[10]以及伸膝装置[8]。

自体移植物与异体移植物具有相似的愈合过程,均包括移植物坏死、细胞长入、血管再生及胶原重塑[4]。然而,异体材料的生物愈合速度更为缓慢。Cordrey等[3]观察到虽然自体、异体韧带材料会以相似的方式进行血管再生及胶原再生,但是异体移植组织的速度更慢。Jackson等[7]对比了山羊自体与异体髌腱的组织学与微血管情况,在第6周,异体材料血管化与炎症反应增加,自体材料的横截面明显大于异体材料。异体材料含有大量原始的粗胶原纤维,细胶原纤维的数量较小。自体材料反应强烈,细纤维增殖明显。第6个月,异体材料仍然含有大量的粗胶原纤维,表明重塑延迟。力学测试发现,第6个月两组在前后位移差异有统计学意义($P<0.01$),自体移植组的位移为$(3.4±0.5)$mm,而异体移植组的位移为$(5.3±1.0)$mm($P<0.01$)。自体髌腱移植物生物反应更强烈、稳定度更好、断裂阈值更高,作者建议对采用异体移植物进行ACL重建的患者给予更长时间的保护。与之相反,Nikolaou等[9]对比了异体髌腱移植物与自体髌腱移植物的强度、组织学及血运重建,异体移植物的力学完整性与自体移植物相似;第36周两者均达到对照组韧带强度的90%;第24周两组血运重建均达到正常。

Shino等[13]证实狗体内植入异体骨-髌腱-骨(BPtB)术后第52周能够重新获得在组织学上接近于健康韧带的纤维框架结构。Drez等[5]发现,异体BTB在术后第26周的组织学结构就已接近于正常ACL组织。Shino等报道的关节镜二次观察结果[14]表明,ACL异体移植物在术后18个月就达到成熟。异体韧带材料的组织学特征及血管特征已很清楚,然而他们的抗张强度差异很大(图1),Thomas与Gresham[15]证明冻干的阔筋膜材料与新鲜异体移植组织在初始具有相同的强度。

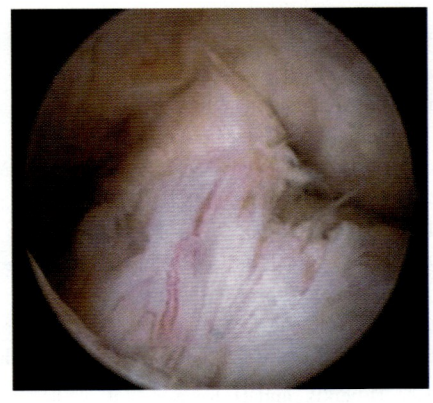

图1 使用异体胫骨前肌腱(ATT)成功重建ACL(术后2年)

总结

医疗科学与细胞生物学的进步使得人体之间细胞及组织移植成为现实。已经证实异体材料植入后能够促进细胞再增殖并恢复膝关节的功能,从而提高患者的生活质量。使用同种异体组织重建膝关节稳定性是膝关节韧带重建的方法之一。很多决定因素影响使用异体移植物的决定,包括患者年龄、患者及医生的喜好、疾病传播风险以及是否有高品质的组织来源。无论医生还是患者,都必须明确虽然异体移植物在血管再生及重塑这两方面与自体组织较为接近,但是进程更为缓慢。尚缺乏5年以上的长期随访研究,而且有可能在术后更长时间后发现异体移植物已经被拉松。

总体而言,首次重建术使用异体移植物所获得的效果与自体移植物相似。有人担心术后5年或更久以后,异体移植物会开始变得更加松弛或再断裂(图2),但尚未有能够证明这种可能性的数据发表。

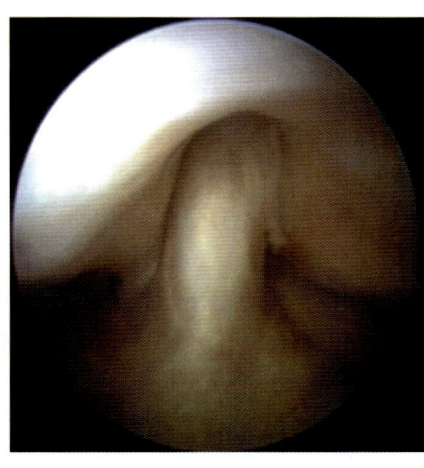

图2 异体骨-髌腱-骨移植物再断裂(术后1.5年)

如上所述,虽然很多异体移植物可用,但最常用于ACL重建的仍是骨-髌腱-骨复合体。异体跟腱因其大小、强度、长度及容易插入等特点而常被用于后交叉韧带重建术。关于使用异体移植物重建后交叉韧带效果的研究少于前交叉韧带重建。其他使用异体移植物重建的结构还包括内侧副韧带、髌腱、外侧副韧带以及后关节囊。

参考文献

1. Borden, P.S., Nyland, J.A., Caborn, D.N.: Posterior cruciate ligament reconstruction (double bundle) using anterior tibialis tendon allograft. Arthroscopy **17**(4), E14 (2001)
2. Borden, P.S., Kantaras, A.T., Caborn, D.N.: Medial collateral ligament reconstruction with allograft using a double-bundle technique. Arthroscopy **18**(4), E19 (2002)
3. Cordrey, L.J., McCorkle, H., Hilton, E.: A comparative study of fresh autogenous and preserved homogenous tendon grafts in rabbits. J. Bone Joint Surg. Br. **45**, 182–195 (1963)
4. DiStefano, V.: Anterior cruciate ligament reconstruction. Autograft or allograft? Clin. Sports Med. **12**(1), 1–11 (1993)
5. Drez Jr., D.J., DeLee, J., Holden, J.P., Arnoczky, S., Noyes, F.R., Roberts, T.S.: Anterior cruciate ligament reconstruction using bone-patellar tendon-bone allografts: a biological and biomechanical evaluation in goats. Am. J. Sports Med. **19**, 256–263 (1991)
6. Jackson, D.W., Windler, G.E., Simon, T.M.: Intraarticular reaction associated with the use of freeze-dried, ethylene oxide-sterilized bone-patella tendon-bone allografts in the reconstruction of the anterior cruciate ligament. Am. J. Sports Med. **18**, 1–11 (1990)
7. Jackson, D.W., Grood, E.S., Goldstein, J.D., et al.: A comparison of patellar tendon autograft and allograft used for anterior cruciate ligament reconstruction in the goat model. Am. J. Sports Med. **21**, 176–185 (1993)
8. Nazarian, D.G., Booth Jr., R.E.: Extensor mechanism allografts in total knee arthroplasty. Clin. Orthop. **367**, 123–129 (1999)
9. Nikolaou, P.K., Seaber, A.V., Glisson, R.R., Ribbeck, B.M., Bassett III, F.H.: Anterior cruciate ligament allograft transplantation: long-term function, histology, revascularization, and operative technique. Am. J. Sports Med. **14**, 348–360 (1986)
10. Noyes, F.R., Barber-Westin, S.D.: Reconstruction of the lateral collateral ligament of the knee with patellar tendon allograft. Report of a new technique in combined ligament injuries. Am. J. Sports Med. **27**(2), 269–270 (1999) [letter; comment]
11. Office of the Inspector General TM: Oversight of tissue banking. Boston (MA)7, US Department of Health and Human Services, 2001. pp. i–17
12. Shelton, W.R., Treacy, S.H., Dukes, A.D., Bomboy, A.L.: Use of allografts in knee reconstruction: I. Basic science aspects and current status. J. Am. Acad. Orthop. Surg. **6**, 165–168 (1998)
13. Shino, K., Kawasaki, T., Hirose, H., Gotoh, I., Inoue, M., Ono, K.: Replacement of the anterior cruciate ligament by an allogeneic tendon graft: an experimental study in the dog. J. Bone Joint Surg. Br. **66**, 672–681 (1984)
14. Shino, K., Inoue, M., Horibe, S., Nagano, J., Ono, K.: Maturation of allograft tendons transplanted into the knee: an arthroscopic and histological study. J. Bone Joint Surg. Br. **70**, 556–560 (1988)
15. Thomas, E.D., Gresham, R.B.: Comparative tensile strength study of fresh, frozen, and freeze-dried human fascia lata. Surg. Forum **14**, 442–443 (1963)
16. Vangsness, C.T.J., Triffon, M.J., Joyce, M.J., Moore, T.M.: Soft tissue for allograft reconstruction of the human knee: a survey of the American Association of Tissue Banks. Am. J. Sports Med. **24**(2), 230–234 (1996)
17. Vangsness Jr., C.T., Garcia, I.A., Mills, C.R., Kainer, M.A., Roberts, M.R., Moore, T.M.: Allograft transplantation in the knee: tissue regulation, procurement, processing, and sterilization. Am. J. Sports Med. **31**, 474–481 (2003)
18. Vorlat, P., Verdonk, R., Arnauw, G.: Long-term results of tendon allografts for anterior cruciate ligament replacement in revision surgery and in cases of combined complex injuries. Knee Surg. Sports Traumatol. Arthrosc. **7**(5), 318–322 (1999)
19. Zoltan, D.J., Reinecke, C., Indelicato, P.A.: Synthetic and allograft anterior cruciate ligament reconstruction. Clin. Sports Med. **7**, 773–784 (1988)

第十四章 生长因子在前交叉韧带手术中的作用

Matjaz Vogrin

张新涛 译

内容

ACL 重建术后的生物反应	364
新策略	365
自体血小板凝胶（PG）在 ACL 重建手术中的作用	365
当前趋势	366
参考文献	367

前交叉韧带（ACL）断裂是最常见的膝关节损伤之一，一旦出现膝关节不稳症状，手术重建是标准的治疗方法，特别对于经常运动的年轻人群。众所周知的手术技术已经确立了 30 多年[20]。自体移植物有几种选择，骨-髌腱-骨（BPTB）是金标准，但近 10 年来，腘绳肌肌腱（HT）移植日益普遍，全球 ACL 重建中有超过 50% 使用腘绳肌腱[13,27]。重建术后最主要的问题是恢复期长，患者术后至少 6 个月内不能完全恢复运动[22]。

ACL 断裂后成功的手术治疗取决于：
- 解剖重建
- 移植物固定牢固
- 术后充分的生物学反应
- 适当的康复方案

ACL 重建术后的生物反应

ACL 重建术后主要有 2 个非常重要的生物学过程，即骨道内移植物的愈合和关节内移植物的韧带化。

在骨道内的移植物愈合是术后的生物学反应，止血带松开后就进入急性炎症期，骨道出血立即充满膝关节，骨道内产生急性炎症反应，间质细胞聚集、增殖并合成基质，纤维蛋白凝块内的循环血小板聚集并脱颗粒，释放细胞因子[3]。在炎症的慢性期，单核细胞和干细胞开始促进血管形成，此过程被局部高浓度的几种血小板源性生长因子（PDGF）进一步加强[7]。

仅在动物模型上明确了移植物的血管再生过程。Kohno 等[14]指出使用 HT 重建 ACL 的临床效果取决于肌腱和骨的生物整合。手术结束时修复过程即已开始，术后几天，肌腱和骨之间的间隙被越来越多的成纤维细胞填充。3 周时，新生的小血管和成骨细

M. Vogrin
Orthopaedic Department, University Clinical Centre Maribor, Ljubljanska ulica 5, 2000 Maribor, Slovenia
e-mail: matjazvogrin@hotmail.com

第十四章 生长因子在前交叉韧带手术中的作用

胞一同出现在骨表面。6周后,血管数量减少,肌腱周围盾状新骨形成,沿肌腱走行整合的胶原纤维数量增加。12周时肌腱已经直接连接到骨表面。

自体肌腱移植到受区后,其在体内的变化模式被称为移植物再韧带化,包括坏死、肿胀、血管再生、成纤维细胞侵入、胶原纤维合成并成熟、韧带重建等过程[19]。

Amocky等研究了狗ACL重建术后髌腱移植物的血管再生情况。结果显示,移植物的关节内部分最初是没有血管的,但是6周后被富有血管的滑膜组织所覆盖。血管再生源自髌下脂肪垫和关节后方的软组织,移植术后一年移植物恢复正常ACL的血管分布和胶原模式[1]。Unterhauser等研究了屈肌腱重建羊ACL的血管再生过程,术后6周出现血管再生,在24周后达到了原来ACL的血管状态[30]。

众所周知,ACL自体移植物在术后初期强壮,但在术后5~16周血管再生期变弱,然后在术后6个月逐渐恢复到最终强度[8]。ACL重建术的成功主要取决于移植物的血管再生,因为血管再生对骨道内的愈合过程及移植物关节内部分的再韧带化过程是必需的,否则,移植物就无法切实替代ACL[34]。

新策略

为了加强移植物在骨道内的愈合和再韧带化过程,我们在动物模型研究中试验了多种生物因子:

- 骨形态发生蛋白(BMP)[21]
- 骨膜增补[37]
- 间充质干细胞[17]
- 基因转移[18]
- 各种血小板源性生长因子[33,34,36]

通过生物力学测试和组织学鉴定评估结果,所有这些研究都显示了骨道内的移植物愈合得以增强,但是关于局部使用生长因子在移植物再韧带化过程中的作用,几乎没有数据报道。

自体血小板凝胶(PG)在ACL重建手术中的作用

在软组织愈合和骨生长过程中,细胞因子和激素起着关键作用[35]。其中,血小板源性生长因子(PDGFs):转化生长因子α和β(TGF-α和β)、表皮生长因子(EGF)、成纤维细胞生长因子(FGF)、胰岛素生长因子(IGF)、血小板源性表皮生长因子((PDEGF)、血小板源性血管再生因子(PDAF)、白介素-8(IL-8)、肿瘤坏死因子-α(TNF-α)、结缔组织生长因子(CTGR)、粒细胞巨噬细胞集落刺激因子(GMCSF)、角质细胞生长因子(KGF)、血管生成素(Ang-2)和其他因子都非常重要。

血小板源性生长因子已经用于多种外科适应证,特别是伤口愈合和骨愈合[2,9,12,26,28]。作为局部应用的PDGFs,富血小板血浆(PRP)通过特殊的仪器从自体血液中获得(图1)。

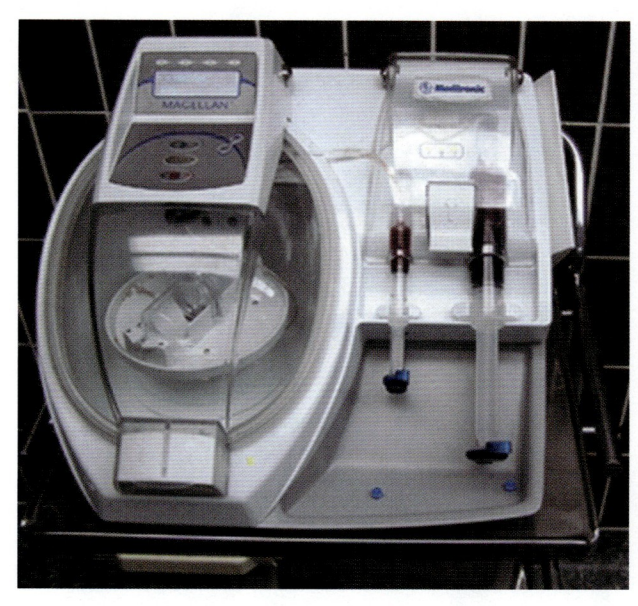

图1 血小板分离器

采集的PRP经自体凝血酶激活形成血小板凝胶(PG),将该固体胶状物用于软组织、慢性伤口或骨损伤处局部释放血小板生长因子(图2),加速组织愈合和修复过程,特别是血管再生,比如ACL重建术后[29](图3)。

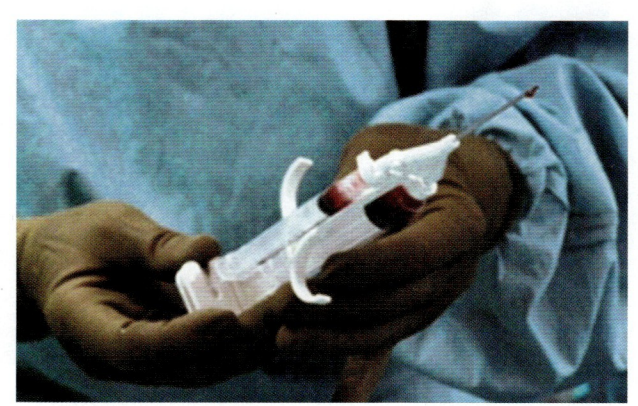

图2 应用前的自体富血小板血浆与激活的人凝血酶

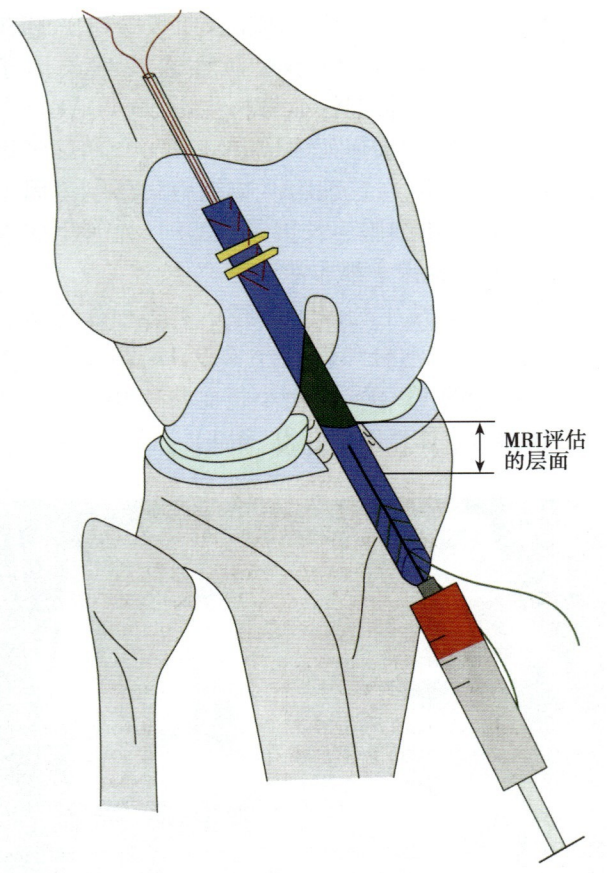

图3 自体移植物到位后血小板凝胶的应用。将血小板凝胶植入胫骨和股骨骨道(蓝色)中的腱骨界面。在移植物到位前,使用自体富血小板血浆(PRP)混合自体人凝血酶覆盖移植物,直到形成凝块

Koruda 等通过研究 PDGFs 对狗 ACL 重建术后移植物愈合的作用发现,PDGFs 促进了血管再生、细胞增殖和胶原合成,在术后早期的愈合区内 PDGFs 的水平上升,3 周后 PDGFs 表达到达最高水平,此后,PDGFs 的浓度下降并在术后 12 周恢复到术前水平[15]。

很难在人体研究中评估生长因子的作用。现有的功能评分体系,例如 IKDC、Lysholm 和 Tegner 活动评分等,只能间接地评估结果,有可能通过 MRI 可以评估早期移植物愈合和血管再生的情况[6,10,11,16,23,25,31](图4)。

目前只有几项人体研究评估 ACL 重建术中移植物和骨道局部应用 PG 效果[24,32],结果显示 PG 可以增强血管再生水平,从而促进术后早期腱骨界面的愈合。Orrego 等[24]在术后 3 个月、6 个月通过 MRI 扫描对 PG 在移植物愈合中的作用进行了评估,仅通过信号强度评估 PG 有增强移植物成熟的作用,但并未显示对腱骨界面或骨道增宽有显著作用。

当前趋势

文献数据证明,有些方法(BMP、骨膜、PDGFs、基因转移或间充质干细胞)可以促进胫骨和股骨骨道内骨-韧带界面的移植物愈合,可能会将术后

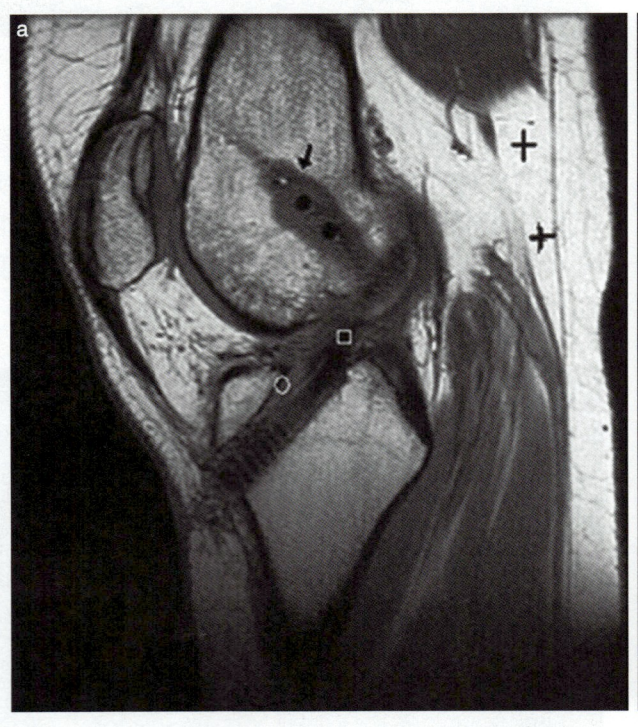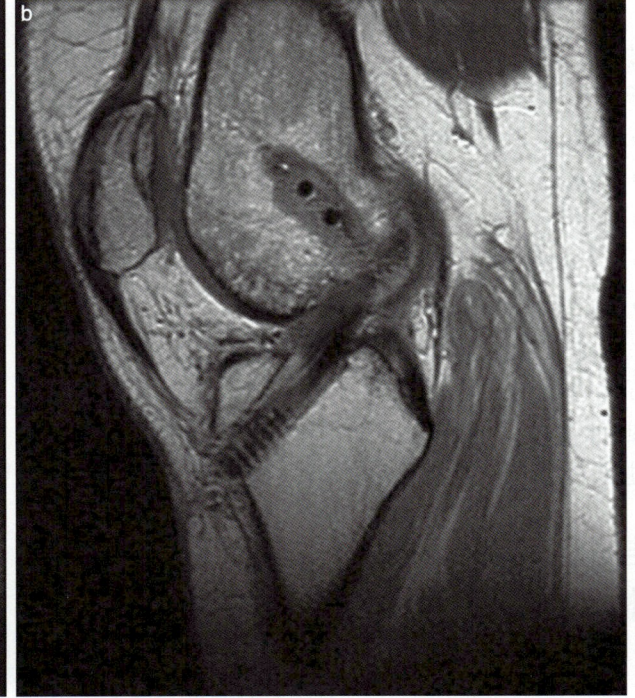

图4 MRI 定量评估血管再生。使用顺磁性造影剂前(**a**)、后(**b**)斜矢状位 T1 序列显示腱骨界面(O)、移植物的关节内部分(□)以及兴趣背景区(ROI)(+)。注意腱骨界面区(O)和股骨骨道内界面的信号增强(↑)

的恢复时间缩短几周。主要问题仍然是移植物的关节内部分的韧带化过程缓慢，一是因为在移植物的关节内部分应用和保留生长因子的技术困难，二是韧带化过程（移植物的关节内部分无血管，6周后被富含大量血管的滑膜组织包围）启动晚于骨道内移植物愈合过程，术中局部应用的PG并未起到关键的促进作用。解决这一难题的方法可能要通过基因疗法或是在术后的头几个月关节内反复应用GF。

但是在最后结论之前，我们需要做进一步研究，特别是有关移植物关节内部分的血管再生和成熟、骨道周围硬化骨的形成，以及这些数据和临床表现、膝关节稳定性的对比。

参考文献

1. Arnocky, S.P., Tarvin, G.B., Marshal, J.L.: Anterior cruciate ligament replacement using patellar tendon. An evaluation of graft revascularization in the dog. J. Bone Joint Surg. Am. **64**, 217–224 (1982)
2. Batten, M.L., Hansen, J.C., Dahners, L.E.: Influence of dosage and timing of application of platelet-derived growth factor on early healing of the rat medial collateral ligament. J. Orthop. Res. **14**, 736–741 (1996)
3. Deehan, D.J., Cawston, T.E.: The biology of integration of the anterior cruciate ligament. J. Bone Joint Surg. Br. **87**, 889–895 (2005)
4. Everts, P.A., Hoffmann, J., Weibrich, G., Mahoney, C.B., Schönberger, J.P., van Zundert, A., Knape, J.T.: Differences in platelet growth factor release and leucocyte kinetics during autologous platelet gel formation. Transfus. Med. **16**, 363–368 (2006)
5. Everts, P.A., Knape, J.T., Weibrich, G., Schonberger, J.P., Hoffmann, J., Overdevest, E.P., Box, H.A., van Zundert, A.: Platelet-rich plasma and platelet gel: a review. J. Extra Corpor. Technol **38**, 174–187 (2006)
6. Gohill, S., Annear, P.O., Breidahl, W.: Anterior cruciate reconstruction using autologous double hamstrings: a comparison of standard versus minimal debridement techniques using MRI to assess revascularisation. J. Bone Joint Surg. Br. **89**, 1165–1171 (2007)
7. Gomez, D.E., Alonso, D.F., Yoshiji, H., Thorgeirsson, U.P.: Tissue inhibitors of metalloproteinases: structures, regulation and biological functions. Eur. J. Cell Biol. **74**, 111–122 (1997)
8. Gordia, V.K., Rochat, M.C., Grana, W.A., Rohrer, M.D., Prasad, H.S.: Tendon to bone healing of a semitendinosus tendon autograft used for ACL reconstruction in a sheep model. Am. J. Knee Surg. **13**, 143–152 (2000)
9. Hildebrand, K.A., Woo, S.L., Smith, D.W., Allen, C.R., Deie, M., Taylor, B.J., Schmidt, C.C.: The effects of platelet-derived growth factor-BB on healing of the rabbit medial collateral ligament. An in vivo study. Am. J. Sports Med. **26**, 549–554 (1998)
10. Howell, S.M., Clark, J.A., Blasier, R.D.: Serial magnetic resonance imaging of hamstring anterior cruciate ligament autografts during the first year of implantation. A preliminary study. Am. J. Sports Med. **19**, 42–47 (1991)
11. Howell, S.M., Knox, K.E., Farley, T.E., Taylor, M.A.: Revascularization of a human anterior cruciate ligament graft during the first two years of implantation. Am. J. Sports Med. **23**, 42–49 (1995)
12. Hsu, C., Chang, J.: Clinical implications of growth factors in flexor tendon wound healing. J. Hand Surg. Am. **29**, 551–563 (2004)
13. Johnson, R.J., Eriksson, E., Haggmark, T., Pope, M.H.: Five- to ten-year follow-up evaluation after reconstruction of the anterior cruciate ligament. Review. Clin. Orthop. Relat. Res. **183**, 122–140 (1984)
14. Kohno, T., Ishibashi, Y., Tsuda, E., Kusumi, T., Tanaka, M., Toh, S.: Immunohistochemical demonstration of growth factors at the tendon-bone interface in anterior cruciate ligament reconstruction using a rabbit model. J. Orthop. Sci. **12**, 67–73 (2007)
15. Kuroda, R., Kurosaka, M., Yoshiya, S., Mizuno, K.: Localization of growth factors in the reconstructed anterior cruciate ligament: immunohistological study in dog. Knee Surg. Sports Traumatol. Arthrosc. **8**, 120–126 (2000)
16. Lajtai, G., Noszian, I., Humer, K., Unger, F., Aitzemueller, G., Orthner, E.: Serial magnetic resonance imaging evaluation of operative site after fixation of patellar tendon graft with bioabsorbable interference screws in anterior cruciate ligament reconstruction. Arthroscopy **15**, 709–718 (1999)
17. Lim, J.K., Hui, J., Li, L., Thambyah, A., Goh, J., Lee, E.H.: Enhancement of tendon graft osteointegration using mesenchymal stem cells in a rabbit model of anterior cruciate ligament reconstruction. Arthroscopy **20**, 899–910 (2004)
18. Martinek, V., Latterman, C., Usas, A., Abramowitch, S., Woo, S.L., Fu, F.H., Huard, J.: Enhancement of tendon-bone integration of anterior cruciate ligament grafts with bone morphogenetic protein-2 gene transfer: a histological and biomechanical study. J. Bone Joint Surg. Am. **84-A**, 1123–1131 (2002)
19. Marumo, K., Saito, K., Yamagishi, T., Fujii, K.: The ligamentisation process in human anterior cruciate ligament reconstruction with autogenous patellar and hamstring tendons. A biochemical study. Am. J. Sports Med. **33**, 1166–1173 (2005)
20. McCulloch, P., Lattermann, C., Boland, A., Bach, B.: An illustrated history of anterior cruciate ligament surgery. J. Knee Surg. **20**, 95–104 (2007)
21. Mihelic, R., Pecina, M., Jelic, M., Zoricic, S., Kusec, V., Simic, P., Bobinac, D., Lah, B., Legovic, D., Vukicevic, S.: Bone morphogenetic protein-7 (osteogenic protein-1) promotes tendon graft integration in anterior cruciate ligament reconstruction in sheep. Am. J. Sports Med. **32**, 1619–1625 (2004)
22. Miller, S.L., Gladstone, J.N.: Graft selection in anterior cruciate ligament reconstruction. Orthop. Clin. North Am. **33**, 675–683 (2002)
23. Nakayama, Y., Shirai, Y., Narita, T., Mori, A., Kobayashi, K.: The accuracy of MRI in assessing graft integrity after anterior cruciate ligament reconstruction. J. Nippon Med. Sch. **68**, 45–49 (2001)
24. Orrego, M., Larrain, C., Rosales, J., Valenzuela, L., Matas, J., Durruty, D., Sudy, H.: Effects of platelet concentrate and a bone plug on the healing of hamstring tendons in a bone tunnel. Arthroscopy **24**, 1373–1380 (2008)
25. Rak, K.M., Gillogly, S.D., Schaefer, R.A., Yakes, W.F., Liljedahl, R.R.: Anterior cruciate ligament reconstruction: evaluation with MR imaging. Radiology **178**, 553–556 (1991)
26. Rozman, P., Bolta, Z.: Use of platelets growth factors in treating wounds and soft tissue injuries. Acta Dermatovenerol. Alp. Panonica Adriat. **16**, 156–165 (2007)
27. Sajovic, M., Vengust, V., Komadina, R., Tavcar, R., Skaza, K.: A prospective, randomized comparison of semitendinosus and gracilis tendon versus patellar tendon autografts for anterior cruciate ligament reconstruction: five years follow up. Am. J. Sports Med. **34**, 1933–1940 (2006)
28. Smrke, D., Gubina, B., Domanoviè, D., Rozman, P.: Allogeneic platelet gel with autologous cancellous bone graft for the treatment of a large bone defect. Eur. Surg. Res. **39**, 170–174 (2007)
29. Tabata, Y.: Tissue regeneration based on growth factor release. Tissue Eng. **9**, S5–S15 (2003)
30. Unterhauser, F.N., Bail, H.J., Hoher, J., Haas, N.P., Weiler, A.: Endoligamentous revascularisation of an anterior cruciate ligament graft. Clin. Orthop. Relat. Res. **Sep(414)**, 276–288 (2003)
31. Vogl, T.J., Schmitt, J., Lubrich, J., Hochmuth, K., Diebold, T., Del Tredic, K., Südkamp, N.: Reconstructed anterior cruciate ligaments using patellar tendon ligament grafts: diagnostic value of contrast-enhanced MRI in a 2-year follow-up regimen. Eur. Radiol. **11**, 1450–1456 (2001)
32. Vogrin, M., Rozman, B., Haspl, M.: Concerns about effects of platelet concentrate and a bone plug on the healing of hamstrings tendons in a bone tunnel. Arthroscopy **25**(9), 941–942 (2009)
33. Weiler, A., Förster, C., Hunt, P., Falk, R., Jung, T., Unterhauser, F.N., Bergmann, V., Schmidmaier, G., Haas, N.P.: The influence of locally applied platelet-derived growth factor-BB on free tendon

graft remodeling after anterior cruciate ligament reconstruction. Am. J. Sports Med. **32**, 881–891 (2004)
34. Weiler, A., Peters, G., Maurer, J., et al.: Biomechanical properties and vascularity of an anterior cruciate ligament graft can be predicted by contrast-enhanced magnetic resonance imaging: a two years study in sheep. Am. J. Sports Med. **29**, 751–761 (2001)
35. Werner, S., Grose, R.: The regulation of wound healing by growth factors and cytokines. Physiol. Rev. **83**, 835–870 (2003)
36. Yoshikawa, T., Tohyama, H., Katsura, T., Kondo, E., Kotani, Y., Matsumoto, H., Toyama, Y., Yasuda, K.: Effects of local administration of vascular endothelial growth factor on mechanical characteristics of the semitendinosus tendon graft after anterior cruciate ligament reconstruction in sheep. Am. J. Sports Med. **34**, 1918–1925 (2006)
37. Youn, I., Jones, D.G., Andrews, P.J., Cook, M.P., Suh, J.K.: Periosteal augmentation of a tendon graft improves tendon healing in the bone tunnel. Clin. Orthop. Relat. Res. Feb (419), 223–231 (2004)

第十五章 前交叉韧带重建并发症的处理

Reha N. Tandoğan, Asım Kayaalp, and Kaan Irgıt

张新涛 译

内容

获取移植物时的并发症 ……………… 369
    髌骨骨折 ……………………………… 369
    腘绳肌腱提前割断 …………………… 369
    隐神经损伤 …………………………… 370
    移植物污染 …………………………… 370

骨道并发症 ……………………………… 370
    骨道位置不当 ………………………… 370
    股骨后皮质爆裂 ……………………… 370
    经内侧入路钻孔的并发症 …………… 371
    术后胫骨或股骨骨折 ………………… 371
    关节内金属-骨碎屑 …………………… 372

固定过程的并发症 ……………………… 372
    移植物割裂 …………………………… 372
    骨块超出胫骨骨道 …………………… 372
    固定不牢 ……………………………… 372

神经血管损伤 …………………………… 374
    动脉损伤 ……………………………… 374
    深静脉血栓 …………………………… 374
    腓神经损伤 …………………………… 374

急性感染 ………………………………… 374
参考文献 ………………………………… 374

R. N. Tandoğan(✉) and A. Kayaalp
Çankaya Orthopaedic Group and Ortoklinik,
Cinnah caddesi 51/4 Çankaya, 06680 Ankara, Turkey
e-mail: rtandogan@ortoklinik.com, rtandogan@gmail.com;
kayaalp@cankayahastanesi.com.tr, askayaalp@gmail.com
K. Irgıt
Çankaya Orthopaedic Group and Ortoklinik, Bulten sokak
no. 44 Kavaklidere Ankara, Ankara 06700, Turkey
e-mail: kaanirgit@yahoo.com

虽然前交叉韧带(ACL)重建是最常见的手术之一,但是在手术的每一步及术后仍会发生各种并发症。手术医生应该认识并能够处理这些并发症,以确保手术获得最终的成功。

获取移植物时的并发症

髌骨骨折

髌骨骨折是前交叉韧带(ACL)重建术的少见并发症,术中取腱过程或术后均会发生,发病率为 0.2% ~ 1.3%[20,30]。术中骨折一般为髌骨纵向骨裂,很少需要固定,无移位的纵行骨裂仅需缓慢康复,定期拍 X 片检查,但有移位的骨折需要内固定。使用电动器械而不是骨刀、精确截骨、做梯形截骨而不是深 V 字形截骨都有利于预防骨折。骨块应小于 25mm×10mm,厚度小于髌骨厚度的 1/3,不要使用蛮力将其撬出。后期骨折是康复阶段直接创伤或股四头肌离心收缩导致,通常发生在术后 2~4 个月内[26,30],骨折一般是横形或星状的,移位的骨折需要张力带固定(图 1)。大部分关于髌骨骨折的研究认为骨折对临床结果无不良影响。髌骨缺损植骨仍有争议,因为痛性骨赘的发生几率超过 36%[19]。

腘绳肌腱提前割断

鹅足肌腱止点常发生解剖学变异,并因此导致诸多并发症。误取畸形肌腱或副肌腱会导致移植物过短、无用或损伤肌腱主体。半腱肌及股薄肌常带有畸形纤维连接于腓肠肌与半膜肌,在获取移植物前,要先将其锐性分离。屈膝至少 80°,止血带要尽量靠上,方便取腱器移动。如果肌腱提前断裂变短,剩余肌腱超过 10cm,可行 3 股重建术;如果剩余肌

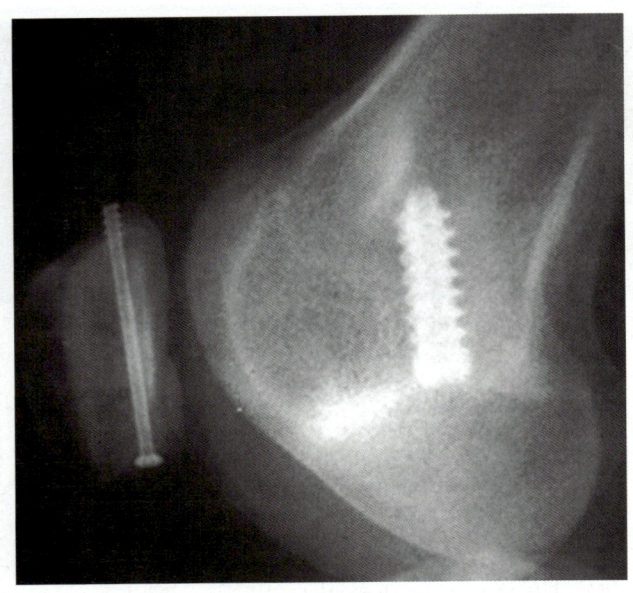

图1　ACL重建术中发生髌骨横行骨折，采用空心螺钉固定

腱长度或强度不足，应采用其他移植物，比如异体材料或是对侧髌腱（图2）。

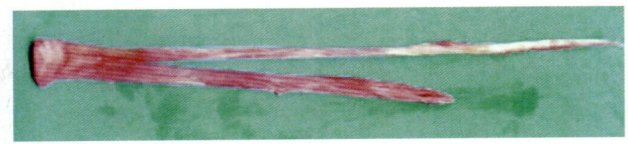

图2　腘绳肌腱提前割断，仍有可能采用三束重建

隐神经损伤

在获取移植物或钻胫骨骨道时可能会损伤隐神经的分支。Sanders证实隐神经在大腿远端4.6cm处与股薄肌紧邻，或者说在股薄肌止点近端7.2~11.8cm处[28]。最近的研究报道髌下支或缝匠肌支损伤的比例高达74%[8,28]。虽然垂直切口的神经损伤发生率更高[27]，但是水平或斜切口并不一定能够降低风险[18]。如果损伤，术后一年感觉缺失会显著减轻，不会造成明显的失能。神经瘤形成已经不是一个话题。

移植物污染

虽然移植物污染很少作为并发症来报道，但是有研究发现，25%接受调查的膝关节医师至少有一次将移植物掉落地面的经历[12]。为了防止这种麻烦的并发症，在手术中应当避免鲁莽动作，始终用容器传递移植物。没有植入经过除污染处理的移植物后造成感染的报道。Molina报道最有效的去污剂是4%洗必泰，浸泡90秒后培养阳性率仅为2%[24]。抗生素溶液或聚维酮碘浸泡没有效果。虽然可能会有效去污，但是考虑到ACL重建术后可能发生灾难性的化脓性关节炎，应该使用其他材料，如同侧膝关节自体或异体移植物，应该事先备好使用其他移植物的手术器械。

骨道并发症

骨道位置不当

近来，ACL解剖与生物力学的研究热潮让人们对ACL的运动学性能有了更好的了解。过去的骨道定位及经胫骨技术已经过时，而现在推崇的是利用ACL在股骨和胫骨的足印进行骨道的解剖定位，这需要使用内侧入路行股骨骨道钻孔，并分开建立股骨和胫骨骨道。以前的经胫骨技术使得移植物更加垂直，虽然能够保证良好的前后稳定性，但是旋转控制效果较差。当前的技术主要聚焦于单束或双束重建的骨道解剖定位。一项最近的生物力学研究显示，ACL解剖中心单束重建与双束解剖重建后膝关节运动并无差异[10]。无论使用哪种技术，医生都应该能够辨认ACL前内束与后外束的止点位置，并在这些位置上定位骨道。这就需要屈膝90°时能从前外入路和前内入路看到止点位置。骨道不能偏前和过于垂直，否则会导致膝关节活动受限或松弛（图3）。

股骨后皮质爆裂

股骨后方皮质爆裂在以前使用的经胫骨技术时经常出现，多是因为胫骨骨道过于垂直或靠前，不得不减少膝关节屈曲才能使钻头经胫骨导向器触及股骨髁后方。早先报道的发生率为1.5%~6.5%[1,4]。分开制作胫骨和股骨骨道技术明显减少了该并发症。如果仍然采用经胫骨技术钻股骨骨道，需要屈曲膝关节至少到90°（图4）。

在钻骨道前，应先标记出2~3mm的足印，并确认后方皮质的完整性。钻出骨道后，经胫骨骨道将镜头置入股骨骨道内，确认骨道壁的完整性。用界面螺钉固定移植物时要特别小心后方皮质爆裂，如果发生，需要取出移植物与固定物，改用纽扣式或其他方法将移植物固定在外侧皮质上（图5）。如果没有准备其他固定物，那么可以从外侧皮质由外向内

第十五章 前交叉韧带重建并发症的处理

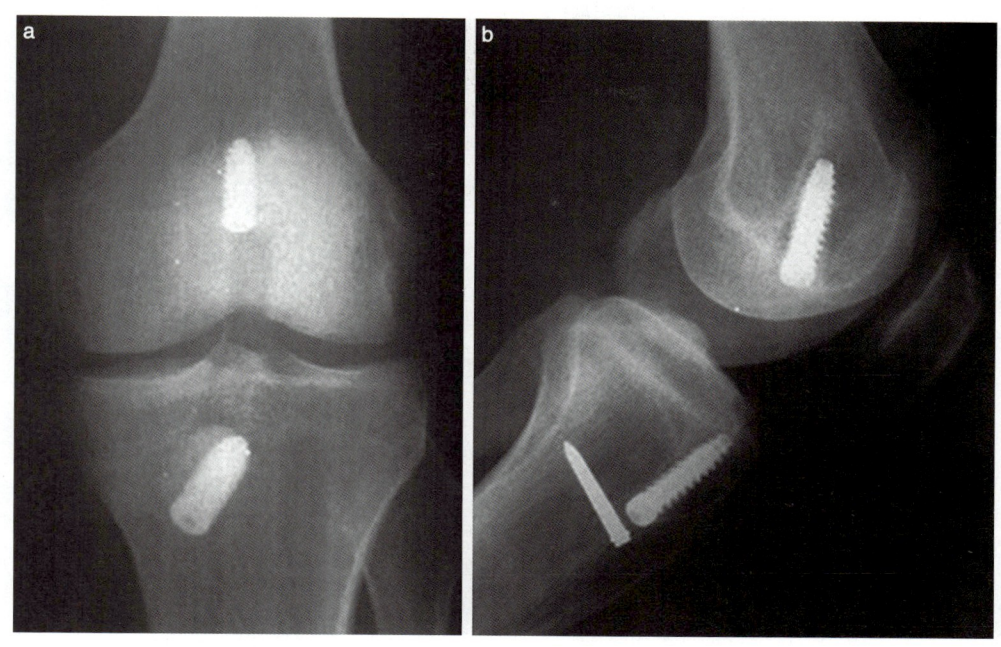

图3 不正确的骨道位置(a)股骨骨道过于垂直;(b)股骨和胫骨骨道都太靠前

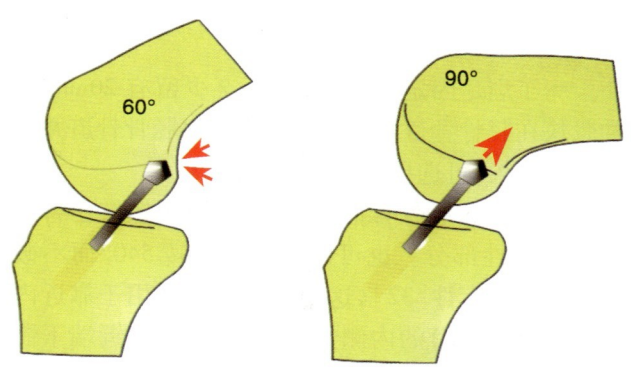

图4 经胫骨钻股骨骨道时,若膝关节屈曲小于90°,则可能导致后皮质爆裂

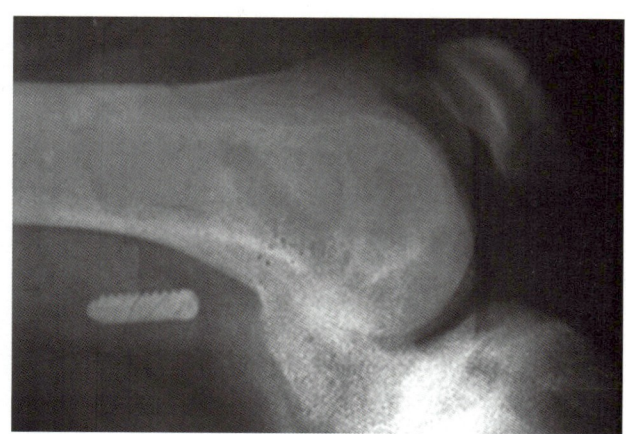

图5 后皮层爆裂,螺钉进入腘窝

再钻一个骨道。

经内侧入路钻孔的并发症

近来,由于对 ACL 解剖定位的热衷,大家更多使用内侧入路钻股骨骨道。习惯经胫骨技术的医生会对过度屈膝时观察和确定骨道位置感到困难。如果入路太靠内,钻头可能伤及股骨髁;如果入路位置过低,可能损伤半月板前角。防止以上并发症的方法包括:先钻股骨骨道以保证关节腔内灌注液充盈、使用腰穿刺针确认入路位置、使用特制的偏心钻头以减小钻头的直径。

经内侧入路钻孔时,另外一个需要注意的问题是腓神经和股骨髁软骨邻近。Hall 通过尸体研究发现屈膝70°钻孔时,腓神经与导钻之间的距离为23mm[9],屈膝120°时,该距离增加到44mm。然而,即使屈膝110°,仍可能造成股骨外侧髁后方软骨的医源性损伤[25]。

术后胫骨或股骨骨折

已有报道 ACL 重建术后发生股骨远端和胫骨近端骨折[33]。取腱供区以及增宽的骨道都有可能增加应力导致创伤。骨折可能发生在创伤时,或是在后续的截骨手术过程中,甚至在术后6年。髌腱供区以及胫骨骨道可能导致近端胫骨应力加倍[6]。激进的康复方案也可能是风险因素[2]。双束重建是否会增加关节周围骨折的风险尚不明确,可以采用那些不会损伤 ACL 移植物的内固定技术

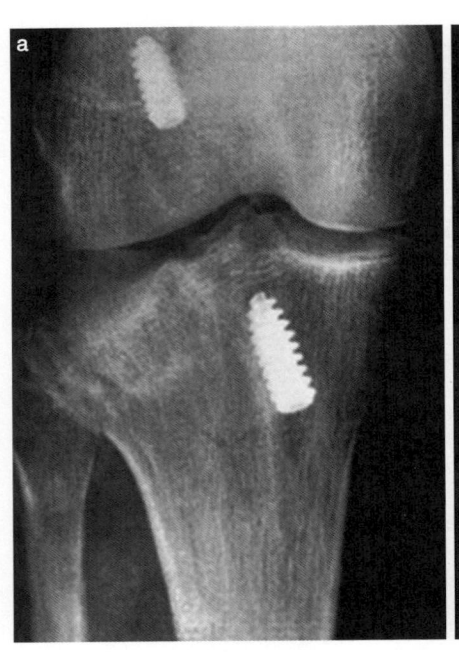 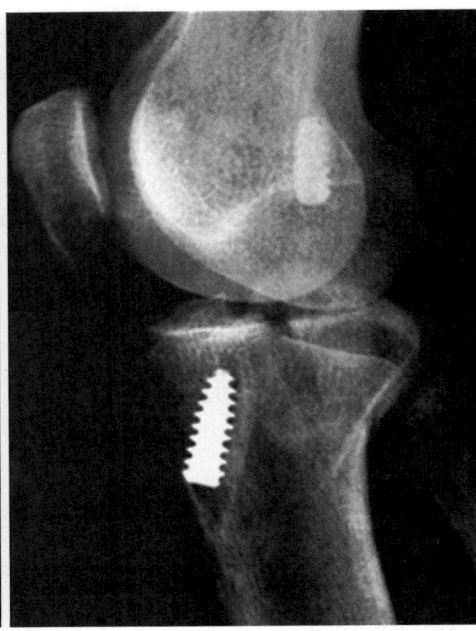 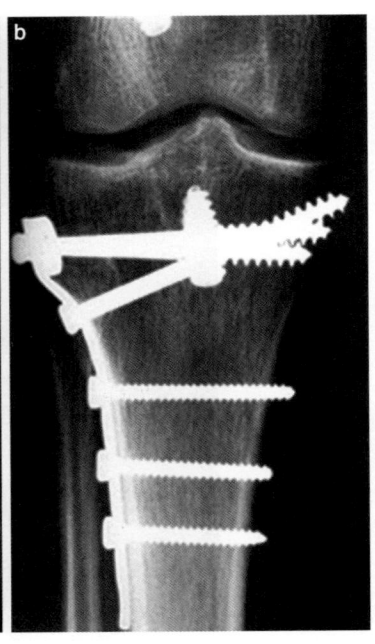

图 6 （a）前交叉韧带（ACL）重建术后胫骨近端骨折（b）采用 T 形钢板进行固定

来治疗这些骨折（图 6）。

关节内金属-骨碎屑

即使经过大量冲洗，ACL 重建术后仍可能残留金属-骨碎屑。这些碎屑通常静止于膝关节后室，没有临床意义，术后 6 个月 71% 的患者的内碎屑会消失或减少[35]。

固定过程的并发症

移植物割裂

股骨端固定时界面螺钉会割裂移植物，无论是髌腱还是腘绳肌腱都有这种可能，预防措施包括了避免使用螺纹锐利的螺钉、保持骨块与股骨骨道开口齐平、拧钉时将膝关节过屈以及在直视下缓慢拧入螺钉。

固定好移植物之后再行髁间窝成型，也会割裂移植物。如果在股骨固定的过程中损伤移植物，应将螺钉与移植物取出后检查，如果残留移植物长度足够，就倒转移植物，股骨端再次螺钉固定，胫骨端采用在垫圈上联合 Krackow 缝合固定。如果剩余的组织无法再使用，就要考虑选择其他移植物。

骨块超出胫骨骨道

为了满足固定的需求，需要至少留有 20mm 长的骨块在胫骨骨道内。如果骨块长出胫骨骨道并影响固定效果，可选择几种方法。

可以加深股骨骨道，但可能会导致螺钉伤害移植物的腱性部分。也可以将肌腱扭转 540° 而不破坏最初的稳定性[32]，这个方法尤其适用于靠近内侧副韧带（MCL）的内侧骨道，因为受胫骨近端干骺端形状的影响，胫骨骨道越偏内侧其长度越短。另外一个方法是将骨块翻转 180°，Barber 报道 50 例患者应用该方法，86% 的病例结果优或良[3]。最后一种方法是使用一枚可吸收螺钉将移植物的肌腱部分固定在胫骨骨道内，使用 U 形钉将长出的骨块固定到胫骨干骺端做出的骨槽内（图 7）。

预防措施包括：髌腱骨块长度应<25mm、在距离关节线至少 3.5~4cm 远钻胫骨骨道，将较长的骨块放入股骨骨道。

固定不牢

固定不牢会导致稳定性丧失、软骨损伤或固定物进入关节，可使用 MRI 来判断可降解固定物的有关情况（图 8）。直视下认真操作可以有效避免该并发症，大部分这种并发症需要翻修（图 9）。

第十五章　前交叉韧带重建并发症的处理

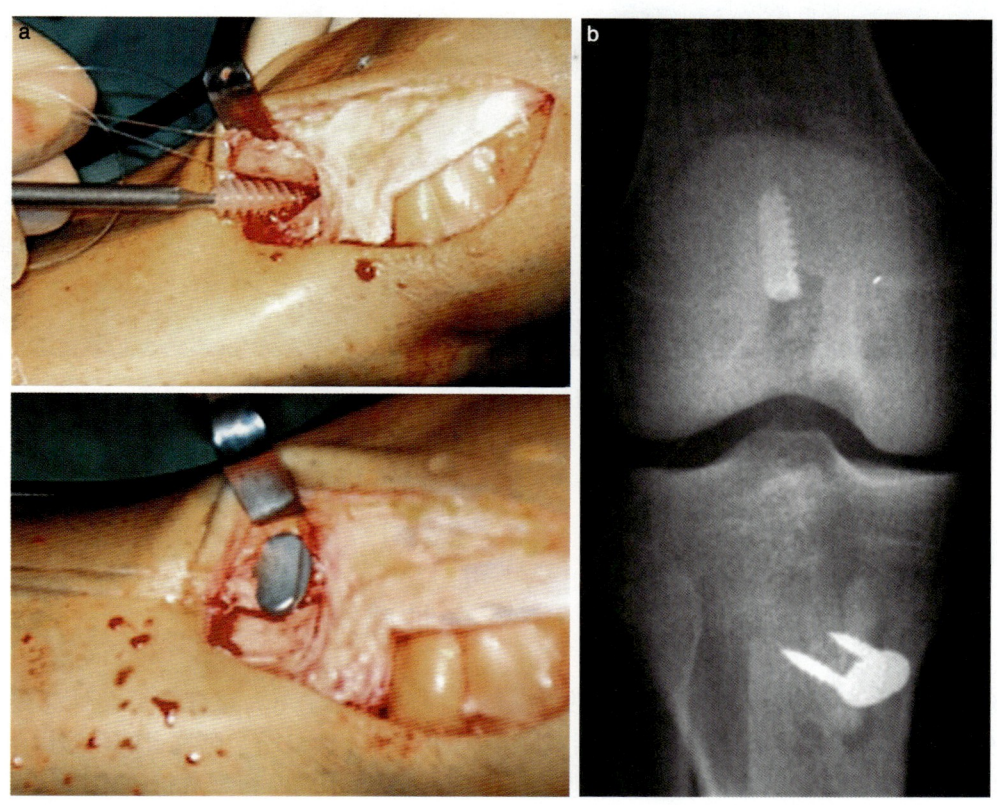

图 7　使用 U 形钉将长出的骨块固定在胫骨干骺端开出的槽上；(a) 术中所见；(b) 术后 X 片

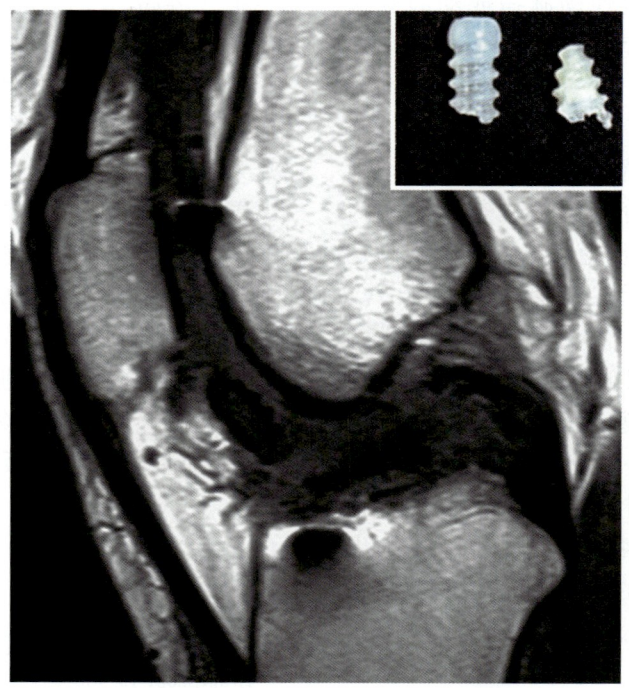

图 8　MRI 诊断可降解螺钉松动进入关节内，在翻修时取出

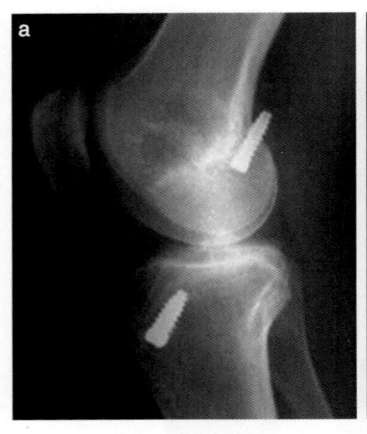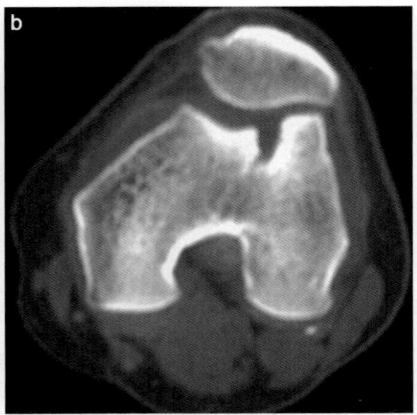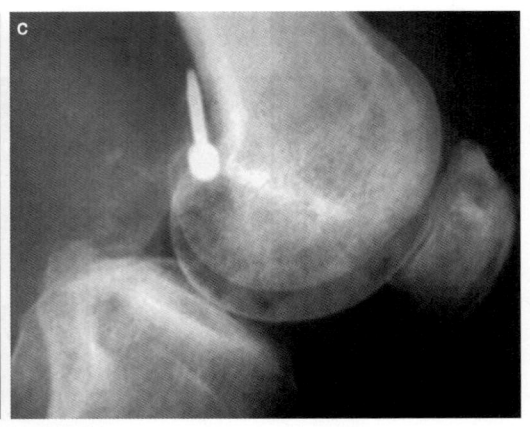

图9 股骨固定失败病例：(a)界面螺钉脱位；(b)纽扣位于股骨滑车内导致软骨损伤；(c)横穿固定物在软组织内而不是在骨内

神经血管损伤

动脉损伤

ACL 重建术中发生动脉损伤非常罕见，总发生率仅为 0.01% [23]。容易发生风险的区域包括：外侧半月板后角、髁间窝后方以及在内侧胫骨骨膜剥离过程中膝内侧动脉[7]。有报道 ACL 重建采用胫骨双皮质螺钉发生 2 例腘动脉假性动脉瘤[13]，该损伤可表现为动脉堵塞、假性动脉瘤或动静脉瘘[5]，通常需要进行手术治疗。

深静脉血栓

ACL 重建术后深静脉血栓（DVT）的发病率因诊断方法不同而不同，多普勒超声检查发病率为 3.5% [34]，而 MR 静脉造影检查的发病率则高达 41% [21]。大部分的病例无临床症状，症状性 DVT 的发生率为 0.24%～2.1% [15]，有 1 例致死性肺栓塞的病例报道[14]。DVT 的风险因素包括：蛋白质 C 缺乏、术前制动、口服避孕药、既往栓塞病史、肥胖、吸烟、静脉曲张以及手术史。有作者主张采用 21 天门诊口服用药预防血栓治疗；然而，除非存在重大风险因素，否则常规药物预防仍有争议。大出血的风险抵消了 DVT 预防的益处，目前没有预防用药时程的指导方针。

腓神经损伤

由手术直接导致的腓神经损伤非常罕见，一般都与外侧半月板修复有关，更常见的是因止血带使用时间过长或压力过大引起的感觉障碍，一般能在数周内缓解。如果出现运动功能障碍，应该尽早手术探察[17]。

急性感染

研究报道 ACL 重建术后急性感染的发病率低于 0.78% [11,31]。已报道的风险因素包括手术时间延长、手术同时行开放性手术、硬件负载（胫骨垫圈-螺钉）增加、既往手术史以及使用合成或异体移植物。感染通常在术后 3 周内出现症状，患者具有疼痛、皮温高、发热、渗出、活动受限等明显的临床症状，C-反应蛋白（CRP）与红细胞沉降率（ESR）升高。关节穿刺会抽出浑浊液体，白细胞（WBC）计数超过 50 000/mm^3。病原微生物一般为金黄色葡萄球菌或表皮葡萄球菌。必须立即行关节镜下冲洗、清创、滑膜切除，所有关节外伤口均敞开清创。根据临床进程，注射药敏试验敏感的抗生素 4～6 周。大部分急性感染患者，移植物可以留在原位。然而，顽固性或慢性感染则必须取出移植物与固定物[16]。建议等待 6～9 个月后再进行翻修手术[22]。已有报道，即使能够保住移植物，但因关节纤维化、软骨损伤或感染后再发半月板撕裂等导致临床结果不佳[29]。

参考文献

1. Arciero, R.A., Scoville, C.R., Snyder, R.J., et al.: Single versus two-incision arthroscopic anterior cruciate ligament reconstruction. Arthroscopy **12**, 462–469 (1996)
2. Arriaza, R., Señaris, J., Coucerio, G., et al.: Stress fractures of the femur after ACL reconstruction with transfemoral fixation. Knee Surg. Sports Traumatol. Arthrosc. **14**, 1148–1150 (2006)
3. Barber, F.A.: Flipped patellar tendon autograft anterior cruciate ligament reconstruction. Arthroscopy **16**, 483–490 (2000)
4. Bush-Joseph, C.A., Bach Jr., B.R., Bryan, J.: Posterior cortical

violation of the femoral tunnel during endoscopic anterior cruciate ligament reconstruction. Am. J. Knee Surg. **8**, 130–133 (1995)
5. Carr, J.B., Jansson, K.A.: An unusual case of vascular dysplasia related to knee arthroscopy. Arthroscopy **17**, 196–199 (2001)
6. Delcogliano, A., Chiossi, S., Caporaso, A., et al.: Tibial plateau fracture after arthroscopic anterior cruciate ligament reconstruction. Arthroscopy **17**, E16 (2001)
7. Evans, J.D.: Pseudoaneurysm of the medial inferior genicular artery following anterior cruciate ligament reconstruction. Ann. R. Coll. Surg. Engl. **82**, 182–184 (2000)
8. Figueroa, D., Calvo, R., Vaisman, A., et al.: Injury to the infrapatellar branch of the saphenous nerve in ACL reconstruction with the hamstrings technique: clinical and electrophysiological study. Knee **15**, 360–363 (2008)
9. Hall, M.P., Ryzewicz, M., Walsh, P.J., et al.: Risk of iatrogenic injury to the peroneal nerve during posterolateral femoral tunnel placement in double-bundle anterior cruciate ligament reconstruction. Am. J. Sports Med. **37**, 109–113 (2009)
10. Ho, J.Y., Gardiner, A., Shah, V., et al.: Equal kinematics between central anatomic single-bundle and double-bundle anterior cruciate ligament reconstructions. Arthroscopy **25**, 464–472 (2009)
11. Indelli, P.F., Dillingham, M., Fanton, G., et al.: Septic arthritis in postoperative anterior cruciate ligament reconstruction. Clin. Orthop. Relat. Res. **May**, 182–188 (2002)
12. Izquierdo Jr., R., Cadet, E.R., Bauer, R., et al.: A survey of sports medicine specialists investigating the preferred management of contaminated anterior cruciate ligament grafts. Arthroscopy **21**, 1348–1353 (2005)
13. Janssen, R.P., Scheltinga, M.R., Sala, H.A.: Pseudoaneurysm of the popliteal artery after anterior cruciate ligament reconstruction with bicortical tibial screw fixation. Arthroscopy **20**, E4–E6 (2004)
14. Janssen, R.P., Sala, H.A.: Fatal pulmonary embolism after anterior cruciate ligament reconstruction. Am. J. Sports Med. **35**, 1000–1002 (2007)
15. Jaureguito, J.W., Greenwald, A.E., Wilcox, J.F., et al.: The incidence of deep venous thrombosis after arthroscopic knee surgery. Am. J. Sports Med. **27**, 707–710 (1999)
16. Judd, D., Bottoni, C., Kim, D., et al.: Infections following arthroscopic anterior cruciate ligament reconstruction. Arthroscopy **22**, 375–384 (2006)
17. Kim, T.K., Savino, R.M., McFarland, E.G., et al.: Neurovascular complications of knee arthroscopy. Am. J. Sports Med. **30**, 619–629 (2002)
18. Kjaergaard, J., Fauno, L.Z., Fauno, P.: Sensibility loss after ACL reconstruction with hamstring graft. Int. J. Sports Med. **29**, 507–511 (2008)
19. Kohn, D., Sander-Beuermann, A.: Donor-site morbidity after harvest of a bone-tendon-bone patellar tendon autograft. Knee Surg. Sports Traumatol. Arthrosc. **2**, 219–223 (1994)
20. Lee, G.H., McCulloch, P., Cole, B.J., et al.: The incidence of acute patellar tendon harvest complications for anterior cruciate ligament reconstruction. Arthroscopy **24**, 162–166 (2008)
21. Marlovits, S., Striessnig, G., Schuster, R., et al.: Extended-duration thromboprophylaxis with enoxaparin after arthroscopic surgery of the anterior cruciate ligament: a prospective, randomized, placebo-controlled study. Arthroscopy **23**, 696–702 (2007)
22. Matava, M.J., Evans, T.A., Wright, R.W., et al.: Septic arthritis of the knee following anterior cruciate ligament reconstruction: results of a survey of sports medicine fellowship directors. Arthroscopy **14**, 717–725 (1998)
23. Matava, M.J., Muller, M.S., Clinton, C.M.: Complications of anterior cruciate ligament reconstruction. Instr. Course Lect. **58**, 355–375 (2009)
24. Molina, M.E., Nonweiller, D.E., Evans, J.A., et al.: Contaminated anterior cruciate ligament grafts: the efficacy of 3 sterilization agents. Arthroscopy **16**, 373–378 (2000)
25. Nakamura, M., Deie, M., Shibuya, H., et al.: Potential risks of femoral tunnel drilling through the far anteromedial portal: a cadaveric study. Arthroscopy **25**, 481–487 (2009)
26. Papageorgiou, C.D., Kostopoulos, V.K., Moebius, U.G., et al.: Patellar fractures associated with medial-third bone-patellar tendon-bone autograft ACL reconstruction. Knee Surg. Sports Traumatol. Arthrosc. **9**, 151–154 (2001)
27. Portland, G.H., Martin, D., Keene, G., et al.: Injury to the infrapatellar branch of the saphenous nerve in anterior cruciate ligament reconstruction: comparison of horizontal versus vertical harvest site incisions. Arthroscopy **21**, 281–285 (2005)
28. Sanders, B., Rolf, R., McClelland, W., et al.: Prevalence of saphenous nerve injury after autogenous hamstring harvest: an anatomic and clinical study of sartorial branch injury. Arthroscopy **23**, 956–963 (2007)
29. Schollin-Borg, M., Michaëlsson, K., Rahme, H.: Presentation, outcome, and cause of septic arthritis after anterior cruciate ligament reconstruction: a case control study. Arthroscopy **19**, 941–947 (2003)
30. Stein, D.A., Hunt, S.A., Rosen, J.E., et al.: The incidence and outcome of patella fractures after anterior cruciate ligament reconstruction. Arthroscopy **18**, 578–583 (2002)
31. Van Tongel, A., Stuyck, J., Bellemans, J., et al.: Septic arthritis after arthroscopic anterior cruciate ligament reconstruction: a retrospective analysis of incidence, management and outcome. Am. J. Sports Med. **35**, 1059–1063 (2007)
32. Verma, N., Noerdlinger, M.A., Hallab, N., et al.: Effects of graft rotation on initial biomechanical failure characteristics of bone-patellar tendon-bone constructs. Am. J. Sports Med. **31**, 708–713 (2003)
33. Voos, J.E., Drakos, M.C., Lorich, D.G., et al.: Proximal tibia fracture after anterior cruciate ligament reconstruction using bone-patellar tendon-bone autograft: a case report. HSS J. **4**, 20–24 (2008)
34. Williams Jr., J.S., Hulstyn, M.J., Fadale, P.D., et al.: Incidence of deep vein thrombosis after arthroscopic knee surgery: a prospective study. Arthroscopy **11**, 701–705 (1995)
35. Wnorowski, D.C.: The fate of intra-articular debris following arthroscopic anterior cruciate ligament reconstruction. Arthroscopy **13**, 620–626 (1995)

第十六章 前交叉韧带重建的翻修：治疗方案

Philippe Colombet, Philippe Neyret, and Patrick Dijan,
法国关节镜学会

张新涛 译

内容

引言	376
皮肤切口	376
策略	376
法国的经验	377
移植物选择	379
移植物固定	379
特殊病例	379
结论	379
参考文献	379

P. Colombet (✉)
Sport Medicine Center, 9 rue Jean Moulin, Merignac 33700, France
e-mail: philippe.colombet5@wanadoo.fr

P. Neyret
Centre Lyvet, 8 rue de Margnolles, Caluire 69300, France
e-mail: philippe.neyret@chu-lyon.fr

P. Dijan
Sport Medicine Center, 3 rue Goethe, Paris 75116, France
e-mail: patrick.djian@wanadoo.fr

引言

前交叉韧带重建（ACLR）翻修是一项困难且复杂的手术。通过以下方法可以减小手术难度：严谨的术前计划、做好取出螺钉和固定物的准备、预备自体或异体骨移植、准备新的固定物。根据术中情况临时修改手术计划，以临床检查所得资料为基础，影像学（X线检查、MRI和CT扫描）和3D重建辅助来制订手术计划。

皮肤切口

第一步是确定皮肤切口[5,14]。如果可能，我们建议使用之前的切口，或者在2个短切口间保留4cm的距离、长切口间保留6cm的距离。关节镜和器械入路必须采用术者常用的入路以保持良好手术环境和感觉。我们建议前内侧为器械入路，前外侧为镜头入路，第3个切口用于获取移植物。

策略

有时，必须取出先前的金属固定物才能正确定位新骨道[5,12]，之前的手术记录会有帮助，我们需要为此做准备，因为某些病例需要特定工具并要预定（专用螺丝刀）。如果金属固定物离骨道口很近并可以够到，必须将其取出，与骨牢固结合的内固定物可使用环钻取出。

前交叉韧带重建失败的一些病例，移植物仍在，第一个问题就是"是否需要取出之前的移植物？"如果韧带只是松弛，我们建议保留移植物，用环钻将胫骨骨道内的移植物取出，然后用界面螺钉再次固定，这种技术尤其适合当骨-髌腱-骨（BPTB）的固定失败造成骨柱滑入到关节内者（图1）。

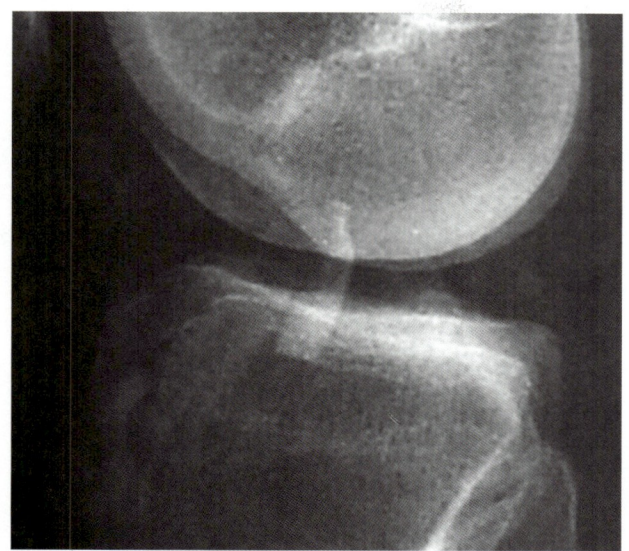

图1 骨-髌腱-骨（BPTB）的胫骨侧骨柱进入髁间窝

如果上次的手术为非解剖重建，可以将其保留，因为纤维仍有部分力学功能。将膝关节置于Cabot位，用探钩检测残存的纤维束（图2），在这种情况下，可以在原移植物的基础上，重建缺失的前内束或后外束。该手术技术要求高，术者需要非常了解前交叉韧带正常的股骨和胫骨止点的足印位置，手术可能需要特殊的器械。

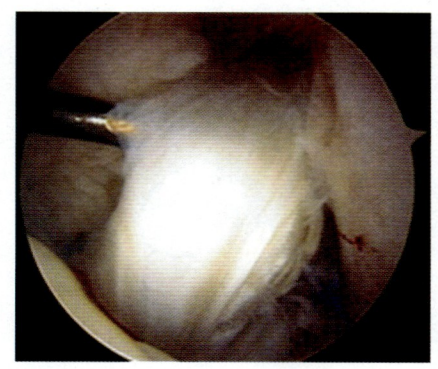

图2 松弛的移植物，外观和力学性能良好

大部分情况下，当移植物完全断裂或移植物不当时，必须行滑膜切除和髁间窝清理，祛除髁间窝骨赘、关节内残留的BPTB骨柱和残留的移植物纤维，建议同时留取细菌学标本。如果出血较多，需要分期手术。

法国的经验

2003—2006年，法国关节镜协会进行了全国前交叉韧带重建翻修调查[3]，总共收集了从1990年至2003年的104例前瞻性研究患者和189例回顾性研究患者，其中有17%行髁间窝成型。成型不是常规，仅针对有撞击或难以观察到隧道位置的病例。植入新的移植物时应小心外侧髁的内侧壁；被动屈伸运动观察移植物的表现。CT及3D重建，可使我们高精度地评估胫骨和股骨骨道，标准X片会低估骨道扩大，CT扫描可更准确地评估骨道位置，以确定新的重建策略，包括是否需要骨移植？哪种骨移植更合适？环钻的直径？是否需要分期手术？需要冠状面、矢状面和轴面图扫描，利用此成像，我们还可评估骨质量（图3～图5）。H. Passler根据骨道位

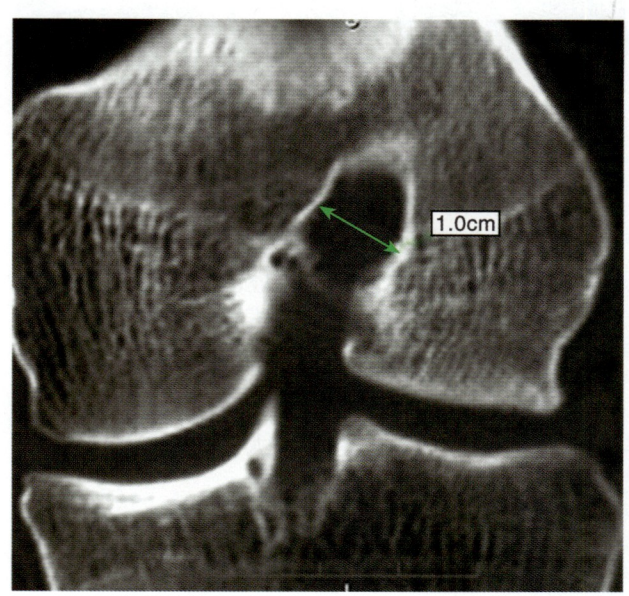

图3 冠状位示股骨骨道扩大

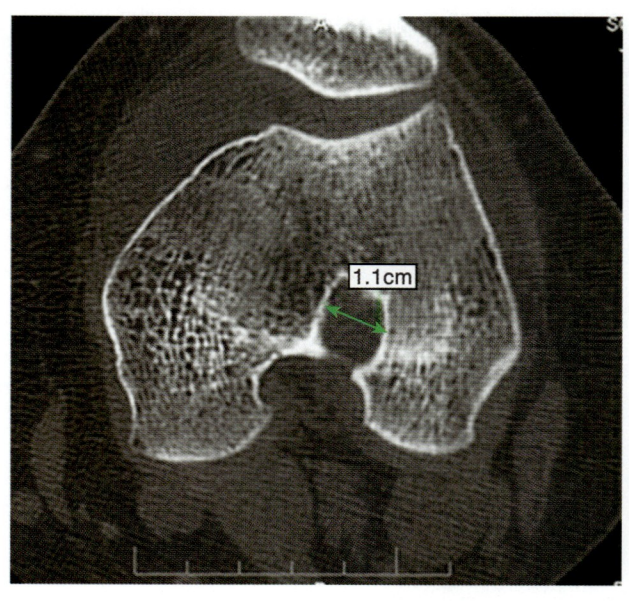

图4 轴位示测量股骨骨道

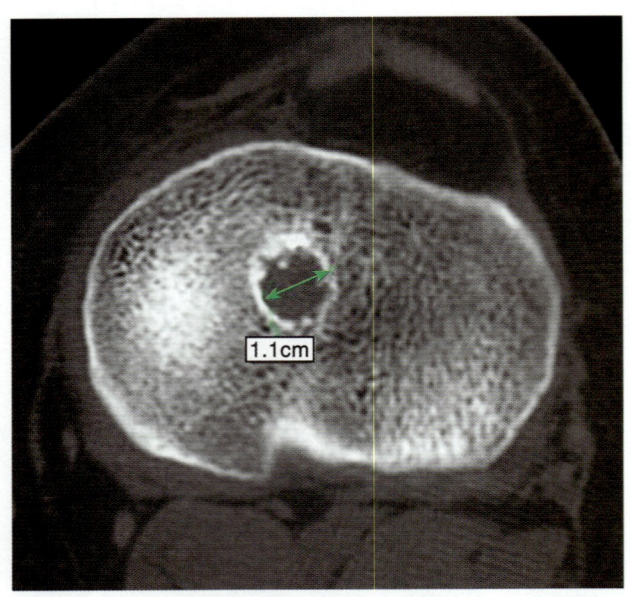

图 5　轴位示测量胫骨骨道

置和扩大,提出了一种分类方法[9]:
- Ⅰa 型股骨、胫骨骨道位置良好,无扩大。
- Ⅰb 型股骨、胫骨骨道远离最佳位置,无扩大。

  在这两种情况中,可钻新骨道,不需骨移植。
- Ⅱ型:胫骨骨道扩大但做股骨骨道无困难。胫骨骨道需要骨移植。
- Ⅲ型:胫骨、股骨骨道均扩大,分期手术,先做骨移植。

根据我们的经验,当骨道扩大或原先的骨道距离最佳新骨道位置太近时,需行骨移植,移植骨取自髂嵴或同种异体骨,有时是 BPTB 的骨栓。绝大多数需要骨移植的病例,都需要分期手术(图6和图7)。在股骨侧,42%的病例使用旧骨道,52%需要将骨道后移。我们面临两种情况:简单的情况是骨道非常靠前(图8),我们取出之前的固定物并在更好的位点钻新的骨道。更为困难的情况是旧骨道靠近正确位置,我们要么进行骨移植,要么在前方拧入界面螺钉将移植物向后挤压固定。我们的技巧还有:从外向内打分叉骨道、移植物走过顶点、另外重建缺失的一束。在胫骨侧,74%的病例使用旧骨道;10%的骨道偏前,16%的骨道偏后。对偏前者(图9)向后扩大骨道,用大的可吸收界面螺钉或大的 BPTB 骨柱填补间

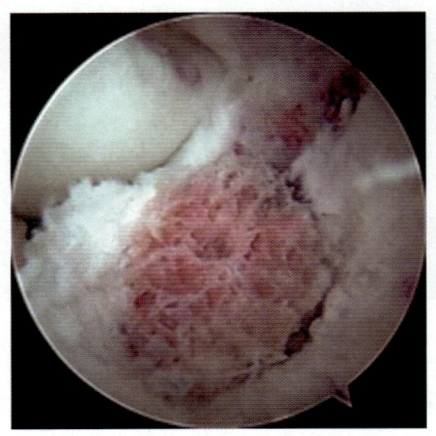

图 7　关节镜下胫骨骨道内骨移植

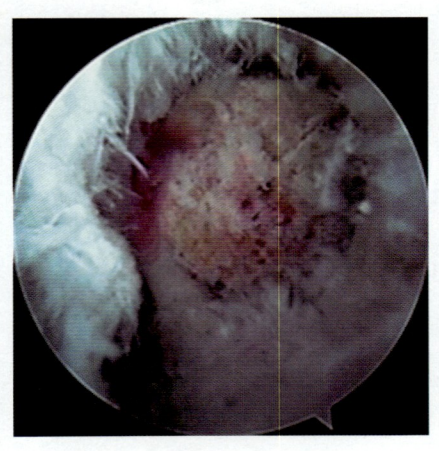

图 6　关节镜下股骨骨道骨移植

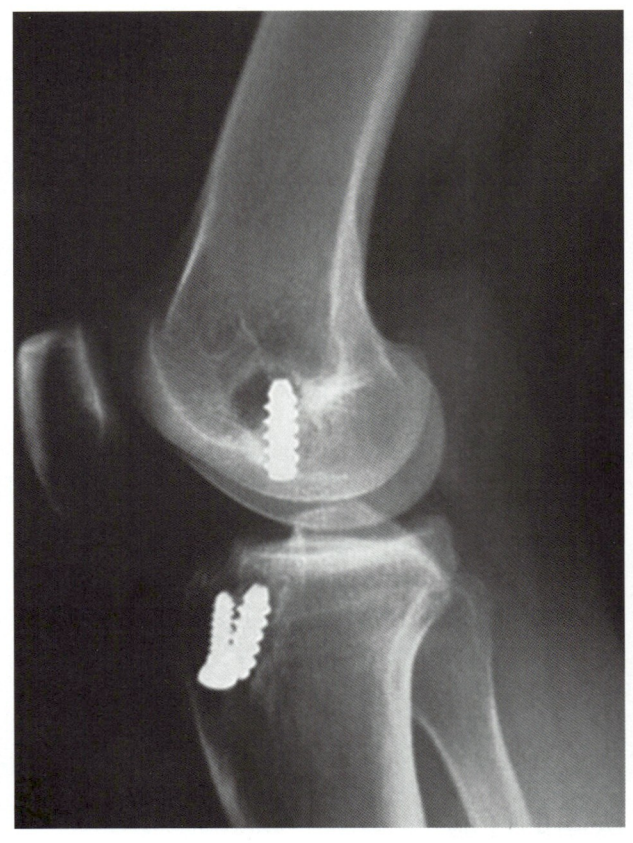

图 8　股骨骨道偏前

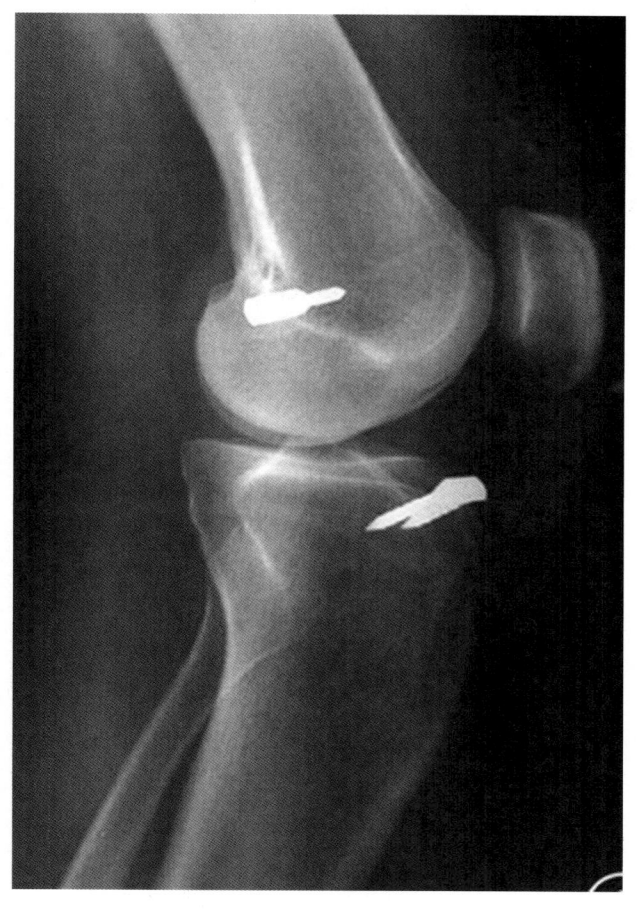

图9　胫骨骨道偏前，使用门形钉固定

隙。在复杂病例中，骨道前方没有足够的骨质，我们改变骨道方向，在胫骨干骺端更偏内或偏外的地方钻骨道。如果骨洞太大或太偏后，需要分期手术，先行骨移植。

移植物选择

移植物的选择尚无共识。一些作者不推荐使用对侧 BPTB[1]，2 年后再取到同侧相同肌腱是可能的[4,8,13]，但是该肌腱组织学表现较差，力学性能已经改变[6,10]，临床效果不佳[7]。初次使用 BPTB 后，腘绳肌腱为翻修最佳来源，但是不推荐对骨道扩大者使用[2,11]。股四头肌腱是较好的选择，因为可获取大的骨块填充骨缺损。最后，如果所有这些方案都不可能，可使用同种异体移植物。

我们调查的所有患者(n=293)的翻修移植物因首次使用的移植物不同而不同。如果初次重建使用 BPTB，二次翻修时 48% 病例使用腘绳肌腱，44% 使用对侧 BPTB，8% 使用股四头肌腱。如果初次重建使用腘绳肌腱，翻修时 70% 使用 BPTB，23% 使用对侧腘绳肌腱，7% 使用股四头肌腱。我们已完成 6 例股四头肌腱翻修术，5 例使用 BPTB，1 例使用对侧股四头肌腱。

移植物固定

选用哪种固定方式？由于骨质量差或骨道扩大，界面螺钉常常不再适合，我们需要另一类固定：媒介固定或皮质固定。在股骨侧，大部分病例（53%）使用近端皮质固定，13% 使用媒介固定，7% 使用远端固定。在少数病例中，我们进行双重固定和"压配"固定。在胫骨侧，55% 为近端固定（骨道内），31% 为远端固定（骨道内或外），12% 为双重固定。

特殊病例

对复合松弛或非技术原因而失败的病例，我们行外侧腱固定术。与单纯关节内重建相比，对轴移试验有显著的作用，但是这种附加重建对临床结果无影响。我们还对 6% 的患者进行了高位胫骨截骨术，具有减轻疼痛和稳定膝关节的双重作用，不仅适用于骨关节炎，而且适用于后外侧松弛的患者，该手术必须在关节清理后、重建手术前进行。

结论

ACL 重建翻修术是一项可以在关节镜下进行的困难手术，谨记"手术质量比技术表演更重要"。注意两个问题：骨缺损和失败原因的纠正。手术需要对任何可能情况（评估之前的固定物、软骨损伤、半月板修复、滑膜病变、骨缺损和继发损伤）做好准备。我们建议进行术前 CT 扫描，对骨和骨道进行更好的评估。

参考文献

1. Bach Jr., B.R.: Revision anterior cruciate ligament surgery. Arthroscopy 19, 14–29 (2003)
2. Brown Jr., C.H., Carson, E.W.: Revision anterior cruciate ligament surgery. Clin. Sports Med. 1, 109–171 (1999)
3. Colombet, P., Neyret, P., Trojani, C., Sibihi, A., Dijan, P., Potel, J.F., Hulet, F., Jouve, F., Bussiere, C., Ehkirch, P., Burdin, G., Dubrana, F., Beaufils, P., Franceschi, J.P., Chassaing, V., Societe Francaise D'Arthroscopie: Revision ACl surgery. Rev. Chir. Orthop. Reparatrice Appar. Mot. 93((8 Suppl), 5S54–5S67 (2007)
4. Colosimo, A.J., Heidt Jr., R.S., Traub, J.A., Carlonas, R.L.: Revision anterior cruciate ligament reconstruction with a reharvested ipsilateral patellar tendon. Am. J. Sports Med. 6, 746–750 (2001)
5. Harner, C.D., Giffin, J.R., Dunteman, R.C., Annunziata, C.C.,

Friedman, M.J.: Evaluation and treatment of recurrent instability after anterior cruciate ligament reconstruction. Instr. Course Lect. **50**, 463–474 (2001)
6. LaPrade, R.F., Hamilton, C.D., Montgomery, R.D., Wentorf, F., Hawkins, H.D.: The reharvested central third of the patellar tendon. A histologic and biomechanical analysis. Am. J. Sports Med. **6**, 779–785 (1997)
7. Noyes, F.R., Barber-Westin, S.D.: Revision anterior cruciate surgery with use of bone-patellar tendon-bone autogenous grafts. J. Bone Joint Surg. Am. **8**, 1131–1143 (2001)
8. O'Neill, D.B.: Revision arthroscopically assisted anterior cruciate ligament reconstruction with previously unharvested ipsilateral autografts. Am. J. Sports Med. **8**, 1833–1841 (2004)
9. Passler, H.H., Hoher, J.: Intraoperative quality control of the placement of bone tunnels for the anterior cruciate ligament. Unfallchirurg **4**, 263–272 (2004)
10. Proctor, C.S., Jackson, D.W., Simon, T.M.: Characterization of the repair tissue after removal of the central one-third of the patellar ligament. An experimental study in a goat model. J. Bone Joint Surg. Am. **7**, 997–1006 (1997)
11. Salmon, L.J., Pinczewski, L.A., Russell, V.J., Refshauge, K.: Revision anterior cruciate ligament reconstruction with hamstring tendon autograft: 5- to 9-year follow-up. Am. J. Sports Med. **10**, 1604–1614 (2006)
12. Verma, N.N., Carson, E.W., Warren, R.F., Wickiewicz, T.L.: Revision anterior cruciate ligament reconstruction the hospital for special surgery experience. Sports Med. Arthrosc. Rev. **13**(1), 46–52 (2005)
13. Woods, G.W., Fincher, A.L., O'Connor, D.P., Bacon, S.A.: Revision anterior cruciate ligament reconstruction using the lateral third of the ipsilateral patellar tendon after failure of a central-third graft: a preliminary report on 10 patients. Am. J. Knee Surg. **1**, 23–31 (2001)
14. Wupperman, P.L., Spindler, K.P.: Revision ACL surgery using a two-incision technique. Sports Med. Arthrosc. Rev. **1**, 32–37 (2005)

第十七章 前交叉韧带重建失败后翻修

Nuno Sevivas, Hélder Pereira, Pedro Varanda, Alberto Monteiro, and João Espregueira-Mendes

石俊俊 译

内容

简介	381
初次手术失败的原因	382
临床评估	383
病史	383
体格检查	383
KT-1000	383
影像学	383
治疗选择	384
手术	384
手术方案的制订	384
移植物选择	385
移植物固定	385
康复	385
结论	386
参考文献	386

N. Sevivas(✉)
Department of Orthopaedics, Centro Hospitalar Entre Douro e Vouga, Centro Hospitalar Póvoa de Varzim-Vila Conde, Clínica Saúde Atlântica, Rua Dr. Cândido de Pinho, 4520-211 Santa Maria da Feira, Portugal
e-mail: nunosevivas@ gmail.com

H. Pereira
Department of Orthopaedics, Centro Hospitalar Póvoa de Varzim-Vila Conde, Clínica Saúde Atlântica, Largo da Misericórdia, 4490-421 Póvoa de Varzim, Portugal
e-mail: heldermdpereira@ gmail.com

P. Varanda
Department of Orthopaedics, Centro Hospitalar Entre Douro e Vouga, Clínica Saúde Atlântica, Rua Dr. Cândido de Pinho, 4520-211 Santa Maria da Feira, Portugal
e-mail: pedrovaranda@ gmail.com

A. Monteiro
Department of Orthopaedics, Clínica Saúde Atlântica, Estádio do Dragão, 4350-415 Porto, Portugal
e-mail: monteirolda@ sapo.pt

J. Espregueira-Mendes
Department of Orthopaedics, Clínica Saúde Atlântica, Universidade do Minho, Estádio do Dragão, 4350-415 Porto, Portugal
e-mail: joaoespregueira@ netcabo.pt

简介

前交叉韧带(ACL)重建是骨科最常见的手术之一。估计美国每年有7.5万~10万例ACL手术[16,23]。远期随访结果很好,但是据报道临床失败率为10%~25%[29],使ACL重建的翻修术,甚至再次翻修(二次或多次翻修)数量随之增加[32]。

在过去的几年里,对ACL进行了大量的基础研究,使临床上对移植物的选择、骨道位置、移植物的固定和ACL重建后的康复都得到了显著的改进。对移植物整合和"韧带化"过程的生物学的认识增多[8],减少了移植物过度拉长、拉出或滑移等并发症[19]。

根据其胫骨止点的相对位置,一般认为ACL由两个不同的功能束组成:前内束(AMB)和后外束(PLB)[14],共同发挥限制胫骨前移[25,28]和控制膝关节旋转稳定性的作用[11]。

单束ACL重建仅重建ACL的一部分(AMB),临床报道效果总体很好[10,37]。但也有作者不认同,他们认为只有解剖双束ACL重建才能恢复膝关节的旋转稳定性[35,36]。

也许很快出现的理论可以解释为什么部分单束ACL重建患者对效果不满意,不能获得与术前相同的运动水平,但不论是影像检查还是临床查体均无法得到任何资料可以解释患者的不满意这件事。事实上,我们面临的问题是无法客观定量评价膝关节的前后向稳定性和旋转稳定性。这引导我们开发了以MRI或CT扫描使测量旋转稳定性的有效测量工具-PKTD(膝关节检测装置-T. Lob and Espregueira-Mendes)。我们正在明确这些测量方法的功能意义,以及影响ACL重建技术的方式。这是我们以后的科研主题。我们的目的是客观地量化引起 ACL 重建术后失败的不明原因:运动或轴移活动中主观感觉的不稳。即使 ACL 重建没有明显问题,也没有明显的前后向不稳(经 KT-1000 或 Lachman 试验评估)。

ACL 重建术后,如果患者仍有不稳、疼痛或(和)膝关节活动受限,则建议翻修。首先进行认真的术前评估,这对术后的最终效果具有决定性作用。应该评估患者的症状和期望,必须要让患者明白术后哪些症状能得到改善,这些改善的实际效果是怎样的。一定要明白翻修的效果不可能像初次手术那样好[18,21,31,34],而且引起初次手术失败的原因也会影响本次翻修的效果。患者必须同时要知道未经治疗的不稳定的膝关节可能会引起半月板和股骨髁损伤,导致早期的骨关节炎[3,7,13,22,26]。

翻修术没有统一的标准。具体手术方式根据上次手术失败的原因、患者的特征和医生的喜好而定,手术技术、移植物和固定方式也有很多方式。

下面讨论 ACL 重建失败后翻修前的病因分析、患者的临床评估、治疗方案的选择(包括关键的手术技术要点和康复)。

初次手术失败的原因

ACL 重建失败有很多原因,有时不仅仅是一个。目前已知的最主要的原因是手术技术的错误[1,21,29,31,34],但生物因素[5,15]或新的创伤[12,17]也很重要。手术失败特别与骨道位置错误有关。骨道内的整合和"韧带化"还没有完成的时候就进行激进的康复,会导致固定系统的失败(如移植物脱出或滑脱)。

按照患者的临床表现我们将 ACL 重建失败的原因分为 2 类:不稳定和膝活动度减小(伴或不伴疼痛)。

1. 不稳定

(a) 术后最常出现移植物固定不佳和(或)位置错误;

(b) 初期完全恢复,再次创伤后出现的不稳定通常为再次断裂;

(c) 初期僵硬由骨道位置错误引起,膝关节活动受限在移植物拉长或断裂后得到改善,随后再次出现不稳。

2. 膝关节活动范围减小

(a) 伸膝不全
- 独眼畸形(图 1a 和 b)
- 髁间窝瘢痕
- 股骨骨道太靠后很少见,通常可以耐受
- 胫骨骨道太靠前(移植物撞击)(图 2)

(b) 屈膝不全
- 股骨骨道太靠前(图 2)是由内向外技术的常见错误
- 胫骨骨道太靠后

(c) 伸屈膝均不全(关节囊炎/关节纤维化)的特点是持续疼痛和僵硬,炎症和膝关节肿胀,伸膝滞后和髌骨活动受限。

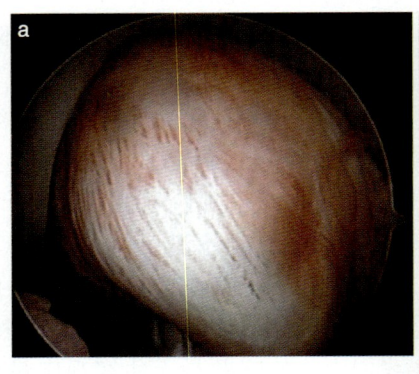
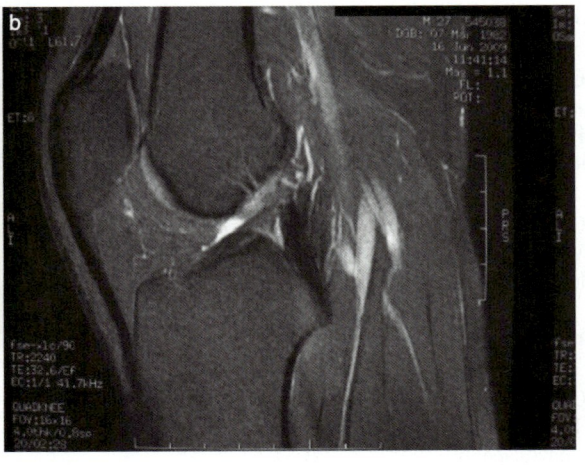

图 1 独眼畸形(a)关节镜下观(b)MRI

第十七章 前交叉韧带重建失败后翻修

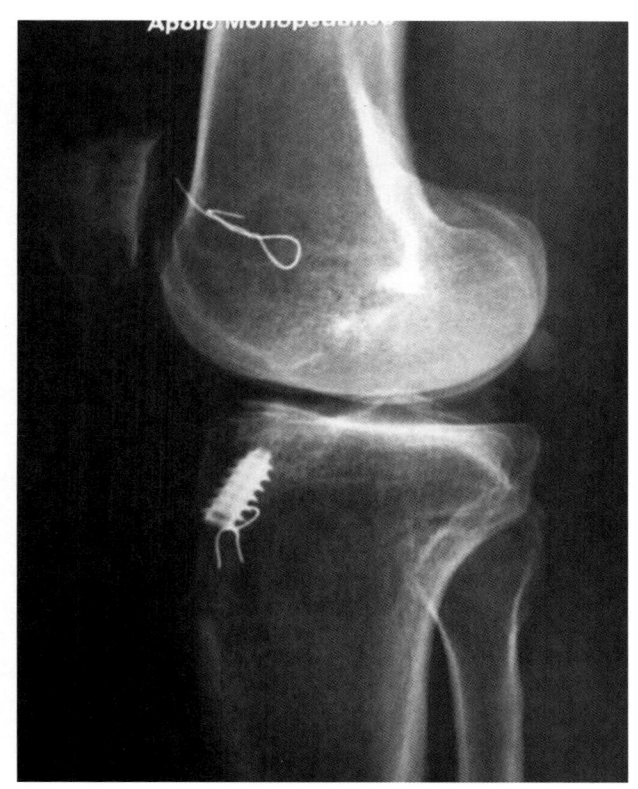

图 2 胫骨和股骨骨道靠前

临床评估

病史

应该询问首次受伤的细节(如创伤特点),上次治疗的详细方案(如移植物的选择和固定,创伤至手术的间隔时间)和康复计划(如手术到重返体育活动的时间)。

明白什么是主要问题:是不稳定还是膝关节活动范围减小(伴或不伴疼痛)。患者不同的症状会使我们做出不同的诊断。疼痛可能与软骨损伤或滑膜炎有关,应该同时进行治疗。

如果有关节不稳的症状,应该明确不稳定是从首次修复术后什么时候开始出现的。如果关节不稳是逐渐发生的,可能是移植物位于非解剖位置上,或者激进的康复造成移植物固定失败,或者移植物被逐渐拉长。如果术后一直有膝关节不稳,可能是移植物固定失败。

要明确回答患者以后可以从事的职业以及业余活动期望。

体格检查

首先应该检查评估步态和肢体畸形。内翻畸形会导致重建后 ACL 负荷增加,在这种情况下,翻修的同时应考虑同期行外翻截骨[2]。

必须测量膝关节的活动范围(ROM),因为严重的屈膝和(或)伸膝缺失可能需要先行其他操作,使膝关节无痛并得到完全的活动范围。

我们经常用 Lachman 试验和轴移试验评价患者膝关节的稳定性。轴移试验是最重要的决定 ACL 缺失的试验,也是一种判定临床中膝关节不稳的有效方法。轴移试验分为不同的等级(0;±滑动感;++;+++),医生应该清楚这些分级。不论几级,轴移试验阳性均代表前交叉韧带[6]控制旋转功能缺失。

必须探查并修复所有相关的膝关节韧带不稳(如内侧、外侧、后内侧和后外侧),以避免翻修后移植物断裂。麻醉后再次查体有助我们进行评估[9]。

KT-1000

我们使用 KT-1000 来评估和定量检测膝关节松弛。这是一种可重复的可用来进行定量评估 Lachman 试验的方法。两侧膝关节间差别大于 3mm 为"异常"。

影像学

患者通常需要进行负重前后位、完全伸直侧位、屈膝 30°侧位、45°负重后前位、髁间窝位和轴位 X 线检查,帮助我们了解肢体力线、原骨道位置、固定方式、骨道增宽、骨溶解和关节退变的情况改变。

CT 有时可以更好地显示骨缺损的范围和骨道。我们常用 MRI 进行评估,特别是 ACL 移植物(完整性和整合性)和相关损伤(如软骨、半月板和韧带)[9]。

我们设计了一种工具可以在 MRI/CT 扫描检查时评估前后向和旋转稳定性-Porto KTD(膝关节测定装置-Espregueira-Mendes)(图 3)。这个装置由聚乙烯制成,在 MRI 或 CT 扫描中使用。它对胫骨施加异常的前后向和内旋的力,可以客观测量股骨和胫骨间的前向移动和内旋(在两个预先定好的骨性标记物之间)。

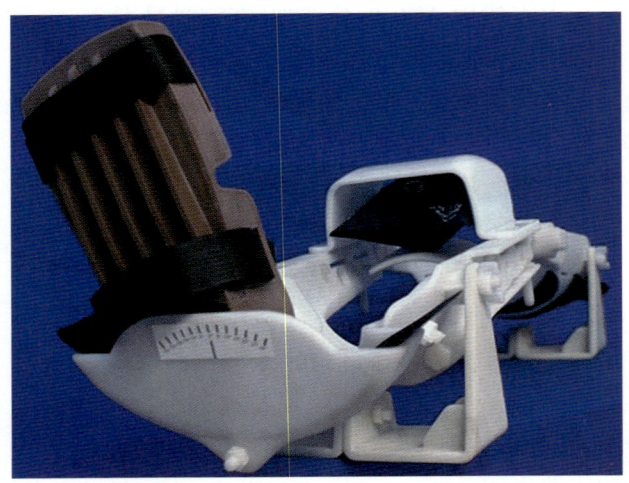

图3　Porto KTD（膝关节测定装置）

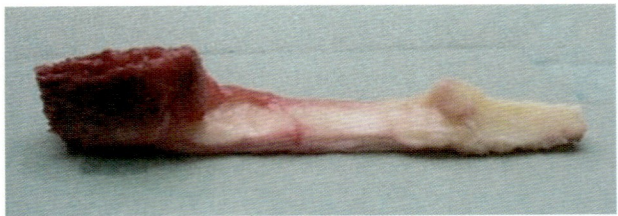

图4　带较大骨块的自体肌腱

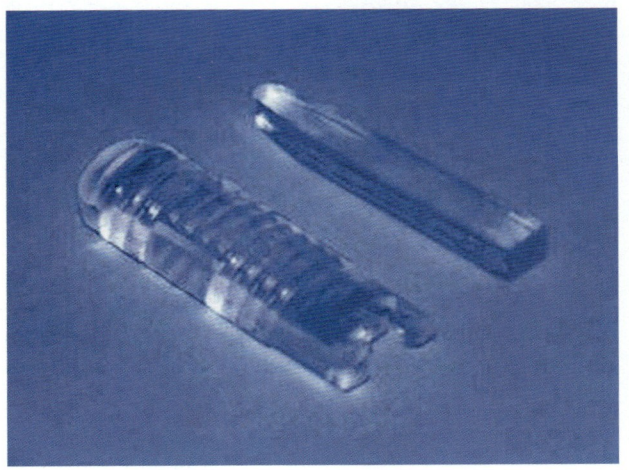

图5　膨胀固定装置（Resofix™ Resoimplant GmbH, Regensburg, Germany）

治疗选择

在评估主要症状并找到失败的原因后,要判定患者是否适合翻修。患者也应该参与到决定中,并清楚手术的必要性。有时降低运动水平或采用改善本体感觉的特殊康复计划也可以解决这些症状[30]。

如果主要症状是疼痛,关节镜足以改善症状,如治疗半月板损伤、软骨损伤、"独眼"损伤和滑膜炎。对一些活动水平较低的患者,完全或部分祛除移植物就足够了。

ACL翻修术是一种补救手术,最终效果没有初次手术理想[24]。

术前评估时,要决定是否取出金属内固定物。位于而且会干扰新骨道者应该取出,不影响者可留在原位以避免骨道扩大引起骨缺损。这些都会影响手术选择。

远离新骨道者,直接钻一个新骨道而不破坏旧骨道也不用取出内固定物。但是,如果理想的骨道位置与原有骨道重叠,必须取出内固定物并处理骨缺损。如果原来使用的是由外向内技术,我们推荐使用分叉骨道由内向外技术翻修（反之亦然）,骨道位置用影像检查来控制。骨缺损有以下处理方式:自体髂嵴骨移植、使用带骨块的自体/异体肌腱（图4）,更大的界面螺钉或使用两枚或多枚螺钉固定。我们常规使用能解决一些骨缺损的膨胀固定系统（Resofix™ Resoimplant GmbH, Regensburg, Germany）（图5）。必须确保骨道位置正确且骨质量良好。只有牢记这两点,移植物才能在理想的位置得到良好的固定。

其他翻修原因中,感染也可能造成ACL重建失败。血液分析、骨扫描、常规多种膝关节滑膜活检等检查可用以排除此情况。

手术

ACL翻修术与初次手术的目的都是膝关节稳定无痛。因此,最佳的骨道位置、正确的移植物选择和可靠的固定方式可以保证术后康复计划的早期进行。

根据我们在1989—2007年的经验,1464例初次ACL修复术的成功率为96%。同期我们翻修了44位患者,许多来自外院。这些翻修患者平均随访期为8.5年,69%的患者IKDC评分为A+B级。90%以上翻修原因是技术错误。71%的病例X线显示有在一侧或两侧间室中有关节病或软骨下骨硬化,并与半月板切除和软骨损伤相关性有统计学意义。翻修失败率为7.6%。

必须告知患者ACL翻修术的效果通常很好,但不可能像初次手术一样可靠[20,31,33]。

手术方案的制订

标准器械不足以完成ACL翻修术,需要有专门的器械取出原有的内固定物(如环钻、螺丝刀),准备不同型号的钻头制造新骨道。

我们只取出可能影响手术的材料。取出螺钉后的空洞使骨质脆弱,容易在固定新移植物时使骨道壁破裂。

取出胫骨干骺端内侧皮质的门形钉可能会损害骨皮质而影响移植物的固定。如果有严重的骨缺损或(和)严重的关节僵硬,要考虑二次手术[29,30]。

因为解剖学标志不如初次手术清晰,胫骨骨道的位置应该参照影像来定位。不建议采用后交叉韧带或内侧髁间棘作参照。应该进行解剖学定位[30]。再次行髁间窝成形术以清楚看到过顶位,并有足够的空间使移植物在完全伸屈时不发生撞击。

手术的关键是选择正确的骨道位置。常见的错误是骨道靠前。在股骨侧,翻修技术与初次手术不同,因此如果初次手术时采用了由内向外技术,我们建议翻修时采用由外向内技术,反之亦然[2,30]。如果初次手术的骨道位置正确,可以在原位重新钻孔;否则应建立不侵入旧骨道的新骨道。最困难的情况是旧骨道位置轻度偏离或骨缺损而形成的骨道扩大。较大的骨缺损可以采用骨移植,但有时需要分期手术[29,30]。如果原双束重建的一束位置正常,建议只翻修位置错误的一束。

合并的膝关节韧带损伤必须进行处理,以避免翻修失败。可用(或不用)增补术来修复急性外侧副韧带或后外侧韧带损伤。重度的内侧副韧带损伤合并后外侧角损伤应该在重建前进行修复或愈合后再翻修。后交叉韧带(PCL)完全断裂应该同期或二期重建[34]。

移植物选择

使用自体还是异体移植物进行 ACL 翻修术仍有争议。两种移植物各有优缺点,最终应该根据病例个体的不同和医生的经验做出选择。

异体移植物不存在供体点发病的问题,而且可以带一个较大的骨块,骨块在需要填塞骨缺损的病例中非常有用。但要考虑到异体移植物有传播感染的风险,整合较慢,且有发生免疫反应的可能。在决定手术方式的时候还要考虑到异体移植物会增加费用的问题。

我们的原则是如果自体移植物不够用,就使用异体移植物,尤其是需要修复多韧带损伤,如 PCL、ACL 和(或)后外侧角的时候。我们喜欢使用自体髌腱,因为它的骨块可以填充骨缺损。

我们在 ACL 翻修术中选择自体移植物的原则列在表 1 中。与其他学者一样,我们有时也会从对侧腿取移植物[27],尤其是初次手术时间不足 18 个月,骨道位置正确的时候。如果超过 18 个月或更久,可以在同一部位再次取材[4]。

表 1 翻修术移植物选择原理

初次手术		翻修移植物
骨-髌腱-骨(BPTB)位置错误		四股腘绳肌腱
骨-髌腱-骨(BPTB)位置正确	<18 月	对侧 BPTB
	>18 月	同侧 BPTB
四股腘绳肌腱		BPTB
人工韧带		同侧 BPTB

移植物固定

固定方式对结果至关重要。不论采用哪种方式,在移植物整合以前的术后康复早期,都要受到外力作用。

现有许多固定方式,可以分为皮质(悬吊)和孔内(骨道内)两种。本文不分析两种固定方式的特点。

骨与软组织固定的各种器械都应该准备好,这样移植物的选择才能不受限制。对我们来说,理想的方法是一种可吸收的骨道内固定:在移植物整合前维持必要的固定力使之可以承受术后的外力,在内固定物吸收消失后又不给移植物本身造成有害反应。我们使用由 PLDA(聚-D,L-乳酸)制作的 Resofix™(Resoimplant GmbH, Regensburg, Germany)作为骨道内的可吸收膨胀栓,它有安全且特定的可降解时间。其他的固定装置如界面钉、门形钉、金属垫圈、固定纽扣、transfix 和 rigid fix 在需要时也可使用。

康复

ACL 翻修术后不能采用激进的康复计划,在负重和功能锻炼上进度要缓慢一些。康复计划要根据患者个体来制订,要考虑到肢体的对线、骨质、患者的依从性以及会影响到术后康复进程的手术操作。

一般原则是,患者在术后 24 小时开始屈膝练习,并进行完全被动的伸膝活动。术前术后我们常规使用冰敷来减轻炎症反应和肿胀。行走时使用拐杖,直到恢复比较正常的步态时再弃拐。术后 48 小时出院,门诊继续康复锻炼。

术后2周内患者要达到完全伸膝,屈膝最少达90°。康复锻炼包括系列的循序渐进的活动、力量(等长、闭链和仅部分开链练习)以及动态稳定性练习。膝关节肿胀和疼痛消失时可以开始跑步练习[30]。

康复的晚期可以进行一些运动相关的训练,但需牢记骨道内移植物的整合和韧带化过程。移植物的转化是一个长期的过程,只能接近而不能完全替代正常韧带。通常分为几期:早期为移植物坏死、细胞减少,然后是增殖期(生物力学强度最脆弱),最后是韧带化期,移植物塑形直到最接近正常的ACL,必须遵从这个过程才能取得康复的成功。一般患者预期在术后9个月时能重返对抗运动,但必须考虑到全部因素(患者因素和手术因素),在一些病例中,如果没有遵从生物学金标准而采用了激进的康复计划,威胁到我们的主要指标,就需要更长的康复时间。

结论

ACL重建术失败后翻修是一项挑战性的手术,会遇到许多临床和技术困难。它需要进行认真的术前评估,包括详细的病史、全面的查体、恰当的放射学观察和严密的术前计划。

我们应该辨别患者症状与上次失败的原因、确认并治疗与之相关的不稳定、处理前次手术引起的问题(如骨缺损及旧移植物),选取最合适的移植物、固定方式和康复计划。

翻修术有许多手术方式可供选择,医生必须熟悉几种不同的技术,以选择最适合患者的治疗方案。

参考文献

1. Carson, E.W., Anisko, E.M., Restrepo, C., Panariello, R.A., O'Brien, S.J., Warren, R.F.: Revision anterior cruciate ligament reconstruction: etiology of failures and clinical results. J. Knee Surg. **17**, 127–132 (2004)
2. Carson, E.W., Brown, C.J.: Revision Anterior Cruciate Ligament Surgery. The Adult Knee. Lippincot, Williams & Wilkins, Philadelphia (2003)
3. Church, S., Keating, J.F.: Reconstruction of the anterior cruciate ligament: timing of surgery and the incidence of meniscal tears and degenerative change. J. Bone Joint Surg. Br. **87**, 1639–1642 (2005)
4. Colosimo, A.J., Heidt Jr., R.S., Traub, J.A., Carlonas, R.L.: Revision anterior cruciate ligament reconstruction with a reharvested ipsilateral patellar tendon. Am. J. Sports Med. **29**, 746–750 (2001)
5. Corsetti, J.R., Jackson, D.W.: Failure of anterior cruciate ligament reconstruction: the biologic basis. Clin. Orthop. Relat. Res. **325**, 42–49 (1996)
6. DeFranco, M.J., Bach Jr., B.R.: A comprehensive review of partial anterior cruciate ligament tears. J. Bone Joint Surg. Am. **91**, 198–208 (2009)
7. Dejour, H., Walch, G., Deschamps, G., Chambat, P.: Arthrosis of the knee in chronic anterior laxity. Rev. Chir. Orthop. Reparatrice Appar. Mot. **73**, 157–170 (1987)
8. Espregueira-Mendes, Lopes, J.M., Castro, C., Oliveira, J.: Time of remodelling of the patella tendon graft in anterior cruciate ligament surgery: an histological and immunohistochemical study in a rabbit model. Knee **5**, 9–19 (1998)
9. Espregueira-Mendes, J.: Revision of failures after reconstruction of the anterior cruciate ligament. In: Lemaire, R., Horan, F., Villar, R. (eds.) EFORT – European Instructional Course Lectures, pp. 184–189. The British Editorial Society of Bone and Joint Surgery, London (2005)
10. Freedman, K.B., D'Amato, M.J., Nedeff, D.D., Kaz, A., Bach Jr., B.R.: Arthroscopic anterior cruciate ligament reconstruction: a metaanalysis comparing patellar tendon and hamstring tendon autografts. Am. J. Sports Med. **31**, 2–11 (2003)
11. Gabriel, M.T., Wong, E.K., Woo, S.L., Yagi, M., Debski, R.E.: Distribution of in situ forces in the anterior cruciate ligament in response to rotatory loads. J. Orthop. Res. **22**, 85–89 (2004)
12. Getelman, M.H., Friedman, M.J.: Revision anterior cruciate ligament reconstruction surgery. J. Am. Acad. Orthop. Surg. **7**, 189–198 (1999)
13. Gillquist, J., Messner, K.: Anterior cruciate ligament reconstruction and the long-term incidence of gonarthrosis. Sports Med. **27**, 143–156 (1999)
14. Girgis, F.G., Marshall, J.L., Monajem, A.: The cruciate ligaments of the knee joint. Anatomical, functional and experimental analysis. Clin. Orthop. Relat. Res. **106**, 216–231 (1975)
15. Greis, P.E., Johnson, D.L., Fu, F.H.: Revision anterior cruciate ligament surgery: causes of graft failure and technical considerations of revision surgery. Clin. Sports Med. **12**, 839–852 (1993)
16. Griffin, L.Y., Agel, J., Albohm, M.J., Arendt, E.A., Dick, R.W., Garrett, W.E., Garrick, J.G., Hewett, T.E., Huston, L., Ireland, M.L., Johnson, R.J., Kibler, W.B., Lephart, S., Lewis, J.L., Lindenfeld, T.N., Mandelbaum, B.R., Marchak, P., Teitz, C.C., Wojtys, E.M.: Noncontact anterior cruciate ligament injuries: risk factors and prevention strategies. J. Am. Acad. Orthop. Surg. **8**, 141–150 (2000)
17. Harner, C.D., Giffin, J.R., Dunteman, R.C., Annunziata, C.C., Friedman, M.J.: Evaluation and treatment of recurrent instability after anterior cruciate ligament reconstruction. Instr. Course Lect. **50**, 463–474 (2001)
18. Johnson, D.L., Swenson, T.M., Irrgang, J.J., Fu, F.H., Harner, C.D.: Revision anterior cruciate ligament surgery: experience from Pittsburgh. Clin. Orthop. Relat. Res. **325**, 100–109 (1996)
19. Menetrey, J., Duthon, V.B., Laumonier, T., Fritschy, D.: "Biological failure" of the anterior cruciate ligament graft. Knee Surg. Sports Traumatol. Arthrosc. **16**, 224–231 (2008)
20. Noyes, F.R., Barber-Westin, S.D.: Revision anterior cruciate surgery with use of bone-patellar tendon-bone autogenous grafts. J. Bone Joint Surg. Am. **83-A**, 1131–1143 (2001)
21. Noyes, F.R., Barber-Westin, S.D., Roberts, C.S.: Use of allografts after failed treatment of rupture of the anterior cruciate ligament. J. Bone Joint Surg. Am. **76**, 1019–1031 (1994)
22. Ohly, N.E., Murray, I.R., Keating, J.F.: Revision anterior cruciate ligament reconstruction: timing of surgery and the incidence of meniscal tears and degenerative change. J. Bone Joint Surg. Br. **89**, 1051–1054 (2007)
23. Owings, M.F., Kozak, L.J.: Ambulatory and inpatient procedures in the United States, 1996. Vital Health Stat. **13**, 1–119 (1998)
24. Safran, M.R., Harner, C.D.: Technical considerations of revision anterior cruciate ligament surgery. Clin. Orthop. Relat. Res. **325**, 50–64 (1996)
25. Sakane, M., Fox, R.J., Woo, S.L., Livesay, G.A., Li, G., Fu, F.H.: In situ forces in the anterior cruciate ligament and its bundles in response to anterior tibial loads. J. Orthop. Res. **15**, 285–293 (1997)
26. Segawa, H., Omori, G., Koga, Y.: Long-term results of nonoperative treatment of anterior cruciate ligament injury. Knee **8**, 5–11 (2001)
27. Shelbourne, K.D., O'Shea, J.J.: Revision anterior cruciate ligament

reconstruction using the contralateral bone-patellar tendon-bone graft. Instr. Course Lect. **51**, 343–346 (2002)
28. Takai, S., Woo, S.L., Livesay, G.A., Adams, D.J., Fu, F.H.: Determination of the in situ loads on the human anterior cruciate ligament. J. Orthop. Res. **11**, 686–695 (1993)
29. Thomas, N.P., Kankate, R., Wandless, F., Pandit, H.: Revision anterior cruciate ligament reconstruction using a 2-stage technique with bone grafting of the tibial tunnel. Am. J. Sports Med. **33**, 1701–1709 (2005)
30. Thomas, N.P., Pandit, H.G.: Revision anterior cruciate ligament. In: Prodromos, C., Brown, C., Fu, F., Georgoulis, A., Gobbi, A., Howell, S.M., Johnson, D., Paulos, L., Shelbourne, D. (eds.) The Anterior Cruciate Ligament: Reconstruction and Basic Science, pp. 443–457. Saunders Elsevier, Philadelphia (2008)
31. Uribe, J.W., Hechtman, K.S., Zvijac, J.E., Tjin, A.T.E.W.: Revision anterior cruciate ligament surgery: experience from Miami. Clin. Orthop. Relat. Res. **325**, 91–99 (1996)
32. Wegrzyn, J., Chouteau, J., Philippot, R., Fessy, M.H., Moyen, B.: Repeat revision of anterior cruciate ligament reconstruction: a retrospective review of management and outcome of 10 patients with an average 3-year follow-up. Am. J. Sports Med. **37**, 776–785 (2009)
33. Wirth, C.J., Kohn, D.: Revision anterior cruciate ligament surgery: experience from Germany. Clin. Orthop. Relat. Res. **325**, 110–115 (1996)
34. Wolf, R.S., Lemak, L.J.: Revision anterior cruciate ligament reconstruction surgery. J. South. Orthop. Assoc. **11**, 25–32 (2002)
35. Yagi, M., Wong, E.K., Kanamori, A., Debski, R.E., Fu, F.H., Woo, S.L.: Biomechanical analysis of an anatomic anterior cruciate ligament reconstruction. Am. J. Sports Med. **30**, 660–666 (2002)
36. Yamamoto, Y., Hsu, W.H., Woo, S.L., Van Scyoc, A.H., Takakura, Y., Debski, R.E.: Knee stability and graft function after anterior cruciate ligament reconstruction: a comparison of a lateral and an anatomical femoral tunnel placement. Am. J. Sports Med. **32**, 1825–1832 (2004)
37. Yunes, M., Richmond, J.C., Engels, E.A., Pinczewski, L.A.: Patellar versus hamstring tendons in anterior cruciate ligament reconstruction: a meta-analysis. Arthroscopy **17**, 248–257 (2001)

第十八章 前交叉韧带手术翻修要点

Hamza Özer, Hakan Selek, and Sacit Turanlı

石俊俊 译

内容

简介	388
引起再次不稳定的因素	389
评估患者	389
移植物的选择	389
术中陷阱	389
固定	390
结论	390
参考文献	390

简介

在 20 世纪后几十年里，前交叉韧带（ACL）手术有了显著的发展。关节镜技术的成功使 ACL 手术在骨科医生中得到了普及。美国每年有 10 万多例的 ACL 重建手术[7]。虽然大部分报告取得良好的效果，但文献中的失败率也在逐渐增加[1,2,6,16,22]。

不仅职业运动员期待重返职业生涯，运动爱好者也希望能恢复到受伤前的运动水平，所以初次 ACL 手术很重要[20]。但是，术前评估不够和不恰当的外科技术可能会引起手术失败，因此患者要求

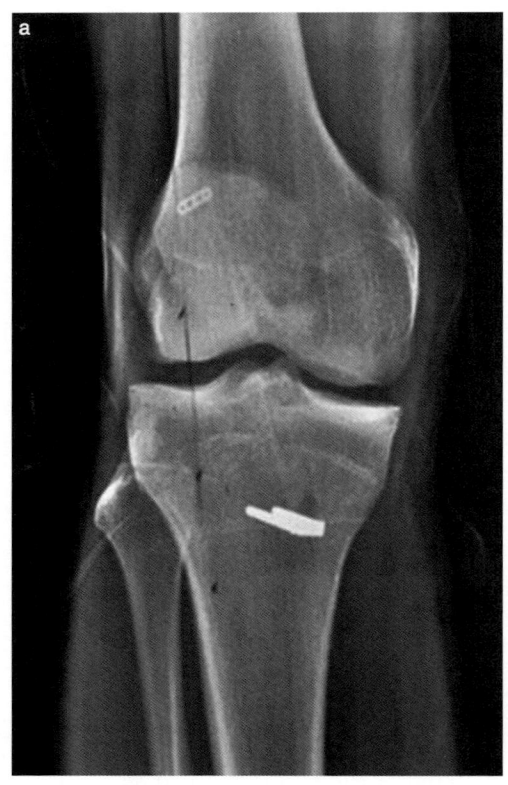

图 1 20 岁青年足球运动员双束 ACL 重建术后失败（**a**）前后位（**b**）侧位

第十八章 前交叉韧带手术翻修要点

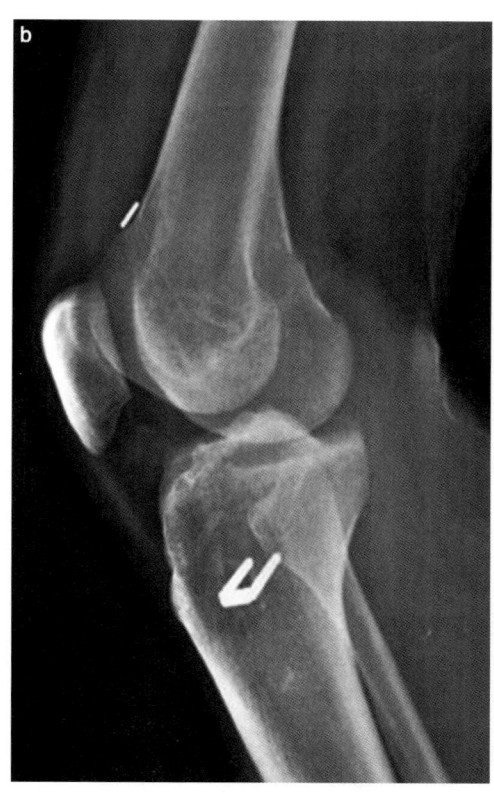

图 1(续)

再行翻修手术以重建有功能性稳定的膝关节(图 1a,b)[1,4,6,8,9]。

引起再次不稳定的因素

引起重建后膝关节再次不稳定的原因很多[2,6],大致分为两类。合并损伤如半月板和韧带损伤,以及患者对损伤的反应属于患者相关因素。对患者的评估、手术技巧和移植物的选择为医生相关因素[2,4,6]。

错误理解侧副韧带和后外侧角损伤会导致病理性松弛,并引起膝关节的复发性不稳定。麻醉后应该检查外翻、内翻和后外侧抽屉试验。如果有可疑的不稳定,就应该对损伤结构进行修复[4-6]。

初次手术技巧是另一个重要因素,这可能导致移植物失效。股骨骨道和胫骨骨道时定位的参考标志物较少,比如住院医师嵴、外侧半月板前角和胫骨髁间嵴[3,10,13,14]。对标志物错误理解而定位的骨道会影响运动时移植物的长度和张力。股骨骨道靠前会引起移植物的张力过大,导致断裂。胫骨骨道的位置错误也会导致膝关节的异常运动。胫骨骨道靠前会引起膝关节伸直不全。骨道靠内可引起内侧胫骨平台软骨表面损伤。如果胫骨骨道靠外,

会引起重建后的韧带的外侧撞击。此外,如果导针在矢状面上放置太靠后,钻孔时可能会伤到 PCL 纤维[8,9,14]。

评估患者

应该认真评估 ACL 手术失败的上述各种因素。制订计划是翻修手术中最重要的一步。体格检查可以让我们对韧带和软骨的完整性有一个基本了解。负重前后位和完全伸直侧位 X 片有助于对骨道位置、移植物以及固定物周围的骨溶解进行评估。屈膝 45°负重后前位 X 片有助于观察膝关节骨关节炎的程度。磁共振影像可以提供关节软骨、韧带的完整性和关节囊的结构的细节[2,4,6,12,15,16] 必须明确上次手术失败的原因。麻醉后再次检查关节评价关节的稳定性。

先检查健侧膝关节[5]。然后迅速完成 Lachman、前抽屉试验、内翻和外翻试验,轴移和反轴移试验也不可少。后外侧抽屉试验有助于观察后外侧的不稳。

仔细寻找引起内翻、外翻或旋转不稳定的病理因素,并进行针对性的手术才能取得成功。

错误的股骨或胫骨骨道不仅引起上次手术失败,也会给翻修带来巨大麻烦。

移植物的选择

翻修移植物的选择取决于医生的偏好。患肢可用的移植物材料有腘绳肌腱和股四头肌腱。也可以使用健侧的肌腱等。由于取材部位可能出现的问题,使医生考虑异体移植物。异体移植物有传播病毒性疾病的可能性,还有愈合性和生物力学特性较差的缺点。但异体移植物可以补充翻修时自体材料的不足[17,18]。

术中陷阱

评估患者的同时,分期手术方案也基本上决定了。要决定软骨和半月板损伤是否同期治疗[2,6,19,21],比如骨髓刺激技术,清理半月板的退变性撕裂。如果在术前 MR 评估时决定自体软骨细胞移植(ACI),则一期软骨取材,ACI 和韧带翻修技术可在二期进行。

仔细判定新骨道与旧骨道之间的关系。偏前太

多的旧骨道可能不会影响新骨道的位置[16,19]。此时 ACL 翻修术可以一次完成。有时界面螺钉可以留置原处[15]。使用骨道逐步扩张技术建立新的骨道，可以不取出硬固定物以免增加骨缺损（图2a,b）。

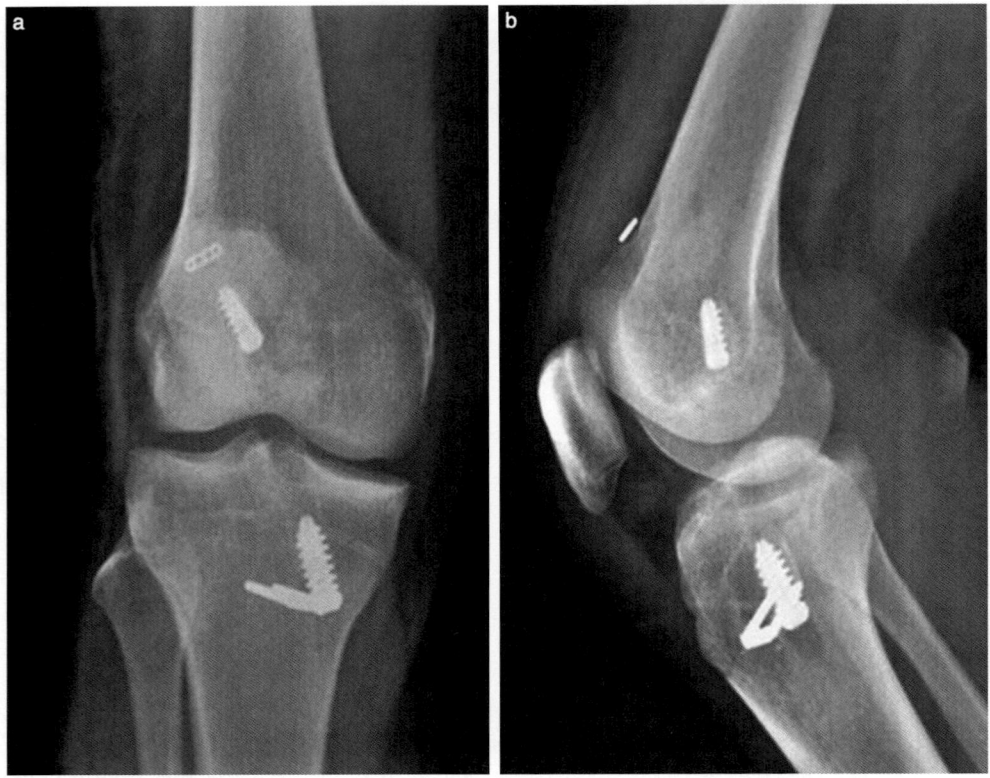

图2 髌腱自体移植物用于 ACL 翻修术。首次手术使用的金属内植物可留置于原处：(a) 正位；(b) 侧位

有时取出内固定物造成较大的骨缺损。使用带较大骨块的移植物和较大直径的界面螺钉可以解决这个问题。但是如果建立满意的新骨道有困难，应该一期植骨二期翻修术[21]。

固定

固定方式可分为悬吊固定和骨道内固定两种。固定方式根据钻出新骨道的骨质而定。骨道内固定-界面螺钉可用于骨-髌腱-骨或腘绳肌腱移植物。如果股骨骨道的后壁连续性可疑，则选择悬吊固定。胫骨端采用骨道内固定+补充固定可以获得结构的稳定[11]。

结论

前交叉韧带翻修技术要求高。要求医生有评估和治疗多韧带不稳和骨缺损的经验，而且一定要有好的器械好的技术，才能解决分期或一步手术问题。从对再损伤膝关节进行的术前评估到翻修术后获得稳定的膝关节这段时期很无奈，但是必须仔细规划方向明确。

参考文献

1. Aglietti, P., Buzzi, R., Menchetti, P.P.M., Giron, F.: Arthroscopically assisted semitendinosus and gracilis tendon graft in reconstruction for anterior cruciate ligament injuries in athletes. Am. J. Sports Med. **24**, 726–731 (1996)
2. Bach Jr., B.R.: Revision anterior cruciate ligament surgery. Arthroscopy **19**(1), 14–29 (2003)
3. Clancy, W.G., Nelson, D.A., Reider, B., et al.: Anterior cruciate ligament reconstruction using one-third of the patellar ligament, augmented by extra-articular tendon transfers. J. Bone. Joint. Surg. **64**(3), 352–359 (1982)
4. Engebretsen, L., Muellner, T., LaPrade, R., et al.: Knee. In: Kjaer, M., Krogsgaard, M., Magnusson, P., et al. (eds.) Textbook of Sports Medicine, pp. 616–637. Blackwell, Malden (2003)
5. Fanelli, G.C., Orcutt, D.R., Edson, C.J.: The multiple-ligament injured knee: evaluation, treatment, and results. Arthroscopy **21**, 471–486 (2005)
6. Greis, P.E., Johnson, D.L., Fu, F.H.: Revision anterior cruciate ligament surgery: causes of graft failure and technical consideration of revision. Clin. Sports Med. **12**, 839–852 (1993)
7. Griffin, L.Y., Agel, J., Albohm, M.J., et al.: Non-contact anterior cruciate ligament injuries: risk factors and prevention strategies. J. Am. Acad. Orthop. Surg. **8**, 141–150 (2000)
8. Howell, S.M., Taylor, M.A.: Failure of reconstruction of the anterior cruciate ligament due to impingement by the intercondylar roof. J. Bone. Joint. Surg. **75**(7), 1044–1055 (1993)

9. Howell, S.M., Wallace, M.P., Hull, M.L., Deutsch, M.L.: Evaluation of the single-incision arthroscopic technique for anterior cruciate ligament replacement. A study of tibial tunnel placement, intraoperative graft tension and stability. Am. J. Sports Med. **27**, 284–293 (1999)
10. Hutchinson, M.R., Ash, S.A.: Resident's ridege: assessing the cortical thicknessof the lateral wall and roof of the intercondylar notch. Arthroscopy **19**, 931–935 (2003)
11. Ishibashi, Y., Rudy, T.W., Livesay, G.A., et al.: The effect of anterior cruciate ligament graft fixation site at the tibia on knee stability: evaluation using a robotic testing system. Arthroscopy **13**, 177–182 (1997)
12. Jarvela, T., Paakkala, T., Kannus, P., et al.: The incidence of patellofemoral osteoarthritis and associated findings 7 years after anterior cruciate ligament reconstruction with a bone-patellar tendon-bone autograft. Am. J. Sports Med. **29**, 18–24 (2001)
13. Jaureguito, J.W., Paulos, L.E.: Why grafts fail. Clin. Orthop. **325**, 25–41 (1996)
14. Khalfayan, E.E., Sharkey, P.F., Alexander, A.H., Bruckner, J.D., Bynum, E.B.: The relationship between tunnel placement and clinical results after anterior cruciate ligament reconstruction. Am. J. Sports Med. **3**, 335–341 (1996)
15. Miller, M.D.: Revision cruciate ligament surgery with retention of the femoral interference screws. Arthroscopy **14**, 111–114 (1998)
16. Noyes, F.R., Barber-Westin, S.D.: Revision anterior cruciate ligament surgery:experience from Cincinnati. Clin. Orthop. **325**, 116–129 (1996)
17. Noyes, F.R., Barber-Westin, S.D.: Anterior cruciate ligament revision reconstruction:results using a quadriceps tendon patellar bone autograft. Am. J. Sports Med. **4**, 553–564 (2006)
18. Ritchie, J.R., Parker, R.D.: Graft selection in anterior cruciate ligament revision surgery. Clin. Orthop. **325**, 65–77 (1996)
19. Safran, M.R., Harner, C.D.: Technical consideration of revision anterior cruciate ligament surgery. Clin. Orthop. **325**, 50–64 (1996)
20. Siegel, M.G., Barber-Westin, S.D.: Arthroscopic assisted outpatient anterior cruciate ligament reconstruction using the semitendinosus and gracilis tendons. Arthroscopy **14**, 268–277 (1998)
21. Thomas, N.P., Kankate, R., Wandless, F., et al.: Revision anterior cruciate ligament reconstruction using a two-stage technique with bone grafting of the tibial tunnel. Am. J. Sports Med. **33**, 1701–1709 (2005)
22. Vergis, A., Gilquist, J.: Graft failure in intra-articular anterior cruciate ligament reconstructions: a review of the literature. Arthroscopy **11**, 312–321 (1995)

第十九章 一期前交叉韧带修复与骨髓刺激的结果及其康复

Alberto Gobbi, Lorenzo Boldrini, Georgios Karnatzikos, and Vivek Mahajan

石俊俊 译

内容

简介	392
方法	393
手术技术	393
康复计划	394
统计学方法	397
结果	397
讨论	398
结论	399
参考文献	399

A. Gobbi(✉), G. Karnatzikos, and V. Mahajan
Oasi Bioresearch Foundation Gobbi N. P. O., Orthopaedic Arthroscopic Surgery International, via Amadeo 24, 20133 Milan, Italy
e-mail: gobbi@cartilagedoctor.it; giokarnes@gmail.com; mvivek@hotmail.com

L. Boldrini
Isokinetic Rehabilitation Network, Orthopaedic Arthroscopic Surgery International, via Amadeo 24, 20133 Milan, Italy
e-mail: lorenzoboldrini@libero.it

简介

急性前交叉韧带(ACL)损伤的治疗仍有争议;虽然有经过保守治疗或一期缝合得以愈合的病例[31],但是金标准,也是最常用的方法仍是使用肌腱移植物进行 ACL 重建[5,9,10,13,27,28],恢复稳定和功能的成功率达到80%。然而,重建术有其自身的并发症:除取材处损伤和术后肌腱无力[9]以外,重建术后膝关节的深部本体感受器数量减少[23],并非所有的患者都能恢复原来的运动[10]。

最近的研究发现经过适当治疗的 ACL 急性损伤有自愈的可能[6,13,19,30,31]。有些学者发现 ACL 有愈合的能力并认为一期修复有用。与重建术相比,在特定的群体中仔细地选择适应证,保留天然的 ACL 可以取得更好的效果[6,13,30]。

恰当的康复计划是术后处理的基本部分。目前没有关于 ACL 一期修复术后特定康复方案,现有方案都与 ACL 重建术康复方案相同。改进的康复计划必须是循序渐进且因人而异的。根据功能-临床指标和特定目标而推进,是成功的关键。

非常明确的是,运动员只有在重新获得全部的必要功能后才算是完全恢复。因此,我们认为康复完成后,运动员应恢复运动状态(一般和特殊状态)、特殊的神经肌肉技能和自信心。

本研究目的是验证在急性 ACL 部分撕裂的部分特定的青年运动员中,一期修复和愈合刺激技术联合特定的功能康复计划是否能够重建膝关节的稳定性和功能。如果我们的假说成立,就可以避免 ACL 重建术的全部并发症,如本体感觉的缺失、供区的损害和肌肉力量的减弱。

方法

我们调查了36位年龄小于40岁的患者。在急性(受伤时间<4周)部分ACL损伤后,所有患者均接受关节镜下行一期ACL修复术联合骨髓刺激技术的治疗。评估包括膝关节扭伤的病史、疼痛、屈曲和打软腿,体格检查可以发现膝关节松弛度增加(<3mm两侧膝关节的最大前向移动度差值<10mm,jerk试验阳性或有滑动感),MRI显示ACL损伤(即股骨或胫骨止点软骨下骨水肿、韧带不连续、韧带信号改变、关节内血肿、ACL整体看不见),最后在根据关节镜下直视下所见和探钩探查前内侧束(AM)和后外侧束(PL)[22]后确诊不完全性近端ACL撕裂。

排除标准为不能进行初始缝合的损伤,ACL中段实质部损伤,合并Ⅳ°软骨损伤,外侧副韧带或后交叉韧带部分或完全损伤,内侧副韧带完全撕裂(Ⅲ°)。对侧膝关节有严重损伤或手术,严重的膝关节对线不良或不愿在我们指定的中心参加严格的康复训练者。

患者采用相同的康复计划,从术后到完全康复期间进行严密的临床控制和指导。

术前评估患者的年龄、性别、侧别、合并的软骨、半月板、韧带损伤或手术史。

由一位独立的检查者使用Rolimeter®(Aircast®,Boca Raton,FL,USA)检测膝关节的前向松弛度,用最大手力来测量双膝毫米级别的差异[7]。

根据IKDC客观膝关节评分,术前麻醉下进行轴移试验。

收集患者伤前的Tegner、单一数字化评估(single assessment numeric evaluation,SANE)、Noyes[20]和Marx[17]评分。术前所有患者都要填写Psychovitality问卷[10]、Tegner[32]和SANE[33]。

术后采用特定的康复计划,并用Marx、Noyes、Tegner、SANE和Lysholm评分系统进行评价;此外,一位独立的检查者在随访结束时用Rolimeter和IKDC客观膝关节评分对结果进行评估。

4位患者同意二次镜检;另有2位患者因为新的损伤而再次镜检。

手术技术

手术在腰麻下进行。常规无菌消毒和铺单后,对膝关节进行全面的检查;确认膝关节的稳定性,用无菌Rolimeter装置和jerk试验进行检查。采用标准膝关节镜入路。对膝关节进行常规顺序探查,并探查交叉韧带。使用探钩在不同屈膝角度和"4"字位置探查AM和PL束以确认是否有ACL部分撕裂。进行Lachman和jerk试验在直视下检查两束的稳定性。

据关节镜下所见,我们将ACL撕裂分型:Ⅰ型:AM束部分损伤(<100%),Ⅱ型:PL束部分损伤(<100%),Ⅲ型:两束部分撕裂,Ⅳ型:完全损伤(表1)。

表1 ACL部分撕裂分类

分类	描述	患者数
Ⅰ	AM束部分损伤(<100%)	20
Ⅱ	PL束部分损伤(<100%)	4
Ⅲ	两束部分撕裂	12
Ⅳ	完全撕裂	0

评估完成后,处理合并的损伤,如半月板切除、半月板缝合、软骨成型和经皮穿孔术治疗内侧副韧带损伤。使用标准的Clever Hook或ExpressSew(DePuy Mitek®,Raynham,MA)将PDS缝线#1(Ethicon,Piscataway,NJ)环绕并穿过ACL的损伤部分,使用Duncan环将各束拉向各自的残端(图1)。缝合的目的是尽可能将损伤部分拉向原位,以减少断端之间的间隙,创造韧带的连续性,以促进来自骨孔的中间充质干细胞(MSCs)增强的自发愈合。

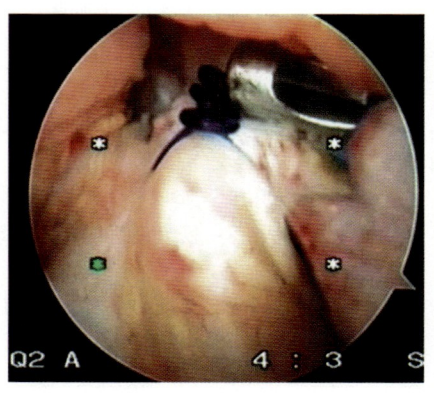

图1 将撕裂端缝合到完整的残端上

微骨折可以造成直径1.5mm,间距3~4mm,深3mm的孔,用锥子小心在ACL的股骨天然止点周围打孔,避免损伤ACL的残余部分。直视下确认有血流出(图2)。

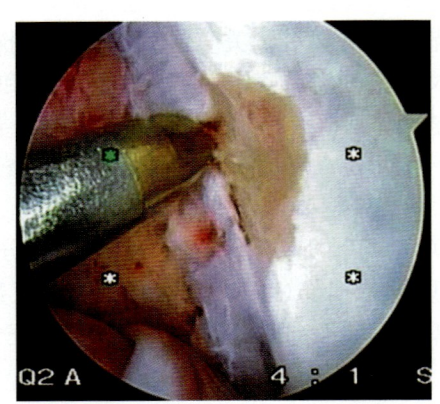

图 2　在 ACL 股骨端周围做微骨折

对Ⅲ型损伤(两束均拉伤但没有断裂),我们没有进行缝合,只做微骨折术。

在关节镜下不同屈膝角度时探查 AM 和 PL 束后,可以确诊 ACL 部分撕裂。然后在损伤 ACL 部分的周围穿缝线并穿过 ACL 损伤部分,缝合于 ACL 残端上。

康复计划

康复计划根据功能而不是临时指标;达到特定的标准即可进入下一步康复阶段。

我们认为康复计划中有 5 个渐进的基本步骤[24]:

1. 解决疼痛、肿胀和炎症
2. 恢复关节活动范围(ROM)和肌肉的柔韧性
3. 恢复肌肉力量
4. 恢复运动模式和协调性
5. 恢复体育运动姿势

从功能的角度看,根据小目标我们将康复计划分为 3 个阶段,达到特定的标准即可结束该段康复(表 2)。

表 2　康复各阶段的进展标准

功能阶段	小目标	进展标准
阶段 1:恢复行走与日常生活自理(0~8 周)	- 保护韧带,避免胫骨对股骨的剪力 - 控制疼痛、肿胀和炎症 - 恢复完全伸直 - 逐步恢复屈膝 - 恢复股四头肌神经肌肉的控制 - 恢复正常行走方式	1. 完全伸直,屈曲>120° 2. 无或轻微疼痛和肿胀 3. 用正确的行走姿势在完全负重散步 4. 足够的股四头肌张力和营养恢复
阶段 2:恢复直线跑(8~16 周)	- 恢复完全活动范围 - 良好恢复膝关节伸-屈肌肌力-营养和柔韧性 - 功能进展,进行抗阻力开链练习的功能性进展 - 日常生活功能良好,自主 - 无疼痛,无肿胀	1. 恢复完全运动 2. 无疼痛、无肿胀 3. 无并发症 4. 良好、无痛的跑步形式 5. 良好控制肌肉的肌张力-营养、本体感觉(等速膝关节肌力测试大约达对侧肢体的 8%) 6. 单腿跳测试达对侧肢体的 80%
阶段 3:恢复运动形式(16~24 周)	- 完全肌肉的肌张力-营养恢复 - 恢复良好的基本运动姿势 - 在动力本体感觉训练中得到良好的神经肌肉控制 - 无痛,无并发症 - 逐步恢复特定的体育运动方式 - 恢复运动员总体状态	如果达到下列条件,在康复训练的最后阶段可以重返高冲击性体育运动(比如足球,排球等) - 良好的跑步形式,特定的运动形式中无痛、无感觉异常 - 等速肌力测试达对侧肢体的>90% - 功能测试与对侧肢体相比>90%(比如,单腿跳试验)

术后前几周对 ACL 修复的愈合过程很重要,因此我们用支具固定膝关节于伸直位至少 3 周以保护韧带;同时避免对韧带有过度应力的练习[1]。在限定的 ROM 内进行 CPM 训练,每天应该进行 4~6 小时以避免关节粘连。我们建议在 2~3 周内逐渐将 ROM 增加到 90°,逐步恢复至正常范围。前 3 周

内扶拐部分负重行走,3周后可忍受时完全负重。康复计划着重于恢复力量和本体感觉。如果几乎完全达到第1和2阶段目标,就可以允许进行日常活动(行走、爬楼梯和直线慢跑),康复最后阶段的目标是恢复最佳的功能,恢复患者的运动生活。这一阶段在场地上进行,在康复过程中通过对骨骼肌和神经部分的练习,从普通逐渐到体育运动的训练。一般竞技运动状态的恢复,是从一开始就在追求的目标。在患者能够跑步以前,可用其他替代方法进行练习(有氧运动如手臂测力计、踏车测力计或交叉训练机),最后用跑步的方式来逐渐进行有氧和无氧训练。

是否允许恢复行走、跑步和体育运动,要根据特定的临床参数和功能目标是否达到而定,见表2。

康复计划中在水中、体操和田径运动的更多训练细节列于表3中。

表3 康复计划

	阶段1	阶段2	阶段3
支具	• 行走时和夜间支具锁在伸直位至少3周。白天休息时、进行康复训练时使用Kinetec®训练活动度时可去除支具 • 术后4~6周仍佩戴支具,膝关节自由活动,直到能够完全负重并有良好的行走方式	–	–
负重	• 3周内使用双拐辅助部分负重(开始时使用足趾触地行走,以后逐渐增加到大约体重的10%),佩戴支具于完全伸直位。随后逐渐在可忍受的情况下增加负重直到能够完全负重,有关节的支具	• 完全负重	–
控制肿胀和炎症	• 术后马上应用持续冷却系统(如Cryo-cuff, AirCast® USA) • 非甾体类抗炎药和抗凝药 • 使用抗血栓袜至恢复完全负重 • 休息时抬高肢体,进行主动踝泵练习 • 如果必要,使用超声、HeNe激光治疗、经皮电刺激镇痛治疗(TENS)	• 康复训练后冰敷20分钟,如果关节肿胀、发热,当日再重复使用 • 如果必要,使用超声、HeNe激光治疗或经皮电刺激镇痛治疗(TENS)	–

活动范围	• 被动活动(屈-伸角度):第1周:10°~60°。以后每天增加5°,到2~3周时活动度达到0°~90°,6周时达到0°~120°,术后8周恢复正常活动范围
	• 前3周使用kinetec®每天6~8小时
	• 2周后完全被动伸直,但不要过伸
	• 主动与被动屈曲
	• 前3周不允许进行主动伸直
	  – 3周后,开始在无阻力于90°~40°范围内进行主动伸直
	  – 6周后在无阻力进行主动屈-伸活动
		• 逐渐恢复完全的ROM(与对侧相比)
		• 主动和被动完全屈曲和伸直
		• Kinetec不是必要的
			–

肌肉力量	• 术后1天在足中立位和膝关节伸直位开始股四头肌唤醒训练(快速收缩)和等长收缩。此后,根据膝关节的情况(出现疼痛、肿胀、发热、活动水平……),可以逐渐进行以下肌肉力量练习:
	  – 直腿抬高(轻重量)
	  – 联合收缩练习(股四头肌和腘绳肌)
	  – 股四头肌电刺激
		• 向心和离心的闭链肌力练习(比如蹬腿机、负重蹲……)
		• 在远端向心和离心抵抗下进行开链肌力练习(如伸腿)从90°~40°逐渐进展到完全伸直
		• 等速肌力练习(开始为高角速度和限制下ROM)
		• 髋内收、外展及臀肌的肌力练习
			• 逐步进行开链和闭链肌力练习,尤其是股四头肌和屈膝肌
			• 低角速度完全ROM下进行等速肌力训练
			• 肌肉伸缩练习

续表

	阶段 1	阶段 2	阶段 3
	- 弹性阻力下主动屈伸踝关节练习 - 膝关节伸直；髋内收肌、外展肌和臀肌力量训练 - 闭链亚最大肌力练习，术后 3~4 周，在限定的 ROM 下（0°~40°，如半蹲；弹性压腿……） - 屈膝肌正最大肌力练习（蜷腿……） • 当患者可以脱拐行走，并可以良好的控制时，可以开始以下练习： - 膝关节正确活动的强化和控制（前-外方和后方移动腿，比如换重心、压腿、靠墙滑蹲……） - 完全负重，向心-离心跖肌屈曲练习 - 躯干肌和深腹肌的力量练习和控制（核心稳定性） • 警惕：前 6~8 周避免开链抗阻力股四头肌练习（如伸膝），此后在近端阻力和限定的 ROM 内进行	• 向心性和离心性膝关节屈曲练习（类型-蜷腿） • 开始进行膝关节活动的加强和控制练习（外侧移步和前后换重心、压腿、靠墙滑蹲……） • 强化踝伸屈和稳定肌力 • 提高躯干肌和深腹肌（核心稳定性）力量练习水平的控制	
肌肉伸展	• 屈膝 130°时才可以进行肌肉拉伸（腘绳肌、小腿三头肌、后方肌肉链、髂腰肌、阔筋膜张肌和股四头肌	• 肌肉拉伸（腘绳肌、小腿三头肌、后方肌肉链、髂腰肌、阔筋膜张肌和股四头肌在至少达到屈膝 130°时才可以进行）	• 开始肌肉拉伸练习
本体感觉训练	• 第 2~3 周时在部分负重下（坐位）进行双足或单足本体感觉练习，随后在 4~5 周时可在完全负重下进行： - 小本体感觉练习通道 - 简单蹦床练习	• 完全负重下进行双足或单足本体感觉练习 • 复杂的本体觉通道练习 • 在蹦床上跑、跳	• 进行高级动态本体觉控制练习（双足或单足）
手法治疗	• 对膝关节和小腿进行轻柔按摩 • 术后第 2 周起进行髌骨松动 • 按摩股四头肌、腘绳肌和髂胫束	• 大腿和小腿肌肉松弛按摩（本期结束时）	• 如有需要
有氧练习和功能活动	• 测力臂 • 不同速度跑台行走练习 • 在 ROM 0°~100°内以高转速无阻力进行自行车练习，然后渐进性抵抗并降低转速 • 圆形踏步机，上下踏步机 • 术后 6 周后开始游泳（直腿）	• 测力臂 • 跑步的初步练习 • 在跑步机、户外柔软、平坦路面上以不同速度渐进性直线跑步 • 逐渐增加自行车阻力练习 • 游泳	• 踏车、游泳、健身房内需氧器械练习跑步……
水疗	• 推荐术后第 2~3 周内在水池中进行康复 • 早期康复的目的是控制疼痛-肿胀，恢复正常的活动，肌张力和本体感觉的控制 • 本阶段开始针对恢复特定的肌肉神经运动形式的训练	• 水中康复渐进性练习和体育特定活动 • 进行肌肉力量和有氧训练。在水中训练代替健身馆的"干"训练，可以加快早期的恢复，避免负荷过度的风险	• 如有需要

续表

	阶段1	阶段2	阶段3
野外	—	• 重获环境和地面的信心,赤脚跑、直线跑步、变向跑步	• 曲线跑、圆圈跑、冲刺、急停 • 强化跳、跳绳、侧移、双脚和单脚跳、侧方跳 • 进行活动中提高本体感觉器动态控制的练习(双足或单足)) • 有氧和乏氧练习 • 体育运动的基础形式(运动离心期的控制、变向和急停、单足跳控制腾空和落地期……) • 体育运动特定姿势的逐渐恢复(直至达到高强度的特定体育活动……) • 乏氧乳酸训练

统计学方法

使用在 Windows 10.0 运行的 SPSS(SPSS Inc., Chicago, IL, USA)进行统计学分析。损伤前、术前和术后连续型变量间的差异用 Wilcoxon 符号秩和检验。非参数 Kruskal Wallis 检验用于分析有无合并损伤的患者组间差异。直接相关(Pearson 相关)用于检测 Psychovitality 与重返运动(伤前与随访结束时的 Tegner 等级间的差异)之间的关系。

结果

36 位患者的平均随访期为 27.5 个月(范围为 15~51 个月)。手术时患者平均年龄为 28.3 岁(SD=9.3);72%(26/36)的患者为男性。

所有患者都按照计划进行康复。平均康复次数为 46.2(SD=11.7)。重返体育运动平均为术后 5.9 个月(SD=1.3)。

术前 Rolimeter 测量两膝的前向移动差异平均为 4.1mm(SD=1.6)。对所有患者中在麻醉下进行轴移试验:15 位为阳性,13 位有滑动感,8 位为阴性。

术前平均 Psychovitality 评分为 14.7(SD=3.3)。

无一例发生感染或主要术后并发症。一位患者在随访结束时 ROM 缺失大于 15°,但他有 3 度软骨损伤,IKDC 客观评分为 D。

术后两膝前向移动度差异从 4.1mm(SD=1.6)减少到 1.4mm(SD=0.8),结果有显著差异($P<0.001$)。随访期末时无两膝关节差异大于 3mm 者。

Tegner 评分从术前 3.2(SD=1.1)增加到术后 6.4(SD=1.5),有显著差异($P<0.001$)。最终 Tegner 评分接近于与伤前的 Tegner 评分 7.0(SD=1.2,$P=0.020$)。8 位患者(22%)没有恢复伤前的运动水平;4 例选择降低运动水平,不是因为伤残,其 Tegner 评分只下降 1 分。2 例下降 2 分多,因为他们有半月板和软骨损伤,最终 IKDC 客观评分不正常。

SANE 评分从 46.1(SD=13.2)增加到 87.3(SD=12.4),有显著差异($P<0.001$);但是,最后评分显著低于伤前的 99.5(SD=1.9,$P<0.001$)。

最后 Marx 评分 9.3(SD=3.6)接近于伤前的 10.6(SD=4.4,$P=0.011$)。Noyes 评分 83.1(SD=7.2)接近于伤前的 82.5(SD=5.8,$P=0.303$),Lysholm 平均评分为 93.5(范围:79~100;SD=5.5)。

最终 IKDC 客观膝关节评分,正常(A)有 28/36

位患者(78%),接近正常(B)有 7/36 位患者(19%),严重异常(D)有 1 位患者(3%)。所有这 8 位患者除 ACL 损伤外都有合并损伤。

36 例患者中共有 4 位患者(17%)进行了二次关节镜观察:4 例自愿二次镜检,其中 2 例患者由于新的轻微创伤而再次关节镜手术治疗半月板撕裂(内侧 1,外侧 1);术中见 ACL 愈合,有良好的血管化,极小的纤维组织,钩探稳定。术后 8 个月时 MRI 显示 ACL 完整(图 3)。

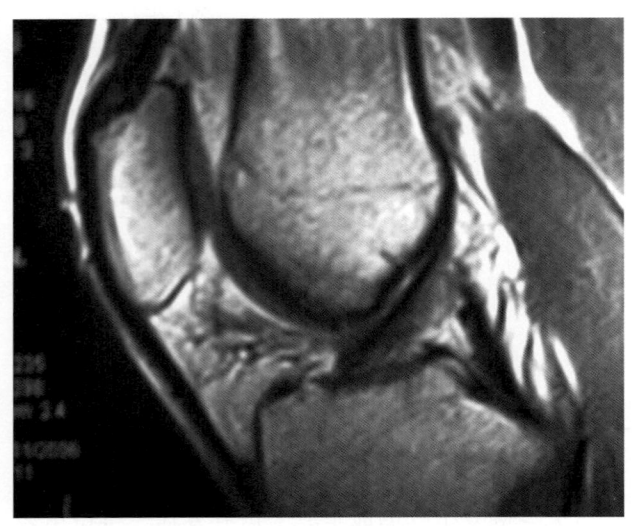

图 3 术后 8 个月时 MRI

2 例患者(5.5%)在体育运动中发生了新的损伤,接受了标准 ACL 重建术。

讨论

我们的研究显示在选定的,急性不完全 ACL 撕裂的年轻运动员采用 ACL 一期修复及骨髓刺激结合特定的康复计划可以恢复膝关节稳定性和功能。重要的是我们的纳入标准很严格,并非所有的 ACL 急性损伤都可以用这种方法治疗。理论上讲,保护天然 ACL 可以避免重建术造成的本体觉缺失和移植物取材处的损害[22]。

在我们的运动员人群中,78%的人可能重返相同的 Tegner 运动水平,并在随访结束时有正常的 IKDC 客观评分。同时,其他评分在随访结束时也提示功能恢复良好,与术前水平相似。Sane 评分结果比受伤前低,但我们相信部分原因是因为对患膝的自信没完全恢复。

我们的结果与 Steadman 等[23]的研究一致。有学者评估了在骨骼未成熟的运动员患者中用愈合反应技术治疗近端 ACL 撕裂的效果,这种技术与治疗软骨缺损的微骨折技术相似,可以促进愈合。在术后平均 69 个月的随访期后,10/13 例患者的临床 Lysholm、Tegner 和主观评分优秀。他们认为选择患者合适的话,愈合反应技术可以恢复膝关节稳定性和功能,并允许他们重返高水平的体育运动和活动。与我们的研究相似,在随访期末时,采用相同的膝关节分析参数,大约有 80%膝关节功能良好。

如前所述,没有 ACL 初次修复术后特定的康复方案的报道。我们采用的康复计划与 ACL 重建相似,并做了部分修改。从 90 年代开始,基于 Shelbourne 在加速康复方案中所做的工作,ACL 重建后康复计划本质上做了修改,这使功能恢复期更短[29]。有学者认为加速康复方案并不会降低长期随访期末时的关节稳定性[2,16,18,23,27]。对此,我们的观点与其他学者相似,考虑到影响康复的所有不同因素(临床、生理、社会与心理),每位患者的康复方案必须"因人而异"[14,24]。

我们的康复方案与其他标准 ACL 重建康复方案的主要区别是术后前 3~6 周要保护修复的 ACL,以保证其组织的愈合。因此,我们在前 3 周支具锁在伸直位的,在术后 6~8 周内逐渐恢复行走形式,同时禁止会对韧带施加过度应力的活动。与一些传统 ACL 重建膝关节的学者的观点相似,我们的计划在开始阶段关注于缓解疼痛、肿胀和炎症,以及恢复关节活动范围[21,25]。

一旦达到这些目的,康复重点即转向恢复肌力、本体感觉和特定的体育形式[2,29]。

本体觉训练是恢复神经肌肉运动模式的基础[4,12],仅此就可以引起改进功能活动的肌肉力量的增强[3,15]。尤其在康复期间,它是基本的功能练习并逐步恢复日常生活和运动姿势;有报告认为自发体能练习具有上调与脊髓和骨骼肌神经元可塑性有关的特定基因的能力[11]。这说明,这种训练能"再次教会"手术的膝关节正确的运动。

这种康复的优点是保护天然韧带的本体感觉,避免供区病损。与标准 ACL 重建相比,能使康复的最后阶段恢复更快,并发症也更少[26,34]。

以完全恢复 ROM、肌力和体育特定技巧、无痛、无肿胀、无血肿为目标的方案,保证了我们的康复计划的安全性。这些临床表现是组织愈合和(在骨科医生的指导下增加负荷)功能标准之间达到精确的平衡的指标[24]。

我们认为患者年轻、主动、对康复计划依从性好也与临床效果有关。

我们相信这种技术是对经过仔细筛选过的患者的一种方案,对儿童患者可以避免建立骨道时干扰生长板,不会成为以后 ACL 重建的障碍。

我们的研究有一些缺点:研究设计不是随机实验,虽然我们假设一些患者不经任何治疗就可以愈合,但因为伦理因素没有设立未治疗的对照组。其他学者报告有移植物失败和(或)再断裂,我们也有 2 例失败,所以仍需要更长时间的随访来明确本技术在治疗 ACL 损伤中的作用。此外,由于没有证据表明我们的瘢痕组织的生物力学特性,需要 ACL 愈合处的活检来进行更进一步的研究,这可以使我们对膝关节稳定性的临床观察更有说明力。

结论

ACL 修复与愈合刺激技术是急性部分 ACL 损伤的一种有效的治疗方法。认真选择患者和恰当的功能康复对取得良好效果是必需的[34]。然而,需要进行进一步研究,以明确本修复术+骨髓刺激技术在治疗膝 ACL 撕裂中的确切作用。

参考文献

1. Beynnon, B.D., Fleming, B.C., Johnson, R.J., et al.: Anterior cruciate ligament strain behavior during rehabilitation exercises in vivo. Am. J. Sports Med. **23**(1), 24–34 (1995)
2. Beynnon, B.D., Uh, B.S., Johnson, R.J., et al.: Rehabilitation after cruciate ligament reconstruction. A prospective, randomized, double blind comparison of programs administered over 2 different time intervals. Am. J. Sports Med. **33**(3), 347–359 (2005)
3. Cooper, R.L., Taylor, N.F., Feller, J.A.: A randomized controlled trial of proprioceptive and balance training after surgical reconstruction of the anterior cruciate ligament. Res. Sports Med. **13**(3), 217–230 (2005)
4. Dubljanin-Raspopović, E., Matanović, D., Kadija, M.: Influence of proprioceptive training in the improvement of neuromuscular performance after ACL reconstruction. Srp. Arh. Celok. Lek. **133**(9–10), 429–432 (2005)
5. Dye, S., Wojtys, E., Fu, F., et al.: Factors contributing to function of the knee joint after injury of reconstruction of the anterior cruciate ligament. J.Bone Joint Surg. **79A**, 1556–1576 (1998)
6. Fujimoto, E., Sumen, Y., Ochi, M., et al.: Spontaneous healing of acute anterior cruciate ligament (ACL) injuries-conservative treatment using an extension block soft brace without anterior stabilization. Arch. Orthop. Trauma Surg. **122**(4), 212–216 (2002)
7. Ganko, A., Engebresten, L., Ozer, H.: The Rolimeter: a new arthrometer compared with KT-1000. Knee Surg. Sports Traumatol. Arthrosc. **8**(1), 36–39 (2000)
8. Gobbi, A., Bathan, L., Boldrini, L.: Primary repair combined with bone marrow stimulation in acute anterior cruciate ligament lesions. Am. J. Sports Med. **37**, 571 (2009)
9. Gobbi, A., Domzalski, M., Pascual, J., et al.: Hamstring anterior cruciate ligament reconstruction: is it necessary to sacrifice the gracilis? Arthroscopy **21**(3), 275–280 (2005)
10. Gobbi, A., Francisco, R.: Factors affecting return to sports after anterior cruciate ligament reconstruction with patellar tendon and hamstring graft: a prospective clinical investigation. Knee Surg. Sports Traumatol. Arthrosc. **14**, 1021–1028 (1996)
11. Gomez-Pinilla, F., et al.: Voluntary exercise induces a BDNF-mediated mechanism that promotes neuroplasticity. J. Neurophysiol. **88**, 2187–2195 (2002)
12. Henriksson, M., Ledin, T., Good, L.: Postural control after anterior cruciate ligament reconstruction and functional rehabilitation. Am. J. Sports Med. **29**(3), 359–366 (2001)
13. Kaplan, N., Wickiewicz, T., Warren, R.: Primary surgical treatment of anterior cruciate ligament ruptures. A long-term follow-up study. Am. J. Sports Med. **18**(4), 354–358 (1990)
14. Kvist, J.: Rehabilitation following anterior cruciate ligament injury. Sports Med. **34**(4), 269–280 (2004)
15. Liu-Ambrose, T., Taunton, J.E., Taunton, J.E., Mac Intyre, D., et al.: The effects of proprioceptive or strength training on the neuromuscular function of the ACL reconstructed knee: a randomized clinical trial. Scand J. Med. Sci. Sports **13**(2), 115–123 (2003)
16. Majima, T., Yasuda, K., Tago, H., et al.: Rehabilitation after hamstring anterior cruciate ligament reconstruction. Clin. Orthop. Relat. Res. **397**, 370–380 (2002)
17. Marx, R.G., Stump, T.J., Jones, E.C., et al.: Development and evaluation of an activity rating scale for disorders of the knee. Am. J. Sports Med. **29**, 213–218 (2001)
18. McDonald, P.B., Hedden, D., Pacin, O., et al.: Effects of an accelerated rehabilitation program after anterior cruciate ligament reconstruction with combined semitendinosus-gracilis autograft and a ligament augmentation device. Am. J. Sports Med. **23**(5), 588–592 (1995)
19. Murray, M., Martin, S., Martin, T., et al.: Histological changes in the human anterior cruciate ligament after rupture. J. Bone Joint Surg. Am. **82**(A)(10), 1387–1396 (2000)
20. Noyes, F.R., Barber, S.D., Mooar, L.A.: A rationale for assessing sports activity levels and limitations in knee disorders. Clin. Orthop. Relat. Res. **246**, 238–249 (1989)
21. Noyes, F.R., Mangine, R.E., Barber, S.: Early knee motion after open and arthroscopic anterior cruciate ligament reconstruction. Am. J. Sports Med. **15**, 149–160 (1987)
22. Petersen, W., Zantop, T.: Partial rupture of the anterior cruciate ligament. Arthroscopy **22**(11), 1143–1145 (2006)
23. Pitman, M.I., Nainzadeh, N., Menche, D., et al.: The intraoperative evaluation of the neurosensory function of the anterior cruciate ligament in humans using somatosensory evoked potentials. Arthroscopy **8**(4), 442–447 (1992)
24. Roi, G.S., Creta, D., Nanni, G., Marcacci, M., et al.: Return to official Italian First Division soccer games within 90 days after anterior cruciate ligament reconstruction: a case report. J. Orthop. Sports Phys. Ther. **35**(2), 52–61 (2005). Discussion 61–66
25. Rosen, M.A., Jackson, D.W., Atwell, E.A.: The efficacy of continuous passive motion in the rehabilitation of anterior cruciate ligament reconstruction. Am. J. Sports Med. **20**, 122–127 (1992)
26. Seitz, H., Menth-Chiari, W.A., Lang, S., et al.: Histological evaluation of the healing potential of the anterior cruciate ligament by means of augmented and non-augmented repair: an in vivo animal study. Knee Surg. Sports Traumatol. Arthrosc. **16**(12), 1087–1093 (2008). Epub 2008 Aug
27. Shelbourne, K.D., Gray, T.: Anterior cruciate ligament reconstruction with autogenous patellar tendon graft followed by accelerated rehabilitation. A two- to nine-years follow up. Am. J. Sports Med. **25**(6), 786–795 (1997)
28. Shelbourne, K.D., Klootwyk, T.E., Wilckens, J.H., et al.: Ligament stability two to six years after anterior cruciate ligament reconstruction with autogenous patellar tendon graft and participation in accelerated rehabilitation program. Am. J. Sports Med. **23**(5), 575–579 (1995)
29. Shelbourne, K.D., Nitz, P.: Accelerated rehabilitation after anterior cruciate ligament reconstruction. Am. J. Sport Med. **18**(3), 292–299 (1990)

30. Steadman, R., Cameron-Donaldson, M., Briggs, K., et al.: A minimally invasive technique (healing response) to treat proximal anterior cruciate ligament injuries in skeletally immature athletes. J. Knee Surg. **19**(8), 8–13 (2006)
31. Strehl, A., Eggli, S.: The value of conservative treatment in ruptures of the anterior cruciate ligament (ACL). J. Trauma **62**(5), 1159–1162 (2007)
32. Tegner, Y., Lysholm, J.: Rating systems in the evaluation of knee ligament injuries. Clin. Orthop. Relat. Res. **198**, 43–49 (1985)
33. Williams, G.N., Taylor, D.C., Gangel, T.J., et al.: Comparison of the single assessment numeric evaluation method and the lysholm score. Clin. Orthop. Relat. Res. **373**, 184–192 (2000)
34. Wojtys, E.M., Huston, L.J.: Neuromuscular performance in normal and anterior cruciate ligament-deficient lower extremities. Am. J. Sports Med. **22**(1), 89–104 (1994). Review

第二十章 前交叉韧带重建术后恢复运动的时机

John Nyland and Emily Brand

石俊俊 译

内容

应考虑的多种因素	401
病理力学、组织类型和信息来源	402
比赛与训练损伤的比较	402
ACL 损伤的性别差异	403
恢复训练计划的特殊性	403
重返比赛之前的训练	404
重返训练前场地测试实例	404
小结	407
参考文献	407

应考虑的多种因素

决定前交叉韧带(ACL)重建和康复后重返比赛的时机也是治疗成功的重要部分。不论手术和康复有多么创新和进步,决定运动员重返无限制的竞技体育的时机仍然非常困难。首先要对与移植物固定强度、骨道区域的骨密度、移植物强度和愈合重塑特点有全面的认识。而这些信息只是因素之一。当决定运动员重返比赛准备的时候,要考虑到全部的因素。除了要有足够的基本力量、能量和持久性可以耐受运动中的生理需要外,运动员必须对重建后的膝关节拥有自我效能或信心,表现出稳定的适合的体育动作(如冲刺、后退跑、突然变向、跳与突然开始急停等)的技术和生物力学修正以及力量与对侧下肢相等。同样,要了解次要的伸缩性膝稳定装置(在矢状或水平平面上)和非伸缩性的膝稳定装置(如侧副韧带和半月板)的状态和质量,是否需要膝关节功能支具或有侧方铰链的简单护膝。佩戴膝关节支具重返运动是可以的。用 Theoret 和 Lamontagne[28] 三维运动学和肌电图分析运动员在跑步机上跑步的结果表明,使用支具降低了膝关节的主动活动范围,增加了腘绳肌活动,降低了股四头肌活动。

Myer 等[21]介绍了一个分阶段的,根据指标来决定运动员 ACL 重建后进展到可以安全地进行特定的体育训练的时机。比如 IKDC 主观膝关节评分必须>70、轴移试验阴性(无膝关节"打软腿")、在 300°/s 等速肌力测试时男性伸膝力距/体重比值>40%,女性>30%,在 180o/s 时男性>60%,女性>50%。达到这些目标后,还要在逐渐进行的更具挑战性的平衡、双腿和单腿跑、单脚跳训练、垂直起跳落地和灵活性测试中的活动中有出色的表现。此外,在第四阶段和最后阶段完全前,用测力台进行单

J. Nyland (✉) and E. Brand
Department of Orthopaedic Surgery, Division of Sports Medicine, School of Medicine, University of Louisville, 210 East Gray Street, Suite 1003, 40202 Louisville, KY, USA
e-mail: john.nyland@louisville.edu, bran0569@gmail.com

腿力量评估,在大于 10 秒时间内,两腿的差异应该<15%。在此阶段性训练中,始终进行定量和定性的评估以保证技术恰当,尤其是在单腿跳或单足落地时。

病理力学、组织类型和信息来源

了解膝关节损伤的病理力学有助于康复计划和预备训练的制定以及重返比赛准备标准的建立。对运动员的既往受伤和其他病史应该有全面的了解。以我的经验,关节囊韧带膝关节稳定装置总体松弛的运动员需要特别努力建立膝关节活动范围中期的动态稳定性,改善神经肌肉收缩僵硬,而不是获得膝关节伸直和屈曲终点的稳定。此外,这些运动员在重返运动的第一年内佩戴支具或护膝的本体觉和控制活动的能力可能受益更多,尤其是在使用软组织移植物时。使用 Beighton 量化表对膝、肘和腕关节的关节松弛进行测试可以帮助我们辨别出这些运动员[7]。虽然女运动员膝关节松弛者更多,但在男运动员也常见。应告知这些运动员关注感觉运动、高强度力量和神经肌肉训练进展过程中的中范围膝关节动力稳定性,而不是常规的对抗膝关节过伸的力量训练。增强中范围膝关节动力稳定性对这些运动员很有必要,尤其在遇到重复运动的挑战、疲劳等时候,他们可以优化使用髋关节[25],不需提示便可回归"运动准备姿势"(图1)。

我们知道哪些预防 ACL 损伤的因素?它们如何影响重返运动准备状态的决策?是否有 ACL 重建术后更重要的特定因素?

了解 ACL 损伤的病理力学、获得患膝损伤(非接触性、接触性或撞击)的详细信息以及看起来不重要的早期损伤(Ⅰ°内侧副韧带扭伤或膝关节积液)可能对患侧 ACL 损伤都是必要的。在一项对 205 位女运动员(足球、篮球和排球运动员)的前瞻性三维运动学和动力研究中,Hewett 等[18]发现 9 位最终发生 ACL 断裂的运动员,落地初期膝关节外展角度增大 8°。与没有 ACL 损伤的运动员相比,他们在落地时的外展力矩增加了 2.5 倍,垂直地面的反作用力增加了 20%,这使得站立期缩短 16%。他们指出膝关节外展力矩的大小可以预示 ACL 损伤的风险,有 73% 的特异性和 78% 的敏感性。因此,关注于单腿跳落地技术和力线的神经肌肉训练是必要的。

简单地说,臀部向下,后背直立,头向上,保持身体重心位于脚的中部,而不是过于靠前或靠后,可以

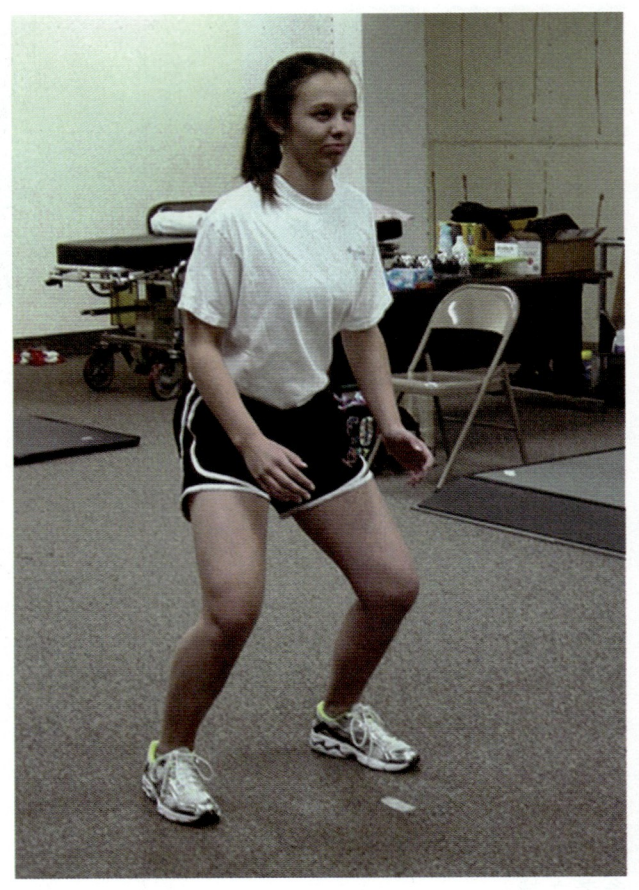

图 1　运动准备姿势

减少膝关节损伤的风险,改进运动表现。用上肢来增加起跳和落地的效率也有同样效果。

在让运动员回归无限制的运动之前,我们应该了解造成这次膝损伤的全部因素(如适应训练的水平、比赛条件下的训练情况、疲劳状态、场地[17,24]条件和球鞋等等)。我们需要确认康复重建低速运动时单侧下肢、纠正核心软弱、柔韧性差、本体觉-运动感知的效率,以及对高速高强度运动时的技术和调整的作用。当高级神经肌肉康复计划仔细地纠正了从低速到高速的动作缺陷和功能限制,形成了简单-复合的功能整合的时候,运动特有训练和恢复比赛时间表就没有太多问题。来自患者、理疗师、运动训练师、教练和运动心理医生和其他接近患者的人的反馈是有用的信息。

运动员会常考虑他们的膝伤吗?你看到过他们善用重建的膝吗?假如是,是什么时候?

比赛与训练损伤的比较

我们给 ACL 重建患者做康复的时候,从不怀疑他们回归日常活动或职业运动的意愿。但是,如果

我们知道美式橄榄球、足球、篮球和手球这类运动中膝关节损伤和再损伤的风险,就理解为什么外科医生和康复师在决定之前总是犹豫。增加了不同运动的训练和比赛中膝损伤的相关知识,就可以设计让运动员充分准备和避免损伤的更好的康复和适应性训练计划。在高校棒球赛中,损伤名次分别是大腿拉伤、踝关节扭伤、肩关节拉伤和膝关节损伤[16]。而在练习中,膝关节损伤名列第7,前6位分别是肩关节拉伤、踝扭伤、大腿拉伤、肩部肌腱炎、下腰部拉伤和其他可报告的非特异损伤。每1000小时比赛受伤的发生率是训练受伤的3倍多(0.21与0.06)。在美国高校足球赛中,膝关节是比赛、跌倒训练和弹跳训练中最容易受伤的部位[10]。每1000比赛小时的膝损伤率最高(6.17),随后是弹跳训练(1.58)和跌倒训练(0.46)。在男子高校篮球赛中,无论是练习还是比赛,膝关节损伤仅次于踝关节损伤[11]。每1000运动时间,比赛与训练的膝损伤率分别是(0.66与0.25)。在女子高校篮球队,膝伤也位于踝伤之后[4],但比赛伤是训练伤的3倍多(1.22 vs 0.37)。在女子高校曲棍球比赛中,膝伤位于踝伤之后列第2,而在练习中,在上肢拉伤、踝扭伤和髋部拉伤之后列第4[12]。比赛与训练中膝损伤的比率分别是(0.57 vs 0.20)。女子高校体操,比赛时膝损伤最多,训练时次之(第一为踝扭伤)[19]。每1000运动小时,比赛损伤是训练损伤的5倍多(3.04 vs 0.53)。高校男子冰球,比赛时膝损伤最多,训练时次之(仅少于髋部拉伤)。每1000比赛小时损伤发生率是训练的11倍(2.20 vs 0.20)[2]。高校女子冰球,比赛中膝损伤位于脑震荡之后列第2位,训练中位于脑震荡、髋部拉伤和足部挫伤之后列第4位[1]。每1000运动小时的膝伤,比赛是训练的10倍多(1.63 vs 0.15)。在高校男子长曲棍球,膝伤在比赛中仅少于踝扭伤列第2,在训练中列第3(前两名是踝扭伤和大腿拉伤)[15],比赛伤接近训练伤的5倍(1.14 vs 0.23)。高校女子长曲棍球,膝伤同样位于踝伤之后列第2,在训练中列踝伤和大腿拉伤之后列第3[13]。比赛伤是训练伤的5倍多(1.00 vs 0.20)。高校男子足球,踝扭伤最多,其次是膝伤。在训练中膝伤列第4,前3名分别是踝扭伤、大腿拉伤和髋附近拉伤[3]。比赛伤是训练伤的6倍多(2.07 vs 0.33)。在美国大学生体育联合会的女子足球中,比赛中踝扭伤最多,然后是膝伤。训练中受伤次数分别是大腿拉伤、踝扭伤和膝伤[14]。比赛伤是训练伤的6倍多(2.6 vs 0.40)。高校女子垒球,膝伤也在踝扭伤之后[20],而在练习中,膝伤发生率列踝扭伤、大腿拉伤和肩部拉伤之后列第4。比赛伤是训练伤的2倍多(0.37 vs 0.14)。高校女子排球,比赛中膝伤位列踝伤之后[5],训练中膝伤位居第4,前3名分别是踝扭伤、大腿拉伤和下腰部拉伤。比赛伤是训练伤的2倍多(0.46 vs 0.22)。高校男子摔跤,比赛中膝伤最多,训练中膝伤位于皮肤感染之后列第2[6],同样每1000运动小时,比赛伤是训练伤的7倍多(6.03 vs 0.84)。在一个关于德国高年资手球队(平均年龄25.8岁)的前瞻研究中,Seil等[27]发现膝伤最多见,尤其是水平差的运动员,而比赛中高水平运动员膝伤机会多。Myklebust等人的挪威手球队的研究[22]报告中,24/28例(85.7%)损伤发生在比赛中,几乎都是非接触性损伤,比如进行高速突然立定过人时。临床康复程序无法重现有组织的团队练习的力学环境,除非特别指示那样做。训练和运动特别练习无法有效地让运动员做好高速、紧张、激烈竞争和充满激情的比赛的准备。

ACL损伤的性别差异

在一项关于ACL损伤发生率与性别、运动种类的关系的meta分析中,Prodromos[26]发现在足球和篮球运动中,女性ACL损伤的发生率大约是男性的3倍。减少膝损伤训练方案减少了足球中ACL损伤,对篮球运动员却无效。娱乐性高山速降滑雪的ACL损伤发生率最高,而专业高山速降滑雪者发生率最低。排球运动员的ACL损伤风险相对较低。每年女性足球篮球运动员的ACL损伤发生率接近5%。Myklebust等人[22]报告挪威手球队女运动员ACL损伤发生率高出男性5倍多(0.31比0.06)。

恢复训练计划的特殊性

在先进的康复与运动特别训练中,康复师应该基于对比赛的特殊运动成分、运动员的位置以及球队的比赛方式的完全了解而安排干预措施。和运动员恢复运动的真实愿望相比,他们的信息常常是夸张的。Wojtys和Huston[32]利用自体BTB进行25例ACL重建,与40例健康对照组相比,并和健侧的下肢相比,患者术前和术后6、12和18个月的神经肌肉表现和感知的功能,尽管80%患者声称达到受伤前运动水平,其实大量患者仍有股四头肌功能缺陷。因为大部分报告需要力量-能量、耐力-力量、力学稳定、完好的形态-平衡-对线（form-balance-alignment）以及灵敏度或反应时间。我试着在场地比较了运动员在每个指标的几项运动挑战。比如表1中我列出了一名17岁的高中橄榄球四分卫-后卫的例子。根据限定休息时间的定量定性分析（基于运动位置的生理需求），温度、湿度和场地表面与真实训练接近。场地测试的活动模拟精神和生理上最糟糕的挫败、困惑、挑战和焦虑，以确定他们确实重返运动的意愿。如果我想"签下"一个准备好要重返赛场的运动员，他必须证明其与别人（队友或对手）竞争的愿望。可能话，经过1~2天的测试，我会约见他的教练，让运动员完成他们团队的训练或任务，这会增加教练和运动员的信心，并给教练表达他们担心的机会，如期望运动员能做的和不能做的问题。如果明确可以恢复运动，不管教练的观点，康复师要坚信运动员可以恢复比赛。缩短测试项目之间的休息，增加了他们恢复比赛意愿的可信性。测试中增加比如突然变向等比赛中可能遇到的非预期情况是很必要的。在一项对11名健康者的研究中，Besier等人[8]发现，尽管预期的和非预期的变向时膝关节外伸屈力矩相同，但是非预期的变向时膝关节内外翻和内外旋力矩是预期变向的两倍。所以他们认为如果没有合适的神经肌肉激活模式对应这些额外力矩，膝交叉韧带和侧副韧带就容易受伤，特别是在屈膝0°~40°范围内。Chaudhari等[9]证实了上肢位置、持球或不同运动器材如何影响并增加单腿落地时膝关节的负荷。

重返比赛之前的训练

恢复训练是恢复比赛前的重要起始步骤，至少要进行1~2周的逐渐减少限制的有控制的练习。从一个人训练到几名队友的训练，最后是小组练习赛。这对于恢复神经肌肉兴奋时间和与对手对抗避免损伤的信心很重要。练习就是通过重复训练、学习、改进技巧，一遍一遍地重复，把经验变成行动。ACL重建患者在练习中动作的成功表现是恢复无限制的比赛竞争的首要条件。

重返训练前场地测试实例

运动员#1. R.A. 男性，17岁，美式橄榄球高中队四分卫-后卫，2008年10月18日受伤。在非接触性传球训练时被对方前锋撞伤，造成左膝ACL实质撕裂，内侧副韧带三度撕裂，内侧半月板游离缘撕裂。手术时间2008年11月19日。ACL异体胫前肌腱重建，可降解界面螺钉固定，内侧副韧带缝合修复，内侧半月板用Fast-Fix缝合。术后6个月开始每周体能训练共8周。开始时他的KOSSAS评分为65，到2009年7月20日下午1点训练后是100（第一次场地评估）。天气（88°F，31.1℃，相对湿度90%，无雨）。评估在学校运动场进行，他左腿戴ACL功能支具穿球靴。因为右手四分卫的左腿是引导传球的，所以膝支具很重要。他轻松地跑了两圈400米热身。自选的静止和冲击牵伸后完成表1所列的动作。

表1 场地评估#1

形式/平衡（慢到快20分钟）	力量（20分钟）	膝动力稳定（20分钟）	灵活性	反应时间	高速运动耐受性
模拟跑×2	对抗橡皮筋冲刺-变向×3	限时交替单腿跳×2	改良的Illinois T测试[21]×10	镜影练习20秒×3	10分钟冲刺，按要求变向或停止重复×10
Cariocca×2	单腿跳起，空中屈对侧髋×3	双腿侧跳，单腿落地稳住×2	5米三角灵活练习，限时15米快速变向训练(×10)（图2）	10米折返跑捡球-放下×3	10米慢跑-20米冲刺-10米慢跑×10
后退跑×2	双腿蛙跳×3	单腿跳-前进-停一段距离×2		5步四分卫模拟×10	10米慢-40米冲刺10米慢跑×5
跨步跑×2	单腿限时前跳×3	大单腿交叉跳稳住3s×2			
交替高膝快踏步×2	向上跳抱膝[21]				
侧步×2					

稳或犹豫。再次牵伸结束评估。历时 1.5 小时。和教练商讨的结果是只让他做四分卫，因为后卫受伤机会更大，休息时间短。据此，手术医生和康复师允许他恢复训练（赛季末的结果）。他轻松地完成了高三训练，被选入国家队，创造了很多联盟和学校记录，此时，他正在参加大学橄榄球队的比赛。

运动员 #2. 22 岁的大学女子足球前锋 C. T. 2008 年 9 月 5 日她被另一位试图触球的运动员直接伤到右膝，造成 ACL 实质断裂，外侧半月板放射状裂。手术时间 2008 年 9 月 19 日。同种异体腓骨长肌 ACL 重建，EasyLock 固定股骨端，Washer Lock 固定胫骨端，外侧半月板部分切除。

大约术后 8 个月，完成门诊物理治疗后，C. T. 参加了 8 周的体能训练课。开始前她的 KOSSAS 评分是 30。训练结束时是 95。（场地评估#1）日期 2009 年 7 月 20 日上午 10 点。天气（85°F，29.4℃，相对湿度 85%，无雨）。评估在城市运动公园进行。她穿球靴，轻松完成 2 个 400 米跑热身，然后自选静止和冲击牵伸，然后按表 2 进行。

休息 20～30 秒，不限制饮水。同样 2 个 400 米跑，再次牵伸后结束。测试耗时 2 小时。建议她回家冰按摩患膝。测试中我没有发现患膝任何关节动力性不稳，单腿跳-停止试验两腿等值 93%，所有活

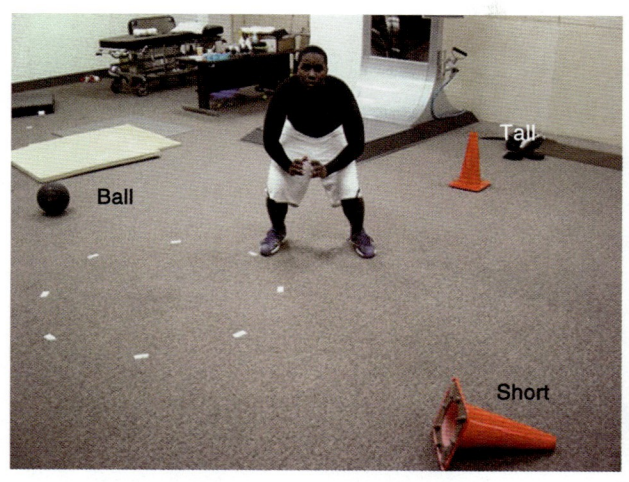

图 2 30 秒三角灵敏度训练（快速有顺序移动，比如"球-低-高"或"高-球-低"等）

严格限时 20 秒休息时间，不限制饮水。结束前再做 2 圈 400 米跑和牵伸。共持续 2 小时。建议他回家冰按摩患膝。测试中没有发现患膝任何关节动力性不稳。另外，他的橄榄球适应调整很好，可能是由于长期和队友进行相关训练的结果。

2008 年 6 月 22 日第二次场地评估（条件相同）。主教练和几个队友参加。热身和牵伸以后，教练要求队员进行散开进攻传球、传球后跑、从球场中点后退滚动传球、从"散弹枪位"展开进退传球 5 次，不挤成团。我始终没有发现其膝关节动力不

表 2 运动员场地评估#2

形式/平衡（慢-快20分钟）	力量（20分钟）	关节动力稳定（20分钟）	灵活性	反应时间	高速运动耐受性
定形模拟跑×2（图3）	对抗橡皮筋冲刺-变向×3	限时交替单腿跳×2	改良 Illinois T 实验[21]×10	（两人相对）镜影练习 20×20 米场地，30 秒×3	10 米折返跑×3
Cariocca×2	单腿跳起空中屈对侧髋×3	单腿跳-进-停一段距离×2	5 米三角灵活训练踢球 回到仰卧或俯卧 30 秒×3	有方向提示的冲刺，踢球 10 米×10	10 米冲刺-变向-踢中目标×10
后退跑×2	双腿蛙跳×3	双腿侧跳一条腿落地稳住×2（图 4～6）	20 米 8 字变向跑×3	长传短传进步到射门×10	10 米慢跑-20 米冲刺-10 米慢跑×10
跨步跑×2	单腿限时跳×3	交替单腿跳并稳住 3 秒×2			10 米慢跑-40 米冲刺-10 米慢跑×10
高膝-快踏步×2	高跳抱膝[21]				20 米绕桩折返跑[31]（Beep test）
膝部颠球×2					

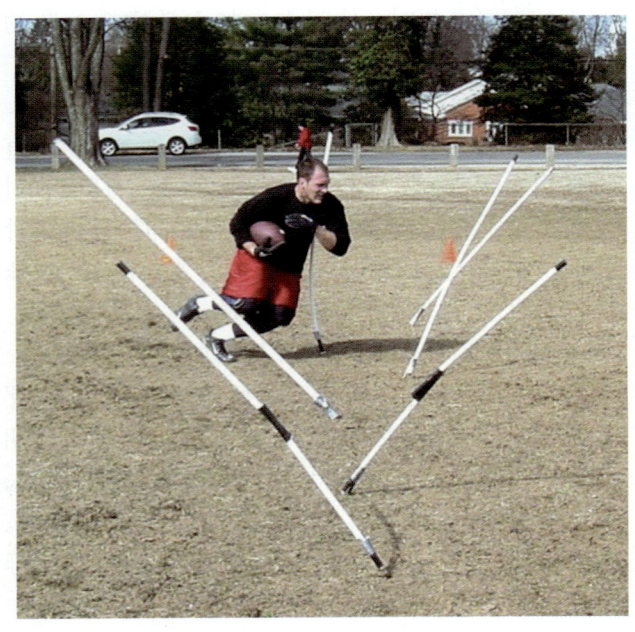

图 3　定型跑模拟（折返实例）

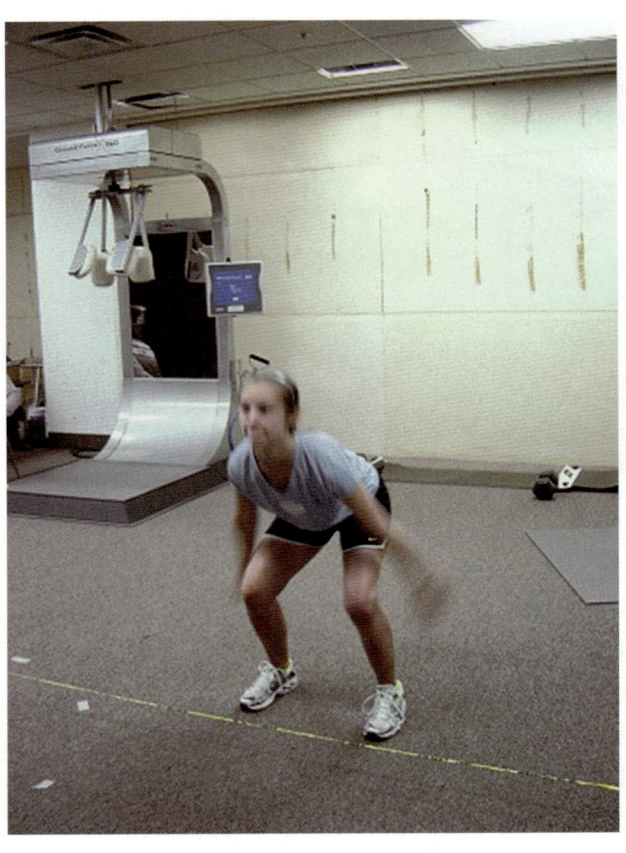

图 4　双腿起跳，侧跳并稳住的训练

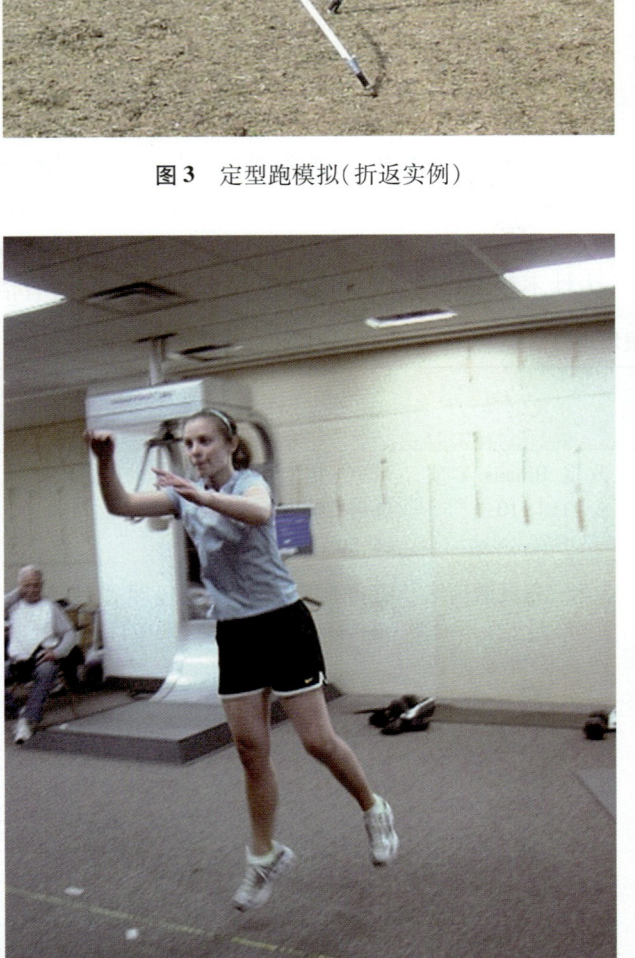

图 5　侧跳并稳住的训练，空中

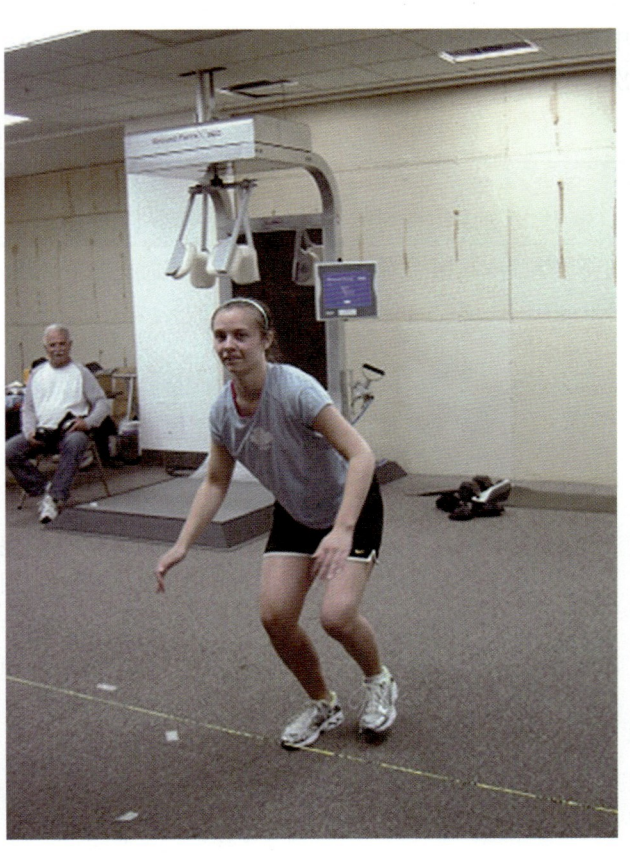

图 6　侧跳并稳住的训练，单腿落地

动中90%时间落地机制合理,经提示后纠正。20米单腿跳达到双腿等值99%。建议她使用氯丁橡胶套帮助恢复本体觉。

2009年7月22日上午10点第二次场地评估(条件相同),主教练和两名队友参加。热身和牵伸后,教练要求队员进行了20分钟的足球训练,比如20米圈内进行了球技、快速传球、冲刺-变向-急停等。限时休息,再次牵伸结束评估。我始终没有发现膝关节动力不稳或犹豫。评估持续2小时。教练的结论是她可以恢复每周3次的赛季前强化准备训练(赛季末结果)。她完成赛季比赛,进球5个(3场胜利),两次助攻。是球队的年度球员。

小结

做出恢复比赛的决定,需要考虑生物、行为和生物力学因素。因为这些都与ACL重建和康复的成败有关。先进的康复和运动相关训练应该牢固嵌入回归运动需要的自信和自我效能,使他们恢复成运动员而不是患者是最重要的。

在重复的运动中,运动员不用想就能迅速转换和回归"运动准备姿势"是关键。多方向的跳跃距离和时间也同样有意义,适当的起跳落地姿势的快速移动更重要。特别注意头向上位于中心,脊柱略前屈位于中心,有控制的对称的上肢摆动。落地时中度的髋关节屈曲内旋,膝与小腿对称,没有明显的膝内外翻。脚对称脚尖向前或略向外,踝中度背屈。形成柔和、可控、安静的落地。

康复成功后不要做出一步恢复运动的决定,就像损伤后治疗的重点是功能指标,如恢复正常无痛的膝关节活动范围和日常生活的股四头肌自主控制一样。恢复无限制的运动之前也应该达到渐进的目标。抗阻力训练也应该渐进有控,活动应该看成是恢复的指征。从康复诊所内高度保护严格控制渐进到保护控制较少的运动特需的姿势和方式。过去的对ACL重建术后回归运动只靠个人认知的"行"或"不行"的做法已经被4~6周或更久的逐步决策过程取代。康复诊所里严格控制的功能活动变成在康复师监视下的运动场上的相对自由的活动,变成在教练和康复师共同监护的锻炼,变成有2~3个队友协助的比赛训练,最后回归球队,回归无限制的竞争比赛。更多的情况是运动员认为自己准备好了,其实还没有。即使容许他们恢复运动,也要经过1~2周无限制的训练才能回归随意强度的比赛。即使恢复了比赛,这些运动员也应该保持适应训练,尤其是股四头肌群,体育活动时间有多长,伤膝的问题就有多久,甚至是永远的[23,29,30]。

参考文献

1. Agel, J., Dick, R., Nelson, B., et al.: Descriptive epidemiology of collegiate women's ice hockey injuries: National Collegiate Athletic Association Injury Surveillance System, 1988-1989 through 2003-2004. J. Athl. Train. **42**(2), 249–254 (2007)
2. Agel, J., Dompier, T.P., Dick, R., et al.: Descriptive epidemiology of collegiate men's ice hockey injuries: National Collegiate Athletic Association Injury Surveillance System, 1988-1989 through 2003-2004. J. Athl. Train. **42**(2), 241–248 (2007)
3. Agel, J., Evans, T.A., Dick, R., et al.: Descriptive epidemiology of collegiate men's soccer injuries: National Collegiate Athletic Association Injury Surveillance System 1988-1989 through 2002-2003. J. Athl. Train. **42**(2), 270–277 (2007)
4. Agel, J., Olson, D.E., Dick, R., et al.: Descriptive epidemiology of collegiate women's basketball injuries: National Collegiate Athletic Association Injury Surveillance System, 1988-1989 through 2003-2004. J. Athl. Train. **42**(2), 202–210 (2007)
5. Agel, J., Palmieri-Smith, R.M., Dick, R., et al.: Descriptive epidemiology of collegiate women's volleyball injuries: National Collegiate Athletic Association Injury Surveillance System, 1988-1989 through 2003-2004. J. Athl. Train. **42**(2), 295–302 (2007)
6. Agel, J., Ransone, J., Dick, R., et al.: Descriptive epidemiology of collegiate men's wrestling injuries: National Collegiate Athletic Association Injury Surveillance System, 1988-1989 through 2003-2004. J. Athl. Train. **42**(2), 303–310 (2007)
7. Beighton, P., Solomon, L., Soskolne, C.L.: Articular mobility in an African population. Ann. Rheum. Dis. **32**(5), 413–418 (1973)
8. Besier, T.F., Lloyd, D.G., Ackland, T.R., et al.: Anticipatory effects on knee joint loading during running and cutting maneuvers. Med. Sci. Sports Exerc. **33**, 1176–1181 (2001)
9. Chaudhari, A.M., Hearn, B.K., Andriacchi, T.P.: Sport-dependent variations in arm position during single-limb landing influence knee loading: implications for anterior cruciate ligament injury. Am. J. Sports Med. **33**(6), 824–830 (2005)
10. Dick, R., Ferrara, M.S., Agel, J., et al.: Descriptive epidemiology of collegiate men's football injuries: National Collegiate Athletic Association Injury Surveillance System, 1988-1989 through 2003-2004. J. Athl. Train. **42**(2), 221–233 (2007)
11. Dick, R., Hertel, J., Agel, J., et al.: Descriptive epidemilogy of collegiate men's basketball injuries: National Collegiate Athletic Association Injury Surveillance System, 1988-1989 through 2003-2004. J. Athl. Train. **42**(2), 194–201 (2007)
12. Dick, R., Hootman, J.M., Agel, J., et al.: Descriptive epidemiology of collegiate women's field hockey injuries: National Collegiate Athletic Association Injury Surveillance System, 1988-1989 through 2002-2003. J. Athl. Train. **42**(2), 211–220 (2007)
13. Dick, R., Lincoln, A.E., Agel, J., et al.: Descriptive epidemiology of collegiate women's lacrosse injuries: National Collegiate Athletic Association Surveillance System, 1988-1989 through 2003-2004. J. Athl. Train. **42**(2), 262–269 (2007)
14. Dick, R., Putukian, M., Agel, J., et al.: Descriptive epidemiology of collegiate women's soccer injuries: National Collegiate Athletic Association Injury Surveillance System 1988-1989 through 2002-2003. J. Athl. Train. **42**(2), 278–285 (2007)
15. Dick, R., Romani, W.A., Agel, J., et al.: Descriptive epidemiology of collegiate men's lacrosse injuries: National Collegiate Athletic

Association Surveillance System, 1988-1989 through 2003-2004. J. Athl. Train. **42**(2), 255–261 (2007)
16. Dick, R., Sauers, E.L., Agel, J., et al.: Descriptive epidemiology of collegiate men's baseball injuries: National Collegiate Athletic Association Injury Surveillance System, 1988-1989 through 2003-2004. J. Athl. Train. **42**(2), 183–193 (2007)
17. Dowling, A.V., Corazza, S., Chaudhari, A.M., Andriacchi, T.P.: Shoe-surface friction influences movement strategies during a sidestep cutting task: implications for anterior cruciate ligament injury risk. Am. J. Sports Med. **38**(3), 478–485 (2010)
18. Hewett, T.E., Myer, G.D., Ford, K.R., et al.: Biomechanical measures of neuromuscular control and valgus loading of the knee predict anterior cruciate ligament injury risk in female athletes: a prospective study. Am. J. Sports Med. **33**(4), 492–501 (2005)
19. Marshall, S.W., Covassin, T., Dick, R., et al.: Descriptive epidemiology of collegiate women's gymnastics injuries: National Collegiate Athletic Association Injury Surveillance System, 1988-1989 through 2003-2004. J. Athl. Train. **42**(2), 234–240 (2007)
20. Marshall, S.W., Hamstra-Wright, K.L., Dick, R., et al.: Descriptive epidemiology of collegiate women's softball injuries: National Collegiate Athletic Association Injury Surveillance System, 1988-1989 through 2003-2004. J. Athl. Train. **42**(2), 286–294 (2007)
21. Myer, G.D., Paterno, M.V., Ford, K.R., et al.: Rehabilitation after anterior cruciate ligament reconstruction: criteria-based progression through the return-to-sport phase. J. Orthop. Sports Phys. Ther. **36**(6), 385–402 (2006)
22. Myklebust, G., Maehlum, S., Holm, I., Bahr, R.: A prospective cohort study of anterior cruciate ligament injuries in elite Norwegian team handball. Scand. J. Med. Sci. Sports **8**(3), 149–153 (1998)
23. Nyland, J., Fisher, B., Brand, E.: Osseous deficits after ACL injury and reconstruction: a systematic review with suggestions to improve osseous homeostasis. Arthroscopy **26**(9), 1248–1257 (2010)
24. Olsen, O.E., Myklebust, G., Engebretsen, L., Holme, I., Bahr, R.: Relationship between floor type and risk of ACL injury in team handball. Scand. J. Med. Sci. Sports **13**(5), 299–304 (2003)
25. Powers, C.M.: The influence of abnormal hip mechanics on knee injury: a biomechanical perspective. J. Orthop. Sports Phys. Ther. **40**(2), 42–51 (2010)
26. Prodromos, C.C., Han, Y., Rogowski, J., et al.: A meta-analysis of the incidence of anterior cruciate ligament tears as a function of gender, sport, and a knee injury-reduction regimen. Arthroscopy **23**(12), 1320–1325 (2007)
27. Seil, R., Rupp, S., Tempelhof, S., Kohn, D.: Sports injuries in team handball: a one-year prospective study of sixteen men's senior teams of a superior nonprofessional level. Am. J. Sports Med. **26**(5), 681–687 (1998)
28. Theoret, D., Lamontagne, M.: Study on three-dimensional kinematics and electromyography of ACL deficient knee participants wearing a functional knee brace during running. Knee Surg. Sports Traumatol. Arthrosc. **14**, 555–563 (2006)
29. Valeriani, M., Restuccia, D., Di Lazzaro, V., et al.: Central nervous system modifications in patients with lesion of the anterior cruciate ligament of the knee. Brain **119**, 1751–1762 (1996)
30. Valeriani, M., Restuccia, D., Di Lazzaro, V., et al.: Clinical and neurophysiological abnormalities before and after reconstruction of the anterior cruciate ligament of the knee. Acta Neurol. Scand. **99**(5), 303–307 (1999)
31. Vescovi, J.D., Brown, T.D., Murray, T.M.: Positional characteristics of physical performance in Division I college female soccer players. J. Sports Med. Phys. Fitness **46**(2), 221–226 (2006)
32. Wojtys, E.M., Huston, L.J.: Longitudinal effects of anterior cruciate ligament injury and patellar tendon autograft reconstruction on neuromuscular performance. Am. J. Sports Med. **28**(3), 336–344 (2000)

第二十一章 单独或并发的后交叉韧带损伤的评估与治疗

William M. Wind and John A. Bergfeld

石俊俊 译

内容

简介	409
发病率	409
机制	409
临床评估	410
体格检查	410
放射学评估	412
胫骨嵌入技术	412
嵌入重建的结果	414
结论	415
参考文献	415

W. M. Wind (✉)
University Sports Medicine, State University of
New York at Buffalo, 160 Farber Hall, Buffalo, NY 14214, USA
e-mail: bmwind@msn.com, win@buffalo.edu

J. A. Bergfeld
Surgical Services, Cleveland Clinic Foundation,
9500 Euclid Avenue -Desk A41, E21, Cleveland, OH 44195, USA
e-mail: bergfej@ccf.org

简介

虽然目前后交叉韧带(PCL)损伤的知识和治疗落后于前交叉韧带(ACL)。但过去10年中对PCL损伤的兴趣日益增长,可能是因为对PCL解剖和生物力学研究的进展一直比ACL重建差的客观临床结果和对理想重建方式的争论[17,20,23]。

ACL和PCL重建临床结果之间差异的一个原因是PCL手术比ACL手术少。而且PCL刚刚才像ACL那样被广泛研究。

本章关注于单独或合并的PCL损伤的检查。因为治疗方式不同,区分这两种损伤很重要。同时详细描述了PCL的胫骨嵌入(inlay)重建方式与临床结果。

发病率

文献报道的PCL损伤的发病率差异很大。最近有文献综述的PCL撕裂发生在所有急性膝关节损伤中的发生率为1%~44%[49]。因为许多损伤未被发现,单独PCL损伤的真实发病率无从得知。Miyasaka与Daniel报道一般人群PCL损伤的发病率为3%[39]。Fanelli和Edson报道急诊中PCL损伤的发病率为38%[18]。单独的急性后外侧旋转不稳罕见,发生率不到所有急性膝关节损伤的2%[16]。

机制

高能损伤,如交通事故造成的PCL损伤多于运动伤。交通创伤引起的PCL损伤是典型的"仪表板损伤",由向后的直接暴力作用于屈曲的膝关节引起[1,34]。当存在附加的旋转力时,可能发生合并损伤。高达60%的PCL损伤有后外侧角(PLC)破裂[18]。

运动伤多为单独PCL损伤。Parolie和Bergfeld报道全国橄榄球联盟运动员中无症状PCL损伤率为2%[43]。其他研究表明运动特异性PCL损伤发病率在接触运动中更常见[3,11,35,41,50]。

运动员单独PCL撕裂常发生于屈膝踝跖屈摔倒时。足跖屈时传导后向力到胫骨结节,相反在足背伸位时则将力向近端传导到髌股关节[10,12]。

其他作者认为膝过度屈曲损伤是单独PCL损伤的最常见机制[21]。在突然、猛烈的过屈时,前外侧束(ALB)拉伸超过它的弹性极限而撕裂。

外力造成膝急性过伸是另一个间接损伤机制。通常合并后关节囊和ACL撕裂[8,31]。PCL通常在股骨止点撕裂。

最后,Shelbourne描述了轴移损伤机制,在运动员迅速变向,股骨内旋前移时产生外旋和向后的力。这种机制也可引起典型的PCL和关节囊合并损伤[47]。

临床评估

急性损伤者,单独PCL损伤与ACL损伤的表现有很大不同。损伤瞬间患者通常没有ACL损伤那样的"嘣"的"撕裂"感。运动员可能记不得损伤机制,通常可以负重,甚至可以重返比赛。常见于ACL损伤的打软腿或屈膝,在单独的PCL损伤中也少见。典型的主诉是膝关节后方疼痛、轻度到中度肿胀、感到膝功能障碍而不是不稳[10]。

慢性、单独ACL损伤的患者最常见的主诉是膝关节疼痛。疼痛可位于内侧间室和髌股关节。患者难以坚持伸膝中距离行走,下楼时感到不稳和恐惧[7,30]。运动员会觉得很难迅速变向[40]。

合并损伤的患者会有更多功能障碍主诉。患者有明显的急性疼痛、肿胀和淤血。患者通常有膝不稳的症状,在不平的路面上行走困难。他们也会诉自从受伤后步态有所改变。

体格检查

体格检查是诊断和区分单独/合并PCL损伤的重点。体格检查首先要观察步态,尤其是寻找见于合并的PCL/PLC损伤的内翻晃动(varus thrust)。患者常常用屈膝足内旋步态来进行补偿。还要观察静态负重力线。观察皮肤和软组织以判断肿胀、淤血和前方挫伤,这可能意味着来自胫前方的创伤。严重的肿胀或淤血预示PCL合并后外侧角(PLC)或后内侧角(PMC)损伤。评估膝关节的活动范围,与对侧肢体相对比。后内侧和后外侧结构损伤会有局部压痛。

最精确的检查PCL完整性的试验是屈膝90°屈髋45°的后抽屉试验[38](图1)。在这个位置,后外侧结构抵抗最小,因此可以单独检测PCL。基于正常静止时胫骨相对于股骨髁的位置,将PCL损伤分类。

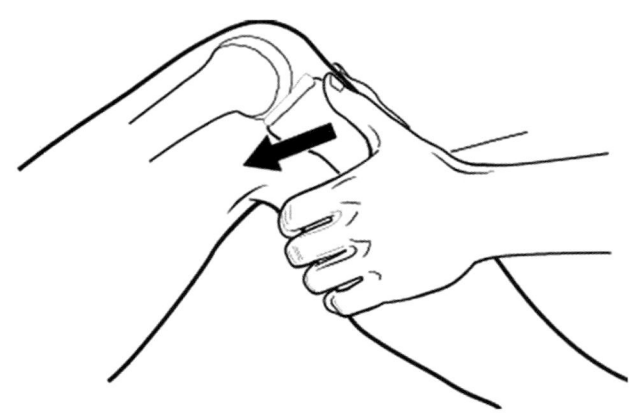

图1 后抽屉试验是PCL损伤最敏感的试验

PCL损伤可以分为三度。正常状态下,屈膝90°时,胫骨前方位于股骨髁前大约1cm。在向后作用力下,以毫米计算移位。Ⅰ°损伤指向后平移1~5mm。即使在向后的作用力下胫骨仍位于股骨髁前方。Ⅱ°损伤胫骨后移5~10mm,胫骨与股骨髁齐平。Ⅲ°损伤胫骨后移大于10mm,胫骨位于股骨髁前缘的后方,常有合并损伤。

还应该进行胫骨内旋和外旋位的后抽屉试验(图2)。在膝关节内旋和外旋位检查后向平移可以区分单独和合并关节囊韧带的损伤。胫骨内旋时后移减小表示后内侧结构完整。Bergfeld等报道MCL和后斜韧带是膝关节后向的次要限制结构,当胫骨内旋时会减少胫骨后移。在此情况下,可以考虑非手术治疗[4,43]。但是,Clancy认为半月板股骨韧带(MFL)在胫骨内旋位时起到后向的次要稳定作用[9]。

对PCL完整性的辅助检查也有报道。在屈膝90°时可以观察到胫骨前方的突起消失[10,29,32]的后沉征(图3)。Godfrey后沉试验中,患者仰卧,屈髋屈膝90°,支撑踝关节。重力可以增加PCL损

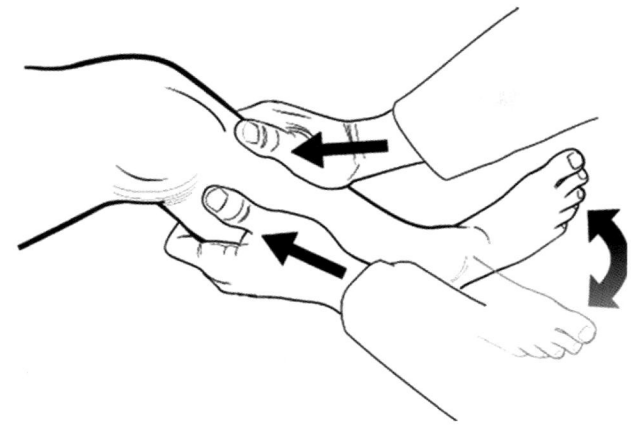

图 2　后抽屉试验在内旋和外旋位屈膝 90°时进行。胫骨内旋位时后向平移减少提示后内侧结构完整

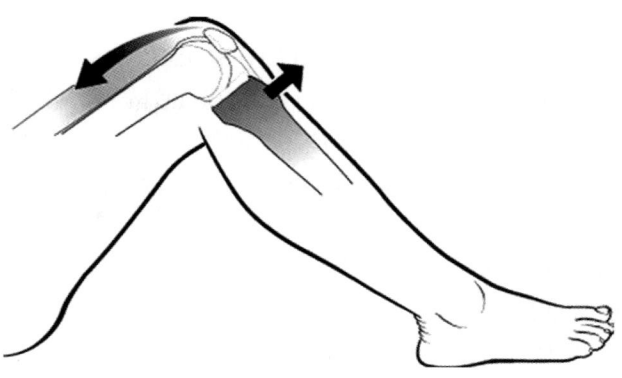

图 4　股四头肌中立角度时，在 PCL 失效时，股四头肌收缩引起后方半脱位的胫骨向前移动

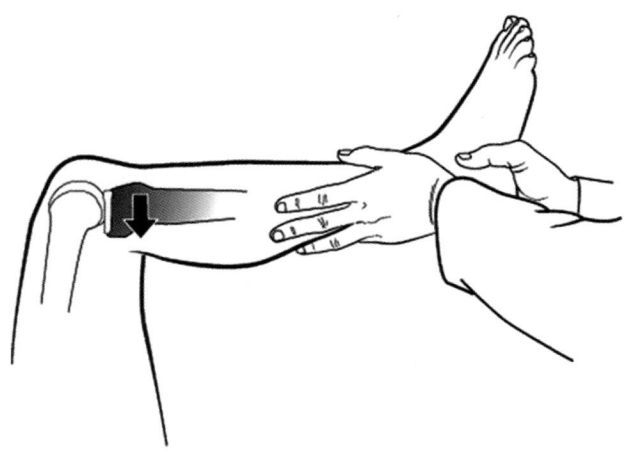

图 3　PCL 缺失膝关节屈曲 90°，重力使发生胫骨后沉

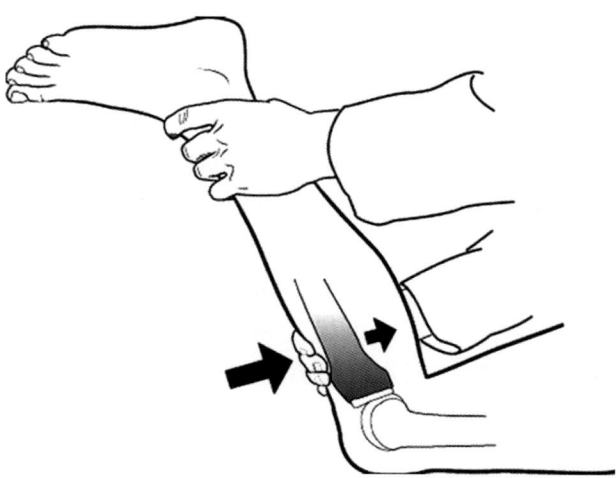

图 5　检查 PCL 的 Whipple 试验，患者俯卧屈膝 70°，推胫骨结节向后

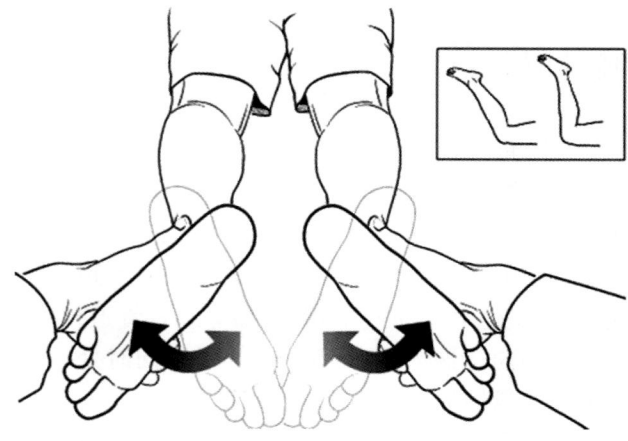

图 6　区分 PCL 与 PLC 损伤的俯卧外旋或拨号试验，差别大于 10°～15°有意义

伤膝关节的后沉。

Daniel 描述了股四头肌主动试验，作为 PCL 完整性的动力性抽屉试验[15]。试验在屈膝位股四头肌中立位时进行，通常 60°～90°，此位置时股四头肌收缩不会引起向前或向后移动（图 4），而在 PCL 缺失的膝关节，会引起胫骨前移。

Whipple 试验与后抽屉试验相似，只是患者位于俯卧位[56]。患者在此体位时可以消除任何的股四头肌收缩作用。检查者握住小腿，膝关节屈曲 70°，向后推胫骨结节，以检查有无胫骨后向移动（图 5）。

除上述检查外，有必要同时检查是否合并关节囊韧带损伤。后外侧角完整性可以用许多试验来检查。从 PCL 损伤中分辨 PLC 损伤可以由俯卧位外旋试验或拨号试验来明确[22]（图 6）。检查在屈膝 30°～90°位进行。阳性结果为相对于股骨轴足外旋角度>10°～15°。与健侧相比，单独 PLC 损伤，仅在 30°时外旋增加。屈膝 30°和 90°时外旋都增加提示 PCL 合并 PLC 损伤[54]。

反轴移试验也可用于诊断后外侧损伤。患者仰卧，在膝关节从屈膝 90°到完全伸直位时对膝关节施加外翻应力。如果在膝关节伸直过程中，胫骨外侧平台复位时有明显的移动感或碰撞声，可能有

PLC 损伤[33]。

经常被忽略的一种合并损伤是 PMC 结构损伤，可用后内侧轴移试验检查[42]。这个试验可用来评估 PCL、MCL 和后斜韧带的完整性。伸膝时向胫骨施加内翻、加压和内旋力，在伸直到大约 20°时，胫骨向前复位到正常位置为试验阳性。

患膝的检查应该包括 Lachman 试验。也应该在 0°和屈膝 20°时检查 MCL 和 LCL 的完整性。在 0°有松弛的表现常常提示为合并损伤。

PCL 及合并损伤的患者中，应该进行全面的神经血管检查。任何怀疑的肢体血管损伤都应该进行动脉血管造影。

放射学评估

下一步检查是 X 线拍片。包括双侧站立 AP 位、负重屈膝位和髌骨及患膝侧位。PCL 损伤在侧位片可能见到胫骨后移增加。使用 TELOS 仪器拍摄应力位 X 片可以测量胫骨后移。在急性后外侧损伤的患者中，X 片可以发现腓骨头撕脱或骨折[16,30]。慢性损伤的患者中，X 片可能发现骨关节炎改变。

MRI 是诊断 PCL 和合并的关节囊/韧带损伤的重要手段，准确率为 96%~100%[19,24,28,44,53]。PCL 信号增高与损伤一致。MRI 还可以检查出合并的半月板、软骨及副韧带损伤。

胫骨嵌入技术

PCL 重建的手术指征有：合并的 PCL 韧带损伤、有症状的Ⅲ°松弛和 PCL 止点撕脱骨折[14,25,40,45,46,48,51]。本文描述了我们的单束嵌入(inlay)PCL 重建技术。根据基本科学和生物力学研究，与其他 PCL 重建术相比，如穿胫骨骨道技术，我们更倾向于嵌入技术[5,36]。强调同时处理合并的关节囊韧带损伤。

手术采用标准关节镜设备，将对侧下肢置于腿架。手术可在侧卧位进行，或者在暴露后方时换为俯卧位。我们更喜欢在俯卧位时进行，可以更好的直视 PCL 在胫骨后方的解剖标记，更容易垂直放置骨块并拧入螺钉。有了合适的准备，将患者改成俯卧位只增加 10 分钟的手术时间。

切皮前使用一代头孢菌素。止血带扎于大腿，但术程中不充气。麻醉后首先对患膝进行检查。尤其注意次要的关节囊韧带限制结构，以免遗漏任何合并损伤。

先进行关节镜检查，采用标准内侧和外侧入路。处理任何关节内损伤，如半月板撕裂或软骨损伤。记录 PCL 损伤，清理残端，尽量保留半月板股骨韧带。

使用尖刮匙或射频标记髁间窝内壁上的 PCL 前外束股骨附着点，通常距股骨内髁关节软骨 8~10mm，左膝 10:30 位置，右膝 1:30 位置。

由外向内建立股骨骨道。这样可以更容易复制 PCL/MFL 复合体的股骨解剖止点。在髌旁股内侧肌上做一个 2cm 的竖切口。切断股内侧肌腱并反折以利切口闭合。用 ACL 导向器经前内侧入路定位，将其尖端置于由关节内穿针处。在关节囊切开前，导针定位于左膝 10:30 的位置（右膝 1:30 位置），指向外、后和近端方向，尽可能复制 PCL/MFL 复合体解剖。沿导针切开关节囊。使用末端扩孔钻建立骨道，使骨道前方距关节边缘 1~2mm。刨削刀清除残留的韧带组织。也可用市售的股骨定位器和能翻转打横的钻头(Arthrex, Naples, Florida)由内向外入路建立股骨骨道。

然后将市售的移植物送入器穿过股骨骨道，在通过内侧入路的关节镜抓钳的辅助下将方向朝向膝关节后方。等移植物固定在胫骨之后拉入。伤口用无菌单包扎后，准备患者换俯卧位。

整个下肢套无菌 mayo 袋，用绷带松松包扎。另一个已准备好胸垫的手术台放置于患者旁边。然后将患者翻至俯卧位移到该手术台上。垫子保护骨突起处。将外层绷带剪开，"非无菌"的医生移除无菌袋，露出无菌区，穿无菌衣的助手扶住腿。然后下肢铺单准备，移走原手术台，清洁准备患者仰卧时使用。

用改良 Burks 与 Shaffer 后方入路暴露 PCL 胫骨止点（图7）。以腘横纹为中心弯向内侧作切口，远端沿腓肠肌内侧下修。于腓肠肌内侧头和半腱肌间钝性分离。用宽短钝头拉钩牵开腓肠肌内侧头和血管神经丛（图8）。如果需要更充分显露，可以将腓肠肌内侧头肌腱从股骨止点上部分松解，但我们发现极少需要这样做。

腘肌上部可以向远端牵开或用电刀切开。必要时可结扎膝内下动静脉。常常可以在后关节囊下摸到移植物送入器，辅助定位。切开后关节囊，向内外两侧牵开。于骨膜下显露 PCL 胫骨止点，清除残留的纤维。

第二十一章 单独或并发的后交叉韧带损伤的评估与治疗

助手准备同种异体跟腱,这是我们的选择。同种异体跟腱移植物可以提供胫骨端骨性固定,且有足够的胶原成为单束重建的前外束。用#2 Fiberwire(Arthrex,Naples,Florida)线以 Krackow 或 Fiberloop 缝合移植物肌腱端。骨块修成 10mm 宽,20mm 长。也可使用商业化处理好的跟腱。事先在骨块上钻孔并攻丝。用一枚 35mm 长,直径 6.5mm 带部分螺纹的 AO 松质骨螺钉与垫圈,略偏向远端的方向经过骨块以免穿入关节。骨块的松质骨应朝向胫骨的松质骨槽。

使用锐利的骨刀做一个与骨块大小形态相符的垂直骨槽(图 9)。在屈膝时,用送入器将移植物拉入股骨骨道。骨块卡入骨槽,不用在胫骨上钻孔直接拧入螺钉。缝合切开的后关节囊和手术切口,将患者用上述方法回复仰卧位。

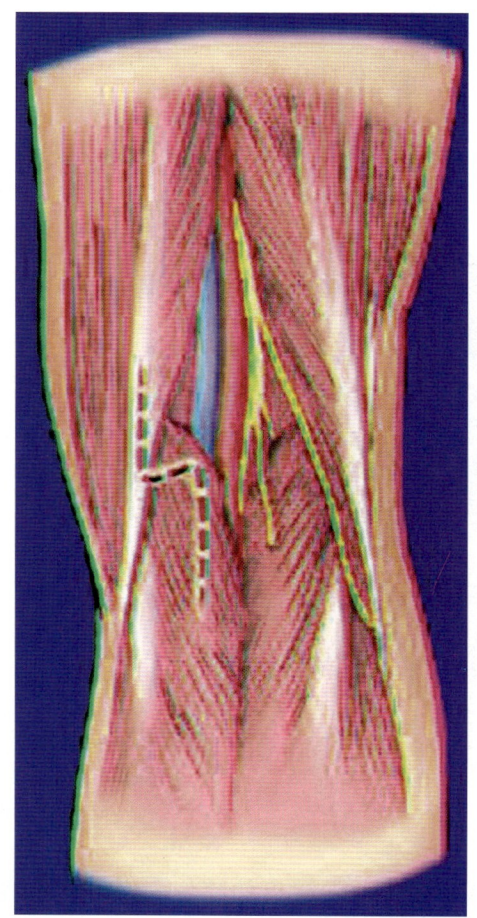

图 7 PCL 重建的 Burks 与 Shaffer 后方入路

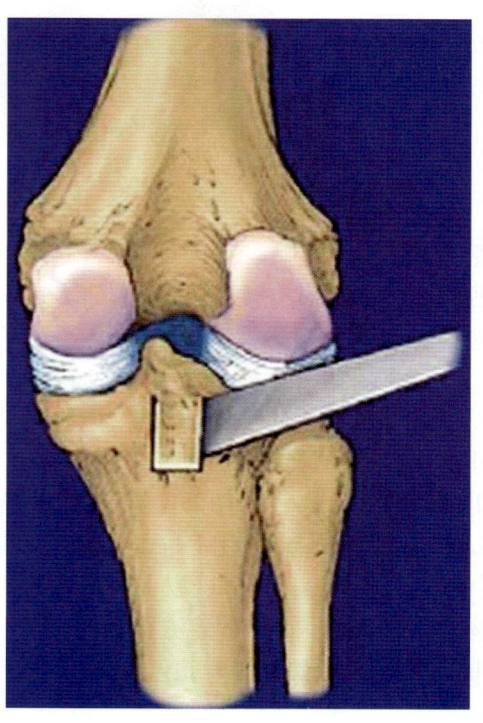

图 9 用骨刀做出骨槽接纳异体跟腱的骨块

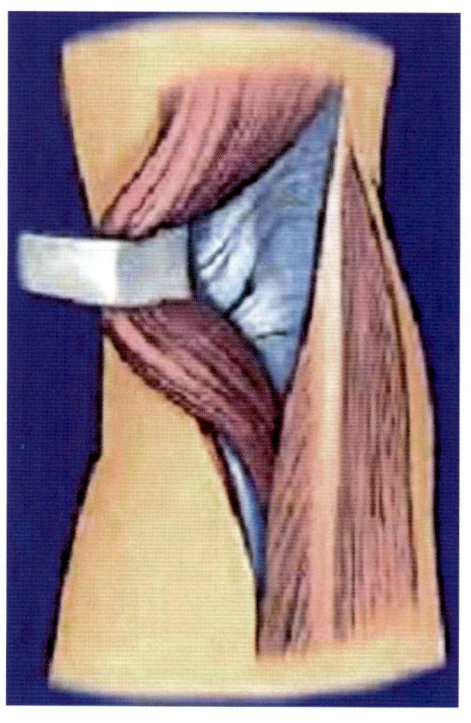

图 8 牵开腓肠肌内侧头和神经血管束显露后关节囊

屈膝 70°~90°时,前拉胫骨,以 20N 的力拉紧移植物,股骨侧用软组织界面螺钉和门形钉增强固定(图 10a,b)。必要时,手术时可同时进行合并损伤的韧带重建。建议术后留观过夜,以监视血管并镇痛治疗。

虽然我们常规行单束重建(SBR),但双束重建(DBR)技术近来受到关注。我们重建 PCL 的前外束,是由于与后内侧束相比,前外束更大,结构更重要。ALB 在屈膝时紧张,所以屈膝时 PCL

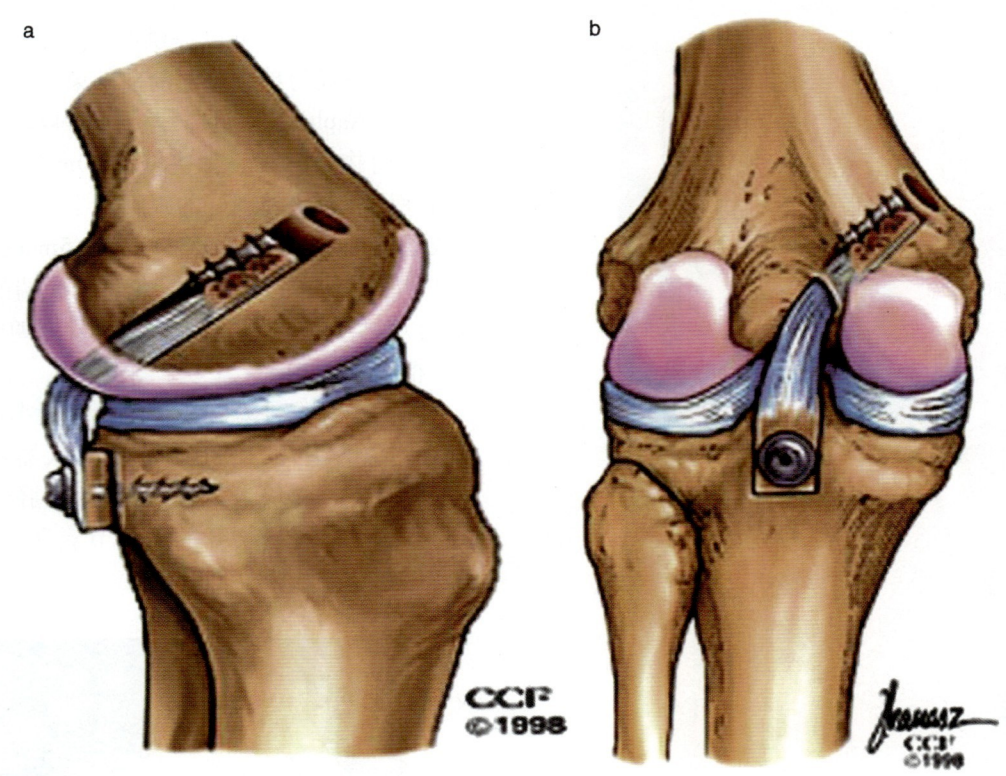

图 10 胫骨嵌入技术(a)侧面(b)后面

作用最重要。

虽然在技术上具有挑战性,但有研究表明双束重建能更精确的重建天然 PCL 的正常运动学[26,55,57]。也有生物力学研究质疑增加 PLB 的原理[6,37]。我们也使用同种异体跟腱,因为它有足够的尺寸制作成一个骨块两个韧带的移植物(前外束 ALB/PMB 后内束)。纵向劈开移植物,做成双尾状,ALB10mm,PMB8mm。用 Fiberloop 或#2 fiberwire 缝线(Arthrex,Naples,Florida)以 Krackow 方式缝牢移植物的软组织端。骨块固定方式相同。

由外向内建立双股骨骨道。ALB 采用上述方法建立。然后以导针定位于前外骨道后 5mm,近端 5mm 以建立 PMB 骨道。由 AM 入路,在股骨内髁分开的位置,在 ACL 导向器的辅助下钻入导针。导针朝向外、后和近端,因为 PMB 在接近伸直位时紧张。用端切钻头建立一个较细的骨道(8mm)。也可以用 Arthrex(Naples,Florida)的倒切钻头由内向外做骨道。然后将两个道线装置(用不同颜色的缝线)放入骨道,朝向膝关节后方。

然后将患者转为俯卧位,用单束重建技术固定骨块。两移植物在送线装置的辅助下放入各自的骨道内。再回到仰卧位,活动膝关节以保证移植物的张力。ALB 在张力下屈膝 90°前抽屉试验位置下固定。PMB 在张力下接近伸膝位固定。移植物以软组织螺钉固定于骨道内,再用门型钉加强。

术后,支具锁于完全伸直位。术后练习包括直腿抬高、股四头肌等长收缩和腓肠肌泵。在康复师指导下,在 60°限制内做胫骨抬高时可以解锁。4 周时,在患者增加负重,活动范围为 90°时可以解锁。练习包括阻力自行车、直腿抬高、股四头肌离心收缩、开链股四头肌渐进性阻力练习(PREs)、胶带蹬腿和屈膝 90°股四头肌等长收缩。术后 4 ~ 6 周仍需佩戴 PCL 功能支具,弃拐。重点是渐进性股四头肌练习;但是腘绳肌 PREs 直到术后 3 ~ 6 个月才可进行。4 个月时可以开始滑板练习,6 个月后可以进行慢跑和运动特定训练。完全重返运动根据个体差异和运动的要求不同从 8 个月到 12 个月不等。

嵌入重建的结果

近来嵌入技术的结果令人鼓舞,但是和穿胫骨技术一样,主观膝关节评分仍然低于 ACL 重建术[17,20,23]。临床效果受许多因素影响,如损伤的诊断、重建技术和结果报告系统。

我们报道了在单独或合并 PCL 损伤中主要使用同种异体跟腱单束 inlay 重建术的临床经验

(Wind 等[58])。我们随访了 25/34 位患者,平均随访时间为 49.2 个月。其中 13 例为单独损伤,12 例为合并损伤。最终客观数据采用标准膝关节评分、功能评估和放射学观察(包括 TELOS 应力位片)。

93% 的单独 PCL 重建术的患者最终 IKDC 评分显示功能正常或接近正常,在 TELOS 应力位片(150N 后抽屉试验力)两膝差异为 5mm。但是,将有合并损伤的患者一起评分,功能正常或接近正常者降为 72%,TELOS 应力位下两膝的平均差异为 6.5mm。随访期末时最终 Lysholm 评分为 86。在功能测试或主观标准膝关节评分中两侧膝关节之间差异无统计学意义。

其他研究也得出相似结果。Cooper 和 Stewart[13]进行了前瞻性研究,44 位患者因单独或合并 PCL 损伤采用 inlay 技术重建,平均随访期为 39.4 个月。他们偏好自体或异体骨-髌腱-骨(BPTB)。最终 IKDC 测试,63% 的患者功能正常或接近正常。TELOS 应力位放射学测试中,两膝平均差异 4.11mm。但是,同时合并 PLC 损伤患者的平均 TELOS 结果为 6.6mm。

Aglietti 等[2]回顾了 18 例慢性 PCL 和合并损伤的患者采用嵌入技术和自体股四头肌腱移植物的结果。平均随访 3.5 年,IKDC 测试的评分结果中,3 例正常,9 例接近正常。TELOS 应力测试中,胫骨平台平均后移 4.8mm。

Stannard 等[52]对 29 位 PCL 和多韧带膝关节损伤的患者的嵌入和双股骨骨道技术与跟腱进行治疗。评价方法有体格检查、KT-2000 关节检查(Medmetric Corp., San Diego, California)、Short-Form 36(SF-36),以及 Lysholm 膝关节评分系统。平均随访 25 个月后,临床稳定性效果优秀(23 例膝松弛度 0,7 例松弛度 1+),KT-2000 平均结果为两膝差异小于 0.5mm。但是很大比例(40%)的患者发生了关节纤维化,需要相应的治疗。

近来,Herman 等[27]报道对 22 位单独 PCL 损伤的患者在单束重建后平均随访 9 年的结果。他们发现术后 IKDC、Lysholm 和 VAS 评分有改善,但经仪器检查术后松弛度统计学显著增加。

结论

PCL 损伤近来受到关注,人们试图能够复制治疗 ACL 损伤的成功。治疗患者的病史和体格检查对鉴别单独和合并 PCL 损伤很重要,这两种损伤的治疗方法不同。我们现在偏好使用嵌入技术进行 PCL 重建;但是,仍需远期结果的研究以确定理想的 PCL 重建技术。

参考文献

1. Abbot, L.C., Saunders, J.B., Bost, F.C.: Injuries to the ligaments of the knee joint. J. Bone Joint Surg. Am. **26**, 503–521 (1944)
2. Aglietti, P., Buzzi, R., Lazzara, D.: Posterior cruciate ligament reconstruction with quadriceps tendon in chronic injuries. Knee Surg. Sports Traumatol. Arthrosc. **10**, 266–273 (2002)
3. Arendt, E., Dick, R.: Knee injury patterns among men and women in collegiate basketball and soccer: NCAA data and review of literature. Am. J. Sports Med. **23**, 694–701 (1995)
4. Bergfeld, J.A., McAllister, D.R., Parker, R.P., et al.: The effects of tibial rotation on posterior translation in knees in which the posterior cruciate ligament has been cut. J. Bone Joint Surg. Am. **83**, 1339–1343 (2001)
5. Bergfeld, J.A., McAllister, D.R., Parker, R.D., et al.: A biomechanical comparison of posterior cruciate ligament reconstruction techniques. Am. J. Sports Med. **29**(2), 129–136 (2001)
6. Bergfeld, J.A., Graham, S.M., Parker, R.D., et al.: A biomechanical comparison of posterior cruciate ligament reconstructions using single- and double-bundle tibial inlay techniques. Am. J. Sports Med. **33**, 976–981 (2005)
7. Cain, T.E., Schwab, G.H.: Performance of an athlete with straight posterior knee instability. Am. J. Sports Med. **9**, 203–208 (1981)
8. Clancy, W.G.: Repair and reconstruction of the posterior cruciate ligament. Instructional course. Annual meeting AOSSM, pp. 141–155, Traverse City (1989)
9. Clancy, W.G.: Repair and reconstruction of the posterior cruciate ligament. In: Chapman, M.W. (ed.) Operative Orthopaedics, vol. 3, 2nd edn, pp. 2093–2107. Philadelphia, JB Lippincott (1993)
10. Clancy, W.G., Shelbourne, K.D., Zoellner, G.B., et al.: Treatment of knee joint instability secondary to rupture of the posterior cruciate ligament: report of a new procedure. J. Bone Joint Surg. **65A**, 310–322 (1983)
11. Cooper, D.E.: Clinical evaluation of posterior cruciate ligament injuries. Sports Med. Arthrosc. Rev. **7**, 248–252 (1999)
12. Cooper, D.E., Warren, R.F., Warner, J.P.: The posterior cruciate ligament and posterolateral structures of the knee: Anatomy, function, and patterns of injury. In: Instructional Course Lectures, vol. 40, p. 249. American Academy of Orthopaedic Surgeons, Park Ridge (1991)
13. Cooper, D.E., Stewart, D.: Posterior cruciate ligament reconstruction using single-bundle patella tendon graft with tibial inlay fixation: 2-to-10 year follow-up. Am. J. Sports Med. **32**(2), 346–360 (2004)
14. Covey, D.C., Sapega, A.A.: Injuries of the posterior cruciate ligament. J. Bone Joint Surg. Am. **75**, 1376–1386 (1993)
15. Daniel, D.M., Stone, M.L., Barnett, P., et al.: Use of the quadriceps active test to diagnose posterior cruciate ligament disruption and measure posterior laxity of the knee. J. Bone Joint Surg. **70**, 386 (1988)
16. DeLee, J.C., Riley, M.B., Rockwood Jr., C.A.: Acute posterolateral rotatory instability of the knee. Am. J. Sports Med. **11**, 199–207 (1983)
17. Dowd, G.S.E.: Reconstruction of the posterior cruciate ligament: indications and results. J. Bone Joint Surg. Br. **86**(4), 480–491 (2004)
18. Fanelli, G.C., Edson, C.J.: Posterior cruciate ligament injuries in trauma patients: II. Arthroscopy **11**(5), 526–529 (1995)
19. Fischer, S.P., Fox, J.M., Del Pizzo, W., et al.: Accuracy of diagnoses from magnetic resonance imaging of the knee: a multi-center analysis of one thousand and fourteen patients. J. Bone Joint Surg. Am. **73**, 2–10 (1991)
20. Fox, J.A., Nedeff, D.D., Bach, B.R., et al.: Anterior cruciate ligament reconstruction with patellar autograft tendon. Clin. Orthop. **402**, 53–63 (2002)
21. Fowler, P.J., Messieh, S.S.: Isolated posterior cruciate ligament

injuries in athletes. Am. J. Sports Med. **15**, 553–557 (1987)
22. Gollehon, D.L., Torzilli, P.A., Warren, R.F.: The role of the posterolateral and cruciate ligaments in the stability of the human knee: a biomechanical study. J. Bone Joint Surg. Am. **69**, 233–242 (1987)
23. Graham, S.M., Parker, R.D.: Anterior cruciate ligament reconstruction using hamstring tendon grafts. Clin. Orthop. **402**, 64–75 (2002)
24. Grover, J.S., Bassett, L.W., Gross, M.L., et al.: Posterior cruciate ligament: MR imaging. Radiology **174**, 527–530 (1990)
25. Harner, C.D., Hoher, J.: Evaluation and treatment of posterior cruciate ligament injuries. Am. J. Sports Med. **26**, 471–482 (1998)
26. Harner, C.D., Janaushek, M.A., Kanamori, A., et al.: Biomechanical analysis of a double-bundle posterior cruciate ligament reconstruction. Am. J. Sports Med. **28**, 144–151 (2000)
27. Herman, S., Corten, K., Bellemans, J.: Long-term results of isolated anterolateral bundle reconstructions of the posterior cruciate ligament: a 6 – to 12-year follow-up study. Am. J. Sports Med. **37**, 1499–1507 (2009)
28. Heron, C.W., Calvert, P.T.: Three-dimensional gradient-echo MR imaging of the knee: comparison with arthroscopy in 100 patients. Radiology **183**, 839–844 (1992)
29. Insall, J.N., Hood, R.W.: Bone-block transfer of the medial head of the gastrocnemius for posterior cruciate insufficiency. J. Bone Joint Surg. **64**, 691–699 (1982)
30. Jakob, R.P., Warner, J.P.: Lateral and posterolateral rotatory instability of the knee. In: DeLee, J.C., Drez Jr., D. (eds.) Orthopaedic Sports Medicine: Principles and Practice, vol. 2, pp. 1275–1312. W.B. Saunders, Philadelphia (1974)
31. Kannus, P., Jarvinen, M.: Knee instabilities and their clinical examination. Finnish Sports and Exerc. Med. **4**, 79–89 (1985)
32. Kannus, P., Bergfeld, J.A., Jarvinen, M.: Injuries to the posterior cruciate ligament of the knee. Sports Med. **12**, 110–131 (1991)
33. LaPrade, R.F., Terry, G.C.: Injuries to the posterolateral aspect of the knee: association of anatomic injury patterns with clinical instability. Am. J. Sports Med. **25**, 433–438 (1997)
34. Lee, H.G.: Avulsion fracture of the tibial attachments of the crucial ligaments. J. Bone Joint Surg. Am. **19**, 460–468 (1937)
35. Levy, A.S., Wetzler, M.J., Lewars, M., et al.: Knee injuries in women collegiate rugby players. Am. J. Sports Med. **25**, 360–362 (1997)
36. Markolf, K.L., Zemanovic, J.R., McAllister, D.R.: Cyclic loading of posterior cruciate ligament replacements fixed with tibial tunnel and tibial inlay methods. J. Bone Joint Surg. Am. **84**(4), 518–524 (2002)
37. Markolf, K.L., Feeley, B.T., Jackson, S.R., et al.: Biomechanical studies of double-bundle posterior cruciate ligament reconstructions. J. Bone Joint Surg. **88**, 1788–1794 (2006)
38. Miller, M.D., Bergfeld, J.A., Fowler, P.J., Harner, C.D., Noyes, F.R.: The posterior cruciate ligament injured knee: principles of evaluation and treatment. Instr. Course Lect. **48**, 199–207 (1999)
39. Miyasaka, K.C., Daniel, D.M.: The incidence of knee ligament injuries in the general population [abstract]. Am. J. Knee Surg. **4**, 3–8 (1991)
40. Myers, M.H.: Isolated avulsion of the tibial attachment of the posterior cruciate ligament of the knee. J. Bone Joint Surg. **57**, 669–672 (1975)
41. Myklebust, G., Maehlum, S., Engebretsen, L., et al.: Registration of cruciate ligament injuries in Norwegian top level team handball: a prospective study covering two seasons. Scand. J. Med. Sci. Sports **7**, 289–292 (1997)
42. Owens, T.C.: Posteromedial pivot shift of the knee: a new test for the posterior cruciate ligament. J. Bone Joint Surg. Am. **76**, 532–539 (1994)
43. Parolie, J.M., Bergfeld, J.A.: Long-term results of nonoperative treatment of isolated posterior cruciate ligament injuries in the athlete. Am. J. Sports Med. **14**, 35–38 (1986)
44. Polly, D.W., Callaghan, J.J., Sikes, R.A., et al.: The accuracy of selective magnetic resonance imaging compared with the findings of arthroscopy of the knee. J. Bone Joint Surg. Am. **70**, 192–198 (1988)
45. Richter, M., Kiefer, H., Hehl, G., et al.: Primary repair for posterior cruciate ligament injuries: an eight-year follow-up of fifty-three patients. Am. J. Sports Med. **24**, 298–305 (1996)
46. Roman, P.D., Hopson, C.N., Zenni, E.J.: Traumatic dislocation of the knee: a report of thirty cases and literature review. Orthop. Rev. **16**, 917–924 (1987)
47. Rubenstein, R.A., Shelbourne, K.D.: Diagnosis of posterior cruciate ligament injuries and indications for nonoperative and operative treatment. Oper. Tech. Sports Med. **1**, 99–103 (1993)
48. Satku, K., Chew, C., Seow, H.: Posterior cruciate ligament injuries. Acta Orthop. Scand. **55**, 26–29 (1984)
49. Shelbourne, K.D., Davis, T.J., Patel, D.V.: The natural history of acute, isolated, nonoperatively treated posterior cruciate ligament injuries: a prospective study. Am. J. Sports Med. **27**, 276–283 (1999)
50. Shino, K., Horibe, S., Nakata, K., et al.: Conservative treatment of isolated injuries to the posterior cruciate ligament in athletes. J. Bone Joint Surg. Br. **77**, 895–900 (1995)
51. Sisto, D.J., Warren, R.F.: Complete knee dislocation: a follow-up study of operative treatment. Clin. Orthop. **198**, 94–101 (1985)
52. Stannard, J.P., Riley, R.S., Sheils, T.M., et al.: Anatomic reconstruction of the posterior cruciate ligament after multiligament knee injuries: a combination of the tibial-inlay and two-femoral-tunnel techniques. Am. J. Sports Med. **31**(2), 196–202 (2003)
53. Turner, D.A., Prodromos, C.C., Petasnick, J.P., et al.: Acute injuries of ligament of the knee: magnetic resonance evaluation. Radiology **154**, 717–722 (1985)
54. Veltri, D.M., Warren, R.F.: Isolated and combined posterior cruciate ligament injuries. J. Am. Acad. Orthop. Surg. **1**, 67–75 (1993)
55. Whiddon, D.R., Zehms, C.T., Miller, M.D., et al.: Double compared with single-bundle open inlay posterior cruciate ligament reconstruction in a cadaver model. J. Bone Joint. Surg. **90**, 1820–1829 (2008)
56. Whipple, T.L., Ellis, F.D.: Posterior cruciate ligament injuries. Clin. Sports Med. **10**(3), 515–557 (1991)
57. Wiley, W.B., Askew, M.J., Melby, A., et al.: Kinematics of the posterior cruciate ligament/posterolateral corner-injured knee after reconstruction by single- and double-bundle intra-articular grafts. Am. J. Sports Med. **34**, 741–748 (2006)
58. Wind, W.M., Bergfeld, J.A., Parker, R.D.: Mid-Term results of PCL Inlay reconstruction: the CCF Experience (2003)

第二十二章 后交叉韧带重建：新理念与我的观点

Lutul D. Farrow and John A. Bergfeld

石俊俊 译

内容

简介	417
解剖与生物力学	417
损伤机制	418
评估	418
影像学诊断	419
保守治疗	419
自然过程	420
手术指征	420
手术技术	420
单束与双束重建术比较	420
经胫骨技术与胫骨嵌入重建术比较	421
笔者喜欢的方法	421
术后康复	423
要点与提示	423
参考文献	424

L. D. Farrow (✉)
Department of Orthopaedic Surgery, University of Arizona College of Medicine, Arizona Institute for Sports Medicine, 2800 East Ajo Way, Tucson, AZ 85713, USA
e-mail: lutulfarrowmd@yahoo.com

J. A. Bergfeld
Surgical Services, Cleveland Clinic,
9500 Euclid Avenue, E21, Cleveland, OH 44195, USA
e-mail: bergfej@ccf.org

简介

后交叉韧带（PCL）损伤并不少见。PCL损伤的真实发生率比我们认为的要高很多。随着体格检查和诊断技术的改进，加上临床疑似病例，使确诊的PCL损伤患者增多。估计一般人群中PCL损伤占全部膝关节损伤的3%[28]。在创伤人群中PCL损伤的发生率高达37%[11,12]。PCL损伤多发生在11～30岁人群。Miyasaka等报道PCL损伤在15～29岁人群中最常见[28]。总体来讲，PCL单独损伤的发生远少于膝关节其他韧带损伤。所以，与这些损伤的治疗有关的医学文献和外科医生经验远远落后于膝关节其他韧带损伤。PCL损伤的最佳治疗方法仍然需要不断的讨论，传统上采用非手术治疗。近年来，对PCL失效膝关节自然进程的不断了解，使我们采用更为积极的外科治疗。

解剖与生物力学

PCL是关节囊内滑膜外结构。平均长度38mm[16]。PCL实质中部平均宽度为13mm[16]。PCL胫骨和股骨止点呈扇形。股骨端止点为半圆形，平均长度32mm[16]。它由前向后附着于髁间窝内侧壁，距关节软骨3mm[16]。PCL股骨止点的横截面积为209mm²[25]。PCL胫骨止点位于矢状中线，关节外凹陷内。PCL小面位于胫骨内外侧平台之间，距关节边缘1～1.5cm[16,36]。纤维走行由前外斜向后内[36]。根据在胫骨平台附着点的相互位置命名各束。PCL胫骨止点横截面积为243.9mm²[26]。胫骨止点的平均宽度为13mm[16]。

PCL由前外束（ALB）、后内束（PMB）和半月板股骨韧带（Wrisberg韧带和Humphrey韧带）三部分组成。有些学者相信PCL并不是由两束明确的解剖束组成，而是由在屈伸活动中张力不断变化的纤维组成的连续结构。ALB纤维占PCL横截面的大部分，随膝关节屈曲角度增加而紧张[16,20,21]。PMB较小，在膝关节伸直时紧张[16,20,21]。ALB的横截面积大约是PMB的2倍[21]，其最大断裂强度也是后内束的2倍多。Harner等报道ALB和PMB的最大载荷分别为1,120N和419N[21]。

Humphrey前半月板股骨韧带和Wrisberg后半月板股骨韧带是PCL复合体的重要组成部分。Girgis等指出30%的尸体标本没有这些韧带[16]。而Gupte等发现93%的尸体标本中至少有一条Humphrey韧带和Wrisberg韧带在标本中的出现率分别为74%和69%[18]，50%的标本有两条韧带[18]。每条韧带都是独立的解剖结构，起于外侧半月板后角，走向各自的股骨附着点。半月板股骨韧带的横截面积平均为整个PCL横截面积的22%[20]。虽然半月板股骨韧带很小，但它们的断裂负荷和强度与PMB相似[20]。Gupte等报道这两条韧带的负载都接近300N[18]。由于其力学强度，半月板股骨韧带在维持膝关节稳定性中发挥重要作用。

PCL与半月板股骨韧带是屈膝90°限制膝关节后移的主要结构。单独切除PCL一般会引起小于12mm的胫骨后移[16,17,23,34]。Grood等报道单独切断PCL后胫骨后移增加，当屈膝角度增加时更明显。Butler等报道屈膝90°时PCL在限制胫骨后移中的作用占95%[6]。PCL也起着次要的限制外旋作用。单独切除PCL的膝关节屈膝时外旋增加[16,34]，但不明显[34]。

损伤机制

后交叉韧带损伤在低能或高能创伤中均可发生。典型的后交叉韧带损伤发生在屈膝90°时，冲击力直接作用于胫骨前方，常见于交通事故和体育竞技损伤。在交通事故中，屈曲的膝关节撞向仪表盘导致后交叉韧带损伤，常常是ALB断裂或者胫骨平台撕脱。这些高能损伤可引起更严重的多韧带的损伤，最常见的是后外侧角（PLC）损伤。文献报道不同程度的PLC损伤发生率为60%[12]。也有双交叉韧带损伤、后内侧角（PMC）损伤以及其他合并损伤的报道。

也有低能损伤机制的描述。踝跖屈时屈膝跪倒也会导致PCL损伤，因为冲击力直接通过胫骨结节传导，将胫骨向后推。而踝关节背屈位时，力量通过髌骨传导，保护了PCL。PCL非接触损伤也很常见。在体育比赛中，单独PCL损伤一般由非接触过屈损伤机制引起[8,14]。过屈损伤通常引起ALB纤维的部分撕裂。而过伸损伤可能引起PCL股骨附着点的剥脱损伤。过伸损伤也能发展为脱位严重的关节不稳和神经血管压迫症状。

评估

对患者的评估始于详细的病史和查体。要重点了解患者的损伤机制、运动水平、职业和症状。检查者应该明确损伤的严重程度以及有无合并损伤。急性期，PCL损伤可能仅表现为轻度的肿胀、疼痛和减痛步态。急性ACL韧带损伤中常见的典型"啪"的断裂声或突发的严重血肿在单独PCL损伤中比较少见。多韧带损伤一般不会无症状。患者会有严重的疼痛、肿胀和僵硬。当最初的疼痛和肿胀减轻后，疼痛和不稳成为主诉。慢性PCL功能丧失的症状可能很隐蔽。典型症状为疼痛和功能受限，而不是真正的关节不稳。功能受限的程度各不相同[8,14,24,29,35]。这些患者可能主诉为某些特定的活动如下楼或陡坡时有困难。与慢性ACL或多韧带损伤的患者相比，慢性PCL损伤患者的大部分功能更好。慢性PCL失效远期可能出现关节病的疼痛[14,24]。

体格检查首先应该仔细评估下肢力线和步态。评估患膝有无反曲或内翻/外翻异常。注意行走时异常的内翻晃动，这可能是合并后外侧角损伤的征象。有很多诊断PCL损伤的查体方法。胫骨后沉：患者仰卧于检查床，屈膝屈髋90°。当重力作用下胫骨后移，看不到正常胫骨结节的凸起时此试验为阳性（图1）。如膝完全伸直位时阳性，可能提示有后外侧角损伤（图2）。股四头肌收缩试验：患者仰卧，屈膝60°。检查者压住患者足，让患者收缩股四头肌。股四头肌主动收缩使下沉的胫骨结节恢复凸起为阳性。后抽屉试验检查是诊断PCL损伤的金标准[2,8,9,17,20]。患者仰卧于检查床上，屈膝90°。然后检查者在胫骨近端施加一向后的力。可以评价脱位的程度和止点的性质。正常时，前内侧胫骨平台在股骨内髁之前1cm。根据胫骨后移的程度进行PCL损伤的严重程度的分级。Ⅰ°损伤，胫骨平台后移<5mm，但胫骨前突的台阶仍在。Ⅱ°损伤时胫骨平台后移动5～10mm，与股骨内髁

齐平。当检查者能将胫骨平台后推>10mm时，为Ⅲ°。认真的PLC损伤评估很重要，因为这影响到治疗方法的选择。拨号试验可以在仰卧或俯卧位时进行(图3)。分别在屈膝30°和90°时外旋双小腿。胫骨只在屈膝30°时外旋增加提示PLC损伤。仅在屈膝90°时外旋增加>10°，怀疑PCL损伤。当两个屈膝角度外旋都增加时，可能为合并韧带损伤。

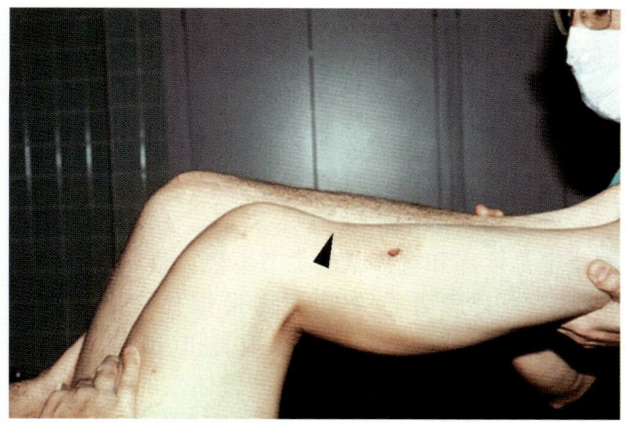

图1 胫骨后沉。胫骨结节凸起消失(箭头)

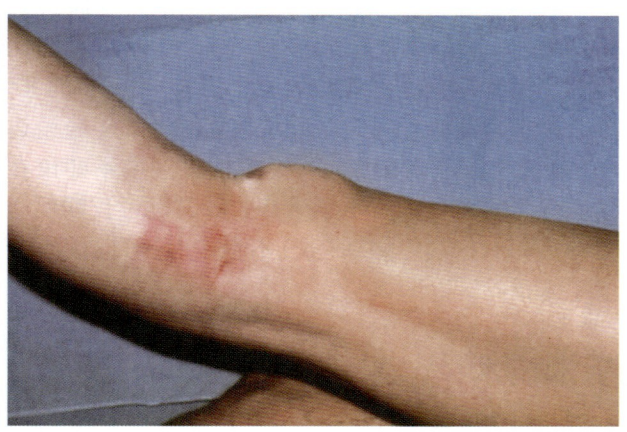

图2 伸直反曲

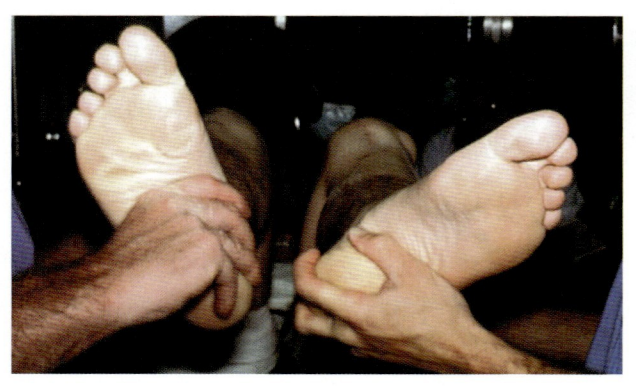

图3 屈膝90°时胫骨外旋增加

影像学诊断

影像评估首先是双膝平片，可发现轻微的改变。笔者拍双膝平均负重标准前后(AP)位片和屈膝45°负重时后前(PA)位片。屈膝45°PA位可以更精确的显示关节间隙的轻度变窄，这在标准完全伸直位AP影像学片上难以发现[33]。Rosenberg等发现软骨磨损最常出现在屈膝30°~60°的接触区[33]，此外，还应拍屈膝45°非负重侧位和Merchant描述的双膝髌骨轴位片[26]。站立髋膝踝全长片可以评估下肢力线。

磁共振(MRI)可以提供重要的诊断信息，如PCL损伤确切的部位和程度。损伤定位对治疗有重要的指导作用。例如，股骨止点"剥脱"损伤或胫骨止点撕脱可以一期修复(图4)。MRI特殊软骨序列可以检查软骨损伤。软骨损伤的严重程度很重要，因为严重的软骨损伤可能是PCL重建术的禁忌证。半月板损伤和合并的韧带损伤可以在MRI中清楚地显示。MRI观察合并损伤对治疗和预后也有意义。最后，骨扫描可有对评估慢性PCL损伤有意义。在平片相对正常但在长期PCL损伤后有疼痛的膝关节的患者中，进行骨扫描可以观察临床前期的退行性改变。如果无核素摄取，则可以继续进行保守治疗。

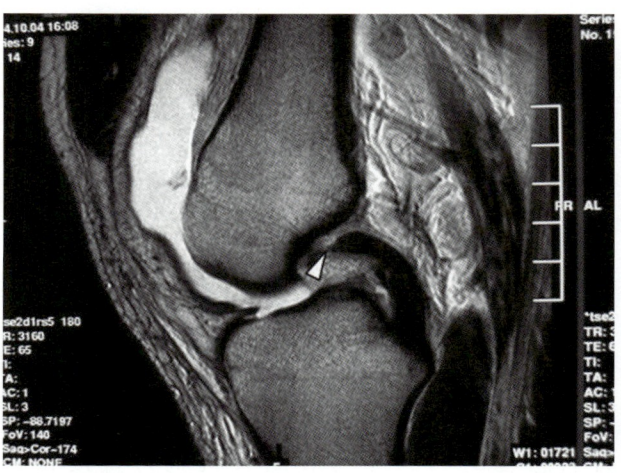

图4 PCL近端撕脱的MRI征象(箭头)

保守治疗

大部分PCL损伤可以进行非手术治疗。适用于胫骨后沉小于10mm(Ⅰ°~Ⅱ°损伤)且后抽屉试验为硬止点的患者。在进行后抽屉试验时内旋胫骨,后沉可以减小[2,32]。我们利用这个试验帮助决定 PCL 是否需要手术治疗。我们中的一位学者(J. A. B.)曾经提出:当切断 PCL 和半月板股骨韧带后,在胫骨内旋位进行后抽屉试验时,浅层 MCL 是限制后移的主要结构[2,32]。如小腿内旋时后沉增加,就应该怀疑 PMC 损伤,考虑手术重建正常膝关节的运动学。PLC 结构的损伤也需要进行手术治疗。这种情况下,拨号试验中会出现小于 5°的旋转不稳定。最后,膝关节不应该存在任何过伸或内翻/外翻不稳定。过伸或内翻/外翻不稳定增加都提示合并 PMC 或 PLC 损伤。

非手术康复计划分为三期:急性期(保护),亚急性期(中度保护)和功能恢复期(最小保护)。急性期,允许患者在可忍受的情况下负重,佩戴锁定支具将活动范围限制在 0°到 60°之间。开始股四头肌康复。在亚急性期,开始渐进性肌力练习,尤其是股四头肌装置的肌力和耐力。在功能恢复期,患者开始渐进性特定体育运动。通过恰当的康复,Ⅰ°~Ⅱ°损伤的运动员可以在 2~6 周后重返运动。但要佩戴 PCL 功能性支具。

许多学者相信Ⅲ°PCL 的患者都合并 PLC 损伤[20,27,37]。在高要求的患者中推荐急性手术。要求低的患者可以进行长腿管型石膏或长腿铰链膝支具固定于完全伸直位治疗,这样可以抵抗腘绳肌和重力的作用,避免胫骨后沉。伸直制动还允许 PLC 结构在无过度应力下愈合。在制动期结束后,康复锻炼与Ⅰ°和Ⅱ°损伤相似。损伤严重者可能需要 3 个月才能重返运动。保守治疗无效者需要手术解决不稳定和(或)功能受限。

自然过程

许多学者报道大部分单独 PCL 损伤的患者保守治疗效果好。大部分运动员能恢复原来的运动水平。Parolie 和 Bergfeld 报道在非手术治疗后,84% 的单独 PCL 损伤的高水平运动员可以恢复他们原来的运动[29]。他们发现 PCL 损伤非手术治疗后患者的满意度与股四头肌肌力直接相关[29],而后向松弛度与之无关[29]。Fowler 和 Messieh 发现,所有患者不论其不稳定程度如何,都可以无限制的重返原来的运动[14]。在这些膝关节中,非手术治疗的相对成功可能是因为半月板股骨韧带完整,残留 PCL 纤维和(或)完整的次要限制结构。

但是,虽然短期内患者可以重返运动,长期随访发现继发关节病和半月板损伤的发生率很高[5,10,14,15,19,24]。半月板撕裂的发生率在 16%~28%[14,15,19]。PCL 缺失的膝关节逐渐发生退行性改变。Boynton 和 Tietjens 报告病史越长,关节软骨退变的影像学证据越多[5]。他们研究发现,退行性变最早且最常发生在膝内侧间室[5]。Keller 等也证实随着 PCL 损伤时间的延长,退行性改变增加,主观膝关节评分降低[24]。他们也发现退行性改变最早出现在内侧间室[24]。其他学者也报道 PCL 损伤后退行性病变最常累及内侧间室和髌股关节[8,10]。

手术指征

许多因素影响 PCL 手术决定。手术重建的主要指征是疼痛和有症状的关节不稳。最明确的手术指征之一是患者合并其他韧带损伤。比如合并 ACL 损伤、内侧副韧带(MCL)损伤和(或)后外侧角(PLC)复合体损伤,都是潜在的破坏性的损伤,有显著的膝关节不稳。需要手术重建正常的膝关节功能和运动学。但是,关于单独 PCL 撕裂的治疗仍有争论。大多数外科医生同意急性 PCL 止点撕脱最好采用手术固定,而胫骨后移>10mm 的Ⅲ°PCL 损伤也需要手术治疗。有症状的胫骨后移<10mm 的Ⅱ°PCL 撕裂合并胫骨内旋时胫骨后移减轻的年轻爱运动的患者选择两难。目前,大多外科医生不建议在这类患者的急性期行手术治疗。等其经过长期保守治疗后仍有持续疼痛和(或)不稳定时,可以慎重考虑手术治疗。

手术技术

PCL 重建手术技术很多,但 PCL 重建后的临床效果不像 ACL 重建术那样可以预期。对骨道的位置、束的数目仍有很大争论。虽然有多篇生物力学论文,但仍没有前瞻性随机研究来对比活体中的重建技术。不管采用什么技术,PCL 重建的主要目的总是恢复正常的膝关节解剖和运动学。

单束与双束重建术比较

单束重建是试图重建强大的 PCL 的 ALB。许多学者报道采用本技术后仍然存在有松弛[7,22,30,31]。为此,一些学者提出双束解剖重建。Harner 等在尸体标本中进行生物力学研究,发现在整个膝关节的活动范围中,双束重建可以比单束重建更有效地重建正常膝关节的动力学[22]。胫骨后移度也会减少[22]。其他的研究也证实了这些发现[7,30,31]。根据这些理论上的优点,双束重建术越来越吸引人。但我们的同事(J.A.B)证明两种技术的生物力学没有差异[4]。双束移植物比单束粗大,可能是双束技术的生物力学优势。为消除这个因素的影响,Bergfeld等利用同样大小的移植物进行双束和单束重建[3],结果证明正常的、单束或双束重建没有差异[3]。因为目前没有双束和单束PCL重建的临床对照研究,所以我们不能推荐常规行PCL双束重建。另一个需要考虑的因素是,双束重建术要增加股骨和胫骨骨道,使本来就复杂的手术变得更复杂。

经胫骨技术与胫骨嵌入重建术比较

另一种手术变化是胫骨足印处理方法。PCL胫骨止点可以用经胫骨技术或胫骨嵌入(tibial inlay)技术重建。经胫骨技术在关节镜下经胫骨骨道重建PCL胫骨止点。胫骨止点在70°镜下可以观察到,建立关节镜后内侧入路以辅助清理准备胫骨足迹。在透视下,用PCL导向器将导针钻入PCL足迹的远端和外侧部分。利用导针扩钻建立胫骨骨道。一定要格外小心保护重要的后方神经血管结构。

嵌入技术是用开放手术建立PCL的胫骨止点[1]。我们更喜欢使用这种技术。

我们的同事(J.A.B)曾经报道与经胫骨骨道技术相比,嵌入技术能够明显减小屈膝30°~90°时的胫骨后向松弛[3]。而且,在反复循环载荷中,发现胫骨骨道技术中骨道前部的移植物逐渐变细[3]。而且,移植物在胫骨后方近端出口急转弯,称为"杀手弯(killer turn)"。有学者假设,移植物逐渐变细和磨损可能是胫骨骨道技术临床失效的原因。而尸体研究中嵌入的移植物在反复循环载荷下不会逐渐磨损或变细。虽然生物力学证据表明嵌入技术比胫骨骨道技术优越,但没有前瞻性的随机研究对两项技术进行对比。Berg的小样本研究显示胫骨后移与对侧的差值小于2mm,髌-股评分有改善[1]。

笔者喜欢的方法

在准备间进行股神经-坐骨神经联合阻滞,可以减少术中麻醉药和镇静药的用量并减少术后恶心症状,恢复更快。我们选择常规气管插管,因为当患者转换为俯卧位时,喉罩通气或面罩通气不能保证通气控制的可靠性。在手术开始时患者仰卧。止血带尽可能靠大腿近端。健侧下肢放在腿架上,勿使腓总神经受压。术侧下肢放置于关节镜手术腿架上。手术台的末端最大程度的收起,使术侧下肢完全悬空。

先建立标准前外侧关节镜入路。用腰穿针定位前内侧入路,在关节镜直视下做纵向切口。在髌骨外上极上方做一小切口,向髌上囊中置入硬质出水管。进行常规顺序关节镜检。检查髌股关节的软骨,因为PCL缺失后此处可能首先出现退行性改变。然后关节镜移向外侧间沟。沿腘肌腱缓慢推进关节镜,观察其有无损伤。内翻膝关节,将关节镜移入外侧间室。如果有后外侧韧带复合体损伤,外侧关节间隙会过度张开。用大孔刨削刀清理PCL残端。在部分病例中,可能只损伤一条半月板股骨韧带,应尽力保留,因为它们可以有效地限制胫骨后移。

我们更喜欢使用同种异体跟腱重建PCL。跟骨骨块形状为约25mm长,10~12mm宽,5mm厚。用6.5mm的松质骨螺钉预钻孔。移植物的腱性部分应约10~11mm宽,70mm长。然后将远端的3~4cm用#5 Ethibond缝线缝制成圆柱状。肌腱应能穿过10~11mm的套筒(图5)。

传统的单束PCL重建时股骨骨道应该位于左膝11点位置(右膝1点位置),重建PCL较大的前外侧束(ALB)。有许多解剖学标志可以辅助进行骨道定位。理想的导针位置应该位于在ALB残端中央。还有两个骨性标志可以作为参照[13,25]。如同事(L.D.F)首先描述的那样,内侧髁间脊代表着天然PCL的后界[13]。因此,股骨骨道应该紧靠此标志的前方。第二个骨性标志是内侧二分嵴,为PCL的ALB和PMB的分界[25]。ALB位于此标志的上方。看到并提起股内侧肌斜头,从外面通过导

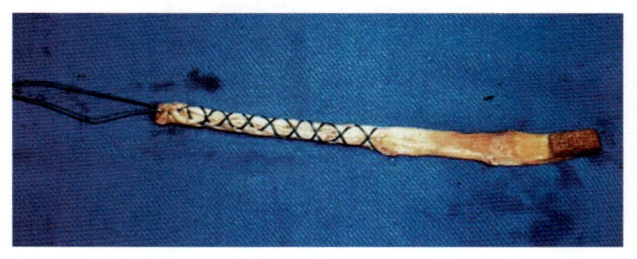

图5 准备好的同种异体跟腱移植物

针钻取股骨骨道。

做好股骨骨道后，准备换体位。DePuy 移植物传送器（DePuy Mitek，Raynham，MA）经过股骨骨道向内放入到与 PCL 胫骨止点的后方间室。移植物传送器的外侧部分抵在皮肤上，用无菌 Coban 贴（3M Inc.，St. Paul，MN）固定。然后用无菌防水袜套保护肢体，再用无菌 Coban 超过袜套包绕到大腿中段。撤除铺单，将患者转为俯卧位。这常常需要至少四人（麻醉师维持头颈，一边一位助手协助翻身，一人扶住下肢）（图6）。瘦小患者可以在同一手术台上翻身。大多数患者需要翻到另一张手术台上。

在重新准备铺单后，标记腘横纹。下肢驱血，止血带充气。从腘纹处开始，沿腓肠肌内侧头内侧向远端做 4cm 纵切口。钝性分离腓肠肌和半膜肌肌间隙。然后向外侧牵拉腓肠肌，暴露后关节囊（图7）。向外牵拉腓肠肌可以保护位于外侧的腘动脉。然后在腘肌肌腹上界的近端可触及 PCL 小面。用电刀在后关节囊上开窗。然后用弯形骨刀在 PCL 胫骨止点足迹处做一个 20mm×10mm×5mm 的皮质骨窗（图8）。移植物传送器从后关节后囊窗中伸出，将肌腱拉入股骨骨道。用一枚 30mm 长，部分螺纹的直径 6.5mm 松质骨螺钉和垫圈将骨块嵌入皮质窗。用 1 Vicryl 线缝合后方切口。缝合筋膜，皮肤用不可吸收线间断缝合。准备再次翻身。

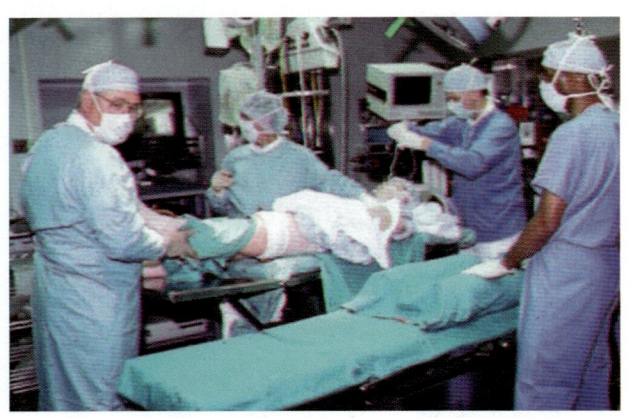

图6　手术医生就位，将患者翻身到另一手术台上

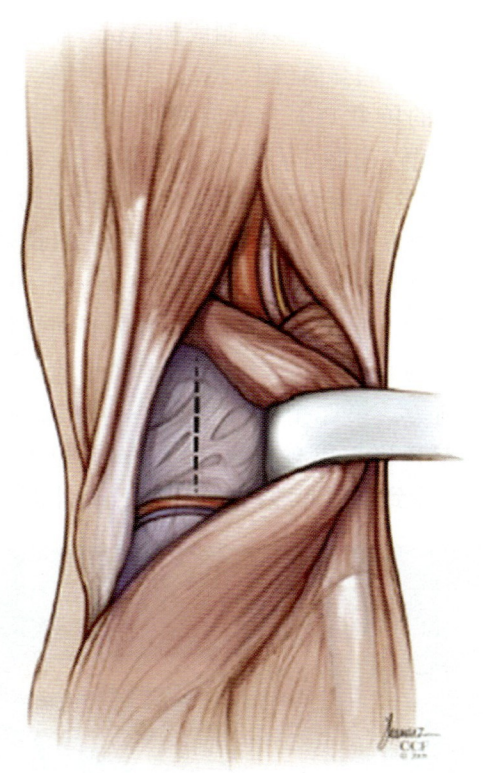

图7　向外侧牵拉腓肠肌肌腹

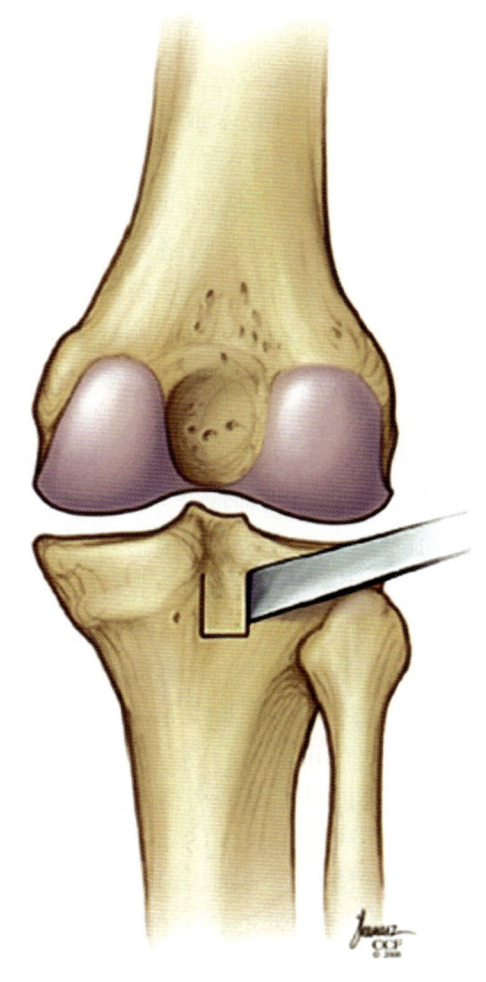

图8　做后方皮质骨窗

患者翻回仰卧位，将肢体再次放置于关节镜腿架上，准备铺单。关节镜下确认移植物位置合适。前拉胫骨，屈膝 70°拉紧移植物，将一枚软组织挤压螺钉由外向内拧入股骨骨道（图9）。此时，全范围

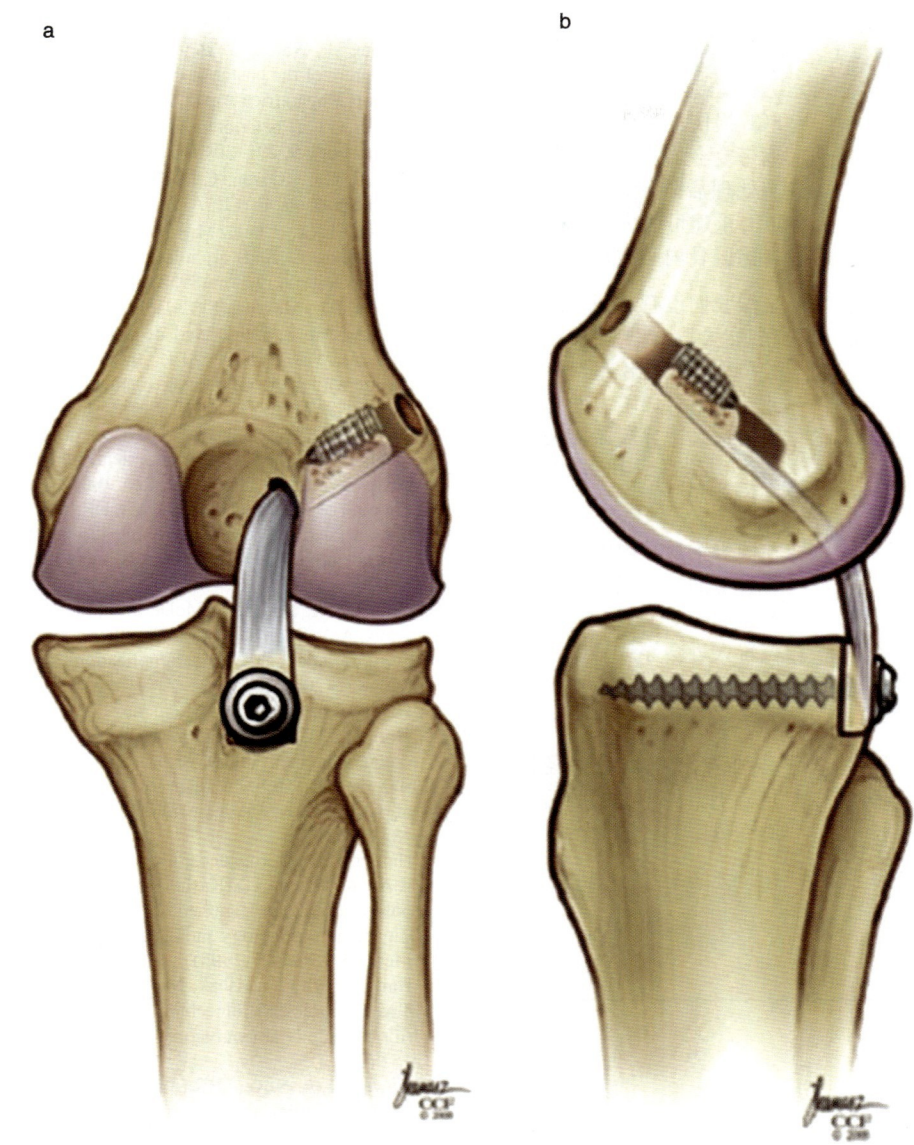

图9 固定好的同种异体肌腱的后方(a)和侧面观(b)。译者注:原图有误

活动膝关节,确认移植物固定后膝关节有完全的活动范围。常规方法闭合关节镜入路和内侧切口。无菌敷料包扎。

术后康复

用全下肢铰链膝支具伸膝固定4周。允许患肢负重,并在可忍受的情况下进步到完全负重。术后立即开始股四头肌等长练习。术后4~8周,患者可恢复主动辅助下活动范围。此时可增加等张股四头肌练习。鼓励进行固定自行车练习。术后8周开始闭链练习。从12~20周,进行滑板练习以促进灵活性。在16~20周可以从快走进展到慢跑。练习时支具继续锁定在伸直15°。在20~28周,开始跑步和全速灵活性练习。活动时可不佩戴支具。术后28周时,患者可恢复全部活动。

要点与提示

要点	误区
● 减少胫骨后沉可能有利于移植物传送器放置到PCL胫骨止点残端相邻的后方间室。避免将传送器置于半月板下	● 远端股骨切口位置不好会妨碍股骨导针定位。在股骨内髁和髌骨内侧缘之间1/3处做切口很重要。这样方便拉起股内侧肌斜头,劈开肌纤维会导致在术后早期不能进行股四头肌练习

续表

要点	误区
• 膝关节轻度屈曲并内旋胫骨时更方便向外侧牵拉腓肠肌内侧头	• PCL 损伤常常合并后外侧韧带复合体损伤。如果没有处理后外侧旋转不稳，PCL 重建可能失败。应该考虑胫骨内翻截骨
• 妇产科拉钩长而窄，可用于后方入路时深部牵拉	• 虽然我们没有遇到这种情况，如果股骨骨道太靠近关节面，可能出现骨坏死或软骨下骨塌陷。股骨骨道的远端边界应该离关节软骨边缘 3～4mm，方向远离关节
• 牵开腓肠肌内侧头后，可以暂时用斯氏针将其固定于胫骨近端外侧面。为胫骨准备和移植物固定提供广阔的视野	• 在股骨干骺端内侧面的股骨骨道的起始点离内侧关节边缘不应太近。起始点位置太近会导致移植物通道转角更小
• 康复期使用的滑板是过渡到慢跑和跑步的重要工具	• 必须清楚 PCL 后方胫骨足迹上方的罕见的胫后动脉变异
• 我们发现不转换患者体位很难操作。增加10～20 分钟的手术时间便于显露是值得的	

参考文献

1. Berg, E.E.: Posterior cruciate ligament inlay reconstruction. Arthroscopy **11**, 69–76 (1995)
2. Bergfeld, J.A., McAllister, D.R., Parker, R.D., Valdevit, A.D., Kambic, H.: The effects of tibial rotation on posterior translation in knees in which the posterior cruciate ligament has been cut. J. Bone Joint Surg. Am. **83**, 1339–1343 (2001)
3. Bergfeld, J.A., McAllister, D.R., Parker, R.D., Valdevit, A.D.C., Kambic, H.E.: A biomechanical comparison of posterior cruciate ligament reconstruction techniques. Am. J. Sports Med. **29**, 129–136 (2001)
4. Bergfeld, J.A., Graham, S.M., Parker, R.D., Valdevit, A.D.C., Kambic, H.E.: A biomechanical comparison of posterior cruciate ligament reconstructions using single- and double-bundle tibial inlay techniques. Am. J. Sports Med. **33**, 976–981 (2005)
5. Boynton, M., Tietjens, B.: Long-term follow-up of the untreated isolated posterior cruciate ligament–deficient knee. Am. J. Sports Med. **24**, 306–310 (1996)
6. Butler, D.L., Noyes, F.R., Grood, E.S.: Ligamentous restraints to anterior-posterior drawer in the human knee. J. Bone Joint Surg. Am. **62**, 259–270 (1980)
7. Clancy, W.G., Bison, L.J.: Double bundle technique for reconstruction of the posterior cruciate ligament. Oper. Tech. Sports Med. **7**, 110–117 (1999)
8. Clancy Jr., W.G., Shelbourne, K.D., Zoellner, G.B., Keene, J.S., Reider, B., Rosenberg, T.D.: Treatment of knee joint instability secondary to rupture of the posterior cruciate ligament: report of a new procedure. J. Bone Joint Surg. Am. **65**, 310–322 (1983)
9. Covey, D.C., Sapega, A.A.: Injuries of the posterior cruciate ligament. J. Bone Joint Surg. Am. **75**, 1376–1386 (1993)
10. Dejour, H., Walch, G., Peyrot, J., Eberhard, P.: The natural history of rupture of the posterior cruciate ligament (in French). Rev. Chir. Orthop. Reparatrice Appar. Mot. **74**, 35–43 (1988)
11. Fanelli, G.C.: Posterior cruciate ligament injuries in trauma patients. Arthroscopy **9**, 291–294 (1993)
12. Fanelli, G.C., Edson, C.J.: Posterior cruciate ligament injuries in trauma patients. Part II. Arthroscopy **11**, 526–529 (1995)
13. Farrow, L.D., Chen, M.R., Cooperman, D.R., Victoroff, B.N., Goodfellow, D.B.: Morphology of the femoral intercondylar notch. J. Bone Joint Surg. Am. **89**, 2150–2155 (2007)
14. Fowler, P.J., Messieh, S.S.: Isolated posterior cruciate ligaments in athletes. Am. J. Sports Med. **15**, 553–557 (1987)
15. Geissler, W.B., Whipple, T.L.: Intraarticular abnormalities in association with posterior cruciate ligament injuries. Am. J. Sports Med. **21**, 846–849 (1993)
16. Girgis, F.G., Marshall, J.L., Al Monajem, A.R.S.: The cruciate ligaments of the knee joint. Anatomical, functional, and experimental analysis. Clin. Orthop. Relat. Res. **106**, 216–231 (1975)
17. Grood, E.S., Stowers, S.F., Noyes, F.R.: Limits of movement in the human knee. Effect of sectioning the posterior cruciate ligament and posterolateral structures. J. Bone Joint Surg. Am. **70**, 88–97 (1988)
18. Gupte, C.M., Smith, A., McDermott, I.D., Bull, A.J., Thomas, R.D., Amis, A.A.: Meniscofemoral ligaments revisited: anatomical study, age correlation, and clinical implications. J. Bone Joint Surg. Br. **84**, 846–851 (2002)
19. Hamada, M., Shino, K., Mitsuoka, T., Toritsuka, Y., Natsu-Ume, T., Horibe, S.: Chondral injury associated with acute isolated posterior cruciate ligament injury. Arthroscopy **16**, 59–63 (2000)
20. Harner, C.D., Hoher, J.: Current concepts: evaluation and treatment of posterior cruciate ligament injuries. Am. J. Sports Med. **26**, 471–482 (1988)
21. Harner, C.D., Xerogeanes, J.W., Livesay, G.A., Carlin, G.J., Smith, B.A., Kusayama, T., Kashiwaguchi, S., Woo, S.L.Y.: The human posterior cruciate ligament complex: an interdisciplinary study. Ligament morphology and biomechanical evaluation. Am. J. Sports Med. **23**, 736–745 (1995)
22. Harner, C.D., Janaushek, M.A., Kanamori, A., Yagi, M., Vogrin, T.M., Woo, S.L.: Biomechanical analysis of a double bundle posterior cruciate ligament reconstruction. Am. J. Sports Med. **28**, 144–151 (2000)
23. Hewett, T.E., Noyes, F.R., Lee, M.D.: Diagnosis of complete and partial posterior cruciate ligament ruptures. Stress radiography compared with KT-1000 arthrometer and posterior drawer testing. Am. J. Sports Med. **25**, 648–655 (1997)
24. Keller, P.M., Shelbourne, K.D., McCarroll, J.R., et al.: Nonoperatively treated isolated posterior cruciate ligament injuries. Am. J. Sports Med. **21**, 132–136 (1993)
25. Lopes, O.V., Ferretti, M., Shen, W., Ekdahl, M., Smolinski, P., Fu, F.H.: Topography of the femoral attachment of the posterior cruciate ligament. J. Bone Joint Surg. Am. **90**, 249–255 (2008)
26. Merchant, A.C., Mercer, R.L., Jacobsen, R.H., Cool, C.R.: Roentgenographic analysis of patellofemoral congruence. J. Bone Joint Surg. Am. **56**, 1391–1396 (1974)
27. Miller, M.D., Bergfeld, J.A., Fowler, P.J., Harner, C.D., Noyes, F.R.: The posterior cruciate ligament injured knee: principles of evaluation and treatment. Instr. Course Lect. **48**, 199–207 (1999)
28. Miyasaka, K.C., Daniel, D.M., Stone, M.L., Hirshman, P.: The incidence of knee ligament injuries in the general population. Am. J. Knee Surg. **4**, 3–8 (1991)
29. Parolie, J.M., Bergfeld, J.A.: Long-term results of nonoperative treatment of isolated posterior cruciate ligament injuries in the athlete. Am. J. Sports Med. **14**, 35–38 (1986)
30. Petrie, R.S., Harner, C.D.: Double bundle posterior cruciate ligament reconstruction technique: university of Pittsburgh approach. Oper. Tech. Sports Med. **7**, 118–126 (1999)
31. Race, A., Amis, A.A.: PCL reconstruction: in-vitro biomechanical comparison of isometric versus single and double bundled anatomic grafts. J. Bone Joint Surg. Br. **80**, 173–179 (1998)
32. Ritchie, J.R., Bergfeld, J.A., Kambic, H., Manning, T.: Isolated sec-

tioning of the medial and posteromedial capsular ligaments in the posterior cruciate ligament-deficient knee. Am. J. Sports Med. **26**, 389–394 (1998)
33. Rosenberg, T.D., Paulos, L.E., Parker, R.D., Coward, D.B., Scott, S.M.: The forty-five degree posteroanterior flexion weight-bearing radiograph of the knee. J. Bone Joint Surg. Am. **70**, 1479–1483 (1988)
34. Schulz, M.S., Steenlage, E.S., Russe, K., Strobel, M.J.: Distribution of posterior tibial displacement in knees with posterior cruciate ligament tears. J. Bone Joint Surg. Am. **89**, 332–338 (2007)
35. Shelbourne, K.D., Davis, T.J., Patel, D.V.: The natural history of acute, isolated, nonoperatively treated posterior cruciate ligament injuries. A prospective study. Am. J. Sports Med. **27**, 276–283 (1999)
36. Tajima, G., Nozaki, M., Iriuchishima, T., Ingham, S.J.M., Shen, W., Smolinski, P., Fu, F.H.: Morphology of the tibial insertion of the posterior cruciate ligament. J. Bone Joint Surg. Am. **91**(4), 859–866 (2009)
37. Veltri, D.M., Warren, R.F.: Posterolateral instability of the knee. J. Bone Joint Surg. Am. **76**, 460–472 (1994)

第二十三章 后交叉韧带重建：如何改进我们的疗效

Pier Paolo Mariani and Mohamed Aboelnour Elmorsy Badran

石俊俊 译

内容

诊断	426
手术时机	427
手术技术	427
股骨骨道	428
髁间窝成形	428
胫骨骨道	429
移植物选择	429
移植物穿入	430
移植物固定	430
参考文献	431

P. P. Mariani(✉)
Department of Health Sciences, University "Foro Italico" Rome,
Piazza L. de Bosis 5, 00194 Rome, Italy
e-mail: ppmariani@virgilio.it

M. A. E. Badran
Orthopaedic and Trauma Department, Mansoura University,
4 Elgomhoria Street, Mansoura, Egypt
e-mail: maboelnour@gmail.com

后交叉韧带损伤（PCL）的治疗效果不如 ACL，目前没有 PCL 重建技术的金标准。这主要是因为缺乏对损伤真正自然转归的了解，缺少对现有治疗前交叉韧带的前瞻性随机比较研究。而且，临床上 PCL 损伤比 ACL 损伤少[9]，PCL 单独损伤更少，通常合并多种周围损伤，这些因素都说明观察同质群体的临床结果困难很大。在急性期还是慢性期进行手术重建也是影响效果的一个重要因素。而且，不同的手术技术、不同的移植物和不同的康复计划都使比较研究更困难甚至无法进行。成功的 PCL 重建首先要做出正确的诊断，然后认真选择手术技术，仔细地考虑每个细节，并制定出很好的康复计划。

诊断

除了患者的主观信息，还要查体全面评估 PCL 缺失。如果没有这些必要的客观信息，检查者有可能错误地认为前-后向松弛是由 ACL 撕裂引起。PCL 缺失最敏感的查体试验是后抽屉试验。屈髋 45°屈膝 90°位，后压胫骨使其后移。Ⅰ°指后向移动在 1~5mm 之间，Ⅱ°后移在 5~10mm 之间（胫骨平台前缘与股骨髁平齐），Ⅲ°后移大于 10mm（胫骨平台前缘在股骨髁后方）。在内旋和外旋胫骨时进行此试验，还可得到另外的信息。还有一些其他检查，包括后沉试验、股四头肌主动试验和 Whipple 试验。可用反轴移试验和股-足外旋角（ERTFA 或拨号征）检查后外侧 PL 结构[6,7,21]。从影像资料如应力位 X 片和磁共振（MRI）中可以获得更多 PCL 损伤的有关信息。摄应力位 X 片是对比术前和术后后向移动的一种有效、简单的定量方法，可以对结果进行精确的比较。应力位摄 X 片有不同的方法和不同的位置，不论哪种技术，减小误差的关键都是精确投照、清晰分辨骨性标志和准确测量[24,35,36]。

MRI 是诊断急性 PCL 损伤和合并损伤的金标准。但 MRI 对慢性损伤诊断不准确，拉长的无功能的 PCL 可能显示正常[15,45]。

手术时机

急性 PCL 损伤的手术治疗时机取决于 PCL 撕裂的性质以及有无周围的合并损伤。PCL 撕脱应该尽早修复；后移小于 10mm 的急性单纯 PCL 撕裂可以在损伤数月后再手术。PCL 重建术的最佳手术时机与 PCL 保守治疗的愈合能力直接相关[5,41]。最近的研究证明 PCL 和 MFLs 完全撕裂几乎不可能自然愈合并恢复功能。PCL/PLC（后外侧角）合并损伤在 2～3 周内进行手术可以取得最佳临床效果[9,23]。在膝关节脱位的病例中[10,25]，有必要等待 2～3 周使撕裂的关节囊愈合，以保证医生能安全的进行关节镜操作。合并严重的内侧副韧带（MCL）撕裂时可以推迟更长时间以利 MCL 自行愈合[13]。大多数内侧结构损伤保守治疗愈合良好，而急性后外侧角损伤的一期修复结果优于延迟重建的结果[8]。

手术技术

慢性 PCL 失效导致不稳逐渐加重和早期退变[44]。寻找可以恢复膝关节正常生物力学并能防止膝关节进一步损害的重建技术，带来了越来越多的研究和争论。虽然对手术重建的兴趣日增，然而结果却令人沮丧或不明确。目前还没有标准的重建技术，是采用单束重建还是双束重建仍然在争论中。为此进行了大量的生物力学和临床研究来比较单束和双束重建。

Race 和 Amis[38]证明了解剖重建比等长重建能更好地恢复 AP（前后）稳定性。他们发现在等长点中心重建并不能恢复正常的 AP 稳定。在屈膝 60°拉紧韧带会造成从此角度开始伸膝受限，而在更大屈膝角度又丧失限制作用。而且，在无负荷膝关节中，能够检测到移植物承受了更大的负荷。单束 PCL 重建术后可以在 0°～60°范围内恢复接近正常的后向稳定性（小于±1mm）。而双束重建能在全范围内恢复接近正常的后向稳定性。增加了 PCL 后内侧束以后，在完全屈膝时稳定性几乎正常。零负荷膝关节在接近伸直时，单束和双束重建移植物的负荷明显低于等长重建者。

Harner 等[18]证实了双束 PCL 重建的优越性，所有屈膝角度的胫骨后移度与正常膝关节无显著差异，其原位力比单束重建更接近正常。这说明在屈膝过程中，双束 PCL 重建术后膝关节的生物力学更接近正常状态。

Ramaniraka 等[39]采用有限元分析，发现切断 PCL 造成膝内侧间室和髌股关节压力增大，而重建术后这些压力显著降低，但单束和双束重建的效果相似。单束移植物自身的拉力比双束的低。所以该作者认为 PCL 撕裂后一定要重建以减少引起软骨退变的压力。两种重建术只能部分恢复屈膝时的生物力学，重建双束移植物承受更高的拉力。

Bergfeld 等[4]发现两种技术的生物力学没有显著差异，为单束重建提供了理论支持。双束重建在屈膝 30°～60°时使膝关节有些过紧，而单束在屈膝 10°～90°间后移更大一些。但是，两种方法在任何角度胫骨后移都和正常膝无显著差异（$P>0.5$），两种方法之间也没有统计学差异（$P>0.05$）。单双束嵌入 PCL 重建的稳定性都接近正常。

Markolf 等[32]的生物力学研究支持单束技术。前外单束移植物可以很好的体现 PCL 正常的力学特性，但在屈膝 0°～30°之间，膝关节松弛大于正常。增加后内侧束可以减小该范围内膝关节的松弛，但这会使后内侧束移植物受力高于正常[12]。Race 和 Amis[37,38]证明了单束和双束重建在任一屈膝角度时都没有显著差异：两种重建术后的后抽屉试验都可以恢复正常，但是都不能恢复外旋或内翻稳定性。他们指出 PCL 复合 PLC 损伤中，单独 PCL 重建只能控制胫骨后抽屉移动，不能恢复正常的旋转稳定性。由这些结果可以看出，双束 PCL 重建术并不优于单束重建术，不值得进行双束重建而增加手术的复杂性。

Wang 等[46]进行的临床研究结果显示，两种术式的膝关节功能评价、韧带松弛性、功能评分和影像学改变没有显著差异。患者和医生的期望与手术的总体满意率相当。其研究结果与许多近期报道相反，显示自体腘绳肌单束和双束 PCL 重建的中期随访都有满意的临床效果。也许大样本量患者和长期随访时能证明差异。Houe 和 Jorgensen[20]对 16 位患者平均随访 35 个月的临床效果进行评价，发现使用 BTB 移植物单股骨骨道与半腱肌/股薄肌移植物双股骨重建后 Lysholm 评分、活动水平和移植物松弛性上无差异。Hatayama 等比较了 20 例单独 PCL 撕裂和膝多韧带损伤的患者。单束（S 组）和双束

(D组)重建各10例。术前和术后2年用应力位摄片测量胫骨后移度。所有膝关节都进行二次关节镜检查。术后2年,两膝间胫骨后向移动的差异分别为:S组3.4mm(SD,3mm)和D组4.9mm(SD,2.8mm)。两组间短期稳定性没有显著差异。二次关节镜检发现双束重建术中有3例发生后内侧束断裂。

根据我们的经验[16,27,29]和目前的文献,我们推荐行单束PCL重建术。但是,正确的骨道位置要比手术类型的选择更重要。

股骨骨道

后交叉韧带的股骨止点很宽,呈半圆形,其面积大于韧带中部横截面[14,17]。因此以重建术来模拟天然的解剖几乎是不可能的。生物力学研究表明,如果PCL重建术的胫骨骨道在解剖学止点位置,那么控制胫骨后向稳定性的关键就在于股骨骨道在髁间窝的位置[23]。Apsingi等[3]报道,文献中描述的PCL移植物的股骨骨道位置在从髁间窝的高度和深度上都有很大差异,文献中常用的平均移植物位置为(右膝):前外束在1点钟,距关节软骨边缘7mm;后内束在3点钟,距关节软骨边缘8mm。这种测量方法为表盘法,即表盘直径等于髁间窝远端出口处髁间窝的内外侧宽度,垂直于股骨长轴,9-3点钟轴与股骨髁间轴平行。股骨髁关节软骨边缘的距离测量时应该平行于股骨轴,精确到毫米。

我们推荐使用由外向内技术经前内侧小切口进行单束(前外束)股骨骨道重建术。为使骨道位置(右膝约12:30~1:00的位置,距关节软骨线近端7mm)更垂直,而且能更容易的放置钻孔导向器,预先在髁间顶处进行清理(图1a,b)。股骨钻孔时,即使半月板股骨韧带会妨碍移植物穿入,也要保留。

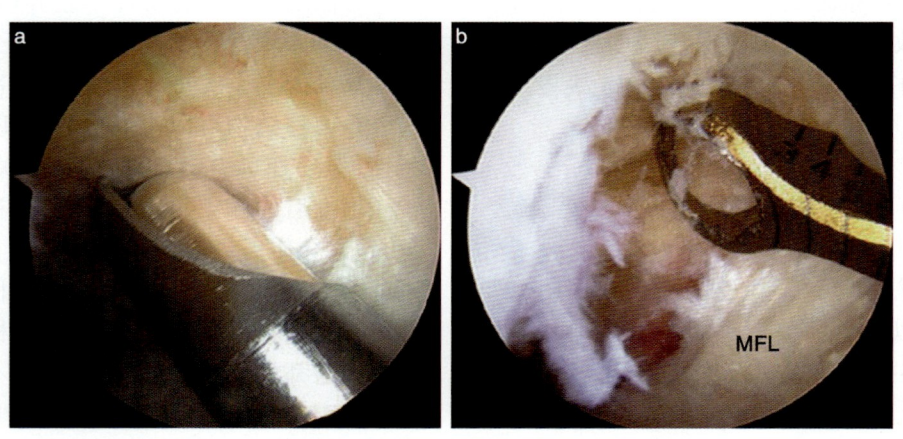

图1 (a)清理髁间窝顶以便于建立一更垂直位置。(b)放置导向器。保留半月板股骨韧带(MFL)

髁间窝成形

髁间窝后缘的成形术是重建术的一步,常常被许多医生忽略,但我们认为它对取得满意的效果非常重要。我们都知道,膝关节过屈是PCL损伤的机制之一。许多随访研究都发现膝关节屈曲不全的发生率很高。此外,髁间窝的后方出口比前方要窄[2]。基于这些考虑,我们常规在行后方髁间窝成形术,在慢性病例中可能在此处有骨赘形成(图2)。

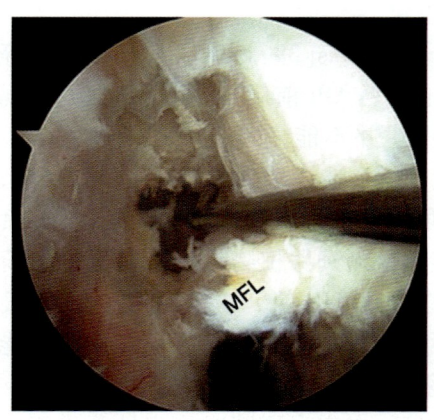

图2 探钩所指为髁间窝后出口的骨赘,必须清除。可以看到后半月板股骨韧带

胫骨骨道

胫骨骨道的位置对手术结果的影响似乎小于股骨骨道。但是，必须遵守生物力学和解剖学原则。应该对以下问题做出决定：进行哪种手术：嵌入（inlay）还是经胫骨技术？inlay 技术采用关节镜和后方切开入路，移植物直接固定于胫骨后方皮质上。经胫骨单束重建术中，在胫骨的 PCL 解剖足迹处钻出胫骨骨道。Inlay 技术使用一种更接近解剖学的胫骨固定方式以及避免"杀手弯"，达到恢复正常膝关节运动学的特定目的。虽然有些生物力学研究认为 inlay 技术比经胫骨技术更有优势，但最近一项研究[26]证明两种技术没有显著差异。后方切口还会增加手术时间。经胫骨是全关节镜下操作，单束学习周期长，骨道位置不确切。关于两项技术的比较结果也有报道。McGillivray 等[22]对比了单束关节镜下经胫骨重建和 inlay 技术，发现两者的临床效果没有显著差异。Seon 和 Song[40]对比了用四股半腱肌肌腱经胫骨和异体骨-髌腱-骨（BTB）inlay 重建的临床效果，术后随访至少 2 年，结果相似（level Ⅲ）。此研究纳入 43 例慢性单纯 PCL 损伤的患者。经胫骨组和 inlay 组平均 Lysholm 评分各为 91.5 和 93.5，无明显统计学差异。

我们推荐经胫骨技术进行 PCL 重建，inlay 技术用于翻修。AL 束的理想重建位置尽可能在胫骨 PCL 足迹的远端和侧面。AL 重建的胫骨骨道本应该位于解剖学足迹处。但是，大多单束重建技术推荐胫骨骨道中心位于关节面下 1.5～2cm 处，此处事实上为 PM 束的止点。对此目前仍无明确解释，因为 AL 束的骨道有突破关节面的风险。而将 AL 束骨道下移至接近 PM 束足迹[33]。这种股骨 AL+ 胫骨 PM 骨道的错误匹配可能是经胫骨技术结果较差的原因。导针在胫骨关节面下 10mm 穿出，穿出点更近，会改变移植物生理负荷，可能引起骨道上壁的骨折。

有许多方法可以避免建立胫骨骨道时神经血管损伤：透视、带刻度的克氏针、用手动器械完成骨道最后部分或增加后方小切口。Fanelli 等[11]介绍了以术者手指经后方切口插入导针和动脉间来保护血管的方法。Ahn 和 Ha[1]提出了经间隔入路，这也是我们优先使用的方法。切除后方间隔后，后方间室的操作区增加，允许直视下钻入导针，便于随后的移植物穿入和固定（图3）。进针点通常在胫骨前内面。Ohkoshi 等[34]认为从胫骨前外面进针能使移植物角度最小化。另一生物力学研究发现，在减小"杀手弯"方面，胫骨挤压固定优于悬吊固定。将胫骨骨道末端磨圆滑一点使移植物撕裂和拉长的风险显著降低[47]。胫骨后皮质和动脉间的距离在伸直时为 5.9mm，屈膝 90°时为 7.2mm[42]，因此胫骨骨道应该在屈膝位建立，任何后方间室的操作都要在屈膝和直视下进行。

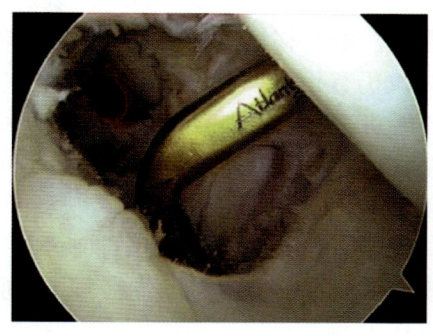

图 3 右膝的导向器位置。后内入路置入关节镜，后外入路置入套管，清理后方间隔后可见股骨外髁

为结合关节镜下操作和 inlay 技术优点，我们报告了[31]一种全关节镜下 inlay 技术，并取得了满意的效果。关节镜 inlay 技术的主要指征是：①PCL 翻修术；②以前做了骨折或矫形截骨手术有金属固定物难以建立胫骨骨道的；③PCL 撕脱骨折造成 PCL 失效的病例；④骨骼发育不成熟的 PCL 损伤患者（图4）。

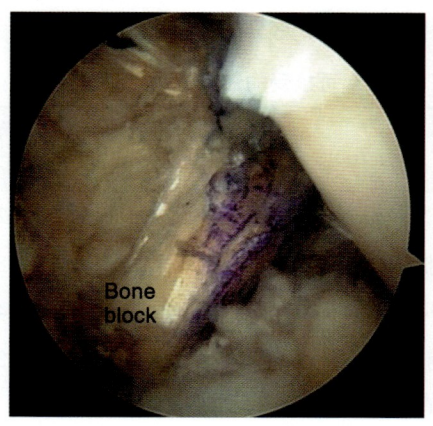

图 4 全关节镜下 inlay 技术。股四头肌移植物骨块置于制作好的骨槽，经胫骨缝线固定

移植物选择

PCL 移植物可分为自体移植物和同种异体移植物。虽然 PCL 重建的移植物选择有了研究进展，但

目前仍没有完美的移植物。PCL重建中不同的移植物和天然PCL的最终张力负荷和强度的对比详见表1。适用于PCL重建的自体移植物有骨髌腱骨（BPTB）、腘绳肌腱和股四头肌肌腱。BPTB是PCL重建最常用的移植物[28]。Clancy等[5]报道了BPTB的良好效果后，其使用越来越普遍。利用移植物的近端和远端骨块可以达到生物学固定。虽然髌腱比天然PCL要小，但其强度足以承受PCL之力。有作者用腘绳肌腱对部分PCL撕裂进行增补，或完全重建。但对移植物的拉伸和"杀手弯"引起的继发失败仍有担忧[16]。腘绳肌腱最主要的缺点是它不带可进行牢固固定的骨块。股四头肌肌腱由于移植物粗大而受到欢迎，其横截面积和长度更接近于正常PCL，利用同一移植物可进行单束或双束重建。像腘绳肌腱一样，股四头肌肌腱移植物的近端也没有骨块，使固定强度有所降低。同种异体材料可以作为PCL重建的选择，尤其是在复合韧带损伤和翻修手术中。其优点有：降低取材点发病率、减少伸膝装置损伤并缩短手术时间，而且联合使用多种移植物还可以治疗合并损伤或进行双束重建术，但这会增加传播疾病的风险，与同种自体移植物相比，同种异体移植物的塑形更慢，而且会增加费用。虽然同种异体移植物和自体移植物都有各自的优缺点，但Noyes等报道使用这两种移植物进行PCL重建，术后效果无显著差异。在ACL重建中使用人工韧带效果较差，在PCL重建中也没有良好效果。止点问题、循环运动中的磨损和疲劳断裂彻底减少了用它进行膝关节韧带重建的指征。

表1 可接受的最大拉力负荷和刚度

	最大拉力负荷（N）	刚度（N/mm）
天然ACL[43]	2160	242
双股半腱肌/股薄肌[44]	4140	807
骨-髌腱-骨（10mm）[45]	2977	455
股四头肌（10mm）[46]	2352	326
天然（PCL）[47]	1627	
ALB 前外束[48]	1620	
PMB 后内束[48]	258	

移植物穿入

ACL重建术中胫骨骨道与股骨骨道方向接近，而PCL重建的骨道方向不同，造成移植物穿入困难，拉力方向几乎与移植物垂直。于后内侧入路插入一个光滑的杆（如穿刺锥）作为改变拉力方向的滑轮，使移植物更容易移动[27]（图5）。

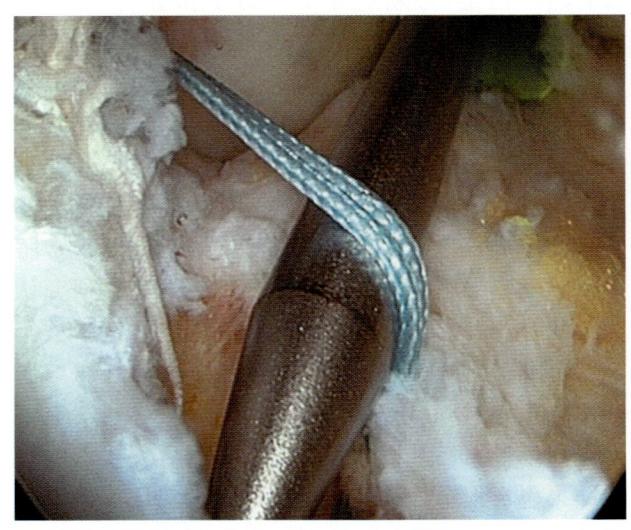

图5　钝穿刺锥可以改变牵拉方向方便移植物拉入

移植物固定

固定方式根据医生的习惯，可以使用金属或生物可吸收螺钉。理想的固定方法能够提供强有力的初始稳定性，以便于早期进行康复。中期移植物不受损害，生物反应性无害，并能允许移植物整合到骨道内。移植物挤压固定应该更符合解剖学和生物学固定，减少起作用的移植物长度，从而减少移植物应力。另一方面，悬吊固定有皮质固定强度高的优点。虽然多数学者喜欢先固定股骨端，一些生物力学研究表明先进行胫骨端固定，再将移植物拉紧行股骨端固定效果更好。由于"杀手弯"和报道的后期移

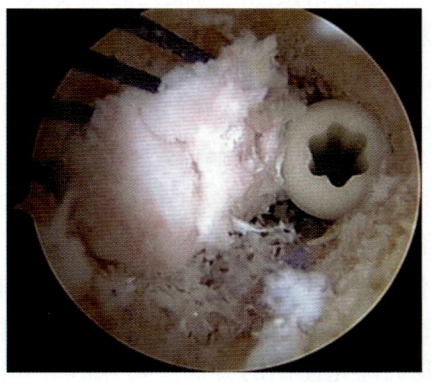

图6　由于胫骨后方骨密度不同，移植物的骨块可以采用螺钉固定

植物拉长,所以用光滑生物可吸收螺钉挤压固定更合理一些[47]。Fanelli[11]建议胫骨端和股骨端都使用初级和附加固定。手术者要特别注意胫骨端的固定,因为操作的区域骨密度比胫骨前方低30%,如不能提供足够强度的机械固定,可以使用大号螺钉或混合固定解决这个问题[30](图6)。

参考文献

1. Ahn, J.H., Ha, C.W.: Posterior trans-septal approach for arthroscopic surgery of the knee joint. Arthroscopy **16**, 774–779 (2000)
2. Anderson, A.F., Lipscomb, A.B., Liudahl, K.J., Addlestone, R.B.: Analysis of the intercondylar notch by computed tomography. Am. J. Sports Med. **15**, 547–552 (1987)
3. Apsingi, S., Bull, A.M.J., Deehan, D.J., Amis, A.A.: Review: femoral tunnel placement for PCL reconstruction in relation to PCL fiber bundle attachments. Knee Surg. Sports Traumatol. Arthrosc. **17**, 652–659 (2009)
4. Bergfeld, J.A., Graham, S.M., Parker, R.D., Valdevit, A.D.C., Kambic, H.E.: A biomechanical comparison of posterior cruciate ligament reconstructions using single- and double-bundle tibial inlay techniques. Am. J. Sports Med. **33**, 976–981 (2005)
5. Clancy Jr., W.G., Shelbourne, K.D., Zoellner, G.B., Keene, J.S., Reider, B., Rosemberg, T.D.: Treatment of joint instability secondary to rupture of the posterior cruciate ligament. Report a new procedure. J. Bone Joint Surg. Am. **65**, 310–322 (1983)
6. Cooper, D.E., Deng, X.H., Burstein, A.L., Warren, R.F.: The strength of the central third patellar tendon graft. Am. J. Sports Med. **21**, 818–823 (1993)
7. Cooper, D.E.: Clinical evaluation of posterior cruciate ligament injuries. Sports Med. Arthrosc. **7**, 243–252 (1999)
8. Covey, D.C.: Injuries of the posterolateral corner of the knee. J. Bone Joint Surg. Am. **83**, 106–118 (2001)
9. Fanelli, G.C., Craig, J., Edson, P.T.: Posterior cruciate ligament injuries in trauma patients: Part II. Arthroscopy **11**, 526–532 (1995)
10. Fanelli, G.C., Giannotti, B.F., Edson, C.J.: Arthroscopically assisted combined posterior cruciate ligament/posterior lateral complex reconstruction. Arthroscopy **12**, 521–530 (1996)
11. Fanelli, G.C., Edson, C.J., Reinheimer, K.N., Garofalo, R.: Posterior cruciate ligament and posterolateral corner reconstruction. Sports Med. Arthrosc. **5**, 168–175 (2007)
12. Fox, R.J., Harner, C.D., Sakane, M., Crlin, G.J., Woo, S.L.-Y.: Determination of the in situ forces in the human posterior cruciate ligament using robotic technology. A cadaveric study. Am. J. Sports Med. **26**, 395–401 (1998)
13. Giannotti, B.F., Rudy, T., Graziano, J.: The non-surgical management of isolated medial collateral ligament injuries of the knee. Sports Med. Arthrosc. **14**, 74–77 (2006)
14. Girgis, F.G., Marshall, J.L., Monajem, A.R.S.: The cruciate ligament of the knee joint. Anatomical, functional and, experimental analysis. Clin. Orthop. Relat. Res. **106**, 216–231 (1975)
15. Gross, M.L., Grover, J.S., Bassett, L.W., Seeger, L.L., Finerman, G.A.: Magnetic resonance imaging of the posterior cruciate ligament. Clinical use to improve diagnostic accuracy. Am. J. Sports Med. **20**(6), 732–737 (1992)
16. Harner, D.L., Brown Jr., C.H., Steiner, M.E., Hecker, A.T., Hayes, W.C.: Hamstring tendon grafts for reconstruction of the anterior cruciate ligament: biomechanical evaluation of the use of multiple strands and tensioning techniques. J. Bone Joint Surg. Am. **81**, 549–557 (1999)
17. Harner, C.D., Baek, G.H., Vogrin, T.M., Carlin, G.J., Kashiwaguchi, S., Woo, S.L.-Y.: Quantitative analysis of human cruciate ligament insertions. Arthroscopy **15**, 741–749 (1999)
18. Harner, C.D., Janaushek, M.A., Kanamori, A., Yagi, M., Vogrin, T.M., Woo, S.L.Y.: Biomechanical analysis of a double-bundle posterior cruciate ligament reconstruction. Am. J. Sports Med. **28**, 144–151 (2000)
19. Hatayama, K., Higuchi, H., Kimura, M., Kobayashi, Y., Asagumo, H., Takagishi, K.: A comparison of arthroscopic single- and double-bundle posterior cruciate ligament reconstruction: review of 20 cases. Am. J. Orthop. **35**, 568–571 (2006)
20. Houe, T., Jørgensen, U.: Arthroscopic posterior cruciate ligament reconstruction: one- vs. two-tunnel technique. Scand. J. Med. Sci. Sports **14**, 107–111 (2004)
21. Lubowitz, J.H., Bernardini, B.J., Reid, J.B.: Current concepts review: comprehensive physical examination for instability of the knee. Am. J. Sports Med. **36**, 577–594 (2008)
22. Mac Gillivray, J.D., Stien, B.E.S., Park, M., Allen, A.A., Wickiewicz, T.L., Warren, R.F.: Comparison of tibial inlay versus transtibial techniques for isolated posterior cruciate ligament reconstruction: minimum 2-year follow-up. Arthroscopy **3**, 320–328 (2006)
23. Mannor, D.A., Shearn, J.T., Grood, E.S., Noyes, F.R., Levy, M.S.: Two-bundle posterior cruciate ligament reconstruction. An in vitro analysis of graft placement and tension. Am. J. Sports Med. **28**, 833–845 (2000)
24. Margheritini, F., Mancini, L., Mauro, C.S., Mariani, P.P.: Stress radiography for quantifying posterior cruciate ligament deficiency. Arthroscopy **19**, 706–711 (2003)
25. Margheritini, F., Becker, R., Rihnc, J., Mariani, P.P.: Surgical treatment of posterior cruciate ligament and posterolateral corner injuries. An anatomical, biomechanical and clinical review. Knee **10**, 311–324 (2003)
26. Margheritini, F., Mauro, C.S., Rihn, J.A., Stabile, K.J., Woo, S.L.-Y., Harner, C.D.: Biomechanical comparison of tibial inlay versus transtibial techniques for posterior cruciate ligament reconstruction: analysis of knee kinematics and graft in situ forces. Am. J. Sports Med. **32**, 587–593 (2004)
27. Mariani, P.P., Adriani, E., Maresca, G.: Arthroscopic assisted posterior cruciate ligament reconstruction using patellar tendon autograft: a technique for graft passage. Arthroscopy **12**, 510–512 (1996)
28. Mariani, P.P., Adriani, E., Santori, N., Maresca, G.: Arthroscopic posterior cruciate ligament reconstruction with bone- tendon-bone patellar graft. Knee Surg. Sports Traumatol. Arthrosc. **5**, 239–244 (1997)
29. Mariani, P.P., Margheritini, F., Camillieri, G.: One-stage arthroscopically assisted anterior and posterior cruciate ligament reconstruction. Arthroscopy **177**, 700–707 (2001)
30. Mariani, P.P., Margheritini, F., Bellelli, A.: Bone mineral density of the proximal metaphysis of tibia: clinical relevance in posterior cruciate ligament reconstruction. Knee Surg. Sports Traumatol. Arthrosc. **13**, 263–267 (2005)
31. Mariani, P.P., Margheritini, F.: Full arthroscopic inlay reconstruction of posterior cruciate ligament. Knee Surg. Sports Traumatol. Arthrosc. **14**, 1038–1044 (2006)
32. Markolf, K.L., Feeley, B.T., Jackson, S.R., McAllister, D.R.: Biomechanical studies of double-bundle posterior cruciate ligament reconstruction. J. Bone Joint Surg. Am. **88**, 1788–1794 (2006)
33. Moorman III, C.T., Zane, M.S.M., Bansai, S., Cina, S.J., Wickiewicz, T.L., Warren, R.F., Kaseta, M.K.: Tibial insertion of the posterior cruciate ligament: a sagittal plane analysis using gross, histologic, and radiographic methods. Arthroscopy **24**, 269–275 (2008)
34. Ohkoshi, Y., Nagasaki, S., Yamamoto, K., Urushibara, M., Tada, H., Shigenobu, K., Hashimoto, T., Yamane, S.: A new endoscopic posterior cruciate ligament reconstruction: minimization of graft angulation. Arthroscopy **17**, 258–263 (2001)
35. Osti, L., Papalia, R., Rinaldi, P., Denaro, V., Bartlett, J., Maffulli, N.: The kneeling view: evaluation of the forces involved and side-to-side difference. Knee **16**, 463–465 (2009)
36. Puddu, G., Giannì, E., Chambat, P., De Paulis, F.: The axial view in evaluating tibial translation in cases of insufficiency of the posterior cruciate ligament. Arthroscopy **16**, 217–220 (2000)
37. Race, A., Amis, A.A.: PCL reconstruction: in vitro biomechanical comparison of 'isometric' versus single and double-bundled 'anatomic' grafts. J. Bone Joint Surg. Br. **80**, 173–179 (1998)
38. Race, A., Amis, A.A.: The mechanical properties of the two bundles of the human posterior cruciate ligament. J. Biomech. **27**, 13–24 (1994)
39. Ramaniraka, N.A., Terrier, A., Theumann, A., Siegrist, O.: Effects of the posterior cruciate ligament reconstruction on the biomechanics

of the knee joint: a finite element analysis. Clin. Biomech. **20**, 434–442 (2005)
40. Seon, J.K., Song, E.K.: Reconstruction of isolated posterior cruciate ligament injuries: a clinical comparison of the transtibial and tibial inlay techniques. Arthroscopy **22**, 27–32 (2006)
41. Shelbourne, K.D., Gray, T.: Natural history of acute posterior cruciate ligament tears. J. Knee Surg. **15**, 103–107 (2002)
42. Shetty, A.A., Tindall, A.J., Qureshi, F., Divekar, M., Fernando, K.W.K.: The effect of knee flexion on the popliteal artery and its surgical significance. J. Bone Joint Surg. Br. **85**, 218–222 (2003)
43. Staubli, H.U., Schatzmann, L., Brunner, P., Rincon, L., Nolte, L.P.: Mechanical tensile properties of the quadriceps tendon and patella ligament in young adults. Am. J. Sports Med. **27**, 27–34 (1999)
44. Strobel, M.J., Weiler, A., Schulz, M.S., Russe, K., Eichorn, H.J.: Arthroscopic evaluation of articular cartilage lesion in posterior cruciate ligament deficient knees. Arthroscopy **19**, 262–268 (2003)
45. Tewes, D.P., Fritts, H.M., Fields, R.D., Quick, D.C., Buss, D.D.: Chronically injured posterior cruciate ligament: magnetic resonance imaging. Clin. Orthop. Relat. Res. **335**, 224–232 (1997)
46. Wang, C.J., Wenga, L.H., Hsua, C.C., Chana, Y.S.: Arthroscopic single- versus double-bundle posterior cruciate ligament reconstructions using hamstring autograft. Injury **35**, 1293–1299 (2004)
47. Weimann, A., Wolfert, A., Zantop, T., Eggers, A.K., Raschke, M., Petersen, W.: Reducing the "Killer Turn" in posterior cruciate ligament reconstruction by fixation level and smoothing the tibial aperture. Arthroscopy **23**, 1104–1111 (2007)
48. Woo, S.L., Hollis, J.M., Adam, D.J., Lyon, R.M., Takai, S.: Tensile properties of the human femur-anterior cruciate ligament-tibia complex. The effect of specimen age and orientation. Am. J. Sports Med. **19**, 217–225 (1991)

第二十四章 后交叉韧带重建：同种异体移植物

Dimosthenis A. Alaseirlis, Konstantinos Michail, Eleftherios Stefas, and Christos D. Papageorgiou

石俊俊 译

内容

PCL 损伤的基本概念 …………………… 433
异体与自体移植物 PCL 重建的比较 ………… 433
异体移植物在 PCL 合并多韧带损伤中的
　应用 ……………………………………… 434
PCL 重建中使用异体移植物的风险 ………… 435
作者的方法 ……………………………… 435
参考文献 ………………………………… 435

PCL 损伤的基本概念

在过去 10 年里，后交叉韧带(PCL)损伤引起关注。估计 9.1% 急性膝关节损伤伴积血者有 PCL 损伤[15]。临床和实验研究都证实了 PCL 对膝关节稳定和运动学的重要作用。作为膝关节的旋转轴，PCL 可稳定膝关节[19,26]、限制胫骨后移、控制胫骨相对于股骨的内旋和外旋。目前认为慢性 PCL 失效将导致膝关节早期发生退行性变。一般建议Ⅲ°单纯 PCL 撕裂或合并膝关节多韧带损伤者都应该进行重建[14,18]。PCL 损伤患者平均年龄为 27.5 岁，也是发生交通事故和运动伤最多的年龄[24]，我们认为，PCL 损伤主要累及活跃的患者，造成社会和经济方面的影响。

异体与自体移植物 PCL 重建的比较

PCL 的解剖和结构上的细节使其重建一直是骨科医生面对的挑战。多年来同种异体移植物（跟腱、胫骨前肌、胫骨后肌、骨髌腱骨 BPTB、髂胫束和股四头肌腱）和自体材料（腘绳肌腱、BPTP、髂胫束和股四头肌）都有应用。大多病例中，是所使用的技术决定了移植物的类型。还要考虑有无多韧带损伤、可获得的材料、医生与患者的倾向、法规、伦理和经济因素。

后交叉韧带比较粗大，其强度是 ACL 的两倍，平均长度为 (38 ± 2) mm，宽度为 (14 ± 0.5) mm [11,12]。因此，要求移植物足够粗大且有适合长度和宽度来满足单束韧带重建的需要。足够的横截面积可以保证移植物的强度，适当的长度也是成功的重要参数。据估计，BPTB 和跟腱移植物的有效长度分别需要达到34mm和48mm,才能有效恢复PCL的结构特性;过短会增加移植物的张力,可能引起早期失败[16]。同种异体移植物有足够的大小,确保通常所需要的10~12mm的移植物宽度[6]。据报道,虽然自体移植物能保证长度,但有些患者无法提供合适的自体材料,只能选择同种异体移植物[4]。当采用自体腘绳肌腱移植时,有些病例的腘绳肌腱长度足够,但双折后平均宽度只有8mm,比同种异体移植物要窄很多[22]。PCL单束移植物的理想宽度是10~12mm[16]。为保护供区,自体BPTB移植物取材受限,其宽度比BPTB同种异体移植物窄[6]。

双束PCL重建术可以更好的重建膝关节的前后向稳定性和旋转稳定性,尤其是双束撕裂合并半月板股骨韧带撕裂者[5,10]。最新研究证明单束重建术不能长期维持膝关节的前后向和旋转稳定性,所以目前的趋势是有经验的医生常规进行双束重建[17,21]。劈开的跟腱(图1)、胫前肌腱和胫后肌腱是双束重建常用的移植物,它们能保证合适的长度和横截面积。有报道指出,与同种异体跟腱移植物相比,自体腘绳肌腱有相似或更好的效果[2],但在双束PCL重建术中,大多医生仍倾向于使用有适合大小的异体移植物。选择哪种移植物与使用的技术密切相关。如inlay技术减少了移植物的成角,长度减小,可以使用BPTB。自体股四头肌腱或自体BPTB都可提供足够的长度和宽度,但是有引起伸膝无力的报道[1]。

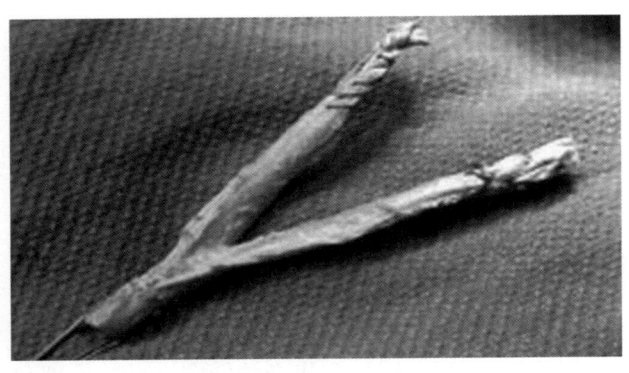

图1 缝好牵引线的劈开的同种异体跟腱

异体移植物在PCL合并多韧带损伤中的应用

流行病学研究发现多韧带损伤的病例中,有52%~53%发生PCL损伤[15,24]。PCL撕裂常常合并前交叉韧带(ACL)、内侧副韧带(MCL)、外侧副韧带(LCL)、后外侧角复合体(PLC)和(或)内侧或外侧半月板撕裂[15,24]。虽然在PCL、PLC和ACL合并损伤中首选单束PCL重建术,但是通常选用异体移植物;因为其他韧带重建也需要使用移植物,自体移植物只够用于ACL重建。虽然患者的自体腘绳肌腱、BPTB或股四头肌腱都可以用,但这样会对已经受到严重损伤的膝关节形成潜在的关节不稳,明显增加术后并发症,因此并不推荐。对此,笔者对所有韧带都使用同种异体材料重建,以缩短手术时间,并减少取材点发病(图2,3)。

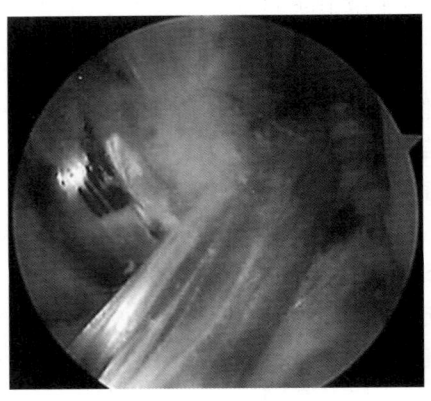

图2 已完成的多韧带重建关节镜下观。ACL和PCL单束重建中分别使用一条同种异体胫后肌腱移植物。保留ACL后外侧束残端

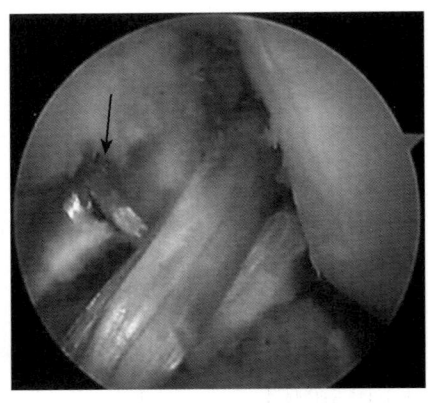

图3 单束PCL和双束ACL重建术后关节镜下观。ACL使用两条同种异体胫后肌腱。PCL使用一条同种异体跟腱(黑箭头)

膝关节多韧带重建手术很费时,许多医生倾向于使用同种异体材料以缩短手术时间,这对手术团队和患者都有益。缩短止血带时间可以减少伤口问题、减轻术后股四头肌力量并加快膝关节的康复[7]。缩短手术时间和加快恢复日常生活能够降低社会经济成本;可以抵消异体材料的高成本。

PCL 重建中使用异体移植物的风险

理论上使用同种异体移植物有传播疾病的风险。估计造成 HIV 感染的风险仅为 1/1 667 000 [3],但也应该告知患者。新的国际指南和同种异体移植物取材、灭菌、运输和保存技术的发展,都使我们确信可以减少疾病传播的可能性。目前对已知详细既往史的供体进行了全面的筛选,移植物取材前进行实验室检测,取材后进行多种培养。新的灭菌方法还在发展中,伽马射线或电子束辐射和乙烯气体仍然是目前广泛使用的灭菌方法。不同类型的保存方法有新鲜冷冻、加工后冷冻技术、低温保存以及低压冻干法,在取材、储存和运输过程中都有不同的应用。这些过程都强调在保持移植物强度和完整性的情况下,降低疾病传播的可能性。由于定制同种异体移植物需要进行前期处理,如果术前不能确定是否需要行 PCL 重建术,不建议术前先处理好移植物。

对自体和异体移植物在膝关节韧带重建过程中的力学特性和生物整合性,进行了一些实验和临床研究。现有的实验对 ACL 研究多于 PCL,结果仍有争议。虽然很多报道证明术后早期力学特性和结构特性相似,但术后 6~12 个月,同种异体移植物再血管化和整合延迟,小直径胶原纤维数量减少,稳定性下降,并且断裂阈值降低 [13,23]。相反,最近有一个组织学研究发现同种异体移植物重建术后 11 年,移植物完全稳定,肉眼观整合,细胞结构理想,与天然交叉韧带难以区分 [20]。虽然实验室研究结果不同,但大多数临床研究报道,同种异体移植物 PCL 重建术的长期功能结果与同种自体移植物相似 [2,6,9,25,27]。

作者的方法

作者在单束和双束 PCL 重建术中都倾向于使用同种异体跟腱,部分使用胫后肌腱(单独或与跟腱混合使用)。在我国两个骨科的 42 位 PCL 损伤患者的研究中,由两位资深膝关节医生施行 PCL 重建,全部使用异体材料。38 例多韧带损伤,30 例使用单束异体跟腱,5 例使用双股异体胫后肌腱单束重建,5 位患者使用劈开的跟腱进行双束 PCL 重建,2 例以跟腱做前外束,胫后肌腱做后内束。全部采用经胫骨关节镜技术。平均随访 25 个月效果满意。Lysholm 评分(平均评分 92.8±6),仪器和临床测量膝关节松弛度都有显著改善。2 例患者发生了移植物感染,其余患者都恢复了伤前的活动水平。

虽然同种异体移植物有不少缺点:如免疫反应、疾病传播、费用高、整合和重塑延迟、结构特性较差,但大多数外科医生看到了它们的优点:缩短了止血带时间和手术时间,无供体点发病率,增加了移植物的大小,对双束重建和多韧带合并损伤的治疗很有用。

目前的趋势是大多数医生主要使用同种异体跟腱行 PCL 重建术 [8,9],虽然所用移植物由医生的喜好来决定,但近来一些专家有使用胫后肌腱的趋势(Professor F. H. Fu,UPMC,PA,USA,个人交流)。

参考文献

1. Adams, D.J., Mazzocca, A.D., Fulkerson, J.P.: Residual strength of the quadriceps versus patellar tendon after harvesting a central free tendon graft. Arthroscopy **22**(1), 76–79 (2006)
2. Ahn, J.H., Yoo, J.C., Wang, J.H.: Posterior cruciate ligament reconstruction: double-loop hamstring tendon autograft versus Achilles tendon allograft – clinical results of a minimum 2-year follow-up. Arthroscopy **21**(8), 965–969 (2005)
3. Buck, R.E., Malinin, T., Brown, M.D.: Bone transplantation and human immunodeficiency virus: an estimate of risk of acquired immunodeficiency syndrome (AIDS). Clin. Orthop. **240**, 129 (1989)
4. Bullis, D.W., Paulos, L.E.: Reconstruction of the posterior cruciate ligament with allograft. Clin. Sports Med. **13**(3), 581–597 (1994)
5. Chhabra, A., Kline, A.J., Harner, C.D.: Single-bundle versus double-bundle posterior cruciate ligament reconstruction: scientific rationale and surgical technique. Instr. Course Lect. **55**, 497–507 (2006)
6. Cooper, D.E., Stewart, D.: Posterior cruciate ligament reconstruction using single-bundle patella tendon graft with tibial inlay fixation: 2–10-year follow-up. Am. J. Sports Med. **32**(2), 346–360 (2004)
7. Daniel, D.M., Lumkong, G., Stone, M.L., et al.: Effects of tourniquet use in anterior cruciate ligament reconstruction. Arthroscopy **11**(3), 307–311 (1995)
8. Dennis, M.G., Fox, J.A., Alford, J.W., et al.: Posterior cruciate ligament reconstruction: current trends. J. Knee Surg. **17**(3), 133–139 (2004)
9. Fanelli, G.C., Orcutt, D.R., Edson, C.J.: The multiple-ligament injured knee: evaluation, treatment, and results. Arthroscopy **21**(4), 471–486 (2005)
10. Giron, F., Cuomo, P., Edwards, A., Bull, A.M., et al.: Double-bundle "anatomic" anterior cruciate ligament reconstruction: a cadaveric study of tunnel positioning with a transtibial technique. Arthroscopy **23**(1), 7–13 (2007)
11. Harner, C.D., Livesay, G.A., Kashiwaguchi, S., et al.: Comparative study of the size and shape of human anterior and posterior cruciate ligaments. J. Orthop. Res. **13**(3), 429–434 (1995)
12. Harner, C.D., Xerogeanes, J.W., Livesay, G.A., et al.: The human posterior cruciate ligament complex: an interdisciplinary study. Ligament morphology and biomechanical evaluation. Am. J. Sports Med. **23**(6), 736–745 (1995)
13. Jackson, D.W., Grood, E.S., Goldstein, J.D., et al.: A comparison of patellar tendon autograft and allograft used for anterior cruciate ligament reconstruction in the goat model. Am. J. Sports Med. **21**(2), 176–185 (1993)
14. Janousek, A.T., Jones, D.G., Clatworthy, M., et al.: Posterior cruciate ligament injuries of the knee joint. Sports Med. **28**(6), 429–441 (1999)
15. LaPrade, R.F., Wentorf, F.A., Fritts, H., et al.: A prospective magnetic resonance imaging study of the incidence of posterolateral and multiple ligament injuries in acute knee injuries presenting with a

hemarthrosis. Arthroscopy **23**(12), 1341–1347 (2007)
16. Li, G., DeFrate, L., Suggs, J., et al.: Determination of optimal graft lengths for posterior cruciate ligament reconstruction-a theoretical analysis. J. Biomech. Eng. **125**(2), 295–299 (2003)
17. MacGillivray, J.D., Stein, B.E., Park, M., et al.: Comparison of tibial inlay versus transtibial techniques for isolated posterior cruciate ligament reconstruction: minimum 2-year follow-up. Arthroscopy **22**(3), 320–328 (2006)
18. Mariani, P.P., Margheritini, F., Christel, P., et al.: Evaluation of posterior cruciate ligament healing: a study using magnetic resonance imaging and stress radiography. Arthroscopy **21**(11), 1354–1361 (2005)
19. Markolf, K.L., Slauterbeck, J.R., Armstrong, K.L., et al.: A biomechanical study of replacement of the posterior cruciate ligament with a graft. Part II: Forces in the graft compared with forces in the intact ligament. J. Bone Joint Surg. Am. **79**(3), 381–386 (1997)
20. Miyamoto, R.G., Taylor, S., Desai, P., et al.: Histologic presentation of Achilles allograft 11 years after its use in posterior cruciate ligament reconstruction. Am. J. Orthop. **38**(1), E25–E27 (2009)
21. Nyland, J., Hester, P., Caborn, D.N.: Double-bundle posterior cruciate ligament reconstruction with allograft tissue: 2-year postoperative outcomes. Knee Surg. Sports Traumatol. Arthrosc. **10**(5), 274–279 (2002)
22. Rossi, R., Bonasia, D.E., Assom, M., et al.: Cross-pin femoral fixation in PCL reconstruction: a cadaver study. Knee Surg. Sports Traumatol. Arthrosc. **15**(10), 1194–1197 (2007)
23. Scheffler, S.U., Schmidt, T., Gangéy, I., et al.: Fresh-frozen freetendon allografts versus autografts in anterior cruciate ligament reconstruction: delayed remodeling and inferior mechanical function during long-term healing in sheep. Arthroscopy **24**(4), 448–458 (2008)
24. Schulz, M.S., Russe, K., Weiler, A., et al.: Epidemiology of posterior cruciate ligament injuries. Arch. Orthop. Trauma. Surg. **123**(4), 186–191 (2003)
25. Sekiya, J.K., West, R.V., Ong, B.C., et al.: Clinical outcomes after isolated arthroscopic single-bundle posterior cruciate ligament reconstruction. Arthroscopy **21**(9), 1042–1050 (2005)
26. Senter, C., Hame, S.L.: Biomechanical analysis of tibial torque and knee flexion angle: implications for understanding knee injury. Sports Med. **36**(8), 635–641 (2006)
27. Wang, C.J., Chan, Y.S., Weng, L.H., et al.: Comparison of autogenous and allogenous posterior cruciate ligament reconstructions of the knee. Injury **35**(12), 1279–1285 (2004)

第二十五章 前后交叉韧带合并损伤

Asım Kayaalp, Reha N. Tandoğan, Uğur Gönç, and Kaan S. Irgıt

石俊俊 译

内容

合并损伤	438
评估	438
手术治疗	438
参考文献	442

大多数前交叉韧带(ACL)后交叉韧带(PCL)合并损伤是膝关节脱位的一个亚型(图1),大约占所有韧带损伤的1%。通常伴有不同程度的关节囊和侧副韧带损伤[35]。许多脱位可以自行复位。大多由高能创伤引起。高发的交通事故、工业损伤甚至运动伤使这种灾难性损伤越来越受关注。

20年以前,保守和并发症造成有限地手术治疗的导向[41]。随着手术技术的改进,科学知识的扩展和糟糕的保守疗效,带来手术治疗的趋势[4]。

合并损伤对手术时机的确定起着重要作用。除

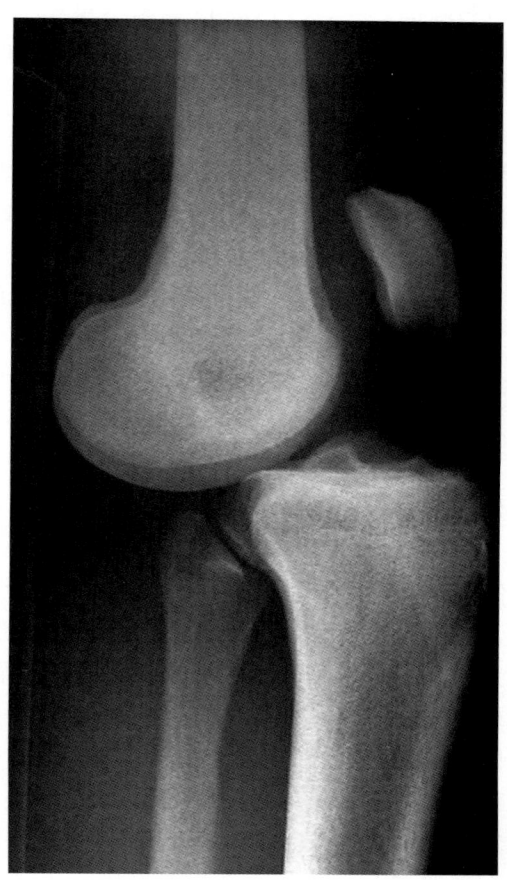

图1 急性膝关节脱位

ACL 和 PCL 外,腘动脉、腓总神经、侧副韧带、髌腱、半月板和软骨也可能受伤。有些患者还合并有其他肢体和躯干的损伤。闭合复位的稳定性、皮肤条件和开放损伤也会影响手术时机。

合并损伤

据报道腘动脉损伤在急性膝脱位损伤中占32%[10]。未经治疗的患者 8 小时后截肢率很高。即使足部脉搏存在或多普勒超声检查血流存在时也不能排除腘动脉损伤。测量踝/肱指数是一项有诊断价值的辅助方法。Mills 等报道踝/肱指数对动脉损伤的诊断有 100% 的敏感率、特异性和阳性预测值[26]。血管造影是金标准,但是否常规使用仍然有争议[15]。如果怀疑有动脉损伤,应该进行急诊血管造影[19]。如果在前 48 小时内进行了仔细地临床观察,选用了恰当的显像模式,可以免除常规血管造影[27]。

据报道这类病例中的腓总神经损伤发生率为14% ~ 40%[44]。临床表现从轻度感觉缺失到运动完全丧失[42]。探查术、神经松解术和一期端端吻合可与急性 PLC(后外侧角)修复或重建同时进行。晚期干预如神经移植应该在 3 个月后再进行。但早期和晚期手术成功率都不高[44]。

合并的侧副韧带损伤对决定手术方法非常重要。PLC 损伤延迟重建的功能较差,应该在 3 周内进行修复[18,21]。Ⅰ ~ Ⅱ°MCL(内侧副韧带)损伤可保守治疗[36]。但是Ⅲ°损伤应该在急性期进行修复或重建[16,28]。如果因为血管或软组织损伤而不能立刻进行交叉韧带重建,那么侧副韧带和关节囊结构应该在 3 周内修复重建[7]。单独侧副韧带重建术后早期恢复活动和负重可能导致手术失败。对没有其他损伤的病例,关节镜下前后交叉韧带重建和侧副韧带重建应该在伤后 10 ~ 20 天内进行。

复位后的稳定性是影响手术时机的另一个重要因素。急性脱位必须立即复位。如果不能闭合复位应立刻切开复位。未复位的脱位会影响肢体循环,可能压迫胫后和腓总神经。如果膝关节始终半脱位或不能维持复位,至慢性期将很难纠正。通常长腿夹板或支具足以维持复位。如果难以维持膝关节的稳定性,尤其是在开放损伤的患者中,跨关节外固定架会有帮助[40]。永远不要做髌胫固定术,即"髌骨鹰嘴化"。慢性病例在重建术前应该检查有无持续的后方半脱位,如果有,则有必要进行强化康复或切开手术松解[39]。

膝关节周围的开放损伤和皮肤破损是感染的危险因素。韧带手术应该延迟到在软组织覆盖伤口后进行。关节旁骨折应该在韧带手术前固定。有文献对多韧带损伤的早期和延期手术的效果进行了对比,证明早期手术效果更好,尤其是合并 PLC 损伤患者[18,21]。滑膜通常在 10 天左右闭合,此后进行关节镜手术更安全。对膝关节解剖和生物力学的良好认知会使手术技术更精致,使早期干预的临床效果更好。有学者认为没有侧副韧带断裂的患者,双韧带损伤可以考虑延期手术,以降低关节纤维化的风险[7,8]。

评估

在 ACL-PCL 联合损伤中,必须进行仔细全面的临床和放射学检查。在急性损伤中,X 线平片可显示股胫关系不好、撕脱骨折、内侧和外侧胫骨平台边缘骨折(即 Segond 骨折)。内翻、外翻和后方应力 X 片对慢性病例有用。用仪器作应力下 X 片可能对 PCL 的诊断有价值。负重位 X 片有助于观察骨关节炎改变。应该测量下肢力线。MRI 对急性和慢性病例都是必不可少的。它可以对韧带、关节囊、骨软骨和半月板损伤的位置和程度提供有价值的信息。

手术治疗

区分撕脱和剥脱损伤非常重要。可修复的撕脱骨折在 PCL 损伤中常见于其胫骨附着点[28,32]。撕脱可以有一个或多个骨折块(图 2)。这类损伤修复的成功率非常高。但是损伤韧带的胶原质量很重要。撕脱骨折可以通过切开或关节镜完全固定[38],常常使用螺钉+垫圈(图 3)。骨与骨固定的稳定性好,活动范围(ROM)恢复的早。剥脱损伤更多见于 PCL 的股骨止点[22]。可以使用多根拉出缝线通过韧带的实质部将其缝合到股骨止点的方法来修复。这种固定方法需要加强。ACL 胫骨撕脱骨折在成人中少见,可使用螺钉固定[11]。

ACL 重建已有相当标准的术式。在多韧带损伤中应单束 ACL 重建,以减少手术时间和其他病损发生率。有报道表明最近出现的解剖 ACL 重建术效果更好[23,24,25]。其骨道定位于 ACL 的胫骨和股骨的足印中心,这使关节内的新韧带更倾斜,减

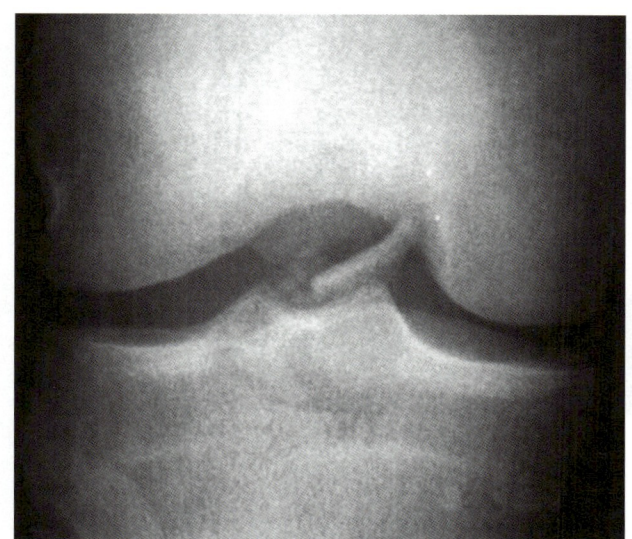

图2 PCL胫骨止点撕脱

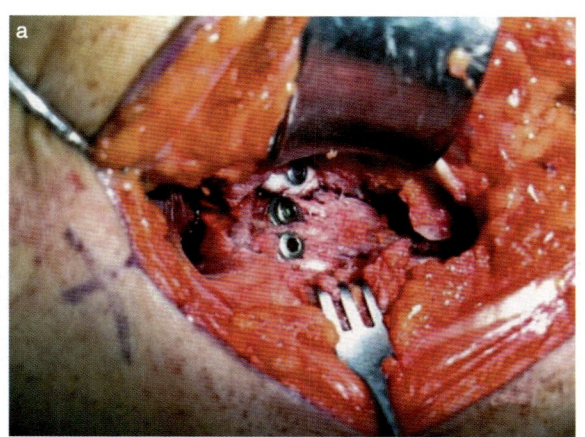

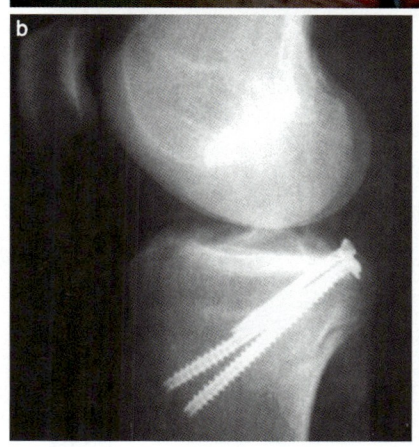

图3 后交叉韧带(PCL)胫骨撕脱固定。(a)手术观;(b)术后X片

小了ACL和PCL撞击的风险[33]。

但PCL重建技术仍有争议。比如胫骨骨道或胫骨嵌入(inlay)技术,以及单束或双束技术。经胫骨骨道和嵌入技术的生物力学强度相似[24]。虽然文献报道经胫骨技术效果好[14],胫骨骨道的关节内入口处移植物的突然转向,形成"杀手弯"会引起移植物变薄或断裂[23]。文献报道一些减少其不利作用的方法技术。胫骨骨道更靠外可使移植物方向更偏向直线[34]。让固定螺钉进入骨道的关节内出口(解剖学固定),保留PCL的残端在移植物的前方有助于减少移植物和胫骨入口间的摩擦(图4)。术后早期制动也可以增强骨道与移植物的整合,保护移植物不受磨损。

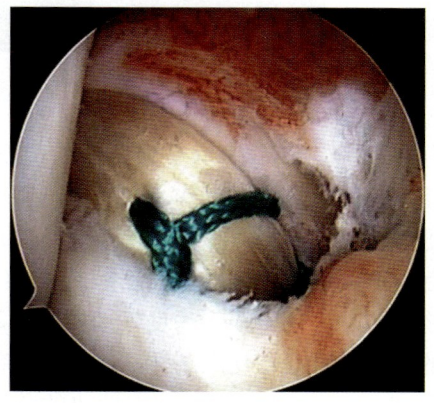

图4 后内侧观。PCL残端可见于PCL移植物下方

近年来使用inlay技术进行PCL重建更为普及。带移植物的骨块(如髌腱、跟腱、股四头肌肌腱)固定于PCL胫骨止点的骨槽[2,3]。初期为开放手术,近年来有关节镜下完成的报道[20]。直接坚强固定对避免骨块撕脱很重要。但是术中解剖不熟悉、需要2次更换体位铺单造成手术时间增加是它的缺点。

另一问题是单束还是双束重建(图5a,b)。PCL的前外(AL)和后内(PM)束有不同的生物力学特性。前外束的强度是后内束的3倍,刚度是其2倍[30]。AL重建仅用单束重建技术,有些学者认为此技术可以提供足够的膝关节后向稳定性[13,43]。但是,双束重建术的支持者认为双束重建的PCL止点更宽大,和更接近正常的两束不同的生物力学功能[12,31]。但最近有一项生物力学研究认为在屈膝30°时PM束负荷过度,可能断裂。此研究还指出,这种耗时长又复杂的双束技术只能在伸膝时增加1~2mm的额外稳定性[45]。然而,如果存在严重的后外侧或内侧不稳定,行双束PCL重建术可能是值得的。

移植物材料的选择取决于能得到的同种异体材料和自体材料。两种材料的优缺点都应该考虑。髌腱、腘绳肌腱和股四头肌肌腱是最常用的自体移植物。但是,这些组织可能并不能满足要求,或者在多

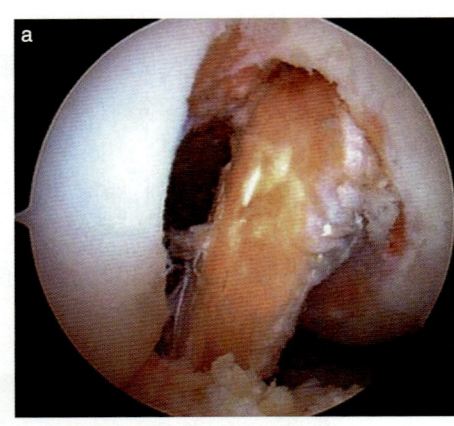 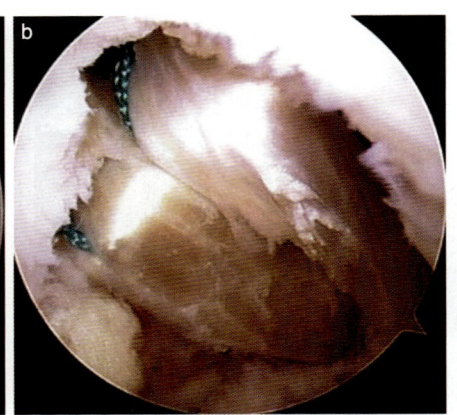

图 5 (a)单束 PCL 重建术；(b)双束 PCL 重建术

韧带损伤中这些组织可能也受到损伤。切取这些材料可能使受伤膝关节再受创伤、皮肤坏死或病损。时间紧迫可能会减少取材的时间。额外的切口可能会引起术后关节纤维化和活动受限。因此，使用同种异体移植物是治疗多韧带损伤的良好选择[17,29,44]。因为它的类型和数目不受限制，医生可以选择最佳的移植物。inlay PCL 重建术需要带骨块的移植物，使用异体胫前肌腱采用经胫骨技术更容易。

交叉韧带原止点重建对恢复最佳的生物力学功能很重要。股-胫脱位时很难找到解剖学标志。应该小心清理以免破坏解剖学标志。还要保护好韧带的足迹。重建术中应该保护未损伤的束。在急性损伤病例中，应确认并保护可能完整的半月板股骨韧带。

经胫骨技术中，PCL 关节内的出口位置非常重要。大多数情况下，经前外侧或前内侧入路，可以容易分辨并准备好出口点位置。PCL 骨道的出口点约在胫骨平台下方 1.5cm 处。后内侧入路可能有助于胫骨骨道的关节内出口的精确定位。由此入路放入套管，可以使切换内镜与器械更容易，并轻松地切除 PCL 残端。使用 ACL 或 PCL 导向器建立胫骨骨道。C 臂透视或 X 片对确定胫骨骨道出口非常有用（图 6）。胫骨骨道的干骺端入点可以在内、外侧或穿过髌腱取材缺损处。靠外建立骨道，增加了出口角度可能减少移植物的磨损。在钻入导针后，小心扩钻骨道避免损伤后方结构。通过后内侧入路，从胫骨上小心向远端分离后关节囊，在直视下钻取骨道。这可以避免 PCL 重建术中灾难性的血管神经并发症。AL 束的股骨骨道距髁间窝内侧远端关节软骨边缘 7mm，前方边缘 7mm。PM 束骨道距前方软骨边缘 20mm，距远端软骨边缘 8mm[1]。钻骨道时应该避免损伤关节软骨。PCL 股骨骨道采用由外向内或由内向外技术均可。移植物拉入方向也是一样。由内向外拉移植物比较困难，可能损伤移植物，但是钻除骨质较少。ACL 和 PCL 胫骨骨道之间要保持足够的距离（图 7）。否则，两个骨道可能会汇合成一个大洞，尤其是在骨质疏松的慢性患者中。这种严重的并发症使移植物无法固定，需要植骨并延期重建术。

屈伸活动膝关节数次，首先拉紧 PCL。恢复正常的胫骨平台前突。单束移植物应该在 70°～90°时固定。双束移植物应该分别在 70°和 30°时固定前外束和后内束。ACL 应该在屈膝 0°～20°时拉紧。侧副韧带应该在屈膝 30°时拉紧。首先固定

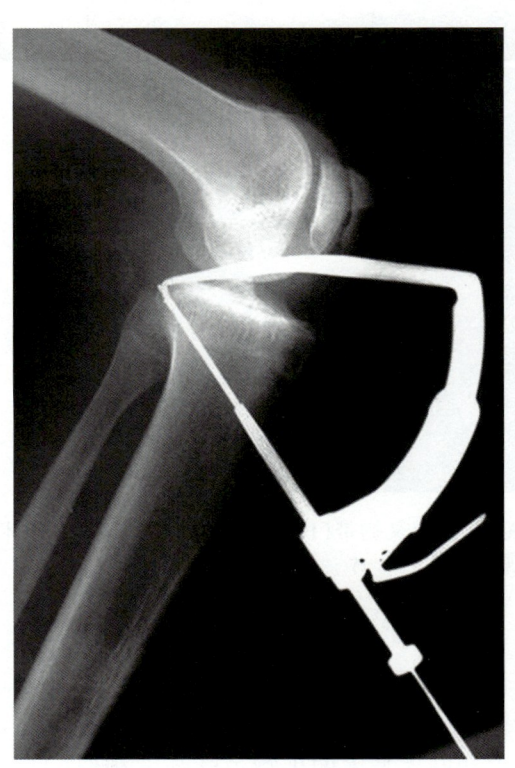

图 6 放射学观察 PCL 的关节内出口点

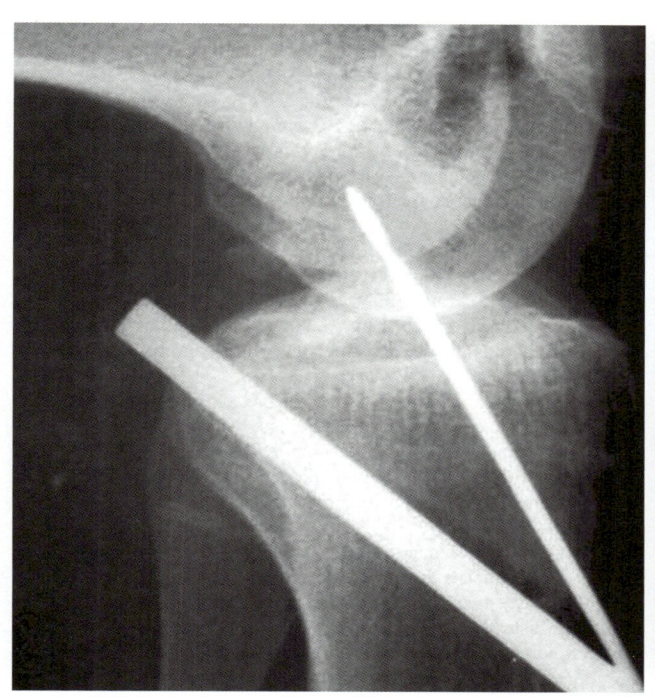 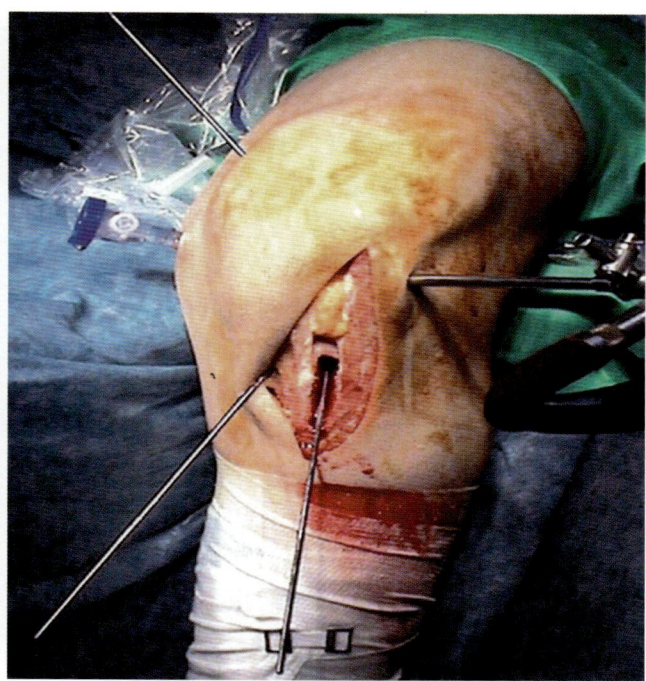

图 7　ACL 和 PCL 的胫骨骨道

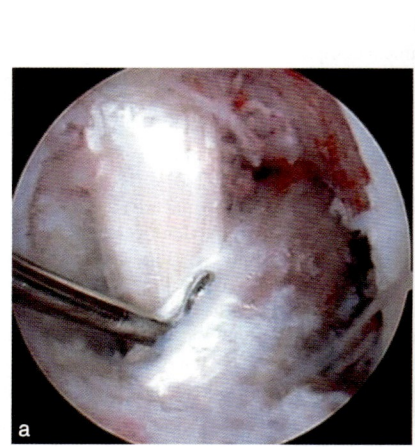 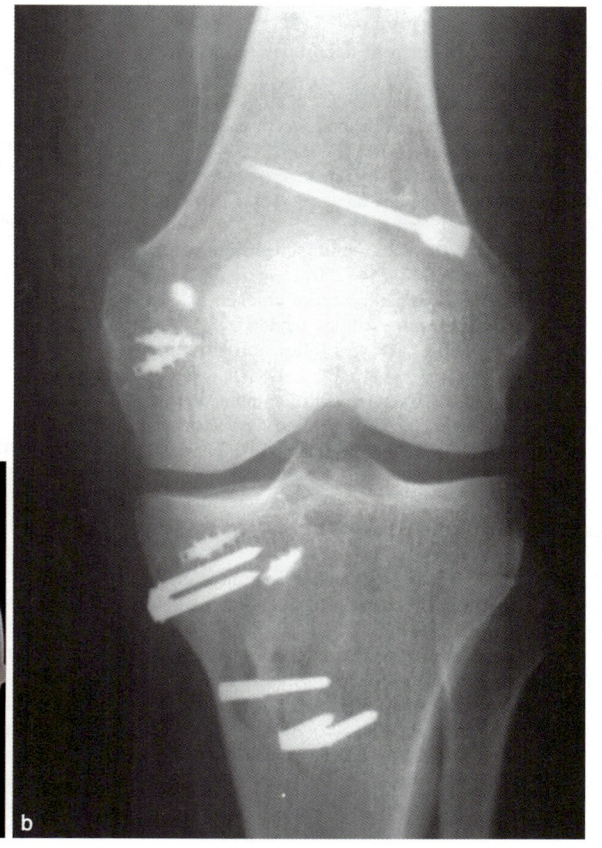

图 8　同种异体移植物双交叉韧带重建的最终结果。(a)关节镜下观；(b)术后 X 片

PCL 移植物，然后固定 PLC 和 ACL 移植物，最后进行 MCL 重建[6,9]。固定方法有多种。与单纯韧带重建不同，由于这些移植物负重很大，应该使用附加固定（图 8）：如挤压固定+附加固定。所有移植物固定完成后，完全屈伸膝关节数次，分别行关节镜检查和临床检查确定移植物的稳定性。这对避免术后

松弛或关节活动受限很关键。术中的稳定性对以后康复计划很重要。

术后康复与单纯交叉韧带损伤完全不同[5,37]。它取决于哪个韧带受到损伤以及重建术的类型。应该避免激进的康复方式。术后4周后开始俯卧位ROM(活动范围)练习。一般来讲,6周后允许完全负重。腘绳肌腱主动收缩至少要在6周后才可进行。主动抗阻力练习在3个月后开始。在9~12个月后才可以重返重体力劳动或体育运动。

总之,急性手术治疗双交叉韧带损伤的效果更好。根据皮肤条件、患者的总体健康状况、外周累及的韧带不同,最佳的手术时机一般在伤后前3周内。如有可能,所有的韧带在一期手术时都应该进行修复。即使很有经验的医生治疗这种多韧带损伤的效果也与单韧带损伤的效果有很大不同。

参考文献

1. Apsingi, S., Bull, A.M., Deehan, D.J., et al.: Review: femoral tunnel placement for PCL reconstruction in relation to the PCL fibre bundle attachments. Knee Surg. Sports Traumatol. Arthrosc. **17**, 652–659 (2009). Epub 14 Mar 2009
2. Berg, E.E.: Posterior cruciate ligament tibial inlay reconstruction. Arthroscopy **11**, 69–76 (1995)
3. Bergfeld, J.A., McAllister, D.R., Parker, R.D., et al.: A biomechanical comparison of posterior cruciate ligament reconstruction techniques. Am. J. Sports Med. **29**, 129–136 (2001)
4. Dedmond, B.T., Almekinders, L.C.: Operative versus nonoperative treatment of knee dislocations: a meta-analysis. Am. J. Knee Surg. **14**, 33–38 (2001)
5. Edson, C.J.: Rehabilitation of the multiligament-reconstructed knee. Sports Med. Arthrosc. **9**, 247–254 (2001)
6. Fanelli, G.C., Edson, C.J.: Combined posterior cruciate ligament-posterolateral reconstructions with Achilles tendon allograft and biceps femoris tendon tenodesis: 2–10-year follow-up. Arthroscopy **20**, 339–345 (2004)
7. Fanelli, G.C., Feldmann, D.D.: Management of combined anterior cruciate ligament/posterior cruciate ligament/posterolateral complex injuries of the knee. Oper. Tech. Sports Med. **7**, 143–149 (1999)
8. Fanelli, G.C., Giannotti, B.F., Edson, C.J.: Arthroscopically assisted combined anterior and posterior cruciate ligament reconstruction. Arthroscopy **12**, 5–14 (1996)
9. Fanelli, G.C., Edson, C.J., Orcutt, D.R., et al.: Treatment of combined anterior cruciate-posterior cruciate ligament-medial-lateral side knee injuries. J. Knee Surg. **18**, 240–248 (2005)
10. Green, N.E., Allen, B.L.: Vascular injuries associated with dislocation of the knee. J. Bone Joint Surg. Am. **59**, 236–239 (1997)
11. Griffith, J.F., Antonio, G.E., Tong, C.W., et al.: Cruciate ligament avulsion fractures. Arthroscopy **20**, 803–812 (2004)
12. Harner, C.D., Vogrin, T.M., Höher, J.: Biomechanical analysis of a posterior cruciate ligament reconstruction. Deficiency of the posterolateral structures as a cause of graft failure. Am. J. Sports Med. **28**, 32–39 (2000)
13. Hatayama, K., Higuchi, H., Kimura, M., et al.: A comparison of arthroscopic single- and double-bundle posterior cruciate ligament reconstruction: review of 20 cases. Am. J. Orthop. **35**, 568–571 (2006)
14. Hermans, S., Corten, K., Bellemans, J.: Long-term results of isolated anterolateral bundle reconstructions of the posterior cruciate ligament: a 6–12-year follow-up study. Am. J. Sports Med. **37**, 1499–1507 (2009)
15. Hollis, J.D., Daley, B.J.: 10-year review of knee dislocations: is arteriography always necessary? J. Trauma **59**, 672–675 (2005)
16. Indelicato, P.A.: Isolated medial collateral ligament injuries in the knee. J. Am. Acad. Orthop. Surg. **3**, 9–14 (1995)
17. Indelicato, P.A., Linton, R.C., Huegel, M.: The results of fresh-frozen patellar tendon allografts for chronic anteriorcruciate ligament deficiency of the knee. Am. J. Sports Med. **20**, 118–121 (1992)
18. Kannus, P.: Nonoperative treatment of grade II and III sprains of the lateral ligament compartment of the knee. Am. J. Sports Med. **17**, 83–88 (1998)
19. Kendall, R.W., Taylor, D.C., Salvian, A.J., et al.: The role of arteriography in assessing vascular injuries associated with dislocations of the knee. J. Trauma **35**, 875–878 (1993)
20. Kim, S.J., Choi, C.H., Kim, H.S.: Arthroscopic posterior cruciate ligament tibial inlay reconstruction. Arthroscopy **20**(Suppl 2), 149–154 (2004)
21. La Prade, R.F., Hamilton, C.D., Engebretsen, L.: Treatment of acute and chronic combined anterior cruciate ligament and posterolateral knee ligament injuries. Sports Med. Arthrosc. Rev. **5**, 91–99 (1997)
22. Lewis, P.B., Bach, B.: Systematic review of single-bundle anterior cruciate ligament reconstruction outcomes. Am. J. Sports Med. **36**, 2028–2036 (2008)
23. Markolf, K.L., Zemanovic, J.R., McAllister, D.R.: Cyclic loading of posterior cruciate ligament replacements fixed with tibial tunnel and tibial inlay methods. J. Bone Joint Surg. Am. **84-A**, 518–524 (2002)
24. McAllister, D.R., Markolf, K.L., Oakes, D.A., et al.: A biomechanical comparison of tibial inlay and tibial tunnel posterior cruciate ligament reconstruction techniques: graft pretension and knee laxity. Am. J. Sports Med. **30**, 312–317 (2002)
25. Meredick, R.B.: Outcome of single-bundle versus double-bundle reconstruction of the anterior cruciate ligament. A meta-analysis. Am. J. Sports Med. **36**, 1414–1421 (2008)
26. Mills, W.J., Barei, D.P., McNair, P.: The value of the ankle-brachial index for diagnosing arterial injury after knee dislocation: a prospective study. J. Trauma **56**, 1261–1265 (2004)
27. Miranda, F.E., Dennis, J.W., Veldenz, H.C., et al.: Confirmation of the safety and accuracy of physical examination in the evaluation of knee dislocation for injury of the popliteal artery: a prospective study. J. Trauma **52**, 247–251 (2002)
28. Noyes, F.R., Barber-Westin, S.D.: The treatment acute combined ruptures of the anterior cruciate ligament and medial ligaments of the knee. Am. J. Sports Med. **23**, 380–389 (1995)
29. Noyes, F.R., Barber-Westin, S.D.: Reconstruction of the anterior cruciate ligament with human allograft: comparison of early and later results. J. Bone Joint Surg. Am. **78**, 524–537 (1996)
30. Race, A., Amis, A.A.: The mechanical properties of the two bundles of the human posterior cruciate ligament. J. Biomech. **27**, 13–24 (1994)
31. Race, A., Amis, A.A., et al.: PCL reconstruction. In vitro biomechanical comparison of 'isometric' versus single and double-bundled "anatomic" grafts. J. Bone Joint Surg. Br. **80**, 173–179 (1998)
32. Ross, G., Driscoll, J., McDevitt, E., et al.: Arthroscopic posterior cruciate ligament repair for acute femoral 'peel-off' tears. Arthroscopy **19**, 431–435 (2003)
33. Rue, J.P., Lewis, P.B., Parameswaran, A.D., et al.: Single bundle anterior ligament reconstruction: technique overview and comprehensive review of results. J. Bone Joint Surg. Am. **90**(Suppl 4), 67–74 (2008). Review
34. Schoderbek Jr., R.J., Golish, S.R., Rubino, L.J., et al.: The graft/femoral tunnel angles in posterior cruciate ligament reconstruction: a comparison of three techniques for femoral tunnel placement. J. Knee Surg. **22**, 106–110 (2009)
35. Shelbourne, K.D., Klootwyk, T.E.: Low velocity knee dislocation with sports injuries: treatment principles. Clin. Sports Med. **19**, 443–456 (2000)
36. Shelbourne, K.D., Patel, D.V.: Management of combined injuries of the anterior cruciate and medial collateral ligament. Instr. Course Lect. **45**, 275–280 (1996)
37. Shelburne, K.B., Pandy, M.G.: Determinants of cruciate-ligament loading during rehabilitation exercise. Clin. Biomech. **13**, 403–413 (1998)
38. Shino, K., Nakata, K., Mae, T., et al.: Arthroscopic fixation of tibial

bony avulsion of posterior cruciate ligament. Arthroscopy **19**, E12 (2003)
39. Strobel, M.J., Weiler, A., Schulz, M.S., et al.: Fixed posterior subluxation in posterior cruciate ligament-deficient knees: diagnosis and treatment of a new clinical sign. Am. J. Sports Med. **30**, 32–38 (2002)
40. Stuart, M.J.: Evaluation and treatment principles of knee dislocations. Oper. Tech. Sports Med. **9**, 91–95 (2001)
41. Taylor, A.R., Arden, G.P., Rainey, H.A.: Traumatic dislocation of the knee: a report of forty-three cases with special reference to conservative treatment. J. Bone Joint Surg. Br. **54**, 96–102 (1972)
42. Tomaino, M., Day, C., Papageorgiou, C., et al.: Peroneal nerve palsy following knee dislocation: pathoanatomy and implications for treatment. Knee Surg. Sports Traumatol. Arthrosc. **8**, 163–165 (2000)
43. Wang, C.J., Chen, H.S., Huang, T.W.: Outcome of arthroscopic single bundle reconstruction for complete posterior cruciate ligament tear. Injury **34**, 747–751 (2003)
44. Washer, D.C., Becker, J.R., Dexter, J.G., et al.: Reconstruction of the anterior and posterior cruciate ligaments after knee dislocation: results using fresh-frozen nonirradiated allografts. Am. J. Sports Med. **27**, 189–196 (1999)
45. Whiddon, D.R., Zehms, C.T., Miller, M.D., et al.: Double compared with single-bundle open inlay posterior cruciate ligament reconstruction in a cadaver model. J. Bone Joint Surg. Am. **90**, 1820–1829 (2008)

第二十六章 膝复合伤

Daniel Fritschy

石俊俊 译

内容

临床检查……………………………………… 444
影像学检查…………………………………… 445
骨折的诊断与处理…………………………… 448
骨折固定后再次评估膝松弛和半月板………… 449
韧带和半月板修复…………………………… 449
讨论…………………………………………… 449
参考文献……………………………………… 450

我们通常将膝关节骨折,如股骨远端、胫骨平台、髌骨或腓骨头骨折与韧带和半月板损伤分开处理,有些医院是由创伤团队来处理骨折。

高能创伤可导致膝关节骨折、韧带和半月板撕裂的复合损伤,尽快诊断,早期治疗的效果更好。

复合损伤的诊断比较困难,治疗应按步骤进行:
1. 临床检查、松弛度和半月板评估
2. 影像学检查(X 片、CT 和 MRI)
3. 骨折的诊断和治疗
4. 骨折固定后再次评估松弛度与半月板损伤
5. 韧带和半月板修复

临床检查

第一步很困难,因为患者在急诊室,有很多人参与进来,要很快做出决定。有时患者多处创伤且意识丧失。遇到的最好的情况是患者仅有膝关节肿胀与活动受限。迅速检查受累下肢的血管神经。

对以下骨结构进行检查和触诊:
1. 股骨远端及两髁
2. 胫骨近端、胫骨内侧和外侧平台和胫骨结节
3. 髌骨
4. 腓骨头

检查伸膝装置:股四头肌、髌骨、髌腱和胫骨结节。患者意识清醒时,嘱其主动收缩股四头肌。

找到内外侧副韧带止点,沿韧带走行进行触诊,然后再测试张力。侧方和前后松弛度的检查结果取决于可能合并的骨折(图 1)。

D. Fritschy
Faculty of Medicine, Department of Surgery,
University of Geneva, rue Gabrielle Perret-Gentil 4,
1211 Geneva, Switzerland
e-mail: daniel. fritschy@ hcuge. ch

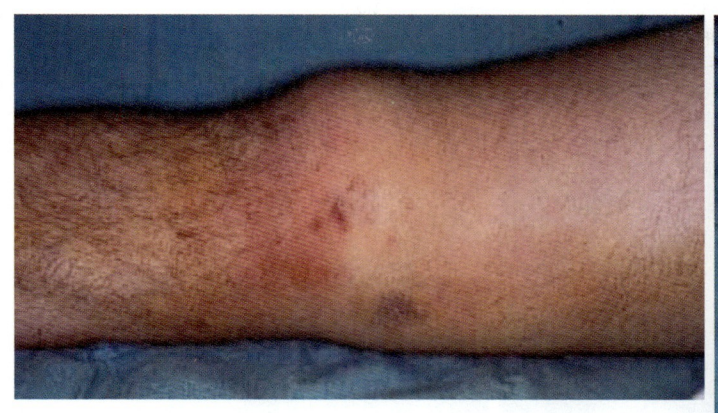
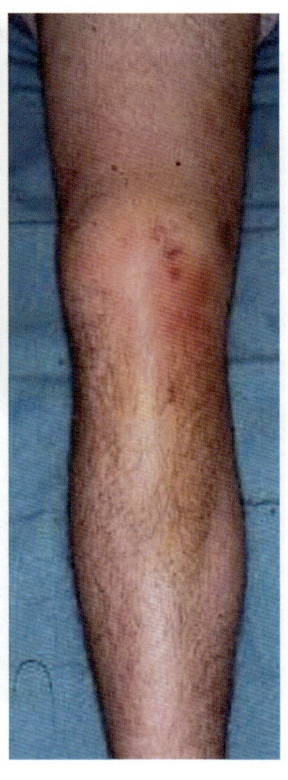

图 1　膝关节肿胀,内侧皮肤损伤

影像学检查

典型的影像学检查包括以下三个位置的 X 片：前后位、侧位和轴位。首先辨别骨损伤。务必仔细检查股骨远端、胫骨近端、髌骨和腓骨头。如果局部骨折累及关节软骨面,应尽快进行 CT 扫描。3D 重建有助于对损伤进行分析和了解。

有些特殊的骨损伤[1,2,3]与特殊的韧带损伤如 Segond 骨折和弓形征(arcuate sign)有关(图2)。

Segond 骨折提示[1]有带骨块的关节囊腱性纤维撕裂,说明膝关节暴力旋转,是前交叉韧带损伤的特异性撕脱骨折。当旋转力量大到足以撕脱关节囊肌腱纤维的骨附着点时,ACL 必然撕裂。

弓形征[4]是腓骨头的撕脱骨折,膝关节内翻损伤引起外侧间室的张开而发生。腓骨头骨块是外侧副韧带、股二头肌腱、腘腓和弓形韧带的附着处。代表后交叉韧带撕裂时后外侧角损伤(图3)。

CT 扫描可以在不同平面上精确观察骨结构的断层影像,并进行 3D 重建,常规用于分析关节骨折的细节。虽然 CT 扫描并不能显示软骨损伤,但仍可怀疑有关节损伤。不同的骨块位置预示相应的韧带损伤。通过这些 CT 影像可以制定复位和骨连接术的治疗计划。

MRI 是观察软骨、半月板、韧带和软组织损伤的最佳方法。在这些复合创伤中,MRI 很有用,但通常情况下不能在急诊时进行。常常在韧带损伤确诊以前,已经进行了骨折固定。钛的内固定物不影响核磁检查。应该非常认真地选择影像序列(图 4a-c)。

当怀疑膝关节或肢体远端有血管损伤时,必须进行血管造影。优先治疗血管损伤,与血管科医生讨论制订治疗方案(图5)。

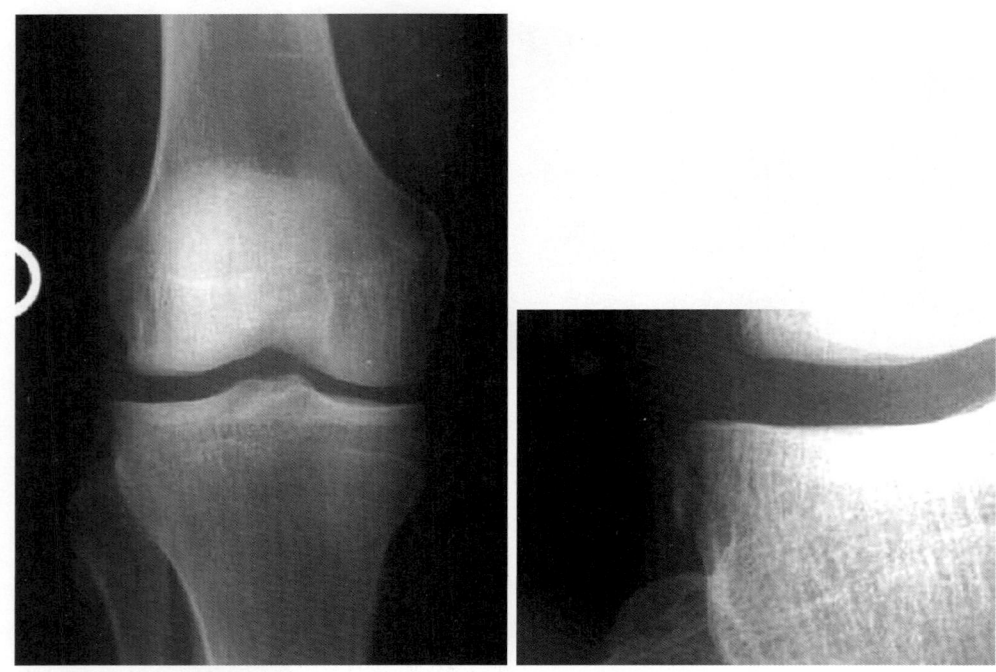

图 2　右膝 AP 观显示外侧胫骨平台撕脱骨折

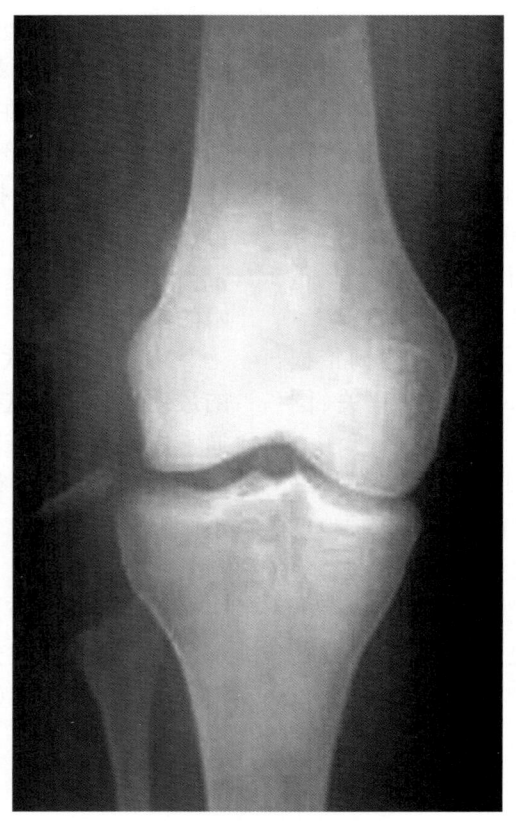

图 3　右膝 AP 观显示腓骨头撕脱骨折,称弓形征

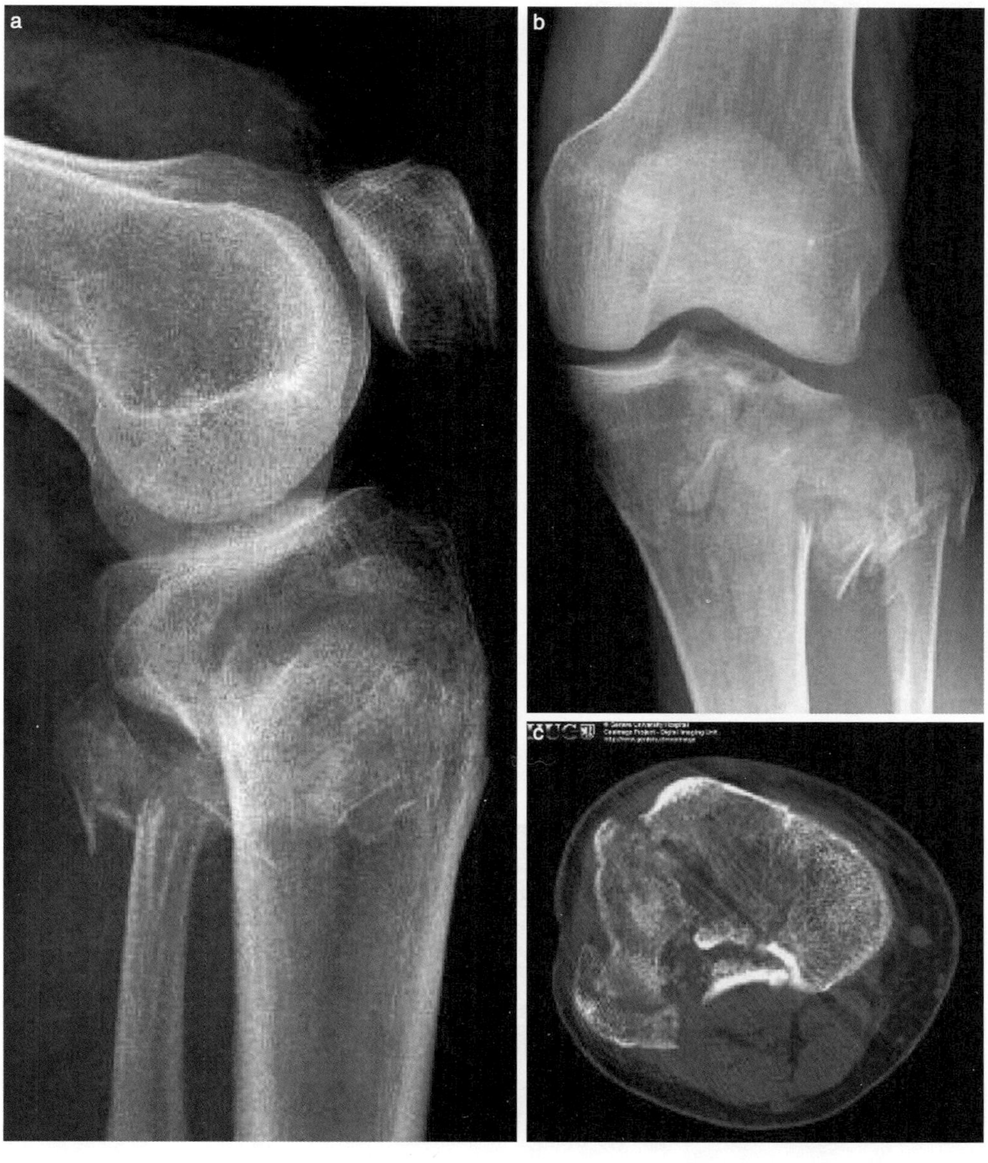

第二十六章 膝复合伤

图4 胫骨外侧平台和腓骨头粉碎性骨折。(a)侧位X片;(b)AP位X片;(c)CT横断面观

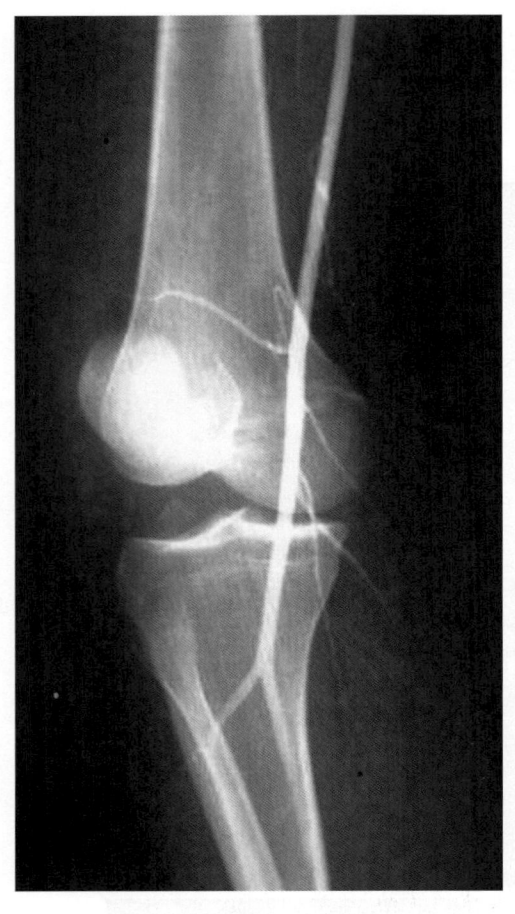

图5 膝关节脱位后动脉供血中断

骨折的诊断与处理

完成临床和影像学检查后决定治疗方案。优先治疗血管损伤和骨筋膜室综合征。在修复韧带损伤前必须对骨折进行固定。在行韧带重建术的基础上，选择骨连接方案和适合的内植物。在某些位置的金属内固定物会导致韧带修复无法进行。因此，从第一步起就应规划对全部治疗顺序（图6）。

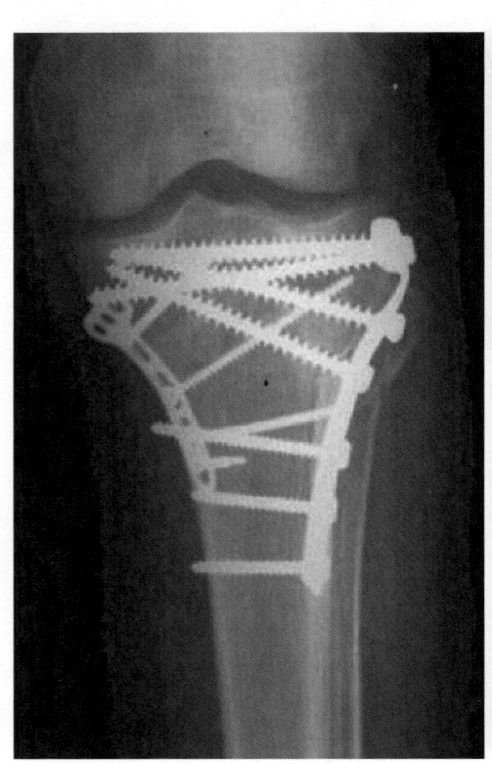 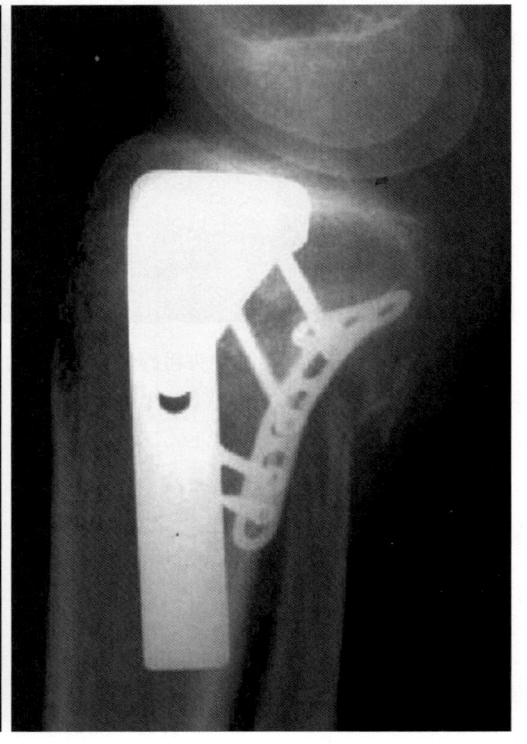

图6 骨折固定后再修复 LCL、PLC 和 PCL

骨折固定后再次评估膝松弛和半月板

骨折固定后,再次对膝关节的前后向和内外向松弛度进行评估。此时只能进行的韧带修复是缝合和止点固定。内外侧副韧带急诊修复可获得良好愈合。部分 PCL 损伤也可以缝合。

复杂的自体或异体移植韧带重建应留在二期进行。

应力位片和磁共振(MRI)有助于确诊一些韧带缺失。不同的方法和仪器如 KT1000 和 Telos 仪器可用于测量松弛度(图 7)。

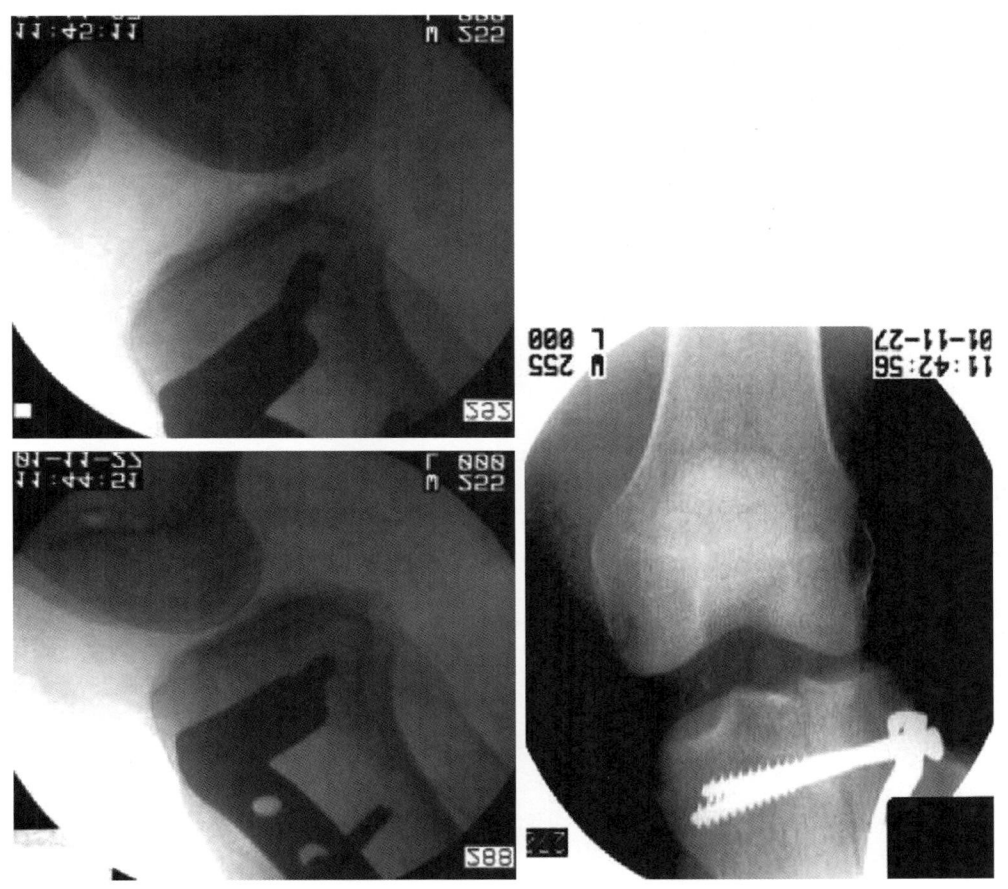

图 7　骨折固定后三种应力位摄片显示前后向和内侧松弛性

韧带和半月板修复

骨折愈合后才可以考虑进行二期韧带重建手术。碍事的金属内固定要取出,为韧带重建留出足够的空间。

半月板损伤应该尽早诊断,一期修复或重新附着,因为早期治疗效果更好。

讨论

高能创伤常常出现在体育活动和交通事故中。膝关节易发生骨折、韧带和半月板的复合伤。骨损伤容易诊断,而确定韧带和半月板损伤有些困难。许多时候只有在骨折固定以后,才能进行更仔细地检查诊断。

尽早治疗骨折是合理的,但韧带的治疗方案有不同的选择。如果急诊时或此后数天内发现内外侧副韧带和后外侧角损伤,并进行了缝合和再附着,预后很好。二期 ACL 重建时,对某些 PCL 断裂进行再附着缝合修复是最好的选择。

复合损伤病例中常常会忽视半月板损伤。早发现并治疗半月板周围撕脱或脱位,愈合会更好。

当怀疑有膝关节复合损伤时,应该遵循下列程序进行检查:

1. 临床检查,松弛度和半月板评估
2. 影像学检查(X 片、CT 扫描和 MRI)
3. 骨折诊断与治疗

4. 骨折固定后再次进行松弛度和半月板评估
5. 韧带和半月板修复

参考文献

1. Campos, J.C., Chung, C.B., Lektrakul, N., Pedowitz, R., Trudell, D., Yu, J., Resnick, D.: Pathogenesis of the Segond fracture: anatomic and MR imaging evidence of an iliotibial tract or anterior oblique band avulsion. Radiology **219**, 381–386 (2001)
2. Chiba, T., Sugita, T., Onuma, M., Kawamata, T., Umehara, J.: Injuries to the posterolateral aspect of the knee accompanied by compression fracture of the anterior part of the medial tibial plateau. Arthroscopy **17**, 642–647 (2001)
3. Escobedo, E.M., Mills, W.J., Hunter, J.C.: The "reverse Segond" fracture: association with a tear of the posterior cruciate ligament and medial meniscus. Am. J. Roentgenol. **178**, 979–983 (2002)
4. Lee, J., Papakonstantinou, O., Brookenthal, K.R., Trudell, D., Resnick, D.L.: Arcuate sign of posterolateral knee injuries: anatomic, radiographic and MR imaging data related to patterns of injury. Skeletal Radiol. **32**, 619–627 (2003)

第二十七章 如何处理膝前内侧不稳

Gian Luigi Canata

石俊俊 译

内容

简介 ………………………………… 451
临床资料 ……………………………… 452
技术 …………………………………… 452
结果 …………………………………… 452
讨论 …………………………………… 453
参考文献 ……………………………… 453

G. L. Canata
SUISM, Sports Medicine, Centre of Sports
Traumatology Koelliker Hospital, University of Torino,
Corso Duca degli Abruzzi 30, 10129 Torino, Italy
e-mail: canata@ortosport.it

简介

膝关节韧带损伤治疗的目的是恢复解剖和稳定性,因为不稳定会引起继发的关节软骨和半月板损伤。前交叉韧带(ACL)是膝关节的主要稳定结构,修复方法很多。合并内侧结构损伤有可能引起前内侧不稳定。内侧间室有动力和静力稳定结构。动力稳定结构包括鹅足(缝匠肌、股薄肌和半腱肌)、半膜肌和股内侧肌斜头。静力稳定结构有关节囊韧带复合体:内侧副韧带(MCL)和后斜韧带(POL)。MCL 是抵抗外翻应力的主要结构,在不同屈膝角度中作用强度不同:屈膝 25°时抵抗 78% 的外翻力;屈膝 5°时抵抗 57% 的外翻力。伸膝时 ACL 和 POL 为重要抵抗结构[3]。ACL 是主要稳定结构,可对抗 21% 的外翻力。后内侧角的完整性很重要。后内侧复合体和 ACL 的协同作用已被广泛认知[6]。急性 MCL 损伤通常不需要手术就可以愈合,活动范围恢复好[8]。Ⅲ°MCL 损伤合并 ACL 损伤的发生率很高[1],治疗仍有争议。一些学者认为行 ACL 重建足以恢复膝关节的稳定性[5,7],而另一部分学者坚持认为 ACL 和 MCL 都需要治疗[1,2]。目前的趋势是对内侧松弛选取损伤小的治疗,而积极进行 ACL 重建。剧烈的体育比赛需要维持内侧稳定性,在慢性前内侧不稳病例中,内侧松弛意味着 ACL 要承受更大的负荷。对 ACL+MCL 损伤的患者在 ACL 重建术后仍有不稳,是否需要处理 Ⅱ°MCL 松弛意见不同[9]。有许多方法处理 MCL 损伤:再附着术、紧缩术、止点移动术、增补术、动力转移术,满意率在 70%~82%[2,4]。1983 年,Werner Muller 等发现解剖学修复优于鹅足重建,强调了内侧动力稳定结构的重要性[6]。笔者发明了一种小切口内侧韧带成形术,如 ACL 固定好以后仍有内侧间室松弛,此方法可以与 ACL 修复同时进行。

临床资料

26 位运动员:男性 20 位,女性 6 位,平均年龄 31.6 岁(13~56 岁);受伤至手术时间:28~32 个月。ACL 损伤同时合并Ⅱ~Ⅲ°MCL 损伤。术前 Lachman、jerk、内翻应力和外旋抽屉试验均为阳性。

技术

关节镜下髌腱(BPTB)ACL 重建。

内侧韧带成形术:于股骨内上髁上方做一小纵行切口。切开支持带,暴露内侧副韧带和其内上髁的止点。行内侧副韧带成形术,将其缝合至股骨内上髁上,以重建 MCL 和 POL 的张力(图 1~图 4)。术后康复与 ACL 重建相同。

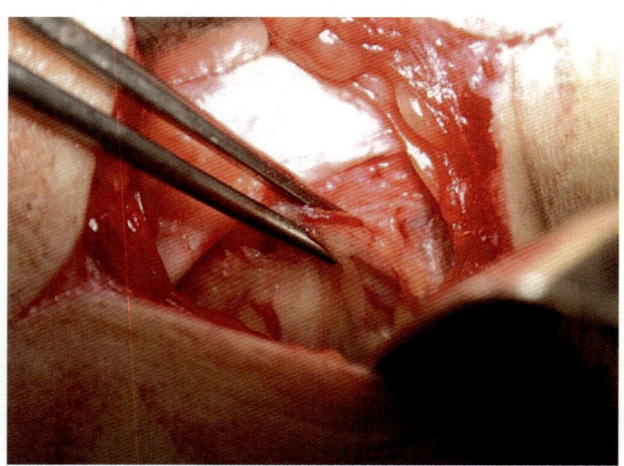

图 1　内侧间室松弛

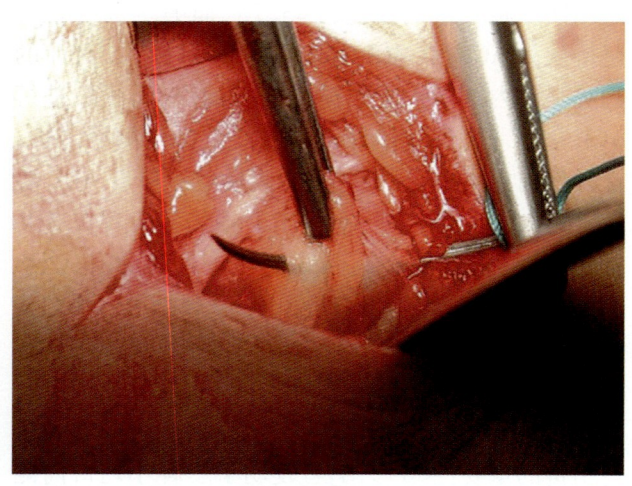

图 2　不可吸收线缝合韧带

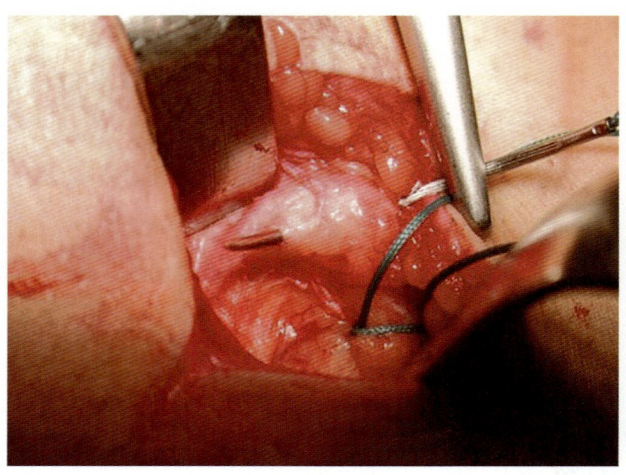

图 3　松弛的内侧组织于内上髁上拉紧

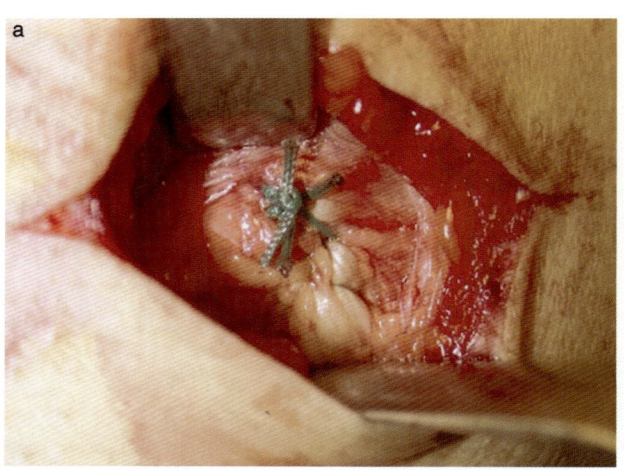

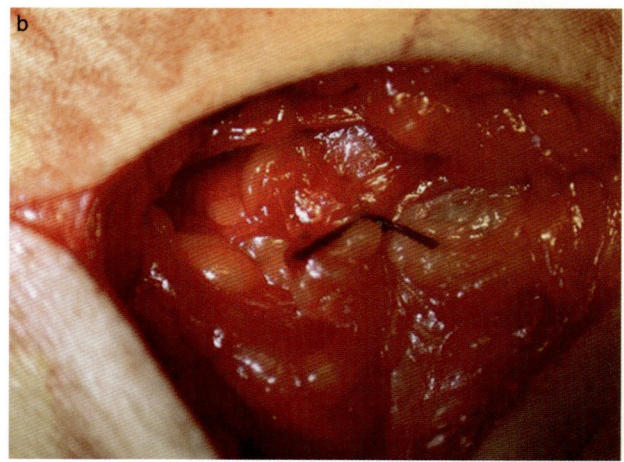

图 4　(a)末端缝合;(b)支持带缝合

结果

平均随访 38 个月(12~83 个月)后评价术后结果,IKDC 2000 主观评分:平均 93.4(100~88.6)。客观:A:21;B:5;C:0;D:0。26 位患者中 24 位恢复

了伤前的运动水平。2 位患者因为其他原因没能恢复以前的运动。Tegner 评分术前 7.27(6~9),术后 7.10(4~9)。

讨论

对合并前内侧松弛的患者,只做 ACL 重建术可能不足以恢复膝关节的稳定性。内侧韧带成形术降低了重建后 ACL 受到的应力。首选 BPTB 来恢复膝关节的内侧主动限制结构,经解剖修复而非鹅足成形可重新获得稳定。解剖学组织保留技术可以获得满意的效果和患者满意率,而避免损害更大的手术。术后康复仍然不变。因此内侧损伤在慢性复合性前内侧不稳疾病中不应被忽略。

参考文献

1. Fetto, J.F., Marshall, J.L.: Medial collateral ligament injuries of the knee: a rationale for treatment. Clin. Orthop. Relat. Res. **132**, 206–218 (1978)
2. Hughston, J.C., Eilers, A.F.: The role of the posterior oblique ligament in repairs of acute medial (collateral) ligament tears of the knee. J. Bone Joint Surg. Am. **55**(5), 923–940 (1973)
3. Inoue, M., McGurk-Burleson, E., Hollis, J.M., Woo, S.L.: Treatment of the medial collateral ligament injury. I: The importance of anterior cruciate ligament on the varus-valgus knee laxity. Am. J. Sports Med. **15**(1), 15–21 (1987)
4. Kim, S.J., Lee, D.H., Kim, T.E., Choi, N.H.: Concomitant reconstruction of the medial collateral and posterior oblique ligaments for medial instability of the knee. J. Bone Joint Surg. Br. **90**(10), 1323–1327 (2008)
5. McCarroll, J.R., Shelbourne, K.D., Porter, D.A., Rettig, A.C., Murray, S.: Patellar tendon graft reconstruction for midsubstance anterior cruciate ligament rupture in junior high school athletes. An algorithm for management. Am. J. Sports Med. **22**(4), 478–484 (1994)
6. Muller, W.: The Knee. Form, Function and Ligament Reconstruction. Springer, Berlin/Heidelberg (1983)
7. Shelbourne, K.D., Nitz, P.: Accelerated rehabilitation after anterior cruciate ligament reconstruction. Am. J. Sports Med. **18**(3), 292–299 (1990)
8. Woo, S.L., Inoue, M., McGurk-Burleson, E., Gomez, M.A.: Treatment of the medial collateral ligament injury. II: Structure and function of canine knees in response to differing treatment regimens. Am. J. Sports Med. **15**(1), 22–29 (1987)
9. Zaffagnini, S., Bignozzi, S., Martelli, S., Lopomo, N., Marcacci, M.: Does ACL reconstruction restore knee stability in combined lesions? An in vivo study. Clin. Orthop. Relat. Res. **454**, 95–99 (2007)

第二十八章 膝后外角重建

Reha N. Tandoğan and Asım Kayaalp

石俊俊 译

内容

急性损伤	454
影像学分析	455
急性期治疗	455
保守治疗	455
手术治疗	455
术前计划	455
关节镜检查与交叉韧带重建	455
外侧结构探察及修复	456
慢性后外侧角损伤	458
术前评估	458
手术治疗	458
参考文献	460

近年来,由于对膝后外侧角损伤的认识逐步深入,加上保守治疗效果不满意,使人们对后外侧角解剖、损伤机制以及治疗越来越感兴趣。

虽然髂胫束和股二头肌腱有一定作用,膝关节后外侧稳定结构主要是外侧副韧带(LCL)、腘肌腱(PT)和腘腓韧带(PFL)[24]。外侧副韧带是抵抗膝内翻的主要稳定结构,腘腓韧带是限制膝关节外旋的主要结构[14]。后外侧结构也是膝伸直时的次要后方稳定结构。

低能损伤引起的后外侧角在运动损伤中并不常见,大多数是由高能损伤引起,如交通事故、地震和工业事故。

急性损伤

单纯的后外侧角损伤少见,大多合并多韧带损伤,比如后交叉韧带(PCL)和前交叉韧带(ACL)损伤、半月板损伤、内侧胫骨平台骨折、股骨内髁压缩骨折、髌腱断裂和髌骨脱位。

随着创伤能量的增加,血管损伤的风险从4%增加到30%[5]。血管损伤有腘动脉内膜损伤、动脉完全堵塞、动脉瘤形成、血管断裂或动静脉瘘形成等形式。如果发生血管损伤,建议急诊行血管吻合,并使用超关节外固定架。晚期病例可能需要行预防性筋膜切开术。血管吻合后10~12天可以再进行选择性的韧带重建。重建在筋膜伤口愈合之后才能进行。

腓总神经损伤的发生率报道为16%~50%[5,19]。神经损伤程度不同,从单纯感觉异常到运动感觉完全缺失,即使神经连续性存在,也几乎不可能完全恢复。Niall报道55例腓总神经损伤的多韧带损伤患者[19]。伤后6~18个月,有21%患者腓总神经麻痹得到了完全恢复,29%部分恢复,50%病例

R. N. Tandoğan(✉) and A. Kayaalp
Çankaya Orthopaedic Group and Ortoklinik,
Cinnah caddesi 51/4 Çankaya
06680 Ankara,Turkey
e-mail: rtandogan@ortoklinik.com, rtandogan@gmail.com;
kayaalp@cankayahastanesi.com.tr, askayaalp@gmail.com

没有任何改善。如果 6~8 个月后仍没有任何恢复迹象,可以考虑行肌腱转位。

影像学分析

膝关节 X 光片可以直接发现膝关节脱位,但往往已经自动复位。腓骨头撕脱骨折和 Segond 骨折(前外侧关节囊从胫骨撕脱)更常见。高能损伤中会出现胫骨缘骨折[12]。磁共振(MRI)能够提供对手术计划有必要作用的详细信息,如韧带、半月板、关节囊结构、膝关节周围肌腱以及隐匿骨折(图1)[15]。

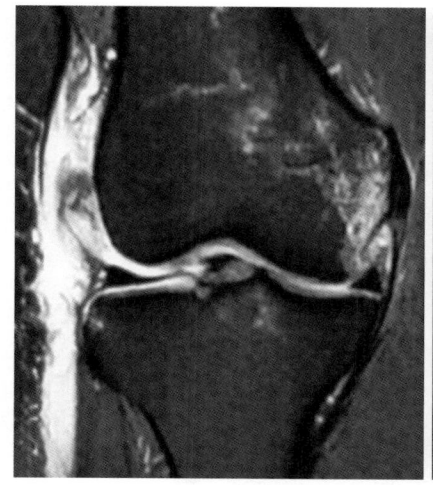
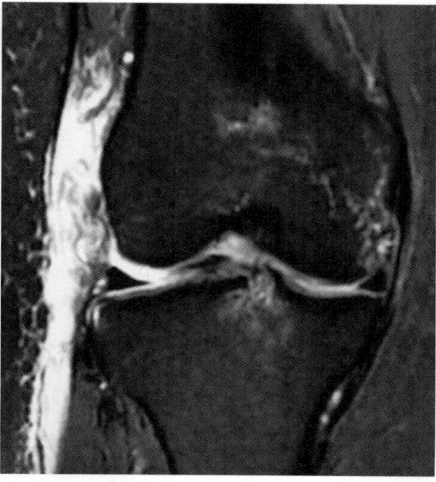
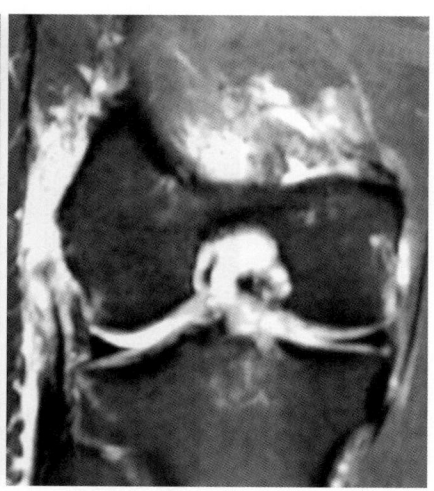

图1 外侧副韧带(LCL)和腘肌股骨端撕裂的冠状位 MR 影像

急性期治疗

急性期治疗包括镇痛、外固定以减轻肿胀、监测血管损伤及骨筋膜室综合征。此期还应该处理合并的胸腹损伤以及肢体损伤。如果使用普通固定器制动后膝关节仍然不稳定,有必要使用跨关节外固定器。处理血管损伤时,不处理韧带损伤,可以进行简单的关节囊和侧副韧带缝合,以增加膝关节稳定性。伤后 2 周内应当针对韧带损伤制订出明确的治疗方案。韧带手术应当延迟到开放伤口或筋膜切开伤口愈合之后进行。

保守治疗

少见的单纯后外侧角的Ⅰ°~Ⅱ°损伤可行保守治疗。文献中仅有 2 组病例,建议支具固定 3 周后进行康复锻炼[6,16]。进行保守治疗之前,医生应当明确交叉韧带是否完整。应该认识到,未被发现的后外侧角损伤可能是导致前交叉韧带重建术失败的原因之一。

手术治疗

单纯 PLC 的Ⅲ°损伤以及 PLC 损伤合并交叉韧带损伤应该手术治疗[6]。与内侧不同,由于胫骨外侧平台呈凸起状以及生理性内翻力线,PLC 几乎不可能自行愈合。目前治疗 PLC 合并交叉韧带损伤的方法是在伤后 3 周内重建交叉韧带的同时修复侧副韧带和关节囊。术中同时修复所有损伤结构。应该避免分期手术或仅治疗损伤的一部分,因为这样会向重建的韧带施加异常负荷,进而导致手术失败[7]。重建术后再进行保守治疗也是不合适的,因为它不可能修复慢性损伤病例的解剖结构,而且早期修复的结果优于后期重建。

术前计划

详细的术前计划应该包括切口位置、选择移植物和内固定移植物。MRI 有助于选择最佳切口,从而避免过度分离引起的皮肤损伤或关节纤维粘连。异体肌腱是自体肌腱重要的替代,因为异体肌腱没有大小数目的限制,避免了对已受到创伤的关节进一步的损伤。最常使用的同种异体移植物是带骨块的跟腱或胫前肌腱。如果没有同种异体材料,可以从对侧取材。准备不同的固定物(缝合锚钉、生物螺钉、韧带垫圈、纽扣和门型钉)和器械方便使用。

关节镜检查与交叉韧带重建

受伤 7~10 日,在关节囊撕裂修复密闭后可进行关节镜检查,采用重力灌水。关节镜检查能提供有价值的信息,包括交叉韧带、外侧间室张开、外侧半月板周围撕裂、腘肌腱撕脱、内侧间室骨折和软骨损伤的情况。如果没有严重的液体外渗,应首先行交叉韧带重建术,使膝关节恢复正常的解剖位置。

首选单束同种异体 ACL 和（或）PCL 重建术。交叉韧带移植物拉紧并固定后，切开探察外侧结构。

外侧结构探察及修复

采用经外上髁和腓骨头的弧形切口。分离保护腓神经。切开皮下组织，切开各组织层面显示损伤直到关节。显露髂胫束、LCL、腘肌、半月板、冠状韧带、后外侧关节囊、腓肠肌外侧头和股二头肌附着点。有报道指出，在多韧带损伤的关节中，超过84%的LCL撕脱是可以修复固定的（图2）[17]。

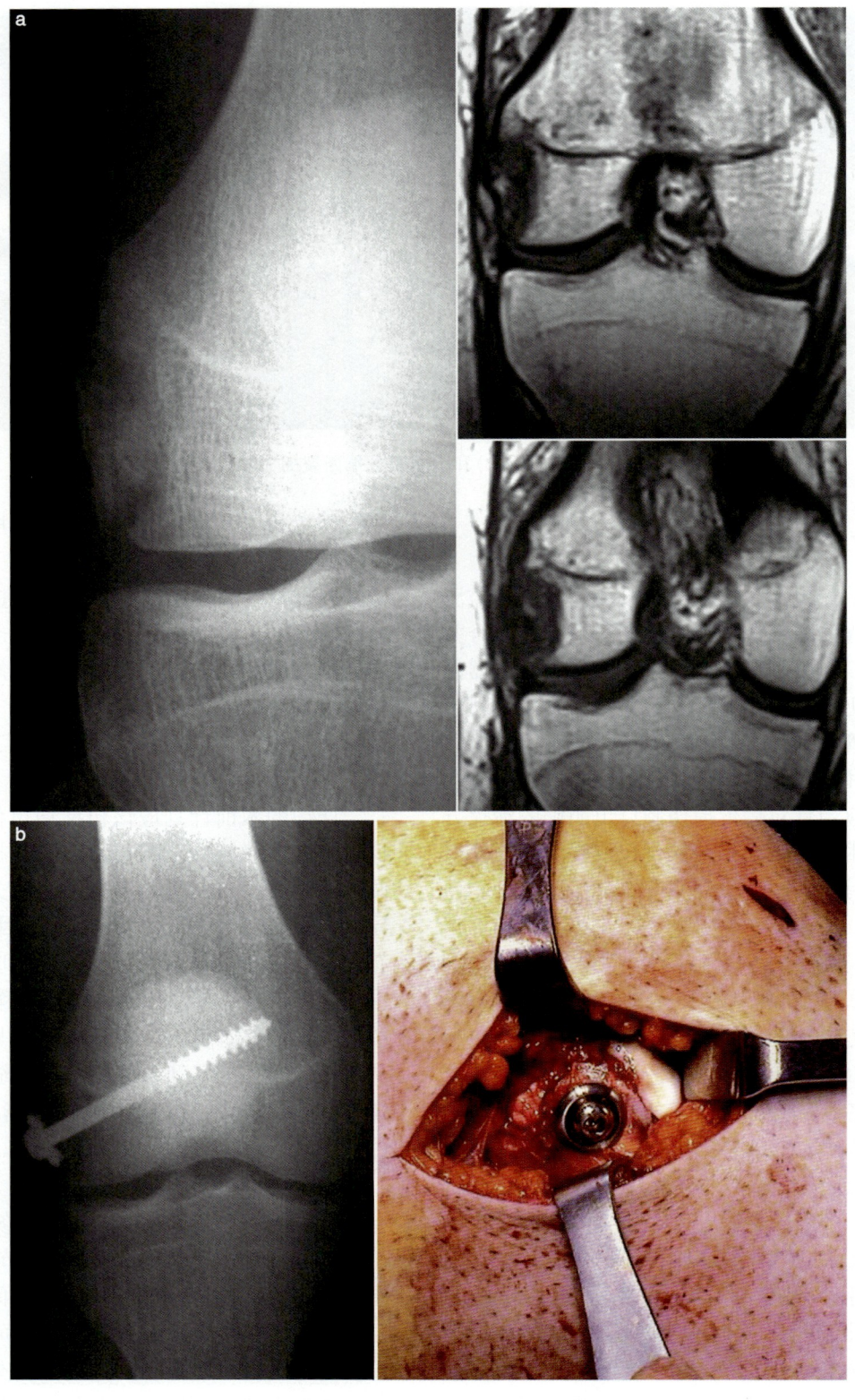

图2 LCL 股骨端骨性撕脱。(a) 术前 X 片和 MRI；(b) 术中和术后 X 片

撕脱骨块可用螺钉进行固定。韧带从止点剥脱可用锚钉修复。韧带实质部损伤可用 2 号不可吸收线修复。屈膝 30°外翻应力下固定 LCL。屈膝 60°内旋应力下固定腘肌腱。要尽量保护外侧半月板（图 3）。将近 1/3 的 PLC 损伤合并胫骨前内侧缘骨折[12]。如果在 X 光片中观察到此类骨折，预示伴有 PLC 损伤，这对膝关节稳定性非常重要。这类骨折同样应该行内固定（图 4）。

如果有可修复的关节囊韧带的其他损伤，应一期重建。Stannard 等报道了对 64 例后外侧角损伤的膝关节随访 24～59 个月结果。一期修复者有 37% 失败，而一期重建的失败率仅为 9%[8]。他们建议对大部分高能损伤引起的后外侧角撕裂行一期重建而不是修复。

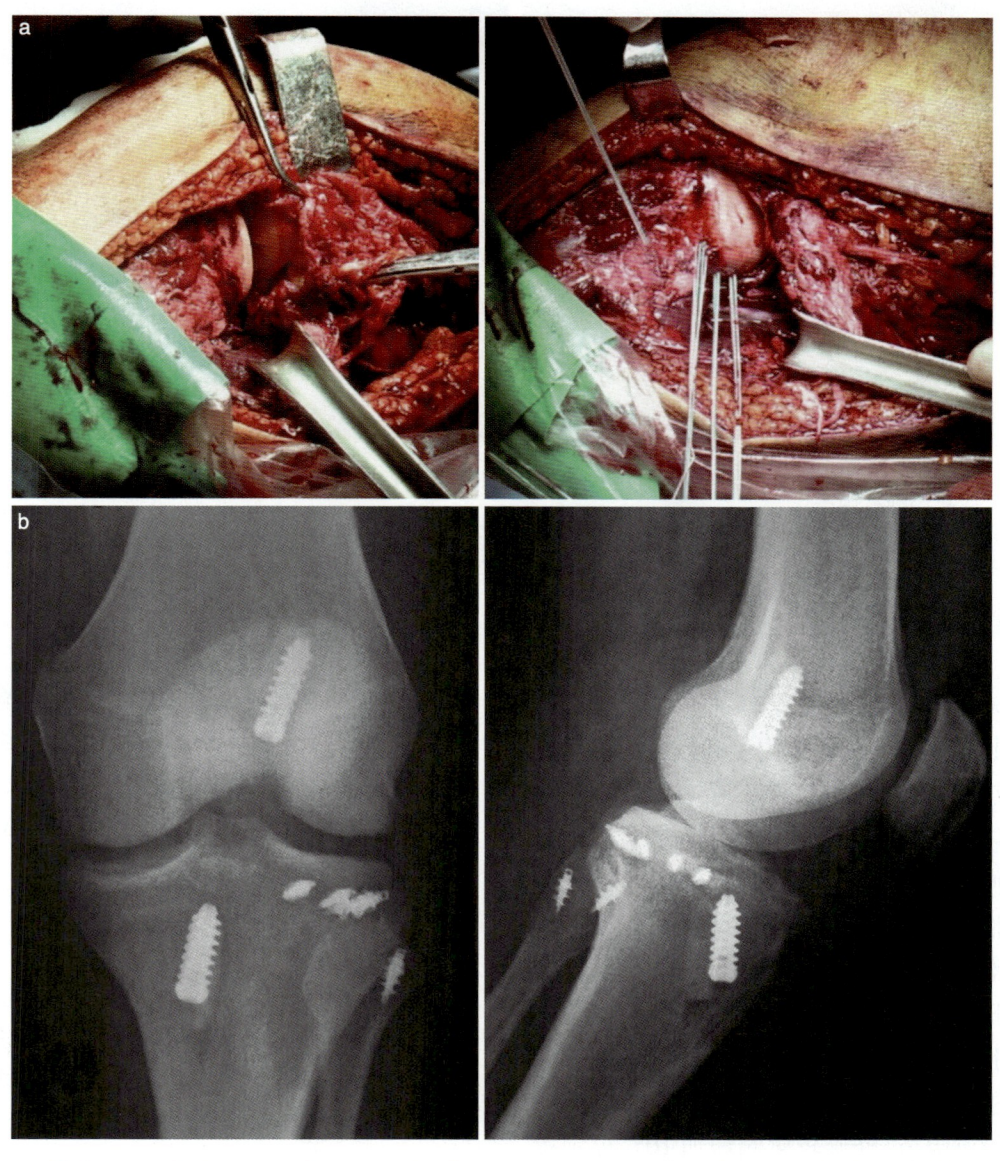

图 3 前交叉韧带（ACL）和后外侧角（PLC）损伤。(a)外侧半月板和关节囊损伤缝合锚定术中观；(b)术后 X 片

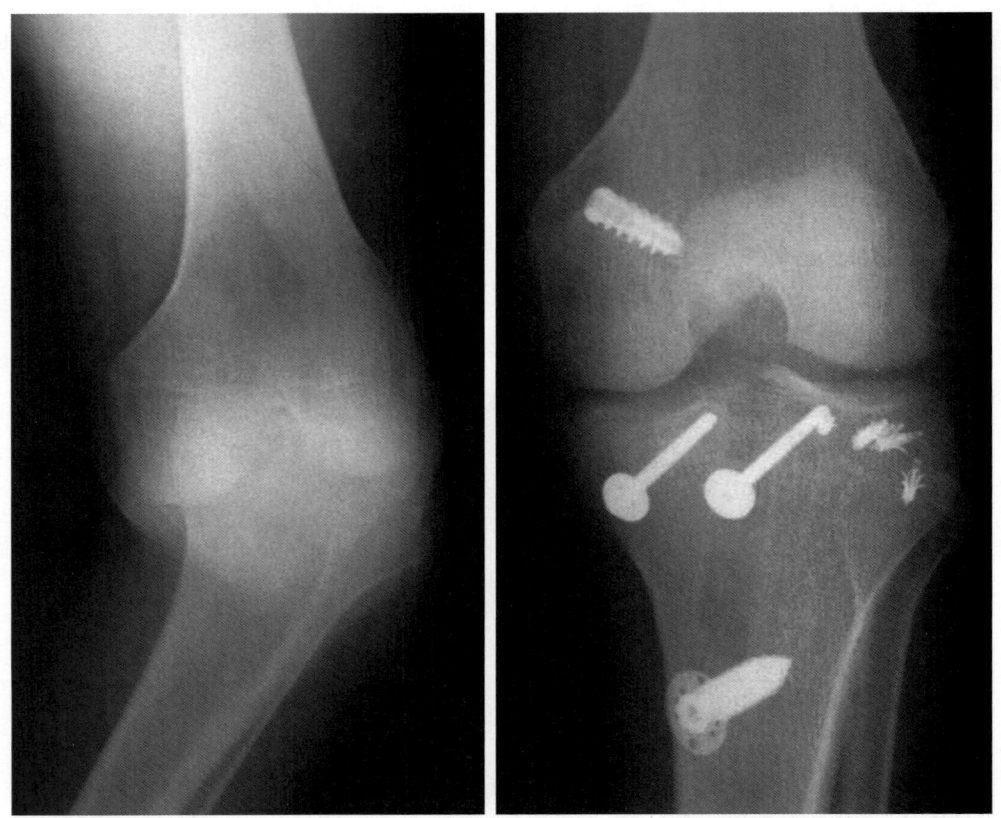

图4 后交叉韧带损伤、PLC损伤合并胫骨前内缘骨折。重建PCL,修复PLC,胫骨缘骨折用螺钉固定

慢性后外侧角损伤

慢性PLC损伤的患者可以有各种症状。比如过度负重引起的后外侧疼痛或内侧和髌股关节间室疼痛、下楼或突然变向活动不稳定,或者慢性腓总神经刺激症状。有些患者会选择保持半屈曲步态以免膝关节过度伸直。

后外侧抽屉试验、内翻应力试验、拨号试验阳性是主要诊断依据[9,13]。后外侧抽屉试验:屈膝70°,向后推胫骨并外旋,引起胫骨的异常移位。向前拉并内旋胫骨时复位(图5)。当合并交叉韧带损伤时,0°位内翻应力试验阳性,屈膝30°内翻更明显。被动外旋膝关节,外旋较对侧增加10°,提示拨号试验阳性。屈膝30°拨号试验阳性提示后外侧角损伤(图6)。屈膝90°该试验阳性提示后外侧角和后交叉韧带同时损伤。手握患者双足提起离开检查床平面时膝关节过伸并伴有胫骨向后外侧半脱位时,为外旋反曲试验阳性(图7)。检查腓总神经的感觉和运动功能。

术前评估

认真的术前评估包括此前的手术、移植物和内植物、负重双下肢站立位全长片(包括髋和踝)和膝关节MRI。在韧带重建术前应该矫正膝内翻,因为膝内翻必定会导致所有的软组织操作失败。目前多选择胫骨内侧楔形张开截骨术。有几位作者报道,内翻力线矫正后患者症状减轻,截骨后40%患者不行要进一步手术治疗[23]。

手术治疗

目前对PLC损伤的治疗原则是重建所有不稳定结构,包括交叉韧带和PLC。所有仅针对不稳定的部分因素的手术都会失败[4]。过去有不少治疗慢性PLC损伤技术的报道,有肌腱固定术、骨块前移术、单纯外侧副韧带重建、腘肌腱和腘腓韧带重建术[18,22]。但是,目前的技术更专注于LCL、腘肌腱、腘腓韧带的解剖重建(即将游离的肌腱移植物置于要修复的组织的解剖止点)。

Khanduja等报道了19例慢性PLC损伤病例2~9年随访的结果。他们使用Larson腱固定术修

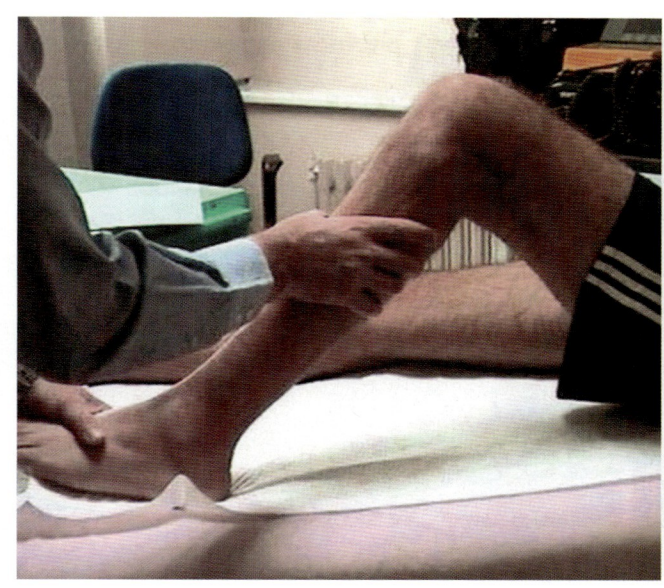
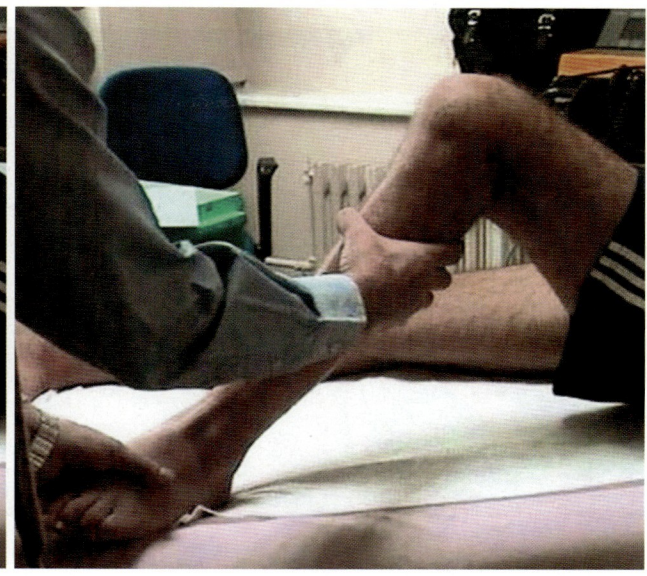

图5　后抽屉试验。注意外旋位后抽屉试验时的后外侧下沉

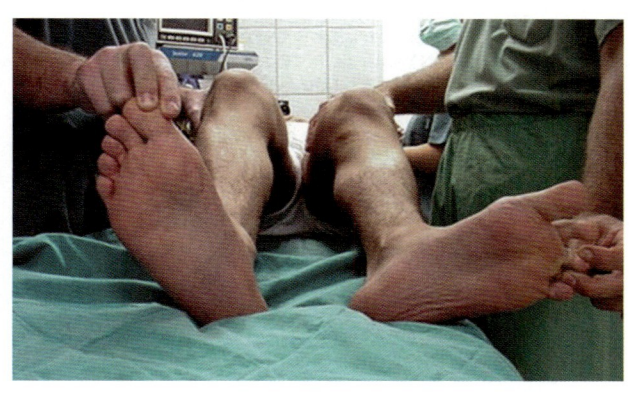

图6　屈膝30°拨号征。注意与对侧相比胫骨外旋增加

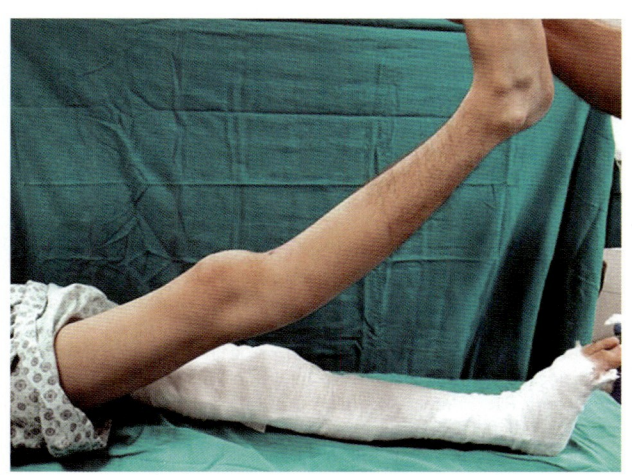

图7　外旋反曲试验。手握踇趾将下肢提起离开床面。膝关节过伸，胫骨向后外侧下沉

复PLC，进行同种异体肌腱单束重建PCL。仅37%的患者得以恢复正常的胫骨前突和正常的后抽屉试验。74%的患者没有遗留后外侧松弛[20]。

Fanelli和Edson报道41例股二头肌腱重建PLC的经验[3]。同种异体跟腱进行PCL重建。70%患者恢复正常胫骨前突。随访2~10年发现，98%病例未残留后外侧松弛。但是，71%病例因外侧间室过度紧张而出现了退行性改变。

Noyes和Barber Westin报道了13位患者（14膝）使用骨-髌腱-骨重建LCL的结果[11]。如果术中发现腘肌腱松弛予以前移。随访2~13年发现，13膝（93%）恢复正常或接近正常的关节外侧张开间隙和胫骨外旋，1例失败。

Stannard等利用劈开的同种异体跟腱重建LCL和腘腓韧带，股骨止点为同一末端[21]。22位患者随访29个月，成功率达91%。

由于损伤模式和外科治疗的多样性和复杂性，以前治疗的结果难以解释和比较。但是，Noyes等分析了57例PLC治疗失败的原因[10]。主要是没有进行解剖移植物重建（23膝）、没有纠正内翻力线不良（10膝）或没有成功地重建所有断裂的韧带，包括交叉韧带（27膝）。

LaPrade等描述了对损伤的三个主要部分（LCL、腘肌腱和腘腓韧带）进行解剖重建的技术[14]。两条移植物重建腘肌腱和外侧副韧带，股骨髁有各自的止点。移植物分开置入胫骨和股骨骨道以模拟LCL、腘肌腱和腘腓韧带的功能。有文章描述了其操作技术[2]，但是我们觉得它更适合慢性PLC损伤重建。我们前期16例患者的经验令人鼓舞，这是我们前瞻性研究的一部分。将两条胫前肌腱用大于隧道直径1mm的可吸收挤压螺钉固定，屈

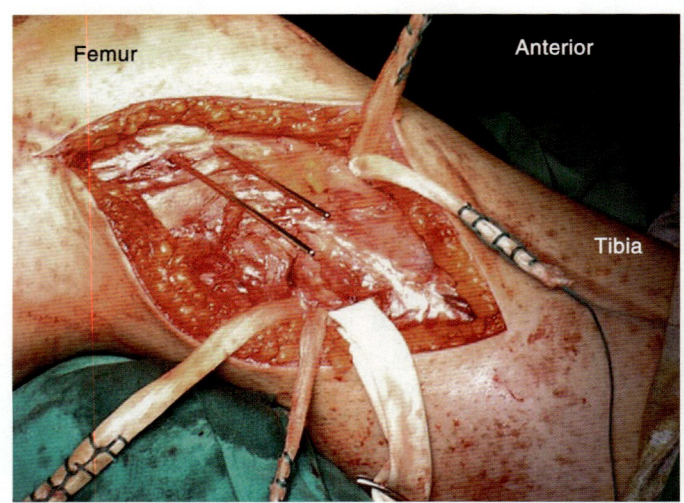 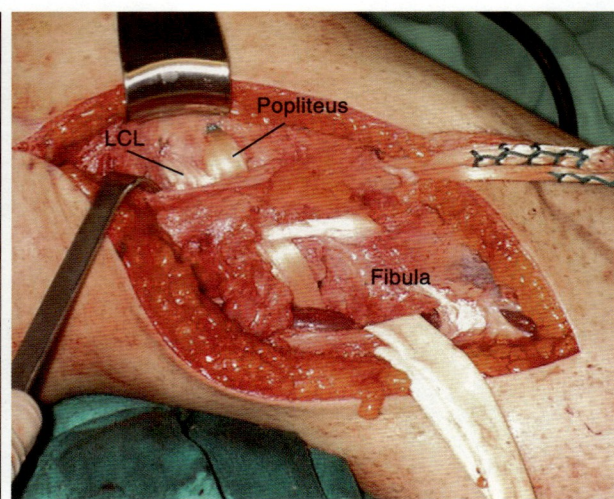

图 8　使用 LaPrade 技术 PLC 重建术中所见。克氏针标志 LCL 和腘肌股骨止点

膝 30°拉紧 LCL、屈膝 60°拉紧腘肌复合体行内固定（图 8）。

康复缓慢且温和，制动 3 周后，进行 3 周的俯卧位屈膝练习。支具使用 2 个月。1 年内不允许进行体育运动和重体力作业。

Yoon 等报道了对 21 例解剖重建 LCL、PFL 和腘肌随访 22 个月的结果。根据国际膝关节文件委员会（IKDC）评分，20 例患者膝关节正常或接近正常，86% 的患者内翻松弛小于 5mm［25］。

我们手术治疗了 64 例 PLC 损伤患者。其中仅 7 例为单纯Ⅲ°损伤。其余合并有 PCL（12）、ACL（20）、前后交叉韧带（18）和膝关节完全脱位（7）。急性期手术处理 26 例，另 38 例为慢性病例。所有损伤的处理都依照同一手术方案。急性期手术包括一期修复 PLC 同时进行交叉韧带重建。慢性病例对所有损伤韧带采用同种异体肌腱重建。两例在韧带重建前行截骨术。因为损伤类型和重建技术的不同，治疗结果很难标准化。但是，能获得一些结论：急性期手术治疗较慢性期重建效果更好；在非解剖重建病例中会出现至少 1（+）的残留松弛；解剖修复的效果确切。固定的后脱位治疗困难，效果较差。

参考文献

1. Arciero, R.A.: Technical note: anatomic posterolateral corner knee reconstruction. Arthroscopy **21**, 1147 (2005)
2. Arthur, A., LaPrade, R.F., Agel, J.: Proximal tibial opening wedge osteotomy as the initial treatment for chronic posterolateral corner deficiency in the varus knee: a prospective clinical study. Am. J. Sports Med. **35**, 1844–1850 (2007)
3. Bennett, D.L., George, M.J., El-Khoury, G.Y., et al.: Anterior rim tibial plateau fractures and posterolateral corner knee injury. Emerg. Radiol. **10**, 76–83 (2003)
4. Fanelli, G.C., Edson, C.J.: Combined posterior cruciate ligament-posterolateral reconstructions with Achilles tendon allograft and biceps femoris tendon tenodesis: 2- to 10-year follow-up. Arthroscopy **20**, 339–345 (2004)
5. Frank, J.B., Youm, T., Meislin, R.J.: Posterolateral corner injuries of the knee. Bull. NYU Hosp. Jt. Dis. **65**, 106–114 (2007)
6. Freeman, R.T., Duri, Z.A., Dowd, G.S.: Combined chronic posterior cruciate and posterolateral corner ligamentous injuries: a comparison of posterior cruciate ligament reconstruction with and without reconstruction of the posterolateral corner. Knee **9**, 309–312 (2002)
7. Hughston, J.C., Jacobson, K.E.: Chronic posterolateral rotatory instability of the knee. J. Bone Joint Surg. Am. **67**, 351–359 (1985)
8. Juhng, S.K., Lee, J.K., Choi, S.S.: MR evaluation of the "arcuate" sign of posterolateral knee instability. Am. J. Roentgenol. **178**, 583–588 (2002)
9. Kannus, P.: Nonoperative treatment of grade II and III sprains of the lateral ligament compartment of the knee. Am. J. Sports Med. **17**, 83–88 (1989)
10. Khanduja, V., Somayaji, H.S., Harnett, P., et al.: Combined reconstruction of chronic posterior cruciate ligament and posterolateral corner deficiency. A two- to nine-year follow-up study. J. Bone Joint Surg. Br. **88**, 1169–1172 (2006)
11. Krukhaug, Y., Mølster, A., Rodt, A., et al.: Lateral ligament injuries of the knee. Knee Surg. Sports Traumatol. Arthrosc. **6**, 21–25 (1998)
12. LaPrade, R.F., Wentorf, F.: Diagnosis and treatment of posterolateral knee injuries. Clin. Orthop. Relat. Res. **402**(Sep), 110–121 (2002)
13. LaPrade, R.F., Muench, C., Wentorf, F., et al.: The effect of injury to the posterolateral structures of the knee on force in a posterior cruciate ligament graft: a biomechanical study. Am. J. Sports Med. **30**, 233–238 (2002)
14. LaPrade, R.F., Johansen, S., Wentorf, F.A., et al.: An analysis of an anatomical posterolateral knee reconstruction: an in vitro biomechanical study and development of a surgical technique. Am. J. Sports Med. **32**, 1405–1414 (2004)
15. Niall, D.M.: Palsy of the common peroneal nerve after traumatic dislocation of the knee. J. Bone Joint Surg. Br. **87**, 664–667 (2005)
16. Noyes, F.R., Barber-Westin, S.D.: Surgical restoration to treat chronic deficiency of the posterolateral complex and cruciate ligaments of the knee joint. Am. J. Sports Med. **24**, 415–426 (1996)
17. Noyes, F.R., Barber-Westin, S.D.: Posterolateral knee reconstruction with an anatomical bone-patellar tendon-bone reconstruction of the fibular collateral ligament. Am. J. Sports Med. **35**, 259–273 (2007)
18. Noyes, F.R., Barber-Westin, S.D., Albright, J.C.: Albright. An analysis of the causes of failure in 57 consecutive posterolateral operative procedures. Am. J. Sports Med. **34**, 1419–1430 (2006)
19. Robertson, A., Nutton, R.W., Keating, J.F.: Dislocation of the knee. J. Bone Joint Surg. Br. **88-B**, 706–711 (2006)

20. Stannard, J.P., Brown, S.L., Farris, R.C., et al.: The posterolateral corner of the knee: repair versus reconstruction. Am. J. Sports Med. **33**, 881–888 (2005)
21. Stannard, J.P., Brown, S.L., Robinson, J.T., et al.: Reconstruction of the posterolateral corner of the knee. Arthroscopy **21**, 1051–1059 (2005)
22. Twaddle, B.C., Bidwell, T.A., Chapman, J.R.: Knee dislocations: where are the lesions? A prospective evaluation of surgical findings in 63 cases. J. Orthop. Trauma **17**, 198–202 (2003)
23. Veltri, D.M., Deng, X.H., Torzilli, P.A., et al.: The role of the cruciate and posterolateral ligaments in stability of the knee. A biomechanical study. Am. J. Sports Med. **23**, 436–443 (1995)
24. Veltri, D.M., Deng, X.H., Torzilli, P.A., et al.: The role of the popliteofibular ligament in stability of the human knee. A biomechanical study. Am. J. Sports Med. **24**, 19–27 (1996)
25. Yoon, K.H., Bae, D.K., Ha, J.H.: Anatomic reconstructive surgery for posterolateral instability of the knee. Arthroscopy **22**, 159–165 (2006)

第二十九章 膝韧带手术的展望

Kenneth D. Illingworth, Motoko Miyawaki, Volker Musahl, and Freddie H. Fu

石俊俊 译

内容

前言 …………………………………………… 462
交叉韧带 ………………………………………… 462
内侧副韧带 ……………………………………… 463
后外侧角 ………………………………………… 463
移植物的选择 …………………………………… 463
生物制品 ………………………………………… 464
　血小板衍生疗法 ……………………………… 464
　干细胞 ………………………………………… 464
影像学 …………………………………………… 465
DSX：动态立体 X 线摄影 ……………………… 465
总结 ……………………………………………… 466
参考文献 ………………………………………… 466

K. D. Illingworth, M. Miyawaki, V. Musahl, and F. H. Fu (✉)
Department of Orthopaedic Surgery, University of Pittsburgh, 3471 Fifth Avenue, Suite 1011, Pittsburgh, 15213, PA, USA
e-mail: killingw@gmail.com; moppuh1012@mac.com; ffu@upmc.edu

前言

职业运动员、体育爱好者以及娱乐活动者长期参加体育及相关的活动。通常人们都认为有活力的生活方式是有益的，通过运动有可能远离疾病。膝关节韧带损伤的治疗，从简单扭伤的保守治疗到膝关节脱位的急诊手术处理。本章着重介绍膝关节韧带损伤现状，并展望韧带损伤的治疗的未来。

交叉韧带

尽管人们对前交叉韧带（ACL）和后交叉韧带（PCL）进行了广泛深入的研究，但仍然存在许多分歧。目前的争论集中在自体肌腱和异体肌腱的选择[6]、异体肌腱最佳灭菌和加工方法[6,16]、胫骨和股骨骨道的位置[8,18,20]、单束（SB）还是双束（DB）ACL 重建[8,19,36]、经胫骨还是前内侧入路建立股骨骨道[2,29]、"inlay"还是经胫骨 PCL 重建[25,33]、固定方式以及术后康复方案。ACL 解剖重建越来越受到关注，目前的研究认为调整移植物大小、骨道位置、骨道形态、拉紧方式、胶原方向等来重建天然解剖的韧带，可恢复正常膝关节的运动学，预防骨关节炎的发生。采用个体化的手术技术和移植物等方式来恢复患者的天然结构是未来交叉韧带重建的发展方向，也应该是所有膝韧带重建的目标。交叉韧带重建的目的是恢复原有韧带附着面积的 80% ~ 90%，不论采用哪种个体化的手术技术（图 1）。

为了实现个体化重建，要特别注意交叉韧带的足迹。要清楚地观察，首先需要一个能够完整观察足迹的入路。采用三入路 ACL 解剖重建很成功。其次，必须保留并恢复原有足迹。因此不能做髁间窝成型等破坏其天然形态的操作。

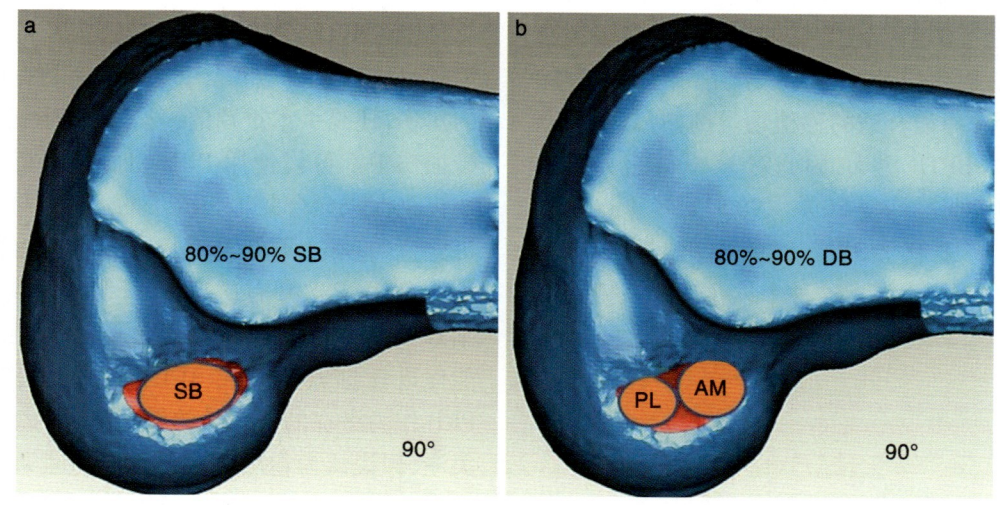

图1 前交叉韧带（ACL）三维CT显示单束和双束重建恢复80%～90%的股骨天然止点面积

解剖重建成功的关键是了解ACL和PCL的天然结构以及双束重建的原理。有了双束解剖知识，如骨性标志和附着点，医生就有正确地解剖重建的自信。骨道定位远比争论选择哪种移植物重要。因为目前的系统评价显示自体或异体肌腱ACL重建术的临床结果没有差异[6,31]。

ACL的SB和DB重建术一直是争议的话题。DB的ACL重建理论上比SB重建更接近解剖重建，因为其恢复了ACL的天然前内侧（AM）和后外侧（PL）束。文献报道，传统的SB常常是非解剖位置重建，不能恢复奔跑时的旋转稳定性[35]。假说认为PL束控制膝关节旋转，因此SB重建术后仍有不同程度的旋转异常。ACL有大小差异，对手术也有影响。如果患者的ACL较小，可能仅需要SB就能重建80%～90%止点，如果ACL较大应选择DB重建，因为SB不够恢复其止点大小。

ACL缺失膝关节的自然转归是软骨退变，进而发展为骨关节炎[12]，而目前随机对照研究发现ACL重建术后超过70%的患者在影像资料上显示出骨关节炎（OA）征象。PCL Ⅲ°损伤的自然转归为内侧和髌股关节软骨的损伤和退变[17,34]。为了阻止交叉韧带缺失和重建后的OA的进展，进行解剖重建是长期恢复膝关节正常运动学，并保证膝关节远期健康的最重要因素。

内侧副韧带

内侧副韧带（MCL）可能是所有损伤的韧带中最不需要手术的韧带。研究表明MCL有极好的愈合潜能[13,14]。对严重撕裂的MCL行一期修复是最有效的治疗方法，不需要常规重建。有作者证明DB的MCL重建术较SB的MCL重建稳定性更好[11]。确诊其他韧带损伤中合并的MCL损伤很重要。未来MCL治疗的目标是缩短愈合时间，使运动员能更快地重返他们伤前的运动水平。对MCL损伤中使用生物学制剂如富含血小板的血浆（PRP）和生长因子来促进愈合也正在研究中。

后外侧角

后外侧角（PLC）结构包括外侧副韧带（内翻稳定）、腘肌腱（旋转稳定）和腘腓韧带（旋转稳定）。PLC损伤多伴有其他韧带损伤，尤其是ACL[23]。PLC缺陷是交叉韧带重建手术失败的主要原因，因为有额外的应力作用于重建移植物[17,23]。确诊和治疗这类损伤需要检查者的经验和技巧。

关节活动测量仪、计算机导航或超声等工具可辅助诊断[27,32]。解剖学PLC重建的生物力学效果更好[22]，也能改善中期临床随访效果[21]。与交叉韧带重建相似，解剖重建被认为能更好恢复正常膝关节运动学，改善膝关节的远期健康。

移植物的选择

目前有很多移植物可供选择，如自体骨-髌腱-骨（BPTB）、腘绳肌腱、股四头肌肌腱以及异体肌腱。运动医学中所有韧带重建的理想的移植物，应该能够重现止点和生物力学、提供生物学整合、重塑神经肌肉调控。目前还没有这种"完美"的移植物,因此兴趣转移到合适的解剖位置,也应转移到移植物选择的个体化。医生应该充分考虑利用所有移植物优缺点,为患者选择最合适的移植物。例如,自体股四头肌腱比自体 BPTB 更大,因此对于 ACL 粗大的患者,使用股四头肌腱恢复 80% ~ 90% 天然止点的可能性更大。许多移植物都能恢复较小 ACL 的80% ~ 90% 的天然止点。这种个体化选择在韧带重建中至关重要。

生物制品

因为有增强机体自身复杂的愈合方式可能,生物学加强方法为膝韧带手术的未来提供了希望。目前出现的技术均以不同形式诱导愈合的信号通路的激活,如骨诱导形成、血管发生和干细胞相关迁移和增殖,包括腱源干细胞的研究。据 Espicom 估计,全世界骨生物材料市场在 2007 年价值 42 亿美元,占整个骨科市场 330 亿美元的 13%。骨生物材料的年增长率为 17%,是骨科市场增长最快的部分。

血小板衍生疗法

血小板衍生疗法是膝关节外科中生物学增强方法的一部分,近来受到更多的关注。随着知名运动员接受了 PRP(富血小板血浆),大众对这种治疗的需求也呈指数级增长。目前,不论是可以保守治疗的扭伤,还是手术重建的损伤,所有形式的膝关节韧带损伤中都可以使用 PRP 和血小板衍生疗法。血小板是促进愈合的生长因子的运输载体。血小板促进愈合的理论,即纤维凝块在骨科已有数十年的应用。自从 1988 年首次报告,纤维凝块成功用于促进半月板损伤的愈合[4]。近来猜想纤维凝块也许可能促进骨腱愈合而在 ACL 重建发挥作用(图 2)。PRP 作为潜在的更有效的加速愈合的工具近来获得关注,假说认为它可以提供远超过生理学水平的生长因子[24]。一个尚未回答的问题是血小板疗法的最佳传送方法是什么? 有报道活化的血小板在 1 小时内释放所有的生长因子。重建韧带的自然愈合需要很长时间,因此建议采用细胞支架以延长生长因子的作用时间。目前的支架有牛胶原支架、PRP-浸泡的纤维基质和单纯纤维凝块。目前 PRP 应用的缺点在于其基础科学研究少,花费高。需要进一步的研究以评价血小板活化的理想水平、生长因子的理想浓度和最佳的转运方式,这可以使此产品有更好的性价比以常规使用,同样临床研究也能有效的评价这些治疗方法。

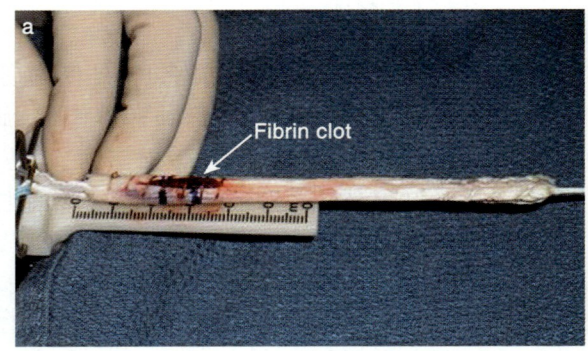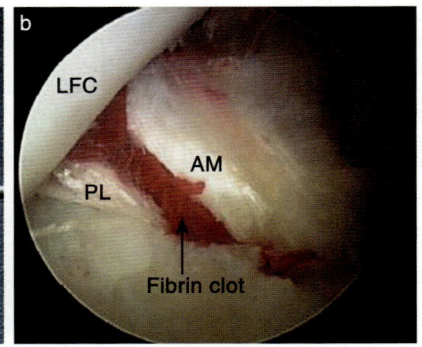

图 2 (a)膝关节韧带移植物用纤维凝块处理。(b)前交叉韧带双束重建术后纤维凝块位于前内侧和后外束之间促进愈合

干细胞

组织工程的前沿是干细胞的应用和诱导前体细胞向特定组织分化。成人干细胞可来自多种组织,如脂肪[37]、骨膜[26]、滑膜组织[9]、血管外膜[10]、血液[38]、骨髓[28]和骨骼肌肉[15,30]。目前大多干细胞研究都刚刚开始,临床研究发现干细胞应用取得了良好的效果,如促进 ACL-骨道界面愈合。最近,发现干细胞也存在于肌腱中,如肌腱来源干细胞。有研究发现干细胞存在于 ACL 中,沿肌腱排列,位于 AM 和 PL 束的间隔中(图 3)。如果能发明一种方法来分离和培养这些干细胞,可能促进韧带的愈合。问题是如何激活这些干细胞的潜能,以更好的促进膝关节韧带重建,最终更好地为这个活跃的群体服务。

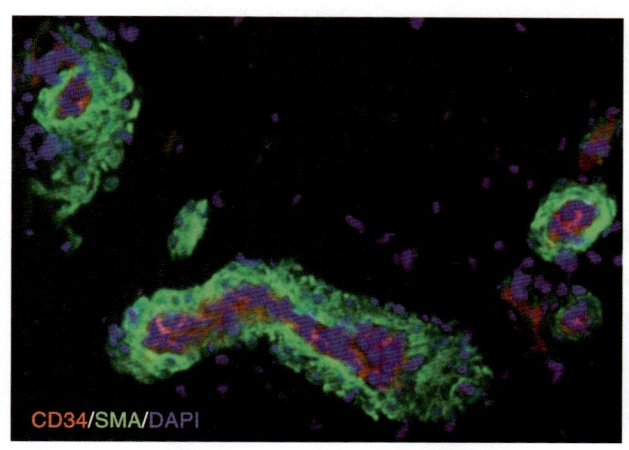

图 3 断裂的前交叉韧带（ACL）边缘的免疫组化图像。发现大量 CD34 阳性细胞（红）定位于小动脉（绿）中，说明有血液干细胞出现

影像学

高分辨率磁共振（MRI）仍然是诊断膝关节韧带损伤的主要影像学辅助方法。MRI 有了显著的发展可以作为膝关节韧带损伤的动态和静态研究工具。3D MRI 的出现和发展可以更好地观察软组织与骨性结构的关系。3D MRI 不久会常规用于术前韧带撕裂的鉴别和术后韧带与骨性结构相关位置的判断。软骨的影像学评估在未来的膝关节韧带手术中非常关键。多参数定量 MRI，如 T2 图谱，可以提供关节软骨组织和生化整合的定量信息。一般认为 T2 测量依赖于胶原密度、胶原方向和组织含水量。光学相干断层扫描仪（OCT）[7] 是一种新的非侵入性影像技术，可以几乎实时给出软骨的显微镜分辨率的横断图像。OCT 和 T2 图谱是新出现的技术，正在尝试检测可逆的关节软骨损伤[5]。

在关节软骨领域，基础科学、影像学和临床研究永久的目标是帮助人们认识软骨缺失的病因学、软骨损伤早期的可视化的改进、设计有效的方法以恢复软骨缺失来保护并治疗骨关节炎。韧带重建后远期发生骨关节炎加重，因此这些评价软骨的方法对膝关节韧带手术的未来至关重要。

三维计算机 X 线体层摄影术（3D CT）是膝关节韧带手术的有用的方法，它可以为提供骨性标志和解剖变异的信号，有指导作用。目前，3D CT 是评价膝关节韧带重建术后骨道位置的金标准（图 4）。这些扫描是韧带重建重要的评价方法，也是改进解剖方法和手术技术的教学辅助方法。3D CT 还会有更多的应用，直到 3D MRI 成为主流。

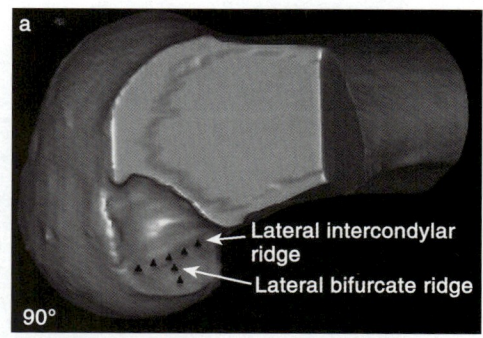
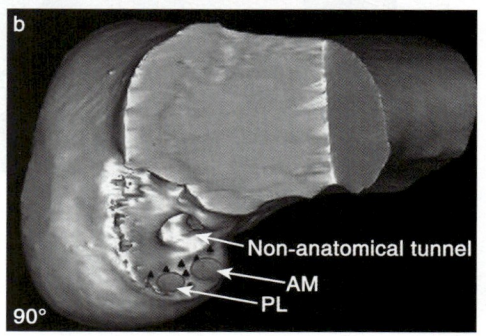

图 4 3D CT 显示：(a) ACL 解剖足迹在股骨骨嵴上的位置；(b) 以及它在评价骨道位置中的应用

DSX：动态立体 X 线摄影

动态立体 X 线摄影（DSX）使用高速双平面放射成像摄影，结合 MRI 和（或）CT 扫描的 3D 骨模型可以动态分析关节活动和运动学。对正常膝关节和韧带重建后的膝关节，DSX 可以评价其运动和功能性负重。比如，此技术可以明确活体中膝关节在运动中的接触轨迹，还可以评价软骨厚度[3,35]（图 5）。可用于研究外侧半月板撕裂后的胫股接触方式、PCL 缺失膝关节中的接触轨迹、DB 和 SB ACL 重建后运动学的比较、关节接触面、内侧半月板前后角撕裂后的胫骨关节吻合性等。其分析活体运动学的能力可以使我们更好的评估重建技术，对近期和远期效果能更精确地评估，促进我们改进治疗方法以恢复动态功能，并维持关节健康。可以精确分析膝关节运动学的方法，如 DSX，未来将会成为评估膝关节韧带手术的金标准。

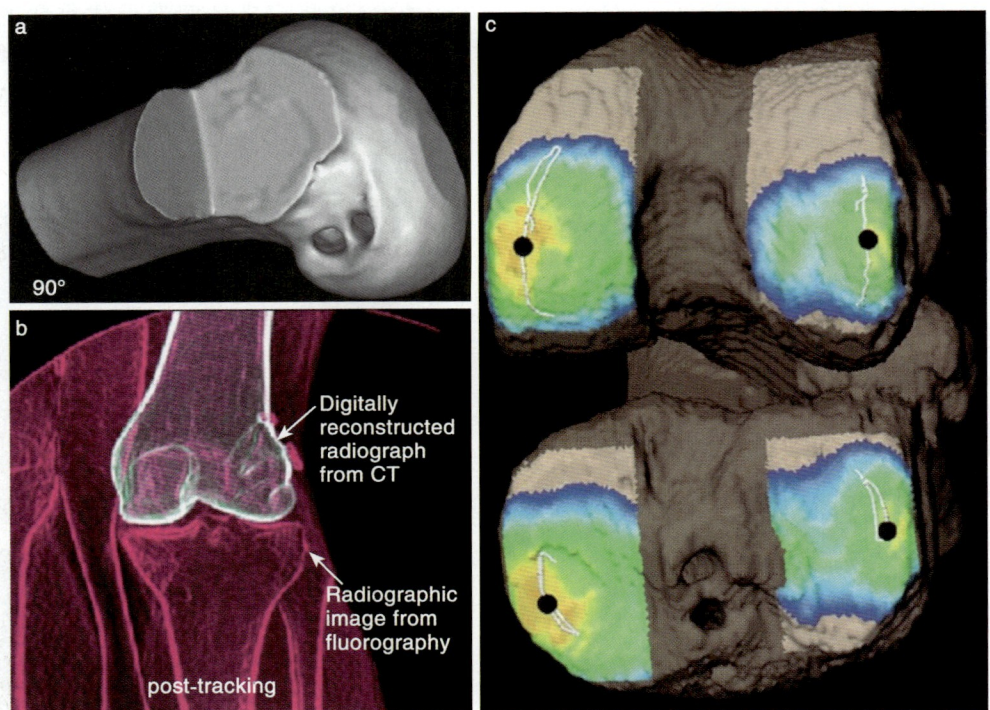

图 5 （a）解剖双束（DB）重建的 3D CT 和（b）动态立体 X 线高速摄影（DSX），评价膝关节的运动学（c）解剖 DB 前交叉韧带重建术后，显示关节接触轨迹和胫股关节面的距离

总结

膝关节韧带治疗的短期目标应该是恢复膝关节健康，包括恢复稳定性和重返运动。而长期目标是延缓骨关节炎的进展，维持稳定性和功能的健康膝关节。这要通过解剖韧带重建并恢复正常膝关节的运动学才能达到。随着我们的进步，使用可以精确分析膝关节运动学的方法如 DSX 对我们的重建技术的批评分析，可以使我们决定哪种技术和操作对患者最佳。随着对更严格的评价技术的需求，使用生物制品和方法来促进韧带损伤和重建后的愈合会不断进步，促进更好愈合技术，可能带来天然韧带的再生。

参考文献

1. Ahlden, M., Kartus, J., Ejerhed, L., Karlsson, J., Sernert, N.: Knee laxity measurements after anterior cruciate ligament reconstruction, using either bone-patellar-tendon-bone or hamstring tendon autografts, with special emphasis on comparison over time. Knee Surg. Sports Traumatol. Arthrosc. **17**(9), 1117–1124 (2009)
2. Alentorn-Geli, E., Lajara, F., Samitier, G., Cugat, R.: The transtibial versus the anteromedial portal technique in the arthroscopic bone-patellar tendon-bone anterior cruciate ligament reconstruction. Knee Surg. Sports Traumatol. Arthrosc. **18**(8), 1013–1037 (2010)
3. Anderst, W.J., Tashman, S.: The association between velocity of the center of closest proximity on subchondral bones and osteoarthritis progression. J. Orthop. Res. **27**(1), 71–77 (2009)
4. Arnoczky, S.P., Warren, R.F., Spivak, J.M.: Meniscal repair using an exogenous fibrin clot. An experimental study in dogs. J. Bone Joint Surg. Am. **70**(8), 1209–1217 (1988)
5. Bear, D.M., Williams, R.J., Chu, C.T., Coyle, C.H., Chu, C.R.: Optical coherence tomography grading correlates with MRI T2 mapping and extracellular matrix content. J. Orthop. Res. **28**(4), 546–552 (2010)
6. Carey, J.L., Dunn, W.R., Dahm, D.L., Zeger, S.L., Spindler, K.P.: A systematic review of anterior cruciate ligament reconstruction with autograft compared with allograft. J. Bone Joint Surg. Am. **91**(9), 2242–2250 (2009)
7. Chu, C.R., Lin, D., Geisler, J.L., Chu, C.T., Fu, F.H., Pan, Y.: Arthroscopic microscopy of articular cartilage using optical coherence tomography. Am. J. Sports Med. **32**(3), 699–709 (2004)
8. Colvin, A.C., Shen, W., Musahl, V., Fu, F.H.: Avoiding pitfalls in anatomic ACL reconstruction. Knee Surg. Sports Traumatol. Arthrosc. **17**(8), 956–963 (2009)
9. De Bari, C., Dell'Accio, F., Tylzanowski, P., Luyten, F.P.: Multipotent mesenchymal stem cells from adult human synovial membrane. Arthritis Rheum. **44**(8), 1928–1942 (2001)
10. Diefenderfer, D.L., Brighton, C.T.: Microvascular pericytes express aggrecan message which is regulated by BMP-2. Biochem. Biophys. Res. Commun. **269**(1), 172–178 (2000)
11. Feeley, B.T., Muller, M.S., Allen, A.A., Granchi, C.C., Pearle, A.D.: Biomechanical comparison of medial collateral ligament reconstructions using computer-assisted navigation. Am. J. Sports Med. **37**(6), 1123–1130 (2009)
12. Fithian, D.C., Paxton, L.W., Goltz, D.H.: Fate of the anterior cruciate ligament-injured knee. Orthop. Clin. North Am. **33**(4), 621–636 (2002). v
13. Frank, C., Amiel, D., Akeson, W.H.: Healing of the medial collateral ligament of the knee. A morphological and biochemical assessment in rabbits. Acta Orthop. Scand. **54**(6), 917–923 (1983)
14. Frank, C., Woo, S.L., Amiel, D., Harwood, F., Gomez, M., Akeson, W.: Medial collateral ligament healing. A multidisciplinary assessment in rabbits. Am. J. Sports Med. **11**(6), 379–389 (1983)
15. Gussoni, E., Soneoka, Y., Strickland, C.D., Buzney, E.A., Khan, M.K., Flint, A.F., et al.: Dystrophin expression in the mdx mouse restored by stem cell transplantation. Nature **401**(6751), 390–394 (1999)

16. Harner, C.D., Lo, M.Y.: Future of allografts in sports medicine. Clin. Sports Med. **28**(2), 327–340 (2009). ix
17. Harner, C.D., Vogrin, T.M., Höher, J., Ma, C.B., Woo, S.L.: Biomechanical analysis of a posterior cruciate ligament reconstruction. Deficiency of the posterolateral structures as a cause of graft failure. Am. J. Sports Med. **28**(1), 32–39 (2000)
18. Kato, Y., Ingham, S.J.M., Kramer, S., Smolinski, P., Saito, A., Fu, F.H.: Effect of tunnel position for anatomic single-bundle ACL reconstruction on knee biomechanics in a porcine model. Knee Surg. Sports Traumatol. Arthrosc. **18**(1), 2–10 (2010)
19. Kohen, R.B., Sekiya, J.K.: Single-bundle versus double-bundle posterior cruciate ligament reconstruction. Arthroscopy **25**(12), 1470–1477 (2009)
20. Kopf, S., Musahl, V., Tashman, S., Szczodry, M., Shen, W., Fu, F.H.: A systematic review of the femoral origin and tibial insertion morphology of the ACL. Knee Surg. Sports Traumatol. Arthrosc. **17**(3), 213–219 (2009)
21. LaPrade, R.F., Johansen, S., Agel, J., Risberg, M.A., Moksnes, H., Engebretsen, L.: Outcomes of an anatomic posterolateral knee reconstruction. J. Bone Joint Surg. Am. **92**(1), 16–22 (2010)
22. LaPrade, R.F., Johansen, S., Wentorf, F.A., Engebretsen, L., Esterberg, J.L., Tso, A.: An analysis of an anatomical posterolateral knee reconstruction: an in vitro biomechanical study and development of a surgical technique. Am. J. Sports Med. **32**(6), 1405–1414 (2004)
23. LaPrade, R.F., Resig, S., Wentorf, F., Lewis, J.L.: The effects of grade III posterolateral knee complex injuries on anterior cruciate ligament graft force. A biomechanical analysis. Am. J. Sports Med. **27**(4), 469–475 (1999)
24. Lopez-Vidriero, E., Goulding, K.A., Simon, D.A., Sanchez, M., Johnson, D.H.: The use of platelet-rich plasma in arthroscopy and sports medicine: optimizing the healing environment. Arthroscopy **26**(2), 269–278 (2010)
25. MacGillivray, J.D., Stein, B.E.S., Park, M., Allen, A.A., Wickiewicz, T.L., Warren, R.F.: Comparison of tibial inlay versus transtibial techniques for isolated posterior cruciate ligament reconstruction: minimum 2-year follow-up. Arthroscopy **22**(3), 320–328 (2006)
26. Nakahara, H., Goldberg, V.M., Caplan, A.I.: Culture-expanded periosteal-derived cells exhibit osteochondrogenic potential in porous calcium phosphate ceramics in vivo. Clin. Orthop. Relat. Res. **Mar**(276), 291–298 (1992)
27. Pearle, A.D., Solomon, D.J., Wanich, T., Moreau-Gaudry, A., Granchi, C.C., Wickiewicz, T.L., et al.: Reliability of navigated knee stability examination: a cadaveric evaluation. Am. J. Sports Med. **35**(8), 1315–1320 (2007)
28. Pittenger, M.F., Mackay, A.M., Beck, S.C., Jaiswal, R.K., Douglas, R., Mosca, J.D., et al.: Multilineage potential of adult human mesenchymal stem cells. Science **284**(5411), 143–147 (1999)
29. Pombo, M.W., Shen, W., Fu, F.H.: Anatomic double-bundle anterior cruciate ligament reconstruction: where are we today? Arthroscopy **24**(10), 1168–1177 (2008)
30. Qu-Petersen, Z., Deasy, B., Jankowski, R., Ikezawa, M., Cummins, J., Pruchnic, R., et al.: Identification of a novel population of muscle stem cells in mice: potential for muscle regeneration. J. Cell Biol. **157**(5), 851–864 (2002)
31. Samuelsson, K., Andersson, D., Karlsson, J.: Treatment of anterior cruciate ligament injuries with special reference to graft type and surgical technique: an assessment of randomized controlled trials. Arthroscopy **25**(10), 1139–1174 (2009)
32. Sekiya, J.K., Swaringen, J.C., Wojtys, E.M., Jacobson, J.A.: Diagnostic ultrasound evaluation of posterolateral corner knee injuries. Arthroscopy **26**(4), 494–499 (2010)
33. Seon, J.-K., Song, E.-K.: Reconstruction of isolated posterior cruciate ligament injuries: a clinical comparison of the transtibial and tibial inlay techniques. Arthroscopy **22**(1), 27–32 (2006)
34. Skyhar, M.J., Warren, R.F., Ortiz, G.J., Schwartz, E., Otis, J.C.: The effects of sectioning of the posterior cruciate ligament and the posterolateral complex on the articular contact pressures within the knee. J. Bone Joint Surg. Am. **75**(5), 694–699 (1993)
35. Tashman, S., Collon, D., Anderson, K., Kolowich, P., Anderst, W.: Abnormal rotational knee motion during running after anterior cruciate ligament reconstruction. Am. J. Sports Med. **32**(4), 975–983 (2004)
36. Tashman, S., Kopf, S., Fu, F.H.: The kinematic basis of ACL reconstruction. Oper. Tech. Sports Med. **16**(3), 116–118 (2008)
37. Zuk, P.A., Zhu, M., Mizuno, H., Huang, J., Futrell, J.W., Katz, A.J., et al.: Multilineage cells from human adipose tissue: implications for cell-based therapies. Tissue Eng. **7**(2), 211–228 (2001)
38. Zvaifler, N.J., Marinova-Mutafchieva, L., Adams, G., Edwards, C.J., Moss, J., Burger, J.A., et al.: Mesenchymal precursor cells in the blood of normal individuals. Arthritis Res. **2**(6), 477–488 (2000)

第八部
膝运动伤:髌骨损伤新论

第一章 髌股疼痛综合征

Sinan Karaoğlu, Volkan Aygül, and Zafer Karagöz

白宇 译

内容

介绍	471
诊断	471
解剖因素	472
物理检查	472
影像学	473
文献中常提到的共存症状	473
髋部近侧无力与PFPS	473
治疗	473
保守治疗	473
手术	473
要点	473
参考文献	474

介绍

髌股疼痛综合征(PFPS)常见于青年人,是膝部最常见的疾患[1,6,9,12]。

PFPS的特点是在下蹲、上下楼梯、跑步和跳跃时有髌后疼痛和细小摩擦感。也会有髌骨假性交锁、弹响感和膝关节僵硬。

PFPS的发病原因未明,可能是多因素的。被广泛接受的假说是髌骨轨迹不良导致关节软骨负荷和压力增加引起磨损和疼痛。

虽然PFPS的病因和发病机制尚未明了,但是与有些诱因有关,包括急性创伤、过度使用、制动、体重过大、基因、膝伸肌装置对线不良、髌骨先天异常和长期的滑膜炎等[6,9,12]。然而,许多患者没有明显的原因[3,8,9,23]。

PFPS一旦开始就常变为慢性,疼痛迫使患者减少身体活动。有人提出PFPS可能导致髌股关节炎[8,10,13,23],但缺乏长期随访和证据可靠的前瞻性的研究。

诊断

对于大多数病例,详细的病史和查体足以确诊[4]。

对于PFPS,完整的病史必须包括运动的类型、近期和过去的损伤、突然还是逐渐发生的疼痛、引起疼痛的动作比如爬楼梯、坐、跑和跪、疼痛的准确定位、膝打软腿、膝交锁或卡住的感觉。典型PFPS患者描述疼痛在髌骨后面、下面或周围。虽然一些病例是由创伤引起的,并且可能是双侧的,但症状常是渐进性的。常见于膝屈曲久坐(剧院或电影征)后僵硬和疼痛。增加髌股关节(PFJ)负荷的动作会引

S. Karaoğlu(✉)
Department of Orthopedics and Traumatology, Erciyes University, Millet cd. Turan ismerkezi. no 8 da:30,38040,Kayseri,Turkey
e-mail:sinankaraoglu@hotmail.com

V. Aygül
Department of Orthopedics and Traumatology, Acıbadem Kayseri Hospital, Kayseri, Turkey

Z. Karagöz
Department of Orthopedics and Traumatology, Kayseri State Hospital, Kayseri, Turkey

起的疼痛,如上下楼梯、下蹲或跑步。疼痛很难定位。如果问及疼痛的痛点,患者将手置于膝前部或者用手指在髌骨周围画个圈(划圈征)。患者感觉"钝痛"或"锐痛"[4]。

患者主诉打软腿,这通常不代表髌骨不稳,而是由于疼痛和适应引起的股四头肌短暂的抑制[16]。

准确的诊断需要 PF 关节解剖、生物力学和功能行为的特定知识。

解剖因素

PFJ 由髌骨和股骨滑车组成。髌骨充当杠杆作用增加 PFJ、股四头肌和髌腱的力臂[2]。髌骨与股骨的接触始于屈曲20°,并随膝屈曲而增加,在90°时达到最大[5]。

PFJ 的动态和静态稳定结构使髌骨位于滑车内运动,运动线路称为"髌骨轨迹"。髌股关节表面、髌骨和股四头肌腱、邻近软组织的力学分布影响稳定机制,造成髌骨轨迹改变。髌骨承受的力从行走时体重的 1/3~1/2 到爬楼梯时的 3 倍,在下蹲时高达体重的 7 倍[20]。必须了解髌骨轨迹异常以了解 PFPS 的病因,确定治疗重点[17]。

被动和动态稳定因素对髌骨在股骨滑车沟内的位置有影响;主要的动态稳定装置为股内侧肌斜头(VMO),主要的韧带稳定装置为内侧髌股韧带(MPFL)。髌骨作为杠杆支点,在股四头肌肌力固定的情况下使屈伸最大化,还充当滑轮改变股四头肌力的方向。髌骨在 PF 关节吸收 PFJ 的反作用力;与股骨髁的最大表面接触发生于屈膝60°~90°之间[5]。

物理检查

了解损伤的本质,进行特殊的查体,如对髌骨周围支持带的详细检查,常能确定膝前疼痛或不稳的原因。

查体时必须测量髌骨长度-大小、腿长度差异以及 Q 角。Q 角是从髂前上棘-髌骨和髌骨-胫骨结节连线的夹角。伸膝时,该角在男性小于13°,在女性小于18°。在该角屈膝时称为动态 Q 角,男女都应小于8°。标准 Q 角:男性10°,女性15°。

Q 角增加的原因为膝外翻、股骨高度前倾、胫骨内扭、胫骨结节(TT)外偏、外侧支持带过紧、股内侧肌斜头(VMO)无力和高位髌骨。

胫骨结节-滑车沟角对治疗的决策也很重要。

触诊必须包括 PF 关节的所有标志:胫骨结节、髌腱和髌骨缘、活动范围全程摩擦音、髌骨移动性、内外侧支持带、髌下脂肪垫、股四头肌腱、髂胫束远端、Gerdy 结节和内侧滑膜皱襞。

检查是否有膝外翻、内翻、反屈畸形以及足畸形。伸屈膝关节检查髌股摩擦音和髌骨轨迹检查。仔细检查髌外侧支持带(触痛、髌骨倾斜并评估髌骨活动度),还有股四头肌肌力和腘绳肌张力。

PFPS[11,15,22]的查体方法很多,但是对它们的科学有效性的报道很少。Malanga 等[11]做了有关膝活动的常规骨科物理检查敏感性和特异性的综述,与术中所见相比较,PFPS 的常规查体缺乏敏感性[11]。最近的一个研究评估了 5 种查体的诊断价值,将 PFPS 患者与对照组比较[15]。作者报道了股内侧肌协力测试、髌骨恐惧测试、异常步态测试有正相关性,阳性的患者发生 PFPS 的可能性增加。

股内侧肌协力试验

Souza 介绍了股内侧肌协力试验的方法并给予诠释[21]。患者仰卧,检查者将拳置于患者的膝下并嘱患者缓慢伸直膝,同时不能压下或离开检查者的拳。如不能充分伸展,或用髋的伸肌或屈肌来完成伸展时为阳性。Souza[21]认为,阳性提示 VMO 功能障碍,这可能会导致髌骨疼痛。

髌骨恐惧试验

髌骨恐惧试验也叫做 Fairbanks 恐惧试验,嘱患者仰卧和放松[19]。膝弯曲在30°,检查者用一只手抓住脚踝/足跟部位,缓慢地屈膝屈髋,检查者用另一只手尽可能地持续向外侧推患者的髌骨[11,19]。当患者出现疼痛或感到恐惧为阳性。有多种恐惧体现,从语言表达焦虑到无意识的股四头肌收缩(来防止进一步的膝屈曲)[11,19,21]。

离心台阶测试

测试时患者穿短裤并赤脚。台阶原高度15cm,为了让台阶的高度在受试者身高协调,高度调整为胫骨长度的50%。77 位 PFPS 患者中有 57 位(74%)在本测试时产生疼痛[15]。

其他髌股实验

Clark 征

必查项目。患者仰卧膝屈曲30°,一只手置于髌骨上轻轻向下压,嘱患者收缩股四头肌,在屈膝

60°时重复。当患者髌股关节疼痛而不能保持收缩时为阳性,提示髌骨软化。适用于主动收缩期间髌骨稳定者,但假阳性较多。

髌骨侧滑试验

患者仰卧位,患膝在一个长枕上充分放松,屈膝30°,检查者将髌骨向内外滑动,根据双侧髌骨移位量小心地避免倾斜测试:

- 髌骨活动<0.5象限为活动减小;髌骨滑动>2个象限为活动增加。
- 外侧或内侧 PFJ 松弛取决于哪一边紧张。
- 指出紧张的髂胫束、髌骨支持带、关节囊和股外侧肌。

髌骨倾斜试验

用食指和拇指抓住髌骨,抬高外缘并压低内缘,倾斜0°~15°为正常,大于15°为活动增加,小于0°为活动减少。

影像学

X 线片应包括一个标准的髌骨30°~45°轴位和一个精确的前后(AP)/侧位片。X 光片能显示内翻或外翻对线、附骨化中心、骨软骨骨折、高位或低位髌骨。

CT 扫描是确定倾斜和半脱位的最简单方法。图像采集要在屈曲15°、30°和45°进行,髌骨轨迹正常是指在屈曲15°时髌骨在滑车中心而没有倾斜。髌骨倾斜角是髌骨外侧面与后髁线之间的角(正常>12°)。

MR 比 CT 的帮助少,可以用来获取软组织的信息,如 MPFL。也可以用来评估骨和软骨的病变。

骨扫描可以检测出隐匿性骨折,疼痛的二分髌骨或髌腱炎。

文献中常提到的共存症状

髋部近侧无力与PFPS

股骨内旋显著增加 PFPS[18]。女性 PFPS 患者常有臀中肌、臀大肌及髋外旋肌明显的无力,部分 PFPS 患者有腰椎功能紊乱。膝关节的最佳功能受动力链的完整性影响[14,17,18]。腰椎功能障碍可能会影响邻近神经根的出口而导致肌肉无力。其他共存症状有足部畸形(特别是内旋)。膝关节的最佳功能也受足的生物力学影响[18]。

治疗

绝大多数选择非手术治疗。

保守治疗

以下保守治疗对大多数 PFPS 患者有效:
- 俯卧位股四头肌和腘绳肌的伸展
- 强化平衡和本体感觉训练
- 强化髋外旋外展肌
- 考虑使用脚矫形器,髌骨支架
- 牵拉外侧支持韧带增加髌骨活动度
- 非甾体抗炎药

手术

手术必须有明确指征。外侧松解术适用于髌骨倾斜(旋转异常)者。疼痛的瘢痕或支持韧带、神经瘤或病理性皱襞可能需要切除。可以使用关节镜或结合关节镜/小切口进行髌骨近端重排。有症状的关节病变和严重的对线不良可能需要内侧或前内侧胫骨结节移位术。应特别警惕术后的髌骨内侧半脱位。先行内侧半脱位激惹实验,然后用髌骨外移支架,确认内侧髌骨半脱位的诊断。大多数患者可以应用外侧髌腱固定术纠正[7]。

最新强调精确的诊断、整个动力链的康复、恢复髌骨自身的平衡、最小的手术干预,明确的适应证和更精确的矫形手术[7]。

必须手术的,可选择的方案有:
1. 近端重新对线
2. 远端重新对线
3. 两者结合

关节镜手术:
- 外侧松解(注意! 单纯外侧松解术对半脱位的治疗是不够的)
- VMO 褶皱术,内侧髌股韧带重建
- 胫骨结节成形
- Elmslie Trillat-内侧
- Maquet-前侧
- Fulkerson-前/内侧
- Roux-Goldthwaite-生长板未闭者

要点

(1) 精确的诊断;
(2) 涉及整个动力链的康复;

（3）恢复髌骨自身稳定；

（4）最小的手术干预，明确的适应证和精确的矫正手术[7]。

参考文献

1. Baquie, P., Brukner, P.: Injuries presenting to an Australian sports medicine centre: a 12-month study. Clin. J. Sport Med. **7**(1), 28–31 (1997)
2. Beynnon JR, B.D., Coughlin, K.M.: Relevant biomechanics of the knee. In: Drez, D., DeLee, J.C., Miller, M.D. (eds.) Orthopaedic Sports Medicine: Principles and Practice, p. 1590. Saunders, Philadelphia (2003)
3. Dehaven, K.E., Dolan, W.A., Mayer, P.J.: Chondromalacia patellae in athletes. Clinical presentation and conservative management. Am. J. Sports Med. **7**(1), 5–11 (1979)
4. Dixit, S., et al.: Management of patellofemoral pain syndrome. Am. Fam. Physician **75**(2), 194–202 (2007)
5. Fu, F.H., Seel, M.J., Berger, R.A.: Patellofemoral biomechanics. In: Fox, J.M., Pizzo, W.D. (eds.) The Patellofemoral Joint, p. 49. McGraw-Hill, New York (1993)
6. Fulkerson, J.P.: Diagnosis and treatment of patients with patellofemoral pain. Am. J. Sports Med. **30**(3), 447–456 (2002)
7. Fulkerson, J.P., Shea, K.P.: Disorders of patellofemoral alignment. J. Bone Joint Surg. Am. **72**(9), 1424–1429 (1990)
8. Grana, W.A., Kriegshauser, L.A.: Scientific basis of extensor mechanism disorders. Clin. Sports Med. **4**(2), 247–257 (1985)
9. Kannus, P., et al.: Effect of intraarticular glycosaminoglycan polysulfate treatment on patellofemoral pain syndrome. A prospective, randomized double-blind trial comparing glycosaminoglycan polysulfate with placebo and quadriceps muscle exercises. Arthritis Rheum. **35**(9), 1053–1061 (1992)
10. Kannus, P., et al.: An outcome study of chronic patellofemoral pain syndrome. Seven-year follow-up of patients in a randomized, controlled trial. J. Bone Joint Surg. Am. **81**(3), 355–363 (1999)
11. Malanga, G.A., et al.: Physical examination of the knee: a review of the original test description and scientific validity of common orthopedic tests. Arch. Phys. Med. Rehabil. **84**(4), 592–603 (2003)
12. Malek, M.M., Mangine, R.E.: Patellofemoral pain syndromes: a comprehensive and conservative approach. J. Orthop. Sports Phys. Ther. **2**(3), 108–116 (1981)
13. Messier, S.P., et al.: Etiologic factors associated with patellofemoral pain in runners. Med. Sci. Sports Exerc. **23**(9), 1008–1015 (1991)
14. Nadler, S.F., et al.: The relationship between lower extremity injury, low back pain, and hip muscle strength in male and female collegiate athletes. Clin. J. Sport Med. **10**(2), 89–97 (2000)
15. Nijs, J., et al.: Diagnostic value of five clinical tests in patellofemoral pain syndrome. Man. Ther. **11**(1), 69–77 (2006)
16. Post, W.R.: Clinical evaluation of patients with patellofemoral disorders. Arthroscopy **15**(8), 841–851 (1999)
17. Powers, C.M.: The influence of altered lower-extremity kinematics on patellofemoral joint dysfunction: a theoretical perspective. J. Orthop. Sports Phys. Ther. **33**(11), 639–646 (2003)
18. Powers, C.M., et al.: The influence of patellofemoral joint contact geometry on the modeling of three dimensional patellofemoral joint forces. J. Biomech. **39**(15), 2783–2791 (2006)
19. Reider, B.: The knee. In: Reider, B. (ed.) The Orthopaedic Physical Examination, pp. 201–248. WB Saunders Company, Philadelphia (1999)
20. Reilly, D.T., Martens, M.: Experimental analysis of the quadriceps muscle force and patello-femoral joint reaction force for various activities. Acta Orthop. Scand. **43**(2), 126–137 (1972)
21. Souza, T.: The knee. In: Hyde, T.E., Gengenbach, M.S. (eds.) Conservative Treatment of Sports Injuries, pp. 394–395. Williams & Wilkins, Baltimore (1997)
22. Watson, C.J., et al.: Reliability of the lateral pull test and tilt test to assess patellar alignment in subjects with symptomatic knees: student raters. J. Orthop. Sports Phys. Ther. **31**(7), 368–374 (2001)
23. Wiles, P., Andrews, P.S., Devas, M.B.: Chondromalacia of the patella. J. Bone Joint Surg. Br. **38-B**(1), 95–113 (1956)

第二章 髌股疼痛分出亚型能改善物理治疗吗？

Michael James Callaghan

白宇 译

内容

介绍	475
各种假说	475
以前的亚分类系统	476
肌肉功能障碍	476
股四头肌无力	476
股四头肌萎缩	476
肌力不平衡	477
髋部肌肉	477
肌肉弹性	477
步态异常	477
髌骨对线不良	477
本体感觉问题	478
缺血	478
心理因素	478
对相关假说的评价	478
参考文献	478

M. J. Callaghan
Centre for Rehabilitation Science, University of Manchester,
Oxford Road, Manchester M13 9WL, UK
e-mail: michael.callaghan@manchester.ac.uk

介绍

虽然髌股关节疼痛综合征（PFPS）的病因尚不清楚，一些研究人员和临床医生都开始认识到确实具有与本症进展有关的不同特征的亚型[14]。这些亚型对特定的干预措施有最好的反应[58]。所以，必须有诊断工具和标准来精确划分 PFPS 的亚型，以便确定哪些人对特定治疗有反应[43]。

为了明确非手术治疗的成功，对 1950 年至 2009 年 8 月之间的文献进行了详细检索。对 Medline、CINAHL、EMBASE、AMED、SportsDiscus、PEDro 和 Cochrane 数据库使用下面的搜索词目：髌股关节疼痛综合征或髌骨疼痛或髌骨周围疼痛或髌骨后疼痛或髌骨或膝前疼痛或膝疼痛或髌骨软化或软骨病和物理治疗技术或物理治疗或康复和随机对照试验或临床对照试验。2000 年以前[4]，Bizzini 等[4]总结了 20 个 PFPS 非手术治疗的随机对照试验。从 2000 年到 2009 年 8 月有 32 个。一共有 52 个研究报告。比较不同的治疗方案，52 个试验中仅有 32 个（61%）有统计学意义。与空白对照组相比，可能更有统计学的显著差异。20 次成功的试验中有 5 组病例来自领先的澳大利亚研究小组的相同的受试组，且其中两组病例来自在香港的同一个患者组。在研究中使用积极的治疗，包括运动计划、关节松动、肌肉刺激、生物反馈疗法、矫形、髌骨贴带和支具、注射、电疗和针灸。

各种假说

到目前为止，所有随机对照试验的显著特点是，纳入和排除标准以保证同质化，并且没有对患者分出亚型以确定哪些患者对针对性的干预有反应。结果是患者可能已经接受了对于其 PFPS 病因不恰当的治疗。这也许可以解释为什么超过半数的随机对照试验表明，各种形式的保守治疗和（或）物理治疗都是无效的。似乎 52 个试验中只有 2 个在治疗前应用某种形式的亚分类，排除那些对其治疗不合适的患者。

一个是 Ng 和 Cheng[45]研究了髌骨带对 PFPS 患者肌电图结果的影响，排除足部内旋和腿的长度差异的患者。但是他们没有说明是如何作这些测量的。第二个研究是 Callaghan 和 Oldham[12]进行的，他们通过四头肌的刺激，利用 Kistler 测力板来排除异常足部内旋（内-外的地面反作用力）的 PFPS 患者。他们的目的是治疗那些可能对肌肉刺激更有反应的患者，排除了那些异常步态可能是 PFPS 病因的客观证据的患者。

这两项研究排除了这些患者，而不是用恰当的方法治疗他们（如鞋垫或矫形器）以纠正异常。显然，目前没有一个可靠和有效的 PFPS 分类系统，医生还在进行什么是纳入临床标准的亚型分类。

以前的亚分类系统

多年来有很多努力试图进行 PFPS 亚型分类。最初外科医生根据髌骨结构的病理改变或畸形来分型。一些人根据髌骨和股骨关节面软骨病理变化阶段进行分型[2,22,28,46]。这种医学模型，"髌骨软化"和关节病变是医疗实践中的一个重要组成部分，对物理治疗师和其他医生已经不太有用，因为他们无法在自己的临床实践中证实这种分类方法。Lohman 和 Harp[42]指出，病理诊断对确定损伤、残疾和障碍的程度是没有帮助的，因为 PFPS 和残疾之间没有明显关系。

医学模型的缺陷是没有病理变化或畸形时就不能做出没有损伤的诊断。临床医生根据他们的检查得出"患者有 PFPS"的结论，而不是"因为……有 PFPS"，这样的诊断很隐晦。此外，医学模型往往会导致菜单式的指令性的康复方案而没有考虑到 PFPS 轻度水平的损害或残疾。

考虑到这些问题，最近有些物理治疗师尝试提供某种形式的 PFPS 亚型分类。

第一个是基于已知的髌股关节疼痛特点，从轻微的髌骨压迫综合征到严重的髌骨脱位的分类系统[66]。Wilk 等[13]试图解决所有不同原因的 PFPS 患者接受相同治疗的问题。然而，他们承认该系统的可靠性和有效性需要深入研究。

Lohman 和 Harp 反对使用医疗诊断模型，而使用了基于损伤的分类系统[12]。此系统将 PFPS 患者分为 6 类，包括：被过分约束的髌骨、约束不足的髌骨、两者的结合、正常约束的髌骨、原因不明和其他原因的髌骨。这可能会减少对所有 PFPS 患者使用同样康复计划的担心。

最近公布的 PFPS 理疗分类系统，将患者分为肌肉功能障碍（根据无力程度，缺乏灵活性和神经肌肉的改变）与下肢或髌骨对线不良[69]两类。虽然所有上述报道的分类系统更适用于物理治疗师及非手术治疗，但都是专家声明的形式。如欧洲康复小组共识声明[69]。

正如专家的怀疑一样，要了解将 PFPS 患者分亚型是否会改善物理治疗，就应该研究那些某些亚型特征已经很明显的证据。可能有几个生理和心理的特点。

肌肉功能障碍

股四头肌无力

许多学者用可靠的等速或等距测力方法发现 PFPS 患者的股四头肌肌力减弱[8,19,31,51,59,62,65]。PFPS 患者的股四头肌力量与健康对照组之间确实存在一致的差异。但是，股四头肌肌力减弱是 PFPS 的病因还是结果，一直是个难题。最近 Suter[57]等的研究好像回答了这个问题。他们让患者口服非甾体抗炎药来减少髌股关节疼痛。尽管疼痛消失，但是患者的股四头肌扭矩没有增加，股四头肌抑制也没有减少。这似乎证明以肌肉抑制和无力为表现的股四头肌功能障碍可能是 PFPS 部分发病原因，而不是结果。最近的个案研究，观察了 PFPS 患者股四头肌激活量（Rakieh, Callaghan 和 Oldham 2007 年，未发表的研究），进一步将 PFPS 分成有或没有肌肉抑制的亚型，可能对治疗计划有帮助。

股四头肌萎缩

一些 PFPS 的综述和文章描述了股四头肌肌肉体积不对称[33]，特别是股内侧肌斜头（VMO）[5,66]。专家们认为股四头肌萎缩是一个"普遍的伴随症状"[23]、"一致的特征"[27]或"肯定的表现"[16]。却仅有两个用可靠和有效的方法来评估 PFPS 患者股四头肌萎缩的研究[10,18]。Doxey[16]

使用B超测量44位PFPS患者大腿前中部的肌肉厚度和周长的比例。有症状与无症状者股四头肌厚度有显著差异，26位男性中为12.4%（$P=0.0001$），18位女性中为13.9%（$P=0.007$）。该文测量的是股四头肌厚度，而不是截面积（CSA），Doxey的患者为创伤性或隐袭起病的混合组，50%男患者和39%女患者说疼痛的原因是创伤。第二个研究在17年后，Callaghan和Oldham[30]也使用了B超。结果表明CSA均值在PFPS患者的受累和不受累的腿几乎没有差别（3.38%）。按性别进行分析，女性（n=35）的均值差异为4.61%，男性组（n=22）为1.43%。这大大低于Doxey的报告数值。尽管也发现PFPS女患者的股四头肌萎缩稍重。因此，Doxey提出的股四头肌废用的假设还没有被证实，从而否定其作为区分PFPS患者和健康人的诊断标准。

肌力不平衡

大多数针对股外侧肌和股内侧肌的不平衡研究使用了肌电图（EMG）。研究股外侧肌（VL）、股内侧肌（VM）或股内侧肌斜头（VMO）的3种变量为：启动时间[13]、活动量[36]和疲劳比的差别[9]。然而，许多使用肌电图测量启动时间和活动量的研究，为VM和VL或VMO不平衡提供了模棱两可的证据。这造成了根据肌力失衡理论来对患者进行亚分类的难题，也是医生试图用不适当的设备对患者进行亚分类所面临的问题。此外，目前我们完全不知道什么组成了规范的数据库，这使得对什么是"肌肉不平衡率"很难判断。最近研究发现，在训练过程中患PFPS的新兵的VMO和VL之间有时间的不平衡[63]。这是首个显示肌肉股四头肌不平衡可能是PFPS病因而不是结果的研究。

髋部肌肉

最近有人提出PFPS可能是近端关节控制异常的结果，特别是髋部肌肉无力。

自2003年以来有13篇论文使用等距髋关节测试，证明PFPS患者有臀部肌肉无力。最早的是Ireland等的研究[32]。在所有这些研究中以各种姿势进行了臀部肌肉群测试，样本量小而且受试者大多数是女性。除了其中一项研究，其他所有研究都发现PF疼痛患者的髋部肌肉显著比健康对照组弱，从10%至32%不等，有统计学差异。

有一个较小的系统性综述[6]详述了每项研究，并帮助理解肌肉功能障碍和可能的亚分类的另一个方面。

肌肉弹性

给患者做伸展训练是由于普遍认为肌肉僵硬与PFPS有关。一项前瞻性研究表明，可能有些亚型的PFPS患者与股四头肌和腓肠肌的柔韧性之间的差别有关[68]。

步态异常

根据脚和踝关节异常内旋，通过运动学和动力学的步态分析，对患者进行亚型分类。临床医生常规目视检查步态模式，尤其是后足过度内翻和内侧足弓降低。这对PFPS患者的亚分类是非常重要的，因为如果发现PFPS患者的步态异常更突出，就需要相应的矫形治疗。但是针对目测脚步异常的量化是非常困难的，许多研究都依赖于合理的动力学和运动学的数据收集方法。对PFPS患者的步态模式和脚步的研究很少。一般采集膝屈曲角[17]、足部内旋和胫骨旋转[50]、下肢关节力矩[44]和地面反作用力[7,41,44]的运动数据。重要的是要知道，虽然步态分析可能区分那些鞋垫矫正的受益者，但异常脚/脚踝内旋并不是一个普遍的PFPS伴随症状[50]。Ng、Cheng[45]、Callaghan和Oldham[12]都发现，并非所有的PFPS患者都有通过动力学参数或简单测量腿的长度和足部内旋而发现的异常内旋。到目前为止，仅有两个PFPS治疗试验排除了那些不会从所研究的治疗方法中受益的人（治疗方法分别为髌骨贴带和股四头肌电刺激）。

髌骨对线不良

许多课本认为髌骨对线不良，即髌骨和股骨滑车之间的静态关系异常是PFPS最常见原因[25,26,28,49,61]。髌骨轨迹不良，即膝运动过程中的动态髌股对线不良[21]也被视为PFPS的常见原因。但有人认为这两项都不是PFPS的常见病因[20,43]，因为一些PFPS患者髌骨对线良好[47,48]，髌骨轨迹也正常。区分有无髌股对线不良很重要，因为这样才可以根据生物力学缺陷给予正确治疗和康复。对线的测量不是新方法。临床医生经常评估髌股关节排列的"Q"角、"A"角和髌骨方向（被定义为髌骨在股骨沟三平面的位置[60]）。髌骨方向的临床检查只需要卷尺和量角器，目测和触诊能提供其他信息。有研究表明,检查者自己和检查者之间的结果的可靠性差,与膝完全伸展位有关[24,64],使用同一组测量卡钳,临床结果可靠性仍不可接受[60]。髌骨内外位置似乎是最可靠的(检查者内部 ICC 0.74; SEM 0.26cm)。因此,使用如此不可靠的工具,是难以建立正常值、与髌骨对线不良有关的异常值,也无法获得一致精确的测量。因此,在开发可靠和有效的新方法以前,尝试用髌骨对线不良来对 PFPS 患者进行亚分类可能是很容易出错的。

本体感觉问题

本体觉是从感觉运动系统获得的有意识和无意识的神经信号[39],现在认为,在慢性损伤和退行性骨关节病的病因学方面,本体觉预防损伤的作用比疼痛更重要[38]。早在1986年,Wilson 和 Lee 提出,各种膝损伤可能会影响膝关节本体感觉,这是由于位置觉感受器损坏[67]。本体感觉涉及一个复杂的快和慢调节的机械感受器系统,调节关节运动(动觉)和位置的感觉(位置觉-JPS)[40]。前交叉缺陷[3]、骨性关节炎[30,56]、慢性积液[29]和髌股关节脱位[35]的膝的本体感觉都有缺陷。轻微和非创伤性慢性髌骨对线不良引起 PFPS 的患者,本体觉测试可以检测到的髌骨周围神经丛的功能障碍[53]。探讨 PFPS 本体感觉状态的研究非常少。Kramer 等人[37]发现,24 位 PFPS 患者和对照组之间负重和非负重条件下膝关节位置觉(JPS)测试没有显著差异。相反,Prymka 等[52](摘要)发现 43 位 PFPS 患者与 30 名对照者膝 JPS 测试有显著差异。进一步的研究支持本体感觉低下与 PFPS 之间有关联[1,11]。Callaghan 等[11]也认为有 PFPS 本体感觉低下的亚组,使用髌骨带治疗后其状况得到改善。这些研究使人们进一步了解贴带对增强本体感觉的作用。这使人们对将本体感觉状态(本体感觉经贴带干预后改善)作为 PFPS 亚型分类标准有了更深刻的了解。

缺血

Selfe 等[55]发现 14/77 例的 PFPS 患者(14%)为遇冷加重患者。这项研究证实,有少数髌股关节疼痛患者可能被分为即便在温暖的天气也会有"冷膝"。Sandow 和 Goodfellow 的发现是一致的[54],他们的 54 个青少年女性中有 9 位(16.7%)在寒冷的天气膝痛加剧。在初步评估中,他们比不怕冷的患者疼痛更严重,能耐受的体力活动更少。此外,遇冷加重者对以练习为基础的治疗方案效果比非冷膝患者差。在 Selfe 等人的研究中收集的实验数据表明,遇冷加重者可能有某种循环的缺陷,这可能是他们对治疗缺乏反应的一个因素。

心理因素

有作者将长期 PFPS 精神痛苦和自我评价健康状况减低者与健康对照组进行了对比研究[34]。结果强调,可能有需要心理辅导而不是物理治疗的 PFPS 亚组。也有人建议,对 HSCL-25 评分在 1.55 和 1.74 之间者,除了物理治疗,应考虑转诊到心理咨询。根据这些数据和建议,在设计治疗方案前,除了临床骨科检查,应审慎的评估 PFPS 患者精神痛苦或自感健康状况的水平。

对相关假说的评价

越来越多专家接受了在诊断和保守治疗中,有些患者表现出一些已知 PFPS 亚型的特征的观点。在近日举行的髌股关节研讨会上[15],对迫切需要进一步试验来评估髌股关节疼痛的针对性治疗达成了共识,以确定 PFPS 亚分类是否能提供适当的治疗来得到更好结果。

到目前为止,还没有一个根据亚型特点而进行个性化保守治疗的亚分类 RCT 研究。这样的研究应用双盲随机对照设计,以确定有 PFPS 亚分类特征的患者是否在特定的"个性化"物理治疗而不是往常的"通用"方式的治疗后病情改善。如果根据其亚型分类给予的个性化治疗与通用方法治疗的结果没有差异,假设无效。虽然现在有一些以物理治疗为基础的 PFPS 亚分类系统,临床医生和研究人员仍有几个问题要考虑。也就是说,这些系统仍然缺乏充分可靠性和有效性的试验,目前使用的一些临床方法仍然缺乏可靠性。应该继续改善这两个方面以防止用通用的"散弹枪"方法来治疗这种情况。

参考文献

1. Baker, V., Bennell, K., Stillman, B., Cowan, S.M., Crossley, K.: Abnormal knee joint position sense in individuals with patellofemoral pain syndrome. J. Orthop. Res. **20**, 208–214 (2002)
2. Bentley, G., Dowd, G.: Current concepts of etiology and treatment of chondromalacia patellae. Clin. Orthop. Rel. Res. **189**, 209–228 (1984)

3. Beynnon, B.D., Ryder, S.H., Konradsen, L., Johnson, R.J., Johnson, K., Renström, P.A.: The effect of anterior cruciate ligament trauma and bracing on knee proprioception. Am. J. Sports. Med. 27(2), 150–155 (1999)
4. Bizzini, M., Childs, J.D., Piva, S.R., Delitto, A.: Systematic review of the quality of randomized controlled trials for patellofemoral pain syndrome. J. Orthop. Sports. Phys. Ther. 33(1), 4–20 (2003)
5. Bourne, H., Hazel, W.A., Scott, S.G., Sim, F.H.: Anterior knee pain. Mayo. Clin. Proc. 63(5), 482–491 (1988)
6. Callaghan, M., Fowler, J.: Do patients with patellofemoral pain have weak hip muscles? BestBETs Database at http://www.bestbets.org/bets/bet.php?id=1899. Accessed 7th March 2011. (2009)
7. Callaghan, M.J., Baltzopoulos, V.: Gait analysis in patients with anterior knee pain. Clin. Biomech. 9(2), 79–84 (1994)
8. Callaghan, M.J., McCarthy, C., Al-Omar, A., Oldham, J.A.: The reproducibility of multi joint isokinetic and isometric assessments in a healthy and patient population. Clin. Biomech. 15(9), 678–683 (2000)
9. Callaghan, M.J., McCarthy, C., Oldham, J.A.: Electromyographic fatigue characteristics of the quadriceps in patellofemoral pain syndrome. Man. Ther. 6(1), 15–26 (2001)
10. Callaghan, M.J., Oldham, J.A.: Quadriceps atrophy: to what extent does it exist in patellofemoral pain syndrome? Brit. J. Sports. Med. 38(3), 295–299 (2004)
11. Callaghan, M.J., Selfe, J., McHenry, A., Oldham, J.A.: Effects of patellar taping on knee joint proprioception in patients with patellofemoral pain syndrome. Man. Ther. 13(3), 192–199 (2008)
12. Callaghan, M.J., Oldham, J.A.: Electric muscle stimulation of the quadriceps in the treatment of patellofemoral pain. Arch. Phys. Med. Rehabil. 85(6), 956–962 (2004)
13. Cowan, S.M., Bennell, K.L., Hodges, P.W., Crossley, K.M., McConnell, J.: Delayed onset of electromyographic activity of vastus medialis obliquus relative to vastus lateralis in subjects with patellofemoral pain syndrome. Arch. Phys. Med. Rehabil. 82(2), 183–189 (2001)
14. Crossley, K., Cowan, S.M., Bennell, K.L., McConnell, J.: Patellar taping: is clinical success supported by scientific evidence? Man. Ther. 5(3), 142–150 (2000)
15. Davis, I.S., Powers, C.M.: Patellofemoral pain syndrome: proximal, distal, and local factors: an international research retreat. J. Orthop. Sports Phys. Ther. 40(3) : A1-A48 (2010)
16. Dehaven, K.E., Dolan, W.A., Mayer, P.J.: Chondromalacia patellae in athletes. Am. J. Sports. Med. 7(1), 5–11 (1979)
17. Dillon, P.Z., Updyke, W.F., Allen, W.C.: Gait analysis with reference to chondromalacia patellae. J. Orthop. Sports. Phys. Ther. 5(3), 127–131 (1983)
18. Doxey, G.E.: Assessing quadriceps femoris muscle bulk with girth measurements in subjects with patellofemoral pain. J. Orthop. Sports. Phys. Ther. 9(5), 177–183 (1987)
19. Duffey, M.J., Martin, D.F., Cannon, D.W., Craven, T., Messier, S.P.: Etiological factors associated with anterior knee pain in distance runners. Med. Sci. Sport. Exerc. 32(11), 1825–1832 (2000)
20. Dye, S.F.: Therapeutic implications of a tissue homeostasis approach to patellofemoral pain. Sports. Med. Arthrosc. Rev. 9(4), 306–311 (2001)
21. Elias, D.A., White, L.M.: Imaging of patellofemoral disorders. Clin. Radiol. 59(7), 543–557 (2004)
22. Ficat, R.P., Hungerford, D.S.: Disorders of the Patellofemoral Joint. Williams & Wilkins, Baltimore (1977)
23. Fisher, R.L.: Conservative treatment of patellofemoral pain. Orthop. Clin. N. Am. 17(2), 269–272 (1986)
24. Fitzgerald, G.K., McClure, P.W.: Reliability of measurements obtained with four tests for patellofemoral alignment. Phys. Ther. 75(2), 84–92 (1995)
25. Fulkerson, J.P.: Disorders of the Patellofemoral Joint, 3rd edn. Williams & Wilkins, Baltimore (1997)
26. Fulkerson, J.P., Shea, K.P.: Current concepts review. Disorders of patellofemoral alignment. J. Bone Joint Surg. Am. 72-A(9), 1424–1429 (1990)
27. Garrick, J.G.: Anterior knee pain. Phys. Sportsmed. 17(1), 75–84 (1989)
28. Goodfellow, J., Hungerford, D.S., Zindel, M.: Patellofemoral joint mechanics and pathology.I. J. Bone Joint Surg. Br. 58B(3), 287–299 (1976)
29. Guido, J., Voight, M.L., Blackburn, T.B., Kidder, J.D., Nord, S.: The effects of chronic effusion on knee joint proprioception: a case study. J. Orthop. Sports. Phys. Ther. 25(3), 208–212 (1997)
30. Hewitt, B.A., Refshauge, K.M., Kilbreath, S.L.: Kinesthesia at the knee: the effect of osteoarthritis and bandage application. Arthritis Care .Res. 47(5), 479–483 (2002)
31. Hsieh, L.F., Guu, C.S., Liou, H.J., Kung, H.C.: Isokinetic and isometric testing of knee musculature in young female patients with patellofemoral pain syndrome. J. Formos. Med. Assoc. 91(2), 199–205 (1992)
32. Ireland, M.L., Willson, J.D., Ballantyne, B.T., Davis, I.M.: Hip strength in females with and without patellofemoral pain. J. Orthop. Sports. Phys. Ther. 33(11), 671–676 (2003)
33. James, S.L.: Chondromalacia of the patella in the adolescent. In: Kennedy, J.C. (ed.) The Injured Adolescent Knee, pp. 205–251. Williams & Wilkins, Baltimore (1979)
34. Jensen, R., Hystad, T., Baerheim, A.: Knee function and pain related to psychological variables in patients with long-term patellofemoral pain syndrome. J. Orthop. Sports. Phys. Ther. 35(9), 594–600 (2005)
35. Jerosch, J., Prymka, M.: Knee joint proprioception in patients with posttraumatic recurrent patellar dislocation. Knee. Surg. Sports. Traumatol. Arthrosc. 4, 14–18 (1996)
36. Karst, G.M., Jewett, P.D.: Electromyographic analysis of exercises proposed for differential activation of medial and lateral quadriceps femoris muscle components. Phys. Ther. 73(5), 286–299 (1993)
37. Kramer, J., Handfield, T., Keifer, G., Forwell, L., Birmingham, T.B.: Comparisons of weight bearing and non weight bearing tests of knee joint proprioception performed by patients with PFPS and asymptomatic. Clin. J. Sport. Med. 7(2), 113–118 (1997)
38. Lephart, S.M.: The role of proprioception in the treatment of sports injuries. Sports. Exerc. Inj. 1, 96–102 (1995)
39. Lephart, S.M., Fu, F.H.: Proprioception and Neuromuscular Control in Joint Stability, 1st edn. pp. 1–439. Human Kinetics, Champaign (2000)
40. Lephart, S.M., Kocher, M.S., Fu, F.H., Borsa, P.A., Harner, C.D.: Proprioception following anterior cruciate ligament reconstruction. J. Sport. Rehabil. 1, 188–196 (1992)
41. Levinger, P., Gilleard, W.: Tibia and rearfoot motion and ground reaction forces in subjects with patellofemoral pain syndrome during walking. Gait. Posture. 25(1), 2–8 (2007)
42. Lohman, E.B., Harp, T.P.: A critical review of patellofemoral pain syndrome in rehabilitation. Crit. Rev. Phys. Rehabil. Med. 14(3&4), 197–222 (2002)
43. MacIntyre, N.J., Hill, N.A., Fellows, R.A., Ellis, R.E., Wilson, D.R.: Patellofemoral joint kinematics in individuals with and without patellofemoral pain syndrome. J. Bone. Joint. Surg. Am. 88(12), 2596–2605 (2006)
44. Nadeau, S., Gravel, D., Hebert, L.J., Arsenault, A.B., Lepage, Y.: Gait study of patients with patellofemoral pain syndrome. Gait. Posture. 5(1), 21–27 (1997)
45. Ng, G.Y., Cheng, J.M.: The effects of patellar taping on pain and neuromuscular performance in subjects with patellofemoral pain syndrome. Clin. Rehabil. 16(8), 821–827 (2002)
46. Outerbridge, R.E.: Further studies on the etiology of chondromalacia patellae. J. Bone. Joint. Surg. Br. 46(2), 179–190 (1964)
47. Pal, S., Draper, C.E., Fredricson, M., Gold, G.E., Delpe, S.L., Beaupre, G.S., Besier, T.F.: Patellar tracking correlates with vastus medialis activation delay in patellofemoral pain. American J Sports Medicine. 39(3), 590–598 (2011)
48. Post, W.R.: Clinical assessment of malalignment: does it correlate with the presence of patellofemoral pain? Sports. Med. Arthrosc. Rev. 9(4), 301–305 (2001)
49. Powers, C.M.: Rehabilitation of patellofemoral joint disorders: a critical review. J. Orthop. Sports. Phys. Ther. 28(5), 345–354 (1998)
50. Powers, C.M., Chen, P.Y., Reischl, S.F., Perry, J.: Comparison of foot pronation and lower extremity rotation in persons with and without patellofemoral pain. Foot. Ankle. Int. 23(7), 634–640 (2002)

51. Powers, C.M., Perry, J., Hsu, A., Hislop, H.J.: Are patellofemoral pain and quadriceps femoris muscle torque associated with locomotor function? Phys. Ther. **77**(10), 1063–1078 (1997)
52. Prymka, M., Schmidt. K., Jerosch, J.: Proprioception in patients suffering from chondropathia patellae. Int. J. Sports. Med. 19(S 60), (1998)
53. Sanchis-Alfonso, V., Rosello-Sastre, E., Martinez-Sanjuan, V.: Pathogenesis of anterior knee pain syndrome and functional patellofemoral instability in the active young. Am. J. Knee. Surg. **12**(1), 29–40 (1999)
54. Sandow, M.J., Goodfellow, J.: The natural history of anterior knee pain in adolescents. J. Bone. Joint. Surg. Br. **67B**(1), 36–38 (1985)
55. Selfe, J., Harper, L., Pedersen, I., Breen-Turner, J., Waring, J., Stevens, D.: Cold legs: a potential indicator of negative outcome in the rehabilitation of patients with patellofemoral pain syndrome. Knee. **10**(2), 139–43 (2003)
56. Sharma, L., Pai, Y.C., Holtkamp, K., Rymer, W.Z.: Is knee joint proprioception worse in the arthritic knee versus the unaffected knee in unilateral knee osteoarthritis? Arthritis. Rheum. **40**(8), 1518–1525 (1997)
57. Suter, E., Herzog, W., De Souza, K., Bray, R.C.: Inhibition of the quadriceps muscles in patients with anterior knee pain. J. Appl. Biomech. **14**, 360–373 (1998)
58. Sutlive, T.G., Mitchell, S.D., Maxfield, S.N., McLean, C.L., Neumann, J.C., Swiecki, C.R., et al.: Identification of individuals with patellofemoral pain whose symptoms improved after a combined program of foot orthosis use and modified activity: a preliminary investigation. Phys. Ther. **84**(1), 49–61 (2004)
59. Thomeé, R., Renström, P., Karlsson, J., Grimby, G.: Patellofemoral pain syndrome in young women.II. Muscle function in patients and healthy controls. Scand. J. Med. Sci. Sports. **5**(245), 251 (1995)
60. Tomsich, D.A., Nitz, A.J., Threkeld, A.J., Shapiro, R.: Patellofemoral alignment: reliability. J. Orthop. Sports. Phys. Ther. **23**(3), 200–208 (1996)
61. Tunay, V.B., Baltaci, G., Tunay, S., Ergun, N.: A comparison of different treatment approaches to patellofemoral pain syndrome. Pain. Clin. **15**(2), 179–184 (2004)
62. Van Tiggelen, D., Witvrouw, E., Coorevits, P., Croisier, J.L., Roget, P.: Analysis of isokinetic parameters in the development of anterior knee pain: a prospective study in a military setting. Isokin. Exer. Sci. **12**, 223–228 (2004)
63. Van Tiggelen, D., Cowan, S., Coorevits, P., Duvigneaud, N., Witvrouw, E.: Delayed vastus medialis obliquus to vastus lateralis onset timing contributes to the development of patellofemoral pain in previously healthy men: a prospective study. Am. J. Sports. Med. **37**(6), 1099–1105 (2009)
64. Watson, C.J., Propps, M., Galt, W., Redding, A., Dobbs, D.: Reliability of McConnell's classification of patellar orientation in symptomatic and asymptomatic subjects. J. Orthop. Sports. Phys. Ther. **29**(7), 378–385 (1999)
65. Werner, S.: An evaluation of knee extensor and knee flexor torques and EMGs in patients with patellofemoral pain syndrome in comparison with matched controls. Knee. Surg. Sports. Traumatol. Arthrosc. **3**, 89–94 (1995)
66. Wilk, K.E., Davies, G.J., Mangine, R.E., Malone, T.R.: Patellofemoral disorders: a classification system and clinical guidelines for non operative rehabilitation. J. Orthop. Sports. Phys. Ther. **28**(5), 307–322 (1998)
67. Wilson, A.S., Lee, H.B.: Hypothesis relevant to defective position sense in a damaged knee. J. Neurol. Neurosurg. Psychiatry. **49**, 1462–1463 (1986)
68. Witvrouw, E., Lysens, R., Bellemans, J., Cambier, D., Vanderstraeten, G.: Intrinsic risk factors for the development of anterior knee pain in an athletic population. Am. J. Sports. Med. **28**(4), 480–489 (2000)
69. Witvrouw, E., Werner, S., Mikkelsen, C., Van Tiggelen, D., Vanden Berghe, L., Cerulli, G.: Clinical classification of patellofemoral pain syndrome: guidelines for non-operative treatment. Knee. Surg. Sports. Traumatol. Arthrosc. **13**(2), 122–130 (2005)

第三章 髌股关节不稳的保守治疗

John Nyland, Brent Fisher, and Brian Curtin
白宇 译

内容

髌股关节不稳 ………………………… 481
临床检查 ……………………………… 481
收缩和非收缩性约束结构 …………… 482
功能受限和残疾 ……………………… 482
治疗性练习计划 ……………………… 482
重返赛场 ……………………………… 484
参考文献 ……………………………… 484

髌股关节不稳

髌股关节不稳与内侧髌股韧带损伤有关,可能会严重影响无痛地进行日常活动以及体育运动的能力。文献中膝关节内侧髌韧带损伤的保守和手术后的康复报道较少,大部分干预都集中在膝关节。髌骨起自髂前上棘和股骨近端,止于胫骨结节软组织袖内。因此,髌骨与此袖的对线比与股骨更紧密[8]。内侧髌韧带损伤后的髌股关节不稳通常发生在膝关节屈曲最初的20°~30°,在髌骨被股骨滑车的骨性限制更加牢固地稳定住之前。在膝关节伸直的最后30°,髌骨位于滑车的骨性限制之外,主要依赖于软组织,例如内侧髌股韧带的限制[12]。髌骨半脱位有关因素包括股骨前倾角过大、膝外翻时强力髋关节内旋、过多的胫骨外扭、足对线不良、负重时下肢过度内翻或外翻、滑车或髌骨发育不良和股内侧肌斜头失效。

在跳跃单腿着地时,下肢对冲击负载的三维反应,包括对侧骨盆下降、相关的躯干运动、股骨和胫骨内旋、膝外翻和足内旋。然而,股骨和胫骨旋转耦合的横向大小和方向与神经肌肉的协调反应可能有很大的不同[26,27]。因此,在治疗或预防髌股关节不稳时,需要考虑局部(膝)、区域(整个下肢)及整体(整个躯干和上半身)的因素。

临床检查

髌股关节不稳最常发生于运动频繁的女性,初次内侧髌股韧带的损伤后,髌股关节半脱位或脱位的复发率可高达40%[18,22]。由于很高的复发率,髌股关节不稳的致残率相当高,所以要进行全面的临床检查。除了收集完整的病史,并认真听取患

J. Nyland(✉), B. Fisher, and B. Curtin
Department of Orthopaedic Surgery, Division of Sports Medicine, School of Medicine, University of Louisville, 210 East Gray Street, Suite 1003, 40202 Louisville, KY, USA
e-mail: john. nyland@ louisville. edu; befish01@ gwise. louisville. edu; bmcurt01@ gwise. louisville. edu

者描述不稳发作的情况,临床医师还要在膝关节主动屈伸时观察和触诊双侧动态髌骨轨迹、判断髌骨的高度和倾斜度、胫骨粗隆-滑车沟的距离和滑车沟的角度,排除多向髌股关节不稳[7]。由于膝前疼痛也可能与其他因素有关,如膝关节内部紊乱和心理因素的影响[19,31],所以要仔细询问、印证式倾听并获得完整的病史。尤其重要的是对损伤机制的完整认识,包括比赛或活动条件下的生物力学和心理-行为机制。

收缩和非收缩性约束结构

收缩和非收缩性约束结构都提供了髌股关节的稳定性。股直肌和股中间肌通过止于髌骨的股四头肌腱直接沿着股骨轴产生功能。股外侧肌和股内侧肌有斜向髌骨附着点,提供内外稳定性。内侧髌股韧带无神经支配[32],它的纤维与股内侧肌斜头深部纤维合并[10],这表明股内侧肌斜头有本体感觉和稳定的作用,而内侧髌韧带作为膝关节屈曲早期的约束结构控制髌骨位置。Powers 等[28]报道,非负重运动的三维髌骨活动范围要比负重运动时大。在负重运动时股骨在相对固定的髌骨下方通过其长轴旋转。例如跳跃单腿着陆时,臀大肌的髋外旋功能控制股骨的内旋,臀中肌控制髋关节内收。这一发现对整合非负重(开动力链)和负重(闭动力链)训练,协调髋膝功能来提高髌股关节的动态稳定性的康复计划提供了相当大的支持。

功能受限和残疾

为了提高准确性,患者的症状可分成运动痛、损伤、功能受限以及残疾[13]。其中功能限制和残疾者对于康复医生特别重要。功能受限制是指个人整体水平活动的限制。与髌股关节不稳相关的功能受限包括上下楼梯、或跑步方向的改变(如交叉跑或侧步切入)或急停的困难。残疾是指个人履行社会角色的参与限制。例如,髌股关节不稳的人可能因为膝不稳或疼痛而不再参加俱乐部或团队活动。内侧髌韧带损伤和(或)手术重建后的患者往往遇到突然变向和急停时的困难以及打软腿或交锁。

文献表明,膝关节外科医生最关心纠正髌股关节不稳的固定位置和力量,同时避免"过度约束"造成髌骨和股骨髁之间的过高压力引发骨性关节炎的变化。康复医生也有类似的担心,然而,为了保证手术的正确执行,他们更注重患者下肢姿势和功能性运动,以避免单下肢落地训练时的髌股关节"失控"或"走得太远太快"。传统的髌股关节不稳的治疗集中在"局部",比如加强"无力"的股内侧肌斜头肌力以支持松弛的内侧髌股韧带、牵伸髌骨外侧支持带、控制变大的"Q"角、拉伸股四头肌以减轻高位髌骨、伸展腘绳肌以减轻髌股关节的过度压力、使用髌腱带以对抗股骨滑车发育不良[29]。然而,最近的重点转向建立更多的局部和整体的强度和延展性的平衡,以减少内侧髌韧带拉伤和优化同步躯干、腰椎-骨盆和下肢的三维动态的稳定[3]。

治疗性练习计划

根据上述信息,我们提出了一种从局部到全身的治疗方案,以提高动态髌股关节的稳定性。膝为局部,下肢为区域,全身是整体(包括核心、腰盆部和上肢)。治疗仅在同样目的的查体之后进行。局部治疗,康复医生可以使用 McConnell 绷带[20]、髌股关节护具、股内侧肌生物反馈治疗或神经肌肉电刺激和软组织的拉伸。可以用精确的等速测功机和常模性数据测量"损害"级别的膝伸肌和屈肌肌力[6]。

除了"以膝为中心"的干预措施,从区域来看,康复医生还应纠正臀部及小腿的肌肉力量缺陷,以及髋关节和踝关节的运动范围缺陷,特别是恢复双关节肌肉的正常延展性,如股直肌、腘绳肌、髋部屈肌、腓肠肌和阔筋膜张肌。查体往往会看到紧张的臀部和脚踝区域肌肉肌腱组织,这是典型的"过度使用"表现。在"区域",康复医生结合了非负重(开动力链)和负重练习(闭动力链)训练,整合了髋关节外旋-外展肌和髋内收肌,膝伸肌和膝屈-伸肌共同体,以及激活了小腿肌肉。最终目标是为了在功能相关的运动中促进保证膝动态稳定的神经肌肉协同效应[24,25]。将核心肌肉[2,30]与区域性的下肢功能整合,对膝损伤或再损伤的预防是至关重要的。刻板简单的仰卧位或俯卧位的运动可以逐步进展到直立的姿势,结合大范围和快速的上肢和下肢的交替运动,同时保持适当的躯干和核心区域的姿势控制[2,30]。在功能位置上的不受限的髋关节和踝关节运动对于早期重建是至关重要的[23]。双关节或多关节肌肉群,比如腘绳肌、股直肌、腓肠肌、髋部屈肌和阔筋膜张肌髂胫束等需要特别注意[9]。将有特定的动觉、协调平衡或再学习的区域性下肢练习融入到更传统的力量、耐力训练,是特别有益的。

功能康复的定义为运用三维功能模仿关节活动范围内和运动,有利于日常生理反射的,模拟日常负重和非负重活动的治疗性练习[25]。与功能康复相关的整体性反应可以在很大程度上归功于其处在"感觉丰富"的环境中[33,34],以及运动特定的姿势和器械结合,比如将球、冰球和曲棍球棒或板球拍[5]与更接近地模拟特定运动的活动膝关节负载的姿势。

康复医生必须仔细结合局部(包括治疗性的练习、电疗和热疗)、区域及整体治疗,整合躯干核心和上肢(图1)的下肢神经肌肉运动协同效应。最终的目标是无痛和三维动态稳定的膝关节。最重要的是有足够的离心肌肉功能以承受康复特有的负荷。LaStayo 等[17]和 Gerber 等[11]已经演示了如何通过区域治疗性运动,将离心负荷逐渐加于膝关节和髋关节伸肌,来改善膝关节功能而不引起不同的年龄不同条件的患者发生延迟的肌肉酸痛。这一理念向全身应用,可以更好地帮助患者重建与单侧下肢负荷着地动作相关的股骨和胫骨在横向和冠状面的长轴旋转耦合变化的控制[27]。尤其是单下肢着地时有限的髋关节和膝关节屈曲、过度或控制不佳的躯干运动以及过度髋内翻-膝外翻[1]。渐进的练习可能包括三维 Matrix 运动(图2和图3)、砍木头(图4)和向前跳跃。逐渐增加阻力、节奏、台阶高度、持续时间、手持负荷(如运动或姿势所要求),还要考虑运动的能量代谢需求和运动的姿势。不断评估运动质量,特别是从双腿跳改为单腿跳时。偶尔使用合适的简单内侧矫形支撑的鞋,可能还有助于减少跳跃着地时膝外翻负载的响应幅度和速度[15]。

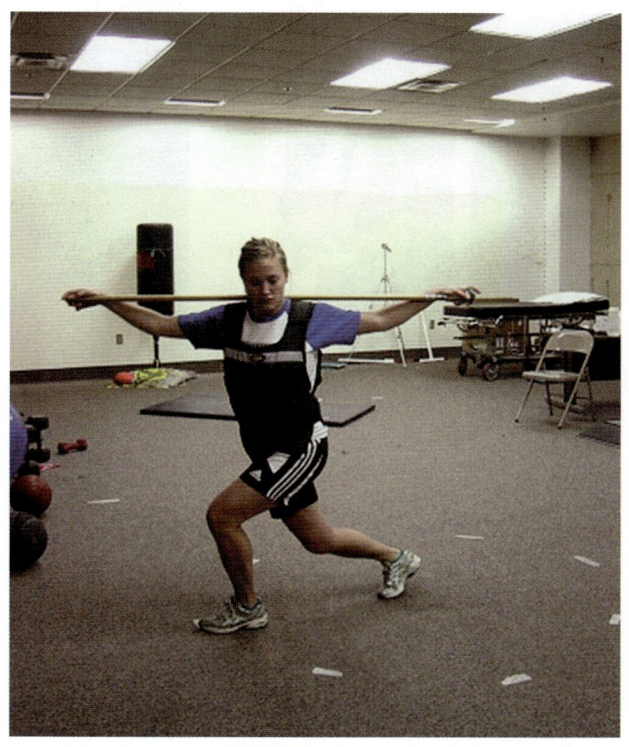

图 2 负重背心三维 Matrix 练习

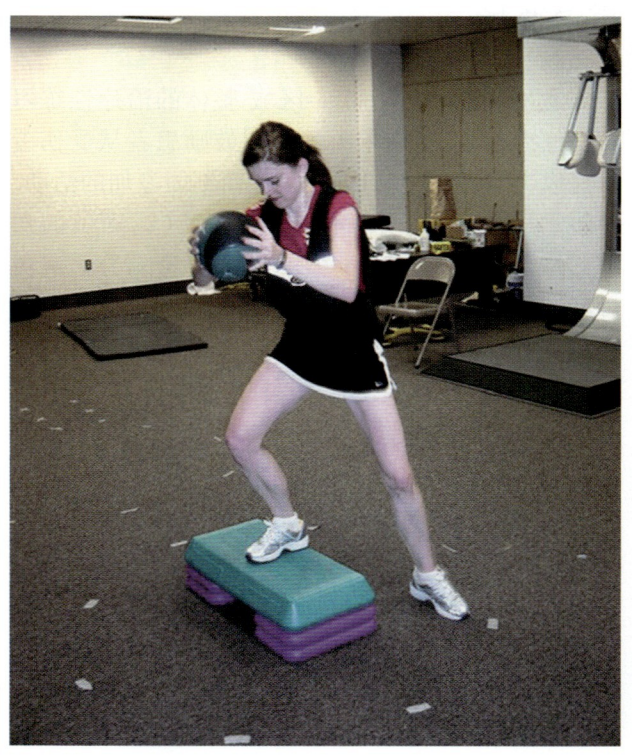

图 3 负重背心三维脚垫练习,治疗球和 20.3cm 的垫

局部	McConnell 贴带 股四头肌设置 生物反馈,肌肉电刺激 坐位膝伸展 腘绳肌收缩
区域	压腿 跨步 下蹲 桥式支撑(仰) 板式支撑(俯) 简单,低强度前跳 上跳
整体	三维Matrix练习 功能性治疗练习 运动专项训练 多方向高强度单脚跳,跳

图 1 膝局部、区域、整体治疗的示例

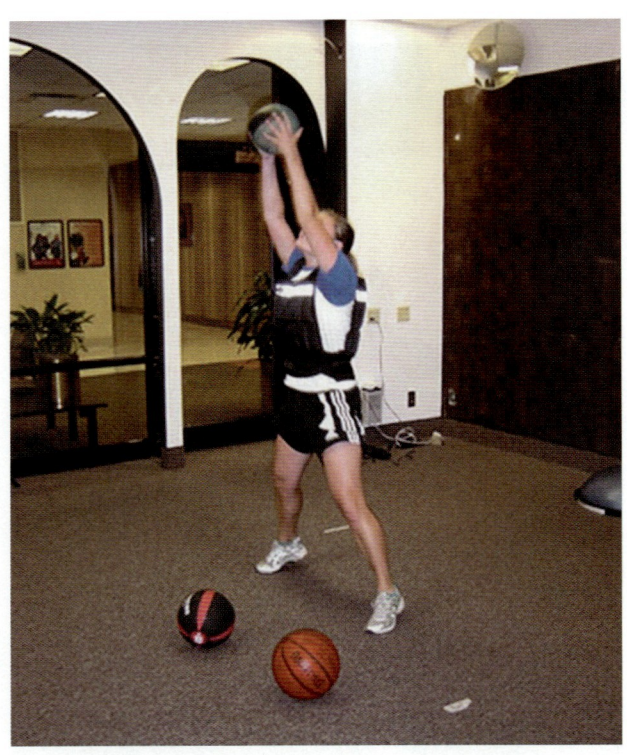

图4 负重背心砍木头练习,进展到治疗球阻力训练

重返赛场

通过这种融合了局部-区域-整体的治疗性练习和其他措施,康复临床医生必须鼓励患者从受伤者恢复成参与者,恢复以前因残疾而不能参加的活动。使他们从诊所(患者角色)走向赛场(运动员的角色),恢复到所追求的类似的生活质量。为了避免过度训练、平台期或进展缓慢,康复医生还必须及时干预,按照接近运动要求的原则,分阶段调整运动量和强度。最后,治疗方案与心理因素具有较强联系,后者能够帮助患者恢复较高水平的运动和强烈的自我效能感[4]。

理想情况下,康复医师应设计出更好的方法来识别患者何时可以进展到限制较少的或监视下的运动。医生对患者功能的评估往往比患者的自我评估高。所以,在患者回归运动特定训练之前由其他物理治疗师独立评价患者功能状况是一个好办法。Myer等人[21]描述前交叉韧带重建后,提高训练等级之前的判断标准(客观、主观、定量和定性)。除了使用特定的功能损害水平测量(如无疼痛的活动范围和股四头肌的力量完好)和完成简单的跳跃(单腿跳测试),他们还建议结合测力台,结合传统、基于正常灵活性测试,还用重复的单下肢跳跃运动以确定单下肢肌肉收缩能力,可以提高决策的准确性和有效性。要为因髌股关节不稳而膝关节功能障碍的患者制定基于标准的指导原则。

在理想情况下,患者的髌股关节功能障碍或不稳的测量也将从问卷项目向心理测验学演变,该问卷项目是专家基于功能状况而武断设立的,而心理测验学的调查由髌股关节不稳的运动活跃的患者认为的重要项目。严谨开发的"以患者为中心"的心理测验学测试项目将能更好地确保其可靠、有效、反应灵敏,并有足够的范围来对患者的连续变化进行评估,并在临床实践中灵活、实用、有效(没有太长或花费大量时间)的完成。没有被普遍接受的涵盖了所有不同的病症和障碍的功能受限和残疾的标准,因此,通过提高仪器的有效而持续改进测试精确性,为特定患者的膝关节健康提供最准确最有效的测量[13]。

虽然像Kujala评分这样的测试[16]提供了髌股关节功能障碍造成的功能受限和残疾的有用的信息,但是其得分项目如跳跃、爬楼梯和疼痛的半脱位是面向一般人群的检查,是专家的权衡意见。理想的问卷应该有年轻患者的髌股关节不稳或功能障碍的特殊项目、基本项目和相关项目得分权重。例如,Kujala评分并没有任何与运行方向的改变、急停、打软腿、肿胀或重复运动的影响的项目,因为许多已患有或有发生髌-股疼痛风险的运动活跃的个人经常进行重复运动。此外,对疼痛相关的问题都不具体,比如,下楼梯疼痛或变向跑疼痛等等。随着髌股关节不稳或功能障碍患者的功能评估项目的不断增加[14],应重视功能受限和残疾的细节问题,调查项目重点应根据相对同质运动活跃患者群体的反应。这些修改后的调查应包括自我效能感的相关问题、运动恐惧、健康心理控制和疼痛[4,19,31],以更好地识别这些心理行为因素对功能的影响。

参考文献

1. Alentorn-Geli, E., Myer, G.D., Silvers, H.J., et al.: Prevention of non-contact anterior cruciate ligament injuries in soccer players. Part 1: mechanisms of injury and underlying risk factors. Knee. Surg. Sports Traumatol. Arthros. **17**(7), 705–729 (2009)
2. Arendt, E.: Core strengthening. Inst. Course Lect. **56**, 379–384 (2007)
3. Bicos, J., Fulkerson, J.P., Amis, A.: Current concepts review: the medial patellofemoral ligament. Am. J. Sports Med. **35**(3), 484–492 (2007)
4. Brand, E., Nyland, J.: Patient outcomes following anterior cruciate ligament reconstruction: the influence of psychological factors. Orthopedics **32**(5), 335–340 (2009)
5. Chaudhari, A.M., Hearn, B.K., Andriacchi, T.P.: Sport-dependent variations in arm position during single-limb landing influence knee loading: implications for anterior cruciate ligament injury.

Am. J. Sports Med. **33**(6), 824–839 (2005)
6. Davies, G.J.: Compendium of Isokinetics in Clinical Usage and Rehabilitation Techniques, 4th edn. S & S Publishers, Onalaska (1992)
7. Dejour, H., Walch, G., Nove-Josserand, L., et al.: Factors of patellar instability: an anatomic radiographic study. Knee. Surg. Sports Traumatol. Arthrosc. **2**, 19–26 (1994)
8. Eckhoff, D.G., Brown, A.W., Kilcoyne, R.F., et al.: Knee version associated with anterior knee pain. Clin Orthop. Relat. Res. **339**, 152–155 (1997)
9. Evjenth, O., Hamberg, J.: Muscle Stretching in Manual Therapy, vol. 1, 3rd edn. New Intherlitho Spa, Milan (1993)
10. Farahmand, F., Senavongse, W., Amis, A.A.: Quantitative study of the quadriceps muscles and trochlear groove geometry related to instability of the patellofemoral joint. J. Orthop. Res. **16**, 136–143 (1998)
11. Gerber, J.P., Marcus, R.L., Dibble, L.E., et al.: Effects of early progressive eccentric exercise on muscle size and function after anterior cruciate ligament reconstruction: a 1-year follow-up study of a randomized clinical trial. Phys. Ther. **89**(1), 1–9 (2009)
12. Heegaard, J., Leyvraz, P.F., Van Kampen, A.: Influence of soft tissue structures on patellar three-dimensional tracking. Clin. Orthop. Relat. Res. **299**, 235–243 (1994)
13. Irrgang, J., Snyder-Mackler, L., Wainner, R.S., et al.: Development of a patient-reported measure of function of the knee. J. Bone. Joint. Surg. Am. **80**(8), 1132–1145 (1998)
14. Jette, A.M., Haley, S.M., Tao, W., et al.: Prospective evaluation of the AM-PAC-CAT in outpatient rehabilitation settings. Phys. Ther. **87**(4), 385–398 (2007)
15. Joseph, M., Tiberio, D., Baird, J.L., et al.: Knee valgus during drop jumps in National Collegiate Association Division I female athletes: the effect of a medial post. Am. J. Sports Med. **36**(2), 285–289 (2008)
16. Kujala, U.M., Jaakkola, L.H., Koskinen, S.K., et al.: Scoring of patellofemoral disorders. Arthroscopy **9**(2), 159–163 (1993)
17. LaStayo, P.C., Woolf, J.M., Lewek, M.D., et al.: Eccentric muscle contractions: their contributions to injury, prevention, rehabilitation, and sport. J. Orthop. Sports Phys. Ther. **33**(10), 557–571 (2003)
18. Maenpaa, H., Huhtala, H., Lehto, M.U.: Recurrence after patellar dislocation. Redislocation in 37/75 patients followed for 6–24 years. Acta. Orthop. Scand. **68**, 424–426 (1997)
19. Mann, G., Constantini, N., Hetsroni, I., et al.: Anterior knee pain syndrome. Adolesc. Med. **18**, 192–220 (2007)
20. McConnell, J.: The management of chondromalacia patellae: a long term solution. Aust. J. Physiother. **32**(4), 215–223 (1986)
21. Myer, G.D., Paterno, M.V., Ford, K.R., et al.: Rehabilitation after anterior cruciate ligament reconstruction: criteria-based progression through the return-to-sport phase. J. Orthop. Sports Phys. Ther. **36**(6), 385–402 (2006)
22. Nikku, R., Nietosvaara, Y., Aalto, K., et al.: Operative treatment of primary patellar dislocation does not improve medium-term outcome: a 7-year follow-up report and risk analysis of 127 randomized patients. Acta. Orthop. **76**(5), 699–704 (2005)
23. Nyland, J.: Rehabilitation complications following knee surgery. Clin. Sports Med. **18**(4), 905–925 (1999)
24. Nyland, J., Kuzemchek, S., Parks, M., et al.: Femoral anteversion influences vastus medialis and gluteus medius EMG amplitude: composite hip abductor EMG amplitude ratios during isometric combined hip abduction-external rotation. J. Electromyogr. Kinesiol. **14**(2), 255–261 (2004)
25. Nyland, J., Lachman, N., Kocabey, Y., et al.: Anatomy, function, and rehabilitation of the popliteus musculotendinous complex. J. Orthop. Sports Phys. Ther. **35**(3), 165–179 (2005)
26. Nyland, J., Patton, C.M., Roberts, C.S.: Progressive movement-related valgus knee impairments: clinical examination, classification, and treatment. Phys. Ther. Rev. **12**(4), 297–313 (2007)
27. Pollard, C.D., Heiderscheit, B.C., van Emmerik, R.E.A., et al.: Gender differences in lower extremity coupling variability during an unanticipated cutting maneuver. J. Appl. Biomech. **21**, 143–152 (2005)
28. Powers, C.M., Ward, S.R., Fredericson, M., et al.: Patellofemoral kinematics during weight-bearing knee extension in persons with lateral subluxation of the patella: a preliminary study. J. Orthop. Sports Phys. Ther. **33**, 677–685 (2003)
29. Schepsis, A.: Instructional course lecture 204: patellofemoral instability. An algorithmic approach. Paper presented at the American Orthopaedic Society for Sports Medicine Meeting, Keystone, Colorado, 14–17 July 2005
30. Smith, C.E., Nyland, J., Caudill, P., et al.: Dynamic trunk stabilization: a conceptual back injury prevention program for volleyball athletes. J. Orthop. Sports Phys. Ther. **38**(11), 703–720 (2008)
31. Sullivan, M.J.: Toward a biopsychomotor conceptualization of pain: implications for research and intervention. Clin. J. Pain **24**(4), 281–290 (2008)
32. Tuxoe, J.I., Teir, M., Winge, S., et al.: The medial patellofemoral ligament: a dissection study. Knee. Surg. Sports Traumatol. Arthrosc. **10**(3), 138–140 (2002)
33. van Praag, H.: Exercise and the brain: something to chew on. Trends Neurosci. **32**(5), 283–290 (2009)
34. van Praag, H., Kempermann, G., Gage, F.H.: Neural consequences of environmental enrichment. Nat. Rev. Neurosci. **1**(3), 191–198 (2000)

第四章 运动员髌骨脱位概述

Uğur Haklar and Tekin Kerem Ülkü

白宇 译

内容

发病率	486
临床表现和体检	486
病因	487
影像学评估	488
慢性髌骨脱位中 MPFL 损伤的分类	489
治疗	490
非手术治疗	490
手术治疗	490
并发症	493
小结	493
参考文献	493

U. Haklar(✉)
Department of Orthopaedics and Traumatology, Acıbadem Kadıköy Hospital, Tekin sok. No:8 Acıbadem-Kadıköy, 34718 İstanbul, Turkey
e-mail: dr.haklar@superonline.com

T. K. Ülkü
Department of Orthopaedics and Traumatology, Haydarpaşa Numune Education and Research Hospital, Tıbbiye cad. No:40 Üsküdar, 34668 İstanbul, Turkey
e-mail: keremulku@gmail.com

发病率

原发性髌骨脱位的发病率是 5.8/10 万，在 10～17 岁年龄组发病率高达 29/10 万。60%以上发生在 11～20 岁（表1）[63]，占所有膝损伤的 2%～3%。它是骨软骨骨折的第一原因，膝关节积血的第二原因 [26,32,33]。

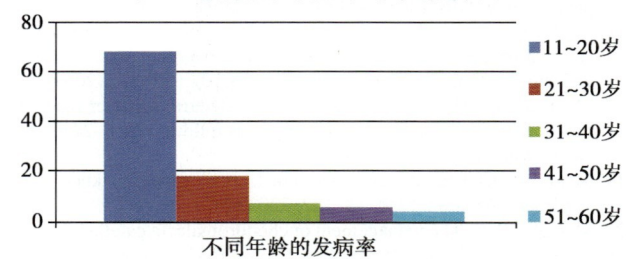

表1　髌骨脱位发生率与年龄的关系

急性损伤非手术治疗后的复发率是 15%～44%[33]。如果有第二次髌骨脱位，此后反复发作的机会是 50%[26,33]。

研究表明 55% 的患者在原发性髌骨脱位后不能恢复体育活动[5]。

临床表现和体检

许多不同的因素影响髌股关节的稳定性，包括髌骨和股骨滑车的骨与软骨结构、下肢对线及周围的软组织结构。为了能够有效地治疗患者，我们必须清楚地认识到这些因素的联合作用。

髌骨脱位一般都能自发复位。因此，大多数病例在第一次检查时不能确诊。脱位时诊断是很容易的，很少需要 X 线片（图1，图2）。

如果已经自发复位，谨慎有经验的医生才能够做出诊断。体检时应注意疼痛位置、关节积血和患者的焦虑。疼痛可能局限在股骨外侧髁下外侧的内侧部分、髌骨的边缘、内侧髌股韧带或内收肌结节。因此,详细的病史是诊断内侧髌股韧带(MPFL)损伤的关键一步。

与非脱位膝相比,滑动试验时髌骨倾斜增加是髌股关节不稳的另一条线索。在初次查体时应留意脱位的原因。

病因

关节的稳定性依赖于形态以及复杂地相互作用的软组织力量的静态和动态平衡。

髋关节内旋同时胫骨外旋和膝外翻是最常见的损伤机制(图3)。该机制可能会导致有病因基础的膝发生髌骨脱位,而没有病因基础的网球选手在他\她的整个运动生涯中从来没有发生脱位,即使在1天内多次重复这样的姿势(图4)。

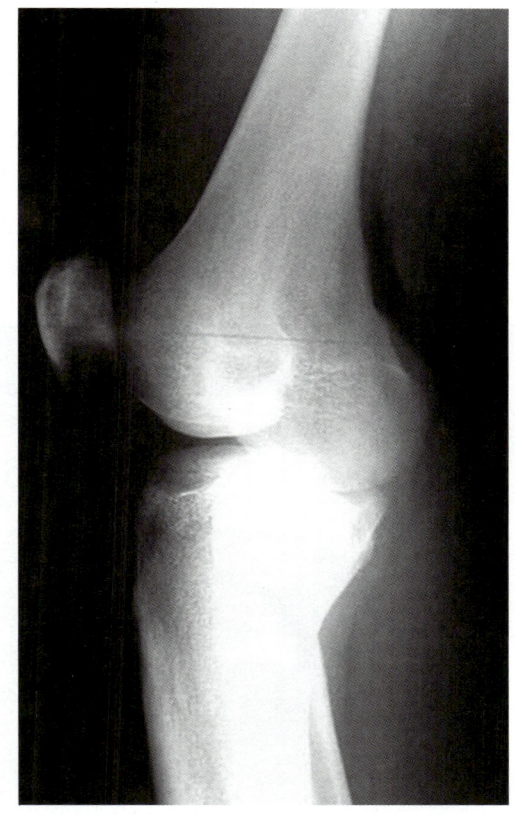

图1　急诊侧位片

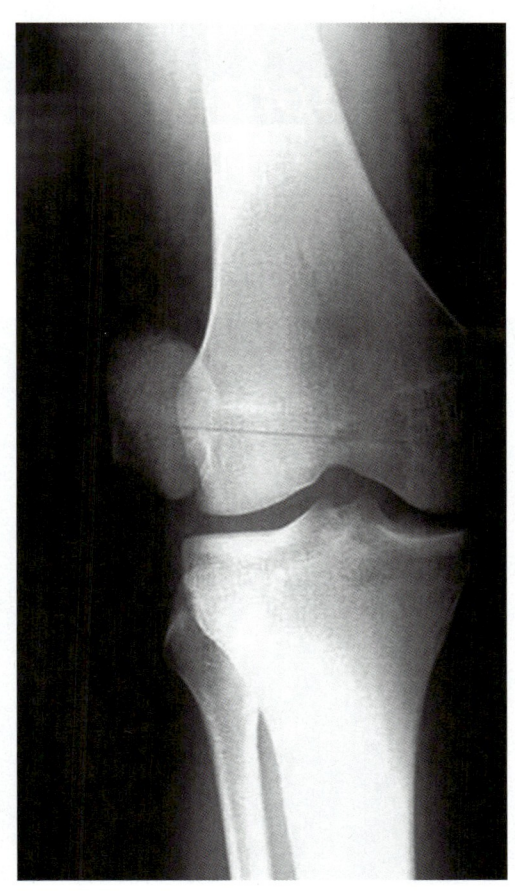

图2　髌骨脱位复位后,在急诊室的X光片很少能诊断出来

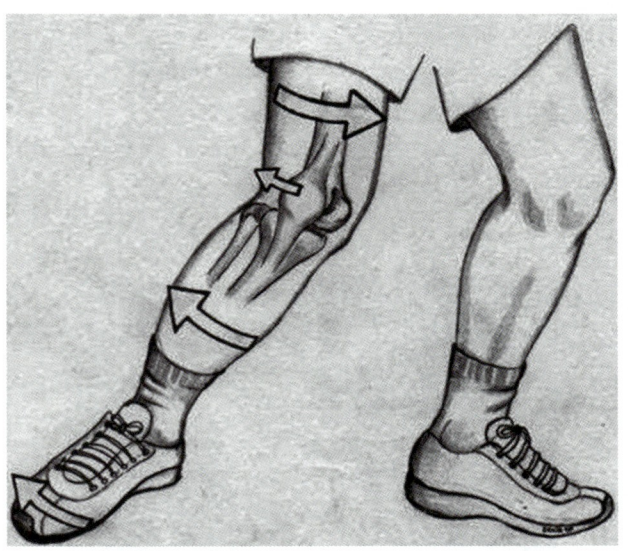

图3　间接髌骨脱位的损伤机制

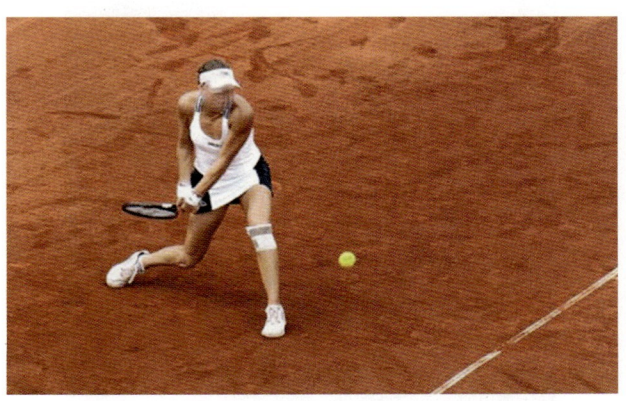

图4　即使一个网球选手在比赛中暴露于相同的机制数百次,如果没有病因学基础,脱位是永远不会发生的

骨盆宽大和股骨远端外侧角减小是髌股关节稳定性降低的重要因素[36]。

全身韧带松弛、外侧支持带的紧缩、浅滑车和高位髌骨是最常见的病因[8]。

旋转畸形会增加髌股关节不稳的风险，包括股骨颈前倾增加、股骨干的扭转、胫骨外扭和距下关节过度内翻[38]。

虽然Q角是其中最重要的病因之一，但是我们应牢记，半脱位的髌骨永远不能用来确定真正的Q角。所以，为了在体检时确定真正的Q角，应手动将髌骨降低到其本来的位置[12]。

Q角是被更广泛认可的骨结构对线数据。因为膝关节伸直末期胫骨外旋，所以Q角在膝完全伸直时最大[31]。

影像学评估

有髌股关节症状的患者应常规拍标准正位、侧位和Merchant位片[50]。

为确定髌骨矢状位，Blackburne-Peel比率的测定比Insall-Salvati比率更可靠[69]。

交叉征可用于评估滑车发育不良。定义为在一张完美的侧位X线片中，代表滑车最深部分的线越过髁前方（图5）[16,17]。

侧位片上的双轮廓征和髁上骨刺也可是滑车发育不良的重要标记[17]。

在不同的位置的下肢轴向CT扫描图像可提供髌股关节和从滑车最深点到胫骨结节最高点的三维图像，此图像可以很容易进行评估。胫骨结节与滑车沟之间的距离超过20mm，几乎总是与髌骨不稳相关[17]（图6）。

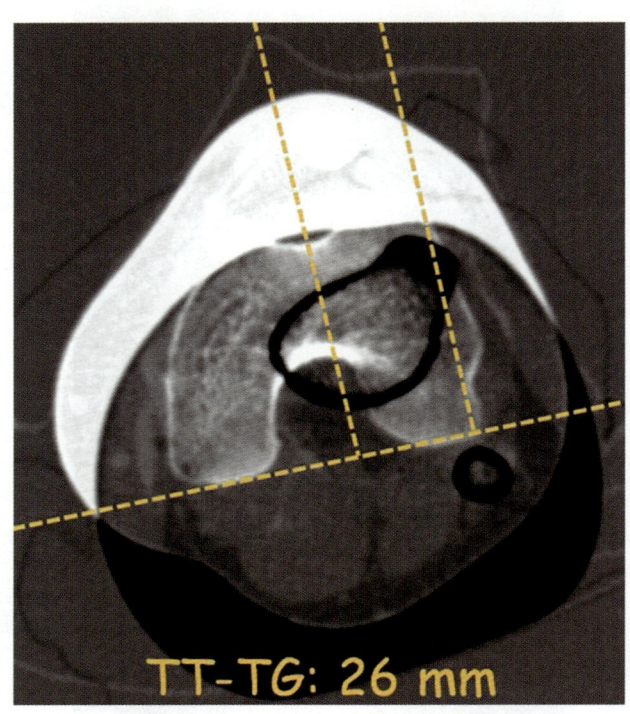

图6　胫骨结节-滑车沟距离的测量方法

我们知道，实际滑车深度是软骨滑车的深度。这只能用MRI扫描来评估[79]（图7）。检查支持

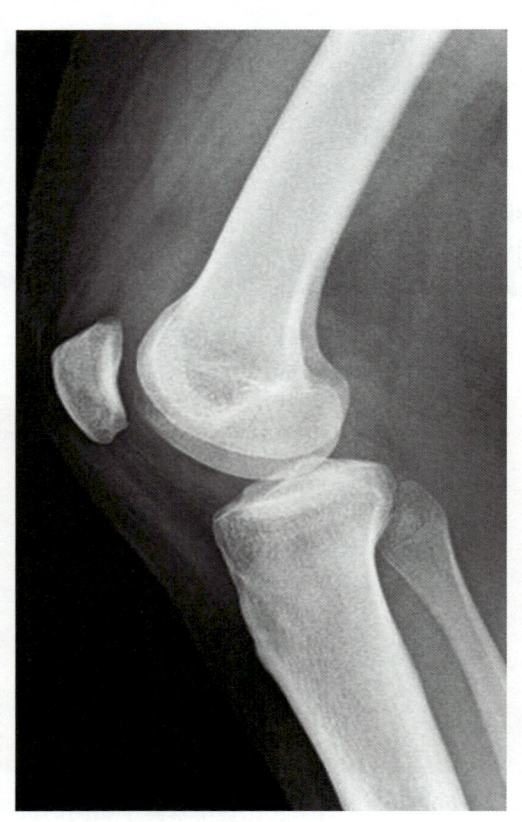

图5　侧位X线片显示"滑车沟"征

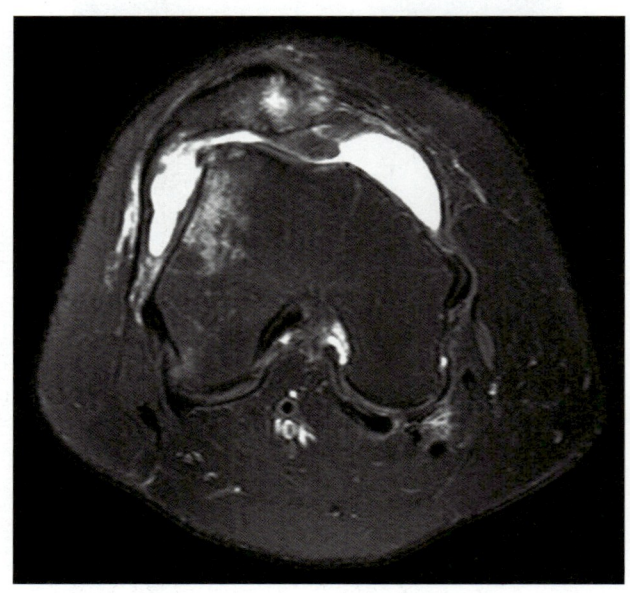

图7　MRI扫描中的髌骨脱位足迹

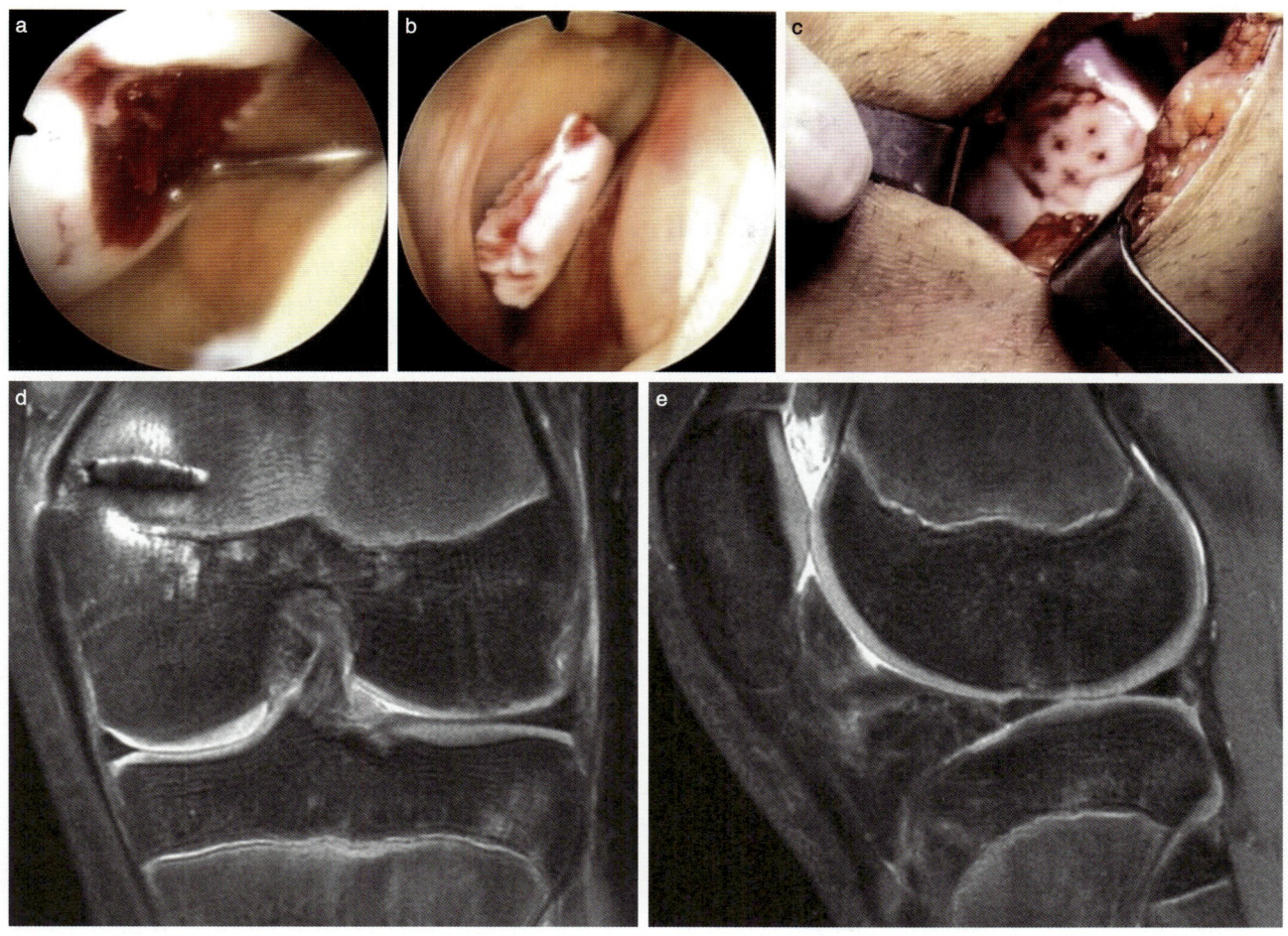

图 8 （a-e）急性髌骨脱位后的股骨外侧髁骨软骨碎片，用 PLLA 钉将其固定和术后磁共振成像扫描

髌骨的内侧结构和识别软骨损伤也是非常重要的（图 8）。

MRI 是评估这些结构的金标准。MPFL 是限制髌骨外侧位移的被动软组织。膝关节屈曲 0°～30°时，它提供了 50%～60% 的约束[18,45]。与术中发现相比，MPFL 状态有 85% 的敏感性和 70% 的准确性[66]。

关节软骨损伤以及同时发生的髌骨内侧小面和股骨下外侧髁的骨挫伤是髌骨脱位特有的表现（图 7）[22,39]。这些 MRI 表现可用于判断已经复位的髌骨脱位。

通常位于 MPFL 上方的股内侧肌斜头也会损伤，并伴随出血水肿和肌肉离开股骨内侧髁[58,66]。

超声检查是内侧损伤的另一种诊断方法。最重要表现是内侧副韧带（MCL）周围游离液体与 MPFL 股骨附着部撕脱和从髌骨内侧缘撕脱的骨碎片[77]。利用超声可看到游离体，定位骨软骨病变，动态观察甚至可以精确评估 MPFL 的功能状态[25]。

MRI 能精确显示内侧结构的张力，显示髌骨停留在脱出位置。CT 扫描对确定骨软骨骨折是有帮助的。

最近的研究证明，钆增强的 MRI 研究对评估软骨损伤和黏多糖浓度具有重要的作用[81]。

慢性髌骨脱位中 MPFL 损伤的分类

MPFL 是限制髌骨外侧位移的最重要的静态结构，对稳定性的作用高达 60%。对于 TT-TG 偏离增加和滑车发育不良者尤其重要。

Nomura 分类用于急性髌骨脱位[57]。

1 型：撕脱型。MPFL 深层在股骨的止点分离损伤，但韧带实质没有撕裂。

2 型：实质撕裂型。一般发生在股骨附着点附近，MPFL 实质完全撕裂。

Nomura 发现 50%～80% 的 MPFL 损伤发生于其股骨起点[39,66,79]。

治疗

手术或保守治疗应个性化。20 年前,保守治疗曾是首选。如今,手术治疗越来越流行。

目前发表的比较保守和手术治疗的研究报告有 5 篇。Buchner 等[9]对 126 例原发性髌骨脱位患者进行回顾性分析,平均随访 8.1 年。其中 37 例立即进行了髌骨韧带复合体的手术重建。在随访中,手术治疗和非手术治疗之间的再脱位率、活动水平、或功能和主观结果测量没有显著的差异。另外 2 个前瞻性随机对照研究,比较原发性脱位的手术与非手术治疗结果。Nikku 等[55,56]先后发表了 2 年和 7 年的前瞻性随机对照试验的结果。他们发现在这两个时间点上,两组的评分或不稳率之间没有差异。Andrade 和 Thomas[4]进行的同样研究发现在治疗组之间的结果无显著差异。最近 Camanho 等的研究[10]表明,急性髌骨脱位的患者保守治疗有 50% 的复发率,而 MPFL 重建手术治疗的患者无一例复发。Silanpaa 和 Mattila[70]同样随访 40 位患者 7 年,21 个保守治疗的患者有 6 例复发,19 例手术治疗的患者无复发,但 Kujala 评分无显著差异。

无论是保守还是手术治疗,关节内积血血肿对于软骨稳态影响严重。它通过两种不同的机制损伤软骨。首先,红血细胞与单核细胞结合,引起软骨蛋白多糖合成的永久抑制。其次,血红蛋白中的游离铁损害滑膜和软骨。在这个过程中铁作为 Fenton 反应的催化剂,过氧化氢形成羟自由基[34,35,37]。血红蛋白产生铁,以及 IL-1β 的刺激,软骨细胞过氧化氢生产增加,导致羟自由基增加,引起氧化应激和软骨细胞的永久损害。羟自由基引起滑膜的炎症,反过来又导致炎性自由基的释放,例如,破坏软骨的前炎性细胞因子和软骨基质降解蛋白酶[34,35,37,47]。

如果计划保守治疗或手术安排在一个星期后,为了能够保持软骨稳态,在 18~24 小时内的早期诊断和抽吸积血是非常重要的,有利于患者恢复股四头肌的肌力和控制。

非手术治疗

到目前为止,还没有能证明支具或物理治疗急性髌骨脱位的疗效的临床研究报告[31]。急性髌骨脱位治疗目的是减少肿胀,因为肿胀会对四头肌的活动产生不利影响。所以应促进股内侧肌斜头和臀部的活动,尽快增加运动范围。肿胀减轻的越早,活动范围增加的就越早。虽然伸直制动可以改善内侧结构愈合,但愈合后僵硬仍然是个大问题[48,62]。

物理治疗可能对慢性髌骨不稳有作用。它能使患者恢复运动力量和本体感觉。髌骨贴带也可能有助于控制过度的髌骨运动。物理治疗能提高上下楼梯时股四头肌力矩,使股内侧肌斜头比股外侧肌更早激活[14,49]。

发生于慢性髌骨功能丧失的患者臀肌无力会导致负重时股骨内旋和内收,增加髌骨不稳。为了克服这个问题,可以使用髋部贴带和加强臀肌以促进股骨外旋。闭链训练比开链训练更有效。这可能是因为在开链伸膝训练中股四头肌的四部分中的股内侧肌斜头反应最晚。核心稳定训练现在用于许多康复方面,对髌股关节康复非常重要,尤其是对运动员[83]。

因为高达 50% 患者保守治疗效果差,所以仅适用于无骨软骨骨折且年龄不到 16 岁的患者[62]。根据作者的经验,保守治疗对全身韧带松弛而无软骨和骨软骨骨折也有益处。

髌骨脱位保守治疗后不再脱位就算是好结果。但仍然有髌股关节压力增加引起的软骨损伤和膝关节评分差的问题。

手术治疗

手术治疗髌骨不稳的主要思路是外侧松解、内侧重叠、远端调整以及这些方法的组合。为此,已经设计出超过 100 种手术方法。但仍没有被接受的髌骨不稳的标准治疗方法[78]。

手术治疗的目标是针对病因和损伤,应用正确的方法进行正确的治疗。

治疗策略

如果把 MPFL 功能不全列为致病因素,仅通过限制活动的保守治疗可能不会产生好结果。因此,即使没有关节内骨软骨骨折,也应考虑手术治疗。

外科治疗技术

外科治疗可采用关节镜或开放手术。关节镜下祛除或重植骨软骨碎片、软骨成形、外侧支持韧带松解以及进行关节间隙及相关结构的检查。使用内侧切口可以进行胫骨结节截骨、股骨远端截骨、其他手术需要的关节切开和滑车成形术。

以前的临床研究发现,外侧松解与外侧松解+内侧软组织重排相比,后者效果更好[65]。

骨软骨骨折

骨软骨骨折和相关的游离体是手术适应证。骨软骨碎片再植也是可能的,同时进行内侧修复。骨软骨骨折最常见于股骨髁下外侧与髌骨的内下方,偶尔发生于髌骨的顶点[41]。

骨软骨骨折更常见于病因基础较少的膝,而少见于广泛韧带松弛、滑车发育不良或高位髌骨者。

修复软骨碎片首选PLLA锚钉以减少软骨损伤(图8a-e)。此外,在髌骨的骨软骨骨折可以用由内向外钻入的克氏针进行固定,钢针很容易取出(图9)。

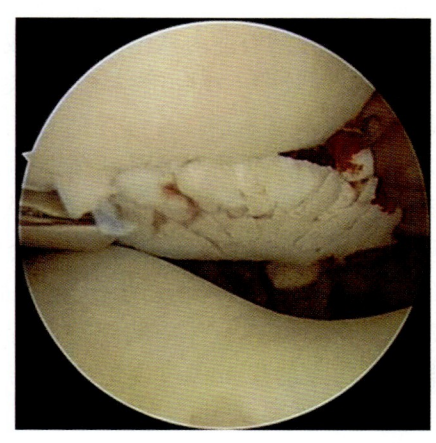

图9 急性脱位后从髌骨顶点脱落的软骨碎片

另一个重要的问题是骨软骨碎片再植术可以延迟多久。对于无法再植者,马赛克软骨移植术要等到骨骺闭合后才可以进行。

外侧松解

治疗髌骨不稳唯一无效的手术是单纯外侧松解[40,54]。

对于胫骨结节至滑车沟的距离小于20mm的患者,可行外侧松解+内侧重叠或MPFL重建[44](图6)。对于骨性对线不良的患者,还可以增加骨的手术[76]。

内侧修复

有2个前瞻性随机临床研究比较了保守治疗和内侧修复的结果。Nikku等随访了127例首次髌骨脱位手术和非手术治疗患者,Kujala等的评分[43]($P=0.6$),Flandry等的评分[27]($P=0.1$)以及Tegner和Lysholm[74]($P=0.7$)评分都没有显著差异,他们也没有发现半脱位或脱位复发率的差异[2,27,42,52,53,55,56,74]。

最近的一项调查表明,对高校学生或专业运动员无游离体的急性髌骨脱位,6%的NFLPS外科医生表示,他们将急诊修复内侧损伤[82]。研究还表明,由于移植MPFL重建可能造成髌骨过载,使外科医生选择内侧重叠手术[76]。内侧髌股韧带的断裂极限是208N[3]。而重建内侧髌韧带的腘绳肌腱可以承受高达1600N的负载[76]。

另一项临床研究却发现,修复重建后的韧带强度没有那么高。MPFL平均拉伸强度为208N(SD 90),位移26mm(SD 7)。其他技术的强度分别为:缝合,37N(SD 27);骨锚+缝合,142N(SD 39);盲隧道肌腱移植,126N(SD 21);穿通隧道肌腱移植,195N(SD 66)。没有发现后者明显弱于MPFL[51]。由于非解剖的本质,内侧重叠手术可引起髌骨过度内移。另一项随机对照研究发现原发性髌骨脱位,延迟修复MPFL到内收肌结节,结果再脱位的风险没有减少,主观结果没有改善[11,61]。

MPFL重建

MPFL重建对内收肌结节的恢复也非常重要。

在最近的研究证明MPFL重建对反复脱位伴功能障碍的患者以及高水平运动员的原发脱位是有效的[64]。

对移植物的选择、定位、紧张度、静态和动态重建的选择仍有争议。可选择的移植物包括自体大收肌、半腱肌、胫前肌和同种异体材料[15,21,61]。

位置异常的双腘绳肌腱移植比原来的MPFL强度更高且更僵硬,确实是个麻烦[6]。Elias和Codger的生物力学研究显示,向近侧错位5mm或比原MPFL短3mm的移植手术,会使髌骨内侧面压力显著增加。

Doral等发表了关节镜下的外侧支持韧带松解术和内侧折叠术的满意结果,23/79例是急性髌骨脱位[20]。

在什么屈曲角度拉紧移植物是另一个争议。有些作者认为MPFL是等距的,另一些人认为不是。有学者主张60°~90°之间屈曲的拉紧移植物,又有人建议减少屈曲角度以避免移植过紧,并确保髌骨在滑车内[3,6,20,61,64]。

另一方面,MPFL重建可能会导致内侧髌股关节软骨过载而且不能纠正潜在的骨的问题[6,21]。

在最近的一项研究中,Silanpaa与Peltola等人认为MPFL在股骨附着点撕脱的原发性创伤性髌骨脱位预示了随后的髌骨不稳。作者认为在考虑原发性创伤性髌骨脱位的治疗时,必须考虑 MPFL 损伤的位置[21]。

作者的首选方法

MPFL 有一个 $1cm^2$ 的股骨附着点。其髌骨起点与关节面平行,狭长的足迹长(28.2 ± 5.6)mm,位于股内侧肌下方,滑膜之外。这种特殊的形状和位置使 MPFL 具有重要的生物力学和本体觉特性。如前所述,最常见的 MPFL 损伤是髌骨端完整而收肌结节撕脱。

文献中有许多对 MPFL 重建技术的报道,有的采用单隧道、双隧道或无隧道重建的方法,但其中没有一个是可以模拟髌骨附着于股骨位置的原始结构的[1,6,11,13,20,23,59,60,68,71-73,75]。对于这些损伤我们常见的治疗如下。

在评估所有这些技术之后,我们认为使用 30°盲隧道比较容易模仿 MPFL 股骨侧止点。必要时,在应用外侧松解术和前内侧移动截骨术后,用骨引导干预螺钉固定股薄肌自体移植于隧道内。应在屈膝 40°位固定,用可吸收和不可吸收的线将股骨侧的移植物并排缝合到髌骨侧 MPFL 残端。缝线与髌骨边缘距离不应少于 15mm,以保护 MPFL 在髌骨的特殊起点,维持重建物(图 10a-d)。

术后康复:只要能耐受,允许部分或完全承重以及 90°屈曲。

如果 MPFL 从髌骨附着点撕脱,对于急性的病例我们选择修复。但对于亚急性和慢性的病例,我们倾向于进行双隧道重建。

滑车成形术

因为可能有严重的不可逆的滑车关节和滑车软骨下骨损伤,滑车成形术在美国有所限制。欧洲的文献报道也有争议。通常胫骨结节-滑车沟距离大于 10~20mm、表现为"J 征"的髌骨轨迹异常、复发性髌骨不稳患者的侧位片上比较明显圆顶状滑车,是常见的滑车沟加深+结节成形术的适应证[19,28,67,68,80]。有很多不同的结节成形术,都不是标准。使用可吸收、不可吸收的钉或可吸收缝合线固定。Steiner 等人报道 MPFL 重建+滑车成型对于滑车发育异常和复发性髌骨不稳者可能是一种选择[24]。

应当知道,滑车是一个三维的结构,而软骨下骨没有足够的柔韧性来重建这个三维结构,这可能是导致滑车成型的骨软骨瓣骨折和裂缝的原因。

浅深滑车之间的表面积有重大差异。当形成更深的滑车时这种表面积差异可能会使外科医生无法做出新的滑车所需的软骨面积。

结论:如果没有软骨损伤,滑车发育不良就用成形术治疗。虽然已发表的滑车成形术文献中,最长的随访平均为 8.3 年,到目前为止,早期和中期随访结果是令人鼓舞的,患者的满意度高。但是,单独滑车成型,可能会导致不稳或无法提供足够的稳定性,需要增加其他手术。

术后阶段

患者在可忍耐的情况下术后第一天应用伸展支架负重,应尽快开始等长收缩练习。在前 10 天活动范围 0°~45°,在 3~5 周可增加至 90°。5 周后可以屈膝超过 90°。

胫骨结节移位术

已报道很多不同类型的手术恢复髌骨远端对线,其中之一是胫骨结节前内移位术,可以成功地治疗髌骨对线不良导致的不稳和远端或外侧关节损伤所致疼痛[6,21,29]。术前应仔细评估 Q 角。手推髌骨复位确定真正的 Q 角。胫骨结节前内转移手术使屈膝早期髌骨啮合和远端损伤的关节软骨负载减少。但是胫骨结节过度内移(>15mm)会增加髌骨内侧面和内侧室的压力。在这项研究之后,Kuroda 等人建议避免对膝内翻伴内侧间室退行性改变或内侧半月板切除的患者作过度的胫骨结节内移[52]。

尸体研究证明滑车外侧和中央区的接触压力下降[30,46]。前内侧移位之后,应进行仔细检查内侧张力,因为在屈曲的所有角度其内侧间室的压力都会增加。所以,内侧软骨缺陷患者的胫骨结节前内侧移位手术必须十分谨慎[43]。

由于组间的结果没有显著差异,导致专家们建议胫骨结节前内移位+远端移位,这是治疗轨迹不良引起的不稳和疼痛的有效方法。术后效果不佳的预测因素为术后膝前疼痛和曾经有对线手术[43]。

骨骼未成熟患者的治疗方法有时是具有挑战性的,在骨骺闭合前应避免骨性手术。原则是恢复正常的解剖结构而不是制造新的异常。

前内移截骨术应结合外侧松解,因为它可能会增加外侧支持韧带紧张度。如果需要的话,可以做外侧支持韧带松解+前内侧移动截骨术+MPFL 修复术。

股骨远端截骨术

评估髌骨脱位患者时,应注意股骨的对线不良,尤其是膝外翻患者。一般来说,股骨远端截骨的指征是远端股骨外侧角增加并导致膝外翻。

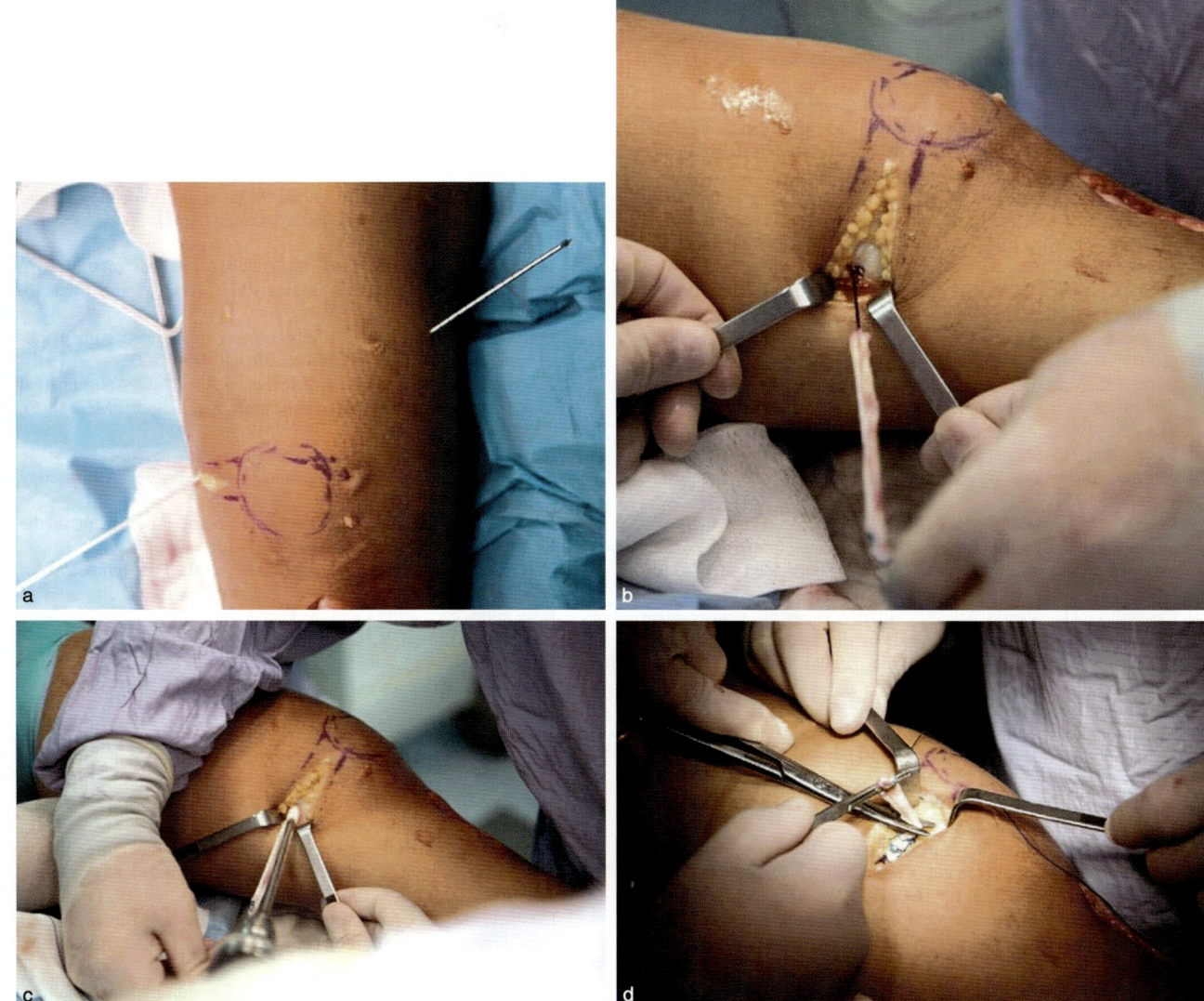

图10 （a-d）内收肌结节撕脱伤,韧带股骨侧完整,用股薄肌移植重建MPFL。注意在保留的髌骨起点的足迹上固定移植物

并发症

所有已知的膝手术并发症也会发生在这些患者,包括早期常见的关节纤维化。

小结

髌骨脱位是软组织约束、髌股关节的几何形状、髌股关节的对线、下肢对线和步态病理改变的结果。如果我们想用一个简单的数学公式表示为$(-2)+(-1)=(-3)$,(-2)是致病因素,(-1)MPFL损伤,结果(-3)小于现有的病因(-2),这意味着,如果这个膝关节不受任何限制,再脱位概率会增加。

然而,对大部分的病因治疗仍没有达成共识。但治疗方式将继续发展。一般来说,无游离体的原发性髌骨脱位用髌骨支具非手术治疗。但是,如果患者脱位后已经有游离体,建议作关节镜切除或固定游离体,同时修复内侧的结构。

只有明确了解患者的解剖病因,才可能进行系统的对线和组合手术。

如今,游离体的存在被用来作为手术干预的借口。未来髌股关节不稳性的治疗方式将会以外科手术为主导,没有游离体的MPFL损伤也应考虑手术治疗,而不是保守治疗。

参考文献

1. Ahmad, C.S., Brown, G.D., Stein, B.S.: The docking technique for medial patellofemoral ligament reconstruction: surgical technique and clinical outcome. Am. J. Sports Med. **37**(10), 2021–2027 (2009)

2. Ali, S., Bhatti, A.: Arthroscopic proximal realignment of the patella for recurrent instability: report of a new surgical technique with 1 to 7 years of follow-up. Arthroscopy **23**, 305–311 (2007)
3. Amis, A.A., Firer, P., Mountney, J., et al.: Anatomy and biomechanics of the medial patellofemoral ligament. Knee **10**, 215–220 (2003). Erratum in: Knee. 2004;11:73
4. Andrade, A., Thomas, N.: Randomized comparison of operative vs nonoperative treatment following first time patellar dislocation. Presented at: The European Society of sports traumatology, knee surgery and arthroscopy. Rome, Italy (2002)
5. Atkin, D.M., Fithian, D.C., Marangi, K.S., et al.: Characteristics of patients with primary acute lateral patellar dislocation and their recovery within the first 6 months of injury. Am. J. Sports Med. **28**, 472–479 (2000)
6. Beck, P., Brown, N.A., Greis, P.E., et al.: Patellofemoral contact pressures and lateral patellar translation after medial patellofemoral ligament reconstruction. Am. J. Sports Med. **35**, 1557–1563 (2007)
7. Berg, E.E., Mason, S.L., Lucas, M.J.: Patellar height ratios. A comparison of four measurement methods. Am. J. Sports Med. **24**, 218–221 (1996)
8. Brattstrom, H.: Shape of intercondylar groove normally and in recurrent dislocation of patella. Acta Orthop. Scand. Suppl. **68**, 134–148 (1964)
9. Buchner, M., Baudendistel, B., Sabo, D., et al.: Acute traumatic primary patellar dislocation: long-term results comparing conservative and surgical treatment. Clin. J. Sport Med. **15**, 62–66 (2005)
10. Camanho, G.L., Viegas Ade, C., Bitar, A.C., et al.: Conservative versus surgical treatment for repair of the medial patellofemoral ligament in acute dislocations of the patella. Arthroscopy **25**(6), 620–625 (2009). Epub 26 Feb 2009
11. Christiansen, S.E., Jakobsen, B.W., Lund, B., et al.: Isolated medial patellofemoral repair in primary dislocation of patella: prospective randomized study. J. Arthrosc. Relat. Surg. **24**(8), 881–887 (2008)
12. Colvin, A.C., West, R.V.: Patellar instability. J. Bone Joint Surg. Am. **90**(12), 2751–2762 (2008)
13. Cossey, A.J., Paterson, R.: A new technique for reconstructing the medial patellofemoral ligament. Knee **12**(2), 93–98 (2005)
14. Cowan, S.M., Bennell, K.L., Hodges, P.W.: Therapeutic patellar taping changes the timing of vasti muscle activation in people with patellofemoral pain syndrome. Clin. J. Sport Med. **12**, 339–347 (2002)
15. Deie, M., Ochi, M., Sumen, Y., et al.: A long-term follow-up study after medial patellofemoral ligament reconstruction using the transferred semitendinosus tendon for patellar dislocation. Knee Surg. Sports Traumatol. Arthrosc. **13**, 522–528 (2005)
16. Dejour, H., Walch, G., Neyret, P., et al.: Dysplasia of the femoral trochlea. Rev. Chir. Orthop. Reparatrice Appar. Mot. **76**(1), 45–54 (1990)
17. Dejour, H., Walch, G., Nove-Josserand, L., et al.: Factors of patellar instability: an anatomic radiographic study. Knee Surg. Sports Traumatol. Arthrosc. **2**, 19–26 (1994)
18. Desio, S.M., Burks, R.T., Bachus, K.N.: Soft tissue restraints to lateral patellar translation in the human knee. Am. J. Sports Med. **26**, 59–65 (1998)
19. Donell, S.T., Joseph, G., Hing, C.B., Marshall, T.J.: Modified Dejour trochleoplasty for severe dysplasia: operative technique and early clinical results. Knee **13**, 266–273 (2006)
20. Doral, M.N., Tetik, O., Atay, O.A., Leblebicioğlu, G., Aydoğ, T., Akarcali, I., Kaya, D.: Patellar instability: arthroscopic surgery, indications and techniques. Acta Orthop. Traumatol. Turc. **38**(Suppl. 1), 119–126 (2004)
21. Elias, J.J., Cosgarea, A.J.: Technical errors during medial patellofemoral ligament reconstruction could overload medial patellofemoral cartilage: a computational analysis. Am. J. Sports Med. **34**, 1478–1485 (2006)
22. Elias, D.A., White, L.M., Fithian, D.C.: Acute lateral patellar dislocation at MR imaging: injury patterns of medial patellar soft-tissue restraints and osteochondral injuries of the inferomedial patella. Radiology **225**, 736–743 (2002). 2760
23. Ellera Gomes, J.L., Stigler Marczyk, L.R., César de César, P., Jungblut, C.F.: Medial patellofemoral ligament reconstruction with semitendinosus autograft for chronic patellar instability: a follow-up study. Arthroscopy **20**(2), 147–151 (2004)
24. Farr, J., Schepsis, A.A.: Reconstruction of the medial patellofemoral ligament for recurrent patellar instability. J. Knee Surg. **19**, 307–316 (2006)
25. Felus, J., Kowalczyk, B., Lejman, T.: Sonographic evaluation of the injuries after traumatic patellar dislocation in adolescents. J. Pediatr. Orthop. **28**(4), 397–402 (2008)
26. Fithian, D.C., Paxton, E.W., Stone, M.L., et al.: Epidemiology and natural history of acute patellar dislocation. Am. J. Sports Med. **32**, 1114–1121 (2004)
27. Flandry, F., Hunt, J.P., Terry, G.C., et al.: Analysis of subjective knee complaints using visual analog scales. Am. J. Sports Med. **19**, 112–118 (1991)
28. Fulkerson, J.P.: Diagnosis and treatment of patients with patellofemoral pain. Am. J. Sports Med. **30**, 447–456 (2002)
29. Fulkerson, J.P., Becker, G.J., Meaney, J.A., et al.: Anteromedial tibial tubercle transfer without bone graft. Am. J. Sports Med. **18**(5), 490–496 (1990)
30. Gomes, J.E.: Comparison between a static and a dynamic technique for medial patellofemoral ligament reconstruction. Arthroscopy **24**(4), 430–435 (2008)
31. Hallén, L.G., Lindahl, O.: The "screw-home" movement in the knee-joint. Acta Orthop. Scand. **37**, 97–106 (1966)
32. Harilainen, A., Myllynen, P., Antilla, H., et al.: The significance of arthroscopy and examination under anesthesia in the diagnosis of fresh injury haemarthrosis of the knee joint. Injury **19**, 21–24 (1988)
33. Hawkins, R.J., Bell, R.H., Anisette, G.: Acute patellar dislocations. The natural history. Am. J. Sports Med. **14**, 117–120 (1986)
34. Heywood, A.: Recurrent dislocation of patella. JBJS **43B**, 508–517 (1961)
35. Hooiveld, M.J., Roosendaal, G., Jacobs, K.M., et al.: Initiation of degenerative joint damage by experimental bleeding combined with loading of the joint: a possible mechanism of hemophilic arthropathy. Arthritis Rheum. **50**(6), 2024–2031 (2004)
36. Hooiveld, M.J., Roosendaal, G., van den Berg, H.M., et al.: Haemoglobin derived iron-dependent hydroxyl radical formation in blood-induced joint damage: an in vitro study. Rheumatology **42**(6), 784–790 (2003)
37. Hooiveld, M., Roosendaal, G., Vianen, M., et al.: Blood-induced joint damage: longterm effects in vitro and in vivo. J. Rheumatol. **30**(2), 339–344 (2003)
38. Insall, J., Falvo, K.A., Wise, D.W.: Chondromalacia patellae. A prospective study. J. Bone Joint Surg. Am. **58**(1), 1–8 (1976)
39. Kirsch, M.D., Fitzgerald, S.W., Friedman, H., et al.: Transient lateral patellar dislocation: diagnosis with MR imaging. AJR Am. J. Roentgenol. **161**, 109–113 (1993)
40. Kolowich, P.A., Paulos, L.E., Rosenberg, T.D., et al.: Lateral release of the patella: indications and contraindications. Am. J. Sports Med. **18**, 359–365 (1990)
41. Krödel, A., Refior, H.J.: Patellar dislocation as a cause of osteochondral fracture of the femoro-patellar joint. Unfallchirurgie **16**(1), 12–17 (1990)
42. Kujala, U.M., Jaakkola, L.H., Koskinen, S.K., et al.: Scoring of patellofemoral disorders. Arthroscopy **9**, 159–163 (1993)
43. Kuroda, R., Kambic, H., Valdevit, A., et al.: Articular cartilage contact pressure after tibial tuberosity transfer. A cadaveric study. Am. J. Sports Med. **29**, 403–409 (2001)
44. Lattermann, C., Toth, J., Bach Jr., B.R.: The role of lateral retinacular release in the treatment of patellar instability. Sports Med. Arthrosc. **15**, 57–60 (2007)
45. LeGrand, A.B., Greis, P.E., Dobbs, R.E., et al.: MPFL reconstruction. Sports Med. Arthrosc. **15**(2), 72–727 (2007)
46. Lysholm, J., Gillquist, J.: Evaluation of knee ligament surgery results with special emphasis on use of a scoring scale. Am. J. Sports Med. **10**, 150–154 (1982)
47. Madhok, R., Bennett, D., Sturrock, R.D., et al.: Mechanisms of joint damage in an experimental model of hemophilic arthritis. Arthritis Rheum. **31**(9), 1148–1155 (1988)
48. Maenpaa, H., Lehto, M.U.: Patellar dislocation. The long-term

results of nonoperative management in 100 patients. Am. J. Sports Med. **25**, 213–217 (1997)
49. McConnell, J.: Rehabilitation and nonoperative treatment of patellar instability. Sports Med. Arthrosc. **15**, 95–104 (2007)
50. Merchant, A.C., Mercer, R.L., Jacobsen, R.H., et al.: Roentgenographic analysis of patellofemoral congruence. J. Bone Joint Surg. Am. **56**, 1391–1396 (1974)
51. Mountney, J.W., Senavongse, A.A., Amis, N., et al.: Tensile strength of the medial patellofemoral ligament before and after repair or reconstruction. J. Bone Joint Surg. Br. **87-B**, 36–40 (2005)
52. Mulford, J.S., Wakeley, C.J., Eldridge, J.D.: Assessment and management of chronic patellofemoral instability. J. Bone Joint Surg. Br. **89**, 709–716 (2007)
53. Nam, E.K., Karzel, R.P.: Mini-open medial reefing and arthroscopic lateral release for the treatment of recurrent patellar dislocation: a medium-term follow-up. Am. J. Sports Med. **33**, 220–230 (2005)
54. Nietosvaara, Y., Aalto, K., Kallio, P.: Acute patellar dislocation in children: incidence and associated osteochondral fractures. J. Pediatr. Orthop. **14**, 513–515 (1994)
55. Nikku, R., Nietosvaara, Y., Aalto, K., et al.: Operative treatment of primarily patellar dislocation does not improve medium-term outcome: a 7-year follow-up report and risk analysis of 127 randomized patients. Acta Orthop. **76**, 699–704 (2005)
56. Nikku, R., Nietosvaara, Y., Kallio, P.E., et al.: Operative versus closed treatment of primary dislocation of the patella. Similar 2-year results in 125 randomized patients. Acta Orthop. Scand. **68**, 419–423 (1997)
57. Nomura, E.: Classification of lesions of the medial patello-femoral ligament in patellar dislocation. Int. Orthop. **23**(5), 260–263 (1999)
58. Nomura, E., Horiuchi, Y., Inoue, M.: Correlation of MR imaging findings and open exploration of medial patellofemoral ligament injuries in acute patellar dislocations. Knee **9**, 139–143 (2002)
59. Nomura, E., Horiuchi, Y., Kihara, M.: A mid-term follow-up of medial patellofemoral ligament reconstruction using an artificial ligament for recurrent patellar dislocation. Knee **7**(4), 211–215 (2000)
60. Nomura, E., Inoue, M.: Hybrid medial patellofemoral ligament reconstruction using the semitendinosus tendon for recurrent patellar dislocation: minimum 3 years' follow-up. Arthroscopy **22**(7), 787–793 (2006)
61. Ostermeier, S., Holst, M., Bohnsack, M., et al.: In vitro measurement of patellar kinematics following reconstruction of the medial patellofemoral ligament. Knee Surg. Sports Traumatol. Arthrosc. **15**, 276–285 (2007)
62. Palmu, S., Kallio, P.E., Donell, S.T., et al.: Acute patellar dislocation in children and adolescents: a randomized clinical trial. J. Bone Joint Surg. Am. **90**, 463–470 (2008)
63. Palmu, S., Kallio, P.E., Simon, T.D., et al.: Acute patellar dislocation in children and adolescents. A randomized clinical trial. JBJS **90**(3), 463–470 (2008)
64. Panagopoulos, A., van Niekerk, L., Triantafillopoulos, I.K.: MPFL reconstruction for recurrent patella dislocation: a new surgical technique and review of the literature. Int. J. Sports Med. **29**, 359–365 (2008)
65. Ricchetti, E.T., Mehta, S., Sennett, B.J., et al.: Comparison of lateral release versus lateral release and medial soft tissue realignment for the treatment of recurrent patellar instability arthroscopy. J. Arthrosc. Relat. Surg. **23**(5), 463–468 (2007)
66. Sanders, T.G., Morrison, W.B., Singleton, B.A., et al.: Medial patellofemoral ligament injury following acute transient dislocation of the patella: MR findings with surgical correlation in 14 patients. J. Comput. Assist. Tomogr. **25**, 957–962 (2001)
67. Schottle, P.B., Fucentese, S.F., Pfirrmann, C., et al.: Trochleaplasty for patellar instability due to trochlear dysplasia: a minimum 2-year clinical and radiological follow-up of 19 knees. Acta Orthop. **75**, 693–698 (2005)
68. Schöttle, P.B., Fucentese, S.F., Romero, J.: Clinical and radiological outcome of medial patellofemoral ligament reconstruction with a semitendinosus autograft for patella instability. Knee Surg. Sports Traumatol. Arthrosc. **13**(7), 516–521 (2005)
69. Seil, R., Muller, B., Georg, T., et al.: Reliability and interobserver variability in radiological patellar height ratios. Knee Surg. Sports Traumatol. Arthrosc. **8**, 231–236 (2000)
70. Sillanpää, P.J., Mattila, V.M., Mäenpää, H., et al.: Treatment with and without initial stabilizing surgery for primary traumatic patellar dislocation. A prospective randomized study. J. Bone Joint Surg. Am. **91**(2), 263–273 (2009)
71. Sillanpää, P., Mattila, V.M., Visuri, T., et al.: Ligament reconstruction versus distal realignment for patellar dislocation. Clin. Orthop. Relat. Res. **466**(6), 1475–1484 (2008)
72. Sillanpää, P.J., Peltola, E., Mattila, V.M., et al.: Femoral avulsion of the medial patellofemoral ligament after primary traumatic patellar dislocation predicts subsequent instability in men: a mean 7-year nonoperative follow-up study. Am. J. Sports Med. **37**(8), 1513–1521 (2009). Epub 17 Apr 2009
73. Steiner, T.M., Torga-Spak, R., Teitge, R.A.: Medial patellofemoral ligament reconstruction in patients with lateral patellar instability and trochlear dysplasia. Am. J. Sports Med. **34**, 1254–1261 (2006)
74. Tegner, Y., Lysholm, J.: Rating systems in the evaluation of knee ligament injuries. Clin. Orthop. Relat. Res. **198**, 43–49 (1985)
75. Thaunat, M., Erasmus, P.J.: The favourable anisometry: an original concept for medial patellofemoral ligament reconstruction. Knee **14**(6), 424–428 (2007)
76. Tom, A., Fulkerson, J.P.: Restoration of native medial patellofemoral ligament support after patella dislocation. Sports Med. Arthrosc. **15**, 68–71 (2007)
77. Trikha, S.P., Acton, D., O'Reilly, M., et al.: Acute lateral dislocation of the patella: correlation of ultrasound scanning with operative findings. Inj. Int. J. Care Injured **34**, 568–571 (2003)
78. Vahasarja, V., Kinnunen, P., Lanning, P., et al.: Operative realignment of patellar malalignment in children. J. Pediatr. Orthop. **15**, 281–285 (1995)
79. Van Huyssteen, A.L., Hendrix, M.R., Barnett, A.J., et al.: Cartilage-bone mismatch in the dysplastic trochlea. An MRI study. J. Bone Joint Surg. Br. **88**(5), 688–691 (2006)
80. Von Knoch, F., Bohm, T., Burgi, M.L., et al.: Trochleaplasty for recurrent patellar dislocation in association with trochlear dysplasia. A 4- to 14-year follow-up study. J. Bone Joint Surg. Br. **88**, 1331–1335 (2006)
81. Watanabe, A., Obata, T., Ikehira, H., Ueda, T., Moriya, H., Wada, Y.: Degeneration of patellar cartilage in patients with recurrent patellar dislocation following conservative treatment: evaluation with delayed gadolinium-enhanced magnetic resonance imaging of cartilage. Osteoarthritis Cartilage **17**(12), 1546–1553 (2009). Epub 18 May 2009
82. West, R.V.: NFL physician's society survey. Unpublished data (2008)
83. Zazulak, B.T., Hewett, T.E., Reeves, N.P., et al.: The effects of core proprioception on knee injury: a prospective biomechanical-epidemiological study. Am. J. Sports Med. **35**(3), 368–373 (2007)

第五章 髌骨不稳的关节镜手术

Mahmut Nedim Doral, Egemen Turhan, Gürhan Dönmez, Özgür Ahmet Atay, Akın Üzümcügil, Mehmet Ayvaz, Nurzat Elmalı, and Defne Kaya

白宇 译

内容

诊断	497
治疗	498
结论	500
参考文献	500

M. N. Doral(✉), Ö. A. Atay, A. Üzümcügil, and M. Ayvaz
Faculty of Medicine, Department of Orthopaedics
and Traumatology, Chairman of Department of Sports Medicine,
Hacettepe University, Hasırcılar Caddesi, 06110 Ankara,
Sihhiye, Turkey
e-mail: ndoral@ hacettepe. edu. tr; oaatay@ hacettepe. edu. tr;
akinu@ hacettepe. edu. tr; mayvaz@ hacettepe. edu. tr

E. Turhan
Department of Orthopaedics and Traumatology, Zonguldak
Karaelmas University, Zonguldak, Turkey
e-mail: dregementurhan@ yahoo. com

G. Dönmez
Department of Sports Medicine, Hacettepe University, 06100
Ankara, Turkey
e-mail: gurhan@ hacettepe. edu. tr

N. Elmalı
Department of Orthopaedics and Traumatology, İnönü University
Turgut Özal Medical Center, 44300 Malatya, Turkey
e-mail: nelmali@ hotmail. com

D. Kaya
Department of Sports Medicine, Hacettepe University, 06100
Ankara, Turkey
e-mail: defne@ hacettepe. edu. tr

膝关节是所有关节疼痛中最常见的就医部位。膝痛主要源自于髌股关节(PF)紊乱。髌股关节疼痛综合征用来定义与 PF 关节改变相关的膝前部疼痛的病例。

PF 关节是人体肌肉骨骼系统中负载最大的部位[11]。在登山或下楼梯时,PF 关节的负荷是体重的 3.3 倍,而在半蹲时是体重的 7.6 倍,在跳跃时是体重的 20 倍[28]。在完全伸展时股四头肌的肌力增加 30%。髌骨是身体最大的籽骨,具有在体内最厚的软骨,其厚度为 6~7mm,是伸膝装置的主支点[38]。透明软骨降低了伸膝装置的摩擦系数。膝完全伸直时,全部伸膝力量在 PF 关节被平衡为张力,称为"髌股关节的反作用力"。简而言之,它是 F1(股四头肌腱矢量) = F2(髌腱)矢量的结点。达到(100+20)kg[11]。

髌股关节疾病一般分三组:
1. 软组织引起的疼痛
2. 髌骨不稳
3. 髌股关节骨关节炎

髌骨不稳,即"髌骨平衡失调"是近年来膝外科医生面临的最重要挑战。髌骨不稳是一个主观术语,描述由于静态和动态伸膝装置退化引起疼痛、不平顺或旋转。可以将"髌骨不稳"分为四个题目:半脱位、脱位、低位髌骨和高位髌骨[3,11]。

髌骨松弛是另一个概念,它只是一个临床表现而无任何自觉症状。这在儿童更常见,随着年龄的增长而减轻。强大的肌肉平衡和本体感觉使他们的伸膝装置无任何症状。总体来说,髌骨不稳是一个主观的术语,在动态的位置形成,而髌骨松弛是客观发现。

髌骨半脱位和脱位:据报道,髌骨脱位发病率为 5.8/10 万。在 10~17 岁之间发病率约为这个比率的5倍[4,13]。保守治疗的急性脱位的病例有15%~44%复发[16]。急性髌骨脱位可能直接或间接发生。直接伤害时髌骨可能被推向外侧。内侧脱位通常是医源性的,是技术不当导致的外侧松弛和内移过度引起的。脱位会频繁发生。急性髌骨脱位分为两组,复发性(外伤性脱位后)和习惯性,后者是导致不稳的一个重要原因。习惯性脱位可能与个人的胶原组织和胶原蛋白结构有关,较常见于唐氏综合征、多发骨骺发育不良和Ehlers-Danlos综合征,后者具有普遍的关节和组织松弛。在Fulkerson的书中"持续髌骨脱位"标题下,提到了此病的先天和后天因素,并将习惯型定义为复发性脱位[14]。最重要的是股四头肌纤维化和膝关节周围的软组织僵硬并不在所有病例出现。髌骨脱位的保守治疗建议用器械、股四头肌和股内侧肌斜头强化训练,反复的不稳性和急性骨软骨骨折最好手术治疗[31]。我们应知道,急性脱位时外髁软骨损伤发生率约30%[24]。许多研究人员建议及早手术以防止发展成髌骨不稳[1]。据观察,即使早期手术减少了复发,大多数患者依然会主诉有疼痛。

低位髌骨和高位髌骨:髌骨高度可以用直接或间接的方法进行评估。"Insall-Salvati"、"Blackburne-Peel"和"Caton-Deschamps"指数都是根据髌腱长度和胫骨近端来评估髌骨高度的间接方法。Blumensaat线是在膝侧位片髁间窝顶的不透光线。髌骨下极通常在Blumensaat延长线上。高位髌骨是向上超过10mm,低位髌骨是向下超过10mm[35]。Insall-Salvati指数是髌骨下极和髌腱附着位置到胫骨结节的距离除以髌骨后面高点和前面低点之间的最长直径。正常值为1,>1.2为高位髌骨,而<0.8是低位髌骨[33]。改良的Insall-Salvati指数是髌骨关节面长度与髌骨关节面最远端和髌腱与胫骨结节结合点之间距离的比率。正常指数通常应低于2,在低位髌骨>2。但是,当胫骨结节不明显时这种技术可能会提供错误的结果。Blackburne-Peel指数是髌骨关节面最低点和穿过胫骨关节面表面的切线之间的直线距离除以髌骨关节面长度。指数的正常值是0.8。>1为高位髌骨,而<0.5为低位髌骨。根据一些学者的报道,髌腱长度是导致的不稳性另一个因素[21]。

导致髌骨不稳的情况有三组:

1. 局部原因:滑车槽错误、髌骨未发育或小髌骨、高或低髌骨、内侧髌股韧带(MPFL)的损伤、股内侧斜肌功能不全、支持带及关节囊松弛。

2. 亚形态异常:股骨前倾角和Q角增加、膝内翻、膝外翻、膝反屈、胫骨内旋增加、胫骨内外翻畸形、胫骨外旋增加伴足外翻。

3. 全身原因:如Ehlers-Danlos综合征、多发性骺端发育不良、指甲-髌骨综合征、全身关节过度松弛、从儿童时代就有与CP不相关的"短股直肌",这些异常可能会在更大的年龄导致PF问题或髌骨平衡障碍。

诊断

详细询问病史和进行仔细地身体检查,是准确诊断并成功治疗这些患者的前提。临床观察及治疗效果对诊断髌骨不稳是有帮助的。"斜视髌骨"是指患者站立时两个髌骨转向内侧,这表明行走过程中下肢平行向内扭转。足畸形,由于骨骼系统的形态异常(足后旋)。测量Q角。"蚂蚱髌骨"是典型的双侧膝半脱位症状。T-滑车沟角度是肯定需要作重点评估的。

在评估膝关节特别是骨性组织(髌骨的形状、滑车沟和外侧髁)的同时,整体考虑主动和被动动态位置的软组织(关节囊外部、MPFL、股四头肌和髌腱)。当检查膝关节的生物力学时,能观察到它在屈曲运动时滑动(髌骨在内外移动时的旋转)、旋转(内外旋)、移位合并旋转[30]。髌骨倾斜、恐惧测试、髌骨研磨试验对PF关节评估是非常重要的。被动髌骨倾斜测试能显示外侧支持韧带张力,通常髌骨外侧小面的角度与滑车平行。髌骨应该能够朝向内侧旋转10°~15°。否则就是外侧支持韧带过紧。恐惧测试对复发性髌骨脱位是有价值的。膝屈曲30°,从内侧向外推压髌骨。患者害怕并尽量主动收缩股四头肌来阻止此运动为阳性。PF研磨试验(髌骨研磨试验)是一个静态的测试,通过股四头肌主动收缩来了解髌骨后方的病变。当我们检查髌骨不稳的时候,不应该只专注膝,还要了解骨盆和脊柱的稳定机制,因为远端对线始于L5至S1脊椎。髋关节失去正常的扭转、后屈或前倾都会影响下肢的整体对线,可能会导致髌骨不稳。同样,足拇外翻患者距下关节内旋增加,导致PF紊乱以及随后的髌骨不稳[17,19]。

PF关节的轴由Q角决定。这是髂前上棘中点和髌骨连线与髌骨向胫骨结节连线之间的角度。这个角度的正常值男性为8°~14°,女性为11°~20°,超过20°将被视为异常。女性Q角较大的原因是她们的骨盆更宽和膝外翻增加。

要知道Q角是静态测量值，动态很难测量。"行走分析"对这个问题有多少帮助还没有一个满意的答案。Q角增加可能会导致髌骨不稳。完全伸直时髌骨脱位的风险更高，因为Q角是完全伸展的。应在屈曲0°~30°进行动态Q角评估。Q角增加时应考虑股骨前倾、胫骨外扭、膝外翻和胫骨结节偏外[29]。

除了病史和查体，各种监测方法对诊断也很重要。在30°、45°、60°和90°的屈曲位观察髌骨周围结构包括股骨沟在切线片上的动态位置。Hughston沟角118°，Merchant沟角138°为滑车异常[10]。侧位片的交叉征，是滑车沟深部延伸到髁前面的线。滑车上的突起和双边界的外观（滑车驼峰）都显示髁发育不全和滑车沟异常[7]。必要时可以使用更先进的方法，如CT和MRI。一般来说，如果怀疑髌骨内侧面有骨软骨骨折，可以同时进行MRI与X线检查。对于急性创伤性髌骨脱位，MRI检查优于其他方法。直接放射学方法在大多数情况下没有帮助，因为很多的情况下髌骨已经自发复位。MRI可以确定髌骨内侧面和股骨外侧髁挫伤的水肿和内侧髌股韧带的完整性的损伤，有助于髌骨脱位的诊断和治疗计划。

关节镜是动态诊断和治疗PF关节问题一种必要的尝试，尤其是髌骨不稳[9]。硬膜外麻醉下的可视关节镜检查，可以确定所有的关节运动，动态地观察髌骨与滑车沟的相邻关系。还可以检查关节内软骨。用70°镜头，通过髌上腔的外缘进入关节。观察PF关节时关节不充水。在做检查时患者要屈伸膝关节，在0°、30°、45°和60°屈曲时检查髌骨的动态位置。在髌骨对线手术后，再次检查相同位置的图像以防止矫正过度并增加关节镜手术矫正率。

治疗

为了取得髌骨不稳的治疗成功，膝关节医生和关节镜专家应该与物理治疗和康复团队精诚合作。从保守治疗开始，应用非类固醇抗炎药、器械、物理治疗和本体感觉理疗。应向患者很好地解释大脑-髌骨协调的重要性，手术前后告知患者这种协调的困难。有些患者没有接受这种协调的教育，得到了失败的结果。已经确定，大多数的髌骨不稳患者有臀肌无力[4]。在负重活动时股骨内收和内旋导致臀部肌肉无力，奠定了不稳的基础。出于这个原因，在大多数的情况下可用臀肌加强或使髌外旋的贴带治疗。虽然大多数的PF疾病保守治疗有效，但可选择的手术很多，如外侧松解、内侧加强、MPFL重建、近端和远端对线、股骨滑车沟截骨、股骨髁成型、髌骨切除术、自体软骨细胞移植、髌骨切除术等。也就是说，尚没有髌骨不稳治疗方法的金标准。因为研究方法不同，很难比较这些方法的优劣，所以前瞻性随机对照临床研究是必要的。文献中唯一的前瞻性随机对照研究中，Nikku等比较了急性不稳治疗的非手术和手术方法，在2~5年的随访后，没有发现显著差异，他们建议在开始时选择保守治疗[22]。

在慢性病例的BT检查中，Schutzer等以"错误对线的类型"为标题，针对倾斜、半脱位和软骨损伤采用不同的原则手术[32]。然而，我们的临床经验表明，高位髌骨也会引起关节半脱位。经典的"错误对线的类型"被分为三组：①无倾斜的半脱位；②有倾斜的半脱位；③无半脱位的倾斜。

用于有髌骨倾斜的半脱位的手术可大可小（不管是否高位髌骨）。如外支持韧带或关节囊松解、内侧重叠、胫骨粗隆前内移位、和（或）远侧移位、和（或）近侧移位。

Q角增大、全身松弛、髌骨可动性增加、膝内翻、外翻、或反张3°、过量的胫骨内外扭转、股骨前倾角增大、足髌骨对线严重旋前的患者应该做切开手术而不要尝试用关节镜。应该知道，不当手术可能会造成伸膝装置无法挽回的问题。

在我们医院，是用关节镜做外侧松解的。用于关节不很松弛的和（或）观察到半脱位的患者。应用剪刀、电刀烧灼、激光将关节囊从髌骨上极向远端切开。外侧松解术后，髌骨需要推到大约竖起90°[10]。如果胫骨结节-滑车沟距离<20mm，并有PF退行性改变，外侧松解可与MPFL重建或内侧重叠术联合应用[36]。最近有文献报道单独外侧松解治疗髌骨压迫综合征获得成功。即便如此，不建议用于髌骨不稳的治疗[18]。如果患者有髌骨远端软骨损伤就不应做外侧松解术。如果有内侧髌骨软骨损伤就应注意内侧稳定手术且要谨慎。否则，这些病变会被触发，PF骨性关节炎的风险将增大。

我们用关节镜下内侧重叠术治疗髌骨不稳。有一些研究报告了关节镜下内侧重叠术治疗复发性髌骨不稳后功能良好，"再脱位"率很低[2,20]。其适应证是伸膝装置动力正常、髌骨形状和股骨滑车沟角度有没有严重的变化、Q角在20°~40°之间、没有严重的3D紊乱。对于严重关节松弛的病例,首选加速本体感觉的理疗(图1)。若患者有足够的肌肉力量和控制力,可考虑关节镜手术,尤其是对复发性髌骨不稳、髌骨软骨骨折、滑车沟外侧缘软骨骨折的患者。对于首次脱位的运动员,要在很短的时间内恢复运动,也应考虑此手术。以下情况应慎用关节镜:关节过度松弛,严重的软骨,骨损伤和高位-低位髌骨或"局部疼痛综合征",即反射性交感神经营养不良。除了下肢对线差所做的近端-远端、内-外矫正、外侧髁成型、大转子成型、胫骨结节前移和(或)前内移手术应切开进行,如 Marguet 和 Fulkerson 所介绍的切开手术[7,9,15]。

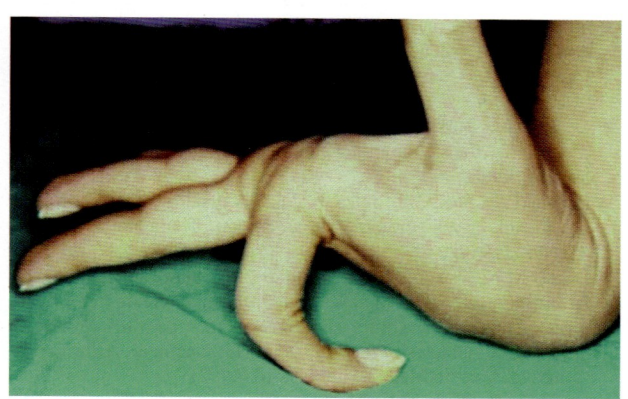

图1 关节严重松弛的患者

复发性脱位的患者更容易发生髌骨内侧关节面骨折。钙化影可能会与 MPFL 的内侧关节面附着点撕脱相混淆。创伤后髌骨脱位会导致内侧关节囊、内侧髌骨胫骨韧带和 MPFL 撕裂。MPFL 是髌骨内侧稳定的主要韧带[8]。在解剖学上,它起于内收肌结节、股骨内上髁和内侧副韧带,止于内侧髌骨边缘的上2/3。Warren 和 Marshall 所定义的膝关节内侧三个解剖层次中,第二层是由 MPFL 组成的,最重要[37]。90%的尸体研究能观察到这个沙漏状的滑膜外韧带,大小和力量有所不同,其平均宽度为13mm[5]。另一项研究证实在切断内侧结构后,将髌骨向外侧拉动10mm 的力量下降了50%[34]。髌骨脱位后 MPFL 一定损伤,并发生在内收肌结节,因为 MPFL 50%~80%的股骨起点在内收肌结节[23]。最近的方法大多建议将其矫正或重建。

随着技术发展,MPFL 重建已经得到了重视。许多学者强调指出,矫正外侧解剖不稳时必须加强内侧结构。对没有软骨病变和严重血肿的病例,可能没有做解剖矫正。活跃的运动员的 MPFL 修复或重建应该在关节镜清创后进行。应该牢记,超过20ml 的血肿可能是严重的软骨损伤造成的。在这种情况下,应用关节镜进行灌洗、软骨评估、修复 MPFL 和内侧关节囊,特别是对第一次脱位者[9]。绝对应该考虑股内侧肌斜头移位,因为它对动态的内侧稳定非常重要[1]。

MPFL 重建还能观察内收肌结节损伤。对前文描述的自体大收肌、半腱肌移植、异体胫骨前肌移植术的移植物选择和移植位置尚未达成共识[6]。

MPFL 重建过程中我们要小心在固定移植物时发生髌骨骨折。MPFL 动态重建比静态重建好[25,27]。

我们的技术要点是:

1. 膝屈曲30°时画出 MPFL 轮廓。

2. 关节镜前外侧入路。在这个位置看不到关节囊外的 MPFL。手术缝合全凭解剖印象。

3. 膝关节稍屈曲时开始缝合,最好用5#PDS(可吸收缝线或锚钉),在内收肌结节前,在皮下与关节囊外通过(图2)。从内侧切开髌骨内侧和内收肌结节处关节囊,从内收肌结节开始,从上到下缝合线3针,在膝屈曲30°打结(图3a 和3b)。缝合时不要向内推髌骨。在该技术中,直接的手术用于急性脱位,慢性脱位者使用射频切割内侧关节囊以进行相同缝合。外侧组织不紧张时绝不做松解。

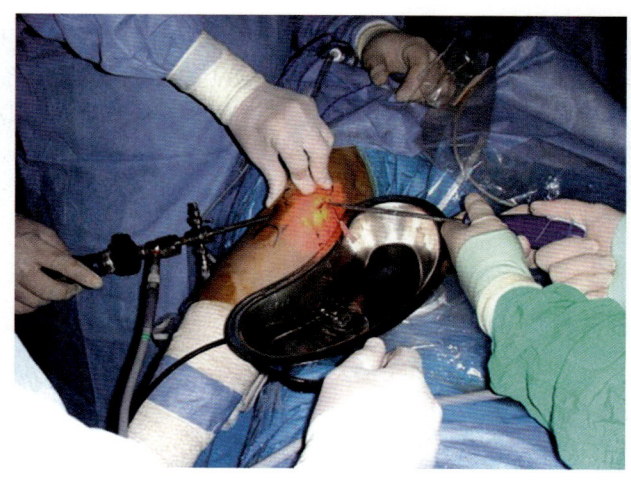

图2 确定内收肌结节锚钉位置

4. 术后加压包扎后在很短的时间就可进行物理治疗,无需使用器械。

PF 的关节镜手术最重要的优势是并发症少瘢痕小,翻修容易;它允许早期运动;费用低、住院时间短[21]。早期的并发症主要有关节积血、矫枉过正和软骨损伤,晚期的并发症为膝前痛、反射性交感神

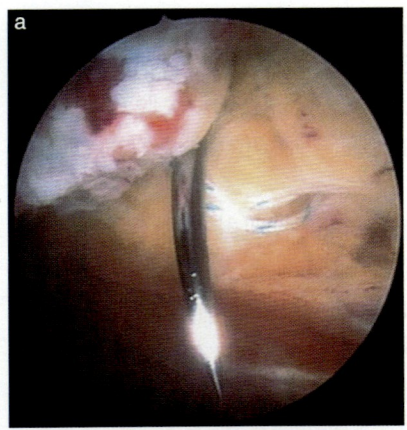

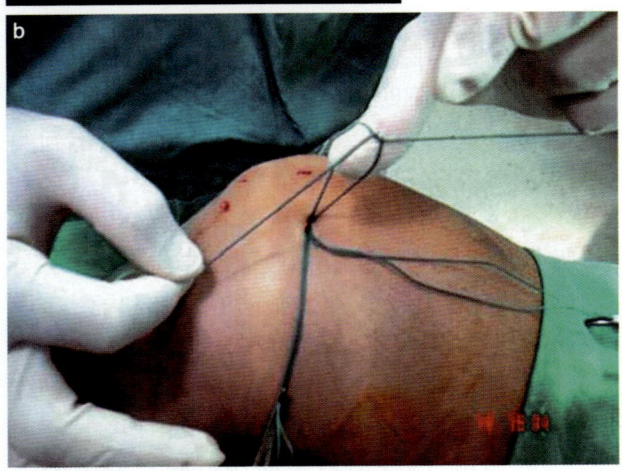

图3 (a)的缝线穿过关节内,(b)缝线穿过皮下的MPFL,结束在内收肌结节。缝合材料为 5 号 PDS 或 Ethibon

经萎缩、脱位复发和 PF 骨关节炎。应了解膝的生物力学和详细术前规划才能预防这些并发症。此外,在生物力学方面,即使 MPFL 重建比胫骨结节内移更稳定,它对骨的问题仍无法解决,会导致内侧 PF 软骨负荷过多[12,26]。内侧缝合而不松解外侧关节囊,膝屈曲 30°打结是本术式最重要步骤。否则,我们可能遇到很难修正的矫枉过正和髌骨内倾的并发症。

结论

髌骨不稳的知识和治疗不断发展。虽然大多数病例采用保守治疗,但经验丰富的医生实施手术仍会取得成功。治疗方法的选择应针对潜在的病理。否则,长期随访必然会遇到 PF 骨关节炎和运动限制的结果。不合理的外科治疗将导致伸膝装置不可逆的异常。髌骨手术如同乐器调音一样精细,最重要的是医生的理念、经验以及患者组织的质量。

参考文献

1. Ahmad, C.S., Stein, B.E., Matuz, D., Henry, J.H.: Immediate surgical repair of the medial patellar stabilizers for acute patellar dislocation. A review of eight cases. Am. J. Sports Med. **28**(6), 804–810 (2000)
2. Ali, S., Bhatti, A.: Arthroscopic proximal realignment of the patella for recurrent instability: report of a new surgical technique with 1 to 7 years of follow-up. Arthroscopy **23**, 305–311 (2007)
3. Boden, B.P., Pearsall, A.W., Garrett Jr., W.E., Feagin Jr., J.A.: Patellofemoral instability: evaluation and management. J. Am. Acad. Orthop. Surg. **5**, 47–57 (1997)
4. Colvin, A.C., West, R.V.: Patellar instability. J. Bone Joint Surg. Am. **90**, 2751–2762 (2008)
5. Conlan, T., Garth Jr., W.P., Lemons, J.E.: Evaluation of the medial soft-tissue restraints of the extensor mechanism of the knee. J. Bone Joint Surg. Am. **75**(5), 682–693 (1993)
6. Deie, M., Ochi, M., Sumen, Y., Adachi, N., Kobayashi, K., Yasumoto, M.: A long-term follow-up study after medial patellofemoral ligament reconstruction using the transferred semitendinosus tendon for patellar dislocation. Knee Surg. Sports Traumatol. Arthrosc. **13**, 522–528 (2005)
7. Dejour, D., Le Coultre, B.: Osteotomies in patello-femoral instabilities. Sports Med. Arthrosc. **15**, 40 (2007)
8. Desio, S.M., Burks, R.T., Bachus, K.N.: Soft tissue restraints to lateral patellar translation in the human knee. Am. J. Sports Med. **26**, 59–65 (1998)
9. Doral, M.N., Atik, O.Ş., Şener, E.: Patellar malalignmentta artroskopik lateral fasyal gevşetme. Acta Orthop. Traumatol. Turc. **22**, 252–254 (1988)
10. Doral, M.N., Tandoğan, R., Acaroğlu, E., Surat, A., Göğüş, T.: Arthroscopically assisted closed lateral capsular release in the treatment of patellar instability and anterior knee pain syndromes in professional athletes. Proceedings of International Arthroscopy Congress. Mapere Med. **5**(Suppl 3), 10 (1992)
11. Doral, M.N., Turhan, E., Donmez, G., Atay, Ö.A., Kaya, D.: Diz artroskopisi: artroskopik patellar instabilite cerrahisi. Turkiye Klinikleri J. Orthop. Traumatol Spec. Top. **2**(3), 80–87 (2009)
12. Elias, J.J., Cosgarea, A.J.: Technical errors during medial patellofemoral ligament reconstruction could overload medial patellofemoral cartilage: a computational analysis. Am. J. Sports Med. **34**, 1478–1485 (2006)
13. Fithian, D.C., Paxton, E.W., Stone, M.L., Silva, P., Davis, D.K., Elias, D.A., et al.: Epidemiology and natural history of acute patellar dislocation. Am. J. Sports Med. **32**, 1114–1121 (2004)
14. Fulkerson, J.P.: Disorders of the Patellofemoral Joint, 3rd edn, pp. 211–214. William & Wilkins, Baltimore (1997)
15. Fulkerson, J.P.: Diagnosis and treatment of patients with patellofemoral pain. Am. J. Sports Med. **30**, 447–456 (2002)
16. Hawkins, R.J., Bell, R.H., Anisette, G.: Acute patellar dislocations. The natural history. Am. J. Sports Med. **14**, 117–120 (1986)
17. Kaya, D., Atay, O.A., Callaghan, M., Çil, A., Çağlar, O., Citaker, S. Yüksel, I., Doral, MN.: Hallux valgus in patients with patellofemoral pain syndrome. Knee Surg. Sports Traumatol. Arthrosc. **17**(11), 1364–1367 (2009)
18. Lattermann, C., Toth, J., Bach Jr., B.R.: The role of lateral retinacular release in the treatment of patellar instability. Sports Med. Arthrosc. **15**, 57–60 (2007)
19. Menz, H.B., Lord, S.R.: Gait instability in older people with hallux valgus. Foot Ankle Int. **26**(6), 483–489 (2005)
20. Nam, E.K., Karzel, R.P.: Mini-open medial reefing and arthroscopic lateral release for the treatment of recurrent patellar dislocation: a medium-term follow-up. Am. J. Sports Med. **33**, 220–230 (2005)
21. Neyret, P., Robinson, A.H., Le Coultre, B., Lapra, C., Chambat, P.: Patellar tendon length – the factor in patellar instability? Knee **9**(1), 3–6 (2002)
22. Nikku, R., Nietosvaara, Y., Kallio, P.E., et al.: Operative versus closed treatment of primary dislocation of the patella. Similar 2-year results in 125 randomized patients. Acta Orthop. Scand. **68**(5), 419–423 (1997)
23. Nomura, E.: Classification of lesions of the medial patellofemoral

ligament in patellar dislocation. Int. Orthop. **23**(5), 260–263 (1999)
24. Nomura, E., Inoue, M., Kurimura, M.: Chondral and osteochondral injuries associated with acute patellar dislocation. Arthroscopy **19**(7), 717–721 (2003)
25. Ostermeier, S., Holst, M., Bohnsack, M., Hurschler, C., Stukenborg-Colsman, C., Wirth, C.J.: In vitro measurement of patellar kinematics following reconstruction of the medial patellofemoral ligament. Knee Surg. Sports Traumatol. Arthrosc. **15**, 276–285 (2007)
26. Ostermeier, S., Stukenborg-Colsman, C., Hurschler, C., Wirth, C.J.: In vitro investigation of the effect of medial patellofemoral ligament reconstruction and medial tibial tuberosity transfer on lateral patellar stability. Arthroscopy **22**, 308–319 (2006)
27. Panagopoulos, A., van Niekerk, L., Triantafillopoulos, I.K.: MPFL reconstruction for recurrent patella dislocation: a new surgical technique and review of the literature. Int. J. Sports Med. **29**, 359–365 (2008)
28. Panni, A.S., Tartarone, M., Patricola, A.A., Santaiti, D.: Patellofemoral problems. In: Piero, Volpi (ed.) Football Traumatology: Current Concepts: from Prevention to Treatment, 1st edn, pp. 263–274. Springer, Milan (2006)
29. Pınar, H., Akseki, D., Karaoğlan, O., Genç, I.: Kinematic and dynamic axial computed tomography of the patello-femoral joint in patients with anterior knee pain. Knee Surg. Sports Traumatol. Arthrosc. **2**(3), 170–173 (1994)
30. Post, W.R., Teitge, R., Amis, A.: Patellofemoral malalignment: looking beyond the viewbox. Clin. Sports Med. **21**, 521–546 (2002)
31. Satterfield, W.H., Johnson, D.L.: Arthroscopic patellar "Bankart" repair after acute dislocation. Arthroscopy **21**(5), 627 (2005)
32. Schutzer, S.F., Ramsby, G.R., Fulkerson, J.P.: Computed tomographic classification of patellofemoral pain patients. Orthop. Clin. North Am. **17**, 235–248 (1986)
33. Seil, R., Muller, B., Georg, T., Kohn, D., Rupp, S.: Reliability and interobserver variability in radiological patellar height ratios. Knee Surg. Sports Traumatol. Arthrosc. **8**, 231–236 (2000)
34. Senavongse, W., Amis, A.A.: The effects of articular, retinacular, or muscular deficiencies on patellofemoral joint stability. J. Bone Joint Surg. Br. **87**, 577–582 (2005)
35. Seyahi, A., Atalar, A.C., Koyuncu, L.Ö., Cinar, B.M., Demirhan, M.: Blumensaat çizgisi ve patella yüksekliği. Acta Orthop. Traumatol. Turc. **40**(3), 240–247 (2006)
36. Tom, A., Fulkerson, J.P.: Restoration of native medial patellofemoral ligament support after patella dislocation. Sports Med. Arthrosc. **15**, 68–71 (2007)
37. Warren, L.A., Marshall, J.L., Girgis, F.: The prime static stabilizer of the medical side of the knee. J. Bone Joint Surg. Am. **56**(4), 665–674 (1974)
38. White, B.J., Sherman, O.H.: Patellofemoral instability. Bull. NYU Hosp. Joint Dis. **67**(1), 22–29 (2009)

第六章 内侧髌股韧带重建

Masataka Deie and Mitsuo Ochi
白宇 译

内容

介绍	502
MPFL 解剖	502
MPFL 重建的历史	503
我们的 MPFL 重建步骤	504
获取半腱肌肌腱	504
髌骨植入位点的准备	504
移植肌腱制备和股骨端固定	504
移植肌腱缝合到髌骨	504
术后康复	504
临床结果	505
并发症	505
结论	505
参考文献	505

介绍

生物力学研究表明，内侧髌股韧带（MPFL）是髌骨外侧脱位和移位的主要限制因素[1,13,18]。MPFL 提供 50%～60% 髌骨内侧稳定力量[2,6,9]。MPFL 重建已成为恢复髌股关节稳定性的公认手术方法。而 MPFL 的非解剖重建可以导致非生理的髌股关节压力和异常的髌骨轨迹。外科干预的目标应该是解剖重建。本章将介绍 MPFL 的解剖、常规 MPFL 重建及我们的重建方法。

MPFL 解剖

膝内侧有三层结构：第一层是浅表的支持韧带；第二层是 MPFL 和内侧副韧带，第三层为内侧髌骨胫骨韧带和内侧髌骨半月板韧带[18]。

MPFL 从髌骨的内侧缘上 2/3 延伸到股骨止点。股骨止点重建是 MPFL 重建的关键，能做移植物等长调整，得到良好的临床结果。解剖研究表明，其股骨止点位于内收肌结节和股骨内上髁之间（图 1）[11,15,16]。推荐的重建位置是内收肌结节远侧 10mm 和股骨内上髁的后侧 5mm。最近的解剖研究建议该点为内收肌结节远端 10mm 和股骨内上髁后 10mm。

M. Deie(✉) and M. Ochi
Department of Orthopaedic Surgery, Hiroshima University,
1-2-3 Kasumi, Minami-ku, 734-8551 Hiroshima, Japan
e-mail: snm3@hiroshima-u.ac.jp; mochi@hiroshima-u.ac.jp

第六章 内侧髌股韧带重建

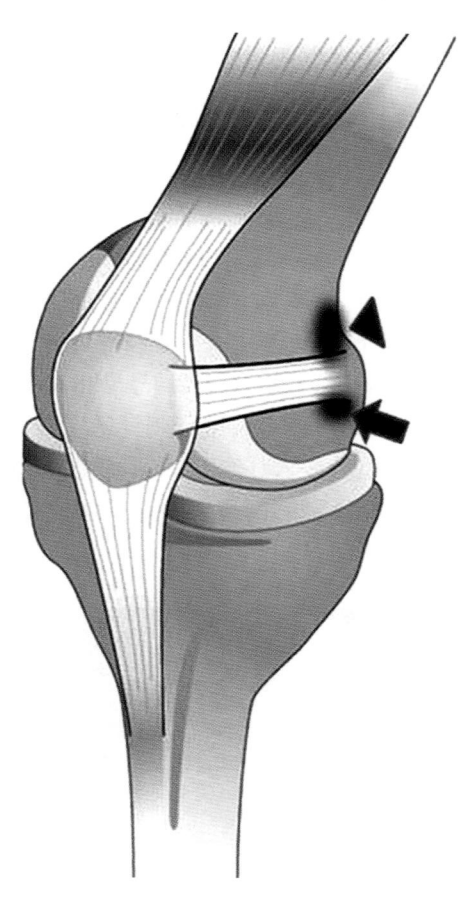

图1 正常的内侧髌股韧带(MPFL)从髌骨内侧缘的上 2/3 到股骨止点。股骨止点位于股骨内收肌结节和股骨内上髁之间(箭头:内收肌止点,箭:内侧副韧带止点)

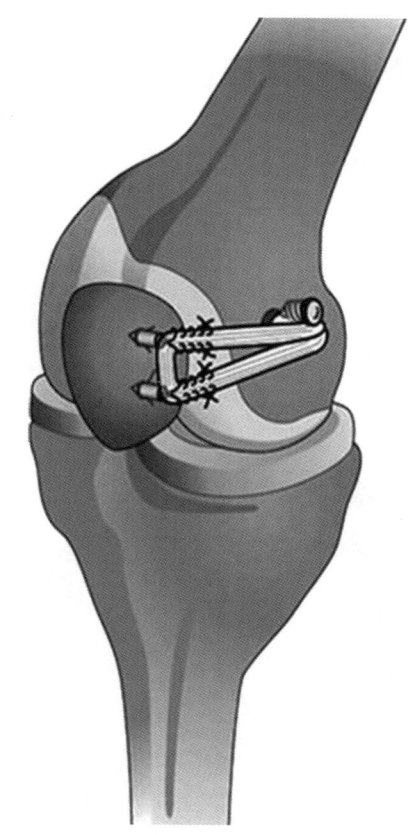

图2 半腱肌或股薄肌移植重建内侧髌股韧带(MPFL),使用锚钉和界面螺钉[14]

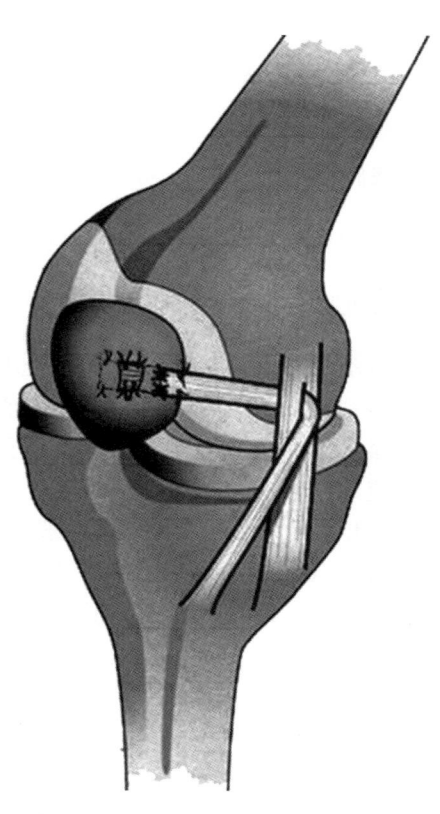

图3 内侧髌股韧带(MPFL)重建与半腱肌肌腱转移:肌腱保持鹅足的止点,肌腱的近端被转移到(MCL)股骨止点。移植物穿过MCL股骨止点后 1/3,随后作为一个滑轮。最后将肌腱缝合到髌骨的内侧面[15]

MPFL 重建的历史

最早的 MPFL 重建的英文文献是 Ellera 在 1992 年将人工聚酯韧带固定于髌骨的横向钻孔中,并用金属螺钉固定于股骨内侧髁[7]。在 1990 年的日本期刊中,Suganuma 报道了用自体肌腱或人工韧带进行 MPFL 重建的方法[17]。随后,产生了许多不同的 MPFL 重建的技术[3,10,12,14]。类似的技术比如用游离半腱肌、股薄肌、四头肌、内收肌肌腱或股内侧支持带自体移植(图 2)。

在 2003 年,我们报道了利用儿童半腱肌肌腱重建 MPFL 的技术[5]。保留肌腱在鹅足止点,将肌腱的近端转移到股骨内侧副韧带(MCL)止点。移植物通过 MCL 股骨止点的后 1/3,它有滑轮的作用。最后,转移的肌腱被缝合于髌骨内侧。我们的技术不涉及骨性钻孔(图 3),因此才能用于儿童。

我们的 MPFL 重建步骤

MPFL 解剖重建（图4）

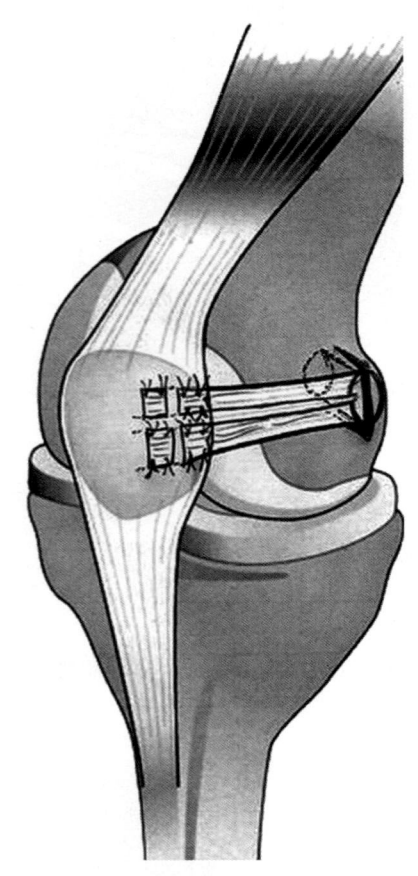

图4　我们的内侧髌股韧带（MPFL）解剖重建

首先关节镜检查软骨状况和滑车形状。

获取半腱肌肌腱

关节镜检结束后，在鹅足作 3cm 长的切口。分离缝匠肌肌腱腱膜后就能辨认出半腱肌肌腱。然后用开口取腱器取出肌腱，清理肌肉组织。可用的肌腱长度至少应达 20cm。

已知 MPFL 的平均负载是 208N，单股半腱肌肌腱的最大负荷是 1060N，双股为 2330N[8]。虽然单股的力量足够，但是双束重建模仿了原始的 MPFL 结构，效果好。

髌骨植入位点的准备

MPFL 止于髌骨内侧缘近端约 2/3 处。

在此止点作 3cm 的切口。分离股内侧肌的止点。MPFL 在解剖上位于内侧髌股复合体的第二和第三层[18,19]。当分离 MPFL 时应保持关节囊完好，而不能损伤关节。穿过髌骨表面的骨膜，将移植的肌腱缝合到髌骨表面 MPFL 髌骨止点。

移植肌腱制备和股骨端固定

在外上髁和内收肌结节的位置作 3cm 的纵切口。为了解剖重建，先触摸内上髁、内收肌结节和内侧髁的形状。然后插入一枚 18 号针头，X 光检查确认（图5）。使用"马赛克骨软骨移植"工具，从 MPFL 解剖学的股骨附着点钻取一个圆柱形骨塞（直径 6.5mm，长 10mm）。将双折 5 号 Ethibond 线套（Ethicon®，Somerville，NJ），用穿刺针送入股骨洞，所制备的半腱肌肌腱放入线套，拉入股骨洞，然后骨塞回植挤压肌腱。用倒刺门型钉固定。这种技术提供了坚固和创伤小的方法。

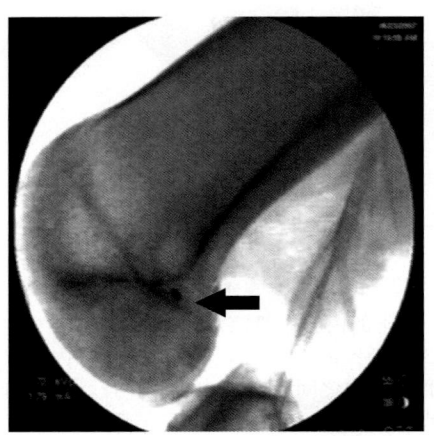

图5　内侧髌股韧带（MPFL）的股骨止点位置，用 X 光透视确定。箭头指出了原始的 MPFL 股骨止点位置

移植肌腱缝合到髌骨

先将肌腱从股骨止点送到关节囊，经过髌骨骨膜表面的小切口穿出，缝合于髌内侧脊止点，用适度的内侧稳定力，屈膝 30°。从 0°到完全屈膝，对髌骨轨迹和重建后的 MPFL 张力进行评估；当膝完全伸直时移植韧带张力应稍微增加。

术后康复

术后用柔软的膝护具固定膝关节 2 周。在手术后第 3 周，允许作被动的膝关节运动，患者开始部分负重。在大约术后 6 周，患者可以不用拐杖行走。在术后 6 个月后，患者已恢复到能够从事他们以前体育活动的水平。

临床结果

从 2002 年 4 月开始,我们对 29 例复发性髌骨脱位患者的 31 个膝进行了解剖 MPFL 重建[4]。30/31 在手术后效果良好。一膝脱位复发,并仍有恐惧症。手术后 3 年,该膝进行了外侧支持韧带重建。恐惧症在第二次手术后消失。我们从来没有遇到明显的髌骨再脱位。

并发症

本组患者术后无髌骨骨折或感染并发症。

结论

本文介绍了 MPFL 的解剖特征以及解剖学重建的原理。MPFL 重建是一项有前景和实用的髌骨脱位手术。

参考文献

1. Andrish, J.: The biomechanics of patellofemoral stability. J. Knee Surg. **17**, 35–39 (2004)
2. Conlan, T., Garth Jr., W.P., Lemons, J.E.: Evaluation of the medial soft-tissue restraints of the extensor mechanism of the knee. J. Bone Joint Surg. Am. **75**, 682–693 (1993)
3. Cossey, A.J., Paterson, R.: A new technique for reconstructing the medial patellofemoral ligament. Knee **12**, 93–98 (2005)
4. Deie, M., Ochi, M.: Anatomical reconstruction of the medial patellofemoral ligament. ISAKOS: patellofemoral symposia in vivo evaluation and treatment of recurrent dislocation of the patella. 7th Biennial ISAKOS Congress, Osaka, 5–9 Apr 2009
5. Deie, M., Ochi, M., Sumen, Y., Yasumoto, M., Kobayashi, K., Kimura, H.: Reconstruction of the medial patellofemoral ligament for the treatment of habitual or recurrent dislocation of the patella in children. J. Bone Joint Surg. Br. **85**, 887–890 (2003)
6. Desio, S.M., Burks, R.T., Bachus, K.N.: Soft tissue restraints to lateral patellar translation in the human knee. Am. J. Sports Med. **26**, 59–65 (1998)
7. Ellera Gomes, J.L.: Medial patellofemoral ligament reconstruction for recurrent dislocation of the patella: a preliminary report. Arthroscopy **8**, 335–340 (1992)
8. Hamner, D.L., Brown, C.H., Steiner, M.E., Hecker, A.T., Hayes, W.C.: Hamstring tendon grafts reconstruction for the anterior cruciate ligament. J. Bone Joint Surg. Am. **81**, 549–557 (1999)
9. Hautamaa, P.V., Fithian, D.C., Kaufman, K.R., Daniel, D.M., Pohlmeyer, A.M.: Medial soft tissue restraints in lateral patellar instability and repair. Clin. Orthop. Relat. Res. **349**, 174–182 (1998)
10. Muneta, T., Sekiya, I., Tsuchiya, M., Shinomiya, K.: A technique for reconstruction of the medial patellofemoral ligament. Clin. Orthop. Relat. Res. **359**, 151–155 (1999)
11. Nomura, E., Horiuchi, Y., Kihara, M.: Medial patellofemoral ligament restraint in lateral patellar translation and reconstruction. Knee **7**, 121–127 (2000)
12. Ochi, M., Manabe, H., Okada, Y., Ikuta, Y.: The isometricity of tendon transfer procedure for patellar dislocation (in Japanese). Bessatsu Seikeigeka **15**, 53–61 (1992)
13. Panagiotopoulos, E., Strzelczyk, P., Herrmann, M., Scuderi, G.: Cadaveric study on static medial patellar stabilizers: the dynamizing role of the vastus medialis obliqus on medial patellofemoral ligament. Knee Surg. Sports Traumatol. Arthrosc. **14**, 7–12 (2006)
14. Schottle, P.B., Fucentese, S.F., Romero, J.: Clinical and radiological outcome of medial patellofemoral ligament reconstruction with a semitendinosus autograft for patella instability. Knee Surg. Sports Traumatol. Arthrosc. **13**, 516–521 (2005)
15. Smirk, C., Morris, H.: The anatomy and reconstruction of the medial patellofemoral ligament. Knee **10**, 221–227 (2003)
16. Steensen, R.N., Dopirak, R.M., McDonald 3rd, W.G.: The anatomy and isometry of the medial patellofemoral ligament: implications for reconstruction. Am. J. Sports Med. **32**, 1509–1513 (2004)
17. Sugamuna, J., Mitani, T., Suzuki, N., Tezuka, M., Iseki, F., Fujikawa, K., Taketa, T., Nomura, E., Kogure, T.: Reconstruction of the medial patellofemoral ligament (in Japanese). J. Tokyo Knee Soc. **10**, 137–148 (1990)
18. Warren, L.F., Marshall, J.L.: The supporting structures and layers on the medial side of the knee: an anatomical analysis. J. Bone Joint Surg. Am. **61**, 56–62 (1979)
19. Warren, L.A., Marshall, J.L., Girgis, F.: The prime static stabilizer of the medial side of the knee. J. Bone Joint Surg. Am. **56**, 665–674 (1974)

第九部
足踝运动伤

第一章 足踝部腱病

Michel Maestro, Yves Tourne, Julien Cazal, Bruno Ferré, Bernard Schlaterer, Jean Marc Parisaux, and Philippe Ballerio

张新涛 译

内容

引言	509
概述	509
病理	510
治疗原则	510
足踝特殊情况	511
生物力学	511
病因	511
检查	511
临床表现	511
胫前肌肌腱炎:不常见,表现各异	511
胫后肌肌腱炎:最常见	511
足踇长屈肌腱:部分栓系	512
腓骨肌腱	512
跟腱:需要考虑的因素很多	513
功能训练原则	513
结论	514
参考文献	514

M. Maestro(✉), J. Cazal, B. Ferré, B. Schlaterer, and P. Ballerio
Department of Orthopedic Surgery, Institute of Medicine and Sport Surgery Monaco, IM2S 11 av d'Ostende, 98000, Monaco
e-mail: maestrom@ im2s. mc; cazalj@ im2s. mc; ferreb@ im2s. mc; schlatererb@ im2s. mc; balleriop@ im2s. mc

Y. Tourne
Clinique des Alpes, Groupe Chirurgical république, 15 rue de la République, 38000 Grenoble, France
e-mail: yves-tourne@ wanadoo. fr

J. M. Parisaux
Department of Sport Medicine, Institute of Medicine and Sport Surgery Monaco, IM2S 11 av d'Ostende, 98000, Monaco
e-mail: parisauxjm@ im2s. mc

引言

约50%的运动损伤继发于过度疲劳以及局部反复发生的微损伤。Renström报道,肌腱问题约占运动损伤的30%~50%[20]。

肌腱是肌-腱-骨单元结构中强度最大的部分。

足踝是受到高强度环形制动的复杂结构,很多情况下足踝部的解剖变异与这种复杂性有关。

足踝部经常需要特有的结构重构,才能完成移动功能。从生物力学角度而言,这意味着足踝部能够瞬间制动以发挥其杠杆作用,又能及时放松以增加关节自由度,使足踝能够在地面上自由移动。

因此,肌-腱系统根据步态周期采取等长、向心或离心收缩模式。

概述

神经肌肉系统控制肌腱的张力。只要关节稳定性完好,解剖结构就能够完成缓冲、稳定和活动等基本的身体活动。

除了传导力量这个主要功能外,肌腱还有以下特性:

- 分散力量。
- 存储弹性势能。
- 通过调节含水量以控制肌腱的黏弹性达到保护肌肉的目的。
- 稳定关节。
- 有时可辅助关节面活动。
- 肌腱可以根据环境和应力情况调整自身结构。

比如，由于高速移动可导致力量、负荷和关节活动范围增加，因此，肌腱在高应力下更为坚韧以吸收能量。

肌腱由丰富的感受器和感觉神经支配，但是血供较差，受伤后其自我修复的能力弱。肌腱的机械行为依赖于其承受的负荷（负荷率、负荷极限、负荷历史）。根据形态，圆形肌腱承受拉伸负荷（即跟腱、胫骨肌腱和趾屈肌腱等等），而扁平肌腱更多承受伴随剪切力或压力的张力（如腓骨肌腱）。

病理

肌腱问题可发生于其复杂解剖结构的不同部位[8]（图1）：

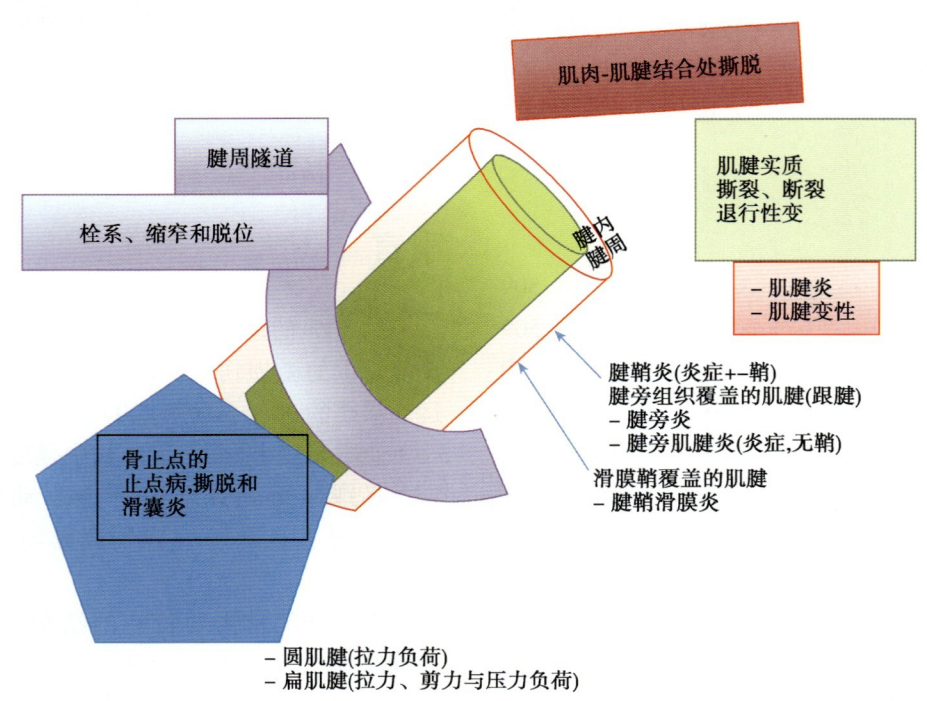

图1 肌腱问题

- 骨起止处可产生起止点病、撕脱骨折和滑囊炎。
- 支持带部位发生粘连、狭窄和脱位
- 肌-腱连接处常见撕脱
- 腱实质（腱内膜）常有退变，常伴随撕裂、断裂。
- 在肌腱的外包裹结构发生疾病可称为腱周围炎（Peritendinitis）；有滑液鞘覆盖的肌腱常发生腱鞘（滑膜）炎（tenosynovitis）；由腱旁组织覆盖的肌腱（如跟腱）产生的问题称作腱旁炎（Paratenonitis）；没有腱鞘的肌腱炎症称为腱周围炎（Paratendinitis）。

肌腱偶尔会发生完全断裂（直接创伤），通常断裂之前已存在腱实质病变，是由于过度使用一直有病理性变性的肌腱造成的。肌腱变性的组织学特点是没有炎性细胞，伴有纤维排列混乱、胶原变性及细胞及小血管增生。肌腱变性通常没有症状。肌腱退变是多因素的，包括机械压迫、撞击和超负荷张力等。这些因素可导致营养缺失、组织缺氧、局部缺血、代谢障碍和腱细胞凋亡。氟喹诺酮类药物也常引起退行性变。目前尚不能完全解释这些因素的相互作用，过度使用可导致肌腱变性，而过度负荷则可导致有症状的伴有血管破坏和"炎性"修复过程的肌腱炎。

除了急性损伤，肌腱病的症状常常是多样化且不典型的[21]。

而肌腱的愈合过程较长，分为炎性期、增殖期和瘢痕组织重建期，时间长达数月或数年。

治疗原则

尽管积极保守治疗有较高的成功率，但当治疗无效时建议手术治疗。力学结构的修复结果也相对较理想。相反，通过生物干预促进愈合的治疗却发展缓慢。

由于对过度使用症的认识有限，其诊断和治疗对于运动医学医生来说仍具有挑战性。主要难题是评估病变肌腱愈合的能力和引发肌腱永久退变的风险因素。

第一章 足踝部腱病

20世纪70年代,制动是治疗的基础,但20年后的90年代,开展了更积极的治疗。常常是各种技术的联合应用。其中,常见的无创治疗手段包括:

- 通过顺应性、离心负荷、肌力恢复、本体感觉等方面训练进行肌腱再驯化(reeducation)。可以联合应用各种理疗方法。
- 调整鞋垫和鞋子,使患者立即感到舒适。
- 高能体外冲击波治疗(ECSWT)似乎是具有一定功效的新方法,因为已经发现,肌腱病可通过各种生化途径介导:如病变的腱细胞会分泌分解胶原纤维的金属蛋白酶(MMPs)和白介素(Ils)[25]。
- 药物治疗主要以NSAIDs为主。

最近出现了干细胞、生长因子和转基因等新疗法[18]。

侵入性治疗包括穿刺和手术。

迄今,尚无研究形成统一的治疗手段。

足踝特殊情况

生物力学

步态周期中,有害外力在负重反应期和站立中期产生,而不是足跟着地期。体育训练使解剖结构活动范围更大、要求更高和受力更大。1km距离要完成大约1000个步态周期。

力是三维的,有大小、方向和时间。可以分为不同成分,如地面对体重的反作用力、扭力、外侧和前后剪力,这些力连同压缩力共同作用于足踝解剖结构。

病因

正确的诊断才会有适当的治疗和理想的结果。必须找到或排除致病因素。外源性因素如训练失误(反复超过生理承受量)[11]、表现不佳、技术不良和地面不平、饮食不当或药物(类固醇、氟喹诺酮或抗生素)等;内源性因素包括:

- 出现骨性隆起,比如三角骨、Haglund病、胫骨肌外侧结节或骨赘会与鞋撞击可引起部分挛缩或裂伤。
- 对线不良、肌力不平衡、肌力减弱或下肢不等长。一项前瞻性研究指出有些因素易引起下肢过度使用损伤,比如动力性扁平足、弓形足、踝关节背屈受限或后足内翻增加[12]。

如果可能,以上情况均应调整和手术矫正。肥胖增加了这些结构的负荷[9]。

检查

临床评估必须包括:

- 病史(扭伤、损伤、肿胀或氟喹诺酮药物等)
- 查体时应注意活动引起的疼痛、肌腱滑动、不同关节的活动范围。应排除关节松弛症[19]。
- 等速肌力测试可以获得客观评价。

影像学评估是临床评估的补充,包括:

- 常规双侧足踝负重位X片,用于对比。
- 其他特殊体位(切线位,斜位)明确撕脱骨折等。
- 特殊体位,如踝Meary位、后足对线与应力位。
- MRI可获得多平面的影像。
- 超声检查(弹性成像)对于肌腱有一定意义,但结果取决于检查者的水平。
- 关节造影CT扫描可评估骨性结构和软骨。可以明确踝关节松弛度以及关节囊、韧带和软骨的损伤情况。
- 腱-鞘注射目前应用有限。

临床表现

足周围最常见的过度使用损伤在跟腱,如止点或非止点的腱病、跟后滑囊炎和跟腱断裂。而在足部,最常见的过度使用综合征发生在跖腱膜,它是趾短屈肌、踇R屈肌、踇趾伸肌、胫后肌腱和腓骨肌(少见胫前肌肌腱)的止点纤维束。

胫前肌肌腱炎:不常见,表现各异

胫前肌肌腱止点病(芭蕾舞、跳高、滑冰等)以内侧楔骨疼痛、足跟着地负重期及摆动期的步态异常为特征。此外,可出现被动牵拉和等长收缩时的疼痛。

自发性断裂罕见,常误诊。多见于老年患者,常见症状为高抬脚步态和足下垂,应手术修复[22]。

腱鞘炎(如冲浪、远足或马拉松运动员),有狭窄和细微弹响,相对少见。

胫后肌肌腱炎:最常见

足旋前是胫后肌肌腱损伤的风险因素[2]。机械性腱鞘炎和肌腱止点炎[10]比退变性肌腱病少。后者很常见,常导致继发性平足畸形[16]。

步态异常发生于站立相(负重反应)。手术治疗仍有争议,首先考虑鞋垫和支具等保守治疗。

自发性断裂常见,2/3 为 40 岁以上的女性。与胫前肌肌腱炎类似,发病缓慢且隐匿。

胫后肌肌腱脱位少见,发生于足完全翻转、背屈或直接创伤。可能出现骨折。

MRI 检查有利于中足和距下韧带的评估。

手术治疗越早效果越好(图 2)。

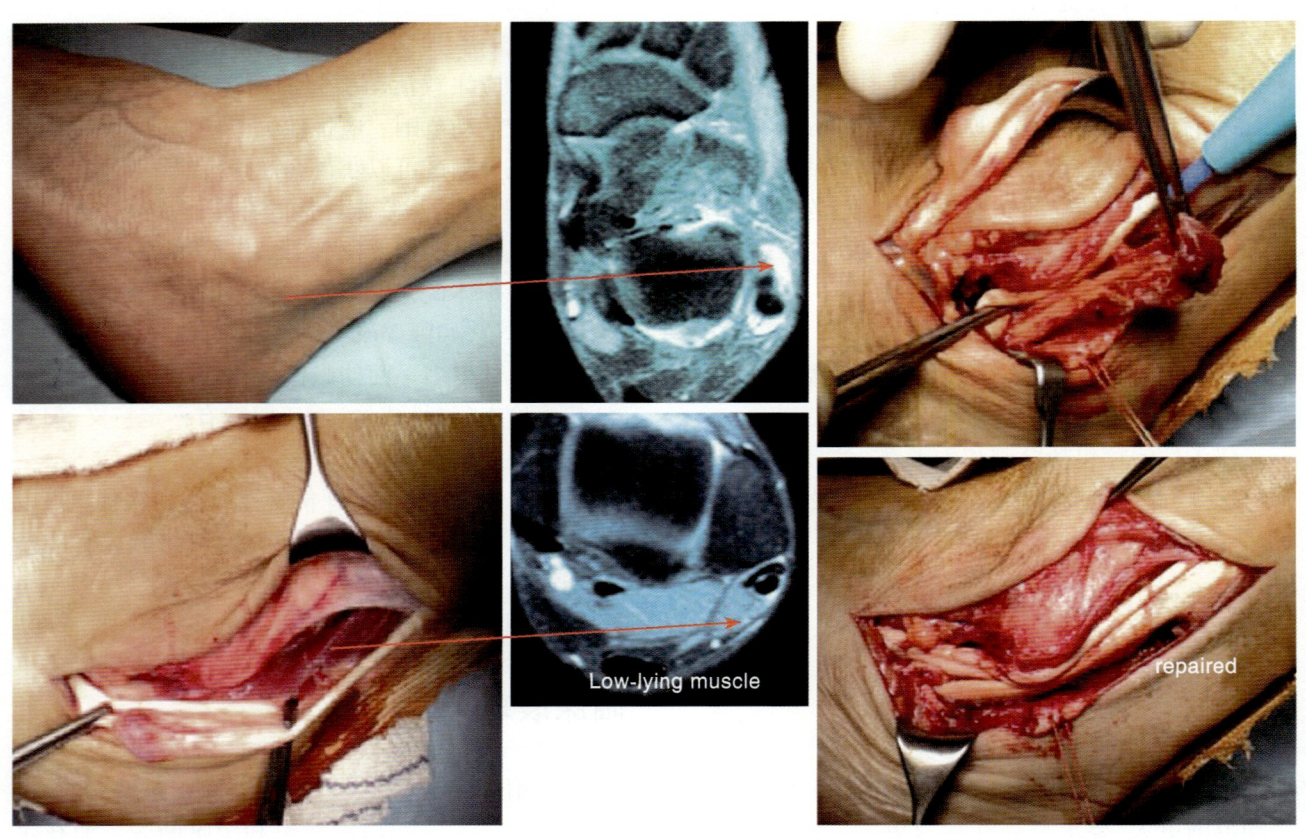

图 2　腓骨短肌肌腱病(伴低位肌腹)

足姆长屈肌腱:部分栓系

特征为拇趾屈伸活动时,内踝后方的疼痛及紧靠于胫动脉后方的压痛。

主要发生于 20~35 岁左右的芭蕾舞者或跑步者。

可伴有三角骨肥大,有时肌腹过低出现卡压。

药物治疗无效后,粘连松解可获得满意效果[15]。

腓骨肌腱

腓骨长短肌可使后足外翻、踝跖屈[24]。

腓骨长肌(PL)可锁住横弓并使第一列跖骨跖屈。

- 临床表现多样,有扭伤病史,特征是位于外踝后侧的疼痛。
- 后足内翻和踝不稳是患病风险因素。
- 必须行 MRI 检查以准确诊断,可见腓骨短肌肌腹过低(图 3)。CT 扫描见外侧结节肥大。

对于外科治疗,如果需要矫正致病因素的话,必须联合采用不同术式。

术后延长恢复至最大功能的时间,建议在保护措施下行走、早期活动以防止粘连。诊断肌腱病时,必须评估肌腱实质的损伤和断裂(Ⅰ级,肌腱扁平;Ⅱ级,部分劈裂;Ⅲ级,断裂 1~2cm;Ⅳ级,断裂 >2cm[26]。

恰当的外科治疗如下:
- 边缘新鲜化(切除坏死部分,将展开变扁的肌腱缝成管状)。
- 根据清创后腓骨短肌肌腱的横断面积决定治疗方法(>50%者修复;<50%者肌腱固定)[13];对瘢痕化纤维病,如果近端肌腱的滑动正常,另一条肌腱有功能,行肌腱固定;如果另一条肌腱没有功能,则行肌腱移植或屈趾长肌腱转位至腓骨短

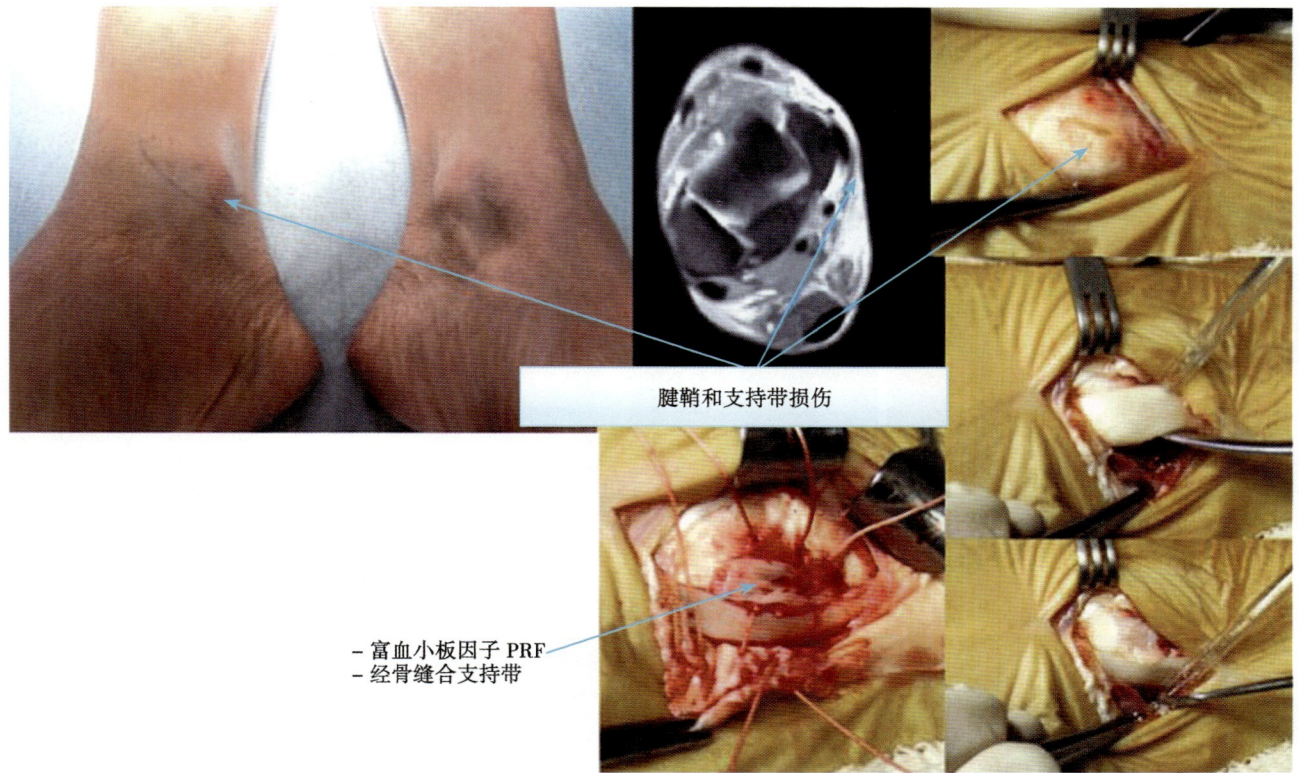

图 3 胫后肌腱脱位

- 富血小板因子 PRF
- 经骨缝合支持带
- 腱鞘和支持带损伤

肌腱[17]。

如果需要，必须结合其他手术，比如：

- 如有腓籽骨（os peroneum），予以切除
- 踝韧带成形或更好的韧带解剖重建
- 外侧跟骨截骨矫正内翻对线不良

踝外翻背屈+腓骨肌的强力收缩导致支持带断裂引起经典的肌腱脱位，是速降滑雪者（障碍滑雪、凸凹滑雪）的特征性损伤。

急性踝扭伤者肿痛严重常无法发现脱位而容易漏诊。超声有利于诊断。而慢性病例看起来更像是"外踝不稳"，但查体并不会发现存在关节松弛。

治疗一般为支持带重建或成形术。

跟腱：需要考虑的因素很多（图4）

- 急性断裂：必须尽早治疗。仔细解剖修复，避免伤口并发症。早期康复缩短恢复时间，尽早恢复功能和力量[18-21]。
- 非止点腱病[23]：长期评估发现保守治疗效果差，预后不好。保守治疗6月仍无效则手术治疗，经皮或开放清创，如果跟腱组织质量差，可行拇长屈肌腱转位增补。
- 跟腱止点病[6]：手术推荐后方直接入路。如果切除少于50%的肌腱，建议早期负重和活动；如果超过50%，建议行腓骨短肌[14]或足拇长屈肌（FHL）转移术。

功能训练原则

主要目标是恢复肌-腱-骨结构单元的力量以确保关节的稳定性和活动度。计划可以分为四个阶段：

- 阶段Ⅰ：恢复活动度、长度和柔韧性。
- 阶段Ⅱ：渐进性肌力平衡控制和强有力收缩动作，包括本体感觉训练。需要一年才能代偿，通过重复活动恢复。有功能的活动。运动的控制与协调对于实践和技能学习有直接关联。只能进行闭链训练+++。
- 阶段Ⅲ：在跑步机、楼梯机（上下踏步器）、手足协动踏步机上进行有氧康复锻炼。其他方法包括游泳、行走-慢跑。同时联合姿势、反射练习和巩固训练。
- 阶段Ⅳ：保持肌力-灵活性，强化有氧练习条件下恢复活动。有时会调整活动方式以寻找其他实现功能表现的方法。但是肌骨骼系统的运动学冗余可能被用于调节其动态行为和可变性[4]。

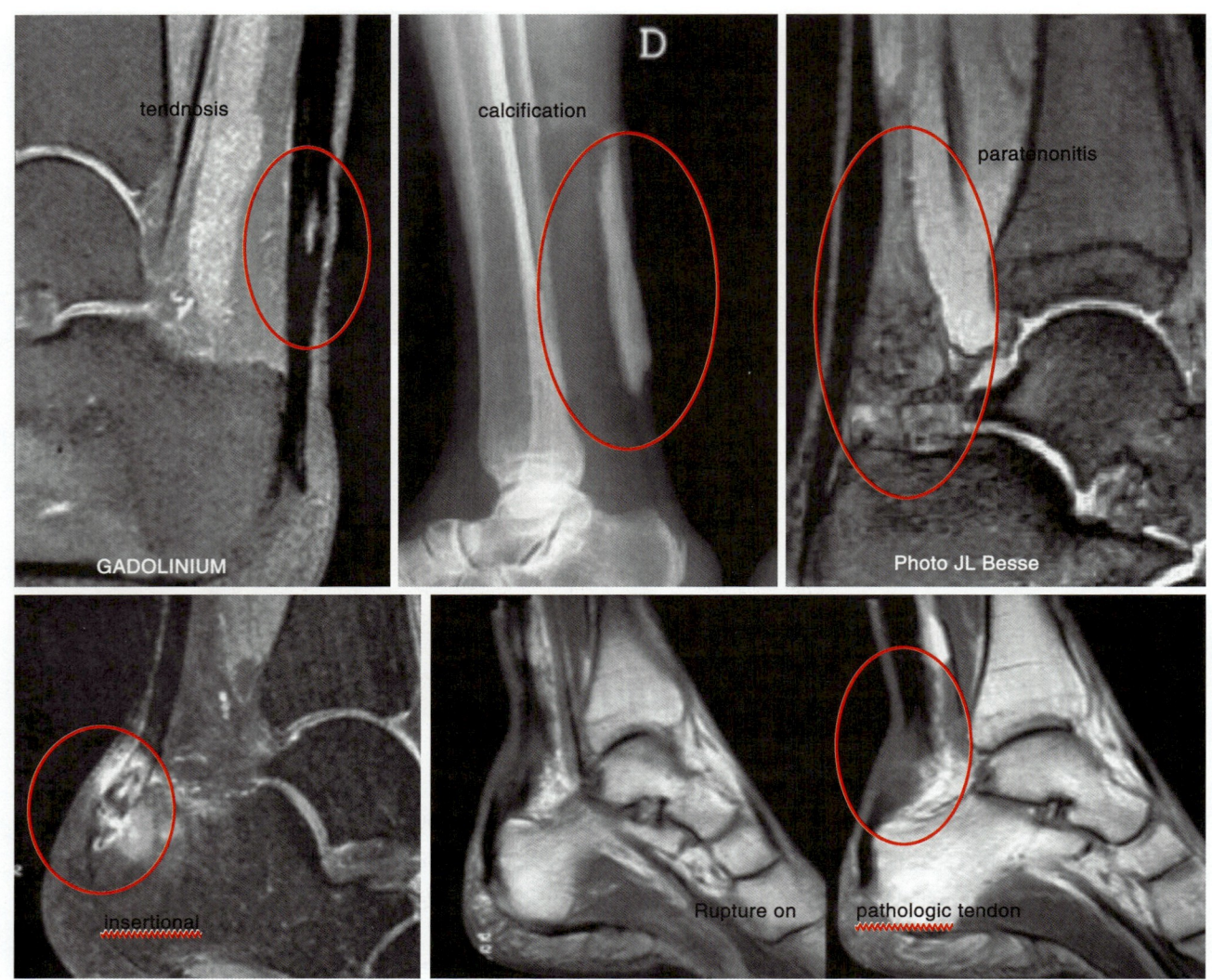

图 4　跟腱止点病

综合考虑患者年龄及其对疼痛、炎症和肌腱应激性后再进入下一阶段。

结论

很多肌腱病经过保守治疗可以获得很高的成功率。

对病理状况的评估是关键。

根据肌骨骼系统的生物力学和肌腱在正常、病理状态下的生理学的了解，目前采取积极的治疗方法。保守治疗无效就不应错过手术时机。

疼痛是信号！

年轻运动员不易出现肌腱问题[1-7]。

近来，基因治疗、组织工程、细胞因子调节成为研究和治疗的热点。但在当前，预防措施仍是最好的治疗。

参考文献

1. Adirim, T.A., Cheng, T.L.: Overview of injuries in the young athlete. Sports Med. **33**, 75–81 (2003)
2. Busseuil, C., Freychat, P., Guedj, E.B., et al.: Rearfoot – forefoot orientation and traumatic risk for runners. Foot Ankle Int. **19**, 32–37 (1998)
3. Chiodo, C.P., Wilson, M.G.: Current concepts review: acute ruptures of the Achilles tendon. Foot Ankle Int. **27**, 305–313 (2006)
4. Davids, K., Glazier, P., Araújo, D., et al.: Movement systems as dynamical systems: the functional role of variability and its implications for sports medicine. Sports Med. **33**, 245–260 (2003)
5. Den Hartog, B.D.: Surgical strategies: delayed diagnosis or neglected Achilles' tendon ruptures. Foot Ankle Int. **29**, 456–463 (2008)
6. Deorio, M.J., Easley, M.E.: Surgical stratégies: insertional Achilles tendinopathies. Foot Ankle Int. **29**, 542–550 (2008)
7. Ergen, E.: Sports injuries in children and adolescents: etiology, epidemiology, and risk factors. Acta Orthop. Traumatol. Turc. **38**(Suppl 1), 27–31 (2004)
8. Franck, C.B., Shrive, N.G., Kyi, L.O., etal.: Form and function of tendon and ligament. In: Orthopaedic Basis Science. Foundation of Clinical Practice, 3rd edit, AAOS Bone and Joint decade 2002-USA-2011 (2007)
9. Frey, C., Zamora, J.: The effects of obesity on orthopaedic foot and ankle pathology. Foot Ankle Int. **28**, 996–999 (2007)

10. Johnson, K.A., Strom, D.E.: Tibialis posterior tendon dysfunction. Clin. Orthop. Relat. Res. **239**, 196–206 (1989)
11. Kannus, P., Natri, A.: Etiology and pathophysiology of tendon ruptures in sports. Scand. J. Med. Sci. Sports **7**, 107–112 (1997)
12. Kaufman, K.R., Brodine, S.K., Shaffer, R.A., et al.: The effect of foot structure and range of motion on musculoskeletal overuse injuries. Am. J. Sports Med. **27**, 585–593 (1999)
13. Krause, J.O., Brodsky, J.W.: Peroneus brevis tendon tears: pathophysiology, surgical reconstruction, and clinical results. Foot Ankle Int. **19**, 271–279 (1998)
14. Maffulli, N., Ajis, A., Longo, U.G., et al.: Chronic rupture of tendo Achillis. Foot Ankle Clin. **12**, 583–596 (2007)
15. Oloff, L.M., Schulhofer, S.D.: Flexor hallucis longus dysfunction. J. Foot Ankle Surg. **37**, 101–109 (1998)
16. Pinney, S.J., Lin, S.S.: Current concept revue: acquired flatfoot deformity. Foot Ankle Int. **27**, 66–75 (2006)
17. Redfern, D., Myerson, M.: The management of concomitent tears of the peroneus longus and brevis tendons. Foot Ankle Int. **25**, 695–707 (2004)
18. Rees, J., Maffulli, N., Cook, J.: Management of tendinopathy. Am J Sports Med. **37**(9), 1855–1867 (2009)
19. Remvig, L., Jensen, D.V., Ward, R.C.: Epidemiology of general joint hypermobility and basis for the proposed criteria for benign joint hypermobility syndrome: review of the literature. J. Rheumatol. **34**, 664–665 (2007)
20. Renström, P.: Sports traumatology today. A review of common current sports injury problems. Ann. Chir. Gynaecol. **80**, 81–93 (1991)
21. Renström, P., Johnson, R.J.: Overuse injuries in sports. A review. Sports Med. **2**, 316–333 (1985)
22. Sammarco, V.J., Sammarco, G.J., Henning, C., et al.: Surgical repair of acute and chronic tibialis anterior tendon ruptures. J. Bone Joint Surg. **91**, 325–332 (2009)
23. Scott, A.T., Le, I.L.D., Easley, M.E.: Surgical stratégies: non insertional achilles tendinopathies. Foot Ankle Int. **29**, 759–770 (2008)
24. Selmani, E., Gjata, V., Gjika, E.: Current concept review: peroneal tendon disorders. Foot Ankle Int. **27**, 221 (2006)
25. Seung Hwan, Han, Lee Woo, Jin, Guyton, G.P., et al.: Effect of extracorporeal shock wave therapy on cultured tenocytes. Foot Ankle Int. **30**, 93–98 (2009)
26. Sobel, M., Geppert, M.J., Olson, E.J., et al.: The dynamics of peroneus brevis tendon splits: a proposed mechanism, technique of diagnosis, and classification of injury. Foot Ankle **13**, 413–422 (1992)

第二章 踝扭伤：如何最佳地恢复运动

Bruce Hamilton, Cristiano Eirale, and Hakim Chalabi

张新涛 译

内容

引言	516
诊断	517
评估	517
病史	517
检查	517
影像学	518
踝扭伤的治疗	518
结论	519
参考文献	519

引言

踝扭伤是最常见的损伤之一[32]。在橄榄球和足球这样的运动中，发生率为 6~8 人/(1000人·小时)[10]。尽管没有踝关节骨折严重，但是有证据显示即使单纯踝扭伤亦有可能导致严重的长期的踝关节功能受损，超过 40% 的会有残留症状[1,6,29,30]。

一般来说，持续症状可能源于微小骨损伤、骨软骨损伤、软组织增厚、持续炎性过程以及肌腱或韧带损伤。然而在急诊室，这些严重影响预后和治疗的症状常被认为没有临床意义，这些问题明显改变预后，需要认真处理。尽管大量文献报道踝扭伤的诊断、治疗和致病率，近些年关于踝扭伤初次处理似乎没有得到改进。

在研究和临床实践中，踝扭伤的诊断包括典型的踝内翻后疼痛的病史和外踝肿胀淤青，拍 X 片排除骨折[1,30]。根据外踝韧带复合体的损伤程度和临床发现进行踝扭伤分级（表1）。虽然这种分级在某种程度上能反映出外踝韧带的病理情况，但仍是主观评估[18]，并不能反映出复杂的病损过程或者治愈的可能性[29]。

表1 踝关节损伤的系统性分级示例

Ⅰ（轻度）	体检时无不稳
	轻微肿胀和压痛
	轻微功能受限
	显微镜下的韧带损伤
Ⅱ（中度）	体检时部分不稳
	±距骨倾斜<15°
	±前抽屉<5mm
	中度疼痛、肿胀和压痛

B. Hamilton(✉), C. Eirale and H. Chalabi
Department of Sport Medicine, Aspetar, Qatar Orthopaedic and Sports Medicine Hospital, Sport City, 29222 Doha, Qatar
e-mail: bruce.hamilton@aspetar.com; cristiano.eirale@aspetar.com; hakim.chalabi@aspetar.com

	续表
Ⅲ（重度）	关节活动轻度减少 大体损伤但韧带完整 体检时不稳 ±距骨倾斜>15° ±前抽屉>5mm 显著肿胀、出血和压痛 功能和关节范围缺失 韧带完全断裂

修改自[18,30]

外踝韧带复合体的损伤程度将直接影响到踝关节的稳定和功能，因此需仔细检查和适当治疗。踝损伤最常见的机制是足内翻和旋后、胫骨外旋，导致外踝韧带损伤[21]。典型的韧带损伤顺序为距腓前韧带（ATFL）、前外侧关节囊、下胫腓韧带、跟腓韧带（CFL）、最后为距腓后韧带（PTFL）[21]。踝内翻最常可导致外侧韧带复合体损伤[21]，而且会影响踝关节功能，包括关节内外出血、关节内创伤性滑膜炎、软骨下骨挫伤、软骨损伤或内侧韧带损伤[27]。外力继续增加会造成踝关节周围骨折。大家都承认，X线平片会漏诊很多骨折，如跟骨前突、距骨后突、穹隆、距骨外侧突或第5跖骨骨折。所以要高度警惕，进行高质量的影像检查。

诊断

踝内翻损伤最佳治疗的第一步是准确诊断。目标是找到所谓显著的病损和不显著的损伤（即不需要立即手术或处理的）。把没有骨折的损伤看成简单的踝关节扭伤是最大的错误。关于用影像学特殊评分来诊断明显骨折以减少没必要的射线照射和花费的文章很多。Ottawa踝原则和Leiden踝原则最有代表性[12]。拍片前的仔细评估仍没得到足够重视（表2）[2]。

减少拍片的结果之一就是急诊科、初级执业者和创伤中心会将踝骨折分为重要的或不重要的[2]。然而，如上所见，这并不意味着没有显著骨折的预后就好。因此，真正了解Ottawa踝原则，才能减少拍片，避免漏掉需要手术或手法治疗的骨折。它不是为努力争取踝扭伤最佳功能的运动医学医生设计使用的。只有仔细检查、充分考虑潜在的病变，才能获得最佳结果。

表2 Ottawa踝原则和Leiden踝原则

Ottawa	Leiden
外踝后缘（远端6cm）或外踝尖骨压痛	畸形、不稳、细微弹响
内踝后缘（远端6cm）或内踝尖骨压痛	不能负重
损伤后立即和就诊时不能负重	胫后动脉搏动减弱或消失
第五跖骨基底压痛	内外踝或第五跖骨压痛
足舟骨压痛	跟腱肿胀或疼痛 年龄除以10
如果内外踝有疼痛，并有上述一个表现，即需拍片	**如果评分>7即需拍片**

修改自[12]

评估

病史

任何踝关节的评估都应仔细地询问病史，搞清损伤的确切机制。有条件可以回放比赛录像，但这不适用于大部分人。最常见的损伤是内翻/旋后、跖屈损伤，这是外踝韧带复合体损伤的最常见原因。严重损伤的患者应停止运动以防止肿胀。受伤时经常听到的弹响与损伤的程度无关[28]。另一种少见的机制是强力足背屈、固定、足外旋或被动外展，更有可能导致下胫腓联合等复杂损伤，其预后和治疗方案不同[19]。

检查

仔细地体格检查对于诊断外踝扭伤是有效的[28]。然而，在一项针对儿科住院医生的调查显示，只有37%能够准确检查踝关节。培训医生，让他们观看录像、演示和亲自检查直到正确。培训后第1个月和第9个月后再次调查，分别仅有77%和67%能够准确完成踝关节检查[14]。踝关节的检查应该在对解剖和踝损伤的流行病学充分认知的基础上系统地进行。

体格检查的时机很关键，如果可能，最好在肿胀之前立即进行，而后的时间对排除骨折很重要，但在最初48小时内检查的敏感性和特异性都很有限[28]。因此，根据此时的初步检查来对患者预后的判断应十分谨慎。

首先观察患者步态、下肢姿势、站姿、瘀斑和肿胀。肿胀程度与韧带损伤直接相关[28]。是脚尖行走还是脚跟行走、是足的内侧还是外侧缘负重，都能够帮助判断损伤的严重程度和性质。按 Ottawa 原则始于触诊，包括前后踝关节线、外侧韧带、内侧韧带边缘、载距突、胫腓前联合、近端胫腓关节和中足各骨。应排除跟腱断裂，在触诊时应初步评估腓骨肌腱、足拇屈肌腱与胫后肌腱的损伤。应仔细注意压痛的位置。

一旦形成损伤性质的印象后，即应评估踝、距下和中足关节的主动、被动活动范围。通常踝关节可背屈20°、跖屈50°。背屈减少有很多原因，其中包括踝关节炎症和关节积血。背屈范围的恢复是踝功能的主要指标，在早期应仔细评估。作者首选的方法是负重位背屈评估，然后是主动辅助的屈曲、跖屈、背屈、旋后与旋前，用于评估踝周围肌腱的功能。韧带完整性的评估可通过前抽屉试验[25]和距骨倾斜试验评估。然而，准确诊断需要仔细地操作和解释。踝韧带损伤的临床检查最好在损伤的5天后进行，此时大部分的早期疼痛已经消失[28]。

影像学

运动医学医生选择影像学检查时要考虑花费、便利、症状持续的时间、治疗的顺应性、职业运动员还是业余运动员、对工作的影响等其他社会因素。尽管X片可发现明显的骨折，但是可能会漏诊将带来持续症状的少见骨折（比如跟骨前突与距骨后方）。告知放射科医师检查的重点能减少漏诊。当怀疑功能或力学不稳时应拍应力位片[15]，它对诊断外踝韧带损伤具有与MRI一样的准确性[26]。距骨倾斜和前抽屉试验的绝对值或左右对照在临床上很有用[24]，尽管有争议[11]。

对经验丰富者来说，超声对于检查关节附近的韧带和肌腱等软组织结构的完整性是有效的[9]，但是金标准仍是MRI。MRI可极好地显示潜在的骨性病变（比如微骨折或骨挫伤）、韧带完整性和关节内积液。因为昂贵和不方便，很多医生直到患者康复未达到预期才做MRI。然而，对于运动员，为了确定治疗方案和避免延误病情都应尽早进行MRI检查。

踝扭伤的治疗

尽管具有较高的发病率和公认的致病性，尚无关于踝扭伤最恰当治疗的统一意见和指南。然而，即使是简单的踝扭伤也应积极处理以获得最好效果。康复不当会导致迁延的踝关节不稳、功能障碍、炎症或疼痛。早期治疗推荐抬高患肢、压迫和冰敷等方法。作者首选冰桶浸泡，允许踝关节活动，从而避免了活动范围减少。理想的冰敷持续时间尚不明确，我们的方法是冰水内10分钟，离开10分钟，前24小时每小时一次，后24小时每2小时一次，然后进行至少2周的各种康复训练[4]。压迫应包括内踝和外踝周围以减少肿胀，应在冰敷间隙应用，共3~5天。若有疼痛和功能障碍时可使用拐杖避免负重，但若在3~5天后疼痛和活动度改善，应鼓励尽快无痛负重。市场上有很多夹板型护具可以应用，与简单的弹性棉袜套相比，能显著提高疗效[5]。事实上，已有报道称使用弹性棉套对于恢复并无效果，且增加了Ⅰ~Ⅱ级踝扭伤的止痛需求[31]。总之，早期任何舒适加压和便于穿脱的用具都是恰当的。对于下胫腓联合损伤，必须使用支具使胫腓关节避免负重并加压，也要避免制动延长以防肌肉萎缩和关节粘连[7,17,22]。

止痛药或抗炎药的应用仍有争议。抗炎药可减轻疼痛，使患者更快恢复功能活动，但是长期使用的益处有限[8,23]。有人称，在关节内和关节周围注射皮质醇能成功治疗高水平运动员单纯踝扭伤早期急性红肿，这不仅没有证据基础，并且有很多潜在的副作用，包括对关节软骨表面潜在的负面影响。最近，已有报道关节周围使用透明质酸成功治疗急性踝扭伤，但在广泛使用前应需进一步评估[20]。尚未显示高压氧对踝扭伤有效[22]。将来的治疗可能包括使用自体生长因子和干细胞移植来促进解剖愈合，在将来的10~20年时间里是较有前景的领域。

尽早物理治疗可以减少肿胀和炎症、尽快恢复功能活动。背屈范围的恢复是功能活动恢复的主要指标，早期被动距骨-小腿关节活动可以加快这一进程[13]。虽然电疗能减轻疼痛，但其效果仍有争议[22]。正确处理疼痛和功能活动才能有正常步态。在亚急性阶段，应鼓励增加无疼痛训练和本体感觉活动，逐步增加复杂性和功能活动，最后进行运动特异性的活动[22]。需要早期进行心血管、核心稳定性和局部肌力的训练[3]。

外踝扭伤程度高、合并软骨或骨软骨损伤、反复损伤且康复无效时应考虑手术。然而，手术适应证仍不明确[16]，即使运动员的Ⅲ度损伤仍不是绝对的手术适应证[18]。

预防踝再次扭伤应包括持续的本体感觉训练、适当热身以及功能性本体感觉运动和适应性训练相结合。

结论

没有"简单"的踝扭伤，即使X片显示不严重的踝损伤也可能导致长期的显著的病痛。受伤后仔细询问病史和体格检查，合理使用检查工具对于准确诊断是必须的。关于最恰当的治疗方法仍有争议，尽管证据越来越多，但治疗更多是依靠专家的意见，所以此领域尚需进一步研究。

参考文献

1. Anandacoomarasamy, A., Barnsley, L.: Long term outcomes of inversion ankle injuries. Br. J. Sports Med., 39e, http://www.bjsportmed.com/cgi/content/full/39/3/e14 (2005). Accessed 8 Apr 2010
2. Auletta, A., Conway, W., Hayes, C.W., et al.: Indications for radiography in patients with acute ankle injuries: role of the physical examination. Am. J. Radiol. 157, 789–791 (1991)
3. Bernier, J., Sieracki, K., Levy, L.: Functional rehabilitation of the ankle. Athl. Ther. Today 5(2), 38–44 (2000)
4. Bleakley, C., McDonough, S., MacAuley, D.: Cryotherapy for acute ankle sprains: a randomised controlled study of two different icing protocols. Br. J. Sports Med. 40, 700–705 (2006)
5. Boyce, S., Quigley, M., Campbell, S.: Management of ankle sprains: a randomised controlled trial of the treatment of inversion injuries using an elastic support bandage or an Aircast ankle brace. Br. J. Sports Med. 39, 91–96 (2005)
6. Braun, B.: Effects of ankle sprain in a general clinic population 6 to 18 months after medical evaluation. Arch. Family Med. 8, 143–148 (1999)
7. Eiff, M., Smith, A., Smith, G.: Early mobilization versus immobilization in the treatment of lateral ankle sprains. Am. J. Sports Med. 22(1), 83–88 (1994)
8. Ekman, E., Ruoff, G., Kuehl, K.S., et al.: The COX-2 specific inhibitor valdcoxib versus tramadol in acute ankle sprain. Am. J. Sports Med. 34, 945–955 (2006)
9. Fessell, D., Vanderschueren, G., Jacobson, J.A., et al.: US of the ankle: technique, anatomy, and diagnosis of pathological conditions. Radiographics 18, 325–340 (1998)
10. Fong, D., Hong, Y., Chan, L.-K., et al.: A systematic review on ankle injury and ankle sprain in sports. Sports Med. 37(1), 73–94 (2007)
11. Frost, S., Amendola, A.: Is stress radiography necessary in the diagnosis of acute or chronic ankle instability? Clin. J. Sport Med. 9, 40–45 (1999)
12. Glas, A., Pijnenburg, B., Lijmer, J., et al.: Comparison of diagnostic decision rules and structured data collection in assessment of acute ankle injury. Can. Med. Assoc. J. 166(6), 727–733 (2002)
13. Green, T., Refshauge, K., Crosbie, J., et al.: A randomised controlled trial of a passive accessory joint mobilization on acute ankle inversion sprains. Phys. Ther. 81(4), 984–994 (2001)
14. Hergenroeder, A., Chorley, J.N., Laufman, L., et al.: Pediatric residents' performance of ankle and knee examinations after an educational intervention. Pediatrics 107(4), 1–5 (2001)
15. Hubbard, T., Kaminski, T., Vander Griend, R., et al.: Quantitative assessment of mechanical laxity in the functionally unstable ankle. Med. Sci. Sports Exerc. 36(5), 760–766 (2004)
16. Kerkhoffs, G., Handoll, G., de Bie, R., et al.: Sugical versus conservative treatment for acute injuries of the lateral ligament complex of the ankle in adults (review). The Cochrane Collaboration 1 (2009)
17. Kerkhoffs, G., Rowe, B., Assendelft, W., et al.: Immobilisation and functional treatment for acute lateral ankle ligament injuries in adults (review). The Cochrane Collaboration 1 (2009)
18. Lynch, S.: Assessment of the injured ankle in the athlete. J. Athl. Train. 37(4), 406–412 (2002)
19. Peng, J.-R.: Soving the dilemma of the high ankle sprain in the athlete. Sports Med. Arthrosc. Rev. 8, 316–325 (2000)
20. Petrella, R., Petrella, M., Cogliano, A.: Periarticular hyaluronic acid in acute ankle sprain. Clin. J. Sports Med. 17(4), 251–257 (2007)
21. Safran, M., Benedetti, R., Bartolozzi, A., et al.: Lateral ankle sprains: a comprehensive review Part 1: Etiology, pathoanatomy, histopathogenesis, and diagnosis. Med. Sci. Sports Exerc. 31(7 Suppl), S429–S437 (1999)
22. Safran, M., Zachazewski, J., Benedetti, R., et al.: Lateral ankle sprains: a comprehensive review: Part 2: Treatment and rehabilitation with an emphasis on the athlete. Med. Sci. Sports Exerc. 31(7 Suppl), S438–S447 (1999)
23. Slatyer, M., Hensley, M., Lopert, R.: A randomized controlled trial of piroxicam in the management of acute anle sprain in Australian regular army recruits. The kapooka ankle sprain study. Am. J. Sports Med. 25(4), 544–553 (1997)
24. Specchiulli, F.: Stress radiograms in normal ankles. J. Sport Traumatol. Relat. Res. 21, 109–113 (1999)
25. Tohyama, H., Yasuda, K., Ohkoshi, Y., et al.: Anterior drawer test for acute anterior talofibular ligament injuries of the ankle. How much load should be applied during the test? Am. J. Sports Med. 31(2), 226–232 (2003)
26. Uys, H., Rijke, A.: Clinical association of acute lateral ankle sprain with syndesmotic involvement. A stress radiography and magnetic resonance imaging study. Am. J. Sports Med. 30(6), 816–822 (2002)
27. van Dijk, C.N., Bossuyt, P., Marti, R.: Medial ankle pain after lateral ligament rupture. J. Bone Joint Surg. Br. 78, 562–567 (1996)
28. van Dijk, C.N., Lim, L., Bossuyt, P., et al.: Physical examination is sufficient for the diagnosis of sprained ankles. J. Bone Joint Surg. Br. 78-B, 958–962 (1996)
29. van Rijn, R., van Os, A., Bernsen, R., et al.: What is the clinical course of acute ankle sprains? A systematic literature review. Am. J. Sports Med. 121, 324–331 (2008)
30. Verhagen, R., de Keizer, G., van Dijk, C.N.: Long-term follow-up of inversion trauma of the ankle. Arch. Orthop. Trauma Surg. 114, 92–96 (1995)
31. Watts, B., Armstrong, B.: A randomised controlled trial to determine the effectiveness of double Tubigrip in grade 1 and 2 (mild to moderate) ankle sprains. Emerg. Med. J. 18, 46–50 (2001)
32. Yeung, M., Chan, K., So, C., et al.: An epidemiological survey on ankle sprain. Br J Sports Med. 28(2), 112–116 (1994)

第三章 慢性踝不稳

Bas Pijnenburg and Rover Krips

张新涛 译

内容

解剖	520
踝关节不稳	521
慢性踝关节不稳	521
诊断	521
治疗	522
肌腱固定术	522
解剖学重建	522
利用韧带残端解剖修复	523
使用韧带残端修复并用周围组织加强	523
利用自体肌腱移植重建	523
关节镜下关节囊紧缩	524
参考文献	524

解剖

踝关节是结构匹配最好的关节,踝穴、距骨顶的形态和韧带保证了它的稳定性。韧带提供了软组织稳定性;包括上方的胫腓联合、内侧的三角韧带和外侧的距腓前韧带(ATFL)、跟腓韧带(CFL)和距腓后韧带(PTFL)(图1)[5]。ATFL是关节囊的关节内增强结构,是踝关节外侧主要的稳定结构,也最容易损伤[2]。踝关节中立位时ATFL与踝屈伸运动的轴平行。因此,足跖屈时ATFL是真正的侧副韧带。大部分踝韧带损伤发生于内旋位伴足跖屈时,此时距骨最狭窄的部分位于踝榫眼结构内,关节最松弛,这大概是ATFL损伤较为常见而重要的原因[2]。关节外结构CFL起自腓骨尖的前方,斜行向下向后走行止于跟骨外侧面。韧带的方向和附着点个体差异较大。通常主要部分附着于腓骨尖,绝大多数人有一束纤维直接连接ATFL。CFL不是关节囊的结构,并与之分离,连接跟骰和距下关节。PTFL短且

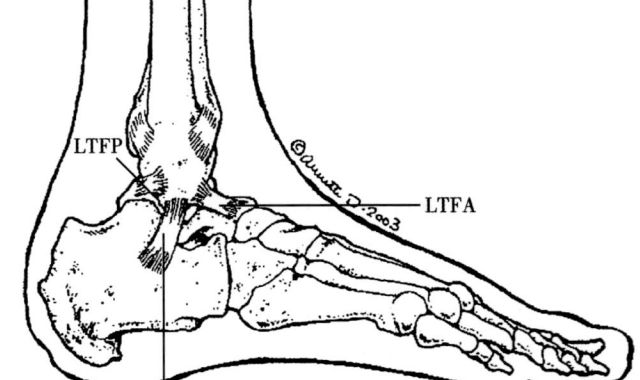

图1 外踝韧带。LTFA,距腓前韧带;CFL,跟腓韧带;LTFP,距腓后韧带

B. Pijnenburg (✉)
Department of Orthopaedic Surgery, Amstelland Ziekenhuis, P. O. Box 328, 1180 AH Amstelveen, The Netherlands
e-mail: bpijnenburg@gmail.com

R. Krips
Department of Orthopaedic Surgery, Diaconessenhuis Leiden, P. O. Box 9650, 2300 RD Leiden, The Netherlands
e-mail: roverkrips@hotmail.com

厚，踝背伸时紧张、跖屈时松弛。PTFL 损伤并不常见。下胫腓联合对于踝关节稳定性至关重要，对重力传导和行走意义重大。实验证实踝关节强迫外旋、背伸并轴向负荷会导致距腓前韧带断裂[2]，并可能合并三角韧带部分断裂。内侧主要的稳定结构是扇形的三角韧带的深层，厚且强壮，不易损伤。外踝韧带在形状、大小、走形和与关节囊关系上的解剖变异达 75%，主要是 CFL。1/3 人的 ATFL 分成两束[34]。当决定踝韧带治疗方案时应谨记这些解剖变异。

踝关节不稳

功能性不稳是急性外踝韧带断裂最常见的后遗症，是患者描述的主观症状(包括反复打软踝，部分患者合并疼痛)。相反，松弛或机械性不稳指的是客观测量(比如标准应力位片或前抽屉试验)[15]。

功能性不稳是力学、神经、肌肉和结构形态相互作用导致的复杂的综合征。病因尚不十分明确，很多患者由多种因素导致。韧带断裂后拉长(包括松弛、本体感觉缺失、腓骨肌力减弱或距下不稳)是功能性不稳的单一或合并病因。一些研究通过应力位拍片显示功能性不稳与松弛度增加有一定相关性[12,13,15]。但也有作者认为其可靠性较低，相关性不确切[17-19]。使用肌电图测量，不稳关节突然内翻时腓骨肌的反应时间明显迟于关节稳定者[17,20]。反应时间的差异是由于踝内翻与韧带和关节囊内机械感受器接受刺激之间有时间差。本体感觉对踝关节突然角位移的反应延迟可能是踝关节功能不稳的最重要原因。

可以认为，功能性不稳是由松弛增加、本体感觉功能抑制与腓骨肌力减弱等单一或联合因素导致的。功能性不稳的原因需要具体分析。

慢性踝关节不稳

大约 20% 的急性韧带断裂会发展成为慢性踝关节不稳[8]。韧带松弛并不一定需要手术重建，手术的适应证是经本体感觉训练后仍有踝"打软"复发的韧带松弛患者[8,16]。

诊断

急性或慢性踝关节不稳的临床试验包括距骨倾斜试验和前抽屉试验。距骨倾斜试验临床难以操作又不可靠[36]。前抽屉试验是慢性踝关节不稳最重要的检查。ATFL 断裂或拉长后距骨前向移位增加。前抽屉试验有多种操作方法[35]。大多数情况下，踝位于跖屈 10°～20°，足只发生相对于胫骨的前移。这是错误的手法，增加了假阴性率。前抽屉试验时距骨相对于胫骨发生径直向前加内旋的运动(图2)[21]。旋转是由于完整的三角韧带从内侧阻止距骨前移。

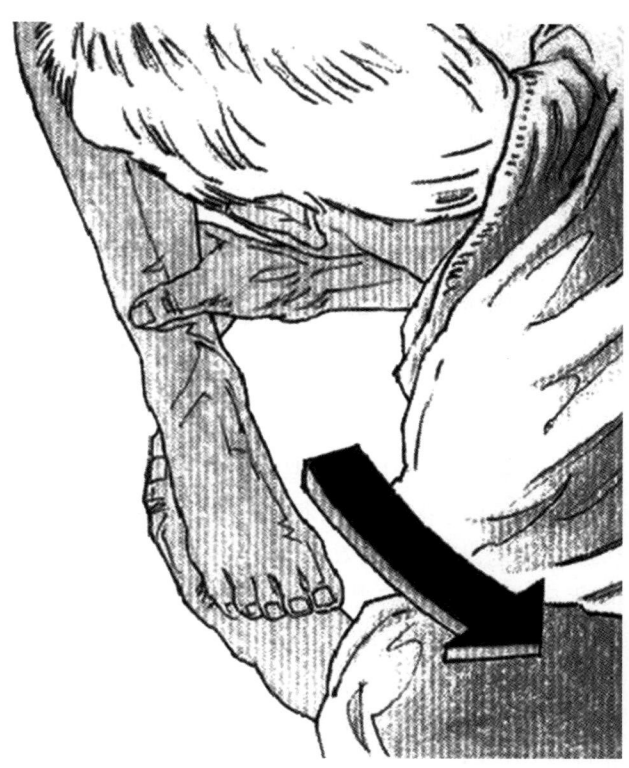

图2 前抽屉试验应为径直前移和内旋的混合运动

掌握踝关节韧带在矢状面和额状面松弛性的相关知识有助于慢性踝关节不稳的诊断。在手术决策之前进行慢性踝关节不稳的影像学评估。标准应力位片可用于鉴别诊断和治疗评价。主要缺点是功能稳定性和松弛度之间的联系有限。外侧不稳/松弛试验(距骨倾斜)和前向不稳/松弛试验(距骨前移)是常用的两种影像学检查。

距骨前移超过 10mm 或者距骨倾斜超过 9°即可认为松弛增加。另一种判断方法是与健侧比较距骨前移超过 3mm 或者倾斜超过 3°[26]。尽管有些研究证实功能与机械不稳之间有一定相关性；但这种关系变异很大，因为除了机械不稳之外还有很多因素也会导致功能性不稳。有研究怀疑应力位片的可靠性，尤其是对距骨倾斜的测量[12,15-18]。US、CT 与 MRI 可用于描述踝关节韧带的破坏程度。US

是廉价而且不具侵害性[11]的有效筛查手段,尤其当创伤后临床和影像学检查不一致时。然而,跟 CT 和 MRI 一样,US 同样不能评估韧带松弛度。

治疗

接近10%的急性韧带损伤的患者需要在后期行重塑稳定的手术[14]。在决定手术之前,应进行旨在增强腓骨肌和协调的训练。超过50%的患者在12周康复后获得功能稳定[8]。高度松弛的患者获得满意功能的机会较少,应尽早手术治疗。已报道有超过60种不同的手术方式,主要分为两类:肌腱固定术和解剖重建术。

肌腱固定术

肌腱固定术是以前最常用的手术方式,三种经典术式分别为 Evans、Watson-Jones 和 Chrisman-Snook。其中 Evans 术式技术要求最低,但因为腱固定在两韧带之间,该术式在生物力学上既未重建ATFL,也未重建 CFL。一些术者报道短期效果良好,但是远期效果差异大,很多患者早期满意,一年后逐渐恶化,长期功能效果差。一项研究平均随访14年,对疗效满意的患者不到50%[14]。Watson-Jones 术式重建了 ATFL 而不是 CFL,已有短期结果报道,但长期随访研究显示 2/3 患者的功能结果令人失望[6,29],疗效逐渐丧失、关节松弛、功能减弱并且疼痛。Chrisman-Snook 术式同时重建 ATFL 和 CFL,是最常用的非解剖重建方法(图3)。将腓骨短肌纵行劈开,用其中一半重建两条韧带。有报道94%的患者获得满意效果[6,33]。Chrisman-Snook 术式的应力激发试验显示比 Evans 术式更少遗留关节松弛,但是技术要求更高。肌腱固定术的主要缺点是非解剖重建,并且牺牲了踝关节周围正常解剖结构(即腓骨短肌或腓骨长肌),从而导致运动学改变、关节活动受限和重建后的韧带功能逐渐衰退。远期可能导致踝关节退行性改变[22-24]。非解剖重建的生物力学分析显示为不等长韧带重建,而且未能恢复正常的生物力学[30]。已有这种非解剖重建并发症的报告。

大部分并发症与获取腓骨短肌腱的长长的皮肤切口有关,包括伤口延迟愈合和腓肠神经损伤[27]。

肌腱固定术并未恢复外踝韧带的正常解剖,并导致踝关节活动受限,再手术几率高,运动表现变差、功能结果不满意[25]。此外,许多研究报道肌腱固定术并未完全消除关节松弛,因此导致踝关节内侧面退行性改变[22-25]。远期肌腱拉长和松弛,踝关节运动受限解决,机械不稳更持久,导致踝关节更为严重的退行性改变。后期出现骨赘以及需要再次手术祛除骨赘的风险随时间逐渐加大。因此,慢性踝关节不稳的患者应首选解剖重建外踝韧带[22-24,30],而肌腱固定术应用作次选手术。

解剖学重建

解剖重建的原则是恢复韧带的正常解剖结构,使踝关节的外侧韧带复合体恢复原始的生物力学情况。解剖修复重建很简单,因为位于腓骨尖和距骨的起止点恒定。大部分解剖教科书描述 ATFL 呈单束。10%~30%的 ATFL 在解剖和功能上可以分为上下两部分[35]。CFL 起点位置也很恒定,起于腓骨尖前方,斜行向后下止于跟骨的外侧面,止点位置不太明确,跖行动物足的 CFL 方向存在个体差异,向后成角10°至80°不等,长度个体差异很大[5,35]。CFL 断裂后其跟骨止点很难辨认。

解剖重建可分为4类:
1. 使用韧带残端修复
2. 使用韧带残端与周围组织(比如骨膜、伸肌下支持带)加强修复
3. 使用自体肌腱移植重建
4. 关节镜下关节囊紧缩

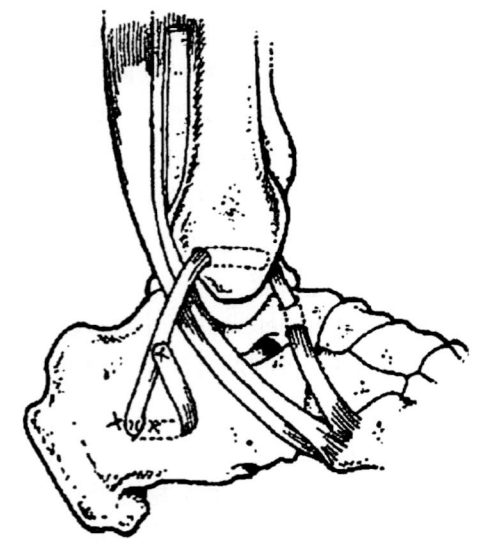

图3 Chrisman-Snook 肌腱固定术连接了 ATFL 和 CFL,可能是应用最广泛的非解剖重建

利用韧带残端解剖修复

Broström[5]详细描述并发现即使损伤数年后,直接缝合(修复)断裂拉长的韧带仍是可能的。同时缩短、重叠缝合以及韧带骨性止点修复是成功的[14]。

外踝韧带解剖修复可获得满意的功能结果[8,14,21-24]。手术方法简单容易,将ATFL和CFL损坏拉长的残端分离、重叠短缩3～5mm、并在骨止点重新附着(图4)。90%的患者对功能满意,影像学证实关节松弛的后遗症少见[14,21-24]。全身关节活动度大、韧带缺陷时间长(>10年)及曾行踝关节韧带手术的患者效果较差。本方法操作简单,并发症少,短期和长期效果满意。

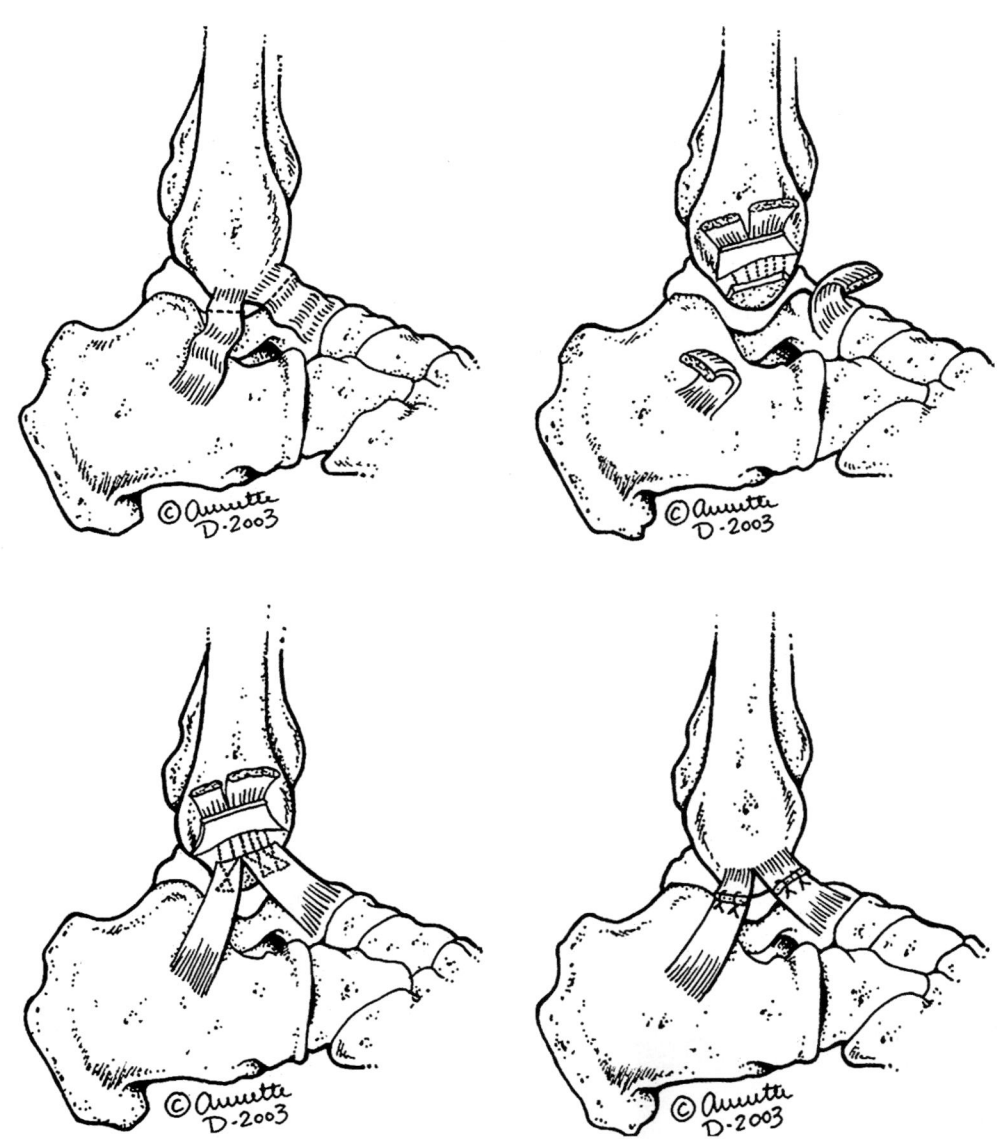

图4 分离短缩重叠缝合损伤拉长的ATFL和CFL断端,重新固定到骨面

使用韧带残端修复并用周围组织加强

有些患者的韧带残端太弱或者破坏严重,无法完整修复,可使用周围局部组织加强重建。方法包括使用腓骨外侧面的骨膜、伸肌支持带下部以及使用距跟外侧韧带。亦有医生进行外踝韧带和关节囊组织的张力调整。研究证实使用这些结构不会影响正常的关节运动[1,3,31,32]。

利用自体肌腱移植重建

如果无法直接解剖修复,可进行自体肌腱移植。1968年Weber首先使用跖肌腱重建ATFL。跖肌可以使用骨剥分离,分别在距腓前韧带的腓骨和距骨止点钻孔,移植肌腱8字穿过骨道,术后长期效果满意[9]。也可使用跟腱和阔筋膜进行移植。

关节镜下关节囊紧缩

除了开放手术修复重建,也可采用关节镜下关节囊紧缩[7]。起初使用激光,后来逐渐被更易操控的射频替代。有学者报道了紧缩术在尸体上的研究、生物力学研究和肩关节不稳的临床研究结果。尸体研究显示韧带紧缩可超过30%。生物力学研究显示紧缩初始容易蠕变,但6~12周就可完全重新塑形和恢复正常的组织强度[10]。热能关节囊紧缩治疗慢性膝关节和肩关节不稳失败率较高,只有缝合+紧缩才有可能获得满意效果[7]。

踝关节的生物力学不同于肩和膝关节。踝关节本身是人体最稳定的关节,其稳定性更少依赖于韧带和关节囊。因此,慢性踝关节不稳最好采用关节镜下关节囊紧缩术,而且,踝的前外侧韧带和关节囊在关节镜下射频头容易达到。拉长的距腓前韧带平均长度30mm,而正常长度为20mm(图5)。紧缩30%后,可以恢复原始长度。Oloff及其团队在关节镜下使用单极射频头紧缩术治疗慢性踝关节不稳,其结果令人鼓舞,患者3月内完全恢复活动,所有患者恢复踝关节稳定性[28]。Berlet等对16名患者的比较研究发现80%的患者效果优良[4]。De Vries等多中心研究近40名慢性踝关节不稳的患者的关节镜下热紧缩术,大部分患者的功能稳定性得以安全地提高,但机械稳定性提高不明显[7]。将来的研究应明确是否有永久的力学改善,如果事实并非如此,那么功能改善的另一种可能性又是什么呢?

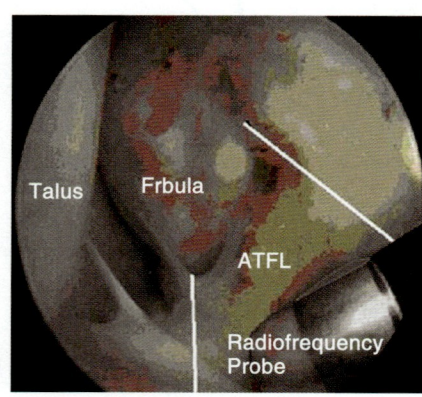

图5 关节镜下踝关节前外侧韧带,如同关节囊,射频头可以轻易达到

参考文献

1. Bahr, R., Pena, F., Shine, J.: Biomechanics of ankle ligament reconstruction. An in vitro comparison of the Broström repair, Watson-Jones reconstruction, and a new anatomic reconstruction technique. Am. J. Sports Med. **25**, 424–435 (1997)
2. Bahr, R., Pena, R., Shine, J., Lew, W.D., Engebretsen, L.: Ligament force and joint motion in the intact ankle: a cadaveric study. Knee Surg. Sports Traumatol. Arthrosc. **6**(2), 115–121 (1998)
3. Becker, H.P., Rosenbaum, D., Ziethammel, G.: Tenodesis versus carbon fiber repair of ankle ligaments. A clinical comparison. Clin. Orthop. Relat. Res. **325**, 194–202 (1996)
4. Berlet, G.C., Saar, W.E., Ryan, A., Lee, T.H.: Thermal-assisted capsular modification for functional ankle instability. Foot Ankle Clin. **7**(3), 567–576 (2002)
5. Broström, L.: Sprained ankles. VI. Surgical treatment of 'chronic' ligament ruptures. Acta Chir. Scand. **132**, 551–565 (1966)
6. Chrisman, O.D., Snook, G.A.: Reconstruction of lateral ligament tears of the ankle. J. Bone Joint Surg. Am. **51**, 904 (1969)
7. de Vries, J.S., Krips, R., Blankevoort, L., Fievez, A.W.F.M., van Dijk, C.N.: Arthroscopic capsular shrinkage for chronic ankle instability with thermal radiofrequency: prospective multicenter trial. Orthopedics **31**(7), 655 (2008) (abstract). Epub: www.orthosupersite.com/view.asp?rID=28896(full article)
8. de Vries, J.S., Krips, R., Sierevelt, I.N., Blankevoort, L., van Dijk, C.N.: Interventions for treating chronic ankle instability. Cochrane Database Syst. Rev. **4**, CD004124 (2006)
9. de Vries, J.S., Struijs, P.A., Raaymakers, E.L., Marti, R.K.: Long-term results of the Weber operation for chronic ankle instability – 37 patients followed for 20-30 years. Acta Orthop. **76**(6), 891–898 (2005)
10. Demirhan, M., Uysal, M., Killicoglu, O., Atalar, A.C., Sivacioglu, S., Solakoglu, S., Bozdag, E., Sunbuloglu, E.: Tensile strength of ligaments after thermal shrinkage depending on time and immobilization: in vivo study in the rabbit. J. Shoulder Elbow Surg. **14**(2), 193–200 (2005)
11. Friedrich, J.M., Schnarkowski, P., Rubenacker, S.: Ultrasonography of capsular morphology in normal and traumatic ankle joints. J. Clin. Ultrasound **21**, 179–187 (1993)
12. Karlsson, J.: Chronic lateral instability of the ankle joint: a clinical, radiological and experimental study. Doctoral dissertation, Gothenburg University, Gothenburg (1989)
13. Karlsson, J., Bergsten, T., Lansinger, O., Peterson, L.: Lateral instability of the ankle joint treated by the Evans procedure. A long-term clinical and radiological follow-up. J. Bone Joint Surg. Br. **70**(3), 476–480 (1988)
14. Karlsson, J., Bergsten, T., Lansinger, O., Peterson, L.: Surgical treatment of chronic lateral instability of the ankle joint. A new procedure. Am. J. Sports Med. **17**(2), 268–273 (1989)
15. Karlsson, J., Bergsten, T., Peterson, L.: Radiographic evaluation of ankle joint stability. Clin. J. Sports Med. **1**, 166–171 (1991)
16. Karlsson, J., Lansinger, O.: Lateral instability of the ankle joint. Clin. Orthop. Relat. Res. **276**, 253–61 (1992)
17. Karlsson, J., Peterson, L., Andreasson, G.O.: The unstable ankle: a combined EMG and biomechanical modeling study. Int. J. Sports Biomech. **8**, 129–134 (1992)
18. Kerkhoffs, G.M., Blankevoort, L., Sierevelt, I.N., Corvelein, R., Janssen, G.H., van Dijk, C.N.: Two ankle joint laxity testers: reliability and validity. Knee Surg. Sports Traumatol. Arthrosc. **13**(8), 699–705 (2005)
19. Kerkhoffs, G.M., Struijs, P.A., Marti, R.K.: Functional treatments for acute ruptures of the lateral ankle ligament: a systematic review. Acta Orthop. Scand. **74**(1), 69–77 (2003)
20. Konradsen, L., Peura, G., Beynnon, B., Renstrom, P.: Ankle eversion torque response to sudden ankle inversion. Torque response in unbraced, braced, and pre-activated situations. J. Orthop. Res. **23**(2), 315–321 (2005)
21. Krips, R.: On the surgical treatment of chronic anterolateral ankle instability. Master's thesis, Universiteit van Amsterdam, Amsterdam (2003)
22. Krips, R., Brandsson, S., Swensson, C., van Dijk, C.N., Karlsson,

J.: Anatomical reconstruction and Evans tenodesis of the lateral ligaments of the ankle. Clinical and radiological findings after follow-up for 15 to 30 years. J. Bone Joint Surg. Br. **84**(2), 232–236 (2002)
23. Krips, R., van Dijk, C.N., Halasi, P.T., Lehtonen, H., Corradini, C., Moyen, B., Karlsson, J.: Long-term outcome of anatomical reconstruction versus tenodesis for the treatment of chronic anterolateral instability of the ankle joint. A multicenter study. Foot Ankle Int. **22**(5), 415–421 (2001)
24. Krips, R., van Dijk, C.N., Halasi, P.T., Lehtonen, H., Moyen, B., Lanzetta, A., Farkas, T., Karlsson, J.: Anatomical reconstruction versus tenodesis for the treatment of chronic anterolateral instability of the ankle joint. A 2- to 10-year follow-up, multicenter study. Knee Surg. Sports Traumatol. Arthrosc. **8**(3), 173–179 (2000)
25. Krips, R., van Dijk, C.N., Lehtonen, H., Halasi, T., Moyen, B., Karlsson, J.: Sports activity level after surgical treatment for chronic anterolateral ankle instability. A multicenter study. Am. J. Sports Med. **30**(1), 13–19 (2002)
26. Lindstrand, A., Mortensson, W.: Anterior instability of the ankle joint following acute lateral sprain. Acta Radiol. Diagn. (Stockh.) **18**(5), 529–539 (1977)
27. Mabit, C., Chaudruc, J.M., Fiorenza, F., Huc, H., Pecout, C.: Lateral ligament reconstruction of the ankle: comparative study of peroneus brevis versus periosteal ligamentoplasty. Foot Ankle Surg. **4**, 71–76 (1998)
28. Oloff, L.M., Bocko, A.P., Fanton, G.: Arthroscopic monopolar radiofrequency thermal stabilization for chronic lateral ankle instability: a preliminary report on 10 cases. J. Foot Ankle Surg. **39**(3), 144–153 (2000)
29. Rosenbaum, D., Becker, H.P., Sterk, J., Gerngross, H., Claes, L.: Functional evaluation of the 10-year outcome after modified Evans repair for chronic ankle instability. Foot Ankle Int. **18**(12), 765–771 (1997)
30. Rosenbaum, D., Becker, H.P., Wilke, H.J.: Tenodeses destroy the kinematic coupling of the ankle joint complex: a three dimensional in vitro analysis of joint movement. J. Bone Joint Surg. Br. **80**, 162–168 (1998)
31. Rudert, M., Wulker, N., Wirth, C.J.: Reconstruction of the lateral ligaments using a regional periosteal flap. J. Bone Joint Surg. Br. **79**, 446–451 (1997)
32. Saragaglia, D., Fontanel, F., Montbaron, E.: Reconstruction of the lateral ankle ligaments using an inferior extensor retinaculum flap. Foot Ankle Int. **18**, 723–728 (1997)
33. Snook, G.A., Chrisman, O.D., Wilson, T.C.: Long-term results of the Chrisman-Snook operation of the lateral ligaments of the ankle. J. Bone Joint Surg. Am. **67**(1), 1–7 (1985)
34. van de Bekerom, M.P., Oostra, R.J., Alvarez, P.G., van Dijk, C.N.: The anatomy in relation to injury of the lateral collateral ligaments of the ankle: a current concepts review. Clin. Anat. **21**(7), 619–626 (2008)
35. van Dijk, C.N.: On diagnostic strategies in patients with severe ankle sprain. Master's thesis, Universiteit van Amsterdam, Amsterdam (1994)
36. van Dijk, C.N., Lim, L.S., Bossuyt, P.M., Marti, R.K.: Physical examination is sufficient for the diagnosis of sprained ankles. J. Bone Joint Surg. Br. **78**(6), 958–962 (1996)

第四章 前踝撞击症

Matjaz Vogrin and Matevz Kuhta

张新涛 译

内容

引言 ································· 526
病理生理学 ··························· 526
症状 ································· 526
影像学 ······························· 527
分型 ································· 528
治疗 ································· 528
参考文献 ····························· 529

引言

前踝撞击综合征，又称足球踝，是由于反复直接或间接撞击导致踝关节前方骨赘形成的退行性病变，并不累及关节的承重面。经常发生在踝关节反复背屈的运动员，比如足球、篮球、跳高运动员和芭蕾舞演员。旋后损伤和慢性不稳也能导致前踝撞击综合征，尤其在踝内侧间室[9,11,13]。

病理生理学

足球运动员前踝骨赘可能是踢球时跖屈对踝前内侧的反复微创伤造成的[4,11]，踝最大跖屈可以保证球与脚之间最大的接触面积而方便控球。用力踢球会导致软组织损伤而形成骨赘[11]。也可能是由于过度的被迫跖屈反复牵拉关节囊韧带形成的[9,11]。撕脱骨折处出现血肿和钙化形成骨赘，刺激软组织，引起水肿和炎性改变。但是，前关节囊胫骨附着点在关节线近端，连接在距骨侧软骨边界以外。骨赘却位于胫骨的关节线或邻近距骨颈切迹，完全在关节囊内，使这一假设不太可信。

骨赘可能是骨骼对间断应力和被迫跖屈时下胫骨前缘和距骨颈撞击的直接创伤的反应。但是，科学证据不足[10,11]。

症状

前踝撞击征的主要表现是踝前方的疼痛、压痛和背屈受限。因为胫骨和距骨骨赘并不接触，疼痛不是骨赘直接导致的，而是骨赘与胫骨间肥大的关节囊或瘢痕组织嵌压引起的。因此，疼痛位于踝内

M. Vogrin (✉) and M. Kuhta
Orthopaedic Department, University Clinical Centre, Maribor, Slovenia
e-mail: matjazvogrin@hotmail.com; matevz.kuhta@gmail.com

外侧骨刺的位置[9-11]。前外侧撞击症较前内侧撞击症多见。踝前中部被肌腱和神经血管覆盖,触诊困难[11]。

常有活动后踝关节肿胀。患者可能主诉关节不稳。足球运动员在踢球时可扪及踝前疼痛带。有时,轻微跖屈可在胫骨远端或距骨上方扪及包块。背屈时踝前触痛加重,跖屈时缓解,为前踝撞击试验阳性。Molly 及其同事的方法是检查者右手指握住患者右足跟,拇指按压外侧隐窝。用左手将患足从跖屈位被动移至背屈位,如果出现疼痛或者踝前疼痛加重,提示前踝撞击[5]。但是,过度被动背屈会出现假阴性[10,11]。

鉴别诊断包括距骨骨软骨损伤、内外踝下方钙化、腓骨肌腱半脱位或断裂、踝关节的其他退行性病变、胫腓联合融合、神经嵌压、隐匿性距骨或跟骨骨折以及交感神经营养不良。

影像学

标准的正侧位片用于检查有无骨赘。但是,由于胫骨和距骨的不同部分叠加使拍片可能检查不出前内侧骨赘[9-11]。为了检查内侧骨赘,应拍摄特殊的前内撞击体位(AMI):小腿外旋30°、足跖屈,从头端向尾端倾斜45°拍摄。标准拍片联合AMI拍片,胫骨和距骨骨赘的敏感度分别增加85%和73%[10,11]。

可通过测量胫骨与距骨之间的角度评估骨刺形成。正常角度应超过60°,小于该角度提示骨刺形成(图2)[9]。

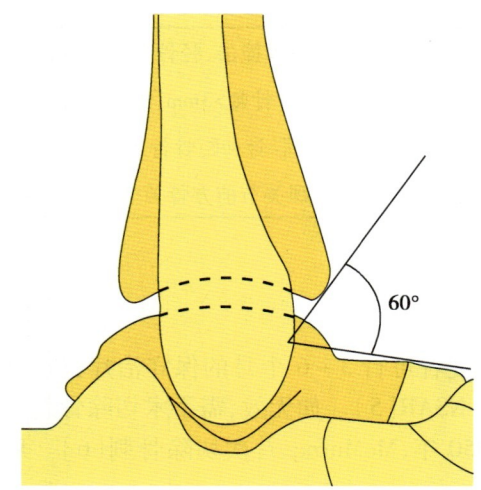

图2 胫骨与距骨之间的正常角度应超过60°

MRI对于诊断小骨刺和前内、前外及后方间室的软组织与骨性异常是必需的(图3)[9]。MRI优于CT或超声之处是可在治疗前提供关节和软组织的全面信息[1,8]。

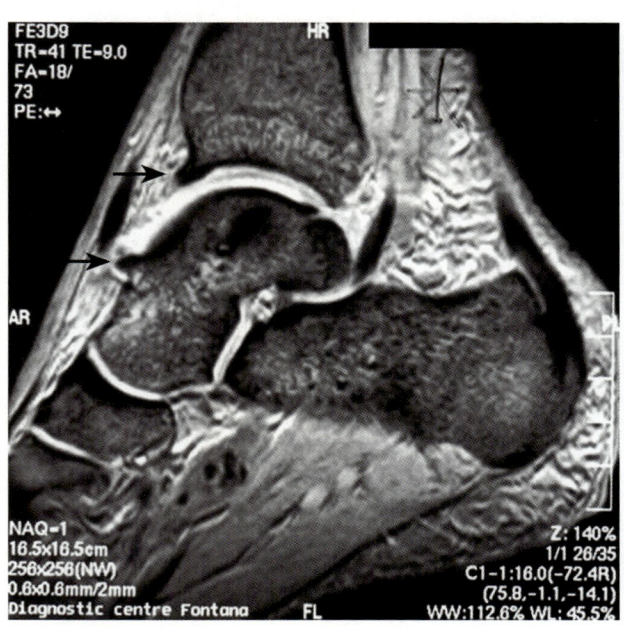

图3 胫距骨刺的MRI像

超声可用于诊断前外侧沟的滑膜病变、明确韧带损伤、鉴别软组织和骨性撞击[3]。

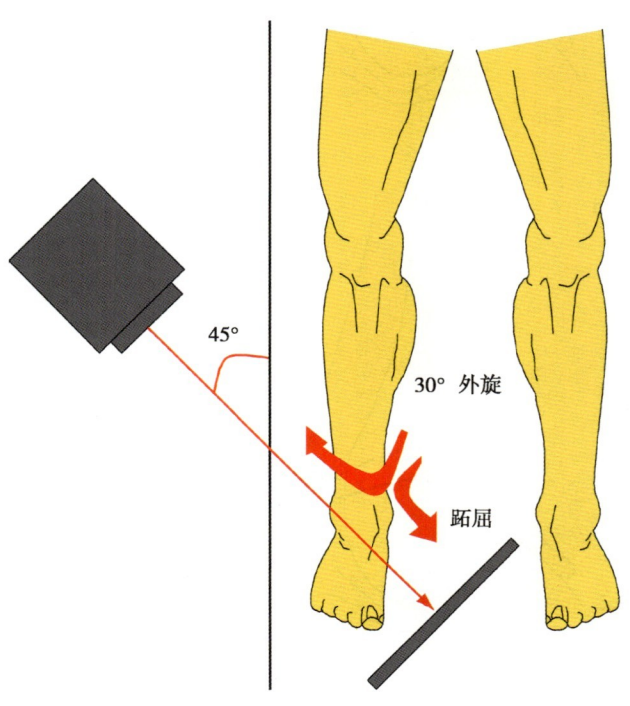

图1 踝前内撞击征位拍片

分型

根据 Scranton 和 McDermott 分类法,骨赘可分为 4 级(表 1,图 4),[2,9]。

表 1　Scranton-McDermott 分期

Ⅰ 期	滑膜撞击,胫骨骨刺<3mm
Ⅱ 期	胫骨骨刺>3mm,无距骨骨刺
Ⅲ 期	大的胫骨和距骨骨刺,常有碎片
Ⅳ 期	踝关节前方骨关节炎改变

治疗

轻度者可行 3~6 个月的保守治疗,包括休息、理疗和 NSAR[5]。如无效,需手术切除骨刺。

1950 年,McMurray 首次切除骨刺[6]。后来用关节镜手术切除骨赘、缓解疼痛和恢复活动范围。关节镜手术在足最大背屈位进行,因为此时关节囊松弛,而且保护了承重面的软骨,从而尽可能减少软骨损伤[10-12]。但是,手术数月后骨刺可能复发[5,7,9]。

文献报道过腓浅神经、胫前动脉、隐静脉和伸肌腱的损伤,但是只要详细制定术前计划、术中仔细操作,就可避免以上风险[5,12]。

术后数天内部分负重,之后逐渐完全负重和理疗。

Van Dijk 指出影响关节镜治疗前踝撞击征效果的是骨性关节炎程度,而不是骨刺的位置和大小。长期随访显示关节间隙正常(0 级和 Ⅰ 级)的患者,手术优良率为 83%,而关节间隙狭窄的患者(Ⅱ 级)优良率仅为 53%。2/3 的 Ⅰ 级损伤患者会再发无症状的骨刺,但是均有旋后外伤或反复强力背屈[10,11]。

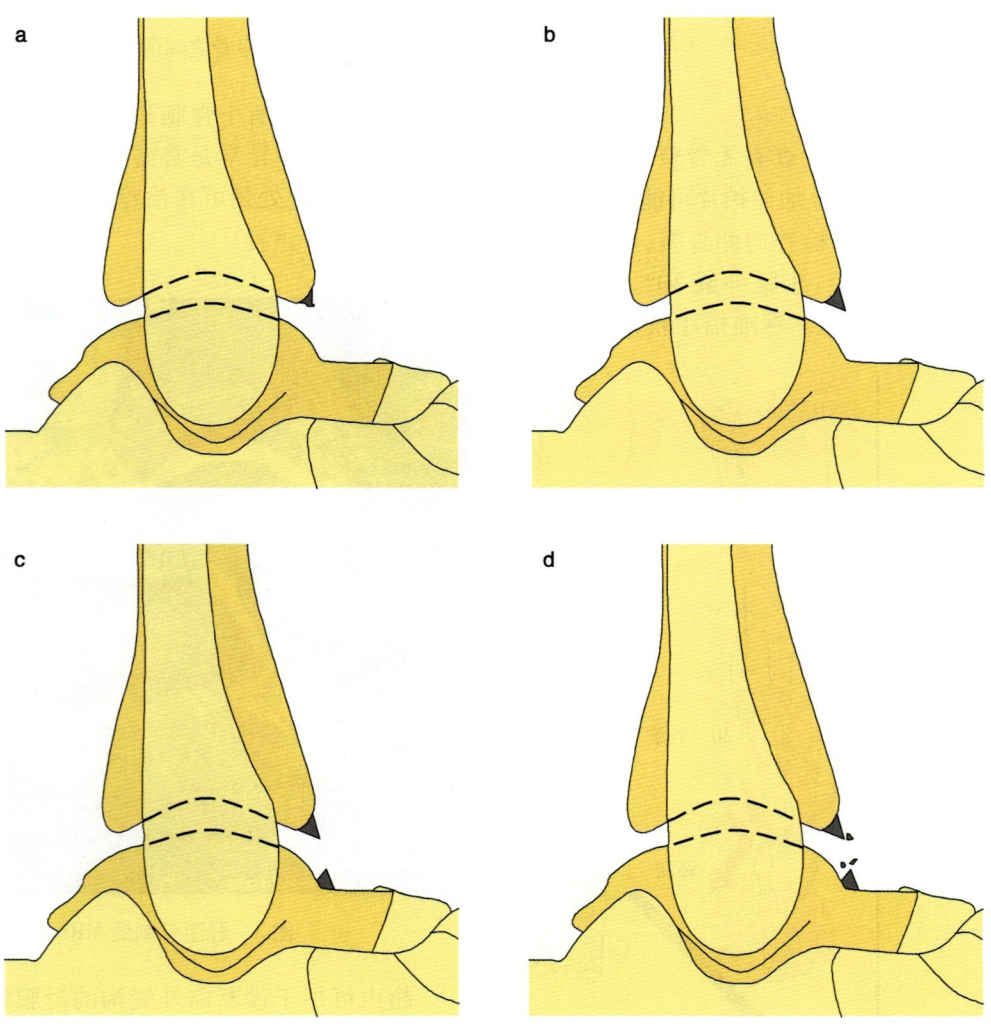

图 4　Scranton 和 McDermott 骨赘分 4 期

参考文献

1. Duncan, D., Mologne, T., Hilderbrand, H., Stanley, M., Schreckengaust, R., Sitler, D.: The usefulness of magnetic resonance imaging in the diagnosis of anterolateral impingement of the ankle. J. Foot Ankle Surg. **45**(5), 304–307 (2006)
2. Ferkel, R.D., Scranton, P.E.: Arthroscopy of the ankle and foot. J. Bone Joint Surg. Am. **75**, 1233–1242 (1993)
3. McCarthy, C.L., Wilson, D.J., Coltman, T.P.: Anterolateral ankle impingement: findings and diagnostic accuracy with ultrasound imaging. Skeletal Radiol. **37**, 209–216 (2008)
4. McMurray, T.P.: Footballer's ankle. J. Bone Joint Surg. Br. **32**, 68–69 (1950)
5. Mikek, M., Hussein, M.: Artroskopsko zdravljenje anteriorne utesnitve v zgornjem sko nem sklepu. Zdrav. vsetn. **73**, 925–927 (2004)
6. Ogilvie-Harris, D.J., Mahomed, N., Demaziere, A.: Anterior impingement of the ankle treated by arthroscopic removal of bony spurs. J. Bone Joint Surg. **75**, 437–440 (1993)
7. Phibin, T.M., Lee, T.H., Berlet, G.C.: Arthroscopy of athletic foot and ankle injuries. Clin. Sports Med. **23**, 35–53 (2004)
8. Robinson, P.: Impingement syndromes of the ankle. Eur. Radiol. **17**, 3056–3065 (2007)
9. Strobel, M.J.: Arthroscopic Surgery, pp. 369–414. Springer, Berlin (2001)
10. Tol, J., van Dijk, C.: Anterior ankle impingement. Foot Ankle Clin. North Am. **11**, 297–310 (2006)
11. van Dijk, C.: Anterior and posterior ankle impingement. Foot Ankle Clin. North Am. **11**, 663–683 (2006)
12. van Dijk, C.N., van Bergen, C.J.A.: Advancements in ankle arthroscopy. J. Am. Acad. Orthop. Surg. **16**, 635–646 (2008)
13. Watson, A.D.: Ankle instability and impingement. Foot Ankle Clin. North Am. **12**, 177–195 (2007)

第五章 运动员的胫腓联合损伤

Jason E. Lake and Brian G. Donley

张新涛 译

内容

解剖	530
损伤机制	530
流行病学	531
体格检查	531
影像学	531
分型	532
无骨折的急性下胫腓联合损伤的治疗	532
Ⅰ级	532
Ⅱ级	532
Ⅲ级	532
合并骨折的下胫腓联合损伤的治疗	532
手术治疗下胫腓联合损伤的注意事项	533
亚急性和慢性下胫腓联合损伤的治疗	535
结论	535
参考文献	536

尽管运动员的踝损伤常见,踝胫腓联合损伤却相对少见,占踝扭伤的1%~8%[16,86]。受伤的程度从"高位踝扭伤"到伴有胫距关节脱位的骨折。对踝关节韧带联合复杂解剖的更好理解和对这些损伤的认识增加,以及影像学和手术技术的提高,已经使诊断和治疗得以改进,但是踝胫腓联合损伤对医生和患者来说仍是一个挑战。对于手术或非手术治疗、固定的类型、恢复竞技性比赛的时间等仍有争议。

解剖

下胫腓联合由4个结构维持稳定:前下胫腓韧带(AITFL)、后下胫腓韧带(PITFL)、下横韧带(ITL)和骨间韧带(IOL)[93]。骨间韧带是增厚的骨间膜的(IOM)远端部分。ITL也称作胫腓横韧带[66],或是PITFL的深层或下方部分[19]。在75%的腓骨和胫骨的腓骨切迹之间是有关节软骨的真正滑膜关节[2]。韧带断裂导致腓骨和距骨向外侧移动,并改变胫距关节的对合关系[65]。PITFL提供40%的移位限制,AITFL为35%,IOL为22%。Ramsey和Hamilton[67]指出距骨外移1mm,接触面积减少42%,可能导致后期退行性改变(Ramsey)。正常步态中,下胫腓联合允许踝关节增宽(接近1.5mm),允许胫骨相对距骨旋转5°~6°[46,57]。

损伤机制

经典的下胫腓联合损伤机制为踝外旋。外力始于踝关节的内侧,导致内踝骨折或三角韧带损伤。距骨继续外旋,压迫腓骨直至下胫腓前韧带撕裂。持续的外旋力导致IOL、PITFL/ITL撕裂,在力量沿骨间膜向近端延伸之前使腓骨骨折[61,65,86,

93]。比如摔跤或美式足球中,运动员的足锁定于背屈位,躯干和胫骨相对内旋时[86]。Doughtie[20]调查了国家足球联盟的运动员后指出,70%的应答者有外旋导致的下胫腓联合损伤。然而,其他机制也会导致下胫腓联合损伤。Hopkinson 等[37]回顾了15例患者,其中3例为过度背屈,3例为内翻,1例跖屈,1例外展外旋损伤。因此,任何明显的旋转力都有可能导致下胫腓联合损伤。

流行病学

因为身体碰撞、扭转和变向,美式足球是最容易出现下胫腓联合损伤的运动[12,84]。Boytim 等[12]指出美国职业足球运动员急性下胫腓联合损伤的发生率为18%,Vincelette 等[84]发现32%的加拿大足球运动员有下胫腓联合的钙化和慢性下胫腓联合损伤的病史。这种损伤在曲棍球、橄榄球、滑雪、长曲棍球和摔跤中也很常见[66]。下胫腓联合扭伤导致不能运动的时间比常规外踝扭伤要更长[12,37,40],原因之一是经常有合并损伤,包括距腓前韧带损伤、骨挫伤、骨折和距骨顶的骨软骨损伤[18]。

体格检查

单纯下胫腓联合损伤的患者主诉胫腓骨之间的前踝疼痛。疼痛也可能位于前外侧,踝被动背屈时加重,并沿小腿向上放射。踝上方触诊压痛的距离称作"压痛长度",与损伤的程度和恢复运动时间有关[59]。如果合并骨折,踝关节的疼痛和压痛会更广泛。

有很多试验可用于胫腓联合损伤的鉴别(表1),包括向胫骨压腓骨(挤压试验或交叉腿试验)或外力(外旋应力试验)诱发疼痛,腓骨(腓骨移位或抽屉试验)或距骨(Cotton 试验)的异常移动[1,44,73]。Amendola 描述了"稳定试验",用几层宽的运动绑带稳定踝上方的下胫腓联合(未发表),站立、行走、踮脚尖和跳跃时疼痛减轻提示下胫腓联合损伤;这一试验有助于诊断亚急性或慢性损伤[86,88]。Alonso 等[1]报道胫腓联合损伤后只有外旋应力试验与恢复运动较晚有相关性。Beumer 等[7]在一项生物力学分析中证实,虽然临床试验能提示下胫腓联合损伤,却不能准确的预测力学不稳的真正程度。

表1 评价胫腓联合韧带损伤的试验

试验	检查方法	阳性结果
挤压试验	小腿中段将腓骨挤压向胫骨	疼痛
交叉腿试验	患者将伤侧的小腿中段放置对侧腿上,膝内侧施加轻微的向下外力	疼痛
外旋应力试验	固定小腿,然后外旋足	疼痛
腓骨移动(抽屉)试验	检查者向后移动腓骨并对照对侧	平移疼痛增加
Cotton 试验	检查者尝试向外侧平移距骨	相对于对侧,外移增加(也可能提示三角韧带损伤)
稳定试验	使用多层1.5英寸(3.81cm)的运动绷带稳定踝上方的下胫腓联合	站立、行走、踮脚尖和跳跃时疼痛减轻

影像学

标准 X 片是评价胫腓联合损伤最常用的初步检查。负重前后位片、踝穴位片、侧位片用于排除骨折和韧带损伤。胫腓净空间距离(从腓骨的内侧缘到腓骨切迹的距离)在关节面近端约为1cm,在前后位和踝穴位应<6mm。另外,胫腓重叠在前后位片上应>6mm,在踝穴位片应>1mm[33]。内侧净空间距离(距骨和内踝在距骨顶水平的间隙)应<4mm,与对侧和上间隙相同。虽然内侧间隙增宽可能是三角韧带和胫腓联合损伤的结果,有研究指出不能使用此参数做出下胫腓联合损伤的诊断[10]。

动力或应力位片也可以帮助诊断未合并骨折的胫腓联合损伤。踝关节中立位,小腿固定,将足外旋[22],评价内侧和外侧间隙及胫腓重叠距离。生物力学和临床研究证实,与对侧相比,应力位外侧分离>2mm 表明两条或以上胫腓联合韧带损伤[27,60,90]。Beumer 等的生物力学试验指出应力位片能判断严重的损伤,却不一定发现轻度损伤,所以不能排除下胫腓联合损伤[6]。他们建议使用外旋应力位片评价腓骨骨折时三角韧带的完整性,因为腓骨骨折合并内侧损伤时常伴随有下胫腓联合损伤[21,39,78]。

CT 扫描对检查较小的胫腓联合损伤比平片更为敏感[10,21,23]。Ebraheim 等[21]证实所有的 2~3mm 的下胫腓分离均可在 CT 上发现,而平片会漏诊所有的 2mm 的分离和一半的 3mm 分离。MRI 对急性 AITFL 损伤有 93% 的特异性和敏感性,对于 PITFL 损伤有 100% 的特异性和敏感性[53,71]。对慢性损伤,特异性为 90%,敏感性为 95%[30]。尽管 CT 和 MRI 不是动力试验,MRI 评价软组织结构的损伤有显著优越性,并不依赖于骨性对线情况。

分型

西点分级系统(West Point Ankle Grading system)将胫腓联合损伤分为:Ⅰ级(AITFL 部分损伤,无不稳),Ⅱ级(无/轻度不稳,AITFL 撕裂和 IOL 部分撕裂),Ⅲ级(下胫腓联合复合体完全撕裂伴有明显不稳)[38]。应力位片、CT、MRI 或关节镜下比对侧分离大 2mm 或更多,常被视为Ⅲ级损伤[21,23,30,53,65,71]。Ⅰ级与Ⅱ级损伤常需使用 MRI 或关节镜来区分。亦有研究将损伤分为潜在型(在应力位片能看到)和明显型(在标准平片上即可看到)[22]。另外,鉴别急性(<6 周)、亚急性(6 周~6 个月)、慢性(>6 个月)和非创伤性胫腓联合疾病也很重要[66,81]。

无骨折的急性下胫腓联合损伤的治疗

Ⅰ级

Ⅰ级损伤(轻度扭伤)的治疗包括休息、冰敷和制动,最常使用的是行走靴。很多作者提出了下胫腓联合扭伤的康复方案[13,26,59,86],一般包括 3~4 个阶段,早期炎性期的制动和保护,其后是活动范围和肌力的恢复,最终恢复诸如切入、旋转和跳跃等更复杂的运动。患者的疼痛程度和功能表现决定了早期恢复阶段的负重状况。初始阶段常持续 2 周左右,当功能试验(单脚跳、短跑和切入)没有疼痛后,患者可恢复体育活动。平均康复时间短的需 10~14 天,也可长至 52 天[12,37,40,72,89]。患者教育很重要,运动员必须明白下胫腓联合损伤是比外踝扭伤更为严重的损伤,恢复时间更长。

Ⅱ级

Ⅱ级损伤为胫腓联合韧带的部分撕裂,抽屉试验终点清晰,应力位片上分离<2mm[27,60,65,66,90]。重度Ⅰ级和Ⅱ级损伤之间很难鉴别,MRI 可能有帮助。尽管Ⅱ级损伤的康复时间更长,两级损伤的治疗类似。另外,一些作者建议反复拍片,为确保复位得到维持,对Ⅱ级损伤行短腿石膏固定(4~8 周)[16,65]。有人建议Ⅱ级损伤职业运动员采用更为积极的治疗方法以尽早恢复运动[88],然而,尚无研究予以证实,早期休息常是初期治疗的主要内容。

Ⅲ级

大部分作者同意Ⅲ级损伤或影像学或关节镜下证实分离超过 2mm 的损伤应该手术治疗[22,37,86]。然而,Kennedy[43]和 Clanton 等[16]指出,如果夹板型支具或石膏能够维持复位,可行制动和非负重 4~6 周。Kennedy[43]确实发现手术的患者恢复运动更早。我们建议手术治疗Ⅲ级损伤,因为慢性胫腓联合损伤很难获得良好结果。

合并骨折的下胫腓联合损伤的治疗

根据术前平片很难诊断或预测不稳的或完全下胫腓联合损伤。Boden 等通过生物力学研究指出胫距关节近端 3~4.5cm 的骨折,伴有三角韧带损伤者需要稳定胫腓联合[9](图 1a-d)。然而,如果三角韧带稳定、无内踝骨折或内踝骨折固定后仍有功能,则无需胫腓联合固定,因为起于关节近端 5cm 的骨间韧带/膜应该仍是完整的[9,80]。Yamaguchi 等[91]以及 Chissell 和 Jones[15]分析了这些标准,并证实稳定的内外踝提供了下胫腓联合不完全损伤的稳定性。关于利用腓骨骨折水平作为预测胫腓联合损伤严重程度的指标,Nielson 等[56]通过 MRI 研究证实骨折的水平并不总是与损伤相关。事实

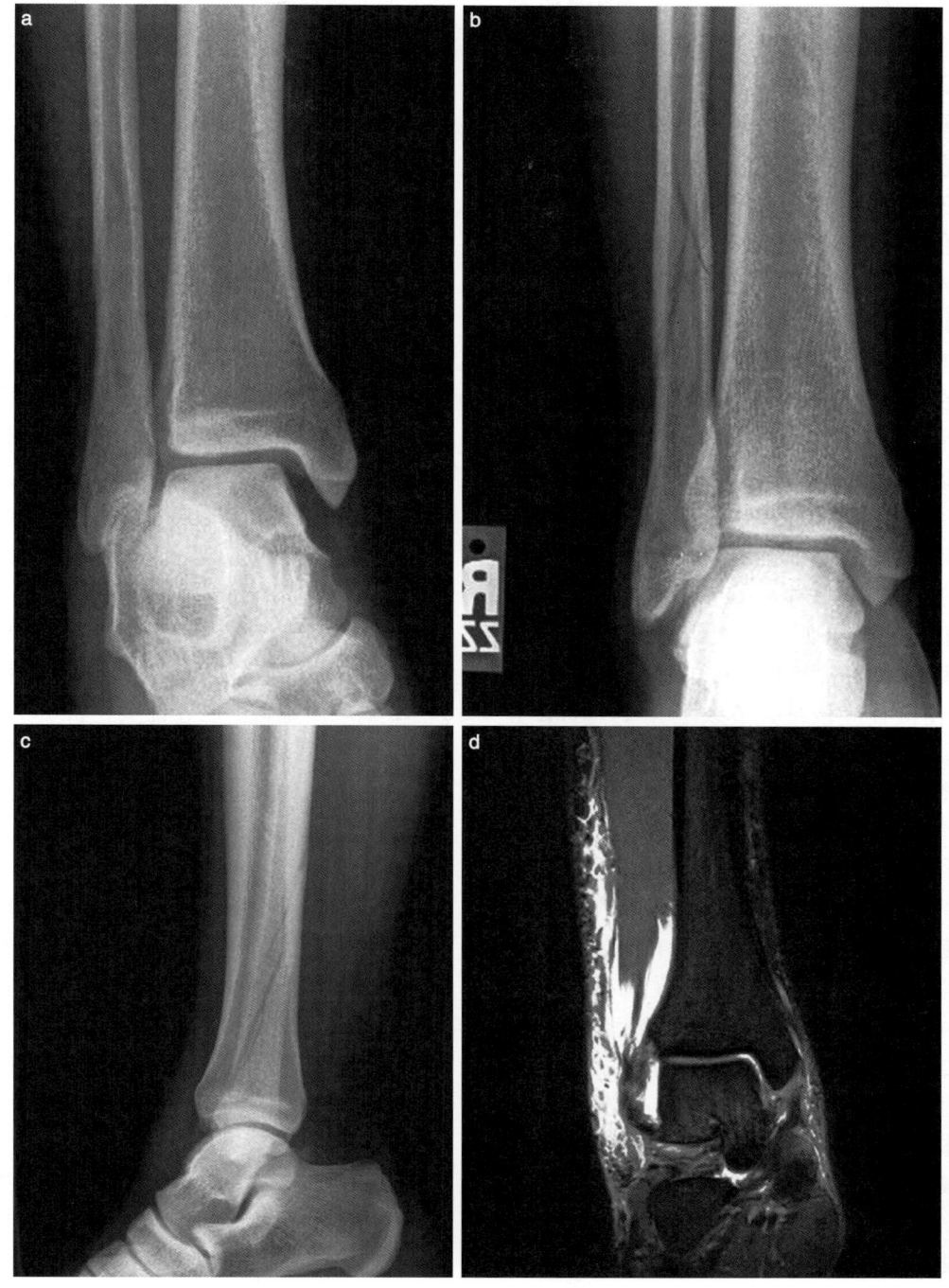

图1 （a-c）美式足球职业运动员的高位外踝骨折合并三角韧带损伤。MRI 显示胫腓联合韧带断裂和明显的三角韧带（d）

上，该研究发现 30 例骨折中有 10 例（33%）有与骨折水平不相符的 IOM 撕裂。Jenkinson 等通过临床研究回应这些结果，指出 37% 的骨折有未预测到的下胫腓联合不稳定[78]。因此，确定是否行下胫腓固定的最可靠标准是先固定骨折，再做术中应力试验，比如外旋应力试验或改良的 Cotton 试验[47]，然后 X 线检查。也可以在术中直接观察下胫腓联合。

手术治疗下胫腓联合损伤的注意事项

复位的重要性。文献已报道有各种不同的手术方法和植入物，但是最重要的是腓骨确切复位于胫骨的腓切迹。可根据影像学标准间接或直视下确认复位：腓骨前缘应与胫骨远端的 Chaput 结节齐平[66]。Pottorff 和 Kaye[64]指出下胫腓联合经常不能完全复位。在 X 片上有超过 24% 的不良复位没有发现[25]。Miller 等通过术后 CT 对比了直视下复位与透视下复位,前者的复位不良率为 16%,后者为 52%[50]。该研究指出解剖复位是很困难的(即使是直视下复位),未解剖复位可能比想象的更普遍。Chissel 和 Jones 指出差和失败的下胫腓联合复位数量是优良复位的两倍[15]。如果三角韧带位于内侧沟内,则不可能复位,有必要用内侧切开或踝关节镜去除内侧沟的韧带。

踝复位时的体位。因为距骨顶前宽后窄,过去一直都建议在踝最大背屈位进行胫腓联合固定,但是 Tornetta 等证实复位时踝关节的位置并不会导致背屈减少或远端胫腓关节的过度压缩[79]。目前,下胫腓联合通常在中立位或轻度跖屈位固定。

最佳的螺钉位置。因为腓骨位于胫骨后方,建议从后外向前内 30°拧入螺钉[54]。如果固定太靠近端,腓骨可能会变形;如果角度朝向近端,会将腓骨向近端推移;如果角度朝向远端,腓骨会向远端推移[85]。最佳位置应该是关节线上方 2~4cm,平行于踝关节,垂直于远端胫腓关节[45,48,54,80]。

螺钉材料。螺钉可为不锈钢、钛或可吸收材料比如聚乳酸。Beumer 等在生物力学研究中发现不锈钢和钛制植入物之间固定的强度无差异[8]。术后的 MRI 钛钉产生较少伪影。尽管可吸收植入物有足够的抗疲劳和断裂强度,但是仍有诸如骨溶解和异物反应等副作用(这些副作用在新材料已少见)[11,38,42,62,75,92]。尽管花费高,但可吸收螺钉因不需二次手术取出,曾很有吸引力。但是最近一些作者建议无论采用何种材料均不必取出,从而使可吸收植入物不再有优势。

螺钉的数量。力学研究显示两枚螺钉优于一枚[60]。临床研究显示,纯粹的韧带损伤、Maisonneuve 骨折、超重、糖尿病和依从性差的患者应使用两枚螺钉,但是这些建议是依靠回顾性经验而不是前瞻性研究获得的[28,66,80,83]。

固定骨皮质。Beumer 等通过尸体生物力学研究证实穿过 3 层骨皮质和 4 层骨皮质在强度和固定能力上无差异[8]。过去一直认为固定 3 层骨皮质,生理移动更大而导致松弛,而不是负重位断钉[36,67]。然而,最近 Nousiainen 等证实 3 层皮质和 4 层皮质固定在踝活动、胫距旋转及胫腓宽度上无差异[58]。穿过 4 层皮质的螺钉一旦断裂,断钉更容易从内侧取出。Hamid 等通过回顾性研究指出穿过几层皮质骨与临床结果或螺钉断裂无关[29]。最近的随机前瞻性研究显示术后 1 年固定 3 层和 4 层皮质骨者在功能、疼痛、背屈和取出内固定物的需要上无差异[36,51]。

螺钉直径。3.5mm 和 4.5mm 螺钉都可用于稳定胫腓联合。Thompson 和 Gesink 通过生物力学研究发现穿过 3 层骨皮质固定时 4.5mm 螺钉与 3.5mm 螺钉相比并无优势,但是穿过四层骨皮质时,使用 4.5mm 螺钉可增加负重位切应力的抵抗[32,51,74]。另外一项研究指出 2 枚 3.5mm 皮质骨螺钉比 1 枚 4.5mm 皮质钉稳定性更好[36]。4.5mm 螺钉的头部更大,可能导致患者不适,但是取出更容易。一般来说,我们根据诸如腓骨的大小、患者的重量、患者是否合并糖尿病或神经病变、是否对非负重等医嘱具有良好依从性等因素决定螺钉的大小,我们认为金属螺钉优于可吸收螺钉。到底选择 4.5mm 还是 3.5mm 螺钉还需进一步的研究。

螺钉取出时机。在完全负重前是保留还是取出胫腓联合螺钉仍存在争议。大部分外科医生通常在 8~12 周取出螺钉。已经证实正常负重时远端胫腓关节的生理运动伴有踝穴的增宽,固定螺钉至少会暂时阻止这一移动[5]。一些作者指出过早负重导致螺钉断裂[3,55]。有研究发现 91% 的 3 层皮质固定的患者在负重后发生固定松弛但无螺钉断裂[34],作者建议 3 层皮质固定可能减少负重后的螺钉断裂。虽然只有 7 例患者固定 4 层皮质,Hamid 等通过回顾性研究指出穿过几层皮质与断钉无相关性[29]。尽管内固定物松弛或断裂在 X 片上很难看,但是很多研究证实,松弛或断裂的螺钉并不影响临床结果[3,29,34,51]。我们一般让患者在术后 6 周开始穿负重靴。靴子阻止外旋、减少螺钉断裂的机会。患者穿靴至术后 12 周后取出胫腓联合螺钉。

其他固定方法。最近有使用缝线-纽扣钢板来稳定下胫腓联合的报告。Thornes 等通过尸体研究[76]和回顾性临床研究[77]指出,缝线-纽扣钢板和 4.5mm 螺钉 4 层皮质固定在失败率上无差异。另外,使用纽扣钢板的患者在术后 3 个月和 12 个月有疼痛减轻、更早恢复运动并提高功能结果评分。没有患者需要取出内固定。Cottom 等 2008 年的回顾性、非随机、非对照回顾性研究报道 25 例患者使用缝线-内置纽扣固定结果良好[17],未出现胫腓联合复合体移位,平均随访 10.8 个月没有内固定物需要取出。虽然两个临床研究均未报道需要取出缝线-内置纽扣,但是 Willmott 等[87]报道 2/6 例和 McMurray 等[49]报道 2/16 例患者需要取出,因为 3 例软组织刺激和 1

例感染，所有的患者下胫腓联合功能完好。

Thornes 等认为缝线-纽扣钢板既阻止胫腓分离又允许生理微动[76,77]；然而，Soin 等在最近的生物力学研究证实 3.5mm 螺钉 4 层皮质固定与缝线-纽扣钢板显示相似的腓骨运动，这两种内固定均未恢复自然的踝关节运动[70]。

因为研究文献报道较少，我们认为在缝线-纽扣钢板广泛使用前应进一步行大样本、前瞻性、随机对照试验来评价该技术，我们的运动员仍倾向使用螺钉固定下胫腓联合。

腓骨干和近端骨折。大部分外科医生同意腓骨远端骨折合并下胫腓联合分离会导致踝关节对线不良，两者都应行内固定以恢复踝穴和关节稳定性。因为容易损伤腓神经，大部分人同意腓骨近端骨折合并内踝和下胫腓联合损伤不应直接使用钢板固定。单纯固定下胫腓联合会稳定外踝和维持正常的外踝解剖[35]。然而，对于中段骨折仍有争议。一种观点认为钢板固定腓骨有神经血管损伤和伤口并发症的风险，下胫腓联合固定可提供腓骨足够的稳定性[68]，另一方面，Ho 等认为钢板固定腓骨中段骨折提高了固定强度和下胫腓联合复位的准确性。他们的生物力学研究证实钢板固定腓骨中段骨折在恢复旋转稳定性、失败负荷、能量吸收和刚度等方面优于单纯固定下胫腓联合[35]。我们认为下胫腓联合的解剖复位非常关键，手术将有助于很难复位的腓骨甚至腓骨干（长度和旋转）的复位（图 2）。

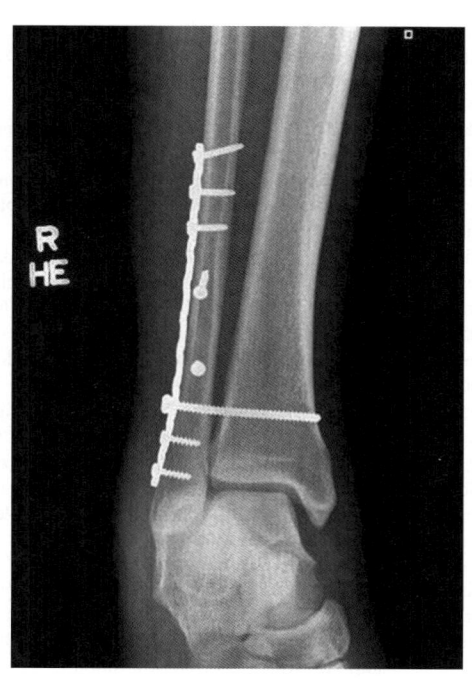

图 2 切开复位钢板、螺钉内固定

我们当然会评估每位患者的手术风险和利弊，并意识到腓骨骨折复位不佳会最终导致下胫腓联合复位不佳。

亚急性和慢性下胫腓联合损伤的治疗

很多下胫腓联合损伤的患者在急性期未能得到诊断，成为亚急性（6 周～6 个月）或慢性（超过 6 月）损伤。患者常诉有踝打软、疼痛或活动受限，主诉会比急性期更为模糊[66]。拍摄应力位片、CT 和 MRI 有助于诊断，可通过关节镜确诊。有医生报道关节镜下清理和螺钉内固定成功治疗亚急性和慢性损伤[69,86]，van den Bekerom 等[81]根据文献和他们的经验推荐更为个性化的方法。他们建议评价亚急性损伤的韧带残端，如果残端不足，应行韧带成形+螺钉固定术。很多研究已证实使用腓骨长肌、半腱肌或伸肌腱获得成功结果[14,27,31,52,94]。如果韧带连续，可通过 Beumer 等[4]和 van Dijk[82]报道的截骨转位术来治疗。如果有足够的残端，可予以修复并行螺钉固定。尽管这些作者建议术后 6～12 周取出螺钉，我们倾向重建后永久保留螺钉。

对于慢性损伤，van den Bekerom 等[81]根据他们的临床经验，推荐远端胫腓关节融合（骨融合）。一些作者报道重建慢性损伤获得了满意结果[4,69,94]，也有人认为骨融合结果优良[24,41,63]。重建的支持者认为重建导致更正常的踝关节活动[24,66]。有研究指出坚强固定或骨融合不会影响踝关节背屈，但他们并未提及其他生理活动[79]。有趣的是，在 Schuberth 等进行的小型研究中报道，功能结果和疼痛/AOFAS 评分最好的患者是一名不经意发展成为骨性融合的患者[69]。虽然重建对于治疗亚急性损伤似乎是恰当的，但是哪些患者更适合骨性融合而不是重建以及融合对踝关节的远期结果仍需进一步研究。

结论

下胫腓联合结构复杂，受伤后如果不能正确诊断和治疗会导致延期恢复及长期残疾。早期诊断需要详细的体格检查、静态和动态的影像学检查。早期诊断非常关键，因为在亚急性或慢性期确诊者通常比在急性期确诊者预后更差，尽管在治疗的某些方面仍有争议，治疗的原则仍为下胫腓联合的精确复位及稳定。将来研究有助于确认术中准确复位和最佳手术方案。在达成一致之前,仍由外科医生利用当前可用的信息制定患者最合适的治疗方案。

参考文献

1. Alonso, A., Khoury, L., Adams, R.: Clinical tests for syndesmosis injury: reliability and prediction of return to function. J. Orthop. Sports Phys. Ther. **27**, 276–284 (1998)
2. Bartonicek, J.: Anatomy of the tibiofibular syndesmosis and its clinical relevance. Surg. Radiol. Anat. **25**, 379–386 (2003)
3. Bell, D.P., Wong, M.K.: Syndesmotic screw fixation in Weber C ankle injuries: should the screw be removed before weight bearing? Injury **37**, 891–898 (2006)
4. Beumer, A., Heijboer, R.P., Fontijne, W.P., Swierstra, B.A.: Late reconstruction of the anterior distal tibiofibular syndesmosis. Good outcome in 9 patients. Acta Orthop. Scand. **71**(5), 519–521 (2000)
5. Beumer, A., Valstar, E.R., Garling, E.H., Niesing, R., Ranstam, J., Lofvenberg, R., Swierstra, B.A.: Kinematics of the distal tibiofibular syndesmosis: radiosterometry in 11 normal ankles. Acta Orthop. Scand. **74**, 337–343 (2003)
6. Beumer, A., Valstar, E.R., Garling, E.H., van Leeuwen, W.J., Sikma, W., Neising, R., Ranstam, J., Swierstra, B.A.: External rotation stress imaging in syndesmotic injuries of the ankle: comparison of lateral radiography and radiostereometry in a cadaveric model. Acta Orthop. Scand. **74**, 201–205 (2003)
7. Beumer, A., van Hemert, W.L., Neising, R., Swierstra, B.A.: A biomechanical evaluation of clinical stress tests for syndesmotic ankle instability. Foot Ankle Int. **24**(4), 358–363 (2003)
8. Beumer, A., Campo, M.M., Neissing, R., Day, J., Kleinrensink, G.J., Swierstra, B.A.: Screw fixation of the syndesmosis: a cadaver model comparing stainless steel and titanium screws and three and four cortical fixation. Injury **36**, 60–64 (2005)
9. Boden, S.D., Labropaulos, P.A., McCowin, P., Lestini, W.F., Hurwitz, S.R.: Mechanical considerations for the syndesmosis screw. A cadaver study. J. Bone Joint Surg. Am. **71**, 1548–1555 (1989)
10. Bonnin, J.G.: Injuries to the Ankle, pp. 147–185. Hafner, Darien (1970)
11. Bostman, O.M., Pihlajamaki, H.K.: Late foreign-body reaction to an intraosseous bioabsorbable polyactic acid screw: a case report. J. Bone Joint Surg. Am. **80**, 1791–1794 (1998)
12. Boytim, M.J., Fischer, D.A., Neumann, L.: Syndesmotic ankle sprains. Am. J. Sports Med. **19**, 294–298 (1991)
13. Brosky, T., Nyland, J., Nitz, A., Caborn, D.N.: The ankle ligaments: consideration of syndesmotic injury and implications for rehabilitation. J. Orthop. Sports Phys. Ther. **21**, 197–205 (1995)
14. Castaing, J., Le Chevallier, P.L., Meunier, M.: Repeated sprain or recurring subluxation of the tibio-tarsal joint. A simple technique of external ligamentoplasty. Rev. Chir. Orthop. Reparatrice Appar. Mot. **47**, 598–608 (1961)
15. Chissell, H.R., Jones, J.: The influence of diastasis screws on the outcome of Weber type-C ankle fractures. J. Bone Joint Surg. Br. **77**, 435–438 (1995)
16. Clanton, T.O., Paul, P.: Syndesmosis injuries in athletes. Foot Ankle Clin. **7**, 529–549 (2002)
17. Cottom, J., Hyer, C., Philbin, T., Berlet, G.: Treatment of syndesmotic disruptions with the Arthrex Tightrope: a report of 25 cases. Foot Ankle Int. **29**, 773–780 (2008)
18. Court-Brown, C.M., McBirnie, J., Wilson, G.: Adult ankle fractures: and increasing problem? Acta Orthop. Scand. **69**, 43–47 (1998)
19. Dattani, R., Patnaik, S., Kantak, A., Srikanth, B., Selvan, T.P.: Injuries to the tibiofibular syndesmosis. J. Bone Joint Surg. Br. **90**, 405–410 (2008)
20. Doughtie, M.: Syndesmotic ankle sprins in football: a survey of national football league athletic trainers. J. Athl. Train. **34**, 15–18 (1999)
21. Ebraheim, N.A., Elgafy, H., Padanilam, T.: Syndesmotic disruption in low fibular fractures associated with deltoid ligament injury. Clin. Orthop. Relat. Res. **409**, 260–267 (2003)
22. Edwards Jr., G.S., DeLee, J.C.: Ankle diastasis without fracture. Foot Ankle **4**, 305–312 (1984)
23. Elgafy, H., Semaan, H.B., Blessinger, B., Wassef, A., Ebraheim, N.A.: Computed tomography of normal tibiofibular syndesmosis. Skeletal Radiol. **39**(6), 559–564 (2010) Epub 2009 Oct 15
24. Espinosa, N., Smarek, J.P., Myerson, M.S.: Acute and chronic syndesmosis injuries: pathomechanisms, diagnosis and management. Foot Ankle Clin. **11**(3), 639–657 (2006)
25. Gardner, M.J., Demetrakopoulos, D., Briggs, S.M., Helfet, D.L., Lorich, D.G.: Malreduction of the tibiofibular syndesmosis in ankle fractures. Foot Ankle Int. **27**(10), 788–792 (2006)
26. Gerber, J.P., Williams, G.N., Scoville, C.R., Arciero, R.A., Taylor, D.C.: Persistent disability associated with ankle sprains: a prospective examination of an athletic population. Foot Ankle Int. **19**(10), 653–660 (1998)
27. Grass, R., Rammelt, S., Biewener, A., Zwipp, H.: Peroneus longus ligamentoplasty for chronic instability of the distal tibiofibular syndesmosis. Foot Ankle Int. **24**(5), 392–397 (2003)
28. Hahn, D.M., Colton, C.L.: Malleolar fractures. In: Ruedi, T.P., Murphy, W.L. (eds.) AO Principles of Fracture Management, vol. 2, pp. 559–581. Thieme, New York (2000)
29. Hamid, N., Loeffler, B.J., Braddy, W., Kellam, J.F., Cohen, B.E., Bosse, M.J.: Outcome after fixation of ankle fractures with an injury to the syndesmosis: the effect of the syndesmosis screw. J. Bone Joint Surg. Br. **91**(8), 1069–1073 (2009)
30. Han, S.H., Lee, J.W., Kim, S., Suh, J.S., Choi, Y.R.: Chronic tibiofibular syndesmosis injury: the diagnostic efficiency of magnetic resonance imaging and comparative analysis of operative treatment. Foot Ankle Int. **28**(3), 336–342 (2007)
31. Hansen Jr., S.T.: Repair of distal tibiofibular syndesmosis. In: Functional Reconstruction of the Foot and Ankle, pp. 507–508. Lippincott Williams & Wilkins, Philadelphia (2000)
32. Hansen, M., Le, L., Wertheimer, S., Meyer, E., Haut, R.: Syndesmosis fixation: analysis of shear stress via axial load on 3.5 mm and 4.5 mm quadricortical syndesmotic screws. J. Foot Ankle Surg. **45**, 65–69 (2006)
33. Harper, M.C., Keller, T.S.: A radiographic evaluation of the tibiofibular syndesmosis. Foot Ankle **10**, 156–160 (1989)
34. Heim, D., Heim, U., Regazzoni, P.: Malleolar fractures with ankle joint instability: experience with the positioning screw. Unfallchirugie **19**, 307–312 (1993) (In German)
35. Ho, J.Y., Ren, Y., Kelikian, A., Aminian, A., Charnley, I., Zhang, L.: Mid-diaphyseal fibular fractures with syndesmotc disruption: should we plate the fibula? Foot Ankle Int. **29**(6), 587–592 (2008)
36. Hoiness, P., Stromsoe, K.: Tricortical versus quadricortical syndesmosis fixation in ankle fractures: a prospective, randomized study comparing two methods of syndesmosis fixation. J. Orthop. Trauma **84**, 331–337 (2004)
37. Hopkinson, W.J., St Pierre, P., Ryan, J.B., Wheeler, J.H.: Syndesmosis sprains of the ankle. Foot Ankle **10**, 325–330 (1990)
38. Hovis, W.D., Kaiser, B.W., Watson, J.T., Bucholz, R.W.: Treatment of syndesmotic disruptions of the ankle with bioabsorbable screw fixation. J. Bone Joint Surg. Am. **84**, 26–31 (2002)
39. Jenkinson, R.J., Sanders, D.W., Macleod, M.D., Domonkow, A., Lydestadt, J.: Intraoperative diagnosis of syndesmosis injuries in external rotation ankle fractures. J. Orthop. Trauma **19**, 604–609 (2005)
40. Jones, M.D., Amendola, A.: Syndesmosis sprains of the ankle. Clin. Orthop. Relat. Res. **455**, 173–175 (2006)
41. Katznelson, A., Lin, E., Militiano, J.: Ruptures of the ligaments about the tibio-fibular syndesmosis. Injury **15**(3), 170–172 (1983)
42. Kaukonen, J.P., Lamberg, T., Korkala, O., Pajarinen, J.: Fixation of syndesmotic ruptures in 38 patients with a malleolar fracture: a randomized study comparing a metallic and bioabsorbable screw. J. Orthop. Trauma **19**, 392–395 (2005)
43. Kennedy, J.G.: Surgical versus non-surgical treatment of syndesmosis injuries. J. Orthop. Trauma **14**, 232–240 (1990)
44. Kiter, E., Bozkurt, M.: The crossed-leg test for examination of ankle syndesmosis injuries. Foot Ankle Int. **26**(2), 187–188 (2005)
45. Kukreti, S., Faraj, A., Miles, J.N.: Does position of syndesmotic screw affect functional and radiological outcome in ankle fractures? Injury **36**, 1121–1124 (2005)

46. Lundberg, A., Svensson, O.K., Bylund, C., Selvik, G.: Kinematics of the ankle/foot complex: part 3: influence of leg rotation. Foot Ankle **9**, 304–309 (1989)
47. Marsh, J.: Ankle fractures. In: Bucholz, R.W., Heckman, J.D. (eds.) Rockwood and Green's Fractures in Adults, pp. 2010–2090. Lippincott Williams & Wilkins, Philadelphia (2001)
48. McBryde, A., Chiasson, B., Wilhelm, A., Donovan, F., Ray, T., Bacilla, P.: Syndesmotic screw placement: a biomechanical analysis. Foot Ankle Int. **18**, 262–266 (1997)
49. McMurray, D., Hornung, B., Venkateswaran, Z.: Walking on a tightrope: our experience in the treatment of traumatic ankle syndesmosis rupture. Injury Extra. **39**, 182 (2008)
50. Miller, A.N., Carroll, E.A., Parker, R.J., Boraiah, S., Helfet, D.L., Lorich, D.G.: Direct visualization for syndesmotic stabilization of ankle fractures. Foot Ankle Int. **30**(5), 419–426 (2009)
51. Moore Jr., J.A., Shank, J.R., Morgan, S.J., Smith, W.R.: Syndesmosis fixation: a comparison of three and four cortices of screw fixation without hardware removal. Foot Ankle Int. **27**(8), 567–572 (2006)
52. Morris, M.W.J., Rice, P., Schneider, T.E.: Distal tibiofubular syndesmosis reconstruction using a free hamstring autograft. Foot Ankle Int. **30**(6), 506–511 (2009)
53. Muhle, C., Frank, L.R., Rand, T., Ahn, J.M., Yeh, L.R., Trudell, D., Haghighi, P., Resnick, D.: Tibiofibular syndesmosis: high-resolution MRI using a local gradient coil. J. Comput. Assist. Tomogr. **22**(6), 938–944 (1998)
54. Muller, M.E., Algower, M., Schneider, R., Willenegger, H., Perren, S.M.: Malleolar fractures. In: Manual of Internal Fixation, 3rd edn, pp. 595–612. Springer, New York/Berlin/Heidelberg (1991)
55. Needleman, R.L., Skrade, D.A., Stiehl, J.B.: Effect of the syndesmotic screw on ankle motion. Foot Ankle **10**, 17–24 (1989)
56. Nielson, J.H., Sallis, J.G., Potter, H.G., Helfet, D.L., Lorich, D.G.: Correlation of interosseous membrane tears to the level of the fibular fracture. J. Orthop. Trauma **182**, 68–74 (2004)
57. Norkus, S.A., Floyd, R.T.: The anatomy and mechanisms of syndesmotic ankle sprains. J. Athl. Train. **36**, 68–73 (2001)
58. Nousiainen, M.T., McConnell, A.J., Zdero, R., McKee, M.D., Bhandari, M., Schemitsch, E.H.: The influence of cortices of screw purchase and ankle position in Weber C ankle fracture fixation. J. Orthop. Trauma **22**(7), 473–478 (2008)
59. Nussbaum, E.D., Hosea, T.M., Seiler, S.D., Incremona, B.R., Kessler, D.E.: Prospective evaluation of syndesmotic ankle sprains without diastasis. Am. J. Sports Med. **29**, 31–35 (2001)
60. Ogilvie-Harris, D.J., Reed, S.C., Hedman, T.P.: Disruption of the ankle syndesmosis: biomechanical study of the ligamentous restraints. Arthroscopy **10**(5), 558–560 (1994)
61. Park, J.C., McLaurin, T.M.: Acute syndesmosis injuries associated with ankle fractures. Bull. NYU Hosp. Joint Dis. **67**(1), 39–44 (2009)
62. Partio, E.K., Bostman, O., Hirvensalo, E., Vainionpaa, S., Vihtonen, K., Patiala, H., Tormala, P., Rokkanen, P.: Self-reinforced absorbable screws in the fixation of displaced ankle fractures: a prospective clinical study of 152 patients. J. Orthop. Trauma **6**, 209–215 (1992)
63. Pena, F.A., Coetzee, J.C.: Ankle syndesmosis injuries. Foot Ankle Clin. **11**(1), 35–50 (2006)
64. Pottorff, G.T., Kaye, R.A.: CT assessment of syndesmosis in Weber C ankle fractures. Paper presented at the American Orthopaedic Foot and Ankle Society specialty day, Washington, DC, 23 Feb 1992
65. Press, C.M., Gupta, A., Hutchinson, M.R.: Management of ankle syndesmosis injuries in the athlete. Curr. Sports Med. Rep. **8**(5), 228–233 (2009)
66. Rammelt, S., Zwipp, H., Grass, R.: Injuries to the distal tibiofibular syndesmosis. Foot Ankle Clin. North Am. **13**, 611–633 (2008)
67. Ramsey, P., Hamilton, W.: Changes in tibiotalar area of contact caused by lateral talar shift. J. Bone Joint Surg. Am. **58**, 356–357 (1976)
68. Saltzman, R.: Ankle fracture with syndesmotic injury: case profile. J. Orthop. Trauma **14**, 113–115 (2000)
69. Schuberth, J.M., Jennings, M.M., Lau, A.C.: Arthroscopy-assisted repair of latent syndesmotic instability of the ankle. Arthroscopy **24**(8), 868–874 (2008)
70. Soin, S.P., Knight, T.A., Dinah, A.F., Mears, S.C., Swierstra, A., Belkoff, S.M.: Suture-button versus screw fixation in a syndesmosis rupture model: a biomechanical comparison. Foot Ankle Int. **30**(4), 346–352 (2009)
71. Takao, M., Ochi, M., Oae, K., Naito, K., Uchio, Y.: Diagnosis of a tear of the tibiofibular syndesmosis. The role of arthroscopy of the ankle. J. Bone Joint Surg. Br. **85**(3), 324–329 (2003)
72. Taylor, D.C., Englehardt, D.L., Bassett III, F.H.: Syndesmosis sprains of the ankle. The influence of heterotopic ossification. Am. J. Sports Med. **20**, 146–150 (1992)
73. Teitz, C.C., Harrington, R.M.: A biochemical analysis of the squeeze test for sprains of the syndesmotic ligaments of the ankle. Foot Ankle Int. **19**, 489–492 (1998)
74. Thompson, M.C., Gesink, D.S.: Biomechanical comparison of syndesmosis fixation with 3.5- and 4.5-mm stainless steel screws. Foot Ankle Int. **21**, 736–741 (2000)
75. Thordarson, D.B., Samuelson, M., Shepherd, L.E., Merkle, P.F., Lee, J.: Bioabsorbable versus stainless steel screw fixation of the syndesmosis in pronation-lateral rotation ankle fractures: a prospective randomized trial. Foot Ankle Int. **22**, 335–338 (2001)
76. Thornes, B., Walsh, A., Hislop, M., Murray, P., O'Brien, M.: Suture-endobutton fixation of ankle tibio-fibular diastasis: a cadaveric study. Foot Ankle Int. **24**, 142–146 (2003)
77. Thornes, B., Shannon, F., Guiney, A.M., Hession, P., Masterson, E.: Suture-button syndesmosis fixation: accelerated rehabilitation and improved outcomes. Clin. Orthop. Relat. Res. **431**, 207–212 (2005)
78. Tornetta III, P.: Competence of the deltoid ligament in bimalleolar ankle fractures after medial malleolar fixation. J. Bone Joint Surg. Am. **82**, 843–848 (2000)
79. Tornetta III, P., Spoo, J.E., Reynolds, F.A., Lee, C.: Overtightening of the ankle syndesmosis: is it really possible? J. Bone Joint Surg. Am. **83**, 489–492 (2001)
80. van den Bekeron, M.P.J., Hogervorst, M., Bolhuis, H.W., van Dijk, C.N.: Operative aspects of the syndesmotic screw: review of current concepts. Injury **39**, 491–498 (2008)
81. van den Bekeron, M.P.J., De Leeuw, P.A.J., van Dijk, C.N.: Delayed operative treatment of syndesmotic instability. Current concepts review. Injury **40**, 1137–1142 (2009)
82. van Dijk, C.N.: Syndesmotic injuries. Tech. Foot Ankle Surg. **5**(1), 34–37 (2006)
83. Vander Griend, R., Nichelson, J.D., Bone, L.B.: Fractures of the ankle and distal part of the tibia. Instr. Course Lect. **46**, 311–321 (1997)
84. Vincelette, P., Laurin, C.A., Levesque, H.P.: The footballer's ankle and foot. Can. Med. Assoc. J. **107**, 872–875 (1972)
85. Whittle, A.P.: Fractures of the lower extremity. In: Canale, S.T. (ed.) Campbell's Operative Orthopaedics, 9th edn, pp. 2046–2048. Mosby, St Louis (1998)
86. Williams, G.N., Jones, M.H., Amendola, A.: Syndesmotic ankle sprains in athletes. Am. J. Sports Med. **35**(7), 1197–1207 (2007)
87. Willmott, H.J.S., Singh, B., David, L.A.: Outcome and complications of treatment of ankle diastasis with tightrope fixation. Injury **40**, 1204–1206 (2009)
88. Wolf, B.R., Amendola, A.: Syndesmosis injuries in the athlete: when and how to operate. Curr. Opin. Orthop. **31**, 151–154 (2002)
89. Wright, R.W., Barile, R.J., Surprenant, D.A., Matava, M.J.: Ankle syndesmosis sprains in national hockey league players. Am. J. Sports Med. **32**, 1941–1945 (2004)
90. Xenos, J.S., Hopkinson, W.J., Mulligan, E.T., Olson, E.J., Popovic, N.A.: The tibiofibular syndesmosis. Evaluation of the ligamentous structures, methods of fixation, and radiographic assessment. J. Bone Joint Surg. Am. **77**(6), 847–856 (1995)
91. Yamaguchi, K., Martin, C.H., Boden, S.D.: Operative treatment of syndesmotic disruptions without use of syndesmotic screw: a prospective clinical study. Foot Ankle Int. **158**, 407–414 (1994)
92. Yoshino, N., Takai, S., Watanabe, Y., Kamata, K., Hirasawa, Y.: Delayed aseptic swelling after fixation of talar neck fracture with a biodegradable poly-L-lactide rod: case reports. Foot Ankle Int. **19**, 634–637 (1998)
93. Zalavras, C., Thordarson, D.: Ankle syndesmotic injury. J. Am. Acad. Orthop. Surg. **15**, 330–339 (2007)
94. Zamzami, M.M., Zamsam, M.M.: Chronic isolated distal tibiofibular syndesmotic disruption: diagnosis and management. Foot Ankle Surg. **15**, 14–19 (2000)

第六章 距骨的骨软骨损伤

Nurettin Heybeli and Önder Kılıçoğlu

张新涛 译

内容

缩写	538
引言	538
定义	538
发病率与病因	539
自然病程	539
临床表现与体格检查	539
影像学	539
分类与分期	540
治疗方法和原则	542
保留关节软骨的方法	542
用纤维软骨覆盖缺损的方法	543
透明软骨覆盖缺损的方法	543
关节镜治疗距骨软骨损伤	544
体位和牵引	545
手术器械	545
手术技术	546
运动员：有所不同？	548
讨论	548
参考文献	549

N. Heybeli (✉)
Department of Orthopaedics and Traumatology, Trakya University School of Medicine, Edirne, Turkey
e-mail: heybelin@yahoo.com, nurettin.heybeli@gmail.com

Ö. Kılıçoğlu
Department of Orthopaedics and Traumatology, Istanbul University Istanbul School of Medicine, Istanbul, Turkey
e-mail: kilicoglu@istanbul.edu.tr

缩写

ACI	自体软骨细胞移植
CT	计算机断层显像
MRI	磁共振成像
OAT	自体骨软骨移植
OLT	距骨骨软骨损伤

引言

距骨骨软骨损伤（OLT）主要导致与负重有关的踝关节深部疼痛、功能不佳导致成绩下降、活动范围受限、僵硬、交锁和肿胀妨碍运动员的表现。这些症状不但妨碍了体育运动，还会影响行走，威胁工作能力。

本节概括了当前 OLT 的诊断、分类以及可行的治疗方式，着重于当前治疗方法，包括作为微创治疗运动损伤主要手段的关节镜辅助技术以及与相关损伤的器械和准备细节。

定义

关节软骨的损伤可分为两种情况：软骨损伤，仅限于透明软骨，无软骨下骨损伤，尤其是在损伤的早期阶段；骨软骨损伤，以损伤初始即出现软骨下骨的问题为特征。原发性退变问题，即距骨穹隆的单纯软骨损伤，被看成孤立的、创伤性软骨缺损，是很少见的，而慢性 OLT 更为常见。距骨穹隆关节面的急性创伤性损伤称为骨软骨骨折。剥脱性骨软骨炎是 OLT 的特殊类型，有骨软骨碎片分离，很多作者错误地用其描述所有类型的 OLT，具有缓慢分离的特点，遗传易感性、微创伤和缺血是

发病率与病因

运动伤导致的距骨骨软骨损伤并不少见,对于运动员和外科医生来说有很大挑战性。OLT 涉及软骨和软骨下骨,创伤引起部分或全层软骨分离。OLT 患者常为运动员和(或)有明显的踝关节损伤病史。多发于 20~40 岁,男性患者略多(1.6:1)[42]。

公认的是所有的踝关节损伤均有可能导致 OLT,尤其是踝扭伤。踝关节骨折或高处摔伤能导致 OLT;但是,踝扭伤是运动员 OLT 的最常见原因[42]。处于跖屈和旋后的踝扭伤导致距骨的后内角损伤。98% 的外侧 OLT 和 70% 内侧 OLT 与创伤有关[12,51]。运动员踝损伤常见,不同运动发病率不一,登山、篮球、跑步、滑冰、滑雪板和橄榄球(英式足球)的风险大[41]。

关节镜检查显示外踝韧带扭伤后伴发 OLT 的发病率较高[34]。OLT 与踝关节急慢性韧带损伤以及运动员常见的踝关节骨折有关。Takao 等报道 92 例腓骨远端骨折病例有 65 例 OLT(70.7%);在 86 例踝关节外侧不稳的患者中,35 例(40.7%)有骨软骨损伤;亚急性患者发病率较低(19.4%),而慢性踝关节外侧不稳者更常见(56%)[47]。以上结果支持 Hintermann 等报道的慢性踝关节不稳者软骨损伤率高的数据,特别是三角韧带损伤者 OLT 比外踝韧带损伤者高(98% 比 66%)[25]。

局部缺血坏死也有可能是非创伤性病因。1/10[7]的患者出现双侧损伤,双胞胎[57]和兄弟姐妹[1]的损伤类似,都被视为非创伤性病因的证据[4]。

自然病程

急性踝损伤变为 OLT 需要一段时间。滑液侵入距骨软骨缺损导致距骨囊肿。如果按单纯外踝韧带损伤治疗,高强度运动或训练会使运动员的病情加重。

OLT 通常需要手术治疗。有作者主张保守治疗是因为其骨关节炎的影像学表现与临床结果无相关性[44]。然而,有症状的 OLT 常常需要手术。理论推测软骨损伤与后来的骨关节炎有关。Stufkens 等报道 109 例踝骨折内固定患者,平均随访 12.9 年。结果证明任何位置的踝软骨损伤都与较差的临床结果($P = 0.02$)和影像学结果有关($P = 0.04$),而且骨性关节炎的发生与距骨前方($P = 0.02$)和外侧面($P = 0.02$)的深度损伤(>50% 软骨厚度)相关,内踝的深度软骨损伤与骨性关节炎的临床体征($P < 0.01$)和影像学特征($P = 0.03$)相关。作者认为踝关节骨折后关节镜手术时见到的,位于距骨前方、外侧及内踝的早期软骨损伤是发展为创伤后骨关节炎的独立先兆,临床结果不佳[46]。

临床表现与体格检查

疼痛是 OLT 最常见的症状。运动诱发疼痛,不会限制行走,但可能显著限制体育活动。慢性疼痛程度不一。仅依靠临床检查不可能诊断为软骨损伤。踝关节活动常不会导致疼痛,也触不到局部压痛。患者可能将疼痛定位于与实际损伤位置完全不同的部位。夜间痛不典型,出现夜间痛则应与骨髓水肿或缺血性坏死鉴别诊断。除了疼痛之外,游离体导致的交锁或包块很少见。

由于患者体征轻微,双踝对比检查就显得更为重要。不一定出现渗出或不稳。应行最大跖屈位时的触诊及引发力学症状的激惹试验。踝关节及其周围几乎所有的病变均应考虑,比如腓骨肌腱问题、下胫腓联合损伤、踝撕脱骨折、应力骨折以及跟骨前突骨折。

影像学

随着诊断工具的进步,软骨损伤诊断日益明确。改善的影像提供了损伤的细节信息,帮助确定分期和合适的治疗。CT 能更好地显示骨性改变,而 MRI 对于软骨缺损和骨水肿最有用。

影像学广泛用于 OLT 的诊断和分类。如果怀疑 OLT,必须首先拍摄平片。然而,缺损仅能在损伤的后期发现(图1)。因为距骨的穹隆外形,轻微跖屈踝关节有助于发现平片上的损伤,尤其是位于距骨后半部分的损伤[50]。距骨穹隆骨性病灶越大,被发现的几率就越大。CT 和 MRI 对 OLT 更敏感[54]。应在拍摄平片后再行 MRI 检查,因为它对未发生结构改变的早期损伤较为敏感,可以检查关节软骨的完整性、软骨下骨的活力、损伤周围骨髓水肿的程度、距骨穹隆或胫骨关节面的其他损伤和邻近关节的损伤(图2)。但对明确广泛骨髓水肿的患者损伤的真实

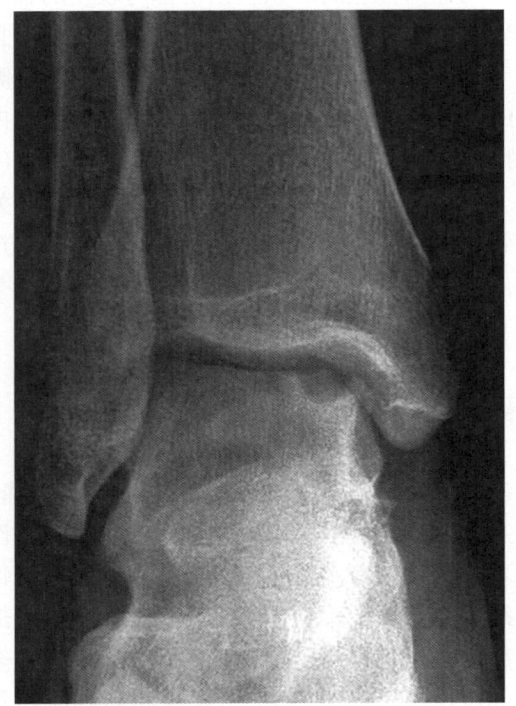

图1　位于距骨穹顶内侧的骨软骨病损

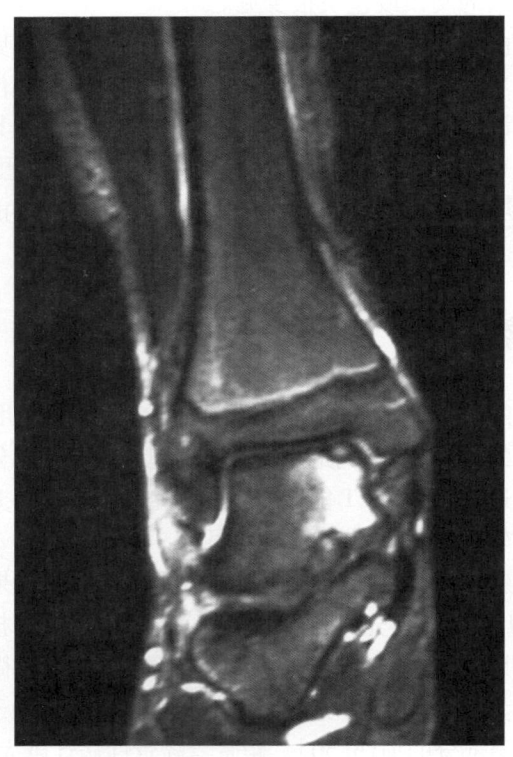

图2　距骨穹顶内侧面的骨软骨损伤。骨软骨碎片仍然存活。注意距骨的显著骨髓水肿

程度较为困难。CT 检查的目的与 MR 不同,用于明确软骨下骨骨折和囊肿的大小及其与关节面的关系(图3)。关节镜可以明确关节内损伤的程度,但是,大部分外科医生更愿将其用作治疗手段。因此,优秀

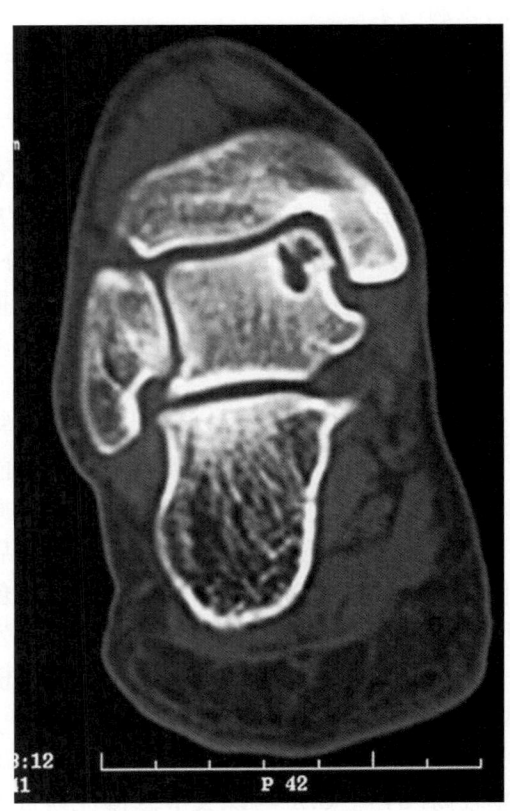

图3　距骨穹隆内侧的 OLT。可见骨囊肿及完整的软骨下骨

运动员在术前应行全面的影像学检查。

分类与分期

　　Berndt 和 Hardy 最早在 1959 年[6]根据尸体研究提出 OLT 分类方法,是当前最常用的影像学分类法(图 4a-d)。但是,该法仅强调创伤性骨软骨骨折而忽略了更常见的慢性损伤。在决定 OLT 的治疗之前,应考虑急性病例尚未出现但对预后有影响的其他因素。1999 年[23]Hepple 等提出的分类方法,评价关节软骨、骨碎片的活力、有无软骨下囊肿和骨碎片是否移位,是选择合适治疗方法的重要标准(图 5a-f;表1)。我们认为这一综合分类法更适合影像学分类。

表1　Hepple MRI 分类[23]

1 期:损伤限于关节软骨
2A 期:软骨损伤伴有软骨下骨骨折和水肿
2B 期:2A 期,无骨水肿
3 期:碎片劈裂无分离
4 期:碎片劈裂并分离
5 期:软骨下囊肿

第六章 距骨的骨软骨损伤

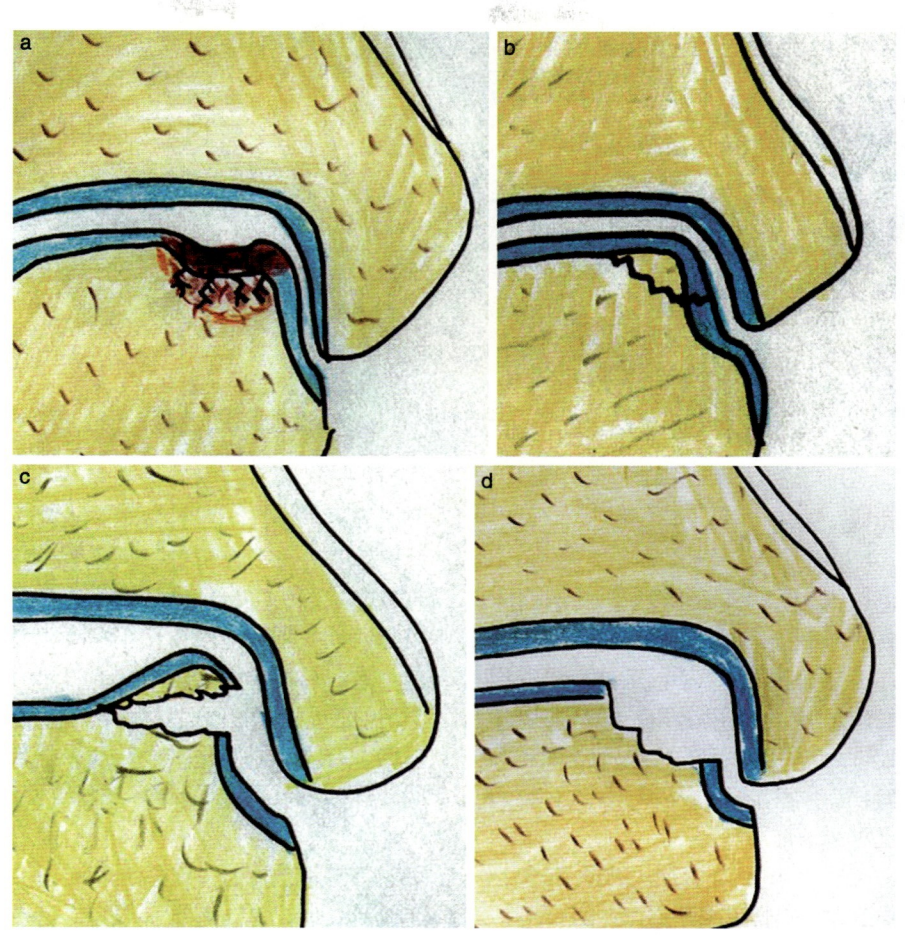

图4 Berndt 和 Harty 分类:(a)1期:软骨下骨的小范围挫伤;(b)2期:骨软骨块的部分劈裂;(c)3期:完全劈裂并部分分离;(d)4期:碎片分离、翻转

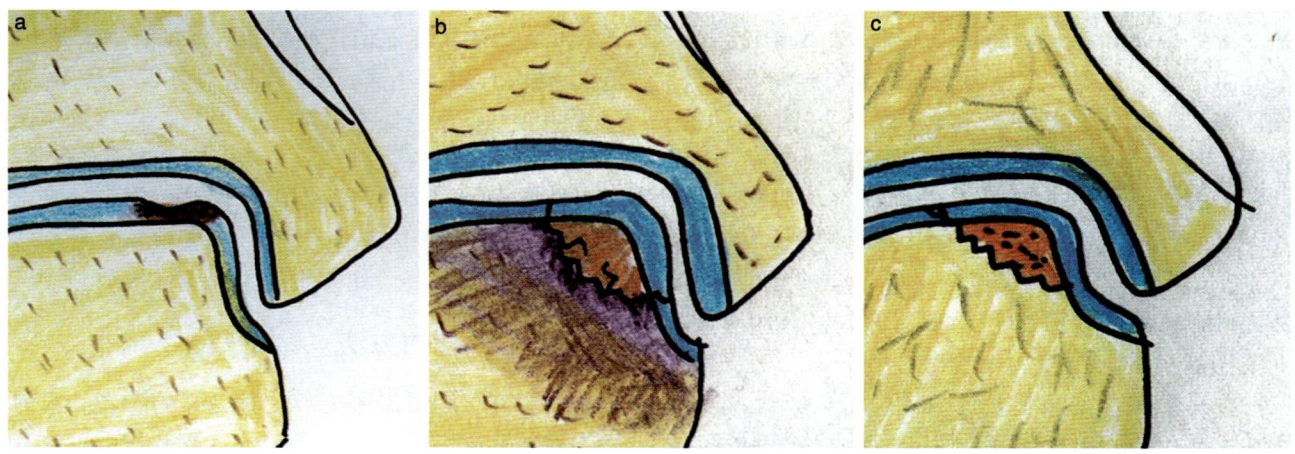

图5 (a-f)Hepple MRI 分类,具体见表1

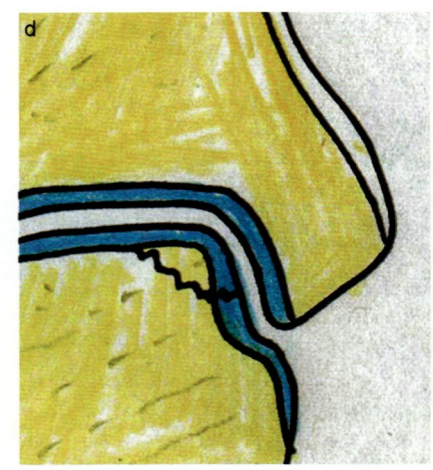 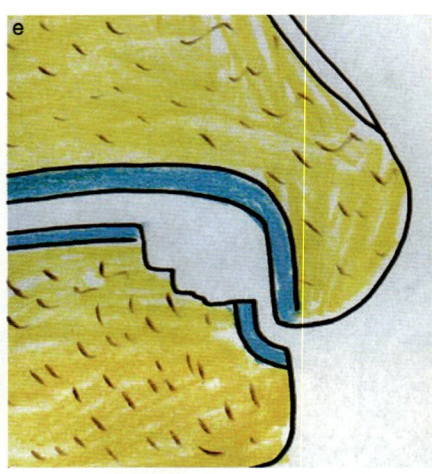 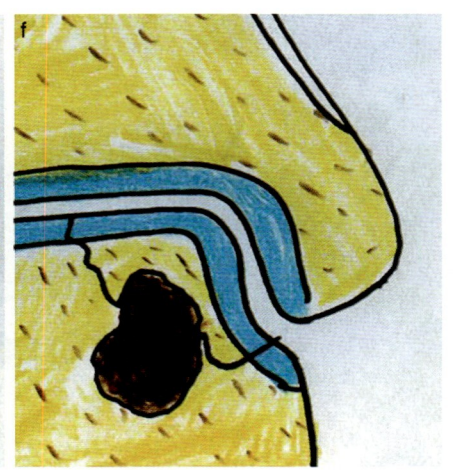

图 5（续）

治疗方法和原则

OLT 损伤差异较大，更好的评估这些损伤而采取的治疗策略将会更准确。大部分情况下，我们需要知道哪种治疗方法适合哪位患者。例如，50 岁以上的患者生物学重建的成功率很低，而对于青少年患者应避免经踝截骨入路。对于同时累及距骨和胫骨两个关节面的损伤，手术治疗很少成功。下肢对线不良者应先纠正对线。

OLT 的治疗方式近年来大为增加。主要有包括制动在内的非手术治疗、手术切除病灶、清创+刮除、清创+刮除+钻孔和（或）微骨折（即骨髓刺激方法）、自体（松质骨）骨移植、顺向（经踝）钻孔、逆向钻孔、内固定以及最近十年广泛应用的新技术，以替换为目的的骨软骨移植（自体骨软骨移植系统，OATS）和以透明软骨再生为目标的自体软骨细胞植入。

可以根据 Berndt 和 Harty 急性期骨软骨骨折的分类决定治疗方案。急性损伤通常保守治疗。石膏制动不是必须的，但是建议避免负重。助行靴制动是适宜的，制动和负重时间的长短由损伤的分期决定。

所有年龄段的Ⅰ期和Ⅱ期损伤都可以保守治疗，即使青少年患者的Ⅲ期损伤，仍可获得满意效果[24]。石膏制动之前，应告知患者完全恢复是不可能的。对于所有年龄段的Ⅳ期损伤和成年患者的Ⅲ期损伤[7]均应采用手术治疗。

在运动医学快速发展的 19 世纪 80 年代，推荐碎片固定，并提出了不同的固定方式[29，56]。为了解剖复位碎片并置固定器械于正常方向，常需行内踝或外踝截骨术。但在随后几年发现的解剖固定碎片很少能获得预期的成功。目前公认的最好方法是切除小于 10～15mm 或无法固定的碎片。急性损伤，在关节镜下取出碎片将基底刮至新鲜就足够了，不必钻孔或微骨折。

根据症状、损伤的大小、患者的年龄和胫骨侧关节软骨的状态决定慢性患者的治疗方法。偶然发现或未引起活动受限的慢性损伤不需要治疗。而有症状者需要手术。长期随访发现单纯 OLT 很少引起广泛的退变[32]。慢性损伤无需制动。早期损伤常需在关节镜下清创、钻孔或微骨折。对于 Berndt 和 Harty Ⅲ 期或 Ⅳ 期，损伤大小是制定治疗方法的重要参数。

近年，针对慢性损伤的治疗已经出现了大量的手术方式。尽管手术多种多样，但是仍主要分为三类[58]：

1. 保留软骨：逆向或顺向钻孔，骨移植或内固定
2. 以纤维软骨覆盖缺损：清创、去除游离体、刺激骨髓（微骨折、磨削成形或钻孔）
3. 以透明软骨覆盖缺损：自体骨软骨移植（OAT）、异体或自体软骨细胞移植重建（ACI/MACI）

这些方法是不能相互替代的。应仔细评估大小、深度、损伤时间、坏死率、囊肿性质、损伤的移位、关节软骨的活力以及胫骨侧是否出现骨折等，选择理想的治疗方法。Hepple 分类法[23]包括了以上大部分参数。患者年龄、体育活动水平、期望值、经济因素和有无适当的技术设备对于选择治疗方法也是很重要的因素。

以下简介这些治疗方法的原理、适应证和效果。

保留关节软骨的方法

本组方法用于保留关节软骨完好的患者。术前 MRI 明确软骨完好、没有关节液渗入碎片周围。关节镜检查应明确关节软骨未分离。我们发现青少年患者效果更好。一旦决定保留关节软骨，根据术前 MRI 和 CT 检查决定具体方式。如果软骨下骨有活力、坚实（Hepple 3 型），就会获得碎片与距骨愈合。为此，

用克氏针在碎片与正常骨之间的边界钻孔。钻孔可用两种方式：细针经关节面顺向钻孔、粗针经距骨体内侧或外侧面逆向钻孔[48]。两种方式都在关节镜辅助下依靠导针进行。近年来有使用3D成像系统[14]或CT引导[3]的方法进行逆向钻孔的报道。

如果软骨下骨无活力，建议清除死骨。如要保留软骨而清除软骨下骨，仅能以逆向方式进行。为此需用空心钻和小刮匙建立骨隧道。该操作需同时使用关节镜和影像学成像，要求较高。清创后行软骨下缺损的逆向植骨也是方法之一[11]。

用纤维软骨覆盖缺损的方法

本组方法亦称作"骨髓刺激技术"。最初用于未合并软骨下骨损伤的局部全层软骨缺失，均需根据特定方法行大小不同的软骨下骨钻孔。目的是出血到达关节面，使血肿因所含的干细胞逐渐形成纤维软骨层而覆盖缺损。

最初的方法是仅清理所有暴露的软骨下骨[31]，也就是磨削软骨成形术。1959年[35]Pridie提出的取代方法是软骨下骨间隔钻孔，保持钻孔之间骨质完好。后来Insall推广了该项技术[26]。而Steadman的方法是建议使用特殊的微骨折锥做软骨下骨骨折[45]，避免钻孔造成热坏死。

分离的OLT碎片不牢固，MRI可见关节液位于碎片下方。这种情况下症状持久，应一并去除松动的碎片和下方坏死骨，骨床一直刮至活骨。在关节镜下进行，并被简称为刮除术，是治疗OLT最常用的方法，相对于只去除松动碎片，成功率更高。刮除后骨小梁暴露，即使未行钻孔，骨小梁也提供了出血的表面。在此阶段，效果等同于磨削式关节成形术。坏死骨深层有一层刮不透的硬化层（尤其在慢性患者），应行OLT骨床的钻孔或微骨折。

根据Hepple1~4期均能使用该方法治疗。普遍接受的是对<1cm²的软骨缺损清创至骨出血是足够的[58]。但对于>1.5cm²和合并深部囊肿的损伤，微骨折成功较少[15]。即使损伤面积小，Hepple5期的深部缺损也不建议完全使用纤维软骨填充。一些作者建议用自体松质骨移植填充缺损以避免损伤愈合后表面的凹陷[28,39]。窄而深的缺损可使用此法处理，但是宽而深的缺损无法保留关节面的穹隆形状，需要更激进的处理。尽管对于不能受益于先前刮除术和钻孔术的患者，已有报道反复关节镜清理获得成功效果[38]，但更为普遍的观点是重复手术并无帮助，用透明软骨覆盖缺损的方法更为恰当。

透明软骨覆盖缺损的方法

目前用透明软骨覆盖大型缺损有两种方法：自体骨软骨移植（OAT）和自体软骨细胞移植（ACI）。OAT可一期完成，可以恢复深层缺损的骨丢失，并且比ACI费用小，是最常用的方法。关节镜辅助下OAT是可行的，尤其对于前方的小损伤，可用单个圆柱体填充[2]。不用内踝或外踝截骨的逆向OAT术式已用于后方缺损[27]。虽然没有明确划分，

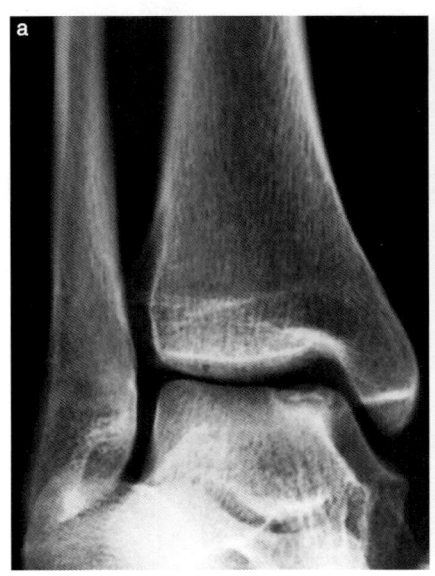 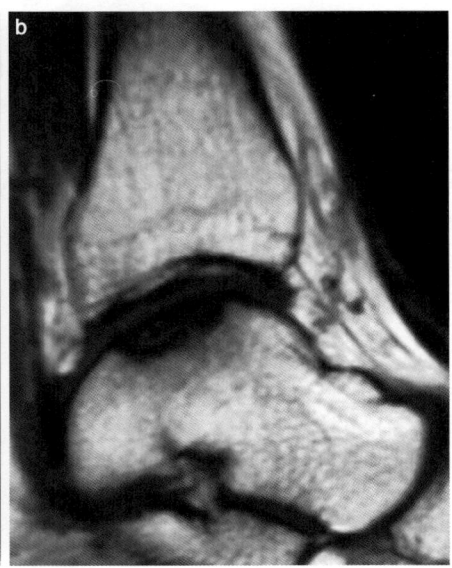

图6　(a-e)22岁大学生运动员使用胶原载体行自体骨软骨移植。(a)踝关节前后位片显示内侧损伤；(b)MRI显示损伤的矢状位切面；(c)内踝截骨后，见碎片松动；(d)清创后的缺损；(e)使用纤维蛋白胶黏附移植物重建缺损；(f)培养基中培养的软骨细胞

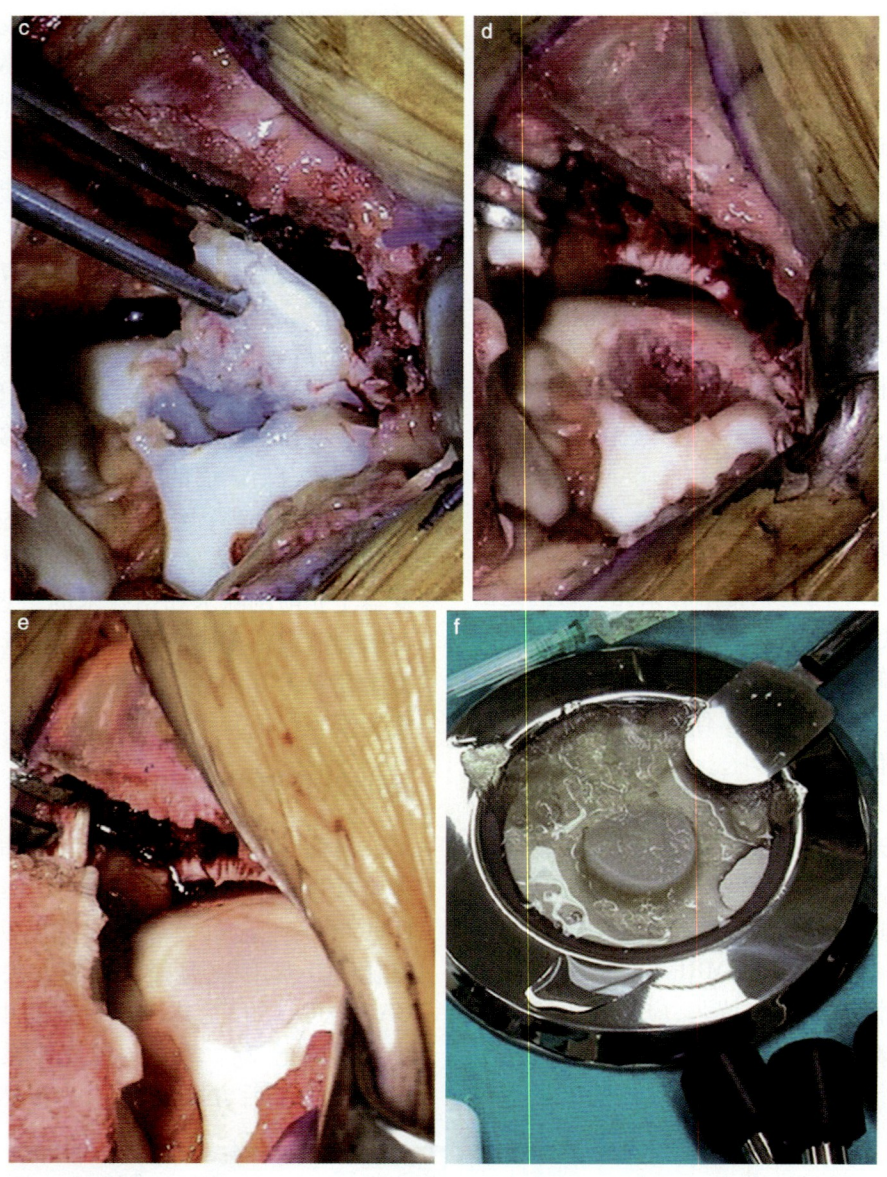

图 6（续）

ACI 可用于治疗 >（1～1.5）cm^2 但 <$3cm^2$ 的损伤[15,58]。也有医生认为 ACI 可以治疗 >$3cm^2$ 的缺损。如果损伤深度超过 0.5cm，植骨至软骨下方（三明治技术）。ACI 应用的研究专注于携带软骨细胞的"支架"，技术仍不完美（图 6），已有各种材料销售。当使用携带软骨细胞支架时，ACI 术式能在关节镜下进行，不需要踝截骨术[49]。尽管在理论上 ACI 方法可重建任何直径和深度的损伤，但是对于很大的距骨缺损，推荐使用同种异体距骨移植重建[18,36]。

关节镜治疗距骨软骨损伤

尽管 MRI 对了解胫骨和距骨关节软骨的状态很有用，还是要根据关节镜检查来最后决定治疗方案。这意味着所有的患者都需行诊断性关节镜检查。

Ferkel 将关节镜检查的结果进行了分期（表 2）[10]。选择最恰当的治疗方法后，再决定是否在关节镜下完成。关节镜下可进行距骨穹隆所有部位的刮除术和微骨折。但是关节镜下 OAT 和 ACI，只适合位于前方 1/3 能够触及的位置，或者全部或部分使用逆向方法。

表 2　骨软骨损伤镜下分期[10]

A 期：平坦、完整，但软化、易于塌陷
B 期：凹凸不平
C 期：松散开裂
D 期：骨暴露或软骨分离
E 期：碎片松动但未分离
F 期：碎片分离

因为需要特殊设备和更多手术经验,未将逆行 OAT 列入常规关节镜治疗方法。

体位和牵引

由于 OLT 最常位于距骨的内侧或前方,前方入路可用于几乎所有的患者。患者仰卧位,膝关节下方放置支撑以提供牵引时的抵抗(图7)。使用牵引一直存在争议,有很多可选方法。手术开始就使用牵引使踝关节镜手术更复杂,增加了软组织损伤的可能性。因此,我们认为做关节镜诊断时没必要牵引。探查距骨的前半部分很少需要牵引。跖屈、轻度牵引足趾和后跟就可到达中线后方的距骨部分。如有必要,我们推荐软组织牵引(图8)。对于损伤位于距骨穹隆后1/3的患者,患者俯卧位、采用后方入路行关节镜检查更实用(图9)。

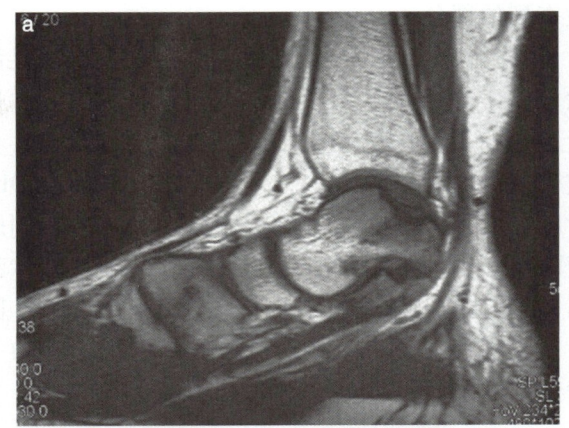

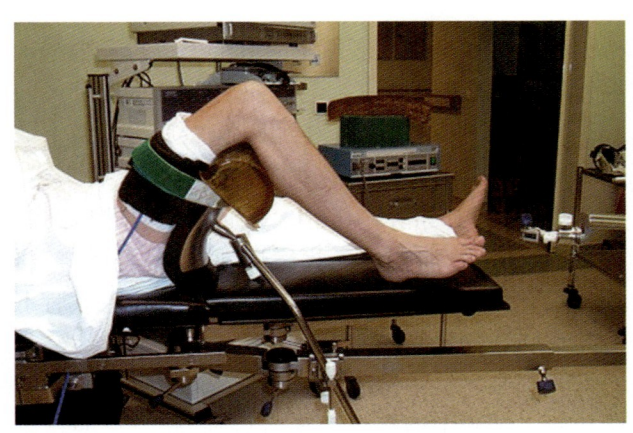

图7 患者仰卧体位

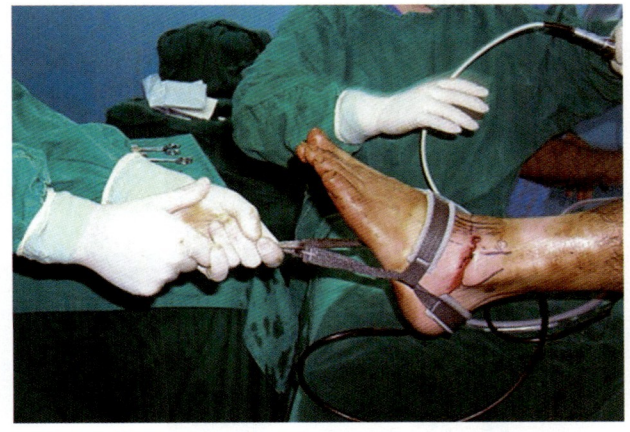

图8 软组织牵引。手法牵引踝上的特制踝套

手术器械

踝关节镜刚开始广泛应用时,曾强烈建议使用2.7或3.2mm直径的小镜头。根据经验,标准

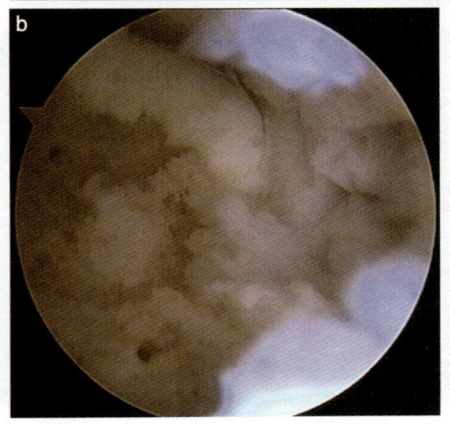

图9 (a)穹隆后方1/3的OLT;(b)使用后方入路探查损伤。刮除术后行微骨折术

4mm 镜头可毫无困难地用于成年患者,由于大视角更易定向,大关节的器械就足够了。如果准备购买踝关节镜镜头,推荐直径4mm、30°的短镜头(图10),这种短镜头在关节内移动更自由,另加一个70°镜头可以更好地探查标准镜头无法完全

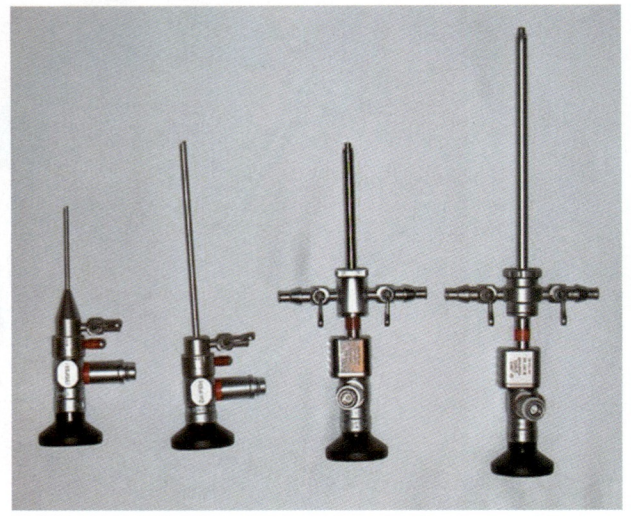

图10 踝关节镜镜头。从左到右:短细、长粗、短粗和长粗镜头

检查到的部分。

普通骨科手术中心可用的标准设备均可满足刮除术和钻孔,这是治疗 OLT 最常用方法。在经常进行这种手术的中心应该具备一些特殊手动器械,会使得手术更简单并减少手术时间。用于刮除 OLT 骨床的多种型号的刮匙,铝合金制造的可折弯刮匙使医生在处理难以到达的曲面时更简单。但环状刮匙可更好探查损伤,更有效地去除损伤内容物(图 11)。环形刮匙易于折断,推荐使用更短而壮的手持器械(图 12)。

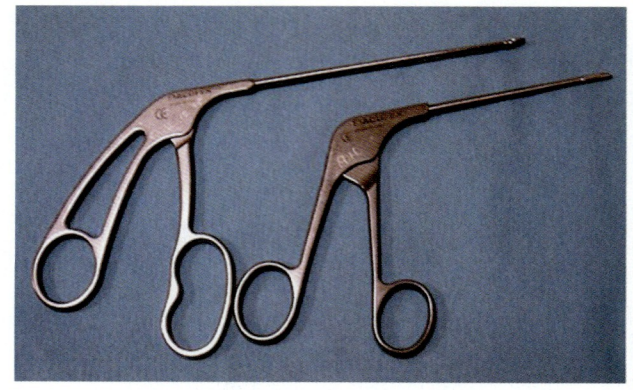

图 12　短手器械在踝关节内更合适和便利

器械可用,但是锥尖太宽,用于踝操作不便。小关节微骨折器械更好用(图 14)。

手术技术

手术可在全麻或区域阻滞麻醉下进行。根据入路,取仰卧位或俯卧位。全程使用大腿止血带。前路手术,我们推荐先取前内侧入路,然后再于镜下取前外侧入路。对于所有踝关节内疾病的患者来说,为方便探查,前方滑膜切除术是必须的。然后跖屈踝关节,使距骨前移以寻找病灶,必要时轻度牵引。探钩检查关节软骨是否分离。部分慢性患者软骨下骨硬化,软骨的塌陷程度可能没有预期的大。经常会有看起来完全正常的软骨,用探针即可轻易推动。除年轻患者和主诉较短的患者以外,建议全面检查以确保软骨完好。

如果软骨完好,可选用逆向钻孔。导向器尖端

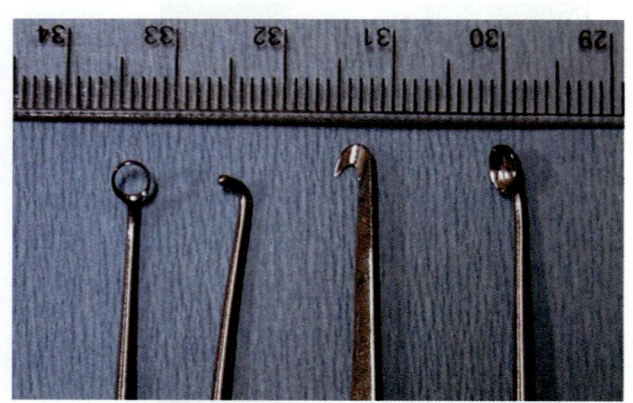

图 11　踝关节镜的手动器械。从左到右:开放刮匙、探针、关节镜刀、细刮匙

导向器是 OLT 关节镜治疗的重要辅助工具(图 13)。当有必要经踝或逆向入路插入克氏针时,大关节导向器无法自由移动,导向器的尖端可能离钢针导向器的近端太远。使用专为小关节设计且添加了轴的导向器,能解决这些问题。大关节的微骨折

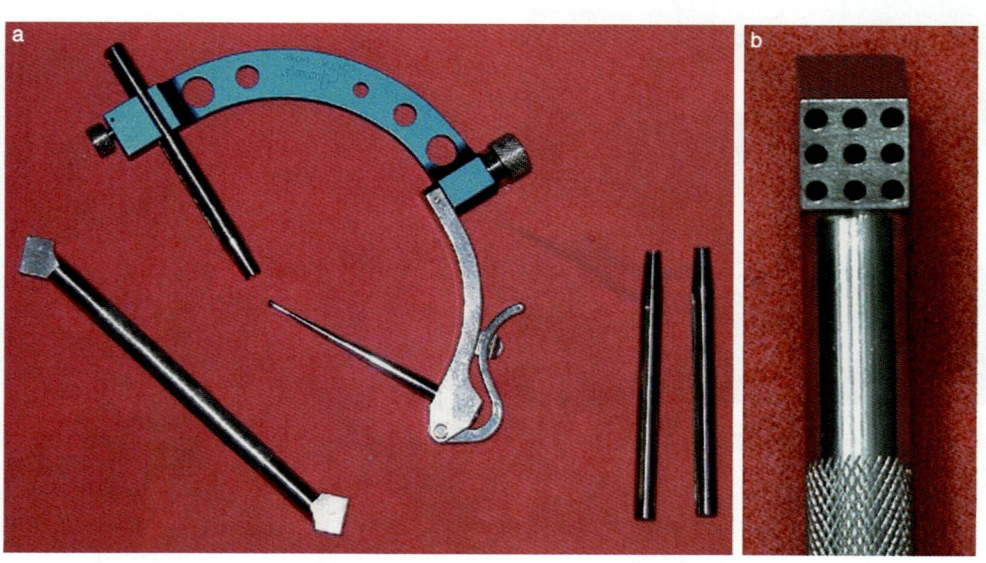

图 13　(a)小关节导针导向器图示活动臂;不同导引器针对不同直径的导针;(b)平行钻入导针的导向器

第六章 距骨的骨软骨损伤

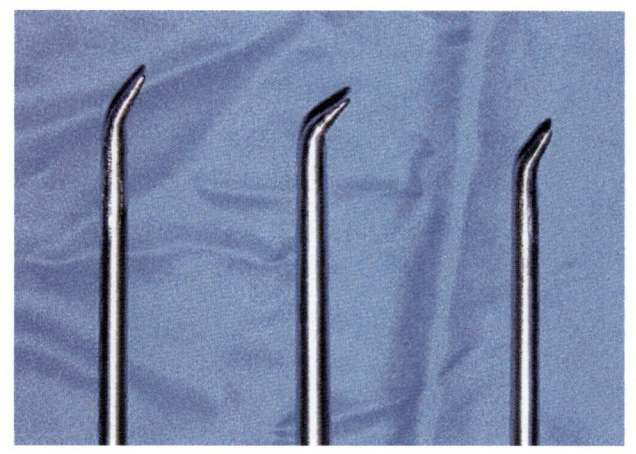

图14　OLT治疗使用的微骨折锥

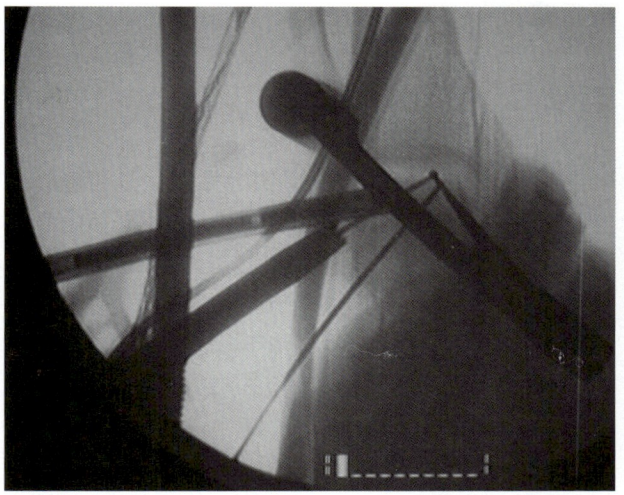

图16　在导向器帮助下插入导针至病灶

插入到关节内接近病灶的位置（图15）。如果是内侧损伤，导针就经跗骨窦；如果是外侧损伤，导针就经过距骨体和颈结合部。对于关节镜下看不到的病灶，需要二维透视确保导针的位置（图16）。一枚导致定位满意后，平行打入另一枚导针（图17）。使用空心钻（图18）钻至病灶的基底。同时，关节镜下探查软骨的关节面以避免软骨损伤。

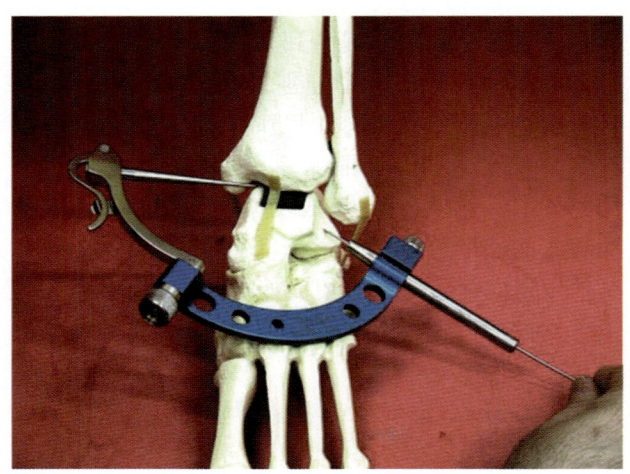

图15　距骨逆行钻孔时克氏针导针的位置

如果检查出软骨损伤，使用刮匙和关节镜刀清除所有松动或易于从骨床分离的软骨碎片。软骨下方可出现小碎骨，也用抓钳取出。基底经常有软组织，用刮匙易于刮除掉，持续刮除至感受到完好骨的手感和声音，多次手术将积累这种手感的经验。如果不能确定，可以松开止血带确认出骨床出血。如果病灶硬化，建议使用微骨折术。我们推荐微骨折在松止血带之前进行。骨床钻孔的间隔跟微骨折一样。对于几乎所有的距骨穹隆前半部分的损伤，微骨折器械由前方进入到达病灶是可能的。松止血带

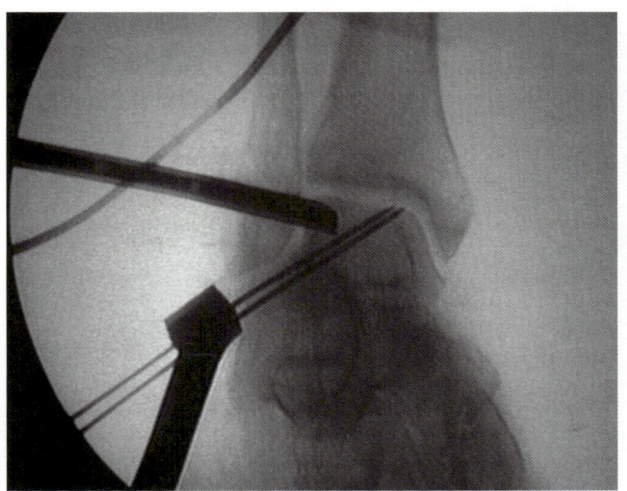

图17　平行插入另一根导针

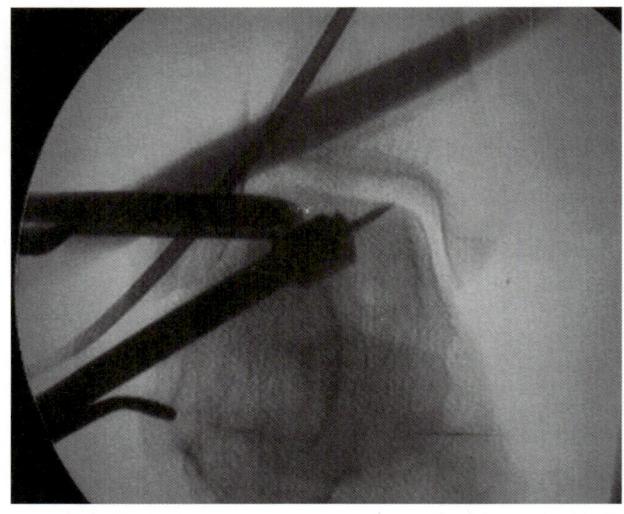

图18　空心钻经导针钻骨道

后OLT骨床钻孔的出血证实已经达到目的位点。

如果刮除后缺损>（1～1.5）cm²，建议关节

面重建。

运动员：有所不同？

运动员的踝关节软骨损伤治疗方法是否应该与非运动员不同，仍有争议。然而，有力证据显示早期踝关节镜对于运动员是值得的，可以降低病痛且尽快恢复运动。Rolf 等研究了 61 例 MRI 显示正常的踝关节疼痛运动员，在关节镜下，大部分运动员有软骨损伤，认为当运动员有踝关节用力时疼痛、肿胀和关节间隙压痛时，尤其既往有踝扭伤者，应尽早进行关节镜检查[37]。

能得出运动员 OLT 最好治疗方法的对照研究不多。是否应改变高级运动员的治疗原则也有不同意见。Saxena 和 Eakin[39]进行了一项微骨折和自体骨移植治疗 OLT 的研究，对比了恢复活动和运动能力，治疗方案为 Hepple 2～4 期损伤采用微骨折，Hepple5 期采用自体骨移植。26 例行微骨折，20 例行距骨自体骨移植。微骨折和骨移植患者的 AO-FAS（American Orthopaedic Foot and Ankle Society）评分均显著提高并相似，但移植组比微骨折组需要更长时间恢复运动。但两组运动员的分期不同。根据 Hannover 踝评分，我们发现距骨马赛克术的优良率为 92%。对于竞技性运动员 1～4cm² 局部软骨和骨软骨损伤，Hangody 等认为自体马赛克手术是有益的选择[22]。然而，有人觉得以明显的供区伤害仅获得中等的踝功能评分并不值得。Valderrabano 等平均随访 72 个月发现，12/21 例患者体育运动评分从受伤前的 2.3 显著降低至 1.25（$p=0.035$）[52]。OAT 导致较多的膝关节病痛，使运动员表现变差。经关节镜治疗的 48 例 TOL 患者，其中 8 名为运动员（4 例篮球、2 例足球、1 例自行车和 1 例摔跤运动员），该作者发现运动员与非运动员之间结果无明显差异，并指出影响治疗成功的主要因素是损伤的大小[19]。Seijas 等[43]报道了关节镜下清理 16 例足球运动员距骨病灶，平均随访 3.56 年，Ogilvie-Harris 评分，81.75% 优，18.25% 良，93.75% 的患者恢复到术前的运动水平，作者认为效果满意，是足球运动员应选治疗方式。最近证据显示微骨折的早期优良结果可保持至中期随访[5]。然而，对微骨折治疗有良好反应的损伤临界大小尚不明确。Chuckpaiwong 等[8]报道微骨折治疗<15mm 的损伤可获得优良结果。最近，Lee 等[30]证实，对于<50 岁患者，<15mm 的损伤使用微骨折治疗可获得满意效果。Zengerink 等[58]认为关节镜下微骨折治疗损伤的上限为 10mm。Scranton 建议对>7mm 的损伤，尤其是有症状的 V 型损伤使用 OAT[42]。数据显示，对>（10～15）mm 的损伤，治疗的金标准是关节镜切除、清理和钻孔以增加缺损的血管化。不要忘记其他变量，比如年龄、合并症、较高体重参数、创伤病史和骨赘等亦可能影响结果。

讨论

很显然，在 2000 年之前，OAT 和 ACI 术式开始流行之前的病例报道与上述治疗原则不一致。在大部分后续文献报道中，作者们已经应用各自首选方法治疗 OLT 并分析了结果。几乎所有的研究都使用了 Berndt 和 Harty 影像学分类。前面曾经提到该分类系统对于描述慢性损伤不是很方便，因此无法对比大部分报告的结果。最近发表的几个 meta 分析，按照一定的标准比较验证了 OLT 病例治疗结果[15,40,53,58,59]。这些综述和小量随机对照研究[17]的结果已经为我们提供了指引。

仅清除碎片的成功率大约为 40%，而碎片清除后骨床刮除使成功率提高到 76%[53]。开放和关节镜下刮除术的成功率分别为 63% 和 84%[53]。骨床刮除后再钻孔，成功率升至 86%（84% 开放，87% 关节镜）[53]。刮除后深部缺损移植是很少应用的技术，一些作者报道成功率高达 96%[9,39]，而有些文献报道患者满意率低至 46%[28]。可尝试使用逆向钻孔技术保留完好的软骨，而不用软骨下骨支撑，但仍缺乏科学证据和大量患者的长期数据。

Hangody 普及了 OAT 技术，他的病例最多，94% 结果优良[20,21]。其他作者报道的成功率也超过 90%[13]。应指出的是，其适应证扩大，包括<1cm² 的损伤。Gobbi 等根据他们的随机对照试验认为刮除、微骨折和 OAT 之间没有差异[17]。

ACI 是所有技术当中最新的，但是由于发展时间短费用高，还未见大样本研究报道。Nam 等报道 11 例患者优良率 82%[33]，Whittaker 等报道 10 例优良率 90%[55]；Giannini 等报道 8 例患者优良率 100%[16]。所有作者都强调早期结果令人鼓舞，但需长期随访。

在一项最近的系统性综述中，Zengerink 等[59]发现 52 个（65 组）研究中只有一个随机临床研究描述了 OLT 治疗的结果。7 组为非手术治疗的结果，4

组切除、13 组切除+刮除清创、18 组切除+刮除+骨髓刺激、4 组自体骨移植、2 组为经踝钻孔、9 组为骨软骨移植、4 组为 ACI、3 组为逆行钻孔、1 组行内固定。骨软骨移植、骨髓刺激和 ACI 的成功率分别为 87%、85% 和 76%，逆行钻孔和固定分别为 88% 和 89%。尽管作者推断骨髓刺激是原发 OLT 的治疗选择，但是他们强调需要使用统一的方法学和有效的结果评定来进行随机临床试验。另外一个需要解答的明显问题是何时、如何进行骨髓刺激手术。尽管损伤的大小似乎是成功结果的主要因素，但是其他因素比如年龄的影响还未阐明。尽管骨髓刺激的优良短期和中期结果已有报道，但无法形成透明软骨是令人担心的。这是否成为要求较高运动员的更大问题还未可知。骨髓刺激产生的（纤维）软骨的质量较差也是公认的。

参考文献

1. Anderson, D.V., Lyne, E.D.: Osteochondritis dissecans of the talus: case report on two family members. J. Pediatr. Orthop. **4**, 356–357 (1984)
2. Assenmacher, J.A., Kelikian, A.S., Gottlob, C., et al.: Arthroscopically assisted autologous osteochondral transplantation for osteochondral lesions of the talar dome: an MRI and clinical follow-up study. Foot Ankle Int. **22**, 544–551 (2001)
3. Bale, R.J., Hoser, C., Rosenberger, R., et al.: Osteochondral lesions of the talus: computer-assisted retrograde drilling – feasibility and accuracy in initial experiences. Radiology **218**, 278–282 (2001)
4. Bauer, R.S., Ochsner, P.E.: Nosology of osteochondrosis dissecans of the trochlea of the talus. Z. Orthop. Ihre Grenzgeb. **125**, 194–200 (1987) (Article in German)
5. Becher, C., Driessen, A., Hess, T., et al.: Microfracture for chondral defects of the talus: maintenance of early results at midterm follow-up. Knee Surg. Sports Traumatol. Arthrosc. **18**, 656–663 (2010)
6. Berndt, A.L., Harty, M.: Transchondral fractures (osteochondritis dissecans) of the talus. J. Bone Joint Surg. Am. **41**, 988–1020 (1959)
7. Canale, S.T., Belding, R.H.: Osteochondral lesions of the talus. J. Bone Joint Surg. Am. **62**, 97–102 (1980)
8. Chuckpaiwong, B., Berkson, E.M., Theodore, G.H.: Microfracture for osteochondral lesions of the ankle: outcome analysis and outcome predictors of 105 cases. Arthroscopy **24**, 106–112 (2008)
9. Draper, S.D., Fallat, L.M.: Autogenous bone grafting for the treatment of talar dome lesions. J. Foot Ankle Surg. **39**, 15–23 (2000)
10. Ferkel, R.D.: Articular surface defects, loose bodies, and osteophytes: A. Osteochondral lesions of talus. In: Ferkel, R.D. (ed.) Arthroscopic Surgery: The Foot and Ankle. Lippincott-Raven, Philadelphia (1996)
11. Fink, C., Rosenberger, R.E., Bale, R.J., et al.: Computer-assisted retrograde drilling of osteochondral lesions of the talus. Orthopade **30**, 59–65 (2001) (Article in German)
12. Flick, A.B., Gould, N.: Osteochondritis dissecans of the talus (transchondral fractures of the talus): review of the literature and new surgical approach for medial dome lesions. Foot Ankle **5**, 165–185 (1985)
13. Gautier, E., Kolker, D., Jakob, R.P.: Treatment of cartilage defects of the talus by autologous osteochondral grafts. J. Bone Joint Surg. Br. **84**, 237–244 (2002)
14. Geerling, J., Zech, S., Kendoff, D., et al.: Initial outcomes of 3-dimensional imaging-based computer-assisted retrograde drilling of talar osteochondral lesions. Am. J. Sports Med. **37**, 1351–1357 (2009)
15. Giannini, S., Vannini, F.: Operative treatment of osteochondral lesions of the talar dome: current concepts review. Foot Ankle Int. **25**, 168–175 (2004)
16. Giannini, S., Buda, R., Grigolo, B., et al.: Autologous chondrocyte transplantation in osteochondral lesions of the ankle joint. Foot Ankle Int. **22**, 513–517 (2001)
17. Gobbi, A., Francisco, R.A., Lubowitz, J.H., et al.: Osteochondral lesions of the talus: randomized controlled trial comparing chondroplasty, microfracture, and osteochondral autograft transplantation. Arthroscopy **22**, 1085–1092 (2006)
18. Gross, A.E., Agnidis, Z., Hutchison, C.R.: Osteochondral defects of the talus treated with fresh osteochondral allograft transplantation. Foot Ankle Int. **22**, 385–391 (2001)
19. Guo, Q.W., Hu, Y.L., Jiao, C., et al.: Arthroscopic treatment for osteochondral lesions of the talus: analysis of outcome predictors. Chin. Med. J. (Engl.) **123**, 296–300 (2010)
20. Hangody, L., Fules, P.: Autologous osteochondral mosaicplasty for the treatment of full-thickness defects of weight-bearing joints: ten years of experimental and clinical experience. J. Bone Joint Surg. Am. **85-A**(Suppl 2), 25–32 (2003)
21. Hangody, L., Vasarhelyi, G., Hangody, L.R., et al.: Autologous osteochondral grafting – technique and long-term results. Injury **39**(Suppl 1), S32–S39 (2008)
22. Hangody, L., Dobos, J., Baló, E., et al.: Clinical experiences with autologous osteochondral mosaicplasty in an athletic population: a 17-year prospective multicenter study. Am. J. Sports Med. **38**, 1125–1133 (2010)
23. Hepple, S., Winson, I.G., Glew, D.: Osteochondral lesions of the talus: a revised classification. Foot Ankle Int. **20**, 789–793 (1999)
24. Higuera, J., Laguna, R., Peral, M., Aranda, E., Soleto, J.: Osteochondritis dissecans of the talus during childhood and adolescence. J. Pediatr. Orthop. **18**, 328–332 (1998)
25. Hintermann, B., Boss, A., Schäfer, D.: Arthroscopic findings in patients with chronic ankle instability. Am. J. Sports Med. **30**, 402–409 (2002)
26. Insall, J.N.: Intra-articular surgery for degenerative arthritis of the knee. A report of the work of the late K. H. Pridie. J. Bone Joint Surg. Br. **49**, 211–228 (1967)
27. Kilicoglu, O., Taser, O.: Retrograde osteochondral grafting for osteochondral lesion of the talus: a new technique eliminating malleolar osteotomy. Acta Orthop. Traumatol. Turc. **39**, 274–279 (2005)
28. Kolker, D., Murray, M., Wilson, M.: Osteochondral defects of the talus treated with autologous bone grafting. J. Bone Joint Surg. Br. **86**, 521–526 (2004)
29. Kristensen, G., Lind, T., Lavard, P., Olsen, P.A.: Fracture stage 4 of the lateral talar dome treated arthroscopically using biofix for fixation. Arthroscopy **6**, 242–244 (1990)
30. Lee, K.B., Bai, L.B., Chung, J.Y., et al.: Arthroscopic microfracture for osteochondral lesions of the talus. Knee Surg. Sports Traumatol. Arthrosc. **18**, 247–253 (2010)
31. Magnusson, P.: Technique of debridement of the knee joint for arthritis. Surg. Clin. North Am. **26**, 249–266 (1946)
32. McCullough, C.J., Venugopal, V.: Osteochondritis dissecans of the talus: the natural history. Clin. Orthop. Relat. Res. **144**, 264–268 (1979)
33. Nam, E.K., Ferkel, R.D., Applegate, G.R.: Autologous chondrocyte implantation of the ankle: a 2–5-year follow-up. Am. J. Sports Med. **37**, 274–284 (2009)
34. Pena, F.: Ankle arthroscopy. In: Coetzee, J.C., Hurwitz, S.R. (eds.) Arthritis Arthroplasty: The Foot and Ankle. Saunders Elsevier, Philadelphia (2010)
35. Pridie, K.: A method of resurfacing osteoarthritic knee joints. J. Bone Joint Surg. Br. **41**, 618–619 (1959)
36. Rodriguez, E.G., Hall, J.P., Smith, R.L., et al.: Treatment of osteochondral lesions of the talus with cryopreserved talar allograft and ankle distraction with external fixation. Surg. Technol. Int. **15**, 282–288 (2006)
37. Rolf, C.G., Barclay, C., Riyami, M., et al.: The importance of early arthroscopy in athletes with painful cartilage lesions of the ankle: a prospective study of 61 consecutive cases. J. Orthop. Surg. Res. **1**, 4 (2006)
38. Savva, N., Jabur, M., Davies, M., et al.: Osteochondral lesions of the talus: results of repeat arthroscopic debridement. Foot Ankle Int. **28**, 669–673 (2007)
39. Saxena, A., Eakin, C.: Articular talar injuries in athletes: results of microfracture and autogenous bone graft. Am. J. Sports Med. **35**, 1680–1687 (2007)

40. Schachter, A.K., Chen, A.L., Reddy, P.D., et al.: Osteochondral lesions of the talus. J. Am. Acad. Orthop. Surg. **13**, 152–158 (2005)
41. Schon, L.C.: Decision-making for the athlete: the leg, ankle and foot in sports. In: Myerson, M.S. (ed.) Foot and Ankle Disorders. Saunders, Philadelphia (2000)
42. Scranton, P.E.: Osteochondral lesions of the talus. In: Nunley, J.A., Pfeffer, G.B., Sanders, R.W., Trepman, E. (eds.) Advanced Reconstruction Foot and Ankle. American Academy of Orthopaedic Surgeons, Rosemont (2004)
43. Seijas, R., Alvarez, P., Ares, O., et al.: Osteocartilaginous lesions of the talus in soccer players. Arch. Orthop. Trauma Surg. **130**, 329–333 (2010)
44. Shearer, C., Loomer, R., Clement, D.: Nonoperatively managed stage V osteochondral talar lesions. Foot Ankle Int. **23**, 651–654 (2002)
45. Steadman, J., Rodkey, W., Singleton, S., et al.: Microfracture technique for full thickness chondral defects. Oper. Tech. Orthop. **7**, 300–304 (1997)
46. Stufkens, S.A., Knupp, M., Horisberger, M., et al.: Cartilage lesions and the development of osteoarthritis after internal fixation of ankle fractures: a prospective study. J. Bone Joint Surg. Am. **92**, 279–286 (2010)
47. Takao, M., Ochi, M., Uchio, Y., et al.: Osteochondral lesions of talar dome associated with trauma. Arthroscopy **19**, 1061–1067 (2003)
48. Taranow, W.S., Bisignani, G.A., Towers, J.D., et al.: Retrograde drilling of osteochondral lesions of the medial talar dome. Foot Ankle Int. **20**, 474–480 (1999)
49. Thermann, H., Driessen, A., Becher, C.: Autologous chondrocyte transplantation in the treatment of articular cartilage lesions of the talus. Orthopade **37**, 232–239 (2008) (Article in German)
50. Thompson, J.P., Loomer, R.L.: Osteochondral lesions of the talus in a sports medicine clinic. A new radiographic technique and surgical approach. Am. J. Sports Med. **12**, 460–463 (1984)
51. Tol, J.L., Struijs, P.A., Bossuyt, P.M., et al.: Treatment strategies in osteochondral defects of the talar dome: a systematic review. Foot Ankle Int. **21**, 119–126 (2000)
52. Valderrabano, V., Leumann, A., Rasch, H., et al.: Knee-to-ankle mosaicplasty for the treatment of osteochondral lesions of the ankle joint. Am. J. Sports Med. **37**(Suppl 1), 105S–111S (2009)
53. Verhagen, R.A., Struijs, P.A., Bossuyt, P.M., et al.: Systematic review of treatment strategies for osteochondral defects of the talar dome. Foot Ankle Clin. **8**, 233–242 (2003). viii–ix
54. Verhagen, R.A., Maas, M., Dijkgraaf, M.G., et al.: Prospective study on diagnostic strategies in osteochondral lesions of the talus. Is MRI superior to helical CT? J. Bone Joint Surg. Br. **87**, 41–46 (2005)
55. Whittaker, J.P., Smith, G., Makwana, N., et al.: Early results of autologous chondrocyte implantation in the talus. J. Bone Joint Surg. Br. **87**, 179–183 (2005)
56. Wombwell, J.H., Nunley, J.A.: Compressive fixation of osteochondritis dissecans fragments with Herbert screws. J. Orthop. Trauma **1**, 74–77 (1987)
57. Woods, K., Harris, I.: Osteochondritis dissecans of the talus in identical twins. J. Bone Joint Surg. Br. **77**, 331 (1995)
58. Zengerink, M., Szerb, I., Hangody, L., et al.: Current concepts: treatment of osteochondral ankle defects. Foot Ankle Clin. **11**, 331–359 (2006)
59. Zengerink, M., Struijs, P.A., Tol, J.L., et al.: Treatment of osteochondral lesions of the talus: a systematic review. Knee Surg. Sports Traumatol. Arthrosc. **18**, 238–246 (2010)

第七章 可降解合成支架修复距骨的骨软骨缺损

Fabio Valerio Sciarretta

张新涛 译

内容

引言	551
诊断和分期	552
治疗方法	552
清理并软骨下钻孔和微骨折	552
自体骨软骨移植（OATS，马赛克手术）	553
异体骨软骨移植	553
自体软骨细胞移植	553
合成支架移植	553
材料与方法	553
结果	554
结论	555
参考文献	555

引言

有症状的局部骨软骨缺损的治疗一直是个挑战。1888年，Koenig[25]首先报道了膝关节骨软骨损伤形成的游离体，并称之为剥脱性骨软骨炎（OCD）。1922年，Kappis[24]报道了距骨穹隆的类似损伤。他们都认为是软骨下骨缺血性坏死并逐渐分离形成碎片。自此，关于其发病率、病因、形态学、影像评估和治疗的争论一直没有停止[2,8]。现在，剥脱性骨软骨炎（OCD）、经软骨骨折、距骨骨软骨损伤（OLT）、软骨下骨骨折、骨软骨骨折和骨软骨缺损等术语都用于描述这种关节软骨和软骨下骨的分离碎片[2,8,37]。1980年Alexander[2]等报道距骨骨软骨损伤占全身骨软骨损伤的4%。

1985年，Flick和Gould[15]在综述中指出，距骨骨软骨损伤的性别分布为男性占72%，女性占28%，左右踝的发病率基本相同。据文献报道，发展成为距骨骨软骨损伤的病因各不相同，比如急性创伤、陈旧创伤、反复微创伤、代谢性疾病、血管性疾病、退化性关节病、遗传性和特发性病因，以及导致轴向负重不均的下肢对线不良。超过85%的患者有创伤病史[4,6,31,32]，外侧病灶有外伤史高达98%，内侧穹隆病灶有外伤史者为70%[15]。

距骨损伤常位于距骨的后内侧或前外侧，也发生于后外侧和中外侧。后内侧损伤可能是由于踝被迫跖屈内翻时距骨后内侧挤压胫骨的结果，前外侧损伤可能由于踝背屈位被迫内翻时距骨挤压腓骨导致。这些前外侧损伤一般比较浅，而后内侧损伤通常更深、呈杯状[11]。

距骨骨软骨损伤导致各种症状包括负重运动时

F. V. Sciarretta
Orthopaedic Department, Casa di Cura Nostra Signora della Mercede, Via Tagliamento, 25, 00199 Rome, Italy
e-mail: fabio. sciarretta@ tin. it

关节间隙疼痛、肿胀、距骨内侧或外侧角点状压痛、活动范围受限以及反复痛性弹响或绞锁。

最近几十年出现的不同的治疗方法，在最近10～15年又发生了变化[5,12,33,39]。具有中期和长期满意结果的治疗标准仍是钻孔和微骨折的关节清理术。然而，关节清理和微骨折填充缺损的为纤维软骨，在生物力学上不够耐用，因此，这几年提出和引进了很多其他软骨修复技术：自体或异体骨软骨移植、马赛克成形术、自体软骨细胞移植以及最近使用的支架。

诊断和分期

在过去的几年中，不但骨软骨缺损的治疗方法在改进，其诊断方法也在不断变化。即使病变在平片上能轻易看到，也需要磁共振（MRI）更好的界定缺损[26,36]。

距骨骨软骨缺损的分期最初由 Berndt 和 Harty[8]在1959年提出，根据缺损的放射性表现，病理解剖分为4期。他们认为踝背屈位时强烈翻转造成距骨穹隆外侧损伤，而跖屈位内翻外旋导致距骨穹隆内侧损伤，Ⅰ期损伤距骨边界的压缩；Ⅱ期损伤骨碎片部分分离；Ⅲ期损伤碎片完全分离但无移位；Ⅳ期损伤碎片移位。

1989年，Ferkel 等[13]根据 CT 影像做出新的4期分期：Ⅰ期：距骨穹隆囊性损伤；ⅡA 期：囊性损伤开口于距骨穹隆表面；ⅡB 期：囊肿开口于距骨穹隆表面，覆盖无移位的碎片；Ⅲ期：无移位伴有透亮区；Ⅳ期：碎片移位。

MR 用于决定骨软骨损伤的分期，但是和 CT 一样无法观察骨皮质。尽管 Anderson 及其团队[9]的研究显示 MRI 在诊断上略有优势，CT 和 MRI 结果相似。比较 CT、MRI 和关节镜分期发现，如果骨软骨损伤已经确诊，首选 CT 检查，但是如果影像学和临床不能确诊，MRI 可能更有用[14]。

1999年，Hepple 等[21]设计了 MRI 分期：Ⅰ期，只有关节软骨损伤；Ⅱ期，软骨损伤合并下方骨折或水肿；Ⅲ期，碎片分离但未移位；Ⅳ期，碎片移位；Ⅴ期，软骨下囊肿形成。

Sciarretta 等在2006年 AOFAS 大会上发表了一项胫骨远端损伤的分型系统，在此之前胫骨损伤多按撞击分型而不考虑距骨损伤。我们也在寻找最恰当最均质的分类方法来解决足踝外科医生日常工作中的需要，寻找 MRI-CT-X 线-关节镜结果之间的共同参数。作者们相信，在获得损伤定位和病理解剖的准确诊断之后，才能建立治疗的常规方案。这一分期理论可准确描述损伤位置，分别用 A 和 B 描述胫骨或距骨主要损伤，用1、2、3分别代表内侧1/3、中间、外侧1/3。用"a""b"表示胫骨或距骨的继发损伤（如果有的话），而损伤的深度和程度，仍使用 Berndt 和 Harty 分期。

治疗方法

不是所有的 OLTs 都有临床症状。症状很少的小损伤不需要治疗。通常使用软骨保护成分治疗膝关节病，比如口服硫酸软骨素、氨基葡萄糖片或注射不同分子量的玻璃酸钠，对于症状轻微的踝关节骨软骨缺损亦有一定作用。最近，能够刺激Ⅱ型胶原和蛋白聚糖合成的口服低分子量、高生物利用的水解胶原蛋白肽已经上市，将成为治疗膝关节和踝关节软骨病的研究重点。对于有症状的缺损，已报道很多手术方法。

清理并软骨下钻孔和微骨折

关节镜下清理和钻孔/微骨折术仍是距骨骨软骨缺损的标准手术。它最大的好处是操作简单。经标准踝前关节镜入路可治疗大多数的距骨穹隆损伤。软骨下骨钻孔产生骨道利于再血管化。经关节镜入路、经内外踝钻孔或逆行钻孔可以避免损伤胫骨远端和距骨穹隆的完好关面。这一技术性价比高并能获得满意结果。

1990年 Ferkel 等[13]报道64例患者行清理和钻孔术，平均随访71个月，72%的患者获得优或良的结果，术后 AOFAS 评分为84。

Tol 等[37]在2000年进行了治疗距骨骨软骨缺损的18份报告的381例患者的 meta 分析，发现单独切除碎片的成功率为38%，切除+刮除清创的成功率为63%，关节镜下切除+刮除清创的成功率为86%，联合所有治疗方法（切除+刮除+钻孔）获得最好结果，成功率为88%。

在2006年，Gobbi 等[18]比较了软骨成形术、微骨折和自体骨软骨移植术（OATS），31例 Ferkel 分型为2b、3、4期的难治的 OLT，平均随访53个月，在术后12和24个月随访时获得相同的疼痛缓解和相同的功能恢复，但 MRI 显示 OATS 组软骨缝隙仍存在，并有骨水肿和缺损的填充不足。

自体骨软骨移植(OATS,马赛克手术)

OATS 和马赛克手术先在膝关节获得成功。这些技术需要从股骨髁或滑车取移植物填塞至距骨穹隆缺损。两者的区别是 OATS 仅移植一块骨软骨,而马赛克手术常需移植很多块。手术操作基本相同:受区准备、从膝关节非负重软骨区获取移植物,将移植物塞入受区。两种技术均可获得成功结果。

2002 年 Al-Shaikh 等[3]报道,88% 的非手术治疗患者和 91% 的手术治疗失败的患者在采用马赛克术后,随访 16 个月结果优或良。2001 年[34] Scranton 和 McDermott 报道了 10 例患者用 OATS 方法治疗 V 期损伤,术后 AOFAS 评分增加 27 分。2001 年,Hangody 等[20]报道 36 例缺损直径超过 10mm 的患者行马赛克手术,随访 2~7 年,94% 患者获得优良结果。

尽管文献报道结果良好,但对于这些技术是否因膝和踝的特性差异以及供区损害是否有差异,仍有很多争议。2000 年,Treppo 等[38]发现踝和膝关节软骨有明显差异,但是这种差异与两个关节的骨软骨移植是否明显相关还不明确。

异体骨软骨移植

异体移植物来自尸体捐献者。新鲜异体材料具有活软骨细胞,被认为比传统冷冻材料更好,尽管后者更为安全。事实上,使用新鲜冷冻的异体骨软骨移植的结果具有良好前景。Brage 等[9]短期和中期随访获得良好结果。2001 年,Gross 等[19]证实这些移植组织在更长时间的随访时仍表现良好,疾病传播的几率减少。

自体软骨细胞移植

自体软骨细胞移植由 Brittberg 等[10]在 1994 年首先用于膝关节,并证实能够用透明样软骨填充软骨缺损,而后用于踝关节。从膝关节非负重关节软骨获取软骨后,送至实验室培养软骨细胞。一旦获取培养组织后,即行二次手术。清理软骨缺损,将含有培养的自体软骨细胞的支架置于缺损,现在该技术大部分在关节镜下完成。

2001 年,Giannini 等[16]报道了 8 例距骨损伤超过 $2cm^2$ 的患者使用自体软骨细胞移植,术后随访 24 个月,术前 AOFAS 评分为 32,术后增加到 91,踝关节功能良好,随访穿刺活检证实为透明样软骨。2005 年,Whittaker 等[40]用 Carticel 的方法做了 10 例移植,年龄范围 18~62 岁,损伤平均大小为 $1.95cm^2$,在术后 23 个月时 9 例患者对于手术结果满意或非常满意,但是在术后 13 个月二次探查时发现纤维软骨覆盖缺损,且 7/10 例患者主诉(膝关节)供区疼痛。

2008 年,Giannini 团队[17]报道了 31 例平均年龄 31.4 岁的患者使用 Hyalograft C 的经验,术前 AOFAS 评分 57.2,术后 36 个月为 89.5,活检标本证实愈合组织为透明样软骨。

合成支架移植

虽然先前很多的 OLT 修复手术有一定前景,但尚无长期的临床研究可以证实其有效性。因此,在过去的几年里,人们一直寻找新的解决方法。目前研究已转向使用合成支架[1,7,23,30]。制造支架的材料已经应用了几十年:丙交酯和羟乙酸聚合物、聚乳酸(PLA)大部分在 20 世纪 60 年代就用于可吸收缝线聚乙丙交酯。这些聚合物的特定应用已成可能,因为它们的物理和机械特性因化学成分、分子量、聚合链分布、温度不同而有所不同,从而有不同的特定用途[27,29,35]。如同 2002 年 Huard 等[22]指出的一样,理想的支架使细胞在三维空间均匀分布,必须使生化分子易于扩散,必须以与宿主组织替代相同的速率逐步降解。

我们根据 Nagura 等[28]将多孔合成支架成功用于治疗日本白鼠软骨损伤的经验,在获得广泛的膝关节成功经验之后,我们决定评价 PLG 可吸收合成支架治疗距骨穹隆损伤的有效性。在本研究中,我们汇报了手术步骤和术后 1 年的早期结果,包括修复Ⅲ度和Ⅳ度距骨全层骨软骨缺损的骨移植替代物的外形和大小。

材料与方法

使用的移植物(Trufit™-Smith and Nephew)是双相圆柱体,长 18mm,由添加了硫酸钙和表面活化剂的聚合体构成,以此提高骨长入、使移植物表面更具亲水性。其另一重要特性是移植物含 2.5% 的 PGA 强化纤维,模仿软骨的柱状结构、增加了强度但不改变其多孔性。这种具有三维互连孔隙的圆柱状移植物压配缺损,在血和骨髓进入支架时促进修复组织移行。

移植物的两层结构模拟了骨和软骨的力学结构,移植后立即促进修复组织的生长。

填塞物大小不一（5、7 和 9mm）以匹配距骨穹隆表面，手术时可以塑形以匹配个体化的关节面。最初的 15 例（7 例女性，8 例男性）患者纳入研究，患者年龄范围从 30～63 岁，大多数替代物直径为 7mm，每例患者均行踝关节镜检查评价缺损的大小、位置和程度后，关节镜辅助下小切口切开关节囊植入 TrufitT™。

手术操作步骤明确：一旦关节镜下明确软骨缺损，就测量大小以选择合适尺寸的移植物，然后使用 Trukor 去除缺损、用测量好的钻头建立和精确准备受区；以反向置入导向器测量缺损的深度。将 Trufit™ 修剪成合适长度，用压配器打入，确保支架完全垂直于损伤。我们认为，非常重要的一步是最后支架的嵌入，使移植物的完美压配成为可能（图1）。患者术后 3 周部分负重，不需使用支具，但在手术结束之后立即要求患者自由活动踝关节以尽快恢复正常活动范围。术后 3 个月恢复体育活动。

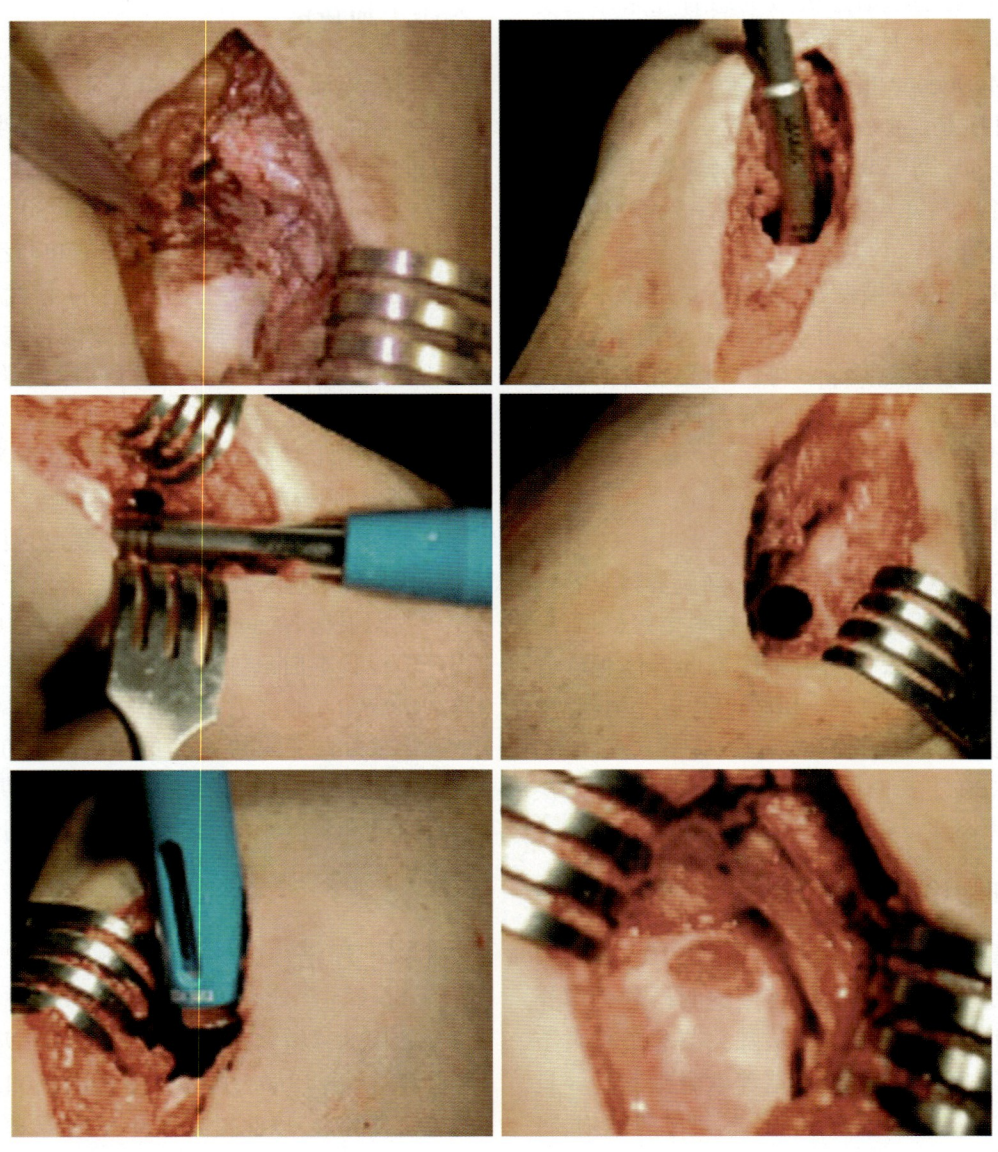

图 1　可吸收合成支架移植的手术步骤：测量缺损大小；使用 Trukor 去除缺损、用测量好的钻头精确准备受区；植入修成合适长度的移植物；最后打压后的移植物情况

结果

所有手术操作均顺利完成，患者在 3、6、12 个月均获临床和 MRI 随访，显示 AOFAS 评分明显逐步改善，有统计学意义。（术后 12 个月较术前提高 38 分），缺损愈合、骨柱整合，未出现副作用。

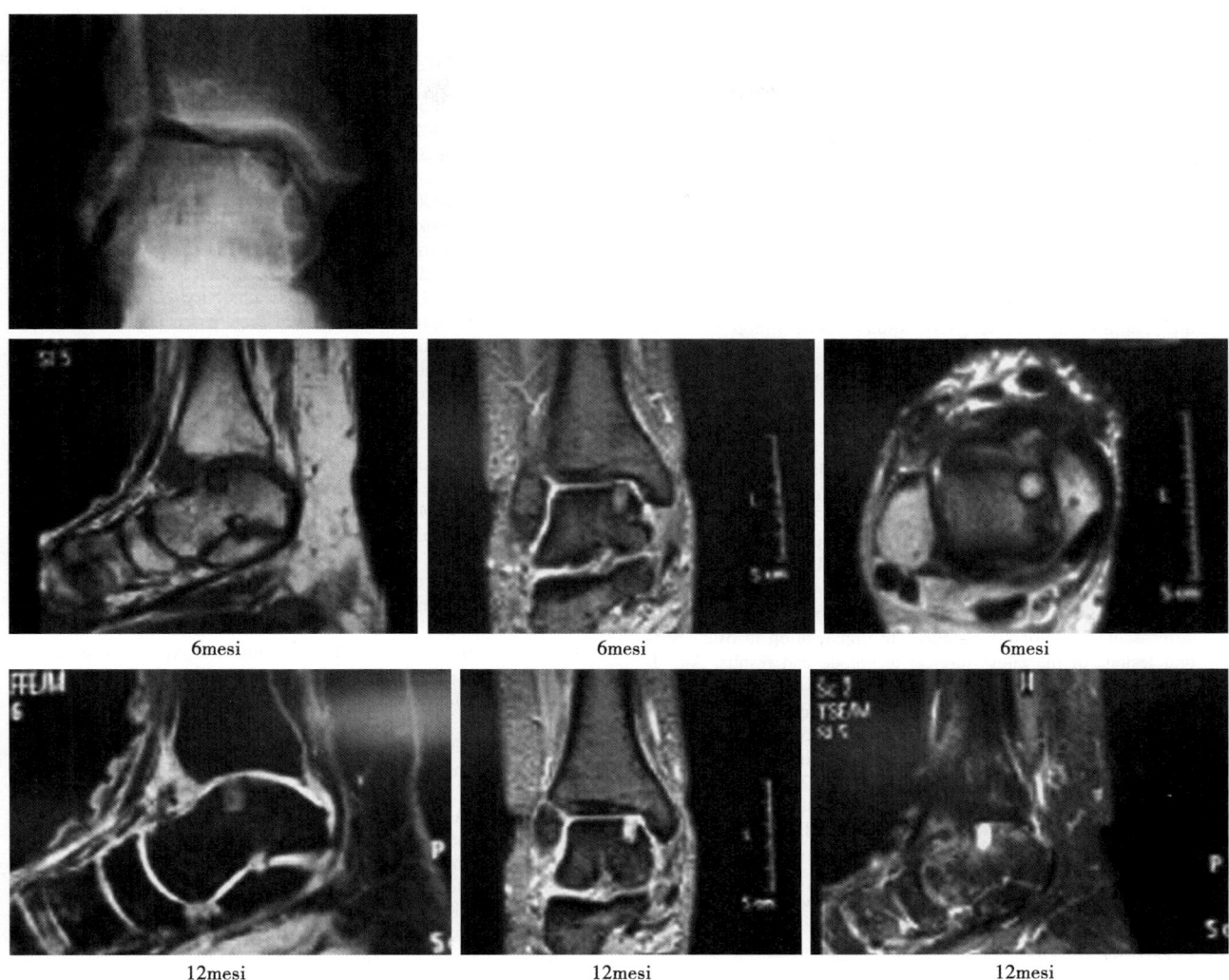

图2 病例:男性,32岁,距骨内侧中央面Ⅳ度缺损。术前X片和术后6个月、12个月MRI随访

结论

当前有很多方法用于治疗关节镜下经常意外发现的透明软骨缺损,尤其是膝关节。除了其他方法,我们最近使用Trufit™合成移植物,我们对这种在吸收前使骨和透明样软骨生长的支架有兴趣,膝关节和踝关节都在使用。因为踝关节的慢性缺损大部分为局限损伤(直径<1.5cm)。这种支架能增强和逐渐释放骨髓刺激所产生的所有生长因子及细胞。初步结果让我们认为多孔的可吸收材料一期手术即可提供继发骨生长的安全载体,能用于治疗软骨缺损,使患者尽快恢复日常活动和体育运动。

参考文献

1. Agung, M., Ochi, M., Adachi, N., Uchio, Y., Takao, M., Kawasaki, K.: Osteochondritis dissecans of the talus treated by the transplantation of tissue-engineered cartilage. Arthroscopy **20**(10), 1075–1080 (2004)
2. Alexander, A.H., Lichtman, D.M.: Surgical treatment of transchondral talar-dome fractures (osteochondritis dissecans). Long-term follow-up. J. Bone Joint Surg. Am. **62**(4), 646–652 (1980)
3. Al-Shaikh, R.A., Chou, L.B., Mann, J.A.: Autologous osteochondral grafting for talar cartilage defects. Foot Ankle Int. **23**(5), 381–389 (2002)
4. Anderson, I.F., Crichton, K.J., Grattan-Smith, T.: Osteochondral fractures of the dome of the talus. J. Bone Joint Surg. Am. **71**(8), 1143–1152 (1989)
5. Assenmacher, J.A., Kelikian, A.S., Gottlob, C.: Arthroscopically assisted autologous osteochondral transplantation for osteochondral lesions of the talar dome: an MRI and clinical follow-up study. Foot Ankle Int. **22**(7), 544–551 (2001)
6. Baker, C.L., Andrews, J.R., Ryan, J.B.: Arthroscopic treatment of transchondral talar dome fractures. Arthroscopy **2**(2), 82–87 (1986)
7. Behravesh, E., Yasko, A.W., Engel, P.S.: Synthetic biodegradable polymers for orthopaedic applications. Clin. Orthop. **367**(Suppl), S118–S125 (1999)

8. Berndt, A.L., Harty, M.: Transchondral fractures (osteochondritis diseccans) of the talus. J. Bone Joint. Surg. **41A**, 988–1020 (1959)
9. Brage, M.: Osteochondral grafting of osteochondral lesions of the talus. Proceedings of the International Federation of Foot and Ankle Societies: Triennal Scientific Meeting, San Francisco, pp. 146–147 (2002)
10. Brittberg, M., Lindahl, A., Nilsson, A.: Treatment of deep cartilage defects in the knee with autologous chondrocyte transplantation. N. Engl. J. Med. **331**(14), 889–895 (1994)
11. Bruns, J., Rosenbach, B., Kahrs, J.: Etiopathogenetic aspects of medial osteochondrosis dissecans tali. Sportverletz. Sportschaden **6**(2), 43–49 (1992)
12. Canale, S.T., Belding, R.H.: Osteochondral lesions of the talus. J. Bone Joint Surg. Am. **62**(1), 97–102 (1980)
13. Ferkel, R.D., Sgaglione, N.: Arthroscopic treatment of osteochondral lesions of the talus: long term results. Trans. Orthop. Res. Soc. **14**, 172 (1990)
14. Ferkel, R.D.: Articular surface defects, loose bodies, and osteophytes. In: Arthroscopic Surgery: The Foot and Ankle, p. 145. Lippincott-Raven, Philadelphia (1996)
15. Flick, A.B., Gould, N.: Osteochondritis dissecans of the talus (transchondral fractures of the talus): review of the literature and new surgical approach for medial dome lesions. Foot Ankle **5**(4), 165–185 (1985)
16. Giannini, S., Buda, R., Grigolo, B.: Autologous chondrocyte transplantation in osteochondral lesions of the ankle joint. Foot Ankle Int. **22**(6), 513–517 (2001)
17. Giannini, S., Buda, R., Vannini, F., Di Caprio, F., Grigolo, B.: Arthroscopic autologous chondrocyte implantation in osteochondral lesions of the talus: surgical technique and results. Am. J. Sports Med. **36**(5), 873–880 (2008)
18. Gobbi, A., Francisco, R.A., Lubowitz, J.H., Allegra, F., Canata, G.: Osteochondral lesions of the talus: randomized controlled trial comparing chondroplasty, microfracture, and osteochondral autograft transplantation. Arthroscopy **22**(10), 1085–1092 (2006)
19. Gross, A.E., Agnidis, Z., Hutchinson, C.R.: Osteochondral defects of the talus treated with fresh osteochondral allograft transplantation. Foot Ankle Int. **22**(5), 385–391 (2001)
20. Hangody, L., Kish, G., Modis, L.: Mosaicplasty for the treatment of osteochondritis dissecans of the talus: two to seven year result in 36 patients. Foot Ankle Int. **22**, 552–558 (2001)
21. Hepple, S., Winson, I.G., Glew, D.: Osteochondral lesions of the talus: a revised classification. Foot Ankle Int. **20**(12), 789–793 (1999)
22. Huard, J., Fu, F.H. (eds.): Gene Therapy and Tissue Engineering in Orthopaedic and Sports Medicine. Birkhäuser, Boston (2000)
23. Ito, Y., Ochi, M., Adachi, N.: Repair of osteochondral defect with tissue-engineered chondral plug in a rabbit model. Arthroscopy **21**, 1155–1163 (2005)
24. Kappis, M.: Weitere beitrage zur traumatisch-mechanischen entstehung der "spontanen" knorpela biosungen. Dtsch. Z. Chir. **171**, 13–29 (1922)
25. Konig, F.: Uber freie Korper in den gelenken. Dtsch. Z. Chir. **27**, 90–109 (1888)
26. Loredo, R., Sanders, T.G.: Imaging of osteochondral injuries. Clin. Sports Med. **20**(2), 249–278 (2001)
27. Lu, L.C., Peter, S.J., Lyman, M.D., Vacanti, J.P., Langer, R.: In vitro degradation of porous poly (L-lactic acid) forms. Biomaterials **21**, 1595–1605 (2000)
28. Nagura, I., Fujioka, H., Kokubu, T., Markino, T., Sumi, Y., Kurosaka, M.: Repair of osteochondral defects with a new porous synthetic polymer scaffold. J. Bone Joint Surg. Br. **89**(2), 258–264 (2007)
29. Niederauer, G.G., Slivka, M.A., Leatherbury, N.C.: Evaluation of multiphase implants for repair of focal osteochondral defects in goats. Biomaterials **21**, 2561 (2000)
30. Ochi, M., Uchio, Y., Kawasaki, K., Wakitani, S., Iwasa, J.: Transplantation of cartilage-like tissue made by tissue engineering in the treatment of cartilage defect of the knee. J. Bone Joint Surg. Br. **84**, 571–578 (2002)
31. Parisien, J.S.: Arthroscopic treatment of osteochondral lesions of the talus. Am. J. Sports Med. **14**(3), 211–217 (1986)
32. Pettine, K.A., Morrey, B.F.: Osteochondral fractures of the talus. A long-term follow-up. J. Bone Joint Surg. Br. **69**(1), 89–92 (1987)
33. Pritsch, M., Horoshovski, H., Farine, I.: Arthroscopic treatment of osteochondral lesions of the talus. J. Bone Joint Surg. Am. **68**(6), 862–865 (1986)
34. Scranton, Jr, McDermott, J.E.: Treatment of type V osteochondral lesions of the talus with ipsilateral knee osteochondral autografts. Foot Ankle Int. **22**, 380–384 (2001)
35. Slivka, M.A., Leatherbury, N.C., Kieswetter, K.: In vitro degradation of fiber-reinforced tissue engeneering scaffolds. In: Transactions of the Sixth World Biomaterials Congress, Honolulu, p. 652 (2000)
36. Stroud, C.C., Marks, R.M.: Imaging of osteochondral lesions of the talus. Foot Ankle Clin. **5**(1), 119–133 (2000)
37. Tol, J.L., Struijs, P.A., Bossuyt, P.M., Verhagen, R.A., van Dijk, C.N.: Treatment strategies in osteochondral defects of the talar dome: a systematic review. Foot Ankle Int. **21**(2), 119–126 (2000)
38. Treppo, S., Koepp, H., Quan, E.C.: Comparison of biomechanical and biochemical properties of cartilage from human knee and ankle pairs. J. Orthop. Res. **18**(5), 739–748 (2000)
39. Van Buecken, K., Barrack, R.L., Alexander, A.H.: Arthroscopic treatment of transchondral talar dome fractures. Am. J. Sports Med. **17**(3), 350–355 (1989); discussion 355–356
40. Whittaker, J.P., Smith, G., Makwana, N., Roberts, S., Harrison, P.E., Laing, P., Richardson, J.B.: Early results of autologous chondrocyte implantation in the talus. J. Bone Joint Surg. Br. **87**(2), 179–183 (2005)

第八章 后足内镜

P. A. J. de Leeuw, M. N. van Sterkenburg, and C. N. van Dijk

张新涛 译

内容

引言	557
手术的禁忌证和适应证	557
关节疾病	557
后间室的踝关节	557
后间室的距下关节	558
关节周围病损	558
后踝撞击症	558
三角韧带深部 Cedell 骨折	558
拇长屈肌腱	558
跟腱和跟后滑囊	558
神经血管束	559
腓骨肌腱	559
术前计划	559
手术技术	560
术后处理和康复	562
手术技巧和误区	562
讨论	562
参考文献	563

引言

20 世纪 30 年代早期，人们认为由于踝关节间隙狭窄，不适合做关节镜[6]。随着技术进步，比如更细镜头和关节牵引使 Watanabe 在 1972 年首先报道 28 例踝关节镜手术[46]。在随后的 30 年里，踝关节镜技术持续发展，现在已经常规应用于很多踝关节疾病，相对安全、可靠。

Van Dijk 等首先报道通过肌腱内镜探察踝关节周围的肌腱，包括胫后肌腱[40]、腓骨肌腱[30,38]、跟腱[33]，后来出现内镜治疗跟后滑囊炎（称为内镜下跟骨成形术[28,42]）。2000 年，这位资深术者引入了双点后足内镜入路[41]，此微创术可以完美地探及踝关节和距下关节的后面，包括后足的关节外结构，如跗三角骨与拇长屈肌（FHL）[41]。最近，有医生报道 55 例后踝撞击症，74% 获得优良结果[31]。后足内镜具有挑战性、技术要求高，骨科医生在开展手术前应该先在尸体上加以训练[2]。

手术的禁忌证和适应证

就像任何外科操作，后足内镜手术禁忌证包括局部软组织感染、血管损伤和重度水肿等。不建议用于中度退行性关节病手术。

根据病变的位置有不同的适应证分类。

关节疾病

后间室的踝关节

适应证可以分为软骨、软组织和（或）骨性疾病。软骨疾病包括软骨瘤病、距骨或胫骨后方骨软骨缺损及退行性关节改变,比如骨性关节炎。软组织疾病主要包括创伤后滑膜炎、瘢痕组织增生过度、绒毛结节性滑膜炎和下胫腓联合软组织撞击。

骨性疾病包括游离体、三角小骨、创伤性钙化、撕脱骨折和胫后骨赘。

后间室的距下关节

主要适应证包括骨赘切除、治疗距下关节退行性改变,包括距骨囊性病变、游离体取出和骨性关节炎患者的距下融合术[1,7,13,35]。距骨骨内囊肿也可在关节镜下治疗[29]。

关节周围病损

后踝撞击症

后踝撞击综合征从定义上是疼痛综合征,疼痛表现为被动跖屈时后足疼痛,根据发病机制该病患者可以分为过度使用性和创伤性。

过度使用者主要是芭蕾舞演员、下山跑运动员和足球运动员[16,17,21,39]。职业芭蕾舞者的特殊舞步使踝处于过度跖屈,造成跟骨和胫骨远端后方之间结构相互挤压,舞者试图通过训练增加活动范围和关节活动性,最大程度地减少跟骨和距骨之间的距离。下山跑运动员的踝关节,踢足球时跖屈导致后足解剖结构的高应力,这些反复高应力能够最终导致后踝撞击[21]。

过度跖屈创伤和旋后创伤能够导致后足解剖结构损伤,并能最终导致慢性后踝撞击综合征。

应区分这两种撞击,因为过度使用创伤似乎预后更佳[34],关节镜治疗后患者更满意[34]。先天性解剖异常比如距骨后突隆起、跗三角骨或二分距骨[47]更易于出现该综合征。跗三角骨发生率1.7%~7%,双侧为1.4%[3,19,27]。这些先天性异常合并创伤性或过度使用损伤容易出现症状[5,15,18,39]。跖屈时,软组织结构比如滑膜、踝后关节囊或某一后方韧带结构紧缩、压迫,最终导致肿胀、部分断裂或纤维病。

诊断为临床性的,当患者做被动过度跖屈试验时表现为明显疼痛即为阳性(图1)。阴性排除了后踝撞击综合征。对阳性者,应行踝后间室的诊断性利多卡因浸润。注射后疼痛消失可确诊。

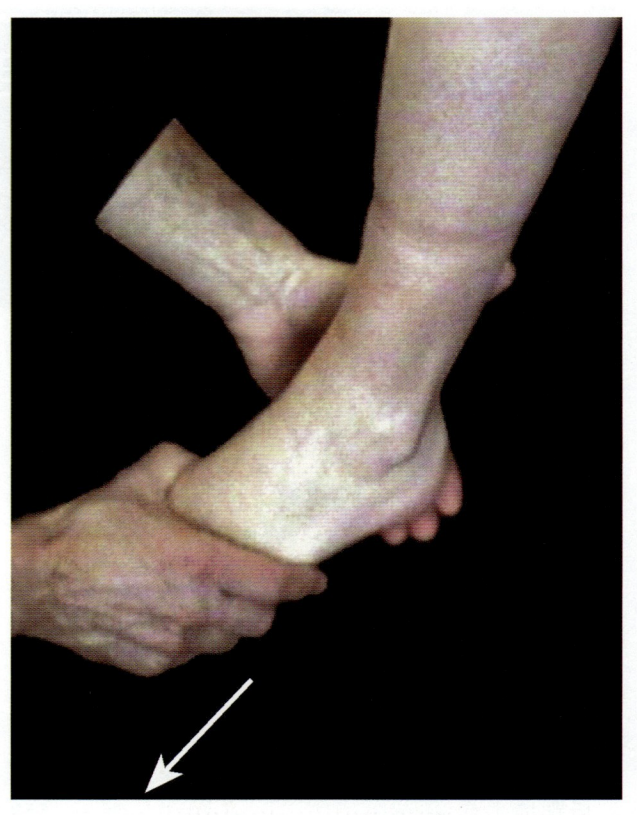

图1 被动过度跖屈试验,患者坐位,屈膝90°。试验应行反复、快速被动过度跖屈运动。试验时足相对于胫骨作反复的轻度外旋或内旋,检查者在最大跖屈位时做旋转运动,从而"碾磨"胫骨和跟骨之间的(扩大的)距骨后突/跗三角骨

三角韧带深部 Cedell 骨折

过度背屈或外翻创伤能导致撕脱骨折、创伤后钙化或者三角韧带深部的小骨。典型表现为后内侧踝关节疼痛、在不平的地上跑步和行走后疼痛加重。Cedell[8]首先描述三角韧带的深层部分从距骨后内侧结节撕脱的现象。常常需要 CT 确诊。

拇长屈肌腱

后踝撞击综合征经常合并拇长屈肌(FHL)肌腱病。患者表现为踝关节后内侧疼痛。体格检查时在内踝后方、紧靠趾长屈肌的外侧可扪及该肌腱。当踝关节跖屈10°~20°时,嘱患者反复屈曲拇趾可以在内外侧距骨突之间轻易辨别 FHL。患有肌腱病或肌腱周围病的患者,检查者指压紧靠于内踝后方的肌腱,可以诱发捻发感和明显压痛。部分患者可触及肌腱里的痛性结节。

跟腱和跟后滑囊

有症状的跟后滑囊炎症由跟腱前方和跟骨结节

后上方骨质反复撞击导致。Haglund 在 1928 年首先报道了跟骨后上方边缘突出合并跟后滑囊炎[14]。体格检查可发现跟骨结节后上方水平的跟腱两边的肿胀。触及紧靠跟腱内侧和外侧的该区域会使疼痛加重。

跟后滑囊炎可合并跟腱中部和(或)止点肌腱病。如果是肌腱止点病,在腱骨结合部会有疼痛,运动后疼痛加重。最大压痛区常位于止点的中央部分。患有跟腱主体肌腱病的患者主诉跟腱主要部分疼痛和僵硬,止点近端 2~6cm 处出现厚的结节,触诊疼痛。

神经血管束

胫后神经在跗管内嵌压通常被称作跗管综合征[9]。应作足够的临床检查以鉴别这些疾病和单纯胫后肌腱疾病。

腓骨肌腱

腓骨肌腱病损并不常见,是常被忽视的后足后外侧疼痛和功能障碍的原因。因为很难与外踝韧带疾病鉴别,因此腓骨肌腱的疾病常被忽略[22]。

不稳和脱位为腓骨肌腱疾病的表现,常由运动相关损伤导致。1803 年,Monteggia 首先报道了芭蕾舞者的腓骨肌腱不稳[23]。有两个因素导致该肌腱脱位,首先,腓侧上支持带过松或断裂[4,11,49],支持带通常在腓骨远端后方紧紧覆盖腓骨肌腱,以维持肌腱在解剖位置。创伤时,这一功能被破坏。第二个机制是(先天性)腓骨远端后方扁平/非凹陷外形[12,24],伴有或不伴有软骨性边缘量不足[11]。正常情况下,腓骨的这一部分是凹陷的,最远端部分有软骨缘,营养外踝后方的腓骨肌腱。在复发性腓骨肌腱脱位患者,腓骨上支持带功能障碍和腓骨沟变形常共存。

典型患者主诉为踝外侧反复疼痛和弹响感,并有一定的踝不稳,尤其在不平的路上行走时。体格检查时足背屈和外翻会诱发疼痛和脱位。最近,根据后足双入路方法,出现三入路微创骨沟加深治疗复发性腓骨肌腱脱位技术[10]。

术前计划

病史采集和体格检查后,根据不同的影像技术,一般都能确定或排除诊断。如果病史采集和体格检查不能发现异常,可使用其他的诊断策略来寻找线

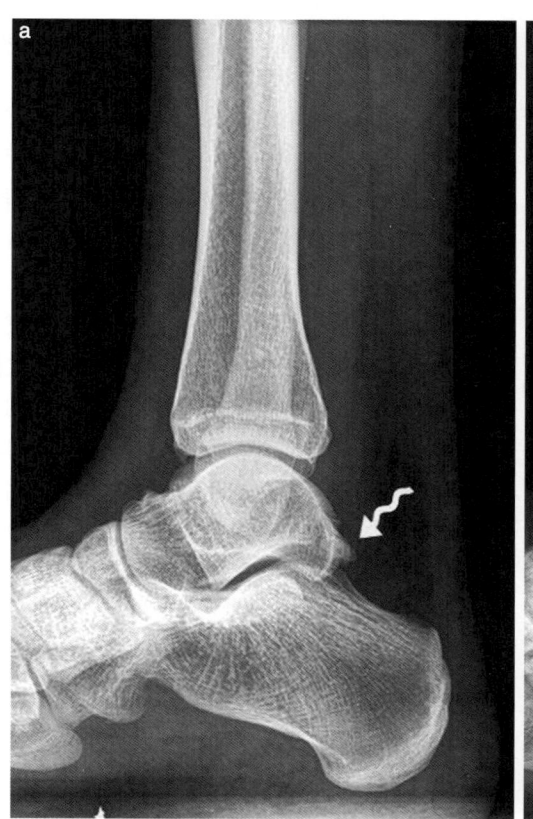
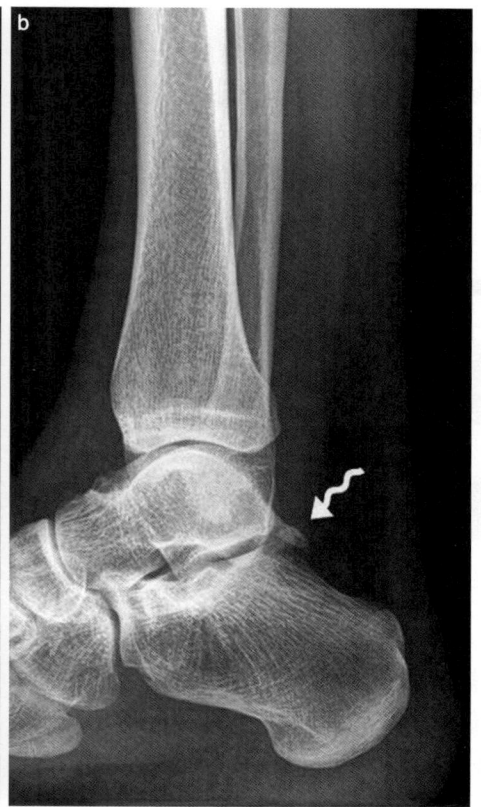

图2 27 岁男性患者,足跖屈时左踝后方疼痛,过度跖屈试验阳性。(a)标准侧位片显示距骨后突可能突出(箭头)。(b)足外旋 25°侧位 X-片,可看到跗三角骨(箭头)

索或排除病变。骨科医生和放射科医生间的紧密会诊对确定最佳的放射性诊断是必要的[37]。

通常先拍摄常规负重位前后位片(AP)和侧位片,骨软骨缺损的患者,标准负重位片可以显示透光线环绕的分离骨。太小的缺损可能看不到。跖屈(跖脚)位片可发现位于后方的骨软骨缺损[44]。为了进一步诊断评价,CT 和 MRI 精确度相似[44]。首选多层螺旋 CT 扫描来确定缺损的程度,并确定进行清理和骨髓刺激术是从前方还是后方入路[44]。

后踝撞击症的患者,踝关节前后位片通常不能显示异常。骨刺、钙化、游离体、软骨瘤病和跟骨后上缘增生常能在踝关节侧位片上看到。如果需与距骨后突增生或跗三角骨鉴别时,建议拍摄从标准踝侧位再外旋 25°位片(图 2)。尤其是创伤后患者,螺旋 CT 扫描确定损伤的程度、钙化或碎片的确切位置很重要。一般来说,软组织疾病最好使用 MRI 观察。超声似乎是很好且相对廉价的选择,对腓骨肌腱脱位的阳性预测值为 100%[25,45]。

手术技术

门诊手术,采用全麻或椎管麻醉。让患者标记手术的踝以防做错手术。患者俯卧,大腿上止血带,压力 300mmHg。小腿下方放置小的支撑物,以方便踝的自由活动(图 3)。必要时我们使用软组织牵引[43]。

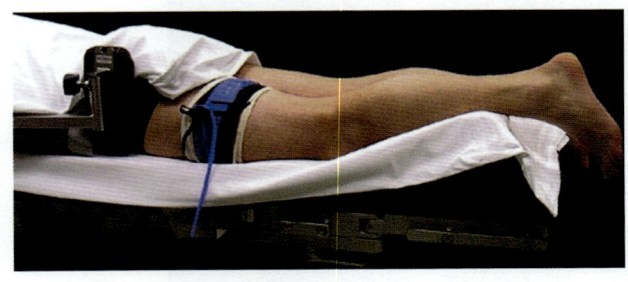

图 3 后足内窥镜时患者俯卧位,大腿近端上止血带,小腿下方放置支撑以使踝关节自由活动

用生理盐水灌洗,也可以用林格氏液。常用 30°的 4mm 镜头。除了切除和动力设备治疗骨刺和小骨外,4mm 骨凿和骨膜剥离子也可能有用。

后踝的解剖学标志有外踝、跟腱的内外缘和足底。踝关节处于中立位(90°),平行于足底从外踝尖到跟腱画一直线,延伸至内侧(图 4)。

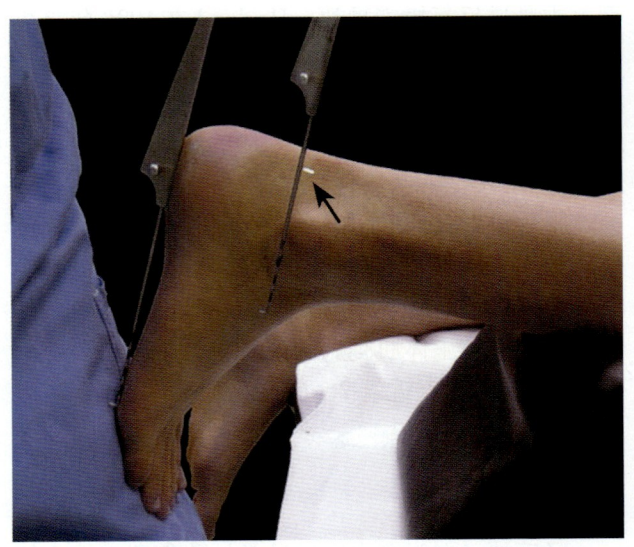

图 4 标记手术入路的解剖学标志时,将踝置于中立位,可用探针决定入路的平面,从外踝尖到跟腱画一平行足底的直线,后外侧入路位于直线近端前方 5mm 的位置(箭头)。

后外侧入路位于跟腱外侧缘与此线交点的近侧和前方 5mm,在此做一个垂直切口,使用蚊式血管钳分离皮下层,蚊式血管钳向前指向第一趾蹼间隙(图 5a)。当钳尖触及距骨时,换用 4.5mm 关节镜套管和钝锥芯,指向相同方向(图 5b)。穿刺套管位于踝关节囊外。将锥芯换为 30°的 4mm 关节镜镜头,方向常规指向外侧。

后内侧入路位于跟腱内侧相同水平。垂直做一切口,置入蚊式钳,与关节镜套管成 90°角(图 5c)。蚊式钳接触套管并向前滑动直至触及骨质(图 5d)。镜头稍微回退就能看见蚊式钳尖(图 5e)。用血管钳在镜头前扩张筋膜和关节外软组织。如果筋膜相当坚硬或瘢痕组织过多或粘连时,将蚊式血管钳换为 5mm 圆头刨削刀。如同其他后内入路置入的器械一样,刨削刀应以上述蚊式血管钳相同的方式置入。当看到刨削刀的尖端时,将刨削刀朝向外侧和轻度跖底方向,直至距下关节的外侧面。制作关节镜筋膜内入口时,刨削刀的开口应始终朝向骨质。刨削刀回退,镜头推入筋膜的入口以检查距下关节的后外侧。依此顺序,可以识别距下关节近端的距腓后韧带、胫骨滑带(tibial slip,亦称作踝间韧带)与胫腓后韧带。

将刨削刀置于距骨后突的顶端,在内侧刨削时,可以切除 Rouvière 韧带和软组织直至看到拇屈长肌(FHL)肌腱。探察前,应先检查 FHL 肌腱,它是重要的安全标志,因神经血管束就位于其内侧。如有 FHL 肌腱病,使用篮钳或关节镜剪刀切断屈肌支持

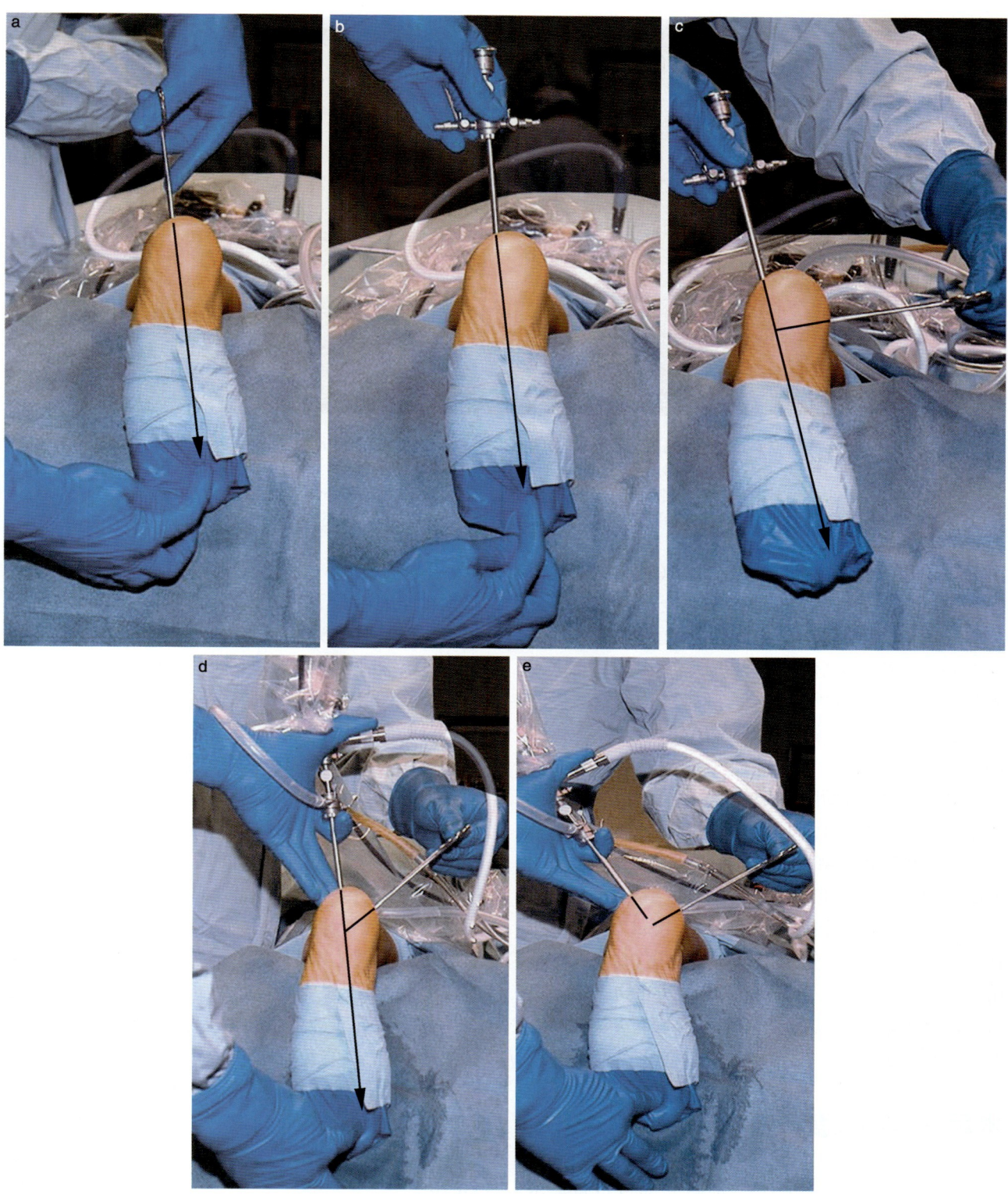

图5 左足的后足内窥镜入路步骤。(**a**)垂直戳口后,用蚊式血管钳朝第一趾蹼方向钝性分离皮下组织。(**b**)蚊式钳换作钝性套管,方向仍朝向第一趾蹼。(**c**)内侧入路做好后,置入蚊式钳,与套管方向成90°。(**d**)将蚊式钳沿套管向前直至碰到骨质。(**e**)将关节镜镜头稍微回退并向外倾斜直至看见血管钳

带以松解该肌腱(图6)。切除菲薄的踝关节囊后,勾起踝间韧带和横韧带以便进入并检查踝关节。

在内侧,可以看到内踝尖和三角韧带的深层。在内踝水平从内向外打开关节囊,如果需要可以打开胫后肌腱腱鞘,镜头可置入腱鞘内。可以检查胫后肌腱,随后可以对趾长屈肌腱进行相同操作。

用手牵引跟骨,踝关节后侧间室被打开,刨削刀可以置入踝后间室。我们推荐在此处使用软组织牵

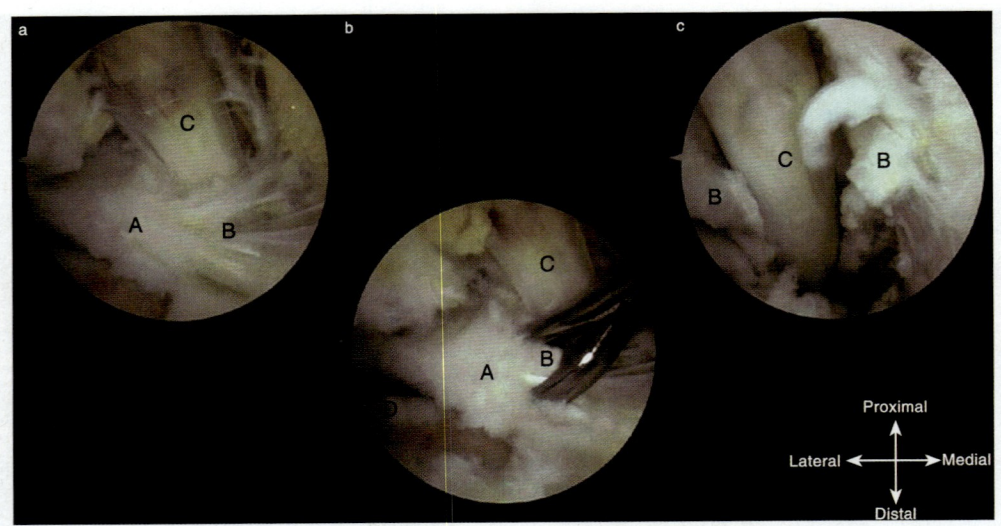

图6 23岁女性患者,跳芭蕾时左踝后内侧疼痛。查体时主动/被动屈曲大拇趾诱发疼痛,触诊疼痛位于内踝的后方。(a)镜下显示拇长屈肌肌腱病(C) 拇长屈肌肌腱恰位于距骨后外突(A)的内侧,被屈肌支持带(B)固定距骨后内突和外侧突之间 (b)用篮钳松解屈肌支持带(D为距下关节) (c)术后镜下显示拇长屈肌完全松解

引[43]。有指征时可行滑膜切除和(或)关节囊切除。可以检查到大部分距骨穹窿和全部胫骨远端关节面。识别、清理和钻孔处理骨软骨缺损或软骨下囊性病变。检查下胫腓联合韧带,如果有纤维化或断裂可作清理。可用探钩检查胫腓联合韧带的稳定性。胫腓联合韧带复合体的游离体可被松解和取出。

去除有症状的跗三角骨、距骨后突骨折不愈合或产生症状的较大的距骨后突,需要部分分离连于距骨后突距腓后韧带和屈肌支持带。手术结束时使用电凝止血。皮肤切口使用3.0Ethiion缝线缝合以预防窦道形成。切口和周围皮肤注入10ml 0.5%的布比卡因/吗啡溶液。使用无菌敷料加压包扎(Klinigrip,Medeco BV,Oud Beijerland,The Netherland)。不必使用抗生素。可以登录www.ankleplatform.com观看手术视频和图片。

术后处理和康复

患者手术当天可以出院,能耐受即可负重。术后3天去除敷料,患者可淋浴。鼓励每天至少3次、每次10分钟的主动活动度训练。活动范围受限者应就诊理疗师。

手术技巧和误区

后足的足筋膜可能很厚,局部增厚称作Rouvière韧带[26],需使用篮钳或剪刀部分切断或切除才能到达距下关节。镜头的位置很重要,视角向外。开始时镜头置于指向第一趾蹼方向的安全区域。FHL肌腱是非常重要的标志。工作区位于FHL肌腱的外侧。在距骨后突的顶端刨削时,刨削刀开口朝向骨质,可以很安全地识别FHL肌腱。与骨质接触的同时,刨削刀尖缓慢内移,刀口朝外,使刨削刀的背面朝向FHL肌腱。一直在距骨后突水平操作,直至刨削刀突然掉进距骨后突与FHL肌腱之间。立刻停止刨削,识别FHL肌腱。刨削刀的开口在此处应始终背向肌腱。如果需要松解神经血管束(创伤后跗管综合征)时,蚊式血管钳只能从FHL肌腱内侧穿过。如果使用骨凿切除距骨后突增生时,必须小心不要将骨凿太靠前。只切除距骨突的下后方。后突残迹可用磨钻去除。如果开始骨凿放置太靠前,很难避免在距下关节水平去除太多骨质。

用微骨折锥在软骨下骨打孔时很容易产生游离碎屑,应该予以去除[36]。

讨论

关节镜已成为现代医学的常规操作,是治疗各种踝关节疾病的重要手术技术,为开放手术提供了微创选择。术者必须熟悉解剖及踝关节镜的常规入路。这些常规入路可以治疗大多数的疾病,而无需额外入路。

作者认为,如上所述,2000年出现的后内侧和

第八章 后足内镜

后外侧入路具有标准意义[41]。解剖学证实内窥镜踝后侧入路是安全的[20,32]。

最近，一项回顾性研究评价了16例后踝关节镜[48]，所有患者平均随访32个月，功能和临床结果良好，一名患者在瘢痕区域出现暂时的麻木。一位资深作者[31]的前瞻性研究中也显示类似结果，其55例后踝撞击症关节镜手术后，74%的患者获得优或良的功能和临床结果，一例发生足后跟后内侧暂时的感觉丧失。双入路后足内镜手术并发症少且恢复快，比开放手术更具优势[31]。

参考文献

1. Amendola, A., Lee, K.B., Saltzman, C.L., et al.: Technique and early experience with posterior arthroscopic subtalar arthrodesis. Foot Ankle Int. **28**, 298–302 (2007)
2. Amsterdam Foot & Ankle Platform: http://www.ankleplatform.com/page.php?id=854 (2009). Accessed 9 Mar 2009
3. Bizarro, A.H.: On sesamoid and supernumerary bones of the limbs. J. Anat. **55**(pt 4), 256–268 (1921)
4. Brage, M.E., Hansen Jr., S.T.: Traumatic subluxation/dislocation of the peroneal tendons. Foot Ankle **13**, 423–431 (1992)
5. Brodsky, A.E., Khalil, M.A.: Talar compression syndrome. Am. J. Sports Med. **14**, 472–476 (1986)
6. Burman, M.S.: Arthroscopy of direct visualisation of joints. An experimental cadaver study. J. Bone Joint Surg. **13**, 669–695 (1931)
7. Carro, L.P., Golano, P., Vega, J.: Arthroscopic subtalar arthrodesis: the posterior approach in the prone position. Arthroscopy **23**, 445.e1–445.e4 (2007)
8. Cedell, C.A.: Rupture of the posterior talotibial ligament with the avulsion of a bone fragment from the talus. Acta Orthop. Scand. **45**, 454–461 (1974)
9. Coughlin, M.J., Mann, R.A.: Tarsal Tunnel Syndrome. Surgery of the Foot and Ankle. Mosby, St. Louis (1993)
10. de Leeuw, P.A.J., Golano, P., van Dijk, C.N.: A 3-portal endoscopic groove deepening technique for recurrent peroneal tendon dislocation. Tech. Foot Ankle Surg. **7**, 250–256 (2008)
11. Eckert, W.R., Davis Jr., E.A.: Acute rupture of the peroneal retinaculum. J. Bone Joint Surg. Am. **58**, 670–672 (1976)
12. Edwards, M.E.: The relations of the peroneal tendons to the fibula, calcaneus and cuboideum. Am. J. Anat. **42**, 213–253 (1928)
13. Glanzmann, M.C., Sanhueza-Hernandez, R.: Arthroscopic subtalar arthrodesis for symptomatic osteoarthritis of the hindfoot: a prospective study of 41 cases. Foot Ankle Int. **28**, 2–7 (2007)
14. Haglund, P.: Beitrag zur Klinik der Achillessehne. Zeitschr. Orthop. Chir. **49**, 49–58 (1928)
15. Hamilton, W.G.: Stenosing tenosynovitis of the flexor hallucis longus tendon and posterior impingement upon the os trigonum in ballet dancers. Foot Ankle **3**, 74–80 (1982)
16. Hamilton, W.G., Geppert, M.J., Thompson, F.M.: Pain in the posterior aspect of the ankle in dancers. Differential diagnosis and operative treatment. J. Bone Joint Surg. Am. **78**, 1491–1500 (1996)
17. Hedrick, M.R., McBryde, A.M.: Posterior ankle impingement. Foot Ankle Int. **15**, 2–8 (1994)
18. Howse, A.J.: Posterior block of the ankle joint in dancers. Foot Ankle **3**, 81–84 (1982)
19. Lapidus, P.W.: A note on the fracture of os trigonum. Report of a case. Bull. Hosp. Joint Dis. **33**, 150–154 (1972)
20. Lijoi, F., Lughi, M., Baccarani, G.: Posterior arthroscopic approach to the ankle: an anatomic study. Arthroscopy **19**, 62–67 (2003)
21. Maquirriain, J.: Posterior ankle impingement syndrome. J. Am. Acad. Orthop. Surg. **13**, 365–371 (2005)
22. Molloy, R., Tisdel, C.: Failed treatment of peroneal tendon injuries. Foot Ankle Clin., **8**, 115–129, ix (2003)
23. Monteggi, G.B.: Instituzini Chirurgiche, pt III edn. Milan, pp. 336–341 (1803)
24. Poll, R.G., Duijfjes, F.: The treatment of recurrent dislocation of the peroneal tendons. J. Bone Joint Surg. Br. **66**, 98–100 (1984)
25. Rockett, M.S., Waitches, G., Sudakoff, G., et al.: Use of ultrasonography versus magnetic resonance imaging for tendon abnormalities around the ankle. Foot Ankle Int. **19**, 604–612 (1998)
26. Rouviere, H., Canela Lazaro, M.: Le ligament Peroneo-Astragalo-Calcaneen. Ann. Anat. Pathol. **7**(IX), 745–750 (1932)
27. Sarrafian, S.K.: Anatomy of the Foot and Ankle: Descriptive, Topographic, Functional. Lippincott, Philadelphia (1983)
28. Scholten, P.E., van Dijk, C.N.: Endoscopic calcaneoplasty. Foot Ankle Clin., **11**, 439–446, viii (2006)
29. Scholten, P.E., Altena, M.C., Krips, R., et al.: Treatment of a large intraosseous talar ganglion by means of hindfoot endoscopy. Arthroscopy **19**, 96–100 (2003)
30. Scholten, P.E., van Dijk, C.N.: Tendoscopy of the peroneal tendons. Foot Ankle Clin. **11**, 415–420, vii (2006)
31. Scholten, P.E., Sierevelt, I.N., van Dijk, C.N.: Hindfoot endoscopy for posterior ankle impingement. J. Bone Joint Surg. Am. **90**, 2665–2672 (2008)
32. Sitler, D.F., Amendola, A., Bailey, C.S., et al.: Posterior ankle arthroscopy: an anatomic study. J. Bone Joint Surg. Am. **84-A**, 763–769 (2002)
33. Steenstra, F., van Dijk, C.N.: Achilles tendoscopy. Foot Ankle Clin. **11**, 429–438, viii (2006)
34. Stibbe, A.B., van Dijk, C.N., Marti, R.K.: The os trigonum syndrome. Acta Orthop. Scand. Suppl. **262**, 59–60 (1994)
35. Tasto, J.P.: Arthroscopic subtalar arthrodesis. Tech. Foot Ankle Surg. **2**, 122–128 (2003)
36. van Bergen, C.J., de Leeuw, P.A., van Dijk, C.N.: Potential pitfall in the microfracturing technique during the arthroscopic treatment of an osteochondral lesion. Knee Surg. Sports Traumatol. Arthrosc. **17**, 184–187 (2009)
37. van Dijk, C.N., de Leeuw, P.A.: Imaging from an orthopaedic point of view. What the orthopaedic surgeon expects from the radiologist? Eur. J. Radiol. **62**, 2–5 (2007)
38. van Dijk, C.N., Kort, N.: Tendoscopy of the peroneal tendons. Arthroscopy **14**, 471–478 (1998)
39. van Dijk, C.N., Lim, L.S., Poortman, A., et al.: Degenerative joint disease in female ballet dancers. Am. J. Sports Med. **23**, 295–300 (1995)
40. van Dijk, C.N., Kort, N., Scholten, P.E.: Tendoscopy of the posterior tibial tendon. Arthroscopy **13**, 692–698 (1997)
41. van Dijk, C.N., Scholten, P.E., Krips, R.: A 2-portal endoscopic approach for diagnosis and treatment of posterior ankle pathology. Arthroscopy **16**, 871–876 (2000)
42. van Dijk, C.N., van Dyk, G.E., Scholten, P.E., et al.: Endoscopic calcaneoplasty. Am. J. Sports Med. **29**, 185–189 (2001)
43. van Dijk, C.N., Verhagen, R.A., Tol, H.J.: Technical note: resterilizable noninvasive ankle distraction device. Arthroscopy **17**, E12 (2001)
44. Verhagen, R.A., Maas, M., Dijkgraaf, M.G., et al.: Prospective study on diagnostic strategies in osteochondral lesions of the talus. Is MRI superior to helical CT? J. Bone Joint Surg. Br. **87**, 41–46 (2005)
45. Waitches, G.M., Rockett, M., Brage, M., et al.: Ultrasonographic-surgical correlation of ankle tendon tears. J. Ultrasound Med. **17**, 249–256 (1998)
46. Watanabe, M.: Selfoc-Arthroscope (Watanabe no 24 Arthroscope) Monograph. Teishin Hospital, Tokyo (1972)
47. Weinstein, S.L., Bonfiglio, M.: Unusual accessory (bipartite) talus simulating fracture. A case report. J. Bone Joint Surg. Am. **57**, 1161–1163 (1975)
48. Willits, K., Sonneveld, H., Amendola, A., et al.: Outcome of posterior ankle arthroscopy for hindfoot impingement. Arthroscopy **24**, 196–202 (2008)
49. Zoellner, G., Clancy Jr., W.: Recurrent dislocation of the peroneal tendon. J. Bone Joint Surg. Am. **61**, 292–294 (1979)

第十部
软骨修复的趋势

第一章 关节软骨生物学基础

James A. Martin and Joseph A. Buckwalter

李伟 译

内容

细胞外基质	567
软骨细胞及其代谢	567
机械应力的影响	568
衰老和原发性骨关节炎	569
损伤与创伤后关节炎	570
总结	571
参考文献	571

细胞外基质

关节软骨使关节表面形成几乎无摩擦的接触面,并通过负荷的重新分配来保护软骨下骨。在软骨表层有非常有效的润滑层覆盖。软骨主要由水(约占湿重的70%)、蛋白多糖和胶原蛋白组成。超过80%的蛋白多糖以聚蛋白多糖的形式存在,是带有阴离子硫酸黏多糖(角质素和硫酸软骨素)修饰的250kDa的蛋白。聚糖单体结合透明质酸形成超高分子聚合体($>3.5\times10^6$ kDa)。在基质内,蛋白聚糖被固定在Ⅱ型胶原纤维网络内而产生密集的负电荷,可与水通过氢键相互作用。静电斥力和保留水的能力,使软骨在压力下能通过基质的静水压增压,重新分布压力来抵抗变形[65]。

软骨基质结构随深度而变化,根据细胞形态、基质组成、胶原纤维方向的差异可分为4层(表层、移行层、辐射层和钙化层)。这些由于深度不同而产生的变化导致软骨具有明显的各向异性,软骨细胞在基质中的深度不同而承受不同应力[55]。与相对更深的层面相比,表层中的蛋白多糖含量较低,胶原网络主要平行于表面排列,而在深层,胶原纤维与表面垂直。因此,表面层能专门抵抗拉力[93]。

软骨细胞及其代谢

关节软骨基质中软骨细胞密度不高,因为它们生活在苛刻的关节环境中而与众不同。尽管它们密度低,但对软骨基质的稳定性产生重要的影响。软骨细胞的减少与衰老、骨关节炎有关,还与阻止软骨损伤后软骨细胞死亡和基质变性有关。软骨细胞不仅通过不断合成细胞外基质成分,而且通过合成基质蛋白酶引起基质降解。合成和降解平衡的破坏引

J. A. Martin(✉) and J. A. Buckwalter
Department of Orthopaedics and Rehabilitation, University of Iowa, 52242 Iowa City, IA, USA
e-mail: james-martin@uiowa.edu; joseph-buckwalter@uiowa.edu

起 ECM 的破坏是骨性关节炎的标志。

所有的软骨细胞都不一样；表层的软骨细胞与其他层的细胞不同，由于没有中间波形蛋白丝，它们的形状比较扁平，硬度低[10]。与位于多糖丰富的深层的细胞相比较，这些特征是这些细胞适应更高张力的结果[18]。表层软骨细胞也分泌一种称为润滑素的特殊糖蛋白（又称表层蛋白质，或 PRG4），它能分布于软骨表面来降低表面摩擦[46]。在通过大鼠半月板损伤造成骨性关节炎模型中，向关节腔内注射重组的润滑素能预防关节软骨的退变[28]，表明摩擦在 OA 软骨退变中起着重要作用[28,79]。

软骨没有血管，表层由滑液供给营养，基底部营养来自软骨下骨[6,64]。由此可知软骨组织内血氧饱和度低（2%~5%），但软骨细胞能容忍这种缺氧，主要依靠糖酵解生产 ATP[5,60]。据推测，正常软骨能生成足够的 ATP，满足合成"维持水平"的蛋白多糖和胶原蛋白的需求。然而，在非常低的 O_2 水平（<1%）下，通过减少中介物质（如 NADH 和 NADPH）的负反馈作用抑制糖酵解活动，这种中介物在没有氧化剂的情况下会累积[60]。最近的研究支持先前的研究结果，即关节内中度至重度缺氧伴随关节炎和关节内炎症的产生。在类风湿关节炎患者的滑膜中氧含量降至 2.5% 或更少，可能在关节软骨内会更低[11]。除了干扰 ATP 的产生，如严重缺氧条件可诱导软骨细胞表达血管内皮生长因子（VEGF）和其他 Hif-1α 调节因子，促进血管侵入潮线，这是典型的骨关节炎病理特点[74]。这些特征显示关节软骨对严重缺氧不耐受，这可能与体内退行性骨关节病有关。

机械应力的影响

除了没有血管，软骨还没有骨骼和肌肉所拥有的适应负荷条件的神经传入。软骨加载的研究似乎表明它对负荷有内在的适应能力。这些观察聚焦在软骨细胞介导的许多软骨负荷效应的力学反应上[40,53,78]。大量的体外研究表明，软骨细胞对负荷的频率、速率和幅度很敏感[31,58,61,86,92]。在一般情况下，用中等频率（0.1~1Hz）和速度（<1000MPa/s）的生理循环应力（1~5MPa）能刺激基质合成抑制降解。相反，压力幅度过大（>5MPa）、静负荷（<0.01Hz）或超过 1000MPa/s 的应力速度却抑制软骨基质合成促进软骨细胞溶解。

过去一直认为整合素和细胞骨架与机械信号传导导致基因表达的变化有关。然而，最近的研究结果表明原纤毛是软骨细胞和成骨细胞的机械感觉器。这些研究表明，细胞内钙离子流出是机械应变的一个基本作用，受突入细胞外基质的单根纤毛所调节并与细胞膜拉伸激活通道相联结[40,52,91]。原纤毛在软骨动态平衡中发挥作用的假设，被缺乏有功能纤毛的转基因小鼠的实验数据所证实，这些小鼠有软骨发育异常和退化的迹象[47,70]。

Kiviranta 等开拓性的研究证实了软骨对负载的适应。他们测定 Beagle 狗适度的跑步锻炼（每天 1 小时，1 周 5 天，持续 15 周）对膝关节的影响。他们发现，跑步的狗股骨髁和髌骨的软骨厚度显著提高，蛋白多糖含量增加[50]。而艰苦的长跑（每天 40km，持续 40 周）导致软骨变薄，蛋白多糖丢失[7,8,44,51]。这表明狗膝关节软骨对力的耐受力和适应能力是有限的。但是，最近对优秀运动员的竞技活动对膝软骨厚度的影响的研究，质疑了狗的模型与人类的联系。研究人员利用磁共振分析，发现优秀运动员和对照组之间没有显著性差异，显示对负荷增加的反应，和狗相比，人类增加软骨基质的能力有限[25,26]。然而，另一项研究证实，举重和大雪橇短跑运动员与非运动员比较，髌骨软骨明显增厚（14%）[30]。人类软骨基质成分的变化是否能像那些狗模型中所观察到的一样，有待观察。不管怎样，Chakravarty 等的研究证实，这两个物种对适度运动有类似的耐受力。有人研究了长跑对人类膝关节的影响，收集了超过 20 年（平均年龄为 58 岁）的 X 线资料。多变量分析显示，跑步组（n=45）相对对照组（n=53）的 Kellgren-Lawrence 评分没有明显增加，表明长跑与骨性关节炎的风险增加没有联系[16]。

习惯性的超负荷显然对软骨有害，但某些形式的机械刺激对软骨健康来说是必需的。有证据显示人和动物的软骨会因没有力学负荷刺激而萎缩[33,34]。关节制动模型始终显示软骨变薄、软化和蛋白多糖的损失。近期的大鼠模型研究证实，软骨细胞凋亡的增加，Hif-1α VEGF, MMP-8 和 MMP-13 表达增加[4,81]。这表明，缺氧可能在制动效应中起重要作用。Vanwanseele 等对人类膝的 MRI 研究表明，在脊髓损伤 2 年之内软骨逐步变薄[89,90]，发生了与关节制动模型中类似的萎缩。已被接受的观点是当负荷恢复后，软骨也能恢复营养状态。制动模型的数据显示，恢复正常负荷后软骨厚度、硬度和蛋白多糖含量有不同程度恢复,滑液的 IL-1、TIMP-1水平也恢复正常[32-34]。然而,在大多数情况下,制动时间延长可导致软骨高达25%的蛋白多糖含量永久丢失和力学性能的永久性缺陷[38]。制动引起人类软骨萎缩的时间过程不确定,长期部分负重对患者软骨的永久风险尚不明确。然而,最近的一项研究证实,仅7周的负荷减少,踝关节骨折患者的髌骨软骨(-3%)和胫骨软骨(-6%)厚度显著变薄[36]。

衰老和原发性骨关节炎

骨关节炎发病的年龄依赖性支持关节软骨的年龄相关性变化是病理性的观点。然而,尽管对衰老原因和现象的认识有提高,它与骨性关节炎的联系仍有些模糊。争议的问题是如何区分正常的年龄相关的软骨变化与将进展为骨关节炎的早期变化?在这方面,长期的MRI研究是有用的[25,27]。比如,有膝骨关节炎症状的患者,MRI检查显示超过1年的软骨厚度显著减少,表明病情恶化[27]。也许,年龄匹配患者的类似研究显示,没有OA症状的患者其变薄的进展较小。MRI检查对软骨基质成分(dGEMRIC,T2或T1ρ)更敏感,能帮助区分有无OA倾向的患者。

除非在损伤的时候,成熟的关节软骨中罕见细胞分裂,这表明骨骼发育成熟时的大多数软骨细胞有可能留在原位几十年[35,85]。虽然在软骨成熟时期的大部分时间他们的数量保持相对稳定,早期OA的特征是凋亡增加,在稍后阶段出现细胞减少[23]。此外,在动物模型中用半胱天冬酶抑制剂预防细胞凋亡能延缓OA发展,这将对治疗人类某些类型的OA带来极大希望[22]。

软骨细胞可长期存活,但一些体外试验显示细胞性能随年龄而下降,尤其在40岁后,OA的风险急剧增加[2,62]。整体生物合成活性下降,尤其是生长因子的下降,会通过破坏基质的维护与修复功能来增加OA的风险。然而,这些相对细微的细胞变化的致病作用仍有待证实。也许这种生物合成与年龄有关的代谢下降是一种对营养减少或其他环境变化的成功调整,与OA的关系只是巧合。

与OA关系更明显的是软骨细胞表型的年龄相关变化,它导致分解代谢的细胞因子和基质蛋白酶的表达增加。最近的研究表明,在软骨发育中调节多个基因表达的Wnt/β-连环素通路的失调与OA明显相关[12,19]。Wnt诱导信号蛋白1(WISP-1)能上调软骨细胞内的基质蛋白酶表达[12]。基因编码跨膜受体相关蛋白-3是Wnt信号通路的关键负调节因子,其失活突变使患者有OA倾向[63],过度表达β-连环素的转基因小鼠会发生OA[63]。有趣的是,软骨细胞的机械应力能调节β-连环素活性,表明Wnt通路对整合素调节的机械反应有作用[59]。

是什么原因引起Wnt通路或其他表型产生年龄相关的改变尚不明确。有证据表明,年龄相关的表现遗传变异的积累,改变了软骨细胞基因表达的模式[17,20,42]。这涉及改变DNA甲基转移酶和(或)组蛋白乙酰化酶/去乙酰化的活性,它能通过修改控制转录的顺式作用序列来不适当地沉默或激活基因表达[49]。例如Cheung等分析了在正常及骨关节炎软骨中聚蛋白多糖酶编码基因ADAMTS-4的表达,结果发现,这种酶在OA表层软骨细胞被上调。进一步分析发现,在OA表达的增加与在ADAMTS-4基因启动子中关键CpG岛胞嘧啶甲基化的丢失相关。在髋关节发育不良患者中,DNA甲基化丢失与MMP-1、MMP-9和MMP-3表达增加相关,这些都有助于ECM降解[20]。用于癌症治疗的具有甲基化和组蛋白修饰作用的靶向药物,引起人们对其用于OA治疗的讨论[80]。

和关节软骨退化一样,许多退化性疾病是细胞衰老引起的。衰老的定义为永久性的生长停止,但这个词也经常与基因表达明显改变相联系。衰老细胞可以长期存活而不制造麻烦,除非它们不是完全静止,并引起基质代谢异常而不断破坏组织功能[62]。已证明慢性氧化损伤能引起人类的软骨细胞衰老,且衰老细胞随年龄增加而积聚在关节软骨里[66,68]。软骨细胞在对机械应力的反应中产生氧化剂,表明机械因素、氧化损伤、衰老之间的联系[9,69]。也许,通过避免导致有害氧化剂释放的应力来延缓衰老的速度。

在上述提到的多数研究中,都假设在关节软骨中只有一种细胞。然而,越来越明显的证据是软骨中存在软骨祖细胞。它们因高度的迁移性、多能性的和可克隆性区别于正常软骨细胞[24,48,54]。祖细胞已在晚期骨性关节炎的软骨中识别,它可能参与基质损伤的修复。因此,在这个亚群中的年龄相关的衰退可能对基质的稳定性有不成比例的影响[73]。

损伤与创伤后关节炎

关节软骨表面的损伤可能发生在各种情况,包括关节骨折、前交叉韧带断裂或简单的扭伤。高负荷率(>1000兆帕/秒)和高应力峰值幅度(20兆帕)启动最初的局部损伤,损伤逐渐扩大形成创伤后骨关节炎[3,43,67,75,82,84]。生物反应可修复或限制有害应力所造成的损害,但逐步退化是常见的结果,尤其在中年和老年[37]。在高负荷率、冲击伤的特点是软骨整体张力和水分丢失很小[71,72]。如果撞击对表层局部应力超过40%,会出现明显的基质裂纹和软骨细胞死亡[13,15,88]。单次挫伤的家兔模型证实,这些变化能引起骨性关节炎[14]。

表层的软骨细胞死亡与关节软骨的物理损伤紧密联系[23]。大多数现有的证据表明,它所导致的软骨基质失活是永久性的和不稳定的,因此,损伤诱导的细胞死亡是创伤后关节炎(PTOA)最早的病理改变。骨软骨移植模型是与创伤有关的软骨细胞死亡的例子(图1)。损伤之后立即阻止细胞死亡已成为治疗PTOA的主要目标,就像对中风和心脏病发作一样。有趣的是,中风、心脏病发作或软骨损伤后的细胞死亡似乎都与自由基释放引起的氧化损伤相关[1,83]。

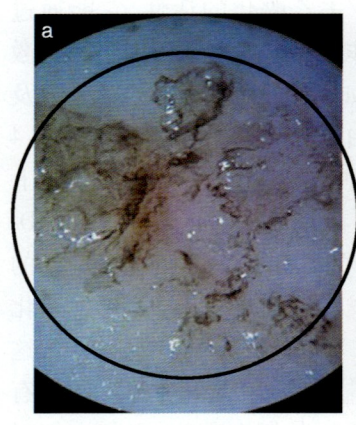 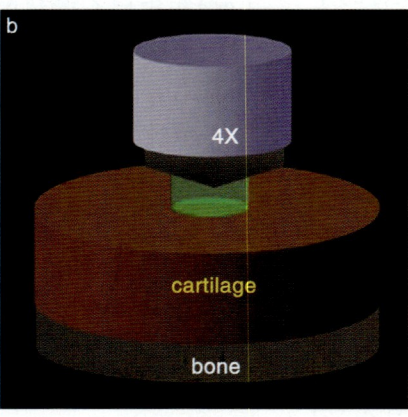 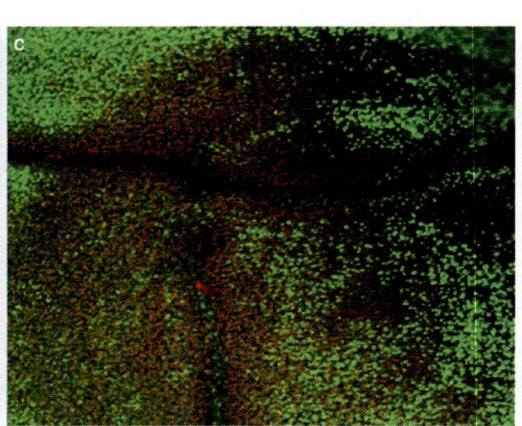

图1 关节软骨钝器撞击伤造成表面的软骨细胞死亡。暴露在钝器撞击伤的骨软骨培养片与关节损伤相似:(**a**)钝器撞击伤后印度墨水染色的软骨面发现了裂口与粗糙面。图中圆的直径是5mm,与制造损伤的冲击柱相同。(**b**)荧光染色后,利用共聚焦显微镜在低放大倍率(4×)下扫描到150μm来探测损伤表面。(**c**)Z-轴的扫描投影在冲击环形区发现活软骨细胞(绿色)和死亡的软骨细胞(红色)。在此区域内的死亡率接近70%。死细胞出现的典型部位在软骨表面下100μm内。因损伤造成的裂缝表现为经过撞击点的宽的黑线。(数据来源于爱荷华州骨科生物学实验室)

在高能量冲击损伤的位点都有细胞凋亡和坏死[21,76]。冲击诱导软骨细胞凋亡是蛋白酶介导的。2001年D'Lima等[22,23]证实,Z-VAD-FMK作为细胞通透性的氟甲基酮肽蛋白酶抑制剂,能减少应力相关的细胞凋亡和牛软骨活组织片的蛋白多糖释放,并减轻体内骨性关节炎的严重程度。蛋白酶抑制剂和表面活性剂P-188也能预防受到单次碰撞的人踝关节近50%的软骨细胞死亡[76]。P-188可能是通过恢复细胞膜的完整性来预防损伤引起的坏死。此外,在实验性碰撞后的3周内向羊膝关节注射BMP-7能预防凋亡和减轻软骨基质的退行性变[39]。

软骨活组织模型证明线粒体参与损伤诱导的细胞凋亡,在这个模型中显示了因钝器撞击伤后从内质网释放的钙流。钙的增加能诱导线粒体内膜通透性转换孔的形成。由此产生的去极化与Bcl-2的降解、细胞色素C释放和蛋白酶依赖的细胞凋亡[41]。通过阻止细胞质中钙离子的增加或阻止渗透的过渡孔形成(PTP)可抑制软骨细胞凋亡。这些结果表明,钙在软骨对机械损伤的反应中起核心作用,证实线粒体依赖性凋亡是钙稳态破坏的结果。

最近对牛软骨活组织片模型的研究证实,通过自由基清除剂N-乙酰半胱氨酸(NAC)的治疗后,撞击诱导的软骨细胞死亡明显减少[69]。这些结果与Kurz等人的研究结果一致,表明使用超氧化物歧化酶(SOD)的类似物能对撞击后的细胞存活产生类似的效果[56]。NAC是对具有高度损伤性的羟基和次氯酸离子的强力清道夫,这些物质是细胞暴露在强氧化剂下形成的。在撞击2小时内应用NAC能使75%以上的细胞获救,否则这些细胞将在损伤72小时内死亡。此外,在损伤后7天,与蛋白多糖含量下降相关的影响能被早期NAC治疗阻止。

进一步的研究证实，作为撞击伤的反应，超氧自由基从线粒体释放；在复合体 I 内使用鱼藤酮消融超氧化物释放而阻断了线粒体电子传递，它有类似 NAC 的软骨细胞保护效果[29]。

综上所述，回顾性研究证明在关节损伤诱导的急性软骨细胞死亡中，氧化应激和线粒体功能障碍起核心作用。幸运的是，我们现在知道，这些条件下的细胞死亡是可以预防的，并且这种保存的细胞结构能提高组织功能和短期基质的稳定性。然而，这种预防骨关节炎的急性细胞治疗没有得到证实。缓解关节炎关节接触应力的力学干预可能是一种治疗选择。其中包括长达几个星期的外固定和关节面分离方法，已被广泛应用到注定要作关节融合的脚踝骨关节炎的患者中[57]。Ploegmakers 等[77]研究了 22 例严重踝关节炎的患者，他们大部分是因踝关节骨折或半脱位造成的。使用平均 15 周的 Ilizarov 架牵拉治疗。经拍片确认牵引期关节面分离。牵引无效和功能下降 6 例，在 4 年内进行了关节融合术。在治疗后 7 年里，其余患者称有明显的改善。最近，Tellisi 和他的同事们跟踪拆除固定架的患者 30 个月[87]。他们中的 21 例（91%）通过美国骨科足与踝关节协会评分显示有显著改善，只有 2 例做了关节融合。虽然其他研究也显示有临床效果，但是牵引作用的机制，特别是对关节软骨修复和稳定的作用仍不清楚。Kajiwara 等人报道了牵引影响软骨稳定的直接证据。他们牵引兔膝关节 8～12 周，可预防软骨退变进展并促进骨软骨缺损的修复[45]。

总结

关节软骨生物学的研究证实，尽管面临缺少营养、缺氧和不断改变的机械应力的挑战，但这个复杂的组织仍很好地满足需要。虽然适应性强，关节软骨仍然容易受到损伤，其精细的结构一旦被破坏，很可能导致逐渐退化。然而，最近的调查结果表明，伤害并不一定导致骨关节炎。BMP 和 Wnt 信号通路调节剂、抗氧化剂、蛋白酶抑制剂、膜稳定剂都有抗退行性改变的功能。有些新方法，如调整力学条件的关节牵拉，仅能提高这些基于生物学疗法的有效性。

参考文献

1. Ahsan, M.K., Lekli, I., Ray, D., et al.: Redox regulation of cell survival by thioredoxin super-family: an implication of redox gene therapy in the heart. Antioxid. Redox Signal. **11**(11), 2741–2758 (2009)
2. Aigner, T., Haag, J., Martin, J., Buckwalter, J.: Osteoarthritis: aging of matrix and cells – going for a remedy. Curr. Drug Targets **8**, 325–331 (2007)
3. Amin, A.K., Huntley, J.S., Bush, P.G., et al.: Chondrocyte death in mechanically injured articular cartilage – the influence of extracellular calcium. J. Orthop. Res. **27**, 778–784 (2009)
4. Ando, A., Hagiwara, Y., Tsuchiya, M., et al.: Increased expression of metalloproteinase-8 and -13 on articular cartilage in a rat immobilized knee model. Tohoku J. Exp. Med. **217**, 271–278 (2009)
5. Archer, C.W., Francis-West, P.: The chondrocyte. Int. J. Biochem. Cell Biol. **35**, 401–404 (2003)
6. Arkill, K.P., Winlove, C.P.: Solute transport in the deep and calcified zones of articular cartilage. Osteoarthritis Cartilage **16**, 708–714 (2008)
7. Arokoski, J., Jurvelin, J., Kiviranta, I., et al.: Softening of the lateral condyle articular cartilage in the canine knee joint after long distance (up to 40 km/day) running training lasting one year. Int. J. Sports Med. **15**, 254–260 (1994)
8. Arokoski, J., Kiviranta, I., Jurvelin, J., et al.: Long-distance running causes site-dependent decrease of cartilage glycosaminoglycan content in the knee joints of beagle dogs. Arthritis Rheum. **36**, 1451–1459 (1993)
9. Beecher, B.R., Martin, J.A., Pedersen, D.R., et al.: Antioxidants block cyclic loading induced chondrocyte death. Iowa Orthop. J. **27**, 1–8 (2007)
10. Benjamin, M., Archer, C.W., Ralphs, J.R.: Cytoskeleton of cartilage cells. Microsc. Res. Tech. **28**, 372–377 (1994)
11. Biniecka, M., Kennedy, A., Fearon, U., et al.: Oxidative damage in synovial tissue is associated with in vivo hypoxic status in the arthritic joint. Ann. Rheum. Dis. **69**(6), 1172–1178 (2010)
12. Blom, A.B., Brockbank, S.M., van Lent, P.L., et al.: Involvement of the Wnt signaling pathway in experimental and human osteoarthritis: prominent role of Wnt-induced signaling protein 1. Arthritis Rheum. **60**, 501–512 (2009)
13. Borrelli Jr, J., Ricci, W.M.: Acute effects of cartilage impact. Clin. Orthop. Relat. Res. **June**(423), 33–39 (2004)
14. Borrelli Jr., J., Silva, M.J., Zaegel, M.A., et al.: Single high-energy impact load causes posttraumatic OA in young rabbits via a decrease in cellular metabolism. J. Orthop. Res. **27**, 347–352 (2009)
15. Borrelli Jr., J., Tinsley, K., Ricci, W.M., et al.: Induction of chondrocyte apoptosis following impact load. J. Orthop. Trauma **17**, 635–641 (2003)
16. Chakravarty, E.F., Hubert, H.B., Lingala, V.B., et al.: Long distance running and knee osteoarthritis. A prospective study. Am. J. Prev. Med. **35**, 133–138 (2008)
17. Cheung, K.S., Hashimoto, K., Yamada, N., Roach, H.I.: Expression of ADAMTS-4 by chondrocytes in the surface zone of human osteoarthritic cartilage is regulated by epigenetic DNA de-methylation. Rheumatol. Int. **29**, 525–534 (2009)
18. Choi, J.B., Youn, I., Cao, L., et al.: Zonal changes in the three-dimensional morphology of the chondron under compression: the relationship among cellular, pericellular, and extracellular deformation in articular cartilage. J. Biomech. **40**, 2596–2603 (2007)
19. Chun, J.S., Oh, H., Yang, S., Park, M.: Wnt signaling in cartilage development and degeneration. BMB Rep. **41**, 485–494 (2008)
20. da Silva, M.A., Yamada, N., Clarke, N.M., Roach, H.I.: Cellular and epigenetic features of a young healthy and a young osteoarthritic cartilage compared with aged control and OA cartilage. J. Orthop. Res. **27**, 593–601 (2009)
21. Dang, A.C., Kim, H.T.: Chondrocyte apoptosis after simulated intraarticular fracture: a comparison of histologic detection methods. Clin. Orthop. Relat. Res. **467**, 1877–1884 (2009)
22. Dang, A.C., Warren, A.P., Kim, H.T.: Beneficial effects of intra-articular caspase inhibition therapy following osteochondral injury. Osteoarthritis Cartilage **14**, 526–532 (2006)
23. Del Carlo Jr., M., Loeser, R.F.: Cell death in osteoarthritis. Curr. Rheumatol. Rep. **10**, 37–42 (2008)
24. Dowthwaite, G.P., Bishop, J.C., Redman, S.N., et al.: The surface of articular cartilage contains a progenitor cell population. J. Cell Sci. **117**, 889–897 (2004)
25. Eckstein, F., Guermazi, A., Roemer, F.W.: Quantitative MR imaging of cartilage and trabecular bone in osteoarthritis. Radiol. Clin.

North Am. **47**, 655–673 (2009)
26. Eckstein, F., Hudelmaier, M., Putz, R.: The effects of exercise on human articular cartilage. J. Anat. **208**, 491–512 (2006)
27. Eckstein, F., Maschek, S., Wirth, W., et al.: One year change of knee cartilage morphology in the first release of participants from the Osteoarthritis Initiative progression subcohort: association with sex, body mass index, symptoms and radiographic osteoarthritis status. Ann. Rheum. Dis. **68**, 674–679 (2009)
28. Elsaid, K.A., Jay, G.D., Chichester, C.O.: Reduced expression and proteolytic susceptibility of lubricin/superficial zone protein may explain early elevation in the coefficient of friction in the joints of rats with antigen-induced arthritis. Arthritis Rheum. **56**, 108–116 (2007)
29. Goodwin, W., McCabe, D., Sauter, E., et al.: Rotenone prevents impact-induced chondrocyte death. J. Orthop. Res. **28**(8), 1057–1063 (2010)
30. Gratzke, C., Hudelmaier, M., Hitzl, W., et al.: Knee cartilage morphologic characteristics and muscle status of professional weight lifters and sprinters: a magnetic resonance imaging study. Am. J. Sports Med. **35**, 1346–1353 (2007)
31. Guilak, F.: The deformation behavior and viscoelastic properties of chondrocytes in articular cartilage. Biorheology **37**, 27–44 (2000)
32. Haapala, J., Arokoski, J.P., Hyttinen, M.M., et al.: Remobilization does not fully restore immobilization induced articular cartilage atrophy. Clin. Orthop. Relat. Res. **May**(362), 218–229 (1999)
33. Haapala, J., Arokoski, J., Pirttimaki, J., et al.: Incomplete restoration of immobilization induced softening of young beagle knee articular cartilage after 50-week remobilization. Int. J. Sports Med. **21**, 76–81 (2000)
34. Haapala, J., Arokoski, J.P., Ronkko, S., et al.: Decline after immobilisation and recovery after remobilisation of synovial fluid IL1, TIMP, and chondroitin sulphate levels in young beagle dogs. Ann. Rheum. Dis. **60**, 55–60 (2001)
35. Havdrup, T., Telhag, H.: Mitosis of chondrocytes in normal adult joint cartilage. Clin. Orthop. Relat. Res. **Nov–Dec**(153), 248–252 (1980)
36. Hinterwimmer, S., Krammer, M., Krotz, M., et al.: Cartilage atrophy in the knees of patients after seven weeks of partial load bearing. Arthritis Rheum. **50**, 2516–2520 (2004)
37. Honkonen, S.E.: Degenerative arthritis after tibial plateau fractures. J. Orthop. Trauma **9**, 273–277 (1995)
38. Hudelmaier, M., Glaser, C., Hausschild, A., et al.: Effects of joint unloading and reloading on human cartilage morphology and function, muscle cross-sectional areas, and bone density – a quantitative case report. J. Musculoskelet. Neuronal Interact. **6**, 284–290 (2006)
39. Hurtig, M., Chubinskaya, S., Dickey, J., Rueger, D.: BMP-7 protects against progression of cartilage degeneration after impact injury. J. Orthop. Res. **27**, 602–611 (2009)
40. Huselstein, C., Netter, P., de Isla, N., et al.: Mechanobiology, chondrocyte and cartilage. Biomed. Mater. Eng. **18**, 213–220 (2008)
41. Huser, C.A., Davies, M.E.: Calcium signaling leads to mitochondrial depolarization in impact-induced chondrocyte death in equine articular cartilage explants. Arthritis Rheum. **56**, 2322–2334 (2007)
42. Iliopoulos, D., Malizos, K.N., Tsezou, A.: Epigenetic regulation of leptin affects MMP-13 expression in osteoarthritic chondrocytes: possible molecular target for osteoarthritis therapeutic intervention. Ann. Rheum. Dis. **66**, 1616–1621 (2007)
43. Jeffrey, J.E., Aspden, R.M.: The biophysical effects of a single impact load on human and bovine articular cartilage. Proc. Inst. Mech. Eng. H **220**, 677–686 (2006)
44. Jurvelin, J., Kiviranta, I., Saamanen, A.M., et al.: Indentation stiffness of young canine knee articular cartilage – influence of strenuous joint loading. J. Biomech. **23**, 1239–1246 (1990)
45. Kajiwara, R., Ishida, O., Kawasaki, K., et al.: Effective repair of a fresh osteochondral defect in the rabbit knee joint by articulated joint distraction following subchondral drilling. J. Orthop. Res. **23**, 909–915 (2005)
46. Kamiya, T., Tanimoto, K., Tanne, Y., et al.: Effects of mechanical stimuli on the synthesis of superficial zone protein in chondrocytes. J. Biomed. Mater. Res. A **92**(2), 801–805 (2010)
47. Kaushik, A.P., Martin, J.A., Zhang, Q., et al.: Cartilage abnormalities associated with defects of chondrocytic primary cilia in Bardet-Biedl syndrome mutant mice. J. Orthop. Res. **27**, 1093–1099 (2009)
48. Khan, I.M., Williams, R., Archer, C.W.: One flew over the progenitor's nest: migratory cells find a home in osteoarthritic cartilage. Cell Stem Cell **4**, 282–284 (2009)
49. Kim, J.K., Samaranayake, M., Pradhan, S.: Epigenetic mechanisms in mammals. Cell. Mol. Life Sci. **66**, 596–612 (2009)
50. Kiviranta, I., Tammi, M., Jurvelin, J., et al.: Moderate running exercise augments glycosaminoglycans and thickness of articular cartilage in the knee joint of young beagle dogs. J. Orthop. Res. **6**, 188–195 (1988)
51. Kiviranta, I., Tammi, M., Jurvelin, J., et al.: Articular cartilage thickness and glycosaminoglycan distribution in the canine knee joint after strenuous running exercise. Clin. Orthop. Relat. Res. **Oct**(283), 302–308 (1992)
52. Knight, M.M., McGlashan, S.R., Garcia, M., et al.: Articular chondrocytes express connexin 43 hemichannels and P2 receptors – a putative mechanoreceptor complex involving the primary cilium? J. Anat. **214**, 275–283 (2009)
53. Knobloch, T.J., Madhavan, S., Nam, J., et al.: Regulation of chondrocytic gene expression by biomechanical signals. Crit. Rev. Eukaryot. Gene Expr. **18**, 139–150 (2008)
54. Koelling, S., Kruegel, J., Irmer, M., et al.: Migratory chondrogenic progenitor cells from repair tissue during the later stages of human osteoarthritis. Cell Stem Cell **4**, 324–335 (2009)
55. Korhonen, R.K., Julkunen, P., Wilson, W., Herzog, W.: Importance of collagen orientation and depth-dependent fixed charge densities of cartilage on mechanical behavior of chondrocytes. J. Biomech. Eng. **130**, 021003 (2008)
56. Kurz, B., Lemke, A., Kehn, M., et al.: Influence of tissue maturation and antioxidants on the apoptotic response of articular cartilage after injurious compression. Arthritis Rheum. **50**, 123–130 (2004)
57. Lafeber, F.P., Intema, F., Van Roermund, P.M., Marijnissen, A.C.: Unloading joints to treat osteoarthritis, including joint distraction. Curr. Opin. Rheumatol. **18**, 519–525 (2006)
58. Lane Smith, R., Trindade, M.C., Ikenoue, T., et al.: Effects of shear stress on articular chondrocyte metabolism. Biorheology **37**, 95–107 (2000)
59. Lee, H.S., Millward-Sadler, S.J., Wright, M.O., et al.: Integrin and mechanosensitive ion channel-dependent tyrosine phosphorylation of focal adhesion proteins and beta-catenin in human articular chondrocytes after mechanical stimulation. J. Bone Miner. Res. **15**, 1501–1509 (2000)
60. Lee, R.B., Urban, J.P.: Functional replacement of oxygen by other oxidants in articular cartilage. Arthritis Rheum. **46**, 3190–3200 (2002)
61. Lee, R.B., Wilkins, R.J., Razaq, S., Urban, J.P.: The effect of mechanical stress on cartilage energy metabolism. Biorheology **39**, 133–143 (2002)
62. Loeser, R.F.: Aging and osteoarthritis: the role of chondrocyte senescence and aging changes in the cartilage matrix. Osteoarthritis Cartilage **17**, 971–979 (2009)
63. Loughlin, J., Dowling, B., Chapman, K., et al.: Functional variants within the secreted frizzled-related protein 3 gene are associated with hip osteoarthritis in females. Proc. Natl Acad. Sci. USA **101**, 9757–9762 (2004)
64. Maroudas, A.: Transport of solutes through cartilage: permeability to large molecules. J. Anat. **122**, 335–347 (1976)
65. Maroudas, A.I.: Balance between swelling pressure and collagen tension in normal and degenerate cartilage. Nature **260**, 808–809 (1976)
66. Martin, J.A., Buckwalter, J.A.: Telomere erosion and senescence in human articular cartilage chondrocytes. J. Gerontol. A Biol. Sci. Med. Sci. **56**, B172–B179 (2001)
67. Martin, J.A., Buckwalter, J.A.: Post-traumatic osteoarthritis: the role of stress induced chondrocyte damage. Biorheology **43**, 517–521 (2006)
68. Martin, J.A., Klingelhutz, A.J., Moussavi-Harami, F., Buckwalter, J.A.: Effects of oxidative damage and telomerase activity on human articular cartilage chondrocyte senescence. J. Gerontol. A Biol. Sci. Med. Sci. **59**, 324–337 (2004)
69. Martin, J.A., McCabe, D., Walter, M., et al.: *N*-acetylcysteine inhibits post-impact chondrocyte death in osteochondral explants. J.

Bone Joint Surg. Am. **91**, 1890–1897 (2009)
70. McGlashan, S.R., Haycraft, C.J., Jensen, C.G., et al.: Articular cartilage and growth plate defects are associated with chondrocyte cytoskeletal abnormalities in Tg737orpk mice lacking the primary cilia protein polaris. Matrix Biol. **26**, 234–246 (2007)
71. Milentijevic, D., Helfet, D.L., Torzilli, P.A.: Influence of stress magnitude on water loss and chondrocyte viability in impacted articular cartilage. J. Biomech. Eng. **125**, 594–601 (2003)
72. Milentijevic, D., Torzilli, P.A.: Influence of stress rate on water loss, matrix deformation and chondrocyte viability in impacted articular cartilage. J. Biomech. **38**, 493–502 (2005)
73. Mimeault, M., Batra, S.K.: Aging of tissue-resident adult stem/progenitor cells and their pathological consequences. Panminerva Med. **51**, 57–79 (2009)
74. Murata, M., Yudoh, K., Masuko, K.: The potential role of vascular endothelial growth factor (VEGF) in cartilage: how the angiogenic factor could be involved in the pathogenesis of osteoarthritis? Osteoarthritis Cartilage **16**, 279–286 (2008)
75. Natoli, R.M., Scott, C.C., Athanasiou, K.A.: Temporal effects of impact on articular cartilage cell death, gene expression, matrix biochemistry, and biomechanics. Ann. Biomed. Eng. **36**, 780–792 (2008)
76. Pascual Garrido, C., Hakimiyan, A.A., Rappoport, L., et al.: Anti-apoptotic treatments prevent cartilage degradation after acute trauma to human ankle cartilage. Osteoarthritis Cartilage **17**, 1244–1251 (2009)
77. Ploegmakers, J.J., van Roermund, P.M., van Melkebeek, J., et al.: Prolonged clinical benefit from joint distraction in the treatment of ankle osteoarthritis. Osteoarthritis Cartilage **13**, 582–588 (2005)
78. Ramage, L., Nuki, G., Salter, D.M.: Signalling cascades in mechanotransduction: cell-matrix interactions and mechanical loading. Scand. J. Med. Sci. Sports **19**, 457–469 (2009)
79. Rhee, D.K., Marcelino, J., Baker, M., et al.: The secreted glycoprotein lubricin protects cartilage surfaces and inhibits synovial cell overgrowth. J. Clin. Invest. **115**, 622–631 (2005)
80. Roach, H.I., Aigner, T.: DNA methylation in osteoarthritic chondrocytes: a new molecular target. Osteoarthritis Cartilage **15**, 128–137 (2007)
81. Sakamoto, J., Origuchi, T., Okita, M., et al.: Immobilization-induced cartilage degeneration mediated through expression of hypoxia-inducible factor-1alpha, vascular endothelial growth factor, and chondromodulin-I. Connect. Tissue Res. **50**, 37–45 (2009)
82. Scott, C.C., Athanasiou, K.A.: Mechanical impact and articular cartilage. Crit. Rev. Biomed. Eng. **34**, 347–378 (2006)
83. Sims, N.R., Muyderman, H.: Mitochondria, oxidative metabolism and cell death in stroke. Biochim. Biophys. Acta **1802**(1), 80–91 (2010)
84. Stevens, A.L., Wishnok, J.S., White, F.M., et al.: Mechanical injury and cytokines cause loss of cartilage integrity and upregulate proteins associated with catabolism, immunity, inflammation, and repair. Mol. Cell. Proteomics **8**, 1475–1489 (2009)
85. Stockwell, R.A.: Chondrocytes. J. Clin. Pathol. Suppl. R. Coll. Pathol. **12**, 7–13 (1978)
86. Stoltz, J.F., Dumas, D., Wang, X., et al.: Influence of mechanical forces on cells and tissues. Biorheology **37**, 3–14 (2000)
87. Tellisi, N., Fragomen, A.T., Kleinman, D., et al.: Joint preservation of the osteoarthritic ankle using distraction arthroplasty. Foot Ankle Int. **30**, 318–325 (2009)
88. Torzilli, P.A., Grigiene, R., Borrelli Jr., J., Helfet, D.L.: Effect of impact load on articular cartilage: cell metabolism and viability, and matrix water content. J. Biomech. Eng. **121**, 433–441 (1999)
89. Vanwanseele, B., Eckstein, F., Knecht, H., et al.: Knee cartilage of spinal cord-injured patients displays progressive thinning in the absence of normal joint loading and movement. Arthritis Rheum. **46**, 2073–2078 (2002)
90. Vanwanseele, B., Eckstein, F., Knecht, H., et al.: Longitudinal analysis of cartilage atrophy in the knees of patients with spinal cord injury. Arthritis Rheum. **48**, 3377–3381 (2003)
91. Whitfield, J.F.: The solitary (primary) cilium – a mechanosensory toggle switch in bone and cartilage cells. Cell. Signal. **20**, 1019–1024 (2008)
92. Wilkins, R.J., Browning, J.A., Urban, J.P.: Chondrocyte regulation by mechanical load. Biorheology **37**, 67–74 (2000)
93. Zheng, S., Xia, Y.: The collagen fibril structure in the superficial zone of articular cartilage by μMRI. Osteoarthritis Cartilage **17**(11), 1519–1528 (2009)

第二章 关节软骨-滑膜:"生物趋向"

Onur Bilge, Mahmut Nedim Doral, Özgür Ahmet Atay, Gürhan Dönmez, Ahmet Güray Batmaz, Defne Kaya, Hasan Bilgili, and Mustafa Sargon

李伟 译

内容

介绍	574
滑膜组织	575
结构和功能	575
成软骨特性	575
关节软骨	575
结构和功能	575
结构层次	576
生长特点	577
修复能力	577
从"生物趋向"到"生物治疗"	577
未来展望	578
参考文献	578

O. Bilge(✉)
Department of Orthopaedics and Traumatology, Meram Faculty of Medicine, Selcuk University, 42000 Konya, Turkey
e-mail: dretranger@yahoo.com

M. N. Doral, Ö. A. Atay, and A. G. Batmaz
Faculty of Medicine, Department of Orthopaedics and Traumatology, Chairman of Department of Sports Medicine, Hacettepe University, Hasırcılar Caddesi, 06110 Ankara, Sıhhiye, Turkey
e-mail: ndoral@hacettepe.edu.tr; oaatay@hacettepe.edu.tr; guraybatmaz@hotmail.com

G. Dönmez and D. Kaya
Department of Sports Medicine, Faculty of Medicine, Hacettepe University, 06100 Ankara, Turkey
e-mail: gurhan@hacettepe.edu.tr; defne@hacettepe.edu.tr

H. Bilgili
Department of Surgery, Faculty of Medicine, Ankara University, 06100 Ankara, Turkey
e-mail: hbilgilitr@yahoo.com

M. Sargon
Faculty of Medicine, Department of Anatomy, Hacettepe University, 06100 Ankara, Turkey
e-mail: mfsargon@hacettepe.edu.tr

本章讨论软骨与滑膜的结构与功能,滑膜的成软骨特性和这两个结构之间生物学关系的临床重要性。可以预期在不久的将来,关节软骨病变的治疗,有可能使用"生物治疗"方法,其中涉及利用人体滑膜再生透明软骨,这称为"生物趋向"。

介绍

1743年,外科医生 William Hunter 第一次这样总结了关节软骨的结构、功能、疾病及其修复的问题:"如果我们查询从希波克拉底到现代的优秀外科著作,我们会发现,普遍认为溃疡的软骨是非常的麻烦的疾病……一旦破坏,就不再恢复。"[29]。此后,骨科医生针对关节软骨病变做了不懈努力。为了治疗损伤的关节软骨,应用了一些临床和实验方法。包括关节镜下清创(有或无关节内注射)[15,16,27,32]、软骨膜或骨膜覆盖[2,28]、磨削成型[34]、微骨折[45]、软骨细胞移植[6,22,37,65]、半月板移植[66]和异体/自体软骨移植[43]。这些前瞻性、随机的和对照的研究结果证实了 William Hunter 的话。到现在,仍没有发现确切可以使损伤的关节软骨完全恢复到原来的表型的治疗。

但在最近几年里,关节软骨的生物学、生物力学和其缺损的病理生理资料显著增加。为了重建受损关节面,在基础和应用中出现了各种创造性方法。如组织工程、细胞和分子生物学治疗、人工基质、生长因子、细胞移植或将生物分子直接植入关节腔的基因治疗[6,14,17,20,21,25,52,53,56,58]。在这些新兴的疗法中,组织工程所形成的昂贵的自体软骨细胞移植一直是方便、安全和高效的方法[6,22,53]。在近几年,建议使用组织工程软骨组织,而不是将其作为软骨细胞或间质干细胞的来源[23,63,

70]。目前已知间质干细胞不仅存在于骨髓,还存在于其他组织。近年来发现,滑膜是成软骨特性最强的组织,为软骨细胞生产研究的最重要组织[8,26,72,75]。滑膜和软骨组织之间的关系可以被称为"生物趋向性"。由此产生的"体内生物性治疗"的方法预期可以在不久的将来应用。

滑膜组织

在健康的关节,滑膜覆盖关节腔并分泌关节液,调节着关节腔和邻近组织之间的营养物质和生物大分子的输送(图1)。

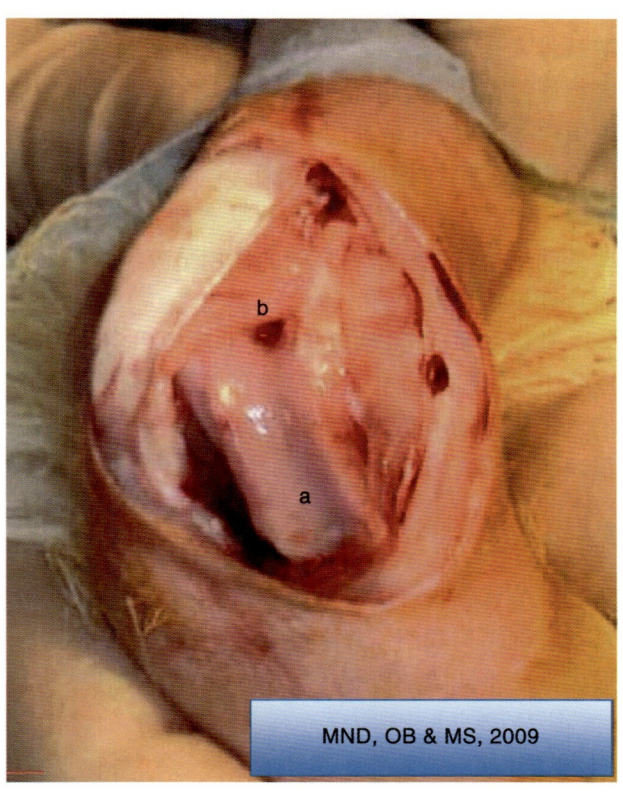

图1 在实验研究中兔膝关节软骨和髌上滑膜组织(MND,OB & MS,2009)

结构和功能

滑膜组织形成于软骨组织旁的膝关节囊的内层,它由细胞、血管和分泌性疏松结缔组织构成。

在滑膜组织中滑膜细胞有3个主要类型:
1. A型滑膜细胞(巨噬细胞样细胞,负责吞噬)。
2. B型滑膜细胞(成纤维细胞样细胞,负责分泌滑液)。
3. C型滑膜细胞(过渡细胞,其功能尚未了解)。

在滑膜细胞旁边,有脂肪细胞和有软骨分化性能的多能间充质基质细胞。

因为与关节腔相连,它没有真正的膜[35]。在其组织结构中存在着动脉、静脉和淋巴循环。

滑膜组织主要负责滑液的分泌以及血液和滑液之间的物质交换。滑液中含有细胞因子、润滑素、透明质酸、基质金属蛋白酶、胶原酶和前列腺素。在正常情况下,在滑液中既没有红血细胞也没有凝血因子,滑液负责润滑并通过关节软骨扩散营养。

成软骨特性

体外和体内滑膜组织的成软骨特性已研究多年。滑膜细胞有和骨髓基质细胞相似的成软骨特性[12,50]。DeBari等首次报道滑膜源性间质干细胞[12]。间质干细胞是多能性的,具有很高的再生能力[12,38,55]。在滑膜组织中发现的间质干细胞比其他来源的间充质干细胞具有更高的成软骨特性和增殖能力[47,59,64,75]。由于这些特性,以治疗为目的在软骨损伤的临床应用已引起关注。

关节软骨

我们的身体里有3种软骨:
1. 透明软骨
2. 弹性软骨
3. 纤维软骨

关节软骨来自间叶组织,其高度特化的结构内含有透明软骨[36]。它是由软骨细胞和特有的细胞外基质组成的复杂结构。

结构和功能

关节软骨由软骨细胞、水和细胞外基质组成,是我们身体中高度分化的特殊黏弹性组织(见表1)[36]。

表1 关节软骨的结构成分

	百分比(%)
软骨细胞	5
细胞外基质	
• 水	65~80
• 胶原	10~20
• 蛋白聚糖	10~15
• 其他(黏合成分和脂肪)	<5

关节软骨结构无神经、血管或淋巴。软骨细胞的营养通过滑液和软骨基质扩散。由于它在体内的渗透压最高,透明软骨有很高的吸水能力[24]。

透明软骨具有低摩擦和坚固的微架构,提供在活动关节的负荷分配和压力控制。关节软骨的存在和活力对于健康的关节功能是必要的。否则,关节最终将形成骨性关节炎[42]。

软骨细胞

软骨细胞是关节软骨的基本结构细胞。由于关节软骨是无血管的,它们通过滑液扩散获得的葡萄糖进行无氧酵解获得能量。间质干细胞直接分化形成成软骨细胞。成软骨细胞向钙化深层分化为软骨细胞,更多的表层细胞仍然为成软骨细胞。成熟的软骨细胞与所谓的"陷窝"即细胞外基质有连续与密集的化学通讯。软骨细胞通过其发达的滑面内质网和高尔基复合体合成Ⅱ型胶原、蛋白多糖、透明质酸、软骨粘连蛋白、软骨降解酶(蛋白酶)和软骨退化抑制酶(金属蛋白酶组织抑制剂)。当软骨细胞变老,其细胞的生产活动减少。它们对细胞外基质生产和退化之间起着举足轻重的平衡作用。这个过程受各种因素的影响:基质成分、机械负荷、激素、局部生长因子、细胞因子、衰老和创伤[69]。骨关节炎等疾病失去这种平衡。由于这种复杂的相互作用,在体外形成关节软骨组织是很难的。

细胞外基质

水:占关节软骨重量的65%(浅层)~80%(深层)。大量的水对营养和润滑是非常重要。虽然骨关节炎软骨含水高达90%,但在自然衰老过程中软骨含水不断减少。

胶原蛋白:Ⅱ型胶原蛋白是透明软骨结构中最丰富的胶原蛋白类型。占所有胶原蛋白的90%~95%。胶原间大量交联使透明软骨能对抗牵引力。因为Ⅱ型胶原的半衰期约为25年,使关节软骨成为高度稳定的结构。但在软骨疾病中,退化过程显著加快,胶原酶引起细胞外基质变形。

在细胞外基质中发现的其他类型胶原蛋白是Ⅴ、Ⅵ、Ⅸ、Ⅹ和Ⅺ,其中最丰富的是Ⅸ和Ⅺ型。Ⅸ型胶原与Ⅱ型胶原交联,并与细胞外基质里的蛋白聚糖整合。Ⅺ型胶原蛋白的主要功能是调节Ⅱ型胶原的纤维直径并把胶原蛋白晶格联系在一起。Ⅹ型胶原与软骨钙化相关。

蛋白多糖:在结构上,它们是蛋白多糖,由糖胺聚糖亚单位,即硫酸软骨素和硫酸角质素组成。硫酸软骨素是关节软骨中最丰富的黏多糖亚单位。黏多糖通过糖键联结于中央蛋白核心,形成蛋白多糖聚蛋白聚糖分子,是透明软骨的特征。该分子又通过糖蛋白连接在透明质酸链上,称为"蛋白多糖聚合体"。蛋白聚糖有3个月的半衰期,能形成关节软骨的结构特性。蛋白多糖的作用是控制水分并以此特性抵抗压力。

其他基质成分:粘接分子是非胶原蛋白,由以下成分组成:纤连蛋白、软骨粘连蛋白和锚定蛋白。它们负责软骨细胞和胶原纤维之间的相互作用。脂肪组织的作用尚未确定。

结构层次

关节软骨具有胶原纤维和软骨细胞有序排列的基本解剖结构和组织学特征。它由4个区域组成,形成彼此不同的细胞形态、生物力学构成和结构特性(图2)[5,7]:

1. 表层
2. 中间区

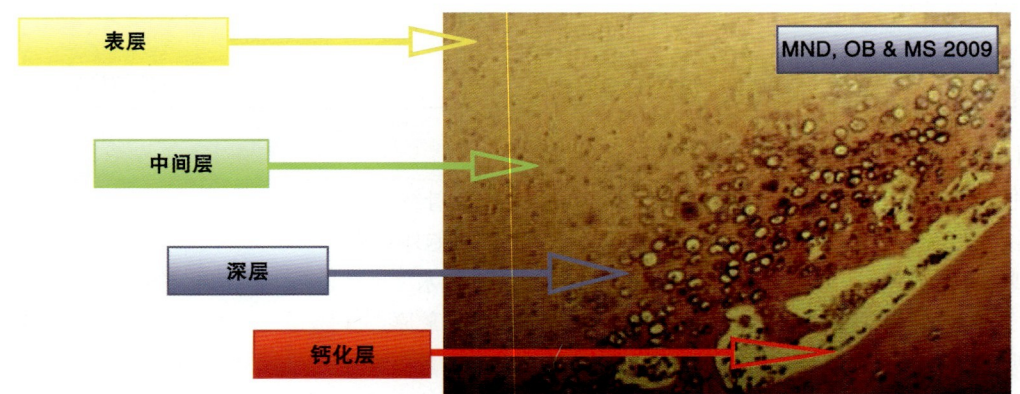

图2 透明软骨的结构层[5]

3. 深层
4. 钙化层

深层和钙化层之间的过渡带称为"潮线"。

从关节表面到软骨下层，软骨细胞、胶原纤维和细胞外基质发生结构性变化：

- 软骨细胞：从平行到垂直于关节线的结构
- 胶原蛋白纤维：由平行到垂直于关节线的排列
- 细胞外基质：含量、水和生物活性不断增加

生长特点

关节软骨显示两种成长特性[71]

1. 外积生长（从外部）：成软骨细胞在原有基质上合成新的基质，软骨表面生长（软骨膜细胞分化）。

2. 间质生长（从内部）：软骨细胞在陷窝里分裂同时合成基质。软骨以这种方式实现体积的增长（软骨细胞有丝分裂）。

修复能力

损伤或疾病引起关节软骨的破坏。由于内在自愈能力有限，关节软骨不能完全再生，因此，关节软骨的损伤最终导致受累关节的继发性退行性变[31,49]。由于成人关节软骨缺损的内在自愈能力和再生潜力十分有限，修复软骨组织是一个挑战。这是由于下列原因[48,51,67,76]：

- 软骨组织无血管
- 软骨细胞不能移动
- 软骨细胞的增殖能力有限
- 衰老：软骨细胞凋亡引起端粒酶的缩短
- 无法用原透明软骨替换损伤病灶
- 软骨整合与维持困难
- 与胚胎相比，成年软骨的再生能力有限

William Hunter 发表对软骨缺损的观点后的270年以来，没有治疗能使损伤的关节软骨完全恢复为原来生物学和生物力学的透明软骨。一般来说，部分厚度的缺损，未穿透软骨下骨的缺损不会自发修复[18]。穿透软骨下骨的全层缺损修复取决于缺损的大小和位置[9]。虽然小缺损可以自发地由透明软骨修复，较大的缺损仅能由纤维软骨修复。已报道各种关节软骨缺损再生方法。但使用这些方法带来的问题是：磨削成型[34]或微骨折[45]得到修复组织是纤维软骨甚至新骨，马赛克技术[43]和自体软骨细胞移植[6]有供体部位受损、不适合较大缺损和整合不好的缺点。后两种是最常用的以透明软骨修补软骨缺损的方法。

从"生物趋向"到"生物治疗"

虽然发病率尚不清楚，但是软骨损伤在临床上大多无症状[10]。起初，损伤常是无症状和小面积的，其自然进程还不清楚。但是如果没有早期发现并治疗，就可能发展为骨关节炎[31,49]。对于晚期骨性关节炎的治疗，人工关节置换是必要的。虽然老年人进行人工关节置换成功率高和并发症低，但对于有高翻修和低成功率的年轻和中年人来说，不是基本治疗方式[57]。有必要找到一种在小缺损发展为骨性关节炎之前能恢复并整合原来软骨组织的生物治疗方法。

产业界已推出了多种治疗方法。由于技术和产业的强大影响力和贡献，新疗法研究每天都在增加，对"关节软骨病变是否能愈合"和"是否有新的、稳定的和永久的透明软骨组织修复受损的软骨"的问题，新的科学证据似乎有了肯定的回答。

间质干细胞的多能性和再生能力，引起对关节软骨损伤治疗的注意[38,55]。它可以作为细胞来源替代软骨细胞，主要存在于骨髓，也见于骨骼肌肉、肌腱、脂肪、神经、肝、骨膜和滑膜组织[1,4,11,12,19,33,54,77]。这些组织的成软骨特性和这些组织中的间质干细胞成软骨特性差异很大[30]。在这些间质干细胞丰富的组织中，滑膜的优势最强（见表2）[12,40,47,59,64,75]，使滑膜源间质细胞有可能用于临床。

表2 在软骨和骨软骨损伤治疗中使用滑膜组织的优点

体内成软骨潜能最强
增殖能力强
离关节软骨最近的组织（与软骨结合部）
可以通过关节镜技术获得，损伤小

间质干细胞向软骨细胞的转化和增殖由多种生长因子、生物分子和重要的局部细胞环境所调控（见表3）[13,26,39,41,44,46,58,64,68,73,74]。但是，大多相关研究是在体外施行的。一项关节腔环境对成人骨髓源性间充质细胞成软骨的影响研究发现，滑液和滑膜组织对分化过程十分重要[70]。大多数滑膜组织对关节软骨生成影响的研究是在体外进行的[33,40,64]。目前还没有"如何进行这种分化的控制？"和"如何控制和及时抑制组织的过度生长？"问题的循证答案。

表3 促进基质干细胞分化为软骨细胞的因素（软骨生成性分化）

转化生长因子 TGF-β（特别是 β-1 和 β-3）
生长分化因子 GDF-5（TGF-β3 介导的）
骨形态发生蛋白 BMP-2,4,7（成骨蛋白-1）
胰岛素样生长因子 IGF-1
成纤维细胞生长因子 FGF-2
透明质酸和滑液
细胞外基质蛋白（Matrilins 1,3）
负重和CPM

最近体外研究发现滑膜组织中包含间充质细胞,滑膜细胞与间质干细胞一样有成软骨的特性[12]。此外,滑膜组织源性的间充质干细胞具有最高的增殖能力和成软骨的特性[71]。尽管这些信息来自体外研究,还是增加了临床应用的兴趣。

在体内试验中我们发现,滑膜组织成为软骨组织的培养基,在植入4个月后,软骨和软骨下骨的体积和软骨细胞数量都明显增加（软骨细胞的数量通过"投影描绘器"来计算[5,60-62]）。参考文献中的所有此类研究,可以得出的结论是:滑膜组织将是很好的软骨细胞替代源;它可以作为体内软骨细胞的培养基;在"体内"产生软骨将应用于临床,这是一种成本低,高效率、易于关节镜操作的"生物治疗"方法。

未来展望

关节软骨损伤,无论是否为外伤引起,无论是否有症状,如果没有及早发现并治疗,可能最终成为骨关节炎,这是人类常见的致残疾病。因此,根据患者的年龄、症状和期望,以及病灶的形状、深度及大小,适当的治疗是必需的。软骨损伤治疗的理想方法,旨在获得生物愈合并融合的透明软骨,以减少疼痛和恢复关节功能。目前只有马赛克软骨移植术、自体软骨细胞移植和组织工程技术能接近而不能实现所有这些目标。

然而,我们可以预见,利用关节软骨和滑膜之间的密切生物联系,在不久的将来,在滑膜组织中"体内"生产人类软骨会成为可能,这是"骨与关节十年"最后几个月的不懈努力的结果。我们相信,在不久的将来,关节软骨损伤治疗的多中心随机对照研究,用关节镜将带软骨下骨的关节软骨（在"体内"滑膜培养的）移植到软骨损伤部位,并融合到原来的组织。

致谢: 感谢 Hacettepe 大学医学科研委员会资助。

参考文献

1. Alison, M., Sarraf, C.: Hepatic stem cells. J. Hepatol. **29**, 676–682 (1998)
2. Amiel, D., Coutts, R.D., Abel, M., Stewart, W., Harwood, F., Akeson, W.H.: Rib perichondrial grafts for the repair of full-thickness articular-cartilage defects: a morphological and biochemical study in rabbits. J. Bone. Joint. Surg. Am. **67**, 911–920 (1985)
3. Bert, J.M.: Role of abrasion arthroplasty and debridement in the management of osteoarthritis of the knee [review]. Rheum. Dis. Clin. North. Am. **19**, 725–739 (1993)
4. Bi, Y., Ehirchiou, D., Kilts, T.M., Inkson, C.S., Embree, M.C., Sonoyama, W., Li, L., Leet, A.I., Seo, B.M., Zhang, L., Shi, S., Young, M.F.: Identification of tendon stem/progenitor cells and the role of the extracellular martix in their niche. Nat. Med. **13**, 1219–1227 (2007)
5. Bilge, O.: The effect of the synovial tissue in the "in-vivo" chondrocyte culture – animal study – Hacettepe University Faculty of Medicine, Thesis in orthopaedics and traumatology, The consultant of the thesis: Doral MN, (2009)
6. Brittberg, M., Lindahl, A., Nilsson, A., Ohlsson, C., Isaksson, O., Peterson, L.: Treatment of deep cartilage defects in the knee with autologous chondrocyte transplantation. N. Engl. J. Med. **331**, 889–895 (1994)
7. Browne, J.E., Branch, T.P.: Surgical alternatives for treatment of articular cartilage lesions. J. Am. Acad. Orthop. Surg. **8**, 180–189 (2000)
8. Caplan, A.I., Bruder, S.P.: Mesenchymal stem cells: building blocks for molecular medicine in the 21st century. Trends. Mol. Med. **7**, 259–264 (2001)
9. Convery, F.R., Akeson, W.H., Keown, G.H.: The repair of large osteochondral defects. An experimental study in horses. Clin. Orthop. Relat. Res. **82**, 253–262 (1972)
10. Curl, W.W., Krome, J., Gordon, E.S., Rushing, J., Smith, B.P., Poehling, G.G.: Cartilage injuries: a review of 31, 516 knee arthroscopies. Arthroscopy **13**, 456–460 (1997)
11. Deasy, B.M., Jankowski, R.J., Huard, J.: Muscle-derived stem cells: characterization and potential for cell-mediated therapy. Blood. Cells. Mol. Dis. **27**, 924–933 (2001)
12. De Bari, C., Dell'Accio, F., Tyzanowski, P., Luyten, F.P.: Multipotent mesenchymal stem cells from adult human synovial membrane. Arthritis. Rheum. **44**, 1928–1942 (2001)
13. DeLise, A.M., Fischer, L., Tuan, R.S.: Cellular interactions and signaling in cartilage development. Osteoarthritis Cartilage **8**, 309–334 (2000)
14. Doherty, P.J., Zhang, H., Tremblay, L., Manolopoulos, V., Marshall, K.W.: Resurfacing of articular cartilage explants with genetically-modified human chondrocytes in vitro. Osteoarthritis Cartilage **6**, 153–159 (1998)
15. Doral, M.N., Atik, O., Laleli, Y., Korkusuz, F.: Gonartrozda artroskopik "wash-out" ve immünolojik denge. Acta. Orthop. Traumatol. Turc. **22**, 74–75 (1988)
16. Doral, M.N., Bozkurt, M., Atay, Ö.A., Tetik, O.: Other arthroscopic procedures for the treatment of chondral injuries of the knee joint. Acta. Orthop. Traumatol. Turc. **41**(Suppl 2), 93–97 (2007)
17. Elder, S.H., Kimura, J.H., Soslowsky, L.J., Lavagnino, M., Goldstein, S.A.: Effect of compressive loading on chondrocyte differentiation in agarose cultures of chick limb-bud cells. J. Orthop. Res. **18**, 78–86 (2000)
18. Fuller, J.A., Ghadially, F.N.: Ultrastructural observations on surgically produced partial-thickness defects in articular cartilage. Clin. Orthop. Relat. Res. **86**, 193–205 (1972)
19. Gage, F.H.: Mammalian neural stem cells. Science **287**, 1433–1438 (2000)
20. Goldring, M.B.: Anticytokine therapy for osteoarthritis. Expert. Opin. Biol. Ther. **5**, 817–829 (2001)
21. Gouze, J.N., Ghivizzani, S.C., Gouze, E., Palmer, G.D., Betz, O.B., Robbins, P.D., Evans, C.H., Herndon, J.H.: Gene therapy for rheumatoid arthritis. Hand. Surg. **6**, 211–219 (2001)

22. Grande, D.A., Pitman, M.I., Peterson, L., Menche, D., Klein, M.: The repair of experimentally produced defects in rabbit articular cartilage by autologous chondrocyte transplantation. J. Orthop. Res. **7**, 208–218 (1989)
23. Grande, D.A., Southerland, S.S., Manji, R., Pate, D.W., Schwartz, R.E.: Lucas PA Repair of articular cartilage defects using mesenchymal stem cells. Tissue. Eng. **1**, 345–350 (1995)
24. Hall, A.C., Horwitz, E.R., Wilkins, R.J.: The cellular physiology of articular cartilage. Exp. Physiol. **81**, 535–545 (1996)
25. Heegaard, J.H., Beaupré, G.S., Carter, D.R.: Mechanically modulated cartilage growth may regulate joint surface morphogenesis. J. Orthop. Res. **17**, 509–517 (1999)
26. Hegewald, A.A., Ringe, J., Bartel, J., Krüger, I., Notter, M., Barnewitz, D., Kaps, C., Sittinger, M.: Hyaluronic acid and autologous synovial fluid induce chondrogenic differentiation of equine mesenchymal stem cells: a preliminary study. Tissue. Cell. **36**, 431–438 (2004)
27. Heybeli, N., Doral, M.N., Atay, O.A., Leblebicio lu, G., Uzümcügil, A.: Intra-articular sodium hyaluronate injections after arthroscopic debridement for osteoarthritis of the knee: a prospective, randomized, controlled study. Acta. Orthop. Traumatol. Turc. **42**, 221–227 (2008)
28. Hoikka, V.E., Jaroma, H.J., Ritsila, V.A.: Reconstruction of the patellar articulation with periosteal grafts: 4-year follow-up of 13 cases. Acta. Orthop. Scand. **61**, 36–39 (1990)
29. Hunter, W.: Of the structure and diseases of articular cartilages. Philos. Trans. R. Soc. Lond. **42**, 514–521 (1743)
30. Ichinose, S., Muneta, T., Koga, H., Segawa, Y., Tagami, M., Tsuji, K., Sekiya, I.: Morphological differences during in vitro chondrogenesis of bone marrow, synovium-MSCs, and chondrocytes. Lab. Invest. **90**(2), 210–221 (2010)
31. Jackson, D.W., Simon, T.M.: Chondrocyte transplantation [review]. Arthroscopy **12**, 732–738 (1996)
32. Jackson, R.W., Dieterichs, C.: The results of arthroscopic lavage and debridement of osteoarthritic knees based on the severity of degeneration: a 4–6-year symptomatic follow-up. Arthroscopy **19**, 13–20 (2003)
33. Jo, C.H., Ahn, H.J., Kim, H.J., Seong, S.C., Lee, M.C.: Surface characterization and chondrogenic differentiation of mesenchymal stromal cells derived from synovium. Cytotherapy **9**, 316–327 (2007)
34. Johnson, L.L.: Arthroscopic abrasion arthroplasty historical and pathologic perspective: present status. Arthroscopy **2**, 54–69 (1986)
35. Junqueira, L.C., Carneiro, J., Kelley, R.O.: Basic Histology Appleton and Lange, 8th edn, pp. 148–150. (1995)
36. Junqueira, L.C., Carneiro, J., Kelley, R.O.: Basic Histology Appleton and Lange, 8th edn, pp. 124–131. (1995)
37. Katsube, K., Ochi, M., Uchio, Y., Maniwa, S., Matsusaki, M., Tobita, M., et al.: Repair of articular cartilage defects with cultured chondrocytes in Atelocollagen gel: comparison with cultured chondrocytes in suspension. Arch. Orthop. Trauma. Surg. **120**, 121–127 (2000)
38. Kılıç, E., Ceyhan, T., Çetinkaya, D.U.: nsan kemik ili i kaynaklı mezenkimal stromal hücrelerin kıkırdak ve kemik hücrelerine farklıla ma potansiyelinin de erlendirilmesi. Acta. Orthop. Traumatol. Turc. **41**, 295–30 (2007)
39. Kuroda, R., Usas, A., Kubo, S., Corsi, K., Peng, H., Rose, T., Cummins, J., Fu, F.H., Huard, J.: Cartilage repair using bone morphogenetic protein four and muscle-derived stem cells. Arthritis. Rheum. **54**(2), 433–442 (2006)
40. Kurth, T., Hedborn, E., Shintani, N., Sugimoto, M., Chen, F.H., Haspl, M., Martinovic, S., Hunziker, E.B.: Chondrogenic potential of human synovial mesenchymal stem cells in alginate. Osteoarthritis Cartilage **15**, 1178–1189 (2007)
41. Liu, F.L., Lin, L.H., Sytwu, H.K., Chang, D.M.: GDF-5 is suppressed by IL-1beta and enhances TGF-beta3-mediated chondrogenic differentiation in human rheumatoid fibroblast-like synoviocytes. Exp. Mol. Pathol. **88**(1), 163–170 (2010)
42. Mankin, H.J.: The response of articular cartilage to mechanical injury. J. Bone. Joint. Surg. Am. **64**, 460–466 (1982)
43. Matsusue, Y., Yamamuro, T., Hama, H.: Arthroscopic multiple osteochondral transplantation to the chondral defect in the knee associated with anterior cruciate ligament disruption. Arthroscopy **9**, 318–321 (1993)
44. Miljkovic, N.D., Cooper, G.M., Marra, K.G.: Chondrogenesis, bone morphogenetic protein-4 and mesenchymal stem cells. Osteoarthritis Cartilage **16**(10), 1121–1130 (2008)
45. Minas, T., Nehrer, S.: Current concepts in the treatment of articular cartilage defects. Orthopedics **20**, 525–538 (1997)
46. Miyamoto, C., Matsumoto, T., Sakimura, K., Shindo, H.: Osteogenic protein-1 with transforming growth factor-beta1: potent inducer of chondrogenesis of synovial mesenchymal stem cells in vitro. J. Orthop. Sci. **12**(6), 555–561 (2007)
47. Mochizuki, T., Muneta, T., Sakaguchi, Y., Nimura, A., Yokoyama, A., Koga, H., Sekiya, I.: Higher chondrogenic potential of fibrous synovium- and adipose synovium-derived cells compared with subcutaneous fat-derived cells: distinguishing properties of mesenchymal stem cells in humans. Arthritis. Rheum. **54**, 843–853 (2006)
48. Namba, R.S., Mouth, M., Sullivan, K.M., Le, A.X., Adzick, N.S.: Spontaneous repair of superficial defects in articular cartilage in a fetal lamb model. J. Bone. Joint. Surg. Am. **80**, 4–10 (1998)
49. Newman, A.P.: Articular cartilage repair [review]. Am. J. Sports. Med. **26**, 309–324 (1998)
50. Nishimura, K., Solchaga, L.A., Caplan, A.I., Yoo, J.U., Goldberg, V.M., Johnstone, B.: Chondroprogenitor cells of synovial tissue. Arthritis. Rheum. **42**, 2631–2637 (1999)
51. O'Driscoll, S.W.: The healing and regeneration of articular cartilage. J. Bone. Joint. Surg. Am. **80**, 1795–1812 (1998)
52. Pelletier, J.P., Caron, J.P., Evans, C., Robbins, P.D., Georgescu, H.I., Jovanovic, D., Fernandes, J.C., Martel-Pelletier, J.: In vivo suppression of early experimental osteoarthritis by interleukin-1 receptor antagonist using gene therapy. Arth. Rheum. **40**, 1012–1019 (1997)
53. Peterson, L.: Articular cartilage injuries treated with autologous chondrocyte transplantation in the human knee. Acta. Orthop. Belg. **62**(Suppl 1), 196–200 (1996)
54. Pittenger, M.F., Mackay, A.M., Beck, S.C., Jaiswal, R.K., Douglas, R., Mosca, J.D., Moorman, M.A., Simonetti, D.W., Craig, S., Marshak, D.R.: Multilineage potential of adult human mesenchymal stem cells. Science **284**, 143–147 (1999)
55. Prockop, D.J.: Further proof of the plasticity of adult stem cells and their role in tissue repair. J. Cell. Biol. **160**, 807–809 (2003)
56. Ragan, P.M., Badger, A.M., Cook, M., Chin, V.I., Gowen, M., Grodzinsky, A.J., Lark, M.W.: Down-regulation of chondrocyte aggrecan and type-II collagen gene expression correlates with increases in static compression magnitude and duration. J. Orthop. Res. **17**, 836–842 (1999)
57. Rand, J.A., Ilstrup, D.M.: Survivorship analysis of total knee arthroplasty. Cumulative rates of survival of 9,200 total knee arthroplasties. J. Bone. Joint. Surg. Am. **73**, 397–409 (1991)
58. Salter, R.B.: Continuous Passive Motion: A Biological Concept for the Healing and Regeneration of Articular Cartilage, Ligaments and Tendons, p. 419. Williams and Wilkins, Baltimore (1993)
59. Sakaguchi, Y., Sekiya, I., Yagishita, K., Muneta, T.: Comparison of human stem cells derived from various mesenchymal tissues: superiority of synovium as a cell source. Arthritis. Rheum. **52**, 2521–2529 (2005)
60. Sargon, M.F., Mas, N., enan, S., Özdemir, B., Çelik, H.H., Cumhur, M.: Quantitative analysis of myelinated axons of commisural fibers in the rat brain. Anat. Histol. Embryol. **32**, 141–144 (2003)
61. Sargon, M.F., Çelik, H.H., Kapakın, S., Başar, R., Aksit, M.D.: Quantitative analysis of myelinated axons of commisural fibers in the cat brain. Neurosciences **9**, 447–451 (2004)
62. Sargon, M.F., Çelik, H.H., Akşit, M.D., Karaağaoğlu, E.: Quantitative analysis of myelinated axons of corpus callosum in the human brain. Int. J. Neurosci. **117**, 749–755 (2007)
63. Schmitt, B., Ringe, J., Haupl, T., Notter, M., Manz, R., Burmester, G.R., Sittinger, M., Kaps, G.: BMP2 initiates chondrogenic lineage development of adult human mesenchymal stem cells in high density culture. Differentiation **71**, 567–577 (2003)
64. Shirasawa, S., Sekiya, I., Sakaguchi, Y., Yagishita, K., Ichinose, S., Muneta, T.: In vitro chondrogenesis of human synovium-derived mesenchymal stem cells: optimal condition and comparison with

bone marrow-derived cells. J. Cell. Biochem. **97**, 84–97 (2006)
65. Shortkroff, S., Barone, L., Hsu, H.P., Wrenn, C., Gagne, T., Chi, T., et al.: Healing of chondral and osteochondral defects in a canine model: the role of cultured chondrocytes in regeneration of articular cartilage. Biomaterials **17**, 147–154 (1996)
66. Sumen, Y., Ochi, M., Ikuta, Y.: Treatment of articular defects with meniscal allografts in a rabbit knee model. Arthroscopy **11**, 185–193 (1995)
67. Tognana, E., Chen, F., Padera, R.F., Leddy, H.A., Christensen, S.E., Guilak, F., Vunjak-Novakovic, G., Freed, L.E.: Adjacent tissues (cartilage, bone) affect the functional integration of engineered calf cartilage in vitro. Osteoarthritis Cartilage **13**, 129–138 (2005)
68. Trippel, S.: Growth factor actions on articular cartilage. J. Rheumatol. **22**, 129–131 (1995)
69. Ulrich-Vinther, M., Maloney, M.D., Schwarz, E.M., Rosier, R., O'Keefe, R.J.: Articular Cartilage Biology. J. Am. Acad. Orthop. Surg. **11**, 421–430 (2003)
70. Wakitani, S., Goto, T., Pineda, S.J., Young, R.G., Mansour, J.M., Caplan, A.I., Goldberg, V.M.: Mesenchymal cell-based repair of large, full-thickness defects of articular cartilage. J. Bone. Joint. Surg. Am. **76**, 579–592 (1994)
71. Williams, G.M., Klisch, S.M., Sah, R.L.: Bioengineering cartilage growth, maturation and form. Pediatr. Res. **63**, 527–534 (2008)
72. Worster, A.A., Nixon, A.J., Brower-Toland, B.D., Williams, J.: Effect of transforming growth factor beta1 on chondrogenic differentiation of cultured equine mesenchymal stem cells. Am. J. Vet. Res. **61**, 1003–1010 (2000)
73. Yamane, S., Reddi, A.H.: Induction of chondrogenesis and superficial zone protein accumulation in synovial side population cells by BMP-7 and TGF-beta1. J. Orthop. Res. **26**, 485–492 (2008)
74. Yang, K.G., Saris, D.B., Verbout, A.J., Creemers, L.B., Dhert, W.J.: The effect of synovial fluid from injured knee joints on in vitro chondrogenesis. Tissue. Eng. **12**, 2957–2964 (2006)
75. Yoshimura, H., Muneta, T., Nimura, A., Yokoyama, A., Koga, H., Sekiya, I.: Comparison of rat mesenchymal stem cells derived from bone marrow, synovium, periosteum, adipose tissue and muscle. Cell. Tissue. Res. **327**, 449–461 (2007)
76. Zheng, H., Martin, J.A., Duwayri, Y., Falcon, G., Buckwalter, J.A.: Impact of aging on rat bone marrow-derived stem cell chondrogenesis. J. Gerontol. A. Biol. Sci. Med. Sci. **62**(2), 136–148 (2007)
77. Zuk, P.A., Zhu, M., Mizuno, H., Huang, J., Futrell, J.W., Katz, A.J., Benhaim, P., Lorenz, H.P., Hedrick, M.H.: Multilineage cells from human adipose tissue: implications for cell-based therapies. Tissue. Eng. **7**, 211–228 (2001)

第三章 马赛克技术治疗骨软骨缺损

Gilbert Versier, Olivier Barbier, Didier Ollat, and Pascal Christel

李伟 译

内容

损伤的评估 ……………………………… 582
外科手术 ………………………………… 582
  原则 …………………………………… 582
  股骨髁马赛克手术 …………………… 582
  术后处理 ……………………………… 584
  距骨马赛克手术 ……………………… 585
  常见技术错误 ………………………… 585
临床结果 ………………………………… 587
结论 ……………………………………… 587
参考文献 ………………………………… 587

软骨和骨软骨缺损的治疗对骨科医生一直是个难题。许多手术（Pridie打孔、微骨折、骨膜移植、清创或磨削成型）形成纤维软骨瘢痕组织[18,20,22],50%病例的效果不佳。这种瘢痕组织生物力学性能明显不如透明软骨,不能防止或避免退行性关节病。

为了改善治疗结果,出现了骨软骨[12,19,24]和软骨细胞移植[3,4,15]技术。有人报道骨软骨移植[7,8,21]效果良好。由于病毒性疾病的传播及移植组织周边性能稳定不确切,许多作者选择使用自体移植。

有很多自体移植的方法。自体软骨细胞移植[4]包括两次手术:手术获取透明软骨和手术植入体外培养的软骨细胞。这涉及非常严格和昂贵的生物技术。开放手术植入软骨细胞,取一片骨膜缝合覆盖软骨细胞和软骨缺损,用生物胶封闭(图1)。由瑞典的Peterson和Brittberg发表的有关文章非常知名,超过85%的病例结果很好,但新软骨没有与软骨下骨或缺损的边缘黏附,移植的软骨细胞也不能长期保持表型。活检显示,在这种非常昂贵修复中只有60%可见透明软骨。

由Imoff介绍的大块自体移植,有供区损害、局部曲率形态不一致和继发力学撞击的风险。

几位作者建议不使用单块[12,19,24]骨软骨移植,而是紧挨着插入骨软骨小圆柱,像"花园的石路",并命名为马赛克术。这种方法早在20世纪90年代,由匈牙利的L. Hangody发明并不断完善[11-13]。在1991年首次进行动物实验,并于1992年首次进行人体移植。Matsusue[19]于2002年首次文献报道。自1995—1996年,这项技术开始在欧洲应用[2],从1998年Nice召开的ESSKA及1998年SFA大会以后,开始广泛应用。

马赛克手术的结果取决于有限的适应证。我们

G. Versier(✉), O. Barbier, and D. Ollat
Service de Chirurgie Orthopédique, Hôpital Bégin, 69 avenue de Paris, Saint-Mandé 94160, France
e-mail: gilbert. versier@ free. fr; olive. barbier@ gmail. com; didier. ollat@ neuf. fr

P. Christel
Habib Medical Center, Olaya, King Fahad Road, Riyadh 11643, Saudi Arabia
e-mail: pascal. christel485@ gmail. com

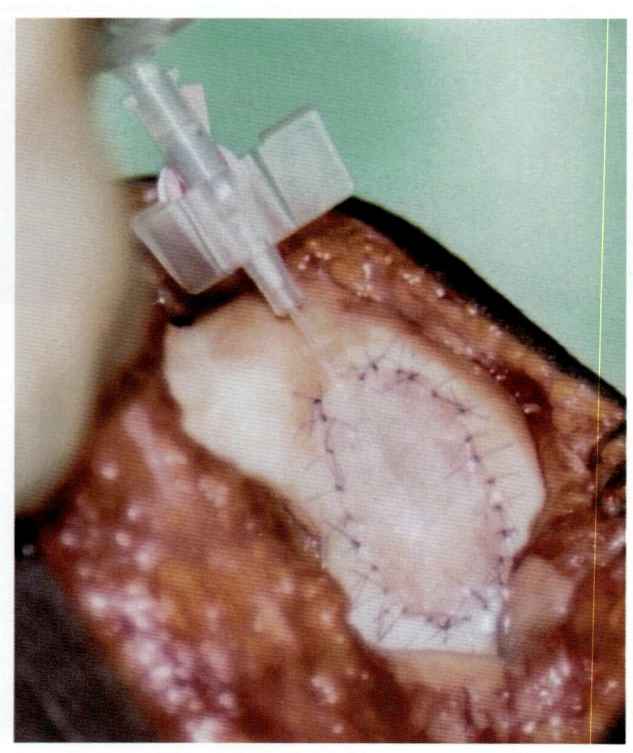

图1 ACI治疗股骨髁大缺损

已经排除了骨关节炎、浅表缺损（ICRS Ⅰ级和Ⅱ级）和不能保证愈合的50岁以上患者。

适应证为仅有一侧关节表面的软骨或骨软骨缺损、ICRS Ⅲ～Ⅳ级、位于负重区、且继发于创伤撕脱或剥脱性骨软骨炎[5]。

为什么必须修复软骨损伤？如果软骨能自然愈合，除去瘢痕然后移植就可能是多余的。事实上，压痕试验证明软骨损伤自动生成的纤维软骨，质量差且没有透明软骨的生物力学特性，无法承受负重、散步或跑步的要求。最后，对面的关节软骨会出现镜像样损伤，发生骨关节炎。

在骨软骨损伤的治疗之前，第一步是完整地评估损伤，然后是对手术步骤充分的了解。恰当的适应证和完美的手术才能导致良好的功能结果[16]。

损伤的评估

为了完整的治疗，评价损伤的功能性、解剖和患者的状态。这种评估适用于膝和踝。

1. 损伤评估可以使用ICRS（国际软骨修复学会）评分，实用、简单且重现性好。有4个内容：与健侧相比的主观的功能评估（%）（正常、亚正常、异常或严重异常）、疼痛视觉模拟评分（0～10）和体育运动的水平。对于踝关节，可以添加一些更具体的项目。

2. 形态评估必须确定损伤深度、面积和位置。在地形图上更准确。损伤的深度使用ICRS分为4个等级（Ⅰ～Ⅳ）。在修整规则和清创后重新描绘缺损形状。因为软骨损伤除了游离体没有任何临床体征，所以这些评估是在临床前检查（标准的X-射线、关节镜术、CT扫描、RMI或关节CT扫描）和关节镜下做出的。

3. 患者状态判断是非常重要的。有些患者局部条件不利于取得良好的效果，不应该做软骨的修复。了解是否存在关节不稳定或松弛，患者的职业、日常和体育活动、年龄和体重、下肢轴线（外翻、内翻）。

外科手术

原则

由Hangody建立的马赛克手术的定义是（图2）：从供区获取圆柱形骨软骨再移植到受区的孔内。切开或关节镜进行。

我们过去的做法是取材前钻完所有的孔。现在的做法是先在缺损区钻一个孔，然后从股骨滑车或髁间窝边获取长度和直径适合的移植柱，植入缺损。重复这样的步骤恢复关节面的原始曲率，按照动物实验结果最少要覆盖70%的缺损。在术后10周左右，60%～70%移植面为有效透明软骨，其余为纤维软骨。Hangody发现在术后5年，人类的活检标本结果相同。

股骨髁马赛克手术

手术切口取决于损伤的部位，通常是髌旁、内侧或外侧（图3）。先用刮匙或手术刀修整缺损的边缘达到健康软骨，边缘垂直。打磨损伤底部直到有活力的软骨下骨，以促进纤维软骨生长。使用直径在4.5～10mm的钻头，在与股骨髁表面垂直地钻第一个孔。若是软骨损伤，深度15mm，若是剥脱性骨软骨炎，深度是20～25mm。用同样的方法，从股骨滑车（图4,5）的内侧缘获得圆柱移植物，用直径相同的管状钻头，垂直于软骨表面，并到达受区洞的深度。扭转环钻使移植物在凿尖折断，然后将带移植物的环钻取出，用夯棒将骨柱推出。用锥形扩张器扩张受区洞的上部。导向管（图6）放在受植洞的顶部，将移植物用有刻度的夯棒推入到所需的深度，使

第三章 马赛克技术治疗骨软骨缺损

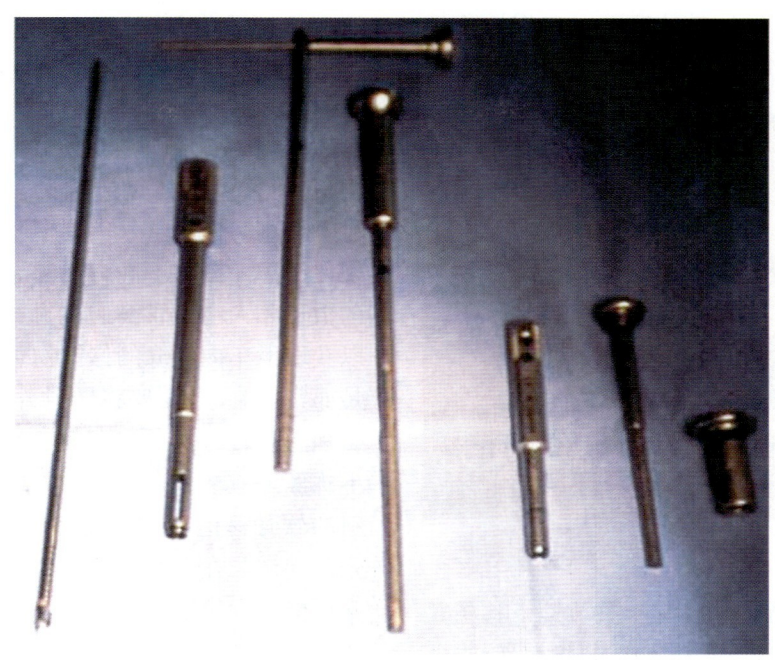

图 2　软骨镶嵌成形术的外科辅助器械

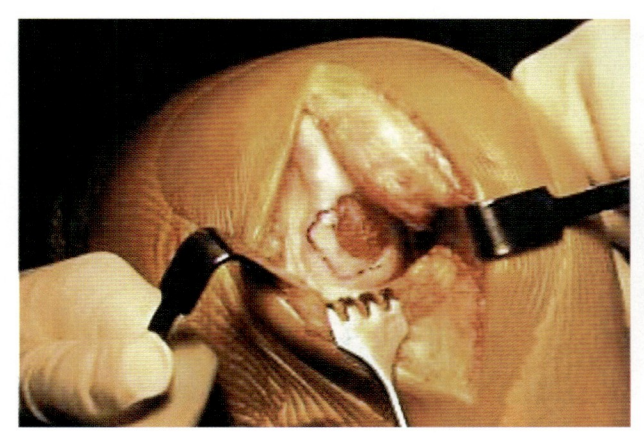

图 3　内侧髁负重区软骨缺损

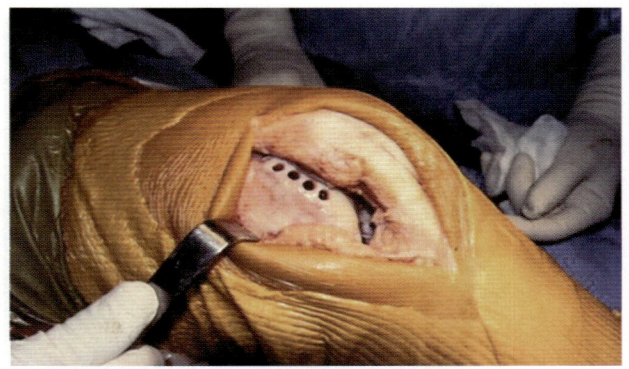

图 5　股骨滑车内侧供区

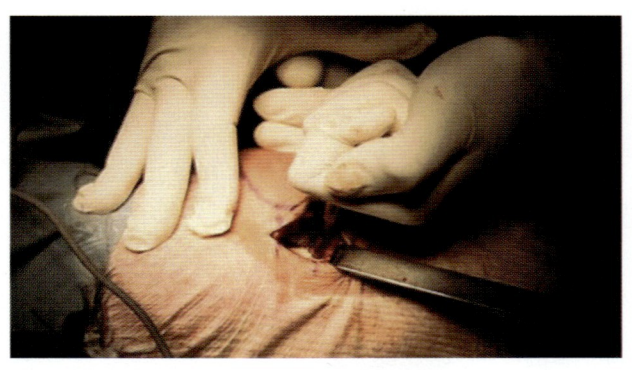

图 4　在滑车内侧取材

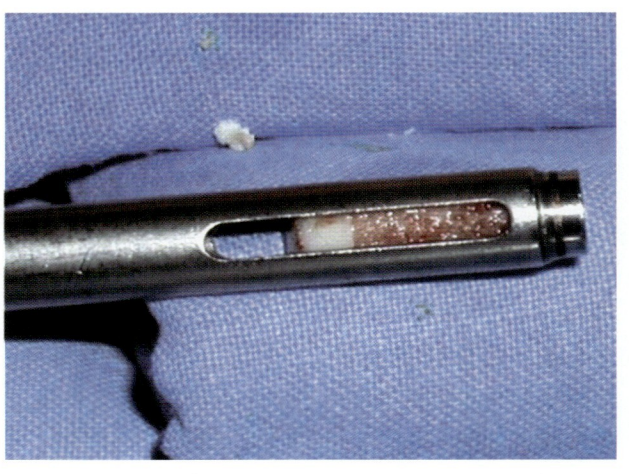

图 6　骨软骨送入套管

其软骨表面与相邻软骨平齐。理想的情况下,骨软骨移植物的长度应与孔的深度和软骨/骨软骨缺损的水平相配。宽夯棒用于调整移植物与相邻表面的水平,以恢复凸度。

按需要重复操作,骨柱之间距离不超过 1mm。

供区骨洞距离 3mm 以保证骨柱完整。要保证移植物覆盖至少 70% 的软骨缺损(图 7)。

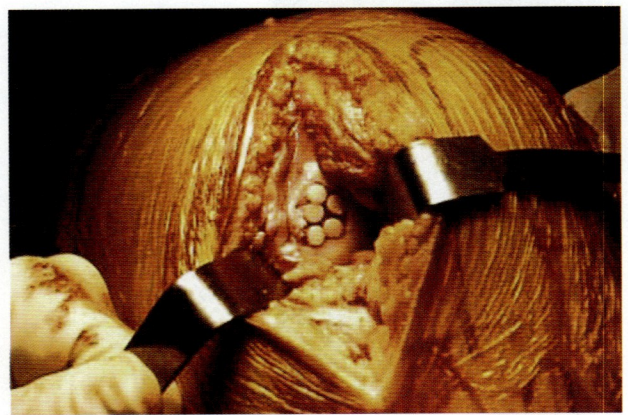

图 7　软骨缺损移植后的结果

如果缺损需要不到 3 个骨柱，关节镜下移植是可行的(图 8)。关节镜手术技术要求非常高，需要专门培训。入路选择的标准是器械能垂直于供受区。有时需要几个入路。可先插针试探。除了常用的内侧外侧入路，更偏中央的入路可接近常见的靠近髁间窝的缺损，此外，患者的位置必须允许完整的运动范围。手术原则与切开手术相同：清理软骨缺损，边缘垂直。用动力磨削，打磨软骨下骨直到流血。在剥脱性骨软骨炎要多磨削一些以消除骨床的硬化组织。插入不同直径的导向管以确定需要移植的数量和大小。管凿通过附加的内侧髌旁入口插入以获取滑车内侧缘的移植物。关节镜下获取移植物是非常困难的，需要将髌骨外旋。重要的是移植物必须与软骨表面上垂直获取，一旦发生问题，应该毫不犹豫地髌旁内侧 1.5~2cm 处切开。Jakob 采用斜的软骨移植。每次演练相同的顺序：钻、获取、扩张和递送。在一般情况下，关节镜手术比开放的手术更能实现精确的递送和定位，特别是一致性的重建，由于关节镜的光学放大功能，使软骨的水平差异能更清晰地看到。

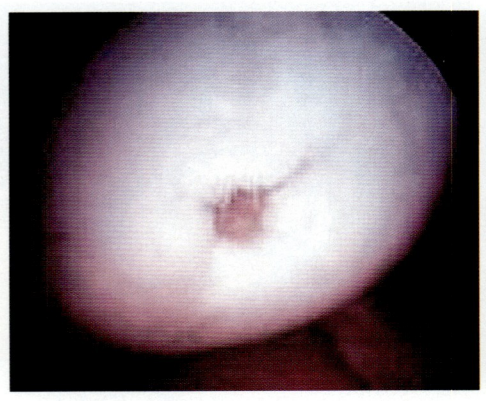 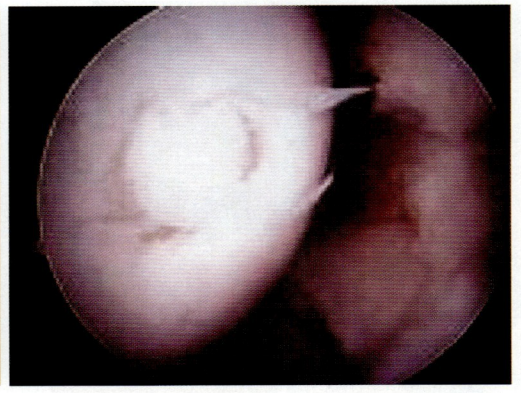

图 8　在关节镜下软骨缺损移植

因为从滑车内侧缘获得直径 4.5mm 移植物不能超过 4 个，要从髁间窝边缘取材补充。如仍不够，还可以收集滑车外缘的软骨细胞，但由于伸肌装置是向外弯曲的，所以只能切开。髁间窝边缘的软骨薄，质量不如滑车边缘的好。此外，靠骨组织的边界太近的骨柱不只包含透明软骨。考虑到膝关节，Hangody 建议将这一技术拓展应用到胫骨、髌骨和滑车软骨的缺损修复，但不包括退行性骨关节炎。报告的结果很有趣，但骨骼重新对线的作用需要进一步确定：胫骨截骨术，胫骨结节移位，无论同时或提前进行。

术后处理

无论是切开或关节镜手术后，关节内 Redon 引流 24 小时以避免积血，尤其移植面积较大者。

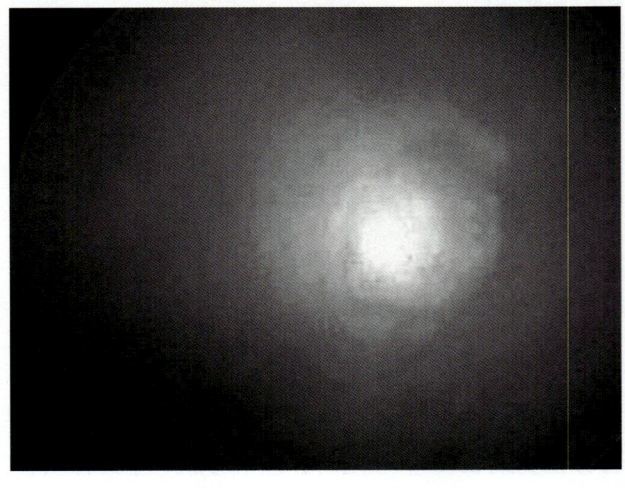

图 9　术后 6 个月，股骨髁上移植的关节镜下图像

根据软骨缺损的大小和位置,患者在4~8周内不负重。在这段时间里,在不造成移植风险的前提下活动膝关节,不练习的时候必须固定膝关节。而后逐渐恢复负重,尽早恢复主动日常活动,术后6个月,待移植物完全整合后才能进行体育活动(图9)。

距骨马赛克手术

距骨骨软骨损伤也可用马赛克手术[5,9,10,16,25]。前外侧的缺损较少。常由创伤引起,面积小且关节镜切除/刮除效果好。但是,后内侧后外侧损伤常是骨关节炎引起,耐受性很差,切除/刮除的效果差。

通过前入路不容易达到距骨后内侧损伤区。可能需要内或外踝的截骨。在内踝截骨术之前钻出接骨螺钉的孔,用精细的摆锯斜向下外方向截骨,这是为了能使管状凿子垂直于距骨表面的角度钻入。注意保护胫骨后部肌肉肌腱。

对于外踝(图10,11),第一步是仔细充分除去胫骨前结节(Chaput结节)及其附着的前胫腓韧带止点,为接骨术作准备。必须从前向后,从尖向底斜向截骨。像经韧带的外踝骨折那样,在韧带上方。使用Meary分离器可帮助暴露并能够实现距骨的垂直钻孔。

关节镜或切开均可,在同侧膝滑车内侧缘取材的时候,距骨孔内要放扩张器。总体来说,取材并发症非常低(小于5%),但需要告知患者这种可能性,必须获得知情同意。

骨柱植入后,用直径4.5mm的Maconor螺钉或AO螺丝固定内踝。

对于外踝,加压螺钉钢板可获得稳定的接骨,能在术后立即活动。患肢至少1个月不负重,直至愈合牢固。没有必要制动。相反,需要踝关节活动使镶嵌骨柱适应并防止僵硬,可用预防性支具。面积大者非负重期可能延长至3个月左右。

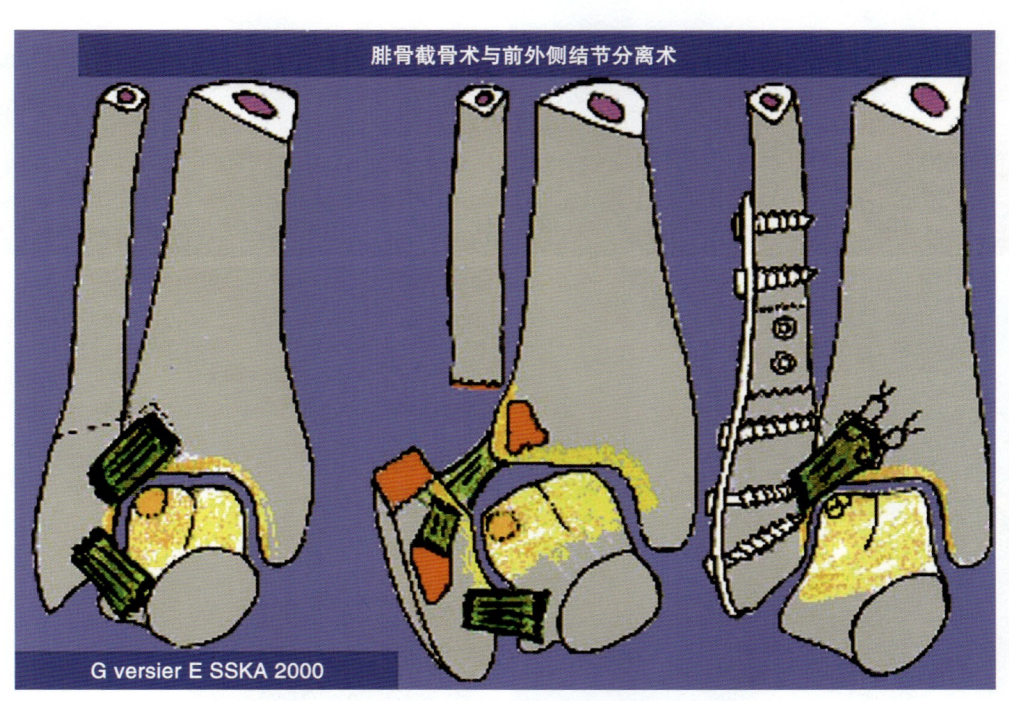

图10 外踝截骨术,以便更好显露距骨外侧(G. Versier)

常见技术错误

原则是必须垂直于关节面获取移植物。但是在体内很难得到带有与骨柱垂直厚度均匀软骨帽的移植物。斜向获取的骨柱其表面软骨也是倾斜的。在这种情况下,软骨的骨支撑非常小,就像将软骨简单地放在骨性表面上。

然而,在非常弯曲的表面植骨,骨柱也可以有一定的斜度,如距骨。似乎骨柱倾斜度有一定的耐受,但尚未确定。所有的倾斜骨柱也应互相平行,要埋入软骨以获得关节软骨表面相同的曲率[17]。

获取移植物时一定不要破坏软骨帽,如果有软骨脱落的表现,还须再取骨柱。移植物只能轻轻地拍下去,以避免软骨挫伤。Jakob开发了一些工具,从取材凿子推出骨柱时不用拍打。

如果移植物过高,必须缩短其松质骨。高出的

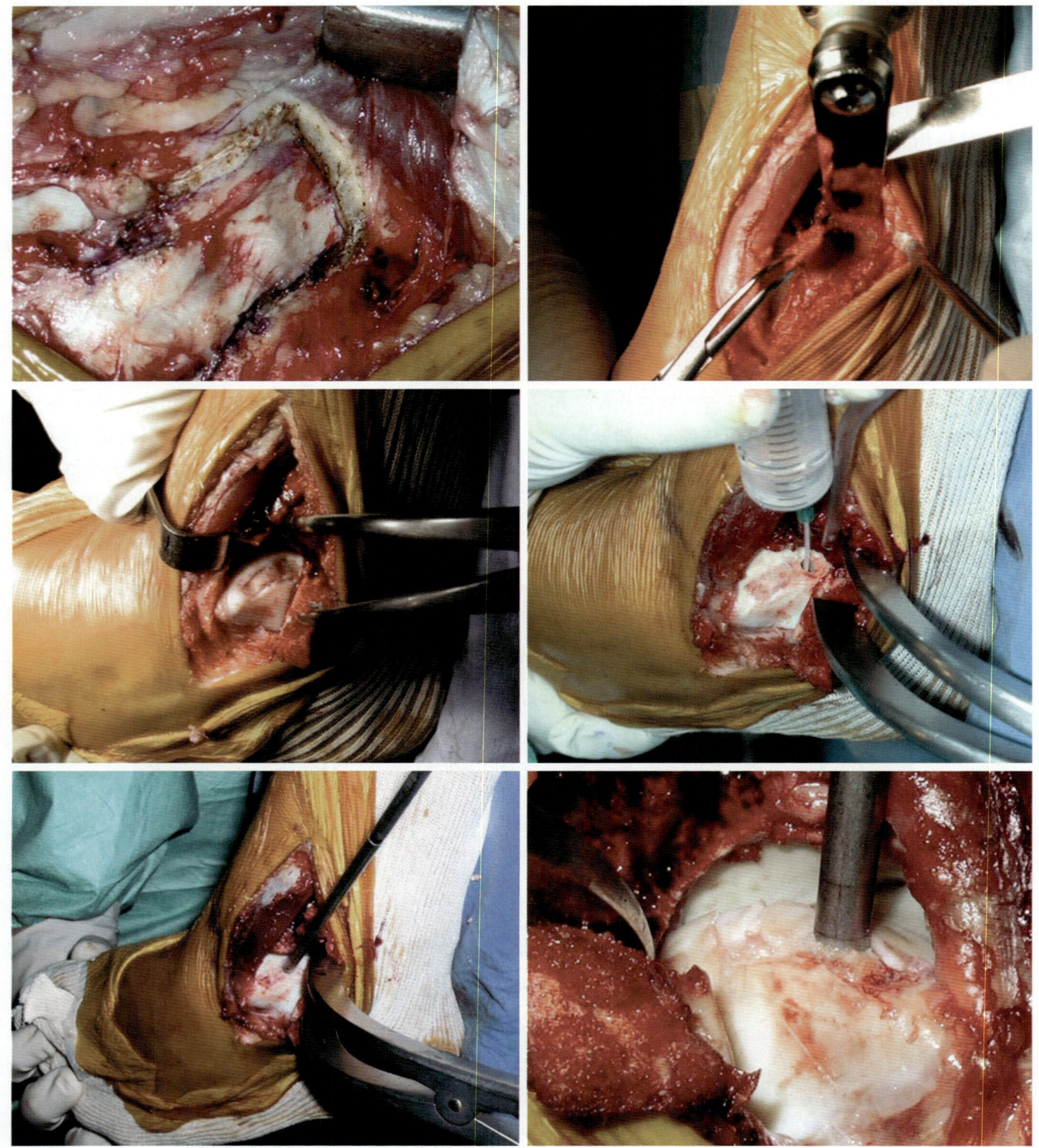

图 11 距骨侧部软骨损伤的治疗,使用横向踝截骨术:胫骨前外侧结节的识别,用电锯进行的截骨、暴露与钻孔,然后用镶嵌整形术系统植入骨塞

移植物承受过大的压力,整合不好,有分离的风险,洞底会有空隙。另一方面,如果移植物太深,应完整地取出,用另一个合适的骨柱移植。植入物到位后不能再下沉。合适的骨柱长度与孔的深度相同或短一点。

通常情况下,如果孔是完整的,骨柱是压配的。如果骨柱不稳,尤其是在 OCD 的情况下(损伤太深使移植物摆动)可用钢针[17]或可吸收针临时固定,这也有利于形成凸面。Stone 医生用骨软骨混合物填充在塞子间隙获得骨柱稳定。

软骨缺损的覆盖面必须尽可能完整,如果空隙太大就应增加移植物。

临床结果

自1992年Matsusue和Hangody先后报道他们的第一例手术以来,发表了很多文章。在1998年法国关节镜协会的研讨会中,法国膝缺损多中心回顾性研究发现,83%患者为IKDC A和B,无加重者。

最近,Beaufils[1]报道法国多中心的98例马赛克手术治疗股骨髁剥脱性骨软骨炎结果。患者平均年龄为26岁(12～59岁),平均随访36个月。1/4的患者有先期手术,平均缺损面积(3.3±2.5)cm^2。大多数患者用开放手术治疗。4例失败(移植物松动或脱落)。12%的患者有供区髌股疼痛。86%的患者(ICRS A或B)结果为优秀或良好,IKDC功能评分为(87±4)分。随访中结果稳定,但如果覆盖率低于70%,功能会降低($P<0.05$)。胫骨高位截骨并没有增加疗效。Beaufils在2005年报道用螺钉和马赛克联合固定OCD:即骨柱固定技术(图12)。

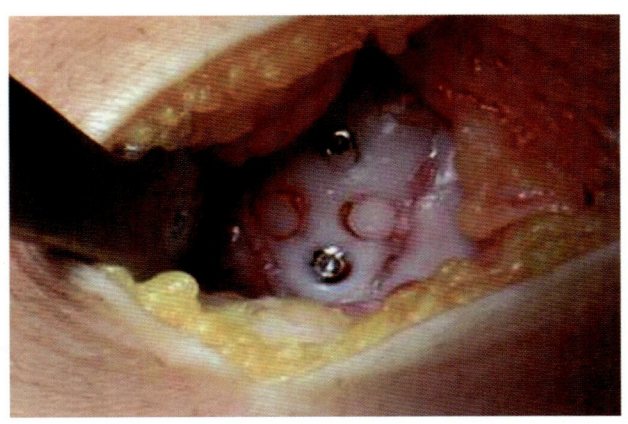

图12 P. Beaufils用螺钉和骨软骨柱为桩治疗股骨髁OCD

Hangody最近发表了[14]他的个人结果。967例膝关节软骨缺损,效果与位置有关:股骨髁好与优良的结果为92%,胫骨为87%,股骨滑车和髌骨只有74%。按Bandi评分,只有3%的患者有供区疼痛和活动困难。关节镜检查发现80%移植面是连续的。Artscan100®压痕试验显示抵抗力与正常软骨相似。但85%的患者进行了另一个手术。他肯定这是个可靠的技术,建议用于50岁以下的患者。

瑞典的Brittberg小组[3]报道了自体软骨细胞移植(ACI)的宝贵经验,平均随访7.5年,84%的患者结果良好或优异,但只有50%的缺损有透明软骨。在文献中,他们只发表了6篇1～2级文章。除了在2003年Horas发表的ACI结果更好的文章,对于他们来说,骨软骨移植与ACI的结果之间没有显著性差异[15]。例如,许多实际研究以包含软骨细胞基质的结果为导向,结果优异但无足够随访和病例的系列(第三阶段)。这种手术昂贵,但比置换更便宜、容易。

在2005年ISAKOS-FIMS大会上,专家们对于踝OCD的治疗达成了共识。Van Djick和专家组一致认为,对于大多数有症状OCD,清创、骨髓刺激是第一步,并提出了有益的指南。对于治疗失败,他们建议考虑OATS。专家们写出了关于距骨OCD不同手术方式及结果的回顾[14,23,25]的两份总结。

即使短期结果表明ACI效果良好,但由于病例数量和随访的不足,距骨骨软骨缺损的ACI结果是不可靠的[14,23,25]。

结论

骨软骨缺损的手术治疗与马赛克手术适应证有限[6]。这种治疗不适用于浅表、无症状的损伤和骨关节炎。这是一项要求很高的手术。随访已经支持长期稳定的效果和供区病损较低的结论,但不足以支撑能减少骨关节炎。本手术以较低的成本,获得85%以上的A或B的结果。

声明: 本人与发明马赛克手术工具的施乐辉公司没有利益冲突。

参考文献

1. Beaufils, P., Prove, S., Thaunat, M., Moyen, B., et Lefort, G.: Mosaicplastie dans les ostéochondrites dissécantes. Rev. Chir. Orthop. **92**(2S), 97–141 (2006)
2. Bobic, V.: Arthroscopic osteochondral autograft transplantation in anterior cruciate ligament reconstruction: a preliminary clinical study. Knee Surg. Sports Traumatol. Arthrosc. **3**, 262–264 (1996)
3. Brittberg, M.: Autologous chondrocyte implantation technique and long-term follow-up. Injury **39**(Suppl. 1), S40–S49 (2008)
4. Brittberg, M., Lindahl, A., Nilsson, A., et al.: Treatment of deep cartilage defects in the knee with autologous chondrocyte transplantation. N. Engl. J. Med. **331**, 889 (1994)
5. Christel, P., Versier, G., Landreau, P.H., Djian, P.: Osteochondral grafting using the mosaicplasty technique. Maitrise Orthop. **76**, 1–13 (1998)
6. Djian, P., Versier, G.: Technique de reconstruction cartilagineuse. EMC (Elsevier Masson SAS, Paris), Techniques chirurgicales – Orthopédie-Traumatologie, 44–35 (2006)
7. Friedlaender, G.E., Horowitz, M.C.: Immune responses to osteochondral allografts: nature and significance. Orthopaedics **15**, 1171–1175 (1992)
8. Garrett, J.C.: Treatment of osteochondritis dissecans of the distal femur with fresh osteochondral allografts. Arthroscopy **2**, 222 (1986)
9. Gautier, E., Kolker, D., Jakob, R.P.: Treatment of cartilage defects of the talus by autologous osteochondral grafts. J. Bone Joint Surg. Br. **84**(2), 237–244 (2002)
10. Gautier, E., Mainil-Varlet, Saager, C., Jakob, R.P.: Osteochondral autografts for the treatment of avascular necrosis of the talus, Book of abstracts. 8th Congress of the European Society of Sports

Traumatology, Knee Surgery and Arthroscopy (ESSKA), Nice, 1998, p. 336
11. Hangody, L., Kish, G., Kàrpàti, Z., Szerb, I., Udvarhelyi, I.: Arthroscopic autogenous osteochondral mosaicplasty for the treatment of femoral condylar articular defects. A preliminary report. Knee Surg. Sports Traumatol. Arthrosc. **5**, 262–267 (1997)
12. Hangody, L., Kish, G., Kàrpàti, Z., et al.: Autogenous osteochondral graft technique for replacing knee cartilage defects in dogs. Orthop. Int. **5**, 1 (1997)
13. Hangody, L., Kish, G., Kàrpàti, Z., et al.: Treatment of osteochondritis dissecans of the talus: the use of the mosaicplasty technique – preliminary report. Foot Ankle Int. **18**, 10 (1997)
14. Hangody, L., et al.: Autologous osteochondral grafting – technique and long-term results. Injury **39**(Suppl. 1), S32–S39 (2008)
15. Horas, U., Pelinkovic, D., Aigner, T., Schnettler, R.: Autologous chondrocyte implantation and osteochondral cylinder transplantation in cartilage repair of the knee joint. J. Bone Joint Surg. Am. **85**, 2487–2488 (2003)
16. Jakob, R.P., Mainil-Varlet, P., Saager, Ch., Gautier, E.: Mosaïcplasty: The in vivo engineered approach, Book of abstracts. 8th Congress of the European Society of Sports Traumatology, Knee Surgery and Arthroscopy (ESSKA), Nice, 1998, p. 106
17. Jakob, R.P., Petek, D.: Ostéochondrite disséquante du genou traitée par la mosaicplasty, Conférences d'enseignement SOFCOT, pp. 15–30. Elsevier, Paris (2003)
18. Lorentzon, R., Alfredson, H.: Periosteum transplantation. Sports Med. Arthrosc. Rev. **6**, 60 (1998)
19. Matsusue, T., Yamamuro, T., Hama, M.: Arthroscopic multiple osteochondral transplantation to the chondral defect in the knee associated with anterior cruciate ligament disruption: case report. Arthroscopy **9**, 318 (1993)
20. O'Driscoll, S.W., Salter, R.B.: The repair of major osteochondral defects in joint surfaces by neochondrogenesis with autogenous osteoperiosteal grafts stimulated by continuous passive motion: an experimental investigation in the rabbit. Clin. Orthop. **208**, 131–140 (1986)
21. Oateshott, R.D., Farine, J., Pritzker, K.P.H., et al.: A clinical and histological analysis of failed fresh osteochondral allografts. Clin. Orthop. **233**, 283 (1988)
22. Pridie, K.H.: A method of resurfacing osteoarthritic knee joint. J. Bone Joint Surg. Br. **41**, 618 (1959)
23. van Bergen, C.J.A., De Leeuw, P.A.J., Van Dijk, C.N.: Treatment of osteochondral defects of the talus. Rev. Chir. Orthop. **94**, 398–408 (2008)
24. Yamashita, F., Sakakida, K., Suzu, F., Takai, S.: The transplantation of an autogenic osteochondral fragment for osteochondritis dissecans on the knee. Clin. Orthop. **210**, 43 (1985)
25. Zengerink, M., Szerb, I., Hangody, L., Dopirak, R.M., Ferkel, R.D., van Dijk, C.N.: Current concepts: treatment of osteochondral ankle defects. Foot Ankle Clin. **11**(2), 331–359 (2006)

第四章 关节镜下自体软骨细胞移植治疗膝与踝软骨缺损

Antonio Gigante, Davide Enea, Stefano Cecconi, and Francesco Greco

李伟 译

内容

膝 ······ 589
  介绍 ······ 589
  历史背景 ······ 590
  手术技术 ······ 591
  术后处理 ······ 592
  结论 ······ 592
踝 ······ 593
  介绍 ······ 593
  手术技术 ······ 593
  术后康复方案 ······ 595
  我们的结果 ······ 595
  结论 ······ 595
参考文献 ······ 595

A. Gigante (✉), D. Enea, S. Cecconi, and F. Greco Department of Molecular Pathology and Innovative Therapy, Orthopaedic Clinic, Polytechnic University of Marche, Via Tronto 10/B, 60020 Ancona, Italy
e-mail: a.gigante@univpm.it; davidenea@libero.it; stefano.cecconi@live.it; f.greco@univpm.it

膝

介绍

膝关节软骨或骨软骨损伤治疗方法很多：微骨折（MFX）[66]、软骨下骨钻孔[9]、磨削成型[35]、骨膜移植[9]或骨软骨移植（OAT）[29]，报道效果差异很大。关节镜下自体骨软骨移植也有报道[14,15,41]，是当今成熟的技术。然而，由于膝关节常见的是软骨损伤，不是骨软骨损伤，而移植需要磨削健康的软骨下骨引起一定考虑。

在目前治疗方案中，细胞疗法系统是一种稳定的手术。1994年由Brittberg首次提出自体软骨细胞植入（ACI）[10]作为治疗膝软骨缺损的方法。原有技术包括从膝关节非负重区获得健康软骨，然后培养、扩增软骨细胞，最后把软骨细胞注射到边缘防漏缝合覆盖缺损的骨膜片下。ACI的技术目前已使用超过10年，广泛用来治疗软骨损伤。长期随访研究显示了良好和优异结果比例很高[54]。ACI与其他软骨修复技术如软骨移植技术相比较有几个理论上的优势，如可能降低供区的发病率[54]来治疗较大的缺损。然而，最近的两个随机对照研究没有发现标准ACI技术优于马赛克手术[8,31]。最近的一项随机对照研究比较了ACI与微骨折（MFX）[36]的结果，5年的随访显示结果类似。这些结果并不令人惊讶，因为最初的ACI技术（也称为第一代技术）确实有一些实际的问题。

获取骨膜切口较大，增加了手术时间和供区损伤。为保持软骨细胞在缺损中，防水缝合进一步延长了手术时间。此外，在悬浮液中所含软骨细胞的成活率仍不清楚。植入物对侧关节表面的压力可能会导致骨膜压缩和随之而来的关节内软骨细胞泄漏。此外,不同的作者报道显示骨膜片本身可以引起并发症。据报道,10%~25%的第一代的ACI移植的骨膜过度生长,往往需要翻修手术[6,26,44,55,61]。另一个频繁发生的问题是骨膜移植与周围组织结合不牢、骨膜瓣剥离[43,48,61]。由于关节僵硬等造成的再手术率高达42%[43]。

用合成胶原膜代替骨膜的技术(ACI-C),防水缝合和细胞泄漏仍然存在。然而,传统的ACI与ACI-C比较的随机对照试验得到类似的结果,只是减少了骨膜所造成问题[26]。

为了克服这些不便,开发了第二代ACI技术。有了这项技术,可以培养、扩增大量的软骨细胞,然后直接播种到具有生物相容性和能生物降解的合成膜上。有几种不同的产品。如由Ⅰ和Ⅲ胶原蛋白制成的MACI®(Genzym, Biosurgery Denmark)[23],由透明质酸制成的Hyalograft®(FIDIA Italy)[1,11,12,27,28,64,65],或合成纤维Bioseed C®(Biotissue, Germany)[51,63]。这种技术不需要切取骨膜、避免供区问题。也不需要防水缝合,因为细胞已经直接附着到膜上。可以用缝线、纤维蛋白胶或者按压来固定移植物。避免了骨膜带来的问题。然而,尽管与原有的技术相比有这么多实际的优点,但临床结果差别不大。随机对照试验表明,1年后随访结果显示,传统的ACI和MACI结果相同[6]。另一个随机对照试验发现,第二代ACI(用软骨细胞接种在纤维蛋白胶)优于软骨磨削技术[68]。

虽然第二代的ACI克服了许多一代技术的问题,但还会带来切开手术的并发症,如关节僵硬和功能减弱。原因是多方面的,可能与手术暴露以及康复期延长有关[16]。

到目前为止,ACI技术并不比微骨折好。这并不奇怪,因为这是开放手术与关节镜手术的对比[36]。ACI技术的更好愈合潜力,可能被不同手术入路的并发症风险所掩盖。

开发关节镜ACI技术的宗旨是减少切开手术的并发症,只与其他治疗关节镜治疗方法相比较。本技术由Marcacci及其同事在2002年首先报道的[42]。

历史背景

Marcacci和他的同事首先介绍了16例关节镜下ACI[42]手术。他们采用了特制的传递系统,允许同时准确地清创、削切支架并将其传递到缺损部位,支架只需压紧固定。对于大的缺损,可以重叠铺放。由于这种传递系统只能垂直于创面工作,所以只适合于髁部缺损。

Erggelet和他的同事们报道了应用关节镜锚固细胞载体支架的方法[17]。股骨的损伤由内而外,胫骨的缺损由外向内,用导引器械置入缝线。将缺损清理接近长方形,缝合支架四个角。

Ronga和同事用关节镜ACI技术修复位于外侧胫骨平台后部的软骨缺损[57]。没有使用专门的器械。Ronga首次报道了用关节镜植入ACI纤维胶原膜(MACI®),如传统技术一样用蛋白胶固定。

Marcacci和他的同事们用第二代的ACI技术,在关节镜下对141例患者应用可以生物降解的以透明质酸为基础的膜[40]。不使用纤维蛋白胶。前瞻性评估,患者至少随访3年。通过数据分析明确这种关节镜治疗的适应证标准。包括股骨髁或滑车缺损,排除髌骨和双面损伤者。所有患者接受了严格的康复治疗,按国际膝关节文献委员会(IKDC)客观和主观的分数评价。没有支架折叠的问题。作者发现所有的评分在24个月内有统计学意义的显著改善,并保持至术后36和48个月随访时。统计分析表明,年轻和训练有素的患者结果更好。与没有先期手术的,孤立的软骨损伤者数据一致。有退行性损伤的患者,客观的改善很少。相关的手术、以前的手术、在有缺损的间室曾经半月板切除与缺损位置大小对结果无显著影响。对15例患者复查关节镜的评价,有13例患者显示有良好的效果。作者的结论是,关节镜ACI技术与标准的ACI技术结果相似,但能避免大切口手术带来的问题。

Franceschi和他的同事们还介绍了用关节镜下ACI技术治疗内侧胫骨平台软骨损伤的可能性[20]。他们用胫骨高位截骨(HTO)给损坏的间室减负。

Petersen等使用可吸收针来固定ACI[53]。这项技术包括缺损清创,插入支架,并用至少两个针固定在缺损的两个极。该针通过关节镜下导管插入。他认为改善固定强度有利于早期康复,减少移植物剥离的可能性[34],但不适合处理胫骨平台的缺损。

Ferruzzi和他的同事通过最少5年的随访,比较了开放手术(第一代)和关节镜ACI技术的结果[19]。对客观、主观和功能IKDC评分进行了评价。发现两种技术都能提高患者评分。两种技术的结果没有统计学差异。然而,关节镜ACI手术的主观的、客观的和功能的恢复更快,能显著降低并发症和再手术率。两种技术的 MRI 表现相似,病理检查结果也显示样本中大部分为透明样软骨。

Kon 和他的同事在一项非随机前瞻性研究中分析了关节 ACI 与微骨折的效果,随访 5 年[37]。两种技术都能够显著改善最终结果。但是关节镜 ACI 组比微骨折组的 IKDC 主观和客观改善更大。在 2 年内的返回赛场比率相同,但微骨折组在 2~5 年参与体育活动减少,而 ACI 组的参与在同期保持一致。

在这里,我们第一次描述了在关节镜下,将载有自体软骨细胞的 I 和 III 型胶原膜用纤维蛋白胶固定到股骨髁治疗软骨损伤的方法。

手术技术

1. 关节镜入路。标准的前内侧或前外侧入路。内上入路用于进水。

2. 清创。使用刮匙(图 1)、刨削刀或磨削头(图 2)清创,使缺损外形圆滑,不要深入软骨下骨。边缘修整齐垂直,以便移植物附着。处理近端边缘会遇到困难。通过改变镜头的位置能使刨削刀从不同的角度清理缺损来克服。

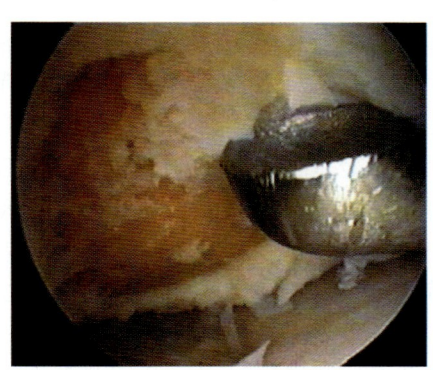

图 1 膝关节镜手术。用刮匙清创

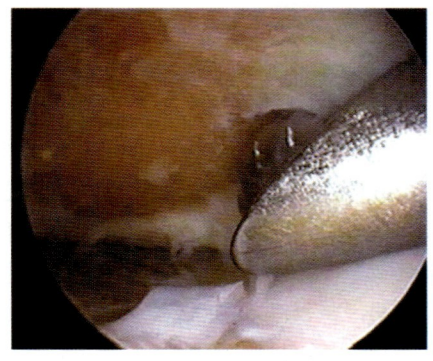

图 2 膝关节镜手术。磨削清创

3. 热止血。进行清创时,要用气动的止血带限制软骨下骨出血。原 ACI 和 MACI 技术要求在植入前使所有的软骨下骨停止出血。一旦水流停止,可以使用透热疗法(汽化电极)来处理清创缺损底部形成的所有小出血点,并修整缺损的边缘(图 3)。同时应注意不要广泛烧伤缺损的底部。

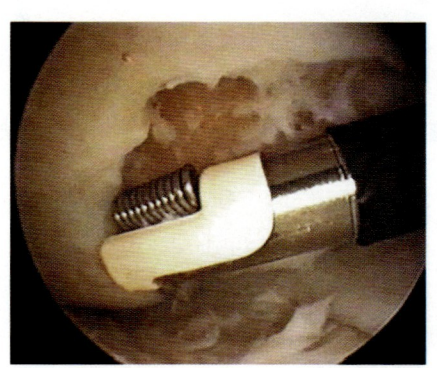

图 3 膝关节镜手术。透热疗法

4. 损伤的评价(图 4)。用测量杆伸入关节以便大体地测量缺损的尺寸。

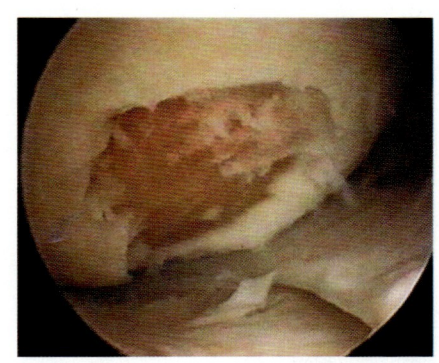

图 4 膝关节镜手术。病变评价

5. 确定膜的大小与形状。按测量结果用驱血带胶片做略大的试模,放入缺损处作为模板。标记上下前后,不断修剪橡胶片直到它完全适合缺损(图 5),按橡胶片修剪移植膜并标记。

6. 针、导管和抽吸。从单独的通路插入腰穿针,针尖抵在缺损的中心。将直径 8mm 的套管从最接近的缺损的入路插入(图 6)。停水排空。手术通常是在没有水的情况下进行,虽然有时关节能见度下降。如果可能的话,使用二氧化碳泵来扩大关节腔视野会更清晰。

7. 送入并固定移植膜。先将膜折叠,用无创伤钳通过导管送到缺损位置,铺平(图 7)。这可能需要一些努力,因为膜又薄又粘。在探头和针的帮助

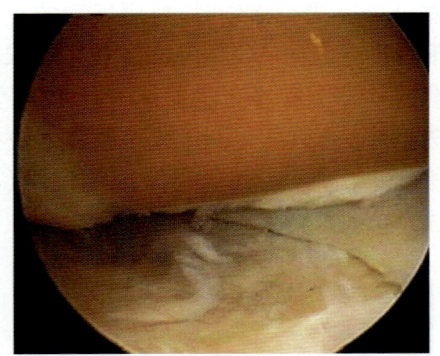

图5 膝关节镜手术。确定膜的大小和形状

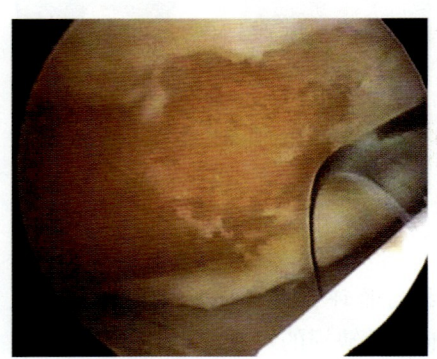

图6 膝关节镜手术。针、套管和吸管

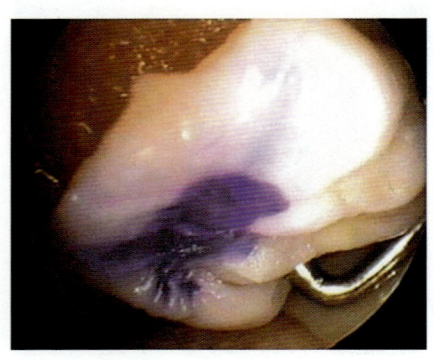

图7 膝关节镜手术。送入和调整膜的位置

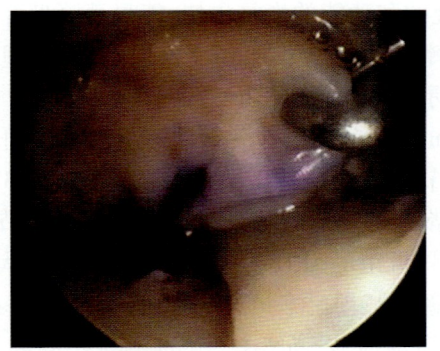

图8 膝关节镜下注胶

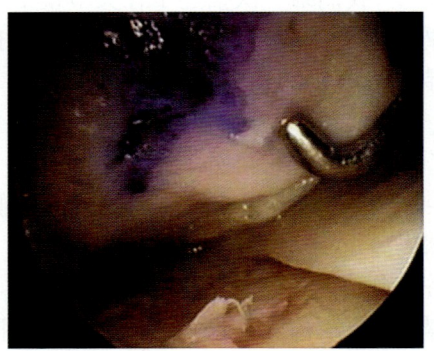

图9 膝关节镜手术。最后评价

下,通常可以在缺损的正确方向铺平膜。

8. 注射胶水。一旦达到令人满意的位置,将针插入膜下。应注意稀释纤维蛋白胶。没有稀释胶水将很快凝固,几秒钟后就不能作最后的位置调整。注射的纤维蛋白胶常将膜鼓起(图8)。因此,小的重新定位是必要的,用探钩将膜施加压力后铺平,挤出下面泄漏的胶水。为了方便定位,我们建议稀释至浓度5IU/ml[25]。

9. 最后评估。等待足够时间让胶水凝固,用关节镜探钩直接对膜加压(图9),或用对侧关节面加压(如果对膝进行手术产生内翻或外翻应力)。然后做数次关节屈伸运动检查膜的稳定性。

术后处理

早期康复重点是控制疼痛以促进关节活动、防止粘连和肌肉萎缩。用压力绷带制动膝关节24小时。术后第一天开始股四头肌等长收缩并坚持下去。术后第二天开始CPM,以后每天增加屈膝角度。CPM与膝、髋和踝关节主动和被动制动相关。术后30天开始扶拐逐渐增加部分负重行走或低阻力自行车。一般在术后40～45天弃拐。在30～60天之间,患者继续做主动和被动的关节运动,达到完全ROM,并开始渐进的肌力训练和开链训练。第4个月开始非负重活动如游泳。从6个月起非接触式的体育活动,如小步慢跑,在12个月后才允许接触性运动。

结论

自体软骨细胞植入的关节镜技术,消除了开放ACI手术的许多并发症。我们相信,第二代关节镜ACI技术有可能再生透明状组织并产生良好的长期临床效果。然而,该技术价格昂贵,成本-效益仍有待评估。因此,需要随机对照试验去证明这种选择的有效性,证明它比那些便宜和一步到位手术更有优势。

踝

介绍

踝关节软骨和骨软骨损伤一直是骨科医生面对的挑战[47,60,62]。在踝关节软骨缺损中,解剖位置特殊往往需要侵入性的耗时的切开手术,有的部位只能"掀盖"才能达到。

踝关节手术几乎都需要内外踝截骨的开放入路,这也是并发症多、功能恢复缓慢原因之一。此外,很多距骨圆顶的软骨或骨软骨损伤位于内后侧,即使切开后踝也难以暴露[56]。所以我们认为,将开放手术改为关节镜手术,在踝关节产生的改善可能比膝更大。

不同方法都可用于治疗踝关节软骨或骨软骨损伤。清创、刮除、软骨下钻孔和微骨折有满意的[4,18,24,67]和无效的结果[3,30,32,33,49]。不同的作者发现反复清创是成功的[50,59],虽然报道也有不利的结果[56],但这种方法有特别的适应证[46]。

尽管也有各种不同的并发症和膝关节供区问题的报道[29],骨软骨移植(OAT)总体效果良好[2,5,39,58],但技术要求很高,膝供区损害也受到关注。Kreuz和他的同事[39]证实,在关节镜手术失败后,再进行OAT治疗距骨缺损是有效的,但这些效果会受截骨术类型(不截骨、胫骨截骨术或踝截骨术)的影响。

ACI是最新的手术方式[7,13,21,38,52,69],尽管所有的报告患者数量都很少,一代或二代技术都有更令人满意的结果[7,13,21,38,52,69]。以上报告均为开放手术,几乎都进行踝截骨。为了克服这种不便,建议ACI完全用关节镜治疗。Giannini与他的同事们首先报道了46例关节镜ACI技术的经验[22]。到今天为止,这是此种技术的唯一报道。为了准确地将支架送到缺损位置,他们根据膝关节手术经验设计了专门的工具将移植物压配固定。在术前和术后36个月的AOFAS评分有明显提高。有趣的是,他们发现,最终的结果在统计学上受年龄增加和以前软骨修复手术的负面影响[45]。

尽管一些学者报道效果很好,但显而易见的是,侵入性手术都伴随着明显的局部并发损伤并且需要较长的康复时间,它们有时可以抵消软骨损伤修复本身的积极影响。这些都是我们开发能通过常用踝关节入口植入基于胶原支架ACI系统(MACI®, Verigen)的主要原因。关节镜的MACI®植入是可能的,因为Ⅰ~Ⅲ胶原蛋白膜的结构特性可以用手术仪器安全地操作,即使在关节镜手术中在反复暴露于灌注的液体后它也保持不变。

我们研发这种技术的主要目标集中在以下几个关键点:
- 用一块补丁修复缺损,不论其实际大小和形状如何。
- 不受缺损位置影响。
- 将传统开放天花板MACI®植入方法转换成关节镜手术步骤。

到目前为止,我们的经验是基于8名Outerbridge Ⅲ~Ⅳ度距骨穹顶缺损的患者(3男5女,平均年龄31岁)。缺损平均大小2.3cm²。根据现有指导原则,纳入标准为:对线良好、关节稳定、没有关节炎变性、无肥胖和免疫、感染或ACI禁忌的肿瘤性疾病。

本组患者踝关节功能明显受损。首先采用踝关节镜来评价缺损。然后从该踝完好的非负重区获取软骨,体外扩增时间平均38天(27~52天),通过常规的外侧和内侧踝关节入口进行第二次关节镜手术。

手术技术

手术步骤与膝关节的MACI相似(见上文):
1. 关节镜入路:标准的前内侧或前外侧入路。
2. 清创:用刮匙(图10)和刨削刀头或磨削头(图11)清理缺损,使缺损边界圆滑,边缘整齐垂直,不要过深进入软骨下骨。

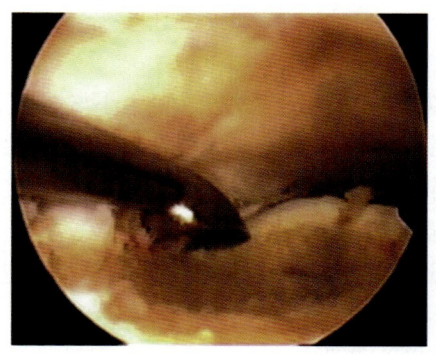

图10 踝关节镜手术。用刮匙清创

3. 止血和止血带是必需的(图12)。
4. 评估损伤(图13)。

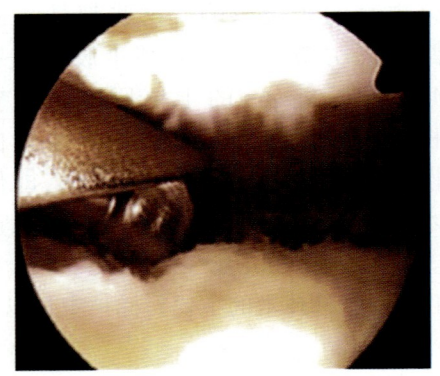

图 11 踝关节镜。磨削清创

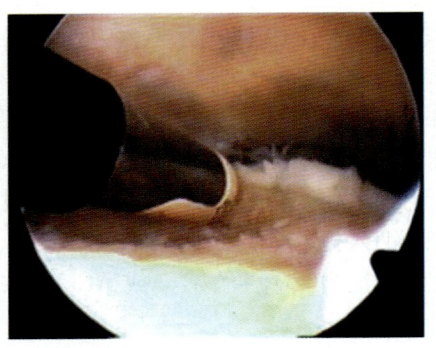

图 12 踝关节镜。电热止血

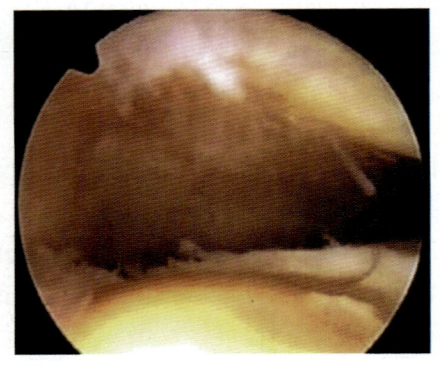

图 13 踝关节镜。评价病变

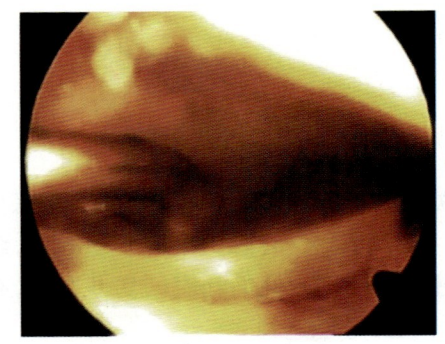

图 14 踝关节镜。胶膜测试缺损大小和形状

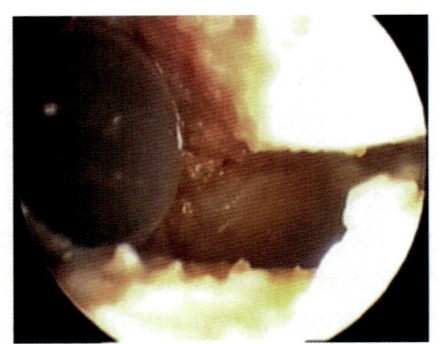

图 15 踝关节镜。针、套管和吸管

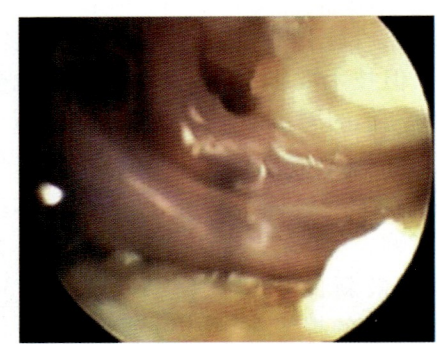

图 16 踝关节镜。插入和调整膜的位置

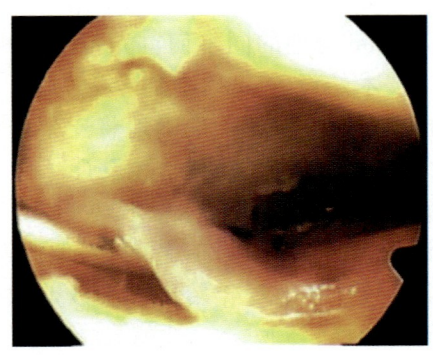

图 17 踝关节镜。注胶

5. 制作模板：用胶片做出膜的大小与外形（图14）。

6. 针、导管和抽吸。一根脊髓针从单独的入路插入关节,将大的套管（直径5.5mm）在最接近缺损的入口插入（图15）将水抽干。

7. 送入和安放：在探钩和针的帮助下进行（图16）。

8. 注胶：适当稀释（图17）。

9. 最后评估（图18）。当膜安放正确后,多次屈伸踝关节来检查膜的稳定性。

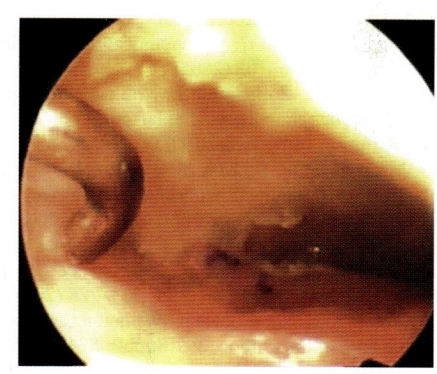

图 18 踝关节镜。最终评估

术后康复方案

遵循膝术后的一般原则：疼痛控制、早期活动、防止粘连和肌肉萎缩、逐步负重和肌肉力量加强。术后第 2 天开始小心地进行被动屈伸活动，第 7 天作主动和被动的体疗，直到恢复正常范围。限制负重 30 天，然后逐步增加。从第 4 个月鼓励非负重活动，如游泳。从 6 个月起进行非接触式的体育活动如慢跑，12 个月后才允许接触性运动。

我们的结果

到目前为止，在平均 18 个月的随访中没有任何不良事件。所有病例的术后 6 个月和 12 个月的 RMN 评估表明，填补缺损部位组织的信号与周围健康的关节软骨相似。从临床角度看，所有的患者显示主观（疼痛和功能）和客观（功能）的功能改善。由于患者数量少随访时间短，不能进行任何统计分析，也没有任何明确的有效性的结论。然而，明显的临床症状改善和放射性图片表明，关节镜下 MACI 是对距骨圆顶大型软骨缺损治疗的有效方法。关节镜技术能获得关节区的最佳视觉控制，不用侵入性的方法（包括例行踝关节截骨）进行缺损修复，与掀盖技术相比，降低了整体的手术并发症并使康复过程更容易且更快。

结论

只有一篇文献报道了踝关节镜 ACI 手术方法和临床疗效。到目前为止，我们的经验是令人鼓舞的。

关节镜为我们提供了公平地比较关节镜下 ACI 与清创和微骨折等传统关节镜技术的机会，它将使我们能够了解修复潜力和每项技术的精确适应证，无需考虑关节暴露的程度、功能恢复速度和水平。

随机对照试验需要建立此手术的有效性，并与其他传统的、便宜的手术相比较。

参考文献

1. Aigner, J., Tegeler, J., Hutzler, P.: Cartilage tissue engineering with novel nonwoven structured biomaterial based on hyaluronic acid benzyl ester. J. Biomed. Mater. Res. **42**, 172–181 (1998)
2. Al-Shaikh, R.A., Chou, L.B., Mann, J.A., et al.: Autologous osteochondral grafting for talar cartilage defects. Foot Ankle Int. **23**(5), 381–389 (2002)
3. Angermann, P., Jensen, P.: Osteochondritis dissecans of the talus: long-term results of surgical treatment. Foot Ankle **10**, 161–163 (1989)
4. Baker Jr., C.L., Morales, R.W.: Arthroscopic treatment of transchondral talar domefractures: a long-term follow-up study. Arthroscopy **15**, 197–202 (1999)
5. Baltzer, A.W., Arnold, J.P.: Bone-cartilage transplantation from the ipsilateral knee for chondral lesions of the talus. Arthroscopy **21**(2), 159–166 (2005)
6. Bartlett, W., Skinner, J.A., Gooding, C.R., et al.: Autologous chondrocyte implantation versus matrix-induced autologous chondrocyte implantation for osteochondral defects of the knee: a prospective, randomised study. J. Bone Joint Surg. Br. **87**(5), 640–645 (2005)
7. Baums, M.H., Heidrich, G., Schultz, W., et al.: Autologous chondrocyte transplantation for treating cartilage defects of the talus. J. Bone Joint Surg. Am. **88**(2), 303–308 (2006)
8. Bentley, G., Biant, L.C., Carrington, R.W., et al.: A prospective, randomised comparison of autologous chondrocyte implantation versus mosaicplasty for osteochondral defects in the knee. J. Bone Joint Surg. Br. **85**(2), 223–230 (2003)
9. Bouwmeester, P.S., Kuijer, R., Homminga, G.N., et al.: A retrospective analysis of two independent prospective cartilage repair studies: autogenous perichondrial grafting versus subchondral drilling 10 years post-surgery. J. Orthop. Res. **20**(2), 267–273 (2002)
10. Brittberg, M., Lindahl, A., Nilsson, A., et al.: Treatment of deep cartilage defects in the knee with autologous chondrocyte transplantation. N. Engl. J. Med. **331**(14), 889–895 (1994)
11. Brun, P., Abatangelo, G., Radice, M.: Chondrocyte aggregation and reorganization into three-dimensional scaffolds. J. Biomed. Mater. Res. **46**, 337–346 (1999)
12. Campoccia, D., Doherty, P., Radice, M.: Semisynthetic resorbable materials from hyaluronan esterification. Biomaterials **19**, 2101–2127 (1998)
13. Cherubino, P., Grassi, F.A., Bulgheroni, P., et al.: Autologous chondrocyte implantation using a bilayer collagen membrane: a preliminary report. J. Orthop. Surg. (Hong Kong) **11**(1), 10–15 (2003)
14. Chow, J.C., Hantes, M.E., Houle, J.B., et al.: Arthroscopic autogenous osteochondral transplantation for treating knee cartilage defects: a 2- to 5-year follow-up study (review). Arthroscopy **20**(7), 681–690 (2004)
15. Coons, D.A., Barber, F.A.: Arthroscopic osteochondral autografting (review). Orthop. Clin. North Am. **36**(4), 447–458 (2005)
16. Ebert, J.R., Robertson, W.B., Lloyd, D.G., et al.: Traditional vs accelerated approaches to post-operative rehabilitation following matrix-induced autologous chondrocyte implantation (MACI): comparison of clinical, biomechanical and radiographic outcomes. Osteoarthritis Cartilage **16**(10), 1131–1140 (2008)
17. Erggelet, C., Sittinger, M., Lahm, A.: The arthroscopic implantation of autologous chondrocytes for the treatment of full-thickness cartilage defects of the knee joint. Arthroscopy **19**(1), 108–110 (2003)
18. Ferkel, R.D., Zanotti, R.M., Komenda, G.A., et al.: Arthroscopic treatment of chronic osteochondral lesions of the talus: long-term results. Am. J. Sports Med. **36**(9), 1750–1762 (2008)

19. Ferruzzi, A., Buda, R., Faldini, C., et al.: Autologous chondrocyte implantation in the knee joint: open compared with arthroscopic technique. Comparison at a minimum follow-up of five years. J. Bone Joint Surg. Am. **90**(Suppl 4), 90–101 (2008)
20. Franceschi, F., Longo, U.G., Ruzzini, L., et al.: Simultaneous arthroscopic implantation of autologous chondrocytes and high tibial osteotomy for tibial chondral defects in the varus knee. Knee **15**(4), 309–313 (2008)
21. Giannini, S., Buda, R., Grigolo, B., et al.: Autologous chondrocyte transplantation in osteochondral lesions of the ankle joint. Foot Ankle Int. **22**(6), 513–517 (2001)
22. Giannini, S., Buda, R., Vannini, F., et al.: Arthroscopic autologous chondrocyte implantation in osteochondral lesions of the talus: surgical technique and results. Am. J. Sports Med. **36**(5), 873–880 (2008)
23. Gigante, A., Bevilacqua, C., Ricevuto, A., et al.: Membrane-seeded autologous chondrocytes: cell viability and characterization at surgery. Knee Surg. Sports Traumatol. Arthrosc. **15**(1), 88–92 (2007)
24. Gobbi, A., Francisco, R.A., Lubowitz, J.H., et al.: Osteochondral lesions of the talus: randomized controlled trial comparing chondroplasty, microfracture, and osteochondral autograft transplantation. Arthroscopy **22**(10), 1085–1092 (2006)
25. Goessl, A., Redl, H.: Optimized thrombin dilution protocol for a slowly setting fibrin sealant in surgery. Eur. Surg. **37**(1), 1–9 (2004)
26. Gooding, C.R., Bartlett, W., Bentley, G., et al.: A prospective, randomised study comparing two techniques of autologous chondrocyte implantation for osteochondral defects in the knee: periosteum covered versus type I/III collagen covered. Knee **13**(3), 203–210 (2006)
27. Grigolo, B., Lisignoli, G., Piacentini: Evidence for redifferentiation of human chondrocytes grown on a hyaluronan-based biomaterial (HYAFF 11). Biomaterials **23**, 1187–1195 (2002)
28. Grigolo, B., Roseti, L., Fiorini, M.: Transplantation of chondrocytes seeded on a hyaluronan derivative (HYAFF11) into cartilage defects in rabbits. Biomaterials **22**, 2417–2424 (2001)
29. Hangody, L., Füles, P.: Autologous osteochondral mosaicplasty for the treatment of full-thickness defects of weight-bearing joints: ten years of experimental and clinical experience. J. Bone Joint Surg. Am. **85-A**(Suppl 2), 25–32 (2003)
30. Henderson, I., Lavigne, P., Valenzuela, H., et al.: Autologous chondrocyte implantation: superior biologic properties of hyaline cartilage repairs. Clin. Orthop. Relat. Res. **455**, 253–261 (2007)
31. Horas, U., Pelinkovic, D., Herr, G., et al.: Autologous chondrocyte implantation and osteochondral cylinder transplantation in cartilage repair of the knee joint. A prospective, comparative trial. J. Bone Joint Surg. Am. **85-A**(2), 185–192 (2003)
32. Hubbard, M.J.S.: Articular debridement versus washout for degeneration of the medial femoral condyle: a five year study. J. Bone Joint Surg. Br. **78**, 217–219 (1996)
33. Hunt, S.A., Sherman, O.: Arthroscopic treatment of osteochondral lesions of the talus with correlation of outcome scoring systems. Arthroscopy **19**(4), 360–367 (2003)
34. Hunziker, E.B.: Articular cartilage repair: basic science and clinical progress. A review of the current status and prospects (review). Osteoarthritis Cartilage **10**(6), 432–463 (2002)
35. Johnson, L.L.: Arthroscopic abrasion arthroplasty: a review. Clin. Orthop. Relat. Res. **Oct**(391 Suppl), S306–S317 (2001)
36. Knutsen, G., Drogset, J.O., Engebretsen, L., et al.: A randomized trial comparing autologous chondrocyte implantation with microfracture. Findings at five years. J. Bone Joint Surg. Am. **89**(10), 2105–2112 (2007)
37. Kon, E., Gobbi, A., Filardo, G., et al.: Arthroscopic second-generation autologous chondrocyte implantation compared with microfracture for chondral lesions of the knee: prospective nonrandomized study at 5 years. Am. J. Sports Med. **37**(1), 33–41 (2009)
38. Koulalis, D., Schultz, W., Psychogios, B., et al.: Articular reconstruction of osteochondral defects of the talus through autologous chondrocyte transplantation. Orthopedics **27**(6), 559–561 (2004)
39. Kreuz, P.C., Steinwachs, M., Erggelet, C., et al.: Mosaicplasty with autogenous talar autograft for osteochondral lesions of the talus after failed primary arthroscopic management: a prospective study with a 4-year follow-up. Am. J. Sports Med. **34**(1), 55–63 (2006)
40. Marcacci, M., Berruto, M., Brocchetta, D., et al.: Articular cartilage engineering with Hyalograft C: 3-year clinical results. Clin. Orthop. Relat. Res. **June**(435), 96–105 (2005)
41. Marcacci, M., Kon, E., Zaffagnini, S., et al.: Arthroscopic second generation autologous chondrocyte implantation. Knee Surg. Sports Traumatol. Arthrosc. **15**(5), 610–619 (2007)
42. Marcacci, M., Zaffagnini, S., Kon, E., et al.: Arthroscopic autologous chondrocyte transplantation: technical note (review). Knee Surg. Sports Traumatol. Arthrosc. **10**(3), 154–159 (2002)
43. Micheli, L.J., Browne, J.E., Erggelet, C.: Autologous chondrocyte implantation of the knee: multicenter experience and minimum 3-year follow-up. Clin. J. Sport Med. **11**, 223–228 (2001)
44. Minas, T.: Autologous chondrocyte implantation for focal chondral defects of the knee. Clin. Orthop. **391**(Suppl), S349–S361 (2001)
45. Minas, T., Gomoll, A.H., Rosenberger, R., et al.: Increased failure rate of autologous chondrocyte implantation after previous treatment with marrow stimulation techniques. Am. J. Sports Med. **37**(5), 902–908 (2009)
46. Mitchell, M.E., Giza, E., Sullivan, M.R.: Cartilage transplantation techniques for talar cartilage lesions. J. Am. Acad. Orthop. Surg. **17**(7), 407–414 (2009)
47. Navid, D.O., Myerson, M.S.: Approach alternatives for treatment of osteochondral lesions of the talus. Foot Ankle Clin. **7**, 635–649 (2002)
48. Nehrer, S., Spector, M., Minas, T.: Histologic analysis of tissue after failed cartilage repair procedures. Clin. Orthop. Relat. Res. **365**, 149–162 (1999)
49. Ogilvie-Harris, D.J., Fitsialos, D.P.: Arthroscopic management of the degenerative knee. Arthroscopy **7**, 151–157 (1991)
50. Ogilvie-Harris, D.J., Sarrosa, E.A.: Arthroscopic treatment after previous failed open surgery for osteochondritis dissecans of the talus. Arthroscopy **15**, 809–812 (1999)
51. Perka, C., Sittinger, M., Schultz, O., et al.: Tissue engineered cartilage repair using cryopreserved and noncryopreserved chondrocytes. Clin. Orthop. **378**, 245–254 (2000)
52. Petersen, L., Brittberg, M., Lindahl, A.: Autologous chondrocyte transplantation of the ankle. Foot Ankle Clin. **8**(2), 291–303 (2003)
53. Petersen, W., Zelle, S., Zantop, T.: Arthroscopic implantation of a three dimensional scaffold for autologous chondrocyte transplantation. Arch. Orthop. Trauma. Surg. **128**(5), 505–508 (2008)
54. Peterson, L., Brittberg, M., Kiviranta, I., et al.: Autologous chondrocyte transplantation. Biomechanics and long-term durability. Am. J. Sports Med. **30**, 2–12 (2002)
55. Peterson, L., Minas, T., Brittberg, M.: Two- to 9-year outcome after autologous chondrocyte transplantation of the knee. Clin. Orthop. **374**, 212–234 (2000)
56. Robinson, D.E., Winson, I.G., Harries, W.J., et al.: Arthroscopic treatment of osteochondral lesions of the talus. J. Bone Joint Surg. Br. **85**, 989–993 (2003)
57. Ronga, M., Grassi, F.A., Bulgheroni, P.: Arthroscopic autologous chondrocyte implantation for the treatment of a chondral defect in the tibial plateau of the knee. Arthroscopy **20**(1), 79–84 (2004)
58. Sammarco, G.J., Makwana, N.K.: Treatment of talar osteochondral lesions using local osteochondral graft. Foot Ankle Int. **23**(8), 693–698 (2002)
59. Savva, N., Jabur, M., Davies, M., et al.: Osteochondral lesions of the talus: results of repeat arthroscopic debridement. Foot Ankle Int. **28**, 669–673 (2007)
60. Schafer, D.B.: Cartilage repair of the talus. Foot Ankle Clin. **8**, 739–749 (2003)
61. Sgaglione, N., Miniaci, A., Gillogly, S., et al.: Update on advanced surgical techniques in the treatment of traumatic focal articular cartilage lesions in the knee. Arthroscopy **18**(suppl 1), 9–32 (2002)
62. Shea, M.P., Manoli, A.: Osteochondral lesions of the talar dome. Foot Ankle **14**(1), 48–55 (1993)
63. Sittinger, M., Reitzel, D., Dauner, M.: Resorbable polyesters in cartilage engineering: affinity and biocompatibility of polymer fiber structures to chondrocytes. J. Biomed. Mater. Res. **33**, 57–63 (1996)
64. Solchaga, L.A., Dennis, J.E., Goldberg, V.M., et al.: Hyaluronic acid-based polymers as cell carriers for tissue engineered repair of bone and cartilage. J. Orthop. Res. **17**, 205–213 (1999)
65. Solchaga, L.A., Yoo, J.U., Lundberg, M.: Hyaluronic acid-based

polymers in the treatment of osteochondral defects. J. Orthop. Res. **18**, 773–780 (2000)
66. Steadman, J.R., Miller, B.S., Karas, S.G., et al.: The microfracture technique in the treatment of full-thickness chondral lesions of the knee in National Football League players. J. Knee Surg. **16**(2), 83–86 (2003)
67. Van Buecken, K., Barrack, R.L., Alexander, A.H., et al.: Arthroscopic treatment of transchondral talar dome fractures. Am. J. Sports Med. **17**, 350–355 (1989)
68. Visna, P., Pasa, L., Cizmár, I., et al.: Treatment of deep cartilage defects of the knee using autologous chondrograft transplantation and by abrasive techniques – a randomized controlled study. Acta Chir. Belg. **104**(6), 709–714 (2004)
69. Whittaker, J.P., Smith, G., Makwana, N., et al.: Early results of autologous chondrocyte implantation in the talus. J. Bone Joint Surg. Br. **87**(2), 179–183 (2005)

第五章 第二代自体软骨细胞移植：期待什么？

Johan Vanlauwe and ElizaVeta Kon

李伟 译

内容

简介	598
第一代 ACI：存在的问题	599
第二代 ACI：潜在的优势	599
第二代产品的临床应用	599
MACI®	599
Hyalograft C®	600
Bioseed C®	600
Cares®	600
Novocart 3D®	600
Cartipatch®	601
Biocart Ⅱ®	601
纤维蛋白胶	601
Ⅰ型胶原凝胶	601
第二代产品的临床结果	601
结论	601
参考文献	602

J. Vanlauwe(✉)
Department of Orthopaedic Surgery, University Hospitals Leuven, UZ Pellenberg, Weligerveld 1. B-3212 Pellenberg, Leuven, Belgium
e-mail: johan.vanlauwe@skynet.be, johan.vanlauwe@uzleuven.be

E. Kon
Department of Orthopaedics and Traumatology, Biomechanics Lab, Rizzoli Orthopaedic Institute, Bologna University, Bologna, Italy
e-mail: e.kon@biomec.ior.it

简介

最近几年，随着自体软骨细胞移植（ACI）的出现，人们对关节软骨修复兴趣大增。自从 1994 年 Brittberg 和 Peterson 首次在 *New England Journal of Medicine* 报道[13]至今，ACI 修复软骨缺损已成为成熟的技术。发表了许多有关 ACI 结构修复和临床结果的文章[17,66]。

迄今为止，容易又便宜的关节镜微骨折仍是一线手术，是已发表 ACI 的标准对照组。其主要问题是产生纤维软骨组织，几年之后骨面逐渐上移[16,44,54]。

软骨修复的最终目标是软骨结构及其生物力学的完整性的恢复、良好的长期的临床结果，避免晚期骨关节炎[67]。理想的再生是修复区没有纤维组织。为了实现这一目标，我们需要能在修复区生成软骨的软骨细胞，新生组织与基底和边缘牢固结合，其主要成分应该是Ⅱ型胶原和硫酸蛋白多糖，无血管侵入、不能矿化和被骨替换。为预防新生组织退化和分解，需要恢复稳定的潮线。关节软骨能承受很大应力以保护软骨下骨，但是一旦损伤基本没有愈合能力，正如 Hunter 早在 1743 年指出的那样[18]。

自从 ACI 在 20 世纪 80 年代产生后，已有很多发展。在 20 世纪 90 年代人们开始应用不同来源的干细胞。在 2000 年，意大利和德国开始应用关节镜下 ACI+支架，在这个"骨与关节的十年"的初期得到进一步发展。此后，又出现了一些"新一代"ACI 技术。第二代技术是用软骨细胞、优化软骨细胞簇+优化支架。第三代技术：其他类型的细胞结+支架，再添加生长因子是第四代技术。

第一代 ACI：存在的问题

ACI 手术需要二步。第一步是关节镜下从受累膝关节负重较小的部位取材。软骨送到专业的实验室分离出细胞并扩增到几百万个。单层培养细胞扩增的缺点之一是软骨细胞失去了表型性状和体内形成稳定软骨的能力，即"去分化"[85]。细胞扩增通常需要几个星期。

一旦获得足够数量的活细胞，即可进行要求更高的第二步，植入。切开关节、缺损清创到稳定边界，范围通常比缺损大。如果有钙化层，清创要到此层底部。如果缺损的底部有硬化，应除去硬化而不能有软骨下骨出血。理想的情况下，缺损边界应被健康的软骨包围，但并不总是如此。用骨膜覆盖缺损形成 Brittberg 所说的"生物反应室"[13,15]。获取骨膜是另一个难点，通常从胫骨近端鹅足腱下取骨膜。

有时切取足够大的骨膜并不容易，因为越在胫骨远端或患者年龄越大，骨膜就越薄。清除所有覆盖在骨膜上的皮下组织以预防后来的肥大。缝合骨膜覆盖缺损形成不漏细胞的"生物活性室"是另一个难点。通常用 Vicryl 6/0 线间隔 3~4mm 缝合。然后注射细胞到骨膜下，小心注射压力不要太大。良好止血后可以逐层关闭关节，不放引流。受重力影响细胞分布不均是个问题[30]。

手术后第一年发生的主要问题之一是移植的骨膜增生，这可能会导致细小弹响、摩擦感甚至交锁。近 25% 的病例需要二次关节镜手术[17,53,66]。文献中多报道修复组织活检为有不同数量透明软骨的纤维软骨。有几篇论文指出了修复组织的质量与临床疗效的联系，但没有得到证实[67]。Knutsen 将 ACI 与微骨折进行严格的随机对照试验（RCT），也没有找到这种联系。他的 5 年结果中失败病例新生软骨质量都不好，提示质量好的软骨可能失败较少[41,42]。

第二代 ACI：潜在的优势

虽然仍需要两个步骤，所谓的"第二代"ACI 可能比"经典"的 ACI 有明显的优势。

首先，三维培养似乎有利于维持软骨细胞表型的稳定[12,85]。在生物相容性好的支架上培养软骨细胞同时功能性增长和植入。不用缝合，手术通过一个小切口或关节镜进行[24,28,47,69]。这些手术很少有关节纤维化和感染等并发症。目前，有几种支架在临床上使用，但还不清楚哪种是目前的理想材料。从 20 世纪 90 年代末开始使用，不知道是否比第一代更好。两代的中期和短期的结果似乎没有差异。

ACI 的支架应该特性突出。比如良好的生物相容性，这意味着无论是在短期或在关节中降解的过程不能引起任何炎症反应或细胞毒作用。生物降解性是理想支架的另一个特点，要及时控制使软骨细胞形成基质并逐步替代再生组织的强度。支架应具有生物活性，可促进细胞外基质合成、维持软骨细胞表型和软骨细胞在其结构内的增殖。支架的渗透率对营养供应至关重要。ACI 所用的支架是现成的，容易再生产和使用。

支架可以是天然或人工合成的。琼脂糖、明胶、胶原蛋白、透明质酸、藻酸盐和纤维蛋白胶是天然支架，由于它们的自然降解产物而具有优良的生物相容性。在欧洲最常用的是透明质酸和胶原支架。美国 FDA 尚未批准临床使用的软骨修复支架。合成支架材料容易生产并能调控其力学和降解特性。常用的是聚乳酸（PLA）和聚乙醇酸（PGA）以及它们的组合。对于这些合成支架唯一需要担心的是降解产物会损害周围组织和植入的细胞。

第二代产品的临床应用

MACI®

基质联合软骨细胞移植（MACI®）由 Verigen 公司在 1998 年[10]引入欧洲和澳洲市场（Verigen Transplantation Service，Leverkusen，德国）。它是 I 型/III 胶原膜，软骨细胞在 4 周培养后种植于膜的粗糙面。再用自体血清培养 3 天即可移植。市场有几种类型的胶原膜，如 Chondro-Gide（Geistlich Biomaterials，Wolhüsen，瑞士）和 Maix（Matricel，Hezorath，德国）。这些膜具双层结构，表层光滑结实作为屏障，底层侧粗糙且多孔用于结合细胞，并刺激软骨细胞产生软骨基质分子。这种膜已经在大量体外和动物实验中获得成功[22,23,25,27,39,55-57]。

手术仍然是两步。第一次关节镜手术从膝关节负重较小的部位获取软骨细胞。经细胞培养与种植后，通过小切口植入。缺损清创不要穿过软骨下骨，测量缺损大小，修剪支架，并使用纤维蛋白胶将其固定在缺损底部。有不牢固迹象可缝合移植的膜。指导早期活动和常规康复。从 Behrens 等人的第一次报告以来,已经治疗了 3000 多名患者[86]。目前较少病例的报告表明,使用不同的评分系统,短期到中期随访结果都得到明显的改善。

Hyalograft C®

Hyalograft C® 是基于透明质酸苄酯(HYAFF® 11,Fidia Advanced Biopolymers,Padova,意大利)和一层 20μm 可变孔径纤维绒组成的支架。在 1999 年进入几个欧洲国家,用于治疗全层软骨损伤。透明质酸是组织工程的理想分子,因为它对软骨稳态是非常重要的[20]。

手术分两步。先从膝负重较少的区收集 150~200mg 的软骨。通常情况下,在滑车上内侧或髁间窝。软骨送到培养中心,分离细胞在无血清培养基中单层培养 6 周,再接种到支架上 2 周,使细胞再分化并恢复软骨细胞表型[4,19,72,73]。这种携带软骨细胞的材料曾成功修复兔软骨缺损模型[33]。它很黏可以直接贴到缺损内。所以意大利 Bologna 的 Marcacci 小组用关节镜对股骨髁上的缺损植入这种材料[47]。这种方法不像马赛克手术那样受供区损伤和面积限制。可以治疗更广泛的损伤,补片可以重叠以避免植入圆形补片之间的空隙。股骨髁损伤可行关节镜手术,在滑车或髌骨损伤可行小切口手术。关节镜下植入工具已经改进,拟植入的地方用锋利器械形成浅表骨软骨缺损,在关节腔排水后,用传递器械植入补片。伸屈膝关节几次测试补片稳定性。滑车和髌骨的补片切开植入,按压牢固。较大补片可用纤维蛋白胶加固。

Hyalograftç® 植入的结果类似经典 ACI 技术。优点是关节镜手术减少了切开手术的并发症,加快康复和恢复。至今从未有植入物肥大的报告。结果表明,该技术甚至可以治疗高度竞争性运动员的软骨缺损。关节镜技术也适用于距骨软骨损伤。

Bioseed C®

Bioseed C® 是组织工程移植物,由自体软骨细胞+绒布样可吸收支架构成。支架由丙交酯/乙交酯共聚酯/聚对二氧环己酮组成,标准尺寸为 2cm×3cm 或 2cm×1cm,大约 6 个月吸收。因为是自体细胞移植,同样镜下取软骨、送 GMP 实验室体外扩增、种植到 2mm 厚的载体上、用纤维蛋白胶协助细胞的三维分布。通常细胞的播种密度为 $20×10^6/cm^2$。

在兔子和马的临床前研究证实有软骨样组织生成,并能很好地整合到周围组织[8,65]。固定强度已经在尸体的膝中进行过测试[24]。关节镜植入通常用于股骨髁或移植物足够覆盖整个缺损时,其他情况可小切口植入。一般取材 3 周后植入,但会有变化。缺损的准备与切开技术类似。缺损清创成长方形,边缘应坚固。在股骨髁缺损的每个角上,从里向外钻入导针并穿出。在移植物每个角上都预设可吸收缝线,距移植物 1cm 三重打结(knoted three-fold),用引导钢丝将缝线拉进骨内,将线结固定在骨内。将移植物卷起通过套管送入膝关节。拉动移植物四个角的缝线,使移植物铺开,缝线在皮肤拉出点剪断。此方法固定可靠,即使在非包容性缺损,线结卡在股骨髁的松质骨内的时候。伸屈膝关节确保移植的稳定后再关闭伤口。

可靠的固定保证了早期使用 CPM,安全的康复期缩短,而没有经典技术的并发症。

2001 年 12 月 bioseedç® 用于治疗膝的软骨缺损[20,24,42,63]。

Cares®

CaRes®(ArthroKinetics,Esslingen,德国)是能直接培养自体软骨细胞 I 型胶原的 3D 凝胶。可以根据缺损的形状选择植入物的大小和厚度。和其他自体细胞移植一样获取软骨。将细胞分离后种入含有患者自己血清的胶原凝胶里扩增。凝胶在植入时是稳定的,培养只需要 2 个星期[32]。移植通常是通过小切口进行,使用 Tissucol®(Baxter Int. Inc.)固定在准备好的缺损上。对 $10cm^2$ 以上的缺损,建议在移植物上再缝合一层膜。髌骨或胫骨损伤也用同样缝合一层膜。虽然只报道了少量的研究,包括髌股关节在内的临床结果令人鼓舞[5,6,52]。

Novocart 3D®

Novocart 3D®(TETEC AG Tissue Engineering Technologies,Reutlingen,德国)是种植了自体软骨细胞的胶原蛋白-硫酸软骨素双相支架。其表面密实而底面多孔,可防止软骨细胞长出去和滑膜细胞长进来。

首次关节镜检时获取 2 个直径 4mm 的软骨圆柱,送到 TETEC 扩增器中,分离细胞并在含有患者自己血清的基质中扩增。当达到足够的细胞数量时接种到 3D 基质内,再培养 3 周后,经过小切口进行移植。用缝线或微型可吸收针固定。此方法从

2003年便应用到临床,发表的文献很少,但结果令人鼓舞[62]。

Cartipatch®

Cartipatch®(TBF GENIE Tissulaire, Mions, 法国)是由琼脂糖和藻酸盐组成的水凝胶+自体软骨细胞构成的。这种水凝胶与扩增的自体软骨细胞混合,在37°中制成三种不同尺寸(10,12,14mm 直径的圆锥体),在25°中凝固。用特制器械处理缺损,通过小切口,按照马赛克方法插入植入物,完全覆盖缺损。已经在羊软骨缺损模型获得成功。从2002年开始,在法国进行第2阶段的多中心临床试验。根据在2007年ORS展出的海报,首批的20例患者在3~24个月随访的组织学和临床结果较好。2007年3月开始第3阶段Cartipatch®与微骨折比较研究[71]。

Biocart Ⅱ®

Biocart Ⅱ®(Prochon biotech Ltd, Rehovot, 以色列)由自体软骨细胞和纤维蛋白-透明质酸基质构成,这种新型三维孔隙支架(Cartimate™)内细胞分布均匀。用自体血清和成纤维细胞生长因子变异体2(FGF-2V)进行了优化细胞培养。首先在膝关节取软骨,然后在GMP中心培养。2~3周之内达到足够的细胞数量,并检查其成软骨细胞的能力后,播种在基质上。第二步,通常是小切口,相同原则处理缺损,植入物用生物胶固定。如有必要,可多层填补。在体外实验中,人血清+FGF2v 促进细胞增殖能力比只有人血清或胎牛血清(有或无FGF2v)的强。在临床应用之前,已经在裸鼠和山羊试验成功。第一份报告最近在 Clinical Orthopedics 发表,结果满意[59]。

纤维蛋白胶

纤维蛋白是一个非常有吸引力的天然生物材料,因为它具有生物相容性并能生物降解。一些临床报告应用了在纤维蛋白胶(Tissucol® Baxter International Inc.)中培养的自体软骨细胞。它可以用于膝和脚踝软骨缺损。体内研究证实,在这种物质中细胞迁移有限[14,82]。纤维蛋白胶的另一个问题是机械稳定性[82]。它主要用于粘固其他组织工程产品。有一篇与磨削成型比较的随机对照研究的1年临床结果报告[84]。

Ⅰ型胶原凝胶

Atelocollagen® 是一种Ⅰ型胶原凝胶。将自体软骨细胞种到这种凝胶中培养4个星期。体外和体内研究,临床前和临床研究都证明在这种凝胶中培养的软骨细胞修复关节软骨缺损是有效的[36,37,40,61]。优点是软骨细胞分布比较均匀并保持表型。缺点是凝胶仍然需要由骨膜覆盖,这也是经典的ACI的主要缺点。

第二代产品的临床结果

大部分公布结果没有对照组,只是病例报道或者是回顾性研究。应用不同的评分系统,所有的研究都有令人鼓舞的结果,甚至在髌股关节。与其他第二代产品或经典ACI对比研究很少,但总体结果相似。与基线相比改善明显,病理结果也是这样。第二代产品都减少了移植物肥厚、剥离和关节纤维化等不良反应[60]。再手术率低于传统ACI(ACI为42%)。不同的作者都发现创伤后单一缺损的年轻群体结果更好[45]。第二代ACI不适用于广泛的软骨退变。无法根据文献排列支架的优良或选择个性化支架。尚不清楚合成的或天然的支架哪个更好。随着技术的不断发展,支架将继续改善,但有关2D培养或3D培养的支架上细胞的去分化和再分化潜力仍有未解答的问题。第二代产品的细胞量差别很大,良好的软骨修复需要多少细胞?培养细胞特性仍有许多问题,已经证实,琼脂糖培养软骨细胞简单地再表达Ⅱ型胶原和蛋白聚糖,并不足以预测它在体内形成软骨的能力[12]。仍需要提高用户方便和简化手术技术,应改善结果的可预见性。

结论

带细胞支架的组织工程技术发展了关节镜移植技术。手术创伤小,无需切取骨膜,手术时间减少。还有供区病损、移植物肥大和术后粘连也大大降低。这些特点使这些手术更受外科医生欢迎。发表的第二代产品结果主要是回顾性、前瞻性和没有对照组的病例报道,主要是短中期的结果。正如Jacobsen以前所报道的那样,这些论文的方法学质量普遍偏低[38]。

目前,这些结果几乎与经典ACI技术相同。当务之急是施行随机对照试验,更长的随访。这些研究不应该只看疗效,安全同样重要。为确定第二代 ACI 是否是第一代的有效的替代者,ACI 技术也需要长期随访。因为再生医学领域发展得太快,本节内容没有包含所有产品。

产品	临床文献	随访	患者数量
MACI[7,9,11,21,51,70,77~79] (Verigen-Genzyme)	2 组病例	6 年	13
	3 个前瞻性研究	5 年	11
	1 个比较前瞻性研究	2 年	27MACI vs 7 微骨折
	1 个随机研究	1 年	44 ACI-C vs 47 MACI
	4 个 MRI 研究	3 年	10
	2 个案例研究		
Hyalograft C®[29,31,35,43,46,48~50,58,64,68,76,79](FAB)	5 个病例系列	3 年	141
	9 个前瞻性研究	5 年	51
	2 个比较前瞻性研究	5 年	40 Hyalograft C vs 40 微骨折
Bioseed C®[63](BioTissue Technologies)	1 个前瞻性研究	2 年	40
CaRes®[5,6,52](Ars Arthro)	3 个案例系列	2 年	14
	1 个 MRI 研究	1 月	25
Novocart 3D®[62](TETEC)	1 个前瞻性研究	1.5 年	22
ACI on TissueCol®[26,34,80,81,83,84]	3 个案例	2 年	3
Cartipatch®(TB France)[71]	1 个阶段 2 前瞻性研究	2 年	17
Biocart II®(Prochon)[59]	1 个前瞻性研究	1 年	8
ACI on Atelocollagen gel[1-3]	3 个病例报道	2 年	22
	1 个随机研究与磨削比较	1 年	25 vs 25

参考文献

1. Adachi, N., Ochi, M., Deie, M., Ito, Y., Izuta, Y.: Lateral compartment osteoarthritis of the knee after meniscectomy treated by the transplantation of tissue-engineered cartilage and osteochondral plug. Arthroscopy **22**(1), 107–112 (2006)
2. Adachi, N., Ochi, M., Deie, M., Ishikawa, M., Ito, Y.: Osteonecrosis of the knee treated with a tissue-engineered cartilage and bone implant. A case report. J. Bone Joint Surg. Am. **89**(12), 2752–2757 (2007)
3. Agung, M., Ochi, M., Adachi, N., Uchio, Y., Takao, M., Kawasaki, K.: Osteochondritis dissecans of the talus treated by the transplantation of tissue-engineered cartilage. Arthroscopy **20**(10), 1075–1080 (2004)
4. Aigner, J., Tegeler, J., Hutzler, P., et al.: Cartilage tissue engineering with novel nonwoven structured biomaterial based on hyaluronic acid benzyl ester. J. Biomed. Mater. Res. **42**(2), 172–181 (1998)
5. Andereya, S., Maus, U., Gavenis, K., et al.: First clinical experiences with a novel 3D-collagen gel (CaReS) for the treatment of focal cartilage defects in the knee. Z. Orthop. Ihre Grenzgeb. **144**(3), 272–280 (2006)
6. Andereya, S., Maus, U., Gavenis, K., et al.: Treatment of patellofemoral cartilage defects utilizing a 3D collagen gel: two-year clinical results. Z. Orthop Unfall. **145**(2), 139–145 (2007)
7. Bachmann, G., Basad, E., Lommel, D., Steinmeyer, J.: MRI in the follow-up of matrix-supported autologous chondrocyte transplantation (MACI) and microfracture. Radiologe **44**(8), 773–782 (2004)
8. Barnewitz, D., Endres, M., Kruger, I., et al.: Treatment of articular cartilage defects in horses with polymer-based cartilage tissue engineering grafts. Biomaterials **27**(14), 2882–2889 (2006)
9. Bartlett, W., Gooding, C.R., Carrington, R.W., Skinner, J.A., Briggs, T.W., Bentley, G.: Autologous chondrocyte implantation at the knee using a bilayer collagen membrane with bone graft. A preliminary report. J. Bone Joint Surg. Br. **87**(3), 330–332 (2005)
10. Behrens, P., Ehlers, E.M., Kochermann, K.U., Rohwedel, J., Russlies, M., Plotz, W.: New therapy procedure for localized cartilage defects. Encouraging results with autologous chondrocyte implantation. MMW Fortschr. Med. **141**(45), 49–51 (1999)
11. Behrens, P., Bitter, T., Kurz, B., Russlies, M.: Matrix-associated autologous chondrocyte transplantation/implantation (MACT/MACI)-5-year follow-up. Knee **13**(3), 194–202 (2006)
12. Benya, P.D., Shaffer, J.D.: Dedifferentiated chondrocytes reexpress the differentiated collagen phenotype when cultured in agarose gels. Cell **30**(1), 215–224 (1982)

13. Brittberg, M., Lindahl, A., Nilsson, A., Ohlsson, C., Isaksson, O., Peterson, L.: Treatment of deep cartilage defects in the knee with autologous chondrocyte transplantation. N. Engl. J. Med. **331**(14), 889–895 (1994)
14. Brittberg, M., Sjogren-Jansson, E., Lindahl, A., Peterson, L.: Influence of fibrin sealant (Tisseel) on osteochondral defect repair in the rabbit knee. Biomaterials **18**(3), 235–242 (1997)
15. Brittberg, M., Peterson, L., Sjogren-Jansson, E., Tallheden, T., Lindahl, A.: Articular cartilage engineering with autologous chondrocyte transplantation. A review of recent developments. J. Bone Joint Surg. Am. **85-A**(Suppl 3), 109–115 (2003)
16. Brown, W.E., Potter, H.G., Marx, R.G., Wickiewicz, T.L., Warren, R.F.: Magnetic resonance imaging appearance of cartilage repair in the knee. Clin. Orthop. **422**, 214–223 (2004)
17. Browne, J.E., Anderson, A.F., Arciero, R., et al.: Clinical outcome of autologous chondrocyte implantation at 5 years in US subjects. Clin. Orthop. Relat. Res. **436**, 237–245 (2005)
18. Buckwalter, J.A.: Articular cartilage injuries. Clin. Orthop. Relat. Res. **402**, 21–37 (2002)
19. Campoccia, D., Doherty, P., Radice, M., Brun, P., Abatangelo, G., Williams, D.F.: Semisynthetic resorbable materials from hyaluronan esterification. Biomaterials **19**(23), 2101–2127 (1998)
20. Chen, W.Y., Abatangelo, G.: Functions of hyaluronan in wound repair. Wound Repair Regen. **7**(2), 79–89 (1999)
21. Cherubino, P., Grassi, F.A., Bulgheroni, P., Ronga, M.: Autologous chondrocyte implantation using a bilayer collagen membrane: a preliminary report. J. Orthop. Surg. (Hong Kong) **11**(1), 10–15 (2003)
22. Dorotka, R., Windberger, U., Macfelda, K., Bindreiter, U., Toma, C., Nehrer, S.: Repair of articular cartilage defects treated by microfracture and a three-dimensional collagen matrix. Biomaterials **26**(17), 3617–3629 (2005)
23. Ehlers, E.M., Fuss, M., Rohwedel, J., Russlies, M., Kuhnel, W., Behrens, P.: Development of a biocomposite to fill out articular cartilage lesions. Light, scanning and transmission electron microscopy of sheep chondrocytes cultured on a collagen I/III sponge. Ann. Anat. **181**(6), 513–518 (1999)
24. Erggelet, C., Sittinger, M., Lahm, A.: The arthroscopic implantation of autologous chondrocytes for the treatment of full-thickness cartilage defects of the knee joint. Arthroscopy **19**(1), 108–110 (2003)
25. Frenkel, S.R., Toolan, B., Menche, D., Pitman, M.I., Pachence, J.M.: Chondrocyte transplantation using a collagen bilayer matrix for cartilage repair. J. Bone Joint Surg. Br. **79**(5), 831–836 (1997)
26. Frisbie, D.D., Kawcak, C.E., Baxter, G.M., et al.: Effects of 6 alpha-methylprednisolone acetate on an equine osteochondral fragment exercise model. Am. J. Vet. Res. **59**(12), 1619–1628 (1998)
27. Fuss, M., Ehlers, E.M., Russlies, M., Rohwedel, J., Behrens, P.: Characteristics of human chondrocytes, osteoblasts and fibroblasts seeded onto a type I/III collagen sponge under different culture conditions. A light, scanning and transmission electron microscopy study. Ann. Anat. **182**(4), 303–310 (2000)
28. Giannini, S., Buda, R., Grigolo, B., Vannini, F.: Autologous chondrocyte transplantation in osteochondral lesions of the ankle joint. Foot Ankle Int. **22**(6), 513–517 (2001)
29. Giannini, S., Buda, R., Vannini, F., Di Caprio, F., Grigolo, B.: Arthroscopic autologous chondrocyte implantation in osteochondral lesions of the talus: surgical technique and results. Am. J. Sports Med. **36**(5), 873–880 (2008)
30. Gigante, A., Bevilacqua, C., Ricevuto, A., Mattioli-Belmonte, M., Greco, F.: Membrane-seeded autologous chondrocytes: cell viability and characterization at surgery. Knee Surg. Sports Traumatol. Arthrosc. **15**(1), 88–92 (2007)
31. Gobbi, A., Kon, E., Berruto, M., Francisco, R., Filardo, G., Marcacci, M.: Patellofemoral full-thickness chondral defects treated with Hyalograft-C: a clinical, arthroscopic, and histologic review. Am. J. Sports Med. **34**(11), 1763–1773 (2006)
32. Gravius, S., Schneider, U., Mumme, T., et al.: Osteochondral marker proteins in the quantitative evaluation of matrix-based autologous chondrocyte transplantation CaRes. Z. Orthop. Unfall. **145**(5), 625–632 (2007)
33. Grigolo, B., Roseti, L., Fiorini, M., et al.: Transplantation of chondrocytes seeded on a hyaluronan derivative (hyaff-11) into cartilage defects in rabbits. Biomaterials **22**(17), 2417–2424 (2001)
34. Handl, M., Trc, T., Hanus, M., et al.: Autologous chondrocyte implantation in the treatment of cartilage lesions of ankle joint. Acta Chir. Orthop. Traumatol. Cech. **74**(1), 29–36 (2007)
35. Hollander, A.P., Dickinson, S.C., Sims, T.J., et al.: Maturation of tissue engineered cartilage implanted in injured and osteoarthritic human knees. Tissue Eng. **12**(7), 1787–1798 (2006)
36. Ishihara, T., Ono, T.: Analysis of the vascularity of an atelocollagen sponge substitute dermis in the human. J. Dermatol. **28**(7), 360–368 (2001)
37. Iwasa, J., Ochi, M., Uchio, Y., Katsube, K., Adachi, N., Kawasaki, K.: Effects of cell density on proliferation and matrix synthesis of chondrocytes embedded in atelocollagen gel. Artif. Organs **27**(3), 249–255 (2003)
38. Jakobsen, R.B., Engebretsen, L., Slauterbeck, J.R.: An analysis of the quality of cartilage repair studies. J. Bone Joint Surg. Am. **87**(10), 2232–2239 (2005)
39. Jones, C.W., Willers, C., Keogh, A., et al.: Matrix-induced autogous chondrocyte implantation in sheep: objective assessments including confocal arthroscopy. J. Orthop. Res. **26**(3), 292–303 (2008)
40. Katsube, K., Ochi, M., Uchio, Y., et al.: Repair of articular cartilage defects with cultured chondrocytes in Atelocollagen gel. Comparison with cultured chondrocytes in suspension. Arch. Orthop. Trauma. Surg. **120**(3–4), 121–127 (2000)
41. Knutsen, G., Engebretsen, L., Ludvigsen, T.C., et al.: Autologous chondrocyte implantation compared with microfracture in the knee. A randomized trial. J. Bone Joint Surg. Am. **86**(3), 455–464 (2004)
42. Knutsen, G., Drogset, J.O., Engebretsen, L., et al.: A randomized trial comparing autologous chondrocyte implantation with microfracture. Findings at five years. J. Bone Joint Surg. Am. **89**(10), 2105–2112 (2007)
43. Kon, E., Gobbi, A., Filardo, G., Delcogliano, M., Zaffagnini, S., Marcacci, M.: Arthroscopic second-generation autologous chondrocyte implantation compared with microfracture for chondral lesions of the knee: prospective nonrandomized study at 5 years. Am. J. Sports Med. **37**(1), 33–41 (2009)
44. Kreuz, P.C., Steinwachs, M.R., Erggelet, C., et al.: Results after microfracture of full-thickness chondral defects in different compartments in the knee. Osteoarthritis Cartilage **14**(11), 1119–1125 (2006)
45. Krishnan, S.P., Skinner, J.A., Bartlett, W., et al.: Who is the ideal candidate for autologous chondrocyte implantation? J. Bone Joint Surg. B. **88**(1), 61–64 (2006)
46. Manfredini, M., Zerbinati, F., Gildone, A., Faccini, R.: Autologous chondrocyte implantation: a comparison between an open periosteal-covered and an arthroscopic matrix-guided technique. Acta Orthop. Belg. **73**(2), 207–218 (2007)
47. Marcacci, M., Zaffagnini, S., Kon, E., Visani, A., Iacono, F., Loreti, I.: Arthroscopic autologous chondrocyte transplantation: technical note. Knee Surg. Sports Traumatol. Arthrosc. **10**(3), 154–159 (2002)
48. Marcacci, M., Kon, E., Zaffagnini, S., Vascellari, A., Neri, M.P., Iacono, F.: New cell-based technologies in bone and cartilage tissue engineering. II. Cartilage regeneration. Chir. Organi Mov. **88**(1), 42–47 (2003)
49. Marcacci, M., Berruto, M., Brocchetta, D., et al.: Articular cartilage engineering with Hyalograft C: 3-year clinical results. Clin. Orthop. Relat. Res. **435**, 96–105 (2005)
50. Marcacci, M., Kon, E., Zaffagnini, S., et al.: Arthroscopic second generation autologous chondrocyte implantation. Knee Surg. Sports Traumatol. Arthrosc. **15**(5), 610–619 (2007)
51. Marlovits, S., Striessnig, G., Kutscha-Lissberg, F., et al.: Early postoperative adherence of matrix-induced autologous chondrocyte implantation for the treatment of full-thickness cartilage defects of the femoral condyle. Knee Surg. Sports Traumatol. Arthrosc. **13**(6), 451–457 (2005)
52. Maus, U., Schneider, U., Gravius, S., et al.: Clinical results after three years use of matrix-associated ACT for the treatment of osteochondral defects of the knee. Z. Orthop. Unfall. **146**(1), 31–37 (2008)
53. Micheli, L.J., Browne, J.E., Erggelet, C., et al.: Autologous chondrocyte implantation of the knee: multicenter experience and minimum 3-year follow-up. Clin. J. Sport Med. **11**(4), 223–228 (2001)

54. Mithöfer, K., Minas, T., Peterson, L., Yeon, H., Micheli, L.J.: Functional outcome of knee articular cartilage repair in adolescent athletes. Am. J. Sports Med. **33**(8), 1147–1153 (2005)
55. Nehrer, S., Breinan, H.A., Ramappa, A., et al.: Canine chondrocytes seeded in type I and type II collagen implants investigated in vitro. J. Biomed. Mater. Res. **38**(2), 95–104 (1997)
56. Nehrer, S., Breinan, H.A., Ramappa, A., et al.: Matrix collagen type and pore size influence behaviour of seeded canine chondrocytes. Biomaterials **18**(11), 769–776 (1997)
57. Nehrer, S., Breinan, H.A., Ramappa, A., et al.: Chondrocyte-seeded collagen matrices implanted in a chondral defect in a canine model. Biomaterials **19**(24), 2313–2328 (1998)
58. Nehrer, S., Domayer, S., Dorotka, R., Schatz, K., Bindreiter, U., Kotz, R.: Three-year clinical outcome after chondrocyte transplantation using a hyaluronan matrix for cartilage repair. Eur. J. Radiol. **57**(1), 3–8 (2006)
59. Nehrer, S., Chiari, C., Domayer, S., Barkay, H., Yayon, A.: Results of chondrocyte implantation with a fibrin-hyaluronan matrix: a preliminary study. Clin. Orthop. Relat. Res. **466**(8), 1849–1855 (2008)
60. Niemeyer, P., Pestka, J.M., Kreuz, P.C., et al.: Characteristic complications after autologous chondrocyte implantation for cartilage defects of the knee joint. Am. J. Sports Med. **36**(11), 2091–2099 (2008)
61. Ochi, M., Uchio, Y., Kawasaki, K., Wakitani, S., Iwasa, J.: Transplantation of cartilage-like tissue made by tissue engineering in the treatment of cartilage defects of the knee. J. Bone Joint Surg. Br. **84**(4), 571–578 (2002)
62. Ochs, B.G., Müller-Horvat, C., Rolauffs, B., Fritz, J., Weise, K., Schewe, B.: Treatment of osteochondritis dissecans of the knee: one-step procedure with bone grafting and matrix-supported autologous chondrocyte transplantation. Z. Orthop. Unfall. **145**(2), 146–151 (2007)
63. Ossendorf, C., Kaps, C., Kreuz, P.C., Burmester, G.R., Sittinger, M., Erggelet, C.: Treatment of posttraumatic and focal osteoarthritic cartilage defects of the knee with autologous polymer-based three-dimensional chondrocyte grafts: 2-year clinical results. Arthritis Res. Ther. **9**(2), R41 (2007)
64. Pavesio, A., Abatangelo, G., Borrione, A., et al.: Hyaluronan-based scaffolds (Hyalograft C) in the treatment of knee cartilage defects: preliminary clinical findings. Novartis Found. Symp. **249**, 203–217 (2003); discussion 229–233, 234–238, 239–241, 203–217
65. Perka, C., Sittinger, M., Schultz, O., Spitzer, R.S., Schlenzka, D., Burmester, G.R.: Tissue engineered cartilage repair using cryopreserved and noncryopreserved chondrocytes. Clin. Orthop. Relat. Res. **378**, 245–254 (2000)
66. Peterson, L., Minas, T., Brittberg, M., Nilsson, A., Sjogren-Jansson, E., Lindahl, A.: Two- to 9-year outcome after autologous chondrocyte transplantation of the knee. Clin. Orthop. **374**, 212–234 (2000)
67. Peterson, L., Brittberg, M., Kiviranta, I., Akerlund, E.L., Lindahl, A.: Autologous chondrocyte transplantation. Biomechanics and long-term durability. Am. J. Sports Med. **30**(1), 2–12 (2002)
68. Podskubka, A., Povýsil, C., Kubes, R., Sprindrich, J., Sedlácek, R.: Treatment of deep cartilage defects of the knee with autologous chondrocyte transplantation on a hyaluronic acid ester scaffolds (Hyalograft C). Acta Chir. Orthop. Traumatol. Cech. **73**(4), 251–263 (2006)
69. Ronga, M., Grassi, F.A., Bulgheroni, P.: Arthroscopic autologous chondrocyte implantation for the treatment of a chondral defect in the tibial plateau of the knee. Arthroscopy **20**(1), 79–84 (2004)
70. Ronga, M., Grassi, F.A., Manelli, A., Bulgheroni, P.: Tissue engineering techniques for the treatment of a complex knee injury. Arthroscopy **22**(5), 79–84 (2006)
71. Selmi, T.A.S., Verdonk, P., Chambat, P., et al.: Autologous chondrocyte implantation in a novel alginate-agarose hydrogel: outcome at two years. J. Bone Joint Surg. Br. **90**(5), 597–604 (2008)
72. Solchaga, L.A., Dennis, J.E., Goldberg, V.M., Caplan, A.I.: Hyaluronic acid-based polymers as cell carriers for tissue-engineered repair of bone and cartilage. J. Orthop. Res. **17**(2), 205–213 (1999)
73. Solchaga, L.A., Yoo, J.U., Lundberg, M., et al.: Hyaluronan-based polymers in the treatment of osteochondral defects. J. Orthop. Res. **18**(5), 773–780 (2000)
74. Steadman, J.R., Rodkey, W.G.: Tissue-engineered collagen meniscus implants: 5- to 6-year feasibility study results. Arthroscopy **21**(5), 515–525 (2005)
75. Steadman, J.R., Briggs, K.K., Rodrigo, J.J., Kocher, M.S., Gill, T.J., Rodkey, W.G.: Outcomes of microfracture for traumatic chondral defects of the knee: average 11-year follow-up. Arthroscopy **19**(5), 477–484 (2003)
76. Thermann, H., Driessen, A., Becher, C.: Autologous chondrocyte transplantation in the treatment of articular cartilage lesions of the talus. Orthopade **37**(3), 232–239 (2008)
77. Trattnig, S., Ba-Ssalamah, A., Pinker, K., Plank, C., Vecsei, V., Marlovits, S.: Matrix-based autologous chondrocyte implantation for cartilage repair: noninvasive monitoring by high-resolution magnetic resonance imaging. Magn. Reson. Imaging **23**(7), 779–787 (2005)
78. Trattnig, S., Pinker, K., Krestan, C., Plank, C., Millington, S., Marlovits, S.: Matrix-based autologous chondrocyte implantation for cartilage repair with HyalograftC: two-year follow-up by magnetic resonance imaging. Eur. J. Radiol. **57**(1), 9–15 (2006)
79. Trattnig, S., Mamisch, T.C., Welsch, G.H., et al.: Quantitative T2 mapping of matrix-associated autologous chondrocyte transplantation at 3 Tesla: an in vivo cross-sectional study. Investig. Radiol. **42**(6), 442–448 (2007)
80. Valis, P., Chaloupka, R., Krbec, M., Repko, M., Adler, J., Nýdrle, M.: Treatment of patellar cartilage defects by solid chondral graft: first experience. Acta Chir. Orthop. Traumatol. Cech. **71**(6), 339–344 (2004)
81. Valis, P., Repko, M., Krbec, M., et al.: Treatment of talar chondral lesions by solid chondral graft – first experience. Acta Chir. Orthop. Traumatol. Cech. **72**(1), 52–56 (2005)
82. van Susante, J.L., Buma, P., Schuman, L., Homminga, G.N., van den Berg, W.B., Veth, R.P.: Resurfacing potential of heterologous chondrocytes suspended in fibrin glue in large full-thickness defects of femoral articular cartilage: an experimental study in the goat. Biomaterials **20**(13), 1167–1175 (1999)
83. Visna, P., Pasa, L., Hart, R., Kocis, J., Cizmár, I., Adler, J.: Treatment of deep chondral defects of the knee using autologous chondrocytes cultured on a support–results after one year. Acta Chir. Orthop. Traumatol. Cech. **70**(6), 356–362 (2003)
84. Visna, P., Pasa, L., Cizmár, I., Hart, R., Hoch, J.: Treatment of deep cartilage defects of the knee using autologous chondrograft transplantation and by abrasive techniques–a randomized controlled study. Acta Chir. Belg. **104**(6), 709–714 (2004)
85. von der Mark, K., Gauss, V., von der Mark, H., Müller, P.: Relationship between cell shape and type of collagen synthesised as chondrocytes lose their cartilage phenotype in culture. Nature **267**(5611), 531–532 (1977)
86. Zheng, M.-H., Willers, C., Kirilak, L., et al.: Matrix-induced autologous chondrocyte implantation (MACI): biological and histological assessment. Tissue Eng. **13**(4), 737–746 (2007)

第六章　第二代和第三代软骨移植技术

Alberto Gobbi, Georgios Karnatzikos, and Vivek Mahajan

李伟　译

内容

介绍 ………………………………………… 605
第一代自体软骨细胞移植 …………………… 605
第二代自体软骨细胞移植 …………………… 606
　适应证 ……………………………………… 606
　第二代自体软骨细胞移植技术 …………… 606
　术后康复 …………………………………… 607
　并发症和特殊情况的考虑 ………………… 607
　结果 ………………………………………… 607
第三代ACI：基于细胞的移植技术 ………… 608
　特征化的软骨细胞移植 …………………… 608
一步手术：骨髓间充质干细胞 ……………… 609
结论 ………………………………………… 609
参考文献 …………………………………… 610

A. Gobbi(✉), G. Karnatzikos, and Vivek Mahajan Oasi Bioresearch Foundation Gobbi N. P. O., Orthopaedic Arthroscopic Surgery International, via Amadeo 24, 20133 Milan, Italy
e-mail: gobbi@ cartilagedoctor. it; giokarnes@ gmail. com; mvivek@ hotmail. com

介绍

透明软骨表面光滑,能够承受极大的压力。但早在1743年Hunter就指出"关节软骨损伤不愈合";关节软骨内在愈合潜力有限,是因为特化的软骨细胞数量少,有丝分裂活动低[23]。另一个限制了它的修复能力的特性是软骨无血管。因此,一旦发生损伤,也许有必要手术干预修复局部软骨缺损,重建能承受沉重负荷的完美表面并取得良好的功能结果是极其重要的。

已经证明传统的姑息或修复治疗方案结果不一。灌洗和软骨成形可以缓解症状性疼痛,没有实际的透明组织形成;这些技术祛除了软骨表层,包括抗张力的胶原蛋白纤维,得到了功能上更差的软骨组织。

骨髓刺激技术,如软骨下骨钻孔或微骨折,可以得到性能和耐用性差别很大的透明软骨样组织。但在许多病例得到的是将随着时间而退化的纤维软骨组织[17,37,54]。

因为简单,不需要特殊器械或植入物,微骨折成为第一线的治疗方法。但最近的报道显示,曾行微骨折的患者的ACI结果差(失败与再手术),不如曾行前交叉韧带重建患者再做ACI者[34]。

自体骨软骨移植和马赛克手术可以恢复正常的软骨组织,但只能用于小缺损,而且供区的损害也不能忽视[22]。

第一代自体软骨细胞移植

Peterson介绍的第一代自体软骨细胞移植(ACI)是能恢复透明软骨组织的[2,35,49]。最近的研究证实,尤其是在长期的随访,透明软骨样的修复组织是耐用的,即使在运动员身上也具有力学性能和功能稳定性。但是,这种方法需要两次手术,切取骨膜又增加局部损害[25,27]。

目前有前途的技术似乎是组织工程,细胞与支架结合预先形成特定的组织。一旦在支架上培养,软骨细胞必须重新获得并保其基因表型,以合成含有Ⅱ型胶原蛋白、黏多糖和蛋白聚糖的基质,所有这些对产生透明软骨都是有必要的。

第二代自体软骨细胞移植

使用三维支架培养自体软骨的目的是提高自体成软骨细胞的生物学性能,避免使用骨膜而使手术更简单[27,32,33,41]。适当大小的支架可以在关节镜引导下直接放到关节缺损上。然而仍存在一些限制,比如髌骨、股骨髁或胫骨平台后部缺损。这是关节镜技术的弱项,会通过关节镜工具的发展部分解决。

透明质酸(透明质酸,HA)是自然产生的,具有高度保守性的黏多糖,广泛分布于全身。它是组织工程软骨修复的一种理想分子,其结构和生物学作用赋予其不可多得的多种功能。

三维无纺支架支持了体外高度活力软骨细胞的生长和软骨细胞表型表达[3,4]。先在塑料上扩增软骨细胞再种植于支架上,产生富含蛋白多糖的特征性的细胞外基质,表达透明软骨的典型标志,如Ⅱ型胶原和蛋白多糖[19]。当植入到兔股骨髁全层缺损时,再生出软骨样组织[20,57]。

适应证

第二代软骨移植主要适应证是15~50岁的年轻患者,无严重性关节炎,有症状的局限性全层软骨损伤(ICRS Ⅲ-Ⅳ级)。其他要考虑的因素包括患者遵守术后康复方案的动机意愿。2~12cm^{2}的缺损有利于再生[1]。只要剥脱性骨软骨炎的骨缺失深度不超过8mm,就不是软骨移植的禁忌[50]。

第二代自体软骨细胞移植技术

自体软骨细胞植入可切开进行,支架技术的进展使外科医生可以通过关节镜移植[33,56]。无论使用关节镜或小切口手术(图1-5)都是评估取材和植入的两步手术。

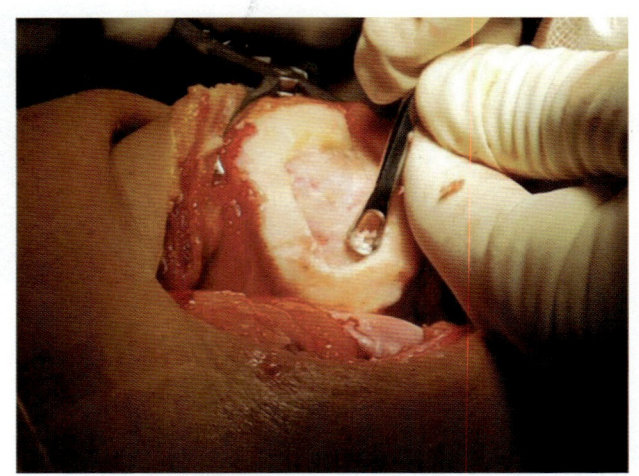

图1 用刮匙准备缺损区

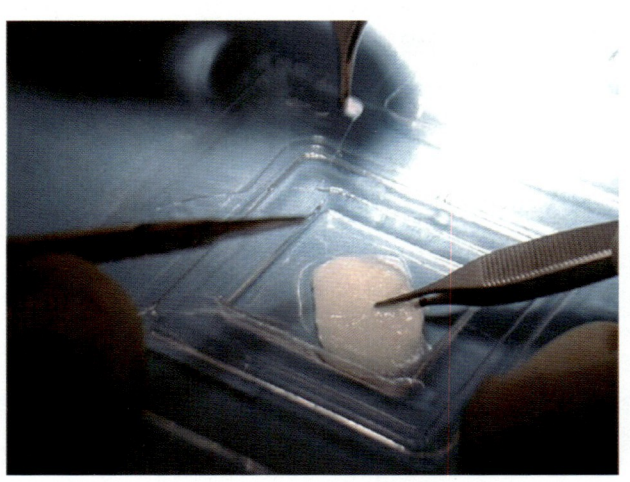

图2 确定支架大小,准备切开植入

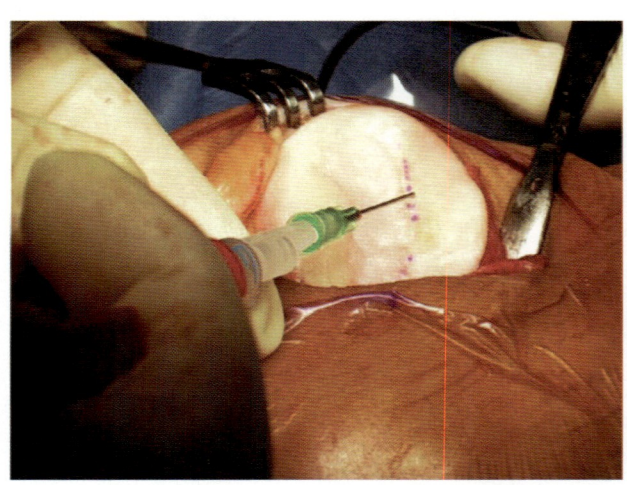

图3 将Hyalograft C植入髌骨较大的软骨缺损

第六章　第二代和第三代软骨移植技术

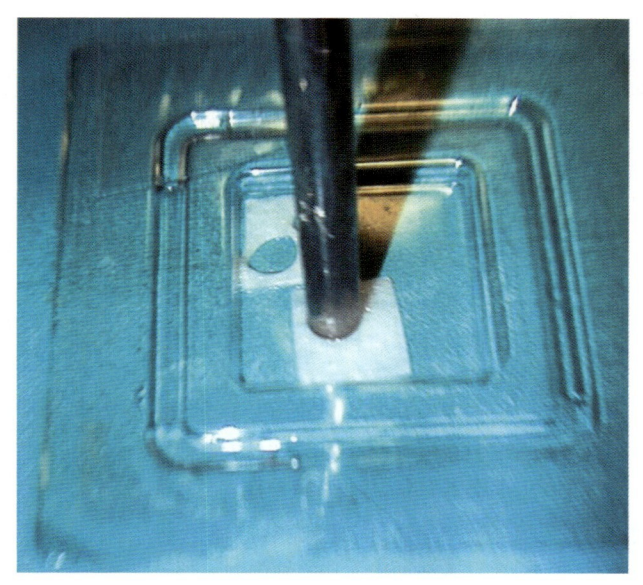

图4　用镜下运送器械的锋利边缘制备11mm支架

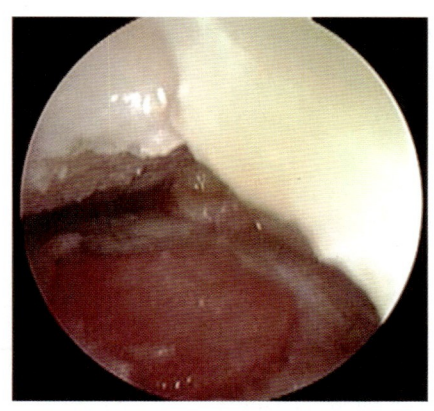

图5　关节镜下将移植物植入滑车软骨缺损

术后康复

根据目前的移植愈合生物学知识、功能标准和目标进展,采用规范的术后康复治疗[21,44,51]。软骨移植后的康复治疗包括4个阶段[5]:
- 1期:保护移植物(0~6周)
- 2期:过渡期,步态/日常活动恢复(6~12周)
- 3期:成熟期,功能恢复/跑步(12~24周)
- 4期:再生期,恢复运动(24~52周)

达到表1特定指标才能进入下一阶段,特别要避免关节肿胀和疼痛。

康复计划的安全性是基于全方位运动、力量和特定运动技能的恢复、无疼痛、肿胀或积液[5,38,51]。需要微妙的平衡这些临床指标来促进软骨愈合,避免给修复组织过高的压力,在外科医生的监督下按功能标准进行逐渐的负荷。

并发症和特殊情况的考虑

第二代ACI的不良事件明显比Mandelbaum等报告的第一代少[30]。自体软骨细胞移植最常见并发症是移植物增生肥厚和关节纤维化[1,27,31,35,49]。在术后3~9个月可发生移植物过度增生,可能是移植的骨膜片高出缺损边缘而被磨损的结果。用关节镜可以很容易解决。而关节纤维化在治疗髌股关节损伤时更常遇到。所以,强调早期的运动范围的练习,必要时关节镜下刨削处理。治疗髌骨关节软骨缺损时常发生关节纤维化,所以理疗的时候要加强关节活动范围练习。可以麻醉下推拿,如无效,则关节镜下清理纤维化组织。

结果

已有几篇使用HA支架材料的对照试验结果发表[14~16,27,32,33,41]。意大利骨科中心报道了自2001年以来进行的一项规模最大的多中心HA支架材料研究[14~16,33]。

在一项用二代ACI治疗髌骸软骨损伤的前瞻性非随机研究[16]中,我们随访5年的32/38例患者,他们的IKDC主观和客观的分数、EuroQoL疼痛分级和Tegner分数,在2年和5年的随访中有显著改善($P<0.0005$)。客观数据明显提高,术前8/34例(23.52%,)正常或接近正常,术后2年32/34例(94.12%),术后5年31/34例(91.17%)接近正常。主观分数从术前平均46.09提高到77.06(2年)和70.39(5年)。回顾性研究显示Tegner评分从2.56提高到4.94和4.68,EQ VAS从56.76提高到81.47(2年)和78.23(5年)。但是,多处损伤和髌骨缺损患者的2~5年多中心随访显示IKDC主观分数和Tegner分数有明显下降。8例关节镜复查显示修复表面活检接近正常并具有透明状的外观特征。

我们还比较了第二代ACI与微骨折的结果[17]。5年后随访,两组临床评分都较术前有明显改善。Hyalograft C治疗组IKDC客观评分($P<0.0005$)和主观评分($P=0.003$)改善更明显。用Tegner评分评估体育运动恢复的情况,2年随访发现两组返回到相似的体育活动水平,5年随访时第二代ACI效果保持,而微骨折组变差[27]。

表1 提高康复级别的标准

功能期	指标	进展标准
1期:保护期(0~6周)	— 避免轴向或切线方向的力 — 疼痛和炎症得到控制 — 完全伸膝 — 屈曲逐渐恢复 — 股四头肌神经肌肉控制恢复	1. 被动伸屈120°恢复 2. 疼痛和肿胀很轻 3. 足够的股四头肌张力和营养
2期:过渡期,步态/日常活动恢复(6~12周)	— 恢复正常行走 — 活动范围逐渐增加 — 股四头肌和髋伸力量逐渐增加 — 功能活动的逐渐增加	1. 完全活动的康复((ROM 0-135°) 2. 无或极小疼痛和肿胀 3. 无并发症 4. 合适张力和营养的肌肉控制和本体觉(膝等速试验接近对侧肢体的70%) 5. 步态和日常活动正常
3期:成熟期,功能恢复/跑步	— 伸膝和伸髋力量和耐力逐渐增加(12~24周) — 功能性活动的逐渐增加 — 动态本体感觉练习中足够神经肌肉调控 — 无疼痛和肿胀	1. 全范围运动(同对侧肢体一样) 2. 在日常活动中无功能性限制 3. 无痛慢跑 4. 合适的肌张力-营养与本体感觉(等速测试与单腿跳试验近对侧肢体功能80%~90%) 5. 无疼痛和肿胀
4期:再生期,与运动康复(24~52周)	— 肌张力-营养完全恢复 — 动态本体感觉练习中足够神经肌肉调控 — 无疼痛和肿胀 — 无疼痛和并发症 — 运动状况基本恢复 — 体育活动基础运动方式恢复 — 特殊运动方式的逐渐恢复	—

第三代 ACI:基于细胞的移植技术

第二代 ACI 是有效的全层软骨损伤修复技术,但仍有取材处损伤、两次手术的损伤的问题,手术、支架和软骨细胞培养的费用仍然很高[13]。

目前,最有前途的软骨修复方案可能是生物制剂、利用骨髓干细胞(MSC)的组织工程、血小板丰富血浆(PRP)以及使细胞与支架结合预先成型某种组织的生物材料[6,11,12,18,36,40,42,45,46,48,55,58,59]。

特征化的软骨细胞移植

ACI 很有前途,但是需要扩增患者的软骨细胞。扩增导致软骨细胞表型丧失(去分化)[6,28,29,40,59],再生透明软骨的能力下降[54]。

ChondroCelect® 是旨在优化细胞培养过程,维持修复股骨髁软骨损伤的软骨细胞稳态。经过多年的深入研究,TiGenix 已确定了一组软骨细胞软骨形成潜能的标志性基因。临床前动物模型植入软骨缺损显示出与软骨细胞基因表型的良好相关性。这个半定量软骨评估被称为 ChondroCelect® 评分。

先用关节镜从股骨远端的承重较少部分(最好在髁间凹)获取健康软骨。细胞扩增4~6周后进行评分。培养后的软骨细胞悬液移植在缺损部位并用骨膜或胶原膜覆盖密封。

TiGenix 在几个欧洲国家进行了三期随机临床试验,ChondroCelect® 和微骨折比较,植入软骨细胞12个月后修复组织结构的结果更佳[54]。36个月的结果表明,尽管是两步手术,特殊的自体软骨细胞移植在临床上与微骨折手术一样好。随访将至术后5年。

将细胞接种于透明质酸支架的产品正在开发中。

一步手术：骨髓间充质干细胞

软骨修复的发展趋势是一步手术：也许应该用 MSC 和生长因子，放弃软骨取材和软骨细胞培养[7,8]。作者们认识到骨髓中有核细胞作为修复受损组织细胞来源的价值[9,10,12,18,39,42,53,58]。此外，MSC 和 PRP 也许可以用于一步修复软骨缺损[6,8,12,13,36,39,40,42,52,58,59]。

MSC 具有较高的增殖能力和分化成造血干细胞、脂肪细胞、成骨细胞、成软骨细胞的潜能[18,40,59]。许多学者已在动物试验和实验室研究中证实了间充质干细胞的成软骨细胞潜力[9,10,26,28,59]，但只有少数的临床研究完成[11,12,58]。MSC 在适当的微环境中培养能分化为软骨细胞并形成软骨，即含有地塞米松、抗坏血酸和生长因子如 TGF-B 的[29]或其他因素[7,8]的无血清培养基的化学环境。

微团培养或颗粒培养系统被普遍认为是很好的成软骨体外模型；Johnstone 等[24]在管底部用特定的无血清混合养基将 MSC 颗粒培养 2 个星期；在这些条件下，细胞通过分泌蛋白多糖和 II 型胶原形成软骨基质和细胞，就像真正的软骨细胞镶嵌在自己的基质中。

Nixon 等[43]证实此方法早期能增强马的软骨缺损内软骨细胞形成，并认为在马模型中 MSC 关节镜植入能提高软骨愈合反应。

目前研究正在探索在实验室中将干细胞分化成软骨细胞，然后结合人工合成的支架[18,28]或无支架[39,40]进行植入的可能性。

Ochi 等人[47]在老鼠模型中观察到，骨髓刺激+培养的 MSC 注射可加速关节软骨的再生；他们指出，这种细胞治疗具有较小的侵入性。在他们的另一个动物研究中[46]用电磁场帮助下的 MSC 移植系统，能提高关节内注射的软骨细胞在缺损内的增殖，降低异位软骨形成。

Fortier 等从他们的动物实验研究[7,8]中得出的结论是：术中干细胞的分离和纯化并立即移植，可节约软骨修复时间。

Wakitani 等[58]用自体骨髓干细胞培养修复膝骨关节炎中的软骨缺损，他们选择了 24 例胫骨高位截骨的膝 OA 患者，分为细胞移植组和无细胞组。经过 16 个月的随访，他们得出结论，MSC 能够修复较大的软骨缺损。

我们用骨髓浓缩(BMC)的 MSC 治疗软骨缺损。用抽吸套装和离心系统(Harvest SmartPReP® 2 System-Harvest Technologies corp, Plymouth, 美国)从髂骨穿刺后获得的 40~60ml 骨髓，收集 BMC。能够将 BMC 的浓度增加 4~6 倍。

用 Batroxobinenzyme(Plateltex® act-S. R. O. Bratislava,SK)使骨髓凝结并产生黏稠的凝块贴在缺损上，再用胶原膜(ChondroGide®, Geistlich olhusen, CH)覆盖在缺损上。

我们与其他意大利作者的初步数据表明，MSC 一步移植看起来很好，早期临床效果良好。Giannini 等[12]报道了使用 MSC 和支架的一步手术治疗软骨损伤患者 20 例，患者平均年龄 26 岁。他们进行了最少 6~24 个月的随访。使用临床评分和磁共振评价。IKDC 主观和客观的分数显著改善。MRI 显示了软骨再生进展情况。

从 2007 年 4 月开始，我们研究所用这种方法治疗的 20 例 IV 级膝关节软骨损伤患者，14 例(15 膝)进行了 2 年随访。都使用了浓缩骨髓(BMAC)并用胶原膜(ChondroGide® Geistlich Wolhusen, CH)覆盖。从同侧髂骨骨髓收集的骨髓，用 Batroxobin 液(Plateltex® act-Plateltex S. R. O. Bratislava,SK)激活。

所有患者用同样的康复治疗至少 6 个月。使用 X 线片和 MRI 进行术前和最后的随访评估。术前、术后 3~6 个月、1 年和最后的随访采用 VAS、IKDC、KOOS、Lysholm 和 Tegner 评分。获得 4 例患者的知情同意后进行关节镜复查和活检。一例患者在最后随访中失去联系，所有其他的患者评分得到改善。平均术前值：VAS 5, IKDC 主观 41.73, KOOS 得分 P=66.6/s=68.3/ADL=70/SP=41.8/QOL 37.2, Lysholm 评分 65, Tegner 2.07。

在最后的随访时平均分数分别为：VAS 0.8, IKDC 主观分 75.5, KOOS P=89.8/s=83.6/ADL=89.6/SP=58.9/QOL=68, Lysholm 评分 87.9, Tegner 4.1。无不良反应或术后并发症。MRI 显示良好的损伤覆盖。作者报道了良好的组织学结果，所有标本出现许多透明软骨特征。

这项研究表明一步 BMAC 手术和胶原支架是治疗 IV 级膝关节软骨损伤的可行技术。

结论

一些关节切开技术已经可以用关节镜完成。这可能避免术中并发症并减少手术时间，无需开放手术和切取骨膜片,显著降低关节损伤。使用这个3D透明质酸支架避免了移植物肥厚和骨化的并发症。

一些可行的方案已实施多年,用来解决软骨损伤的问题,每个技术都有其优点和缺点。目前正在进行大量的研究以澄清这些手术的长期效果,进行可能的改进以达到更好的效果。

CCI是培养技术上是一个进展,在未来,随着这些选定的软骨细胞的到来、最好的支架和PRP及生长因子的使用,我们将实现再生软骨的目标。

生物技术的迅速进展,产生众多新产品。但是,每一个创新都应该进行前瞻性随机研究以验证其软骨再生效果。

用骨髓间充质干细胞修复全层关节软骨损伤可成为治疗膝关节软骨缺损的有前景选择。此手术降低患者手术时间和次数,降低成本和病休时间,比传统的软骨手术技术病损率和并发症少。

目前,并非所有的损伤可以用单一的技术,髌骨、胫骨平台和后髁的软骨损伤仍是挑战。开发更好的工具和引进新技术,在不久的将来应该能够帮助治疗这些损伤。然而,我们需要长期的前瞻性随机研究来证实这种令人鼓舞的初步结果。

参考文献

1. Bekkers, J.E., Inklaar, M., Saris, D.B., et al.: Treatment selection in articular cartilage lesions of the knee: a systematic review. Am. J. Sports Med. **37**(Suppl 1), 148S–155S (2009)
2. Brittberg, M., Peterson, L., et al.: Treatment of deep cartilage defects in the knee with autologous chondrocyte transplantation. N. Engl. J. Med. **331**(14), 889–895 (1994)
3. Brun, P., Abatangelo, G., Radice, M., et al.: Chondrocyte aggregation and reorganization into three-dimensional scaffolds. J. Biomed. Mater. Res. **46**, 337–346 (1999)
4. Brun, P., Dickinson, S.C., Abatangelo, G., et al.: Characteristics of repair tissue in second-look and third-look biopsies from patients treated with engineered cartilage: relationship to symptomatology and time after implantation. Arthritis Res. Ther. **10**(6), R132 (2008) [Epub 11 Nov 2008]
5. Creta, D., Della Villa, S., Roi, G.S.: Rehabilitation after arthroscopic autologous chondrocyte transplantation with three-dimensional hyaluronan-based scaffolds of the knee. In: Zanasi, S., Brittberg, M., Marcacci, M. (eds.) Basic Science, Clinical Repair and Reconstruction of Articular Cartilage Defects: Current Status and Prospects, pp. 677–684. Timeo Editore, Bologna (2006)
6. Drengk, A., Zapf, A., Stürmer, E.K., et al.: Influence of platelet-rich plasma on chondrogenic differentiation and proliferation of chondrocytes and mesenchymal stem cells. Cells Tissues Organs **189**(5), 317–326 (2009) [Epub 11 Aug 2008]
7. Fortier, L.A., Balkman, C.E., Sandell, L.J., et al.: Insulin-like growth factor-I gene expression patterns during spontaneous repair of acute articular cartilage injury. J. Orthop. Res. **19**(4), 720–728 (2001)
8. Fortier, L.A., Mohammed, H.O., Lust, G., et al.: Insulin-like growth factor-I enhances cell-based repair of articular cartilage. J. Bone Joint Surg. Br. **84**(2), 276–288 (2002)
9. Fortier, L.A., Nixon, A.J., Williams, J., et al.: Isolation and chondrocytic differentiation of equine bone marrow-derived mesenchymal stem cells. Am. J. Vet. Res. **59**(9), 1182–1187 (1998)
10. Fortier, L., Potter, H., Rickey, E., et al.: Concentrated bone marrow aspirate improves full-thickness cartilage repair combined to microfracture in an equine model of extensive cartilage loss. J. Bone Joint Surg. Am. **92**, 1927–1937 (2010)
11. Giannini, S., Buda, R., Vannini, F., Grigolo, B., et al.: Arthroscopic autologous chondrocyte implantation in osteochondral lesions of the talus: surgical technique and results. Am. J. Sports Med. **36**(5), 873–880 (2008) [Epub 28 Jan 2008]
12. Giannini, S., Buda, R., Vannini, F., et al.: One-step bone marrow-derived cell transplantation in talar osteochondral lesions. Clin. Orthop. Relat. Res. **467**, 3307–3320 (2009)
13. Gobbi, A.: Use of autologous MSC and PRP in the treatment of cartilage lesions. Ortop. Reumatol. **120**(3–4), 29–31 (2009)
14. Gobbi, A., Bathan, L.: Minimal invasive second-generation autologous chondrocyte implantation. In: Cole, B., Gomoll, A. (eds.) Biologic Joint Reconstruction. SLACK Incorporated, Thorofare (2009)
15. Gobbi, A., Kon, E., Berruto, M., et al.: Patellofemoral full-thickness chondral defects treated with Hyalograft-C: a clinical, arthroscopic, and histologic review. Am. J. Sports Med. **34**, 1763–1773 (2006)
16. Gobbi, A., Kon, E., Filardo, G., et al.: Patellofemoral full-thickness chondral defects treated with second generation ACI: a clinical review at 5 years follow-up. Am. J. Sports Med. **37**(6), 1083–1092 (2009)
17. Gobbi, A., Nunag, P., Malinowski, K.: Treatment of full thickness chondral lesions of the knee with microfracture in a group of athletes. Knee Surg. Sports Traumatol. Arthrosc. **13**(3), 213–221 (2005)
18. Grigolo, B., Lisignoli, G., Desando, G., et al.: Osteoarthritis treated with M.S.C. on hyaluronan-based scaffold in rabbit. Tissue Eng. Part C Methods **15**(4), 647–658 (2009)
19. Grigolo, B., Lisignoli, G., Piacentini, A., et al.: Evidence for redifferentiation of human chondrocytes grown on a hyaluronan-based biomaterial (HYAFF®11): molecular, immunohistochemical and ultrastructural analysis. Biomaterials **23**, 1187–1195 (2002)
20. Grigolo, B., Roseti, L., Fiorini, M., et al.: Transplantation of chondrocytes seeded on a hyaluronan derivative (HYAFF®11) into cartilage defects in rabbits. Biomaterials **22**, 2417–2424 (2001)
21. Hambly, K., Bobic, V., Wondrasch, B., et al.: Autologous chondrocyte implantation postoperative care and rehabilitation. Am. J. Sports Med. **34**(6), 1020–1038 (2006)
22. Hangody, L., Fules, P.: Autologous osteochondral mosaicplasty for the treatment of full-thickness defects of weight-bearing joints. J. Bone Joint Surg. Am. **85-A**(Suppl 3), 25–32 (2003)
23. Hunter, W.: On the structure and diseases of articulating cartilage. Philos. Trans. R. Soc. Lond. B Biol. Sci. **9**, 277 (1743)
24. Johnstone, B., Hering, T.M., Caplan, A.I., et al.: In vitro chondrogenesis of bone marrow- derived mesenchymal progenitor cells. Exp. Cell Res. **238**(1), 265–272 (1998)
25. Knutsen, G., Drogset, J.O., Engebretsen, L.: A randomised trial comparing autologous chondrocyte implantation with microfracture findings at five years. J. Bone Joint Surg. Am. **89**(10), 2105–2112 (2007)
26. Kobayashi, T., Ochi, M., Yanada, S., et al.: A novel cell delivery system using magnetically labelled mesenchymal stem cells and an external magnetic device for clinical cartilage repair. Arthroscopy **24**(1), 69–76 (2008)
27. Kon, E., Gobbi, A., Filardo, G., et al.: Arthroscopic second-generation A.C.I. compared with microfractures for chondral lesions of the knee. Am. J. Sports Med. **37**, 33 (2009)
28. Kosmacheva, S.M., Volk, M.V., Yeustratenka, T.A., et al.: In vitro growth of human umbilical blood mesenchymal stem cells and their differentiation into chondrocytes and osteoblasts. Bull. Exp. Biol. Med. **145**(1), 141–145 (2008)
29. Mackay, A.M., Beck, S.C., Murphy, J.M., et al.: Chondrogenic differentiation of cultured human mesenchymal stem cells from marrow. Tissue Eng. **4**(4), 415–428 (1998)
30. Mandelbaum, B.: Next generation cell based therapy. AANA 2007 Specialty Day, San Diego. Final Program, pp. 24–31 (2007)
31. Mandelbaum, B., Browne, J.E., Fu, F., et al.: Treatment outcomes of autologous chondrocyte implantation for full-thickness articular cartilage defects of the trochlea. Am. J. Sports Med. **35**(6), 915–921 (2007)

32. Marcacci, M., Berruto, M., Gobbi, A., Kon, E., et al.: Articular cartilage engineering with Hyalograft C: 3-year clinical results. Clin. Orthop. Relat. Res. **435**, 96–105 (2005)
33. Marcacci, M., Zaffagnini, S., Kon, E., et al.: Arthroscopic autologous chondrocyte transplantation: technical note. Knee Surg. Sports Traumatol. Arthrosc. **10**, 154–159 (2002)
34. Minas, T., Gomoll, A.H., Rosenberger, R., et al.: Increased failure rate of autologous chondrocyte implantation after previous treatment with marrow stimulation techniques. Am. J. Sports Med. **37**(5), 902–908 (2009) [Epub 4 Mar 2009]
35. Minas, T., Peterson, L.: Advanced techniques in autologous chondrocyte transplantation. Clin. Sports Med. **18**(1), 13–44 (1999)
36. Mishra, A., Tummala, P., King, A., et al.: Buffered platelet-rich plasma enhances mesenchymal stem cell proliferation and chondrogenic differentiation. Tissue Eng. Part C Methods **15**(3), 431–435 (2009)
37. Mithoefer, K., Kreuz, P.C., McAdams, T., et al.: Clinical efficacy of the microfracture technique for articular cartilage repair in the knee: an evidence-based systematic analysis. Am. J. Sports Med. **37**(10), 2053–2063 (2009) [Epub 26 Feb 2009]
38. Mithoefer, K., Mandelbaum, B.R., Della Villa, S., et al.: Return to sports participation after articular cartilage repair in the knee: scientific evidence. Am. J. Sports Med. **37**(Suppl 1), 167S–176S (2009) [Epub 27 Oct 2009]
39. Nakamura, N., Miyama, T., Engebretsen, L., et al.: Cell-based therapy in articular cartilage lesions of the knee. Arthroscopy **25**(5), 531–552 (2009)
40. Nakamura, Y., Sudo, K., Kanno, M., et al.: Mesenchymal progenitors able to differentiate into osteogenic, chondrogenic, and/or adipogenic cells in vitro are present in most primary fibroblast like cell populations. Stem Cells **25**(7), 1610–1617 (2007). Epub 2007
41. Nehrer, S., Domayer, S., Dorotka, R., et al.: Three-year clinical outcome after chondrocyte transplantation using a hyaluronan matrix for cartilage repair. Eur. J. Radiol. **57**, 3–8 (2006)
42. Nishimoto, S., Oyama, T., Matsuda, K.: Simultaneous concentration of platelets and marrow cells: a simple and useful technique to obtain source cells and growth factors for regenerative medicine. Wound Repair Regen. **15**(1), 156–162 (2007)
43. Nixon, A.J., Wilke, M.M., Nydam, D.V.: Enhanced early chondrogenesis in articular defects following arthroscopic mesenchymal stem cell implantation in an equine model. J. Orthop. Res. **25**(7), 913–925 (2007)
44. Nugent-Derfus, G.E., Takara, T., O'Neill, J.K., et al.: Continuous passive motion applied to whole joints stimulates chondrocyte biosynthesis of PRG4. Osteoarthritis Cartilage **15**, 566–574 (2007)
45. Ochi, M., Adachi, N., Nobuto, H., et al.: Articular cartilage repair using tissue engineering technique: novel approach with minimally invasive procedure. Artif. Organs **28**(1), 28–32 (2004)
46. Ochi, M., Adachi, N., Nobuto, H., et al.: Effects of CD44 antibody- or RGDS peptide-immobilized magnetic beads on cell proliferation and chondrogenesis of mesenchymal stem cells. J. Biomed. Mater. Res. A **77**(4), 773–784 (2006)
47. Ochi, M., Kanaya, A., Nishimori, M.: Cell therapy for promotion of cartilage regeneration after drilling and ACL healing. 6th Biennial ISAKOS Congress (2007)
48. Pelttari, K., Steck, E., Richter, W.: The use of mesenchymal stem cells for chondrogenesis. Injury **39**(Suppl 1), S58–S65 (2008)
49. Peterson, L., Brittberg, M., Kiviranta, I., et al.: Autologous chondrocyte transplantation, biomechanics and long-term durability. Am. J. Sports Med. **30**, 2–12 (2002)
50. Peterson, L., Minas, T., Brittberg, M., et al.: Treatment of osteochondritis dissecans of the knee with autologous chondrocyte transplantation: results at two to ten years. J. Bone Joint Surg. Am. **85-A**(Suppl 3), 17–24 (2003)
51. Reinold, M.M., Wilk, K.E., Macrina, L.C., et al.: Current concepts in the rehabilitation following articular cartilage repair procedures in the knee. J. Orthop. Sports Phys. Ther. **36**(10), 774–794 (2006)
52. Richter, W.: Mesenchymal stem cells and cartilage in situ regeneration. J. Intern. Med. **266**(4), 390–405 (2009)
53. Robey, P.G., Bianco, P.: The use of adult stem cells in rebuilding the human face. J. Am. Dent. Assoc. **137**(7), 961–972 (2006). Review
54. Saris, D.B.F., Vanlauwe, J., Victor, J., et al.: CCI results in better structural repair when treating symptomatic cartilage defects of the knee in a randomised clinical trial versus microfracture. Am. J. Sports Med. **36**(2), 235–246 (2008)
55. Schumann, D., Kujat, R., Nerlich, M., et al.: Mechanobiological conditioning of stem cells for cartilage tissue engineering. Biomed. Mater. Eng. **16**(Suppl 4), S37–S52 (2006)
56. Sgaglione, N.A., Miniaci, A., Gillogly, S.D., et al.: Update on advanced surgical techniques in the treatment of traumatic focal articular cartilage lesions in the knee. Arthroscopy **18**(Suppl 1), 9–32 (2002)
57. Solchaga, L.A., Yoo, J.U., Lundberg, M., et al.: Hyaluronan-based polymers in the treatment of osteochondral defects. J. Orthop. Res. **18**, 773–780 (2000)
58. Wakitani, S., Imoto, K., Yamamoto, T., et al.: Human autologous culture expanded bone marrow mesenchymal cell transplantation for repair of cartilage defects in osteoarthritic knees. Osteoarthritis Cartilage **10**(3), 199–206 (2002)
59. Wakitani, S., Yokoyama, M., Miwa, H., et al.: Influence of fetal calf serum on differentiation of mesenchymal stem cells to chondrocytes during expansion. J. Biosci. Bioeng. **106**(1), 46–50 (2008)

第七章 下一代软骨缺损解决方案

Alberto Gobbi, Georgios Karnatzikos, Norimasa Nakamura, and Vivek Mahajan

李伟 译

内容

基础科学	612
相关解剖	612
生物力学	612
生物学	612
临床评估	613
病史	613
体检发现	613
影像学	613
决策、筛选和分类	613
治疗	614
手术	614
支架	615
适应证	615
第二代自体软骨细胞移植技术	615
结果评估	615
并发症及特别注意事项	616
改进	616
未来方向	616
间充质干细胞	616
富生长因子血浆	618
结论	619
参考文献	619

A. Gobbi(✉), G. Karnatzikos, and V. Mahajan Oasi Bioresearch Foundation Gobbi N. P. O., Orthopaedic Arthroscopic Surgery International, via Amadeo 24, 20133 Milan, Italy
e-mail: gobbi@cartilagedoctor.it; giokarnes@gmail.com; mvivek @hotmail.com

N. Nakamura
Department of Orthopaedics, Osaka Health Science University, 1-9-27Tenma, Kita-ku, 530-0043 Osaka, Japan
e-mail: n-nakamura@ort.med.osaka-u.ac.jp

基础科学

相关解剖

关节软骨是衬在动关节面的一薄层特殊结缔组织。这个组织的独特性能使关节几乎无摩擦地运动,分散运动产生的力而使软骨下骨免受过度负荷和创伤。

关节软骨的组织结构可分为4区:浅、中、深和钙化区[45,70]。每个区域的细胞和细胞外基质(ECM)都有特定的组织结构。众所周知,软骨细胞占关节软骨总重量的1%~2%。软骨的其余部分为细胞外基质,一般由Ⅱ型胶原蛋白和蛋白多糖构成。

生物力学

关节内,尤其是膝关节,有两种软骨:纤维软骨和透明软骨。纤维软骨是有弹性的或"纤维性的"软骨,组成半月板。透明软骨组织是覆盖在四肢骨的组织,形成关节。透明软骨具有极其重要的生物力学功能,如减震以及关节无摩擦运动。即使这层软骨只有几毫米厚,它能吸收压力以及分配负荷以减少软骨下骨的应力。

一旦这种关节软骨的保护层受到损害,随后的创伤和过度负荷可以加速"磨损+撕裂"的进展。严重的功能丧失导致累及周围软骨和软骨下骨的后续病理变化[67,70]。

生物学

早在1743年,Hunter就认识到"关节软骨损伤不愈合"。关节软骨愈合潜力有限归因于只有少量的有丝分裂活动低的特殊细胞[38]。随着人体的成熟,细胞密度将进一步下降,影响 ECM 的产生,限制了其再生能力。由于软骨无血管,阻碍了帮助修复组织骨髓基质干细胞和巨噬细胞的进入。因为干细胞形成新的软骨细胞,而巨噬细胞清除受损软骨的碎片。因此,一旦发生损伤,就要手术修复局灶性软骨缺损以得到良好的功能结果。

临床评估

病史

软骨损伤的患者往往很难记得引发他们症状的外伤。膝肿胀是常见的症状,有时可伴有机械症状,如卡住和细小弹响。膝关节经常肿胀并有积液[53]的患者应高度怀疑软骨损伤。Mandelbaum 强调,当评估这些特殊的膝关节症状时,软骨减少(软骨量减少和接触压力增加,导致剂量反应曲线向下和骨关节炎)不容忽视[46]。

体检发现

几位作者描述了软骨缺损的具体症状。Brittberg 等和 Ochi 等[10,11,62]强调膝关节疼痛、交锁、髌后摩擦音和肿胀是最突出的症状。Hangody 等作者[34,35]认为也可能有关节不稳。在体检时出现的症状和体征可以类似其他膝关节损伤表现,留意鉴别。

影像学

影像方法中 MRI 对软骨损伤最精确,敏感性≥95%[14,36,37]。能明确关节软骨损伤范围,评估软骨下骨、韧带或半月板损伤的程度。建议采用快速自旋回波(带或不带脂肪抑制)和(或)脂肪抑制(或选择性水激发)扰相梯度回波图像。关节软骨的信号特性依赖于:使用的 MR 脉冲序列、细胞的胶原成分、蛋白多糖和水、在不同层次软骨胶原的方向以及有效的软骨脉冲序列[71]。

最近,外科医生广泛利用关节镜作为诊断工具,直视缺损的程度范围,结合磁共振成像资料,增强了根据病理精确规划治疗方案的能力。

决策、筛选和分类

Outerbridge 是传统的分类系统,但最近开始接受更全面的 ICRS 分类[11]。

软骨损伤的治疗有几个选择,然而,将其整合并综合性地考虑并不容易。任何计划治疗都应基于患者的特点、期望、临床症状和损伤类型。

Cole 与 Miller 提出了[17,52]软骨损伤治疗方案决策表,方案没有倾向性。

总体上讲,外科医生认可应考虑的参数有病灶大小、深度、肢体对线、韧带和半月板的完整性,还有患者的年龄、遗传素质、活动水平、相关的病症和期望等。

为帮助特殊情况的决策制定,我们总结了在临床中遇到的病例和治疗方案的选择(表 1 和表 2)。

表 1 软骨缺损的治疗指南

位置	大小(cm^2)	最初治疗	后续治疗
股骨髁	<1	清创	骨髓刺激技术
		骨髓刺激技术	骨软骨移植
		骨软骨移植	
	1~2	清创	骨软骨移植
		骨髓刺激技术	自体软骨移植(ACI)
		骨软骨移植	
		自体软骨移植(ACI)	
	>2	骨软骨移植	骨软骨移植
		自体软骨移植(ACI)	自体软骨移植(ACI)
			新鲜同种异体移植
髌-股	<2	物理治疗	骨软骨移植(滑车)
		清创	自体软骨移植(ACI)

续表

位置	大小(cm²)	最初治疗	后续治疗
胫骨平台		骨软骨移植(滑车)	
		自体软骨移植(ACI)	
	>2	骨软骨移植(滑车)	骨软骨移植(滑车)
		自体软骨移植(ACI)	
	<2	清创术	骨髓刺激技术
		骨髓刺激技术	自体软骨移植(ACI)
		自体软骨移植(ACI)	
	>2	骨移植	骨移植
		自体软骨移植(ACI)	自体软骨移植(ACI)

表2 复杂软骨缺损的治疗原则

位置	相关病理学	初步治疗	后续治疗
股骨髁	ACL失效	ACL重建	骨软骨移植
	半月板撕裂/退化	半月板修复/同种异体半月板移植	
		截骨术(股骨/胫骨)	自体软骨移植(ACI)
	对线不良	骨软骨移植新鲜同种异体移植	新鲜同种异体移植
		可选:为ACI取软骨	
髌-股	对线不良	物理治疗	骨软骨移植(滑车)
		关节镜外侧松解±内侧重叠术	自体软骨移植(ACI)
	不稳	重新对线手术	新鲜同种异体移植
		可选:为ACI取软骨	
胫骨平台	对线不良	截骨术	骨移植
		骨髓刺激技术	
	不稳	骨移植	自体软骨移植(ACI)
		自体软骨移植(ACI)	

治疗

手术

传统的姑息技术或新的修复技术结果各异。灌洗和软骨成形术可以缓解疼痛症状,但没有透明软骨组织形成。这些技术祛除软骨表层,其中包括承受拉伸强度胶原纤维,产生缺乏功能的软骨组织[50]。骨髓刺激术,如软骨下骨钻孔或微骨折技术在许多情况会产生透明软骨样-纤维软骨组织,但会随时间而退化[28,31,54,74]。自体骨软骨移植和马赛克手术可以恢复正常的软骨组织,但只适用于小缺陷,并有供区的并发症[28,34]。自体软骨细胞移植首次由Peterson介绍,已证实能够恢复正常透明软骨组织,这种组织即便在长期随访的运动员也有机械和功能的稳定,但这种方法有切取骨膜的损伤和需要两步手术的缺点[6,36,37,55,69]。

因为Peterson骨膜技术复杂,骨膜片移植后肥厚而使外科医生寻找新技术。目前最有前途的技术似乎是组织工程,它可以用细胞与支架结合形成想要的组织。一般来说,这个概念涉及培养的自体或异体软骨细胞结合到可生物降解和生物相容性的支架中。一旦在支架上培养,软骨细胞必须重新获得和保持其软骨细胞基因表型,合成含有Ⅱ型胶原蛋白、黏多糖、糖蛋白的ECM,所有这些都是生产透明软骨所必要的。

支架

应用三维支架进行自体软骨培养的目的是改善移植的自体软骨细胞的生物性能、使手术更容易并避免使用骨膜[30,47,48,59]。适当大小的支架可以在关节镜的引导下直接植入缺损的位置,虽然受到缺损部位的限制,如髌骨、股骨髁后部或胫骨平台,可以通过开发新的关节镜技术得到部分解决。

近年来,有不同基质制成的支架用于动物实验,某些还实施了人体试验以确定其软骨修复效果。根据化学特性可以分为蛋白质基载体(胶原蛋白、纤维蛋白和明胶)、碳水化合物载体(透明质酸、琼脂糖凝胶、聚乳酸、聚羟基乙酸、壳聚糖和海藻酸钠)、其他载体(特氟龙、涤纶、碳纤维、多聚丁酸与羟基磷灰石)以及它们的各种组合物。

理想的支架应具有良好的生物相容性(不引起任何炎症反应和无毒)、良好生物降解性、可以为细胞提供临时的支持以促进新合成基质的替换并诱导移植细胞增殖。这些基质可以透过营养成分并与软骨伤口边缘牢固结合以促进愈合。此外,支架必须可复制性好,易于使用和具有修复及重建表面的多项功能[39]。

透明质酸(HA)是一种自然产生的,高度保守的黏多糖,广泛分布于全身。已证明它是软骨修复组织工程中理想的分子,通过其结构和生物作用[16]形成令人印象深刻的多功能性。

通过化学修饰,HA 可以制成不同物理形式的生物降解结构和体内停留时间的载体。很多研究已经证实这些生物材料的安全性和在无炎症反应下的降解能力[15]。

三维无纺布支架支持高度活力的软骨细胞在体外的生长并促进原来软骨细胞表型表达[12,13]。

软骨细胞在塑料培养瓶扩增后种植在支架上,产生特征的富有蛋白多糖的 ECM,表达透明软骨典型的标志物如Ⅱ型胶原和蛋白多糖[1,33,56]。当植入兔股骨髁全层缺损后,形成软骨样组织[32,33,76]。

未来软骨修复要解决的重要问题是粘接的质量和新生组织与原有组织的整合。很多研究都证实细胞和新合成基质对获得稳定的愈合的重要性[66]。

适应证

软骨移植的主要适应证是有症状的、局部的、年龄在 15 ~ 55 岁并无关节炎的全层软骨损伤(ICRS 级Ⅲ ~ Ⅳ级)。其他要考虑的因素包括患者的动机和术后康复治疗的意愿。2 ~ 12cm² 的缺损方便再生。骨缺损深度不超过 8mm 的骨软骨炎剥脱不是软骨移植的禁忌证[68]。

第二代自体软骨细胞移植技术

传统自体软骨细胞移植需要切开进行。新的细胞支架使医生能用关节镜修复股骨髁突的损伤[2,3,26,27,42,43,48,59,75,78]。

用关节镜取得软骨细胞,在体外扩增后种植在 3D 支架上继续增殖,软骨细胞立体分布,刺激 ECM 分子的合成,并防止细胞表型的损失。ACI 培养的时间是 3 ~ 4 周。用低切削面的空心钻通过固定在缺损区骨面的导针(直径 0.9mm)磨削缺损处至 2mm 深,避免破坏软骨下骨。缺损处理好之后,备好补片。排空关节内液体,并将含有软骨细胞的透明质酸补片铺在缺损处。支架固有的黏性能保证牢固贴敷,一般不需进一步固定。可通过伸屈膝关节来检验补片是否牢固。在需要切开的大面积的非包容性缺损或髌股室间缺损,可使用纤维蛋白胶和(或)其他方法固定[29]。

已有 HA 支架材料的对照试验发表[24,48,59]。意大利骨科中心进行了自 2001 年以来最大的有关 HA 支架的多中心临床研究(在欧洲超过 4000 例)[48,64,65]。

结果评估

自 2001 年以来,我们参加了 HA(HYAFF 11® Fidia Advanced Biopolymers, Abano Terme,意大利)支架治疗的长期临床疗效的多中心评估。

我们对 141 患者进行了 2 ~ 5 年的随访(平均 38 个月)。91.5% 患者 IKDC 主观评分显著改善。按欧洲 QOL-EQ5D 标准,76% 患者没有疼痛,88% 没有行动不便。由医生评估,95.7% 患者的膝关节正常或接近正常,关节镜下评级 96.4% 的软骨为正常或接近正常。大部分活检为透明样软骨。在这项研究中的并发症非常少[47]。

我们也分析了 Hyalograft C® 治疗 32 个髌骨和滑车的全层软骨缺损的效果。按照 ICRS(国际软骨修复协会)-IKDC 和欧洲 Qol EQ-5D 评分,软骨损伤改善有显著统计学意义($P<0.0001$)。移植术后 24 个月,IKDC A 或 B 从术前 6/32(18.8%)提高至术后 29/32(90.7%)。平均主观评分从术前 43.2 分

提高到73.6分。磁共振显示71%修复组织信号接近正常软骨并与临床结果正相关。6例关节镜复查显示修复表面接近正常，活检为透明样组织[30]。

并发症及特别注意事项

第一代自体软骨细胞移植最常见的并发症是移植物肥厚和关节纤维化[8,43,46,55,67]。移植物肥厚发生于术后3~9个月，一般认为是高出缺损的骨膜片摩擦造成的。第二代ACI比Mandelbaum等报道的第一代的不良事件少[46]，代表软骨全层损伤修复现代的和可行的技术。但它也有软骨供区损伤、两次手术、支架和软骨细胞培养造成手术总成本过高的问题[6,26]。

改进

ACI是非常有希望的治疗，但是使用扩增后的软骨细胞会造成其表型丢失（去分化）[9,44,58,80]，软骨细胞再生透明软骨的能力下降[74]。

CCI（特征软骨细胞植入）是使用ChondroCelect的第二代ACI技术。ChondroCelect（Ti-Genix NV, Haasrode，比利时）的开发是为了限制这种表型的损失，扩增那些表达标志性基因，持续和可复制地在体内形成透明状软骨的软骨细胞簇。

在培养每一步用ChondroCelect分数（CC分数），评估细胞的成软骨特性。在小鼠模型中，CC得分和组织学评分有高度相关性。CC得分范围为从-6到+6（4个正的，2个负的基因标记）。只有软骨细胞CC得分≥0才能应用，以确保高的软骨形成能力。

在一项前瞻性随机对照试验中，CCI与微骨折比较，CCI再生的组织类型更好。试验的主要目标是：(a)证明CCI对微骨折的优势，在12个月治疗后的组织形态学和整体组织学评估分数优于微骨折；(b)证明在12~18个月治疗后两个治疗组的总体膝关节损伤（OKI）和骨关节炎结果分数（KOOS）至少是可比的。这项试验首次证明，细胞移植技术比自身修复获得更高质量的关节面组织。这也证实了两种治疗临床疗效的相似性。也提示CCI长期临床疗效可能更好[74]。

未来方向

在未来，利用自体骨髓间充质干细胞接种于带有细胞生长因子的临时支架上的技术将是对现有技术的改进。

间充质干细胞

ACI对受损的软骨有修复潜力，截至今日，仍然是组织工程有前途的技术之一。然而，软骨是静止细胞，通过扩增达到足够数量是关键，其局限性在于：(a)缺损面积很大时，可获取的健康软骨有限，(b)在体外5~6倍增后，人类关节软骨细胞成软骨潜力减少。

最近的软骨修复研究方向是一步手术；几个研究小组正在应用有成软骨潜力的间充质干细胞（MSC）和生长因子[19-22,26,45,61]。

MSC具有自我更新能力和多向分化潜力，这引起细胞治疗和组织工程科学家极大兴趣。

MSC特点是可以分化为成脂肪细胞、成骨细胞、软骨细胞形成相应组织的潜能[33,37,40,56,80]。成软骨需要含有地塞米松、抗坏血酸和生长因子如TGF-B的无血清培养基[73]。微团培养或颗粒培养系统被普遍认为是很好的成软骨培养模型[44]。Johnstone等人用特定的无血清混合培养基试管底部培养MSC 2周形成颗粒。在这些条件下细胞组织通过分泌蛋白聚糖和Ⅱ型胶原蛋白形成软骨基质，表现为真正的埋于自己的基质陷窝里软骨细胞[40]。

Ochi等人发现，软骨缺损大动物模型培养的MSCs联合骨髓刺激术可加速关节软骨再生。他们认为，对于软骨损伤患者，细胞疗法是侵入最小的治疗[63]。

Wakitani等用自体培养扩增的骨髓基质细胞移植修复膝骨性关节炎的软骨缺损。他们选择了24例因骨关节炎接受胫骨高位截骨患者。患者分为细胞移植组和无细胞移植组。经过16个月的随访，他们得出结论是MSC对大的软骨缺损具有修复能力[79]。Giannini等[25]提出了使用MSC和支架的一步手术方案。

为了给软骨修复找到更有效和更简单的技术，我们尝试使用高浓度MSC+支架修复骨软骨缺损（图1-6）。我们首先用关节镜或小关节切开处理软骨缺损，并从髂骨中提取骨髓。用离心机获得高浓度的MSC（基准值的4~6倍）。然后，我们浓缩骨髓并得到黏性凝块。最后，我们把BMC粘贴到软骨缺损上再用胶原膜覆盖。由于支架的多孔结构，我们推测这使MSC更容易黏附、增殖和分化。从我们

第七章 下一代软骨缺损解决方案

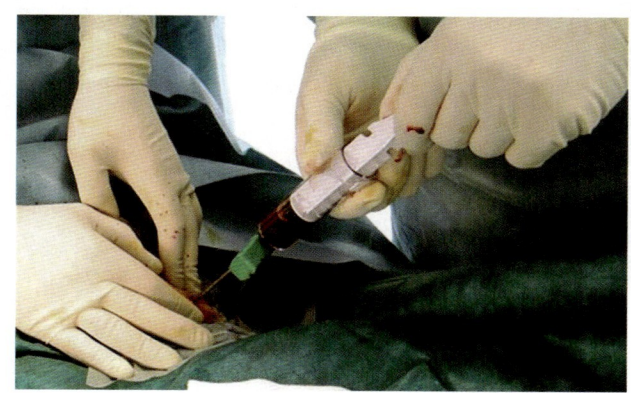

图 1　从髂骨进行骨髓抽吸

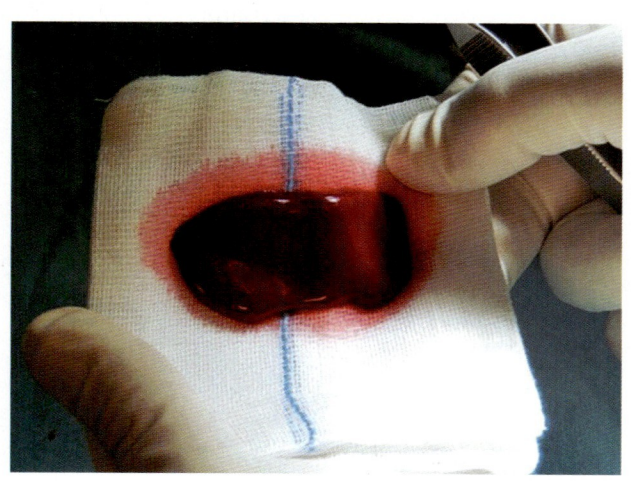

图 2　离心和激活后的 MSC（黏性凝块材料）

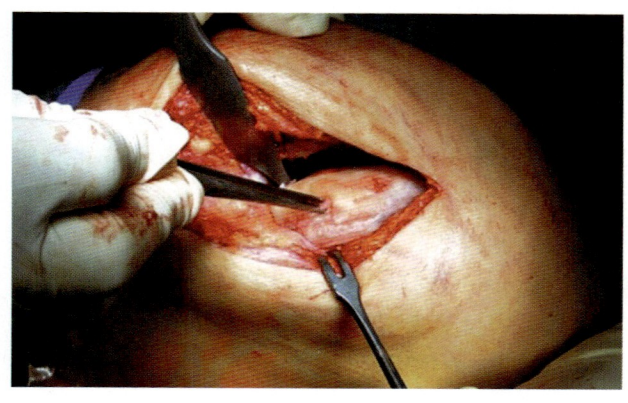

图 3　Ⅳ级股骨内侧髁缺损

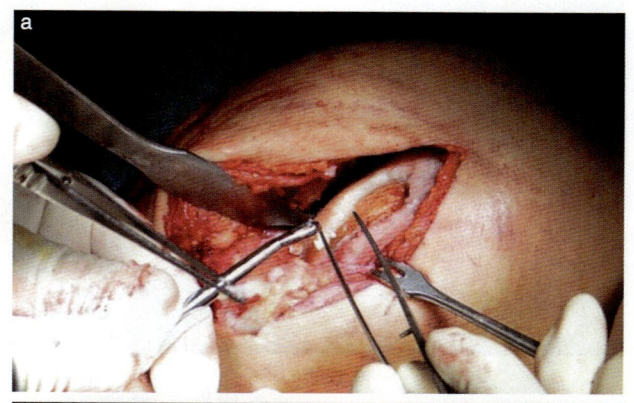

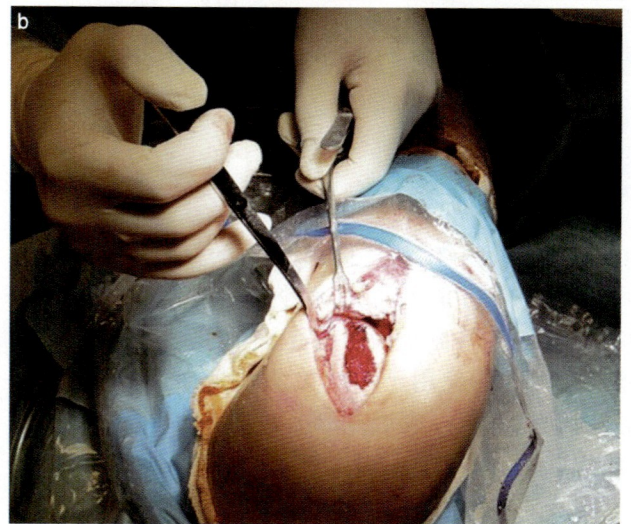

图 4　(a)用刮匙处理缺损。(b)深及软骨下骨

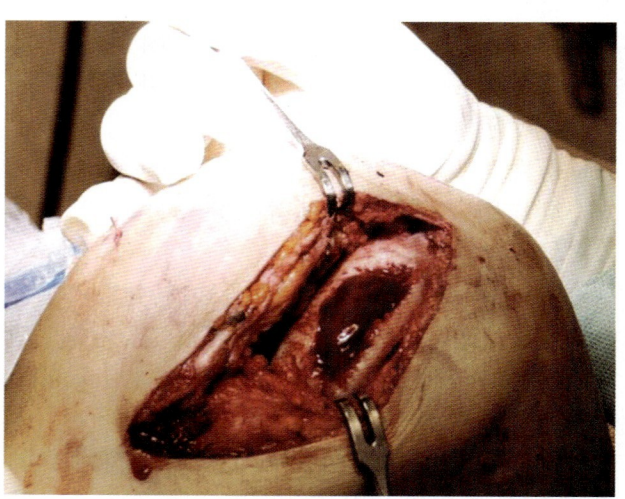

图 5　将 BMAC 植入骨软骨缺损

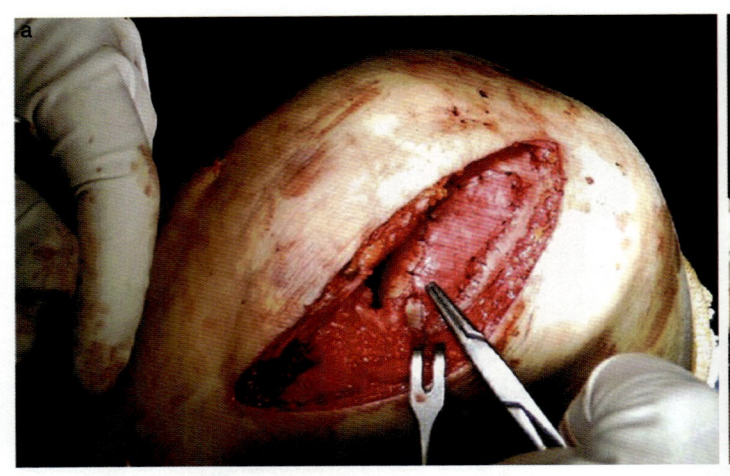
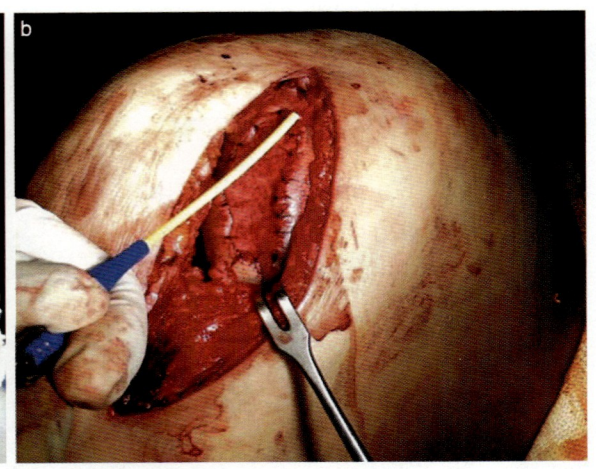

图6　用胶原膜覆盖。(a)缝合固定(b)用胶加固

和与其他意大利作者的 MSC 植入初步数据显示这手术很有前景,在早期随访中显示良好的临床疗效[33]。

富生长因子血浆

离心管内红细胞白细胞上方的血浆被称为富生长因子血浆(PRGF)。其血小板浓度增加了3倍左右[72]。这些血小板含有蛋白质的高密度的 α 颗粒。PRGF 已应用于治疗关节软骨损伤的研究中,并得到以下积极成果:PRGF 可以增加总聚糖、Ⅱ型胶原的合成和减少降解、诱导干细胞的向软骨分化并促进软骨细胞增殖、分化和黏附[4,18]。

PRGF 包含不同的生长因子,如 PDGF、IGF-1、TGF-B、EGF、bFGF 和 VEGF 等。它们调节组织修复的关键过程,包括细胞增殖、趋化、迁移、分化和ECM 合成[7]。一些 PRGF 中的生长因子,显示良好的成软骨活性。Barry 等证明用 TGF-β 培养的MSC 能明显增加蛋白聚糖和Ⅱ型胶原[5]。Fukumoto 等发现,IGF-1 与 TGF-β 有促进 MSC 软骨形成方协同作用[23]。Stevens 等研究表明 bFGF 诱导MSC 增殖和软骨发生[77]。

Cugat 等使用 PRGF 治疗软骨缺损,并取得了良好的效果。他们对其他结缔组织修复的经验是生理浓度的 PRGF 对结缔组织的恢复是有效的。局部治疗是安全的,不改变这些蛋白质的全身浓度[18]。

Kon 等[41]研究了有膝关节退行性疾病症状的30 例患者,每周使 PRP 关节腔内注射,在 6 个月的随访中显示功能和症状的改善。

脉冲电磁场(PEMFs)能持续上调生长因子,促进而不打乱软骨内成骨,它通过增加基因表达和生长因子合成来协助软骨愈合和延缓骨关节炎发展。

我们还研究了脉冲电磁场对 OA 患者疼痛缓解和功能的效果。此项随机研究包括 22 例 OA 患者,用 PEMFs(I-ONE therapy,Igea,Carpi,意大利)治疗。患者在末次随访中所有评分都显著改善($P<0.005$)(图7)。

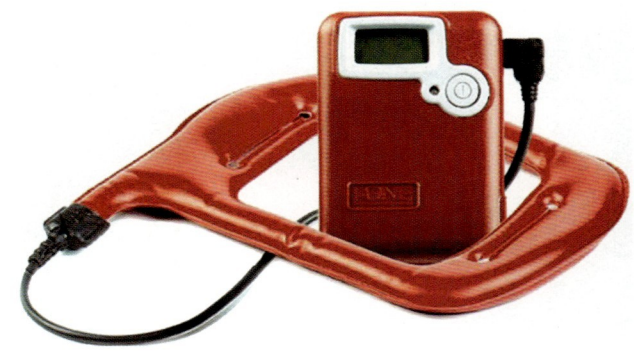

图7　1-ONE PEMFs 发生器[49]

我们也尝试用 PRGF+支架治疗骨软骨缺损。我们假设穿透软骨板释放 MSC 能提供修复软骨的细胞。23 名患者,平均年龄 44.3 岁。全组 50 名患者。我们在 3~6 个月的治疗后进行疼痛视觉模拟评分(VAS)和 KOOS 评分都有改善,结果令人鼓舞。PRGF 可诱导 MSC 软骨发生、促进细胞增殖并增加ECM 沉积。

最近也有些作者证明了 PRP+MSC 的协同效应。Nishimoto 等[60]认为 PRP+BMC 能在未来的再生医学中发挥重要的作用。Milano 等[51]的体内研究表明,使用微骨折+PRP 水凝胶支架修复软骨更有效。一些作者[1,25,26,58,62,63,79,80]认为生长因子类似固定软骨细胞于软骨缺损的载体,可与 MSC 结合。初步数据是令人鼓舞的,进一步临床疗效研究将澄清 PRP+MSC 是否真正解决了软骨修复中的再生问题[57]。

但是，生长因子的应用受到其短半衰期的阻碍。基因导入能成功地将治疗性基因结构输送到缺损部位。众多的研究对象中，多肽生长因子能提高修复组织结构的质量。这些研究表明，通过减少手术步骤能减少损伤和并发症，降低治疗成本。然而，这需要中期的前瞻性随机研究来证实这些短期结果。

结论

近年来，已有很多治疗软骨损伤的可行方案，每种技术都有其优缺点。许多正在进行的研究试图明确这些手术的长期效果和改进，以达到更好效果。

最初用关节切开入路的手术，现在可以完全在关节镜下进行。这一改变使外科医生避免可能发生的术中问题，并减少手术时间。无需开放切口和收集骨膜瓣，这能显著降低关节创伤。骨膜肥厚和骨化的并发症也可通过使用三维透明质酸支架而避免。

目前，并非所有的损伤都可以用单一的技术解决。髌后、胫骨平台和后髁损伤的治疗仍是一个挑战。在不久的将来，新设备新技术能够解决这些难题。

特征软骨细胞移植是第二代 ACI 手术，能改善软骨细胞的选择，以形成稳定和一致的透明软骨。

生物技术的快速进步，为临床引进众多产品。在过去十年中，鉴定或创造组织工程软骨的理想材料的研究非常多。很多研究使用天然和合成聚合物进行可控的容积消蚀或吸收，代表了体外或体内组织工程软骨的可行解决方案。

未来软骨修复要解决的重要问题是新形成组织与原有组织的粘接质量和整合。一些研究证实了细胞与新基质对达到牢固愈合的重要作用。这可能会导致修复复杂缺损，包括软骨、软骨下骨和其他结构的组织工程策略的诞生。已有几种支架进行了再生软骨组织的动物实验。然而，应仔细地对每个创新实行前瞻性随机研究以验证其软骨再生的有效性。

参考文献

1. Aigner, J., Tegeler, J., Hutzier, P., et al.: Cartilage tissue engineering with novel non-woven structured biomaterial based on hyaluronic acid benzyl ester. J. Biomed. Mater. Res. **42**, 172–181 (1998)
2. Ando, W., Tateishi, K., Nakamura, N., et al.: Cartilage repair using an in vitro generated scaffold-free tissue-engineered construct derived from porcine synovial mesenchymal stem cells. Biomaterials **28**(36), 5462–5470 (2007) [Epub 14 Sep 2007]
3. Ando, W., Tateishi, K., Nakamura, N., et al.: In vitro generation of a scaffold-free tissue-engineered construct (TEC) derived from human synovial mesenchymal stem cells: biological and mechanical properties and further chondrogenic potential. Tissue Eng. (A) **14**(12), 2041–2049 (2008)
4. Anitua, E., Sanchez, M., et al.: The potential impact of the preparation rich in growth factors (PRGF) in different medical fields. Biomaterials **28**, 4551–4560 (2007)
5. Barry, F., Boynton, R.E., Liu, B., et al.: Chondrogenic differentiation of mesenchymal stem cells from bone marrow: differentiation-dependent gene expression of matrix components. Exp. Cell Res. **268**(2), 189–200 (2001)
6. Behrens, P., Bitter, T., Kurz, B., et al.: Matrix-associated autologous chondrocyte transplantation/implantation (MATC/MACI)-5-year follow-up. Knee **13**, 194–202 (2006)
7. Bennett, N.T., Schultz, G.S.: Growth factors and wound healing: biochemical properties of growth factors and their receptors. Am. J. Surg. **165**(6), 728–737 (1993)
8. Bentley, G., Biant, L.C., Carrington, R.W., et al.: A prospective, randomised comparison of autologous chondrocyte implantation versus mosaicplasty for osteochondral defects in the knee. J. Bone Joint Surg. Br. **85**(2), 223–230 (2003)
9. Benya, P.D., Shaffer, J.D.: Dedifferentiated chondrocytes reexpress the differentiated collagen phenotype when cultured in agarose gels. Cell **30**(1), 215–224 (1982)
10. Brittberg, M., Peterson, L., Sjogren-Jansson, E., et al.: Articular cartilage engineering with autologous chondrocyte transplantation. A review of recent developments. J. Bone Joint Surg. Am. **85-A**(Suppl 3), 109–115 (2003)
11. Brittberg, M., Winalski, C.: Evaluation of cartilage injuries and repair. J. Bone Joint Surg. Am. **85-A**(Suppl 3), 58–69 (2003)
12. Brun, P., Abatangelo, G., Radice, M., et al.: Chondrocyte aggregation and reorganization into three-dimensional scaffolds. J. Biomed. Mater. Res. **46**, 337–346 (1999)
13. Brun, P., Dickinson, S.C., Abatangelo, G., et al.: Characteristics of repair tissue in second-look and third-look biopsies from patients treated with engineered cartilage: relationship to symptomatology and time after implantation. Arthritis Res. Ther. **10**(6), R132 (2008) [Epub 11 Nov 2008]
14. Burstein, D., Gray, M.: New MRI techniques for imaging cartilage. J. Bone Joint Surg. Am. **85-A**(Suppl), 70–77 (2003)
15. Campoccia, D., Doherty, P., Radice, M., et al.: Semisynthetic resorbable materials from hyaluronan esterification. Biomaterials **19**, 2101–2127 (1998)
16. Chen, W.J., Abatangelo, G.: Functions of hyaluronan in wound repair. Wound Repair Regen. **7**, 79–89 (1999)
17. Cole, B., Farr, J.: Putting it all together. Oper. Tech. Orthop. **11**(2), 151–154 (2001)
18. Cugat, R., Carrillo, J.M., Serra, I., et al.: Articular Cartilage Defects Reconstruction by Plasma Rich Growth Factors. Basic Science, Clinical Repair and Reconstruction of Articular Cartilage Defects: Current Status and Prospects, pp. 801–807. Timeo Editore, Bologna (2006)
19. Fortier, L.A., Balkman, C.E., Sandell, L.J., et al.: Insulin-like growth factor-I gene expression patterns during spontaneous repair of acute articular cartilage injury. J. Orthop. Res. **19**(4), 720–728 (2001)
20. Fortier, L.A., Mohammed, H.O., Lust, G., et al.: Insulin-like growth factor-I enhances cell-based repair of articular cartilage. J. Bone Joint Surg. Br. **84**(2), 276–288 (2002)
21. Fortier, L.A., Nixon, A.J., Williams, J., et al.: Isolation and chondrocytic differentiation of equine bone marrow-derived mesenchymal stem cells. Am. J. Vet. Res. **59**(9), 1182–1187 (1998)
22. Fortier, L.A., Potter, H.G., Rickey, E.J., et al.: Concentrated bone marrow aspirate improves full-thickness cartilage repair compared with microfracture in the equine model. J Bone Joint Surg Am. **92**(10), 1927–1937 (2010)
23. Fukumoto, T., Sperling, J.W., Sanyal, A., et al.: Combined effects of insulin-like growth factor-1 and transforming growth factor-beta1 on periosteal mesenchymal cells during chondrogenesis in vitro. Osteoarthritis Cartilage **11**(1), 55–64 (2003)
24. Giannini, S., Buda, R., Vannini, F., et al.: Arthroscopic autologous chondrocyte implantation in osteochondral lesions of the talus: sur-

gical technique and results. Am. J. Sports Med. **36**(5), 873–880 (2008) [Epub 28 Jan 2008]
25. Giannini, S., Buda, R., Vannini, F., et al.: One-step bone marrow-derived cell transplantation in talar osteochondral lesions. Clin. Orthop. Relat. Res. **467**, 3307–3320 (2009)
26. Gobbi, A.: Use of autologous MSC and PRP in the treatment of cartilage lesions. Ortop. Reumatol. **120**, 3–4 (2009)
27. Gobbi, A., Bathan, L.: Minimal invasive second-generation autologous chondrocyte implantation. In: Cole, B., Gomoll, A. (eds.) Biologic Joint Reconstruction. SLACK Incorporated, Thorofare (2009)
28. Gobbi, A., Francisco, R., Allegra, F., et al.: Arthroscopic treatment of osteochondral lesions of the talus: a prospective study of three different techniques. Arthroscopy **22**(10), 1085–1092 (2006)
29. Gobbi, A., Kon, E., Berruto, M., et al.: Patellofemoral full-thickness chondral defects treated with hyalograft- C: a clinical, arthroscopic, and histologic review Am. Am. J. Sports Med. **34**, 1763–1773 (2006)
30. Gobbi, A., Kon, E., Filardo, G., et al.: Patellofemoral full-thickness chondral defects treated with second generation ACI: a clinical review at 5 years follow-up. Am. J. Sports Med. **37**(6), 1083–1092 (2009)
31. Gobbi, A., Nunag, P., Malinowski, K.: Treatment of full thickness chondral lesions of the knee with microfracture in a group of athletes. Knee. Surg. Sports Traumatol. Arthrosc. **13**(3), 213–221 (2005)
32. Grigolo, B., Lisignoli, G., Desando, G., et al.: Osteoarthritis treated with MSC. on hyaluronan-based scaffold in rabbit. Tissue Eng. Part C Methods **15**(4), 647–658 (2009)
33. Grigolo, B., Lisignoli, G., Piacentini, A., et al.: Evidence for redifferentiation of human chondrocytes grown on a hyaluronan-based biomaterial (HYAFF®11): molecular, immunohistochemical and ultrastructural analysis. Biomaterials **23**, 1187–1195 (2002)
34. Hangody, L., Fules, P.: Autologous osteochondral mosaicplasty for the treatment of full-thickness defects of weight-bearing joints. J. Bone Joint Surg. Am. **85-A**(Suppl 3), 25–32 (2003)
35. Hangody, L., Kish, G., Karpati, Z., et al.: Mosaicplasty for the treatment of articular cartilage defects: application in clinical practice. Orthopaedics **21**, 751–756 (1998)
36. Henderson, I., Francisco, R., Oakes, B., et al.: Autologous chondrocyte implantation for treatment of focal chondral defects of the Knee: a clinical, arthroscopic, MRI and histologic evaluation at 2 years. Knee **12**(3), 209–216 (2005) [Epub 14 Nov 2004]
37. Henderson, I.J., Tuy, B., Oakes, B., et al.: Prospective clinical study of autologous chondrocyte implantation and correlation with MRI at 3 and 12 months. J. Bone Joint Surg. Br. **85**, 1060–1066 (2003)
38. Hunter, W.: On the structure and diseases of articulating cartilage. Philos. Trans. R. Soc. Lond. B. Biol. Sci. **9**, 277 (1743)
39. Hunziker EB. Articular cartilage repair: basic science and clinical progress. A review of the current status and prospects. Osteoarthritis Cartilage. **10**(6), 432–63 (2002) Review
40. Johnstone, B., Hering, T.M., Caplan, A.I., et al.: In vitro chondrogenesis of bone marrow-derived mesenchymal progenitor cells. Exp. Cell Res. **238**(1), 265–272 (1998)
41. Kon, E., Buda, R., Filardo, G., et al.: Platelet-rich plasma: intra-articular knee injections produced favorable results on degenerative cartilage lesions. Knee Surg. Sports Traumatol. Arthrosc. **18**(4), 472–479 (2010) [Epub 17 Oct 2009]
42. Kon, E., Filardo, G., Delcogliano, M., et al.: Arthroscopic second-generation autologous chondrocyte implantation at 48 months follow up. Osteoarthritis Cartilage **15**(Suppl B, 22.1), 44–45 (2007)
43. Kon, E., Gobbi, A., Filardo, G., et al.: Arthroscopic second-generation ACI compared with microfractures for chondral lesions of the knee. Am. J. Sports Med. **37**, 33 (2009)
44. Mackay, A.M., Beck, S.C., Murphy, J.M., et al.: Chondrogenic differentiation of cultured human mesenchymal stem cells from marrow. Tissue Eng. **4**(4), 415–428 (1998)
45. Mainil-Varlet, P., Aigner, T., Brittberg, M., et al.: Histological assessment of cartilage repair. A report by the histology endpoint committee of the ICRS. J. Bone Joint Surg. Am. **85-A**(Suppl 2), 45–57 (2003)
46. Mandelbaum, B., Browne, J.E., Fu, F., et al.: Treatment outcomes of autologous chondrocyte implantation for full-thickness articular cartilage defects of the trochlea. Am. J. Sports Med. **35**(6), 915–921 (2007)
47. Marcacci, M., Berruto, M., Gobbi, A., Kon, E., et al.: Articular cartilage engineering with Hyalograft C: 3-year clinical results. Clin. Orthop. Relat. Res. **435**, 96–105 (2005)
48. Marcacci, M., Zaffagnini, S., Kon, E., et al.: Arthroscopic autologous chondrocyte transplantation: technical note. Knee Surg. Sports Traumatol. Arthrosc. **10**, 154–159 (2002)
49. Massari, L., Benazzo, F., De Mattei, M., Setti, S., Fini, M.; CRES Study Group. Effects of electrical physical stimuli on articular cartilage. J Bone Joint Surg Am. 89 Suppl **3**, 152–61 (2007) Review
50. McKinley, B.J., Cushner, F.D., Scott, W.N.: Debridement arthroscopy. 10-year follow-up. Clin. Orthop. **367**, 190–194 (1999)
51. Milano, G., Sanna Passino, E., Deriu, L., et al.: The effect of platelet rich plasma combined with microfractures on the treatment of chondral defects: an experimental study in a sheep model. Osteoarthritis Cartilage. **18**(7), 971–980 (2010). [Epub 2010 Apr 28]
52. Miller, M., Cole, B.: Atlas of chondral injury treatment. Oper. Tech. Orthop. **11**(2), 145–150 (2001)
53. Miller, M., Howard, R., Plancher, K.: Treatment of chondral injuries and defects. In: Surgical Atlas of Sports Medicine, pp. 110–115. Saunders, Pennsylvania (2003)
54. Minas, T., Gomoll, A.H., Rosenberger, R., et al.: Increased failure rate of autologous chondrocyte implantation after previous treatment with marrow stimulation techniques. Am. J. Sports Med. **37**(5), 902–908 (2009) [Epub 4 Mar 2009]
55. Minas, T., Peterson, L.: Advanced techniques in autologous chondrocyte transplantation. Clin. Sports Med. **18**(1), 13–44 (1999)
56. Muraglia, A., Cancedda, R., Quarto, R.: Clonal mesenchymal progenitors from human bone marrow differentiate in vitro according to a hierarchical model. J. Cell Sci. **113**(Pt 7), 1161–1166 (2000)
57. Nakamura, N., Miyama, T., Engebretsen, L., et al.: Cell-based therapy in articular cartilage lesions of the knee. Arthroscopy **25**(5), 531–552 (2009)
58. Nakamura, Y., Sudo, K., Kanno, M., et al.: Mesenchymal progenitors able to differentiate into osteogenic, chondrogenic, and/or adipogenic cells in vitro are present in most primary fibroplast like cell populations. Stem Cells **25**(7), 610–617 (2007) [Epub 2007]
59. Nehrer, S., Domayer, S., Dorotka, R., et al.: Three-year clinical outcome after chondrocyte transplantation using a hyaluronan matrix for cartilage repair. Eur. J. Radiol. **57**, 3–8 (2006)
60. Nishimoto, S., Oyama, T., Matsuda, K.: Simultaneous concentration of platelets and marrow cells: a simple and useful technique to obtain source cells and growth factors for regenerative medicine. Wound Repair Regen. **15**(1), 156–162 (2007)
61. Nixon, A.J., Wilke, M.M., Nydam, D.V.: Enhanced early chondrogenesis in articular defects following arthroscopic mesenchymal stem cell implantation in an equine model. J. Orthop. Res. **25**(7), 913–925 (2007)
62. Ochi, M., Adachi, N., Nobuto, H., et al.: Articular cartilage repair using tissue engineering technique: novel approach with minimally invasive procedure. Artif. Organs **28**(1), 28–32 (2004)
63. Ochi, M., Adachi, N., Nobuto, H., et al.: Effects of CD44 antibody- or RGDS peptide-immobilized magnetic beads on cell proliferation and chondrogenesis of mesenchymal stem cells. J. Biomed. Mater. Res. A **77**(4), 773–784 (2006)
64. Pavesio, A., Abatangelo, G., Borrione, A., et al.: Hyaluronan-based scaffolds (Hyalograft ®C) in the treatment of knee cartilage defects: preliminary clinical findings. Novartis Found. Symp. **249**, 203–217 (2003)
65. Pavesio, B., Abatangelo, G., Borrione, A., et al.: Hyaluronan-based scaffolds (Hyalograft ®C) in the treatment of knee cartilage defects: clinical results. Tissue Eng. Musculoskelet. Clin. Pract. AAOS **8**, 73–83 (2004)
66. Peretti, G.M., Zaporojan, V., Spangenberg, K.M., et al.: Cell-based bonding of articular cartilage: an extended study. J. Biomed. Mater. Res. **64A**(3), 517–524 (2003)
67. Peterson, L., Brittberg, M., Kiviranta, I., et al.: Autologous chondrocyte transplantation. Biomechanics and long-term durability. Am. J. Sports Med. **30**, 2–12 (2002)
68. Peterson, L., Minas, T., Brittberg, M., et al.: Treatment of osteochondritis dissecans of the knee with autologous chondrocyte transplantation: results at 2–10 years. J. Bone Joint Surg. Am. **85-A**(Suppl 3), 17–24 (2003)

69. Peterson, L., Vasiliadis, H.S., Brittberg, M., et al.: Autologous chondrocyte implantation: a long-term follow-up. Am. J. Sports Med. **38**(6), 1117–1124 (2010) [Epub ahead of print]
70. Poole, R.: What type of cartilage repair are we attempting to attain? J. Bone Joint Surg. Am. **85-A**(Suppl 2), 40–44 (2003)
71. Potter, H., Foo, L., et al.: MRI and articular cartilage. Evaluating lesions and post repair tissue. In: Potter, H., Foo, L. (eds.) Cartilage Repair Strategies. Humana Press (Springer), Berlin-Heidelberg (2007)
72. Robert, B.D.: The clinical and laboratory utility of platelet volume parameters. Aust. J. Med. Sci. **14**, 625–641 (1994)
73. Robey, P.G., Bianco, P.: The use of adult stem cells in rebuilding the human face. J. Am. Dent. Assoc. **137**(7), 961–972 (2006). Review
74. Saris, D.B.F., Vanlauwe, J., Victor, J., et al.: CCI results in better structural repair when treating symptomatic cartilage defects of the knee in a randomised clinical trial versus microfracture. Am. J. Sports Med. **36**(2), 235–246 (2008)
75. Sgaglione, N.A., Miniaci, A., Gillogly, S.D., et al.: Update on advanced surgical techniques in the treatment of traumatic focal articular cartilage lesions in the knee. Arthroscopy **18**(Suppl 1), 9–32 (2002)
76. Solchaga, L.A., Yoo, J.U., Lundberg, M., et al.: Hyaluronan-based Polymers in the treatment of osteochondral defects. J. Orthop. Res. **18**, 773–780 (2000)
77. Stevens, M.M., Marini, R.P., Martin, I., et al.: FGF-2 enhances TGF-beta1-induced periosteal chondrogenesis. J. Orthop. Res. **22**(5), 1114–1119 (2004)
78. Tateishi, K., Ando, W., Nakamura, N., et al.: Comparison of human serum with fetal bovine serum for expansion and differentiation of human synovial MSC: potential feasibility for clinical applications. Cell Transplant. **17**(5), 549–557 (2008)
79. Wakitani, S., Imoto, K., Yamamoto, T., et al.: Human autologous culture expanded bone marrow mesenchymal cell transplantation for repair of cartilage defects in osteoarthritic knees. Osteoarthritis Cartilage **10**(3), 199–206 (2002)
80. Wakitani, S., Yokoyama, M., Miwa, H., et al.: Influence of fetal calf serum on differentiation of mesenchymal stem cells to chondrocytes during expansion. J. Biosci. Bioeng. **106**(1), 46–50 (2008)

第八章 源自滑膜间充质干细胞的无支架组织工程结构(TEC):在大型动物模型中软骨修复疗效和鉴定

Norimasa Nakamura, Wataru Ando, Kosuke Tateishi, Hiromichi Fujie, David A. Hart, Kazunori Shinomura, Takashi Kanamoto, Hideyuki Kohda, Ken Nakata, Hideki Yoshikawa, and Konsei Shino

李伟 译

内容

介绍 …………………………………………… 622
人滑膜来源细胞的培养特点 ………………… 623
基本 TEC 的开发 ……………………………… 623
人 TEC 的软骨分化能力 ……………………… 625
源自滑膜骨髓间质干细胞的 TEC …………… 629
    下一代基于细胞的软骨再生策略 ………… 629
参考文献 ……………………………………… 630

N. Nakamura (✉)
Department of Rehabilitation Science, Osaka University Center for Advanced Medical Engineering and Informatics, Osaka Health Science University, 1-9-27 Tenma, Kita-ku, Osaka 530-0043, Japan
e-mail: n-nakamura@ort.med.osaka-u.ac.jp

W. Ando, K. Tateishi, K. Shinomura, T. Kanamoto, H. Kohda, K. Nakata, and H. Yoshikawa
Department of Orthopaedics, Osaka University Graduate School of Medicine, 2-2 Yamada-oka, Suita, Osaka 565-0871, Japan
e-mail: w-ando@umin.ac.jp; tateyan@sepia.plala.or.jp; kazunori-shinomura@umin.net;
tkanamoto@mx4.canvas.ne.jp; h-kohda@umin.ac.jp;
ken-nakata@umin.ac.jp; yhideki@ort.med.osaka-u.ac.jp

H. Fujie
Biomechanics Laboratory, Department of Mechanical Engineering, Kogakuin University, 2665-1 Nakanomachi, Hachioji, Tokyo 192-0015, Japan
e-mail: at13009@ns.kogakuin.ac.jp

D. A. Hart
McCaig Centre for Joint Injury and Arthritis Research, University of Calgary, 3330 Hospital Dr. N.W, Calgary, Canada
e-mail: hartd@ucalgary.ca

K. Shino
Department of Comprehensive Rehabilitation, Osaka Prefecture University, 3-7-30 Habikino, Osaka 583-8555, Japan
e-mail: k-shino@rehab.osakafu-u.ac.jp

介绍

由于其缺血的环境和独特的基质,关节软骨损伤通常不会自行愈合。因此,已经研究过很多促进软骨愈合的方法[18]。自从自体软骨细胞移植的成功报道后[5,27,32],以软骨细胞为基础的治疗得到广泛的研究。然而,这些方法的局限很明显,包括牺牲同一膝关节的正常软骨,体外细胞扩增引发的改变。此外,由于软骨伴随衰老的退行性变,老年人的软骨细胞实用性有限[15]。

为了克服这些潜在的问题,有人用干细胞治疗来促进组织修复再生。间充质干细胞(MSCs)具有分化成各种结缔组织细胞的能力,包括骨骼、软骨、肌腱、肌肉和脂肪组织[34]。这些细胞可能从不同的组织中分离出,如骨髓、骨骼肌、滑膜、脂肪组织和脐带血[10,20,23,34,36,41]。因为收集相对容易和它们强大的向软骨分化的能力,从滑膜分离的多能干细胞可能更适合软骨的细胞疗法[10]。与其他间质组织源细胞相比,滑膜源细胞成软骨潜力最大[36]。

除了细胞来源的选择,如何将细胞移植到缺损也是个问题。广泛接受的观点是3D环境对于优化细胞增殖和向软骨分化是重要的[9]。因此,种植细胞的三维支架通常用来修复缺损。支架一般由合成聚合物组成(如聚 L-乳酸(PLLA)、聚乙醇酸(PGA)、聚乳酸-乙醇酸(PLGA)、海藻酸钠)[3,14,29,40]或生物材料(如胶原、纤维蛋白透明质酸和壳聚糖)[6,16,21,24]。一些政府机构批准许多支架用于临床[31]。但也有材料的长期安全性的问题，比如合成聚合物有潜在原位残留和降解[38]。生物材料可能携带传染性病原体和诱发免疫反应的风险[28,43]。所以，为避免未知的风险，整个治疗过程中都不应该使用此类材料，无支架的细胞移植系统可能是很好的选择。

同时，关节软骨基质具有抗粘接特性，因此，植入组织与相邻软骨基质的结合一直是个问题[18]。为了克服这个问题，大多数软骨损伤区的植入手术已经需要用酶处理软骨基质[19]表面，或通过缝合来加固[13,22]，或使用可吸收钉固定[30]。然而，动物实验显示软骨里的缝线通道仍然不愈，这个微小缺陷可能是植入物和相邻软骨组织之间基质继发性降解的触发点[22]。因此，为保证软骨结合，需要有高度粘接性的可植入组织。

为了解决这些问题，一种新型的无支架的3D组织工程结构（TEC）问世了，它由人或猪的滑膜间充质干细胞和及其合成的细胞外基质（ECM）组成。

我们将在本章讨论这种TEC软骨修复和再生的适宜性和有效性。

人滑膜来源细胞的培养特点

从人类滑膜分离培养的细胞显示了长期的自我更新能力，并在基础培养基中传代（数据未显示）超过了10代以上。细胞表面表型标记分析表明，这些细胞的CD13、CD44和CD90持续阳性（>80%）表达，CD29、CD34、CD54、CD105和CD166弱阳性（3%~80%），CD14、CD31和CD45阴性（<3%）。虽然在第4和7代细胞标志物的表达水平有细微变化，除了CD105的表达较低外，这些特征与来自骨髓、脂肪组织、滑膜等不同组织的间充质干细胞类似[11,30,36]。体外分化实验中已证实培养传代的人体细胞向软骨、骨和脂肪细胞系转化的能力。基于这些证据，可以认为来自人类滑膜的培养细胞是间充质干细胞。

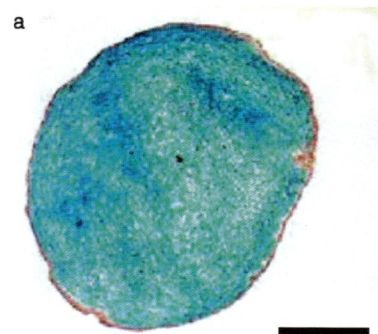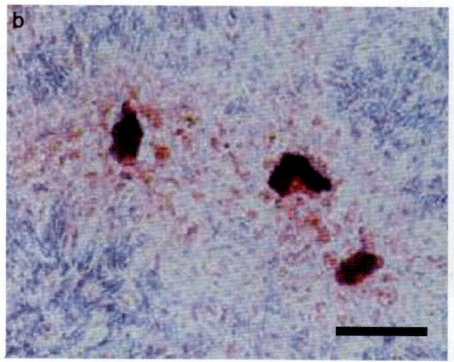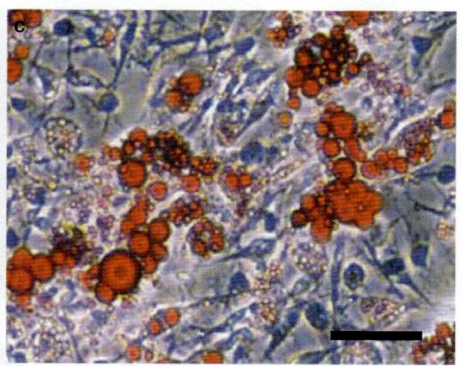

图1 滑膜细胞的多向分化潜能。（a）成软骨培养基培养的滑膜细胞的阿辛蓝染色。观察到有强烈的蓝染色。标尺＝500Pm。（b）成骨培养基中的滑膜细胞（第5代）的茜素红染色。证明这些滑膜细胞形成矿化基质。标尺＝100Pm。（c）将成脂培养基中的滑膜细胞做油红染色（第5代），细胞形态学明显改变以及中性脂质空泡形成。标尺＝100Pm

基本TEC的开发

当滑膜源间充质干细胞在基本培养基中进行培养至汇合，并不合成胶原丰富的基质。但在含有0.1mmol/L二磷酸抗坏血酸（ASC-2P）时，随时间延长，培养细胞的胶原蛋白合成显著增加（图2a,b）。随后，在ASC-2P培养的单层细胞-基质复合物变成一个结实的片状结构，轻轻一吸就可以从底层分离。分离后单层片状结构立即自动收缩变成厚的3D组织（图2c）。其组织学和扫描电子显微镜（SEM）表明高密度的细胞和ECM3D整合在一起。免疫组织化学分析表明，TEC中含有丰富的I和III型胶原蛋白，没有II型胶原，还有丰富的纤连蛋白和玻连蛋白（图2d）。值得注意的是，所有的分子没有方向地弥漫地分布在基质中。TEC不断折叠，不同层面相互整合最后形成几毫米的球体（图2e,f）。

这个收缩形成的组织微球被称为源自间充质干细胞的组织工程结构（TEC）。

人的TEC有黏性，利于与软骨基质的黏附结合。

为测试TEC与完整的软骨基质的粘接性能，人类TECs置于新鲜冷冻人体软骨碎片的损伤表面。在5分钟内，TEC与软骨碎片粘连。当TEC-软骨复合体进一步培养7天，它们在整个过程保持稳定。第7天的组织学检查显示了TEC与软骨碎片损伤

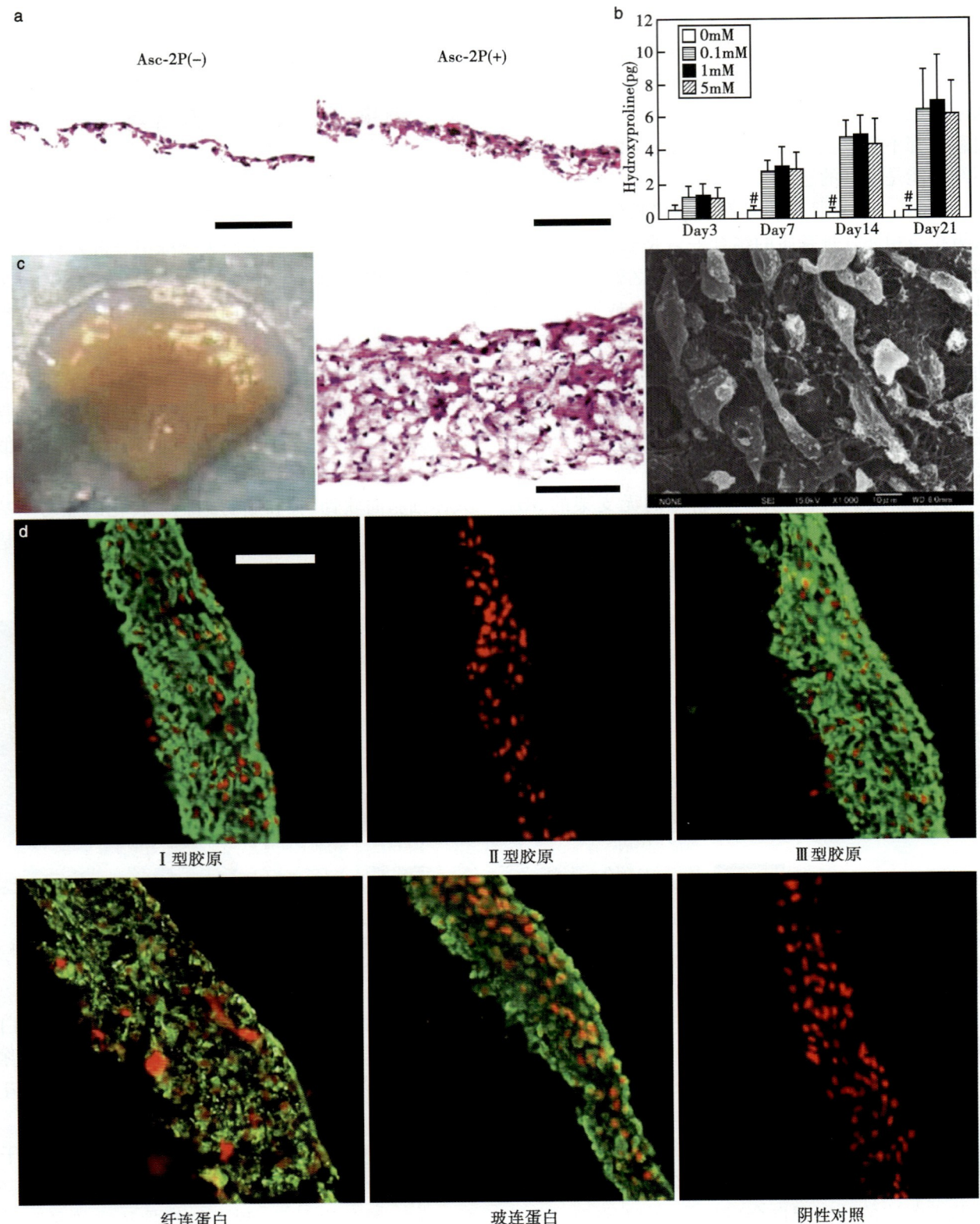

图2 TEC 的形成。(a) 没有(左)或有 0.2mmol/L 2 磷酸抗坏血酸(Asc-2P)(右)单层培养时的显微图像。标尺=100Pm。(b) TEC 中含有羟脯氨酸(1.6×106 细胞/12 孔培养板)没有或有 Asc-2P 的培养基中(0.1、1 和 5mmol/L)。当添加 0.1mmol/L 的浓度的 Asc-2P(N=4,#:p<0.001,与 0mM 相比)7 天时,胶原合成明显地增加。胶原合成与 Asc-2P 没有剂量效应(浓度超过 0.1mmol/L 时),但有明显时间依赖性(p<0.001)。(c) 大体视图(左:标尺=1cm)、显微图像(中:标尺=100μm)和 TEC 扫描电镜图(右:标尺=20μm)。(d) TEC 染色的免疫组化显示 I 型胶原(Col I)、II 型胶原(Col II)、III 型胶原(Col III)、纤连蛋白、玻连蛋白和 IgG 阴性(对照)。红色的是细胞核,绿色的是目标抗体。黏附分子如纤维连接素、玻连蛋白弥漫分布在 TEC 里。标尺=100μm。(e) 球形 TEC(8×10⁶ 细胞/6cm 板,培养 14 天)。此 TEC 的直径是 5mm,厚为 2mm。(f) 再培养 7 天的球体,HE 染色(右),和 TEC 纤连蛋白染色(右),标尺=100μm

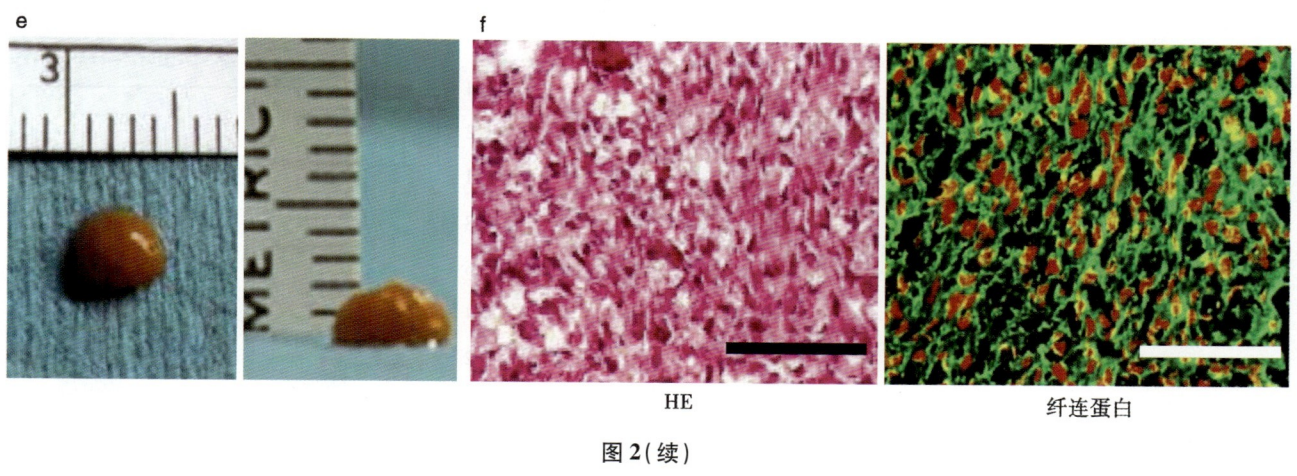

HE 纤连蛋白

图2(续)

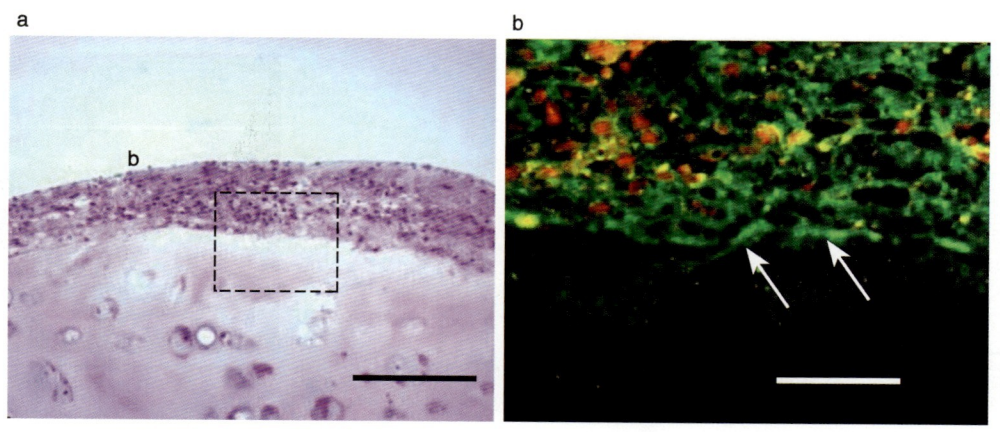

图3 TEC黏附在软骨基质上。(a)损伤表面植入TEC 7天后培养软骨片段的显微照片(HE染色)。图片中,TEC紧密连接在损伤表面。标尺=200μm。(b)在(a)图(虚线矩形内用纤连蛋白染色进行免疫组织化学分析。标尺=50μm

表面的紧密粘连(图3a)。免疫组化表明,纤连蛋白(图3b)和玻连蛋白(数据未显示)位于TEC和软骨碎片损伤表面的界面。

人TEC的软骨分化能力

含BMP-2的成软骨培养基使人TEC增加阿尔新蓝强染色的糖胺聚糖(GAG)合成和沉积(图4a)。GAGs定量分析也证实这一点(图4b,c)。半定量RT-PCR检测软骨特异性标志物、Ⅱ型胶原(COL2A1)、蛋白多糖和SOX9信使RNA(M-RNA)证实处理后的TEC有软骨特征。而未经处理的TEC以及单层培养的滑膜源细胞的软骨特异性标志物表达微弱(图4d)。

猪TEC能在体内有效地修复软骨缺损和抑制软骨缺损进展为明显的骨关节炎。

选用猪的模型评估TEC在体疗效,因为猪的许多生理方面与人类相似[39],猪膝关节软骨足够厚,能在没有破坏软骨下骨的情况下制造软骨缺损。在进行这样的研究之前,初步鉴定了猪滑膜MSC产生TEC的能力可与人类MSC相媲美。

为测试没有做软骨分化处理的猪TEC修复软骨损伤的可行性,选用一个未成年猪软骨损伤模型。植入后,TEC牢牢地黏附在损伤关节表面,无需缝合。第7天取病理检查可见TEC牢固黏附在软骨缺损处(图5a)。高倍视野显示黏附是基质与基质的(图5b),和体外培养结果一样,纤连蛋白位于TEC和缺损的界面(图5c)。在移植术6个月后,TEC治疗组50%的缺损完全被修复组织覆盖。其余的缺损被整合欠佳的修复组织覆盖。没有TEC的缺损,75%没有组织覆盖,软骨下骨广泛侵蚀。另25%的缺损仅部分有修复组织覆盖(图5d)。TEC治疗组的平均大体得分(0.25±0.50)显著低于未治疗组(1.50±0.50)(图5e),分数越高提示损伤未能解决并向骨性关节炎发展。组织学上,对照组有软骨丢失和软骨下骨破坏(图5f)的骨性关节炎表现,

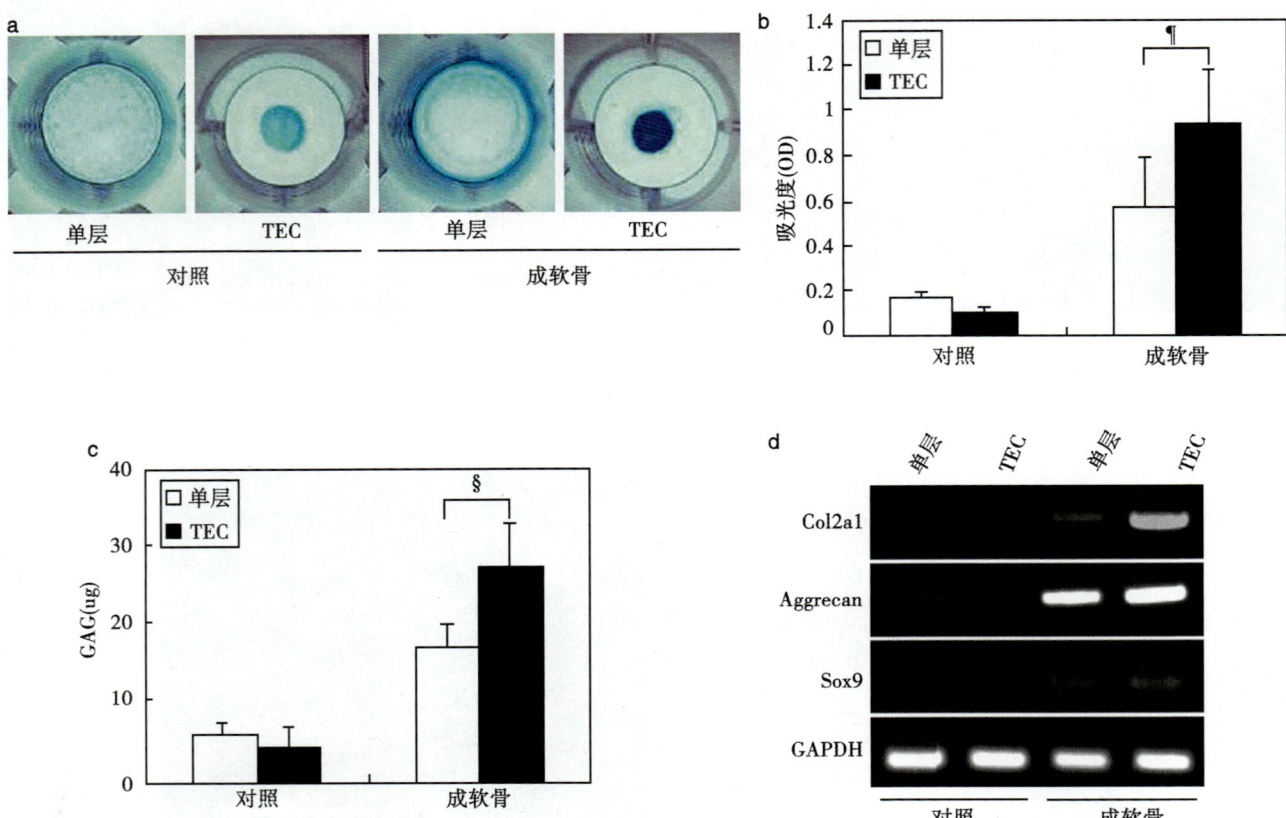

图4 TEC 软骨生成。(a) 单层培养的滑膜细胞、对照组培养基中的 TEC、成软骨细胞的培养基 TEC 培养 14 天进行阿辛蓝染色。(b,c) 上述培养物的阿辛蓝染色定量(b)和蛋白聚糖含量(c)。在成软骨细胞培养基的 TEC 蛋白聚糖合成明显增高(N=8,¶P=0.047,§P=0.016)。(d) 成软骨细胞标记的基因Ⅱ型胶原(Col2a1)、蛋白聚合物、Sox 9 和 GAPDH 的 RT-PCR 分析

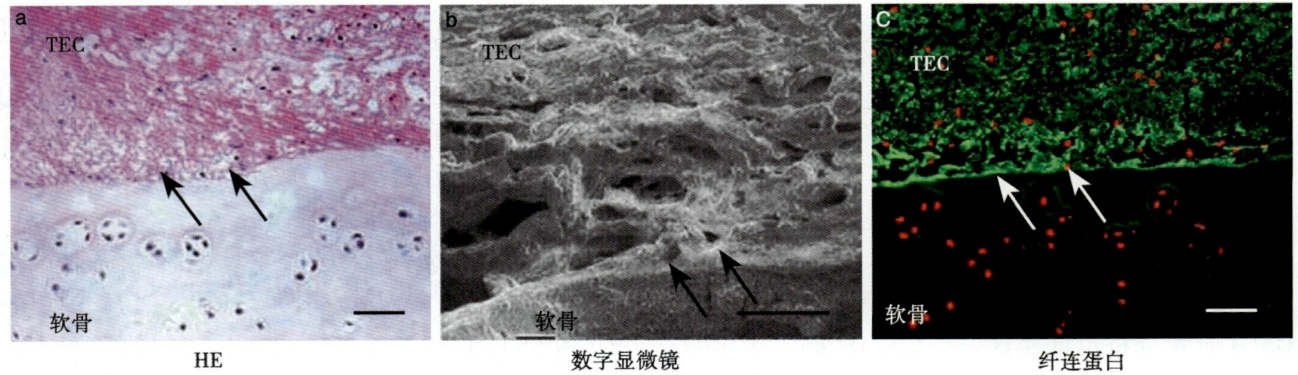

图5 体内 TEC 植入软骨缺损的大体和组织学评价。(a~c) 用 TEC 治疗 7 天猪软骨缺损的显微照片(HE 染色 a)、界面的数字显微镜下观(b)和纤维连接蛋白染色(c)。箭头显示 TEC 和软骨缺损之间的界面。标尺 =50μm。(d) 实验 6 个月时猪软骨缺损的大体视图。用 TEC 治疗后,4/8 个缺损修复组织(左边)完全覆盖,其余标本(中间)部分覆盖。无 TEC 组,大部分缺损有少量组织覆盖(右侧)。(e) 软骨病变大体评分(TEC,N=8),(对照组,N=4)。P=0.017(f,g)。用 TEC(f)或不用 TEC(g)治疗 6 个月时猪软骨缺损的番红 O 染色,标尺 =1mm。中的边缘(h)和中心区域(i)虚线矩形内的中光镜放大图(f)。标尺 =100μm。TEC 治疗的缺损完全由修复组织填充,与相邻软骨良好整合并恢复光滑的表面(箭头),而对照组中的软骨缺损显示了软骨减少与软骨下骨破坏(j,k)的骨关节炎变化。虚线矩形包绕区域的高倍率视图显示表面(j)和深层(k)。标尺 =50μm。在(l)同一区域里用Ⅱ型胶原染色进行修复组织的免疫组化分析。标尺 =100μm。(m) TEC(N=8)和无 TEC(N=4)治疗的修复组织的改进的 ICRS 视觉组织学评定量表:$P=0.009$,§ $P=0.008$,† $P=0.010$,‡: $P=0.026$,\$ $P=0.037$,£ $P=0.011$,¢ $P=0.006$

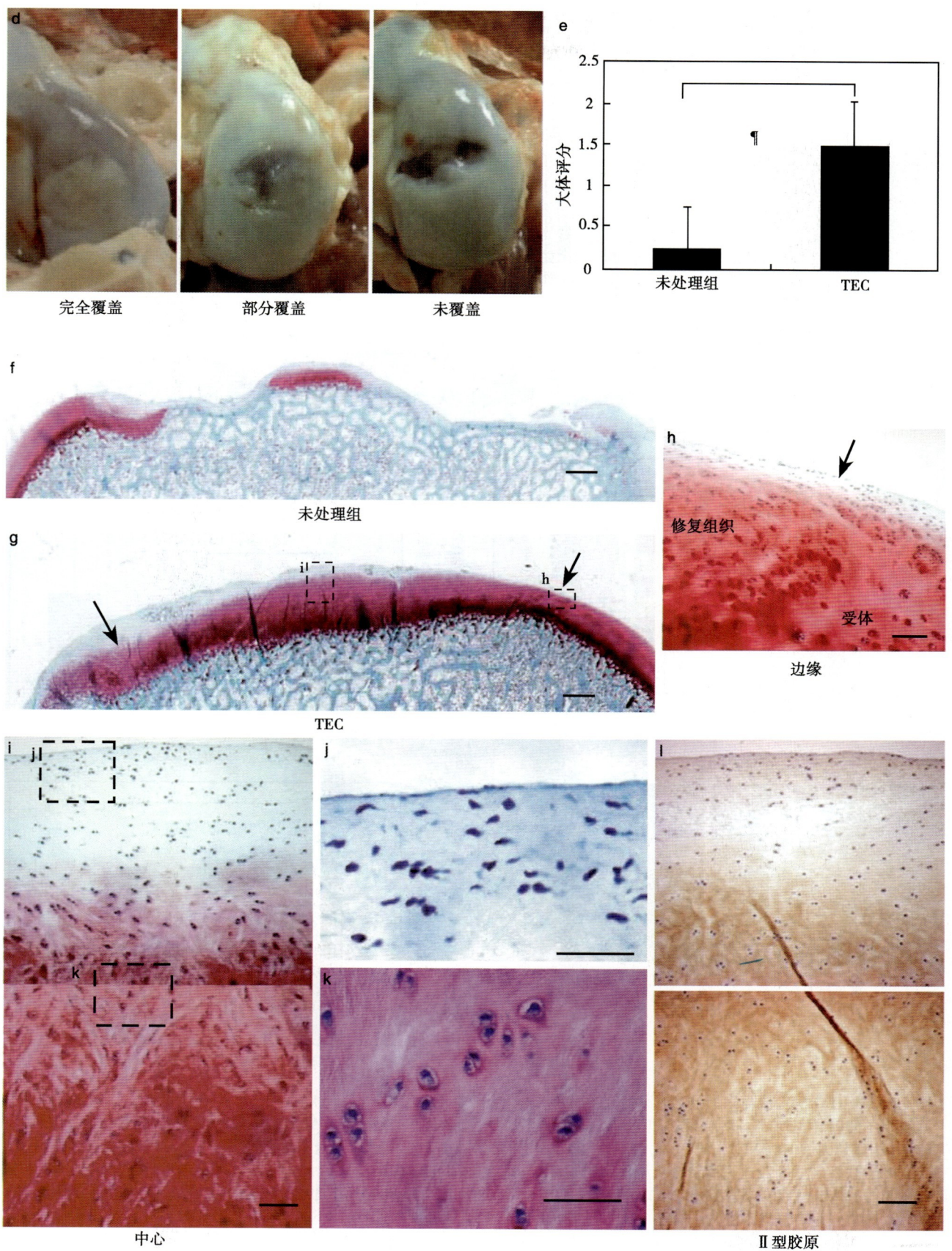

图 5（续）

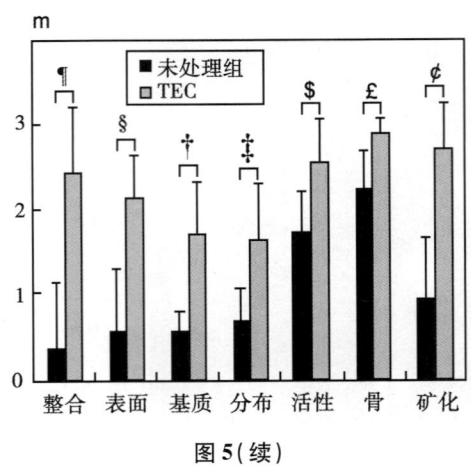

图 5（续）

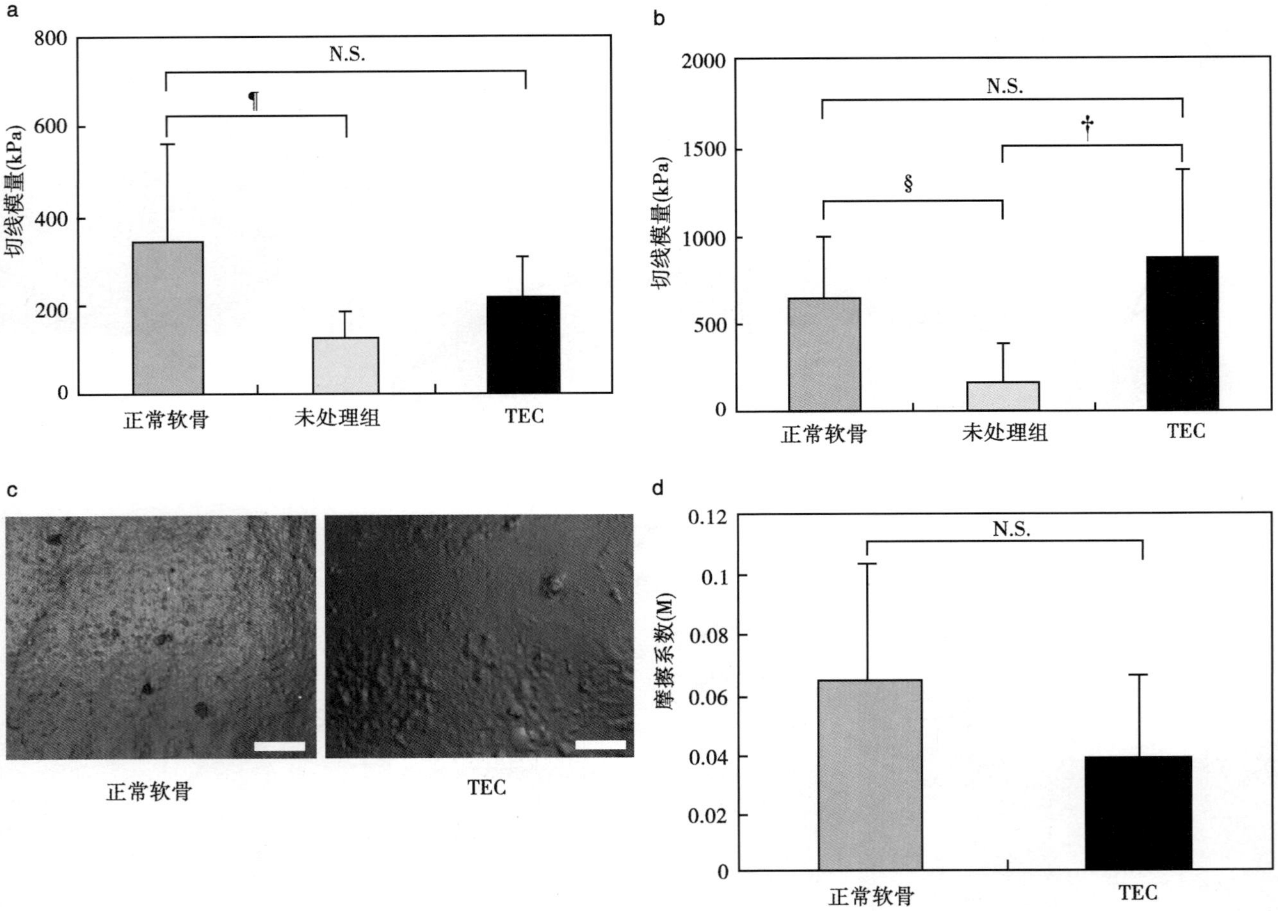

图 6 体内 TEC 植入软骨缺损的力学评估。在压缩率为 4μm/s(**a**) 和 100μm/s(**b**) 条件下(**a**,**b**) 正常软骨(N=11)，TEC 的治疗组中的软骨损伤(N=7) 和未处理组的切线模量(N=4)：¶ $P=0.019$，§ $P=0.019$，† $P=0.023$，没有显著性差异。在两种压缩率（分别为 $P=0.222$，$P=0.297$），TEC 修复组织和正常软骨的切线模量之间没有显著性差异。(**c**) 在 TEC 治疗组中正常软骨和软骨病变的数码显微镜图。标尺 =100μm。(**d**) 在施加压力 0.88N 后立即进行摩擦试验，开始时正常软骨(N=11)，TEC 治疗组中的软骨病变(N=7) 的摩擦系数。用 TEC 治疗的修复组织(0.039±0.026) 与正常软骨(0.065±0.038) 的摩擦试验之间没有显著性差异($P=0.113$)。N.S.：无明显差异

治疗组缺损由修复组织填充,与相邻软骨融合良好,恢复光滑表面(图 5g,h)。在更高的放大倍率下,纺锤状成纤维细胞在修复组织表面(图 5i,j),而修复组织的更深层,大部分细胞为位于陷窝内的圆形细胞(图 5i,k)。修复组织番红 O 阳性区域(图 5i)Ⅱ型胶原也阳性(图 5l)。在任何时间,植入的 TEC 没发生中央坏死。在组织学评分中,TEC 治疗组所有标准明显好于未治疗组(图 5m),说明修复得更好。

猪源性 TEC 治疗的猪软骨缺损的力学性能在植入 6 个月后接近正常软骨。

普遍认为关节软骨是一种双相黏弹性材料,它具有应变率依赖的力学表现[17]。也就是说在快速压缩试验反映了保留间隙水的软骨黏弹性,而慢压缩试验反映的是无间隙水的基质黏弹性。

在压缩率 $4\mu m/s$(图 6a)或者 $100\mu m/s$(图 6b)的条件下,未治疗组的修复组织的切线模量(定义为 5% 应变曲线的斜率)显著低于正常软骨。而 TEC 植入组与正常软骨的两种压缩率切线模量无显著性差异。这表明成软骨 TEC 的两种组织黏弹性可能与对照或正常软骨是相似的(图 6c)。

数码显微镜观察发现,TEC 组的修复组织表面光滑,类似正常软骨(图 6c),其摩擦系数与正常软骨(图 6d)没有显著不同。

源自滑膜骨髓间质干细胞的 TEC

下一代基于细胞的软骨再生策略

本章证实了滑膜充质干细胞产生的独特的无支架 TEC 修复软骨缺损的可行性。培养 4~7 代的滑膜源细胞有很高的自我更新能力和稳定的骨髓源 MSCs 相似的抗原表达。和以前报告的一样,这种细胞具有成骨、成软骨和成脂的能力[10]。因此,可以认为 TEC 是基于滑膜 MSCs 的 3D 生物工程组织。

单层细胞/基质复杂的自动收缩形成的无支架的 3D 组织,是本组织工程技术的关键。它类似于培养的胶原蛋白凝胶收缩[4,37]。据报道[42],肌动蛋白的骨架负调节显著抑制培养的单层细胞的收缩(无数据显示)。培养间充质干细胞的肌动蛋白细胞骨架产生的收缩力可能至少部分与 TEC 主动组织收缩有关。重要的是,TEC 不使用外源支架,没有植入后人造或异源生物材料引起潜在的副作用。此外,我们证实,人血清促进滑膜源性间充质干细胞增殖的效果不低于牛血清,而且细胞不会丧失分化潜能。因此,人类自体血清使无异体物质的 TEC 技术成为可能,最大限度地减少 TEC 免疫反应的风险[28]。

当复合体培养条件从传统贴壁培养转换成悬浮培养,单层细胞/基质复合体的主动收缩是自然的,这已经在以前的胶原凝胶收缩的研究中报道[4],将培养的单层细胞/基质复合体安全可重复地分离是本技术的关键。有使用温度敏感培养皿使培养细胞片从底部分离的实验[33]。本方法并不需要任何特殊设备,可以容易直接地分离。

TEC 结构另一个优势是间充质干细胞及其 ECM 均匀分布,不必调节。尽管它不含有任何人工支架,TEC 具有足够自我支撑的力学性能。使用 ASC-2P 第 14 或 21 天,TEC 的拉伸强度,可与损伤后第 1~2 周的韧带愈合组织相媲美[35]。因此,在移植过程中,TEC 可以很容易操作,而不会造成基质的明显损害。

本文介绍的 TEC 的另一个重要的生物学特性是它的黏性,使 TEC 与自然软骨基质快速和安全的黏附,因此可以预期,将 TEC 植入软骨损缺而不用加强固定。而且,这种黏性使自己基质快速自我结合,这也是 TEC 组织具有可塑性的原因。在现实中,它可以通过一系列折叠形成几个毫米的球形组织。因此,它可以形成超过几毫米的与软骨缺损大小和形状相匹配的 TEC。

虽然我们还没有确定 TEC 黏性的关键因素,免疫组织化学分析表明,纤连蛋白和玻连蛋白位于 TEC 和软骨损伤的交界处和基底部。因此,纤连蛋白和玻连蛋白可能或者至少部分地与体外生产 TEC 的黏附性质有关。

高密度的三维培养环境,如微团培养[12]。小球培养[25]是促进软骨生成的重要因素。然而,由于材料大小的限制[9],这些方法无法直接应用于临床。目前的研究表明,TEC 克服了组织大小的问题,在不导致细胞和组织坏死情况下,为 MSCs 向软骨细胞分化提供三维和高度密集的环境。TEC 最初不包含软骨生成标志分子如Ⅱ型胶原,而是含丰富的胶原蛋白Ⅰ和Ⅲ。然而,在植入体内后,TEC 并没有受到向软骨细胞分化的体内刺激,但其基质已经向软骨生成组织演变。体外软骨生成的实验结果表明,局部生物和力学环境因素可能促进旧基质的降解,促进新的软骨生成基质合成,从而在体内软骨分化期间导致 TEC 基质的整体表型变化。

在目前的体外研究提示 TEC 具有可塑性、黏附性和软骨细胞分化能力，可能是独特的且有前途的软骨修复物。这在猪软骨缺损的 TEC 植入研究得到了证实。在植入的初始阶段，TEC 紧密地粘在损伤的软骨表面，因此无缝合的植入成为可能。此后，TEC 对邻近的软骨基质保持着良好的组织整合性，修复组织表现出成软骨分化，直到植入后 6 个月，没有任何中央坏死的证据。这种生物的整合在术后 3 个月已经很明显。使用改进后的国际软骨修复协会（ICRS）组织学评分[26]，TEC 修复组织在各个方面相对于对照缺损在病理学有优越性，TEC 植入能预防缺损向骨性关节炎进展。生物力学分析还显示，用 TEC 修复组织的模量和摩擦特性类似正常软骨。据我们所知，这项研究是对没有达到软骨板的基于 MSC 治疗的软骨损伤修复的首次成功示范。

值得注意的是，虽然修复组织主要是在表面或表面区仍含有纤维组织，TEC 植入没有进行任何预处理来促进特定分化通路，引起主动的软骨生成分化反应相关的组织修复。显然，在使用祖细胞治疗需要注意的是，可能会出现非预想的分化和组织形成的潜在风险。

然而，植入的 TEC 并没有表现出任何不适当的表型变化。虽然目前研究成功的机制还不清楚。也许在本研究中动物的软骨损伤未达到软骨下骨，不出血的环境可能参与软骨细胞分化，而不是纤维软骨分化。然而，要达到包括表面更广泛的软骨细胞分化反应，可能需要对植入前的 TEC 做生物处理来进一步优化修复的速度和程度，而这种做法是我们的下一个步骤之一。TEC 用于骨软骨缺损的修复研究正在进行。

目前研究的局限性是用未成熟的动物进行的体内实验，因此，活跃的软骨细胞分化反应可能受猪的成熟过程影响。然而，我们在成熟猪软骨缺损模型的研究初步表明，在 TEC 植入后的修复组织表现出相似水平的软骨细胞分化和整合。因此，我们认为，猪的成熟度不影响目前研究的主要结论。

总之，我们已经证明了滑膜源间充质干细胞的无支架 3D 合成组织（TEC）是独特的和有前途的软骨修复植入物[1,2]。由于体外生成结构无支架的特性，TEC 植入可能会比以支架为基础的细胞疗法有更长期的安全性和有效性。作为富含 I 型胶原的支架，基本 TEC 可能适合富含 I 型胶原的皮肤缺损、韧带和肌腱缺损的修复。因为 TEC 也有成骨或成脂肪分化能力，所以 TEC 也可以用于其他方面。此外，TEC 可以从其他组织来源的 MSCs 产生，如脂肪组织的，具有类似滑膜来源 TEC 的特性。因此，组织工程应用不同来源 MSC 的 TEC 技术可为再生医学提供各种治疗方法。

致谢 感谢 Kiyoto Nagai, MS, Yoshihisa Fujishima, BS 和 Machiko Imura, BS 进行的力学测试。本研究受到日本新能源与工业技术发展项目的科研补助金资助。

参考文献

1. Ando, W., Tateishi, K., Hart, D.A., et al.: Cartilage repair using an in vitro generated scaffold-free tissue-engineered construct derived from porcine synovial mesenchymal stem cells. Biomaterials **28**, 5462–5470 (2007)
2. Ando, W., Tateishi, K., Katakai, D., et al.: In vitro generation of a scaffold-free tissue-engineered construct (TEC) derived from human synovial mesenchymal stem cells: biological and mechanical properties and further chondrogenic potential. Tissue Eng. Part A **14**, 2041–2049 (2008)
3. Andriano, K.P., Tabata, Y., Ikada, Y., et al.: In vitro and in vivo comparison of bulk and surface hydrolysis in absorbable polymer scaffolds for tissue engineering. J. Biomed. Mater. Res. **48**, 602–612 (1999)
4. Bell, E., Ivarsson, B., Merrill, C.: Production of a tissue-like structure by contraction of collagen lattices by human fibroblasts of different proliferative potential in vitro. Proc. Natl. Acad. Sci. USA **76**, 1274–1278 (1979)
5. Brittberg, M., Peterson, L., Sjogren-Jansson, E., et al.: Articular cartilage engineering with autologous chondrocyte transplantation. A review of recent developments. J. Bone Joint Surg. Am. **85-A**(Suppl 3), 109–115 (2003)
6. Brun, P., Cortivo, R., Zavan, B., et al.: In vitro reconstructed tissues on hyaluronan-based temporary scaffolding. J. Mater. Sci. Mater. Med. **10**, 683–688 (1999)
7. Buckwalter, J.A.: Articular cartilage injuries. Clin. Orthop. Relat. Res. **402**, 21–37 (2002)
8. Daniels, A.U., Andriano, K.P., Smutz, W.P., et al.: Evaluation of absorbable poly(ortho esters) for use in surgical implants. J. Appl. Biomater. **5**, 51–64 (1994)
9. De Bari, C., Dell'Accio, F., Luyten, F.P.: Failure of in vitro-differentiated mesenchymal stem cells from the synovial membrane to form ectopic stable cartilage in vivo. Arthritis Rheum. **50**, 142–150 (2004)
10. De Bari, C., Dell'Accio, F., Tylzanowski, P., et al.: Multipotent mesenchymal stem cells from adult human synovial membrane. Arthritis Rheum. **44**, 1928–1942 (2001)
11. De Ugarte, D.A., Alfonso, Z., Zuk, P.A., et al.: Differential expression of stem cell mobilization-associated molecules on multi-lineage cells from adipose tissue and bone marrow. Immunol. Lett. **89**, 267–270 (2003)
12. Denker, A.E., Nicoll, S.B., Tuan, R.S.: Formation of cartilage-like spheroids by micromass cultures of murine C3H10T1/2 cells upon treatment with transforming growth factor-beta 1. Differentiation **59**, 25–34 (1995)
13. Dorotka, R., Bindreiter, U., Macfelda, K., et al.: Marrow stimulation and chondrocyte transplantation using a collagen matrix for cartilage repair. Osteoarthritis Cartilage **13**, 655–664 (2005)
14. Guo, J.F., Jourdian, G.W., MacCallum, D.K.: Culture and growth characteristics of chondrocytes encapsulated in alginate beads. Connect. Tissue Res. **19**, 277–297 (1989)
15. Hickery, M.S., Bayliss, M.T., Dudhia, J., et al.: Age-related changes in the response of human articular cartilage to IL-1alpha and transforming growth factor-beta (TGF-beta): chondrocytes exhibit a diminished sensitivity to TGF-beta. J. Biol. Chem. **278**, 53063–53071 (2003)
16. Homminga, G.N., Buma, P., Koot, H.W., et al.: Chondrocyte behav-

ior in fibrin glue in vitro. Acta Orthop. Scand. **64**, 441–445 (1993)
17. Huang, C.Y., Soltz, M.A., Kopacz, M., et al.: Experimental verification of the roles of intrinsic matrix viscoelasticity and tension-compression nonlinearity in the biphasic response of cartilage. J. Biomech. Eng. **125**, 84–93 (2003)
18. Hunziker, E.B.: Articular cartilage repair: basic science and clinical progress. A review of the current status and prospects. Osteoarthritis Cartilage **10**, 432–463 (2002)
19. Hunziker, E.B., Rosenberg, L.C.: Repair of partial-thickness defects in articular cartilage: cell recruitment from the synovial membrane. J. Bone Joint Surg. Am. **78**, 721–733 (1996)
20. Jankowski, R.J., Deasy, B.M., Huard, J.: Muscle-derived stem cells. Gene Ther. **9**, 642–647 (2002)
21. Lahiji, A., Sohrabi, A., Hungerford, D.S., et al.: Chitosan supports the expression of extracellular matrix proteins in human osteoblasts and chondrocytes. J. Biomed. Mater. Res. **51**, 586–595 (2000)
22. Lee, C.R., Grodzinsky, A.J., Hsu, H.P., et al.: Effects of a cultured autologous chondrocyte-seeded type II collagen scaffold on the healing of a chondral defect in a canine model. J. Orthop. Res. **21**, 272–281 (2003)
23. Lee, O.K., Kuo, T.K., Chen, W.M., et al.: Isolation of multipotent mesenchymal stem cells from umbilical cord blood. Blood **103**, 1669–1675 (2004)
24. Lee, C.H., Singla, A., Lee, Y.: Biomedical applications of collagen. Int. J. Pharm. **221**, 1–22 (2001)
25. Lennon, D.P., Haynesworth, S.E., Arm, D.M., et al.: Dilution of human mesenchymal stem cells with dermal fibroblasts and the effects on in vitro and in vivo osteochondrogenesis. Dev. Dyn. **219**, 50–62 (2000)
26. Mainil-Varlet, P., Aigner, T., Brittberg, M., et al.: Histological assessment of cartilage repair: a report by the Histology Endpoint Committee of the International Cartilage Repair Society (ICRS). J. Bone Joint Surg. Am. **85-A**(Suppl 2), 45–57 (2003)
27. Marcacci, M., Berruto, M., Brocchetta, D., et al.: Articular cartilage engineering with Hyalograft C: 3-year clinical results. Clin. Orthop. Relat. Res. **435**, 96–105 (2005)
28. Martin, M.J., Muotri, A., Gage, F., et al.: Human embryonic stem cells express an immunogenic nonhuman sialic acid. Nat. Med. **11**, 228–232 (2005)
29. Masuda, K., Takegami, K., An, H., et al.: Recombinant osteogenic protein-1 upregulates extracellular matrix metabolism by rabbit annulus fibrosus and nucleus pulposus cells cultured in alginate beads. J. Orthop. Res. **21**, 922–930 (2003)
30. Nakamura, N., Horibe, S., Iwahashi, T., et al.: Healing of a chondral fragment of the knee in an adolescent after internal fixation. A case report. J. Bone Joint Surg. Am. **86-A**, 2741–2746 (2004)
31. O'Grady, J.E., Bordon, D.M.: Global regulatory registration requirements for collagen-based combination products: points to consider. Adv. Drug Deliv. Rev. **55**, 1699–1721 (2003)
32. Ochi, M., Adachi, N., Nobuto, H., et al.: Articular cartilage repair using tissue engineering technique–novel approach with minimally invasive procedure. Artif. Organs **28**, 28–32 (2004)
33. Okano, T., Yamada, N., Okuhara, M., et al.: Mechanism of cell detachment from temperature-modulated, hydrophilic-hydrophobic polymer surfaces. Biomaterials **16**, 297–303 (1995)
34. Pittenger, M.F., Mackay, A.M., Beck, S.C., et al.: Multilineage potential of adult human mesenchymal stem cells. Science **284**, 143–147 (1999)
35. Provenzano, P.P., Hayashi, K., Kunz, D.N., et al.: Healing of sub-failure ligament injury: comparison between immature and mature ligaments in a rat model. J. Orthop. Res. **20**, 975–983 (2002)
36. Sakaguchi, Y., Sekiya, I., Yagishita, K., et al.: Comparison of human stem cells derived from various mesenchymal tissues: superiority of synovium as a cell source. Arthritis Rheum. **52**, 2521–2529 (2005)
37. Sheetz, M.P., Felsenfeld, D.P., Galbraith, C.G.: Cell migration: regulation of force on extracellular-matrix-integrin complexes. Trends Cell Biol. **8**, 51–54 (1998)
38. van der Elst, M., Klein, C.P., de Blieck-Hogervorst, J.M., et al.: Bone tissue response to biodegradable polymers used for intra medullary fracture fixation: a long-term in vivo study in sheep femora. Biomaterials **20**, 121–128 (1999)
39. Vodicka, P., Smetana Jr., K., Dvorankova, B., et al.: The miniature pig as an animal model in biomedical research. Ann. NY Acad. Sci. **1049**, 161–171 (2005)
40. Vunjak-Novakovic, G., Martin, I., Obradovic, B., et al.: Bioreactor cultivation conditions modulate the composition and mechanical properties of tissue-engineered cartilage. J. Orthop. Res. **17**, 130–138 (1999)
41. Wickham, M.Q., Erickson, G.R., Gimble, J.M., et al.: Multipotent stromal cells derived from the infrapatellar fat pad of the knee. Clin. Orthop. Relat. Res. **412**, 196–212 (2003)
42. Yanase, M., Ikeda, H., Matsui, A., et al.: Lysophosphatidic acid enhances collagen gel contraction by hepatic stellate cells: association with rho-kinase. Biochem. Biophys. Res. Commun. **277**, 72–78 (2000)
43. Yang, C., Hillas, P.J., Baez, J.A., et al.: The application of recombinant human collagen in tissue engineering. BioDrugs **18**, 103–119 (2004)

第九章 PRGF 在膝软骨缺损中的应用

Matteo Ghiara, Mario Mosconi and Francesco Benazzo
李伟 译

内容

创伤和愈合……………………………… 632
血小板和生长因子……………………… 632
富血小板血浆的制备…………………… 633
关节软骨缺损…………………………… 633
参考文献………………………………… 634

创伤和愈合

外伤造成的细胞和分子变化包括 4 个阶段，即：
- 炎症阶段
- 细胞的增殖和迁移（血小板、单细胞和淋巴细胞）
- 血管形成及肉芽组织的形成
- 基质形成和重塑

损伤后的系列反应始于血清和血小板脱颗粒产生的生长因子、细胞因子和蛋白质的分泌[3]。

愈合是血细胞（血小板、白细胞和单核细胞）、组织细胞（巨噬细胞、内皮细胞和成纤维细胞）、炎症介质（细胞因子，GF）和细胞外基质分子的相互作用为基础的动态过程。血液细胞具有以下功能：
- 血小板形成血块有止血功能。
- 单核细胞进行吞噬。
- 淋巴细胞负责组织塑形的调节

血小板和生长因子

生长因子（GF）是由不同的组织产生的一组异质性信号蛋白，对细胞的有丝分裂激活、细胞分化和基质蛋白合成很重要，所以对组织修复极为关键。

细胞分泌的生长因子在组织内寿命很短，并且在血液中有一个快速清除系统。生长因子的两个药代动力学特征决定了从血中来的生长因子快速消除并且其作用基本上只在损伤部位。

哪些细胞有丰富的 GF？GF 存在于与胶原纤维接触活化的血小板所分泌的胞质器官，即 α-颗粒内。损伤部位最初的血块是 GF 的储存库，满足后期愈合需要[3]。血小板很早就到达并将 GF 运输到损伤部位。

GF 的激活依赖一个分子键活化的特定受体。

M. Ghiara(✉), M. Mosconi, and F. Benazzo
Fondazione IRCCS Policlinico San Matteo, Clinica Ortopedica etraumatologica, Universitá degli Studi di Pavia, Viale Golgi, 19, 27100 Pavia, Italy
e-mail: ghiaram@libero.it; mariomosconi@yahoo.it; f.benazzo@tin.it

激活类型按照以下因素而变化：靶细胞、GF与细胞受体黏合（每一个细胞都有不同的GF受体）或细胞的生物学功能。每个GF通过与跨膜受体的胞外结构域直接物理相互作用而激活其特定的受体；受体的激活决定了细胞内转导，诱导信号蛋白进入核的系列反应，带来改变靶细胞属性的新基因表达。GF的影响是不同的：

- 自分泌：生产GF，或作用于同类型细胞（如成骨细胞产生GF刺激其他成骨细胞）。
- 旁分泌：对不同表型相邻细胞的影响（如成骨细胞产生的GF刺激破骨细胞）。
- 内分泌：作用于远离的不同表型的细胞（如脑产生的GF刺激成骨细胞）。

GF与细胞素处理整个愈合过程，虽然GF对组织再生的角色只有部分了解，但已证实许多因子的作用：

- 血小板源生长因子（PDGF）是重要的结缔组织细胞有丝分裂促进剂。
- 转化生长因子-β（TGF-β）刺激骨祖细胞，调节基质降解酶。
- 胰岛素样生长因子（IGF-1）是合成代谢媒介，促进成骨细胞的活性和刺激软骨。
- 血管内皮生长因子（VEGF）启动血管生成反应。
- 上皮生长因子（EGF）刺激成纤维细胞增殖和中胚层来源细胞。
- 骨蛋白-1（OP-1）诱导软骨和骨形成。
- rh-BMP-2,7（重组骨形态发生蛋白2和7）诱导间充质干细胞生长及其向软骨分化，诱导软骨和骨标记物的表达。
- 碱性成纤维细胞生长因子（b-FGF的）刺激软骨细胞的有丝分裂[5]。

其他重要的GF是以成纤维细胞生长因子（FGF）、集落刺激因子（CSF）和某些激素如生长激素、胰岛素、甲状腺激素和类固醇激素为代表。

最重要的是GF、细胞素和蛋白是按照复杂的愈合和组织修复过程而需要的。这使得整个GF家族的重要性变得显著，而不是单一的决定性生长因子。

血小板是多重自体生长因子和蛋白的潜在来源，可以很容易地从患者离心后的血液中获得。

富血小板血浆的制备

患者的血小板可以作为GF的来源。

通过离心、血小板聚集体和增加生物（凝血酶）或药理（降纤酶）成分生产血小板凝胶。

凝血酶来自牛血浆，通过与血小板表面的凝血酶受体结合，使血小板活化脱颗粒。凝血酶作用于凝血因子，所以现在通常用氯化钙来避免危险的凝血紊乱。

抽取患者的血液，可以避免负载浓缩血小板的支架的生物相容性差引起的排斥反应。富血小板血浆的特点是在应用位置的可塑性、多功能性和高浓度的生长因子。这对细胞增殖和损伤修复（骨骼、肌肉或皮肤）很重要。

能控制局部剂量和损伤组织GF释放的多种治疗配方的开发对于取得成功的结果是至关重要的，这可以通过加入相反电荷生物材料产生的离子力量（例如硫酸钙）[2]来完成。

血小板相关生长因子的重要性不仅限于有丝分裂，还有促血管生成、抗菌和抗炎的作用。

对磷酸三钙盐加入富血小板血浆（PRP）能显著增加骨面积，证实了其主要功能是促进骨再生[4]。

PRGF的多功能性可用于治疗慢性溃疡和骨与软组织再生。特别是在骨科领域，PRGF可加速愈合过程，避免骨、软骨、肌腱和韧带的进一步退化。PRP可用于肌腱缝合或韧带重建（ACL），或用于加速无血管组织如软骨的功能恢复。

关节软骨缺损

关节软骨是一种细胞少无血管的黏弹性组织，提供光滑、低摩擦的表面以减少软骨下骨压力峰值。

透明软骨的表面扁平的软骨细胞和与关节面平行的Ⅱ型胶原纤维方向可以抵抗剪切力。

软骨细胞的生物惰性，无血管和与软骨下骨无法沟通导致软骨愈合和再生困难。

对有症状的膝软骨缺损治疗，有许多方法：

- 关节置换术（部分或全部）
- 关节镜下骨髓刺激和微骨折
- 同种异体骨软移植（大损伤）
- 自体软骨细胞移植-马赛克术

在关节镜下前交叉韧带重建和跟腱破裂修补术的GF成功应用之后[6]，Sanchez等[1]报道了将此技术用于青少年足球运动员关节软骨损伤的治疗。包括用关节镜将大游离软骨碎片固定于缺损里，注射富含生长因子的自体血浆到缺损坑和碎片之间。结果患者可迅速恢复无症状的竞技活动。

GF的促进有丝分裂和血管生成的作用，需要一个载体,将 GF 精确地植入到损伤部位,那就是充满生物活性元素,保持 GF 于缺损部位的支架,加强趋化和细胞分裂来提高细胞密度。这些都可能会刺激软骨再生[1]。

新的关节软骨的产生可由组织工程技术完成,但三个组成部分是必要的[5]:
- 表型稳定、无致免疫性和对合成代谢信号有反应的能产生软骨的源细胞
- 能够将该细胞保留在缺损部位的支架
- 生长因子等生物活性成分[5]

GF 在损伤部位的效果可以是合成或分解代谢:GF 刺激基质合成,通过软骨生发层及其分化保存软骨细胞表型,最后是缺损处的细胞迁移。GF 可防止细胞死亡,并限制细胞降解[5]。

有一些 GF 对软骨再生有特殊作用,尤其是 IGF-1、TGF-β、OP-1、rH-BMP-2,7、EGF 和 Bfgf 生长因子[5]。其特定机制作用在其他部分解释。

为促进软骨修复,出现了一些利用生物或合成的手术支架,例如:
- BST-carGel
- ACI-Hyalograft C
- 基质诱导自体软骨细胞移植(MACI)
- Trufit 骨移植替代塞

然而,每个技术都需要植入部位的精确处理,因为支架应放在边界明确,并与正常软骨接触的缺损内。

加入 GF 能改善修复组织,尤其是软骨,形成的组织更像成熟的透明软骨而不是纤维软骨[5],因此,它应该在功能上类似原来的解剖组织。

参考文献

1. Andia, I., Anitua, E., Azofra, J., Mujika, I., Padilla, S., Sanchez, M., Santisteban, J.: Plasma rich in growth factors to treat an articular cartilage avulsion: a case report. Med. Sci. Sports Exerc. **35**(10), 1648–1652 (2003)
2. Andia, I., Anitua, E., Orive, G., Sanchez, M.: Delivering growth factors for therapeutics. Trends Pharmacol. Sci. **29**(1), 37–41 (2007)
3. Andia, I., Anitua, E., Orive, G., Sanchez, M.: The potential impact of the preparation rich in growth factors (PRGF) in different medical fields. Biomaterials **28**, 4551–4560 (2007)
4. Gyulai-Gaàl, S., Kovacs, K., Suba, Z., Takacs, D.: Facilitation of β-tricalcium phosphate induced alveolar bone regeneration by platelet rich plasma in beagle dogs: a histologic and histomorphometric study. Int. J. Oral Maxillofac. Implants **19**(6), 832–838 (2004)
5. Kerker, J., Leo, A., Sgaglione, N.: Cartilage repair: synthetics and scaffolds: basic science, surgical techniques, and clinical outcomes. Sports Med. Arthrosc. Rev. **16**(4), 208–216 (2008)
6. Molloy, T., Murrell, G., Wang, Y.: The roles of growth factors in tendon and ligament healing. Sports Med. **33**(5), 381–394 (2003)

第十一部
应力性骨折

第一章 应力性骨折的流行病学和解剖学

Aharon S. Finestone and Charles Milgrom

马泽涛 译

内容

介绍	637
历史观点	638
流行病学	638
性别和种族	638
军人的应力性骨折	639
跑步者的应力性骨折	639
其他运动的应力性骨折	639
应力性骨折的好发部位	639
结论	640
参考文献	640

A. S. Finestone (✉)
Department of Orthopaedics, Assaf Harofeh Medical Center, Zerrifin, Reut 71799, Israel
e-mail: asff@ inter. net. il

C. Milgrom
Department of Orthopaedics, Hadassah University Hospital, Ein Karem, Jerusalem 91120, Israel
e-mail: charles. milgrom@ ekmd. huji. ac. il

介绍

应力性骨折是士兵和运动员特有的。这两个群体都需要训练、跑步和跳跃等等。但是他们很少有其他相似之处。从入伍开始,新兵需背负不同重量的装备每天训练超过20小时,有时更多。他们穿着不习惯的沉重制服和长靴,根据队列或者命令进行步法训练,并且睡眠剥夺[72]和饮食改变(在限定的时间内吃完饭,在军队里是相当普遍的[15])。这些因素共同突然强加于短期基础训练的新兵身上。

而运动员则在相对受保护的环境里接受训练,做着他们擅长和喜欢的事情。他们有一定自由决定自己的训练量,教练根据他们的需要而制订训练计划。运动员很少每天训练超过5小时,且通常没有饮食的问题(除了可能存在饮食不规律之外)。不过他们的训练却也经常延续数月,即使赛前的突击训练也不会接近新兵训练强度。

在军队里,由军医按照标准的方案进行诊治[54]。而运动员会就诊于不同的医生,使用不同的诊断和治疗方案。

军队和运动员应力骨折的流行病学差异说明他们的数据没有可比性。新兵的数据是可重复的(因为他们全部做同样的事,穿同样的靴子、并背负同样的负荷等),但是每个运动员却用自己的训练方法、步调和设备。运动员损伤的数据大部分基于调查表,而非前瞻性研究,其他数据是病例报告[11],仅提供单个或小组对象的数据,不是以普通人群为样本基础的。如果设计合理,病历回顾[27]显然可以提供较好的流行病学数据,但是如果涉及何时与如何训练的记录,判断流行研究的分母就成了问题。因此,最可靠的应力性骨折流行病学数据来自于军队[51]。

历史观点

应力性骨折最先在军队里描述。普鲁士外科医生 Breithaupt 注意到强行军后士兵足部持续水肿和疼痛[9]。他称为"fussgeschwulst",并推测是行军期间牵拉腱鞘造成的腱鞘炎。随后 40 年里相继又提出几种理论[50]。1895 年 Wilhelm Röntgen 发现 X 射线后 2 年,Stechow 在 35 例患者身上证实了 Breithaupt 描述的"肿胀"实际上是跖骨骨折[69]。在 1929 年之前没有长骨应力性骨折的报道[29]。Asal[2]在 1936 报道了大量德国新兵应力性骨折,他认为跟第二次世界大战之前的强化训练有关。他描述平时每 10 万个士兵中可能见到 20 例应力性骨折,但当时在 Dresden 医院就有 153 例应力性骨折和 69 例胫骨疼痛病例。后来 Sheller[66]报道 1935～1936 年间德国军队有 590 例应力性骨折[29,60]。其中跖骨 83%(488 例)、胫骨 12%(70 例)、股骨 13 例、腓骨 12 例、跟骨 4 例和骨盆 3 例。第二次世界大战之前,长骨应力性骨折有较多英语文献报道[29,44]。在某些军队特别是美国军队跟骨[32]应力性骨折发生率较高,可能和他们的传统的后跟抵地训练(digging in those heels)有关[43]。

虽然 Jansen 在 1926 年"行军足"文章中提到过一个女佣因某些内在缺陷造成的第 4 跖骨应力性骨折,但是在 20 世纪 30 年代以前,人们认为应力性骨折是军队特有的疾病[33]。Asal 指出"德国青年运动"中发生应力性骨折,可能跟军训有关[2]。Burrow 最早对腓骨的"跑步者骨折"进行了描述[13]。随着对竞技性体育的广泛参与[35]和更多的医疗诊断设备的使用,应力性骨折成为运动员的主要健康问题。据估计,到 20 世纪 80 年代,10% 的运动损伤为应力性骨折[48]。军队的应力性骨折也有变化。军队应力性骨折的代表"行军足"已经被更多的长骨骨折所代替[24]。这可能和训练模式的改变有关,特别是跑步更多而行军和对抗训练更少。广泛使用骨扫描诊断应力性骨折对流行病学观察起了重要的作用。放射平片对应力性骨折的敏感性较低,可能漏诊很多低度骨折。

流行病学

流行病学的一个主要问题是发病率(某段时间里的新病例)和患病率(某一时间点存在的病例)的区别。这要求有一个精确的、可重复并可接受的疾病定义以及用于准确估计高危人群数量。此外,明确和对照暴露时间和强度也是必要的。许多关于应力性骨折的文献常常部分或全部缺少这些元素。

虽然在军队进行前瞻性研究有高危人群明确的好处[36,43,55,67],但是训练方法的不同会造成对比困难。应力性骨折包括 X 线证实的骨折,以及骨扫描和 MRI 证实的骨折。在某些军队里,单纯依靠临床表现甚至没有骨扫描而诊断的应力性骨折,已经是限制训练的指征。将其计算在因应力性骨折而缺席训练的时间内,使研究的客观性降低。

运动员群体的前瞻性研究寥寥无几。大部分文献并没有提出高危人群[68],其他的数据则是基于问卷调查[3,56]或者病历回顾[27,46]。这两种方法均存在固有缺点,特别是在评价运动时间和强度方面存在困难。从问卷调查得到的数据最能反映的是患病率[68]。

某些对象在同一时间或一段时间内发生超过一处的应力性骨折。多数权威建议,应力性骨折的发病率是在限定时间内至少发生一处骨折的患者数量。应力性骨折类型的分布(部位)应该是所有骨折的百分比(而不是患者数)[7,19,68]。

在研究设计中,另一个主要因素是主动和被动监测的差异。对于各种不同原因,主动监测能提供估计超过被动监测两倍的量。这对运动员和军队人群来说都是适用的[1,68]。

另一个值得注意的因素是,大多数应力性骨折未受注意就已经愈合,无任何后遗症。

性别和种族

女性更易发生应力性骨折。无论运动员还是军人,她们的易感性为 1.3～10[18,23,36,41,47,59]。在军队里,她们有"特别"的应力性骨折,比如男性几乎不发生的骨盆应力性骨折[30]。有几种解释,包括激素造成的骨密度[4]差异。一个可能的原因为女性较小的体型和较短的下肢,要背负专为男性设计的装备,和男性一同行军。另一个不能忽略的重要因素是女性运动员三联征(饮食紊乱、月经紊乱和骨矿质疾病)[71]。黑人女性和男性较少发生应力性骨折[21,42],可能是因为他们的骨骼较大。

第一章 应力性骨折的流行病学和解剖学

军人的应力性骨折

不同军事单位不同时间[19]报告的应力性骨折的年发病率从1%~62%不等[5,26,37,45,53,65,67]。最高的62%来自芬兰的前瞻性研究,随机抽取伞兵样本行同位素扫描诊断的[67]。多个关于以色列国防军步兵新兵的前瞻性研究表明发生率为24%~31%,但是持续的监测报告为5%~10%[16,17,20,55]。皇家海军新兵为7%,其中50%~60%发生在跖骨,30%在胫骨[63]。最近报道的美国海军新兵的发病率也为相似的7%[62]。美国和澳大利亚军队新兵应力性骨折典型的发病率为1%~2%[10,61,64]。

跑步者的应力性骨折

在一项田径运动员的前瞻性研究里,Bennell发现在超过12个月的观察期里女性和男性的发病率分别为22%和20%,长跑者发病率最高[6]。跑步者受伤率高达1年[40]33%以及10年53%[39]。大部分损伤并非由过度使用导致。过度使用导致损伤最常见的部位为膝关节[39]。

在马拉松训练里,85%受训者至少有一处损伤,但是只有小部分为应力性骨折[8]。从这些数据及其他研究[12]可以推测,跑步者的应力性骨折的年发病率超过4.6%[68],发病率依赖于跑步里程的长短[8]。

其他运动的应力性骨折

应力性骨折发生在所有包括跑步的运动,不管是参与比赛还是训练。没有统一的数据,可能是因为项目的差异性。芭蕾舞者应力性骨折率高达61%[22,38,70],某些报道多发在胫骨,有些报告为跖骨[38]。优秀的体操运动员也有较高的应力性骨折发病率,男性在3年训练期间里为16%,女性在2年里为24%[14]。世界级滑冰运动员在职业生涯里有超过20%的应力性骨折发病率[58]。

应力性骨折的好发部位

有很多关于应力骨折部位病例数据发布,见表1。最初军队里观察到的应力性骨折多位于足部(跖骨和跟骨),以后几年股骨成为应力骨折主要部位,随后是胫骨应力性骨折。当代报告显示大多数军队的损伤模式和运动员的相似。在运动人群里(主要为跑步和田赛运动),经典的部位总是胫骨,股骨与其他部位较少见。但芭蕾舞者例外[38]。

表1 各个研究中应力性骨折的部位

人群	数量	胫骨	腓骨	股骨	跗骨	跖骨	跟骨	其他	来源	年
士兵	136	32	–	43	–	–	–	25	Hallel[28]	1976
女性运动员	16	62	19	6	–	13	–	–	Orava[57]	1981
士兵	339	27	4	9	1	28	25	6	Brudvig[10]	1983
士兵	1,315	48	2	7	–	14	22	7	Sahi[65]	1984
跑步者	–	34	24	14	2	20	–	6	McBryde[48,49]	1985
士兵	–	71	–	25	–	2	–	–	Giladi[24]	1985
运动员	368	49	12	6	3	20	–	10	Hulkko[31]	1987
士兵	141	57	1	33	–	9	–	–	Finestone[19]	1991
运动员	34	38	–	23	12	21	3	3	Johnson[34]	1993
女性士兵	247	37	2	16	23	16	–	6	Hod[30]	2006

曾有一个人出现多处（13 处[52]）应力性骨折的现象[73]。也有同一人反复出现应力性骨折的现象[25]。应力性骨折愈合后，该部位受到保护可免受再次骨折[25]。

结论

众多报告的应力性骨折发病率差异很大。甚至在军队不同的单位里，士兵几乎做同样的训练，每年报告的差异也很大。运动员的数据很少，项目差别大，无法代表各种项目或不同环境的数据。关于应力骨折部位的数据表明，现在大多数的军事训练者和运动员的发病模式相似，主要为胫骨（60%），其次为股骨（25%）。应力性骨折的流行病学知识对临床医生在诊断和治疗方面可能有帮助，但是临床医师通常会评估有特殊主诉的个体，这使流行病学数据显得不那么重要。

参考文献

1. Almeida, S.A., Trone, D.W., Leone, D.M., et al.: Gender differences in musculoskeletal injury rates: a function of symptom reporting? Med. Sci. Sports Exerc. **31**, 1807–1812 (1999)
2. Asal, W.: Überlastungsschäden am knochensystem bei soldaten. Arch. Klin. Chir. **186**, 511–522 (1936)
3. Barrow, G.W., Saha, S.: Menstrual irregularity and stress fractures in collegiate female distance runners. Am. J. Sports Med. **16**, 209–216 (1988)
4. Beck, T.J., Ruff, C.B., Shaffer, R.A., et al.: Stress fracture in military recruits: gender differences in muscle and bone susceptibility factors. Bone **27**, 437–444 (2000)
5. Beck, T.J., Ruff, C.B., Mourtada, F.A., et al.: Dual-energy x-ray absorptiometry derived structural geometry for stress fracture prediction in male U.S. marine corps recruits. J. Bone Miner. Res. **11**, 645–653 (1996)
6. Bennell, K.L., Malcolm, S.A., Thomas, S.A., et al.: The incidence and distribution of stress fractures in competitive track and field athletes. A twelve-month prospective study. Am. J. Sports Med. **24**, 211–217 (1996)
7. Bennell, K.L., Malcolm, S.A., Brukner, P.D., et al.: A 12-month prospective study of the relationship between stress fractures and bone turnover in athletes. Calcif. Tissue Int. **63**, 80–85 (1998)
8. Bovens, A.M., Janssen, G.M., Vermeer, H.G., et al.: Occurrence of running injuries in adults following a supervised training program. Int. J. Sports Med. **10**(Suppl 3), S186–S190 (1989)
9. Breithaupt, M.: Zur pathologie des menschlichen fusses. Med. Zeitung. **24**, 169–177 (1855)
10. Brudvig, T.J., Gudger, T.D., Obermeyer, L.: Stress fractures in 295 trainees: a one-year study of incidence as related to age sex, and race. Mil. Med. **148**, 666–667 (1983)
11. Brukner, P., Bradshaw, C., Khan, K.M., et al.: Stress fractures: a review of 180 cases. Clin. J. Sport Med. **6**, 85–89 (1996)
12. Brunet, M.E., Cook, S.D., Brinker, M.R., et al.: A survey of running injuries in 1505 competitive and recreational runners. J. Sports Med. Phys. Fitness **30**, 307–315 (1990)
13. Burrows, H.: Spontaneous fracture of the apparently normal fibula in its lowest third. Br. J. Surg. **28**, 82 (1940)
14. Dixon, M., Fricker, P.: Injuries to elite gymnasts over 10 years. Med. Sci. Sports Exerc. **25**, 1322–1329 (1993)
15. Etzion-Daniel, Y., Constantini, N., Finestone, A.S., et al.: Nutrition consumption of female combat recruits in army basic training. Med. Sci. Sports Exerc. **40**, S677–S684 (2008)
16. Finestone, A., Milgrom, C.: How stress fracture incidence was lowered in the Israeli army: a 25-year struggle. Med. Sci. Sports Exerc. **40**, S623–S629 (2008)
17. Finestone, A., Milgrom, C., Eldad, A., et al.: Stress fractures–contribution of the Israel defense forces to understanding their mechanisms, their prevention and treatment. Harefuah **138**, 789–795 (2000)
18. Finestone, A., Milgrom, C., Evans, R., et al.: Overuse injuries in female infantry recruits during low-intensity basic training. Med. Sci. Sports Exerc. **40**, S630–S635 (2008)
19. Finestone, A., Shlamkovitch, N., Eldad, A., et al.: Risk factors for stress fractures among Israeli infantry recruits. Mil. Med. **156**, 528–530 (1991)
20. Finestone, A., Giladi, M., Elad, H., et al.: Prevention of stress fractures using custom biomechanical shoe orthoses. Clin. Orthop. Relat. Res. **360**, 182–190 (1999)
21. Friedl, K.E., Nuovo, J.A., Patience, T.H., et al.: Factors associated with stress fracture in young army women: indications for further research. Mil. Med. **157**, 334–338 (1992)
22. Frusztajer, N.T., Dhuper, S., Warren, M.P., et al.: Nutrition and the incidence of stress fractures in ballet dancers. Am. J. Clin. Nutr. **51**, 779–783 (1990)
23. Gam, A., Goldstein, L., Karmon, Y., et al.: Comparison of stress fractures of male and female recruits during basic training in the Israeli anti-aircraft forces. Mil. Med. **170**, 710–712 (2005)
24. Giladi, M., Ahronson, Z., Stein, M., et al.: Unusual distribution and onset of stress fractures in soldiers. Clin. Orthop. Relat. Res. **192**, 142–146 (1985)
25. Giladi, M., Milgrom, C., Kashtan, H., et al.: Recurrent stress fractures in military recruits. One-year follow-up of 66 recruits. J. Bone Joint Surg. Br. **68**, 439–441 (1986)
26. Givon, U., Friedman, E., Reiner, A., et al.: Stress fractures in the Israeli defense forces from 1995 to 1996. Clin. Orthop. Relat. Res. **373**, 227–232 (2000)
27. Goldberg, B., Pecora, C.: Stress fractures: a risk of increased training in freshmen. Physician Sportsmed. **22**, 68–78 (1994)
28. Hallel, T., Amit, S., Segal, D.: Fatigue fractures of tibial and femoral shaft in soldiers. Clin. Orthop. Relat. Res. **118**, 35–43 (1976)
29. Hartley, J.: "Stress" or "fatigue" fractures of bone. Br. J. Radiol. **16**, 255–262 (1943)
30. Hod, N., Ashkenazi, I., Levi, Y., et al.: Characteristics of skeletal stress fractures in female military recruits of the Israel defense forces on bone scintigraphy. Clin. Nucl. Med. **31**, 742–749 (2006)
31. Hulkko, A., Orava, S.: Stress fractures in athletes. Int. J. Sports Med. **8**, 221–226 (1987)
32. Hullinger, C.: Insufficiency fracture of the calcaneus similar to march fracture of the metatarsal. J. Bone Joint Surg. **26**, 751–757 (1944)
33. Jansen, M.: March foot. J. Bone Joint Surg. **8**, 262–272 (1926)
34. Johnson, A.W., Weiss Jr., C.B., Wheeler, D.L.: Stress fractures of the femoral shaft in athletes–more common than expected. A new clinical test. Am. J. Sports Med. **22**, 248–256 (1994)
35. Jones, B.H., Harris, J.M., Vinh, T.N., et al.: Exercise-induced stress fractures and stress reactions of bone: epidemiology, etiology, and classification. Exerc. Sport Sci. Rev. **17**, 379–422 (1989)
36. Jones, B.H., Bovee, M.W., Harris III, J.M., et al.: Intrinsic risk factors for exercise-related injuries among male and female army trainees. Am. J. Sports Med. **21**, 705–710 (1993)
37. Jones, B.H., Cowan, D.N., Tomlinson, J.P., et al.: Epidemiology of injuries associated with physical training among young men in the army. Med. Sci. Sports Exerc. **25**, 197–203 (1993)
38. Kadel, N.J., Teitz, C.C., Kronmal, R.A.: Stress fractures in ballet dancers. Am. J. Sports Med. **20**, 445–449 (1992)
39. Koplan, J.P., Rothenberg, R.B., Jones, E.L.: The natural history of exercise: a 10-year follow-up of a cohort of runners. Med. Sci. Sports Exerc. **27**, 1180–1184 (1995)
40. Koplan, J.P., Powell, K.E., Sikes, R.K., et al.: An epidemiologic study of the benefits and risks of running. JAMA **248**, 3118–3121 (1982)
41. Korpelainen, R., Orava, S., Karpakka, J., et al.: Risk factors

for recurrent stress fractures in athletes. Am. J. Sports Med. **29**, 304–310 (2001)
42. Lappe, J.M., Stegman, M.R., Recker, R.R.: The impact of lifestyle factors on stress fractures in female Army recruits. Osteoporos. Int. **12**, 35–42 (2001)
43. Leabhart, J.W.: Stress fractures of the calcaneus. J. Bone Joint Surg. Am. **41-A**, 1285–1290 (1959)
44. Leveton, A.: March (fatigue) fractures of the long bones of the lower extremity and pelvis. Am. J. Surg. **71**, 222–232 (1946)
45. Linenger, J.M., Shwayhat, A.F.: Epidemiology of podiatric injuries in US marine recruits undergoing basic training. J. Am. Podiatr. Med. Assoc. **82**, 269–271 (1992)
46. Lloyd, T., Triantafyllou, S.J., Baker, E.R., et al.: Women athletes with menstrual irregularity have increased musculoskeletal injuries. Med. Sci. Sports Exerc. **18**, 3749 (1986)
47. Macleod, M.A., Houston, A.S., Sanders, L., et al.: Incidence of trauma related stress fractures and shin splints in male and female army recruits: retrospective case study. BMJ **318**, 29 (1999)
48. McBryde Jr., A.M.: Stress fractures in runners. Clin. Sports Med. **4**, 737–752 (1985)
49. McKeag, D., Dolan, C.: Overuse syndromes of the lower extremity. Physician Sportsmed. **17**, 108–123 (1989)
50. Meyerding, H., Pollock, G.: March fracture. Surg. Gynecol. Obstet. **67**, 234–242 (1938)
51. Milgrom, C.: The Israeli elite infantry recruit: a model for understanding the biomechanics of stress fractures. J. R. Coll. Surg. Edinb. **34**, S18–S22 (1989)
52. Milgrom, C., Chisin, R., Giladi, M., et al.: Multiple stress fractures, a longitudinal study of a soldier with 13 lesions. Clin. Orthop. Relat. Res. **192**, 174–179 (1985)
53. Milgrom, C., Finestone, A., Shlamkovitch, N., et al.: Youth is a risk factor for stress fracture. A study of 783 infantry recruits. J. Bone Joint Surg. Br. **76**, 20–22 (1994)
54. Milgrom, C., Finestone, A., Shlamkovitch, N., et al.: Stress fracture treatment. Orthopaedics (Int. Ed.) **3**, 363–367 (1995)
55. Milgrom, C., Giladi, M., Stein, M., et al.: Stress fractures in military recruits. A prospective study showing an unusually high incidence. J. Bone Joint Surg. Br. **67**, 732–735 (1985)
56. Nattiv, A., Puffer, J.C., Green, G.A.: Lifestyles and health risks of collegiate athletes: a multi-center study. Clin. J. Sport Med. **7**, 262–272 (1997)
57. Orava, S., Jormakka, E., Hulkko, A.: Stress fractures in young athletes. Arch. Orthop. Trauma. Surg. **98**, 271–274 (1981)
58. Pecina, M., Bojanic, I., Dubravcic, S.: Stress fractures in figure skaters. Am. J. Sports Med. **18**, 277–279 (1990)
59. Protzman, R.R., Griffis, C.G.: Stress fractures in men and women undergoing military training. J. Bone Joint Surg. Am. **59**, 825 (1977)
60. Provost, R.A., Morris, J.M.: Fatigue fracture of the femoral shaft. J. Bone Joint Surg. Am. **51**, 487–498 (1969)
61. Reinker, K.A., Ozburne, S.: A comparison of male and female orthopaedic pathology in basic training. Mil. Med. **144**, 532–536 (1979)
62. Reis, J.P., Trone, D.W., Macera, C.A., et al.: Factors associated with discharge during marine corps basic training. Mil. Med. **172**, 936–941 (2007)
63. Ross, R.A., Allsopp, A.: Stress fractures in Royal Marines recruits. Mil. Med. **167**, 560–565 (2002)
64. Rudzki, S.J.: Injuries in Australian army recruits. Part II: Location and cause of injuries seen in recruits. Mil. Med. **162**, 477–480 (1997)
65. Sahi, T.: Stress fractures. Revue internationale des services de sante des armees de terre, de mer et de l'air **57**, 311–313 (1984)
66. Scheller, F.: Überlatungsschäden am Knochergerüst junger männer. Med. Welt **13**, 1333–1336 (1939)
67. Scully, T.J., Besterman, G.: Stress fracture: a preventable training injury. Mil. Med. **147**, 285–287 (1982)
68. Shaffer, R.: Incidence and prevalance of stress fractures in military and athletic populations. In: Burr, D., Milgrom, C. (eds.) Musculoskeletal Fatigue and Stress Fractures, pp. 1–14. CRC, Boca Raton (2001)
69. Stechow, M.: Fussödum und röntgenstrahlen. Deutsch Mil. Aerztl. Zeitg. **26**, 465–471 (1897)
70. Warren, M.P., Brooks-Gunn, J., Hamilton, L.H., et al.: Scoliosis and fractures in young ballet dancers. Relation to delayed menarche and secondary amenorrhea. N. Engl. J. Med. **314**, 1348–1353 (1986)
71. Wilmore, J.H.: Eating and weight disorders in the female athlete. Int. J. Sport Nutr. **1**, 104–117 (1991)
72. Zahger, D., Abramovitz, A., Zelikovsky, L., et al.: Stress fractures in female soldiers: an epidemiological investigation of an outbreak. Mil. Med. **153**, 448–450 (1988)
73. Zwas, S.T., Elkanovitch, R., Frank, G.: Interpretation and classification of bone scintigraphic findings in stress fractures. J. Nucl. Med. **28**, 452–457 (1987)

第二章 应力性骨折的诊断和治疗

Aharon S. Finestone and Charles Milgrom

马泽涛 译

内容

介绍	642
应力性骨折临床决策的注意事项	642
病史和临床检查	643
影像	643
应力性骨折治疗总览	644
无症状的应力性骨折	644
股骨应力性骨折	644
胫骨应力性骨折	646
跖骨应力性骨折	649
其他骨的应力性骨折	649
结论	649
参考文献	650

介绍

我记忆中第一个应力性骨折的诊断是和我的早期导师[1]在一起从事应力性骨折工作时学到的。他告诉我他反复测试胫骨应力性骨折临床诊断的准确性为53%~58%。假如连一个在应力性骨折领域有丰富经验的临床医生和研究者的诊断率都不到60%,那么缺乏经验的医生的诊断率又能怎样?

多年来,我们每天在训练场检查新兵18小时,获得大量临床经验和数据。在这里,我尝试传递一些从我们一起工作时获得的丰富经验,其中大部分已经由他人或我们出版。绝大多数临床医生处理的应力性骨折是股骨、胫骨和跖骨应力性骨折[29]。

应力性骨折临床决策的注意事项

这部分有些技术性,可能不会吸引医生对应力骨折治疗的兴趣而被跳过,但我们觉得理解这些概念将会提供给临床医生更好的工具以处理疑难病例。

在许多医学领域,诊断阶段和治疗阶段有清晰的界限。但是应力性骨折的情况可能不是如此。因为诊断部分基于患者对治疗(局部休息)的反应,影像学检查的时间也有影响。因此,讨论应力性骨折的处理比单独讨论诊断和治疗更合适。

有三个因素影响应力性骨折的诊断。第一是漏诊(假阴性),即临床表现和应力性骨折的关系,以及该骨折的危险性。第二是过度治疗。因为99%的应力性骨折局部休息即可,过度的治疗可能影响患者的训练计划或者职业生涯(假阳性)。第三个因素是不同检查方法的价格。需权衡费用和检查效

A. S. Finestone (✉)
Department of Orthopaedics, Assaf HaRofeh Medical Center, Zerrifin, Reut 71799, Israel
e-mail: asff@ inter. net. il

C. Milgrom
Department of Orthopaedics, Hadassah University Hospital, Ein Karem, Jerusalem 91120, Israel
e-mail: charles. milgrom@ ekmd. huji. ac. il

---

[1] CM,高年资作者,在美国成为骨科专科医生后于1981年移民以色列。1983年开始以色列国防军应力性骨折的大型的前瞻性研究,1988年获得Ambroise ParéPrize 奖。我在1987加入研究,后来偶然发现我的兄弟是1983年的研究对象。

第二章 应力性骨折的诊断和治疗

果的关系。当行 X 线、CT、骨扫描时需注意电离辐射的剂量和影响[36]。

关于风险：应力性骨折出现的部位、程度或者分级不同，危险性也不同。临床医生评价一个患者时需从流行病学基础上考虑特别训练造成特殊位置的应力性骨折。这将会影响医生做出准确的诊断的勇气。比如，胫骨内侧移位的应力性骨折是少见的，所以当发现患者胫骨有问题时，可能需减少患者训练量数周以观察效果。由于股骨应力性骨折移位的可能性很大[15]，致残率高，必须警惕这样的骨折并积极排除[18]。

面对一个从巴黎旅行回来的跖骨疼痛、压痛的旅行者时，只拍 X 线片就足够了。虽然包括骨扫描在内的全套检查可证实或排除应力性骨折，但是这样做似乎没必要，限制导致疼痛的活动 2 周更恰当。更学院派的医生可能会在 3 周后复查 X 线片。但是，为临近的比赛而训练的运动员不愿意因为这样的小疑问而停止训练，因此可以更积极地检查。

各个地区的各种检查费用和医保报销差别很大。所以要和患者讨论检查方法，权衡利弊。电离辐射对健康有不利影响。据估计 2%～3% 的癌症和医学检查的辐射有关[5,34]。一次骨扫描的放射剂量相当于 250～300 次胸部 X 线检查，死于相关恶性肿瘤的风险增加 1/4000[34]。虽然骨扫描检查可带来正确诊断，是值得的，但是辐射风险也需考虑。对于即将返回训练但是仍有症状的患者可能需再行骨扫描检查。通常的原则是 1 年内只能接受一次骨扫描。

这里介绍的 3 个部位发生的覆盖了大部分的应力性骨折类型，超过 95% 的主述指向应力骨折。胫骨问题最复杂，因为胫骨应力性骨折 X 线检查阳性率低造成跑步者和新兵中发病率高，致病性低。

所有这些说明，不论是采集病史还是体格检查，诊断应力性骨折是一项需要结合实践的临床技能。越有经验的医生越少使用影像学检查。但是要正确处理一个患者，需考虑所有的因素，即使对经验丰富的医生来说也经常是一个挑战。

病史和临床检查

当主诉涉及运动造成的骨骼问题时，详细地了解过去数周的运动情况就很有必要。大部分应力性骨折者都有增加或改变体育运动的情况。进行基础训练的新兵[40]或进行巴黎一周游的旅行者[14]的清楚的跖骨痛就是例子。一个更有趣的例子是 50 岁男人，已经按照原来的路线跑步多年，数周前开始和他的新狗一起跑步，就出现了夜间大腿不适，X 线片确定股骨应力性骨折。原因可能是他的狗在拉着他跑。因此，任何进行认真训练的人（主要为跑步者和球类运动员）出现骨痛时均应怀疑有应力性骨折。

体格检查包括确定疼痛和压痛部位，进一步的信息可以通过特殊检查来获得，如股骨的支点实验（fulcrum test）和拳压（fist test）实验[28]。必要时可行影像学检查，但是大部分应力性骨折不需要[7]。发现 X 线前 40 年，普鲁士医生 Breithaupt 就在 1855 年描述了应力性骨折。

影像

影像学检查在应力性骨折的临床决策中是一种重要的辅助手段。为了高效的使用，临床医生不仅需要了解每一种方法对不同骨骼的优缺点，还需要能够自己评估影像学改变。如果没有患者下肢的 X 线或骨扫描的直接比较，要做出一个好的临床决策是不可能的（引用：X 线是骨科医生体格检查的延伸）。

近年来，以色列国防军（IDF）步兵新兵里的应力性骨折诊断情况已经发生改变。在 20 世纪 80 年代和 90 年代初期，大部分影像学检查为核素扫描[27,29]。结果是在训练很重的单位超过 60% 的新兵在训练期间做过骨扫描检查。随着对这种放射性诊断风险认识的提高，根据 IDF 应力性骨折流行病学和每个应力性骨折的危险性，对诊断规范进行修订。原则是：任何怀疑股骨应力性骨折时均行骨扫描检查，因为其有发展为完全骨折的危险性。即使错位的跖骨骨折也不至于导致严重后果，所以一般只行 X 线检查。移位的胫骨内侧应力性骨折相当罕见，涉及前侧皮质可在 X 线片上显示（恐怖黑线，dreaded black line[8,19]）。因此他们的处理就是局部休息并定期复查 X 线片。难于确定的病例也需要骨扫描检查。

X 线检查在大多数临床机构均可进行（少数较小的军事训练部门例外）。肢体的 X 光片检查不会造成明显的辐射损伤[34]，因此是胫骨[7]、腓骨以及跖骨的首选检查。主要问题是 X 线片虽然有很高的特异性，敏感性也很低。它仅能显示明显的骨折或者愈合过程中的骨膜增厚。而骨膜增厚反应通常在出现症状的 2～3 周内是看不到的[10,13]。为此，在行核素扫描之前，任何有应力性骨折症状和体征的受训者必须行 X 线检查，即使结果正常，也必须在 3 周后再次 X 线检查[13]。X 线表现包括骨膜反应（特别是在长骨）以及骨吸收和硬化（在松质骨内通常为带状硬化）。3 周后的 X 线检查敏感性明显增高。这个时候通常可看到骨痂开始形成。

1970年以后,骨扫描为应力性骨折的诊断和治疗方法带来了革命性变化。最常用的方法为注射20mCi用^{99m}锝标记的亚甲基二磷酸盐,整合于骨矿化前区域。使用2～3小时后γ射线照相机收集从^{99m}锝射出的射线,可显示任何骨形成增加部位。因此骨扫描对早期应力性骨折特别敏感[17]。虽然有少数骨扫描为阴性后来诊断为应力性骨折的病例[25,41]。但实际上阴性的骨扫描结果可排除应力性骨折并可重返训练(股骨颈可能例外)[41]。除了灵敏度,骨扫描还有其他两个重要的优势。一个是骨扫描通常包括全身(至少包括双下肢和脊柱),这对于通常有不只一处应力性骨折的新兵来说特别重要[26,47]。他们可能有疼痛的胫骨应力性骨折的同时,还有没有觉察到的股骨应力性骨折[15,28]。二是它可反映定量骨重建,根据应力性骨折严重程度进行分级。通常使用基于二维的骨轮廓的Zwas分级法(图1)[47],具体如下:

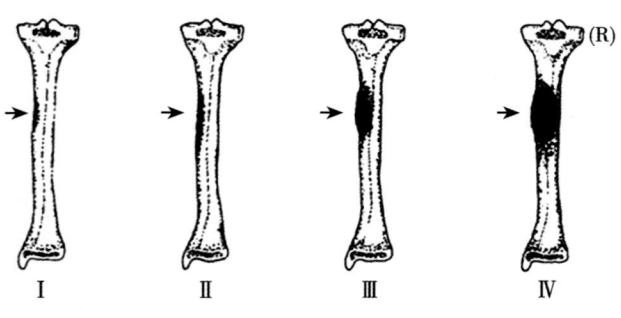

图1 应力性骨折的骨扫描(根据Zwas等[47])(经 *J. Nucl. Med* 允许)

Ⅰ. 不确切的皮质骨损伤伴轻微骨代谢增加

Ⅱ. 大而清楚的长条状中度骨代谢活跃皮质区域(未达到骨的中心)

Ⅲ. 宽梭形皮质和髓腔高度代谢活跃区域(达到骨的中线

Ⅳ. 边界清楚的连接皮质的髓内强烈骨代谢活跃区域(越过骨的中线)

从X线发现这些级别的应力性骨折的可能性分别为4%、21%、76%和100%。评估股骨颈的应力性骨折时SPECT会有所帮助[9],但对于大部分病例,二维的骨扫描检查已足够。

医生应该自己阅读骨扫描片。虽然大部分热点是明确的,但是当热点位于股骨或胫骨外侧皮质时可能代表肿瘤(良性或恶性)。双侧皮质对称热点不支持肿瘤,但没有压痛的其他发现也应该行X线检查[14],最常见的是非骨化性纤维瘤。

应力性骨折一般只进行临床随访。如果需要影像学随访,X线检查便足够了。绝不需要再行骨扫描,因为数月内骨扫描还是阳性的,又增加了放射危害。

其他的影像检查有特殊的适应证。CT扫描对跗骨有帮助,极个别情况下可作为股骨颈应力性骨折的随访,因为其存在重返训练的压力。MRI敏感性很强。Fredericson的诊断和分级系统,根据骨膜和髓腔水肿为Ⅰ～Ⅲ级,皮质内异常信号分为Ⅳ级[16]。MRI的主要缺点是对皮质骨显像不够好(大部分MRI序列基于氢离子,皮质骨的氢离子较少)。在足部,CT能识别大多数病变[42]。

超声有两个用途。一是超声诊断能发现胫骨和跗骨上的裂缝上的骨膜反应[2],仅在跗骨上验证过,优势不明显[2]。二是超声可治疗应力性骨折的疼痛[3]。这种方法未被验证且不够精确。二者都不是主流手段。

应力性骨折治疗总览

应力性骨折的治疗是停止造成骨折的运动。对X线未发现的或明确的骨折都是如此。例外的情况将在本章的其他部分讲述。当通过X线明确骨折时,采用和该处发生的无移位创伤性骨折相似的保守治疗。股骨骨折必须保护3～6个月,胫骨为3个月,跗骨为6周。X线没有异常而核素扫描诊断的应力性骨折的恢复时间与上述时间有关。核素Ⅳ级为其1/2,Ⅲ级为其1/4～1/3,具体见表1。局部制动时间应包括骨扫描检查之前的休息时间(比如胫骨应力性骨折的跑步者在骨扫描前已经停止训练2周,只需要再休息2周)。

无症状的应力性骨折

临床医生没有怀疑,而影像学检查却报告有应力性骨折。这在股骨或骨盆支的低度骨折更常见。当然,其他骨也可能出现任何级别的应力性骨折。仔细地再次检查将发现无症状骨折已经有症状,它们比有症状的骨折更具有潜在危险[28]。因为没有疼痛而没有得到保护[15]。治疗和有症状的应力性骨折一样,如表1所列。

股骨应力性骨折

股骨应力性骨折(包括股骨颈、股骨干)显然是最严重的。因为容易移位,通常需手术治疗[24,33,44,45]。Finestone 等人指出这可能是由于股骨骨膜的高痛阈造成的,与经常暴露于直接创伤下的胫骨不同。这可以解释为什么股骨骨折完全移位的士兵甚至未主诉疼痛[15]。临床医生必须非常小心以避免遗漏股骨应力性骨折。病史中可能包括腹股沟至膝关节任何部位的疼痛或不适。患者可能主诉跛行,或者他的教练或朋友发现他跛行。

表 1 根据骨扫描应力性骨折的治疗。数字是休息的周数

骨扫描	完全骨折(周)[a]	Ⅳ级	Ⅲ级	Ⅱ级	Ⅰ级
股骨	24	8周[b]	8周[b]	6周	3周
胫骨	12	6周	4周	2周	1周
跖骨[c]	6	4周	3周	2周	1周
X-ray		完全裂隙	不全裂隙	带状骨痂	支撑骨痂
跖骨	6	6周	4周	3周	2周

[a] 完全骨折的保护期,在此用来比较
[b] 在重返运动以前,Ⅲ和Ⅳ级股骨应力性骨折的随访需要骨扫描
[c] 每次应力骨折核素成像的休息时间,用于无症状的应力骨折,不建议核素显像用于初步诊断跖骨应力性骨折

体格检查需掌握一定的方法,患者经常有肌肉疼痛,特别是股四头肌。检查者通过体重用双拳触压股骨是一种方法(图 2)[28]。如果双侧疼痛存在差别则应怀疑应力性骨折(应力性骨折也可以是双侧的)。当股四头肌不紧张时从侧面触诊可能有效。和经典的支点实验或悬挂实验一样(图 3),使用检查者膝部作为侧面支点也可协助检查[6,23]。

鉴别诊断包括所有引起腹股沟疼痛的原因:疝气、精索静脉曲张、鞘膜积液、腹股沟淋巴结炎、内收肌肌腱炎、髋关节撞击症,以及肌肉来源的肌、筋膜性疼痛,特别是腰大肌、梨状肌和臀肌。临床医生对这些疾病的经验越丰富,他就越容易排除应力性骨折。

不能通过明确疾病解释的主诉或发现均应怀疑是股骨应力性骨折。影像学检查通常是骨扫描,但是在个别部门,临床医生读片经验丰富也可以进行 MRI 检查。无论核素成像结果阴性阳性,X 线检查无一般意义。

股骨干应力性骨折的治疗基于核素扫描分级(前文),Ⅰ~Ⅳ分别局部制动 3 周、6 周和 8 周(图表 1)。对于Ⅲ和Ⅳ级骨折建议于 8 周时 X 线随访,能否重返训练取决于临床表现和 X 线片表现。进一步检查可进行 Ivkovic[21]描述的试验,但我们发现没有必要。

股骨颈骨折是最危险和令人担忧的,因为可造成灾难性股骨头缺血性坏死[22,32]。内下方皮质的应力性骨折属于压缩骨折,通常只需要休息(最短 3 个月,至少非负重扶拐 2 个月)。具体的强制休息和非负重行走措施可依靠训练情况决定。外上皮质的应力性骨折属于张力性骨折,有进一步错位的

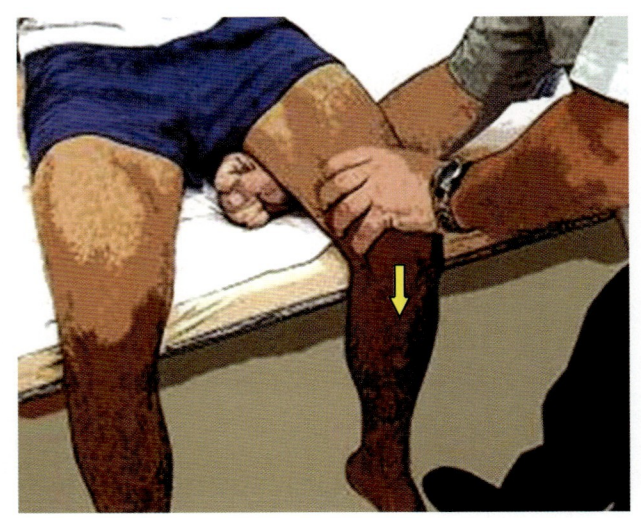

图 3 支点实验或悬挂实验(经 IDF 的 E. Lavon 同意使用)

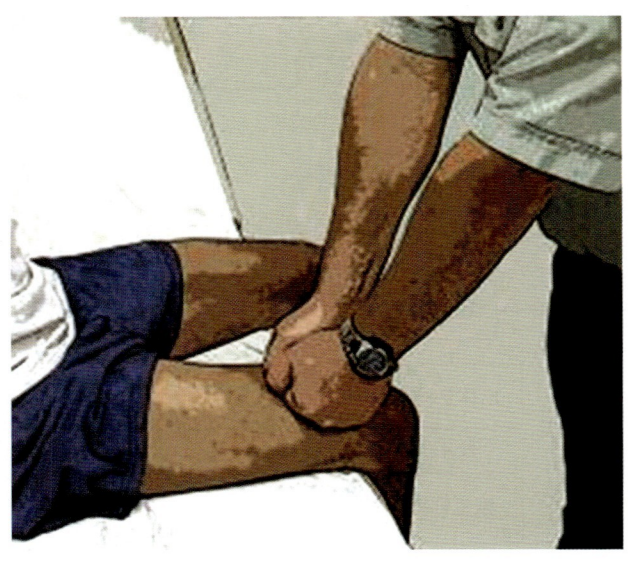

图 2 拳压试验(经 IDF 的 E. Lavon 同意翻印)

危险。大多数骨科医生建议行内固定治疗(螺钉)。因为股骨颈大部分没有骨膜,所以股骨颈应力通常没有骨痂,很难决定何时允许返回训练。CT扫描可帮助评价骨折和修复的程度,协助做出明智的决定。

胫骨应力性骨折

胫骨疼痛大部分可能与应力性骨折有关。大部分患者报告数天到数月内出现训练时或训练后[13]疼痛。随着骨折进展,初期在站立时出现疼痛,之后甚至在平卧时也疼痛,引起疼痛的训练时间也缩短。体格检查时,胫骨内侧缘有压痛,通常为胫骨中下1/3的区域(图4)。沿胫骨压痛的位置和长度很重要,因为如果压痛超过1/3长度,那么诊断应力性骨折的可能性则不大。这可能更像是诊断容易又不需要休息的"胫骨痛"(shin splints,或称为外胫

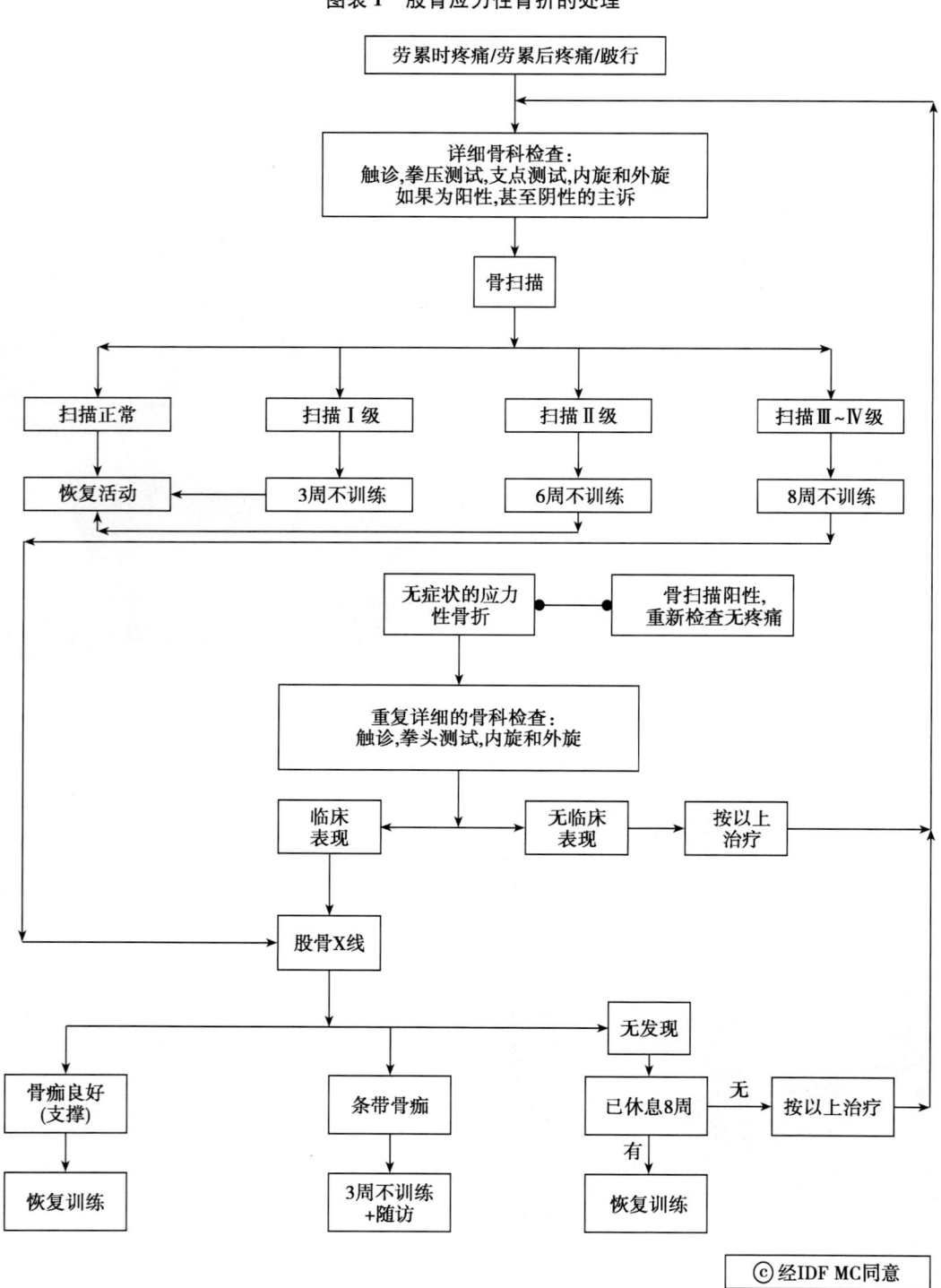

图表1　股骨应力性骨折的处理

第二章 应力性骨折的诊断和治疗

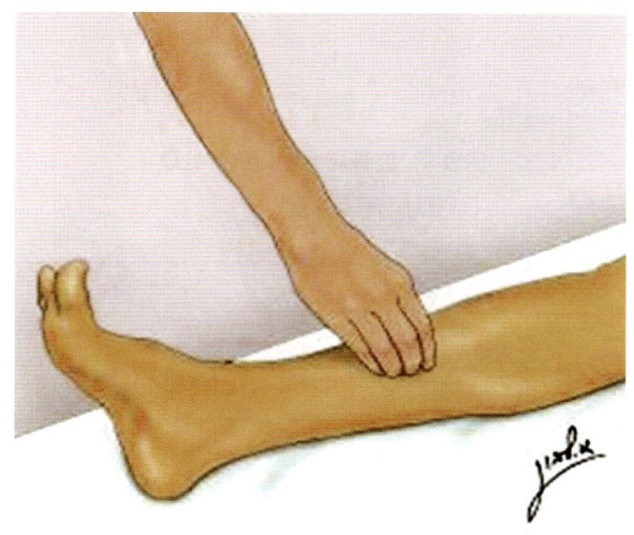

图 4 胫骨触诊（经 IDF 的 E. Lavon，同意使用）

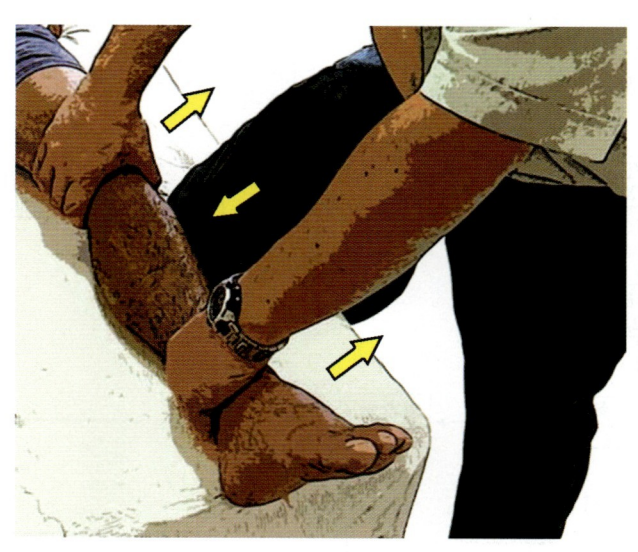

图 5 胫骨的支点实验（经 IDF 的 E. Lavon 同意后使用）

夹与胫骨疲劳性骨膜炎）。支点试验（图 5）和跳跃试验一样有帮助。后者是要求患者单脚跳并脚跟落地 3~4 次，引起胫骨疼痛为阳性。如果两种试验都阴性，基本可排除外胫骨应力骨折。

对于核素扫描诊断的胫骨应力性骨折，根据 Ⅰ~Ⅳ 分级分别行局部制动 1、2、4、6 周（图表 2）。如果根据 X 线片上皮质增厚而诊断的骨折，则应该休息 3~4 周，之后根据症状进一步治疗。胫骨干骺端的骨折通常要求休息 6~8 周。

应力性骨折极少出现于胫骨前侧皮质，一旦发生，后果严重。它经常进展为带有"恐怖黑线"的骨不愈合[19]，形成假关节[35]。治疗应更激进，比如督促休息、低强度脉冲超声（LIPUS）、脉冲电磁场或电容耦合电场治疗[8]。虽然没有科学证据证明这些方法治疗应力性骨折的有效性，但它们对于治疗骨折不愈合是有帮助的。经数月治疗而无好转的病例最好进行手术治疗，使用胫骨髓内钉并尽可能行植骨术[19,31]。预期的恢复时间为 6 个月。

小腿疼痛的鉴别诊断包括各种肌腱炎、扭伤、慢性前筋膜室综合征和胫骨痛。肌腱炎和扭伤的压痛通常位于受累结构上。慢性前筋膜室综合征引起胫骨的前外侧疼痛[11]，而胫骨应力性骨折的疼痛在内侧。胫骨痛是一个非特异性的诊断（即使有时候核素扫描有特征性发现）[20]。有人建议手术治疗并已经报道了各种结果[12,46]。我们目前没有发现手术的必要，并且确信其不需要手术治疗。在 Yates 报告的手术病例里，只有 41% 的患者恢复到

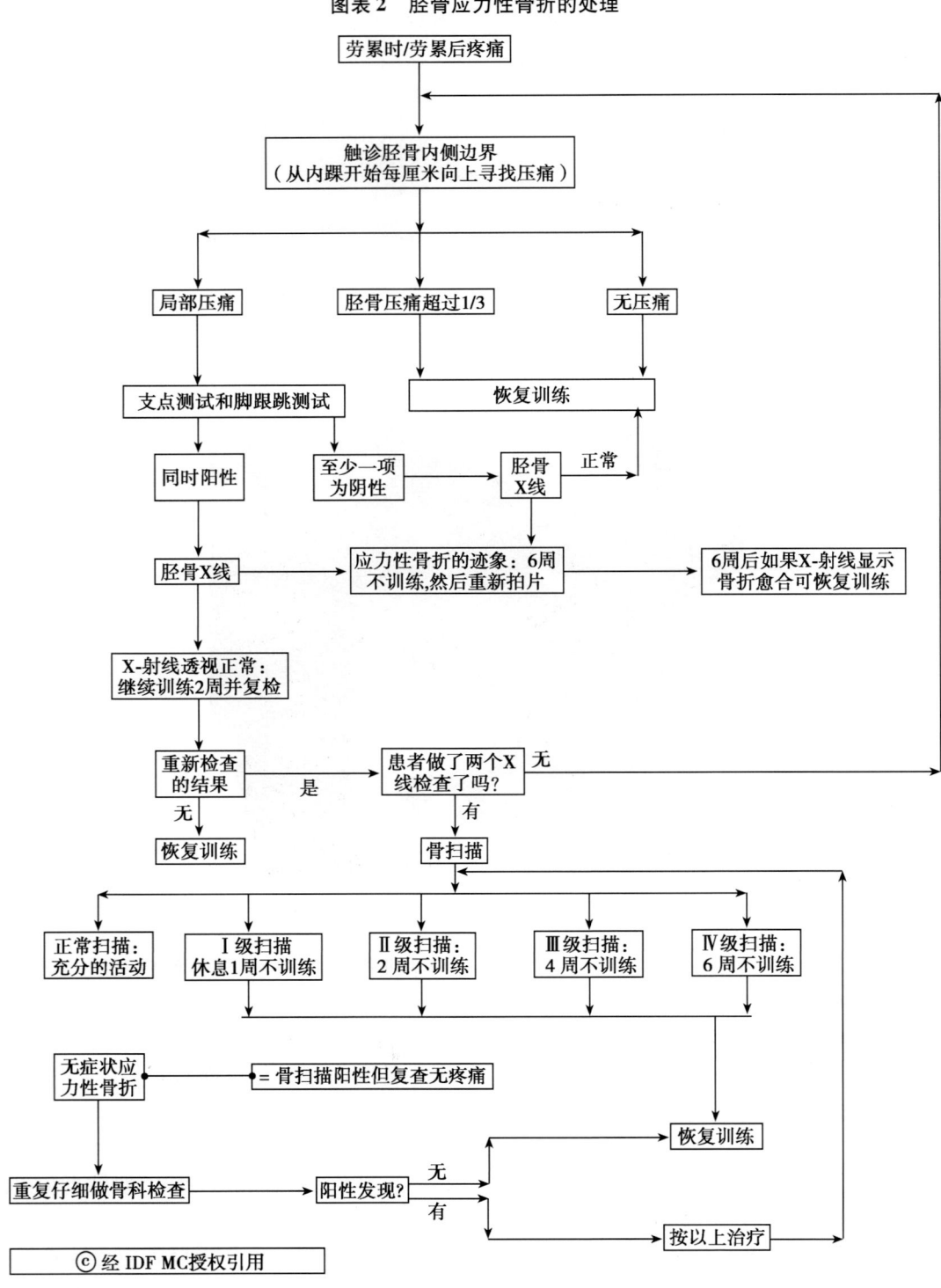

图表2 胫骨应力性骨折的处理

受伤前的运动状态[46]）。有些慢性胫骨疼痛患者没有明确诊断。我们认为是患者在生理和心理上达不到训练环境的需求，这不是手术能解决的问题。

跖骨应力性骨折

跖骨骨折最早在普鲁士军队中诊断，历史上跖骨有与生俱来的应力骨折。它也是第一个通过 X 线片诊断的应力性骨折[40]。由于跖骨的受到的高应力[30]，健康的步兵新兵在行军 50 公里后出现移位的跖骨应力性骨折的情况并不少见[30]。这些应力性骨折发生机制的另一方面是，在 6 个月后股骨、胫骨逐渐适应了训练强度，变得更结实，不容易出现应力性骨折。但是跖骨在训练更多月后仍然有发生应力性骨折的风险。

体格检查时，可有局部压痛（图 6）。处理方法为拍 X 线片并部分休息（图表 3），即使最糟糕的移位的跖骨骨折，经治疗也能在 6~8 周后恢复训练。

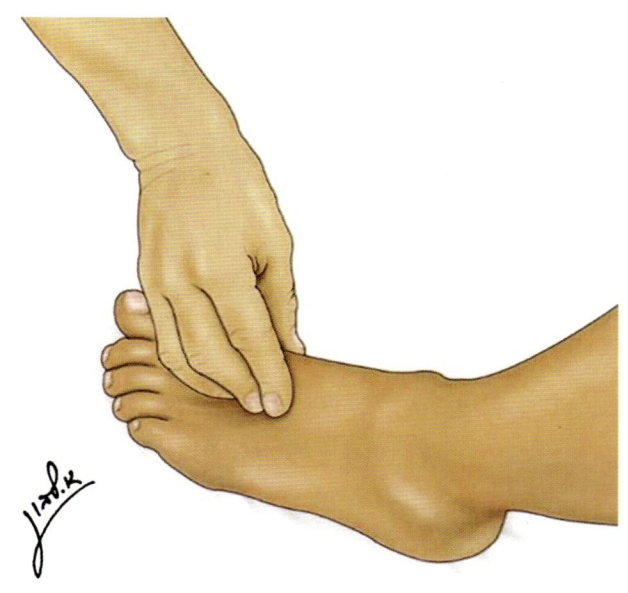

图 6 跖骨触诊（经 IDF 的 E. Lavon 同意后使用）

其他骨的应力性骨折

有一些罕见部位的应力性骨折需要注意，如舟骨骨折，需特别谨慎和小心，通常 CT 检查才能发现。舟骨应力骨折的原因是其中间 1/3 血液供应不足[43]，或者距骨的分离力造成骨折。Ⅰ级骨折（背侧皮质断裂）需用非负重石膏固定 6~8 周[1]，Ⅱ级骨折（骨折线延伸至舟骨体）和Ⅲ级骨折（骨折线延伸至对侧皮质）应行手术治疗[37,38]。第五跖骨近端的"Jones"应力性骨折可能和经典的"Jones"骨折一样出现移位和骨不愈合，所以对这个部位需格外小心。

骨盆、跟骨、腓骨的应力性骨折相对容易诊断，都会顺利愈合。局部制动时间与胫骨治疗方法相似，或者稍微减少（75%）。

腰椎峡部应力性骨折是很难的。体格检查提示有局部压痛和后伸障碍。腰椎斜位 X 线片表现为脊柱滑脱，但即使如此，临床医生仍难以评价病变为新鲜或陈旧的，这两种脊柱滑脱并不少见，并且劳累性下腰痛很常见。SPECT 对于判断病变是否为新鲜有帮助，翻转支架 CT 对判断病变稳定性以及何时重返训练有决定作用。阳性诊断者必须彻底休息 2~3 个月并尽可能戴支具。极少数病例需手术治疗[39]。

结论

应力性骨折对于患者、医生和训练教官都是一个难题。仔细地临床检查、了解流行病学和自然病程、合理利用影像学检查将有助于临床医生做出正确的决定。

图表 3 跖骨应力性骨折的处理

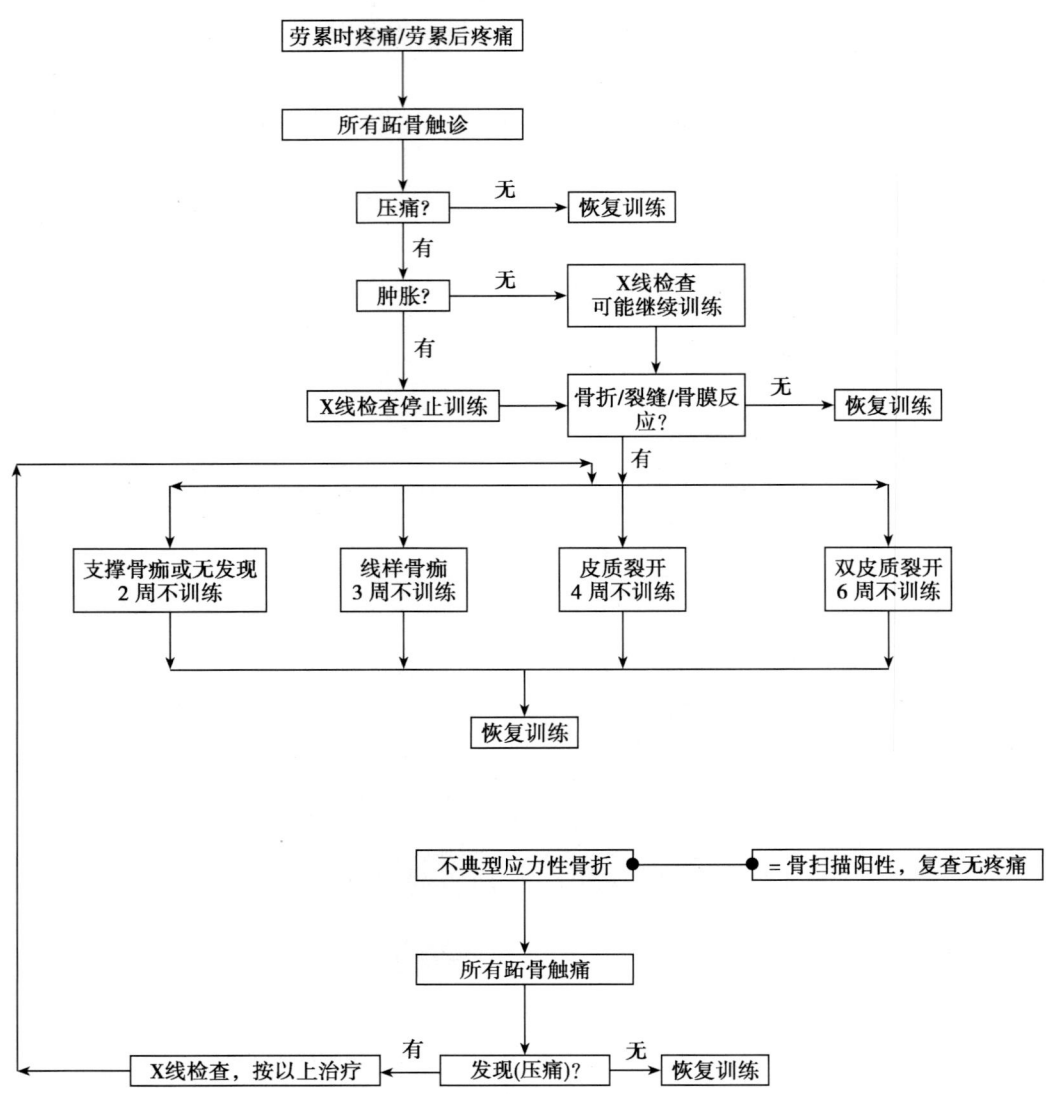

参考文献

1. Anderson, R., Cohen, B.: Stress fractures of the foot and ankle. In: Coughlin, M., Mann, R., Saltzman, C. (eds.) Surgery of the Foot and Ankle, pp. 1565–1601. Mosby Elsevier, Philadelphia (2007)
2. Banal, F., Gandjbakhch, F., Foltz, V., et al.: Sensitivity and specificity of ultrasonography in early diagnosis of metatarsal bone stress fractures: a pilot study of 37 patients. J. Rheumatol. **36**, 1715–1719 (2009)
3. Boam, W.D., Miser, W.F., Yuill, S.C., et al.: Comparison of ultrasound examination with bone scintiscan in the diagnosis of stress fractures. J. Am. Board Fam. Pract. **9**, 414–417 (1996)
4. Breithaupt, M.: Zur pathologie des menschlichen fusses. Med. Zeitung **24**, 169–177 (1855)
5. Brenner, D.J., Hall, E.J.: Computed tomography – an increasing source of radiation exposure. N. Engl. J. Med. **357**, 2277–2284 (2007)
6. Brukner, P., Bennell, K., Matheson, G.: Stress fractures of the pelvis and thigh. In: Brukner, P. (ed.) Stress Fractures, pp. 139–146. Blackwell Science Asia Pty, Victoria (1999)
7. Brukner, P., Bennell, K., Matheson, G.: Diagnosis of stress fractures. In: Brukner, P. (ed.) Stress Fractures, pp. 83–96. Blackwell Science Asia Pty, Victoria (1999)
8. Brukner, P., Bennell, K., Matheson, G.: Stress fractures of the lower leg. In: Brukner, P. (ed.) Stress Fractures, pp. 147–161. Blackwell Science Asia Pty, Victoria (1999)
9. Bryant, L.R., Song, W.S., Banks, K.P., et al.: Comparison of planar scintigraphy alone and with SPECT for the initial evaluation of femoral neck stress fracture. AJR Am. J. Roentgenol. **191**, 1010–1015 (2008)
10. Daffner, R.H., Pavlov, H.: Stress fractures: current concepts. AJR Am. J. Roentgenol. **159**, 245–252 (1992)
11. de Fijter, W.M., Scheltinga, M.R., Luiting, M.G.: Minimally invasive fasciotomy in chronic exertional compartment syndrome and fascial hernias of the anterior lower leg: short- and long-term results. Mil. Med. **171**, 399–403 (2006)
12. Detmer, D.E.: Chronic shin splints. Classification and management of medial tibial stress syndrome. Sports Med. **3**, 436–446 (1986)
13. Devas, M.: The tibia. In: Devas, M. (ed.) Stress Fractures, pp. 66–69. Churchill Livingstone, Edinburgh (1975)
14. Ekenman, I.: Physical diagnosis of stress fractures. In: Burr, D.B., Milgrom, C. (eds.) Musculoskeletal Fatigue and Stress Fractures, pp. 271–278. CRC Press LLC, Boca Raton (2001)
15. Finestone, A.S., Glatstein, M., Novack, V., et al.: The completely asymptomatic displaced femoral stress fracture: a case report and review of the literature. Mil. Med. **171**, 37–39 (2006)
16. Fredericson, M., Bergman, A.G., Hoffman, K.L., et al.: Tibial stress reaction in runners. Correlation of clinical symptoms and scintigra-

phy with a new magnetic resonance imaging grading system. Am. J. Sports Med. **23**, 472–481 (1995)
17. Geslien, G.E., Thrall, J.H., Espinosa, J.L., et al.: Early detection of stress fractures using 99mTc-polyphosphate. Radiology **121**, 683–687 (1976)
18. Giladi, M., Milgrom, C., Danon, Y.: Stress fractures in military recruits. A prospective study evaluating the incidence, clinical presentation and possible risk factors. Med. Corps Int. **3**, 21–28 (1988)
19. Green, N.E., Rogers, R.A., Lipscomb, A.B.: Nonunions of stress fractures of the tibia. Am. J. Sports Med. **13**, 171–176 (1985)
20. Holder, L.E., Michael, R.H.: The specific scintigraphic pattern of "shin splints in the lower leg": concise communication. J. Nucl. Med. **25**, 865–869 (1984)
21. Ivkovic, A., Bojanic, I., Pecina, M.: Stress fractures of the femoral shaft in athletes: a new treatment algorithm. Br. J. Sports Med. **40**, 518–520 (2006); discussion 20
22. Johansson, C., Ekenman, I., Tornkvist, H., et al.: Stress fractures of the femoral neck in athletes. The consequence of a delay in diagnosis. Am. J. Sports Med. **18**, 524–528 (1990)
23. Johnson, A.W., Weiss Jr., C.B., Wheeler, D.L.: Stress fractures of the femoral shaft in athletes – more common than expected. A new clinical test. Am. J. Sports Med. **22**, 248–256 (1994)
24. Luchini, M.A., Sarokhan, A.J., Micheli, L.J.: Acute displaced femoral-shaft fractures in long-distance runners. Two case reports. J. Bone Joint Surg. Am. **65**, 689–691 (1983)
25. Milgrom, C., Chisin, R., Giladi, M., et al.: Negative bone scans in impending tibial stress fractures. A report of three cases. Am. J. Sports Med. **12**, 488–491 (1984)
26. Milgrom, C., Chisin, R., Giladi, M., et al.: Multiple stress fractures. A longitudinal study of a soldier with 13 lesions. Clin. Orthop. Relat. Res. **192**, 174–179 (1985)
27. Milgrom, C., Giladi, M., Stein, M., et al.: Stress fractures in military recruits. A prospective study showing an unusually high incidence. J. Bone Joint Surg. Br. **67**, 732–735 (1985)
28. Milgrom, C., Finestone, A., Shlamkovitch, N., et al.: The clinical assessment of femoral stress fractures: a comparison of two methods. Mil. Med. **158**, 190–192 (1993)
29. Milgrom, C., Finestone, A., Shlamkovitch, N., et al.: Stress fracture treatment. Orthopaedics (Int. Ed.) **3**, 363–367 (1995)
30. Milgrom, C., Finestone, A., Sharkey, N., et al.: Metatarsal strains are sufficient to cause fatigue fracture during cyclic overloading. Foot Ankle Int. **23**, 230–235 (2002)
31. Orava, S., Karpakka, J., Hulkko, A., et al.: Diagnosis and treatment of stress fractures located at the mid-tibial shaft in athletes. Int. J. Sports Med. **12**, 419–422 (1991)
32. Pihlajamaki, H.K., Ruohola, J.P., Kiuru, M.J., et al.: Displaced femoral neck fatigue fractures in military recruits. J. Bone Joint Surg. Am. **88**, 1989–1997 (2006)
33. Provost, R.A., Morris, J.M.: Fatigue fracture of the femoral shaft. J. Bone Joint Surg. Am. **51**, 487–498 (1969)
34. RCR Working Party: Making the Best Use of a Department of Clinical Radiology. Guidelines for Doctors, 5th edn, pp. 9–14. The Royal College of Radiologists, London (2003)
35. Rolf, C., Ekenman, I., Tornqvist, H., et al.: The anterior stress fracture of the tibia: an atrophic pseudoarthrosis? Scand. J. Med. Sci. Sports **7**, 249–252 (1997)
36. Ron, E.: Cancer risks from medical radiation. Health Phys. **85**, 47–59 (2003)
37. Saxena, A., Fullem, B.: Navicular stress fractures: a prospective study on athletes. Foot Ankle Int. **27**, 917–921 (2006)
38. Saxena, A., Fullem, B., Hannaford, D.: Results of treatment of 22 navicular stress fractures and a new proposed radiographic classification system. J. Foot Ankle Surg. **39**, 96–103 (2000)
39. Standaert, C.J., Herring, S.A.: Spondylolysis: a critical review. Br. J. Sports Med. **34**, 415–422 (2000)
40. Stechow, M.: Fussödum und röntgenstrahlen. Deutsch Mil. Aerztl. Zeitg. **26**, 465–471 (1897)
41. Sterling, J.C., Webb Jr., R.F., Meyers, M.C., et al.: False negative bone scan in a female runner. Med. Sci. Sports Exerc. **25**, 179–185 (1993)
42. Tocci, S.L., Madom, I.A., Bradley, M.P., et al.: The diagnostic value of MRI in foot and ankle surgery. Foot Ankle Int. **28**, 166–168 (2007)
43. Torg, J.S., Pavlov, H., Cooley, L.H., et al.: Stress fractures of the tarsal navicular. A retrospective review of twenty-one cases. J. Bone Joint Surg. Am. **64**, 700–712 (1982)
44. Visuri, T., Hietaniemi, K.: Displaced stress fracture of the femoral shaft: a report of three cases. Mil. Med. **157**, 325–327 (1992)
45. Visuri, T., Vara, A., Meurman, K.O.: Displaced stress fractures of the femoral neck in young male adults: a report of twelve operative cases. J. Trauma. **28**, 1562–1569 (1988)
46. Yates, B., Allen, M.J., Barnes, M.R.: Outcome of surgical treatment of medial tibial stress syndrome. J. Bone Joint Surg. Am. **85-A**, 1974–1980 (2003)
47. Zwas, S.T., Elkanovitch, R., Frank, G.: Interpretation and classification of bone scintigraphic findings in stress fractures. J. Nucl. Med. **28**, 452–457 (1987)

第三章 应力性骨折：概述

Gideon Mann, Naama Constantini, Meir Nyska, Eran Dolev, Vidal Barchilon, Shay Shabat, Alex Finsterbush, Omer Mei-Dan, and Iftach Hetsroni

马泽涛 译

内容

介绍	652
定义、发病率、病因和前提条件	653
风险因素取决于运动员：内部因素	653
在军中服役的女性	654
分布	655
特殊部位应力性骨折	657
外部因素	665
诊断	665
应力性骨折的不同分级方法	667
鉴别诊断和治疗	668
预防	669
总结和结论	670
参考文献	670

G. Mann(✉), I. Hetsroni, and M. Nyska
Orthopedic Department, Meir General Hospital, Tsharnichovski st. 59, 44281 Kfar Saba, Israel, The Sackler Faculty of Medicine, Tel Aviv University, Tel Aviv, Israel, and
The Ribstein Center for Sport Medicine Sciences & Research, Wingate Institute, Netanya, Israel
e-mail: drmann@regin-med.co.il;
iftachhetsroni@gmail.com; nyska@012.net.il

N. Constantini and A. Finsterbush
Unit of Sports Medicine, Department of Orthopedics,
Hadassah University Hospital, Mount Scopus, Jerusalem, Israel
e-mail: naamacons@gmail.com; afinster@gmail.com

E. Dolev
Orthopedic Department, Meir General Hospital,
Tsharnichovski st. 59, 44281 Kfar Saba, Israel and
The Ribstein Center for Sport Medicine Sciences & Research,
Wingate Institute, Netanya, Israel

S. Shabat, V. Barchilon, and O. Mei-Dan
Unit of Spine Surgery, Meir General Hospital,
Tsharnichovski st. 59, 44281 Kfar Saba, Israel
e-mail: drshabat@hotmail.com; barchilonvidal@clalit.org.il
e-mail: omer@extremegate.com, omer.mei-dan@clalit.org.il

介绍

疲劳性微损伤是骨骼力学和生物学的一个必要过程[189,190]。各种应力引起微损伤，增加骨骼钙的流入和流出，引起骨重塑，使骨的内部结构调整以适应特定的活动，清除疲劳性损伤，并使骨骼尽可能保持坚硬[189,190]。

应力性骨折是曾经强壮、正常或软弱的骨骼无法承受体育活动、军事训练或日常生活中反复的应力。1971年Griffiths等人的研究证实，12倍体重的力量10,000次循环应力会造成20～50岁的股骨破损，而70岁年龄组只需5倍于体重的力量[106]。同样，Todd等人在1972年发现死亡前只承受日常生活中的应力[296]的正常尸体股骨骨小梁断裂。Swanson等人于1971年证实，尸体股骨承受的压力越高，造成断裂的压力循环周期越少[292]。Chamay于1969年报道了的最终使狗尺骨的"过载区"崩溃的负荷，取决于受力骨的强度[50]。

这方面有两篇优秀的论著：1975年Devas发表的经典论文[64]和1988年OULU大学发表的Hulkko的研究[126]。1991年以色列Dudelzak的希伯来文的综述被军事体育教育中心编成书[67]。Benazzo在1999年出版了应力性骨折的小册子[22]，最近Bruckner[39]，Burr与Milgrom[44]各自出版了这方面的新书。

目前有很多应力性骨折不同方面的文献。比如运动员的应力性骨折[40,213,306,307]、锻炼后腿痛的鉴别诊断[38]、低风险的应力性骨折[32]、足踝应力性骨折[118]、下肢应力性骨折[115,165]、上肢应力性骨折[37]、女性应力性骨折[48,322]、应力性骨折的诊断[165,209,259,283]、预防[259]、治疗[103,238,239]和具体部位的康复（如胫骨)[100]或特定领域的体力活动(如芭蕾舞)[289]。

定义、发病率、病因和前提条件

2002年Flinn的应力性骨折定义是"与影像学变化相关的症状"[81]。这排除了无症状应力性骨折。

赛马、赛犬和人类都存在应力性骨折。显然,野心是应力性骨折的前提。

军队不同单位和年度的应力性骨折发病率为5%~30%[67,87,103,207,257,269]。前瞻性研究比回顾性研究的发病率高约一倍[67,257]。训练2周后就会出现骨折,在6~8周最多[67,87,257]。1994年,人们注意到,从前以色列新兵的骨折发生在训练第2~4周,在19世纪80年代后期,骨折发生第13~16周,这可能是严格执行渐进式训练的结果[67]。根据Orava的统计,平民体育运动的过度使用伤的发病率是每年3%[223,227],其中2.5%是应力性骨折[223,227]。Bojanic等证实了所有的运动损伤发生率为1.1%~3.7%[34]。其他统计的发病率较高,如Shaffer在2001年的总结[272]。Johnson等人[137]和Bennel等[27,28]经过12个月的观察证实,男性田赛和竞赛应力骨折发病率为10%和20%,女性为31%和22%,发病率最高的项目是长跑。大多数为胫骨骨折,股骨骨折为20.6%[137]。回顾性研究显示22.2%和31.5%的舞蹈运动员至少有一次应力性骨折[89,142],最常见的位置是跖骨(63%)。21.5%的花样滑冰运动员在其职业生涯中发生过应力性骨折[235],主要表现在腰骶部(33%的男性,45%的女性)。对体操运动员观察3年(男)或2年(女),结果发现男性应力性骨折的发病率为16%,女性为24%[66]。公路跑步者12个月内发病损伤的比率为35%~50%[157],12个月内4.6%的选手会出现应力性骨折[35,42]。

目前报告的运动爱好者或军人的应力性骨折发病率都不同,这是由于活动的类型、季节和球队不同,文献缺乏人口基数率[272]。在许多情况下,没有怀疑骨折、没进行有目标的检查、没有给予休息处置,更没有影像学检查。

许多士兵[67,93,109,126,257]或芭蕾舞演员[89,113]有一处以上的应力骨折。即使如此,我们应该记住,骨扫描有时会过度敏感。8%~14%的骨折运动员还有其他骨折[109,126,257]。通常同一部位不会发生第二次骨折[126]。

女性应力性骨折的发病率较高[19,29,108,109,126,246],而非洲人较低[19]。同样情况出现在几年前埃塞俄比亚(东非)移民加入以色列军队和边防警察,1996年允许女青年参加边防警察战斗部队的培训计划之后。

在逻辑上讲,发病率取决于运动员和新兵的体能[104]。入伍前的训练能减少应力性骨折的发病率[99,103,140,183],开始越早效果越好[183]。1998年Cline发现,49位女新兵入伍前以卡路里代表的身体活动量越大,骨密度越大,应力性骨折越少[53]。Shaffer在1999年通过5个问题的问卷调查了1286名海军陆战队员的2.4公里跑的结果,证实低体力活动组的人员应力性骨折的风险增加3倍[273]。Mann等人对224名新警察做了问卷调查,在10~16岁开始强体力活动的人与到17~18岁才开始重体力活动的人相比,前者过劳性损伤和应力性骨折显著减少[183]。当两组士兵行军480公里后,早训练组有5例骨折,而晚训练组有86例[268]。这也在芬兰军队中证实[257]。Simkin等指出,与肥胖或很瘦的人相比,身材匀称、运动员体型、肌肉量在平均水平的人更耐受应力性骨折[277]。Gilbert和Johnson在1966年也讨论了此项研究[99]。1984年Fort Jackson陆军基地,1995年Leonard Wood陆军基地的调查都证实体能弱者损伤率高[155]。2006年Rauh等再次证实了Paris岛海军陆战队基地女性有氧适能低为应力性骨折的危险因素[248]。

风险因素取决于运动员:内部因素

已确定的个人危险因素为:

- 先前体力活动缺乏,如上面提到的[29,53,99,103,104,140,156,183,144,248,268,273,303]包括跳跃的活动(如篮球等),似乎是重要的保护因素[208],但打篮球能损坏关节,造成其他过度使用损伤。所以,简单的跑步是最好的入伍前训练[183]。
- 柔韧性和拉伸,是一个有趣和有争议的问题。Hartig和Henderson于1999年证实,与148名士兵相比,150名经过腘绳肌柔韧性训练的新兵过劳性损伤,包括应力性骨折和膝前疼痛减少[117]。Knapic等在2001年证实,腘绳肌柔韧性

- 过低过高都增加受伤机会，包括应力性骨折[156]。
- 下肢不等长是另一个重要因素[87,257]，应在强体力活动开始前发现和纠正。腿长相差10～14mm，其应力性骨折的抽象因素(a factor)为3[87,257]，75%发生于长的下肢[87,257]。
- 行走和奔跑的生物力学不佳[290]是另一个导致应力性骨折的因素。
- 个人骨构造异常，如1985年GILADI等[96]报道的高足弓，或1984年Sullivan报道低足弓[291]，可能是有争议的危险因素。Simkin等证实，这两个极端的高弓或低弓足，与应力性骨折的发病率较高有关[276]。
- 胫骨狭窄[94,95]和髋关节屈曲90°时外旋过度[94]是后来识别的风险因素。
- 年轻[126,205]是另一种风险因素，青少年似乎比年轻人更容易骨折，从17岁开始，发病率每年减少28%[159]。
- Kimmel等在1990年证实了相反的趋势，女性应力性骨折的发病率每年增加，抽象因素为1.10[153]。
- 女运动员的月经周期是额外的风险因素[10,105]，月经初潮晚或稀缺者[13,25]骨折风险增加。月经初潮晚一年，抽象因素为2.6。下肢瘦体重(lean mass)每降低1%，抽象因素为1.7[25]。Kahn等在以色列边防女警察的观察[143,144]，以及Rauh等2006年在美国Parris岛海军陆战队基地的观察都证实月经紊乱与应力骨折的关系[248]。
- 另外的风险因素是饮食失调[13]。口服避孕药(使用口服避孕药超过1年，抽象因素为2)有较强的保护作用[13]，虽然Cobb在2007年证实了这个观点[54]，但2001年Lappe认为口服避孕药者应力性骨折发生率反而增高[164]。Bennell等在1995年指出月经过少者抽象因素为8，饮食失调为6[26]。所有这些都与骨储备有关[82,153]。
- 每周行军超过100公里，应力性骨折增加[126,282]。
- 最近Bennell等人在MSSE的文章很特别，他们发现女运动员胫骨应力性骨折的发生和地面的反作用力、骨密度和胫骨的几何形状都没有关系[24]，这与先前观察完全矛盾。

在军中服役的女性

现代军队中女性越来越多。女性占领了不苛求体力的位置，但战斗职位仍然限制女性。下表列出了各国军队的女性比例[247]。

不同国家军队中的女性比例 (Rapaport, A.: Ma-Ariv News Suppl. (5 Oct 2007)			
以色列	30.0%	英国	9.1%
美国	14.0%	德国	6.0%
西班牙	13.4%	意大利	1.6%
法国	13.2%	波兰	0.5%
加拿大	12.8%		

不同的国家允许女性承担军事任务有一定的限制[247]如下表所示：

各军队中女性的状况		
所有位置		
加拿大	卢森堡	荷兰
挪威	比利时	意大利
丹麦		
理论上所有位置		
西班牙	希腊	捷克共和国
罗马尼亚	匈牙利	波兰
德国		
有限的参与战斗位置		
美国	印度	英国
墨西哥	澳大利亚	日本
法国	土耳其	葡萄牙

在美国军队中，有96%的职位是向女性开放的，但不能作为坦克部队或步兵的一线战士。在英国，71%的陆军和海军职位女性开放，空军为90%。美国海军陆战队于2002年停止男女兵在同一团队进行基本训练[247]，Graves在2009年提出，英国也禁止男女兵同训[77]。

第三章 应力性骨折:概述

在以色列军队中,女性占常规军的30%,机关的26%和永久军队的18%[247]。

女性发生应力性骨折的风险比男性高。Bennell和Brukner于1997年[23]总结了8项军事研究和7项运动研究。和男性性比,应力性骨折的发病率在女性运动员高2~3倍,在军队高3~10倍[23]。虽然确切的发病率偶尔有争议,但总的趋势是明确的。

1984年在Fort Jackson基地女性受伤的风险超过男性5倍,Leonard Wood基地在1995年的报道为3.5倍[155]。

显然,让女性进入体能要求苛刻的战斗职位,需要谨慎观察和严格的控制,将女兵编入男兵排之前,基本训练应在分开的单位进行。自1996年以来,这一直是以色列边防警察的政策。

分布

自从Breithaupt于1855年报道普鲁士士兵的跖骨应力骨折,Pirker在1934年报道运动员的股骨干骨折[36](图1a,b),[242](图2a,b)和1940年Burrows报道跑步者腓骨远端骨折[45](图3a,b)以来,应力骨折几乎出现在每一个骨骼[126]。应力性骨折在身体分布每个报道都不同,运动员和军人不同。应力性骨折在胫骨多(图4)而不是跖骨(图1a,b)多的问题稍后讨论。诊断模式、可疑程度和医生也影响这些差异。

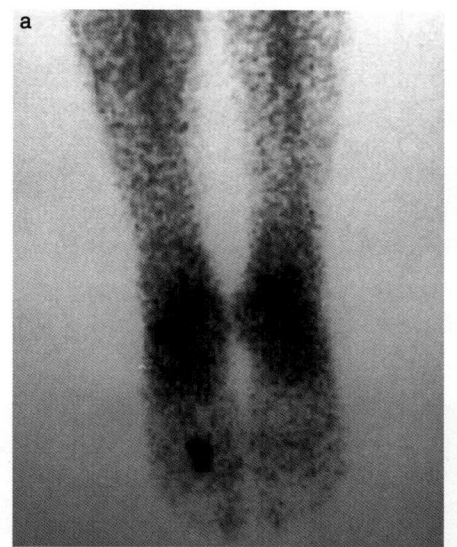

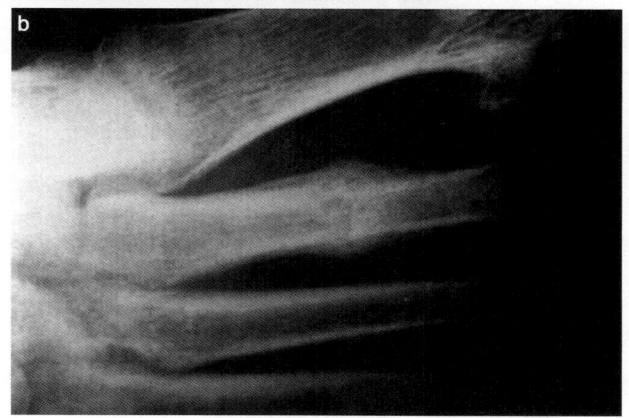

图1 跖骨应力性骨折:(a)第二跖骨应力性骨折的骨扫描(b)第二跖骨的应力性骨折的X射线

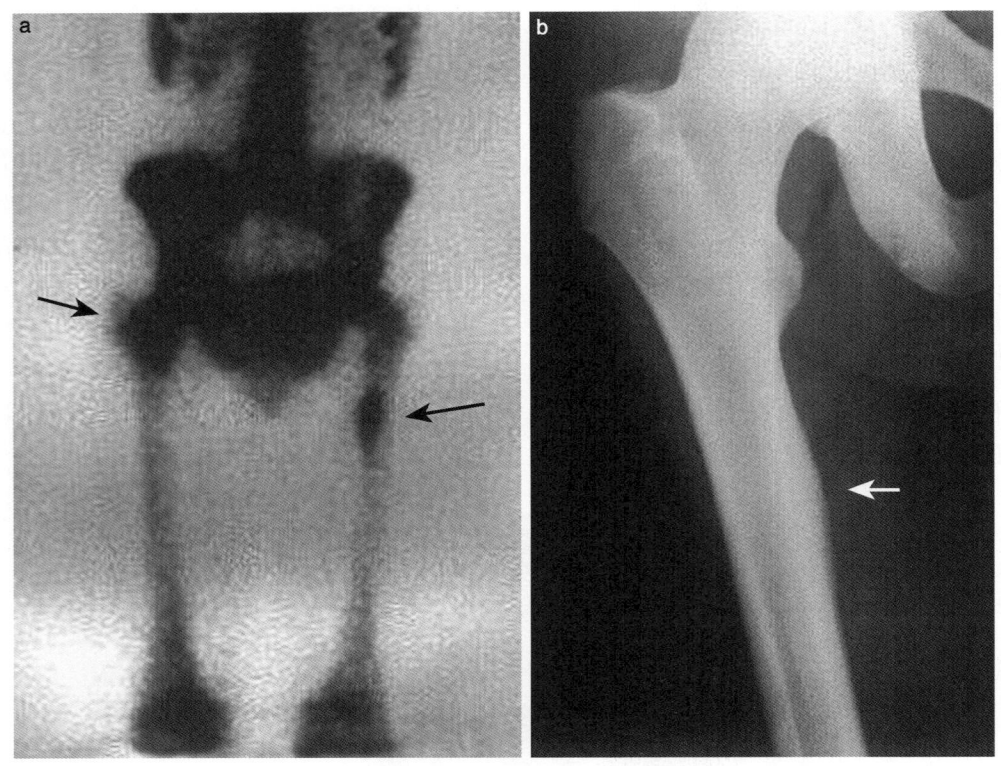

图2 一名18岁士兵的应力性骨折的股骨骨扫描。对侧有股骨颈骨折。这非常重要,因为它有移位的趋势。表现模糊,进行骨扫描之前可能没有料到。(a)骨扫描;(b)X线片

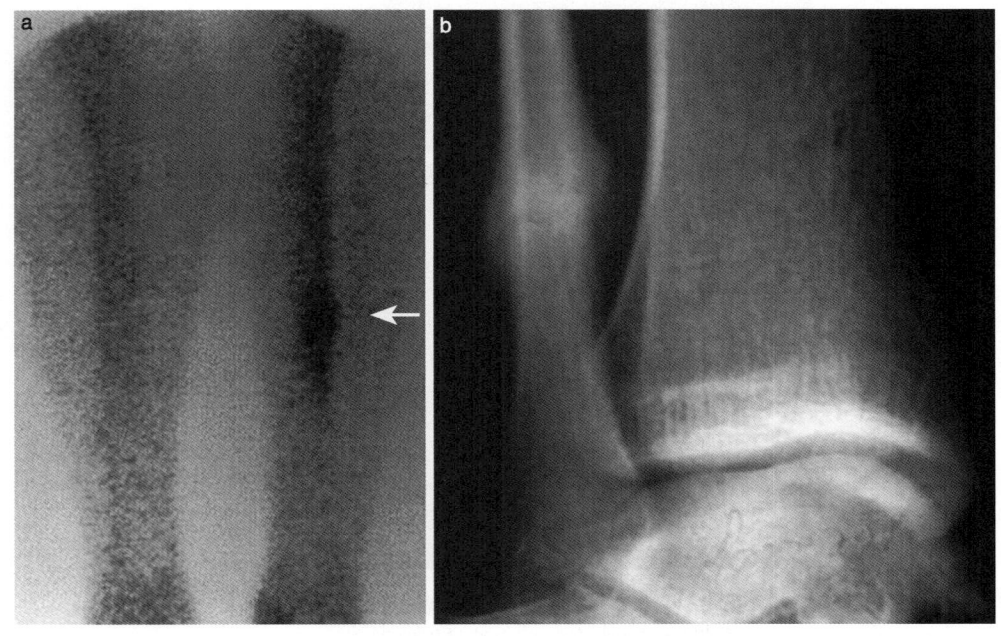

图3 (a)腓骨应力性骨折的骨扫描。(b)腓骨应力性骨折的X线片

第三章 应力性骨折:概述

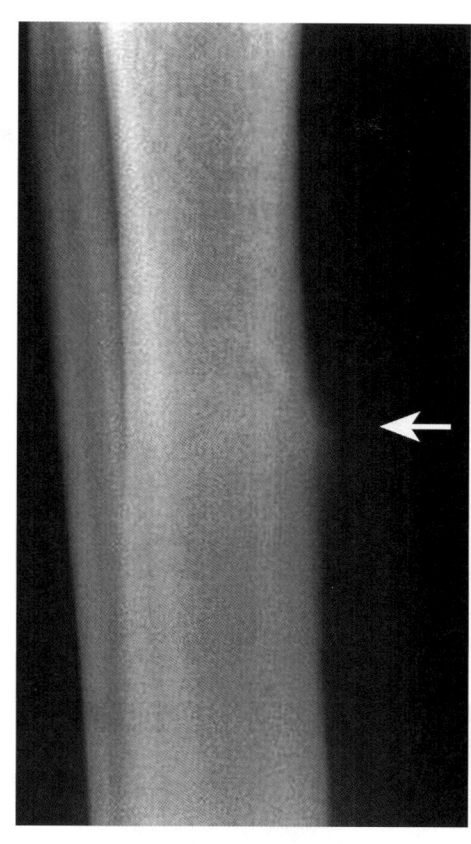

图4 胫骨应力骨折的X线片

Mckeag 和 Dolan 在 1989 年[201]总结了 4 份关于运动员应力性骨折发病率的研究[127,195,198,312]。平均百分比如下:

胫骨	腓骨	股骨	跖骨	跟骨	其他
44	16	8	9	16	7

1987 年 Orava 和 Hulkko 所提供的数据非常相似[227]:

胫骨	腓骨	股骨	跖骨	跟骨	其他
50	12	6	7	20	5

(籽骨骨折4%,记在跖骨骨折内)

1969 年美国军队中的依据 X 线片的发病率[318]。

胫骨	腓骨	股骨	跖骨	跟骨
24	3	3	35	28

Sahi 于 1987 年报道芬兰军队骨折的发病率[257],1987 年由 Friberg 和 Sahi 再次报道[87]。

	胫骨	腓骨	股骨	跖骨跟骨	跖骨	其他
Sahi 等	49	2	7	8~21	13~24	8
Friberg 和 Sahi	66	7	9	4	8	6

第一项研究[257]基于军队医院,第二项按照旅编制。非常突出的特点是医院报告了大量的跟骨应力性骨折,而跖骨骨折(68%)主要发生在坦克旅[257]。其他方面的差异没有标记,上面所引述的数字来自军队医院的研究。

Halel[112]、Dudeszak[67]、GILADI[93,98]和 Volpin 等[308]曾报道以色列军队中的发病率:

		胫骨	腓骨	股骨	跖骨	跟骨	其他
Halel	1976	32	3	46	0	18	1
Dudeszak	1983	71	1	26	0	2	0
Giladi	1984	56	0	30	0	8	6
Volpin	1987	68	0	15	1	13	3

后 3 个研究是经骨扫描诊断的。这些报告的特点是军队和平民的胫骨骨折率很高,与在此引用的其他研究和 Giladi[98]和 Dudeszak[67]的引述相比,以色列军队的股骨骨折发病率相对较高。有趣的是,与以前 13%~83% 的发病率相比,以色列和芬兰军队的跟骨应力性骨折发生率很低,跖骨应力性骨折发病率较低[67,98]。在几乎所有的军队的报告中,腓骨骨折的发病率相对较低(从 1%~4%[67,98]上升到 7%[87]),运动员的发病率为 12%~16%[201,227],应予以重视。

在军事训练中,双侧受累的比例约为 1/4[257,308](图2a)。许多士兵有一处以上的骨折[3,67,93,109,257],所以骨扫描有较高的过度诊断率。大约有 8%~12% 的运动员有其他部位受累[109,126,257]。一般同一部位不会发生第二次骨折[126]。

特殊部位应力性骨折

髌骨的应力性骨折于 1995 年由 Pietu 和 Havet 以及 1996 年 Mason 报道[192,241](图5d)。Mayer 等人报道了举重引起的横向髌骨应力性骨折[197],Simonian 报道了取髌腱重建前交叉韧带后发生的髌

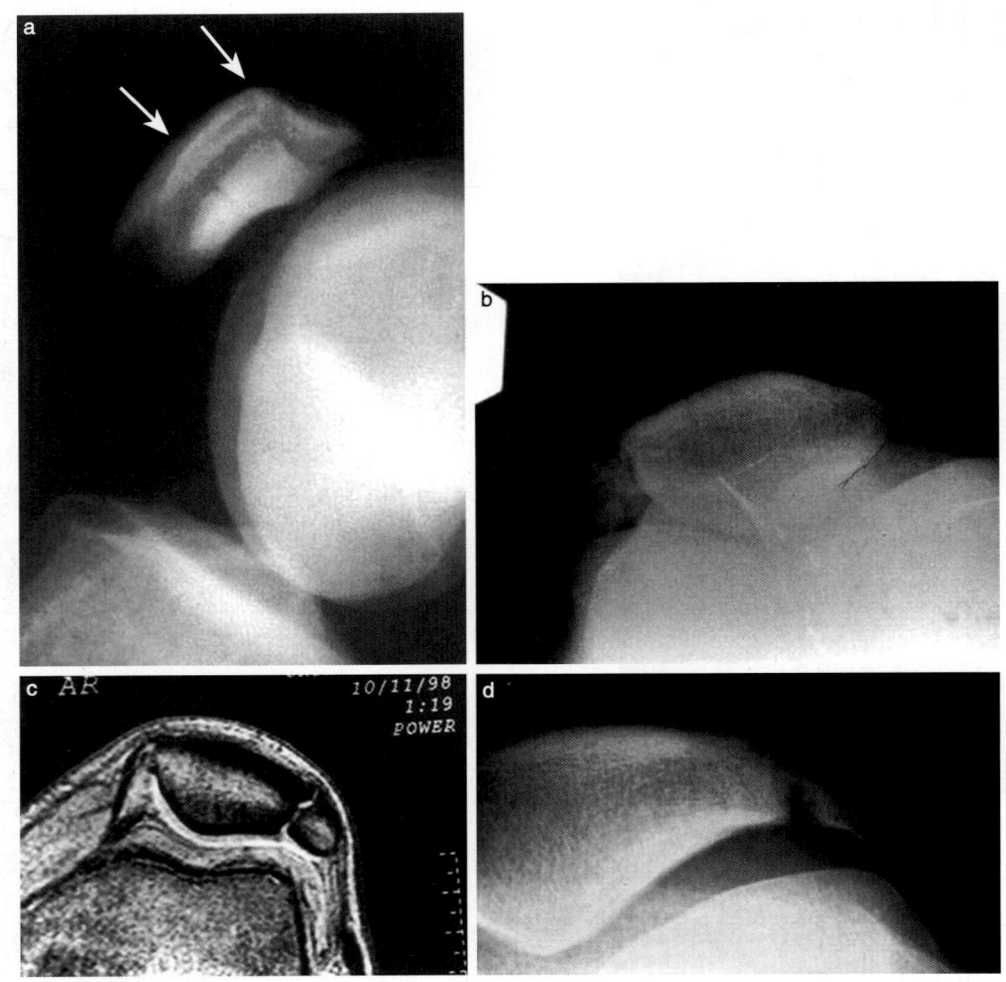

图 5 髌骨应力性骨折与二分髌骨:(a)二分髌骨的侧位 X 线片;(b)二分髌骨轴位 X 线片;(c)二分髌骨 MRI;(d)一个 17 岁青年的髌骨应力性骨折,他为准备服役而参加上坡跑

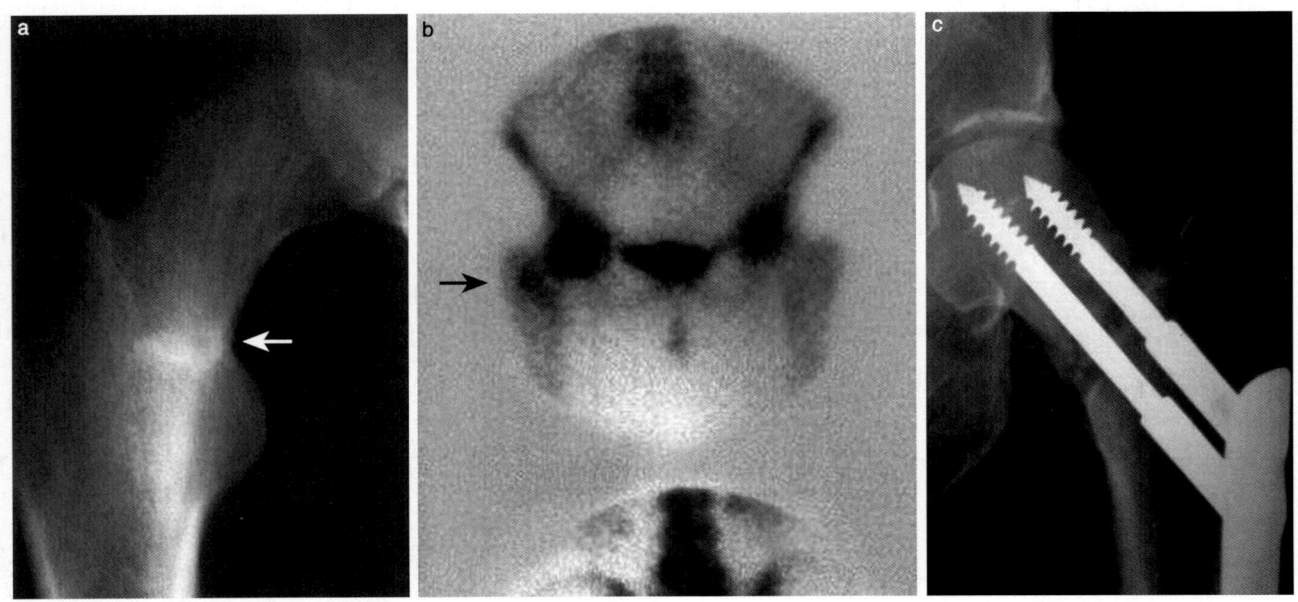

图 6 股骨颈的应力性骨折:(a)71 岁的女性徒步者的 X 线显示股骨颈应力性骨折;(b)她的骨扫描显示股骨颈应力性骨折;(c)一名 44 岁的女径赛运动员的股骨颈应力性骨折。骨折移位手术复位固定,后来发生骨不连

骨骨折[278]。1995年Ireland和Chang讨论了二分髌骨与重复性压力的关系[132](图5a-c)。

股骨和股骨颈应力性骨折,因为常表现为"肌肉疼痛"、"无症状"[215]以及其移位倾向而很危险[63,88,91,137,150,151](图6a-c)。主要见于成人[284],尽管在儿童可见双股骨颈或股骨干骨折[43]。正如其他过度使用损伤,这些骨折与减震缺乏之间的关系是个有趣的解释[90,163,202,276]。2003年Lee证实25%的移位的股骨头应力性骨折发生股骨头缺血性坏死[168]。Buttaro于2003年报道了4例股骨头应力性骨折,位于软骨下骨导致髋关节早期破坏[47]。Song在2004年[280]报道了7例应力性股骨头骨折。没有塌陷的骨折在6个月内愈合,塌陷者需要关节置换。软骨下骨不完全应力骨折可能是引起髋关节一过性骨质疏松以及膝关节自发性骨坏死的原因[2]。

胫骨应力性骨折是运动员最常见的骨折[26,109,227],军训报告中也很多[67,87,207,257](图4)。尽管无法解释各报道的差异[67],总体来讲运动员的发病率为30%～50%[26,227],而军训可达50%～70%[87,112,207,257]。特别值得一提的是占胫骨骨折的5%～25%[136,225]的胫骨前皮层横行骨折[15,16,31,41,92,136,178,225,243,250,305],有移位的倾向,骨扫描可能不显影[31](图7)。这种骨折可以是双侧的[41,92],应考虑手术治疗[178,243],比如扩髓并髓内钉[305]。当讨论股骨颈骨折的危险时,应该注意骨扫描不显影的可能性[150]。胫骨平台或胫骨髁突应力性骨折通常不会移位。这种松质骨骨折常见于中老年人,尤其是女性(图8)。胫骨平台和股骨髁部应力性骨折也可能是膝关节缺血性坏死或股骨头坏死的原因,并导致进一步膝关节破坏[2,212]。

不常见部位的应力骨折的症状类似于常见疾病,如骶骨骨折后的下腰痛。自1994年以来有很多关于成年人、儿童[191]、青少年[110,274]、患病者[174,315]或老年人[237]应力骨折的报道[4,8,11,33,72,110,139,191,200,234,237,315](图9)。这些骨折常见于排球[274]或其他运动员[174]。已经报道的超过30例[274]。磁共振对诊断是非常有用的[274]。骨盆应力性骨折往往会出现髋部、大腿或臀部疼痛(图10A,B)。无论是成人[279]还是儿童[159],典型的是女运动员[200,218]、女战士[123]或绝经后活跃的女性[237]。可

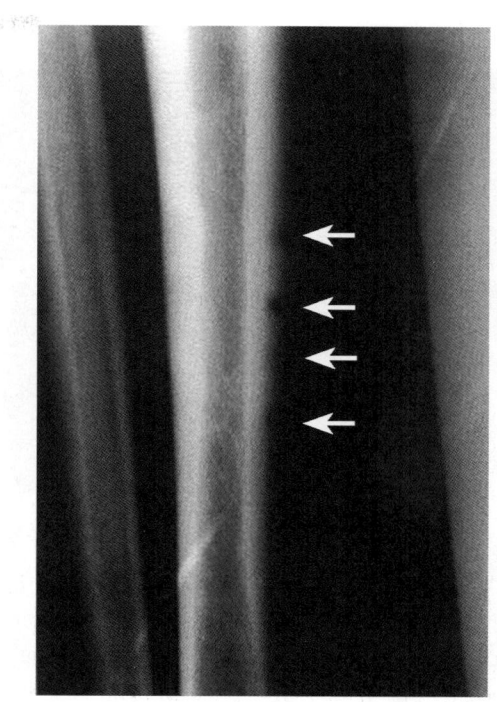

图7 胫骨前皮质的应力性骨折

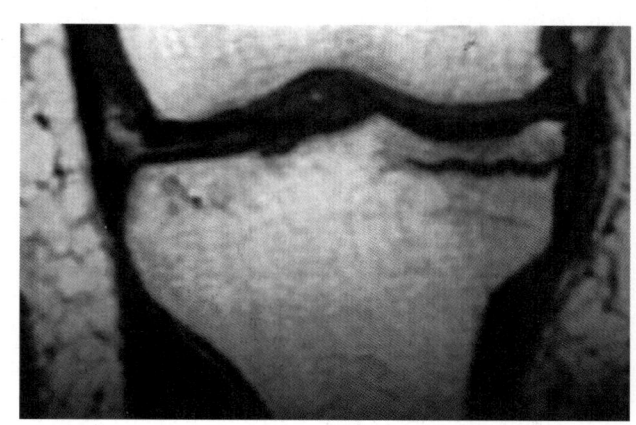

图8 胫骨平台应力性骨折的MRI影像,患者为老年女性徒步者

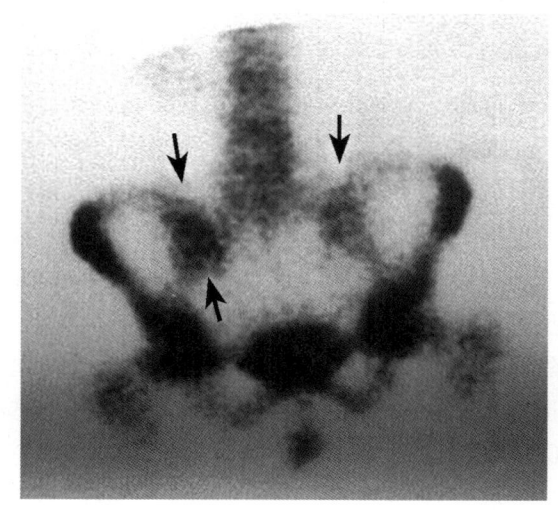

图9 15岁的女游泳运动员的应力性骨折累及骶髂关节

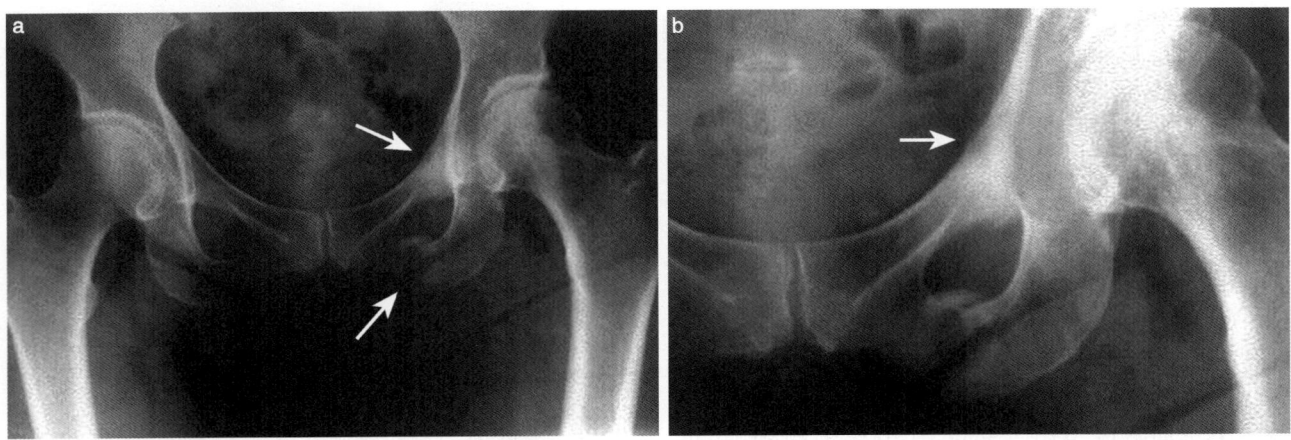

图10 61岁的女跑步者的骨盆多发性应力性骨折(感谢 P. T. Rosenfeld 博士,LA,USA)

能原因是重复的肌肉牵拉或肌肉疲劳[209]。应与不常见的髋臼关节内骨折相鉴别[169]。Jung 等人于 2000 年报道了一个混合结缔组织病患者发生耻骨联合前缘骨折[141]。我们的经验表明,即使是低度的内侧前耻骨支骨折也会发生延迟愈合,导致运动员缺席训练 3~6 个月。

肋骨应力性骨折可以表现为 Vaugh 肩或胸痛。可见于高尔夫[173,175]、游泳[293]和篮球[83]运动,也可由咳嗽[18]、儿童[30]书包或成人背包过重造成[172]。可能会影响 6%~12% 的赛艇运动员,比其他损伤造成的训练日缺席都多[311]。虽然不常见,这些骨折可能会导致神经系统并发症[221]。骨扫描可能难以区分肋骨与横突的应力性骨折(图 11a-d)。有人报道了一例摔跤手胸骨应力性骨折[149],肩胛骨应力性骨折会造成儿童肩部疼痛[116]。偶尔,肩峰[111,162,310]或锁骨应力性骨折[49]也会造成肩部疼痛。

手臂的 3 个骨头都可能发生应力性骨折。在投掷[71]或举重[125]时的肱骨[71,125,319]、体操运动时的桡骨干[3]或桡骨骨骺[65]、网球[321]或不习惯的引体向上[181]时的尺骨应力骨折。投掷标枪会有尺骨鹰嘴骨折[129]。有人报道了 15 岁男孩练习剑道(日本击剑)时发生尺骨茎突骨折,经切除成功治疗[135]。手部头状骨应力性骨折也有报道[5]。掌骨应力骨折可见于青少年网球选手[309]或会计师[101]。

下肢最经典最常见的应力性骨折部位是跖骨[36,167,219,234],1992 年 Pester 和 Smith 认为它是军队的主要骨折[240]。1987 年 Sahi 等认为芬兰坦克旅亦有同样情况[257](图 1a,b)。最常见的是第 2,3 跖骨骨折[7,129,231]。1996 年 O'Malley 等记录了 51 位芭蕾舞演员第 2 跖骨基底的 64 处骨折[219],1995 年 Lechevalier 报道 2/8 例跖骨头应力骨折者发展为 RSD(反射交感性营养不良)[167]。

第 5 跖骨的应力性骨折或 Jones 骨折应单独对待,因为它有移位和骨不连的倾向[7,59,114,128,147,166,226,228,297](图 12)。1902 年 Jones 报道了这种出现第 5 跖骨基底远侧的横向骨折,常常发生于长期受到不习惯应力后的轻微扭伤。仰旋的脚可能会更多发生[7]。可能与腓骨短肌的反复牵拉有关[251]。最近建议用足弓垫减少作用于第 5 跖骨的力量,可能会减少其应力性骨折的发病率[107]。Hetsroni 等认为足底压力也是促发因素[120]。应严格区别跖骨骨干应力性骨折[128]。注意与踝关节扭伤造成的第 5 跖骨基底的撕脱骨折鉴别,它不需治疗,极少发生骨不连(图 13)。还有青年的 Iselins 病(图 14)。Jones 骨折需要不负重(带或不带石膏制动)3~6 周,直到 X 线有愈合表现。不做坚固制动的患者要接受不能行走或负重的限制。这种骨折常常不愈合而需要手术治疗。对这种骨折将在本文一个单独的标题下做进一步详细讨论。

第 4 跖骨基底也是出现应力性骨折的部位,可能会有延迟愈合和持续的症状[121,261]。有趣的是它与 Jones 骨折很像。

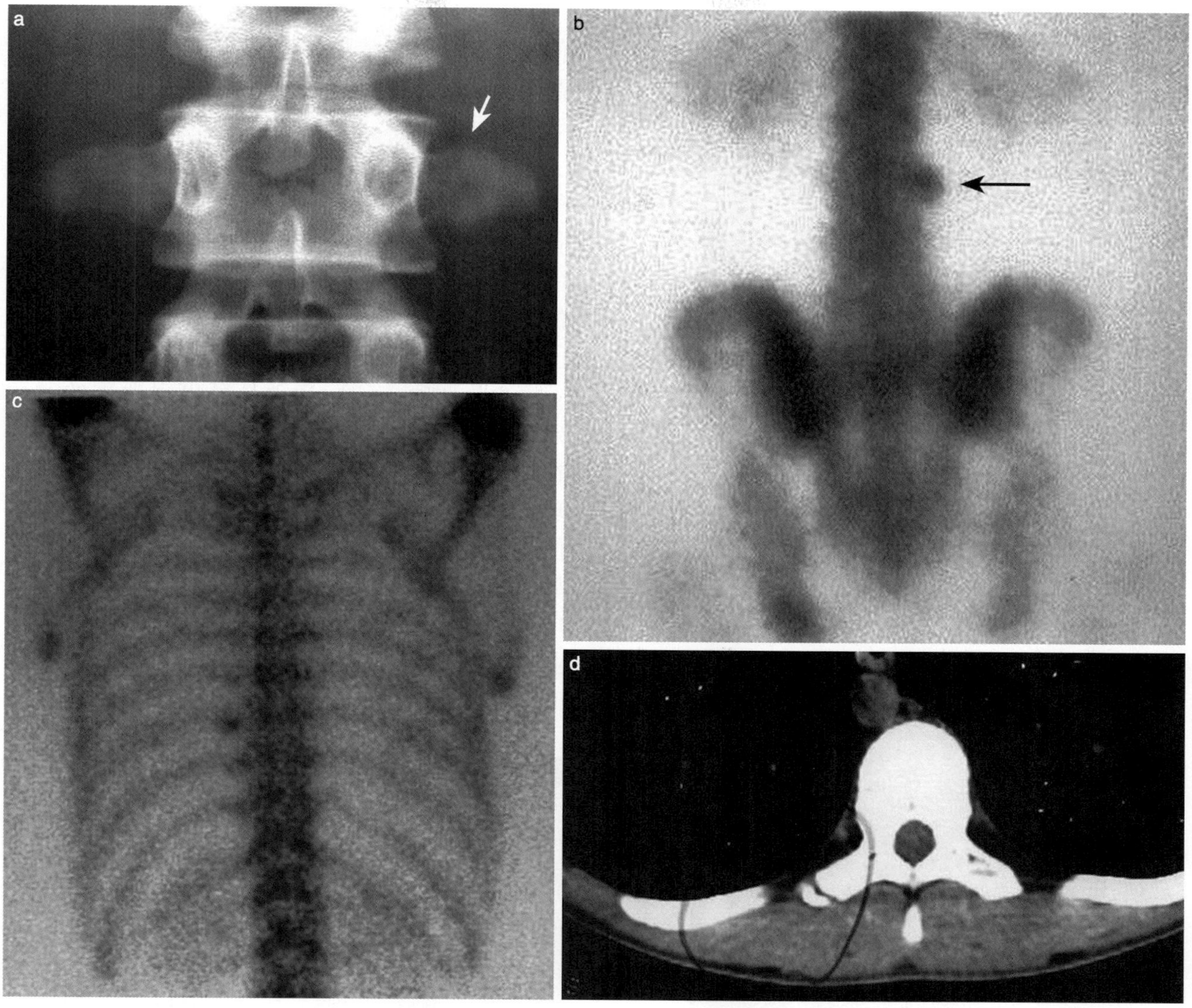

图 11 脊柱横突应力骨折：(a) 一名 15 岁的女空手道专家的横突应力骨折；(b) a 图患者的骨扫描显示横突应力骨折；(c) 骨扫描显示一名 16 岁的网球选手的 T9 横突应力骨折；(d) c 图患者的 CT 显示 T9 横突应力骨折

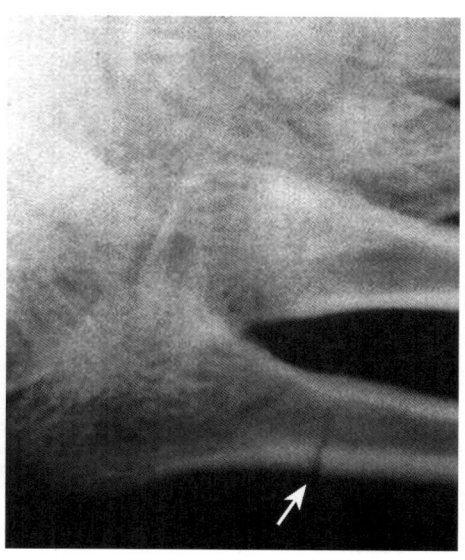

图 12　Jones 骨折：第 5 跖骨近端应力性骨折

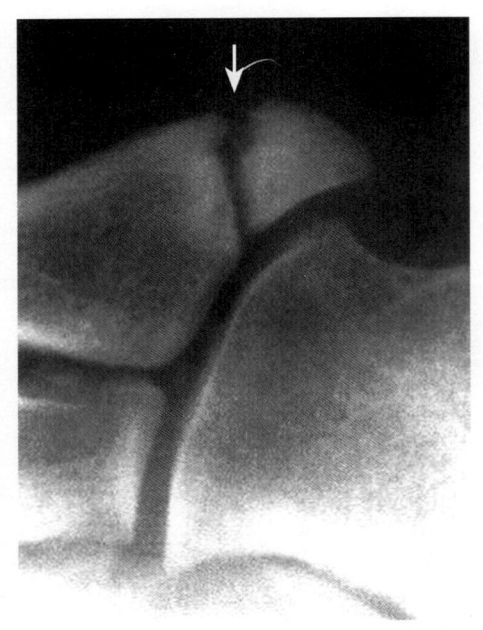

图 13 年轻人第5跖骨撕脱性骨折后骨不连

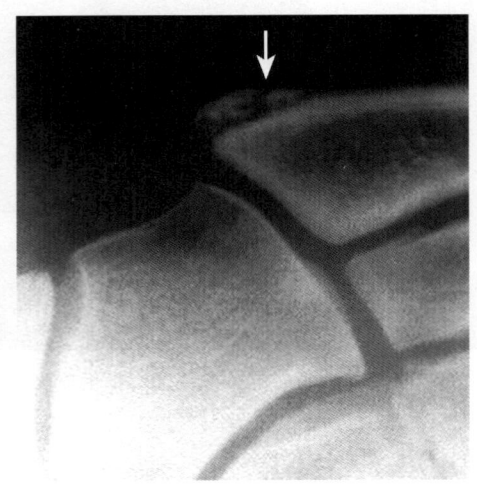

图 14 Iselin 病：这是第5跖骨生长板生长常见的图像。不是创伤不需要治疗

足舟骨应力性骨折有强烈的移位和骨不连的倾向，是另一个"危险"的部位[7,21,57,58,80,131,152,226,228,298]（图15）。在诊断时，应排除跗骨联合，确认距下活动，因为这些情况对舟状骨施加过大的压力。还应排除缺血性坏死，尤其是在青年（Kienboeck 氏病）。鉴别诊断应考虑跗舟骨剥脱性骨软骨炎。治疗包括禁止体力活动，有时需要不负重（制动或不制动）[21,131,152]。由于常常诊断延误，患者可能决定减少活动而不进行更积极的治疗。一般不需要手术治疗[131,152]。治疗时间可能接近6个月[152]（图16）。详见后文讨论。

第一跖趾关节的内外侧籽骨应力性骨折也会出现[46,130]。大多数情况下，保守治疗可以治愈或使其无症状，少数需要切除碎片。应当指出，正常人群中大约30%在骨扫描中有显影[51]（图16）。详见后文讨论。

距骨应力性骨折也可出现[30,302]，军医对此很了解。内外踝应力性骨折[222,230,270]常见于骨扫描，大多数情况下无碍。偶尔需要手术[230]（图17a-d）。但保守治疗可能导致骨折位移[271]，使用经皮空心螺钉可使患者在24天后恢复训练[158]。亦有双侧这种骨折的报道[286]。

足骨水肿：有时，运动员可出现严重的和致残的足痛，X线片或CT检查无病理改变。Orava 在2003年介绍了由足部一个小骨的水肿引起的现象[224]，他认为只有MRI能显示损伤[224]，但我们的经验是 SPECT 骨扫描是有帮助的。如果症状持续可以在患处钻孔治疗[224]。图18a,b 展示的是活动较多的女性，而不是一个职业运动员，她在首次受伤后过早地完全恢复运动而再次受伤。

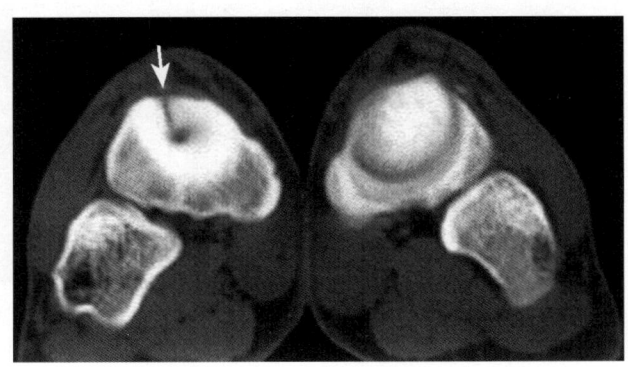

图 15 跗舟骨应力性骨折

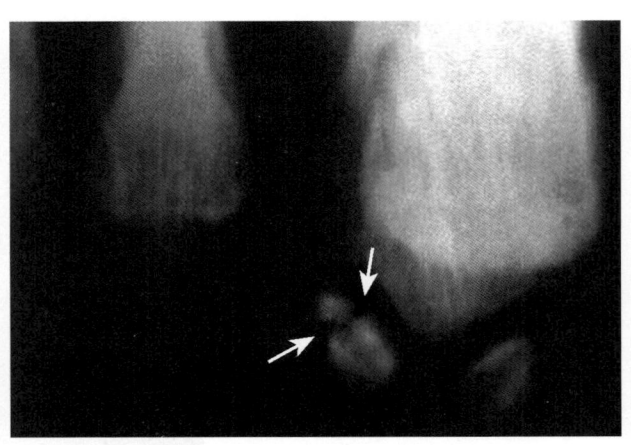

图 16 足的二分籽骨，这往往是一种正常变异，而不是骨折

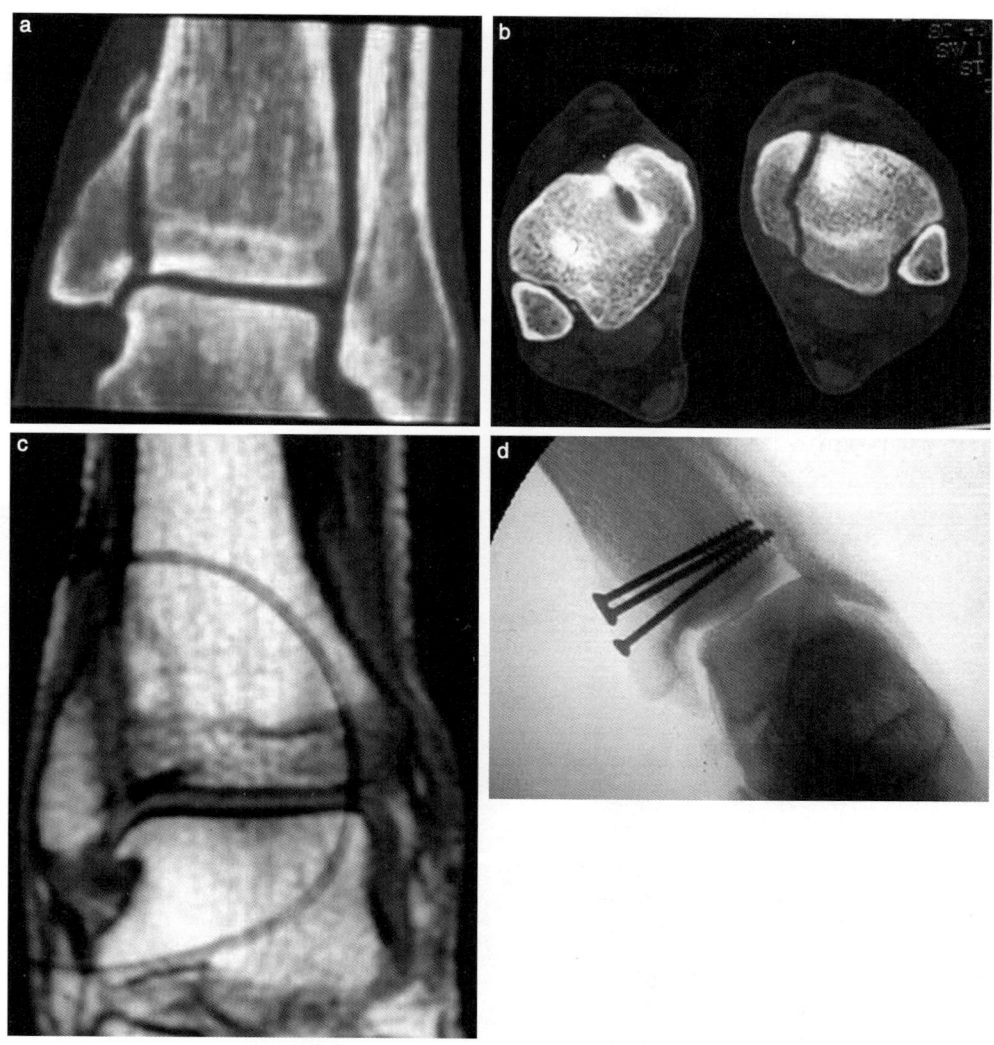

图17 一个顶级男子跳高运动员主诉踝关节内侧面疼痛。超声并未显示具体的病理,在保守治疗失败后作进一步的影像检查。(a) CT 显示内踝应力性骨折。(b) CT 成像显示内踝应力性骨折。(c) MRI 内踝应力性骨折像。(d) 复位和固定后

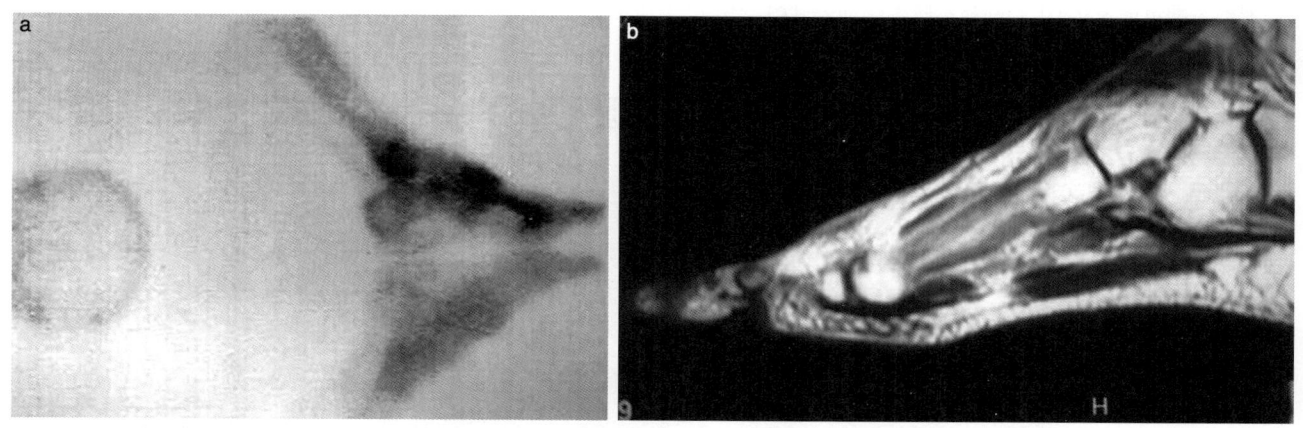

图18 一位59岁活跃妇女的胫骨平台骨折手术治疗后。开始负重时,她扭伤了脚踝发生了踝关节骨折用保守治疗。在完全负重后,她开始感到越来越重的脚痛。X 线片和薄层 CT 未发现骨折。(a) SPECT 骨扫描显示第三跖骨高摄取。(b) MRI 显示第三跖骨骨水肿,没有骨折的证据

腰椎峡部裂是一个很重要的损伤(图19a-e),正常人群发生率在3%~5%,可能是先天性的或者有先天问题基础的获得性的[1,60,86]。随着年龄的增长,本病的发生略有上升,一般无症状[60,86]。它与脊柱裂[220]有很紧密的联系且有家族倾向[317]。在某些涉及强力腰后伸的运动中,发病率明显增加,包括峡部应力性骨折[60,176]。发病时疼痛明显,核素摄取增加[220,317]。40%的腰痛儿童骨扫描可能发现峡部裂(图19b)[233],可能进展为脊椎滑脱,通常会发生在青春期,青春期后不再进展[20]。X线往往不能做出诊断,应用CT检查[1,249](图19d,e)。根据疼痛和骨扫描阳性诊断是急性病例者,使用支架可能会在6~12周的时间内愈合[20,113,171,304,314],也可能没有骨性愈合而以纤维连接,病情稳定,无症状。

应力骨折不仅累及峡部,也累及椎弓的其他部分,如椎板、椎弓根、峡部或横突,这些骨折我们在一名男子青少年网球选手和一名女青年空手道高手中都见到过[1,181,217](图11a-d,图20a,b)。在排球运动员中,我们治疗过"Clay choveler 骨折",一位17岁球员的第七颈椎棘突应力性骨折[122]。腰椎板切除治疗椎间盘脱出的手术治疗可能导致对侧椎弓根应力性骨折,造成脊椎滑脱[196]。

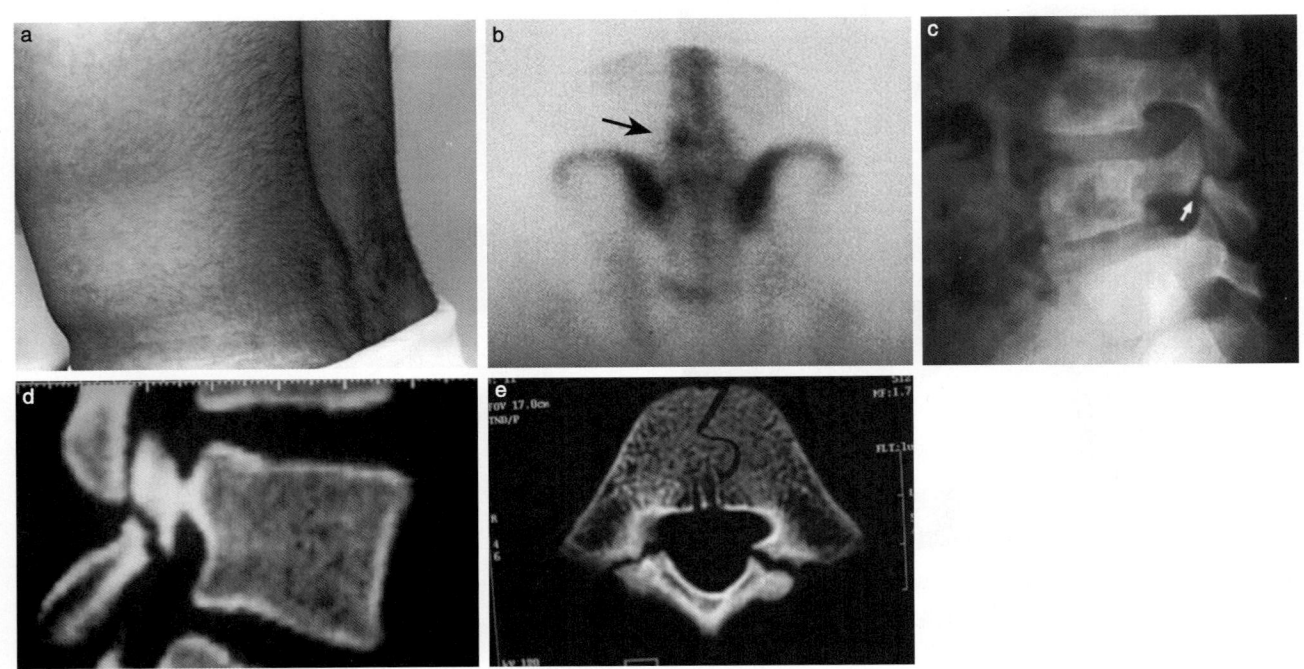

图19 腰椎峡部裂和脊柱滑脱:(a)脊柱滑脱临床表现(b)骨扫描疑似峡部裂;(c)腰椎峡部裂的X射线;(d)一位17岁的运动员的矢状CT扫描显示腰椎峡部裂;(e)一位15岁游泳运动员CT扫描显示腰椎峡部裂

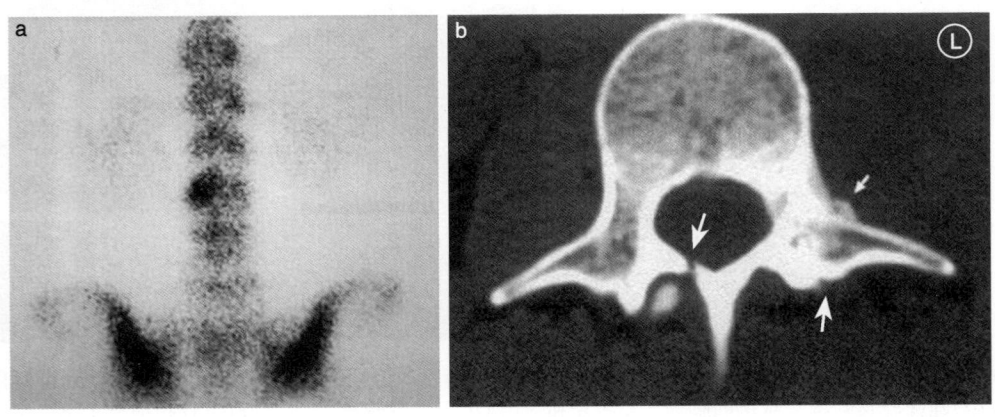

图20 椎板及椎弓根损伤:(a)一位16岁的舞蹈演员背部疼痛且左第三腰椎骨扫描阳性;(b)CT扫描显示左椎弓根的应力性骨折正在愈合,右侧椎板有陈旧性损伤

有趣的是在游泳运动员中此类损伤发病率上升的原因尚不清楚[145,216]。这可能与训练的持续时间、现代泳姿、负重训练比以前更多等原因有关。不知道几十年前的游泳者是否有这种损伤。

不常见部位的应力骨折：脚趾的关节外或关节内部分可能发生应力骨折[229]，可能需要 1~2 个月的保守治疗[229]。豆状骨[133]的应力性骨折可见于排球运动员，胫骨结节骨折发生在跳高运动员[134]，舌骨骨折出现在诱导性呕吐者[108]，掌骨骨折可见于会计[101]，下颌骨骨折由植入钛牙引起[253]，婴儿会因为使用学步车而发生双侧腓骨骨折[275]。前文已经提到大部分足部骨骼的这种骨折[39]。锁骨内侧应力性骨折会在缆绳制造工人身上发生[236]。

外部因素

很多优秀的应力性骨折研究[112,126,194,210,223,267,291]都试图确定那些可以避免的外部原因[138]。

1982 年 Scully 和 Besterman 设计出每 3 周降低一次军训或体训强度的方案[267]，使骨折的发生率从 4.8% 降低到 1.6%。Worthern 和 Yankelewitz 曾在 1978 年提出早上和晚上之间的训练延迟 8 小时的建议[320]。以色列军队和边防警察已经开发出一种循序渐进式的训练计划，每当第 3 周减少训练强度[267]，当这个计划效果不明显时，又改成了逐渐增加强度的计划[186,244]。似乎是这样的，步兵的应力性骨折发病率在以前的报道为 20% 左右，甚至 30%，如今已经减少到可接受的 5%~10%[67]。Miller 等人在 2003 年曾建议采用循环的方式对作用于骨盆的肌肉进行"循环训练"[209]。

根据理论[90,163]、临床[276]与实验[202,313]，肌肉疲劳会降低其减震功能。吸收冲击会减少股骨和跟骨的应力性骨折[202,206]以及过度使用性足部损伤[182,188,206]。其他研究也证实过劳性损伤和应力性骨折[182,266]有减少的倾向[73,188,266]。但动物模型不支持这个结论[203]。通过各种干预措施，包括入伍前培训、循序渐进的作战训练及军靴的改进[74,107,187]，我们观察到女边防警察中新兵的应力性骨折发病率降低的趋势，虽然无统计学差异。在某些情况下鞋垫和矫形器似乎有一定的预防作用[74,107,187]。在 2002 年 Thacker 等人做的文献回顾显示，军队的减震鞋垫能有效地预防"胫骨痛"，而循序渐进式的训练和鞋的结构改进没有此效果[295]。Gellespie 和 Grant 在 2000 年的文献综述也认为减震鞋垫可有效地减少应力性骨折[100]。Rome 等在 2005 年 Cochrane 数据库系统综述证实，10/13 组病例用吸震鞋垫减少了应力性骨折[252]。

由于缺乏减震性和柔韧性，军靴的设计受到严厉批评[62]，应该改善[104,183]。鞋的重量每增加 100 克，跑步效率就会降低 1%，相当于背部负荷增加 500 克[67,69,232]。肌肉疲劳[67,90]将进一步降低肌肉骨骼系统的动态吸震能力。Erickson 在 1976 年用肌肉活检证明在滑雪结束的那天肌糖原的损失使肌肉的保护作用丧失[70]。鞋的额外重量以及运动员或士兵的有氧代谢能力较差会使情况恶化。在 2001 年，我们证实一个结构良好的鞋能明显减少男性边防警察新兵更危险更严重的应力性骨折风险[182,183]。这也在女新兵证实，尽管没有达到显著差异[186]。

Stancy 和 Hurgerford 证实在基础训练时穿运动鞋能减少过劳性损伤[285]。1992 年在以色列军队得到了相似的结果[79]，鞋垫[74,78,182]或新款军靴[182,183]减少了过劳损伤[182]和应力性骨折[74,78,182]。Bijur 在 1997 年提出为女兵进行入伍前训练，并设计特别的鞋和背包[29]。

1994 年 Prendergast 尝试通过数学模型来预测应力性骨折[245]。

给 600 名新兵的饮食加钙以预防应力性骨折和胫骨应力性综合征的试验没有效果[265]。

很明显，地面影响肌肉骨骼系统承受冲击力反应。在平民和军队，广泛讨论了硬地面与过劳性损伤[180]和应力性骨折病的关系[67,177,227,257,290]。

诊断

X 线：临床评估后简单的 X 线是可靠的，是诊断的基石[36,88]，使诊断和病理定位及治疗更加准确[126,242,318]。全身骨扫描[6,193,323]，使早期的病理定位和诊断变得更容易,也可显示与骨折无关的骨代谢活跃部位。过度诊断仍然是其主要问题。Clement[52]于1987年发现仅有30%的骨扫描阳性的位置,在X线片上确认应力性骨折。

核素扫描:今天大多数人仍在使用Zwas等[323]在1987年制定的分类和读片指导。无论对于成人和儿童,它仍是使用最多,甚至是唯一的方法[56],虽然它是为长骨的应力性骨折制定的。

CT:CT是非常重要的,因为它可以显示骨的连续性破坏,并有助于诊断骶骨骨折[191]、峡部裂[1,249]和鉴别肿瘤、感染或骨应力性骨折的应力反应[124,177,299],特别是与股骨或胫骨肿瘤类似的纵形骨折[263,281]、[148,160,258,301]。尽管不常规使用,其对确定位置、形态、分离和愈合很有用[154,294]。

MRI:经常用在疑难病例,因为它能显示其他方法不能显示的早期化学结构变化[10,84,170,214,258,260,281,287,300,301]。2002年Spitz和Newberg回顾了MRI在应力性骨折应用的文献[283],MRI对跟骨或股骨髁这样的松质骨的应力骨折诊断最清楚,还有骨盆[209]和骶骨[274]。2002年Lassus等[165]强调骨应力性损伤的MRI分级。Fredericson等[84]在1995年开发的胫骨应力性骨折MRI分级系统,1997年Arendt对MRI诊断做了添加[10]。Ⅰ~Ⅱ级是"低度"应力性骨折,而Ⅲ~Ⅳ级为"高度"应力性骨折[10,294]。精确又无辐射使MRI成为吸引人的诊断方法。

2002年Schlezinger和Smith给运动医学国际联合会(FIMS)递交了一份意见书,建议将MRI应作为应力性骨折的诊断方式[262](图5c,8,17c,21a-c)。Davies等人在2009年建议使用MRI作为腹股沟疼痛与应力性骨折诊断的首选工具[61]。

超声检查:1983年由Moss和Moat首次发文用超声引起局部疼痛作为诊断方法,超声能量为2~3W/cm²[211]。此方法不够准确没有普及[97,126,211]。Banal等在2009年报道超声诊断跖骨应力性骨折的精度较高[12]。

热成像:用于定位骨折区的热差异[102,126,198,199]。目前没有广泛使用。

以下三点讨论作为本章结语:

1. 是否有"无症状"的应力性骨折?骨扫描使"无症状"的应力性骨折得到充分认识,显示了多处无疼痛的骨折或骨活动部位[257]。Nielens1994年讨论可怕的股骨颈骨折时也提到这一点[215]。Ha等人[109]认为9%的骨折是无症状的。大多数(如果不是所有)假阳性骨扫描其实是应力增加、创伤或软组织钙化,或者骨折的疼痛被解释为肌肉或膝关节疼痛,这在股骨或股骨颈骨折是很常见的。Flinn在2002年定义应力性骨折"相应的临床症状与影像学变化"[81],他排除了"无症状应力性骨折"。Torg和Noble[179]在1987年一次应力性骨折会议上问所有的参会者,依他们的经验,是否有真正的"无症状"骨折时,没人举手。这个结果随后作为来信发表在医学快讯上。是否存在无症状应力骨折受到质疑。

2. 是否存在骨扫描阴性的应力性骨折?没有骨活动,骨折不愈合时,真实的危险的应力性骨折的骨扫描是阴性的,比如胫前皮质横骨折[31]和股骨颈骨折[150]。切记,这些骨折不愈合,有骨不连和移位倾向。

3. 胫骨应力综合征(或胫后肌综合征-TPS)与应力性骨折有关吗?(图22)。我们的倾向是不相关。据我们的观察,约1/3的边境警察新兵患有与脚跟位置、脚型、鞋或鞋垫无关的胫后肌综合征[183]。这也称为"外胫夹"或胫骨痛(shin spilnts),这是一个泛泛的名词,应该谨慎使用[14]。Ekenman在1995年指出,胫骨应力性综合征和应力性骨折可能的关联是两者都能用骨扫描显示[6],前者表现为弥漫性非局限的核素增加[68]。Ekenman试图根据屈肌胫骨起点的变异解释为什么有些运动员会发生胫骨应力综合征,有些却发生应力性骨折。Fredrickson[84]通过MRI推测,未经治疗的胫骨应力综合征可能发展成应力性骨折,不容忽视。Taun等[294]通过回顾文献认为:虽然造成胫骨应力综合征和应力性骨折的机制相似,病变也可能是延续的,但骨扫描一个为弥漫性摄取,另一个为局限性摄取,是不同的。

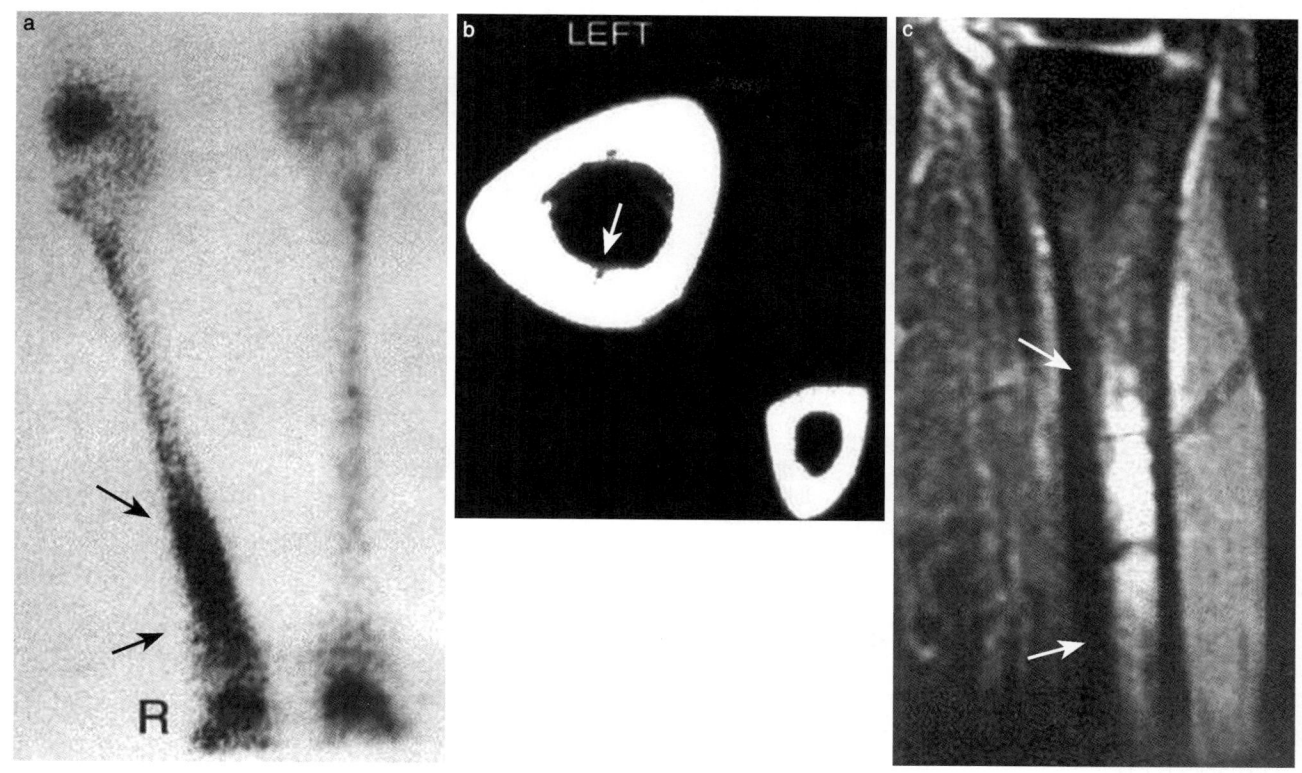

图21 一位51岁老年徒步者的胫骨纵向应力性骨折：(a)骨扫描显示胫骨纵向应力性骨折。曾疑为肿瘤或感染；(b)CT检查显示胫骨纵向骨折；(c)胫骨纵向应力性骨折的磁共振成像

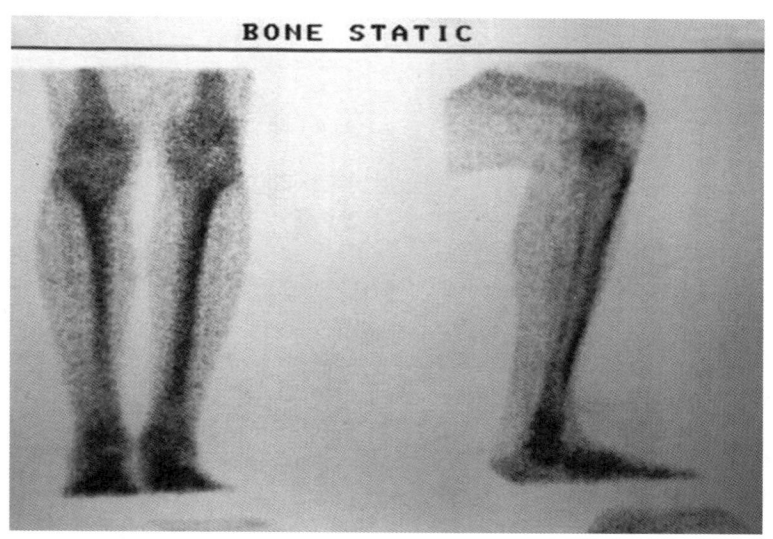

图22 胫骨应力综合征（胫后肌综合征）

应力性骨折的不同分级方法

Wilson和Katz在1969年[318]提出了依据简单X线的应力性骨折分级方法：

X线：Wilson 和 Katz：Radiology 92,481-486(1969)	
Ⅰ期	骨折线
Ⅱ期	松质骨硬化症。皮质骨的内骨痂
Ⅲ期	骨膜反应和骨痂组织
Ⅳ期	所有以上

Zevasin 在 1987[323]发表了长骨应力性骨折的骨扫描分级方法：

核素显影：Zevas 等：J. Nucl. Med.,28,452-457(1987)	
Ⅰ期	皮质-轻度
Ⅱ期	皮质-弥散
Ⅲ期	皮质-骨髓-轻度
Ⅳ期	皮质-骨髓-弥散

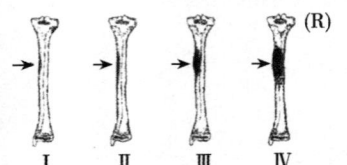

对应骨扫描分级的X线发现

Ⅰ度-5%
Ⅱ度-20%
Ⅲ度-70%
Ⅳ度-90%

Swas ST et al., J. Nucl. Med. 28:452-7, 1987

1995 年 Fredericson 提出[84],2006 年 Schweitzer 改进的应力性骨折的 MR 分级[264]：

MRI：Fredericson 等．：AJSM 23,472-481(1995)（后来 Griffiths 等．,AJSM,1995）	
0	正常
Ⅰ	仅在 T2：轻中度骨膜水肿，没有局限性骨髓水肿
Ⅱ	仅在 T2：中度骨膜水肿+骨髓水肿
Ⅲ	T1+T2：中重度骨膜和骨髓水肿
Ⅳ	T1+T2：骨折线 严重的骨髓水肿 严重的骨膜水肿和可能的肌肉水肿

MRI：Schweitzer：Hosp. Bone joint Dis.(2006)（Dr. E. Kots 报道）	
Ⅰ期	无症状 没有骨膜反应 T1-正常 T2-斑点状水肿
Ⅱ期	骨膜反应性水肿，在骨周围
Ⅲ期	骨膜和骨髓水肿 T1 总是阳性 有或无骨折线

下表平行比较 X 线、骨扫描和 SchweitzerMRI 分类

X线	骨扫描	MRI
Ⅰ期	Ⅰ期	
Ⅱ期	Ⅱ期	Ⅰ期
Ⅲ期	Ⅲ期	Ⅱ期
Ⅳ期	Ⅳ期	Ⅲ期

鉴别诊断和治疗

应力性骨折的鉴别诊断非常重要，因为骨扫描很难区分的各种情况[126]。比如胫骨应力综合征、良性或恶性肿瘤[126,299]、感染、骨化性肌炎（图23）、儿童外观正常的生长板（图14）、直接外伤后骨膜下血肿、关节炎或软组织钙化（图24）。

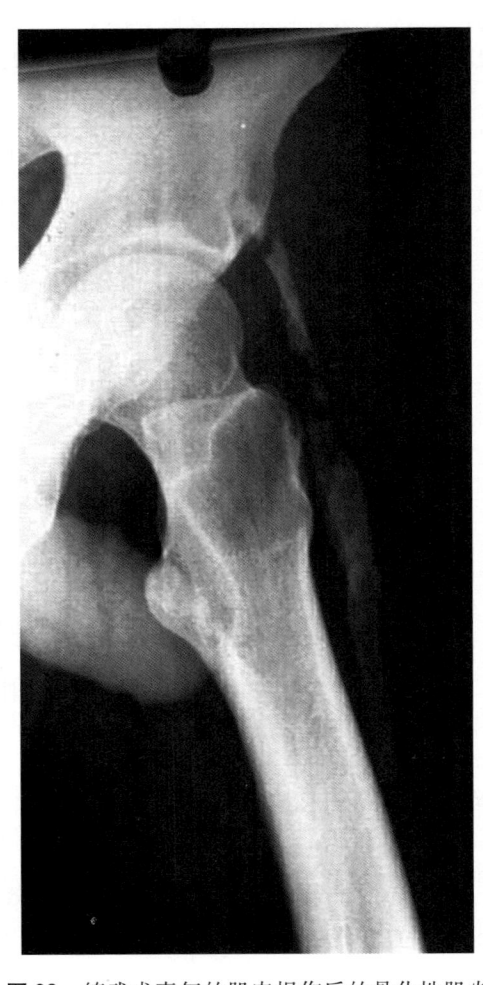

图23　练武术青年的肌肉损伤后的骨化性肌炎

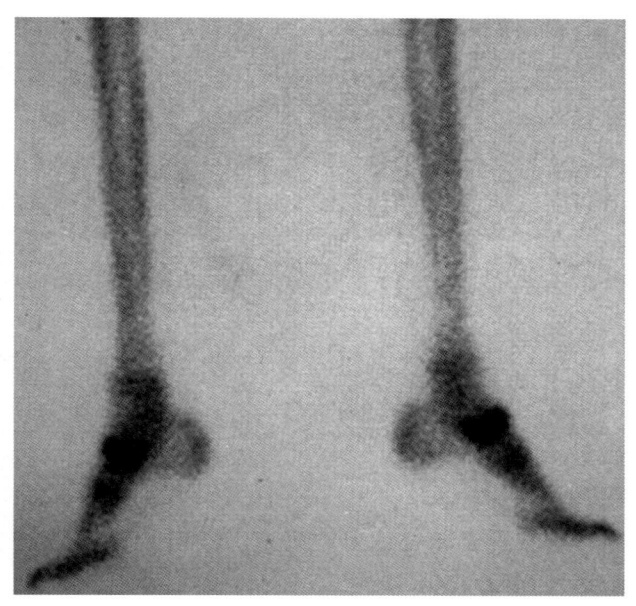

图 24 一个经常锻炼的中年女性骨扫描显示双侧足局部摄取增加。CT 和 X 线未能显示应力性骨折,诊断为关节炎

绝大多数骨折需通过改变活动进行保守治疗。特别的病例如骨扫描阴性的股骨颈应力骨折[150],需要卧床休息,偶尔需要手术[63,91]。

胫前皮质骨应力性骨折或运动员的 Jones 骨折最好手术治疗。

骨扫描诊断的大多数无移位的应力性骨折的愈合时间大约为完全骨折的一半,不是休息而是减少活动。大概跗骨 3~4 周、胫骨 4~6 周和股骨 6~8 周。一般情况下,疼痛和 X 线是确定恢复运动的指标。某些特殊病例,如颈部或股骨,MRI 随访更好。在军队,按照方便的流程图,更容易控制训练的恢复时间[75]。

有些骨折移位或进展为骨不连,需要手术治疗。如股骨颈、胫前皮质的横形骨折、踝关节、跗舟骨、第 5 跖骨和拇趾籽骨折[126,228,230]。Orava 和 Hulkko 于 1987 年回顾了 37 例延迟愈合和骨不连的应力骨折,占全部应力性骨折的 10%,6% 最终需要手术治疗[228]。1988 年 Hulkko[126] 和 1991 年 Ha 等人报道了类似的数字[109]。

股骨头的关节内软骨下的应力性骨折会迅速造成关节破坏,详见 Buttaro 等人[47] 在 2003 年关于 4 个健康成人的病例和 2004 年 Song[280] 的报告。Narvaez 等人[212] 在 2003 年提出胫骨或股骨髁缺血性坏死可能与同一位置的应力性骨折有关联。Adriaensen 等在 2009 年认为股骨头软骨下骨应力性骨折与短暂的骨质疏松症或股骨髁软骨下骨应力性骨折与缺血性坏死有关[2]。

已经尝试很多物理方式治疗应力性骨折,如耦合电极电场[17]、冲击波疗法或低频脉冲超声。由 Hetsroni 等在本书另一章讨论。

非甾体类抗炎药(NSAIDs),曾广泛应用于应力性骨折的止痛,因为对骨愈合有负面影响而不再建议使用[77,161,288,316]。

预防

应力性骨折可能会在体育运动领域消除,但是在以组为单位的军事训练中则不太可能。虽然内因可以考虑如遗传或体格,但预防计划的方向是改善外因。

结构良好的、重量轻且舒适的鞋能减少男性边防新警察的应力性骨折[19,182]。在女性中已经显示出没有统计学意义的同样趋势[186]。Gillespie 和 Grant 在 2000 年[100],Rome 等[252] 在 2005 年进行了以证据为基础的文献研究,证实了吸震鞋垫的作用。Besterman 和 Scully 在 1982 年提出每 3 周减少一次训练[186]压力[267]的计划已经使用,尽管其必要性受到质疑[77,244]。

2006 年 Milgrom 等总结了以色列军队自 1982 年以来的应力骨折预防工作[204]。2008 年 2 月在 Jackson Columbia 要塞召开的"国家应力性骨折科学研究发布会"上再次作了报道[77],并最终在 2008 年出版[76]。采取了 4 项干预措施:累计行军减少到不足一半,限制非正式跑步(惩罚性跑步),晚上的睡眠时间从 3~4 小时增加到 5~6 小时,增强理论指导和作战技能。过去几年有 3 个显著的结果:应力性骨折的发病率降低了 62.3%,骨折级别变低,股骨代替胫骨成为主要受累的骨骼。

Kang 认为减少在坚硬地面跑步有好处[146]。Mann 等人在学校早期开始训练可减少男性边防新警察的应力性骨折[183-185]。Rauh 在 2006 年证实下肢举重能减少应力性骨折[248]。Milgrom 在 2000 年证实入伍前参加篮球运动的男性应力骨折的发病率较低[208]。Fredericson 在 2005 年也报道类似结果[85]。

Rudzki 已经在澳大利亚军队讨论过军训中减少跑步和配备沉重的武器行军,取而代之的是功能性军队作战。该计划能降低受伤率以及因伤减员,对有氧适能没有显著的负面作用[77,254-256]。

在1996年,允许女战士加入以色列边境警察作战单位。第一批女战士应力性骨折发病率为35%,27%是危险的。干预措施包括循序渐进的训练方案、更换军鞋、改善营养、征兵前的预选。"危险"应力性骨折(是指长骨和舟骨的骨折)从27%下降至15%,Ⅱ级应力性骨折从19%下降到8.3%[186]。没有统计学意义。

在2003年以色列边境警察女兵尝试减轻战斗装备的重量并使它接近身体重心的中心。总重量从12,510克减少至9420克,约25%。这直接导致女战士的应力性骨折从18.3%降低到7.9%[55,119]。各级胫骨和股骨的"危险"应力性骨折和Ⅱ级应力性骨折明确地减少了[119]。每名女战士缺席培训的天数从2.8减少到1.4天[55,119]。

总之,多种干预措施有可能减少应力性骨折。

总结和结论

1. 概述

应力性骨折是应力反复作用于不足以承受该应力的骨骼造成的。1855年Breithaupt报道了普鲁士军队的第一例,随后出现大量军人和平民的报道。

2. 应力性骨折的发病率

此前的报道主要为跖骨跟骨骨折,而最近的报道主要为胫骨骨折(占30%~70%),其次为股骨骨折。这种倾向是在军队更明显,其腓骨骨折(奔跑者骨折)比平民少。据报道,军队的发病率通常为5%~30%。运动员的发病率约为0.1%。

3. 病因和风险因素

应力性骨折的发生与种族有关,黑人较少。女性较多身体特征如下肢不等长、力线、身型、骨宽、髋关节活动性和足弓,以及错误的行走和跑步生物力学。其他因素包括身体素质差、期望过高的培训计划或穿劣质鞋在硬地面训练。好鞋和矫形器有可能减少应力性骨折。骨量、月经紊乱和饮食失调也是导致骨折的因素。从小开始的体力活动有可能是保护因素,如男孩年龄较大时的和女孩年龄较小时的。

4. 诊断

诊断依据病史和检查,辅以透视、造影、CT、磁共振和超声。大多数患者需要X线片和骨扫描,骨扫描尤其适合特殊病例,还有CT和MR。不久的将来这种观点很可能会改变,因为现在的CT准确、快速且易获得[154,294]。由于其准确性和安全性[262],MR诊断应力性骨折的经验不断积累[10,84,294]。

5. 鉴别诊断

最好在青春期早期开始逐步提高体能的训练。在军训和体育活动中,培训应以循环方式进行,逐步增加对肌肉骨骼系统的压力。有足够的证据提示我们应向运动员和新兵提供结构良好的鞋子和吸震鞋垫。背包负重增加时应减少跑步里程,军事基础训练中应严明睡眠纪律。女战士的装备重量要减轻并适合她们。

6. 预防

应与肿瘤、感染、创伤、骨与软组织、正常骨应激反应、骨化性肌炎及软组织钙化相鉴别。记住骨扫描会有过度诊断。罕见而危险的是骨扫描阴性的骨折。胫骨应力综合征可能会发展为胫骨应力性骨折。真正的"无症状"应力性骨折可能并不存在。

7. 治疗

治疗主要是减少活动来减轻疼痛。愈合时间一般约为该处完全骨折的一半。在军队,只在有潜在的危险情况下强制休息,如股骨颈骨折的晚期阶段。在某些情况下,5%~6%的骨折可能最终发展为骨不连,可能会有移位,需要手术。各种治疗方法如冲击波、低强度脉冲超声波及耦合电场可能有帮助。

参考文献

1. Abel, M.S.: Jogger's fracture and other stress fractures of the lumbo-sacral spine. Skeletal Radiol. **13**(3), 221–227 (1985)
2. Adriaensen, M.E., Mulhall, K.J., Borghans, R.A., Magill, P., Kavanagh, E.C.: Transient osteoporosis of the hip and spontaneous osteonecrosis of the knee: a common aetiology? Ir. J. Med. Sci. (2009) [Epub ahead of print]
3. Ahluwalia, R., Datz, F.L., Morton, K.A., Anderson, C.M., Whiting Jr., J.H.: Bilateral fatigue fractures of the radial shaft in a gymnast. Clin. Nucl. Med. **19**(8), 665–667 (1994)
4. Albertsen, A.M., Egund, N., Jurik, A.G.: Fatigue fracture of the sacral bone associated with septic arthritis of the symphysis pubis. Skeletal Radiol. **24**(8), 605–607 (1995)
5. Allen, H., Gibbon, W.W., Evans, R.J.: Stress fracture of the capitate. J. Accid. Emerg. Med. **11**(1), 59–60 (1994)
6. Allen, M.J., O'Dwyer, F.G., Barnes, M.R., Belton, I.P., Finlay, D.B.: The value of 99 cm-MDP bone scans in young patients with exercise-induced lower leg pain. Nucl. Med. Commun. **16**(2), 88–91 (1995)
7. Anderson, E.G.: Fatigue fractures of the foot. Injury **21**, 275–279 (1990)
8. Arafat, Q.W., Davies, A.M.: Sacral insufficiency fracture with intraosseous gas. Eur. J. Radiol. **18**(3), 232–234 (1994)
9. Arendt, E.A.: Orthopaedic issues for active and athletic women. Clin. Sports Med. **13**(2), 483–503 (1994)
10. Arendt, E.A., Griffiths, H.J.: The use of MR Imaging in the assessment and clinical management of stress reaction of bone in high performance athletes. Clin. Sports Med. **16**, 291–306 (1997)
11. Baker Jr., R.J., Siegel, A.: Sacral insufficiency fracture: half of an "H". Clin. Nucl. Med. **19**(12), 1106–1107 (1994)
12. Banal, F., Gandjbakhch, F., Foltz, V., Goldcher, A., Etchepare, F., Rozenberg, S., Koeger, A.C., Bourgeois, P., Fautrel, B.: Sensitivity and specificity of ultrasonography in early diagnosis of metatarsal bone stress fractures: a pilot study of 37 patients. J. Rheumatol.

36(8), 1715–1719 (2009). Epub 2009; Jun 30
13. Barrow, G.W., Saha, S.: Menstrual irregularity and stress fractures in collegiate female distance runners. Am. J. Sports Med. **16**(3), 209–216 (1988)
14. Batt, M.E.: Shin splints-a review of terminology. Clin. J. Sport Med. **5**(1), 53–57 (1995)
15. Baublitz, S.D., Shaffer, B.S.: Acute fracture through an intramedullary stabilized chronic tibial stress fracture in a basketball player: a case report and literature review. Am. J. Sports Med. **32**(8), 1968–1972 (2004)
16. Beals, R.K., Cook, R.D.: Stress fractures of the anterior tibial diaphysis. Orthopedics **14**, 809 (1991)
17. Beck, B.R., Matheson, G.O., Bergman, G., Norling, T., Fredericson, M., Hoffman, A.R., Marcus, R.: Do capacitively coupled electric fields accelerate tibial stress fracture healing? A randomized controlled trial. Am. J. Sports Med. **36**(3), 545–553 (2008)
18. Begley, A., Wilson, D.S., Shaw, J.: Cough fracture of the first rib. Injury **26**(8), 565–566 (1995)
19. Belkin, S.C.: Stress fractures in athletes. Ortho. Clin. North Am. **11**(4), 735–742 (1980)
20. Bell, D.F., et al.: Antilordotic brace. Clin. Orthop. **236**, 192–197 (1989)
21. Benazzo, F., Barnabei, G., Ferrario, A., Castelli, C., Fischetto, E.G.: Le Fratture da durata in atletica leggera. Int. J. Sports Med. **14**(1), 51–65 (1992)
22. Benazzo, F.: Le Fratture Da Stress. Editrice Kurtis, Milano, Italy. (1999)
23. Bennell, K.L., Brukner, P.P.: Epidemiology and site-specificity of stress fractures. Clin. Sports Med. **16**, 179–196 (1997)
24. Bennell, K., Crossley, K., Jayarajan, J., et al.: Ground reaction forces and bone parameters in females with tibial stress fracture. Med. Sci. Sports Exerc. **36**(3), 397–404 (2004)
25. Bennell, K.L., Malcolm, S.A., Thomas, S.A., Ebeling, P.R., Brukner, P.D., Wark, J.D.: A prospective study of risks for stress fractures in female athletes. Bone **16**, 185 (1995)
26. Bennell, K.L., Malcolm, S.A., Thomas, S.A., Ebeling, P.R., McCrory, P.R., Wark, J.D., Brukner, P.D.: Risk factors for stress fractures in female track-and-field athletes: a retrospective analysis. Clin. J. Sports. Med. **5**(4), 229–235 (1995)
27. Bennell, K.L., Malcolm, S.A., Thomas, S.A., et al.: Risk factors for stress fractures in track and field athletes. A twelve month prospective study. Am. J. Sports Med. **24**, 810 (1996)
28. Bennell, K.L., Malcolm, S.A., Thomas, S.A., et al.: The incidence and distribution of stress fractures in competitive track and field athletes. A twelve-month prospective study. Am. J. Sports Med. **24**, 21 (1996)
29. Bijur, P.E.: Comparison of injury during cadet basic training by gender. Arch. Pediatr. Adolesc. Med. **151**, 456–461 (1997)
30. Black, K.P., Ehlert, K.J.: A stress fracture of the lateral process of the talus in a runner. A case report. J. Bone Joint Surg. Am. **76**(3), 441–443 (1994)
31. Blank, S.: Transverse tibial stress fractures – a special problem. Am. J. Sports Med. **15**(6), 597 (1987)
32. Boden, B.P., Osbahr, D.C., Jimenez, C.: Low-risk stress fractures. Am. J. Sports Med. **29**(1), 100–111 (2001)
33. Boissonnault, W.G., Thein-Nissenbaum, J.M.: Differential diagnosis of a sacral stress fracture. J. Orthop. Sports Phys. Ther. **32**(12), 613–621 (2002)
34. Bojanic, I., Pecina, H.I., Pecina, M.: Stress fractures. Arh. Hig. Rada Toksikol. **52**(4), 471–482 (2001)
35. Bovens, A.M., Janssen, G.M., Vermeer, H.G., et al.: Occurrence of running injuries in adults following a supervised training program. Int. J. Sports Med. **10**(S), 186 (1989)
36. Breithaupt, J.: Fur pathologie des menschlichen fusses. Medizinische Zeitung **24**, 169–171 (1855)
37. Brooks, A.A.: Stress fractures of the upper extremity. Clin. Sports Med. **20**(3), 613–620 (2001)
38. Brukner, P.: Exercise-related lower leg pain: bone. Med. Sci. Sports Exerc. **32**(3 Suppl), S15–S26 (2000)
39. Brukner, P., Bennel, K., Matheson, G.: Stress Fractures. Blackwell Science, Victoria (1999)
40. Brukner, P., Bradshaw, C., Khan, K.M., White, S., Crossley, K.: Stress fractures: a review of 180 cases. Clin. J. Sports Med. **6**(2), 85–89 (1996)
41. Brukner, P., Fanton, G., Bergman, A.G., Beaulieu, C., Matheson, G.O.: Bilateral stress fractures of the anterior part of the tibial cortex. A case report. J. Bone Joint Surg. Am. **82**(2), 213–218 (2000)
42. Brunet, M.E., Cook, S.D., Brinker, M.R., et al.: A survey of running injuries in 1505 competitive and recreational runners. J. Sports Med. Phys. Fitness **30**, 307 (1990)
43. Buckley, S.L., Robertson Jr., W.W., Shalaby-Rana, E.: Stress fractures of femoral diaphysis in young children. A report of 2 cases. Clin. Orthop. Relat. Res. **310**, 165–169 (1995)
44. Burr, D., Milgrom, C. (eds.): Musculoskeletal Fatigue and Stress Fractures. CRC Press, Boca Raton (2001)
45. Burrows, H.J.: Spontaneous fracture of the apparently normal fibula in its lowest third. Br. J. Surg. **28**, 82–87 (1940)
46. Burton, E.M., Amaker, B.H.: Stress fracture of the great toe sesamoid in a ballerina. MRI appearance. Pediatr. Radiol. **24**(1), 37–38 (1994)
47. Buttaro, M., Della-Valle, A.G., Morandi, A., Sabas, M., Pietrani, M., Piccaluga, F.: Insufficiency subchondral fracture of the femoral head: report of 4 cases and review of the literature. J. Arthroplasty **18**(3), 377–382 (2003)
48. Callahan, L.R.: Stress fractures in women. Clin. Sports Med. **19**(2), 303–314 (2000)
49. Calvo, E., fernandez-Yruegas, D., Alvarez, L., de Lucas, J.C., Vallejo, C.: Bilateral stress fracture of the clavicle. Skeletal Radiol. **24**(8), 613–616 (1995)
50. Chamay, A.: Mechanical and morphological aspects of experimental overload and fatigue in bone. J. Biomech. **3**(3), 263–270 (1970)
51. Chisin, R., Peyser, A., Milgrom, C.: Bone scintigraphy in the assessment of the hallucal sesamoids. Foot Ankle Int. **16**(5), 291–294 (1995)
52. Clement, D.B.: Stress fractures of the foot and ankle. Med. Sport Sci. **23**, 56–70 (1987)
53. Cline, A.D., Jansen, G.R., Melby, C.L.: Stress fractures in female army recruits – implications of bone density, calcium intake and exercise. J. Am. Coll. Nutr. **17**, 128 (1998)
54. Cobb, K.L., Bachrach, L.K., Sowers, M., Nieves, J., Greendale, G.A., Kent, K.K., Brown Jr., B.W., Pettit, K., Harper, D.M., Kelsey, J.L.: The effect of oral contraceptives on bone mass and stress fractures in female runners. Med. Sci. Sports Exerc. **39**, 1464–1473 (2007)
55. Constantini, N., Finestone, A., Mann, G., et al.: Prevention of stress fractures in female border police recruits by equipment modification. Submitted for publication (2009)
56. Conway, J.J.: Radionuclide bone scintigraphy in pediatric orthopedics. Pediar. Clin. North Am. **33**(6), 1313 (1986)
57. Coris, E.E., Kaeding, C.C., Marymont, J.V.: Tarsal navicular stress injuries in athletes. Orthopedics **26**(7), 733–737 (2003); quiz 738–739
58. Coris, E.E., Lombardo, J.A.: Tarsal navicular stress fractures. Am. Fam. Phys. **67**(1), 85–90 (2003)
59. Dameron, T.B.: Fractures and anatomical variations of the proximal portion of the fifth metatarsal. J. Bone Joint Surg. **57**(A), 788 (1975)
60. Dangles, C.J., Spencer, D.L.: Spondylolysis in competitive weight lifters. Am. J. Sports Med. **15**, 624–625 (1987)
61. Davies, A.G., Clarke, A.W., Gilmore, J., Wotherspoon, M., Connell, D.A.: Review: imaging of groin pain in the athlete. Skeletal Radiol. **39**(7), 629–644 (2010)
62. De Moya, R.G.: A biomechanical comparison of the running show and the combat boot. Mil. Med. **147**, 380–383 (1982)
63. Derman, E.W., Schwellnus, M.P.: Stress fractures and bone stress injuries of the hip and pelvis. The South African Journal of Sports Medicine (SAJSM). **3**(3), 14–18 (1996)
64. Devas, M.B.: Stress Fractures. Edinburgh, Churchill Livingston (1975)
65. DiFoiori, J.P., Mandelbaum, B.R.: Wrist pain in young gymnast: unusual radiographic findings and MRI evidence of growth plate injury. Med. Sci. Sports Exerc. **28**(12), 1453–1458 (1996)
66. Dixon, M., Fricker, P.: Injuries to elite gymnasts over 10 years. Med. Sci. Sports Exerc. **25**, 1322 (1993)
67. Dudelzak, Z.: Stress fractures in military activity. The IDF army centre of physical fitness. The Wingate Institute, Natanya, Israel (1991)
68. Ekenman, I., Tsai-Fellander, L., Johansson, P., O'Brien, M.: The plantar flexor muscle attachments on the tibia. A cadaver study. Scand. J. Med. Sci. Sports **5**(3), 160–164 (1995)

69. Epstein, Y., Stroschein, L.A., Pandolf, K.B.: Predicting metabolic cost of running with and without backpack loads. J. Appl. Physiol. **56**, 495–500 (1987)
70. Erickson, E.: Med. Sci. Sports Exerc. **8**, 133–144 (1976)
71. Evans, P.A., Farnell, R.D., Moalypour, S., McKeever, J.A.: Thrower's fractures: a comparison of two presentations of a rare fracture. J. Accid. Emerg. Med. **12**(3), 222–224 (1995)
72. Fanciullo, J.J., Bell, C.L.: Stress fractures of the sacrum and lower extremity. Curr. Opin. Rheumatol. **8**(2), 158–162 (1996)
73. Fauno, P., Kalund, S., Andreasen, I., Jorgensen, U.: Soreness in lower extremities and back is reduced by use of shock absorbing heel inserts. Int. J. Sports Med. **14**, 288–290 (1993)
74. Finestone, A.S.: Prevention of stress fractures by modifying shoe wear. In: Burr, D., Milgrom, C. (eds.) Musculoskeletal Fatigue and Stress Fractures, pp. 233–245. CRC Press, Boca Raton (2001)
75. Finestone, A.S., Lavon, H.W.: Israel medical Corps. Command. Instruction no. 09:01 (2006)
76. Finestone, A.S., Milgrom, C.: How stress fracture incidence was lowered in the Israel army: a 25-year struggle. Med. Sci. Sports Exerc. **40**, S623–S629 (2008)
77. Finestone, A.S., Milgrom, C., Moran, D.S.: Summary of the State of Science Stress Fracture Research conference, Columbia (Ft. Jackson), South Carolina, February 2008. J. Isr. Mil. Med. **5**, 41–44 (2008)
78. Finestone, A.S., Poliack, G., Salmon, A., Elad, H., Mandel, D., Milgrom, C.: The effect of custom made orthotics on stress fractures and overuse injuries in infantry recruits. IDF Report Shloshet Regalim (1996)
79. Finestone, A., Shlamkovitch, M., Eldad, A., Karp, A., Milgrom, C.: A prospective study of the effect of the appropriateness of foot-shoe fit and training shoe type on the incidence of overuse injuries among infantry recruits. Mil. Med. **157**, 498 (1992)
80. Fitch, K.D., Blackwell, J.B., Gilmour, W.N.: Operation for non-union of stress fracture of the tarsal navicular. J. Bone Joint Surg. **71**(B), 105 (1989)
81. Flinn, S.D.: Changes in stress fracture distribution and current treatment. Curr. Sports Med. Rep. **1**(5), 272–277 (2002)
82. Foldes, A.J., Siderer, M., Constantini, N., Borovski, A., Popovtzer, M.M.: Tibial speed of sound increases following basic police training in females and males. (Abstract). Journal of Bone and Mineral Research. Presented at the ASBMR 19th Annual meeting, September 10-14 Cincinnati, Ohio (1997)
83. Frankl, U.: Unpublished data
84. Fredericson, M., Bergman, A.G., Hoffman, K.L., Dillingham, M.S.: Tibial stress reaction in runners. Correlation of clinical symptoms and scintigraphy with a new magnetic resonance imaging grading system. Am. J. Sports Med. **23**(4), 472–481 (1995)
85. Fredericson, M., Ngo, J., Cobb, K.: Effects of ball sports on future risk of stress fracture in runners. Clin. J. Sports Med. **15**(3), 136–141 (2005)
86. Fredrickson, B.E., Baker, D., Mc Holick, W.J., Yuan, H.A., Lubicky, J.P.: The natural history of spondylolisthesis. J. Bone Joint Surg. **66-A**(5), 699–708 (1984)
87. Friberg, O., Sahi, T.: Clinical biomechanics, diagnosis and treatment of stress fractures in 146 Finnish conscripts. In: Mann, G. (ed.) Sports Injuries: Proceedings of the 3rd Jerusalem Symposium. Freund Publishing House, London (1987)
88. Fricker, P., Purdam, C.: Stress fractures of the femoral shaft in athletes – more common than expected. Am. J. Sports Med. **23**(3), 372 (1995)
89. Frustajer, N.T., Dhuper, S., Warren, M.P., et al.: Nutrition and the incidence of stress fractures in ballet dancers. Am. J. Clin. Nutr. **51**, 779 (1990)
90. Fullerton, L.R.: Femoral neck stress fractures. Sports Med. **9**, 192–197 (1990)
91. Fullerton Jr., L.R., Snowdy, H.A.: Femoral neck stress fractures. Am. J. Sports Med. **16**(4), 365–377 (1988)
92. Gardiner, J.R., Isbell, W.M., Johnson, D.L.: Bilateral anterior tibial stress fractures treated with dynamic intramedullary nailing. Orthopedics **26**(7), 720–722 (2003)
93. Giladi, M., Ahronson, Z., Stein, M., et al.: Unusual distribution and onset of stress fractures in soldiers. Clin. Orthop. Relat. Res. **192**, 142–146 (1985)
94. Giladi, M., Milgrom, C., Simkin, A., Danon, Y.: Stress fractures – identifiable risk factors. Am. J. Sports Med. **19**(6), 647 (1991)
95. Giladi, M., Milgrom, C., Simkin, A., Stein, M., Kashtan, H., Marguelies, J., Rand, N., Chistin, R., Steinberg, R., Aharonson, Z., Kedem, R., Frankel, V.H.: Stress fractures and tibial bone width. J. Bone Joint Surg. **69**(B), 326–329 (1987)
96. Giladi, M., Milgrom, C., Stein, M., Kashtan, H., Margulies, J., Chisin, R., Steinberg, R., Aharonson, Z.: The low arch, a protective factor in stress fractures – a prospective study of 295 military recruits. Orthop. Rev. **14**, 81 (1985)
97. Giladi, M., Ziv, Y., Aharonson, Z., Nili, E., Danon, Y.L.: Comparison between radiography, bone scan and ultrasound in the diagnosis of stress fractures. Mil. Med. **149**, 459–461 (1984)
98. Giladi, M. et al.: Stress Fractures. Publication of the Israel Defence Force Medical Corps (1984)
99. Gilbert, R.S., Johnson, H.A.: Stress fractures in military recruits. A review of twelve years' experience. Mil. Med. **131**, 716–721 (1966)
100. Gillespie, W.J., Grant, I.: Intervention for preventing and treating stress fractures and stress reactions of bone of the lower limbs in young adults. Cochrane Database Syst. Rev. **2**, CD000450 (2000)
101. Gokturk, E., Vardareli, E., Gunal, I., Seber, S.: Metacarpal stress fracture in an accountant. Acta Orthop. Scand. **66**(3), 295 (1995)
102. Goodman, P.H., Heaslet, M.W., Pagliano, J.W., Rubin, B.D.: Stress fracture diagnosis by computer-assisted thermography. Phys. Sportsmed. **13**, 114–132 (1985)
103. Greaney, R.B., Gerber, F.H., Laughlin, R.L., et al.: Distribution and natural history of stress fractures in US marine recruits. Radiology **146**, 339–346 (1983)
104. Griffin, L.Y.: Orthopaedic Knowledge Update: Sports Medicine, pp. 235–237. American Academy of Orthopaedic Surgeons, Rosemont (1994)
105. Griffin, L.Y.: Orthopaedic Knowledge Update: Sports Medicine, p. 362. American Academy of Orthopaedic Surgeons, Rosemont (1994)
106. Griffiths, W.E., Swanson, S.A., Freeman, M.A.: Experimental fatigue of the human cadaveric femoral neck. J. Bone Joint Surg. Br. **53**(1), 136–143 (1971)
107. Guettler, J.H., Ruskan, G.J., Bytomski, D.O., et al.: Fifth metatarsal stress fracture in elite basketball players: evaluation of forces acting on the fifth metatarsal. American Academy of Orthopedic Surgeons Annual Meeting, 13 Mar 2004. By Internet release, jguettlermd@wideopenwest.com
108. Gupta, R., Clarke, D.E., Wyer, P.: Stress fracture of the hyoid bone caused by induced vomiting. Ann. Emerg. Med. **26**(4), 518–521 (1995)
109. Ha, K.I., Hahn, S.H., Chung, M., Yang, B.K., Yi, S.R.: A clinical study if stress fractures in sports activities. Orthopedics **14**, 41 (1991)
110. Haasbeek, J.F., Green, N.E.: Adolescent stress fractures of the sacrum: two case reports. J. Pediatr. Orthop. **14**(3), 336–338 (1994)
111. Hall, R.J., Calvert, P.T.: Stress fractures of the acromion: an unusual mechanism and review of the literature. J. Bone Joint Surg. Br. **77**(1), 153–154 (1995)
112. Hallel, T., Amit, S., Segal, D.: Fatigue fracture of tibial and femoral shaft in soldiers. Clin. Orthop. Relat. Res. **118**, 35 (1976)
113. Halperin, N., Copeliovitch, L., Schachner, E.: Radiating leg pain and positive straight leg raising in spondylolysis in children. J. Pediatr. Orthop. **3**(4), 486–490 (1983)
114. Harmath, C., Demos, T.C., Lomansney, L., Pinzur, M.: Stress fracture of the fifth metatarsal. Orthop. **24**(2), 111, 204–208 (2001)
115. Harmon, K.G.: Lower extremity stress fractures. Clin. J. Sports Med. **13**(6), 358–364 (2003)
116. Hart, R.A., Diamandakis, V., el-Khoury, G., Buckwalter, J.A.: A stress fracture of the scapular body in a child. Iowa Orthop. J. **15**, 228–232 (1995)
117. Hartig, D.E., Henderson, J.M.: Hamstring flexibility decreases lower extremity overuse injuries in military basic trainees. Am. J. Sports Med. **27**(2), 173–176 (1999)
118. Haverstock, B.D.: Stress fractures of the foot and ankle. Clin. Podiatr. Med. Surg. **18**(2), 273–284 (2001)
119. Heinemann, S., Mann, G., Morgenstern, D., Even, A., Nyska, M., Constantini, N., Hetsroni, I., Dolev, E., Dorozko, A., Lencovsky, Z.: Stress fractures in female recruits intervention by reducing

weight and configuration of the compact gear. Israel Orthopaedic Association Annual Meeting, Tel Aviv, Dec 2006
120. Hetsroni, I., Nyska, M., Ben-Sira, D., Mann, G., Segal, O., Maoz G., Ayalon, M.: Analysis of foot structure in athletes sustaining proximal fifth metatarsal stress fracture. Foot Ankle Int. **31**(3): 203–211 (2010)
121. Hezroni, I., Mann, G., Dolev, E., Morgenstern, D., Nyska, M.: Base of fourth metatarsal stress fracture: tendency for prolonged healing. Clin. J. Sport Med. **15**(3), 186–188 (2005)
122. Hetsroni, I., Mann, G., Dolev, E., Morgenstern, D., Nyska, M.: A Clay Shoveler's fracture in a Volleyball Player. Phys Sportsmed. **33**(7), 38–42 (2005)
123. Hill, P.F., Chatterji, S., Chambers, D., Keeling, J.D.: Stress fracture of the pubic ramus in female recruits. J. Bone Joint Surg. Br. **78**(3), 383–386 (1996)
124. Horev, G., Korenreich, L., Ziv, N., Grunebaum, M.: The enigma of stress fracture in the pediatric age clarification of confusion through the new imaging modalities. Pediatr. Radiol. **20**, 469 (1990)
125. Horwitz, B.R., DiStefano, V.: Stress fracture of the humerus in a weight lifter. Orthopedics **18**(2), 185–187 (1995)
126. Hulkko, A.: Stress fractures in athletes - a clinical study of 368 cases. Thesis, University of OULU, Finland (1998)
127. Hulkko, A., Orava, S.: Stress fractures in athletes. Int. J. Sports Med. **8**, 221–226 (1987)
128. Hulkko, A., Orava, S., Nikula, P.: Stress fracture of the fifth metatarsal in athletes. Ann. Chir. Et. Gyn. **74**, 233–238 (1985)
129. Hulkko, A., Orava, S., Nikula, P.: Stress fractures of the olecranon in javelin throwers. Int. J. Sports Med. **7**(4), 210–213 (1986)
130. Hulkko, A., Orava, S., Pellinen, P., Puranen, J.: Stress fractures of the sesamoid bones of the first metatarsophalangeal joint in athletes. Arch. Orthop. Trauma Surg. **104**, 113–117 (1985)
131. Hulkko, A., Orava, S., Peltokallio, P., Tulikoura, I., Walden, M.: Stress fracture of the navicular bone. Acta Orthop. Scand. **56**, 503–505 (1985)
132. Ireland, M.L., Chang, J.L.: Acute fracture bipartite patella: case report and literature review. Med. Sci. Sports Exerc. **27**(3), 299–302 (1995)
133. Israeli, A., Engel, J., Ganel, A.: Possible fatigue fracture of the pisiform in volleyball players. Int. Sports Med. **3**, 56–57 (1982)
134. Israeli, A., Ganel, A., Blankstein, A., Horozowski, H.: Stress fracture of the tibial tuberosity in a high jumper: case report. Int. J. Sports Med. **5**, 299–300 (1984)
135. Itadera, E., Ichikawa, N., Hashizume, H., Inoue, H.: Stress fracture of the ulnar styloid process in kendo player. A case report. Hand Surg. **6**(1), 109–111 (2001)
136. Johansson, C., Ekenman, I., Lewander, R.: Stress fracture of the tibia in athletes: diagnosis and natural course. Scand. J. Med. Sci. Sports **2**, 87–91 (1992)
137. Johnson, A.W., Weiss Jr., C.B., Wheeler, D.L.: Stress fractures of the femoral shaft in athletes – more common than expected. A new clinical test. Am. J. Sports Med. **22**(2), 248–256 (1994)
138. Jones, B.H., Thacker, S.B., Gilchrist, J., Kimsey Jr., C.D., Sosin, D.M.: Prevention of lower extremity stress fractures in athletes and soldiers: a systematic review. Epidemiol. Rev. **24**(2), 228–247 (2002)
139. Jones, D.N., Wycherley, A.G.: Bone scan demonstration of progression of sacral insufficiency stress fracture. Australas. Radiol. **38**(2), 148–150 (1994)
140. Jones, B.H., et al.: Epidemiology of injuries associated with physical training among young men in the army. Med. Sci. Sports Exerc. **25**, 197–203 (1993)
141. Jung, J.H., Jun, J.B., Shim, S.C., Kim, T.H., Jung, S.S., Lee, I.H., Bae, S.C., Yoo, D.H., Joo, K.B., Kim, S.Y.: A case of parasymphyseal and associated insufficiency fractures of pubic rami in a patient with mixed connective tissue disease. Korean J. Intern. Med. **15**(2), 160–163 (2000)
142. Kadel, N.J., Teitz, C.C., Kronmal, R.A.: Stress fractures in ballet dancers. Am. J. Sports Med. **20**, 445 (1992)
143. Kahn, G., Mann, G., Constantini, N., Nyska, M.: Risk factors for SF, Orthopedic acute and overuse injuries in female infantry recruits. International Symposium on Sports Medicine, Israel, 25 Feb 2004
144. Kahn, G., et al.: Incidence of stress fractures in female infantry Border Police recruits. Thesis, Department of Orthopedic Surgery, Soroka University Hospital, directed by M. Nysca, G. Mann, N. Constantini (2003)
145. Kale-Ben Zoor, M., Constantini, N., Cohen, G., Mann, G., Cohen, F., Nyska, M.: Lumbar spine injuries in swimmers. Semi-annual Meetingof the Israel Society of Sports Medicine, Wingate Institute, Netanya, Oct 1997
146. Kang, L., Belcher, D., Hulstyn, M.J.: Stress fractures of the femoral shaft in women's college lacrosse: a report of seven cases and a review of the literature. Br. J. Sports Med. **39**, 902–906 (2005)
147. Kavanaugh, J.H., Brower, T.D., Mann, R.V.: The Jones fracture revisited. J. Bone Joint Surg. **60**(A), 776 (1978)
148. Keatig, J.F., Beggs, I., Thorpe, G.W.: 3 cases of longitudinal stress fracture of the tibia. Acta Orthop. Scand. **66**(1), 41–42 (1995)
149. Keating, T.M.: Stress fracture of the sternum in a wrestler. Am. J. Sports Med. **15**(1), 43 (1987)
150. Keene, J., Lash, E.: Negative bone scan in a femoral neck stress fracture. A case report. Am. J. Sports Med. **20**(2), 234–236 (1992)
151. Kerr, P.S., Johnson, D.P.: Displaced femoral neck stress fracture in a marathon runner. Injury **26**(7), 491–493 (1995)
152. Khan, K.M., Brukner, P.D., Kearney, C., Fuller, P.J., Bradshaw, C.J., Kiss, Z.S.: Tarsal navicular stress fractures in athletes. Sports Med. **17**(1), 65–76 (1994)
153. Kimmel, D.B., Lappe, J.M., Hise, L., Lauren, M.J., White, M., Stegman, M.R.: Quantitative ultrasound predicts risk of stress fracture during basic training in female soldiers. Osteoporsis International. **6**, 87 (1996)
154. Knap, T.P., Garrett Jr., W.E.: Stress fractures: general concepts. Clin. Sports Med. **16**, 339–356 (1997)
155. Bruce, J., Knapik, J.J., Canham-Chervak, M.: Physical fitness and other risk factors for physical training-related injuries among young women: clues for prevention from military research. In: Garrett, W.E., Lester, G.E., McGowan, J., Kirkendall, D.T. (eds.) Women's Health in Sports and Exercise. AAOS, Rosemount, IL, USA. 51–59 (2001)
156. Knapik, J.J., Sharp, M.A., Canham-Chervak, M., Hauret, K., Patton, J.F., Jones, B.H.: Risk factors for training-related injuries among men and women in basic combat training. Med. Sci. Sports Exerc. **33**(6), 946–954 (2001)
157. Koplan, J.P., Powell, K.E., Sikes, R.K.: An epidemiologic study of the benefits and risks of running. JAMA **248**, 3118 (1982)
158. Kor, A., Saltzman, A.T., Wempe, P.D.: Medial malleolar stress fractures. Literature review, diagnosis, and treatment. J. Am. Podiatr. Med. Assoc. **93**(4), 292–297 (2003)
159. Kozlowski, K., Hochberger, O., Povysil, B.: Swollen ischiopubic synchondrosis: a dilemma for the radiologist. Australas. Radiol. **39**(3), 224–227 (1995)
160. Krauss, M.D., Van Meter, C.D.: A longitudinal tibial stress fracture. Orthop. Rev. **23**(2), 163–166 (1994)
161. Krischak, G.D., Augat, P., Blakytny, R., Claes, L., Kinzl, L., Beck, A.: The non-steroidal anti-inflammatory drug diclofenac reduces appearance of osteoblasts in bone defect healing in rats. Arch. Orthop. Trauma Surg. **127**, 453–458 (2007)
162. Kuhn, J.E., Blasier, R.B., Carpenter, J.E.: Fractures of the acromion process: a proposed classification system. J. Orthop. Trauma **8**, 6–13 (1994)
163. Kupke, M.J., Edlich, R.F.: Stress fracture of the femoral neck in a long distance runner: biomechanical aspects. J. Emerg. Med. **11**(5), 587–591 (1993)
164. Lappe, J.M., Stegman, M.R., Recker, R.R.: The impact of lifestyle factors on stress fractures in female army recruits. Osteoporos. Int. **12**, 35–42 (2001)
165. Lassus, J., Tulikoura, I., Konttinen, Y.T., Salo, J., Santavirta, S.: Bone stress injuries of the lower extremity: a review. Acta Orthop. Scand. **73**(3), 359–368 (2002)
166. Laurich, L.J., Witt, C.S., Zielsdorf, L.M.: Treatment of fractures of the fifth metatarsal bone. J. Foot Surg. **22**, 207 (1983)
167. Lechevalier, D., Fournier, B., Leleu, T., Crozes, P., Magnin, J., Eulry, F.: Stress fractures of the heads of the metatarsals. A new cause of metatarsal pain. Rev. Rhum. Engl. Ed. **62**(4), 255–259 (1995)
168. Lee, C.H., Huang, G.S., Chao, K.H., Jean, J.L., Wu, S.S.: Surgical treatment of displaced stress fractures of the femoral neck in mili-

tary recruits: a report of 42 cases. Arch. Orthop. Trauma Surg. **123**(10), 527–533 (2003)
169. Lee, T.S., Tong, K.M., Ku, M.C.: Insufficiency fracture of acetabulum: a case report. Zhonghua Yi Xue Za Zhi (Taipei). **55**(3), 274–277 (1995)
170. Lee, J.K., Yao, L.: Stress fracture: MR imaging. Radiology **169**, 217 (1988)
171. Letts, M., Smallman, t, Afanasiev, R., Gouw, G.: Fracture of the pars interarticularis in adolescent athletes: a clinical biomechanical analysis. J. Pediatr. Orthop. **6**, 40–46 (1986)
172. Liew, S.M., Cunningham, R.: An unusual cause of stress fracture of the first rib. Aust. N. Z. J. Surg. **66**(1), 55–57 (1996)
173. Lin, H.C., Chou, C.S., Hsu, T.C.: Stress fractures of the ribs in amateur golf players. Zhonghua Yi Xue Za Zhi (Taipei). **54**(1), 33–37 (1994)
174. Lin, J.T., Lane, J.M.: Sacral stress fractures. J. Women's Health **12**(9), 879–888 (2003)
175. Lord, M.J., Ha, K.I., Song, K.S.: Stress fractures of the ribs in golfers. Am. J. Sports Med. **24**(1), 118–120 (1996)
176. Lysens, R.: Proceedings of the International Jerusalem Symposium on Sports Injuries, Jerusalem (1987)
177. Lysens, R.J.J., et al.: A one-year prospective study of the intrinsic risk factors of sports injuries in young adults. In: Mann, G. (ed.) Sports Injuries: Proceedings of the 3rd Jerusalem Symposium. Freund Publishing House, London (1987)
178. Mabit, C., Pecout, C.: Non-union of a midshaft anterior tibial stress fracture: a frequent complication. Knee Surg. Sports Traumatol. Arthrosc. **2**(1), 60–61 (1994)
179. Mann, G.: Sports Injuries: Proceedings of the 3rd Jerusalem Symposium, Jerusalem (1987)
180. Mann, G, Lowe, J., Finsterbush, A., Eliashuv, O., Finestone, A., Matan, Y.,: Overuse Injuries and Injury prevention. Meeting of the Polish Society of Sports Traumatology, Krakow. Abstract, published in medicina sportiva **3**(3) (1994)
181. Mann, G.: unpublished data
182. Mann, G., Lowe, J., Matan, Y., Finsterbush, A., Frankl, U., Ben-Gal, S., Nyska, M., Eliashuv, O., Yahalom, M., Borowski, A., Soran, A., Yaakob, H., Sharvit, N., Shimla, S., Suderer, D.: Shoe and insole effect on medical complaints, overuse injuries and stress fractures in infantry recruits-a prospective, randomized study-preliminary results. Proceedings of the Combined Congress of the International Arthroscopy Association and the International Society of the Knee, Hong Kong, May (1995)
183. Mann, G., Matan, Y., Nyska, M., Lau, Y., Peretz, M., Siderer, M., Barak, Y., Hakimi, I., Godschmidt, R., Ziv, B., Borovsky, A.: The effect of personal factors of the fighter, a custom-made insole and a new boot on the occurrence of over-use injuries and stress fractures in Border Police recruits in an Infantry course. The State of Israel, The Ministry of Internal Security, Chief Scientist Office July (Hebrew) (2001)
184. Mann, G., Shabat, S., Matan, Y., Barak, Y., Lowe, J., Finsterbush, A., Nyska, M., Borovski, A., Constantini, N., Perez, M., Goldshmidt, R., Hetsroni, I., Morgenstern, D., Suderer, M.: Overuse injuries as related to the age of commencing organized physical activity. ISAKOS Congress, Auckland, 10–14 Mar (2003)
185. Mann, G., Shabat, S., Morgenstern, D., Matan, Y., Barak, Y., Lowe, J., Finsterbush, A., Nyska, M., Borowski, A. , Constantini, N., Perez, M., Goldshmidt, R., Hetsroni, Y, Suderer, M.: Overuse injuries as related to age of commencing organized physical activity. Israel Orthopaedic Association Annual Meeting, Tel Aviv, 4–5 Dec 2002
186. Mann, G., Siderer, M., Nyska, M., Shaba, S., Constantini, N., Foldes, J.: Stress Fractures Among Female Recruits: Reduced Incidence Following Various Interventions. British Orthopaedic Foot Surgery Society, Great Britain (2001)
187. Mann, G., Siderer, M., Nyska, M., Shabat, S., Constantini, N., Foldes, Y.: Stress fractures among female recruits: reduced incidence following various interventions. 1st Icelandic Conference of Arthroscopy and Sports Medicine, Reykjavik, Aug 2001
188. Mann, G., Soran, A., Borovski, A., Matan, Y., Sivan, A., Yelinic, Y., Simkin, A., Yarom, J., Frankl, U., Finsterbush, A.: Overuse injuries in an elite antiterrorist fighting unit. Proceedings of the 1st World Congress of Sports Trauma, Palma de Mallorca, May (1992)
189. Martin, R.B.: Fatigue damage, remodeling, and the minimization of skeletal weight. J. Theor. Biol. **220**(2), 271–276 (2003)
190. Martin, R.B.: Fatigue microdamage as an essential element of bone mechanics and biology. Calcif. Tissue Int. **73**(2), 101–107 (2003)
191. Martin, J., Brandser, E.A., Shin, M.J., Buckwalter, J.A.: Fatigue fracture of the sacrum in a child. Can. Assoc. Radiol. J. **46**(6), 468–470 (1995)
192. Mason, R.W., Moore, T.E., Walker, C.W., Kathol, M.H.: Patellar fatigue fractures. Skeletal Radiol. **25**(4), 329–332 (1996)
193. Matheson, G.O., Clement, D.B., McKenzie, D.C., Taunton, J.E., Lloyd-Smith, D.R., MacIntyre, J.G.: Scintigraphic uptake of 99mTc at non-painful sites in athletes with stress fractures. The concept of bone strain. Sports Med. **4**, 65–75 (1987)
194. Matheson, G.O., Clement, D.B., McKenzie, D.C., Taunton, J.E., Lloyd-Smith, D.R., MacIntyre, J.G.: Stress fractures in athletes. A study of 320 cases. Am. J. Sports Med. **15**, 46–58 (1987)
195. Matheson, G.O., Clement, D.B., McKenzie, D.C., et al.: Stress fractures in athletes. A study of 320 cases. Am. J. Sports Med. **15**(1), 46–57 (1987)
196. Maurer, S.G., Wright, K.E., Bendo, J.A.: Iatrogenic spondylolysis leading to contralateral pedicular stress fracture and unstable spondylolisthesis: a case report. Spine **25**(7), 895–898 (2000)
197. Mayers, L.B., Khabie, V., Castorina, R., Styles, S.T.: Acute transverse patellar fracture associated with weightlifting. Case report and literature review. Am. J. Sports Med. **29**(2), 232–233 (2001)
198. McBryde Jr., A.M.: Stress fractures in runners. Clin. Sports Med. **4**, 737–752 (1985)
199. McBryde Jr., A.M., Jackson, D.W., James, C.M.: Injuries in runners and joggers. In: Schneider, R.C., Kennedy, J.C., Plant, M.L. (eds.) Sports Injuries, pp. 395–416. Williams & Wilkins, Baltimore (1985)
200. McFarland, E.G., Giangarra, C.: Sacral stress fractures in athletes. Clin. Orthop. **329**, 240–243 (1996)
201. McKeag, D.B., Dolan, C.: Overuse syndromes of the lower extremity. Phys. Sportsmed. **17**, 108–123 (1989)
202. Milgrom, C.: The Israeli elite infantry recruit: a model from understanding the biomechanics of stress fractures. J. R. Coll. Surg. Ed. **34**(6), 18–22 (1989)
203. Milgrom, C., Burr, D.B., Boyd, R.D., Robin, G.C., Higgins, W.L., Radin, E.L.: The effect of a viscoelastic orthotic on the incidence of tibial stress fractures in an animal model. Foot Ankle **10**, 276–279 (1990)
204. Milgrom, C., Finestone, A., Gilad, M., et al.: Stress fracture prevention in the Israel Army. Orthopaedic Research Society (ORS), at the American Academy of Orthopaedic Surgeons (AAOS) Annual Meeting, 21 Mar (2006)
205. Milgrom, C., Finestone, A., Shlamkovitch, N., Rand, N., Lev, B., Simkin, A., Weiner, M.: Youth is a risk factor for stress fractures. J. Bone Joint Surg. Br. **76B**, 20–22 (1994)
206. Milgrom, C., Finestone, A., Shlamkovitch, N., Wosk, J., Laor, A., Voloshin, A., Eldad, A.: Prevention of overuse injuries of the foot by improved shoe shock attenuation – a randomized prospective study. Clin. Orthop. **281**, 189–192 (1992)
207. Milgrom, C., Giladi, M., Kashtan, H., Simkin, A., Chisin, R., Margulies, J., Steinberg, R., Aharonson, Z., Stein, M.: A prospective study of the effect of a shock absorbing orthotic device on the incidence of stress fractures in military recruits. Foot Ankle **2**, 101–104 (1985)
208. Milgrom, C., Simkin, A., Eldad, A., Benjuya, N., Edenman, I., Nyska, M., Finestone, A.: Using bone's adaptation ability to lower the incidence of stress fractures. Am. J. Sports Med. **28**, 245 (2000)
209. Miller, C., Major, N., Toth, A.: Pelvic stress injuries in the athlete: management and prevention. Sports Med. **33**(13), 1003–1012 (2003)
210. Monteleone Jr., G.P.: Stress fractures in the athlete. Orthop. Clin. North Am. **26**(3), 423–432 (1995)
211. Moss, A., Mowart, A.G.: Ultrasonic assessment of stress fractures. Br. Med. J. **286**, 1479–1480 (1983)
212. Narvaez, J.A., Narvaez, J., De-Lama, E., Sanchez, A.: Spontaneous osteonecrosis of the knee associated with tibial plateau and femoral condyle insufficiency stress fracture. Eur. Radiol. **13**(8), 1843–1848 (2003)

213. Nattiv, A.: Stress fractures and bone health in track and field athletes. J. Sci. Med. Sport 3(3), 268–279 (2000)
214. Newberg, A.H., Wetzner, S.M.: Bone bruises: their patterns and significance. Semin. Ultrasound CT MR 15(5), 396–409 (1994)
215. Nielens, H., Devogalaer, J.P., Malghem, J.: Occurrence of a painful stress fracture of the femoral neck simultaneously with six other asymptomatic localizations in a runner. J. Sports Med. Phys. Fitness 34(1), 79–82 (1994)
216. Nyska, M., Constantini, N., Cale-Benzoor, M., Back, Z., Kahn, G., Mann, G.: Spondylolysis as a cause of low back pain in swimmers. Int. J. Sports Med. 21, 375–379 (2000)
217. O'Beirne, J.G., Horgan, J.G.: Stress fracture of the lamina associated with unilateral spondylolysis. Spine 13, 220–222 (1988)
218. O'Brien, T., Wilcox, N., Kersch, T.: Refractory pelvic stress fracture in a female long-distance runner. Am. J. Orthop. 24(9), 710–713 (1995)
219. O'Mally, M., Hamilton, W., Munyak, J., Defranco, M.: Stress fractures at the base of the second metatarsal in ballet dancers. Foot Ankle Int. 17, 89–94 (1996)
220. Oakley, R.H., Carty, H.: Review of spondylolisthesis and spondylolysis in paediatric practice. Br. J. Radiol. 57:877–885 (1984)
221. Ochi, M., Sasashige, Y., Murakami, T., Ikuta, Y.: Brachial plexus palsy secondary to stress fracture of the first rib: case report. J. Trauma 36(1), 128–130 (1994)
222. Okada, K., Senma, S., Abe, E., Sato, K., Minato, S.: Stress fractures of the medial malleolus: a case report. Foot Ankle Int. 16(1), 49–52 (1995)
223. Orava, S.: Exertion injuries due to sports and physical exercise. Thesis, University of Oulu, Finland (1980)
224. Orava, S.: Uncommon stress fractures and their treatment principles. Instruction Course Lecture no. 19. ISAKOS Congress, Auckland, 3.170–3.172, 10–14 Mar (2003)
225. Orava, S., Hulkko, A.: Stress fracture of the mid-tibial shaft. Acta Orthop. Scand. 55, 35–37 (1984)
226. Orava, A., Hulkko, A.: Delayed unions and nonunions of stress fractures in athletes. Am. J. Sports Med. 16(4), 378 (1988)
227. Orava, S., Hulkko, A.: A survey of stress fractures in Finnish athletes. In: Mann, G. (ed.) Sports Injuries: Proceedings of the 3rd Jerusalem Symposium. Freund Publishing House, London (1987)
228. Orava, S., Hulkko, A.: Treatment of delayed and non unions of stress fractures in athletes. In: Mann, G. (ed.) Sports Injuries: Proceedings of the 3rd Jerusalem Symposium. Freund Publishing House, London (1987)
229. Orava, S., Hulkko, A., Taimela, S., Koskinen, S., Leppavuori, J., Kallio, T., Karpakka, J.: Stress fractures of the toe bones in athletes and military recruits. Israel J. Sports Med. Oct 151–3 (1994)
230. Orava, S., Karpakka, J., Taimela, S., Hulkko, A., Permi, J., Kujala, U.: Stress fractures of the medial malleolus. J. Bone Joint Surg. Am. 77(3), 362–365 (1995)
231. Orava, S., Puranen, J., Ala-Ketola, L.: Stress fractures caused by physical exercise. Acta Orthop. Scand. 49, 12 (1978)
232. Pandolf, K.B., Givoni, B., Goldman, R.F.: Predicting energy expenditure with loads while standing or walking very slowly. J. Appl. Physiol. 43(4), 577–581 (1977)
233. Papanicolaou, N., Wilkinson, R.H., Emans, J.B., Treves, S., Micheli, L.J.: Bone scintigraphy and radiography in young athletes with low back pain. AJR Am. J. Roentgenol. 145(5), 1039–1044 (1985)
234. Patel, N.H., Jacobson, A.F., Williams, J.: Scintigraphic detection of sequential symmetrical metatarsal stress fractures. J. Am. Podiatr. Med. Assoc. 85(3), 162–165 (1995)
235. Peacina, M., Bojaniac, I., Dubravaciac, S.: Stress fractures in figure skaters. Am. J. Sports Med. 18, 277 (1990)
236. Peebles, C.R., Sulkin, T., Sampson, M.A.: "Cable-maker's clavicle": stress fracture of the medial clavicle. Skeletal Radiol. 29(7), 421–423 (2000)
237. Peh, W.C., Khong, P.L., Ho, W.Y., Yeung, H.W., Luk, K.D.: Sacral insufficiency fractures. Spectrum of radiological features. Clin. Imaging 19(2), 92–101 (1995)
238. Perron, A.D., Brady, W.J., Keats, T.A.: Principles of stress fracture management. The whys and how of an increasingly common injury. Postgrad. Med. 110(3), 115–118, 123–124 (2001)
239. Perron, A.D., Brady, W.J., Keats, T.A.: Management of common stress fractures. When to apply conservative therapy, when to take an aggressive approach. Postgrad. Med. 111(2), 95–96, 99–100, 105–106 (2002)
240. Pester, S., Smith, P.C.: Stress fractures in the lower extremities of soldiers in basic training. Orthop. Rev. 21, 297–303 (1992)
241. Pietu, G., Hauet, P.: Stress fracture of the patella. Acta Orthop. Scand. 66(5), 481–482 (1995)
242. Pirker, H.: Bruch der Oberschenkeldiaphyse durch Muskelzug. Arch. Klin. Chir. 175, 155–168 (1934)
243. Plasschaert, V.F., Johansson, C.G., Micheli, L.J.: Anterior tibial stress fracture treated with intramedullary nailing: a case report. Clin. J. Sport Med. 5(1), 58–61 (1995); discussion 61–62
244. Popovich, R.M., Gardner, J.W., Potter, R., Knapik, J.J., Jones, B.H.: Effect of rest from running on overuse injuries in army basic training. Am. J. Prev. Med. 18S, 147–155 (2000)
245. Prendergast, P.J., Taylor, D.: Prediction of bone adaptation using damage accumulation. J. Biomech. 27(8), 1067–1076 (1994)
246. Prozman, R.R., Griffis, C.G.: Stress fractures in men and women undergoing military training. J. Bone Joint Surg. 59-A, 825 (1977)
247. Rapaport, A.: *Ma'ariv News Supplement*, Israel (2007)
248. Rauh, M.J., Macera, C.A., Trone, D.W., Shaffer, R.A., Brodine, S.K.: Epidemiology of stress fracture and lower-extremity overuse injury in female recruits. Med. Sci. Sports Exerc. 38(9), 1571–1577 (2006)
249. Read, M.T.: Single photon emission computed tomography (SPECT) scanning for adolescent back pain. A sine qua non? Br. J. Sports Med. 28(1), 56–57 (1994)
250. Retting, A.C., Shelbourne, K.D., McCarroll, J.R., Bisesi, M., Watts, J.: The natural history and treatment of delayed union stress fractures of the anterior cortex of the tibia. Am. J. Sports Med. 16(3), 250 (1988)
251. Roca, J., Roure, F., Fernandez, M., et al.: Stress fractures of the fifth metatarsal. Acta Orthop. Belg. 46, 630 (1980)
252. Rome, K., Handoll, H.H., Ashford, R.: Interventions for preventing and treating stress fractures and stress reactions of bone of the lower limbs in young adults. Cochrane Database Syst. Rev.; Cochrane AN: CD000450 (2005)
253. Rothman, S.L., Schwartz, M.S., Chafetz, N.I.: High resolution computerized tomography and nuclear bone scanning in the diagnosis of postoperative stress fractures of the mandible: a clinical report. Int. J. Oral Maxillofac. Implants 10(6), 765–768 (1995)
254. Rudzki, S.J.: Injuries in Australian Army recruits. Part I: Decreased incidence and severity of injury seen with reduced running distance. Mil. Med. 162, 472–476 (1997)
255. Rudzki, S.J.: Injuries in Australian Army recruits. Part II: Location and cause of injuries seen in recruits. Mil. Med. 162, 477–480 (1997)
256. Rudzki, S.J., Cunningham, M.J.: The effect of a modified physical training program in reducing injury and medical discharge rates in Australian Army recruits. Mil. Med. 164, 648–652 (1999)
257. Sahi, T., et al.: Epidemiology, etiology and prevention of stress fractures in the Finnish defense forces and the frontier guard. In: Mann, G. (ed.) Sports Injuries: Proceedings of the 3rd Jerusalem Symposium. Freund Publishing House, London (1987)
258. Saifuddin, A., Chalmers, A.G., Butt, W.P.: Longitudinal stress fractures of the tibia: MRI features in two cases. Clin. Radiol. 49(7), 490–495 (1994)
259. Sanderlin, B.W., Raspa, R.F.: Common stress fractures. Am. Fam. Phys. 68(8), 1527–1532 (2003)
260. Santi, M., Sartoris, D.J., Resnick, D.: Magnetic resonance imaging in the diagnosis of metatarsal stress fracture. J. Foot Surg. 27(2), 172 (1988)
261. Saxena, A., Krisdakumtorn, T., Erickson, S.: Proximal fourth metatarsal injuries in athletes: similarity to proximal fifth metatarsal injury. Foot Ankle Int. 22(7), 603–608 (2001)
262. Schlezinger, L.C., Smith, J.A.: Diagnostic imaging of stress fracture. Position paper submitted to the FIMS Scientific committee (2001)
263. Schubert, F., Carter, S.: Longitudinal stress fracture in the femoral diaphysis. Australas. Radiol. 38(4), 336–338 (1994)

264. Schweitzer, M.E.: Diagnostic Imaging. The Ottawa Hospital, Ottawa. Personal communication (2006)
265. Schwellnus, M., Jordaan, G.: Does calcium supplementation prevent bone stress injuries? A clinical trial. Int. J. Sport Nutr. **2**, 165–174 (1992)
266. Schwellnus, M.P., Jordaan, G., Noakes, T.D.: Prevention of common overuse injuries by the use of shock absorbing insoles-A prospective study. Am. J. Sports Med. **18**(6), 636 (1990)
267. Scully, T.J., Besterman, G.: Stress fractures; a preventable training injury. Mil. Med. **147**, 285–287 (1982)
268. Scully, T.: Lecture presented at the 3rd International Jerusalem Symposium in Sports Injuries, Jerusalem, Jan 1987
269. Scully, T.J., et al.: Changes in bone micromorphology and fatigue fracture resistance resulting from repeated physical stress. In: Mann, G. (ed.) Sports Injuries: Proceedings of the 3rd Jerusalem Symposium. Freund Publishing House, London (1987)
270. Shabat, S., Mann, G., Constantini, N., Elyakim, A., Shenkman, Z., Nyska, M.: Stress fractures of the medial malleollus in athletes. The 18th International Jerusalem Symposium on Sports Medicine, Mar 2002. www.sportsmedicine.co.il
271. Shabat, S., Sampson, K.B., Mann, G., Gepstein, R., Eliakim, A., Shenkman, Z., Nyska, M.: Stress fractures of the medial malleolus. Review of the literature and report of a 15-year-old elite gymnast. Foot Ankle Int. **23**(7), 647–650 (2002)
272. Shaffer, R.A.: Incidence and prevalence of stress fractures in military and athletic populations. In: Burr, D., Milgrom, C. (eds.) Musculoskeletal Fatigue and Stress Fractures, pp. 1–14. CRC Press, London (2001)
273. Shaffer, R.A., et al.: Use of simple measures of physical activity to predict stress fractures in young men undergoing a rigorous physical training program. Am. J. Epidemiol. **149**, 236 (1999)
274. Shah, M.K., Stewart, G.W.: Sacral stress fractures: an unusual cause of low back pain in an athlete. Spine **27**(4), E104–E108 (2002)
275. Sheehan, K.M., Gordon, S., Tanz, R.R.: Bilateral fibula fractures from infant walker use. Pediatr. Emerg. Care **11**(1), 27–29 (1995)
276. Simkin, A., Leichter, I., Giladi, M., Stein, M., Milgrom, C.: Combined effect of foot arch structure and an orthotic device on stress fractures. Foot Ankle **10**(1), 25–29 (1989)
277. Simkin, A., Swissa, A., Milgrom, C., Giladi, M.: Body physigne and stress fractures in physical fitness and the ages of man. Academon Press, Jerusalem (1987)
278. Simonian, P.T., Mann, F.A., Mandt, P.R.: Indirect forces and patella fracture after anterior cruciate ligament reconstruction with the patellar ligament – case report. Am. J. Knee Surg. **8**(2), 60–64 (1995)
279. Smets, C., roos, J., Vanlommel, E., Brunker, T.D.: Stress fracture of os ischium. Injury **26**(6), 411–412 (1995)
280. Song, W.S., Yoo, J.J., Koo, K.H., Yoon, K.S., Kim, Y.M., Kim, H.J.: Subchondral fatigue fracture of the femoral head in military recruits. J. Bone Joint Surg. Am. **86-A**(9), 1917–1924 (2004)
281. Soubrier, M., Dubost, J.J., Rami, S., Ristori, J.M., Bussiere, J.L.: Longitudinal insufficiency fractures of the femoral shaft. Rev. Rhum. Engl. Ed. **62**(1), 48–52 (1995)
282. Speryn, P.: Lecture presented at the sports medicine meeting at Windsor, England (1982)
283. Spitz, D.J., Newberg, A.H.: Imaging of stress fractures in the athlete. Radiol. Clin. North Am. **40**(2), 313–331 (2002)
284. St. Pierre, P., Staheli, L.T., Smith, J.B., Green, N.E.: Femoral neck stress fractures in children and adolescents. J. Pediatr. Orthop. **15**(4), 470–473 (1995)
285. Stacy, R.J., Hungerford, R.L.: A method to reduce work-related injuries during basic recruit training in the New Zealand Army. Mil. Med. **149**(6), 318–320 (1984)
286. Steckel, H., Klinger, H.M., Baums, M.H., Schultz, W.: Beidseitige Stressfraktur des malleolus medialis [Bilateral stress fracture of the medial malleolus]. Sportverletz. Sportschaden **19**(1), 41–45 (2005)
287. Steinbronn, D.J., Bennett, G.L., Kay, D.B.: The use of magnetic resonance imaging in the diagnosis of stress fractures of the foot and ankle: four case reports. Foot Ankle Int. **15**(2), 80–83 (1994)
288. Stivitz, S.D., Arendt, E.A.: NSAIDs should not be used in treatment of stress fractures. Am. Fam. Phys. **70**(8), 1452–1454 (2004)
289. Stretanski, M.F., Weber, G.J.: Medical and rehabilitation issues in classical ballet. Am. J. Phys. Med. Rehabil. **81**(5), 383–391 (2002)
290. Subotnick, S.I.: Faulty Biomechanics as a cause of stress fractures. In: Mann, G. (ed.) Sports Injuries: Proceedings of the 3rd Jerusalem Symposium. Freund Publishing House, London (1987)
291. Sullivan, D., Warren, R.F., Pavlov, H., Kelman, G.: Stress fractures in 51 runners. Clin. Orthop. **187**, 188–192 (1984)
292. Swanson, S.A., Freeman, M.A., Day, W.H.: The fatigue properties of human cortical bone. Med. Biol. Eng. **9**(1), 23–32 (1971)
293. Taimela, S., Kujala, U.M., Orava, S.: Two consecutive rib stress fractures in a female competitive swimmer. Clin. J. Sport Med. **5**(4), 254–256 (1995); discussion 257
294. Taun, K., Wu, S., Sennett: Stress fractures in athletes: risk factors, diagnosis, and management. Orthopedics **27**, 583–592 (2004)
295. Thacker, S.B., Gilchrist, J., Stroup, D.F., Kimsey, C.D.: The prevention of shin splints in sports: a systematic review of literature. Med. Sci. Sports Exerc. **34**(1), 32–40 (2002)
296. Todd, R.C., Freeman, M.A., Pirie, C.J.: Isolated trabecular fatigue fractures in the femoral head. J. Bone Joint Surg. Br. **54**(4), 723–728 (1972)
297. Torg, J.S., Baluini, F.C., Zelko, R.R., Pavlov, H., Peff, T.C., Das, M.: Fractures of the base of the fifth metatarsal distal to tuberosity. Classification and guidelines for non-surgical and surgical treatment. J. Bone Joint Surg. **66**(A), 209 (1984)
298. Torg, J.S., Pavlov, H., Cooley, L.H., Bryant, M.H., Arnoczky, S.P., Bergfeld, J., Hunter, L.Y.: Stress fracture if the tarsal navicular A retrospective review of twenty-one cases. J. Bone Joint Surg. **64**(A), 700 (1982)
299. Tuite, M.J., De-Smet, A.A., Gaynon, P.S.: Tibial stress fracture mimicking neuroblastoma metastasis in two young children. Skeletal Radiol. **24**(4), 287–290 (1995)
300. Tyrrell, P.N., Davies, A.M.: Magnetic resonance imaging appearances of fatigue fractures of the long bone of the lower limb. Br. J. Radiol. **67**(796), 332–338 (1994)
301. Umans, H.R., Kaye, J.J.: Longitudinal stress fractures of the tibia: diagnosis by magnetic resonance imaging. Skeletal Radiol. **25**(4), 319–324 (1996)
302. Umans, H., Pavlov, H.: Insufficiency fracture of the talus: diagnosis with MR imaging. Radiology **197**(2), 439–442 (1995)
303. Valimaki, V., Alfthan, H., Lehmuskallio, E., Loyttyniemi, E., Sahi, T., Suominen, H., Valimaki, M.J.: Risk factors for clinical stress fractures in male military recruits; a prospective cohort study. Bone **37**, 267–273 (2005)
304. van den Oever, M., Merrick, M.V., Scott, J.H.: Bone scintigraphy in symptomatic spondylolysis. J. Bone Joint Surg. Br. **69**(3), 453–456 (1987)
305. Varner, K.E., Younas, S.A., Lintner, D.M., Marymont, J.V.: Chronic anterior midtibial stress fractures in athletes treated with reamed intramedullary nailing. Am. J. Sports Med. **33**(7), 1071–1076 (2005)
306. Verma, R.B., Sherman, O.: Athletic stress fractures: Part I. History, epidemiology, physiology, risk factors, radiography, diagnosis, and treatment. Am. J. Orthop. **30**(11), 798–806 (2001)
307. Verma, R.B., Sherman, O.: Athletic stress fractures: Part II. The lower body. Part III. The upper body with a section on the female athlete. Am. J. Orthop. **30**(12), 848–860 (2001)
308. Volpin, G. et al.: Lower limb pain and disability following excessive physical activity. In: Mann, G. (ed.) Sports Injuries: Proceedings of the 3rd Jerusalem Symposium. Freund Publishing House, London (1987)
309. Waninger, K.N., Lombardo, J.A.: Stress fracture of index metacarpal in an adolescent tennis player. Clin. J. Sport Med. **5**(1), 63–66 (1995)
310. Ward, W.G., Bergfeld, J.A., Carson Jr., W.G.: Stress fracture of the base of the acromial process. Am. J. Sports Med. **22**(1), 146–147 (1994)
311. Warden, S.J., Gutschlag, F.R., Wajswelner, H., Crossley, K.M.: Aetiology of rib stress fractures in rowers. Sports Med. **32**(13), 819–836 (2002)
312. Warren, R.H., Sullivan, D.: Stress fractures in athlete: recognizing the subtle signs. J. Musculoskelet. Med. **1**(4), 33–36 (1984)

313. Weist, R., Eils, E., Rosenbaum, D.: The influence of muscle fatigue on electromyogram and plantar pressure patterns as an explanation for the incidence of metatarsal stress fractures. Am. J. Sports Med. **32**(8), 1893–1898 (2004)
314. Wertzberger, K.L., Peterson, H.A.: Acquired spondylolysis and spondylolisthesis in the young children. Spine **5**, 437–442 (1980)
315. West, S.G., Trouter, J.L., Baker, M.R., Place, H.M.: Sacral insufficiency fractures in rheumatoid arthritis. Spine **19**(18), 2117–2121 (1994)
316. Wheeler, P., Batt, M.E.: Do non-steroidal anti-inflammatory drugs adversely affect stress fracture healing? A short review. Br. J. Sports Med. **39**, 65–69 (2005)
317. Brukner, P., Bennell, K., Matheson, G.: Stress Fractures. Human Kinetics, United Kingdom, pp: 119–138 (1999)
318. Wilson Jr., E.S., Katz, F.N.: Stress fractures. An analysis of 250 consecutive cases. Radiology **92**(3), 481–486 (1969)
319. Wilson, J.H., Wolman, R.L.: Osteoporosis and fracture complications in an amenorrhoeic athlete. Br. J. Rheumatol. **33**(5), 480–481 (1994)
320. Worthen, B.M., Yanklowitz, B.A.: The pathophysiology and treatment of stress fractures in military personnel. J. Am. Podiatr. Assoc. **68**(5), 317–325 (1978)
321. Young, C.C., Raasch, W.G., Geiser, C.: Ulnar stress fracture of the nondominant arm in a tennis player using a two-handed backhand. Clin. J. Sport Med. **5**(4), 262–264 (1995)
322. Zeni, A.I., Street, C.C., Dempsey, R.L., Staton, M.: Stress injury to the bone among women athletes. Phys. Med. Rehabil. Clin. North Am. **11**(4), 929–947 (2000)
323. Zwas, S.T., Elkanovitch, R., Frank, G.: Interpretation and classification of bone scintigraphic findings in stress fractures. J. Nucl. Med. **28**, 452 (1987)

第四章 Jones 骨折

Gideon Mann, Iftach Hetsroni, Naama Constantini, Eran Dolev, Shay Shabat, Alex Finsterbush, Vidal Barchilon, Omer Mei-Dan, and Meir Nyska

马泽涛 译

内容

介绍	678
病理生理学及鉴别诊断	679
发生	679
分型	679
治疗	679
第4跖骨基部骨折	680
总结	681
参考文献	681

G. Mann(✉), I. Hetsroni, and M. Nyska
Orthopedic Department, Meir General Hospital, Tsharnichovski st. 59, 44281 Kfar Saba, Israel, The Sackler Faculty of Medicine, Tel Aviv University, Tel Aviv, Israel, and
The Ribstein Center for Sport Medicine Sciences & Research, Wingate Institute, Netanya, Israel
e-mail: drmann@regin-med.co.il; iftachhetsroni@gmail.com; nyska@012.net.il

N. Constantini and A. Finsterbush
Unit of Sports Medicine, Department of Orthopedics,
Hadassah University Hospital, Mount Scopus, Jerusalem, Israel
e-mail: naamacons@gmail.com; ainster@gmail.com

E. Dolev
Orthopedic Department, Meir General Hospital, Tsharnichovski st. 59, 44281 Kfar Saba, Israel and
The Ribstein Center for Sport Medicine Sciences & Research, Wingate Institute, Netanya, Israel

S. Shabat, V. Barchilon, and O. Mei-Dan
Unit of Spine Surgery, Meir General Hospital, Tsharnichovski st. 59, 44281 Kfar Saba, Israel
e-mail: drshabat@hotmail.com; barchilonvidal@clalit.org.il
e-mail: omer@extremegate.com, omer.Mei-Dan@clalit.org.il

介绍

Jones 骨折最先由 Robert Jones 爵士于 1902 年报道[26]，是他自己围绕帐篷支柱跳舞时发生的骨折。虽然这一术语最初用于描述急性骨折[7,8,33]，但通常用于应力性骨折[27,30]（图1a,b）。

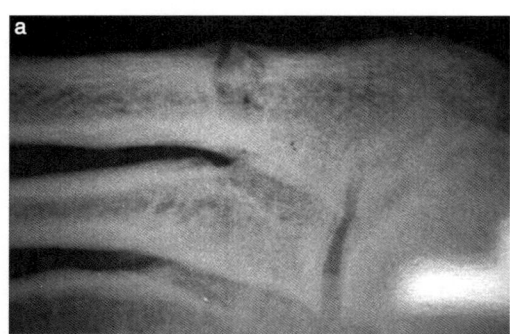

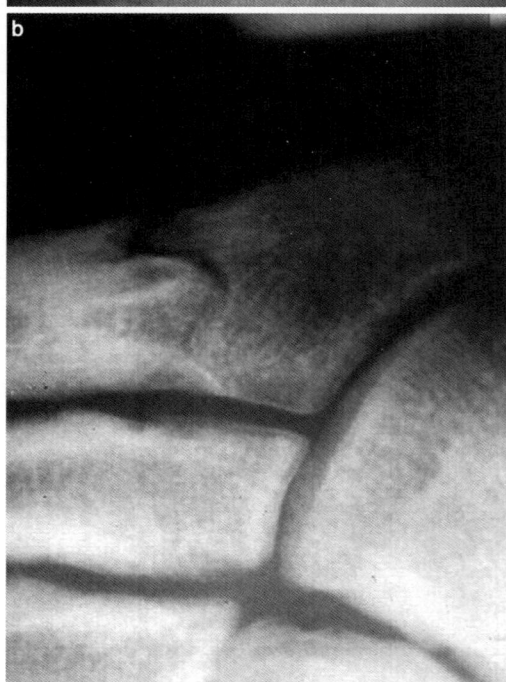

图1 (a,b) Jones 骨折

第四章 Jones 骨折

Jones 骨折发生于第 5 跖骨骨干和干骺端的交界处,并常累及第 4 跖骨和第 5 跖骨之间的关节面,但并不波及远端关节小面[7],这种横断骨折因不愈合倾向而留有恶名[2,10,19,24,28,32,41,43,57]。

病理生理学及鉴别诊断

急性 Jones 骨折的原因可能是跖屈的前足被动内收[7],过大的负重和扭力导致急性骨折,而反复的作用力导致应力性骨折[51]。有人称其可能更多见于脚旋后者[2],或僵硬的高弓足和足外侧压力较大的扁平外翻足[12,51]。这符合高足弓和低足弓发生应力性骨折可能性更大的趋势[54]。现已证实可以通过使用矫形器减少施加在第 5 跖骨的力,从而减少这类骨折的发生[17]。另一方面,腓骨短肌反复的牵引也可能是其致病因素[49]。这种骨折应与症状类似的第 5 跖骨骨干骨折、骨骺未闭运动员的生长中心疼痛(Iselin 病)[34](图 2)和几乎不需治疗[9]的第 5 跖骨基部撕脱性骨折相鉴别。有医生倾向于打 4 周的行走管型石膏[22](图 3)。

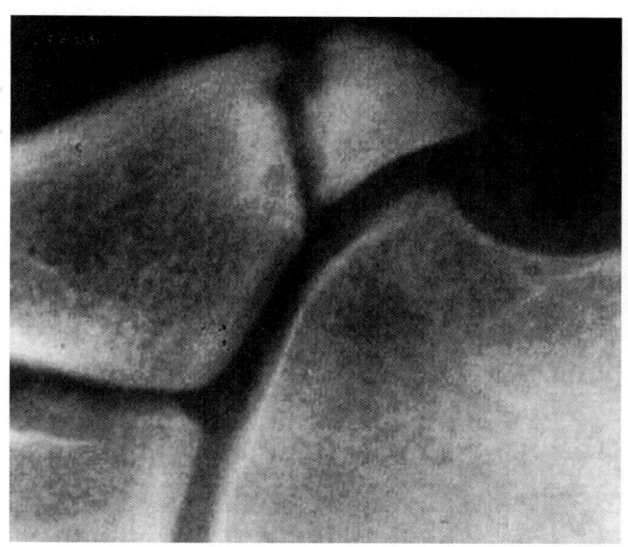

图 3 第 5 跖骨撕脱性骨折

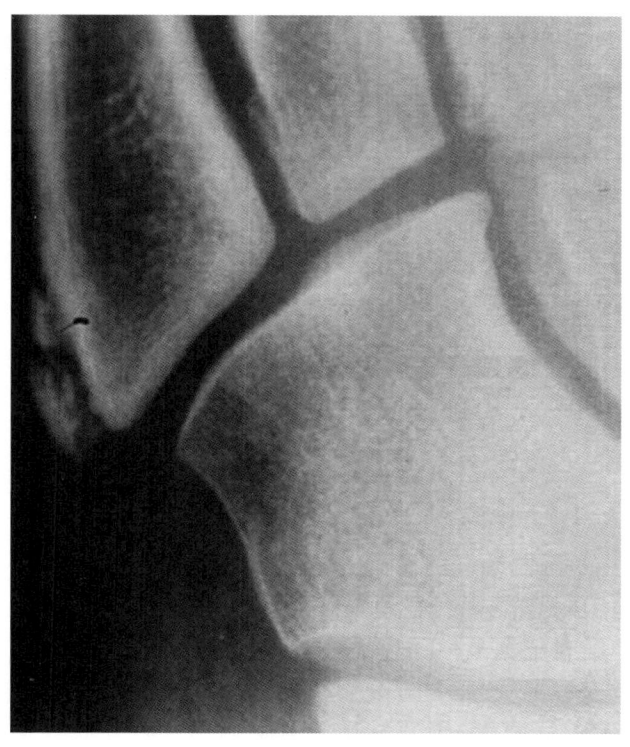

图 2 少年运动员的 Iselin 病

发生

跖骨骨折是市民最主要的运动伤,占骨折病例总数的 16%~23%[6,13,23,35,36,38,42,60],而花样滑冰运动员的发病率为 22%[44]。军人的发病率为 8%~24%,有的报告为 2%~8%[13-15,34,42],低于运动员[11,13-15,18,34,50]的发生率。真正 Jones 骨折的发生率并不明确,因为经常当做基底部或骨干骨折。急性骨折在 21 岁以上的非运动员人群中更多,男女发病率相仿[51],而应力骨折常发生于在 15~21 岁的男性运动员[51]。足部应力性骨折中,约 5% 为第 5 跖骨应力性骨折[37]。

分型

1984 年,Torg 参照 1982 年的舟骨应力性骨折的文章,将 Jones 骨折分为三型。

Ⅰ型:急性骨折,先前无疼痛

Ⅱ型:曾有疼痛的亚急性骨折,可有皮质增厚和髓硬化

Ⅲ型:慢性骨折,骨不愈合明确

治疗

急性或亚急性 Jones 骨折(Torg Ⅱ型)可以通过 6~12 周非负重石膏保守治疗[1,7,9,33,45,51,55]。虽然一些患者需要 3 个月的非负重石膏

[51],但如果患者遵循医嘱,也可以 4 周的非负重石膏+3 周的负重石膏[22]或无石膏治疗[34]。大概 1/4 保守治疗的骨折发生延迟愈合或不愈合[27],因此,即使是急性骨折也可选择手术[7]。1994 年,Josefsson[27]指出,尽管 1/4 患者最终仍会手术治疗,但相对于应力性骨折 50%的手术率,只有 12%的急性骨折患者将手术治疗。职业运动员即便没有明显的症状,也倾向于在早期手术治疗[4]。对于运动员而言,在急性期早期手术治疗是正确的选择[59]。

当骨折出现位移[55]、延迟愈合明显(Torg Ⅲ型)[7,9,27,51,55]或运动员无法接受长达 5 个月[9]的保守治疗[7]时,可采用 4.5mm 空心螺钉[47](图 4)或大块镶嵌植骨[20,40,45,51,58]。螺钉的固定强度应高于步行时的压力[46]。这将使愈合时间缩短一半[9],7~8 周后可返回运动场[47]。当然,并非所有人都赞同采用尽可能粗的髓内螺钉。Shah 等人在 2001 年指出,4.5mm 和 5.5mm 髓内螺钉在模拟骨折病例中并无差异(图 5)[53],而 Kelly 等人于 2001 年提出,6.5mm 髓内螺钉相对于 5mm 螺钉抗拔出强度更好[29]。虽然在弯曲强度方面统计学差异不明显,使用更粗的螺钉,再骨折更少[29]。Husain 和 DeFronzo 在 2002 年通过尸体实验,发现 3.5mm 空心双皮质螺钉的抗负荷能力比髓内固定螺钉更强,尤其当螺钉出口远离骨折线时[25]。髓内螺钉可以门诊手术置入,术后 10 天即可步行、6 周即可跑步、9 周[39,45]或更短的时间内即可比赛[47],而手术失败的原因常常时因为使用的螺钉或骨移植过小,或没有按要求扩髓[16]。2002 年 Larson 报道手术治疗后 6/15 例失败[31]。与 6/7 例没有并发症的相比,1/6 例完全愈合。精英运动员的并发症发生率较高,占失败病例的 83%,只占不愈合病例的 11%。在没有影像学愈合之前完全恢复运动会带来较高的失败率,而螺栓直径与失败率之间的关系并无统计学意义。

Vertullo 在 2004 年分析了由于肌肉牵引造成骨折远端旋转移位的案例[59],他认为手术固定能减少这种并发症[59]。

电极耦合电场[3]或低强度脉冲超声波(LIPU)[5]对症状持续者可能有加快骨折愈合作用。

第 4 跖骨基部骨折

2001 年 6 月,Saxena 等人公布了 5 例可能由前

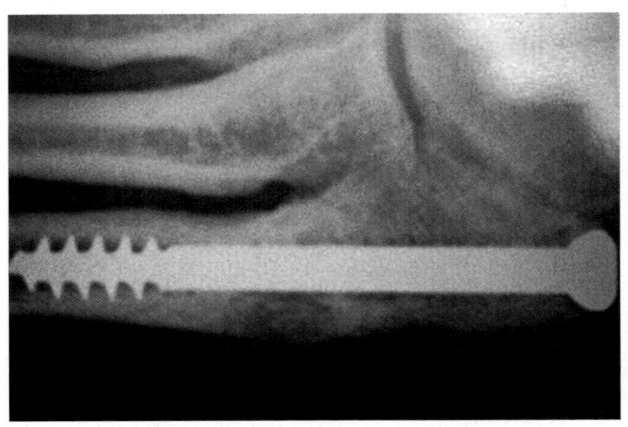

图 4 使用 6.5mm 髓内螺钉治疗的 Jones 骨折病例

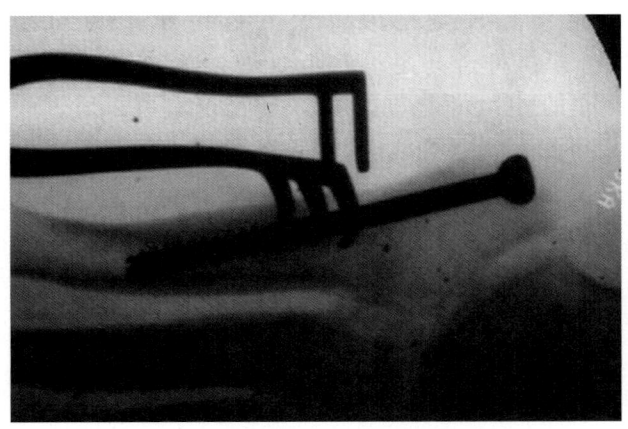

图 5 使用 4.5mm 髓内螺钉治疗的 Jones 骨折病例

足内收导致的第 4 跖骨-干连接处损伤的病例。他们指出其临床表现类似于第 5 跖骨 Jones 骨折:治愈过程漫长、功能恢复时间长达 2~8 个月(图 6)。他们建议不负重石膏制动 3 周后,再有负荷制动 3 周[52]。Hezroni 等人[21]报道了另一组采用 LIPU 疗法而预后良好的病例(Exogen 或 Melmek)。

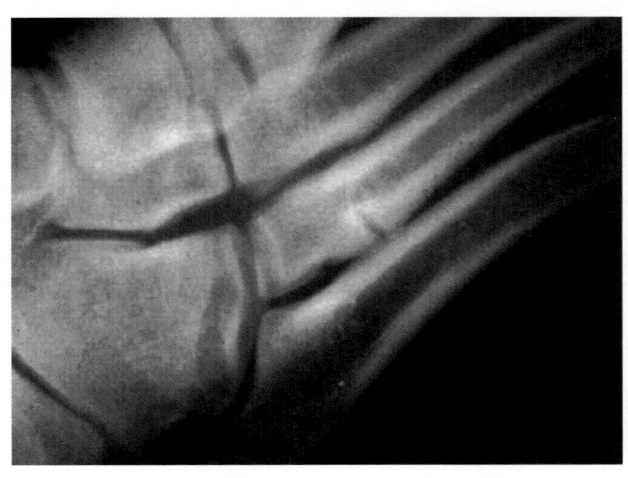

图 6 在参军前自训青年的第四跖骨基部应力性骨折

第四章 Jones 骨折

总结

1902 年 Jones 骨折作为第 5 跖骨基底部远端急性横断骨折而报道。可发生于急性损伤，或曾有应力性骨折的急性损伤或典型无外伤的应力性骨折。

前两种骨折类型都倾向于采用非负重 6～12 星期的保守治疗，用或不用石膏固定。当出现延迟愈合、位移或不愿进行为期 3～6 个月的保守治疗时，可以选择粗髓内螺钉或镶嵌植骨。顶级运动员即使无明显症状也需考虑手术治疗以防急性骨折。手术治疗将使患者在 10 天内行走、6 周内跑步，并在 7～9 周内恢复比赛。

参考文献

1. Acker, J.H., Drez, D.: Non-operative treatment of stress fracture of the proximal shaft for the fifth metatarsal (Jones fracture). Foot Ankle **7**(3), 152 (1986)
2. Anderon, E.G.: Fatigue fractures of the foot. Injury **21**, 275–279 (1990)
3. Benazzo, F., Mosconi, M., Beccarisi, G., et al.: Use of capacitive coupled electric fields in stress fractures in athletes. Clin. Orthop. **310**, 145–149 (1995)
4. Bergfeld, J.: FIMS/ISAKOS Consensus meeting on ankle sprains, Hong Kong, Sep 2004
5. Brand, J.C., Brindle, T., Nyland, J., et al.: Does pulsed low intensity ultrasound allow early return to normal activiites when treating stress fractures? A review of one tarsal navicular and eight tibial stress fractures. Iowa Orthop. J. **19**, 26–30 (1999)
6. Brukner, P., Bradshaw, C., Khan, K., et al.: Stress fractures: a review of 180 cases. Clin. J. Sports Med. **6**(2), 85–89 (1996)
7. Brukner, P., Bennell, K., Matheson, G.: Stress Fractures, pp. 178–181. Blackwell Science, Victoria (1999)
8. Byrd, T.: Jones fracture: relearning an old injury. South Med. J. **85**(7), 748–750 (1992)
9. Clapper, M.F., O'Brien, T.J., Lyons, P.M.: Fractures of the fifth metatarsal. Analysis of a fracture registry. Clin. Orthop. **315**, 238–241 (1995)
10. Dameron, T.B.: Fractures and anatomical variations of the proximal portion of the fifth metatarsal. J. Bone Joint Surg. **57**(A), 788 (1975)
11. Dudelzak, Z.: Stress fractures in military activity. The IDF army centre of physical fitness The Wingate Institute, Natanya, Israel. (1991)
12. Egol, K.A., Frankel, V.H.: Problematic stress fractures. In: Burr, D.B., Milgrom, C. (eds.) Musculoskeletal Fatigue and Stress Fractures, p. 317. CRS Press, London (2001)
13. Friberg, O., Sahi, T.: Clinical biomechanics, diagnosis and treatment of stress fractures in 146 Finnish conscripts. In: Mann, G. (ed.) Sports Injuries: Proceedings of the 3rd Jerusalem Symposium. Freund Publishing House, London (1987)
14. Giladi, M., et al.: Stress Fractures. Publication of the Israel Defence Force Medical Corps (1984)
15. Giladi, M., Ahronson, Z., Stein, M., et al.: Unusual distribution and onset of stress fractures in soliders. Clin. Orthop. **192**, 142–146 (1985)
16. Glasgow, M.T., Naranja, R.J., Glasgow, S.G., et al.: Analysis of failed surgical management of fractures of the base of the fifth metatarsal distal to the tuberosity: the Jones fracture. Foot Ankle Int. **17**(8), 449–457 (1996)
17. Guettler, J.H., Ruskan, G.J., Bytomski, D.O., et al.: Fifth metatarsal stress fracture in elite basketball players: evaluation of forces acting on the fifth metatarsal. American Academy of Orthopedic Surgeons Annual Meeting, 13 Mar 2004. By Internet release, jguettlermd@wideopenwest.com
18. Hallel, T., Amit, S., Segal, D.: Fatigue fractures of the tibial and femoral shaft in soldiers. Clin. Orthop. **118**, 35 (1976)
19. Harmath, C., Demos, T.C., Lomansney, L., Pinzur, M.: Stress fracture of the fifth metatarsal. Orthopedics **24**(2), 111, 204–208 (2001)
20. Hens, J., Martens, M.: Surgical treatment of Jones fractures. Arch. Orthop. Trauma. Surg. **109**(5), 277–279 (1990)
21. Hezroni, I., Mann, G., Dolev, E., Morgenstern, D., Nyska, M.: Base of fourth metatarsal stress fracture: tendency for prolonged healing. Clin. J. Sport Med. **15**(3), 186–188 (2005)
22. Holubec, K.D., Karlin, J.M., Scurran, B.L.: Retrospective study of fifth metatarsal fractures. J. Am. Podiatr. Med. Assoc. **83**(4), 215–222 (1993)
23. Hulkko, A., Orava, S.: Stress fractures in athletes. Int. J. Sports Med. **8**, 221–226 (1987)
24. Hulkko, A., Orava, S., Nikula, P.: Stress fracture of the fifth metatarsal in athletes. Ann. Chir. Gynaecol. **74**, 233–238 (1985)
25. Husain, Z.S., DeFronzo, D.J.: A comparison of bicortical and intramedullary screw fixations of Jones' fractures. J. Foot Ankle Surg. **41**(3), 146–153 (2002)
26. Jones, R.: Fractures for the base of the fifth metatarsal bone by indirect violence. Ann. Surg. **34**, 697–700 (1902)
27. Josefsson, P.O., Karlsson, M., Redlund-Johnell, I., et al.: Jones fracture. Surgical versus non-surgical treatment. Clin. Orthop. **299**, 252–255 (1994)
28. Kavanaugh, J.H., Brower, T.D., Mann, R.V.: The Jones fracture revisited. J. Bone Joint Surg. **60**(A), 776 (1978)
29. Kelly, I.P., Glisson, R.R., Fink, C., et al.: Intramedullary screw fixation of Jones fractures. Foot Ankle Int. **22**(7), 585–589 (2001)
30. Landorf, K.B.: Clarifying proximal diaphyseal fifth metatarsal fractures. The acute fracture versus the stress fracture. J. Am. Podiatr. Med. Assoc. **89**(8), 398–404 (1999)
31. Larson, C.M., Almekinders, L.C., Taft, T.N., et al.: Intramedullary screw fixation of Jones fractures. Analysis of failure. Am. J. Sports Med. **30**(1), 55–60 (2002)
32. Laurich, L.J., Witt, C.S., Zielsdorf, L.M.: Treatment of fractures of the fifth metatarsal bone. J. Foot Surg. **22**, 207 (1983)
33. Lawrence, S.J., Botte, M.J.: Jones fractures and related fractures of the proximal fifth metatarsal. Foot Ankle **14**(6), 358–365 (1993)
34. Mann, G.: Stress fractures. In: Doral, M.N., Leblebicioglu, G., Atay, O.A., Baydar, M.L. (eds.) Sports Injuries. Arthroscopy and Joint Surgery. Current Trends and Concepts. Ankara. pp. 300–320 (2000)
35. Matheson, G.O., Clement, D.B., McKenzie, D.C., et al.: Stress fractures in athletes. A study of 320 cases. Am. J. Sports Med. **15**(1), 46–57 (1987)
36. McBryde, A.M.: Stress fractures in runners. Clin. Sports Med. **4**(4), 737–751 (1985)
37. McBryde, A.M.: Stress fractures of the foot and ankle. In: DeLee, J.C., Drez, D. (eds.) Orthopaedic Sports Medicine, pp. 1970–1977. Saunders, Philadelphia (1996)
38. McKeag, D.B., Dolan, C.: Overuse syndromes of the lower extremity. Phys. Sports Med. **17**, 108–123 (1989)
39. Mindrebo, N., Shelbourne, K.D., Van Meter, C.D., et al.: Outpatient percutaneous screw fixation of the acute Jones fracture. Am. J. Sports Med. **21**(5), 720–723 (1993)
40. O'Shea, M.K., Spak, W., Sant'Anna, S., et al.: Clinical perspective of the treatment of fifth metatarsal fractures. J. Am. Podiatr. Med. Assoc. **85**(9), 473–480 (1995)
41. Orava, A., Hulkko, A.: Delayed unions and non-unions of stress fractures in athletes. Am. J. Sports Med. **16**(4), 378 (1988)
42. Orava, S., Hulkko, A.: A survey of stress fractures in Finnish athletes. In: Mann, G. (ed.) Sports Injuries: Proceedings of the 3rd Jerusalem Symposium. Freund Publishing House, London (1987)
43. Orava, S., Hulkko, A.: treatment of delayed and non-unions of stress fractures in athletes. In: Mann, G. (ed.) Sports Injuries: Proceedings of the 3rd Jerusalem Symposium. Freund Publishing House, London (1987)
44. Pecina, M., Bojanic, I., Dubravcic, S.: Stress fractures in figure skaters. Am. J. Sports Med. **18**(3), 277–279 (1990)
45. Peterson, L., Renstrom, P.: Sports Injuries. Martin Dunitz, the United Kingdom. p. 421 (2001)
46. Pietropaoli, M.P., Wnorowski, D.C., Werner, F.W., et al.:

Intramedullary, screw fixation of Jones fracture: a biomechanical study. Foot Ankle Int. **20**(9), 560–563 (1999)
47. Porter, D.A., Duncan, M., Meyer, S.J.: Fifth metatarsal jones fracture fixation with a 4.5-mm cannulated stainless steel screw in the competitive and recreational athlete: a clinical and radiographic evaluation. Am. J. Sports Med. **33**(5), 726–733 (2005)
48. Portland, G., Kelikian, A., Kodros, S.: Acute surgical management of Jones' fractures. Foot Ankle Int. **24**(11), 829–833 (2003)
49. Roca, J., Roure, F., Fernandez, M., et al.: Stress fractures of the fifth metatarsal. Acta Orthop. Belg. **46**, 630 (1980)
50. Sahi, T. et al.: Epidemiology, etiology and prevention of stress fractures in the Finnish defense forces and the frontier guard. In: Mann, G. (Ed.) Sports Injuries: Proceedings of the 3rd Jerusalem Symposium. Freund Publishing House, London (1987)
51. Sammarco, G.J.: The Jones fracture. Instr. Course Lect. **42**, 201–205 (1993)
52. Saxena, A., Krisdakumtorn, T., Erickson, S.: Proximal fourth metatarsal injuries in athletes: similarity to proximil fifth metatarsal injury. Foot Ankle Int. **22**(7), 603–608 (2001)
53. Shah, S.N., Knoblich, G.O., Lindsey, D.P., et al.: Intramedullary screw fixation of proximal fifth metatarsal fractures: a biomechanical study. Foot Ankle Int. **22**(7), 581–584 (2001)
54. Simkin, A., Leichter, I., Giladi, M., Stein, M., Milgrom, C.: Combined effect of foot arch structure and an orthotic device on stress fractures. Foot Ankle **10**(1), 25–29 (1989)
55. Strayer, S.M., Reece, S.G., Petrizzi, M.J.: Fractures of the proximal fifth metatarsal. Am. Fam. Physician **59**(9), 2516–2522 (1999)
56. Torg, J.S., Pavlov, H., Cooley, L.H., et al.: Stress fracture of the tarsal navicular. A retrospective review of twenty-one cases. J. Bone Joint Surg. **64(A)**, 700 (1982)
57. Torg, J.S., Balduini, F.C., Zelko, R.R., et al.: Fractures of the base of the fifth metatarsal distal to the tuberosity: classification and guidelines for non-surgical and surgical management. J. Bone Joint Surg. **66A**, 209–214 (1984)
58. Traina, S.M., McElhinney, J.P.: Tips of the trade #38. The herbert screw in closed reduction and internal fixation of the Jones fracture. Orthop. Rev. **20**(8), 713, 716–717 (1991)
59. Vertullo, C.J., Glisson, R.R., Nunley, J.A.: Torsional strains in the proximal fifth metatarsal: implications for Jones and stress fracture management. Foot Ankle Int. **25**(9), 650–656 (2004)
60. Warren, R.H., Sullivan, D.: Stress fractures in athletes: recognizing the subtle signs. J. Musculoskelet. Med. **1**(4), 33–36 (1984)

第五章 足舟骨应力性骨折

Gideon Mann, Iftach Hetsroni, Naama Constantini, Eran Dolev, Shay Shabat, Alex Finsterbush, Vidal Barchilon, Omer Mei-Dan, and Meir Nyska

马泽涛 译

内容

介绍	683
病理生理学	684
流行病学	684
诊断	685
分类	685
鉴别诊断	685
急性骨折	687
治疗	687
总结	687
参考文献	688

G. Mann(✉), I. Hetsroni, and M. Nyska Orthopedic
Department, Meir General Hospital, Tsharnichovski st. 59, 44281
Kfar Saba, Israel, The Sackler Faculty of Medicine,
Tel Aviv University, Tel Aviv, Israel, and
The Ribstein Center for Sport Medicine Sciences & Research,
Wingate Institute, Netanya, Israel
e-mail: drmann@regin-med. co. il;
iftachhetsroni@gmail. com; nyska@012. net. il

N. Constantini and A. Finsterbush
Unit of Sports Medicine, Department of Orthopedics,
Hadassah University Hospital, Mount Scopus, Jerusalem, Israel
e-mail: naamacons@gmail. com; aflnster@gmail. com

E. Dolev
Orthopedic Department, Meir General Hospital, Tsharnichovski
st. 59, 44281 Kfar Saba, Israel and
The Ribstein Center for Sport Medicine Sciences & Research,
Wingate Institute, Netanya, Israel

S. Shabat, V. Barchilon, and O. Mei-Dan
Unit of Spine Surgery, Meir General Hospital, Tsharnichovski
st. 59, 44281 Kfar Saba, Israel
e-mail: drshabat@hotmail. com; barchilonvidal@clalit. org. il
e-mail: omer@extremegate. com, omer. mei-dan@clalit. org. il

介绍

足舟骨应力性骨折(图 1a-d)曾被认为相对少见[15]。由于有骨不连以及缺血性坏死[20]的趋势使其在运动医学诊所中不受欢迎[2,5,11,12,17,22,26,36,37,47]。

1982 年 Torg 回顾了 21 例足舟骨应力性骨折[47]。之后 Khan[26]、Kiss[27]、Matheson[33]、

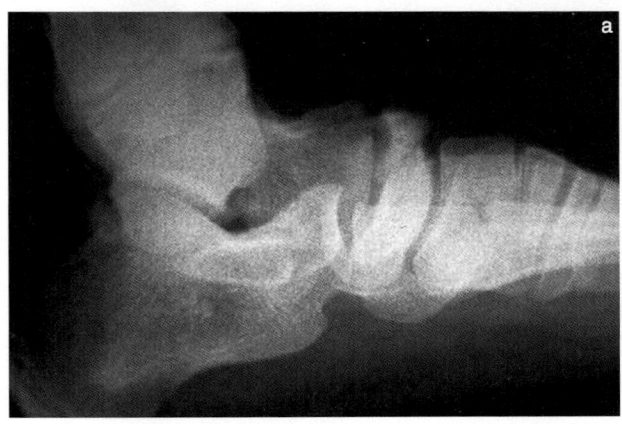

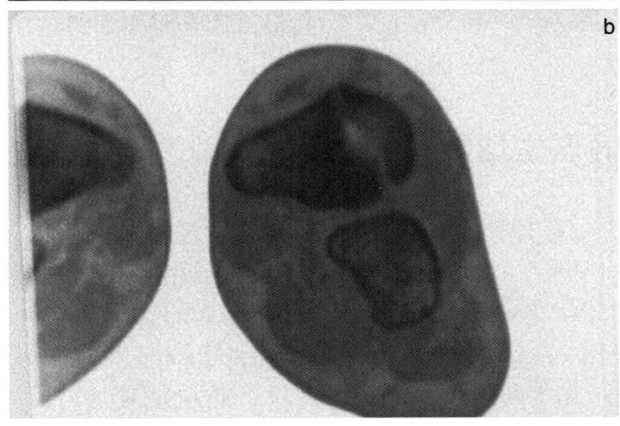

图1 (a)侧位 X 线片显示舟骨应力性骨折并移位。(b-d)舟骨应力性骨折,冠状位与矢状位 CT 扫描

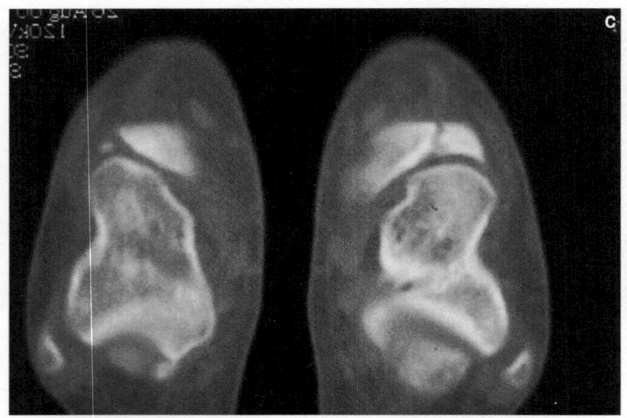
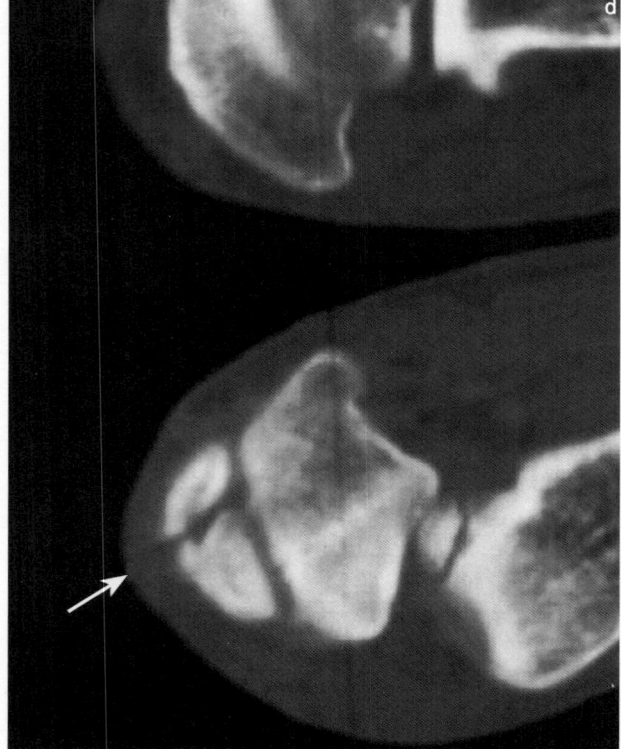

图1(续)

Benazzo[5]和Brukner[8]的报道让人们注意到这种骨折并不是之前人们所认为的那么少见。

病理生理学

足舟骨受到距骨和楔形骨重复地挤压[9,38]。舟骨在矢状面是"弯曲的",第1楔骨从内侧,第2和第3楔骨从外侧将舟骨压向突起的距骨[9,26](图2)。据Agosta和Morarty报道[9],踝背屈减少、第1跖骨短和第2跖骨长可能是原因[47],而与足弓形状无关[46]。距下关节旋前也是一个可能的因素[9]。此处血供较少与其承受挤压耐力下降有关[9,25,50]。骨折常在矢状面[26](图3),包括背侧中1/3的骨质[26,27],96%为部分骨折[27],10%的骨折涉及距骨高度的10%或更少[27]。

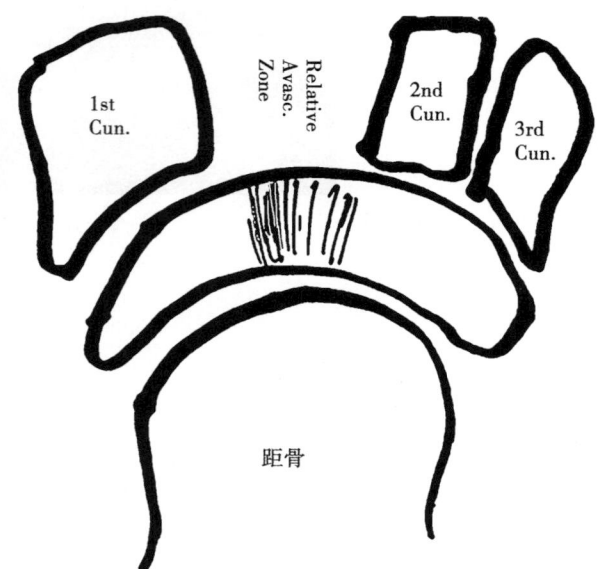

图2 在相对缺血区,舟骨被内侧的第1楔骨和外侧的第2第3楔骨反复挤压到距骨凸起的表面上

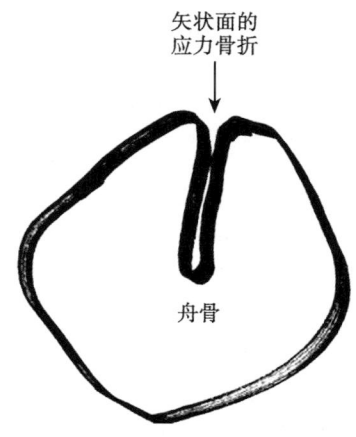

图3 舟状骨矢状面的部分骨折

舟骨骨折常见于运用爆发力的运动员,例如跳跃或冲刺,包括花样滑冰、球类和舞蹈[28,30,43],或者习惯前脚落地的长跑运动员[10,13,17,22,38,49]。

流行病学

2000年Mann对芬兰和以色列军队及以色列边境警察的研究[31]只发现很少的舟骨应力性骨折[32]。在滑冰引起的应力骨折中,22%发生在舟骨

(2/9例)[41]。在运动员中[5,8,19,26,27,33],韩国运动员舟骨应力性骨折占总应力性骨折的3%[19],这一数据在澳大利亚运动员为14.5%[26],澳大利亚田径队为35%[26]。舟骨应力骨折约占足应力骨折的3%[34]。

诊断

在冲刺、长跑或跳跃后发作的深部痛,应怀疑舟骨应力性骨折[1,9,11,12,17,26,29,39]。疼痛可向远端放散至前足内侧或背侧[9,46,47],跛行明显[17,23,46]。

体检发现足背舟骨局部压痛[9,25,26],通常有背屈和距下运动减少[30,43,47]。跳跃会激发疼痛[17]。X线片的灵敏度很低[9,26],如果怀疑背侧撕脱应力性骨折,应拍外侧应力位[38](图4)和平片[40]。X片通常在已有的体位中发现周围关节的变化[9]。Khan用原来的X片只发现14%的骨折[25]。骨扫描时整个舟骨有强烈反应[9,26,45](图5)。合适的CT序列会发现骨折[1,9,26,27,45]。比如轴向1.5mm层厚,冠状3mm层厚[27]。CT是舟骨应力骨折最敏感的检查方法。还能区分核素扫描的应力反应[9],尽管这种骨折的11%不会在原来的CT中发现[27]。MRI通常不用来诊断舟状骨应力骨折,虽然用于随访愈合[23,45]和活动时疼痛[9]比较敏感[3,9]。由于症状模糊以及早期X射线常正常,诊断一般会延迟4~7个月[16,29,39,42,47]。

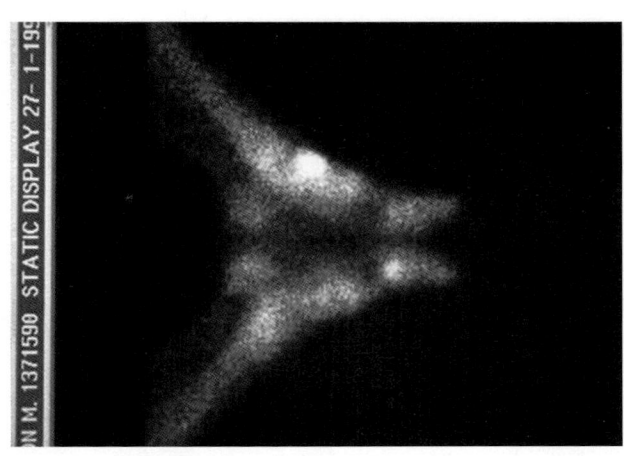

图5 骨扫描显示舟骨高摄取,显示应力性骨折

分类

Kiss分析了55例舟骨应力性骨折的CT表现[27]。78%为线性,9%为线性+碎片,11%为边缘骨折形成小骨。最后一型又由Orava[38]描述为足背三角形骨折(应力撕脱骨折),切除效果好(图6)。

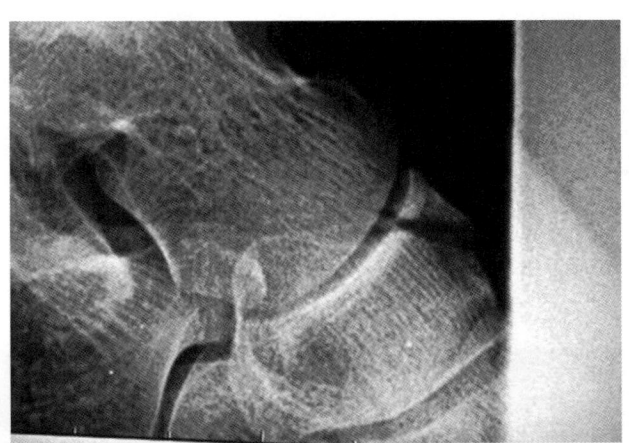

图6 积极运动的中年女性舟骨背部三角形应力骨折

鉴别诊断

在X射线和CT下可观察到二分舟骨[44]时应怀疑骨折。此病疼痛,骨扫描轻微阳性。副舟骨(图7a-d)的骨扫描显示内侧摄取增加而不在背侧,X线片显示副舟骨[9]。骨应力反应时摄取增加而CT正常[9](图5)。应排除难以区别的剥脱性骨软骨炎(OCD)(图8a,b)。

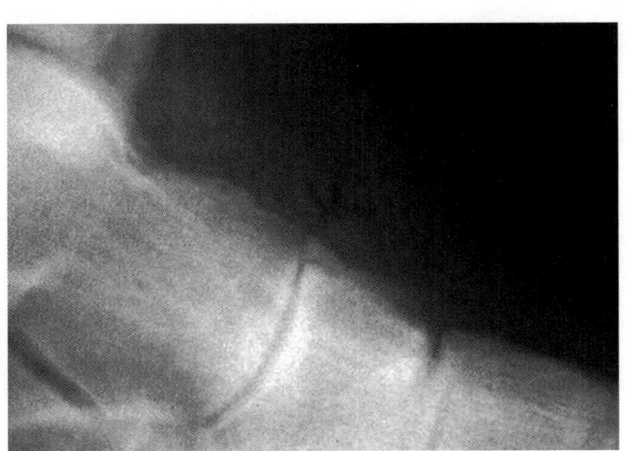

图4 X线片显示舟骨背侧应力性骨折。这位17岁的女舞蹈演员拍片时没有骨折症状

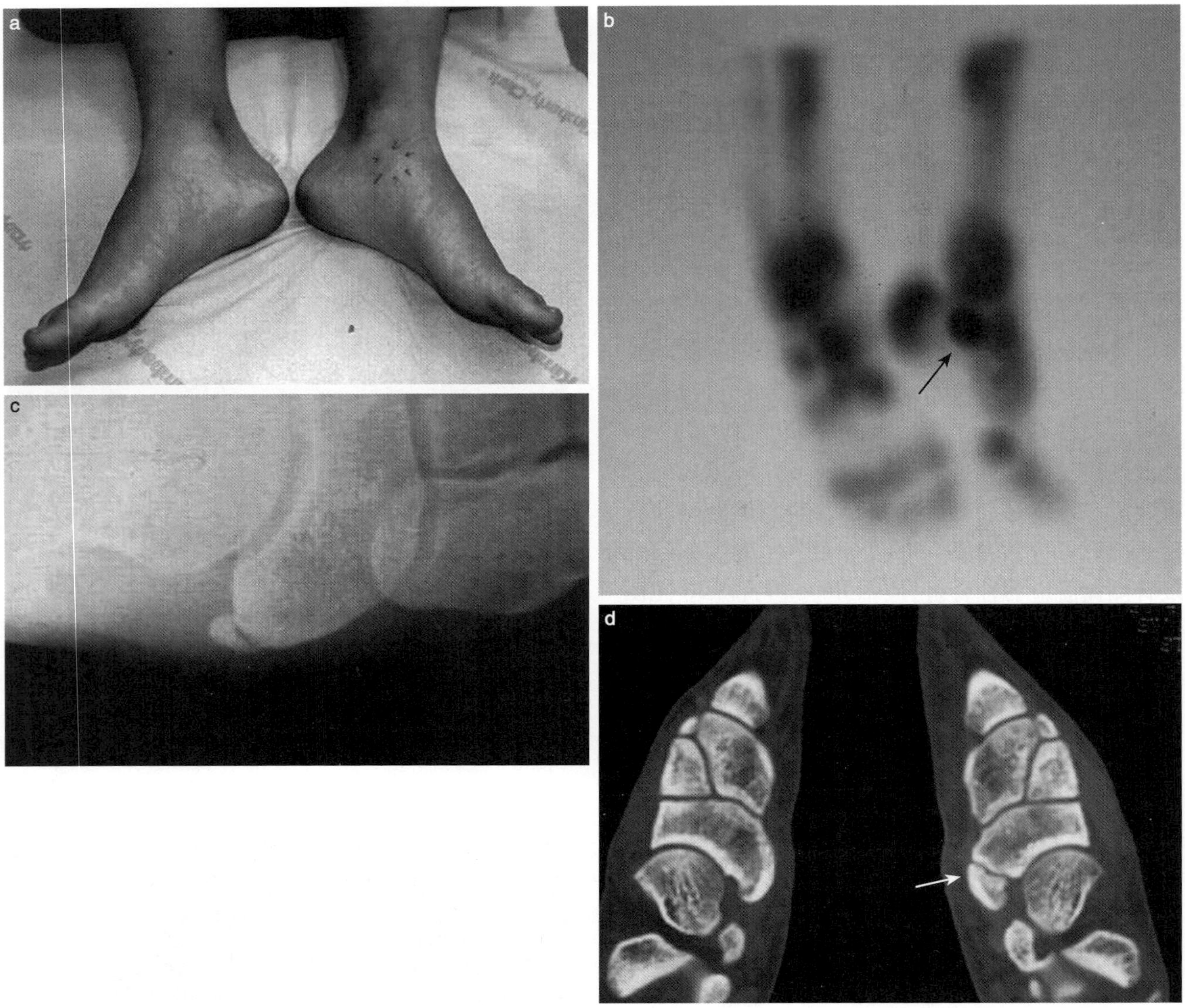

图 7　副舟骨：(a) 足部副舟骨；(b) 骨扫描；(c) X 线片；(d) CT

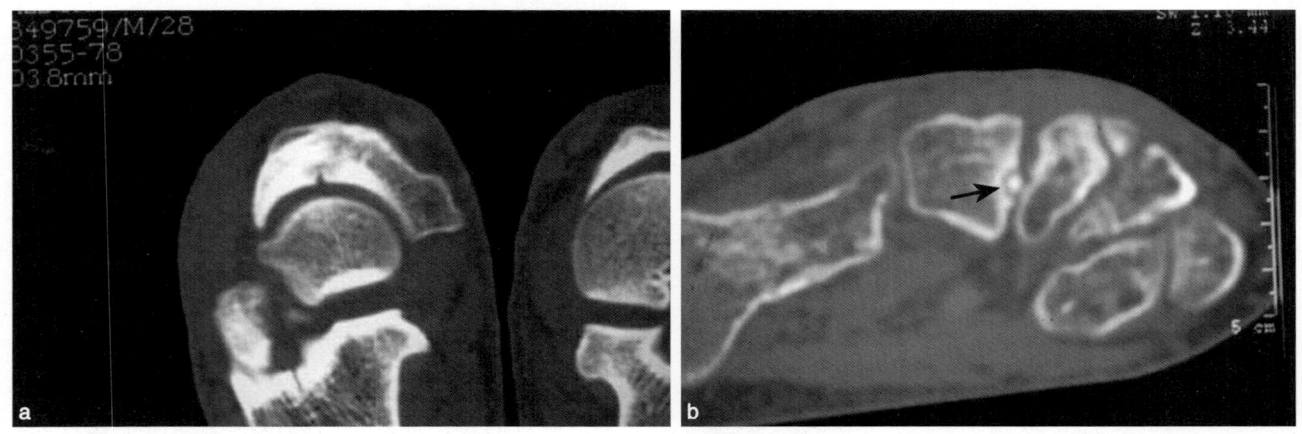

图 8　(a) CT 横断面显示舟状骨应力性骨折。(b) 冠状面 CT 显示舟状骨剥脱性骨软骨炎

所有病例中，尤其是完全骨折病例，应注意鉴别青年和儿童整个舟骨缺血性坏死或 Kienboeck 病[31]。大多数病例需保守治疗。留意各种类型的跗骨联合[31]，它们会使舟骨和其他跗骨承受过多

力量(图9)。

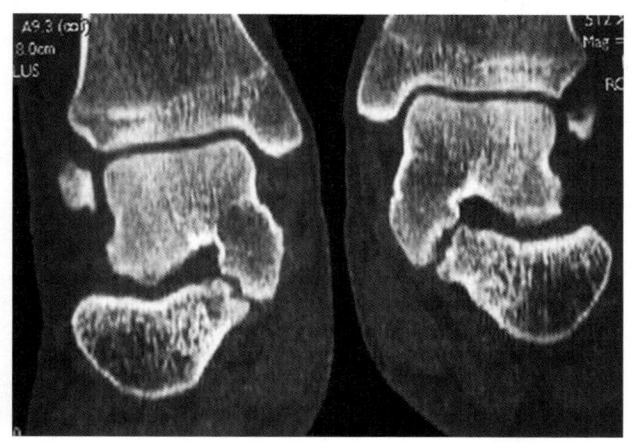

图9 距下联合在跗舟骨上施加过大的压力

急性骨折

应留意少见的急性舟骨骨折[4],如脚伤后持续足中部疼痛时。诊断不明显,常常延迟诊断和治疗[4]。Bartz 和 Marymont 报道了 2 名棒球击球手的急性骨折均诊断延迟[4]。表现比舟状骨应力性骨折更明显。

治疗

Khan 在 1994 年[26]总结了以前舟骨应力性骨折的治疗。"负重休息法"(停止体力活动,有或无负重石膏)的失败率高[17,25,37,47]。尽管症状缓解明显[9,26],但 45 例中只有 24% 愈合。显然,负重使成骨细胞不能连接断端[18,35]。也有报告称 36 例"非负重石膏制动"的治愈率为 89%[9,26]。因此,Khan 建议非负重制动 6 周之后加上 6 周康复[9,26],随访检查活动时疼痛和足背感觉[3,9,26]。其他文章也推荐类似的治疗[5,22]。MRI[3]或 CT 随访可以发现 6 周开始愈合,4 个月完全愈合[27]。所有治疗应辅以适配的矫形器[9]。

通常没有手术必要[22,26,31]。由于往往延迟诊断,患者常选择减少体力活动而不寻求手术等治疗[31]。患者应知道,保守治疗的愈合可能需要 4~6 个月[26,27]。也许低强度脉冲超声[7]或电极耦合电场[6]有用。

对于持续疼痛的骨不连,应选择手术[14,17,22]。Ha 在 1991 报道了 169 个骨折,5 个舟骨骨折都以手术治疗[21]。Hulkko 和 Orava 报道了一组芬兰运动员的相同经验,Orava 在 1993 年提出了与背侧撕脱应力性骨折的类似经验[38]。切开距舟关节定位骨折[9,17],克氏针标记[9],螺钉内固定或者刮除植骨[9]。

总之,对特定病例,如骨不连[24,36]或骨折移位[24],有手术增多的趋势[36]。在 Torg[48]和 Khan[25]之后,Puddu 等人于 1998 年提出了以下治疗指南[43]:

1. 简单的部分骨折和无移位的完全骨折:非负重石膏固定 6~8 周。
2. 移位的完全骨折:按以上治疗,或者手术复位和固定,随后由非负重石膏固定 6 周。
3. 骨折延迟愈合或不愈合:刮病灶、植骨+固定不稳定的骨片(不必尝试复位,因为通常已经纤维愈合)。必须固定而不是清除任何硬化的骨碎片。非负重石膏固定 6~8 周。拍片监视恢复情况(3~6 个月)。
4. 小的背侧横向骨折碎片:去除。
5. 大范围的背侧横向骨折:制动。

距骨背侧的鸟喙样隆起必须清除。

Peterson 和 Renstrom[42]指出手术后再骨折、延迟愈合和骨不连率很高,可能需要多次手术。原始损伤、原有足部异常(如距下关节联合或背屈受限)、手术和制动可能导致伤骨周围的骨关节炎的改变,增加患者和医生的失望,达不到最佳的效果。

总结

尽管军队中报道很少,舟骨应力性骨折在运动员中并不少见。疼痛隐袭、活动时加重、休息时缓解,通常放射到前足。骨扫描摄取强烈,CT 可确诊。绝大多数发生在舟骨背侧中 1/3 部分。应排除缺血性坏死、Kienboeck 病、跗骨联合(尤其是距下联合)、二分舟骨、副舟骨或应力反应。

运动员可能选择退役,而不是继续治疗。"负重休息"似乎无效,建议"非负重石膏制动"6 周,随后为 6 周的康复治疗。随访时注意疼痛和足背感觉,可能需要 CT 或 MRI。预计愈合需要 3~6 个月。有时需要手术治疗,包括螺钉内部固定或刮除植骨术。所有治疗可以借助适配的支具。

手术治疗失败率相对较高,并发症多,手术开始前应告知患者可能达不到最佳结果。

参考文献

1. Alfred, R.H., Belhobek, G., Bergfeld, J.A.: Stress fractures of the tarsal navicular. A case report. Am. J. Sports Med. **20**(6), 766–768 (1992)
2. Anderson, E.G.: Fatigue fractures of the foot. Injury **21**, 275–279 (1990)
3. Ariyoshi, M., Nagata, K., Kubo, M., et al.: MRI monitoring of tarsal navicular stress fracture healing – a case report. Kurume Med. J. **45**(2), 223–225 (1998)
4. Bartz, R.L., Marymont, J.V.: Tarsal navicular fractures in major league baseball players at bat. Foot Ankle Int. **22**(11), 908–910 (2001)
5. Benazzo, F., Barnabei, G., Ferrario, A., et al.: Le Fratture da durata in atletica leggera. Int. J. Sports Med. **14**(1), 51–65 (1992)
6. Benazzo, F., Mosconi, M., Beccarisi, G., et al.: Use of capacitive coupled electric fields in stress fractures in athletes. Clin. Orthop. **310**, 145–149 (1995)
7. Brand, J.C., Brindle, T., Nyland, J., et al.: Does pulsed low intensity ultrasound allow early return to normal activities when treating stress fractures? A review of one tarsal navicular and eight tibial stress fractures. Iowa Orthop. J. **19**, 26–30 (1999)
8. Brukner, P., Bradshaw, C., Khan, K., et al.: Stress fractures: a review of 180 cases. Clin. J. Sports Med. **6**(2), 85–89 (1996)
9. Brukner, P., Bennel, K., Matheson, G.: Stress Fractures, pp. 167–173. Blackwell Science, Victoria (1999)
10. Campbell, G., Warnekros, W.: Tarsal stress fracture in a long distance runner. A case report. J. Am. Podiatr. Assoc. **72**, 532–535 (1983)
11. Coris, E.E., Lombardo, J.A.: Tarsal navicular stress fractures. Am. Fam. Physician **67**(1), 85–90 (2003)
12. Coris, E.E., Kaeding, C.C., Marymont, J.V.: Tarsal navicular stress injuries in athletes. Orthopedics **26**(7), 733–737 (2003); quiz 738–739
13. Davis, A.W., Alexander, I.J.: Problematic fractures and dislocations in the foot and ankle of athletes. Clin. Sports Med. **9**, 163–181 (1990)
14. Egol, K.A., Frankel, V.H.: Problematic stress fractures. In: Burr, D.B., Milgrom, C. (eds) Musculoskeletal Fatigue and Stress Fractures, pp. 314–316. CRS Press, London (2001)
15. Eichenholtz, S.N., Levine, D.B.: Fractures of the tarsal navicular bone. Clin.Orthop. **34**, 142–157 (1964)
16. Ekenman, I.: Physical diagnosis of stress fractures. In: Burr, D.B., Milgrom, C. (eds.) Musculoskeletal Fatigue and Stress Fractures, p. 276. CRS Press, London (2001)
17. Fitch, K.D., Blackwell, J.B., Gilmour, W.N.: Operation for non union of stress fracture of the tarsal navicular. J. Bone Joint Surg. **71**(B), 105–110 (1989)
18. Gordon, T.G., Solar, J.: Tarsal navicular stress fractures. J. Am. Podiatr Med. Assoc. **75**, 363–366 (1985)
19. Ha, K.I., Hahn, S.H., Chung, M., et al.: A clinical study of stress fractures in sports activities. Orthopedics **14**(10), 1089–1095 (1991)
20. Helstad, P.E., Ringstrom, J.B., Erdmann, B.B.: Bilateral stress fractures of the tarsal navicular with associated avascular necrosis in a pole vault. J. Am. Podiatr Med. Assoc. **86**(11), 551–554 (1996)
21. Hulkko, A., Orava, S.: Diagnosis and treatment of delayed and non-union stress fractures in athletes. Ann. Chir. Gynaecol. **80**(2), 177–184 (1991)
22. Hulkko, A., Orava, S., Peltokallio, P., et al.: Stress fracture of the navicular bone. Nine cases in athletes. Acta Orthop. Scand. **56**, 503–505 (1985)
23. Hunter, L.Y.: Stress fracture of the tarsal navicular: more frequent than we realize? Am. J. Sports Med. **9**, 217–218 (1981)
24. Ivanic, G.M., Juranitsch, T., Myerson, M.S., Trnka, H.J.: Stress fractures of the tarsal navicular bone. Causality, diagnosis, therapy, prophylaxis (Article in German). Orthopade **32**(12), 1159–1166 (2003)
25. Khan, K.M., Fuller, P.J., Brukner, P.D., et al.: Outcome of conservative and surgical management of navicular stress fracture in athletes. Am. J. Sports Med. **20**, 657–666 (1992)
26. Khan, K.M., Brukner, P.D., Kearney, C., et al.: Tarsal navicular stress fractures in athletes. Sports Med. **17**(1), 65–76 (1994)
27. Kiss, Z.A., Khan, K.M., Fuller, P.J.: Stress fractures of the tarsal navicular bone: CT findings in 55 cases. Am. J. Roentgenol. **160**, 111–115 (1993)
28. Kroening, P.M., Shelton, M.L.: Stress fractures. Am. J. Roentgenol. **89**, 1281–1286 (1963)
29. Lee, S., Anderson, R.B.: Stress fractures of the tarsal navicular. Foot Ankle Clin. **9**(1), 85–104 (2004)
30. Linz, J., Conti, S., Stone, D.: Foot and ankle injuries. In: Fu, F., Stone, D. (eds.) Sports Injuries, pp. 1152–1153. Lippincott, Williams & Wilkins, Philadelphia (2001)
31. Mann, G.: Stress Fractures. In: Doral, M.N., Leblebicioglu, G., Atay, O.A., Baydar, M.L. (eds.) Sports Injuries. Arthroscopy and Joint Surgery. Current Trends and Concepts. Ankara. pp. 307 (2000)
32. Mann, G., Lowe, J., Matan, Y., et al.: Shoe and insole effect on medical complaints, overuse injuries and stress fractures in infantry recruits – a prospective, randomized study-preliminary results. Proceedings of the Combined Congress of the International Arthroscopy Association and the International Society of the Knee, Hong Kong, May 1995
33. Matheson, G.O., Clement, D.B., McKenzie, D.C., et al.: Stress fractures in athletes: a study of 320 cases. Am. J. Sports Med. **15**, 46–58 (1987)
34. McBryde, A.M.: Stress fractures of the foot and ankle. In: DeLee, J.C., Drez, D. (eds.) Orthopaedic Sports Medicine, pp. 1970–1977. Saunders, Philadelphia (1996)
35. O'Connor, K., Quirk, R., Fricker, P., et al.: Stress fracture of the tarsal navicular bone treated by bone grafting and internal fixation: three cases studies and a literature review. Excel **6**, 16–22 (1990)
36. Orava, S., Hulkko, A.: Treatment of delayed and non unions of stress fractures in athletes. In: Mann, G. (ed.) Sports Injuries: Proceedings of the 3rd Jerusalem Symposium. Freund Publishing House, London (1987)
37. Orava, S., Hulkko, A.: Delayed unions and non unions of stress fractures in athletes. Am. J. Sports Med. **16**(4), 378 (1988)
38. Orava, S., Karpakka, J., Hulkko, A., et al.: Stress avulsion fracture of the tarsal navicular. An uncommon sport related overuse injury. Am. J. Sports Med. **19**(4), 392–395 (1991)
39. Ostlie, D.K., Simons, S.M.: Tarsal navicular stress fracture in a young athlete: case report with clinical, radiologic and pathophysiologic correlations. J. Am. Board Fam. Pract. **14**(5), 381–385 (2001)
40. Pavlov, H., Torg, J.S., Freiberger, R.H.: Tarsal navicular stress fractures: radiographic evaluation. Radiology **148**, 641–645 (1983)
41. Pecina, M., Bojanic, I., Dubravcic, S.: Stress fractures in figure skaters. Am. J. Sports Med. **18**(3), 277–279 (1990)
42. Peterson, L., Renstrom, P.: Sports Injuries, p. 421. Martin Dunitz, London (2001)
43. Puddu, G., Cerulli, G., Selvanetti, A., De-Paulis, F.: Stress fractures. In: Harries, M., Williams, C., Stanish, W.D., Micheli, L.J. (eds.) Oxford Textbook of Sports Medicine, p. 663. Oxford University Press, Oxford (1998)
44. Shawdon, A., Kiss, Z.S., Fuller, P.: The bipartite tarsal navicular bone: radiographic and computed tomography findings. Aust. Radiol. **39**(2), 192–194 (1995)
45. Sizensky, J.A., Marks, R.M.: Imaging of the navicular. Foot Ankle Clin. **9**, 181–209 (2004)
46. Ting, A., King, W., Yocum, L., et al.: Stress fractures of the tarsal navicular in long distance runners. Clin. Sports Med. **7**(1), 89–101 (1988)
47. Torg, J.S., Pavlov, H., Cooley, L.H., et al.: Stress fracture of the tarsal navicular. A retrospective review of twenty-one cases. J. Bone Joint Surg. **64**(A), 700–712 (1982)
48. Torg, J.S., Pavlov, H., Torg, E.: Overuse injuries in sport: the foot. Clin. Sports Med. **6**, 291–320 (1987)
49. Towne, L.C., Blazina, M.E., Cazen, L.N.: Fatigue fracture of the tarsal navicular. J. Bone Joint Surg. **52A**, 376–378 (1970)
50. Waugh, W.: The ossification and vascularization of the tarsal navicular and the relation to Kohler's disease. J. Bone Joint Surg. **40B**, 765–777 (1958)

第六章 籽骨应力性骨折

Gideon Mann, Iftach Hetsroni, Naama Constantini, Eran Dolev, Shay Shabat, Alex Finsterbush, Vidal Barchilon, Omer Mei-Dan, and Meir Nyska

马泽涛 译

内容

介绍	689
病理生理	690
临床表现	690
诊断	690
治疗	691
总结	691
参考文献	692

介绍

"籽骨"一词来源于希腊单词"芝麻",因其与古希腊人用作泻药的芝麻种子相似而得名[4,10](图1)。

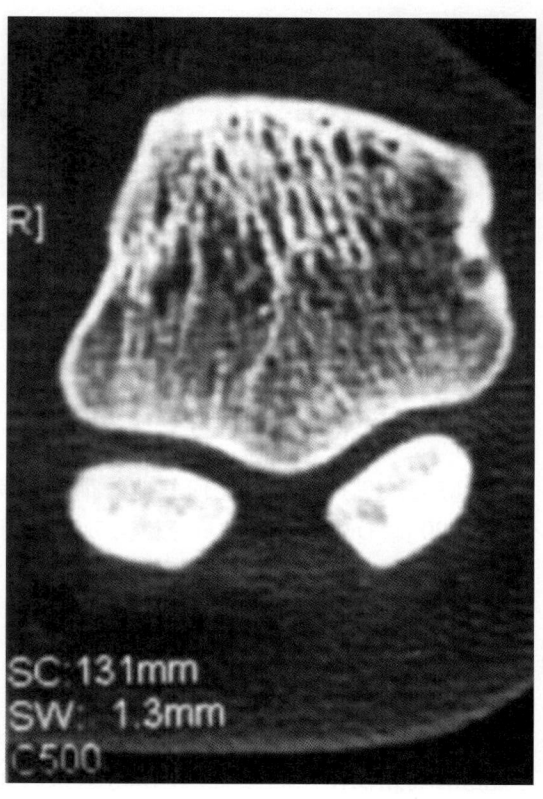

图1 轴位CT显示足踇趾籽骨

籽骨应力性骨折可发生于多种体育运动,如足球、长跑、短跑、舞蹈、篮球、网球和花样滑冰等[7,9,11,16,26]。籽骨损伤可导致无法运动的疼痛[24]。

病理生理

足部应力性骨折中有 5% 发生在籽骨[15]，常见慢性反复牵拉或跌倒直接受压和牵拉[4,13]所致的急性骨折[23]。两个籽骨都可以发生[5,11,18]，但内侧籽骨多见[3,14,23,27]（图 2a-c）。

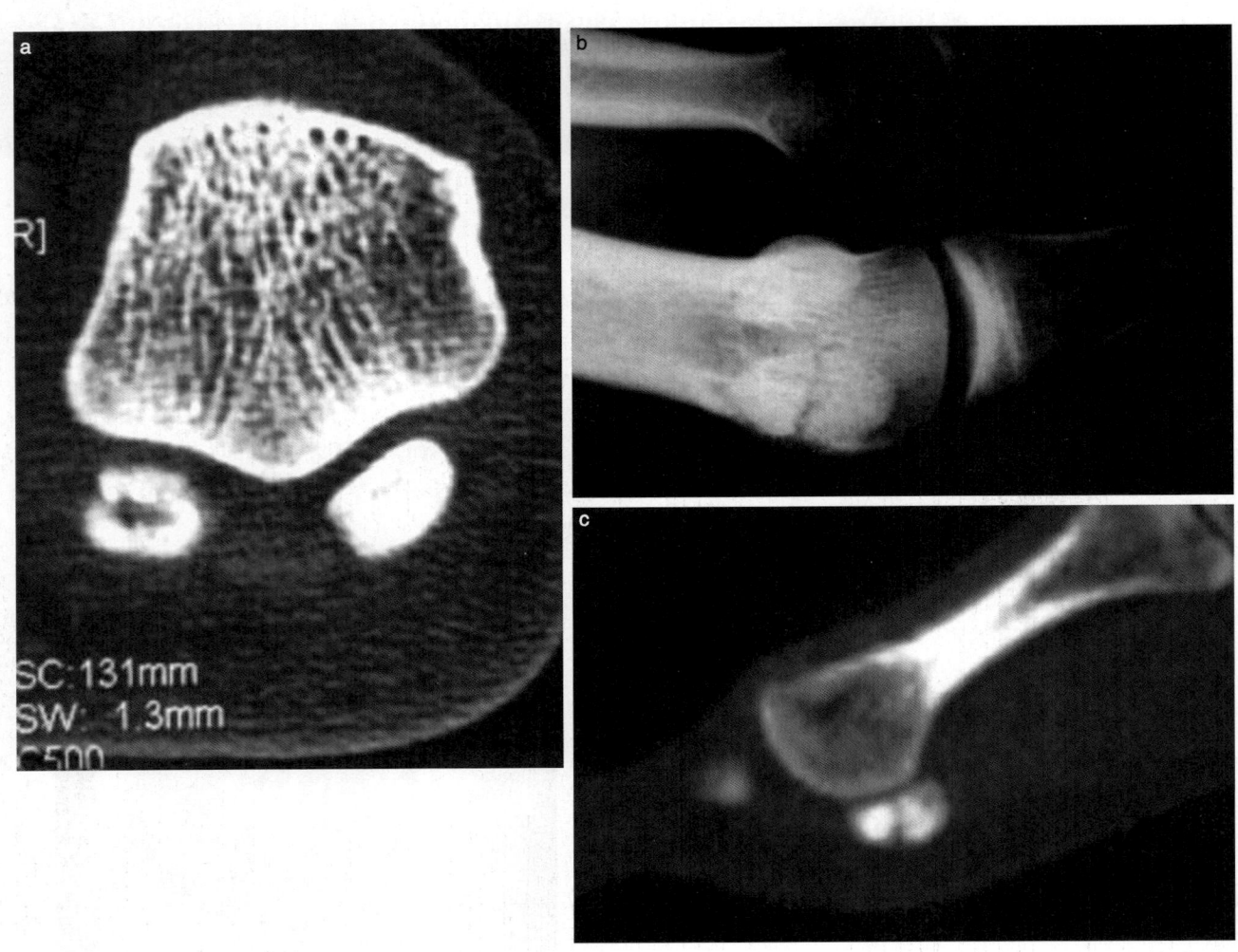

图 2 应力性籽骨骨折：(a)轴位；(b)前后位；(c)侧位

籽骨应力性骨折也许比任何其他骨都更容易发生不愈合[20]。Orava 和 Hulkko 证实 15/37 例不愈合，仅有 10/15 例在改变鞋子和休息后愈合[20]。

临床表现

疼痛发生隐袭、持续时间长、难以定位、运动中或运动后出现并在休息后缓解[13,23]。大踇趾过伸或局部受压疼痛加剧。有时，疼痛剧烈甚至终结患者的运动生涯[24]。

诊断

此类骨折采用前后位、侧位和轴位 X 线片以及骨扫描[3]（图 3）进行诊断，并区分二分籽骨。注意：正常籽骨中 30% 骨扫描有核素增加[6]。如果患者没有受伤前的 X 片证明其籽骨未分离，在 3~6 个月[25]内每 3 周[13]拍 X 片将有利于诊断。CT 可以给出更准确清晰的损伤影像[3]。

断裂的籽骨通常表现为大小相同、质地粗糙的碎片，而二分籽骨边界圆钝大小不等[13]（图 4）。75% 的二分籽骨为双侧[8,12,17]。

骨折线通常为横向，骨质疏松的边缘[4]会随时间增加而变光滑[4]，并出现碎裂。CT[2]、MRI[5]都可用于准确诊断。可并发剥脱性骨软骨炎或骨坏死（图 5）[19]，在 X 线片很难区分二分籽骨和应力性籽骨粉碎骨折（图 6）。

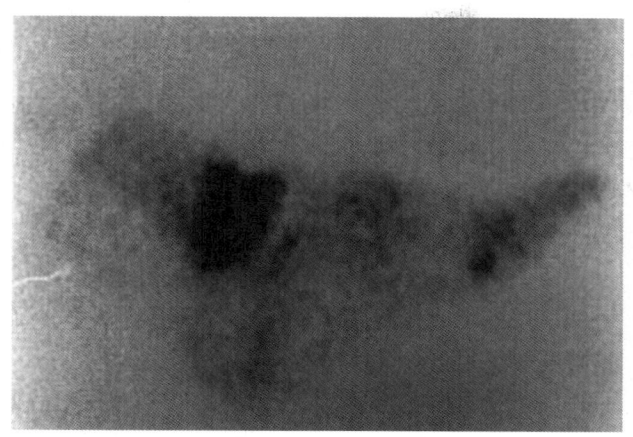

图3 骨扫描显示大踇趾籽骨应力性骨折的高摄取量（与踝部损伤无关）

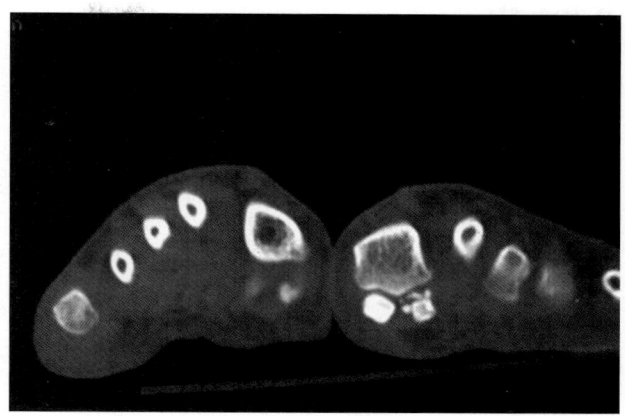

图6 籽骨应力性骨折的碎片

治疗

为避免拇趾背屈，常采用相对积极的治疗，使用骨矫形器、加垫和休息[23]。若症状严重，采取为期6周的带脚底板的石膏，防止拇趾背屈。定期拍片复查[13,15,16]。也有医生建议先进行6周无负重石膏[2,4]，石膏要衬垫合适以减轻籽骨受压。

若症状持续，可以尝试植骨[1]，尽管全部或部分[4,22]切除籽骨更实用[3,11,13,15,23]。通常在术后石膏固定3周[11]后患者即可完全恢复活动。不建议切除两个籽骨[24]。可以使用关节镜刨削刀[24]做内侧籽骨部分切除术[21]。

总结

籽骨应力性骨折源于反复牵拉，通常涉及内侧籽骨。挤压或牵拉（人工草地趾）所致的急性损伤常涉及一个籽骨。疼痛隐袭而长期。临床诊断方法是两个拇趾背屈局部压力增加导致疼痛。X线、骨扫描、不定期的CT和MRI可辅助诊断。需同二分/多分籽骨和软骨软化或骨软骨炎区分（后者在X射线成像中较明显）。籽骨应力性骨折有明显的骨不愈合倾向。骨折确诊后应尽早进行为期6周的支具或石膏治疗防止拇趾背伸。

若临床上或影像学证实骨折不愈合，需采取全部或部分切除籽骨，并进行3周的石膏固定，随后患者可以逐渐恢复运动。在特定病例可以考虑骨移植。

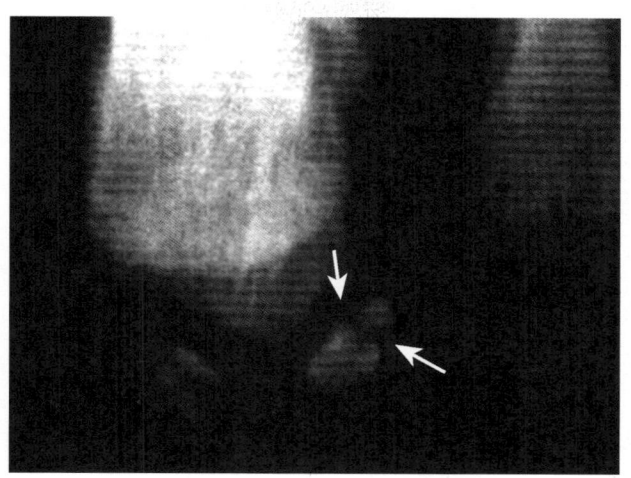

图4 二分籽骨大小不一，边缘圆钝，而图2的应力性籽骨骨折碎片大小相近、边缘粗糙

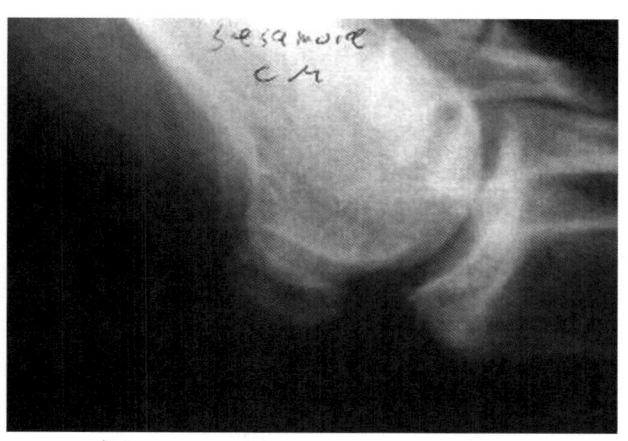

图5 本图很可能为病因不明的骨缺血性坏死

参考文献

1. Anderson, R.B., McBryde, A.M.: Autogenous bone grafting of hallux sesamoid nonunions. Foot Ankle **18**, 293–296 (1997)
2. Biedert, R.: Which investigations are required in stress fracture of the great toe sesamoids? J. Orthop. Trauma. Surg. **112**(2), 94–95 (1993)
3. Biedert, R., Hintermann, B.: Stress fractures of the medial great toe sesamoids in athletes. Foot Ankle Int. **24**(2), 137–141 (2003)
4. Brukner, P., Bennel, K., Matheson, G.: Stress Fractures, pp. 178–183. Blackwell, Victoria (1999)
5. Burton, E.M., Amaker, B.H.: Stress fracture of the great toe sesamoid in a ballerina: MRI appearance. Pediatr. Radiol **24**, 37–38 (1994)
6. Chisin, R., Peyser, A., Milgrom, C.: Bone scintigraphy in the assessment of the hallucal sesamoids. Foot Ankle Int. **16**(5), 291–294 (1995)
7. Davis, A.W., Alexander, I.J.: Problematic fractures and dislocations in the foot and ankle of athletes. Clin. Sports Med. **9**, 163–181 (1990)
8. Golding, C.: Museum pages V: the sesamoids of the hallux. J. Bone Joint Surg. **42B**, 840–843 (1960)
9. Hamilton, W.G.: Foot and ankle injuries in dancers. Clin. Sports Med. **7**, 143–173 (1988)
10. Helal, B.: The great toe sesamoid bones: the lus or lost souls of Ushaia. Clin. Orthop. **157**, 82–87 (1981)
11. Hulkko, A., Orava, S., Pellinen, P., et al.: Stress fractures of the sesamoid bones of the first metatarsophalangeal joint in athletes. Arch. Orthop. Trauma Surg. **104**, 113–117 (1985)
12. Inge, G.A.L., Ferguson, A.B.: Surgery of the sesamoid bones of the great toe. Arch. Surg. **27**, 466–489 (1933)
13. Linz, J., Conti, S., Stone, D.: Foot and ankle injuries. In: Fu, F., Stone, D. (eds.) Sports Injuries, pp. 1152–1153. Lippincott, Williams & Wilkins, Philadelphia (2001)
14. McBryde, A.M.: Stress fractures in runners. In: D'Amrosia, R., Drez, D. (eds.) Prevention and Treatment of Running Injuries, 2nd edn. Slack, Thorofare (1989)
15. McBryde, A.M.: Stress fractures of the foot and ankle. In: DeLee, J.C., Drez, D. (eds.) Orthopaedic Sports Medicine, pp. 1970–1977. Saunders, Philadelphia (1996)
16. McBryde, A.M., Anderson, R.B.: Sesamoid foot problems in the athlete. Clin. Sports Med. **7**, 51–60 (1988)
17. Mann, R.: Surgery of the Foot, 4th edn, pp. 122–125. CV Mosby, St. Louis (1978)
18. Mann, G.: Stress Fractures. In: Doral, M.N., Leblebicioglu, G., Atay, O.A., Baydar, M.L. (eds.) Sports Injuries. Arthroscopy and Joint Surgery. Current Trends and Concepts. Ankara. pp. 300–320 (2000)
19. Orava, S.: Uncommon stress fractures and their treatment principles. Instructional course on stress fractures, ICL no. 19. ISAKOS Congress, Auckland, Mar 2003
20. Orava, S., Hulkko, A.: Delayed unions and nonunions of stress fractures in athletes. Am. J. Sports Med. **16**, 378–382 (1988)
21. Perez-Carro, L., Echevarria-Llata, J.I., Martinez-Agueros, J.A.: Arthroscopic medial bipartite sesamoidectomy of the great toe. Arthroscopy **15**(3), 321–323 (1999)
22. Peterson, L., Renstrom, P.: Sports Injuries, p. 421. Martin Dunitz, London (2001)
23. Puddu, G., Cerulli, G., Selvanetti, A., De-Paulis, F.: Stress fractures. In: Harries, M., Williams, C., Stanish, W.D., Micheli, L.J. (eds.) Oxford Textbook of Sports Medicine, p. 663. Oxford University Press, Oxford (1998)
24. Richardson, E.G.: Hallucal sesamoid pain: causes and surgical treatment. J. Am. Acad. Orthop. Surg. **7**(4), 270–278 (1999)
25. Scranton, P.: Pathologic and anatomic variations in the sesamoids. Foot Ankle **1**, 321–326 (1981)
26. Val Hal, M.E., Keene, J.S., Lange, T.A., Clancy, W.G.: Stress fractures of the great toe sesamoids. Am. J. Sports Med. **10**, 122–128 (1982)
27. Zinman, H., Keret, I., Reis, N.I.: Fractures of the medial sesamoid bone of the hallux. J. Trauma **21**, 581–582 (1981)

第七章 足踝部应力性骨折

Sakari Orava and Janne Sarimo

马泽涛 译

内容

介绍	693
足踝部应力性骨折的症状、特征及其诊断	693
跖骨骨干和跖骨颈部应力性骨折	694
第2、3、4跖骨基底部应力性骨折	695
Jones骨折(第5跖骨)	695
趾骨应力性骨折	697
第一跖趾关节籽骨应力性骨折	697
足舟骨应力性骨折	697
跟骨、距骨应力性骨折	699
足部骨水肿	699
内、外踝应力性骨折	699
参考文献	701

介绍

无论是运动员还是军人,足部应力性骨折最常见[2,8,20],其中跖骨应力性骨折最多。但也有许多种其他不常见的病变,如足、踝部骨病和应力反应。据估计,不同运动员和军人的足踝部应力性骨折发病率为8%~30%[1,2]。在诊断过程中,临床症状引起应力性骨折的怀疑,X线片可确诊并监视其愈合[14,30,31]。足部应力性骨折常常采用保守治疗,祛除致病因素的休息即可取得疗效。这就需要经验和个性化治疗。要分析导致骨折复发的危险因素。例如年轻女性运动员激素失调常常导致骨折愈合慢,同时发生新的应力骨折[2,16]。有证据表明,治疗骨质疏松的药物对应力性骨折的疗效是矛盾的。理论上它们有助于正常人生成新骨和缓解骨痛[28],但是对于健康运动员可能有负面作用[4]。长期不愈并伴有骨痛的慢性应力性骨折有时需要手术治疗[9,11,12]。本文主要介绍了各种骨应力反应、骨病和应力性骨折的症状、临床表现、影像特征、诊断、鉴别诊断以及相应的治疗方法。

以下将集中介绍足、踝部应力性骨折,其中大多数患者只需停止引起症状的运动即可痊愈。一些患者由于治疗不及时转为长期慢性疾病,导致骨愈合期延长,甚至不愈或形成假关节,需要个性化诊疗才能成功。

足踝部应力性骨折的症状、特征及其诊断

应力性骨折的主要症状是运动中或运动后足、踝部深处钝痛,且刚开始难以准确定位。休息几天

S. Orava(✉) and J. Sarimo
Sports Clinic and Sports Trauma Research Center,
NEO Hospital, Joukahaisenk 6,
20580 Turku, Finland
e-mail:sakari. orava@ mehilainen. fi;janne. sarimo@ mehilainen. fi

后,疼痛可消失,但是再次训练症状又重新出现。晚期,疼痛会出现在训练刚开始时,导致训练中止,出现静息痛,局部肿胀、变红和触痛等症状。触诊可发现骨折处痛性包块。脚触地可引发疼痛[2,8,20]。诊断需要患者详细的体育训练史和体检,尤其是发生在肢体远端的骨折[18]。最终确诊需要结合 X 线片。跖骨骨干或跖骨颈远端应力性骨折,在症状出现 2~3 周后即可看到影像异常。跖骨近端、跟骨、距骨和足舟骨的骨折,需要更长时间才能观察到影像异常[2,31]。一些小骨的应力性骨折无法从 X 线片上观察到。同位素(锝99,三相)骨扫描能在早期检测到示踪剂出现在骨折处,甚至在症状出现 1~3 天时[2,8,14]。MRI 也可用于应力性骨折的早期检测。目前 MRI 的应用正在逐渐增多,其灵敏度与骨扫描相当,而且特异性更高[14,31]。CT 扫描可检测骨折处的裂缝、空洞或骨质疏松[12]。早期发现骨应力反应有助于在骨折线或骨痂出现之前及早予以休息,减少冲击训练。这能缩短愈合周期和恢复正常训练的休息期。目前保守疗法除了传统的吊带、夹板、支架、绷带以及挂拐杖零负重处理以外,还包括局部超声波、磁场和冲击波疗法[2,8,32]。但是,许多运动员和新兵习惯了过量运动造成的轻度疼痛和小损伤,其疼痛阈值相对较高,患者常常在心理上忽略症状,不会及早就诊。尤其是 A 型人格的运动员和军人,尽管已经发生骨损伤,仍会忽略疼痛、疲劳和不适。因此在训练或比赛过程中,常常发生完全应力性骨折甚至骨折脱位[1,8,9]。

跖骨骨干和跖骨颈部应力性骨折

1855 年,普鲁士军队外科医生 Breithaupt 首次描述了跖骨应力性骨折,并于 1897 年由 Stechow 拍片证实。1934 年,Parker 首次报告了过度运动造成运动员跖骨应力性骨折[2,8,20]。此后,出现了大量关于这种应力反应的发病率、类型以及部位的文章。第 2、3 跖骨基部固定,最易发生应力性骨折(图1a,b)。弯曲和反复冲击,是跖骨应力性骨折的

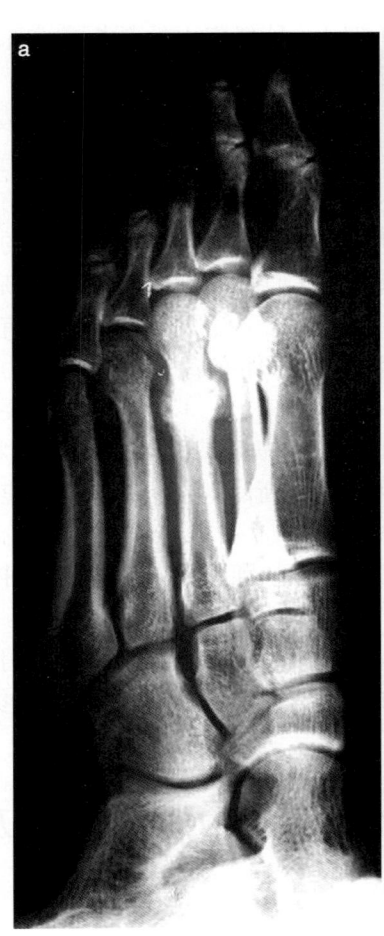
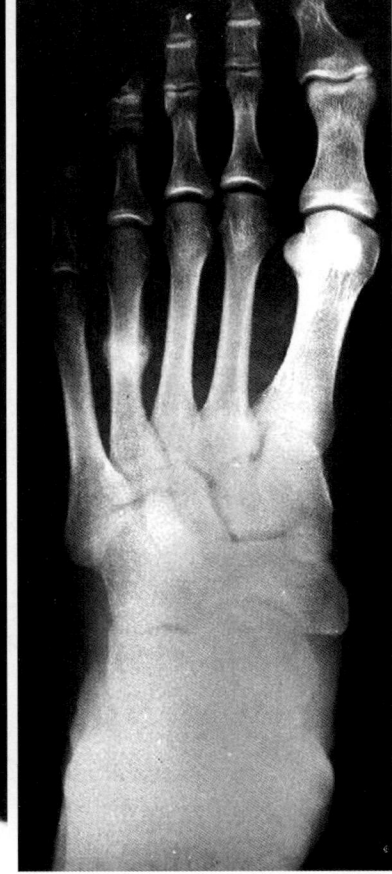
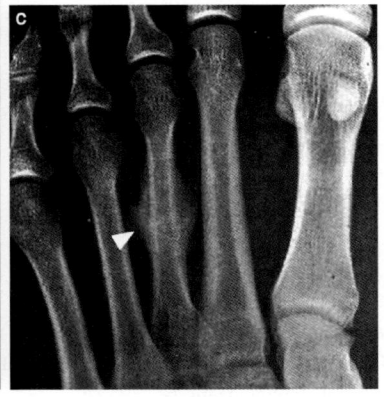

图1 (a)第 3 跖骨颈的应力性骨折;(b)第 3 跖骨干的应力性骨折;(c)第 4 跖骨干的应力性骨折

原因[21]。这种情况也会出现在第4跖骨(图1c),但是较少出现在移动度大的第1、5跖骨骨干[8]。跖骨应力性骨折好发于骨干远端及其颈部。骨折发生后数天,骨痂开始形成,触诊可发现痛性隆起。超声波检查时疼痛会加剧。2~3周后X线片可见骨痂。同位素扫描、CT或MRI可提前诊断[2,31]。有些跖骨应力性骨折不引起疼痛,在不知不觉中自愈。但是如果忽视症状并持续训练,也会出现完全的骨折。跖骨应力性骨折只需停止运动或训练3~4周即可痊愈。应通过X线片监测愈合[1,18]。症状出现4~5周后可逐渐恢复体育锻炼。某些应力性骨折需要较长的治疗期,包括一开始就是或随后发展成为次全或完全骨折的病例[17]。

第2、3、4跖骨基底部应力性骨折

可能由于第2、3、4跖骨基部的相对较牢固,所以应力骨折更靠近端。第2、3跖骨的骨折线贯穿全骨,容易变成慢性骨不连[30]。在第4跖骨基底部,骨折线起于骨干近端的外侧皮质,类似于第5跖骨的Jones骨折[7]。近端应力性骨折应不负重(石膏或支架固定)3周,然后用石膏或硬底鞋部分负重3周。X线片上的牢固愈合需要半年[7]。第2、3跖骨基部的应力性骨折较难愈合,常发生骨折不连(图2)[30]。可用骨折部位钻孔、骨移植和缩短过长的骨(多见于第2、3跖骨)等方法治疗[30]。骨生长刺激因子也已用于第4跖骨基部应力性骨折的治疗。

Jones骨折(第5跖骨)

Robert Jones爵士描述的第5跖骨干骺端近侧骨折为急性骨折。后来,第5跖骨基部骨折被分为3种类型:①急性骨折;②亚急性或"慢性的急性发作";③已形成假关节的慢性骨折。急性近端撕脱性骨折应和Jones骨折相区别。2、3型也属于应力相关骨折,症状常常在骨折很久以前的运动中出现,而1型骨折一般没有前期症状[2,11]。大约25%的Jones骨折会延迟愈合[6,10]。根据临床症状、检查及X线片即可确诊Jones骨折。若骨折延迟愈合或不愈合,会出现骨髓管阻塞、外侧皮质增厚变硬和骨折线硬化等特征。典型的第5跖骨基底部侧面的骨折和骨痂很小。

Jones骨折的保守治疗是非负重石膏制动6~12周,但最终愈合约需6个月,因此手术治疗越来越多[9,10,17]。4.5~6.5mm中空螺纹钉内固定效果不错[11]。但是,20%~30%出现与螺钉相关的失败或并发症[17]。传统的张力带内固定疗效更好,无明显并发症。张力带或螺钉手术成功者术后2~3月即可恢复跑步等各种运动能力。若采用骨移植,愈合期会延长几个月(图3a,b)。

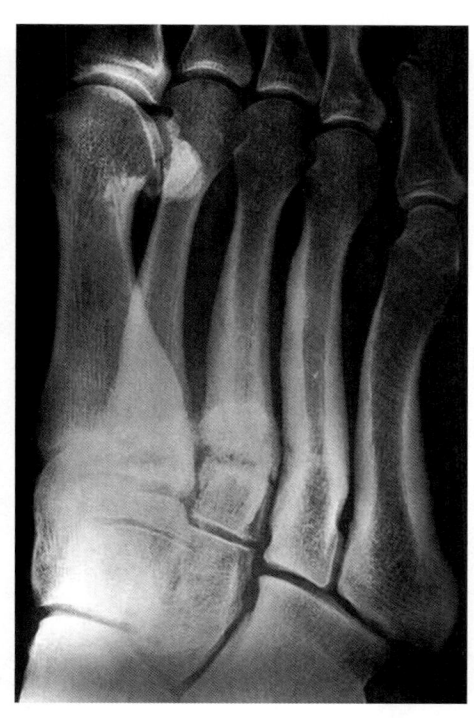

图2　第3跖骨基底的应力性骨折

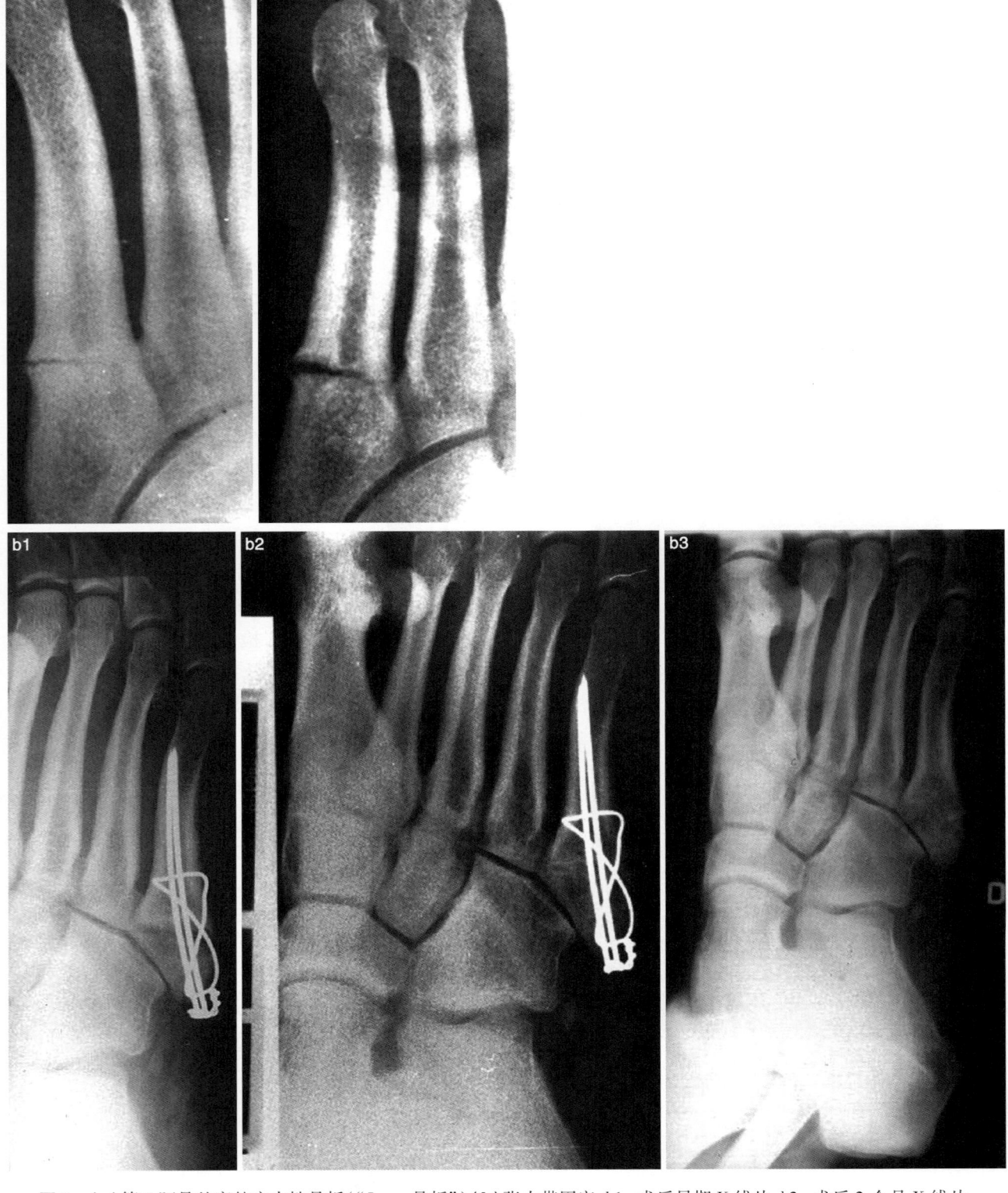

图3 (a)第5跖骨基底的应力性骨折("Jones 骨折")(b)张力带固定:b1. 术后早期 X 线片;b2. 术后 2 个月 X 线片;b3. 骨折手术后 6 个月愈合后去除内固定

趾骨应力性骨折

趾骨应力性骨折罕见,可见于从事耐力跑、越野滑雪、业余运动员、新兵以及球类运动员。患者的趾骨较长并长期穿软鞋[15,25]。趾骨应力性骨折有两种类型:一是近节趾骨骨干,二是拇趾和第2趾的近趾间关节内的内侧角骨折[23]。临床症状和"炎症"相似。因此,如果病史和起始症状不清,需要跟风湿科疾病、痛风、关节病、感染甚至肿瘤相鉴别。常用X线片进行诊断,也可用MRI和骨扫描。愈合需要1~3个月,但趾骨肿胀将持续很长时间。切取骨碎片活检可证实假关节。

第一跖趾关节籽骨应力性骨折

籽骨常常出现在第1跖趾关节,位于屈拇短肌腱内。其他跖趾关节内也可能出现副籽骨。这些籽骨很少出现问题。第一跖趾关节的籽骨可为两块或多块。所以,这些部位的籽骨应力性骨折很难只用X线片和临床症状来诊断[19]。拇趾下的钝痛隐匿,难以定位。常在拇趾重复牵拉屈伸和冲击的运动中及运动后出现疼痛[8,19]。有时第1跖趾关节会肿胀,触诊骨折处会疼痛。除了前后位和侧位X线片,还应拍拇趾最大背屈时的轴切线位片(图4a,b)[8,19]。MRI、CT和骨扫描[8,19,31]较易发现骨折,但仍需对二分或多分籽骨、软骨软化、软骨炎、骨坏死和骨关节病做鉴别[2,19]。籽骨应力性骨折的骨折线为横向的;有时可见多个碎片[8,9]。一开始骨折线细而不规则,以后逐渐变宽,变平滑[2]。籽骨应力性骨折很少骨性愈合;常转为慢性,为身体中最易发生不愈合的骨折[9,19]。籽骨骨折的症状消失较慢,患者数月内不宜进行高强度训练,治疗期常需一年。患者会感到疼痛、不适、无法跑步、行走和跳跃。所以很多运动员选择手术治疗[2,9,22]。可切除全部籽骨,或者如果条件允许可只切除近端籽骨,但是应优先切除损坏或坏死较严重的部分。术后,运动员应选择合适的鞋,并须逐步恢复全面的体育活动。最后愈合约需2~3个月。

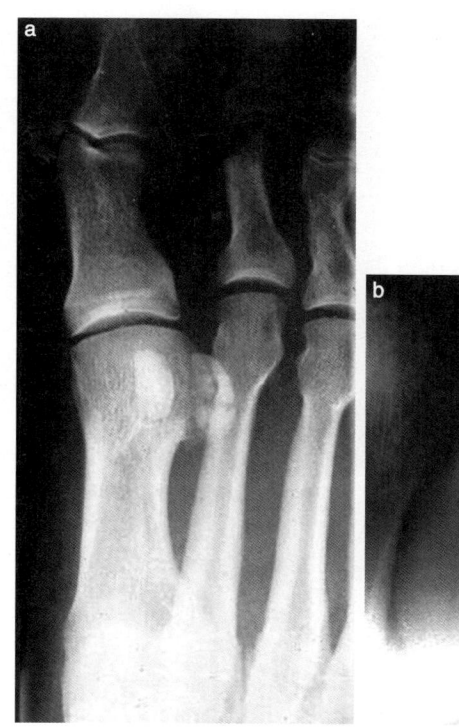
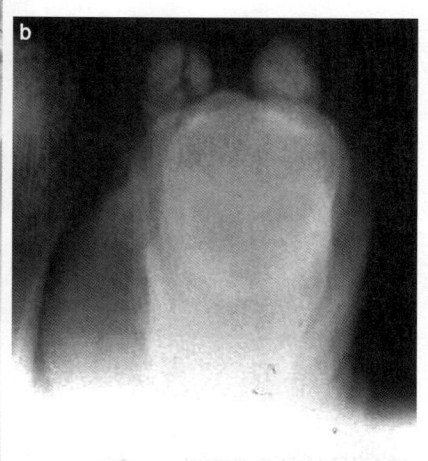

图4 (a)外侧籽骨的应力性骨折;(b)籽骨应力性骨折的切线位片

足舟骨应力性骨折

当我们的踝关节由背屈变成完全跖屈时,沿着距骨远端关节方向的弯曲及压力会对足舟骨产生应力。舟骨中部没有血管,这增加了在跑步和跳跃等运动中发生骨折的风险[8,13]。据20世纪80年代的大宗资料显示,足舟骨应力性骨折占应力性骨折总数的 1%～3%[8,20]。

从那时起,该骨折的发病率一直在上升,最新资料为 10%～35%[1]。在田径运动员中,甚至高达所有应力骨折的 59%,但是在球类运动员中仅为 1%～15%[2,12]。对此目前没有清楚的解释。理论已经从运动员的"更高更重",转向"旋前过度或不足"、运动鞋设计不合理等。尽管这些解释考虑到了内因、外因、生物力学和心理等诸多因素,但都缺乏足够的数据支持[1,13]。足舟骨骨折常发生不愈合或移位等并发症(图 5a)。常常诊断不及时。在出现跗骨间弥漫性疼痛症状的 2～3 个月后,X 线片还看不到骨折。同位素骨扫描和 MRI 可较早检测出骨折。而 CT 是判断骨折类型和骨折线的最好方法[12]。保守疗法为非负重石膏 6～8 周。如果发生骨移位或骨折线清晰可见,保守疗法时间长而不确定。此时手术是最佳选择[5,13,22]。可用两枚平行的加压螺钉或可吸收棒固定(图 5b)。术后 2 个月即可发生骨性愈合,我们现在术后不再使用石膏,而使用硬底鞋,保证 6 周内不抬起脚趾。

足舟骨应力性骨折的一种特殊类型为上部近侧角的"应力性撕脱骨折"(图 5c,d)[9,24]。该类型最常见于跳远和三级跳运动员。原因是舟骨压向距骨,导致舟骨上角的三角骨折片脱落。骨折片中部一般宽 1～2cm。骨折片会随时间变圆变光滑,症状可随之消失。侧位片可发现该类骨折,同位素骨扫描和 MRI 时,撕裂处显示有高信号点[31]。这些检查也有利于鉴别多余骨或副骨或舟骨小骨。停止跳

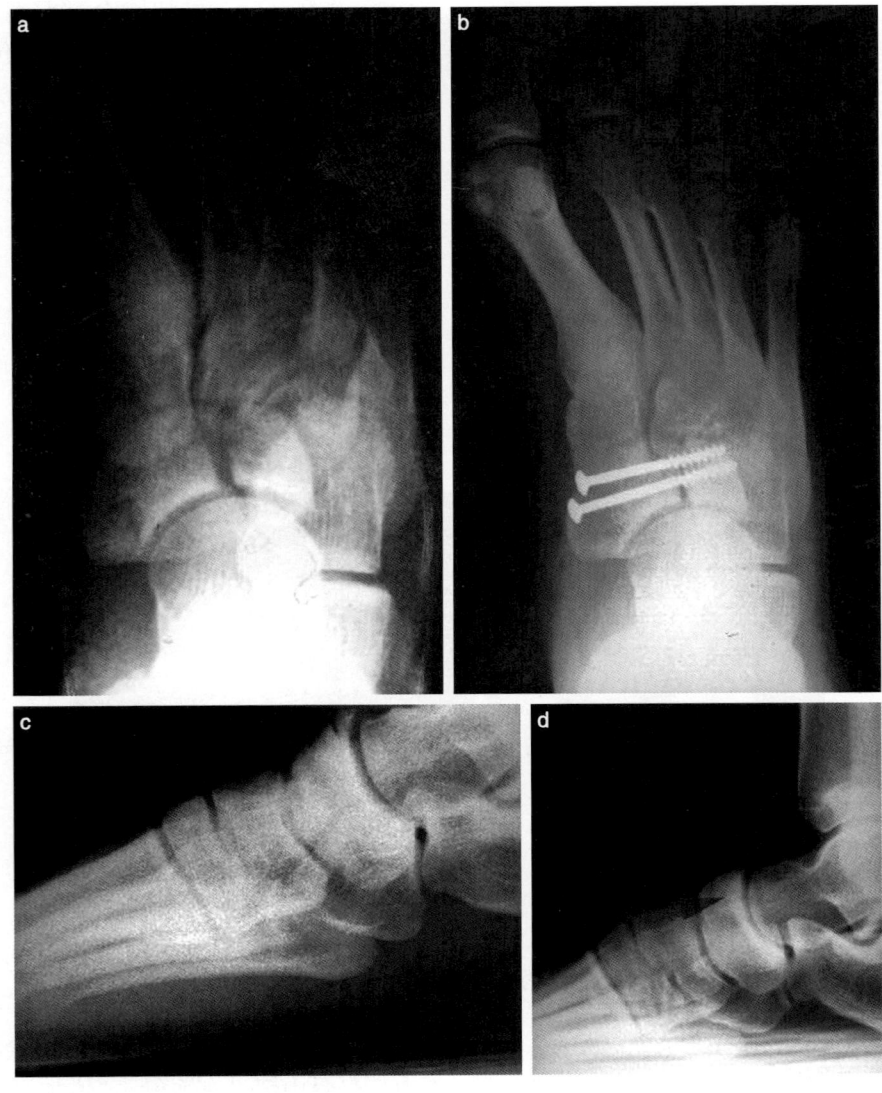

图 5 (a)跗舟骨应力性骨折分离;(b)螺丝固定舟骨应力性骨折;(c)舟骨上部"应力撕脱"骨折;(d)舟骨上角的应力性骨折

跃等高强度训练数周后,撕脱骨片可重新融合或分离而症状消退。但是由于治疗耗时长、疼痛和妨碍训练等原因,常常手术取出骨折片[24]。有时,距骨角也会受到影响,被压碎或形成骨折片。

跟骨、距骨应力性骨折

跟骨应力性骨折首先见于新兵,也见于体力活动较多的年轻人和跑步爱好者[2],在身体状态较好的运动员中极为少见。典型的跟骨应力性骨折的X线表现是位于跟骨远端的内骨痂硬化。同位素骨扫描和MRI能较早且更清晰地发现骨折[14,31]。停止冲击训练4周骨折即可愈合。有时愈合延迟,或骨愈合后仍有疼痛,需要双倍停训时间。另一种是跟骨外侧柱应力性骨折,常见于从事耐力运动项目的运动员。跟骨应力性骨折很少需要手术治疗。在一些延迟愈合的病例中,我们运用了钻孔法治疗,尤其是对跟骨外侧突应力骨折[27]。

距骨应力性骨折有两种类型。"真"应力性骨折多发于距骨前颈部,症状出现约4周后X线片可见骨内骨痂硬块[8]。另一种类型是过度使用导致的骨病或骨坏死,可见于关节面下方、关节外侧角和内侧角以及与舟骨接触的距骨前部。这类应力反应疼痛持续时间长,常导致慢性症状、骨关节病并终止运动生涯。在用X线片、同位素骨扫描或MRI确诊之后,必须给予非负重石膏,并随时监测坏死部位是否扩展。钻孔、骨折片固定、去除病变和坏死骨及软骨等手术可加快愈合过程[27]。术后应继续不负重,但应多进行踝关节运动以保持软骨厚度。1个月后可部分负重,2个月后可正常负重。

足部骨水肿

骨内水肿,也称骨挫伤或骨挤压伤,是由于突然的冲击、踝关节扭曲或更常见的长期过度使用,导致的松质骨损伤。弥漫性钝痛可出现在训练期中、运动后及休息时。患者足部弥漫性肿大,触诊或过度扭转及活动时会引起疼痛。突然的冲击,比如晨起第一步,会感到疼痛。经过几天休息,症状会消失,患者若此时重新开始训练会导致症状加重[14,27,31]。X线片通常看不到异常。这常导致误诊为软组织劳损而无效地治疗。同位素扫描不确切,但MRI可清楚显示骨水肿。无骨折线。骨水肿可发生于第2、3、4跖骨近端、楔状骨、骰骨、距骨以及跟骨等处。即使症状出现后较早进行MRI检查,也不能避免发展成为应力性骨折。慢性骨水肿不会像单纯应力骨折一样愈合,患者在减少或停止训练后仍会感到疼痛。骨髓水肿的治疗重点是改善局部血液循环,如超声波、电疗法或按摩。我们应用过体外冲击波疗法(ESWT)和间歇充气加压装置进行治疗,有时有效。对保守治疗无效的患者,可进行开放式或经皮钻孔降低骨内压,疗效较好[27,30]。钻孔后6~8周可恢复跑步等正常训练。

内、外踝应力性骨折

外踝应力性骨折一般发生在韧带联合处,常位于胫腓联合近端或前后,有时也发生在远侧。该处应力性骨折曾称作"溜冰者骨折"或"跑步者骨折"[2,8]。病因是运动鞋质量差或足部生理构造缺陷导致体育运动时足踝部外翻,也可能有踝关节过度外旋。骨折处钝痛,症状出现3周后X线片可发现骨折,同位素骨扫描和MRI可用于较早诊断(图6a)[31]。可触到骨痂形成的包块。治疗方法为停止体育锻炼4~6周,提高运动鞋的质量,纠正足部生理构造缺陷。

内踝应力性骨折很少见,多发于进行大量跑步和跳跃训练的运动员。由于距骨前宽后窄。当踝关节背屈时,外侧胫腓联合有一定弹性,距骨撞击内踝,长期撞击反复变形,最终可造成应力性骨折。骨折线几乎垂直,从胫骨和内踝的连接处开始。X线片很少可见骨折线,因为患病运动员来检查时骨折常常已经移位[3,26]。他们常常已在训练中忍受了数周的钝痛,可能休息一段时间又重新开始训练,最终造成骨折。当怀疑为内踝应力性骨折时,应进行MRI、CT或同位素骨扫描(图6b)。前两种手段检测效果最好,它们可显示出垂直于内踝的裂隙,即骨折线。只有当骨折不出现裂缝时才宜于采用非手术治疗。用或不用石膏固定均可,但应让足部略跖屈2~3个月。对于慢性、裂隙或脱位的骨折,建议手术治疗,两枚平行加压螺钉即可(图6c)。术后挂拐2周,足部略呈马蹄足,且不负重2个月后,可恢复正常训练[3,26]。

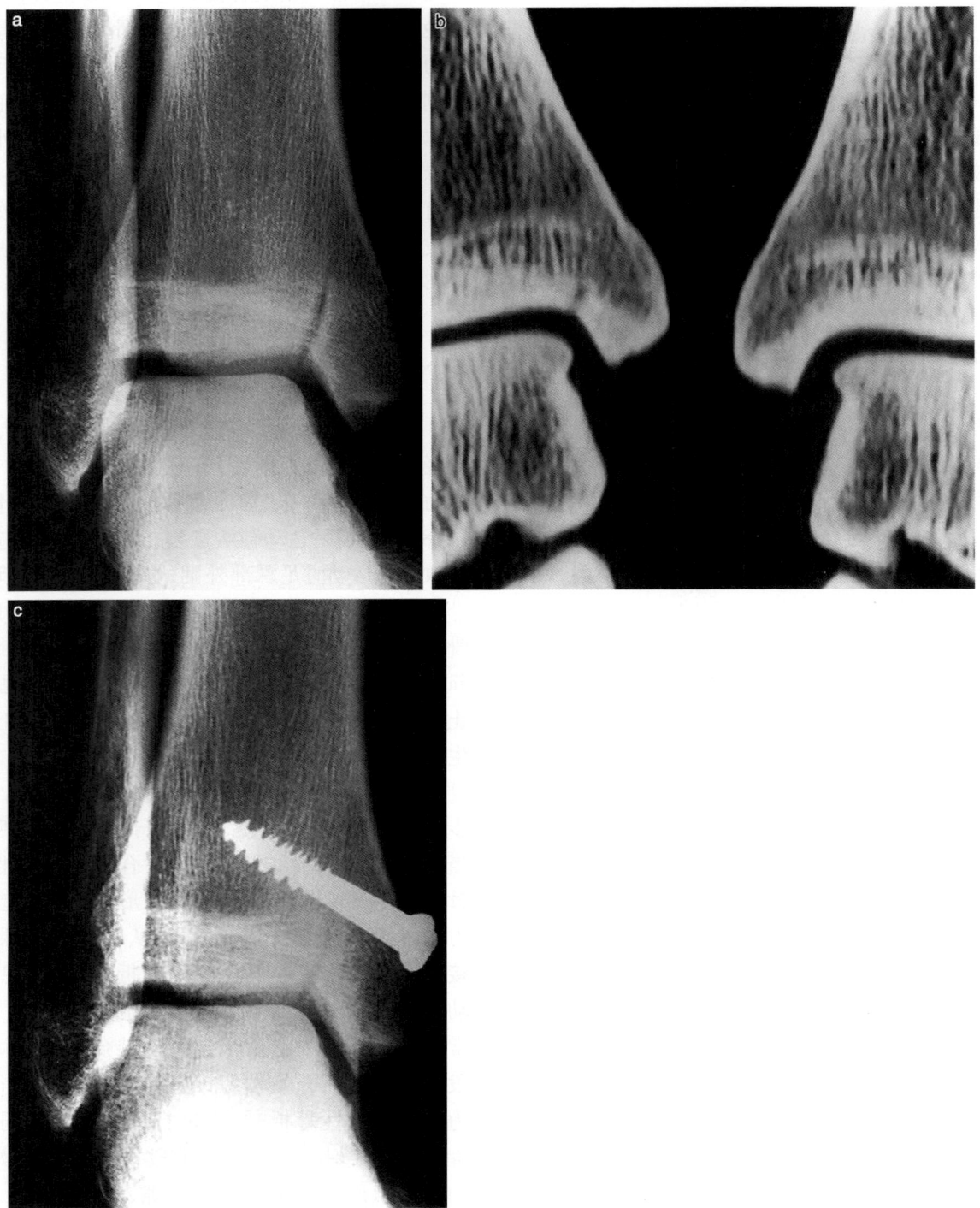

图6 (a)内踝应力性骨折的X光片;(b)内踝应力性骨折的CT扫描;(c)内踝应力性骨折的螺钉固定

参考文献

1. Bennell, K.L., Malcolm, S.A., Thomas, S.A., Wark, D.J., Brukner, P.D.: The incidence and distribution of stress fractures in competitive track and field athletes. A twelve-month prospective study. Am. J. Sports Med. **24**, 211–217 (1996)
2. Brukner, P., Benell, K., Matheson, G.: Stress Fractures. Blackwell Science, London (1999)
3. Clare, D.J.: Stress fractures of the ankle in the athlete. Ortho. Tech. Sports Med. **9**, 32–37 (2001)
4. Ekenman, I.: Do not use biphosphonates without scientific evidence, neither in treatment nor prophylactic, in the treatment of stress fractures. Knee Surg. Sports Trauma Arthrosc. **17**, 433–434 (2009)
5. Fitch, K.D., Blackwell, J.B., Gilmour, W.N.: Operation for non-union of stress fracture of the tarsal navicuar. J. Bone Joint Surg. **71**, 105–110 (1989)
6. Glasgow, M.T., Naranja, R.J., Glasgow, S.G., et al.: Analysis of failed surgical management of fractures of the base of the fifth metatarsal distal to tuberosity: the Jones fracture. Foot Ankle **17**, 449–457 (1996)
7. Hetsroni, I.: Base of fourth metatarsal stress fracture: tendency for prolonged healing. 6th Biennial ISAKOS Congress, Florence (2007)
8. Hulkko, A.: Stress fractures in athletes. A clinical study of 368 cases. Dissertation, Acta Universitatis Ouluensis, Series D: Medica 169, University of Oulu, Finland (1988)
9. Hulkko, A., Orava, S.: Diagnosis and treatment of delayed and non-union stress fractures in athletes. Ann. Chir. Gynaecol. **80**, 177–184 (1991)
10. Josefsson, P.O., Karlsson, M., Redlund-Johnell, I., et al.: Jones fracture. Surgical versus nonsurgical treatment. Clin. Orthop. **299**, 252–255 (1994)
11. Kelly, I.P., Glisson, R.R., Fink, C., et al.: Intramedullary screw fixation of Jones fractures. Foot Ankle Int. **22**, 585–589 (2001)
12. Khan, K.M., Fuller, P.J., Brukner, P.D., et al.: Outcome of conservative and surgical management of navicular stress fracture in athletes. Am. J. Sports Med. **20**, 657–666 (1992)
13. Khan, K.M., Brukner, P.D., Kearney, C., et al.: Tarsal navicular stress fracture in athletes. Sports Med. **17**, 65–76 (1994)
14. Kiuru, M.J., Niva, M., Reponen, A., et al.: Bone stress injuries in asymptomatic elite recruits: a clinical and magnetic resonance imaging study. Am. J. Sports Med. **33**, 272–276 (2005)
15. Kiyoshi, Y., Kameyama, Y.: Relationship between stress fractures of the proimal phalanx of the great toe and hallux valgus. Am. J. Sports Med. **32**, 1032–1034 (2004)
16. Korpelainen, R., Orava, S., Karpakka, J., et al.: Risk factors for recurrent stress fractures in athletes. Am. J. Sports Med. **29**, 304–310 (2001)
17. Larson, C.M., Almekinders, L.C., Taft, T.N., et al.: Intramedullary screw fixation of Jones' fractures. Analysis of failure. Am. J. Sports Med. **30**, 55–60 (2002)
18. Maitra, R.S., Johnson, D.L.: Stress fractures. Clinical history and physical examination. Clin. Sports Med. **16**, 259–274 (1997)
19. Mann, G.: Sesamoid stress fractures. 6th Biennial ISAKOS Congress, Florence (2007)
20. Matheson, G.O., Clement, D.B., McKenzie, D.C., et al.: Stress fractures in athletes. A study of 320 cases. Am. J. Sports Med. **15**, 46–58 (1987)
21. Milgrom, C., Finestone, A., Sharkey, N., et al.: Metatarsal strains are sufficient to cause fatigue fracture during cyclic overloading. Foot Ankle Int. **23**, 230–235 (2002)
22. Orava, S., Hulkko, A.: Delayed unions and non-unions of stress fractures in athletes. Am. J. Sports Med. **16**, 378–382 (1988)
23. Orava, S., Weitz, H., Hulkko, A., et al.: Intra-articular stress fracture of the proximal phalanx of the great toe in athletes. Clin. J. Sports Med. **1**, 105–107 (1989)
24. Orava, S., Karpakka, J., Hulkko, A., et al.: Stress avulsion fracture of the tarsal navicular. An uncommon sports-related overuse injury. Am. J. Sports Med. **19**, 392–395 (1991)
25. Orava, S., Hulkko, A., Taimela, S., et al.: Stress fractures of the toe bones in athletes and military recruits. Isr. J. Sports Med. **8**, 151–153 (1994)
26. Orava, S., Taimela, S., Karpakka, J., et al.: Stress fracture of the medial malleolus. J. Bone Joint Surg. **77-A**, 362–365 (1995)
27. Orava, S., Sarimo, J., Heikkilä, J., et al.: Drilling of chronic posttraumatic and overuse osteopathies in athletes. The 8th Scandinavian Congress of Medicine and Science in Sports, Vierumäki (2006)
28. Ringe, D.J., Body, J.J.: A review of bone pain relief with ibandronate and other biphosphonates in disorders of increased bone turnover. Clin. Exp. Rheumatol. **25**, 766–774 (2007)
29. Sarimo, J., Rantanen, J., Orava, S., et al.: Tension – band wiring for fractures of the fifth metatarsal located in the junction of the proximal metaphysis and diaphysis. Am. J. Sports Med. **34**, 476–480 (2006)
30. Sarimo, J., Orava, S., Alanen, J.: Operative treatment of stress fractures of the proximal second metatarsal. Scand. J. Med. Sci. Sports **17**, 383–386 (2007)
31. Spitz, D.J., Newberg, A.H.: Imaging of stress fractures in the athlete. Radiol. Clin. North Am. **40**, 313–331 (2002)
32. Taki, M., Iwata, O., Shiono, M., et al.: Extracorporeal shock wave therapy for resistant stress fracture in athletes: a report of 5 cases. Am. J. Sports Med. **35**, 1188–1192 (2007)

第八章 军人的应力性骨折

Gilbert Versier, Didier Ollat, Dominique Lechevalier, and François Eulry

马泽涛 译

内容

定义	702
历史	702
病理生理	702
流行病学	703
诊断	704
临床过程	708
治疗	709
结论	709
参考文献	709

G. Versier(✉) and D. Ollat
Service de Chirurgie Orthopédique, Hôpital Bégin,
69 avenue de Paris, 94160 Saint-Mandé, France
e-mail: gilbert.versier@free.fr

D. Lechevalier
Service de Rhumatologie, Hôpital Bégin,
69 avenue de Paris, 94160 Saint-Mandé, France

F. Eulry
Service de Rhumatologie, HIA Bégin,
69 avenue de Paris, 94160 Saint-Mandé, France

在年轻运动员中,应力性骨折是很有名的。拿破仑战役中,法军少将军医 Pauzat[4] 于 1887 年首次对长途行军士兵的此病做了临床记述。应力骨折需要与创伤性和病理性骨折鉴别。

定义

应力性骨折是出现于没有外伤的正常骨骼,因重复应力而促发的骨折。由超强和异常的身体训练(长途行走)诱发的过度和短暂的骨重塑,造成局部的暂时的骨功能障碍,引起骨折。

历史

应力骨折首先见于军人。1855 年由 Breithaup 报告了胫骨应力性骨折。1887 年 Pauzat 正式发表跖骨应力性骨折的临床报告,我们也发现他早在 1872 年写出的有关内容[6,11]。1897 年,Stechow 第一个描述了其 X 线片特点。在 Breithaup 之后 100 年,Devas 报道了第一例运动员应力性骨折。因为运动员的应力骨折发病率远远高于军人,现在已经将其归类为运动病理。Gelsen 在 1976 年用核素骨扫描来检查此类病损。

病理生理

当骨骼受到长期重复的应力刺激就会改变其结构(图 1),7 周后骨骼直径和皮质增加以抵抗应力。

在这个过程中,负荷或压力带来快速骨骼调整,导致骨改造过度;这种局部的和短暂的重塑形成细微裂纹,然后骨折。一些相关因素可能促进这个过

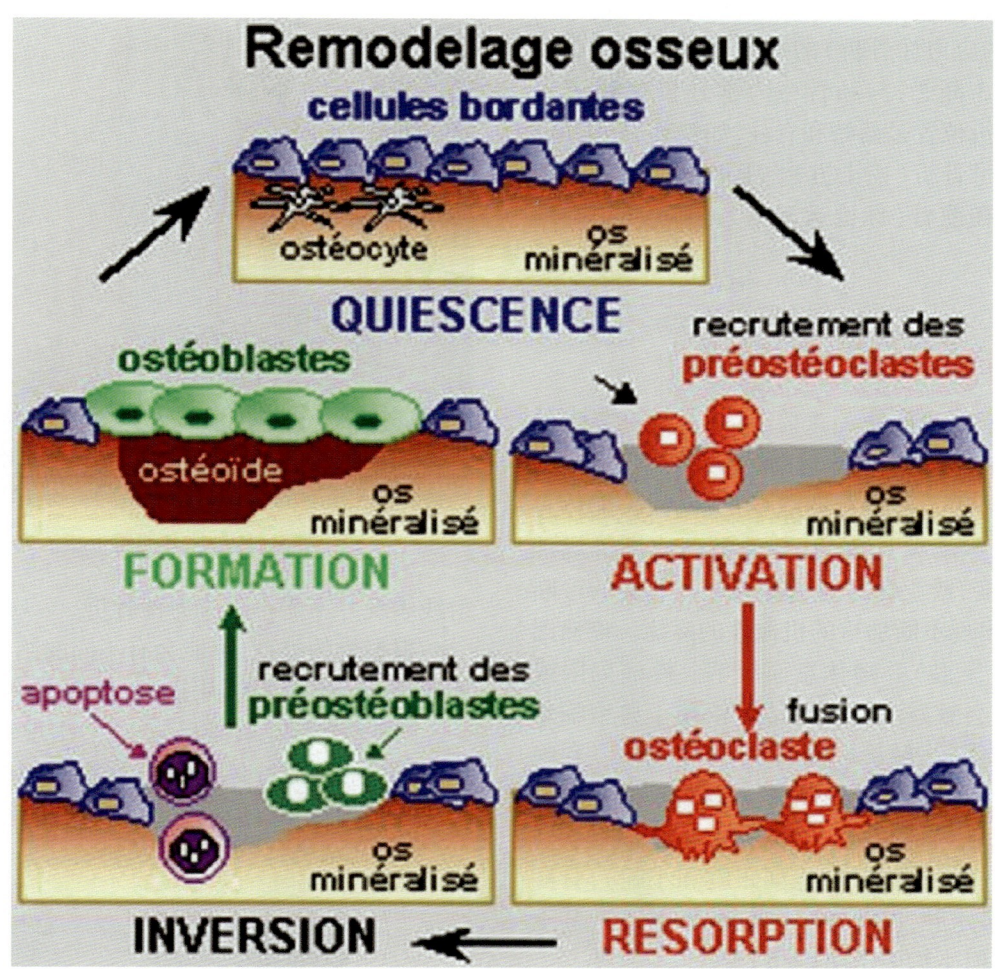

图1　骨重塑的病理生理

程,比如骨质疏松、性腺机能减退、需要长跑或反复冲击(芭蕾)的运动。促进因素包括身体状况,比如力线不佳(膝内翻,髋内翻)、下肢不等长或者股骨颈过长。

流行病学

- 不同文献中发病率差异很大,以色列新兵的发病率从1.3%(Brudvig)到31%(Milgrom)。Bernard报道在法国为4%,美国特种部队为30%[1,4]。Dumont统计的长跑者数据为9%,De Labarrere和Rodineau[7]则称职业芭蕾舞演员的发生率有30%。
- 女性发病率比男性高,这也许和激素及骨密度低有关。Amstrong[1]发现在某美军部队,女性发病率为10%,男性为3%。60岁后差距增大,因为应力骨折与绝经后骨质疏松有关,60岁女性中的发病率可达80%[11,15]。
- 病因是多样的。Bennel[8]证实了这种骨折的多种病因(因年龄、性别和活动不同的生物力学、生理、激素和营养)。确定了一些危险因素[2,3,13,14,16],如骨密度低、骨骼的形状异常、女运动员的激素水平或新兵的身体素质差。Beck[2]在2000年做了骨骼类型的有趣研究。容易发生应力骨折的骨比较窄、皮质薄、截面小、密度低,特别是在女性人群中。以色列的Finestone和Milgrom[9]对392名新兵的前瞻性研究,确定了5个胫骨应力骨折(应力骨折最高发的一种)的危险因素:胫骨短、膝外翻、右利腿、髋外旋和训练。他们也证明了肌肉疲劳的影响和睡眠的必要性。应力骨折与钙摄入无关[10,12,13]。
- 部位多变,多见于承重活动(步行或跑步)多的下肢(占95%)。胫骨和腓骨占总数的一半,之后是跖骨、跟骨和股骨颈。长途步行者和芭蕾舞演员(63%的应力性骨折)的症状似乎会特定出现在第2第3跖骨,与跖骨弓力学分布有关[7]。少见的骨折位置是髂嵴和脊柱,如峡部裂(柔道)和椎体后弓骨折(挖土方)。上肢的应力骨折有时会出现在前臂(标枪运动员)或腕(球拍类运动员)。

诊断

临床线索对诊断至关重要:不适应的高强度的重复的体力活动,比如长跑运动员,没有运动背景的三个月内的新兵。可能有训练变化,比如长期休息之后的训练、运动项目改变、鞋的类型或训练场地(如沥青)改变,或竞赛之前过度训练。首要的诊断症状是近期出现不断加重的机械性的疼痛。疼痛因负荷而加重(下肢)并随休息而缓解。疼痛局限或多点的,可能会致残。临床评估多依赖于典型临床检查,如下肢跛行、触诊剧痛(图2 双指触诊)和晚期"炎性"骨反应。还可触到骨变宽。欺骗性表现包括:有时缺乏局部指征(尤其是股骨或深关节),有时疼痛在一定距离之外(比如跟腱和小腿),骨骺骨折出现关节水肿,以及炎症样脚肿胀(图3),甚至类似于肿瘤,但生物因子阴性[5]。

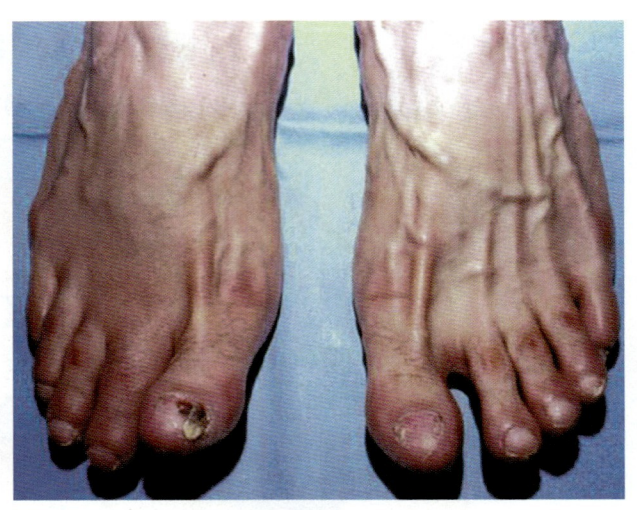

图3 脚肿胀伴肌腱形状消失

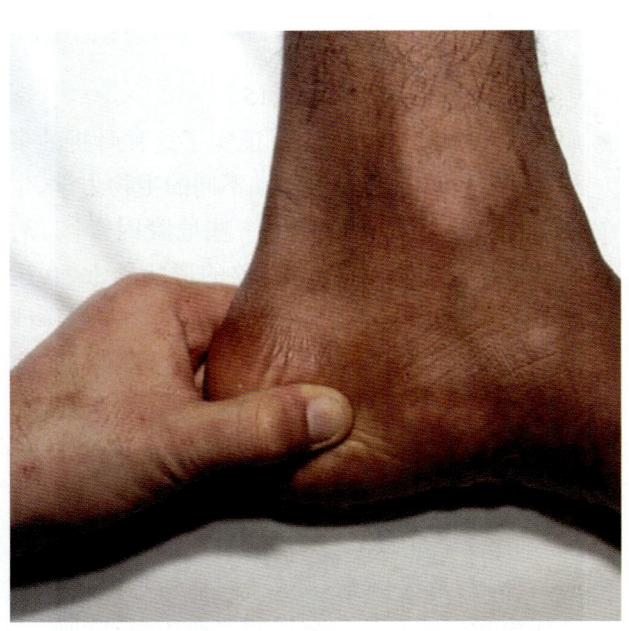

图2 跟骨的"双指触诊"

有指征可进行辅助检查。

标准的X线片具有集中使用、可重复可扩展的特性。X线片结果可能不一致和延迟。正常的X射线表现并不能排除应力性骨折。

根据骨的类型,可能会有不同的结果:

- 皮质骨:最初X线片正常,然后会出现细小裂缝(图4),然后是骨膜反应,最后出现骨痂。
- 松质骨:特别是骨骺和干骺端,应力性骨折的特点是高密度带,最初边界不清(图5),后来清晰(图6),垂直于骨。

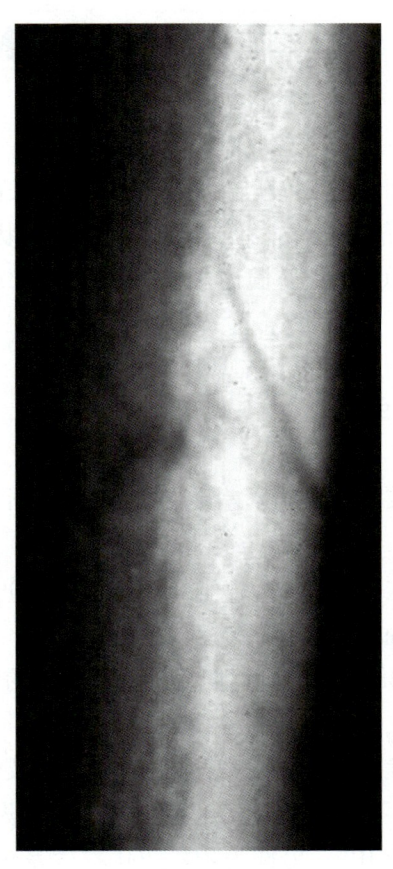

图4 细纹骨折

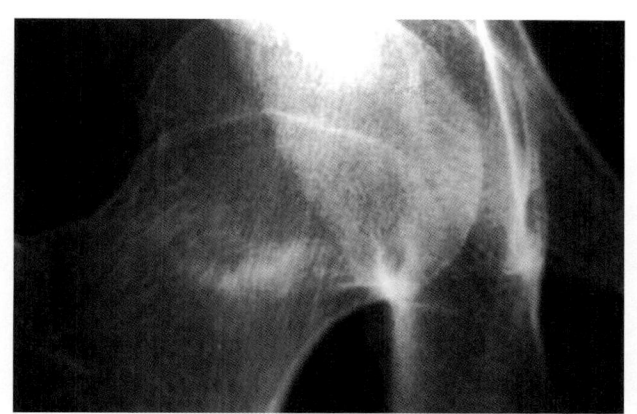

图5 股骨颈骨折的高密度带,弥散且边界不清

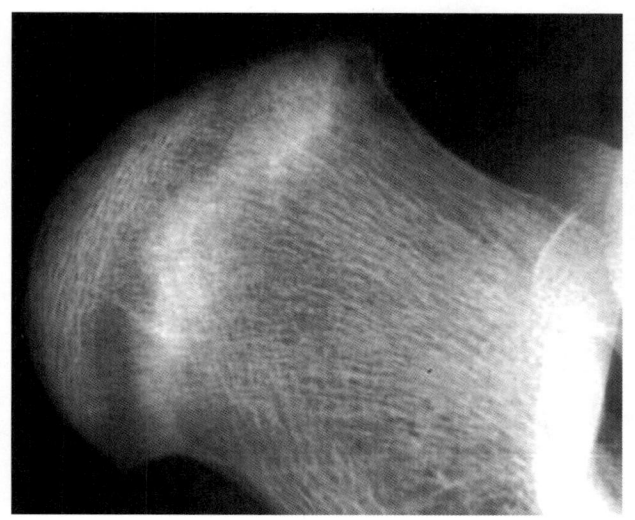

图6 与跟骨垂直的高密度带

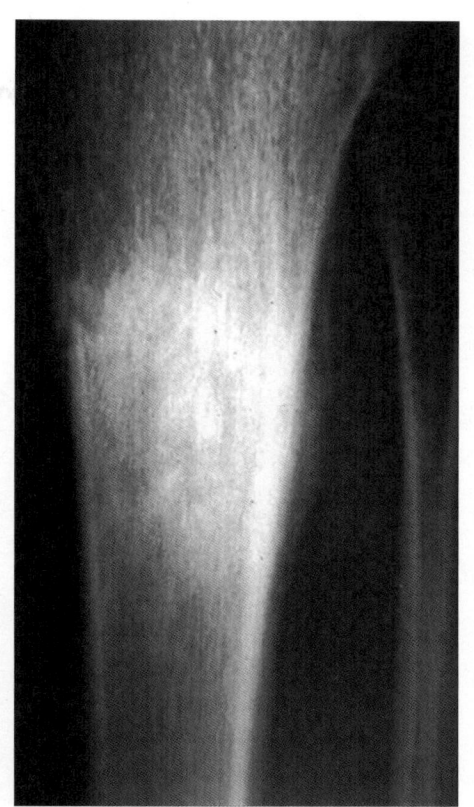

图7 胫骨的近端的骨痂

应力骨折晚期 X 线表现不同,有混合性、皮质骨和松质骨的变化,有时会出现骨折移位或骨痂(图7 和图8)。

如果早期检查,全身骨扫描效果好(图9),结果稳定。它能发现亚临床变化和多骨的病变(图10)。Bernard 用 3 年时间观察 98 名新兵,在标准 X 线片发现 102 个异常点,查体发现 123 个痛点,而全身扫描却发现 177 个热点。

超声波也许能早期诊断(图11),但它需要丰富的经验,可重复性差。

因为 MRI 设备少而使用受限。但 RMI 用于骨骺损伤很敏感,例如臀部疼痛者,使用标准的 X 射线难确定或更像肿瘤(骨膜反应)。而对于高级运动员来说,MRI 可能是最好的无创早期诊断方法(图12 和图13)。早期迹象可能是 T1 低信号和 T2 轧造影高信号的骨髓水肿。

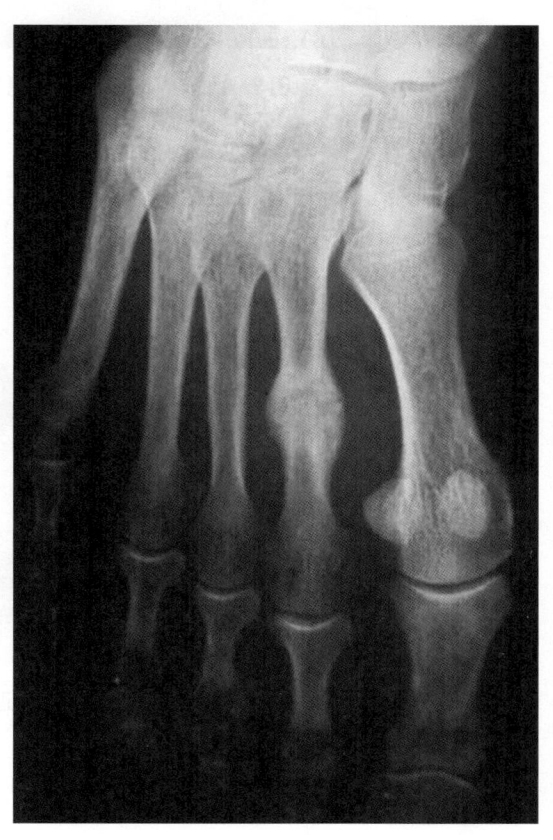

图8 第 2 跖骨应力骨折晚期的骨痂

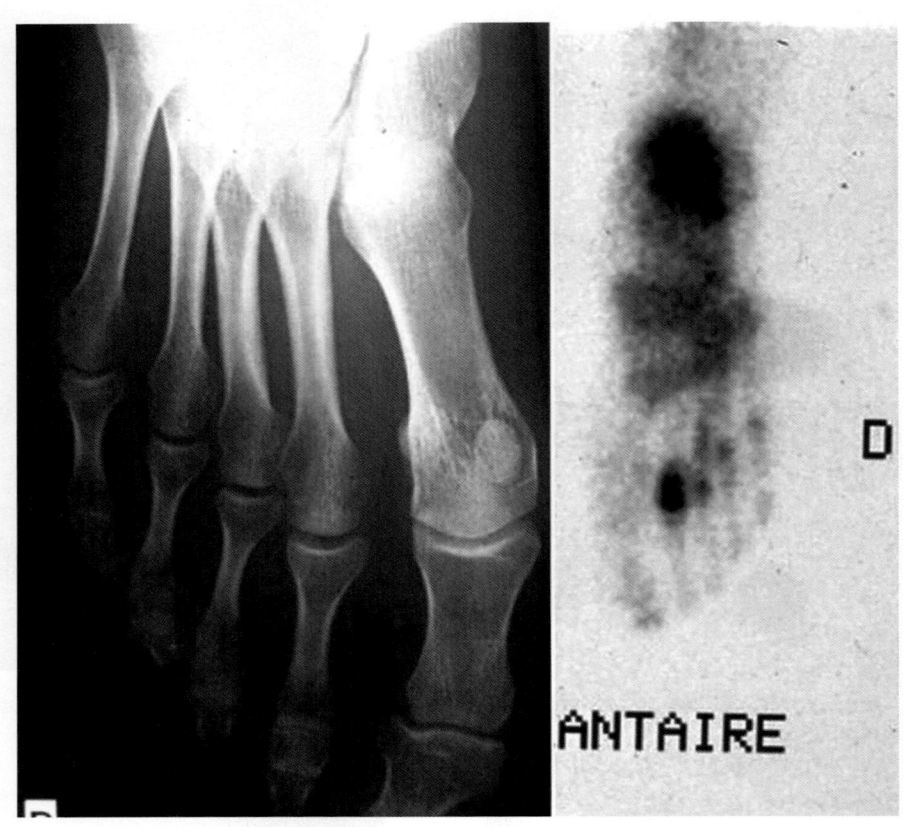

图9 此前X线片没有发现异常,而骨扫描发现第2跖骨的早期热点

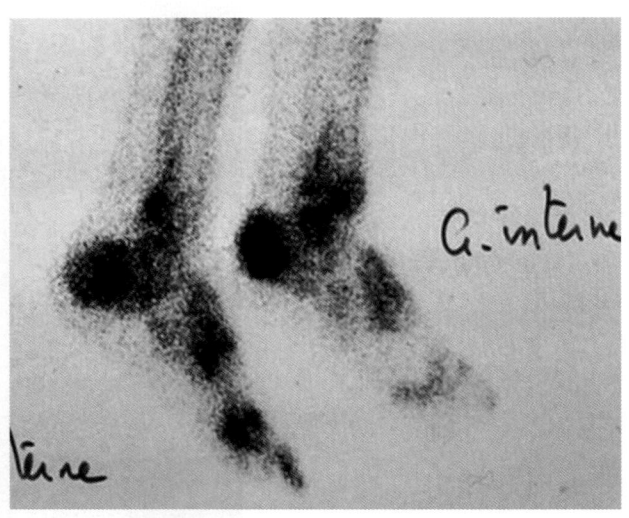

图10 足部骨扫描的多个热点

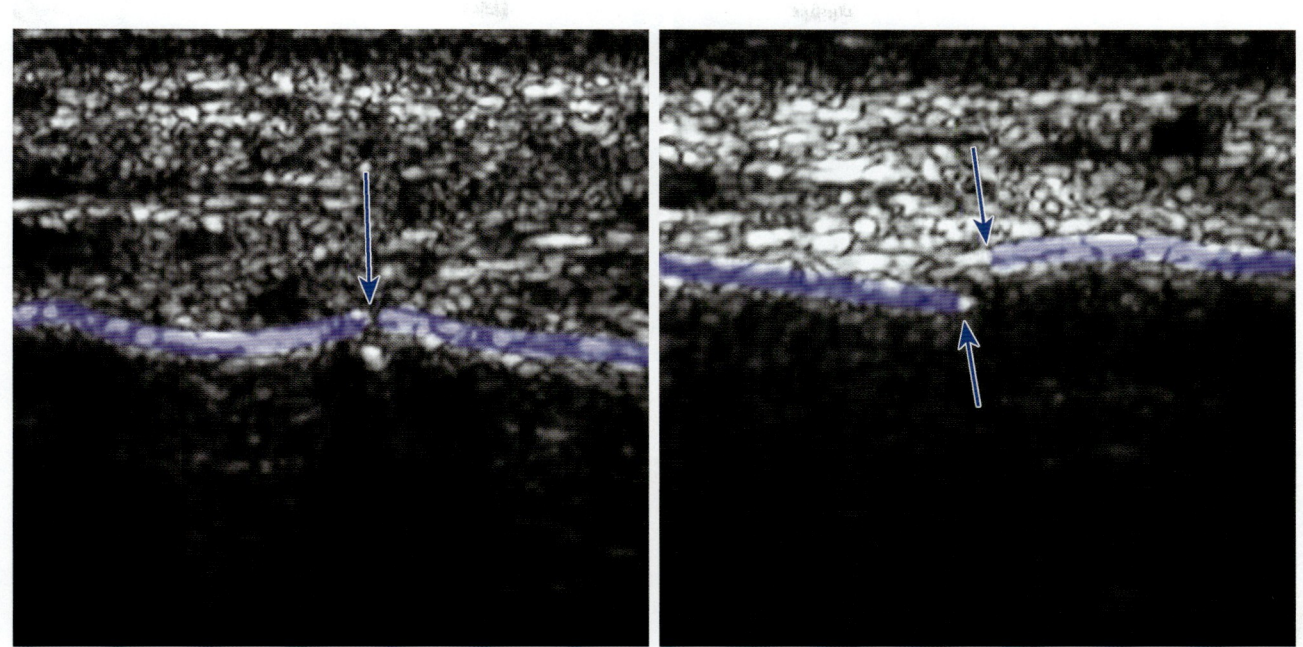

图 11　左侧为正常的骨超声，右侧为应力性骨折的超声

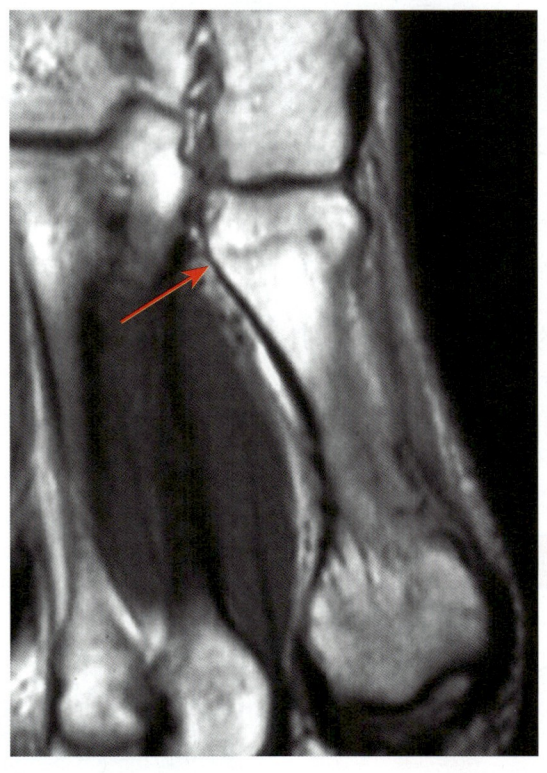

图 12　RMI 在低信号 T1 显示第一跖骨有骨折线

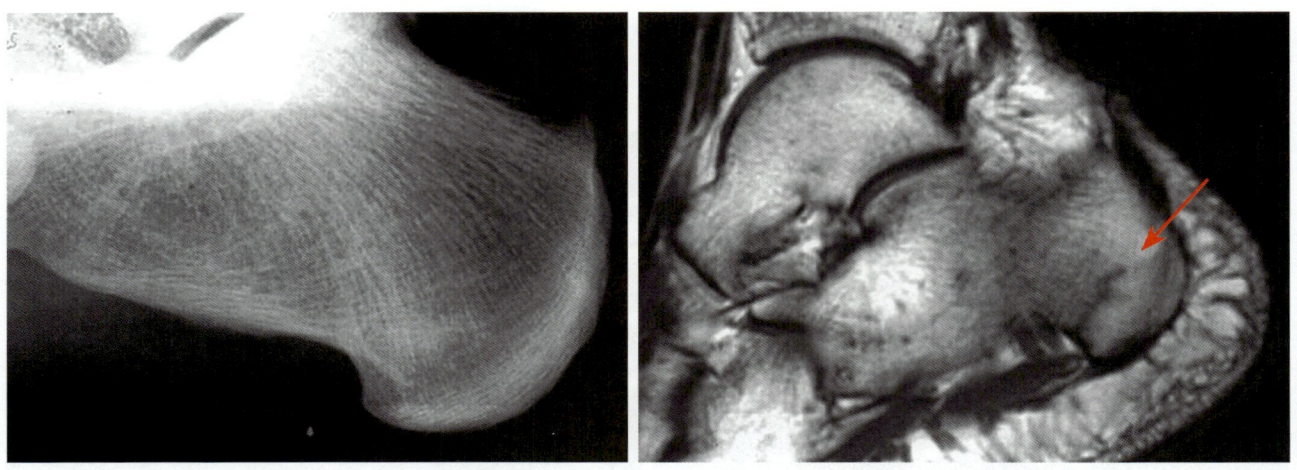

图13 标准的X-射线没有发现的跟骨应力性骨折,而RMI能显示一条线

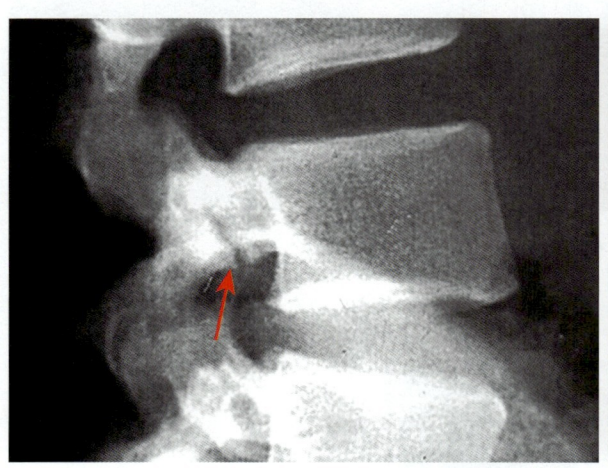
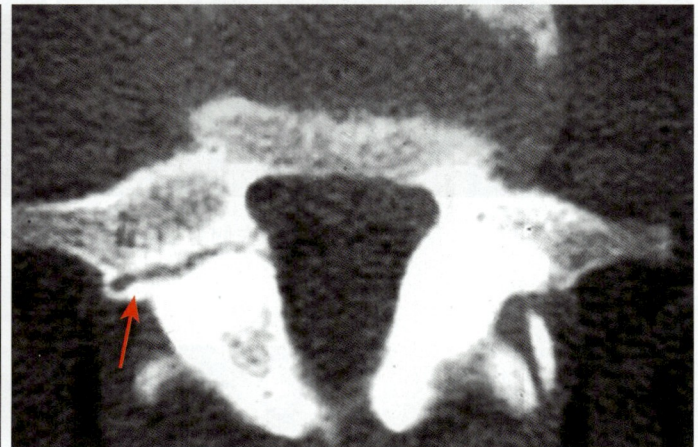

图14 椎体峡部应力性骨折的标准的X线片(左)和CT(右)

体层密度测量法应用有限,适用于特殊位置、小骨(腕骨、跗骨尤其是舟状骨)、椎体峡部(图14)或者胫骨的纵向骨折。

图15为诊断策略。首先的筛选检查是标准的X线。如果确诊即可开始治疗。如有疑问可进行RMI或骨扫描。也可以当有其他骨折迹象而缺乏确切证据情况下开始治疗。第3个方法是等待3周以后再进行X线检查。

临床过程

大多数结果很好,应力骨折不需要特别治疗(尤其是手术)即可愈合。有时可能出现并发症,如下肢骨折的移位,尤其是过度负荷(股骨颈、胫骨)。

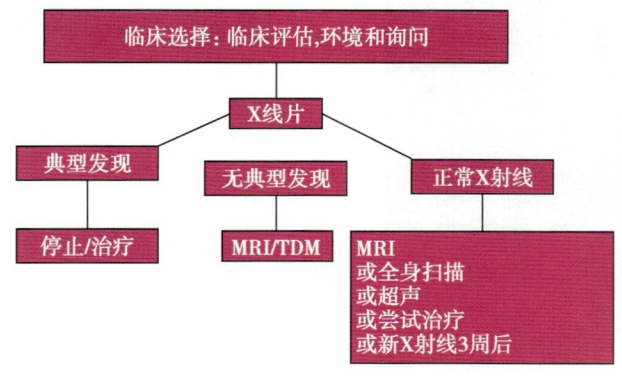

图15 应力性骨折的诊断策略

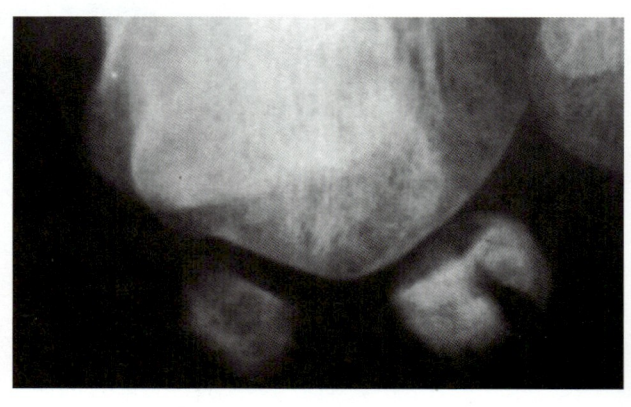

图16 籽骨应力性骨折后不愈合

小骨也骨折可能有骨不连(如图16中的拇趾籽骨、跗舟骨和第5跖骨近端)。疼痛和活动减低(时常伴随心理负担)可能会导致Sudeck病(图17)。

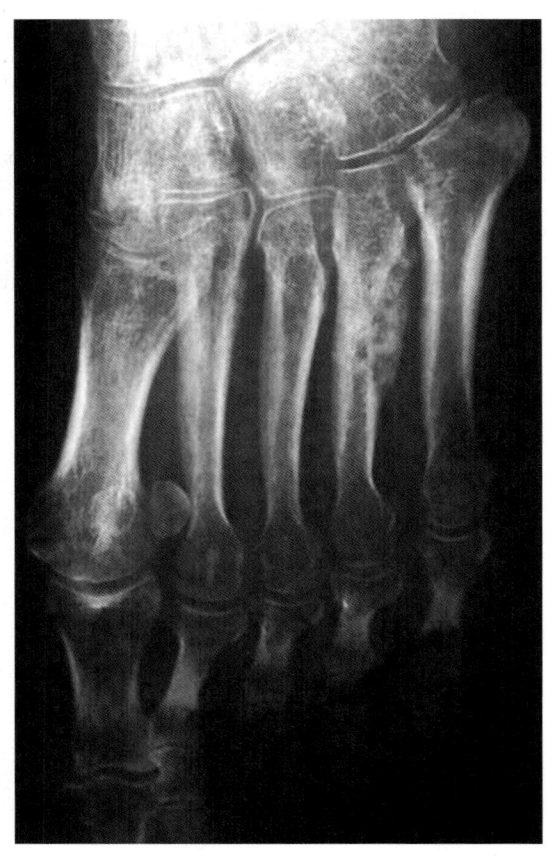

图17 第4跖骨应力性骨折后的Sudeck病

治疗

应力性骨折的处理包括根治治疗和预防性治疗。

根治疗法包括药物治疗和减少体力活动(6周~3个月)。不要完全停止活动以保持机体生理适应和维持成骨细胞的活动,保持适当的肌肉活动。

下肢应力骨折疼痛期间,要避免负重,使用拐杖或特殊的鞋子来保护足前部骨折(Barouk鞋)。可使用止痛剂,但不能使用抑制骨愈合过程的NSAID。有时,足底矫形支具可避免或减少骨折(籽骨)承重。对于脊柱来说,适当的制动可能降低疼痛。应循序渐进地恢复体育活动,有效训练每周进展10%,疼痛消失后经过6~8周恢复全部训练。当然,这取决于骨折部位、骨折移位和不愈合的风险(如股骨颈应力骨折需要恢复6个月)。

一般不需要手术治疗,除非活检(排除肿瘤)或骨折不愈合与畸形愈合,或局部力学状况条件不佳的应力性骨折,如轴线不佳的胫骨(骨折在凸侧)和有不利的股四头肌肌腱牵拉的髌骨骨折。有骨折移位或风险时必须使用标准的材料(钢板、螺丝、钢针)进行接骨手术(近端部分的第5跖骨、股骨颈和胫骨)。

预防治疗可能是最有趣的,我们要知道应力性骨折是训练错误造成的。这种信息对经理、教练和那些赛前进行高强度训练者或者长时间休息之后的训练者非常重要。那些落后的、新兵或运动员尤其需要渐进适应的训练和间断地休息。运动员和教练也要考虑地面、鞋子、环境和水平等因素。Milgrow[9]在以色列发现1983年和2008年(31%~11.6%)之间的应力性骨折有明显减少。他发现的许多变化包括:

- 识别应力性骨折的风险因素,对新兵做出风险筛选评估。改进军靴。
- 使用冲击衰减矫正器和各种生物力学减震措施。
- 基础训练前和期间给新兵服用二磷酸盐(利塞膦酸)
- 使用这个组合效果的最低要求是夜间睡眠时间(6小时)和降低新兵的长途行军和跑步总里程。

本研究的结论是,最低6小时的睡眠以及减少步兵训练行军里程是最重要的。这并不影响士兵训练质量或战斗能力。

机械振动也影响生长的骨骼的骨吸收和骨形成[17]。

结论

应力性骨折并不罕见,不仅仅在运动员和新兵,也发生在那些长期搬运重物的体力劳动者。应力骨折的环境和部位很独特,有助于诊断。确诊需要拍片。有时简单的X线片即可,但常需要MRI、CT或骨扫描。治疗主要是药物或支具制动。一般情况下没有必要手术,除非有并发症,如骨不连或移位。主要病因是训练错误和运动过度。

参考文献

1. Armstrong III, D.W., Rue, J.P., Wilckens, J.H., Frassica, F.J.: Stress fracture injury in young military men and women. Bone **35**, 806–816 (2004)
2. Beck, T.J., Ruff, C.B., Shaffer, R.A., Betsinger, K., Trone, D.W., Brodine, S.K.: Stress fracture in military recuits: gender differences in muscle and bone susceptibility factors. Bone **27**(3), 437–444 (2000)
3. Bennel, K.L., Matheson, G., Meeuwisse, W., Brukner, P.: Risk factors forstress fractures. Sports Med. **28**(2), 91–122 (1999)
4. Boyer, B., Dubayle, P., Pharaboz, C., Lechevalier, D., Eulry, F., et al.: Fractures de contraintes, fractures de fatigue, fractures par insuffisance osseuse. Elsevier Ed. EMC Radiologie (2005) 527–544
5. Chauvot, P., Giammarile, F., desuzinges, C., Petit, G.: Fractures de fatigue à formes pseudo-tumorales. Sci. Sports **14**, 145–148 (1999)

6. Dauty, M., Dubois, C.: Fracture de fatigue chez le sportif et prise en charge intensive de rééducation. Ann. Réadapt. Méd. Phys. **47**, 365–373 (2004)
7. De Labareyre, H., Rodineau, J.: Les fractures de fatigue chez le sportif. Masson Ed. France (2000)
8. Finestone, A., Shamlamkovitch, N., Eldad, A., Wosk, J., Laor, A., Danon, Y.L., Milgrom, C.: Risk factors for stress fractures among Israeli infantry recruits. Mil. Med. **156**(10), 528–530 (1991)
9. Finestone, A., Milgrom, C.: How stress fracture incidence was lowered in the Israeli army: a 25-year struggle. Med. Sci. Sports Exerc. **40**(11 Suppl), 623–629 (2008)
10. Garnero, P.: Marqueurs biochimiques du remodelage osseux. Ann. Biol. Clin. **59**, 298–316 (2001)
11. Marcelli, C., Lafage-Proust, M.H.: Physiologie et pathologie de l'adaptation de l'os à l'effort: douleurs osseuse d'effort et fracture de contrainte. Elsevier Ed. EMC appareil locomoteur 15–904-A-10 (2003)
12. Prouteau, S., Benhamou, C.L., Courteix, D.: La fracture de fatigue: facteurs de risque et perspectives d'identification. Sci. Sports **20**, 59–64 (2005)
13. Rannou, F., Groussard, C., Gratas-Delamarche, A.: Evaluation de l'apport calcique chez des sportifs et relation avec les fractures de fatigues. Sci. Sports **13**, 75–80 (1998)
14. Rauh, M.J., Macera, C.A., Trone, D.W.: Epidemiology of stress fracture and lower-extremity overuse injury in female recruits. Med. Sci. Sports Exerc. **38**, 1571–1577 (2006)
15. Soubrier, M., Dubost, J.J., Rami, S., Ristori, J.M., Bussoere, J.L.: Insufficiency fractures study of 60 cases and literature review. Joint Bone Spine **70**(6), 526–531 (2003)
16. Valimaki, V.V., Yrjans, J.J., Vuorio, E., Aro, H.T.: Risk factors for clinical stress fractures in male military recruits: a prospective cohort study. Bone **37**(2), 267–273 (2005)
17. Xie, L.L., Jacobson, J., Choi, E., Busa, B., Donahue, L., Miller, L., et al.: Low-lewel mechanical vibrations can influence bone resorption and bone formation in the growing skeleton. Bone **39**, 1059–1066 (2006)

第九章 土耳其军人的应力性骨折

Mustafa Başbozkurt, Bahtiyar Demiralp, and H. Atil Atilla

马泽涛 译

内容

介绍	711
病因和病理生理	711
诊断	712
预防	713
应力性骨折的治疗建议	714
作者的经验	714
我们的应力性骨折的治疗方案	714
胫骨应力性骨折	714
跖骨和跗骨应力性骨折	714
股骨应力性骨折	714
参考文献	714

介绍

应力性骨折是最常见的重复运动造成的过度使用性损伤之一,常见于运动员和士兵[30]。首先由 Breithaupt 报道,他是一名军医,研究了普鲁士军队的新兵的骨折[18]。对于刚开始新项目或者增加训练强度的患者,应警惕应力性骨折。训练状态的突然改变,尤其是新兵的训练计划改变,使得过劳性损伤的预防和治疗策略成为各国军队的重要问题。本文综述了应力性骨折的病因学、病理生理学、诊断、预防、治疗以及在土耳其军队里的经验。

病因和病理生理

应力性骨折约占所有运动损伤的 10%[30]。Tuan 等人[41]将应力性骨折分为骨机能不全型和疲劳型。正常的应力和肌肉活动作用于异常骨的应力性骨折,通常发生在骨质疏松患者以及绝经后妇女。而疲劳骨折类型可出现于异常肌肉力作用于正常骨。我们的兴趣在疲劳型应力性骨折。

应力性骨折是由于正常骨对重复的生理负荷的不完全和无效修复反应造成的[26]。其病理生理为骨对这种重复循环的机械应力的重塑反应不全,破骨细胞活动超过成骨细胞,导致骨强度变弱[17, 23]。

应力性骨折可出现在大部分骨[30],但常见于下肢骨[15],如胫骨和跖骨。骨盆、股骨颈、腓骨和跗骨相对少见[38]。早期的报道称新兵的足部应力性骨折为行军骨折[20]。随后行军骨折的名称

M. Başbozkurt(✉), B. Demiralp, and H. A. Atilla
Department of Orthopaedics and Traumatology, Gulhane Military Medical Academy, GATA, General Tevfik Saglam Cad. Etlik, 06018 Ankara, Turkey
e-mail: mbasbozkurt@gata.edu.tr; bahtidemiralp@yahoo.com; dratilatilla@hotmail.com

用于下肢其他应力性骨折,尤其是胫骨和股骨[27]。

循环的重复负重活动,特别是军训如跑步、行军或者爬山,是应力性骨折的主要原因[22,23]。

诊断

应力性骨折的确诊依靠临床检查[36]。应力性骨折的典型表现为局部疼痛,活动加重,休息好转。没有创伤病史,但有参加新项目或提高运动强度的病史[6]。骨折部位有局部压痛、红肿和骨膜增厚[29]。应力性骨折的早期诊断非常重要,因为延误诊断可导致病情加重。需要排除胫前痛(骨膜炎)、骨筋膜室综合、卡压综合征、骨髓炎和肿瘤[19,29]。X线可能有助于诊断,但是其诊断价值取决于发病的时间和部位。出现症状后2～10周以内,X线平片可能发现不了骨折[6]。早期可见透亮带、骨膜增厚、骨硬化和内骨痂。晚期X线平片可能观察到骨折,很特别但不足以鉴别诊断(图1)。

相反,骨扫描对早期应力骨折特异性低但敏感性高[6,7,11,33],MRI对应力性骨折的敏感性比骨扫描高,特异性比X线片高[24,25]。MRI对鉴别骨髓炎、肿瘤特别重要,所以对慢性病例非常有用[19]。一些作者通过MRI图像(STIR,T2,T1)的严重程度将应力性骨折分型[2]。低频率超声能增加骨折部位的疼痛来定位骨折,不建议常规使用[4](图2和图3)。

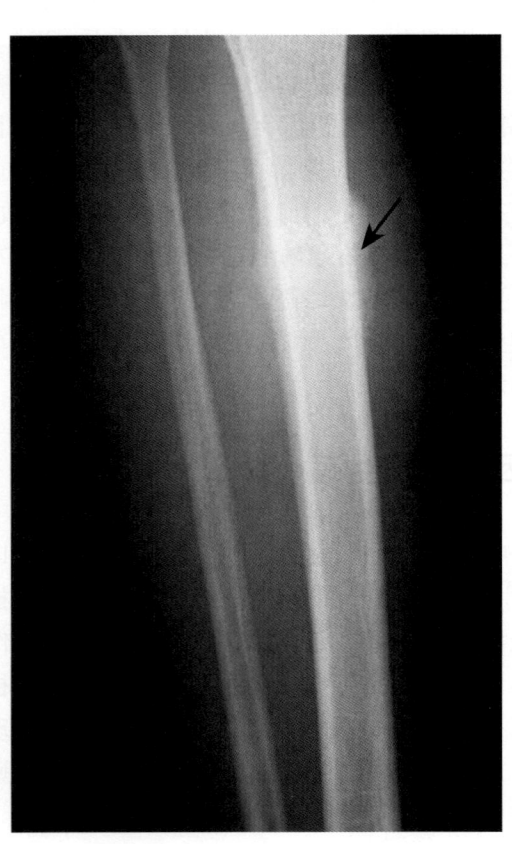

图1 20岁新兵,训练8周,疼痛病史近3周,X线平片显示右侧胫骨近端1/3应力性骨折

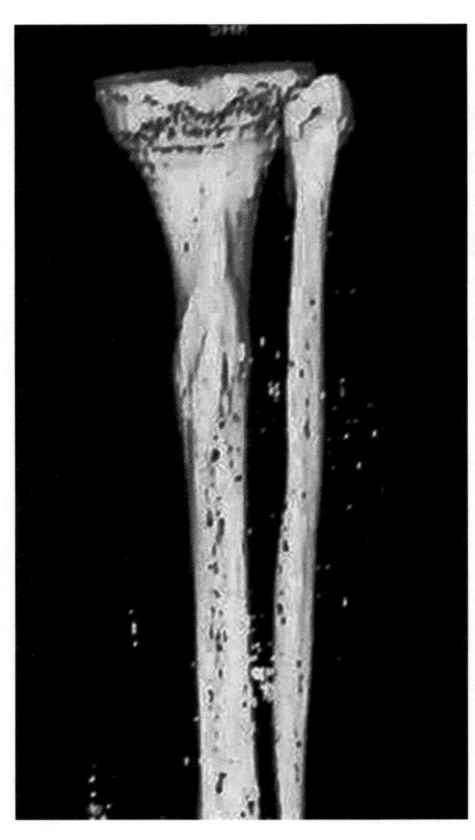

图2 同一患者右侧胫骨应力性骨折三维CT图像

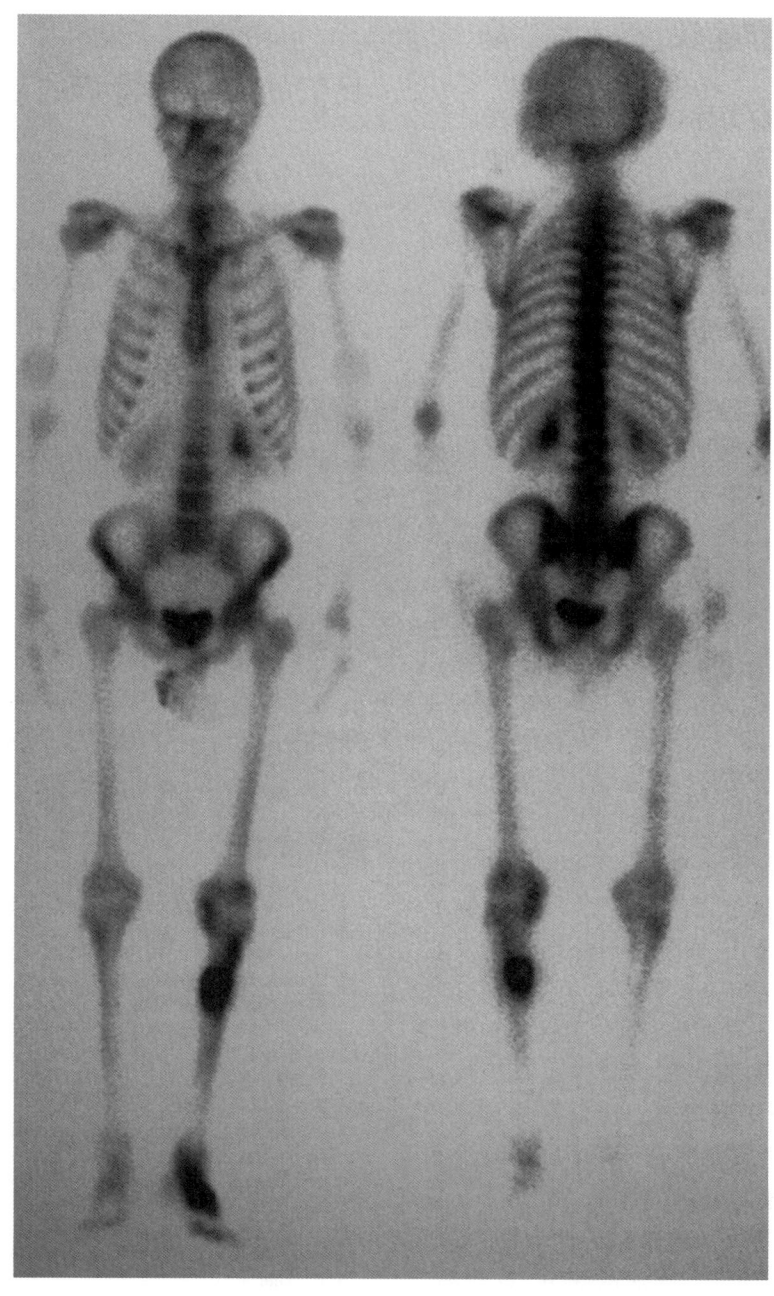

图3 骨扫描显示右侧胫骨应力性骨折

预防

必须知道可能的原因和危险因素以预防应力性骨折。Jones等人[23]描述了内在和外在的危险因素。内在因素包括解剖、组织特性、人口数据、身体素质和健康状态。外在环境因素包括设备和训练类型[23]。作者们报道了一些增加发病率的因素：女性[37]、年轻[32]、年老[5]、白种人[5]、缺乏锻炼[13]、不同性别接受统一训练[35]、月经不规则[34]、足部形态、弓足过高[28]和低体重指数[12]。对股骨颈应力性骨折，报道称髋臼角度异常是危险因素[9]，也有下肢力线问题[10]和吸烟[1]为危险因素的报道。口服避孕药的妇女应力骨折的风险降低[3]。既往应力骨折是再次骨折的危险因素[31]。改进装备，如鞋、靴子和鞋垫可能减少风险[23,39]。训练方式稍作改变似乎可解决大部分问题[18]。足够的休息即可愈合并避免转化为完全骨折[21]。已证实增加睡眠和减少行军可降低新兵应力骨折发病率[8]。

应力性骨折的治疗建议

一般来说，对所有应力性骨折，保守治疗措施包括6~8周休息或者休息至疼痛消失。轻柔的日常活动、有限的散步、热身、拉伸、柔韧性以及轻度非负重锻炼，比如游泳是允许和推荐的。对于疼痛，可以使用NSAID和冰敷[16,33]。对于症状严重的胫骨和腓骨应力性骨折，可使用气囊夹板或石膏固定至无痛和X线出现愈合迹象。假如胫骨骨折6个月后仍没有愈合，建议手术治疗[40]。跖骨应力性骨折可以使用短腿石膏或特制鞋保守治疗4~6周愈合，很少需要手术治疗。对于跗骨应力性骨折，非负重短腿石膏制动6周，之后行4周负重石膏固定来过渡，最后才允许全负重行走。对于压缩型股骨应力性骨折建议采用保守治疗，而对于张力型骨折建议采用手术治疗[14]。

作者的经验

所有的土耳其健康男性都强制服兵役15个月。新兵入伍一年前和入伍前后共进行3次详细健康检查。通过所有检查的候选者进行三个月的初级训练，在那里新兵接受基础的训练以提高身体和专业素质，并且适应集体生活。

在2009年1月至3月期间，2500名接受初期训练土耳其新兵，每周通过询问肌肉骨骼系统进行评估。通过体格检查，给怀疑有应力性骨折的新兵拍X线平片。确诊骨折者按计划送治，并从训练计划中排除。X线片证明没有骨折者则行10天的有氧训练。训练后没有不适的新兵返回初期训练，其他人进行骨扫描（Tc 99mDP）。特殊情况下，有髋部、大腿、膝关节疼痛以及体检后怀疑股骨颈应力性骨折者，即使X线检查阴性，也直接行骨扫描检查。

在12周末，131名新兵确诊143处（5.72%）应力性骨折。其中91例在胫骨（70.1%，右侧48例，左侧35例，双侧8例），4例在股骨颈（3.1%）（3右侧，1左侧），20例在足部（15.4%，12右侧，8左侧），16例在股骨（12.4%，6右侧，6左侧，4双侧）。平均年龄为21.02岁，均为男性。

这些应力性骨折中，有11例发生在第1周，62个在第3周，34个在第8周，以及24个在第9~12周时发现。在双侧应力性骨折病例中，3人（胫骨2人，股骨1人）存在15°以内膝内翻。除此之外，没有其他的解剖变异。

我们的应力性骨折的治疗方案

胫骨应力性骨折

夹板固定2~3周直至疼痛消失。在X线显示骨折愈合之前的6~8周内允许日常活动、散步和非负重运动如游泳。在此期间可行伸展和柔韧性锻炼。手术只适用于6~8周后仍未愈合的骨折，但是我们没有手术病例。

跖骨和跗骨应力性骨折

石膏固定4~6周。然后允许逐渐负重。手术只适用于延迟愈合或不愈合。

股骨应力性骨折

对所有类型的股骨颈骨折，我们使用3枚空心螺钉内固定治疗。对于股骨远端骨折，非负重锻炼3周后逐渐允许负重锻炼。

参考文献

1. Altarac, M., Gardner, J.W., Popovich, R.M., et al.: Cigarette smoking and exercise-related injuries among young men and women. Am. J. Prev. Med. **18**, 96–102 (2000)
2. Arendt, E.A., Griffiths, H.J.: The use of MR imagining in the assessment and clinical management of stress reactions of bone in high-performance athletes. Clin. Sports Med. **16**, 291–306 (1997)
3. Barrow, G.W., Saha, S.: Menstrual irregularity and stress fractures in collegiate female distance runners. Am. J. Sports Med. **16**, 209–216 (1988)
4. Boam, W.D., Miser, W.F., Yuill, S.C., et al.: Comparison of ultrasound examination with bone scintiscan in the diagnosis of stress fractures. J. Am. Board Fam. Pract. **9**, 414–417 (1996)
5. Brudvig, T.J., Gudger, T.D., Obermeyer, L.: Stress fractures in 295 trainees: a one-year study of incidence as related to age, sex, and race. Mil. Med. **148**, 666–667 (1983)
6. Brukner, P.: Exercise-related lower leg pain: bone. Med. Sci. Sports Exerc. **32**(3 Suppl), S15–S26 (2000)
7. Daffner, R., Daffner, R.H.: Stress fractures: current concepts. Skeletal Radiol. **2**, 221–229 (1978)
8. Finestone, A., Milgrom, C.: How Stress Fracture Incidence Was Lowered in the Israeli Army: A 25-year Struggle. Med Sci Sports Exerc. **40**(11 Suppl), S623–S629 (2008)
9. Finestone, A., Milgrom, C., Evans, R., et al.: Overuse Injuries in Female Infantry Recruits during Low-Intensity Basic Training Medicine & Science in Sports & Exercise. Med Sci Sports Exerc. **40**(11 Suppl), S630–S635 (2008)
10. Finestone, A., Shlamkovitch, N., Eldad, A., et al.: Risk factors for stress fractures among Israeli infantry recruits. Mil. Med. **10**, 528–530 (1991)
11. Floyd Jr., W.N., Butler, J.E., Clanton, T., et al.: Roentgenologic diagnosis of stress fractures and stress reactions. South. Med. J. **80**, 433–439 (1987)
12. Giladi, M., Milgrom, C., Stein, M., et al.: The low arch, a protective factor in stress fractures: a prospective study of 295 military recruits. Orthop. Rev. **14**, 82–84 (1985)
13. Gilbert, R.S., Johnson, H.A.: Stress fractures in military recruits: a

review of twelve years' experience. Mil. Med. **131**, 716–721 (1966)
14. Gillespie, W.J., Grant, I.: Interventions for preventing and treating stress fractures and stress reactions of bone of the lower limbs in young adults. Cochrane Database Syst. Rev. **2**, CD000450 (2000)
15. Ha, K.I., Hahn, S.H., Chung, M., et al.: A clinical study of stress fractures in sports activities. Orthopedics **14**, 1089–1095 (1991)
16. Haverstock, B.D.: Stress fractures of the foot and ankle. Clin. Podiatr. Med. Surg. **18**, 273–284 (2001)
17. Hershman, E., Mailly, T.: Stress fractures. Clin. Sports Med. **9**, 183–214 (1990)
18. Hill, P.F., Chatterji, P., Chambers, D., et al.: Stress fracture of the pubic ramus in female recruits. J. Bone Joint Surg. Br. **78-B**, 383–386 (1996)
19. Hong, H., Chu, I.T.: Stress fracture of the proximal fibula in military recruits. Clin. Orthop. Surg. **1,3**, 161–164 (2009)
20. Jansen, M.: March foot. J. Bone Joint Surg. **8**, 262–272 (1926)
21. Jones, B.H., Knapik, J.J.: Physical training and exercise-related injuries: surveillance, research and injury prevention in military populations. Sports Med. **27**, 111–125 (1999)
22. Jones, B.H., Harris, J.M., Vinh, T.N., et al.: Exercise-induced stress fractures and stress reactions of bone: epidemiology, etiology and classification. Exerc. Sport. Sci. Rev. **17**, 379–422 (1989)
23. Jones, B.H., Thacker, S.B., Gilchrist, J., et al.: Prevention of lower extremity stress fractures in athletes and soldiers: a systematic review. Epidemiol. Rev. **24**, 228–247 (2002)
24. Kiuru, M.J., Pihlajamaki, H.K., Perkio, J., et al.: Dynamic contrast-enhanced MR imaging in symptomatic bone stress of the pelvis and the lower extremity. Acta Radiol. **42**, 277–285 (2001)
25. Kiuru, M.J., Pihlajamaki, H.K., Ahovuo, J.A.: Bone stress injuries. Acta Radiol. **45**, 317–326 (2004)
26. Kuhn, K.M., Riccio, A.I., Saldua, N.S., et al.: Acetabular retroversion in military recruits with femoral neck stress fractures. Clin. Orthop. Relat. Res. **468**, 846–851 (2010)
27. Leveton, A.L.: March (fatigue) fracture of the long bones of the lower extremity and pelvis. Am. J. Surg. **71**, 222–232 (1946)
28. Lloyd, T., Triantafyllou, S.J., Baker, E.R., et al.: Women athletes with menstrual irregularity have increased musculoskeletal injuries. Med. Sci. Sports Exerc. **18**, 374–379 (1986)
29. Maitra, R.S., Johnson, D.L.: Stress fractures. Clinical history and physical examination. Clin. Sports Med. **16**, 259–274 (1997)
30. Matheson, G.O., Clement, D.B., McKenzie, D.C.: Stress fractures in athletes: a study of 320 cases. Am. J. Sports Med. **15**, 46–58 (1987)
31. Milgrom, C., Giladi, M., Chisin, R., et al.: The long-term follow up of soldiers with stress fractures. Am. J. Sports Med. **13**, 398–400 (1985)
32. Milgrom, C., Finestone, A., Shlamkovitch, N., et al.: Youth is a risk factor for stress fracture: a study of 783 infantry recruits. J. Bone Joint Surg. Br. **76-B**, 20–22 (1994)
33. Monteleone Jr., G.P.: Stress fractures in the athlete. Orthop. Clin. North Am. **26**, 423–432 (1995)
34. Nichols, J.W.: Pubic ramus and adductor insertion stress fractures in female basic trainees. Mil. Med. **146**, 332–334 (1981)
35. Oxburn, M.S., Lloyd, T., Triantafyllou, S.J., Baker, E.R., et al.: Women athletes with menstrual irregularity have increased musculoskeletal injuries. Med. Sci. Sports Exerc. **18**, 374–379 (1986)
36. Peiro, V., Herrador, M.A., Leyes, M., et al.: Bilateral stress fracture of the proximal fibula in a yong soccer player on bone scanning. Clin. Nucl. Med. **28**(1), 49–51 (2003)
37. Prozman, R.R., Griffis, C.G.: Stress fractures in men and women undergoing military training. J. Bone Joint Surg. Am. **59-A**, 825 (1977)
38. Sanderlin, B.W., Raspa, R.F.: Common stress fractures. Am. Fam. Physician **68**(8), 1527–1532 (2003)
39. Snyder, R.A., DeAngelis, J.P., Koester, M.C., et al.: Does shoe insole modification prevent stress fractures? A systematic review. HSSJ **5**, 92–98 (2009)
40. Swenson Jr., E.J., DeHaven, K.E., Sebastianelli, W.J., et al.: The effect of a pneumatic leg brace on return to play in athletes with tibial stress fractures. Am. J. Sports Med. **25**, 322–328 (1997)
41. Tuan, K., Wu, S., Sennett, B.: Stress fractures in athletes: diagnosis and management. Orthopedics **27**(6), 583–593 (2004)

第十章 各种促进应力性骨折愈合的方法

Iftach Hetsroni and Gideon Mann

马泽涛 译

内容

介绍	716
低强度超声波	716
高压氧疗法	717
脉冲电磁场疗法	717
气动腿部支具	717
冲击波疗法	717
其他方法	717
总结	717
参考文献	718

I. Hetsroni(✉) and G. Mann
Orthopedic Department, Meir General Hospital, Tsharnichovski st. 59, 44281 Kfar Saba, Israel and
The Sackler Faculty of Medicine, Tel Aviv University, Tel Aviv, Israel Ribstein Sports Medicine & Research Center, Wingate Institute, Netanya, Israel
e-mail: iftachhetsroni@gmail.com; drmann@regin-med.co.il

介绍

简单的急性骨折的愈合过程涉及多种细胞和数以千计基因间的协调,以及精细的细胞外基质构建。依次出现数个阶段,主要为炎症反应期、骨痂形成修复期和骨痂重塑期。由于某些因素干扰愈合过程影响最佳修复,使复杂的修复过程在应力性骨折的愈合过程更加复杂。比如包括血供受损、骨折部位低血氧浓度、骨折端阻止愈合的张力取代了压力,以及其他已知或未知的遗传学、生物学和力学方面的因素。另一个在治疗过程中需受到重视的因素是骨折,主要影响较年轻的运动员,长时间的缺席运动和比赛可能产生明显的情绪和经济方面的影响。因此,在这些特殊类型损伤中,促进骨折愈合对患者和医生来说都是重要的目标。可惜的是,由于应力性骨折的多样性,这个目标不太容易完成。最近已经开展数种治疗方法促进骨折愈合,有些取得较好治疗效果。本章将讨论这几种主要的治疗方法。

低强度超声波

美国食品及药物管理局(FDA)在 1994 年批准使用低强度超声用于加速新鲜骨折的愈合,2000 年批准其用于确诊的骨不连的治疗。和 10 年前临床试验证实的低强度超声波对新鲜骨折愈合有积极作用的情况一样,基础研究也证实超声波在骨折愈合各个阶段的血管生成、软骨形成和成骨方面有积极的作用,体外研究提示超声波可能诱导细胞膜的结构发生改变,增加对离子的通透性和第二信使的活性。这可能导致软骨和骨特异性基因的表达改变,加速骨折的修复过程。推荐的治疗方案为在骨折愈合全程使用,超声设备置于骨折表面的皮肤,每天一

第十章　各种促进应力性骨折愈合的方法

次,每次约20分钟。

数个双盲安慰对照临床试验证实,使用超声波可促进胫骨和桡骨远端新鲜骨折的愈合,而其他几个试验则证实这种方法对延迟愈合和不愈合产生有利影响[6-8,13]。有一组急性Jones骨折病例证实超声波对骨折愈合有良好效果[18]。然而,虽然已经取得了这些令人鼓舞的成果,但是高级别的研究还没有对超声波对应力性骨折的积极作用的一致的研究结果。

高压氧疗法

有几种支持使用高压氧促进骨折愈合的原理。治疗过程中,它可能显著提高血氧浓度,进而增加对组织的氧气弥散。这可能促进成骨活动、增强破骨细胞移除坏死骨组织、促进再血管化和减轻组织水肿。导致这种方法无法普遍使用的缺点是高压氧治疗的实施困难,它需要特殊的设备和房间,并且费用相对昂贵。另外,在体外试验已经证实可产生氧自由基,至少可短暂地导致DNA损伤。

有些文章证实高压氧对防止距骨和股骨头坏死的好处[12,14]。尽管有令人鼓舞的研究支持高压氧促进骨折愈合这一原理,并且有运动医学的文献经常提到它对肌肉和其他软组织损伤的作用[1,10],但是目前尚缺乏支持它对应力性骨折有利作用的数据。

脉冲电磁场疗法

使用脉冲电磁场的原理是基于这样的事实,在骨应力部位通过微量元素产生和压电效应相似的电荷,这些电荷能够吸引成骨细胞。脉冲电磁场也可引起血管舒张,进而加速骨痂形成。

虽然有一些研究质疑其促进骨折愈合的效果[2,4],但是其他病例研究表明,在一般情况下它对治疗应力性骨折有良好的增强愈合的效果,特别是第5跖骨近段应力性骨折[3,9]。然而,尽管这种方法取得明显的良好效果,但是目前尚缺乏随机对照临床试验支持它在应力性骨折治疗中的作用。

气动腿部支具

这种方法的目的是促进高风险的胫骨前部中段应力性骨折的愈合。其原理是基于这样的假说,通过气动支具升高骨的流体静压力和静脉血压力,产生压电效应,刺激成骨细胞活性。

一些评估这种促进胫骨中段应力性骨折愈合方法的研究结果互相矛盾。一些作者报道这种方法在治疗应力性骨折上取得良好效果[19],其他作者通过病例回顾没有显示任何一致的有效作用[15]。因此,辅助使用气动腿部支具进行胫骨应力性骨折康复治疗的效果仍然是有争议的。

冲击波疗法

有研究显示冲击波有潜在的促骨合成代谢作用[11,21]。推测是骨小梁微骨折和髓腔出血促进合成代谢。

一些临床试验已经证明这种治疗方法治疗骨折不愈合成功率高达80%[16,17,20]。然而,这些研究的证据水平较低,纳入标准宽泛。最近的一项研究,使用这种方式治疗第5跖骨近端骨折骨不连,3~6个月期间愈合率高达90%[5]。虽然这是一项没有随机对照的回顾性研究,但结果仍然是对促进应力性骨折愈合的一个鼓励,因为这种特殊解剖位置的骨不连通常发生在运动人群中。

其他方法

其他相对较新的治疗方法,一般用于软组织损伤的治疗,包括激光和富含生长因子血浆。其原理基于改善血液供应和降低细胞损伤。但是没有应用该方法治疗应力性骨折相关的高水准临床研究。

2005年发表的一篇综述,分析预防和治疗年轻运动员下肢骨应力反应和应力性骨折的各种方法,没有任何高级别证据支持上述任何方法的作用[15]。即使是对胫骨应力性骨折有些作用的气动腿部支具,也没有足够的科学证据。

总结

应力性骨折的愈合是众多因素共同作用的结果。愈合过程受到破坏时,需要考虑其他治疗方法,而不仅仅是休息和改变运动。虽然已经报道这些治疗方法对促进急性骨折和软组织损伤是有效的,但是它们对应力性骨折,特别是有延迟愈合和骨不连高风险的应力性骨折的作用仍值得怀疑,需要高级别的临床试验来证明它们的作用。无论采用何种方式,当治疗应力性骨折时,治疗的基础不应忽视,包括危险因素的识别和处理,同时进行休息和活动调整。只有这样,才可以考虑其他的治疗方式,告知患者费用、风险以及我们所知道的可能效果。

参考文献

1. Babul, S., Rhodes, E.C.: The role of hyperbaric oxygen therapy in sports medicine. Sports Med. **30**, 395–403 (2000)
2. Barker, A.T., Dixon, R.A., Sharrard, W.J., Sutcliffe, M.L.: Pulsed magnetic field therapy for tibial non-union. Interim results of a double blind trial. Lancet **1**, 994–996 (1984)
3. Benazzo, F., Mosconi, M., Beccarisi, G., Galli, U.: Use of capacitive coupled electric fields in stress fractures in athletes. Clin. Orthop. Relat. Res. **310**, 145–149 (1995)
4. Freedman, L.S.: Pulsating electromagnetic fields in the treatment of delayed and non-union of fractures: results from a district general hospital. Injury **16**, 315–317 (1985)
5. Furia, J.P., Juliano, P.J., Wade, A.M., Schaden, W., Mittermayer, R.: Shock wave therapy compared with intramedullary screw fixation for nonunion of proximal fifth metatarsal metaphyseal-diaphyseal fractures. J. Bone Joint Surg. Am. **92**, 846–854 (2010)
6. Gebauer, D., Correll, J.: Pulsed low-intensity ultrasound: a new salvage procedure for delayed unions and nonunions after leg lengthening in children. J. Pediatr. Orthop. **25**, 750–754 (2005)
7. Gebauer, D., Mayr, E., Orthner, E., Ryaby, J.P.: Low-intensity pulsed ultrasound: effects on nonunions. Ultrasound Med. Biol. **31**, 1391–1402 (2005)
8. Heckman, J.D., Ryaby, J.P., McCabe, J., Frey, J.J., Kilcoyne, R.F.: Acceleration of tibial fracture-healing by non-invasive, low-intensity pulsed ultrasound. J. Bone Joint Surg. Am. **76**, 26–34 (1994)
9. Holmes Jr., G.B.: Treatment of delayed unions and nonunions of the proximal fifth metatarsal with pulsed electromagnetic fields. Foot Ankle Int. **15**, 552–556 (1994)
10. Ishii, Y., Deie, M., Adachi, N., Yasunaga, Y., Sharman, P., Miyanaga, Y., Ochi, M.: Hyperbaric oxygen as an adjuvant for athletes. Sports Med. **35**, 739–746 (2005)
11. Johannes, E.J., Kaulesar Sukul, D.M., Matura, E.: High-energy shock waves for the treatment of nonunions: an experiment on dogs. J. Surg. Res. **57**, 246–252 (1994)
12. Mei-Dan, O., Hetsroni, I., Mann, G., Melamed, Y., Nyska, M.: Prevention of avascular necrosis in displaced talar neck fractures by hyperbaric oxygenation therapy: a dual case report. J. Postgrad. Med. **54**, 140–143 (2008)
13. Nolte, P.A., Van Der Krans, A., Patka, P., Jenssen, I.M., Ryaby, J.P., Albers, G.H.: Low-intensity pulsed ultrasound in the treatment of nonunions. J. Trauma **51**, 693–702 (2001)
14. Reis, N.D., Schwartz, O., Militianu, D., Ramon, Y., Levin, D., Norman, D., Melamed, Y., Shupak, A., Goldsher, D., Zinman, C.: Hyperbaric oxygen therapy as a treatment for stage-I avascular necrosis of the femoral head. J. Bone Joint Surg. Br. **85**, 371–375 (2003)
15. Rome, K., Handoll, H.H., Ashford, R.: Interventions for preventing and treating stress fractures and stress reactions of bone of the lower limbs in young adults. Cochrane Database Syst. Rev. **2**, CD000450 (2005)
16. Rompe, J.D., Rosendahl, T., Schollner, C., Theis, C.: High-energy extracorporeal shock wave treatment of nonunions. Clin. Orthop. Relat. Res. **387**, 102–111 (2001)
17. Schaden, W., Fischer, A., Sailler, A.: Extracorporeal shock wave therapy of nonunion or delayed osseous union. Clin. Orthop. Relat. Res. **387**, 90–94 (2001)
18. Strauss, E., Ryaby, J.P., McCabe, J.: Treatment of Jones fractures of the foot with adjunctive use of low-pulsed ultrasound stimulation. J. Orthop. Trauma **13**, 310 (1999)
19. Swenson Jr., E.J., DeHaven, K.E., Sebastianelli, W.J., Hanks, G., Kalenak, A., Lynch, J.M.: The effect of pneumatic leg brace on return to play in athletes with tibial stress fractures. Am. J. Sports Med. **25**, 322–328 (1997)
20. Wang, C.J., Chen, H.S., Chen, C.E., Yang, K.D.: Treatment of nonunions of long bone fractures with shock waves. Clin. Orthop. Relat. Res. **387**, 95–101 (2001)
21. Wang, F.S., Yang, K.D., Chen, R.F., Wang, C.J., Sheen-Chen, S.M.: Extracorporeal shock wave promotes growth and differentiation of bone-marrow stromal cells towards osteoprogenitors associated with induction of TGF-beta1. J. Bone Joint Surg. Br. **84**, 457–461 (2002)

第十二部
肌肉和肌腱损伤

第一章 运动引起的肌腱病：从基础研究到赛场

Kai-Ming Chan and Sai-Chuen Fu

李伟 译

内容

肌腱病：概念与争议	722
新兴的愈合失败理论	722
肌腱疼痛的原因	723
肌腱病的发病机制：一个整合模型	723
第一阶段：启动	723
第二阶段：进展	724
第三阶段：表现症状	724
对肌腱病治疗的启示	724
结论	724
参考文献	724

肌肉骨骼疾病是世界各地残疾的首要原因，占医疗成本的25%。在主要的肌肉骨骼疾病中，肌腱的影响可能被低估了。腱末端病是指慢性肌腱疼痛，占包括网球肘、跳跃膝、跟腱病和肩袖肌腱病的所有运动损伤的30%～50%（图1）。肌腱病确切的发病率不详，但据估计为(15～20)/10万接受医疗人群，全职工作的人为1.1/10万。

娱乐运动的增加和知名运动员的要求引起社会对运动损伤，包括各种肌腱损伤有效治疗的关注，这是医疗开支的很大一部分。但是为改善肌腱损伤愈合结果的医学研究却远远落后。

虽然非甾体抗炎药（NSAIDs）可能对组织愈合产生负面影响，大多数医生还是用它来以缓解严重运动损伤的肿胀和疼痛。肌腱愈合的生物学需要进一步的研究，以评估目前的经验治疗方法并鼓励创新。未来几年，从实验室到临床（B-to-B）的转化研究将带来充满希望的创意。

与肌肉骨骼系统的骨和软骨相比，肌腱病的B-to-B，未受到同样的重视。骨愈合和软骨缺损的研究有相当重大突破，在促进骨缺损愈合方面有成功的临床应用，并在一定程度上促进软骨缺损的修复。这是完全可以理解的，因为这些都是迫切的临床问题，就像"骨与关节十年"（2000—2010年）强调了5个关注的主要领域，包括骨质疏松症和退行性关节炎。我们认为，肌肉骨骼系统的疾病带来的医疗负担的很大一部分是各种活动中肌腱和肌肉的过度使用造成的，可能在2010以后的未来十年的重点之一。人们想法的另一个明显的差距是描绘肌腱病的发病机制的研究重点的不同。虽然对肌腱病临床标本做了大量研究，但缺乏典型的肌腱病动物模型，是肌腱病发病机理研究的障碍。在认识并解决这些差距之前，肌腱病治疗的各种尝试仍然是经验性的。否则，我们仍然只是追求一个遥远的目标。在对差距的认识中，我们应该以更高的成本-效益方式计划我们的战略。

K. -M. Chan (✉) and S. -C. Fu
Department of Orthopaedics and Traumatology, Faculty of Medicine, The Chinese University of Hong Kong, 5/F, Clinical Sciences Building, Prince of Wales Hospital, Shatin, Hong Kong, China
e-mail: kaimingchan@cuhk.edu.hk; bruma@cuhk.edu.hk

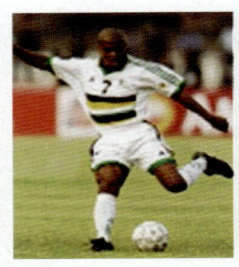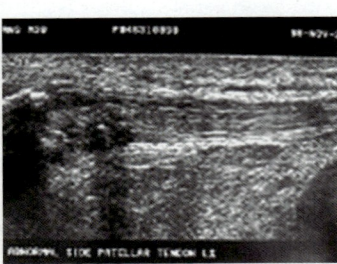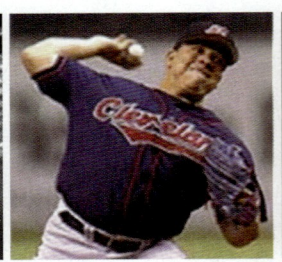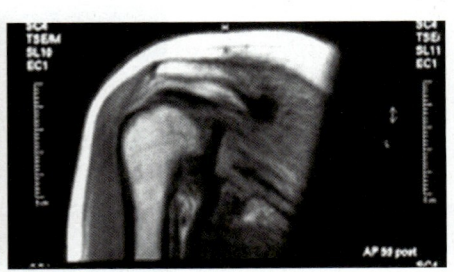

图1　腱病可影响很多不同的肌腱

肌腱病：概念与争议

肌腱病的术语仍没达成一致，虽然有些综述讨论这个问题[19,42]。肌腱病是对独立病种的总体描述，而"慢性肌腱损伤"、"肌腱炎"和"慢性肌腱疼痛"是其三个标准。慢性肌腱损伤是指退行性肌腱损伤的隐袭发展，可能是过度使用的结果，讨论的是病因。肌腱炎是指通过组织学[18]、超声[28]或MRI[24]揭示的一系列病理特征，它涉及肌腱病的诊断和发病机制。慢性肌腱疼痛是指物理治疗无效的、与活动相关的疼痛，但肌腱炎的病理变化也能在自发性肌腱断裂时出现。这三个词分别描述了肌腱病的原因、过程和表现。

肌腱的过度使用、反复拉伤或力学负荷过大是不同部位慢性肌腱损伤的主要病因，正如"跳跃膝"、"跑步后跟"、"游泳肩"和"网球肘"等名称所提示的。实验结果表明，肌腱的重复性运动[29]或反复拉伸肌腱细胞[30]引起损害肌腱的生物反应，导致微损伤。许多细胞培养的研究表明，对培养的肌腱成纤维细胞重复拉伸，增加了前列腺素E（PGE）[43]和基质金属蛋白酶（MMPs）（Gardner 2008）的释放；这些细胞因子和酶反过来又诱导基质降解。肌腱的退行性改变可以在局部注射PGE[40]和胶原酶[22]的动物模型中观察到。这些实验解释了肌腱重复拉伸造成组织退变损伤的可能机制。然而，在非运动员人群中也有肌腱病，在双侧重复拉伤的患者并不会患双侧肌腱病。因此，过度使用损伤不等于肌腱病，但它可能是主要触发点。此外，多数过度使用有关的疾病不影响肌腱，应从"肌腱病"的分类中排除掉。比如腱鞘炎、滑囊炎、腕管综合征、de Quervain病或粘连性关节囊炎不应包括在肌腱病的讨论中，因为他们主要影响滑膜、滑囊或神经。肌腱病的病理改变，也可能会影响腱旁组织或肌腱的不同位置。例如，在髌腱病中髌腱深后部受到影响，而在跟腱炎中可观察到中间实质或止点的病变。在肩袖肌腱病中主要是肌-腱连接受到影响，在网球肘是桡侧腕短伸肌腱筋膜胶原蛋白的结构病变。这种病变位置的变化，说明它是一种涉及不同部位如肌-腱交界处、腱实质、腱止点和腱旁组织的病变过程。

对于肌腱病的临床表现，是否一定有慢性肌腱疼痛仍有争议。绝大多数完全断裂的跟腱表现出"肌腱变形"或"黏液样变性"的组织病理特征。这意味着退行性变形成力学弱点，是断裂的原因。在最近的文献中，"肌腱病"、"肌腱变性"和"肌腱炎"是指有与断裂相似的组织病理学特征的慢性肌腱疼痛。这表明，以肌腱退变为特征的病理组织学变化与疼痛不是绝对相关的。慢性肌腱疼痛会使患者减少活动而保护病变肌腱以免断裂。辨别区分我们统称为"肌腱病"的各种表现能帮助我们了解它们的发病机制。

新兴的愈合失败理论

肌腱病的研究一直专注于临床标本的组织病理学特点[11,12,34,37,47]。在髌腱变性组织中能观察到细胞增殖增加和PDGF受体β高表达[37]。在肌腱变性组织的前胶原生成不变，但是可以观察到MMP1增加造成的明胶液化增强，而TIMP1抑制剂的表达明显减少[11]。髌腱病中特征性的硫化蛋白聚糖增加[13]。在退变髌腱里TGF-β1和COX-2的表达增加，显示了异常的细胞因子表达可能与肌腱的异常细胞活动相关[12]。肌腱退变的病理特征是肌腱损伤的基质降解、细胞增殖活跃的再生和病理性组织化生相掺杂。这说明肌腱病的病理过程是愈合反应失败的结果。

尽管愈合速度慢和机械性能差，但是肌腱创伤仍能自发地愈合。愈合失败是指延迟愈合和偏离正常愈合途径。愈合失败的可能原因包括不利的生化微环境和不当的机械负荷,如局部缺氧[36]、压缩负荷[16]、高热[45]和氧化应激[3],而遗传因素[26]可能改变愈合失败的易感性。在不利肌腱形成的微环境中,肌腱祖细胞持续活化,可能会错误地表现出纤维软骨或钙化的表型。肌腱疼痛变得显著,旧的治疗方式,如抑制前列腺素合成的 NSAID,药物会对愈合产生负面影响[8]。

肌腱疼痛的原因

大部分慢性肌腱疼痛的原因是未知的。能减少炎症的 NSAIDs 以及理疗无效。在退变肌腱组织中没有炎性细胞。用于治疗慢性肌腱疼痛的类固醇,也有无效的病例。其免疫抑制作用不能缓解疼痛,但能阻止 C-纤维传输疼痛,这可能解释了它的短期作用[17]。类固醇也抑制肌腱成纤维细胞[46]。肌腱细胞的活动可能与疼痛有关。Khan 推测,肌腱病的疼痛可能是生化失衡[20]。这些致痛的物质包括前列腺素[12]、谷氨酸[2]和 P 物质[38]。肌腱旁注射 SP 似乎可以激发愈合启动阶段,并显著加速愈合的修复阶段[7],但有人发现愈合肌腱细胞持续表达的 P 物质与大鼠胶原酶诱导的退行性肌腱损伤模型中慢性疼痛有关[23]。这些发现支持愈合失败和累积的愈合肌腱细胞可能是致痛物质的来源之一的观点。

除了致痛物质产生增加,有人提出机械因素,如压缩也是原因。当肿胀的肌腱变性组织压迫腱旁神经纤维时可能导致疼痛。可以用 CGRP 和 P 物质的免疫组织化学染色检测[38]到肌腱组织的神经分布增加。C-纤维对肌腱病理组织"传递"疼痛信号至关重要。伴随伤口愈合的血管生成,在肌腱愈合早期可观察到再次神经长入[1]。Ohberg L 报道,硬化剂可缓解某些肌腱病患者的疼痛[31]。这一发现表明,肌腱炎病理学特征之一,血管增生可能会导致慢性疼痛。血管的增加可能使致痛物质分布更广泛,而硬化剂造成血管坏死可能会阻止致痛物质接近腱周神经末梢。总之,我们可以将慢性肌腱疼痛看成是产生的致痛物质和接受疼痛信号的神经末梢共同存在的结果。

肌腱病的发病机制:一个整合模型

总结我们对慢性肌腱损伤的发生、疼痛的原因和退变病理特点的认识,我们现在能够建立一个肌腱病病理的完整模型[14]。肌腱病的病理机制可以分为三个阶段过程:启动、进展和表现症状(图2)。启动阶段,发生胶原溶解性肌腱损伤,进展期表现为愈合过程的激活延长和不结束,可能会导致愈合肌腱细胞的错误分化。最后,基质紊乱、血管和神经分布增加,以及致痛物质的产生,导致慢性肌腱疼痛或由于机械承受力减弱而发生自发断裂。

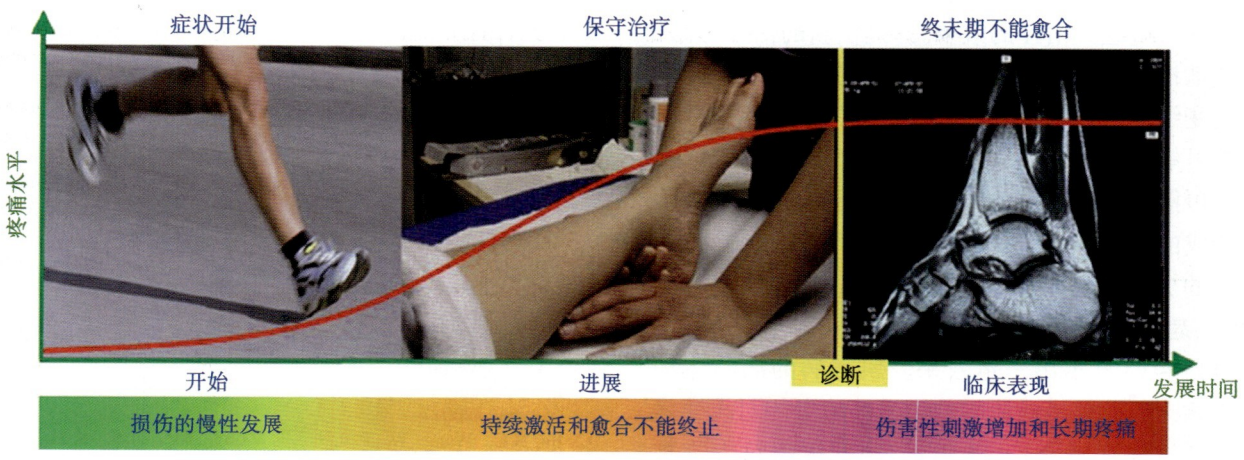

图 2　肌腱病的三个阶段

第一阶段:启动

过度使用或日常活动中微损伤后愈合失败均可导致隐匿的肌腱损伤。肌腱病可能包含肌腱损伤的各种形式,过度使用损伤最容易逐渐加重。据推测,过度使用损伤可能对愈合过程中的炎症阶段造成干扰,这将导致基质金属蛋白酶激活和胶原溶解。这也许可以解释为什么胶原酶诱导肌腱损伤的动物模型可以复制肌腱病的组织病理学特点和功能损害。

第二阶段:进展

在进展阶段,出现愈合反应,但未能修复胶原溶解性损伤。愈合失败的确切原因仍然不清楚,这可能主要归因于不利的生化微环境和不当的机械负荷,导致愈合肌腱细胞的积累和愈合肌腱细胞的错误分化。损伤的退变和失败愈合的再生并存是其组织学特征。肌腱的力学特性因细胞外基质紊乱而变差。在不利肌腱形成的微环境和持续刺激下,愈合肌腱细胞错误地分化为正常时局限于骨肌腱交界区的成纤维软骨或钙化表型。最近发现的肌腱源性干细胞[4]和肌腱病的病理组织特点支持失败的愈合中发生错误分化的观点。

第三阶段:表现症状

超声或MRI可见胶原溶解损伤愈合失败造成细胞外基质的显著改变。启动期和进展阶段可能涉及炎性疼痛,但疼痛的机制可能会逐渐转为非炎性,抗炎治疗无效。愈合肌腱细胞的累积可能会产生致痛物质,它在无髓鞘的C-纤维中引起疼痛,增加的神经分布进一步加剧疼痛。如黏液变性及钙化基质紊乱会导致机械特性减弱和痛觉增加。

对肌腱病治疗的启示

目前,对肌腱病的了解,比如愈合失败反应,可以解释一些经典治疗的效果,并提供新的治疗思路。有文献报道切除病变组织能缓解症状[21]。去除了病变组织,重新启动愈合反应;但由于愈合失败的因素可能仍然存在,所以愈合可能再次失败。愈合失败可能是由于不利的生化微环境和不当的机械负荷造成的,所有能纠正肌腱细胞微环境的干预将是合理的方法。生物物理干预措施,如体外冲击波[10]、超声治疗[35]、脉冲磁场[5]、低量激光[6]或射频[41]显示出一定效果。肌腱病的离心运动处方意味着调整患病肌腱的力学环境可能对改变病理发展过程有显著效果[39]。病变组织对生物物理干预或治疗引起的微创伤的生理变化直接反应,但这种相互作用的机制仍不清楚。也有应用一氧化氮[33]、硬化剂[44]、基质金属蛋白酶抑制剂[32]、骨髓血浆注射[27]、自体血注射[9]、富血小板血浆[25]治疗肌腱病的报告。这些尝试是针对与病理变化和肌腱疼痛相关的各种生化紊乱,但对愈合过程的整体调整会更有价值。

结论

对肌腱病的最新研究得到了越来越多的发病机理的线索,但仍无有效治疗。转化研究未受到足够重视可能是研究与临床分离的原因。我们目前对肌腱病的理解的关键是失败的愈合反应。因此,如何保障肌腱愈合过程的成功将是治疗肌腱病的彻底解决方案。

参考文献

1. Ackermann, P.W., Ahmed, M., Kreicbergs, A.: Early nerve regeneration after Achilles tendon rupture – a prerequisite for healing? A study in the rat. J. Orthop. Res. **20**(4), 849–856 (2002)
2. Alfredson, H., Forsgren, S., Thorsen, K., Lorentzon, R.: In vivo microdialysis and immunohistochemical analyses of tendon tissue demonstrated high amounts of free glutamate and glutamate NMDAR1 receptors, but no signs of inflammation, in Jumper's knee. J. Orthop. Res. **19**(5), 881–886 (2001)
3. Bestwick, C.S., Maffulli, N.: Reactive oxygen species and tendinopathy: do they matter? Br. J. Sports Med. **38**(6), 672–674 (2004)
4. Bi, Y.M., Ehirchiou, D., Kilts, T.M., Inkson, C.A., Embree, M.C., Sonoyama, W., Li, L., Leet, A.I., Seo, B.M., Zhang, L., Shi, S.T., Young, M.F.: Identification of tendon stem/progenitor cells and the role of the extracellular matrix in their niche. Nat. Med. **13**, 1219–1227 (2007)
5. Binder, A., Parr, G., Hazleman, B., et al.: Pulsed electromagnetic field therapy of persistent rotator cuff tendinitis. A double-blind controlled assessment. Lancet **1**(8379), 695–698 (1984)
6. Bjordal, J.M., Lopes-Martins, R.A., Joensen, J., et al.: A systematic review with procedural assessments and meta-analysis of low level laser therapy in lateral elbow tendinopathy (tennis elbow). BMC Musculoskelet. Disord. **9**, 75 (2008)
7. Burssens, P., Steyaert, A., Forsyth, R., van Ovost, E.J., De Paepe, Y., Verdonk, R.: Exogenously administered substance P and neutral endopeptidase inhibitors stimulate fibroblast proliferation, angiogenesis and collagen organization during Achilles tendon healing. Foot Ankle Int. **26**(10), 832–839 (2005)
8. Chan, K.M., Fu, S.C.: Anti-inflammatory management for tendon injuries – friends or foes? Sports Med. Arthrosc. Rehabil. Ther. Technol. **1**(1), 23 (2009)
9. Connell, D.A., Ali, K.E., Ahmad, M., et al.: Ultrasound-guided autologous blood injection for tennis elbow. Skeletal Radiol. **35**(6), 371–377 (2006)
10. Daecke, W., Kusnierczak, D., Loew, M.: Long-term effects of extracorporeal shockwave therapy in chronic calcific tendinitis of the shoulder. J. Shoulder Elbow Surg. **11**(5), 476–480 (2002)
11. Fu, S.C., Chan, B.P., Wang, W., Pau, H.M., Chan, K.M., Rolf, C.G.: Increased expression of matrix metalloproteinase 1 (MMP1) in 11 patients with patellar tendinosis. Acta Orthop. Scand. **73**(6), 658–662 (2002)
12. Fu, S.C., Wang, W., Pau, H.M., Wong, Y.P., Chan, K.M., Rolf, C.G.: Increased expression of transforming growth factor-beta1 in patellar tendinosis. Clin. Orthop. Relat. Res. **400**, 174–183 (2002)
13. Fu, S.C., Chan, K.M., Rolf, C.G.: Increased deposition of sulfated glycosaminoglycans in human patellar tendinopathy. Clin. J. Sport Med. **17**(2), 129–134 (2007)
14. Fu, S.C., Rolf, C.G., Cheuk, Y.C., Lui, P.P.Y., Chan, K.M.: Deciphering the pathogenesis of tendinopathy: a three-stages process. Sports Med. Arthrosc. Rehabil. Ther. Technol. **2**, 30 (2010)
15. Gardner, K., Arnoczky, S.P., Caballero, O., et al.: The effect of

stress-deprivation and cyclic loading on the TIMP/MMP ratio in tendon cells: an in vitro experimental study. Disabil. Rehabil. **30**(20–22), 1523–1529 (2008)
16. Hamilton, B., Purdam, C.: Patellar tendinosis as an adaptive process: a new hypothesis. Br. J. Sports Med. **38**(6), 758–761 (2004)
17. Johansson, A., Hao, J., Sjolund, B.: Local corticosteroid application blocks transmission in normal nociceptive C-fibres. Acta Anaesthesiol. Scand. **34**, 335–338 (1990)
18. Józsa, L., Bálint, B.J., Réffy, A., Demel, Z.: Hypoxic alterations of tenocytes in degenerative tendinopathy. Arch. Orthop. Trauma Surg. **99**(4), 243–246 (1982)
19. Khan, K.M., Cook, J.L., Bonar, F., Harcourt, P., Astrom, M.: Histopathology of common tendinopathies. Update and implications for clinical management. Sports Med. **27**(6), 393–408 (1999)
20. Khan, K.M., Cook, J.L., Maffulli, N., Kannus, P.: Where is the pain coming from in tendinopathy? It may be biochemical, not only structural, in origin. Br. J. Sports Med. **34**(2), 81–83 (2000)
21. Kvist, H., Kvist, M.: The operative treatment of chronic calcaneal paratenonitis. J. Bone Joint Surg. Br. **62**(3), 353–357 (1980)
22. Lui, P.P., Fu, S.C., Chan, L.S., et al.: Chondrocyte phenotype and ectopic ossification in collagenase-induced tendon degeneration. J. Histochem. Cytochem. **57**(2), 91–100 (2009)
23. Lui, P.P., Chan, L.S., Fu, S.C., Chan, K.M.: Expression of sensory neuropeptides in tendon is associated with failed healing and activity-related tendon pain in collagenase-induced tendon injury. Am. J. Sports Med. **38**, 757 (2010)
24. McLoughlin, R.F., Raber, E.L., Vellet, A.D., et al.: Patellar tendinitis: MR imaging features, with suggested pathogenesis and proposed classification. Radiology **197**(3), 843–848 (1995)
25. Mishra, A., Pavelko, T.: Treatment of chronic elbow tendinosis with buffered platelet-rich plasma. Am. J. Sports Med. **34**(11), 1774–1778 (2006)
26. Mokone, G.G., Schwellnus, M.P., Noakes, T.D., et al.: The COL5A1 gene and Achilles tendon pathology. Scand. J. Med. Sci. Sports **16**(1), 19–26 (2006)
27. Moon, Y.L., Jo, S.H., Song, C.H., et al.: Autologous bone marrow plasma injection after arthroscopic debridement for elbow tendinosis. Ann. Acad. Med. Singapore **37**(7), 559–563 (2008)
28. Movin, T., Kristoffersen-Wiberg, M., Shalabi, A., et al.: Intratendinous alterations as imaged by ultrasound and contrast medium-enhanced magnetic resonance in chronic achillodynia. Foot Ankle Int. **19**(5), 311–317 (1998)
29. Nakama, L.H., King, K.B., Abrahamsson, S., Rempel, D.M.: Evidence of tendon microtears due to cyclical loading in an in vivo tendinopathy model. J. Orthop. Res. **23**(5), 1199–1205 (2005)
30. Nakama, L.H., King, K.B., Abrahamsson, S., Rempel, D.M.: VEGF, VEGFR-1, and CTGF cell densities in tendon are increased with cyclical loading: an in vivo tendinopathy model. J. Orthop. Res. **24**(3), 393–400 (2006)
31. Öhberg, L., Alfredson, H., Khan, K.: Ultrasound guided sclerosis of neovessels in painful chronic Achilles tendinosis: pilot study of a new treatment. Br. J. Sports Med. **36**, 173–175 (2002)
32. Orchard, J., Massey, A., Brown, R., et al.: Successful management of tendinopathy with injections of the MMP-inhibitor aprotinin. Clin. Orthop. Relat. Res. **466**(7), 1625–1632 (2008)
33. Paoloni, J.A., Appleyard, R.C., Nelson, J., et al.: Topical nitric oxide application in the treatment of chronic extensor tendinosis at the elbow: a randomized, double-blinded, placebo-controlled clinical trial. Am. J. Sports Med. **31**(6), 915–920 (2003)
34. Petersen, W., Pufe, T., Zantop, T., Tillmann, B., Mentlein, R.: Hypoxia and PDGF have a synergistic effect that increases the expression of the angiogenetic peptide vascular endothelial growth factor in Achilles tendon fibroblasts. Arch. Orthop. Trauma Surg. **123**(9), 485–488 (2003)
35. Rahman, M.H., Khan, S.Z., Ramiz, M.S.: Effect of therapeutic ultrasound on calcific supraspinatus tendinitis. Mymensingh Med. J. **16**(1), 33–35 (2007)
36. Rempel, D., Abrahamsson, S.O.: The effects of reduced oxygen tension on cell proliferation and matrix synthesis in synovium and tendon explants from the rabbit carpal tunnel: an experimental study in vitro. J. Orthop. Res. **19**(1), 143–148 (2001)
37. Rolf, C.G., Fu, B.S., Pau, A., Wang, W., Chan, B.: Increased cell proliferation and associated expression of PDGFRbeta causing hypercellularity in patellar tendinosis. Rheumatology (Oxford) **40**(3), 256–261 (2001)
38. Schubert, T.E., Weidler, C., Lerch, K., et al.: Achilles tendinosis is associated with sprouting of substance P positive nerve fibres. Ann. Rheum. Dis. **64**(7), 1083–1086 (2005)
39. Stanish, W.D., Rubinovich, R.M., Curwin, S.: Eccentric exercise in chronic tendinitis. Clin. Orthop. Relat. Res. **208**, 65–68 (1986)
40. Sullo, A., Maffulli, N., Capasso, G., et al.: The effects of prolonged peritendinous administration of PGE1 to the rat Achilles tendon: a possible animal model of chronic Achilles tendinopathy. J. Orthop. Sci. **6**(4), 349–357 (2001)
41. Tasto, J.P., Cummings, J., Medlock, V., et al.: Microtenotomy using a radiofrequency probe to treat lateral epicondylitis. Arthroscopy **21**(7), 851–860 (2005)
42. Uhthoff, H.K., Sarkar, K.: Classification and definition of tendinopathies. Clin. Sports Med. **10**(4), 707–720 (1991)
43. Wang, J.H., Jia, F., Yang, G., et al.: Cyclic mechanical stretching of human tendon fibroblasts increases the production of prostaglandin E2 and levels of cyclooxygenase expression: a novel in vitro model study. Connect. Tissue Res. **44**(3–4), 128–133 (2003)
44. Willberg, L., Sunding, K., Ohberg, L., et al.: Sclerosing injections to treat midportion Achilles tendinosis: a randomised controlled study evaluating two different concentrations of Polidocanol. Knee Surg. Sports Traumatol. Arthrosc. **16**(9), 859–864 (2008)
45. Wilson, A.M., Goodship, A.E.: Exercise-induced hyperthermia as a possible mechanism for tendon degeneration. J. Biomech. **27**(7), 899–905 (1994)
46. Wong, M.W., Tang, Y.N., Fu, S.C., et al.: Triamcinolone suppresses human tenocyte cellular activity and collagen synthesis. Clin. Orthop. Relat. Res. **421**, 277–281 (2004)
47. Yuan, J., Wang, M.X., Murrell, G.A.: Cell death and tendinopathy. Clin. Sports Med. **22**(4), 693–701 (2003)

第二章 职业足球运动员的大腿肌肉损伤：欧洲足联的七年随访研究

Jan Ekstrand

李伟 译

内容

介绍	726
材料和方法	726
数据采集	726
定义	727
结果	727
损伤的发生率	727
讨论	728
参考文献	729

介绍

男子足球运动中大腿肌肉损伤发生率很高[1-3,7,8,11,13,16,17]。本研究的目的是评估同质资料的男性专业足球运动员大腿肌肉损伤的风险和条件。

材料和方法

在2001—2008年期间,我们对欧洲男性职业足球队员进行了大腿肌肉损伤情况前瞻性研究。这项研究涵盖了从2001年7月至2008年5月的七个连续赛季(7月至5月)。21个由欧洲足联选定的顶级男性欧洲俱乐部(参加了过去十年中欧洲最高水平的俱乐部)参与这项研究。数据来自以下球队：曼联、阿森纳、切尔西、利物浦、纽卡斯尔联队、国际米兰、AC米兰、尤文图斯、皇家马德里、巴塞罗那、埃因霍温、阿贾克斯、巴黎圣日耳曼、布鲁日、安德莱赫特、汉堡、多特蒙德、顿涅茨克矿工、拉斯哥流浪者、本菲卡和波尔图。

全部的方法学在其他文献[10]报道。所有俱乐部一队球员参与这项研究。

数据采集

这项研究遵守国际足联[9]和欧洲足联[10]规定的足球损伤研究定义和数据收集程序。

每年赛季开始收集基线数据一次。参与训练和比赛的球员在俱乐部注册填表。包括所有参加一、二队和国家队比赛的所有球员,并按月交表。发生损伤时队医在损伤卡上立即记录损伤情况,每个月将损伤卡片和记录比赛训练情况的表格送到研究组。详细记录损伤发生,损伤卡提供损伤发生的日

J. Ekstrand
Department of Medical and Health Sciences, Linköping University, Solstigen 3, S-589 43 Linköping, Sweden
e-mail: jan.ekstrand@telia.com

期、安排的活动、类型、地点、再损伤和严重犯规的信息。2005/2006 年的记录详细到分钟。

定义

在这项研究中应用的定义如表1所示。记录所有导致球员无法完全参与训练或比赛（即损伤引起的时间的损失）的损伤,在队医允许全程参加训练和赛事之前都视为损伤。基于缺席的天数损伤程度被分为4级。随访所有损伤者直到康复的最后一天。

表 1　定义

训练时间	在教练组监督下进行的涉及体力活动的团队训练时间
比赛	与另一支球队竞争或友好的比赛
损伤	踢足球引起的损伤导致球员无法完全参与今后的训练或比赛（即时间上的损失）
康复	在队医允许完全参与训练并可以选择比赛之前,都认为队员有伤
再次损伤	球员完全参与比赛后在2个月内发生同一部位和同一类型的损伤
拉伤	肌肉断裂、撕裂或抽筋
最小损伤	损伤造成训练或比赛缺席 1~3 天
轻度损伤	损伤导致训练和比赛缺席 4~7 天
中度损伤	损伤造成训练或比赛缺席 8~28 天
严重损伤	损伤造成训练或比赛缺席超过 28 天
创伤	突然发作和形成事件的已知原因
过度使用	损伤起病隐匿,没有任何已知的创伤
犯规损伤	裁判判定犯规造成损伤
损伤发生率	每1000球员小时的损伤人数[(Σ伤/Σ暴露小时)×1,000]

结果

在423名选手（平均年龄26±4,范围16~40岁）中,共发生1581次肌肉损伤（占所有损伤的19%）,其中861（54%）次累及大腿肌肉。68%的大腿肌肉伤是腘绳肌拉伤,29%为是股四头肌拉伤,其他3%主要为缝匠肌、股薄肌和阔筋膜张肌等拉伤。平均来讲,一个25名球员的球队可以预期每个赛季发生10次大腿肌肉拉伤（7次腘绳肌,3次股四头肌）。

损伤的发生率

整体大腿肌肉损伤的发病率为 1.5 次/1000 小时,比赛时损伤机会高于训练,分别为 5.4 次/1000 小时和 0.7 次/1000 训练小时[4,14]。

腘绳肌损伤

比赛中损伤风险高达训练时的 11 倍

在587例腘绳肌损伤中,2/3发生于比赛中,比赛中腘绳肌拉伤的风险高于训练期间的11倍（4.27 vs 0.4）。

由于腘绳肌损伤与高速度负载（短跑者伤）有关,这一发现可能与顶级赛事的高强度有关。腘绳肌损伤在上下半场发生率均等（51% vs 49%）,但在下半场的第61~75分钟之间,风险最高,占所有腘绳肌损伤的17%。

如图1,在比赛期间,25~30岁运动员腘绳肌损伤风险最高。

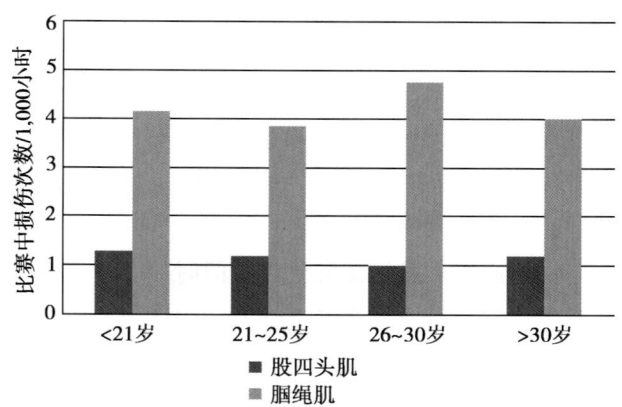

图 1　在不同年龄组中大腿肌肉损伤的风险

大多数腘绳肌损伤发生于跑步或冲刺时

多数腘绳肌拉伤（52%）是由于跑动或冲刺,17%是由于过度使用。几乎所有的腘绳肌损伤都是非接触损伤,97%没有与其他球员接触。据裁判记录,只有1.5%（6/391）的比赛损伤的是由于犯规。13%（74/587）为复发性的损伤。

图2显示了在整个赛季损伤的分布。腘绳肌损伤在比赛期（9月至5月）更常见。

腘绳肌拉伤造成的后果

腘绳肌拉伤共造成9554天的缺席（每队每季赛平均为109天）。腘绳肌损伤导致平均16天的缺席（范围1~128）,包括10天（范围0~90）训练和3天（0~27）比赛。14%（81/587）属重度,造成超过4个星期的缺席。和训练中发生的损伤相比,比赛中发生的损伤引起的缺席时间更长（18.3 vs 11.9,P<0.001）。

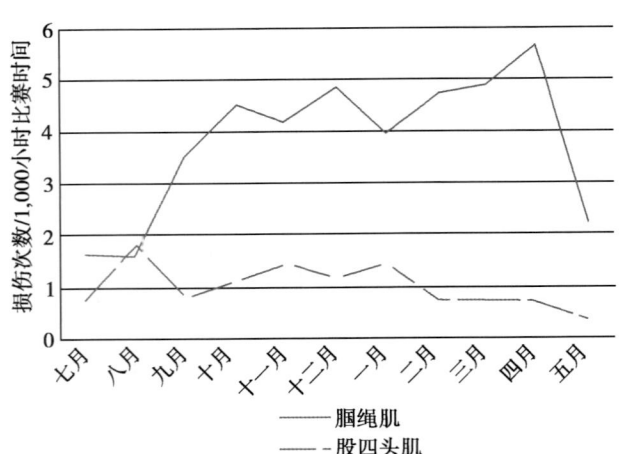

图2 整个赛季的比赛中大腿肌肉损伤分布

股四头肌损伤

大多数股四头肌拉伤发生在前半场

训练中发生的股四头肌损伤更多（143 vs 104），但每1000小时比赛中损伤风险比训练期间高出4倍（1.13 vs 0.3）。

多数股四头肌拉伤（62%）发生在比赛的上半场，风险的高峰期是在上半场的16～45分钟之间，占所有股四头肌损伤的40%。图1显示在不同年龄组的损伤的风险没有差别。

许多股四头肌损伤发生在射门时

多达28%股四头肌损伤发生在射门时，而只有1.5%的腘绳肌拉伤发生在此刻（$P<0.001$）。和腘绳肌损伤相似，96%股四头肌损伤发生在不与其他球员接触时。也有13%的损伤是复发性损伤。没有因犯规而受伤者。

图2显示了在整个赛季的损伤的时间分布。引起股四头肌应变风险最高峰发生在8月里的季前赛准备期临近结束时。与腘绳肌拉伤相反，在竞争激烈的赛季中损伤风险没有增加。

股四头肌拉伤造成的结果

股四头肌拉伤共造成4482天缺席（每队每赛季平均51天）。引起平均18天的缺席（1～147），其中训练12（0～79）天，比赛3（0～31）天。19%（46/247）为重度损伤。与腘绳肌损伤相反，比赛或训练损伤造成的缺席天数没有显著差别（20 vs 17）。

检查方法

2007/2008赛季的159个大腿肌肉损伤的诊断方法中，72人（45%）为MRI检查（一些还使用了超声），70人（44%）使用了超声，11%只是临床诊断。

有14个俱乐部参加了此赛季比赛，有2家俱乐部用MRI检查了几乎所有（>90%）大腿肌肉损伤，有2家俱乐部从不用MRI检查。7家俱乐部主要用MRI诊断，7个主要用超声诊断。

累及的肌肉

根据MRI，大多数腘绳肌损伤发生在股二头肌（86%），而股直肌是股四头肌中最常受累的肌肉（88%）。

讨论

本研究的优势是大量男性职业球员的同质资料，包括861个大腿肌肉损伤。按照国际足联和欧洲足联[9,10]推荐的足球损伤的流行病学研究程序收集数据可靠。

腘绳肌拉伤是在男性职业足球运动最常见的单一损伤[12,17,18]，一个拥有25位选手的球队可以预期每个赛季平均7次腘绳肌拉伤，造成平均每个赛季109天的缺席。腘绳肌和股四头肌拉伤在很多方面差别很大。在比赛中腘绳肌拉伤的风险比训练中高11倍，而且多发生在跑动和冲刺时。这些研究结果可能反映了现代顶级足球比赛的速度和强度[5]。而股四头肌损伤在射门时更多。股四头肌损伤在季前赛准备末期有一个发生高峰，可能在此期间时有更多的射门训练。合理的假设是在竞争赛季腘绳肌拉伤的更大风险是由于在此期间比赛密度强度都很大。另一个区别是比赛中损伤时间的分布。在下半场的61～75分钟出现的腘绳肌损伤高峰可能反映了肌肉疲劳[6,15]。此外，上半场密集的射门也许是在比赛上半场发生股四头肌拉伤的原因。热身不足或旧伤复发可能是另一种解释。

在顶级的职业水平，大多数球队在诊断肌肉损伤上都使用放射学检查。这项研究中的俱乐部均等地用MRI和超声进行诊断。

本研究中的局限是肌肉损伤的不同。根据本研究的共识，损伤包括所有类型的拉伤、局部肌肉撕裂、抽筋和肌肉酸痛。缺席训练比赛的巨大时间差别（腘绳肌1～128天，股四头肌1～147天）反映了损伤的差异。未来的研究使用MRI将损伤分组，更能预测缺席和返回比赛的信息[4,14]。

致谢：衷心感谢所有参加此项研究的各俱乐部、有关医务人员和联系人员，他们是：Rodolfo Tavana 和 Bill Tillson（AC 米兰）、Piet Bon 和 Edwin Goedhart（阿贾克斯）、Leo Groenweghe 和 Jose Huylebroek（安德莱赫特）、Joao-Paolo Almeida 和 Paulo Rebelo（本菲卡）、Egid Kiesouw（多特蒙德）、Gary Lewin（阿森纳）、Bryan English 和 Alex Nieper（切尔西）、Dimitri Dobbenie、Jan de Neve 和 Michel D'Hooghe（布鲁日）、Jordi Ardevol、Lluis Til、Gil Rodas、Ricard Pruna 和 Ramon Canal（巴塞罗那）、Dieter Gudel、Oliver Dierk 和 Nikolaj Linewitsch（汉堡）、Francesco Benazzo、Franco Combi、Giorgio Panico、Cristiano Eirale 和 Pier-Luigi Parnofiello（国际米兰）、Fabrizio Tencone 和 Antonio Giordano（尤文图斯）、Mark Waller（利物浦）、Roddy McDonald（纽卡斯尔联队）、Mike Stone 和 Steve McNally（曼彻斯特）、Hakim Chalabi（巴黎圣日耳曼）、Nelson Puga（波尔图）、Cees-Rein van den Hoogenband 和 Luc van Agt（埃因霍温）、Ian McGuiness（流浪者）、Denis Bucher（德兰斯）、Luis Serratosa（皇家马德里）、Paco Biosca 和 Viktor Kirilenko（顿涅兹克矿工）和 Pierre Rochcongar（斯塔德雷恩）。

参考文献

1. Andersen, T.E., Tenga, A., Engebretsen, L., Bahr, R.: Video analysis of injuries and incidents in Norwegian professional football. Br. J. Sports Med. **38**, 626–631 (2004)
2. Arnason, A., Andersen, T.E., Holme, I., Engebretsen, L., Bahr, R.: Prevention of hamstring strains in elite soccer: an intervention study. Scand. J. Med. Sci. Sports **18**, 40–48 (2008)
3. Askling, C., Karlsson, J., Thorstensson, A.: Hamstring injury occurrence in elite soccer players after preseason strength training with eccentric overload. Scand. J. Med. Sci. Sports **13**, 244–250 (2003)
4. Askling, C., Saartok, T., Thorstensson, A.: Type of acute hamstring strain affects flexibility, strength, and time to return to pre-injury level. Br. J. Sports Med. **40**, 40–44 (2006)
5. Askling, C., Tengvar, M., Saartok, T., Thorstensson, A.: Acute first-time hamstring strains during high-speed running: a longitudinal study including clinical and magnetic resonance imaging findings. Am. J. Sports Med. **35**, 197–206 (2007)
6. Bangsbo, J., Iaia, F.M., Krustrup, P.: Metabolic response and fatigue in soccer. Int. J. Sports Physiol. Perform. **2**, 111–127 (2007)
7. Ekstrand, J., Gillquist, J.: Soccer injuries and their mechanisms: a prospective study. Med. Sci. Sports Exerc. **15**, 267–270 (1983)
8. Ekstrand, J., Timpka, T., Hägglund, M.: Risk of injury in elite football played on artificial turf versus natural grass: a prospective two-cohort study. Br. J. Sports Med. **40**, 975–980 (2006)
9. Fuller, C.W., Ekstrand, J., Junge, A., Andersen, T.E., Bahr, R., Dvorak, J., Hägglund, M., McCrory, P., Meeuwisse, W.: Consensus statement on injury definitions and data collection procedures in studies of football (soccer) injuries. Br. J. Sports Med. **40**, 193–201 (2006)
10. Hägglund, M., Waldén, M., Bahr, R., Ekstrand, J.: Methods for epidemiological study of injuries to professional football players: developing the UEFA model. Br. J. Sports Med. **39**, 340–346 (2005)
11. Hägglund, M., Waldén, M., Ekstrand, J.: Injury incidence and distribution in elite football – a prospective study of the Danish and the Swedish top divisions. Scand. J. Med. Sci. Sports **15**, 21–28 (2005)
12. Hägglund, M., Waldén, M., Ekstrand, J.: Injury incidence and distribution in elite football – a prospective study of the Danish and the Swedish top divisions. Scand. J. Med. Sci. Sports **15**, 21–28 (2005)
13. Hawkins, R.D., Hulse, M., Wilkinson, C., Hodson, A., Gibson, M.: The association football medical research programme: an audit of injuries in professional football. Br. J. Sports Med. **35**, 43–47 (2001)
14. Koulouris, G., Connell, D.: Imaging of hamstring injuries: therapeutic implications. Eur. Radiol. **16**, 1478–1487 (2006)
15. Mohr, M., Krustrup, P., Bangsbo, J.: Match performance of high-standard soccer players with special reference to development of fatigue. J. Sports Sci. **21**, 519–528 (2003)
16. Waldén, M., Hägglund, M., Ekstrand, J.: Injuries in Swedish elite football-a prospective study on injury definitions, risk for injury and injury pattern during 2001. Scand. J. Med. Sci. Sports **15**, 118–125 (2001)
17. Waldén, M., Hägglund, M., Ekstrand, J.: UEFA Champions League study: a prospective study of injuries in professional football during the 2001–2002 season. Br. J. Sports Med. **39**, 542–546 (2005)
18. Waldén, M., Hägglund, M., Ekstrand, J.: Injuries in Swedish elite football – a prospective study on injury definitions, risk for injury and injury pattern during 2001. Scand. J. Med. Sci. Sports **15**, 118–125 (2005)

第三章　下肢慢性肌肉运动伤

Marc Rozenblat

李伟　译

内容

- 介绍 …………………………………………… 730
  - 0 级：无联合损伤的可逆损伤 …………… 731
  - 1 级：肌肉痉挛——轻度肌纤维的不可逆损伤，无联合损伤 ……………………… 731
  - 2 级：肌肉拉伤——中度肌纤维的不可逆损伤伴联合损伤 …………………………… 732
  - 3 级：肌肉挫伤——严重肌纤维的不可逆损伤伴联合损伤和血肿 ………………… 732
  - 4 级：部分或完全肌肉断裂 ………………… 732
- 筋膜室综合征 ………………………………… 734
- DOMS（延迟性肌肉酸痛） …………………… 734
- 预防 …………………………………………… 734
- 参考文献 ……………………………………… 734

介绍

下肢慢性肌肉损伤源于急性损伤的不适当治疗。在法国，使用 Rodineau 分级，损伤级别不同治疗也不同 [5,6,8,9,11,13,14,17,18]。

0 级：无联合损伤的可逆损伤（图 1）

1 级：部分肌纤维的不可逆损伤，无联合损伤（图 2）

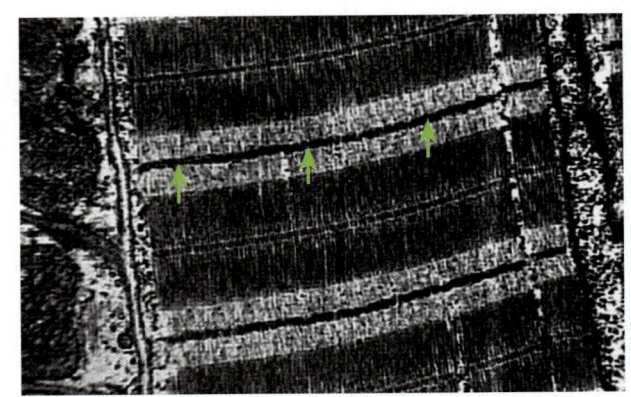

图 1　0 级：无联合损伤的可逆性损伤

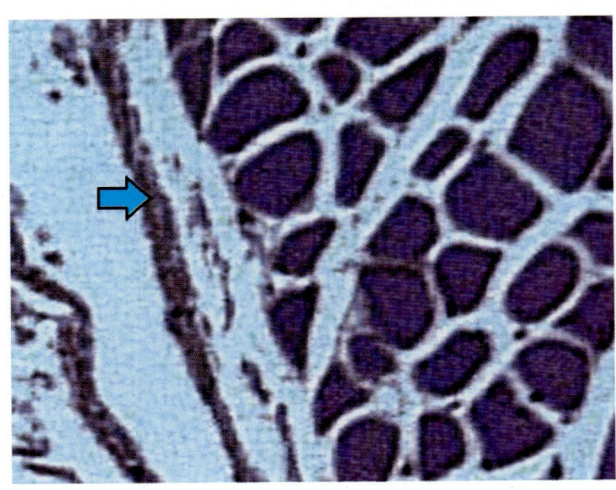

图 2　1 级：轻度肌纤维的不可逆损伤，无联合损伤，抽筋

M. Rozenblat
Coralis Sport Center, 32ter avenue du Général Leclerc,
77330 Ozoir La Ferrière, France
e-mail: rozenblat.marc@gmail.com

2级:部分肌纤维的不可逆损伤伴联合损伤(图3)

3级:部分肌纤维不可逆损伤伴有联合损伤和血肿(图4a,b)

4级:部分或完全肌肉断裂(图5a,b)

0级:无联合损伤的可逆损伤

只观察到一些肌纤维和(或)肌膜损伤。有中度疼痛与肌肉痉挛。在几个小时内恢复肌肉力量,它是一个可逆性损伤。没有必要治疗。

1级:肌肉痉挛——轻度肌纤维的不可逆损伤,无联合损伤

观察到不可逆转的肌纤维损伤,但结缔组织完整。

临床上,疼痛和痉挛比0级水平更严重。恢复仅是时间的问题。由于能自然恢复,因此治疗方法是"不治疗"。7天后,轻度体育活动,有氧运动和建议不要快速运动。伸展和柔软的按摩可能会有所帮助。

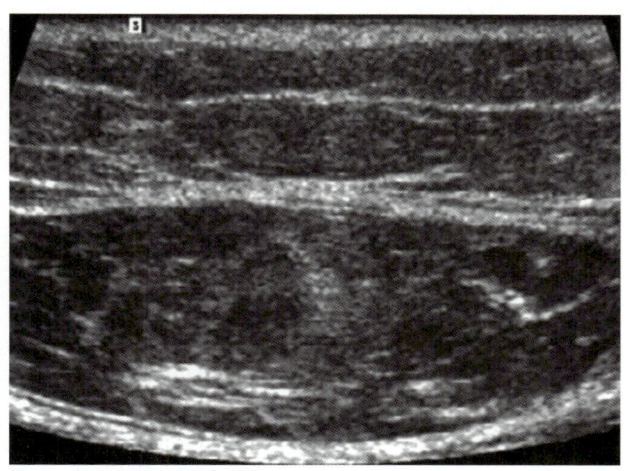

图3 2级:中度肌纤维的不可逆损伤伴联合损伤,肌肉拉伤

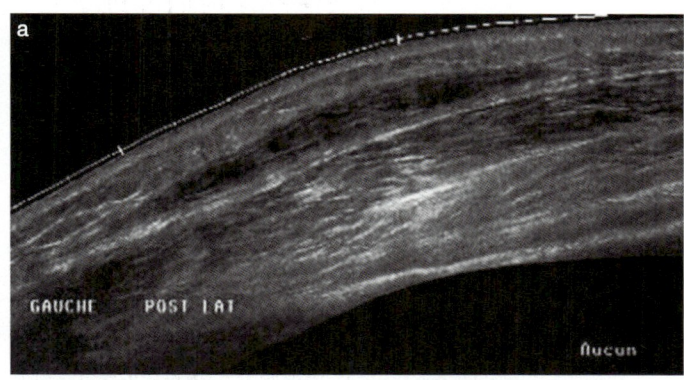 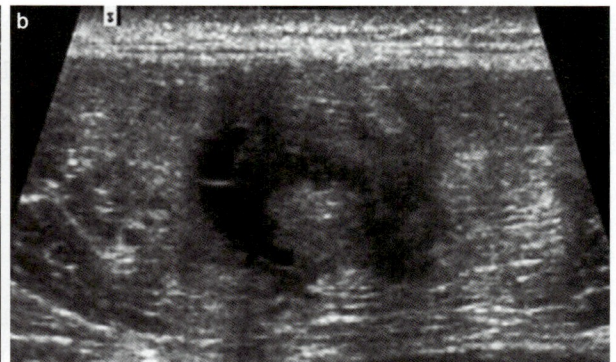

图4 (a)3级:重度肌纤维不可逆损伤伴连接的损伤和血肿。(b)3级:重度肌纤维不可逆损伤伴连接的损伤和血肿—肌肉揿伤

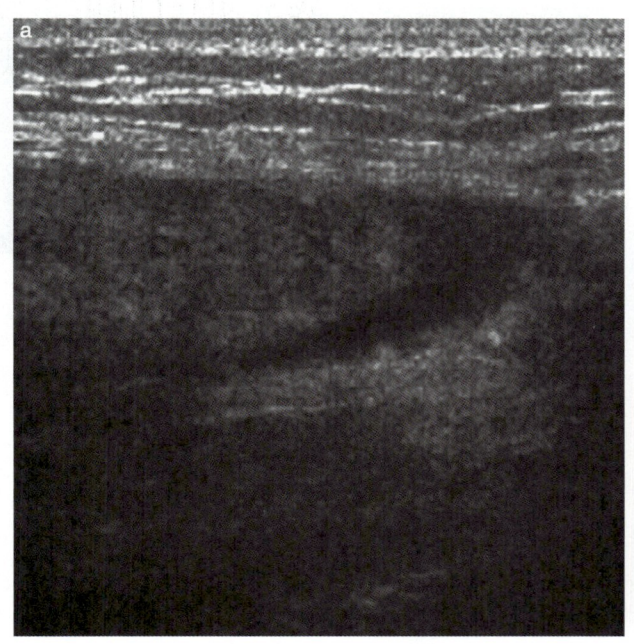 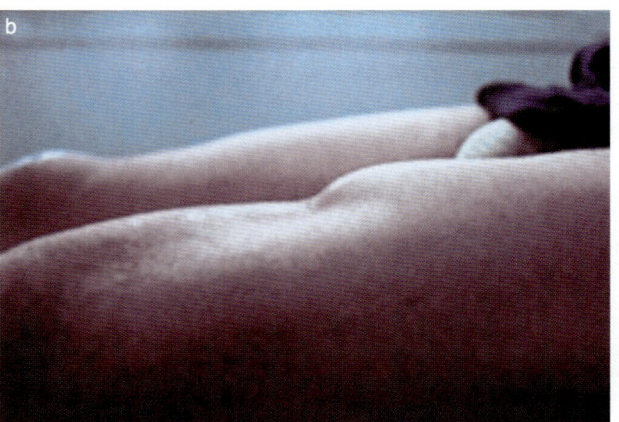

图5 (a)4级:部分或完全肌肉断裂 (b)4级:部分或完全肌肉断裂

2级：肌肉拉伤——中度肌纤维的不可逆损伤伴联合损伤

可以观察到伴结缔组织中度损伤的不可逆性肌纤维损伤。疼痛剧烈。在10~15天内恢复。最初5天的治疗方法是用止痛药，但不用NSAID。在重新运动前应恢复无痛、等距、向心和离心肌张力。一般来说，在第7天可以进行有氧运动，在第21天可以进行冲刺运动。

3级：肌肉挫伤——严重肌纤维的不可逆损伤伴联合损伤和血肿

可观察到不可逆转的肌纤维损伤和结缔组织严重损伤。血肿确认诊断。疼痛剧烈导致体力活动中断。恢复需要30~90天。

超声波扫描对于诊断和观察很重要。用止痛药治疗，在最初的5天里不用NSAI药，在前8天压迫损伤处。

在第5天抽吸或第1天冲击波治疗可以清除血肿。然后静态动态绷紧可能有帮助。建议第10天按摩，第21天牵引，第45天进行有氧运动。在离心向外收缩无痛时，可以冲刺。

4级：部分或完全肌肉断裂

伴结缔组织严重损伤的不可逆肌纤维损伤及血肿。急性疼痛使体育活动中断。恢复需要45~90天。

超声波扫描是在诊断和治疗中很重要。手术是必要的，因为大范围腘绳肌撕裂会引起大容量压力性血肿。

在所有病例中，如果遵循生物恢复的时间，一般没问题。但在肌肉有不完全恢复或有薄弱，可能复发。

肌肉不良愈合有4种后果，称为慢性肌肉损伤。

1. 纤维结节（图6）

用超声波扫描或MRI可观察到无序的纤维组织增生和无肌纤维组织。治疗方法是横向的深层按摩、冲击波治疗、理疗、电离子透入和（或）超声波。经过以上治疗，通常所有后遗症会消失。

2. 囊肿或假性囊肿（图7a,b）

这是残余血肿的帽。治疗方法是穿刺或手术。

3. 肌内钙化（图8a,b）

这是反复的肌肉损伤后的残留痛。治疗有时是用糖皮质激素的渗透，但存在争议。需要绝对的休息，吲哚美辛药物治疗，建议冲击波治疗和手术治疗。治疗的方法因人而异。

4. 肌肉骨化症（图9）

临床检查很像是肌肉内钙化，但损伤是来自骨的骨化延伸。X射线和同位素显像图对诊断和观察很重要。

绝对休息，建议药物治疗、冲击波疗法和手术（负面显像）。治疗是个性化的。其他肌肉损伤可视为慢性病灶，但它们有自己的特征：筋膜室综合征和延迟性肌肉酸痛。

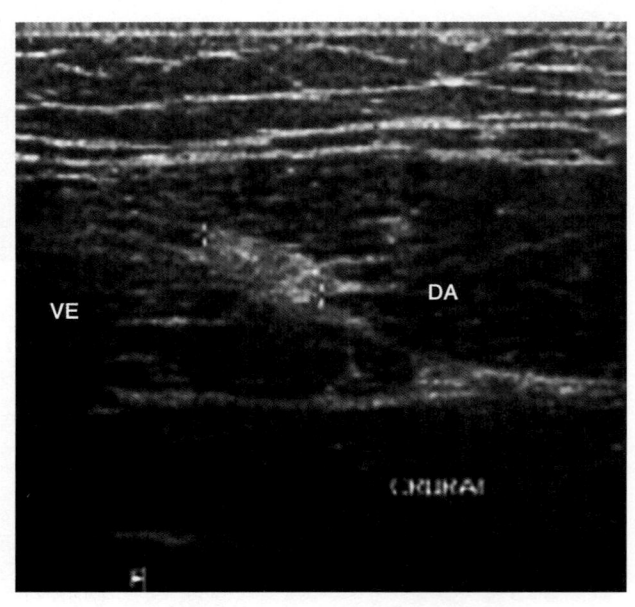

图6 超声图，纤维组织增生结节

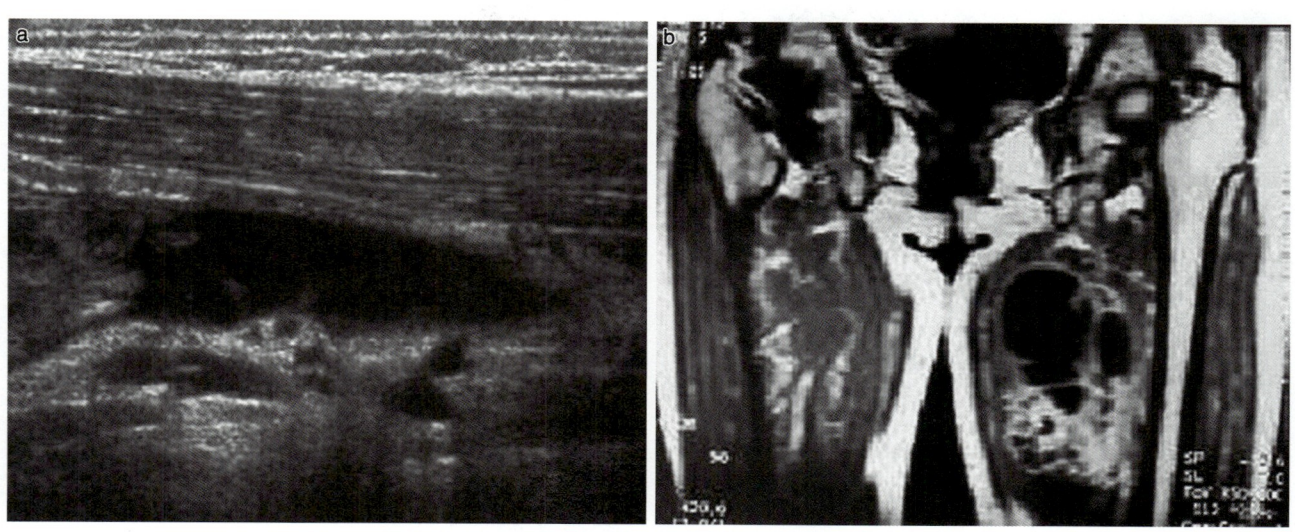

图7 (a)超声图,囊肿或假性囊肿。(b)MRI,囊肿或假性囊肿

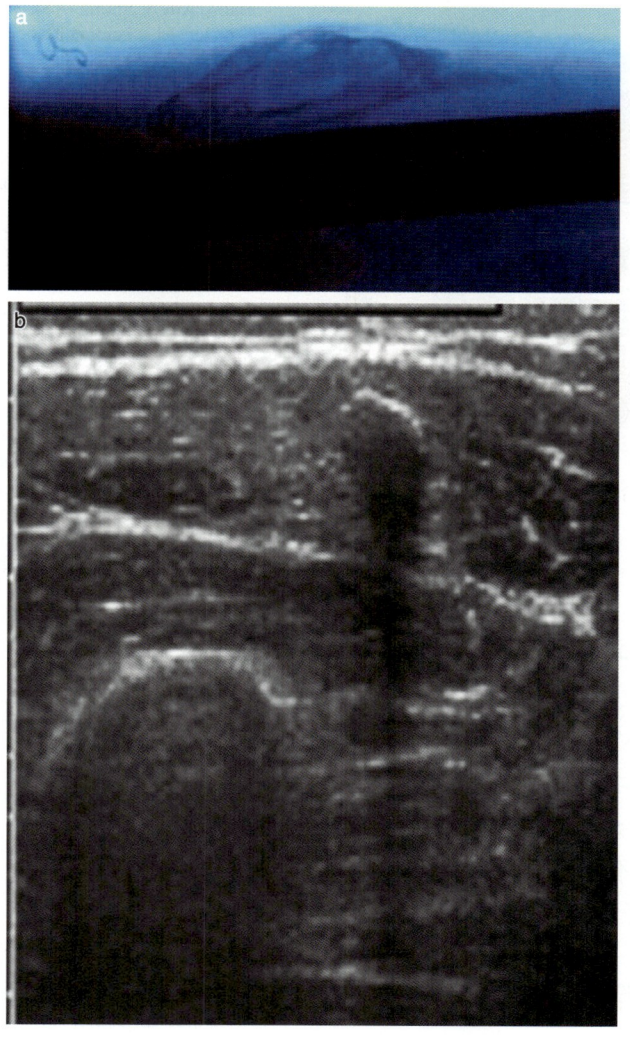

图8 (a)肌内钙化。(b)超声图,肌内钙化

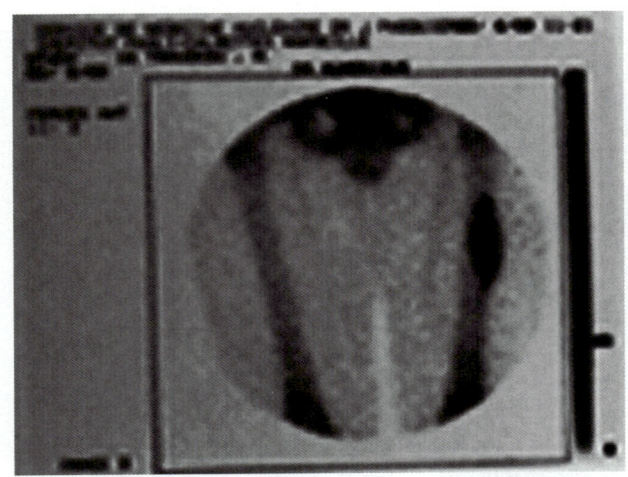

图9　肌肉骨化症，因手术而负核素显像

筋膜室综合征

这是有争议的：诊断需要三个特征（图10）：

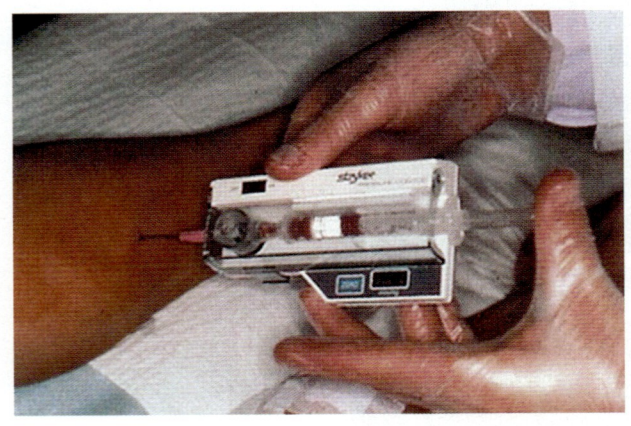

图10　筋膜室综合征，压力测量

- 休息时压力>15mmHg
- 运动后压力>75mmHg
- 返回到正常压力的时间>6 分钟
  也有作者的数据如下：
- 在 1 分钟休息后的压力>35mmHg
- 在 5 分钟休息后的压力>25mmHg
- 在 15 分钟休息后的压力>15mmHg

治疗是物理治疗，用或不使用血管类药物皆可，但最有效的方式是腱膜切开术。

DOMS（延迟性肌肉酸痛）

常在运动中或大强度的和（或）异常的离心肌肉运动后12～48小时内出现。更重要的是，常有本体感觉下降。一般功能完全恢复需要 2～10 天。原因不明，也许是肌肉炎症。但有一个共识，即延迟发生肌肉酸痛不是肌肉损伤，而是再生过程的症状。治疗只能缓解症状，但不会加速结构或功能的恢复。

预防

避免慢性肌肉损伤，预防是首要的[1-5，7，10，12-18]：热身、伸展、肌肉柔韧性和运动前、中、后的水分补充。对于服用抑胃酶氨酸和喹诺酮药物者，和超过 30 岁的人需要格外小心。恢复运动前先进行自行车和游泳康复训练。

参考文献

1. Bahr, R., Maehlum, S., (eds.): Clinical Guide to Sports Injuries, 451 p. Human Kinetics, Champaign. ISBN: 0-7360-4117-6 (2004)
2. Brooks, J., Fuller, C., Kemp, S., Reddin, D.: Incidence, risk, and prévention of hamstring muscle injuries in professional rugby union. Am. J. Sports Med. **36**, 1297–1306 (2006)
3. Croisier, J.L.: Factors associated with recurrent hamstring injuries. Sports Med. **34**, 681–695 (2004)
4. Croisier, J.L., Crielaard, M.J.: Hamstring muscle tear with recurrent complaints: an isokinetic profile. Isokinet. Exerc. Sci. **8**, 175–180 (2000)
5. Croisier, J., Forthomme, L., Namurois, B.: Hamstring muscle strain recurrence and strength performance disorders. Am. J. Sports Med. **30**, 199–203 (2002)
6. Garret, W.E.: Muscle strain injuries. Am. J. Sports Med. **24**, S2–S8 (1996)
7. Hawkins, R.D., Hulse, M.A., Wilkinson, C.: The association football médical research program: an audit of injuries in professional football. Br. J. Sports Med. **35**, 43–47 (2001)
8. Jarvinen, T., Jarvinen, T.L.N., Kaariainen, M., Kalino, H., Jarvinen, M.: Muscel injuries biology in treatment. Am. J. Sports Med. **33**, 745–764 (2005)
9. Jonhagen, S., Nemeth, G., Erikson, E.: Hamstring injuries in sprinters. The role of concentric and eccentric hamstring muscle strength and flexibility. Am. J. Sports Med. **22**, 262–266 (1994)
10. Junge, A., Rösch, D., Peterson, L.: Prevention of soccer injuries: a prospective intervention study in youth amateurs players. Am. J. Sports Med. **30**, 652–659 (2002)
11. Kaariainen, M., Kaariainen, J., Jarvinen, M.: Correlation between biochemical and structural changes during the regeneration of skeletal muscle after laceration injury. J. Orthop. Res. **16**, 198–206 (1998)
12. Mc Hugh, M.P.: The role of passive muscle stiffness in symptoms of exercise induced muscle damage. Am. J. Sports Med. **27**, 594–599 (1999)
13. Orchard, J.W.: Intrinsic and extrinsic risk factor for muscle strains in Australian footballers. Am. J. Sports Med. **28**, 300–303 (2001)
14. Orchard, J., Best, T.M.: The management of muscle strain injuries and early return versus the risk of recurrence. Clin. J. Sport Med. **12**, 3–5 (2002)
15. Puranen, J., Orava, S.: The hamstring syndrome, a new diagnostic of gluteal sciatic pain. Am. J. Sports Med. **16**, 17–21 (1988)
16. Safran, M., Garrett, W., Searber, A.: The role of warm-up in muscular injury prevention. Am. J. Sports Med. **16**, 123–128 (1988)
17. Scott, D., Mair, A., Seaber, R., Glisson, W., Garrett, W.E.: The role of fatigue in susceptibility to acute muscle strain injury. Am. J. Sports Med. **24**, 137–143 (1996)
18. Witvrouw, E.: Muscle flexibility as a risk factor for developing muscle injuries in male professional soccer players: a prospective study. Am. J. Sports Med. **31**, 41–46 (2003)

第四章 网球腿

Kristof Sas

李伟 译

内容

网球腿 ································ 735
某球员损伤的顺序 ···················· 736
参考文献 ······························ 737

网球腿

Delgado[1]在2002年对网球腿的定义如下：

- 腓肠肌内侧头部分或完全断裂
- 在无肌断裂的内侧腓肠肌和比目鱼肌腱膜之间有积液
- 跖肌腱的断裂
- 比目鱼肌的部分撕裂

在过去2年里在我们球队发生2例网球腿。

运动员A是前锋，26岁，他最初没有疼痛，只是僵硬和肿胀。超声检查发现了一个10cm×2cm，厚度6mm的积液。

球员B是一名中场球员，34岁，他突然疼痛发作。超声发现10cm×4cm，厚度为5mm的积液。

两个球员的最初治疗是相同。

他们都有作积液抽吸，后来用压力绷带。他们都有相对休息和理疗。在第一次吸收后，他们都不用拐杖或石膏制动。但在第二次吸收后，我们给球员A拐杖，但没用石膏固定。

我们用超声检查随访（见表1）。两个球员开始时采用自行车和踏步机训练康复，后来跑步进行康复，个体足球训练，最后进行集体足球训练（见表2）。我们看到，球员B比球员A提前2个星期恢复到同一水平。有几个原因可以解释这个问题：

1. 首先：球员A更害怕作超声检查，认为它不好。

2. 其次，我们对球员A更加关照，因为他对球队更重要。

因此，我们可以得出以下结论：

K. Sas
RSC Anderlecht, Rovorst 19, 9660 Brakel, Belgium
e-mail: kristof_sas@msn.com

表 1　超声图和治疗序列

选手 A	选手 B
19/01	12/04
• 10cm×2cm×6mm	• 10cm×3.9mm×5mm
• 抽吸：所有 5ml	• 17/04
• 压迫	• 5.5cm×5cm×5mm
• 相对休息	• 23/04
23/01	• 5cm×5cm
• 抽吸：所 3ml	• 抽吸 35ml
• 压迫	• 压迫
• 拐杖	28/04
04/02	• 3.3cm×3cm×3mm
• 3.2cm×6.8mm×2.2mm	• 抽吸：10ml
11/02	• 压迫
• 2.3cm×5.7mm×1.2mm	03/05
14/02	• 4.5cm×4.7cm×6mm
• 2.7cm×4.1mm×1.6mm	• 疤痕形成完好时才能开始
• 抽吸	07/05
• 注射陪他米松	• 3cm×2.9cm×3mm
21/02	• 10/05
• 超声	• 3cm×2.5cm×3mm
8 个月后	15/05
• 超声	• 3cm×3cm×3mm
	• 21/05
	• 4.4cm×3.7cm×2.2mm
	02/07
	• 瘢痕：6cm×2cm

表 2　康复项目的顺序

选手 A	选手 B
自行车	自行车
交叉训练	交叉训练
跑步（5 周）	跑步（3 周）
个体足球训练（6.5 周）	个体足球训练（4.5 周）
集体足球训练（8 周）	集体足球训练（5.5 周）

他们有同类的损伤。

开始时他们接受了同样的策略：抽吸和压迫。

超声检查出复发后：球员 A 的康复慢得多。

最后球员 A 没有瘢痕，而球员 B 有 6cm×2cm 的瘢痕。

因此，我们可以问自己以下几个问题：

我们必须进行抽吸吗？

是！

我们需要用压力绷带吗？

是！

我们需要制动和非承重/拐杖？这里，我们看到的优点和缺点是：

制动和非承重能预防且更容易避免新的积液。

至于缺点，我们考虑的是肌肉力量的减少。

我们需要强化训练计划吗？

是！

我们什么时候开始康复？

这取决于超声的结果，还有球员甚至可能是教练的意愿。

我没有提水中训练，但它在康复计划开始时肯定是非常有用的。

某球员损伤的顺序

现在我想讨论一下某球员损伤的序列：

在过去的 2 年中，他患有跟腱病、Haglund 骨突、没有找到确切原因的腓骨肌腱的问题（保守治疗 3 周后好转），最后是肌腱的中 1/3 腱病。

我们看一下病因，发现了重要的生物力学因素是：

跑步分析发现他是一个极端的"脚跟跑步者"，足旋后。在试图解决这个问题，我们给了他镶嵌鞋底，调整了几次。

我们也调软了他的鞋后帮，因为在 Haglund 手术后，他仍不能忍受足球鞋。这使他很痛苦。因为这减低了鞋的稳定性，很不理想。但在当时，这是唯一的解决方案。

但是，我们寻找他不同病症之间的关系时，下面的结论令我震惊：

Haglund 手术造成小腿肌肉无力。

这个无力引起网球腿。

在网球腿整个病程中，球员失去了更多的肌肉力量，这可能会导致腓肠肌肌腱的问题和新的跟腱病。

在文献中，我们发现了这方面的证据：

Ohberg[3]在 2001 年写道，跟腱病造成术前术后小腿肌肉无力。

Miller[2]发现，小腿肌肉拉伤常与腓肠肌过度使用有关，肌肉力量的损失意味着更大的过度使用风险。

而我们知道，小腿肌肉力量减低是跟腱病的一个危险因素。

这就引出最重要的问题：我们能预防这些损伤吗？

如果我们知道在 Haglund 切除后只有 10% 恢复。Haglund 骨突需要切除吗？

网球腿是什么？

手术后是否做了足够的力量康复？知道球员训练的不够，才让他参加低强度训练？

我们可以预防跟腱病吗？

我们在网球腿治疗后是否做了足够的力量康复？

在以前的手术中，我们是否一定要清理/打开肌腱？因为我们看到肌腱在那个点上始终很薄弱。

因此，我们可以得出以下结论：

关于网球腿（以我们上面提到的形式）：

1. 我们要进行的抽吸和应用压力绷带。
2. 其次，遵照并根据超声结果进行功能康复。
3. 也许我们应该考虑使用拐杖，在开始时更频繁，更多使用石膏制动能避免积液的复发。

某球员损伤顺序，

1. 是否有必要作 Haglund 手术？
2. 在以下情况，我们绝对需要力量训练方案：

- 跟腱病手术
- 网球腿
- 跟腱病

注：我没提到生长因子是一种可行的治疗，因为这种方法尚未被世界反兴奋剂组织 WADA 批准；但现在我肯定会提到它，因为它是一种有价值的治疗。

参考文献

1. Delgado, G.J., Chung, C.B., Lektakul, N., Azocar, P., Botte, M.J., Coria, D., Bosch, E., Resnick, D.: Tennis leg: clinical US study of 141 patients and anatomic investigation of four cadavers with MR imaging and US. Radiology **224**(1), 112–119 (2002)
2. Miller, W.A.: Rupture of the musculotendinous juncture of the medial head of the gastrocnemius muscle. Am. J. Sports Med. **5**(5), 191–193 (1997)
3. Ohberg, L., Lorentzon, R., Alfredson, H.: Good clinical results but persisting side-to-side differences in calf muscle strength after surgical treatment of chronic Achilles tendinosis: a 5-year follow-up. Scand. J. Med. Sci. Sports **11**(4), 207–212 (2001)

第五章 治疗肌肉损伤的新方法

Tomás F. Fernandez Jaén and Pedro Guillén García

李伟 译

内容

介绍	738
建立新治疗策略的理由	738
目标	739
生物学基础	739
第一阶段:急性损伤	739
第二阶段:再生	740
第三阶段:纤维化	741
结论	741
概念测试	741
方法	742
参考文献	742

T. F. F. Jaén(✉)
Servicio de Medicina y Traumatología del Deporte,
Clínica CEMTRO, C/Ventisquero de la Condesa#42,
28035 Madrid, Spain and
Cátedra Traumatología del Deporte,
Universidad Católica, Murcia, Spain
e-mail: drfernandezjaen@gmail.com

P. G. García
Servicio de Traumatología y Cirugía Ortopédica,
Clínica CEMTRO, Madrid, Spain and Catedrático de Traumatología del Deporte, Universidad Católica, Murcia, Spain
e-mail: consulta-pg@clinicacemtro.com

介绍

最常见的运动伤是肌肉损伤,占所有运动损伤的35%~55%[41]。它会影响移动能力而使运动员暂时不能参加比赛[21]。调查每一个损伤的原因并寻找新的治疗方法是运动医学的难题。因为损伤种类繁多[15,18]、目前没有单一的诊断方法[17]。很多肌肉都会损伤、每个运动项目都有不同的肌肉功能反应形式,所以目前没有最佳治疗方案[45]。

人们尝试了一些缩短肌肉再生时间并提高质量的方法[24]。比如理疗、富含血小板血浆[20]、自体血清[59]以及增加肌肉损伤部位干细胞数量的方法[41]。有报告称发酵乳品[3]富含能修复肌肉的抗氧化物质。

肌肉组织是能与细胞外基质相互作用,并对外界刺激做出反应的动力软组织[2]。这使得物理疗法(按摩或磁场等)和化学疗法(非甾体抗炎药与抗纤维化药物等)成为可能。然而,随着人类老化而纤维化明显[6]时,肌肉再生能力减低。

建立新治疗策略的理由

建立新的肌肉损伤治疗方法是因为以下几个原因:没有统一的标准说明何时以及如何治疗,或应用哪种模式治疗;不同的研究者对这种非均质的肌肉损伤有不同的分类[9],治疗模式是根据个人的医疗经验而不是科学均质的可重复的标准。因此,功能结果差异很大,也不可预测。

第五章 治疗肌肉损伤的新方法

目标

我们的目标是制定一种结合生物生理学实际知识的治疗程序,逐步形成根据肌肉不同时刻的修复生物学标准的治疗计划。今天,我们知道肌肉损伤修复的时间表是不一致的。生长因子的重要性和生物反应都不同并且随时间变化;某些生物反应的数量和强度也会改变。

根据修复的炎症、退变、再生和纤维化的生物学特性,我们将肌肉损伤修复分为不同阶段[22]。此外,我们想强调不同肌肉不同部位的愈合模式是不同的,比如小腿三头肌还是股四头肌,是肌-腱联合损伤还是中1/3肌肉损伤。

因此,本方案是治疗时间表和模式的基本原则,而不是僵化的肌肉治疗方案。我们的方法是遵循这些阶段的诱导措施,以提高正常的生理生物学反应,抑制、阻止或改变异常或不期望的反应。

生物学基础

本方法[13]包括三个基本阶段。发生肌肉损伤开始(图1)的第一阶段为急性损伤阶段,到第一个24/48小时结束。第二阶段为再生阶段,损伤发生的1~14天内,第三阶段为纤维化阶段,时间为第14~28天。

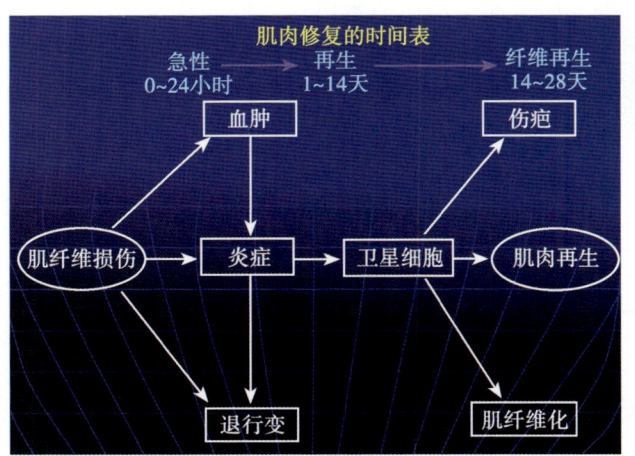

图1 肌肉修复的时间表

第一阶段:急性损伤

不管导致肌肉损伤的机制[15,19]是什么,在第一个24/48小时发生血管破裂血液流出产生血肿、细胞因子释放[52]、炎症、巨噬细胞[51]和中性粒细胞[54]受到刺激。巨噬细胞聚集并最终导致退变现象。炎症导致肌纤蛋白的纤丝变性:即肌动蛋白和肌球蛋白变性,这是纤丝和细胞变性的基础[50]。

血小板衍生生长因子D(PDGF-D)和血管内皮生长因子E(VEGF-E)可诱导血管扩张和血管生成。有几项研究证明VEGF能促进血管生成并能舒张血管[36,39],刺激血管外膜细胞层进而刺激血管生成并增加细胞间隙血压和血管成熟[55]。一氧化氮(NO)是最强的血管扩张剂,由精氨酸通过内皮型一氧化氮合成酶形成[57]。抑制这种酶与肌肉横截面和肌腱-肌肉力量减少有关。

损伤部位的新血管形成、细胞代谢条件的改善和供氧增加对实现良好的生物反应是非常重要的。另一方面,在炎症期间,细胞因子的释放[61](图2),刺激巨噬细胞、中性粒细胞和淋巴细胞,这将强烈激活卫星细胞和成纤维细胞。

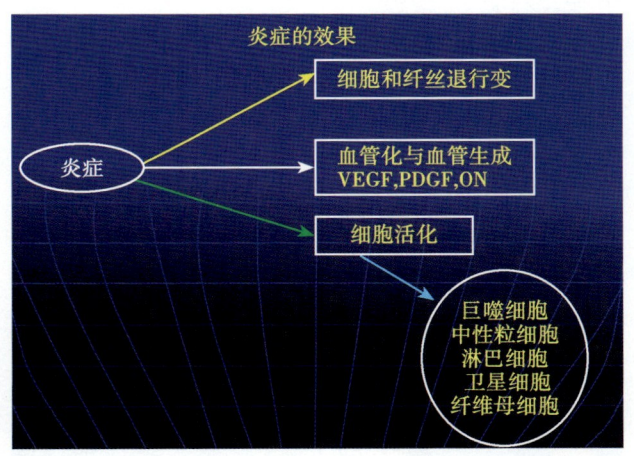

图2 炎症的效果

总之,大多数急性损伤阶段需要保守治疗[1,38]。监控和通过物理治疗减少血肿是非常重要的。为此,我们建议采用局部冰敷10分钟,每天数次,在第一个24小时内对受累肢体进行[26]RICE(休息、冰敷、压迫和抬高)处理。如果血肿很大,应抽吸或超声引导下穿刺或手术清除[21,25]。通过物理手段监测炎症是必要的。抗炎药物抑制和干扰生物修复各个阶段的启动,不应使用。已经证实,阻断环氧化酶会延误和降低肌肉再生,并诱导纤维化[44]。

需要诱导血管扩张和血管生成以保证受累部位

的代谢状况正常,亦需要加强卫星细胞的刺激。在这个阶段中,我们仅使用止痛药,不会干扰任何上述机制;也可以应用止痛电疗[56]。尽量不要制动或仅短期制动,否则会产生肌肉萎缩、加重炎症、降低愈合能力、增加错误机会并使以后肌肉活动更难[20]。

第二阶段:再生

这个阶段从损伤发生后的第一个24小时到2周。由于生长因子或其他化学物质的刺激,这个阶段主要是肌卫星细胞的活化和刺激。碱性成纤维细胞生长因子(bFGF或FGF-2)的介导效果很重要。bFGF对于肌肉结构再生[14]至关重要,它们与PDGF B 仍是诱导受损的肌肉内动脉生成和肌生成的非常重要组成部分[12]。

在此之前,硫酸乙酰肝素(HS)[29]处于静止状态。卫星细胞的分化依靠生长因子。它们可以生成三个基本的细胞系:成纤维细胞,它将在以后在损伤区生成纤维细胞;肌成纤维细胞,是成纤维细胞和肌纤维分化的中间阶段;成肌细胞,肌纤维的前体。这是一个非常重要的阶段,因为根据我们的治疗将能够产生纤维化修复(纤维化或瘢痕)或肌肉再生。下面所有不同的物质,作用于卫星细胞水平。

再生阶段(图3)应该考虑到肌肉生长抑制素,它是内源性肌卫星细胞的抑制素。已证明它在肌肉萎缩症和肌肉减少症[33,47,48,58]中抑制肌肉组织的数量增加。此外,在肌肉再生末期,可观察到肌肉生长抑制素的增加[60]。

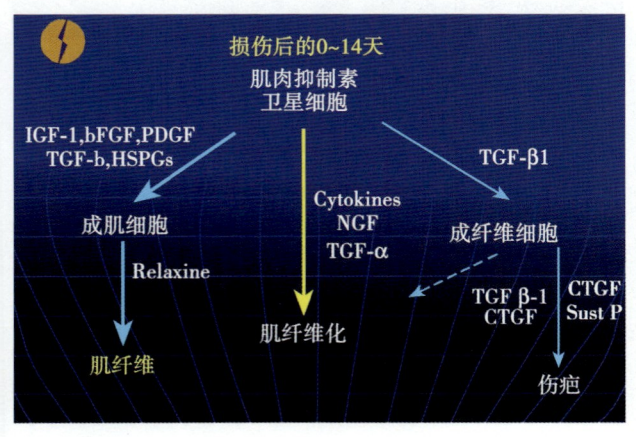

图3 卫星细胞分化示意图

转生长因子-β(TGF-β)作为基本的纤维生长因子,也应受到重视。TGF-β具有强大的诱导胶原蛋白合成、生成细胞因子与促进肌纤维母细胞分化等作用,这些都是纤维化所必须的[23]。它也增加成纤维细胞的数量、迁移、黏附和细胞外基质的形成[32]。TGF-β1是卫星细胞转化成纤维细胞[49]和少量转化为肌纤维母细胞的基础,这是为什么阻止该因子是至关重要的。姜黄素(curcumine)是TGF-β1抑制剂,是肌肉修复中避免纤维化的关键。结缔组织生长因子(CTGF)是TGF族员。CTGF是TGF-β诱导的分子,对骨骼肌纤维化作用重要[42]。此外,它还刺激成纤维细胞分化成肌纤维母细胞。

肌肉再生机制中的其他重要因子是胰岛素生长因子1(IGF-1)。mIGF-1是IGF的肌肉类型同分异构体,它能保持老龄和训练的组织的完整性。在退行性病和恶病质有组织浓度降低,在伤后的修复过程中有增加[40]。IGF-1和IGF-2通过IGF-1受体起作用,并成为肥大和肌纤维生长的主要因素[43],对卫星细胞分化成肌细胞最为重要。组织内注射IGF可增加肌纤维恢复的能力[40]。PDGF、TGF-b和HSPGs具有程度较轻的诱导卫星细胞分化为成肌细胞的能力。

据报道,细胞内IL-1的受体拮抗剂IL-1a可能在皮肤水平影响肌肉,减少成纤维细胞引起的纤维化[27]。据报道,NF-κB 激酶2(IKKA2)通过卫星细胞活化和纤维化减少来诱导再生[34]。

另一方面,损伤区的成肌细胞迁移是必不可少的。肿瘤坏死因子TNF-α通过直接趋化或间接增加基质金属酶的激活来诱导这种迁移[53]。

在再生阶段起作用的激素是松弛素(relaxine)。它诱导成肌细胞分化成为成熟的肌纤维。神经生长因子(NGF)和TNG-α这些细胞因子使卫星细胞分化成肌纤维母细胞。P物质是一种肽,能刺激TGF-β家族的表达、诱导增殖、成纤维细胞分化和愈合过程中形成瘢痕[28]。总之,卫星细胞在休眠时是未分化的,由特定的生长因子调解激活后,它自身增生并分化成成肌细胞、肌纤维母细胞或成纤维细胞。就整体而言,分化成任何特定的细胞株依赖于特定的生长因子刺激。

研究表明,从骨髓移植母细胞到损伤区能增加肌肉再生[7]。在显著肌肉缺损的情况下,有人报道基质可提供母细胞[11]。促进和诱导使卫星细胞分化为成肌细胞和少量成肌纤维细胞的细胞因子,抑制所有的调节刺激成纤维细胞的产生并最终在损伤底部产生的纤维化或瘢痕的因子是必要的。

第三阶段：纤维化

在第14~28天，上述所有细胞株活性增加，分化减少。一些治疗药物，通过抑制TGF-β1而抑制纤维化，促进肌肉再生。下面是抑制剂的成分：血管紧张素受体阻滞剂[4]苏拉明suramin，可阻断TGF-β1对成纤维细胞转化为肌肉细胞的刺激作用。在体内，减少纤维化，增加力量和肌肉张力[8]；松弛素（relaxine）提高成肌细胞分化和增殖，并降低肌纤维母细胞的活性，从而最终降低纤维化。在体内，促进肌肉再生，减少纤维化，增加受损肌肉的力量[35]；核心蛋白聚糖——由蛋白多糖基质包绕的小亮氨酸，在TGF-β[46]控制的纤维化中扮演重要角色，后者在纤维减少中与核心蛋白聚糖、肌肉生长抑制素和TGFβ之间有相关性[62]。三螺旋胶原蛋白包涵体-1（Cthrc1）是TGF-β特异抑制剂，能调整Ⅰ和Ⅲ型胶原沉积[30]；过氧化物酶体增殖物激活受体-γ（PPAR-γ）是另一个纤维化抑制剂[31]；γ干扰素，人类重组蛋白；姜黄素是一种TGF-β植物染色抑制剂和放疗保护剂[37]；IKK2/NF-κB；HGF+PPAR-γ；产生胶原退化的金属蛋白酶。在纤维增生过程中的损伤区域直接注射MMP-1可能会增加肌肉再生，增加肌纤维数量和生长释放因子。MMP-1注入也减少纤维组织[5]。

理疗[1]后的小频率运动、离心肌肉锻炼和抗阻力锻炼能增加肌肉的收缩能力，并减少复发的机会[16]；也可应用电疗[56]。从第28天起，需要增加体能训练，先伸展，然后较高强度的等距和等速肌肉收缩，但要在始终没有疼痛的情况下作以上活动。只在体力活动完全无痛的情况下进行主动运动[25]。

因为再损伤率非常高，提醒运动员在完全恢复后才能进行主动的体育活动[38]。在体育界，特别是在运动医学中，使用或操纵生长因子如IGF-1必须遵守所有的规范以及由世界反兴奋剂组织（WADA）的法规[10]。

结论

本方法观察与肌肉的修复和主要生物反应阶段。阶段目标是：

第一阶段：通过物理手段控制血肿和肿胀
第二阶段：诱导激活卫星细胞分化为成肌细胞
第三阶段：抑制纤维化
这使受损的肌肉再生为肌肉而不是纤维化。

概念测试

腘肌损伤的预处理。

患者为42岁的男性。腘肌肌肉撕裂。治疗按下面方案进行（图4a，b）。

结果：急性损伤和治疗后1个月MRI（图5a，b）。

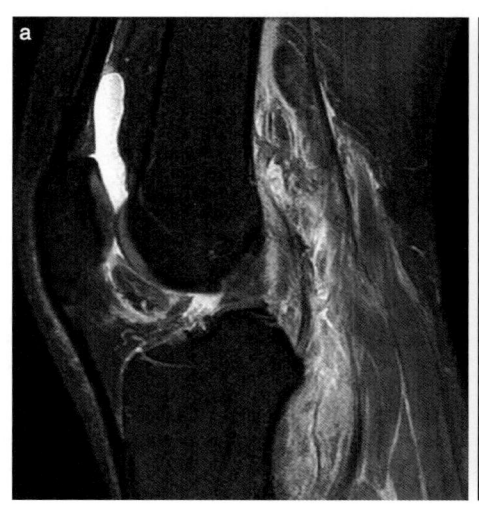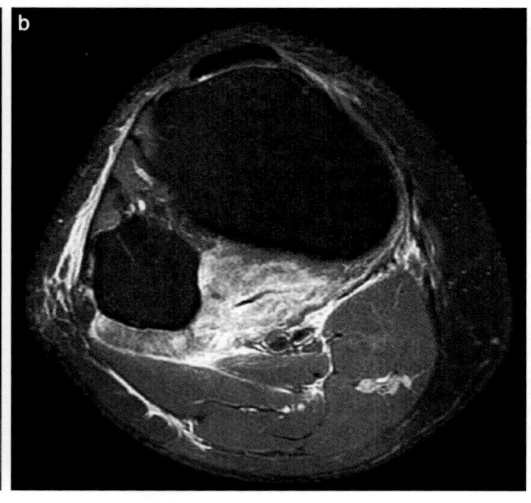

图4 （a）MRI矢状面和（b）轴位显示了损伤的腘肌

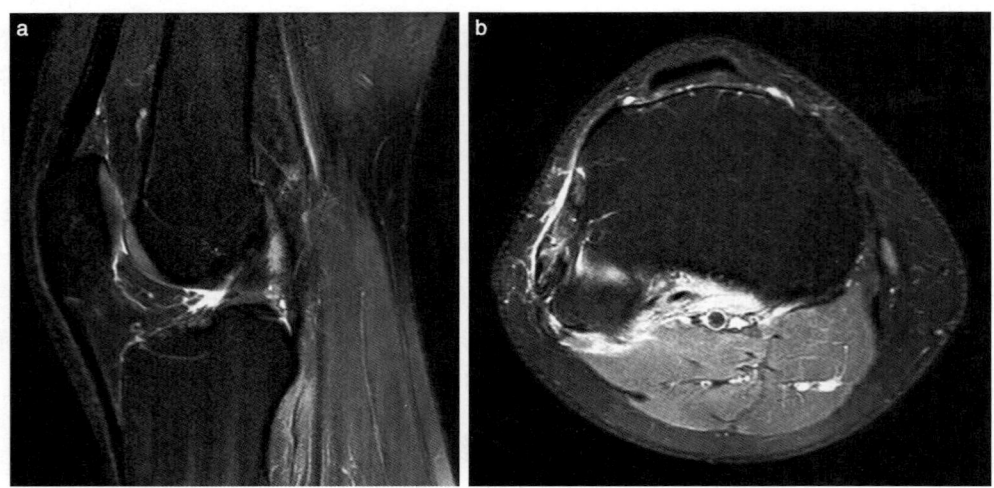

图5 （a）IRM 矢状位和（b）轴位影像显示损伤治疗1个月后的腘绳肌

方法

为肌腱肌肉损伤患者选择正确的方法：

1. 评估损伤的手术指征。

整体上讲，肌腱肌肉损伤需要保守治疗

一旦手术适应证排除应进行下一步。

2. 记录从损伤到接受医疗的时间

2. a. 第一阶段或急性损伤阶段

在发生的损伤后的24小时内：

2. a.1. 严重的肌内出血，造成疼痛骤升和压力增加。用B超指引或其他技术抽取血肿。然后进入 2. a.2。

2. a.2. 抽吸后不严重的或肌内出血和（或）血肿。应用 RICE 方法，休息、冰、压迫和抬高止血。在损伤的第一个24小时，每30分钟局部冷敷10~15分钟。

2. a.3. 少量出血或能控制的出血：如果没有禁忌开始用血管活性药物。

2. b. 第二阶段或再生阶段。

损伤后24小时至14天：

使用增加血液循环的药物。

避免使用 NSAIDs。

有疼痛时给予止痛药：扑热息痛，安乃近等。

不再应用 RICE 方案。

不制动，从一开始就用温和活动，如果有良好的耐受性开始等距和等张锻炼，并最终转换到等速训练。不按摩（理疗）。

2. c. 第三阶段或纤维生成阶段。

损伤后第2周至3~4周。

药物治疗。

停止血管活性药物，如果没有禁忌，从损伤发生到第4周提供纤维化抑制剂。

开始医生指导下的适当的物理治疗。

3. 恢复运动。

只有当伸展活动、运动和收缩无痛时才可以开始。

以基本动作开始，热身和伸展以保持运动基本身体形态。

致谢 西班牙马德里 Clínica CEMTRO 的 Carlos Revilla 博士。西班牙马德里 Ramony Cajal 医院的 Pedro Cuevas 教授和西班牙马德里 Clínica CEMTRO 的 Antonio Manquillo 博士。

参考文献

1. Alonso, J.M., Guillén, P.: Tratamiento conservador de las lesiones músculo tendinosas. Medicine 7, 6579–6583 (1999)
2. Ambrosio, F., Kadi, F., Lexell, J., Fitzgerald, G.K., Boninger, M.L., Huard, J.: The effect of muscle loading on skeletal muscle regenerative potential: an update of current research findings relating to aging and neuromuscle pathology. Am. J. Phys. Med. Rehabil. **88**, 145–155 (2009)
3. Aoi, W., Naito, Y., Nakamura, T., Akagiri, S., Masuyama, A., Takano, T., Mizushima, K., Yoshikawa, T.: Inhibitory effect of fermented milk on delayed-onset muscle damage after exercise. J. Nutr. Biochem. **18**, 140–145 (2007)
4. Bedair, H.S., Karthikeyan, T., Quintero, A., Li, Y., Huard, J.: Angiotensin II receptor blockade administered after injury improves muscle regeneration and decreases fibrosis in normal skeletal muscle. Am. J. Sports Med. **36**, 1929–1936 (2008)
5. Bedair, H., Liu, T.T., Kaar, J.L., Badlani, S., Russell, A.J., Li, Y., Huard, J.: Matrix metalloproteinase-1 therapy improves muscle healing. J. Appl. Physiol. **102**, 2338–2345 (2007)
6. Brack, A.S., Conboy, M.J., Roy, S., Lee, M., Kuo, C.J., Keller, C., Rando, T.A.: Increased Wnt signaling during aging alters muscle stem cell fate and increases fibrosis. Science **317**, 807–810 (2007)

7. Brzóska, E., Grabowska, I., Hoser, G., Stremińska, W., Wasilewska, D., Machaj, E.K., Pojda, Z., Moraczewski, J., Kawiak, J.: Participation of stem cells from human cord blood in skeletal muscle regeneration of SCID mice. Exp. Hematol. **34**, 1262–1270 (2006)
8. Chan, Y.S., Li, Y., Foster, W., Fu, F.H., Huard, J.: The use of suramin, an antifibrotic agent, to improve muscle recovery after strain injury. Am. J. Sports Med. **33**, 43–51 (2005)
9. Concejero, V., Guillén, P., Fernández-Jaén, T.F.: Clínica y tratamiento de las lesiones musculotendinosas en el deporte. Medicine **7**, 6568–6573 (1999)
10. Creaney, L., Hamilton, B.: Growth factor delivery methods in the management of sports injuries: the state of play. Br. J. Sports Med. **42**, 314–320 (2008)
11. De Coppi, P., Bellini, S., Conconi, M.T., Sabatti, M., Simonato, E., Gamba, P.G., Nussdorfer, G.G., Parnigotto, P.P.: Myoblast-acellular skeletal muscle matrix constructs guarantee a long-term repair of experimental full-thickness abdominal wall defects. Tissue Eng. **12**, 1929–1936 (2006)
12. Doukas, J., Blease, K., Craig, D., Ma, C., Chandler, L.A., Sosnowski, B.A., Pierce, G.F.: Delivery of FGF genes to wound repair cells enhances arteriogenesis and myogenesis in skeletal muscle. Mol. Ther. **5**, 517–527 (2002)
13. Fernández Jaén, T.F.: Protocolo de actuación ante una lesión aguda músculo tendinosa en el deporte. Revista de traumatología del Deporte. **1**, Púb. Internet (2008) http://rtd.ucam.edu/
14. Floss, T., Arnold, H.H., Braun, T.: A role for FGF-6 in skeletal muscle regeneration. Genes Dev. **11**, 2040–2051 (1997)
15. Garrido, J.J., Guillén, P.: Etiología de las lesiones músculo tendinosas. Medicine **7**, 6565–6567 (1999)
16. Greig, M., Siegler, J.C.: Soccer-specific fatigue and eccentric hamstrings muscle strength. J. Athl. Train. **44**, 180–184 (2009)
17. Guillen, P., Fernández Jaén, T.F., Fernández Jiménez, M.A., Guillén, I.: Diagnóstico de las lesiones musculares. Traumatol. Deporte **1**, 31–34 (2003)
18. Guillen, P., Fernández Jaén, T.F., Guillén, I., Fernández Jimenez, M.A.: Clínica de las lesiones musculares. Traumatol. Deporte **1**, 35–38 (2003)
19. Guillen, P., Garrido, J.J., Fernández Jaén, T.F.: Etiopatogenia de las lesiones musclees. Traumatol. Deporte **0**, 37–39 (2002)
20. Hammond, J.W., Hinton, R.Y., Curl, L.A., Muriel, J.M., Lovering, R.M.: Use of autologous platelet-rich plasma to treat muscle strain injuries. Am. J. Sports Med. **37**(6), 1135–1142 (2009)
21. Herrador, M.A.: Lesiones musculares del futbolista. Lesiones del fútbol. Patología e historia. IMXC, 19–21 (1996)
22. Huard, J., Li, Y., Fu, F.: Muscle injuries and repair: current trends in research. J. Bone Joint Surg. Am. **84**, 822–832 (2002)
23. Ishida, W., Mori, Y., Lakos, G., Sun, L., Shan, F., Bowes, S., Josiah, S., Lee, W.C., Singh, J., Ling, L.E., Varga, J.: Intracellular TGF-beta receptor blockade abrogates Smad-dependent fibroblast activation in vitro and in vivo. J. Invest. Dermatol. **126**, 1733–1744 (2006)
24. Jaroszewski, J., Bakowski, P., Tabiszewski, M.: Latest standards of muscle injury prophylactic activities, treatment and rehabilitation. Chir. Narzadów Ruchu Ortop. Pol. **73**, 377–380 (2008)
25. Järvinen, T., Järvinen, T., Käätiänien, M., Kalimo, H., Järvinen, M.A.: Muscle injuries: biology and treatment. Am. J. Sports Med. **33**, 745–764 (2005)
26. Jiménez-Diaz, F.: Muscle injuries in sport. Int. J. Sport Sci. **2**, 55–67 (2006)
27. Kanangat, S., Postlethwaite, A.E., Higgins, G.C., Hasty, K.A.: Novel functions of intracellular IL-1ra in human dermal fibroblasts: implications in the pathogenesis of fibrosis. J. Invest. Dermatol. **126**, 756–765 (2006)
28. Lai, X.N., Wang, Z.G., Zhu, J.M., Wang, L.L.: Effect of substance P on gene expression of transforming growth factor beta-1 and its receptors in rat's fibroblasts. Chin. J. Traumatol. **6**, 350–354 (2003)
29. Langsdorf, A., Do, A.T., Kusche-Gullberg, M., Emerson Jr., C.P., Ai, X.: Sulfs are regulators of growth factor signaling for satellite cell differentiation and muscle regeneration. Dev. Biol. **311**, 464–477 (2007)
30. LeClair, R.J., Durmus, T., Wang, Q., Pyagay, P., Terzic, A., Lindner, V.: Cthrc1 is a novel inhibitor of transforming growth factor-beta signaling and neointimal lesion formation. Circ. Res. **100**, 826–833 (2007)
31. Li, Y., Wen, X., Spataro, B.C., Hu, K., Dai, C., Liu, Y.: Hepatocyte growth factor is a downstream effector that mediates the antifibrotic action of peroxisome proliferator-activated receptor-gamma agonists. J. Am. Soc. Nephrol. **17**, 54–65 (2006)
32. Maeda, K., Kanda, F., Okuda, S., Ishihara, H., Chihara, K.: Transforming growth factor-beta enhances connective tissue growth factor expression in L6 rat skeletal myotubes. Neuromuscul. Disord. **27**, 234–240 (2005)
33. Magee, T.R., Artaza, J.N., Ferrini, M.G., Vernet, D., Zuniga, F.I., Cantini, L., Reisz-Porszasz, S., Rajfer, J., Gonzalez-Cadavid, N.F.: Myostatin short interfering hairpin RNA gene transfer increases skeletal muscle mass. J. Gene Med. **8**, 1171–1178 (2006)
34. Mourkioti, F., Kratsios, P., Luedde, T., Song, Y.H., Delafontaine, P., Adami, R., Parente, V., Bottinelli, R., Pasparakis, M., Rosenthal, N.: Targeted ablation of IKK2 improves skeletal muscle strength, maintains mass, and induces regeneration. J. Clin. Invest. **116**, 2866–2868 (2006)
35. Negishi, S., Li, Y., Usas, A., Fh, Fu, Huard, J.: The effect of relaxin treatment on skeletal muscle injuries. Am. J. Sports Med. **33**, 1816–1824 (2005)
36. Ochoa, O., Sun, D., Reyes-Reyna, S.M., Waite, L.L., Michalek, J.E., McManus, L.M., Shireman, P.K.: Delayed angiogenesis and VEGF production in CCR2-/- mice during impaired skeletal muscle regeneration. Am. J. Physiol. Regul. Integr. Comp. Physiol. **293**, 651–661 (2007)
37. Okunieff, P., Xu, J., Hu, D., Liu, W., Zhang, L., Morrow, G., Pentland, A., Ryan, J.L., Ding, I.: Curcumin protects against radiation-induced acute and chronic cutaneous toxicity in mice and decreases mRNA expression of inflammatory and fibrogenic cytokines. Int. J. Radiat. Oncol. Biol. Phys. **65**, 890–898 (2006)
38. Orchard, J.: Management of muscle and tendón injuries in footballers. Aust. Fam. Physician **32**, 489–493 (2003)
39. Payne, T.R., Oshima, H., Okada, M., Momoi, N., Tobita, K., Keller, B.B., Peng, H., Huard, J.: A relationship between vascular endothelial growth factor, angiogenesis, and cardiac repair after muscle stem cell transplantation into ischemic hearts. J. Am. Coll. Cardiol. **50**, 1685–1687 (2007)
40. Quinn, L.S., Anderson, B.G., Plymate, S.R.: Muscle-specific overexpression of the type-1 IGF receptor results in myoblast-independent muscle hypertrophy via PI3-K, and not calcineurin, signaling. Am. J. Physiol. Endocrinol. Metab. **293**, 1538–1551 (2007)
41. Quintero, A.J., Wright, V.J., Fu, F.H., Huard, J.: Stem cells for the treatment of skeletal muscle injury. Clin. Sports Med. **28**, 1–11 (2009)
42. Rönty, M.J., Leivonen, S.K., Hinz, B., Rachlin, A., Otey, C.A., Kähäri, V.M., Carpén, O.M.: Isoform-specific regulation of the actin-organizing protein palladin during TGF-beta1-induced myofibroblast differentiation. J. Invest. Dermatol. **126**, 2387–2396 (2006)
43. Schertzer, J.D., Lynch, G.S.: Comparative evaluation of IGF-I gene transfer and IGF-I protein administration for enhancing skeletal muscle regeneration after injury. Gene Ther. **13**, 1657–1664 (2006)
44. Shen, W., Li, Y., Tang, Y., Cummins, J., Huard, J.: NS-398, a cyclooxygenase-2-specific inhibitor, delays skeletal muscle healing by decreasing regeneration and promoting fibrosis. Am. J. Pathol. **167**, 1105–1117 (2005)
45. Shi, M., Ishikawa, M., Kamei, N., Nakasa, T., Adachi, N., Deie, M., Asahara, T., Ochi, M.: Acceleration of skeletal muscle regeneration in a rat skeletal muscle injury model by local injection of human peripheral blood-derived CD133-positive cells. Stem Cells **27**, 949–960 (2009)
46. Shi, Y.F., Zhang, Q., Cheung, P.Y., Shi, L., Fong, C.C., Zhang, Y., Tzang, C.H., Chan, B.P., Fong, W.F., Chun, J., Kung, H.F., Yang, M.: Effects of rhDecorin on TGF-beta1 induced human hepatic stellate cells LX-2 activation. Biochim. Biophys. Acta **1760**, 1587–1595 (2006)
47. Shibata, M., Matsumoto, K., Aikawa, K., Muramoto, T., Fujimura, S., Kadowaki, M.: Gene expression of myostatin during development and regeneration of skeletal muscle in Japanese Black Cattle. J. Anim. Sci. **84**, 2983–2989 (2006)
48. Siriett, V., Salerno, M.S., Berry, C., Nicholas, G., Bower, R., Kambadur, R., Sharma, M.: Antagonism of myostatin enhances

muscle regeneration during sarcopenia. Mol. Ther. **15**, 1407–1409 (2007)
49. Smith, C.A., Stauber, F., Waters, C., Alway, S.E., Stauber, W.T.: Transforming growth factor-beta following skeletal muscle strain injury in rats. J. Appl. Physiol. **102**, 755–761 (2007)
50. Strasser, E.M., Wessner, B., Roth, E.: Cellular regulation of anabolism and catabolism in skeletal muscle during immobilisation, aging and critical illness. Wien. Klin. Wochenschr. **119**, 337–348 (2007)
51. Summan, M., Warren, G.L., Mercer, R.R., Chapman, R., Hulderman, T., Van Rooijen, N., Simeonova, P.P.: Macrophages and skeletal muscle regeneration: a clodronate-containing liposome depletion study. Am. J. Physiol. Regul. Integr. Comp. Physiol. **290**, 1488–1495 (2006)
52. Suzuki, K., Peake, J., Nosaka, K., Okutsu, M., Abbiss, C.R., Surriano, R., Bishop, D., Quod, M.J., Lee, H., Martin, D.T., Laursen, P.B.: Changes in markers of muscle damage, inflammation and HSP70 after an ironman triathlon race. Eur. J. Appl. Physiol. **98**, 525–534 (2006)
53. Torrente, Y., El Fahime, E., Caron, N.J., Del Bo, R., Belicchi, M., Pisati, F., Tremblay, J.P., Bresolin, N.: Tumor necrosis factor-alpha (TNF-alpha) stimulates chemotactic response in mouse myogenic cells. Cell Transplant. **12**, 91–100 (2003)
54. Toumi, H., F'guyer, S., Best, T.M.: The role of neutrophils in injury and repair following muscle stretch. J. Anat. **208**, 459–470 (2006)
55. Uutela, M., Wirzenius, M., Paavonen, K., et al.: PDGF-D induces macrophage recruitment, increased interstitial pressure, and blood vessel maturation during angiogenesis. Blood **104**, 3198–204 (2004)
56. Vega, A.: Tratamiento con electroterapia y masoterapia simultanea. Lesiones deportiva Ed. Mapfre Med. 269–274 (1996)
57. Viita, H., Markkanen, J., Eriksson, E., Nurminen, M., Kinnunen, K., Babu, M., Heikura, T., Turpeinen, S., Laidinen, S., Takalo, T., Ylä-Herttuala, S.: 15-Lipoxygenase-1 prevents vascular endothelial growth factor A and placental growth factor induced angiogenic effects in rabbit skeletal muscles via reduction in growth factor mRNA levels, NO bioactivity, and downregulation of VEGF receptor 2 expression. Circ. Res. **102**, 177–184 (2008)
58. Wagner, K.R., Liu, X., Chang, X., Allen, R.E.: Muscle regeneration in the prolonged absence of myostatin. Proc. Natl Acad. Sci. USA **102**, 2519–2524 (2005)
59. Wehling, P., Moser, C., Frisbie, D., McIlwraith, C.W., Kawcak, C.E., Krauspe, R., Reinecke, J.A.: Autologous conditioned serum in the treatment of orthopedic diseases: the orthokine therapy. BioDrugs **21**, 323–332 (2007)
60. Welle, S., Bhatt, K., Pinkert, C.A., Tawil, R., Thornton, C.A.: Muscle growth after postdevelopmental myostatin gene knockout. Am. J. Physiol. Endocrinol. Metab. **292**, E985–E991 (2007)
61. Willecke, K., Sáez, J.C.: Injury of skeletal muscle and specific cytokines induce the expression of gap junction channels in mouse dendritic cells. J. Cell. Physiol. **211**, 649–660 (2007)
62. Zhu, J., Li, Y., Shen, W., Qiao, C., Ambrosio, F., Lavasani, M., Nozaki, M., Branca, M.F., Huard, J.: Relationships between transforming growth factor-beta1, myostatin, and decorin: implications for skeletal muscle fibrosis. J. Biol. Chem. **282**, 25852–25863 (2007)

第六章 冲击波疗法在运动医学中的应用

Marc Rozenblat

李伟 译

内容

- 介绍 ……………………………… 745
- 历史 ……………………………… 745
- 技术 ……………………………… 745
- 病理生理学 ……………………… 746
- 作用模式 ………………………… 746
- 禁忌 ……………………………… 746
- 技术参数 ………………………… 746
- 副作用 …………………………… 746
- 频率和评估 ……………………… 746
- **Blazina** 疗效分级 ……………… 746
- 治疗过程的评估 ………………… 747
- 法国的开放研究 ………………… 747
- 结论 ……………………………… 748
- 参考文献 ………………………… 748

介绍

冲击波是新的运动损伤治疗手段。有体外冲击波疗法（ESWT）和线向冲击波疗法（RSWT）两种。原理是相同的：采用超声波。RSWT 通过皮肤震动但不损害结缔组织、脂肪和肌肉。

历史

这种疗法始于 20 世纪 80 年代[2]，源于治疗泌尿系结石的碎石术。ESWT 在水浸中使用。RSWT 与尿道镜同时体内使用。在 20 世纪 90 年代，有人用 ESWT 在体外制作骨组织碎片。在 1996 年 Rompe 用 RSWT 治疗马的脊柱损伤。

现在，RSWT 有很多适应证。

技术

RSWT 经工作头抵在皮肤上（图1）。气动手枪推动平衡锤。通过工作头的喷嘴发射冲击波。有效深度是 3.5cm。能量约 $0.02 \sim 0.54$ mJ/mm^2。Mj = 兆焦耳。

有两种不同类型的喷嘴：
- 标准头用于较广泛区域的治疗
- 聚焦头用于小区域的精准治疗

喷嘴的斜度可调整以适应患者的体位。治疗师可以在有或没有背部支撑的情况下从内侧治疗或外侧治疗。

一般不用麻醉，介导凝胶可以使治疗过程更舒适。

M. Rozenblat
Coralis Center, 32ter avenue du Général Leclerc,
Ozoir La Ferriere, France
e-mail: rozenblat. marc@gmail. com

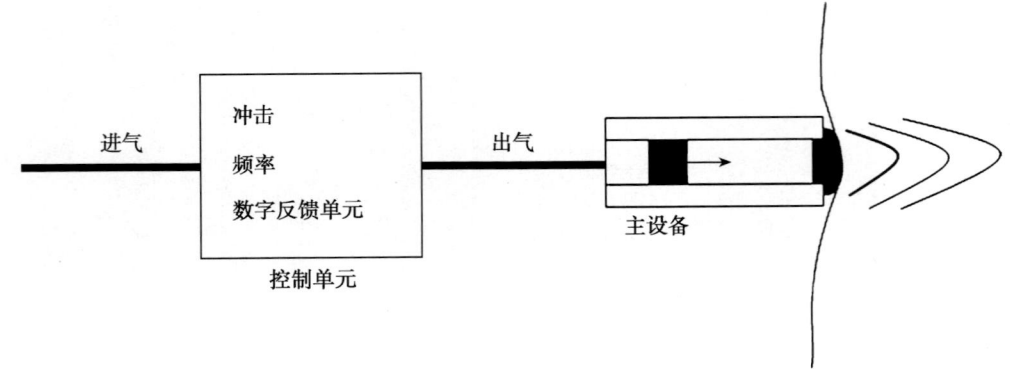

图1　空气活塞推动平衡锤

病理生理学

RSWT 利用声波和声波共振（图2）。压力是一个短暂双相现象。首先是持续 10 纳秒的正向压力，是压缩相。紧接着是负压空穴现象，引起组织放松和减压。

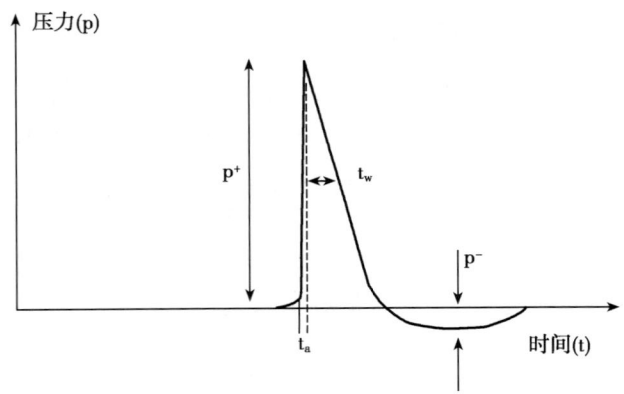

图2　短暂双相现象：正向（压迫）、负向（放松）

作用模式

有三种不同的操作模式：
- 化学：释放疼痛抑制剂内啡肽，时有即刻麻醉效果。
- 痛阈：RSWT 通过刺激高敏神经纤维阻断疼痛感知。
- 机械：最重要作用是去纤维效果，类似于深部横向按摩（Cyriax Troisier）。

禁忌

不能用于孕妇腹部附近、儿童骺板、皮神经病损、血管损伤、感染、肺组织附近、凝血障碍或使用抗凝血药物治疗者以及肿瘤附近。因此，在 RSWT 之前需要 X 线检查。

技术参数

每次冲击的冲程数是 2000 次。损伤深度决定冲击的频率。损伤浅频率就高（近 15 赫兹）。损伤深则频率低，约为 3 赫兹。压力取决于每个患者的耐受性，是可变的。最重要是冲击波治疗必须是无痛的（primum non nocere）。

副作用

副作用少见但有可能。有文献报道称出现疼痛增加、瘀斑、肿胀或水肿。

频率和评估

在开始的时候（20 世纪 90 年代），德国医生共进行 6~12 次治疗，间隔 15 天[3]。现在，每周 1~2 次，共 3~6 次，每次间隔 7 天，持续 15~45 天，每次的频率取决于个体的结果。

Blazina 疗效分级

- 0级：无症状
- 1级：在运动和（或）在体育活动开始时疼痛
- 2级：在刚开始锻炼时疼痛，在体育活动中减少且锻炼后再次疼痛
- 3级：持续疼痛

治疗过程的评估

有三种情况:
- 良好(Blazina 1 或 2):在 15 天内 3 次治疗后无痛。在第一次治疗后的 6 周后恢复大强度运动。
- 一般:治疗 4~6 周后疼痛消失。在无痛 15 天内可以做剧烈运动。
- 无效(Blazina 3)。治疗 5~6 次后仍然疼痛而不能做剧烈运动。建议其他疗法。

法国的开放研究

5 年期间,3 个法国医疗中心对 7000 例在运动相关损伤进行冲击波治疗。

这里是一个 7000 例病例表格分布(见表 1)。

表 1 法国开放研究中 7000 例患者的分布的特点

7000 例的分布		
男	4,643	66%
女	2,357	34%
平均年龄	35	18%~75%
竞赛运动	1,820	24%
规律的休闲运动	2,100	30%
偶尔训练	2,170	31%
非体力训练	910	13%

文献引用并治疗了很多不同位置的慢性运动疾病[4,5,9,12,15,18,32,36,37,39-41]。

- 有或无钙化的肌腱炎[7,8,10,11,13,14,19,23,25,28-30,34]
- 骨膜损伤[33,35]
- 慢性肌肉损伤[24,27]
- 骨损伤:骨不连和假关节[6,26,31]
- 慢性韧带损伤[16,17,20-22]
- 扳机点[1,38]

经典适应证是:

肩:冈上肌腱炎、冈上肌钙化、滑囊炎±钙化或腱鞘炎

肘:外上髁实质炎、外上髁腱止点炎、内上髁炎或内上髁腱止点炎

腕:De Quervain 腱鞘炎、滑囊炎或桡骨茎突炎

手:拇腕掌关节炎、手指滑轮滑囊炎或 Dupuytren's 挛缩

骨盆:臀中肌滑囊炎、腘绳肌损伤、疝气、耻骨痛、内收肌肌腱变性

膝:(伸肌装置)股四头肌、髌韧带腱止点病

膝:(其他)髂胫滑囊炎、Pellegrini Stieda 综合征(膝内侧副韧带钙化)或鹅足腱变性

小腿:腓骨肌腱鞘炎、胫骨骨膜瘤或骨膜损伤

跟腱:实质钙化与止点病

跖筋膜炎:止点纤维变性损伤

足踝:Morton's 神经痛、胫骨肌腱炎或踝关节撞击征

肌肉损伤:腘绳肌损伤、股四头肌损伤或小腿损伤

腰痛

结果见表 2。

表 2 法国公开研究结果

案例	数量	平均次数	满意患者(%)	回顾的月数
肩袖钙化性肌腱炎	760	3.4(1~6)	78	43(1~60)
肩峰撞击症	677	2.8(1~4)	86	36(1~60)
外上髁实质炎	945	3.8(1~6)	78	36(1~60)
内上髁实质炎	175	4.3(3~6)	66	18(1~54)
De Quervain 腱鞘炎	350	4.3(3~6)	66	25(1~54)
髌腱炎	560	4.6(1~6)	73	32(1~60)
肌内纤维化	362	5.1(3~8)	85	36(1~60)
跖筋膜炎	1000	2.3(1~60)	89	36(1~60)
跟腱止点	16	5.3(3~6)	20	8(3~54)
跟腱实质炎	1213	3.4(1~6)	82	36(1~60)

结论

在运动医学中,冲击波是一种创新疗法。

其特点为无害、迅捷和有效,在最初 15 天的 3 次治疗后有 70% 的患者满意和缓解;75%~80% 在 6 周后恢复剧烈运动。

RSWT 是运动医学创伤常规的替代疗法。

参考文献

1. Bauermeister, W.: Trigger osteopraktik. Phys. Ther. Theori. Praxix. Suedwest Verlag. **208**, 487–490 (1999)
2. Bauermeister, W.: Schmerzfrei Durch Ostéopratik, pp. 16–19. Mosaik (1997)
3. Brückle, W., Suckfüll, M., Fleckenstein, W., Weiss, C., Müller, W.: Gewebe pO_2 – Messung in der verspannten rückenmuskulatur. Z. Rheumatol. **49**, 208–216 (1990)
4. Compte rendu du 14è Congrès germano austro helvétique. J. Traumatol. Sport. **17**(1), 55 (2000)
5. de Labareyre, H., Saillant, G.: Tendinopathies calcanéennes. Formes cliniques et evaluation de l'efficacité du traitement par ondes de choc radiales. J. Traumatol. Sport **18**, 59–69 (2001)
6. Diesch, R., et al.: Comparison of extracorporeal shock wave therapy in the treatment in the calcaneal spurs. In: 8th World congress of the société internationale de la recherche en chirurgie orthopédique et de traumatologie (SIROT) et 21st World congress of the société internationale de la recherche en chirurgie orthopédique et de traumatologie (SIROT), Sydney, 16–23 Apr 1999
7. Frölich, T., Haupt, G.: Radiale stobwellentherapie bei leistungssportlern bony. Dtsch. Z. Sportmed. **50**(D-066), 115 (1999)
8. Frölich, T., Haupt, G.: Successful therapy of tennis elbow and calcaneal spur by ballistic shock-waves – a prospective, randomized, placebo-controlled multicenter-study. In: 10è Congrès Européen de médecine du sport, Innsbrück, Sept 1999
9. Graff, J., Richter, K.D., Pastor, J.: Effect of high energy shock waves on tissue. Urol. Res. **16**, 252 (1988)
10. Gremion, G., Augros, R., Gobelet, C., Leyvraz, P.F.: Efficacité de la thérapie par ondes de choc extracorporelle dans les tendinopathies rebelles. J. Traumatol. Sport **16**, 117–216 (1999)
11. Hammer, D.S., et al.: Extracorporeal shock wave therapy in patients with tennis elbow and painful heel. Arch. Orthop. Trauma. Surg. **120**(5–6), 304–307 (2000)
12. Haupt, G., Haupt, A., Ekkernkamp, A., Gerety, B., Chvapil, M.: Influence of shock waves on fracture healing. Urology **39**, 529–532 (1992)
13. Haupt, G., Haupt, A., Gerety, B., Chvapil, M.: Enhancement of fracture healing with extra-corporeal shock waves. J. Urol. **143**, 230 (1990)
14. Haupt, G., Dieschr, R., Straub, T., et al.: A new cost-effective treatment for calcaneal spur and tennis elbow; ballistic extracorporeal shock-wave therapy. In: 2è Congrès de la société européenne des traitements par ondes de choc radiales sur l'appareil locomoteur, Londres, 27–29 May 1999
15. Haupt, G., Dieschr, R., Straub, T., et al.: Comparison of conventional extracorporeal shock-wave therapy and the new method of radial shock therapy in the treatment of calcaneal spurs. In: 8è Congrès mondial de la société internationale de recherche orthopédique et traumatologie, Sydney, Avr 1999
16. Krischek, O., et al.: Symptomatic low energy shockwave therapy in heel pain and radiologically detected plantar heel spur. Z. Orthop. Ihre Grenzgeb. **136**(2), 169–174 (1998)
17. Krischek, O., Pompe, J.D., Hopf, C., Vogel, J., Herbsthofer, B., Nafe, B., Bürger, R.: Extracorporeal shock wave therapy in epicondylitis humeri ulnaris or radialis-a-prospective, controlled, comparative study. Z. Orthop. Ihre Grenzgeb. **136**(1), 3–7 (1998)
18. Labareyre, H. (de), Saillant G.: Evaluation de l'efficacité des traitements par ondes de choc radiales sur les tendinopathies du membre inférieur chez le sportif (à propos de 52 patients): le spécialiste de Médecine du. Sport au Service des Praticiens, **28**, 34–40 (2000)
19. Loew, M., et al.: Shock-wave therapy is effective for calcifying tendinitis of the shoulder. J. Bone Joint Surg. Br. **81**(5), 863–867 (1999)
20. Lohrer, H., Schöll, J., Hirschmann, M.: Mechanical versus electromagnetic energy generation in extracorporeal shock-wave therapy (ESWT) of plantar fasciitis. In: 4è congrès de l'EFORT, Bruxelles, Juin 1999
21. Lohrer, H., Schöll, J., Haupt, G.: Prospekive, multizentrische und placebokontrollierte studie zur beh dlung der fasciitis plantaris/fersensporn mit ballistisch generierten stobwellen
22. Lohrer, H., Schöll, J., et al.: Mechanically versus electromagnetically energy generation in extracorporeal shock-wave therpy (ESWT) of plantar fasciitis. In: 4th congress of the European federation of national associations of orthopaedics and traumatology (EFFORT). Brussels, 3–8 June 1999
23. Maier, M., et al.: Analgesic effect of low energy extracorporeal shock waves in tendinosis calcarea, epicondylitis humeri radialis and plantar fasciitis. Z. Orthop. Ihre Grenzgeb. **138**(1), 34–38 (2000)
24. Merskey, H., Bogduk, N. (eds.): Classification of Chronic Pain, p. 182. IASP, Seattle (1994)
25. Perlick, L., et al.: High energy shock wave therapy treatment of the painful heel spur. Unfallchirurg **101**(12), 914–918 (1998)
26. Rompe, J.D., Rumler, F., Hopf, C., Nafe, B., Heine, J.: Extracorporeal shock wave therapy for the calcifying tendinitis of the shoulder. Clin. Orthop. **321**, 196–201 (1995)
27. Rompe, J.D., Rumler, F., Hopf, C., Nafe, B., Heine, J.: Extracorporeal shock wave therapy in the treatment of near to bone soft tissue pain in sportsmen. Int. J. Sports Med. **17**, 79 (1996)
28. Rompe, J.D., et al.: Extracorporeal shock wave therapy for calcifying tendinosis of the shoulder. Clin. Orthop. **321**, 196–201 (1995)
29. Rompe, J.D., et al.: Low energy extracorporeal shock wave therapy for persistent tennis elbow. Ins. Orthop. **20**(1), 23–27 (1996)
30. Rompe, J.D., et al.: Extracorporeal shock wave therapy of radiohumeral epicondylopathy – an alternative treatment concept. Z. Orthop. Ihre Grenzgeb. **134**(1), 63–66 (1996)
31. Rompe, J.D., et al.: Shoulder function after extracorporeal shock wave therapy for calcifying tendinitis. Shoulder Elbow Surg. **7**, 505–509 (1998)
32. Rozenblat, M.: Utilisation simultanée des ondes de chocs radiales et de la cryothérapie gazeuse hyperbare en cabinet de traumatologie sportive. A propos de 333 cas. J. Traumatol. Sport **20**, 211–218 (2003)
33. Schöll, J., Lohrer, H.: Radial stobwellentherapie bei insertionstendinopathien. Dtsch. Z. Sportmed. **50**(D-067), 115 (1999)
34. Schöll, J., Lohrer, H.: Radial extracorporeal shock-wave therapy for insertion tendinopathies. Int. J. Sports Med. **20**(D-067), S106 (1999)
35. Schöll, J., Lohrer, H.: Successful therapy of insertional tendinopathies of the elbow and heel by a new, unfocused shock-wave device-a-prospective, randomized, blind study. In: 4è congrès de l'EFORT, Bruxelles, Juin 1999
36. Simons, D.G., Stolov, W.C.: Microscopic features and transient contraction of palpable bands in canine muscle? Am. J. Phys. Med. **55**, 65–88 (1976)
37. Straub, T., Penninger, E., Froelich, T., et al.: Therapieerfolgder stobwellenbehandlung beim fersensporn – eine prospektive, multizentrische, placebokontrollierte studie. Dtsch. Z. Sportmed. **50**(D-068), 115 (1999)
38. Travell, J.G., Simons, D.G.: Myofascial Pain and Dysfunction: The Trigger Point Manual, pp. 5–164. Williams and Wilkins, Baltimore (1993)
39. USTA, Roetert, E.P., Ellenbecker, T.S.: Complete Conditioning for Tennis, p. 184. Human Kinetics, Champaign (1998)
40. Valchanov, V.D., Michailov, P.: High energy shock waves in the treatment of delayed and nonunion fractures. Int. Orthop. **15**, 181–184 (1991)
41. Wang, C.J., et al.: Treatment of painful heel using extracorporeal shock wave. J. Formos. Med. Assoc. **99**(7), 580–583 (2000)

第七章 生长因子在骨科与创伤科的应用

M. Garcia Balletbo and Ramon Cugat

李伟 译

内容

历史	749
生理过程	750
再生生物学	750
生长因子	750
功能	750
分类	750
PRP	751
PRGF®定义	751
获取技术	751
生长因子治疗	752
软骨	752
半月板	752
韧带	752
骨	752
肌腱	752
参考文献	753

M. G. Balletbo
Regenerative Medicine Unit, Fundation Garcia Cugat,
Hospital Quiron Barcelona,
Plaza Alfonso Comin, 5-7 Planta (-1), 08023 Barcelona, Spain
e-mail: montse. garcia@ sportrauma. com

R. Cugat (✉)
Orthopaedic Surgical Department,
Fundation Garcia Cugat, Hospital Quiron Barcelona,
Plaza Alfonso Comin, 5-7 Planta (-1), 08023 Barcelona, Spain
e-mail: ramon. cugat@ sportrauma. com
e-mail: ramon. cugat@ sportrauma. com

历史

生物活性分子研究的开拓者之一，Marshall R. Urist 教授在 1965 年指出"骨组织的细胞外基质含有具有诱导骨形成的能力的骨形态发生蛋白（BMP）"[55]。

若干年后，Samuel Balk 证明了特定动物细胞，如鸡成纤维细胞、大鼠胸腺细胞和骨髓细胞需要一定浓度的细胞外钙离子或血清特有的因子而不是血浆来启动分裂[10]。

此后发表了一些文章，如 Nancy Kohler 等说："有证据表明，血小板富有增加 BTB 小鼠成纤维细胞生长的活力"，Russell Ross 的团队认为"来自血清的因子在体外能促进细胞增殖"[31,40]。

Antoniades 等[7]发表的一篇重要论文认为人类血小板含有能刺激结缔组织细胞增殖的多肽生长因子，并确定了两种类型，PDGF Ⅰ 和 PDGF Ⅱ；由两个不同分子量的氨基酸链构成。

Heldin 等研究 PDGF 的化学性质并用于 PDGF 纯化，并得到了电泳纯度的产品[26]。

1987 年，在美国国家科学基金主持的会议中讨论生物学和工程的结合即将到来的概念。此后，美国 La Jolla 的加州大学圣迭戈的 Fung 教授创造了"组织工程"这个术语，意为以细胞、生物活性分子-生长因子（GFs）和细胞因子以及用支架再生组织，如骨骼肌组织[60]的治疗方法。

在 1995 年，由口腔外科医生 Eduardo Anitua 领导的多学科研究小组增加了血小板功能的知识和其治疗的应用。并创造了以他名字命名的基金会和生物技术研究所[3,4]。

血小板是巨核细胞产生的没有细胞核的碎片，它有两个功能：在血管损伤时阻止出血（止血功能),释放由巨噬细胞合成的并存储在 α 颗粒里的 GFs,刺激细胞增殖和组织瘢痕形成(生物治疗功能)[3,4,23,24,37]。

生理过程

所有的人体组织细胞都是不断更新的。

骨细胞位于大分子形成的细胞外基质网络内。细胞外基质参与细胞代谢并调节与其接触的细胞。在基质内也可发现可溶性蛋白质因子,包括 BMP 和 GFs,参与生物组织的功能,引导细胞、组织和器官胚胎学发育,在胎后生理学中发挥重要作用[3]。

再生生物学有两个重要的概念:再生和修复。

再生是组织性能的恢复,与原来组织难以辨别。

修复是组织生理和机械性能的恢复,但结构和功能比原组织差,会自发转变成瘢痕。

再生生物学

组织损伤治疗的目标是结构重建和功能恢复。组织工程将生物和工程技术结合,利用人工或天然生物材料可以实现再生。

组织再生有 3 个阶段:细胞迁移、增殖和分化。生物材料在此过程中也有不同的机制。

人工生物材料被称为支架,能促进细胞迅速增殖和快速合成蛋白质。自然生物材料是 GFs 和细胞因子等调节修复和再生的关键。GFs 可识别调节细胞增殖和分化的信号,控制损伤部位宿主愈合反应。

提供适当的刺激信号和(或)中和某些抑制信号而激活细胞引起再生。细胞分裂的潜力可分为不稳定的、稳定的和永久的。

永久细胞一旦失去就没有替代,但另一个特点是能在保护区能长期存活,如神经细胞。

大多数分化的细胞不是永久性的,能自我更新。有两种方式产生新细胞:一是原来细胞的简单复制,如肝细胞,二是未分化的干细胞细胞表型变化而分化产生。

前体细胞如干细胞,GFs 和 BMPs 在胎后生理中发挥重要作用,这在胚胎发育和修复中是必不可少的。这两个过程有很大的相似性[4]。

生长因子

生长因子(GFs)是水溶性可扩散的多肽。调节不同细胞,如肌肉骨骼系统的细胞的生长、分化和细胞表型等。其分子量范围 5~35kDa,很多种细胞能生产 GFs,来自细胞外基质、血小板巨核细胞、血浆及其他部位。

他们通过与位于细胞表面特定的膜受体结合,将特定信号从一个细胞传递到另一个细胞,引起细胞迁移和分化等。在相接细胞间信号直接传递,远隔的细胞间信号可以通过细胞因子传递。

几乎所有细胞都合成某些生长因子,如 TGFβ1,它涉及几乎所有的生理过程[4]。

功能

根据特定的环境条件,每种因子在靶细胞里都有一个或几个特定的作用。

因此,GFs 是多功能的。正如以前提到的,他们都参与了修复和再生,同时调节有丝分裂、趋化、细胞分化和代谢的关键过程[4]。

分类

根据其来源或活动命名。GFs 发现于骨组织和其他参与再生的组织:

PDGF:血小板衍生的 GF。由血小板、巨噬细胞和血管内皮细胞产生,它是存储在血小板 α 颗粒的蛋白质,在血小板凝聚和凝血级联反应开始时释放。细胞因子的反应是该区域的结缔组织细胞启动复制过程[4]。

VEGF:血管内皮生长因子。其氨基酸序列与 PDGF-β 有 24% 的相似性。它与不同的受体结合产生不同的生物效应,比如强大的促内皮细胞选择性分裂和体内的血管生成作用[4]。

TGF-β:转化生长因子。它是包括 BMP 等的蛋白质超家族。它有 3 个基本功能,根据细胞的环境情况,执行不同功能。如:
- 抑制细胞增殖,是抑制剂
- 增加细胞外细胞基质的合成并抑制其降解
- 发挥免疫抑制剂的作用[4]

aFGF 和 bFGF:酸性和碱性成纤维细胞生长因子是由多种细胞合成的,如成纤维细胞或成骨细胞等,并由 4 个不同类型的受体所确定。刺激修复中的大多数细胞增殖,如毛细血管内皮细胞、血管内皮细胞、纤维细胞、角质细胞、软骨细胞或成肌细胞等[4]。

IGF-Ⅰ和 IGF-Ⅱ：Ⅰ和Ⅱ型胰岛素生长因子。两者在骨组织都很丰富，IGF-Ⅰ由成骨细胞产生，通过引发细胞增殖而刺激骨形成。它增加破骨多核细胞的数量、分化并增加Ⅰ型胶原的合成[4]。

EGF：表皮生长因子。其结构和生物功能类似 TGF-α，并结合相同的受体。它在肾脏、颌下腺、泪腺和十二指肠腺体合成。也可通过巨噬细胞合成。存在于唾液、眼泪和尿。刺激上皮细胞的迁移和有丝分裂，增加蛋白质合成，如纤连蛋白。能增加胶原蛋白，因为它通过趋化性吸引能合成胶原的成纤维细胞[4]。

HGF：肝细胞生长因子具有诱导不同生物效应的多种功能[66]。

与血小板数量相关 GFs 是：PDGF、TGFβ1 和 TGFβ2、VEGF、EGF 和 bFGF。他们由巨核细胞产生，并储存在血小板的 α-颗粒。与血小板数量不相关的血浆 GFs 是血 IGFI 和 HGF[3]。

TGF-β1、PDGF 和 IGF-I：调节细胞增殖和迁移以及细胞外基质合成。VEGF、HGF 和 bFGF 促进内皮细胞趋化和有丝分裂，促进血管生成和血管化，这是愈合过程中的关键一步[3]。

PRP

它是一种含有血小板和纤维蛋白的血浆制剂。具有抗炎、抗菌和止痛作用，与愈合过程和生物胶有关[3]。

从巨核细胞而来的血小板，没有细胞核，但有包含 GFs 的 α 颗粒。他们在凝血、止血和愈合过程中发挥作用。他们存在于 PRGF® 中，具有：消炎、抗菌、镇痛和再生修复的特性，而纤维蛋白形成生物胶属性[3]。

目前有几个商业产品用于获取 PRP，步骤相同：
1. 需要患者的外周血。
2. 血液离心。
3. 血液离心后分为三层：红色底部为红细胞。中间白色的薄环含有白细胞及炎性细胞因子。黄色顶部是含有血小板和 GFs 的血浆。

差异如下：
1. 离心的速度和次数不同获得的血小板浓度不同。
2. 在血液样本容器内使用抗凝剂。
3. 在最后配制中含有白细胞。
4. 使用活化剂。

不同方法获得的产品是不同的，得到的结果可能会有所不同[35]。

PRGF® 定义

PRGF® 是含有所有蛋白质和血浆凝血因子的富血小板血浆。PRGF® 包括的 GFs 有 PDGF、TGFβ1&TGFβ2、IGF I、VEGFA 和 C、FGF、EGF 和 HGF[3]。

获取技术

Anitua 专利技术（图1）的主要特点是：
- 用血量少：9~72ml（图2）。

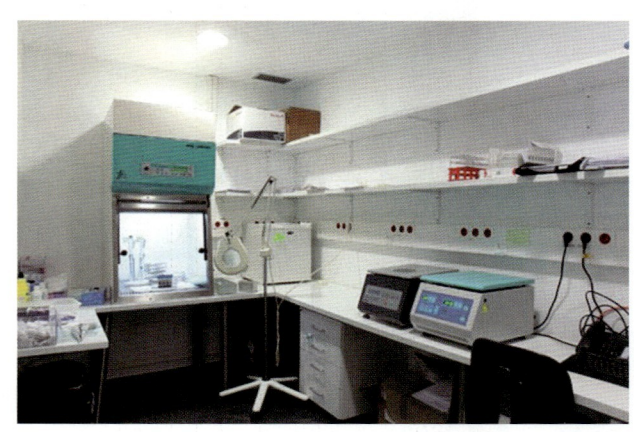

图 1 Anitua 介绍的获取 PRGF® 的实验室

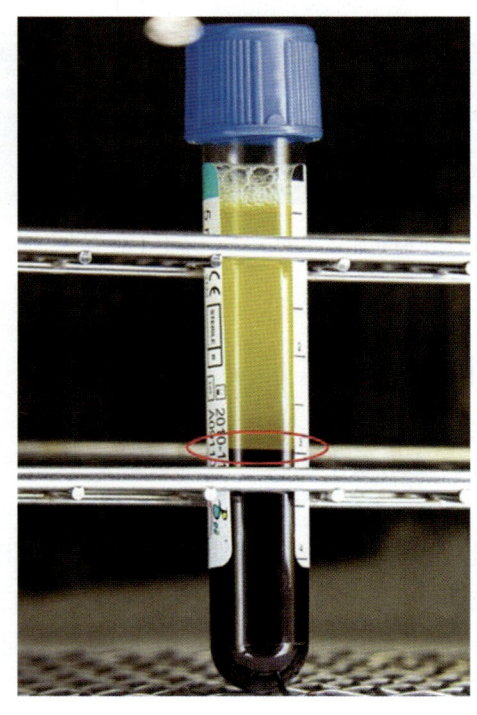

图 2 离心后在抗凝血剂的无菌试管中的血液。可以观察到红色层、薄白环和黄色层

- 缓慢离心8分钟分离血浆，离心力460g。
- 添加钙（氯化钙）而不是牛凝血酶形成血凝块。

最终产品不包含白细胞。血小板浓度×2～×3。

PRGF®不包含白细胞，因为白细胞通过加速纤溶使纤维蛋白不稳定，且含有能降解细胞外基质的MMPs金属蛋白酶（图3和图4）[3,4]。

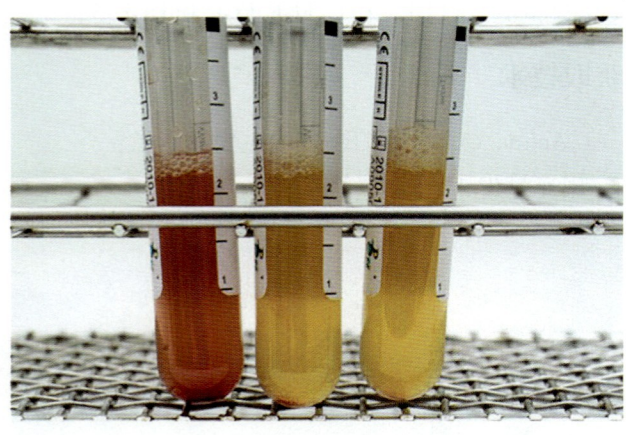

图3　Anitua的技术，弃用"红管"溶血标本

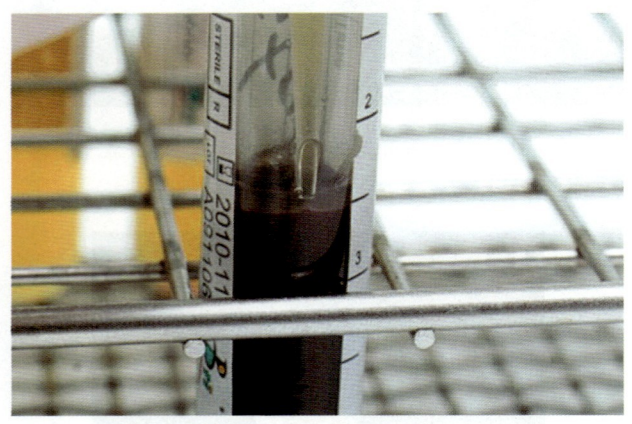

图4　Anitua技术的最终产品中不含有白细胞

生长因子治疗

目的是用血小板模仿组织破坏时的生理过程[37]。

最近在许多不同的医学领域报道了BMP、GFs的研究和临床应用。研究目标是明确这些蛋白的最佳组合、更高的功率、最有效的作用时间、剂量以及正确的给药释放途径[2,11,12,14,20,21,27,35,39,53,59,65]。

目前在矫形外科和运动医学的应用是：

软骨

PRGF®治疗软骨损伤的目的是用新的软骨组织填充缺陷[1,5,15,17,22,32,33,42,46,49,50]。

方法：骨性关节炎的建议方案是关节腔内每次注射7～9ml PRGF®，1次/7～10天，共3～5次[16,56]。

半月板

在半月板损伤中应用PRGF®的目标是启动修复过程。目前用于半月板缝合和移植[13]。

方法：手术结束时关节内注射PRGF® 7～9ml[13]。

韧带

用PRGF®治疗韧带损伤的目的是增加胶原蛋白的合成、增加成纤维细胞合成、提高瘢痕形成速度、增加拉伸力量的抵抗力和增加成熟速度[9,28-30,34,41,47,48,51,52,54,58,61-64]。

目前，它可以作为MCL和踝关节外侧韧带损伤的保守治疗[13]以及ACL损伤的外科治疗[13,38,45]。

方法：保守治疗：PRGF®局部注射5ml。然后关节佩戴支架以避免韧带应力损伤，允许关节全范围的运动[13]。

ACL手术中使用PRGF®有两个目标：预防膝前疼痛，并实现更快的移植物固定和成熟[38,45]。

方法：一些医生在整个手术过程中将移植物浸入在PRGF®中[45]，或者在手术的最后阶段向移植物中注入PRGF® 5ml[13,38]，再向供区同样注射。

对部分ACL撕裂者，在关节镜下向残留纤维注射5ml PRGF®。然后用支架保持膝关节伸展位4个星期[13]。

骨

在骨折中应用PRGF®的目标是：提高骨愈合、刺激松质骨细胞和成骨细胞样细胞的增殖，这样做是避免疼痛和残疾[18,44,57]。

方法：局部PRGF®注射，用量按骨折位置及附近范围决定[44]。

肌腱

治疗目标是获得新的健康肌腱组织[6,8,19,25,36,43]。

方法：PRGF®在肌腱缝合后可局部注射或作为凝胶使用[13,43]。

在肌腱受伤部位的周围进行局部注射，通过超声评估注射后愈合进展，以确认是否需要重复注射。为精确地达到目标区域，可在超声引导下进行注射[13,43]。

参考文献

1. Aito, M., Takahashi, K.A., Arai, Y., et al.: Intra-articular administration of platelet-rich plasma with biodegradable gelatin hydrogel microspheres prevents osteoarthritis progression in the rabbit knee. Clin. Exp. Rheumatol. **27**, 201–207 (2009)
2. Alsousou, J., Thompson, M., Hulley, P., Noble, A., Willett, K.: The biology of platelet-rich plasma and its application in trauma and orthopaedic surgery. A review of the literature. J. Bone. Joint. Surg. **91B**, 987–996 (2009)
3. Anitua Aldecoa, E.: Un enfoque biológico de la implantología. Team Work Media España, Vitoria, pp. 43–53 (2008)
4. Anitua, E., Andía, I., Ardanza-Trevijavo, B., Bozzi, L., Fombellida, F., Nurden, P., Nurden, A., Saracibar, N., Vicinay, S.: Un nuevo enfoque en la regeneración ósea. Plasma Rico en Factores de Crecimiento (PRGF®) (2000)
5. Anitua, E., Sanchez, M., Nurden, A.T., Zalduendo, M.M., De La Fuente, M., Azofra, J., et al.: Platelet-released growth factors enhance the secretion of hyaluronic acid and induce hepatocyte growth factor production by synovial fibroblasts from arthritic patients. Rheumatol **46**, 1769–1772 (2007)
6. Anitua, E., Sanchez, M., Nurden, A.T., et al.: Autologous fibrin matrices: a potential source of biological mediators that modulate tendon cell activities. J. Biomed. Mater. Res. A **77**, 285–293 (2006)
7. Antoniades, H., Scher, Ch, Stiles, Ch: Purification of Human platelet-derived growth factor. Proc. Natl. Acad. Sci. **76**, 1809–1813 (1979)
8. Arnoczky, S.P., Anderson, L., Fanelli, G., HO, S., Mishra, A., Sgaglione, N.: The role of platelet-rich plasma in connective tissue repair. Orthop. Today **26**, 29 (2009)
9. Azuma, H., Yasuda, K., Tohyama, H., et al.: Timing of administration of transforming growth factor-beta and epidermal growth factor influences the effect on material properties of the in situ frozen-thawed anterior cruciate ligament. J. Biomech. **36**, 373–381 (2003)
10. Balk, S.: Calcium as a regulator of the proliferation of normal, but not of transformed, chicken fibroblasts in a plasma-containing medium. Proc. Natl. Acad. Sci. **68-A**, 271–275 (1971)
11. Bramono, D.S., et al.: Matrix metalloproteases and their clinical applications in orthopaedics. Clin. Orthop. Rel. Res. **4**, 434–439 (2005)
12. Cugat, R.: PRGF: application in orthopaedic surgery and trauma. Orthopaedics Today Europe. SLACK (11): editorial (2008)
13. Cugat, R.: Platelet derived growth factors: experience in soft tissue injuries and in joint trauma. Presented at the 7th Biennial International Society of Arthroscopy, Knee Surgery & Orthopaedic Sports Medicine (ISAKOS) Congress, Osaka, Japan, April 5–9 2009
14. Cugat, R., Garcia-Balletbo M.: Growth factors. Brief review. J. Eur. Musculoskelet. Rev. **5**(2):32–35 (2010)
15. Cugat, R., Carrillo, J.M., Serra, C.I., Soler, C.: Articular cartilage defects reconstruction by plasma rich growth factors. In: Timeo, (ed.), Basic Science, Clinical Repair and Reconstruction of Articular Cartilage Defects: Current Status and Prospects, Chapter 88. pp. 801–807 (2006)
16. Cugat, R., Garcia-Balletbó, M.: Treatment of chondral lesions with plasma-rich growth factors. Oral presentation at the Japan knee society 29th annual meeting. Hiroshima, Japan, 2004
17. Cugat, R., Carrillo, J.M., Sopena, J., et al.: Treatment results of chondral lesions using plasma rich in growth factors and other substances. Electronical Poster at ISAKOS Bi-annual Congress. Hollywood, FL, US (2005)
18. Einhorn, T.A.: Clinical applications of recombinant human BMPs: early experience and future development. J. Bone. Joint. Surg. **85-A**(Suppl 3), 82–88 (2003)
19. Filardo, G., Kon, E., Della Villa, S., Vincentelli, F., Fornasari, P.M., Marcacci, M.: Use of platelet-rich plasma for the treatment of refractory jumper's knee. Int. Orthop. **34**(6), 909–915 (2009)
20. Folkman, J., Browder, T., Palmblad, J.: Angiogenesis research: guidelines for translation to clinical application. Thromb. Haemost. **86**, 23–33 (2001)
21. Foster, T.E., Puskas, B.L., Mandelbaum, B.R., Gerhardt, M.B., Rodeo, S.A.: Platelet-rich plasma. From basic science to clinical applications. Am. J. Sports. Med. **37**, 2259–2272 (2009)
22. Fu, F.H., Musahl, V.: The treatment of focal articular cartilage lesions of the knee future trends and technologies. Sports. Med. Arthro. **11**, 202–212 (2003)
23. George, J.N.: Platelets. Lancet **29**, 1531–1539 (2000)
24. George, J.N., Nurden, A.T., Phillips, D.R.: Molecular defects in interactions of platelets with the vessel wall. New. Engl. J. Med. **311**, 1084–1098 (1984)
25. Gosen, T., Sluimer, J. et al.: Prospective randomized study on the effect of autologous platelets injection in lateral epicondylitis compared with corticosteroid injection. Poster P25-444 Presented at: 13th Congress of the European Society of Sports Traumatology, Knee Surgery and Arthroscopy (ESSKA), Porto, Portugal, May 21–24 2008
26. Heldin, C.-H., Westermark, B., Wasteson, A.: Platelet-derived growth factor: purification and partial characterization. Proc. Natl. Acad. Sci. **76**, 3722–3726 (1979)
27. Howell, H.T., Fiorellini, J.P., Paqutte, D.W., Offenbacher, S., Giannobile, W.V., Lynch, S.E.: A phase I/II clinical trial to evaluate a combination of recombinant human platelet-derived growth factor-BB and recombinant human insulin-like growth factor-I in patients with periodontal disease. J. Periodontol. **68**, 1186–1193 (1997)
28. Howell, S.M., Knox, K.E., Farley, T.E., et al.: Revascularization of a human anterior cruciate ligament graft during the first 2 years of implantation. Am. J. Sports. Med. **23**, 42–49 (1995)
29. Ju, Y.J., Tohyama, H., Kondo, E., et al.: Effects of local administration of vascular endothelial growth factor on properties of the in situ frozen thawed anterior cruciate ligament in rabbits. Am. J. Sports. Med. **34**, 84–91 (2006)
30. Kawamura, S., Ying, L., Kim, H.J., Dynbil, C., Rodeo, S.A.: Macrophages accumulate in the early phase of tendon-bone healing. J. Orthop. Res. **23**, 1425–1432 (2005)
31. Kohler, N., Lipton, A.: Platelets as a source of fibroblast growth-promoting activity. Exp. Cell. Res. **87**, 297–301 (1974)
32. Kon, E., Buda, R., Filardo, G., DI Martino, A., Timoncini, A., Cenacchi, A., et al.: Platelet-rich plasma: intra-articular knee injections produced favorable results on degenerative cartilage lesions. Knee. Surg. Sports. Traumatol. Arthrosc. **18**, 472–479 (2009)
33. Kon, E., Buda, R., Filardo, G., Timocini, A., Marcacci, M., Giannini, S.: The treatment of severe Chondropaties of the knee: platelet rich plasma vs hyaluronic acid. Presented at: 8th World Congress of the International Cartilage Repair Society (ICRS), Miami, May 23–26 2009
34. Kuroda, R., Kurosaka, M., Yoshiya, S., Mizuno, K.: Localization of growth factors in the reconstructed anterior cruciate ligament: immunohistological study in dogs. Knee. Surg. Sports. Traumatol. Arthrosc. **8**, 120–126 (2000)
35. Lopez-Vidriero, E., Goulding, K.A., Simon, D.A., Sanchez, M., Johnson, D.H.: The use of platelet-rich plasma in arthroscopy and sports medicine: optimizing the healing environment. Arthroscopy **26**, 269–278 (2010)
36. Maniscalco, P., Gambera, D., Lunati, A., et al.: The "cascade" membrane: a new PRP device for tendon ruptures. Description and case report on rotator cuff tendon. Acta. Biomed. **79**, 223–226 (2008)
37. Nurden, A.T., Nurden, P., Sanchez, M., Andia, I., Anitua, E.: Platelets and wound healing. Front. Biosci. **13**, 3525–3548 (2008)
38. Radice, F., Yánez, R., Gutiérrez, V., Pinedo, M., Rosales, J., Coda, S.: Uso de Concentrado Autólogo Rico en Factores de Crecimiento en la Reconstrucción del LCA. Rev. Argent. Artroscopia. **15**, 31–40 (2008)

39. Reddi, A.H.: Bone morphogenetic proteins: from basic science to clinical application. J. Bone. Joint. Surg. **83A**, 1–6 (2001)
40. Ross, R., Glomset, J., Kariya, B., Harker, L.: A platelet dependent serum factor that stimulates the proliferation of arterial smooth muscle cells in vitro. Proc. Natl. Acad. Sci. **71**, 1207–1210 (1974)
41. Sakai, T., Yasuda, K., Tohyama, H., et al.: Effects of combined administration of transforming growth factor-beta 1 and epidermal growth factor on properties of the in situ frozen anterior cruciate ligament in rabbits. J. Orthop. Res. **20**, 1345–1351 (2002)
42. Sanchez, M., Anitua, E., Azofra, J., Aguirre, J.J., Andia, I.: Intra-articular injection o fan autologous preparation rich in growth factors for the treatment of knee OA: a retrospective cohort study. Clin. Exp. Rheumatol. **26**, 910–913 (2008)
43. Sanchez, M., Anitua, E., Azofra, J., Andia, I., Padilla, S., Mujika, I.: Comparison of surgically repaired achilles tendon tears using platelet-rich fibrin matrices. Am. J. Sports. Med. **35**, 245–251 (2007)
44. Sánchez, M., Anitua, E., Cugat, R., et al.: Nonunions treated with autologous preparation rich in growth factors. J. Orthop. Trauma. **23**, 52–59 (2009)
45. Sanchez, M., Azofra, J., Aizpurua, B., Elorriaga, R., Anitua, E., Andia, I.: Aplicación de Plasma Autólogo Rico en Factores de Crecimiento en Cirugía Artroscópica. Cuad. Artroscopia. **10**, 12–19 (2003)
46. Sánchez, M., Azofra, J., Anitua, A., et al.: Plasma rich in growth factors to treat an articular cartilage avulsion: a case report. Med. Sci. Sports. Exerc. **35**(10), 1648–1652 (2003)
47. Scheffler, S.U., Unterhauser, F.N., Weiler, A.: Graft remodeling and ligamentization after CL reconstruction. Knee. Surg. Sports. Traumatol. Arthrosc. **16**, 834–842 (2008)
48. Schmidt, C.C., Georgescu, H.I., Kwoh, C.K., Blomstrom, G.L., Engle, C.P., Larkin, L.A., Evans, C.H., Woo, S.L.: Effect of growth factors on the proliferation of fibroblasts from the medial collateral and anterior cruciate ligaments. J. Orthop. Res. **3**, 184–190 (1995)
49. Serra, C.I.: Análisis Biomecánico e Histológico del Tejido de Reparación en Defectos Condrales de Espesor Completo tras la Aplicación de Plasma Rico en Plaquetas Autólogo. Estudio Experimental. Doctoral Thesis. Universidad Cardenal Herrera CEU. Valencia, Spain, 2006
50. Soler, M.C.: Análisis Macroscópico, Histólógico e Inmuno-histoquímico del Efecto del Plasma Rico en Plaquetas Autólogo en la Reparación de Defectos Condrales en Conejo. Estudio Experimental. Doctoral Thesis. Universidad Cardenal Herrera CEU. Valencia, Spain, 2006
51. Steiner, M.E., Murray, M.M., Rodeo, S.A.: Strategies to improve anterior cruciate ligament healing and graft placement. Am. J. Sports. Med. **36**, 176–189 (2008)
52. Tohyama, H., Yasuda, K.: Extrinsic cell infiltration and revascularization accelerate mechanical deterioration of the patellar tendon after fibroblast necrosis. J. Biomech. Eng. **122**, 594–599 (2000)
53. Uludag, F.L., Gao, T., Porter, T.J., Friess, W., Wozney, J.M.: Delivery systems for BMPs: factors contributing to protein retention at an application site. J. Bone. Joint. Surg. **83-A**, 128–135 (2001)
54. Unterhauser, F.N., Weiler, A., et al.: Endoligamentous revascularization of an anterior cruciate ligament graft. Clin. Orthop. Relat. Res. **414**, 276–288 (2003)
55. Urist, M.R.: Bone: formation by autoinduction. Science **150**, 893–899 (1965)
56. Wang-Saegusa, A.: Infiltración de PRGF (PRP) en OA de Rodilla. Efecto-Repercusión en la Calidad de Vida y Función Física. Tesina para Máster en Medicina Cosmética y Antienvejecimiento. UAB Barcelona, Spain, 2008
57. Weibrich, G., Hansen, T., Kleis, W., Buch, R., Hitzler, W.E.: Effect of platelet concentration in platelet-rich plasma on peri-implant bone regeneration. Bone **34**, 665–671 (2004)
58. Weiler, A., et al.: The influence of locally applied Platelet-Derived Growth Factor–BB on free tendon graft remodelling after anterior cruciate ligament reconstruction. Am. J. Sports. Med. **32**, 881–891 (2004)
59. Wikesjö, U.M., Sorensen, R.G., Wozney, J.M.: Augmentation of alveolar bone and dental implant osseo integration: clinical implications of studies with rhBMP-2. J. Bone. Joint. Surg. **83-A**, 136–145 (2001)
60. Woo, S.L.Y.: Tissue engineering: use of scaffolds for ligament and tendon healing and regeneration. Knee. Surg. Sports. Traumatol. Arthrosc. **17**, 559–560 (2009)
61. Yamazaki, S., Yasuda, K., et al.: The effect of Transforming Growth Factor-1 on intraosseous healing of flexor tendon autograft replacement of anterior cruciate ligament in dogs. Arthroscopy **21**, 1034–1041 (2005)
62. Yasuda, K., Tomita, F., Yamazaki, S., Minami, A., Tohyama, H.: The effect of growth factors on biomechanical properties of the bone–patellar tendon–bone graft after anterior cruciate ligament reconstruction. A canine model study. Am. J. Sports. Med. **32**, 870–880 (2004)
63. Yoshikawa, T., Tohyama, H., Enomoto, H., et al.: Temporal changes in relationships between fibroblast repopulation, VEGF expression, and angiogenesis in the patellar tendon graft after anterior cruciate ligament reconstruction. Trans. Orthop. Relat. Res. Soc. **29**, 236 (2003)
64. Yoshikawa, T., Tohyama, H., Katsura, T., Kondo, E., Yasuda, K., et al.: Effects of local administration of Vascular Endothelial Growth Factor on mechanical characteristics of the semitendinosus tendon graft after anterior cruciate ligament reconstruction in sheep. Am. J. Sports. Med. **36**, 1918–1925 (2006)
65. Zarins, B., Cugat, R., Garcia-Balletbó, M.: Platelet-Rich Plasma (PRP)-potential orthopaedic applications of autologous preparations rich in growth factors (PRGF). Hvd. Ortho. J. **11**, 125–127 (2009)
66. Zhang, Y.W., Vande Woude, G.F.: HGF/SF-met signaling in the control of branching morphogenesis and invasion. J. Cell. Biochem. **88**, 408–417 (2002)

第八章 跟腱病的微创手术

Nicola Maffulli, Umile Giuseppe Longo, and Vincenzo Denaro

李伟 译

内容

介绍	755
跟腱病的治疗	755
多点经皮纵向腱切开术	756
超声引导经皮腱切开术	756
微创跟腱剥皮术	756
术后护理	757
急性跟腱断裂	757
急性跟腱断裂的经皮修复	757
慢性跟腱断裂	757
腓骨短肌腱转移	758
自体游离同侧半腱肌腱移植修复慢性跟腱撕裂	758
结论	758
参考文献	759

N. Maffulli (✉)
Centre for Sports and Exercise Medicine, Queen Mary University of London, Barts and The London School of Medicine and Dentistry, Mile End Hospital, 275 Bancroft Road, London E1 4DG, UK
e-mail: n.maffulli@qmul.ac.uk

U. G. Longo and V. Denaro
Department of Orthopaedic and Trauma Surgery, Campus Biomedico
University, Via Alvaro del Portillo, 200, 00128 Rome, Italy
e-mail: g.longo@unicampus.it; denaro@unicampus.it

介绍

跟腱(AT)病是足踝外科较为常见的病症之一。虽然运动员人群最常受累,但也可以是老年人和久坐的患者的严重问题。近几年新的微创手术[4,5,14,32,42]减少了手术感染和病损的危险[40]。与传统的开放技术相比,微创 AT 手术似乎恢复得更快,住院时间更短,功能改善明显[4,5,8,9,14,32]。跟腱开放手术的伤口愈合不好是因为局部血供少,增加了伤口破裂和感染的机会[40]。此外,开放手术广泛显露可能会引起皮下组织和腱旁组织广泛的医源性破坏,增加腱鞘周围粘连的可能。

这里介绍常见跟腱病微创治疗的最新进展,包括经皮纵向多处腱切开术[32,42]或微创跟腱剥皮技术治疗跟腱实体肌腱病[14]、经皮技术治疗急性跟腱破裂[5]和利用自体腓骨短肌[4]和半腱肌肌腱移植[25]治疗跟腱慢性撕裂的微创重建方法。

跟腱病的治疗

跟腱病以疼痛、肌腱周围肿胀和表现不佳为特征[18]。跟腱病疼痛的病因仍是未知的,最近的证据表明与新生血管神经有关[1,13,15,29,33,35,37]。新血管形成是肌腱病的特征之一,经多普勒能量与颜色变化发现的血管增生最严重的部位与患者感觉最痛的区域相关[37]。

通常,手术的目的是清除退化结节和切除纤维化粘连。其他方法包括沿肌腱长轴进行多个纵向腱切断术:①探察腱内损伤;②恢复血管并;③可能刺激剩余的活细胞从而启动细胞基质的反应和愈合[39]。

下面介绍经皮纵行腱切断术的技术[32],现在用超声指导下精确定位手术[42]。

新的手术治疗方案旨在解决肌腱外的新生血管[14]。所以我们开发出新的微创跟腱剥皮术。

多点经皮纵向腱切开术

患者俯卧,脚踝放在沙袋上伸到手术台外[32]。准确地摸到跟腱,标记肿胀和(或)压痛的最大区域,并再次超声检查。在跟腱处的皮肤和皮下组织用1%利多卡因10～15ml进行浸润麻醉。

11号刀片沿肌腱长轴插入,向上切割(图1)。在肌腱病损中央做第一切口。刀片保持垂直,被动完全背屈踝关节。刀片位置翻转后再做被动踝关节跖屈运动。切开跟腱长约3cm。在第一切开点四角(相距2cm)重复。5个切口类似骰子上的5点图案。伤口用无菌条盖上,用棉垫和弹力绷带包扎。

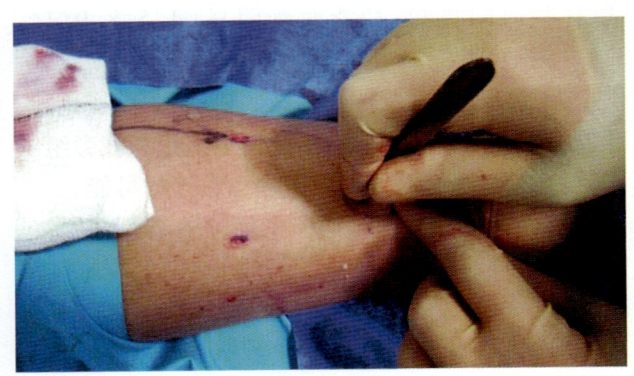

图1　11号手术刀片与长轴平行插入所标示区域的肌腱纤维,刀刃向上

超声引导经皮腱切开术

患者用以前所描述的技术定位。不用止血带。精确地触摸肌腱,超声[42]确认后标记最大的肿胀和(或)压痛区域。皮肤用消毒液准备,用长的无菌7.5兆赫超声探头确认肌腱面积。在跟腱之上的皮肤和皮下组织用10ml 1%卡波卡因(Pierrel,Milan,Italy)麻醉之前,先用7ml 0.5%卡波卡因浸润肌腱和腱旁之间的空间,以分离两种结构之间的粘连,使腱旁组织与肌腱里分离。

在超声的引导下,用11号刀片在肌腱病区域的中心平行肌腱纤维长轴插入,并由高分辨率的超声评估。刀片的尖端指向尾端并穿透肌腱整个厚度。刀片不动,完全被动跖屈踝关节。

所有后续腱切断术都经此切口进行,除非有大面积的肌腱病或其他区域的肌腱病。随后刀片缩回到肌腱表面,再与矢状轴倾斜45°向内插入。刀片不动,再做被动跖屈踝关节。刀片以45°向外侧插入。重复整个过程。刀片部分地缩回到跟腱后表面,刀口转180°向上,背屈踝关节。初步尸体研究证明,使用这种技术可以切开跟腱2.8cm。可用无菌条(3 M United Kingdom PLC,Bracknell,Berkshire,England)拉合伤口或不缝合[23,28]。覆盖伤口,弹力绷带包裹。

微创跟腱剥皮术

患者俯卧,不用小腿止血带。

4个切口,上两个位于跟腱近端起点内侧和外侧,纵向长5mm。下两个方向大小相同,在跟腱止点近端10mm处。蚊式钳插入近端切口,从腱旁粘连处松解跟腱。1号Ethibond(Ethicon,Somerville,NJ)缝合线从近端切口插入传递(图2)到远端切口,通过跟腱的后方拉出。像拉线锯一样来回拉动(图3)。使跟腱从Kager三角脂肪剥离和松解。如果有必要,使用11号刀片,平行于肌腱纤维纵向经皮切开跟腱[32,41,42]。

皮下和皮下组织以常规方式闭合,用Mepore敷料包扎(Molnlycke Health Care,Gothenburg,Sweden)。如有必要,可用尼龙粘扣带绑带加固低温成型板托。

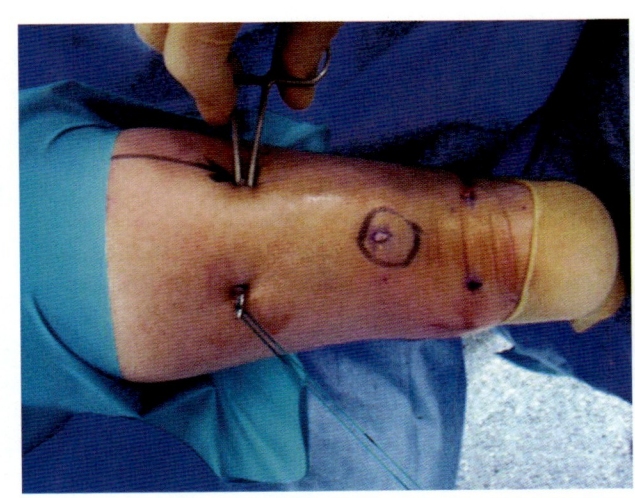

图2　1号Ethibond缝合线通过两个近端切口插入

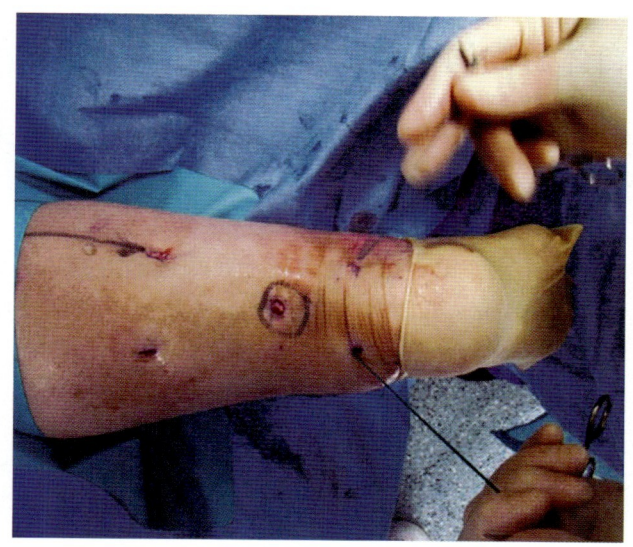

图3 来回拉动 Ethibond 缝线,在肌腱后剥离分离 Kager 三角的脂肪

术后护理

手术后,患者可以完全负重。2 周后拆除低温成型板后开始理疗,侧重于本体感受、脚踝的跖屈、背屈和内外翻。

急性跟腱断裂

跟腱是人体最强最大的肌腱,也是最常断裂的[2,19,34]。跟腱急性断裂多发生在不经常参与运动的 20～50 岁的男性[12,25]。治疗方法包括非手术(低温成型板固定或功能支具)和手术(开放或经皮)[10]。最近的证据表明,早期负重和早期活动有益[21,30,31]。系统评价表明,尽管伤口愈合是个问题,急性跟腱断裂的开放性手术治疗与非手术治疗相比,显著降低再次断裂的风险[40]。经皮手术可能减少这种风险[10,12,26]。

跟腱断裂的治疗目标是减少损伤的病患率、加快全功能恢复和预防并发症。最近的一项研究发现,Achillo 修复与 Kessler 修复有相同的抗拉强度[11]

生物力学研究表明[5]我们的缝合技术比 Achillo 修复更强,因为能使用较多的缝线(8 股),而且更便宜更快。

急性跟腱断裂的经皮修复

患者俯卧。在肌腱缺损的近端和远端 4～6cm 区域用 20ml 1% 利多卡因浸润麻醉。10ml 0.5% 左布比卡因在肌腱缺损深部进行浸润麻醉。应用小腿止血带。术野消毒铺单。

用 11 号刀片在缺损处作 1cm 的横切口。在缺损近端 6cm 处的肌腱外侧和内侧做 4 个纵切口。同样在缺损远端 4～6cm 处做两个纵切口。然后用钳子从皮下组织松解肌腱。一个 9cm Mayo 针(BL059N,#B00,B Braun, Aesculap, Tuttlingen, Germany)穿双股 1 号 Maxon 缝线(Tyco, Healthcare, Norwalk, CT),在近端切口之间横向穿过肌腱实质。注意肌腱位置非常浅。用尖钳抓住线头从近端向远侧通过肌腱实质,经横切口向对角线切口传递。为了防止缠结,缝线的每一端都单独钳住,向远端牵拉缝线两端测试是否牢固性。另一条双线通过肌腱的远端切口之间传递,形成半个 Kessler 结,穿过肌腱并在横切口穿向近端。踝充分跖屈,Maxon 线的两端打双结。钳子夹住第一结来维持张力,再打 3 个结后埋入皮下。

皮下用 3.0Biosyn 缝合线(Tyco Healthcare)关闭横切口,无菌敷料包扎。在充分的跖屈位用双低温成型板托和尼龙粘扣带固定于适当位置。

允许患者在手术当天回家,在低温成型板固定并在完全跖屈位下能完全承重。2 周时,检查伤口,去除足底托,进行本体感觉、跖屈、背屈和内外翻练习。足背托仍然保持原有位置 6 个星期,以防止踝关节强迫性背屈。

我们最近发现,经皮跟腱修复也适用于 65 岁以上的患者,与以前的报告的年轻患者的经皮修复[27]术结果相似。

慢性跟腱断裂

跟腱慢性断裂很难处理,肌腱两端必须新鲜才会愈合,但肌腱端通常回缩[4,20,22],两断端距离增加[20]使原位修复不太可能。传统开放手术方案包括用一个或两个翻转肌腱瓣[3][6,17]、肌腱局部转移[7,36,43,45]或自体腘绳肌腱移植[24]。这些技术的主要问题是并发症,尤其是伤口裂开和感染[38]。可能与局部软组织血管少有关,较大的皮肤缺损可能需要整形外科手术覆盖[16]。

我们已经报道了腓骨短肌重建跟腱慢性撕裂减创技术[4]。当踝关节最大跖屈并牵引跟腱缺损仍大于 6cm 时[4],同侧腘绳肌腱的微创加强术是另一种选择[36]。

腓骨短肌腱转移

患者俯卧。需要 3 个切口，准确结扎或电凝止血[4]。第 1 切口是 5cm 的纵向切口，在跟腱上断端的内侧近端 2cm。第 2 个切口长 3cm，纵行，在跟腱下断端远端外侧 2cm。尽可能靠近跟腱外缘前方以保护腓肠神经。在跟腱止点平面，腓肠神经离跟腱外缘 18.8mm，在近端，距跟骨 9.8cm 处向内横过跟腱外缘[42]。第 3 个纵切口在第 5 跖骨基底，长 2cm。

松解所有腱鞘周围的粘连以游离跟腱远端，特别是外侧。显露跟腱远端外侧的底部。将跟腱残端切除到正常肌腱，然后用 1 号 Vicryl（Ethicon，Edinburgh）沿肌腱边缘作锁边缝合以防止束间分离。

从近端切口分离近端跟腱，特别是在比目鱼肌和腓肠肌前进一步松解软组织，能减少残端之间的距离。沿跟腱边缘进行 Vicryl 锁缝合，以便有足够的暴露并防止束间的分离。

切取腓骨短肌腱。切开第 5 跖骨底部止点外侧缘确认并暴露肌腱，切断之前用 1 号 Vicryl 锁边缝合肌腱末端。将覆盖在腓骨肌间隔上深筋膜的切开，在跟骨止点附近辨认腓骨短肌腱，然后从该切口拉出。这可能需要很大的力量，因为两个腓骨肌腱远端可能有腱性条索。松解腓骨短肌腱的肌肉部分来增加它的移动度。

纵向平行肌腱纤维切开跟腱两端。移植肌腱通过远端跟腱切口进入，用 1 号 vicryl 缝合线在远端残端两侧缝合腓骨短肌腱。将肌腱从完好的皮肤桥下面穿到近端切口，从内向外横穿跟腱近端，将踝关节最大跖屈，同样用 1 号 Vicryl 线缝合。最后，将腓骨短肌腱与自身缝合。可使用 Maxon 缝线加强。

伤口用 2.0 Vicryl，3.0 Biosyn 和 Steri-strips 胶条（3 M Health Care，St Paul，MN）闭合，注意避免术后血肿减少伤口裂开的风险。用预先塑形好的低温成型板 scotch cast 和尼龙粘扣带制动。

术后使用肘杖，没有不适下肢可承重。此时患者不太可能完全负重。2 周后，除去后托，保留前托开始理疗以防止踝关节背屈，注意本体感觉、踝跖屈和内外翻训练。由于难以平衡，很少完全负重，患者在此阶段需要一个弯头拐杖辅助，在康复期间，允许患者保留前托尽可能舒适地承重。前托 6 周后可拆除，我们不用足跟垫高，患者通常几周后能恢复正常的跛行。

自体游离同侧半腱肌腱移植修复慢性跟腱撕裂

患者俯卧位，用小腿止血带。常规备皮消毒铺单。标记跟腱缺损和内外踝[25]。做 2 个切口，结扎电凝止血。第 1 切口在跟腱上残端近侧内侧 2cm 处，纵向 5cm。第 2 纵切口长 3cm，在跟腱下残端中线远端 2cm 以免损坏[44]腓肠神经。

然后切除断裂的肌腱末端直到健康的肌腱，1 号 Vicryl 沿肌腱游离缘（Ethicon，Edinburgh）作锁缝合以防止束的分离。

通过近端切口游离跟腱上残端，分离任何粘连，并在比目鱼肌和腓肠肌前松解，尽量拉近上下断端。沿松解的肌腱边缘行 Vicryl 锁边缝合，以便充分显露和防止肌束分离。

如果尽管踝关节跖屈和在跟腱残端的牵引达到最大时缺损仍大于 6cm。做同侧鹅足 2.5～3cm 纵切口，切取半腱肌肌腱。将半腱肌肌腱穿入跟腱上残端实质，用 3-0 Vicryl（Polyglactin 910 编织可吸收缝线 Johnson & Johnson，Brussels，Belgium）在进入和穿出处缝合到跟腱上。半腱肌肌腱穿过远端切口完好的皮肤桥进入远端切口，并从内到外横向穿过下残端腱实质。在踝关节最大跖屈位，在最大跖屈位拉紧半腱肌肌腱，同样用 3-0 Vicryl 将半腱肌肌腱缝合到跟腱上。

半腱肌肌腱的一端通过皮肤桥从远端再次进入近端切口，同样横向穿过跟腱上残端。半腱肌肌腱的另一端再次横向穿过下残端。可以使用 Maxon 缝线加强。缝合固定方法见上节。

手术后康复方案同上。

结论

在我们手中，各种跟腱病损的微创手术不但获得了与开放手术类似的结果，而且降低了围术期病损、减少了住院时间和费用。

目前，这些技术的证据尚不充分。由于例数有限，特别是病例的临床资料的异质性，尽管初步结果是令人鼓舞的，还不能明确推荐全面应用微创手术的治疗跟腱病变。显然，更高级别证据的研究，包括进行大型随机研究能回答这些问题。未来的研究将提供经过验证的功能和临床结果的有力证据。

参考文献

1. Alfredson, H., Ohberg, L., Forsgren, S.: Is vasculo-neural ingrowth the cause of pain in chronic Achilles tendinosis? An investigation using ultrasonography and colour Doppler, immunohistochemistry, and diagnostic injections. Knee. Surg. Sports. Traumatol. Arthrosc. **11**, 334–338 (2003)
2. Ames, P.R., Longo, U.G., Denaro, V., Maffulli, N.: Achilles tendon problems: not just an orthopaedic issue. Disabil. Rehabil. **30**(20–22), 1646–1650 (2008)
3. Arner, O., Lindholm, A.: Subcutaneous rupture of the Achilles tendon: a study of 92 cases. Acta. Chir. Scand. Suppl. **116**, 1–51 (1959)
4. Carmont, M.R., Maffulli, N.: Less invasive Achilles tendon reconstruction. BMC. Musculoskelet. Disord. **8**, 100 (2007)
5. Carmont, M.R., Maffulli, N.: Modified percutaneous repair of ruptured Achilles tendon. Knee. Surg. Sports. Traumatol. Arthrosc. **16**, 199–203 (2008)
6. Christensen, I.: Rupture of the Achilles tendon: analysis of 57 cases. Acta. Chir. Scand. **106**, 50–60 (1953)
7. Dekker, M., Bender, J.: Results of surgical treatment of rupture of the Achilles tendon with use of the plantaris tendon. Arch. Chir. Neerl. **29**, 39–46 (1977)
8. Doral, M.N., Bozkurt, M., Turhan, E., Ayvaz, M., Atay, O.A., Uzumcugil, A., Leblebicioglu, G., Kaya, D., Aydog, T.: Percutaneous suturing of the ruptured Achilles tendon with endoscopic control. Arch. Orthop. Trauma Surg. **129**, 1093–1101 (2009)
9. Doral, M.N., Tetik, O., Atay, O.A., Leblebicioglu, G., Oznur, A.: Achilles tendon diseases and its management. Acta. Orthop. Traumatol. Turc. **36**(Suppl 1), 42–46 (2002)
10. Ebinesan, A.D., Sarai, B.S., Walley, G.D., Maffulli, N.: Conservative, open or percutaneous repair for acute rupture of the Achilles tendon. Disabil. Rehabil. **30**(20–22), 1721–1725 (2008)
11. Ismail, M., Karim, A., Shulman, R., Amis, A., Calder, J.: The Achillon Achilles tendon repair: is it strong enough? Foot Ankle Int. **29**, 808–813 (2008)
12. Khan, R.J., Fick, D., Keogh, A., Crawford, J., Brammar, T., Parker, M.: Treatment of acute Achilles tendon ruptures. A meta-analysis of randomized, controlled trials. J. Bone. Joint. Surg. Am. **87**, 2202–2210 (2005)
13. Knobloch, K., Schreibmueller, L., Longo, U.G., Vogt, P.M.: Eccentric exercises for the management of tendinopathy of the main body of the Achilles tendon with or without the AirHeel Brace. A randomized controlled trial. A: effects on pain and microcirculation. Disabil Rehabil. **30**, (20–22), 1685–91 (2008)
14. Knobloch, K., Schreibmueller, L., Longo, U.G., Vogt, P.M.: Eccentric exercises for the management of tendinopathy of the main body of the Achilles tendon with or without an AirHeel Brace. A randomized controlled trial. B: effects of compliance. Disabil. Rehabil. **30**, 1692–1696 (2008)
15. Kristoffersen, M., Ohberg, L., Johnston, C., Alfredson, H.: Neovascularisation in chronic tendon injuries detected with colour Doppler ultrasound in horse and man: implications for research and treatment. Knee. Surg. Sports. Traumatol. Arthrosc. **13**, 505–508 (2005)
16. Kumta, S.M., Maffulli, N.: Local flap coverage for soft tissue defects following open repair of Achilles tendon rupture. Acta. Orthop. Belg. **69**, 59–66 (2003)
17. Longo, U.G., Lamberti, A., Maffulli, N., Denaro, V.: Tendon augmentation grafts: a systematic review. Br Med Bull. **94**, 165–88 (2010)
18. Longo, U.G., Ronga, M., Maffulli, N.: Achilles tendinopathy. Sports. Med. Arthrosc. **17**, 112–126 (2009)
19. Longo, U.G., Ronga, M., Maffulli, N.: Acute ruptures of the Achilles tendon. Sports. Med. Arthrosc. **17**, 127–138 (2009)
20. Maffulli, N.: Rupture of the Achilles tendon. J. Bone. Joint. Surg. Am. **81**, 1019–1036 (1999)
21. Maffulli, N.: Immediate weight-bearing is not detrimental to operatively or conservatively managed rupture of the Achilles tendon. Aust. J. Physiother. **52**(3), 225 (2006)
22. Maffulli, N., Ajis, A., Longo, U.G., Denaro, V.: Chronic rupture of tendo Achillis. Foot Ankle Clin. **12**(4), 583–596 (2007). vi
23. Maffulli, N., Dymond, N.P., Regine, R.: Surgical repair of ruptured Achilles tendon in sportsmen and sedentary patients: a longitudinal ultrasound assessment. Int. J. Sports. Med. **11**, 78–84 (1990)
24. Maffulli, N., Leadbetter, W.B.: Free gracilis tendon graft in neglected tears of the Achilles tendon. Clin. J. Sport. Med. **15**, 56–61 (2005)
25. Maffulli, N., Longo, U.G., Gougoulias, N., Denaro, V.: Ipsilateral free semitendinosus tendon graft transfer for reconstruction of chronic tears of the Achilles tendon. BMC. Musculoskelet. Disord. **9**, 100 (2008)
26. Maffulli, N., Longo, U.G., Maffulli, G.D., Khanna, A., Denaro V.: Achilles tendon ruptures in diabetic patients. Arch. Orthop. Trauma. Surg. Apr 6, **131**(1), 33–38 (2011)
27. Maffulli, N., Longo, U.G., Ronga, M., Khanna, A., Denaro, V.: Favorable outcome of percutaneous repair of Achilles tendon ruptures in the elderly. Clin. Orthop. Relat. Res. **468**(4), 1039–1046 (2009)
28. Maffulli, N., Pintore, E., Petricciuolo, F.: Arthroscopy wounds: to suture or not to suture. Acta. Orthop. Belg. **57**, 154–156 (1991)
29. Maffulli, N., Sharma, P., Luscombe, K.L.: Achilles tendinopathy: aetiology and management. J. R. Soc. Med. **97**, 472–476 (2004)
30. Maffulli, N., Tallon, C., Wong, J., Lim, K.P., Bleakney, R.: Early weightbearing and ankle mobilization after open repair of acute midsubstance tears of the Achilles tendon. Am. J. Sports. Med. **31**, 692–700 (2003)
31. Maffulli, N., Tallon, C., Wong, J., Peng Lim, K., Bleakney, R.: No adverse effect of early weight bearing following open repair of acute tears of the Achilles tendon. J. Sports. Med. Phys. Fit. **43**, 367–379 (2003)
32. Maffulli, N., Testa, V., Capasso, G., Bifulco, G., Binfield, P.M.: Results of percutaneous longitudinal tenotomy for Achilles tendinopathy in middle- and long-distance runners. Am. J. Sports. Med. **25**, 835–840 (1997)
33. Maffulli, N., Testa, V., Capasso, G., Ewen, S.W., Sullo, A., Benazzo, F., King, J.B.: Similar histopathological picture in males with Achilles and patellar tendinopathy. Med. Sci. Sports. Exerc. **36**, 1470–1475 (2004)
34. Maffulli, N., Waterston, S.W., Squair, J., Reaper, J., Douglas, A.S.: Changing incidence of Achilles tendon rupture in Scotland: a 15-year study. Clin. J. Sport. Med. **9**, 157–160 (1999)
35. Maffulli, N., Wong, J., Almekinders, L.C.: Types and epidemiology of tendinopathy. Clin. Sports. Med. **22**, 675–692 (2003)
36. McClelland, D., Maffulli, N.: Neglected rupture of the Achilles tendon: reconstruction with peroneus brevis tendon transfer. Surgeon **2**, 209–213 (2004)
37. Ohberg, L., Lorentzon, R., Alfredson, H.: Neovascularisation in Achilles tendons with painful tendinosis but not in normal tendons: an ultrasonographic investigation. Knee Surg. Sports Traumatol. Arthrosc. **9**, 233–238 (2001)
38. Pintore, E., Barra, V., Pintore, R., Maffulli, N.: Peroneus brevis tendon transfer in neglected tears of the Achilles tendon. J. Trauma. **50**, 71–78 (2001)
39. Rolf, C., Movin, T.: Etiology, histopathology, and outcome of surgery in achillodynia. Foot Ankle Int. **18**, 565–569 (1997)
40. Saxena, A., Maffulli, N., Nguyen, A., Li, A.: Wound complications from surgeries pertaining to the Achilles tendon: an analysis of 219 surgeries. J. Am. Podiatr. Med. Assoc. **98**, 95–101 (2008)
41. Sayana, M.K., Maffulli, N.: Eccentric calf muscle training in non-athletic patients with Achilles tendinopathy. J. Sci. Med. Sport. **10**, 52–58 (2007)
42. Testa, V., Capasso, G., Benazzo, F., Maffulli, N.: Management of Achilles tendinopathy by ultrasound-guided percutaneous tenotomy. Med. Sci. Sports. Exerc. **34**, 573–580 (2002)
43. Wapner, K.L., Pavlock, G.S., Hecht, P.J., Naselli, F., Walther, R.: Repair of chronic Achilles tendon rupture with flexor hallucis longus tendon transfer. Foot Ankle **14**, 443–449 (1993)
44. Webb, J., Moorjani, N., Radford, M.: Anatomy of the sural nerve and its relation to the Achilles tendon. Foot Ankle Int. **21**, 475–477 (2000)
45. Wilcox, D.K., Bohay, D.R., Anderson, J.G.: Treatment of chronic Achilles tendon disorders with flexor hallucis longus tendon transfer/augmentation. Foot Ankle Int. **21**, 1004–1010 (2000)

第九章 跟腱断裂的内镜与经皮缝合

Mahmut Nedim Doral, Egemen Turhan, Gürhan Dönmez, Akın Üzümcügil, Burak Kaymaz, Mehmet Ayvaz, Özgür Ahmet Atay, M. Cemalettin Aksoy, Defne Kaya, and Mustafa Sargon

李伟 译

内容

历史	760
解剖	760
介绍	761
适应证	761
禁忌证	761
诊断步骤	761
内镜辅助经皮修复技术	761
康复	762
评估	762
作者的经验	763
讨论	763
参考文献	764

历史

跟腱是最强的肌腱,名字来自荷马史诗的"Iliad"古希腊特洛伊战争的英雄 Achilles[39]。他是女神 Thetis 的儿子,她抓住他的脚踝把他浸在冥河使他永生,没有浸到水的脚踝成了他身体中最薄弱部分。他被特洛伊王子 Paris 用毒箭射中脚跟而死。因此将一个人的最薄弱点描述为"Achilles 之踵"。

希波克拉底说,"此肌腱,如果被擦伤或切割,会导致严重的急性发热、引起休克、神经错乱和最终的死亡"[8]。由于 Ambroise Paré 最初于 1575 年描述并于 1633 年在文献中报道,跟腱断裂已经得到了很多的关注[9]。

解剖

跟腱始于小腿中间附近,是腓肠肌和比目鱼肌肌腱的联合肌腱。这 2 个肌肉对跟腱的构成成分有所不同。跟腱纤维旋转带来应力集中和机械效益。跟腱附着于跟骨的特定部位有助于从跟腱到跟骨的应力分散,跟腱扇形附着,并有显著的内侧和外侧扩张部分。

跟腱的血液供应来自肌肉跟腱的交界处、周围结缔组织的血管和骨-肌腱连接处[12]。血管营养区域可以简单地分为 3 部分,中央部分由腓动脉供给,近侧和远侧部分由胫后动脉供给。这在跟腱中间部留下了很容易出现问题的血管相对少的区域。

跟腱的神经大部分来自腓肠神经,小部分来自胫神经。肌腱细胞产生Ⅰ型胶原蛋白并组成正常肌腱的90%。有证据表明，跟腱断裂或腱病时Ⅲ型胶原增多，可能影响跟腱的强度。直接测量显示，跑步时跟腱负荷可达高达9KN，达到体重的12.5倍。

介绍

跟腱断裂发生率位于继肩袖和股四头肌断裂之后，位列第3位[21,52]。治疗意见不一致，仍然由医生和患者决定。保守治疗，比如低温成型托，可能会导致出现跟腱变长、小腿肌力降低和37%的再次断裂[15,23,24,31,33,47,53,54]。

切开手术修复也有问题，如手术修补后长期制动导致关节僵硬、肌肉萎缩、肌腱皮肤粘连、深静脉血栓以及感染、瘢痕或痛性肌萎缩，特别是伤口的开裂[4,18,35,43,46,53]。Ma 和 Griffith 介绍了经皮修复技术以避免这些并发症。但该方法无法使肌腱残端良好的接触，初始固定不足[38]，还可能引发腓肠神损伤[29,45]。

尽管如此，经皮修复已经深受骨科医生欢迎[11,16,30,32,51]。微创经皮修复技术结合了手术和保守方法的优势，但不能进行直接的观察。因此，目前的想法是内镜评估经皮修复效果，讨论其病理生理作用。本章也介绍其他作者的经验。

适应证

经皮修复手术患者应满足以下条件：
1. 闭合性跟腱断裂
2. 第一次手术
3. 最近7~10天内发生的腱实质完全断裂

禁忌证

患者如果有下列情况，必须用其他方法治疗：
1. 有皮肤损伤
2. 跟腱曾经手术
3. 踝关节曾经手术
4. 跟腱下残端小于2cm

最佳治疗期为急性完全断裂后7~10天。根据作者的经验，全身疾病如糖尿病不是绝对禁忌证。此外，这种技术可用于两侧跟腱断裂。

诊断步骤

诊断主要是根据如下临床标准：
1. 摸到跟腱缺损
2. Thompson 症阳性
3. 断裂的临床症状（无法踮脚尖或踮脚跟）
4. 伤足背屈角度大于健侧

必要时进行超声或磁共振检查以明确诊断。

内镜辅助经皮修复技术

患者俯卧位，足跖屈约15°方便关节镜入路，不用止血带，浸润麻醉。术中与患者充分沟通，确保踝关节的主动运动。无需预防使用抗生素或抗血栓药。再次确定断裂位置。为了减少局部出血，在断口近端（约5cm）和远端（约4cm）共做八个戳口，间隔为3~4cm，生理盐水溶液浸润皮肤、皮下组织和肌腱周围组织，随后扩大并用于针进入（图1）。特别留心外侧近端有腓肠神经位于附近并越过跟腱。

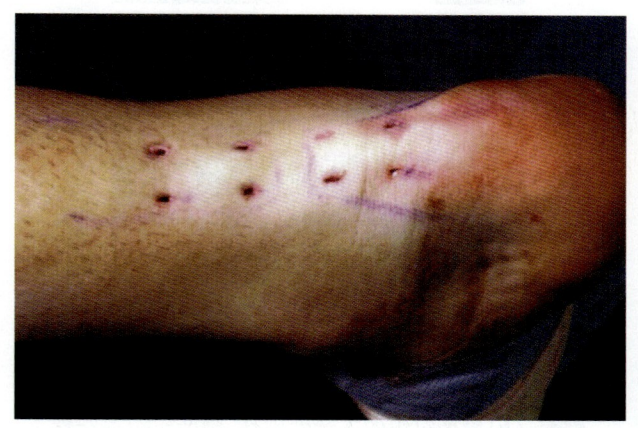

图1　8个戳口

浸润麻醉（Citanest 5ml+Marcain 5ml）。在穿刺或浸润过程中，患者能报告腓肠神经支配区的任何变化或疼痛感。有经验以后穿刺部位可向中间（内部）移约0.5~1cm。

用内窥镜确定断裂程度，判断周围滑膜组织的连续性、厚度和血管化程度，包括腱旁组织和跟腱。据此分类如下：

Ⅰ级：腱周围滑膜组织的微小断裂，腱旁组织有线性撕裂，跟腱断端有轻微退变。（图2a）；

Ⅱ级：腱旁组织连续性明显破坏，腱旁组织退行

性断裂,跟腱断端明显退变,并有肌腱变性(图2b);

Ⅲ级:腱旁组织撕裂缺损,跟腱明显退变,断端退变严重(图2c)。

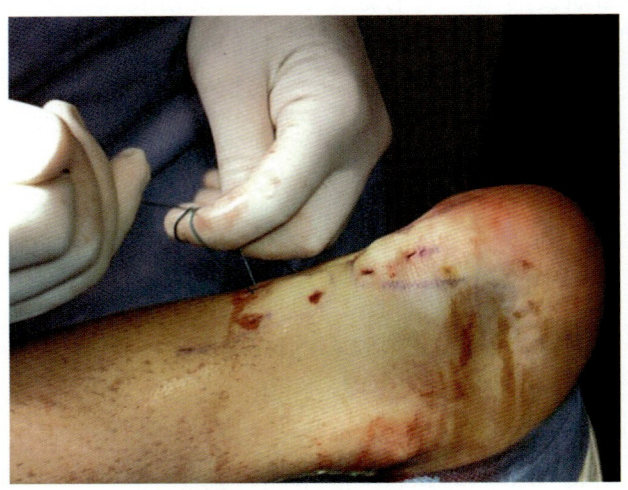

图3　在踝关节中立位,缝线在近端外侧切口打结

位用脚踝的行走支具保护3周。

康复

跟腱经皮修复的标准康复计划是根据Hacettepe大学骨科运动医学和康复组的文献设计的。在术后第一天,可忍耐情况下可早期负重,被动关节活动范围训练。物理治疗方法包括:电刺激锻炼腓肠肌和比目鱼肌;跟腱周围的冰敷和治疗性超声以减轻水肿;横向摩擦按摩改善瘢痕及跟腱塑形;要求患者在跖屈20°和背伸10°之间每天活动脚踝4次,仰卧位进行屈伸脚趾、踝关节跖屈并背屈至中立位完成神经肌肉练习;坐位时伸膝、俯卧位屈膝、3周内俯卧位伸髋。从第6周到第3个月的高级康复计划包括踝关节对抗橡胶带练习、旋转踝关节、脚尖站立和脚跟站立、用橡胶条帮助进行踝关节背屈、站立拉伸小腿肌肉(被拉伸的腿向后伸直,另一条腿向前弯曲,身体前倾,以墙或治疗师为支撑)、坐位用手牵伸脚趾和踝,从双侧到单侧利用不同的表面进行平衡与本体感觉练习,有控下蹲、弓步、双足负重踮脚(进展到单侧),脚尖撑地负重和有控的缓慢的对抗体重的离心活动。3个月后,患者逐步训练慢跑/跑步、跳跃和离心负荷练习、非对抗性体育活动、项目模拟训练直到恢复体能要求很高的运动和(或)工作。

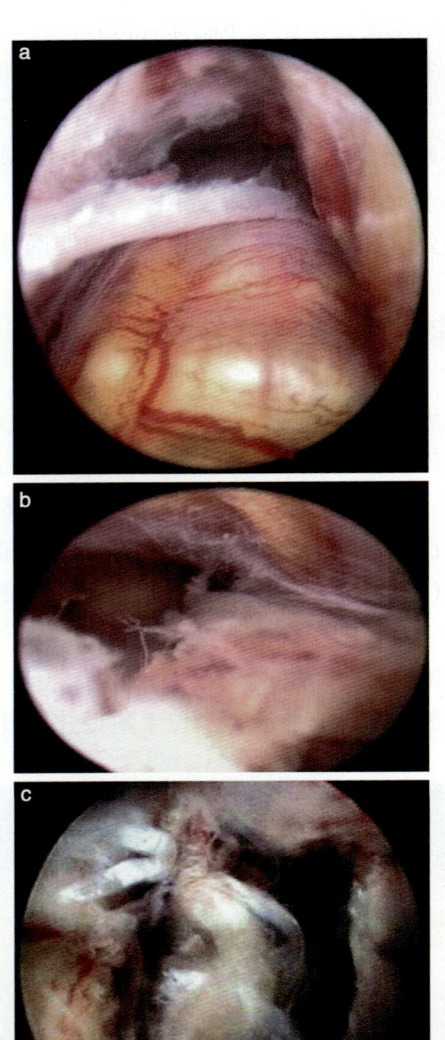

图2　镜下评估:(a)完整的腱旁组织,有轻微退行性变;(b)腱旁组织的连续性破坏,腱旁组织退行性破裂;(c)腱旁组织的有缺陷断裂

常规取断端活检。观察跖肌腱,在断口近端和远端作1cm切口,内侧外侧各两个。用5号PDS线(Ethicon Inc,Johnson & Johnson,Somerville,NJ),改良Bunnell技术使用从近端缝合到远端。在踝关节90°中立位在近端外侧切口打结(图3)。重复上述操作1~2次。打紧缝线时嘱患者保持足90°位。然后,患者屈膝90°位作踝关节运动。

进行最后的检查,如果需要再打第二个结。患者主动背伸和跖屈之后,"缺损"消失。判断肌腱内"骨架"的功能。最后缝合皮肤切口。然后在中立

评估

在随访时,我们测量双小腿周径、测量踝关节运动范围并检查腓肠神经功能。和Kitaoka等人的建

议一样,我们评估跟腱断裂修复的其他特定因素,如患者脚趾撑地时踝关节跖屈的力量、重复脚趾撑地身体上举和单腿跳跃和脚的神经系统状态[28]。单腿向上跳跃,患者尽可能地多跳,直到脚后跟离不开地面。我们记录跟腱腱旁组织的完整性并分出亚组。

作者的经验

62例患者(58男,4女,平均年龄32岁),在跟腱急性断裂10天内手术。在内镜监控下,应用改良的Bunnel技术经皮缝合。术后立即进行理疗,并鼓励患者在可忍耐情况下,在行走靴保护下负重。术后3周后才在没有支具保护下完全负重行走。所有患者都耐受这个程序。没有明显的ROM限制。2例患者有短暂的腓肠神经区域感觉迟钝,6个月内恢复。包括专业运动员等59例(95%)患者返回到其先前的体育活动,其中18人(29%)患者稍有不适。从损伤到恢复正常工作和康复训练的时间间隔是11.7周(10~13周)。在最近的随访中(12~78个月,平均:46个月),所有患者满意,美国骨科足踝协会的足踝评分平均为94.6。没有再次断裂、深静脉血栓或伤口的问题发生[13]。

在过去的1年里,我们在跟腱缝合结束时注射富含血小板血浆以刺激生物修复过程。我们相信力学机械修复后生物刺激的益处。但我们并没有足够的证据,需要进一步研究并评估其长期效果。

讨论

跟腱断裂是骨科的常见损伤。在体育运动人群中多发,尤其是在大龄运动员[2]。

在没有类固醇治疗或全身性疾病的患者中,跟腱自发断裂的病因还不明确。断端病理检查支持慢性退行性变理论[3,27]。而Inglis和Sculo对急性跟腱断裂患者的组织学检查,却发现急性病理变化如出血和炎症的证据,而不是慢性肌腱炎[20]。血管损伤引起的缺氧、老化和过度使用产生的反复微创伤是最常考虑的因素[26,27,33,53]。我们通过电子显微镜发现了Ⅲ级断裂肌腱周围的少血管区(图4)。Zantop等也通过免疫组织化学方法证明了这一观点,并认为跟腱中部的血管减少可能造成微破裂愈合减少,导致退化和跟腱自发断裂[56]。

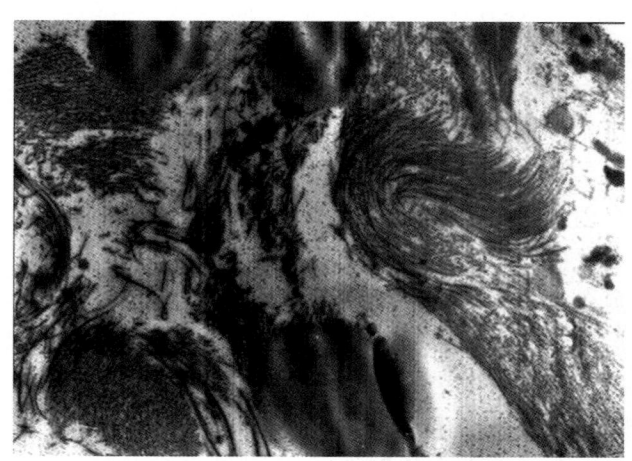

图4 电子显微照片显示断裂跟腱中胶原纤维在不同方向。在显微照片中没有发现血管(原始倍数×7500)

在过去十年中,由于跟腱断裂的发生率日益增多,有许多跟腱断裂的研究和荟萃分析关注急性跟腱完全断裂最佳治疗方法,但没有共识[10,34,37,41,46]。

保守治疗功能很差且再次断裂的发生率很高[40,53,55]。但Nistor发现手术和非手术治疗差别很小[44]。已有许多开放手术方法,但没有一种统一的优越技术。伤口延迟愈合的坏死、化脓和粘连是开放手术常见的并发症[6,7,19,29,36,38,40]。开放增补手术用于治疗被忽略的或有缺损的跟腱断裂[1,5,17,48,49]。经皮修复可以避免开放手术的风险,但有更多的再断裂,被认为比切开修复更弱。因此,对于有较高的要求的患者,不建议此手术[6,21,22,23,29,39]。但是,在内镜辅助下经皮修复,可观察到缝合的肌腱,它不仅消除经皮修复的一些缺点,比如判断断端对合困难,而且它采用的微创手术比开放手术更安全[21,23,50]。内镜辅助的经皮修复使患者在短期成型板固定后踝关节可做早期主动活动和负重,防止由于长期固定关节引起的关节纤维化、关节僵硬、小腿肌肉萎缩、关节软骨破坏和深静脉血栓形成等并发症[25,43]。内镜辅助的跟腱经皮修复能避免开放、保守或经皮技术的某些问题。而且,这种技术能观察到腓肠神经从而避免损伤神经结构[50]。

我们用中线外侧入路远离腓肠神经。内镜修复能保护跟腱滑膜,通过肌腱内强化提供更强的生物力学功能愈合。Momose等人的体外重复运动的实验证实,保存肌腱旁组织能降低肌腱的滑动阻力[42]。正如滑膜覆盖后交叉韧带的愈合过程,一样增强跟腱的力学特性。跟腱镜使更精确的修复成为可能。

保护血肿、精确的切口和适当的改进为肌腱愈合创造了更好的环境[21]。Doral等人强调内镜修复保护腱旁组织对跟腱断裂生物学愈合[14],以及愈合过程中生物学刺激的重要性,同时建议在修复后使用富含血小板血浆。然而,在跟腱肌腱炎的断裂中,滑液的作用微弱。因此,我们的力学缝合也许比生物治疗更有效。

我们应该知道,跟腱断裂可继发于跟腱疾病。这些患者应进行对侧跟腱和其他肌腱疾病的系统性评估。这将确保最佳的治疗方法,以及有助于决定术后康复方案和恢复体育活动的时间。

由于跟腱断端不合拢,经皮技术可能会造成跟腱延长。然而,通过正中切口直视跟腱两端可减少或消除这一现象。这一手术的最大缺点是需要软组织内镜经验。

总之,内镜辅助的经皮跟腱修复术克服了开放手术和仅经皮修复的缺点,结果优异,使患者更早恢复受伤前的活动。

参考文献

1. Abraham, E., Pankovich, A.M.: Neglected ruptures of Achilles tendon. J. Bone Joint Surg. Am. **57**, 253–255 (1975)
2. Assal, M., Jung, M., Stern, R., Rippstein, P., Delmi, M., Hoffmeyer, P.: Limited open repair of Achilles tendon ruptures: a technique with a new instrument and findings of a prospective multicenter study. J. Bone Joint Surg. Am. **84-A**(2), 161–170 (2002)
3. Barfred, T.: Experimental rupture of the Achilles tendon. Comparison of various types of experimental rupture in rats. Acta Orthop. Scand. **42**(6), 528–543 (1971)
4. Bhandari, M., Guyatt, G.H., Siddique, F., et al.: Treatment of acute Achilles tendon ruptures a systematic overview and meta-analysis. Clin. Orthop. Relat. Res. **400**, 190–200 (2002)
5. Bosworth, D.M.: Repair of defects in the tendo Achillis. J. Bone Joint Surg. Am. **38**, 111–114 (1956)
6. Bradley, J.P., Tibone, J.E.: Percutaneous and open surgical repairs of Achilles tendon ruptures. Am. J. Sports Med. **18**, 188–195 (1990)
7. Buchgrabber, A., Pässler, H.H.: Percutaneous repair of Achilles tendon rupture. Immobilization versus functional postoperative treatment. Clin. Orthop. Relat. Res. **341**, 113–122 (1997)
8. Carden, D.G., Noble, J., Chalmers, J., et al.: Rupture of the calcaneal tendon. The early and late management. J. Bone Joint Surg. Br. **69**, 416–420 (1987)
9. Cetti, R., Christensen, S.E., Ejsted, R., et al.: Operative versus nonoperative treatment of Achilles tendon rupture. A prospective randomized study and review of the literature. Am. J. Sports Med. **21**, 791–799 (1993)
10. Cetti, R., Henriksen, L.O., Jacobsen, K.S.: A new treatment of ruptured Achilles tendons. A prospective randomized study. Clin. Orthop. Relat. Res. **308**, 155–165 (1994)
11. Chillemi, C., Gigante, A., Verdenelli, A., Marinelli, M., Ulisse, S., Morgantini, A., De Palma, L.: Percutaneous repair of Achilles tendon ruptures: ultrasonographic and isokinetic evaluation. Foot Ankle Surg. **8**, 267–276 (2002)
12. Doral, M.N., Alam, M., Bozkurt, M., Turhan, E., Atay, O.A., Donmez, G., Maffulli, N.: Functional anatomy of the Achilles tendon. Knee Surg. Sports Traumatol. Arthrosc. **18**, 638–643 (2010)
13. Doral, M.N., Bozkurt, M., Turhan, E., Ayvaz, M., Atay, O.A., Uzumcugil, A., Leblebicioglu, G., Kaya, D., Aydog, T.: Percutaneous suturing of the ruptured Achilles tendon with endoscopic control. Arch. Orthop. Trauma. Surg. **129**(8), 1093–1101 (2009). Epub 29 Apr 2009
14. Doral, M.N., Tetik, O., Atay, O.A., Leblebicioglu, G., Oznur, A.: Achilles tendon diseases and its management. Acta Orthop. Traumatol. Turc. **36**(Suppl. 1), 42–46 (2002)
15. Fierro, N., Sallis, R.: "Achilles tendon rupture. Is casting enough? Postgrad. Med. **98**, 145–151 (1995)
16. FitzGibbons, R.E., Hefferon, J., Hill, J.: Percutaneous Achilles tendon repair. Am. J. Sports Med. **21**, 724–727 (1993)
17. Gerdes, M.H., Brown, T.D., Bell, A.L., et al.: A flap augmentation technique for Achilles tendon repair. Postoperative strength and functional outcome. Clin. Orthop. Relat. Res. **280**, 241–246 (1992)
18. Gillespie, H.S., George, E.A.: Results of surgical repair of spontaneous rupture of the Achilles tendon. J. Trauma **9**, 247–249 (1969)
19. Gorschewsky, O., Vogel, U., Schweizer, A., et al.: Percutaneous tenodesis of the Achilles tendon. A new surgical method for the treatment of acute Achillis tendon rupture through percutaneous tenodesis. Injury **30**, 315–321 (1999)
20. Halasi, T., Tállay, A., Berkes, I.: Percutaneous Achilles tendon repair with and without endoscopic control. Knee Surg. Sports Traumatol. Arthrosc. **11**(6), 409–414 (2003). Epub 3 Oct 2003
21. Hattrup, S.J., Johnson, K.A.: A review of ruptures of the Achilles tendon. Foot Ankle **6**(1), 34–38 (1985). Review
22. Hockenbury, R.T., Johns, J.C.: A biomechanical in vitro comparison of open versus percutaneous repair of tendon Achilles. Foot Ankle **11**(2), 67–72 (1990)
23. Inglis, A.E., Scott, W.N., Sculco, T.P., et al.: Ruptures of the tendo Achillis. J. Bone Joint Surg. Am. **58**, 990–993 (1976)
24. Jacobs, D., Martens, M., van Audekercke, R., et al.: Comparison of conservative and operative treatment of Achilles tendon ruptures. Am. J. Sports Med. **6**, 107–111 (1978)
25. Kangas, J., Pajala, A., Siira, P., et al.: Early functional treatment versus early immobilization in tension of the musculotendinous unit after Achilles rupture repair: a prospective, randomized, clinical study. J. Trauma **54**, 1171–1180 (2003)
26. Kannus, P.: Etiology and pathophysiology of chronic tendon disorders in sports. Scand. J. Med. Sci. Sports **7**(2), 78–85 (1997)
27. Kannus, P., Józsa, L.: Histopathological changes preceding spontaneous rupture of a tendon. A controlled study of 891 patients. J. Bone Joint Surg. Am. **73**((10), 1507–1525 (1991)
28. Kitaoka, H.B., Alexander, I.J., Adelaar, R.S., Nunley, J.A., Myerson, M.S., Sanders, M.: Clinical rating systems for the ankle-hindfoot, midfoot, hallux, and lesser toes. Foot Ankle Int. **15**(7), 349–353 (1994)
29. Klein, W., Lang, D.M., Saleh, M.: The use of the Ma-Griffith technique for percutaneous repair of fresh ruptured tendo Achillis. Chir. Organi Mov. **76**(3), 223–228 (1991). English, Italian
30. Kosanovic, M., Cretnik, A., Batista, M.: Subcutaneous suturing of the ruptured Achilles tendon under local anaesthesia. Arch. Orthop. Trauma. Surg. **113**, 177–179 (1994)
31. Lea, R.B., Smith, L.: Non-surgical treatment of tendo Achillis rupture. J. Bone Joint Surg. Am. **54**, 1398–1407 (1972)
32. Lecestre, P., Germanville, T., Delplace, J., The Société Orthopédique Rochelaise: Achilles tendon ruptures treated by percutaneous tenorraphy: multicentric study of 60 cases. Eur. J. Orthop. Surg. Traumatol. **7**, 37–40 (1997)
33. Leppilahti, J., Puranen, J., Orave, S.: Incidence of Achilles tendon rupture. Acta Orthop. Scand. **67**, 277–279 (1996)
34. Lim, J., Dalal, R., Waseem, M.: Percutaneous vs open repair of the

ruptured Achilles tendon. A prospective randomized controlled study. Foot Ankle Int. **22**, 559–568 (2001)
35. Lindholm, A.: A new method of operation in subcutaneous rupture of the Achilles tendon. Acta Chir. Scand. **117**, 261–270 (1959)
36. Lo, I.K.Y., Kirkley, A., Nonweiler, B., et al.: Operative versus nonoperative treatment of acute Achilles tendon ruptures. A quantitive review. Clin. J. Sport Med. **7**, 207–211 (1997)
37. Lynn, T.A.: Repair of the torn Achilles tendon using the plantaris tendon as a reinforcing membrane. J. Bone Joint Surg. Am. **48**, 268–272 (1966)
38. Ma, G.W.C., Griffith, T.G.: Percutaneous repair of acute closed ruptured Achilles tendon. A new technique. Clin. Orthop. Relat. Res. **128**, 247–255 (1977)
39. Maffulli, N.: Current concepts review: rupture of the Achilles tendon. J. Bone Joint Surg. Am. **81**, 1019–1036 (1999)
40. Majewski, M., Rickert, M., Steinbrück, K.: Achilles tendon rupture. A prospective study assessing various treatment possibilities. Orthopade **29**(7), 670–676 (2000)
41. Möller, M., Movin, T., Granhed, H., et al.: Acute rupture of tendo Achillis. A prospective randomized study of comparison between surgical and non-surgical treatment. J. Bone Joint Surg. Br. **83**, 843–848 (2001)
42. Momose, T., Amadio, P.C., Zobitz, M.E., Zhao, C., An, K.N.: Effect of paratenon and repetitive motion on the gliding resistance of tendon of extrasynovial origin. Clin. Anat. **15**(3), 199–205 (2002)
43. Mortensen, N.H.M., Skov, O., Jensen, P.E.: Early motion of the ankle after operative treatment of a rupture of the Achilles tendon: a prospective randomized clinical and radiographic study. J. Bone Joint Surg. Am. **81**, 983–990 (1999)
44. Nistor, L.: Surgical and non-surgical treatment of Achilles tendon rupture. A prospective randomized study. J. Bone Joint Surg. Am. **63**, 394–399 (1981)
45. Rowley, D.I., Scotland, T.R.: Rupture of the Achilles tendon treated by a simple operative procedure. Injury **14**(3), 252–254 (1982)
46. Schram, A.J., Landry, J.R., Pupp, G.R.: Complete rupture of the Achilles tendon: a new modification for primary surgical repair. J. Foot Surg. **27**, 453–457 (1988)
47. Stein, S.R., Luekens, C.A.: Closed treatment of Achilles tendon ruptures. Orthop. Clin. North Am. **7**, 241–246 (1976)
48. Takao, M., Ochi, M., Naito, K., et al.: Repair of neglected Achilles tendon rupture using gastrocnemius fascial flaps. Arch. Orthop. Trauma. Surg. **123**, 471–474 (2003)
49. Teuffer, A.P.: Traumatic rupture of the Achilles tendon: reconstruction by transplant and graft using the lateral peroneus brevis. Orthop. Clin. North Am. **5**, 89–95 (1974)
50. Turgut, A., Günal, I., Maralcan, G., Köse, N., Göktürk, E.: Endoscopy, assisted percutaneous repair of the Achilles tendon ruptures: a cadaveric and clinical study. Knee Surg. Sports Traumatol. Arthrosc. **10**(2), 130–133 (2002)
51. Webb, J.M., Bannister, G.C.: Percutaneous repair of the ruptured tendo Achillis. J. Bone Joint Surg. Br. **81**, 877–880 (1999)
52. Weiner, A.D.: Lipscomb PR, rupture of muscles and tendons. Minn. Med. **39**(11), 731–736 (1956)
53. Wills, C.A., Washburn, S., Caiozzo, V., et al.: Achilles tendon rupture. A review of the literature comparing surgical versus nonsurgical treatment. Clin. Orthop. Relat. Res. **207**, 156–163 (1986)
54. Winter, E., Weise, K., Weller, S., et al.: Surgical repair of Achilles tendon rupture. Arch. Orthop. Trauma. Surg. **117**, 364–367 (1998)
55. Wong, J., Barrass, V., Maffulli, N.: Quantitative review of operative and nonoperative management of a Achilles tendon ruptures. Am. J. Sports Med. **30**(4), 565–575 (2002)
56. Zantop, T., Tillmann, B., Petersen, W.: Quantitative assessment of blood vessels of the human Achilles tendon: an immunohistochemical cadaver study. Arch. Orthop. Trauma. Surg. **123**(9), 501–504 (2003). Epub 24 Apr 2003

第十三部
体育运动与关节置换

第一章 骨质疏松症与体育运动

O. Sahap Atik

熊骥 译

内容

体育运动与骨质疏松症 …………………… 769
女运动员三联征 …………………………… 770
治疗 ………………………………………… 770
结论 ………………………………………… 770
参考文献 …………………………………… 770

骨质疏松症是个因骨强度下降而使患者骨折风险增高的严重健康问题。发病机制复杂,可增加老年男女患病率和死亡率。

骨质疏松症最常累及绝经后妇女。预防骨质疏松性骨折的策略是增加峰值骨量、对抗衰老及绝经相关的骨量丢失[11]。

随着人口老龄化,患骨质疏松症的人数势必会增加。因骨质疏松而骨折的增多将对社会经济及患者的生活质量造成严重影响[3]。临床医生及健康从业人员应提高对骨质疏松症的认知以克服此病带来的负担[2,3]。

尽管大多数骨质疏松性骨折经骨科医生处理,然而许多这类患者本身的骨质疏松症并未得到恰当的诊断与治疗。对此病的早期诊断对于预防骨折、降低骨质疏松性相关的死亡率和患病率至关重要。应该同样评估由骨折带来的直接花费和间接费用以及对社会、心理造成的影响[3]。

体育运动与骨质疏松症

体育运动是提高、保持骨矿密度并维持骨结构的重要非药物疗法之一[6]。但是,并非所有的运动方式均能奏效,适宜的运动类型、强度、频率以及持续时间的处方是不可或缺的。为了保护骨骼的健康,应提倡普通女性在其一生中持之以恒地进行体育运动和锻炼。与不大活动或较多身体活动的女性相比,运动员的骨矿密度更高。

在高中就参加体育运动者的骨矿密度更高。体操、橄榄球及排球等冲击性负荷较多的运动,比自行车、划船及游泳这些不含冲击性载荷的运动,会产生更强的整体成骨效应[14]。即便是老年人,适度的冲击性运动也有助于保持骨骼结实[12]。太极拳是一项颇适合老年人的低至中等强度的运动方式,

O. S. Atik
Department of Orthopaedics and Traumatology, Gazi University Medical Faculty, 06500 Ankara, Turkey
e-mail: satikmd@gmail.com

在中国已畅行数百年。

与其他项目的运动员相比,赛跑、游泳及潜水运动员会出现特定部位的骨密度减低[13]。在一项国际越野赛中,有位优秀的肯尼亚运动员发生了胫骨骨折[16]。他没有明确的前期超负荷的症状,也没有应力性骨折的X线征象,诊断是骨质疏松性不全骨折。在围绝经期前从事赛跑可能有助于提高髋部的骨矿密度[9]。而在围绝经期继续进行赛跑并不能预防这时出现的髋部骨密度下降。相反,赛跑对围绝经期腰椎的骨密度影响很小。教练必须根据女选手骨骼健康,权衡其体重及运动类型。

参与运动对骨量的促进作用可因营养及激素状况而削弱[5]。缺锌可使内源性肝素合成增强而引起肥大细胞脱颗粒及内源性肝素释放增多,并提高前列腺素E2的骨吸收效应[1,4]。内源性肝素和前列腺素E2很可能是甲状旁腺激素的协同因子,在老年性骨质疏松症的发病机制中增强甲状旁腺激素的作用。因此,通过在饮食中补锌的锌替代治疗对预防骨质疏松症也许非常重要。

女运动员三联征

由于训练带来的能耗增加和(或)理想训练体重达标的压力,有些女运动员会产生低能效状态或饮食失调,继而出现闭经和骨矿密度丢失。女运动员三联征(FAT)指的即是这三种相互关联的临床病症。为数不少的高中运动员(78%)和久坐的学生(65%)具备此三联征中的一项或数项[10]。相当比例的女运动员有FAT中的某些病况。不仅如此,FAT也出现在普通的女性运动爱好者当中[20]。因此,预防FAT应包括(包含或者覆盖)好运动的女孩和青年女性。

一项对马来西亚顶尖运动员的研究显示,FAT的发生率虽很低(1.9%),但单项病况发生率较高,尤其是在体瘦的一组[17]。发生月经紊乱、骨骼质量下降及饮食失调的几率在瘦体型组中分别为47.6%、13.3%和89.2%,而在非瘦体型组中分别为14.3%、8.3%和89.2%。

另一项调查研究了伊朗的优秀女运动员中闭经及月经过少的发生率[8],发现71名(9.0%)女选手有闭经或月经过少的现象,在这些人中,11名(15.5%)女选手患有多囊卵巢综合征。

一项调查显示巴西优秀青少年女游泳选手中FAT的发生率虽较低[18]。但却有相当数量的运动员显示出FAT的某些状况,尤其是饮食失调。他们的研究提示需要监测此病的病因,以制订能逆转或避免此病发展的措施,从而维护运动员的健康。

治疗

治疗运动员的饮食失调,需采取跨内科、营养、精神健康、运动训练和运动管理多学科的治疗方案。展开预防饮食失调的宣教措施也很重要[7]。

不仅如此,理疗师也对识别与防治FAT起着不容忽视的作用[15]。与此FAT相关的知识也应被整合到理疗日程、继教计划和专业训练中。

结论

总之,在儿童时期进行的高冲击性和抗阻力运动是决定未来峰值骨量及骨强度的重要因素。在青少年及成年阶段持续进行运动则对保持骨量与骨强度十分必要。而一生中随后的运动锻炼则应着眼于平衡训练与肌力强化以减少跌倒的风险[19]。在骨质疏松性脊柱或髋部骨折发生后,早期活动和多学科的康复计划对于恢复到骨折前的活动能力至关重要。

参考文献

1. Atik, O.S.: Zinc and senile osteoporosis. J. Am. Geriatr. Soc. **31**(12), 790–791 (1983)
2. Atik, O.S.: Hip arthroplasty and bone strength. Eklem Hastalik. Cerrahisi **20**(1), 1 (2009)
3. Atik, O.S., Gunal, I., Korkusuz, F.: Burden of osteoporosis. Clin. Orthop. Relat. Res. **443**, 19–24 (2006)
4. Atik, O.S., Surat, A., Göğüş, M.T.: Prostaglandin E2 – like activity and senile osteoporosis. Prostaglandins Leukot. Med. **11**(1), 105–107 (1983)
5. Atik, O.S., Uslu, M.M., Eksioglu, F., et al.: Etiology of senile osteoporosis: a hypothesis. Clin. Orthop. Relat. Res. **443**, 25–27 (2006)
6. Bailey, C.A., Brooke-Wavell, K.: Exercise for optimizing peak bone mass in women. Proc. Nutr. Soc. **67**(1), 9–18 (2008)
7. Bonci, C.M., Bonci, L.J., Granger, L.R., et al.: National athletic trainers' association position statement: preventing, detecting, and managing disordered eating in athletes. J. Athl. Train. **43**(1), 80–108 (2008)
8. Dadgostar, H., Razi, M., Aleyasin, A., et al.: The relation between athletic sports and prevalence of amenorrhea and oligomenorrhea in Iranian female athletes. Sports Med. Arthrosc. Rehabil. Ther. Technol. **1**(1), 16 (2009)
9. Fanning, J., Larrick, L., Weinstein, L., et al.: Findings from a 10-year follow-up of bone mineral density in competitive perimenopausal runners. J. Reprod. Med. **52**(10), 874–878 (2007)
10. Hoch, A.Z., Pajewski, N.M., Moraski, L., et al.: Prevalence of the female athlete triad in high school athletes and sedentary students. Clin. J. Sport Med. **19**(5), 421–428 (2009)
11. Iwamoto, J., Sato, Y., Takeda, T., et al.: Role of sport and exercise in the maintenance of female bone health. J. Bone Miner. Metab. **27**(5), 530–537 (2009)
12. Lui, P.P., Qin, L., Chan, K.M., et al.: Tai Chi Chuan exercises in enhancing bone mineral density in active seniors. Clin. Sports Med.

27(1), 75–86 (2008)
13. Mudd, L.M., Fornetti, W., Pivarnik, J.M.: Bone mineral density in collegiate female athletes: comparisons among sports. J. Athl. Train. **42**(3), 403–408 (2007)
14. Nichols, D.L., Sanborn, C.F., Essery, E.V.: Bone density and young athletic women. Sports Med. **37**(11), 1001–1014 (2007)
15. Pantano, K.J.: Strategies used by physical therapists in the U.S. for treatment and prevention of the female athlete triad. Phys. Ther. Sport **10**(1), 3–11 (2009)
16. Pollock, N., Hamilton, B.: Osteoporotic fracture in an elite male Kenyan athlete. Br. J. Sports Med. **42**(12), 1000–1001 (2008)
17. Quah, Y.V., Poh, B.K., Ng, L.O., et al.: The female athlete triad among elite Malaysian athletes: prevalence and associated factors. Asia Pac. J. Clin. Nutr. **18**(2), 200–208 (2009)
18. Schtscherbyna, A., Soares, E.A., de Oliveira, F.P., et al.: Female athlete triad in elite swimmers of the city of Rio de Janeiro, Brazil. Nutrition **25**(6), 634–639 (2009)
19. Schwab, P., Klein, R.F., et al.: Nonpharmacological approaches to improve bone health and reduce osteoporosis. Curr. Opin. Rheumatol. **20**(2), 213–217 (2008)
20. Torstveit, M.K., Sundgot-Borgen, J.: The female athlete triad exists in both elite athletes and controls. Med. Sci. Sports Exerc. **37**(9), 1449–1459 (2005)

第二章 全膝关节置换术后的体育运动

Nurettin Heybeli and Cem Çopuroğlu

熊昇 译

内容

缩略语	772
介绍	772
膝关节假体及预期效果	773
回归运动	773
假体磨损	773
推荐	774
单间室膝关节置换术与全膝关节置换不同吗?	774
讨论	775
参考文献	775

缩略语

BW	体重
IS	冲击评分
TKR	全膝关节置换术

介绍

关节置换术或称关节成形术,是一种以结合了金属、聚乙烯和(或)陶瓷植入物的人造关节面替代原有关节面的手术方法。它是针对终末期关节炎的有效且可靠的治疗手段[8]。关节炎的受累关节表现为疼痛、僵硬、功能减退及活动受限[9]。关节置换的常见指征是缓解疼痛及改善因关节炎而残障的关节功能。作为一种性价比较高的治疗手段,关节置换不仅能从根本上提高生活质量,还能矫正畸形、提高社会活动能力、保持独立生活方式并提升幸福感[10]。活动能力的显著改善使患者的心理和身体都更加健康[8]。

手术技术和植入材料的进步提升了患者的期望值,因而出现了让患者回归诸如体育运动这类高功能运动的需求。回归体育运动的能力对于那些在手术前就一直参加某些体育运动的患者尤显重要。现在患者期待的是:康复时间不长、术后几乎无不适、关节活动无痛、功能改善、植入物经久耐用、无并发症和活动限制的成功手术。如果达不到这种预期,技术上很成功的手术也会让患者不满意[3]。

全膝关节置换术(TKR)是一种稳妥有效的膝关节炎治疗手段[8]。鉴于人口构成的变化与手术指征的扩大,预计2005年至2030年间TKR将上升673%[5]。关节置换术为关节炎患者提高了身体灵活性,而规律的锻炼则减少了焦虑、抑郁乃至死

N. Heybeli(✉) and C. Çopuroğlu
Department of Orthopaedics and Traumatology, Trakya University School of Medicine, Edirne, Turkey
e-mail: heybelin@yahoo.com, nurettin.heybeli@gmail.com; cemcopur@hotmail.com, cemcopuroglu@yahoo.com

亡。因而，关节置换能促进身体功能、提高生活质量和延长患者寿命[10]。随着关节置换技术的进步及患者预期的提高，明确手术是否能达到患者预期并允许他们回归体育运动是很重要的。

膝关节假体及预期效果

影响膝关节置换术预期的最主要因素是患者的状况[33]。其他因素包括：患者的人格特点、社会地位，与健康从业人员的沟通以及收集的个人信息[25]。在术前就进行体育运动的患者多数希望术后仍能参与体育活动。Wylde 等报道：回归体育运动的 TKR 患者中，85% 在手术前一年都参与运动[38]。而那些在术后试图练到术前未曾达到的技术水平的患者，则会有受伤的风险[8]。

患者对手术康复的预期与其个人状况诸如年龄、性别、合并病以及术前的身心健康水平关系甚密[33]。Kennedy 等[15]考察了 1805 位准备进行全髋(761 例)和全膝(1044 例)置换的患者(女 1063 例，男 742 例)术前的功能评定与功能自测。占研究对象 59% 的女性的活动能力与自我测评中显现出更严重的功能障碍[15]。伴随着预期寿命的增长和有助生活质量的手术选择增多，年龄本身已不再是影响置换效果的因素[14]。回归体育运动的能力[4]也受到某些崇尚运动的文化的影响。这些患者术前功能障碍就较轻的事实也能说明这一问题。相较于年老及不愿意活动的患者而言，年轻的和喜欢运动的患者熟悉运动设施，更易回归体育运动[31]。

回归运动

为了不缩短植入物寿命，目前推荐老年患者可以参加低冲击性和短时间的运动，而对于中年患者，尚无资料表明他们适合参与怎样的体育运动[8]。一些文化中崇尚运动，这不仅影响患者术前功能障碍情况，而且也助于早些鉴别他们回归运动的能力[23]。长期功能障碍则是影响置换术后效果的另一个重要因素。如果症状早在关节置换前就持续了较长时期，或许一些患者已长时间放弃运动，对他们来说回归运动就很难了。受累关节的多少也是决定回归运动能力的因素。如果仅单一关节受累并行了手术，那么成功率比多关节受累的患者就要高得多[22]。Huch 等[12]的研究显示，身体别处的疼痛和置换关节部位的疼痛可以成为妨碍术后进行体育运动的罪魁祸首。其他一些问题，如：背痛、足痛及低体重指数也是能决定回归体育运动能力的因素[22]。

为了避免不切实际的术前期望，患者与外科医生必须现实面对回归运动的可能性。术前教育可以调整患者的期望值[10]。TKA 后回归运动的能力受多方面因素影响，包括：术前运动状态、术前康复训练、手术重建情况、植入物固定情况、植入物失败、承重面磨损以及外伤[9]。

假体磨损

运动可使假体表面产生颗粒。这些颗粒与其诱导的骨溶解进程相关[1]。年轻的患者倾向于多运动，使得假体更多地承受高载荷，因而缩短其寿命[1]。关节置换后参加体育运动的患者增加了承重面的磨损，增加了骨-植入物固定界面的应力，与那些较少运动的患者相比，增加了手术部位的损伤的几率[10]。膝关节置换并不是人体结构的复原，与相同年龄无关节炎的膝关节相比，其本体感觉是下降的[16]。在判断植入物磨损情况时，植入的时间与患者运动程度一样重要。从年轻病例中可以看出，各种植入物的失败率随着运动的增强而增加。患者参加运动加剧了磨损，从而使膝关节置换面临着早期失效的可能[8]。然而，为了延长关节置换寿命，很难允许或推荐进行何种程度的运动。

跨过膝关节的肌肉通过不同方向及大小的分力起作用。这些混合力的动力效应是作用于膝关节的数倍于体重的复合载荷的结果。Kuster 等[18]探讨了在休闲运动中各种负载设计的膝关节上接触应力的分布及接触面积。在膝关节假体中，应力集中于更小的区域。自行车运动能在全膝置换假体表面产生的最大负荷是体重的 1.2 倍，快步走是 4 倍，远足是 8 倍，而慢跑是 9 倍。TKR 假体表面的负荷也取决于膝关节的位置。上坡行走可产生 4~5 倍于体重的胫股压力，而膝关节屈曲 40° 下坡行走使该压力高达体重 8 倍[20]。与平面或弧面设计相比，活动半月板的假体在快步走、下坡行走或慢跑时接触面积更大。据此研究结果，骑自行车和快步走是膝关节假体耐受运动所应达到的最低要求。因为这类运动使膝关节在不同的屈曲角度承受着载荷，胫骨平台可在多个区域受力，从而构成了一种比较均匀的磨损模式。总结如下：TKA 后应避免慢跑以及包含跑动的运动[20]。

假体故障主要与运动量增加造成的聚乙烯磨损有关。过高的骨-假体界面应力是引起植入物早期松动的原因[8]。运动过程中的过高或突发载荷可以导致假体周围骨折、膝关节脱位以及聚乙烯垫从模块组件上脱落[19]。

参加运动引起的损伤是骨科医生的首要顾虑[8]。由于过高负载及疲劳易引发机械故障,故而骨科医生推荐的是一些活动要求低、时间不长的体育运动。

推荐

根据2005年膝关节学会的观点,可以从事的运动包括:固定自行车、保龄球、高尔夫球、舞厅舞、独木舟、公路自行车、普通行走、游泳、方块舞、沙狐球、徒步旅行和快步走。有些运动则仅允许有经验者进行,包括:马术、赛艇、速降滑雪、网球双打、越野滑雪和溜冰。而研究者未形成共识的运动包括:击剑、轮滑、举重、棒球、体操、手球、曲棍球、攀岩、壁球、网球单打和力量器械训练。不推荐的运动包括:橄榄球、篮球、慢跑、排球或足球[10](表1)。根据Mayo Clinic[27]的调查结果,TKA后推荐进行高尔夫球、游泳、自行车、帆船、保龄球、潜水和越野滑雪这些运动,不应进行手球、壁球、曲棍球、滑水、空手道、足球、棒球、跑步、篮球和橄榄球这些剧烈的运动。Mont等报道打网球的患者对其膝关节置换效果满意。其场地灵活性提高而跑动速度却有所下降[30]。

表1 按照难度的运动分类

允 许	只允许有经验者	争 论	不建议
保龄(IS 1)	赛艇(IS 1)	击剑(IS 1)	篮球(IS 3)
固定自行车(IS 1)	滑冰(IS 2)	轮滑(IS 2)	橄榄球(IS 3)
舞厅舞(IS 1)	越野滑雪(IS 2)	举重(IS 2)	排球(IS 3)
高尔夫(IS 1)	固定滑雪(IS 2)	棒球(IS 3)	慢跑(IS 3)
沙狐球(IS 1)	双打网球(IS 1)	体操(IS 3)	足球(IS 3)
游泳(IS 1)	骑马(IS 1)	手球(IS 3)	
正常行走(IS 1)	速降滑雪(IS 2)	曲棍球(IS 3)	
独木舟(IS 1)		攀岩(IS 3)	
公路自行车(IS 1)		壁球/火箭球(IS 3)	
方块舞(IS 1)		单打网球(IS 2)	
徒步(IS 1)		重力器械(IS 2)	
快步走(IS 1)			

Healy和Sharma[10]将膝关节置换后的运动分成4组:允许、只允许有经验者、争议和不推荐。根据Marker和Mont[26]标记了与运动难度相关的冲击分数。允许IS 1运动,不推荐IS 3运动,只允许有经验者和有争议的运动冲击分数混杂

尽管如此,许多骨科医生不让他们的关节置换患者打网球以避免髋、膝关节承受高强度的冲击载荷与扭转,因为这样可能导致承重面磨损、植入物松动或损伤[35]。Mallon和Callaghan[24]报道了83名行TKR的高尔夫球爱好者。其中87%的人会使用高尔夫推车,60%的人在打高尔夫球过程中术侧膝关节有轻微酸痛,36%的人则会在打完高尔夫球后出现术侧膝关节轻微酸痛[24]。Jackson等[13]调查了151位行初次TKR的高尔夫球爱好者,得出的结论是手术可以有效缓解从前打高尔夫球时出现的疼痛不适,因而增进或保持了这一人群享受高尔夫球的乐趣。

单间室膝关节置换术与全膝关节置换不同吗?

单间室置换是针对因单间室膝关节炎而疼痛者的外科治疗手段。它是一种创伤较小的手术方式,理论上的优点是能让患者更快回归运动[9]。单间室置换的康复过程要快得多,本体感觉也更佳[8]。与全膝置换相比,患者可以参加更高难度的运动[8]。Naal等[32]对行固定半月板的金属单间室膝关节置换的83名患者进行了为期18个月的术后随访,发现88%的患者重返体育运动,而在术前参与

运动的患者占93%。Fisher等[7]对行活动半月板的内侧单间室膝关节置换的76名患者进行了为期18个月的评估。有55%的患者在术前参加体育运动,而术后有51%的人重返体育运动。也就是说,93%的患者在接受单间室膝关节置换后顺利地重返其往常的运动项目。尽管如此,行单间室膝关节置换的中年患者重返高强度的运动仍可能造成早期翻修需行全膝置换[8]。

Hopper等[11]比较了TKA与单间室膝关节置换后患者参加体育运动的情况。行单间室膝关节置换的患者回归运动者明显比行TKR的患者多。单间室膝关节置换组的患者在术前和术后参与了更多赛季[11]。

讨论

向患者推荐一些有益于人工关节耐用性和生存率的运动是骨科医生的职责[21]。最近,Mont等[28]对比了TKR后分别参与大量运动和少量运动的患者。在最短4年、平均7年的随访中从整体满意度、翻修率、临床效果与影像学方面进行了比较。虽然尚待长期随访结果,但中期随访的结论是轻至中度的冲击性运动对TKA的临床和(或)影像学结果没有影响[28]。即使如此,仍须提醒患者避免关节组件过载[6]。

Swanson[37]公布了一项对参加2007年会的美国髋膝外科协会成员的问卷调查结果。超过95%的回复同意不限制诸如平地走、爬楼梯、平地骑车、游泳和高尔夫球这样的低冲击性运动。虽然仍有相当的不确定性,但高冲击性运动往往还是被禁止的[37]。在制订运动建议时,要考虑峰值应力以及负荷循环次数等情况[37]。高冲击性的运动对于绝大多数TKA患者都是不合适的。Mont等[29]指出,在术后的头4年中,某些患者可以参与诸如慢跑、速降滑雪和网球单打这类高冲击性的运动,并获得了极佳的临床效果[29]。Bradbury等[2]报道超过75%的TKA患者重返运动,而20%的人甚至重返高冲击性运动[2]。应该鼓励所有患者保持体育运动以改善全身健康、维护骨骼质量和增进植入物的稳固[36]。Marker等[26]研究了术后患者运动的增加是否与其功能级别和客观测量相关。活动水平变化与功能改善更相关,而与客观测量关系不大[26]。

Santaguida等[34]经检索4个文献数据库（MEDLINE 1980—2001、CINAHL 1982—2001、EMBASE 1980—2001和HealthStar 1998—1999）,研究了关节炎患者在行全膝置换后的一至多项结果,包括:疼痛、运动功能、术后并发症（近期及远期）和翻修时间。结果提示:年轻者及男性翻修风险较高,老年者及男性死亡率较高,老年患者功能较差（尤其是女性）,年龄及性别不影响最终的疼痛。手术对所有关节置换患者有益[34]。

骨科医生应在术前告知他们的患者,术前参与运动者会在术后有更多机会参与运动。积极的运动与规律的锻炼能促进患者的身心健康。

高冲击性的运动可以导致关节组件过载、引起疲劳乃至植入物损毁。在术后应该鼓励患者尽早进行低冲击性运动。

参考文献

1. Bauman, S., Williams, D., Petrucelli, D., et al.: Physical activity after total joint replacement: a cross-sectional survey. Clin. J. Sport Med. **17**(2), 104–108 (2007)
2. Bradbury, N., Borton, D., Spoo, G., et al.: Participation in sports after total knee replacement. Am. J. Sports Med. **26**(4), 530–535 (1998)
3. Chatterji, U., Ashworth, M.J., Lewis, P.L., et al.: Effect of total hip arthroplasty on recreational and sporting activity. ANZ J. Surg. **74**, 446–449 (2004)
4. Chatterji, U., Ashworth, M.J., Lewis, P.L., et al.: Effect of total knee arthroplasty on recreational and sporting activity. ANZ J. Surg. **75**, 405–408 (2005)
5. Crowninshield, R.D., Rosenberg, A.G., Sporer, S.M.: Changing demographics of patients with total joint replacement. Clin. Orthop. **443**, 266–272 (2006)
6. Farr, J., Jiranek, W.A.: Sports after knee arthroplasty: partial versus total knee arthroplasty. Phys. Sportsmed. **37**(4), 53–61 (2009)
7. Fisher, N., Agarwal, M., Reuben, S.F., et al.: Sporting and physical activity following Oxford medial unicompartmental knee arthroplasty. Knee **13**, 296–300 (2006)
8. Hartford, J.M.: Sports after arthroplasty of the knee. Sports Med. Arthrosc. Rev. **11**, 149–154 (2003)
9. Healy, W.L., Iorio, R., Lemos, M.J.: Athletic activity after total knee arthroplasty. Clin. Orthop. Relat. Res. **380**, 65–71 (2000)
10. Healy, W.L., Sharma, S., Schwartz, B., et al.: Athletic activity after total joint arthroplasty. J. Bone Joint Surg. Am. **90**, 2245–2252 (2008)
11. Hopper, G.P., Leach, W.J.: Participation in sporting activities following knee replacement: total versus unicompartmental. Knee Surg. Sports Traumatol. Arthrosc. **16**, 973–979 (2008)
12. Huch, K., Müller, K.A.C., Stürmer, T., et al.: Sports activities 5 years after total knee or hip arthroplasty: the Ulm Osteoarthritis Study. Ann. Rheum. Dis. **64**, 1715–1720 (2005)
13. Jackson, J.D., Smith, J., Shah, J.P., et al.: Golf after total knee arthroplasty: do patients return to walking the course? Am. J. Sports Med. **37**(11), 2201–2204 (2009)
14. Jones, C.A., Voaklander, D.C., Johnston, W.C., et al.: The effect of age on pain, function, an quality of life after total hip and knee arthroplasty. Arch. Intern. Med. **161**, 454–460 (2001)
15. Kennedy, D., Stratford, P.W., Pagura, S.M.C., et al.: Comparison of gender and group differences in self-report and physical performance measures in total hip and knee arthroplasty candidates. J. Arthroplasty **17**(1), 70–77 (2002)
16. Koralewicz, L.M., Engh, G.A.: Comparison of proprioception in arthritic and age matched normal knees. J. Bone Joint Surg. Am. **82**, 1582–1588 (2000)
17. Kurtz, S., Ong, K., Lau, E., et al.: P Projections of primary and revi-

sion hip and knee arthroplasty in the United States from 2005 to 2030. J. Bone Joint Surg. **89-A**, 780–785 (2007)
18. Kuster, M.S.: Exercise recommendations after total joint replacement: a review of the current literature and proposal of scientifically based guidelines. Sports Med. **32**(7), 433–445 (2002)
19. Kuster, M.S., Spalinger, E., Blanksby, B.A., et al.: Endurance sports after total knee replacement: a biomechanical investigation. Med. Sci. Sports Exerc. **32**(4), 721–724 (2000)
20. Kuster, M.S., Wood, G.A., Stachowiak, G.W., et al.: Joint load considerations in total knee replacement. J. Bone Joint Surg. **79-B**, 109–113 (1997)
21. Laupacis, A., Bourne, R., Rorabeck, C., et al.: The effect of total hip replacement on health-related quality of life. J. Bone Joint Surg. Am. **75**, 1619–1626 (1993)
22. Liebs, T.R., Herzberg, W., Rüther, W., et al.: Ergometer cycling after hip or knee replacement surgery: a randomized controlled trial. J. Bone Joint Surg. Am. **92**, 814–822 (2010)
23. Lingard, E.A., Sledge, C.B., Learmonth, I.D.: Patient expectations regarding total knee arthroplasty: differences among the United States, United Kingdom, and Australia. J. Bone Joint Surg. Am. **88-A**, 1202–1207 (2006)
24. Mallon, W.J., Callaghan, J.J.: Total knee arthroplasty in active golfers. J. Arthroplasty **8**, 299–306 (1993)
25. Mancuso, C.A., Graziano, S., Briskie, L.M., et al.: Randomized trials to modify patients' preoperative expectations of hip and knee arthroplasties. Clin. Orthop. Relat. Res. **466**, 424–431 (2008)
26. Marker, D.R., Mont, M.A., Seyler, T.M., et al.: Does functional improvement following TKA correlate to increased sports activity? Iowa Orthop. J. **29**, 11–16 (2009)
27. McGrory, B.J., Stuart, M.J., Sim, F.H.: Participation in sports after hip and knee arthroplasty: review of literature and survey of surgeon preferences. Mayo Clin. Proc. **70**(4), 342–348 (1995)
28. Mont, M.A., Marker, D.R., Seyler, T.M., et al.: Knee arthroplasties have similar results in high- and low-activity patients. Clin. Orthop. Relat. Res. **460**, 165–173 (2007)
29. Mont, M.A., Marker, D.R., Seyler, T.M., et al.: High-impact sports after total knee arthroplasty. J. Arthroplasty **23**(6 Suppl 1), 80–84 (2008)
30. Mont, M.A., Rajadhyaksha, A.D., Marxen, J.L., et al.: Tennis after total knee replacement. Am. J. Sports Med. **30**, 163–166 (2002)
31. Naal, F.D., Fischer, M., Preuss, A., et al.: Return to sports and recreational activity after unicompartmental knee arthroplasty. Am. J. Sports Med. **35**, 1688–1695 (2007)
32. Naal, F.D., Maffiuletti, N.A., Munzinger, U., et al.: Sports after hip resurfacing arthroplasty. Am. J. Sports Med. **35**, 705–711 (2007)
33. Razmjou, H., Finkelstein, J.A., Yee, A., et al.: Relationship between preoperative patient characteristics and expectations in candidates for total knee arthroplasty. Physiother. Can. **61**, 38–45 (2009)
34. Santaguida, P.L., Hawker, G.A., Hudak, P.L., et al.: Patient characteristics affecting the prognosis of total hip and knee joint arthroplasty: a systematic review. Can. J. Surg. **51**(6), 428–436 (2008)
35. Schmalzried, T.P., Shepherd, E.F., Dorey, F.J., et al.: Wear is a function of use, not time. Clin. Orthop. Relat. Res. **381**, 36–46 (2000)
36. Seyler, T.M., Mont, M.A., Ragland, P.S., et al.: Sports activity after total hip and knee arthroplasty: recommendations concerning tennis. Sports Med. **36**(7), 571–583 (2006)
37. Swanson, E.A., Schmalzried, T.P., Dorey, F.J.: Activity recommendations after total hip and knee arthroplasty: a survey of the American Association for Hip and Knee Surgeons. J. Arthroplasty **24**(6 Suppl 1), 120–126 (2009)
38. Wylde, V., Blom, A., Dieppe, P., et al.: Return to sport after joint replacement. J. Bone Joint Surg. **90-B**, 920–923 (2008)

第三章 全膝关节置换术后疼痛的处理：推荐的术后体育运动

Maria Assunta Servadei, Danilo Bruni, Francesco Iacono, Stefano Zaffagnini, Giulio Maria Marcheggiani Muccioli, Alice Bondi, Tommaso Bonanzinga, Stefano Della Villa, and Maurilio Marcacci

熊昇 译

内容

术后疼痛处理	778
术后早期	778
推荐的家庭康复疗法	778
全膝置换术后恢复体育活动	778
对特别运动的推荐	779
参考文献	779

M. A. Servadei(✉) and S. Della Villa
Isokinetic Sports Rehabilitation Center,
via di Casteldebole, 8/10, 40100 Bologna, Italy
e-mail: m.servadei@isokinetic.com; s.dellavilla@isokinetic.com

D. Bruni, F. Iacono, S. Zaffagnini, G. M. Marcheggiani Muccioli,
A. Bondi, T. Bonanzinga, and M. Marcacci
9th Division of Orthopaedic and Traumatologic Surgery,
Biomechanics Laboratory-Codivilla-Putti Research Center,
Rizzoli Orthopaedic Institute, Bologna University,
via di Barbiano, 1/10, 40136 Bologna, Italy
e-mail: d.bruni@biomec.ior.it; f.iacono@biomec.ior.it;
s.zaffagnini@biomec.ior.it; marcheggianimuccioli@me.com;
a.bondi@libero.it; t.bonanzinga@tiscali.it;
m.marcacci@biomec.ior.it

退行性关节疾病（DJD）进行性地产生疼痛与功能障碍。总人口寿命增长使得 DJD 越来越多，以至于在 65 岁以上的老年人中，骨关节炎占到慢性疾病的一半以上[6]。所幸的是，生物科技与外科技术的持续进步让关节置换术更盛行，更有效[4]。

时至今日，因原发性 DJD 而行关节置换的患者比几十年前更年轻化，功能要求更高。在同骨科医生探讨髋或膝关节置换的时候，几乎所有的患者都会问他们是否能在术后恢复体育运动。有规律地进行运动锻炼可以预防残疾和一些慢性疾病如肥胖、高血压病、心血管病、糖尿病、骨质疏松症与抑郁等，这一点已被大众传媒广泛宣传并提倡。这种正性选择的压力已让中年人群将体育运动当成了长生不老的仙丹，以致大部分接受髋关节或膝关节置换的患者坚决要求在术后能恢复一定水平的体育运动。

为了迎合这类患者的功能要求，骨科医生与物理治疗师必须广泛深入地合作，沟通知识与信息以利功能且快速完全的恢复。

在这整套方案中，必须牢记每位患者应该被当作是由心理、神经肌肉/神经感觉和骨骼肌肉组件构成的一个独立体。

对严重的 DJD 行全膝关节置换术（TKA）将产生一种新的外科意义上的"正常状态"，解决了病理异常直接导致的功能问题和症状。从这种外科的"正常状态"进展到新的功能性正常状态绝非易事，关键是这种新的功能性正常状态应满足高强度的运动。

这种功能康复的基本步骤是：

- 解除疼痛
- 恢复关节活动度

- 恢复肌力
- 恢复本体感觉
- 恢复日常活动,包括工作和运动相关的功能。

术后疼痛处理

解除术后疼痛是恢复正常功能的第一步。合理实施适量的术后活动是控制疼痛并获得功能快速改善的最有效方法。

不幸的是,以我们的经验,在出院后仅有一小部分 TKA 患者执行了特定的康复方案(图 1)。应该着重强调合理实施的康复方案对于减少屈曲挛缩、伸膝装置缺陷、关节活动度受限、足踝相关的步态紊乱、本体感觉恢复不全以及持续疼痛等严重影响功能恢复的并发症是非常重要的。

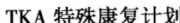

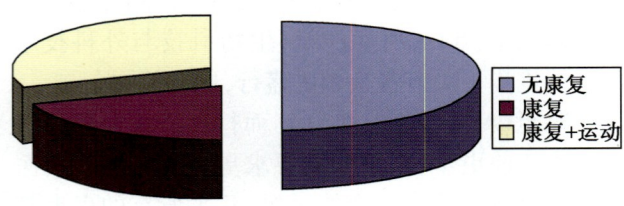

图 1　执行 TKA 康复计划的患者很少

术后早期

术后早期的治疗目标是避免关节过度肿胀、减轻炎症并预防与伤口疼痛相关的并发症。

患侧下肢抬高,膝部放置冰块,每次不得超过 20 分钟。

在术后前几天将垫子置于手术腿的踝后以利膝关节完全伸直。术后第一天拔除引流之前不让患者下床。

从术后第 2 天开始 CPM,在能忍受的情况下屈曲角度逐渐加大。然而,如果存在持续的疼痛或是明显的肿胀,必须停止 CPM 而将重点放在膝完全伸直上。同时,增加非甾体药直到 1~2 天后肿痛缓解。绝对不要强行手动屈膝!

在第 1 次换药并拔除引流后,患者一般要开始功能性辅助行走锻炼。

推荐的家庭康复疗法

术后 4~5 天开始患者在家独自完成的简易的基础训练方案很有用。最关键的是患者必须学会用两支拐杖正确行走,并在步行的站立相保持术侧膝关节完全伸直。屈膝行走能引起持续的膝前痛和后侧肌肉、关节囊结构的挛缩,同时出现步态异常和植入假体超负荷,破坏骨整合以及植入物的中长期稳定性。

在术后的前两周内,主要通过等长开链练习恢复正常的伸膝装置肌肉控制并预防伸展不足的风险。

这种练习每天至少要进行 2 次。

一旦患膝能完全的主动与被动伸直,就应该完全负重。任何未纠正的功能缺陷,尤其是长期的伸膝不足,可能会引起一些长久的问题,例如痛性营养不良会妨碍植入物的骨整合并产生持续的疼痛。及时处理所有功能缺陷,是获得最佳功能与长期临床效果的关键,尤其是对于一些存在与不良结果相关危险因素的患者来说。这些因素包括:女性、老龄、社会经济地位低、疾病较多、术前状态不佳、抑郁、主观能动性差、疼痛应对不良、躯体化症状和社会支持不足[7]。

在拆线及手术切口完全愈合后,患者可以开始进行水中或陆上的康复,根据其总体健康状况及其主观心理状态,甚至开展与运动相应的场地康复方案。

全膝置换术后恢复体育活动

文献中对于 TKA 后可放心进行的体育运动种类并没有达成共识。TKA 后并不推荐减少体育运动,因为这将导致有氧运动阈值下降、肌肉体积减少、机能协调减弱和姿势控制能力降低,造成患者骨质变弱及摔倒骨折风险升高。

然而,一些文章显示正确植入的人工全膝关节能使 90% 以上的患者疼痛完全缓解并获得极佳的功能改善,最终造就了更积极的生活方式及更好的心血管功能。据报道,在成功的 TKA 术后,运动耐受性及最大负荷得以增强,并可获得更高的耗氧峰值和周围组织摄氧率[5]。

然而,从逻辑上讲,磨损及植入物松动的风险也与机械负荷及运动强度直接相关[2]。

对功能要求高的年轻患者乐于恢复更积极的生活方式并于术后重返体育运动,故而其无菌性松动的几率也相应提高[8]。平时就参与体育运动的患者中有 75% 的人会在术后恢复运动。相反，术前喜欢久坐者仅有35%的人会在术后开展一些运动[1]。

时间是全膝置换术后恢复运动的重要因素，而完善的功能恢复也是必须的。在患者被允许重新开始运动前，我们必须明确地评估：
- 疼痛完全缓解
- 假体活动度完好
- 关节活动自然
- 两侧肌力差别<20%
- 静态测量分析正常
- 本体感觉与步态模式正常

依据近来的文献报道，罹患多种疾病的和社会经济地位低的患者有临床效果不佳的风险，而另一方面，那些功能水平高、全身健康状况好的患者却往往由于过度使用人工膝关节而有中长期效果变差的风险。对于这类极为活跃的患者，通常的手术技术及植入物设计难以完全奏效，虽然他们能获得不错甚至极佳的功能结果，但是却不得不接受大幅降低的运动水平。下一步的研究要开创新的手术技术和新的植入物设计，为有高功能要求的年轻患者提供适合的解决方案，因为他们不愿降低体育运动水平或放弃其休闲运动方式。将来生物技术和基础科学的进步将使微创手术成为可能，从而不破坏宿主骨与韧带结构，将更好的重建出自然的运动模式，并能解决骨水泥假体固有的力学限制。

对特别运动的推荐

TKA 后的体育运动与药疗一样，有与剂量相关的正面及负面效应。

中速跑或慢跑是患者较喜欢的运动之一，通常不被当作是一项危险的锻炼方式。然而，跑步并非如此无害，因为负重相发生在膝关节屈曲近30°时，每跑一步都会对术侧膝关节产生较高的机械应力，很可能使骨-骨水泥界面负荷过大并加速聚乙烯垫片的磨损。

通常，爬山也被当作是一项无害的运动，但我们应该晓得下坡行走能在膝关节产生超过8倍体重的高负荷。使用登山杖能减少20%以上负荷。

骑自行车无疑是 TKA 后冲击性最少的体育运动，因为此时的压应力仅为1.2倍体重，还能随着座位的升高而进一步减小。

打网球是可以的，但最好是在红土场上进行双打。

参考文献

1. Bradbury, N., Borton, D., Spoo, G., et al.: Participation in sports after total knee replacement. Am. J. Sports Med. **26**, 530–535 (1998)
2. Holt, G., Murnaghan, C., Reilly, J., et al.: The biology of aseptic osteolysis. Clin. Orthop. Relat. Res. **460**, 240–252 (2007)
3. Kuster, M.S.: Exercise recommendations after total joint replacement: a review of the current literature and proposal of scientifically based guidelines. Sports Med. **32**, 433–445 (2002)
4. Pandit, H., Aslam, N., Pirpiris, M., et al.: Total knee arthroplasty: the future. J. Surg. Orthop. Adv. **15**, 79–85 (2006)
5. Ries, M.D., Philbin, E.F., Groff, G.D., et al.: Improvement in cardiovascular fitness after total knee arthroplasty. J. Bone Joint Surg. Am. **78**, 1696–1701 (1996)
6. Servadei, M.A.: Il ritorno allo sport dopo intervento di artroprotesi. Ital. J. Rehab. Med. **22**, 145–151 (2008)
7. Wilde, V., Dieppe, P., Hewlett, S., et al.: Total knee replacement: is it really an effective procedure for all? Knee **14**, 417–423 (2007)
8. Zahiri, C.A., Schmalzried, T.P., Szuszczewicz, E.S., et al.: Assessing activity in joint replacement patients. J. Arthroplasty **13**, 890–895 (1998)

第四章 全膝关节置换术后疼痛的处理

Paolo Adravanti, Francesco Benazzo, Mario Mosconi, Mattia Mocchi, and F. Bonezzi

熊騛 译

内容

简介	780
疼痛的诊断原则	781
疼痛控制	781
参考文献	782

P. Adravanti (✉)
Orthopaedic Department, Clinic "Casa di Cura Città di Parma",
Piazza Maestri 5, 43100 Parma, Italy
e-mail: info@paoloadravanti.com, paolo.adravanti@yahoo.it

F. Benazzo, M. Mosconi, and M. Mocchi
Orthopaedics and Traumatology, Università degli studi di Pavia,
Fondazione IRCCS Policlinico San Matteo,
Piazzale Glogi 2, 27100 Pavia, Italy
e-mail: f.benazzo@tin.it; mariomosconi@yahoo.it;
mattiamocchi01@yahoo.it

F. Bonezzi
Unità di Medicina del Dolore, Fondazione Salvatore Maugeri,
Via S. Maugeri 10, 27100 Pavia, Italy
e-mail: cesare.bonezzi@fsm.it

简介

疼痛是中枢神经系统感知外周伤害感受器激活后细胞将信号传导至大脑皮层躯体感觉区域的结果。

这一过程称为伤害感受。

机械、热或化学刺激激活外周伤害感受器。

痛觉通路上第一级神经元位于脊神经后根神经节内。

这些神经元具有一些长的树突并通过轴突将信号传递至位于脊髓灰质后角的二级神经元。

信号随后被传送到丘脑核,此处的三级神经元主要负责将信号投射到大脑皮质的躯体感觉区域(SⅡ区位于中央后回,SⅡ区位于中央沟上部的末端)。正是在这一水平产生了对疼痛的感知。

伤害感受器的激活,需要超过阈值强度的刺激(随后将讨论此阈值可受多种因素影响,而炎症则首当其冲)。

刺激愈强、激活的伤害感受器愈多,则感受到的疼痛也愈发剧烈。

有两种类型的神经纤维参与传递此类信号:

A-Δ 纤维:有髓鞘神经纤维,以 10~30m/s 的速度传递信号,由机械性及热刺激激活,通常为急性刺激,产生即时的痛觉。

C 纤维:无髓鞘神经纤维,传导速度为 0.5~2m/s,可由化学、机械性、热及多类型刺激激活。

持续性的伤害感受器活化可引起慢性膝关节痛。

组织病变(如软骨损伤)造成的病理状态(如关节炎)诱发炎症反应,释放一些降低伤害感受器活化阈值的物质而产生疼痛。

急性疼痛的明确概念是某原发病的一种症状,

第四章 全膝关节置换术后疼痛的处理

本质上不是一种疾病。所以治疗原发病可使疼痛充分缓解是普遍接受的观点[3]。

炎性疼痛源于组织损伤性炎症,而神经痛则源于神经系统病变。二者的特点都是受损部位及其相邻的正常组织感觉超敏。疼痛似乎是自发产生的,正常时并不引起疼痛的刺激导致了疼痛(痛觉超敏),而伤害性刺激引起更严重更持久的疼痛(痛觉过敏)[2]。

短暂的伤害性刺激不会造成持久的伤害感受改变,但是持续性的伤害感受激活可以最终引起长期的生理变化,这种现象称为神经元再塑[3]。

据此,是神经元再塑造成痛阈左侧的触摸超敏(疼痛由通常不引起疼痛的刺激引发)和痛阈右侧的痛觉过敏(痛性刺激能激发出过度的疼痛)。

当组织损伤或炎症使某些物质诸如钾离子、缓激肽、5-羟色胺、组胺、前列腺素及白三烯(类花生酸)等释放至伤害感受器附近之时使其致敏[1]。

在机械性刺激导致细胞死亡后释放的钾使伤害感受器胞膜去极化。其他物质如缓激肽等与膜受体结合成为第二信使发挥作用。而伤害感受器也会自行释放如P物质和降钙素基因相关肽(CGRP)[1]。

事实上,伤害感受器也可以逆行传递信号,导致上述物质的释放,继而使血管扩张和毛细血管通透性提高,引起红、肿、热、痛。

所谓高阈值刺激是指能在生理状态下引起伤害感受器、伤害感受通路激活和执行防御机能的刺激。骨或韧带损伤引起的疼痛会导致防御性行为,如减少损伤部位的负载。

疼痛的诊断原则

疼痛有4个来源,应采取相应的治疗。

第一 疼痛基于伤害感受的激活,可由下列情况引起:

机械性刺激
炎症

在前一种情况下,必须去除引发疼痛的机械性刺激。如选择性膝半月板切除术以祛除损伤的半月板部分。

而在第二种情况下使用NSAIDs,因为伤害感受器的阈值下降使它更易对低于阈值的刺激产生反应。

第二 脊髓灰质后角的神经元(疼痛传导通路上的二级神经元)是产生疼痛的要素。

二级神经元的增敏所引起正常脊髓节段的痛阈变化,导致疼痛程度加剧和疼痛区域扩大(牵涉性痛),和在未受伤部位的非痛性刺激引发疼痛的现象(次级痛觉超敏)。在这种情况下,可使用作用于脊髓突触水平的药物:

曲马多+扑热息痛
阿片类药物
抗抑郁药和抗癫痫药
作用于钙通道的药物

如果先有炎性疾病,那么不仅可活化伤害感受器,尚可累及到脊神经元。而纯机械性刺激不会发生这种情况。

第三 痛觉传入通路的损害引起疼痛。就算病理过程中止,但形成了疼痛机制而产生长期疼痛。继于周围和中枢神经通路损害后出现的异位超敏现象,使得受累的神经通路支配范围出现自发性或者激惹性的疼痛。

第四 神经根撕脱引起的神经及硬膜损伤累及伤害感受通路而造成的去传入性疼痛。在伤害感受通路完全阻断时会出现去传入化超敏性,即在已经没有伤害感受的身体部位出现疼痛。

疼痛控制

疼痛控制是外科的重要方面。它可以改变治疗的结果。

好的镇痛可以减少病患率、死亡率和住院时间。

疼痛的消极影响包括身体与精神上的痛苦、睡眠障碍、心血管风险和氧消耗增加。

数项临床研究发现,中重度的术前疼痛可以影响术后疼痛:

患者必须规律地服用适量适当的药物,而不是感到疼痛时才用药。

药物的剂量应按每位患者的具体需要来确定。

曲马多、曲马多-扑热息痛以及羟考酮-扑热息痛是合理的术前用药。

研究显示,对于重度慢性疼痛(>6个月)的病例,应用作用于脊髓突触水平的药物(加巴喷丁、普加巴宁)可以减缓术后疼痛。

必须用不影响凝血功能的扑热息痛取代习惯性使用NSAIDs。

除某些病例外,阿司匹林(<300mg)可持续使用。

为患者提供恰如其分且全方位的减缓术后疼痛的相关知识。

应该仔细向患者说明手术方式、各个术后阶段（苏醒、导尿管、引流、肢体麻木与强制休息）和康复计划。

外科医生收集的患者信息应与麻醉师共享以制订出合理的疼痛治疗计划。

考虑患者的心理特征以便预估其术后的特殊难关。

有些研究显示年轻患者会在术后感到更重的疼痛。

切口疼痛的预防措施（与炎性过程及术后疼痛相关）

在切开前应用止痛药似乎不能减轻术后疼痛。

在缝合切口前使用局麻药与吗啡进行局部浸润可减少术后18~24小时内的阿片类药物用量，并可增加关节的屈曲度（尚待进一步研究证实）。

持续的关节内局麻药灌注的效果比不上在大腿水平的神经周围浸润阻滞。

使用止血带会带来更剧烈的术后疼痛。

切开阶段的推荐方法

尚无区域麻醉与全麻比较的证据。

区域阻滞麻醉的轻并发症少，术后短期疼痛控制效果好，但是并不会减少术后止痛药的用量。

区域阻滞麻醉可以结合使用吗啡（0.1~0.2mg）。可以减少12~18小时内的阿片类用量，但可能造成恶心与呕吐（10%~20%）。

小切口手术似可减轻术后疼痛，因为它减少了对肌肉骨骼结构的破坏从而减轻了炎症反应。

硬膜外和神经周围的镇痛比阿片类药物更易控制术后疼痛，并允许早期的关节活动。

神经周围镇痛比硬膜外或阿片类镇痛副作用更少。

术后镇痛好患者出院早

如果没有硬膜外或神经周镇痛，必须给予NSAIDs、扑热息痛或者阿片类药物。

血肿会造成剧烈的术后疼痛。

除了阿片类药物是按需使用外，其他止痛药物在术后72~96小时内应该以合理剂量常规使用。

为整个康复阶段计划好充分的镇痛治疗。

应该在术后72小时停止NSAIDs（Ⅰ级研究）。

恰当的术后流程（康复和冷疗等）能明确的减轻术后炎症及疼痛，并带来更佳的功能恢复。

参考文献

1. Berne, R.M., Levy, M.N., Koeppen, B.M., Stanon, B.A.: Fisiologia. pp. 116–120 (2000)
2. Cousins, M.J.: Persistent Pain: A Disease Entity J. Pain Symptom Manage. **33**(2 Suppl), S4 (2007)
3. Woolf, C.J., Salter, M.W.: Neuronal plasticity increasing the gain in pain Science **288**(9) (2000)

第五章 外侧单髁膝关节置换及其运动恢复

Kevin D. Plancher and Alberto R. Rivera

熊嶷 译

内容

介绍	783
适应证和禁忌证	783
病史	784
体格检查	785
影像学	785
治疗选择	786
文献结果	786
我们的结论	787
术后护理与康复	788
特殊情况	788
回归运动	788
提示与技巧	788
总结	789
参考文献	789

K. D. Plancher(✉)
Albert Einstein College of Medicine, New York, NY, USA and Plancher Orthopaedics & Sports Medicine/Orthopaedic Foundation for Active Lifestyles, OFALS, 31 River Road,
Cos Cob, CT 06807, USA
e-mail: kplancher@plancherortho.com

A. R. Rivera
Plancher Orthopaedics & Sports Medicine/Orthopaedic Foundation for Active Lifestyles, OFALS, 31 River Road,
Cos Cob, CT 06807, USA
e-mail: arivera@plancherortho.com

介绍

过去，美国骨科医生不经常进行单髁膝关节置换术（UKA），仅占其所有膝关节置换手术的5%~10%[5,18,42,43,47]。但在1998—2005年间，UKA数量上升了32%，而同期全膝关节置换（TKA）数量仅上升了9.4%[40]。UKA[2,8,12,25,29,32,50]成为取代关节镜清理、股骨远端截骨术甚至TKA治疗外侧间室膝关节炎的有力手段。另外，与TKA相比，外侧UKA具有相似的或者更高的性价比[45]。手术可经由一个微创的小切口成功施行[41]。我们的经验显示，外侧UKA对于年龄在47~85岁之间且喜好运动的患者是卓有成效的。MRI显示的内侧间室或无症状的髌股关节早期关节炎并不影响行外侧UKA的效果。这一术式允许更快的康复，比TKA更早地恢复运动，因为它具有更接近常态的力学结构、上佳的关节活动度和良好的关节稳定性。这些优点，尤其是不受限制地回归运动，使得这一手术极具吸收力。本章讨论再次引起关注的，通过小切口进行的外侧UKA在合适病例中的应用效果。

适应证和禁忌证

经典的UKA适应证在1989（图1）[21]确定。
作者们认为要获得临床成功，必须符合下列条件：局限于单间室的非炎性关节病、理想体重为80~90kg、年龄>60岁、ACL完好、静息状态下疼痛轻较、关节活动度>90°、屈曲挛缩<5°，成角畸形<15°并能被动矫正至中立位并且运动需求低者。

经典的禁忌证包括：诊断为炎性关节炎、年龄<60岁、运动要求较高、静息痛、髌股关节疼痛或对侧间室

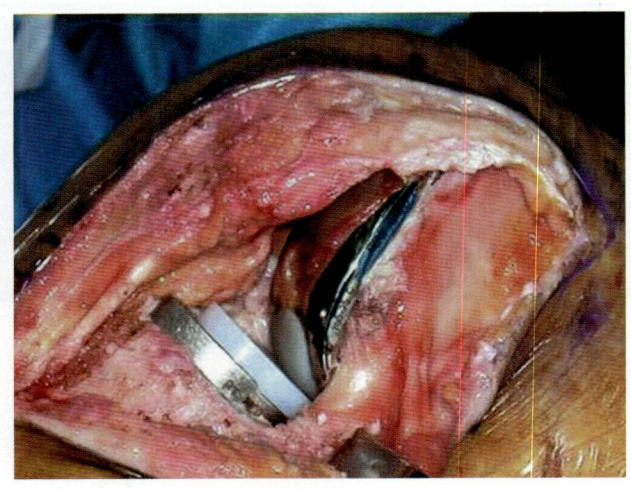

图1 UKA 成功安装完毕

存在 Outerbridge 4 级软骨软化、骨骼发育未成熟、骨量不足、受累关节有感染病史、肥胖以及 ACL、MCL 缺失或外侧副韧带功能不全。

最近,我们和其他学者都发现严格按照这些指征选择患者,可以获得优异的效果。但适当修改指征可使更多患者符合要求并同样获得很好的效果[2,15]。我们赞同其他的外科医生的观点[4],即 BMI 大于 32 提示假体生存率不良及早期失效,但我们坚信一大批 BMI 小于 32 而体重远大于 90kg 的患者可作为 UKA 的合适病例。我们的结果和其他研究显示 10 年成功率超过 95%[1,18]。我们相信随着金属背托植入物的使用、外科手术技术的提高及假体设计的改进,UKA 会在更大体重或更年轻患者产生更好的效果。

研究发现(图2),只要无症状,从前作为禁忌证的髌股关节炎甚至4级软骨软化是可以忽视的[2,39]。

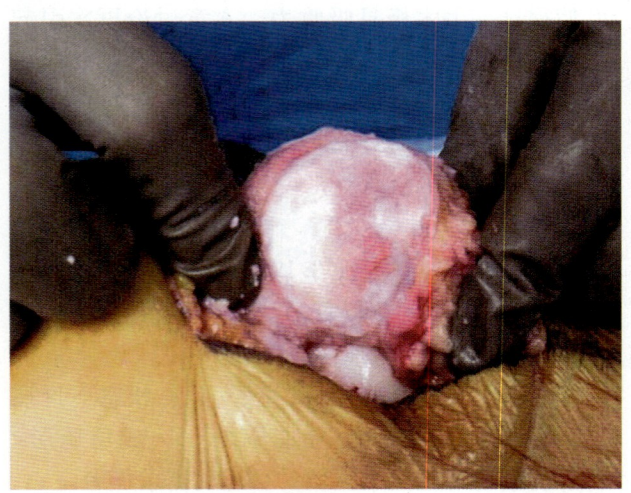

图2 髌骨软化 Outerbridge 3～4 级(并不觉得是 UKA 禁忌证)

至于有前交叉韧带缺陷的膝关节行单髁膝关节置换是否能有良好效果,争论激烈。

很多人认为外侧间室比内侧间室活动多,因此 UKA 术后移动增加会引起关节不稳[15]。他们认为滑动与异常接触活动的增加会使假体故障增多。

我们没有遇到过这样的问题或失败,尽管所有患者在术后前半年内早期某个时候会出现鹅足滑囊炎,然而这一问题可以通过简单的激素注射而解决。我们同意的观点是:在关节囊挛缩以前,假体滑动增加使腘绳肌起着临时前交叉韧带的作用。膝关节外侧间室关节炎患者在术前行走时诉前后不稳定而非横向不稳定者,不宜行 UKA,除非他们先进行前交叉韧带重建。

其他一些提示在前交叉韧带失效时应避免行 UKA 的研究都是在体外进行的,我们相信此类研究无法解释体内情况。而实际上,我们报道的无活动限制的良好中期结果已受到其他作者关注[2,11,49]。

我们因此鼓励患者在 ACL 缺失时也考虑行 UKA[22,23]。

病史

术前计划时需要详细了解病史主诉。这类患者中的许多人早先接受过部分或完全的半月板切除

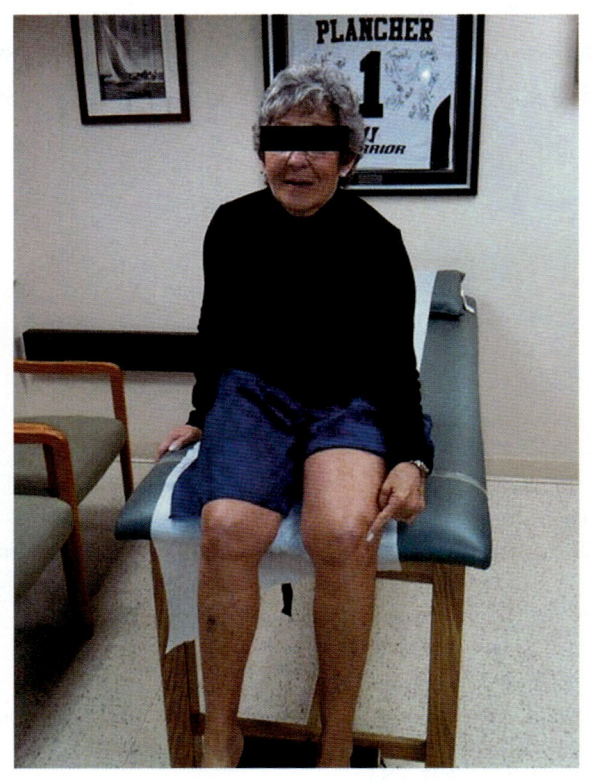

图3 判断患者单独的膝关节外侧疼痛的"单指实验"

术,20 或 25 年后引起外侧间室疼痛。外侧间室膝关节炎的患者几乎总是诉膝关节外侧面的疼痛和上楼梯时出现膝关节痛。

重要的是,患者能定位疼痛在关节一边而另一边则无痛或微痛。疼痛绝不应位于膝关节中部髌骨的后方。我们像其他作者一样,要求患者用一个手指指出疼痛的部位(图 3)[6]。这项"单指试验"是可靠的。当患者不清楚疼痛的位置时,我们将膝关节划分为内外两部分,要求患者回家后用记号笔标记在平地行走或是上下楼梯出现疼痛,以确定他们的疼痛是局限性的。如果患者以手捂住膝前而不能定位广泛的疼痛,其 UKA 将会失败。

体格检查

体格检查必须记录肢体的对线、膝关节韧带的稳定性以及单间室的症状。查体再仔细也不过分。侧重内外侧平面的稳定性、Lachman 试验、前后抽屉试验和轴移与反轴移试验(图 4)。激惹试验阳性患者会在早晨一起床就打电话给医生,应做 MRI 或者进一步的 KT-1000 测试。多数要求治疗外侧间室关节炎的患者关节活动范围超过 120°。注意是否有伸膝不全或屈曲挛缩,记录肌肉和皮肤是否完好。如果有明显的滑膜炎征象,就应判断是否有炎性关节病。必须仔细检查髌股关节,注意有无髌骨挤压痛、摩擦感及轨迹不良。

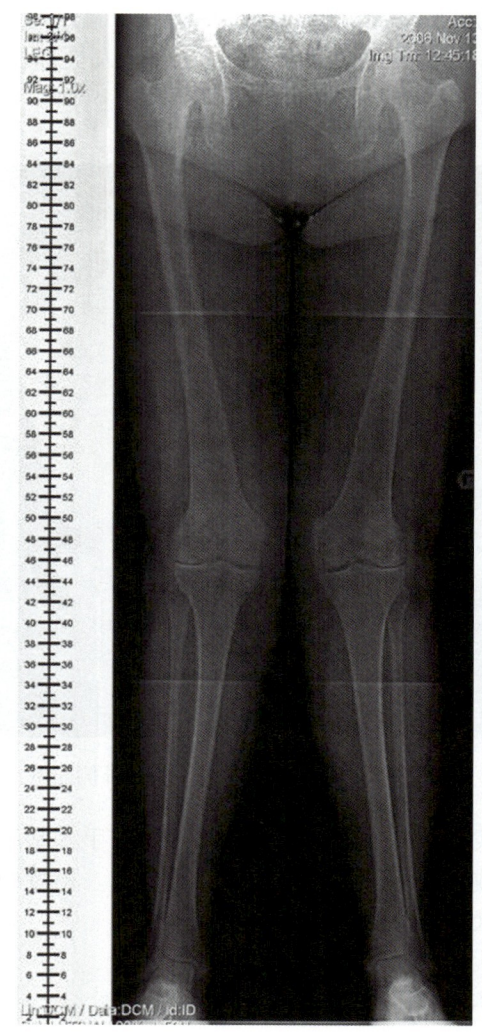

图 5 站立前后位片了解下肢对线

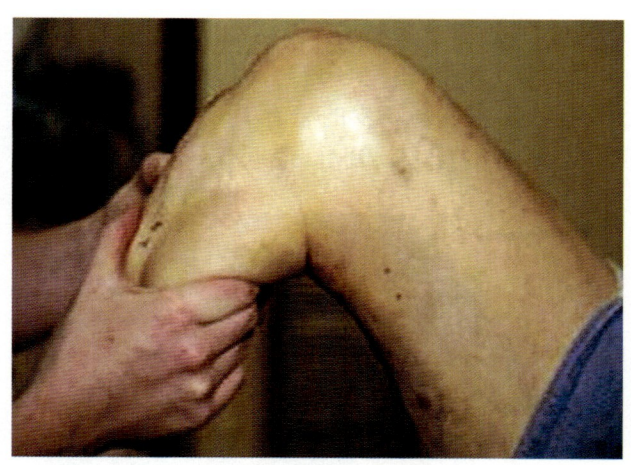

图 4 术前前抽屉实验显示前向不稳

影像学

标准的 X 线片包括标准的站立前后位全腿(图5)、负重前后位、屈膝 45°的后前位(图 6)、侧位以

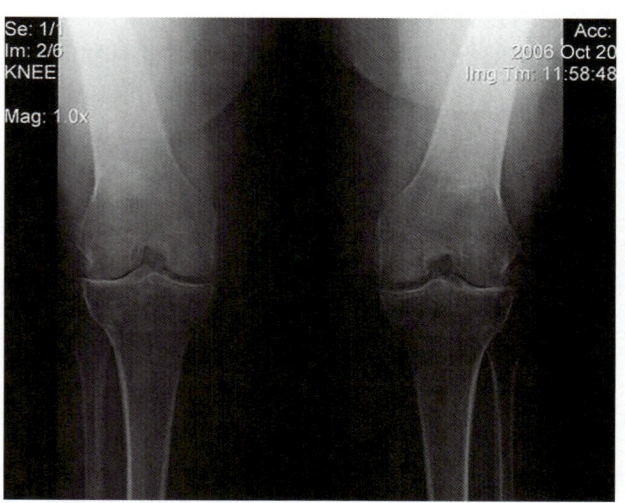

图 6 后前 Rosenberg 片显示双侧外侧间室 OA

及髌股关节轴位片来评估退变情况[38]。必须注意任何胫股关节半脱位的征象,我们反对对这类患者进行 UKA。我们也提倡常规 MRI 以便进行对侧

间室的软骨情况分级(图7)。我们一直采用 Outerbridge 分级系统,并依此培训放射科人员以协助我们的工作[34]。

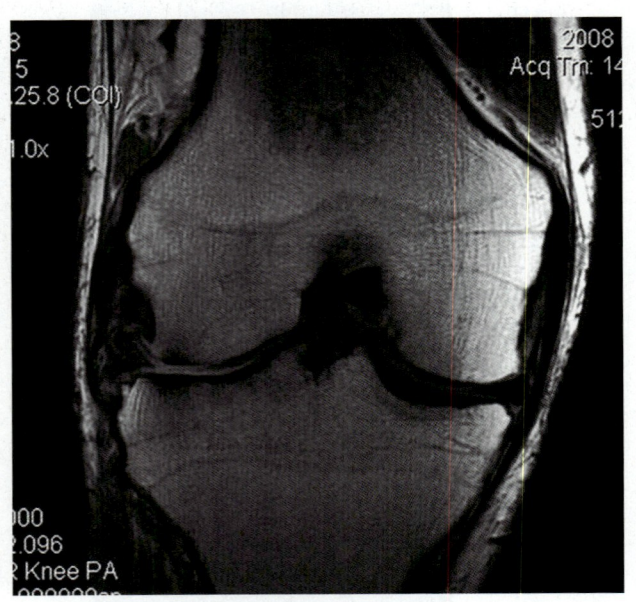

图7 冠状 MRI T1 显示病变只在外侧间室

我们认为充分的检查可以避免在手术室里通过间接或直接目测软骨表面来作出决定。患者的预期也因术前评估而获得了满足。

治疗选择

对外侧间室骨关节炎的治疗来说,非手术疗法始终是首选方案。

标准的保守治疗包括物理治疗、非甾体抗炎药、软骨保护药以及改善运动方式等[20]。遗憾的是目前尚无能改变骨关节炎的药物[44]。当非手术疗法无效时,可以考虑手术,如关节镜清理术、股骨远端截骨术和全膝关节置换术等方法[8,12,26,28]。有些医生用股骨远端截骨术矫正外翻畸形(外侧间室骨关节炎)效果很好,但我们的喜爱运动的患者截骨术后却没有文献报告那样的长期效果[7,28,30,35,51]。我们发现截骨术的 5~10 年成功率仅为 55%,术中、术后的并发症较多[7]。众所周知,重度膝关节炎的病例截骨术后翻修至 TKA 的风险更高[51]。截骨后做 TKA 要比将 UKA 翻修至 TKA 或是初次 TKA 难得多[10,24,30,35]。Stukenborg 等随访了胫骨近端截骨术与 UKA 7~10 年的临床结果[48]。他们的结论是 UKA 的效果更好,胫骨近端截骨术有更多的并发症[48]。这项对 62 名患者的随机前瞻性研究得出的效果保有率分别为:单髁膝关节置换 77%,高位胫骨截骨 60%[48]。UKA 关节病患率较低,保存了骨量,在需要时翻修成 TKA 更容易[2,14]。

文献结果

12% 的 25~75 岁的美国人中有骨关节炎的症状或体征[23]。造成的活动能力丧失与心脏疾病相当[16]。单髁置换的再度兴起带来了一批新的文献。专注于外侧间室关节炎的文献都是中短期结果、经济数据和个人倾向。唯有我们将回归体育运动作为外侧 UKA 的临床效果来讨论。

2008 年法国外科医生报道了 39 例患者的 40 例外侧骨水泥型金属平台 UKA 的结果。在这项平均随访 12.6 年的回顾性研究中,10 年和 16 年的假体保有率分别为 92% 和 84%[2]。在另一项对 14 名患者 89 个月的随访仅发现 1 例失败[26]。Pennington 的 12.4 年的中期随访发现,无论金属平台或全聚乙烯平台,假体无一翻修,保有率达 100%[37]。他们在年龄 <60 岁的患者中行单髁置换也取得了满意的效果,包括对侧室 2 级骨关节炎的患者。Engh 也有报道了年轻且运动量大的患者 12 年无翻修,Argenson 则报道 16 年的假体保有率为 84%[2]。Volpi 报告 Miller-Galante 外侧 UKA 中短期效果良好,HSS 评分由术前的平均 59.92(48~68)改善至平均 88.04(71~95)[50],患者的疼痛均减轻,并改善了关节功能及活动度。据报道,UKA 术后关节活动范围平均 123°,而 TKA 者仅能达到 109°。但我们的 <60 岁的患者 UKA 术后能达到平均 145°(图8)[2,22,31]。最近有一项研究对比了

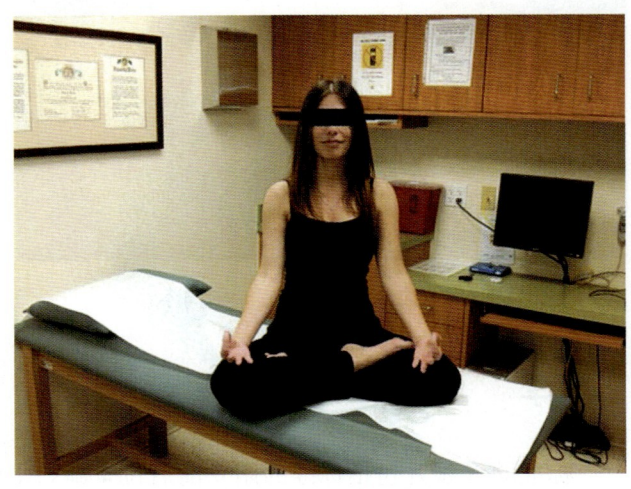

图8 UKA 术后患者可以莲花打坐

一侧行全膝置换而另一侧行 UKA 的患者,结果显示患者感到行 UKA 侧的关节更为正常且功能较佳[22]。针对这种"更正常的感觉",进行上楼梯动作的体外运动学研究发现,与 TKA 相比,UKA 者的股骨回滚与正常膝关节活动更为类似[36]。Newman 等对 102 例膝关节进行的随机前瞻性研究则发现,UKA 组在围术期病患率更低且恢复膝关节活动更快[31]。

熟练的外科技术才能取得成功。事实上,通过对以上文献的复习,更加证实初次手术中的手术技巧能减少各种失败的发生。好的假体位置、对线及软组织平衡才能使关节成形术免于失败。

下面的表格归纳了几种 UKA 假体的相关结果(表1)。研究显示 UKA 的数量在迅速增多。尽管资料显示远期效果非常好,然而还是有些经验丰富的作者报告了早期失败的病例[13,41]。加强培训、合理的病例选择、手术工具乃至假体设计的改进有望消除这些失败。实际上,一些现有研究告诉我们,如使用全聚乙烯平台,则在翻修时可能需要用到更大号的和带柄的假体[1]。如前所述,病例的选择对于 UKA 的成功至关重要,近期的一篇报道称在对"工人保险赔偿"的调查发现,在 40 个月内,胫骨假体松动翻修率达到了惊人的 10%[27]。

表1 外侧 UKA 不同报告的结果(经 Springer 惠允)

作者	发表时间	UKA 数量	假体种类	医生数量	平均随访时间(年)	保有率(翻修数量)
Marmor[9]	1984	14	骨水泥,全聚乙烯	1	7.4(2.5~9.83)	不详(2)
Gunther et al.[17]	1996	53	骨水泥,金属托,活动半月板	2	5(2.5~9.83)	82% 5年(11)
Ohdera et al.[11]	2001	18	四种	不详	8.25(5~15.75)	不详(2)
Ashraf et al.[50]	2002	83	骨水泥,全聚乙烯胫骨	4	9(2~21)	74% 15年(15)
O'Rourke et al.[33]	2005	14	骨水泥,全聚乙烯胫骨	1	10.6(1~22)	72% 25年(2)
Pennington et al.[18]	2006	29	骨水泥,金属托(75%);全聚乙烯胫骨(25%)	不详	12.4(3.1~15.6)	100% 12.4年(0)
Sah and Scott[3]	2007	49	三种	1	5.2(2~14)	100% 5.4年(0)
Argenson et al.[13]	2008	38	四种	2	12.6(3~23)	84% 16年(5)
Plancher	In submission	97(medial and lateral)	骨水泥,金属托固定半月板	1	5.3(3.7~12)	96%(1) 6年

最近的成本分析显示,UKA 的翻修率只要不超过 4%,对老龄人群(75~84 岁)来说性价比就很好。实际上,这些作者推断 UKA 可为此类患者获得更多较高生活质量的岁月,只需较低的累积成本[45]。

我们的结论

当膝外侧单间室骨关节炎的非手术治疗失效时,只要患者的站立位及 Rosenberg 位 X 线片不是表现为"骨对骨"的状态,我们会考虑关节镜手术[38]。如达到单侧间室"骨对骨"状态时,可选择外侧 UKA 置换[8,12,25,29]。

优先考虑外侧 UKA 而非 TKA 是因为前者保留了前后交叉韧带,保存了骨量。在和患者讨论时,我们会用修牙来比喻 UKA,而当膝关节损坏广泛(3 间室病变)时则适合行 TKA,就好比口腔问题无法挽救而需要假牙。

我们对 45 例行 UKA 者进行了最短 24 个月平均 47 个月的随访,平均 Lysholm 评分从 59.2

（32～92）改善至93.2（69～100）。HSS评分则从术前平均64.1（35～87）提高到术后平均93（77～100）。平均Tegner活动评分由3.1（0～6）升高到4.8（1～8）。我们以行单髁翻修或改行全膝置换为终点，严格的按照评分系统来衡量患者重返以往运动的水平、长期的影像观察以及假体保有率（图9）。

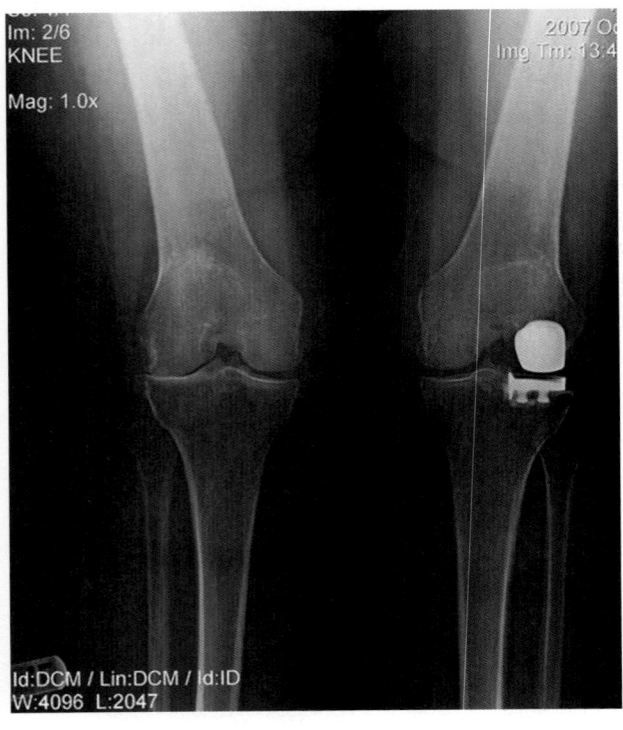

图9　成功的左膝外侧UKA

术后护理与康复

术后康复同TKA一样，在恢复室就开始CPM，持续3～4周。包括步态训练、活动度训练、髌骨活动和肿胀控制的物理疗法应马上开始。所有患者接受冰敷，术后第3天祛除伤口引流。4周时，等长收缩和直腿抬高练习拓展到闭链练习。

特殊情况

过去，前交叉韧带失效是UKA的绝对禁忌证。近十年来，数项研究已对这一原则提出挑战[19]。近期研究更重视胫骨截骨的倾角。胫骨截骨倾角一定不能>7°，它将限制大部分使胫骨向前移位的力量。更为适形的单髁假体设计也使其成功地应用于前交叉韧带缺损的膝关节。我们的患者均被告知在术后的6个月内可能出现鹅足滑囊炎，因为腘绳肌会作为对抗早期胫骨前移力量的主角。

肥胖也是争议的问题，并未限制我们的选择过程。我们平均随访9年，无一例病态肥胖的患者须翻修至全膝关节。只要无症状，出现对侧间室关节炎病变的患者，仍可考虑行UKA。我们发现髌股关节哪怕出现3～4级软骨软化，只要无症状就不是问题。通过MRI检查和关节镜处理对侧间室的问题，帮助我们拓宽了手术指征并取得了良好疗效。

回归运动

很多作者发表文章认为经常坐着的老年患者才是外侧UKA的最佳人选，而非年轻及更爱体育运动者[20,21,43]。随着假体设计的改进，这已不再是绝对禁忌[15,37]我们在临床上看到运动量大的年轻患者行外侧UKA后获得了很好的疗效。事实上，我们有47岁的患者术后1～2个月内恢复步行和慢跑，4个月内网球单打，5个月内开始速降滑雪。

提示与技巧

我们觉得在显露髌股关节时应格外小心。去除所有的髌骨骨赘。假体切勿过大，合适地安装股骨部件保持其在矢状面对齐股骨前缘以避免撞击[5]。

单髁膝关节的真实耐磨性能并不清楚，但聚乙烯胫骨部件的贮存期不同造成了磨损率和最终植入物生存率的差异。

遵循手术技术和定位原则，将会得到可预期的效果。我们建议在行外侧UKA时不要完全矫正畸形，以防止内侧间室骨关节炎的进展[46]。由于正常的股骨外侧髁形态不一致，股骨假体需要向内侧移动以免膝关节伸直时发生胫骨嵴的撞击[9]。在切开关节囊不使髌骨半脱位的情况下，假体尽可能靠内侧安置，以避免膝关节屈曲30°时胫骨外侧平台过载或边缘负载[37]。

当完成胫骨矢状面切割时，胫骨部件应放置于内旋位，以适应在膝关节屈曲过程中发生的"旋紧"机制。滑车沟或股骨髁负重区的前缘可作为选择股骨组件大小的参考。假体绝对不能越过这一重要标志（图10）。

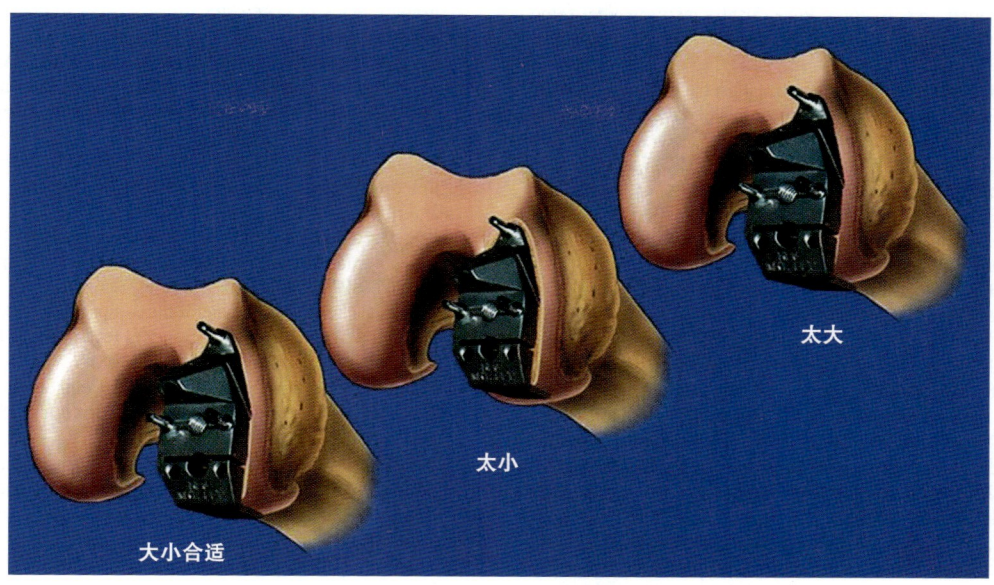

图 10　假体大小合适防止过度充填

总结

膝关节外侧间室退行性变对于活动能力影响极大,正确施行外侧 UKA 术能很好解决这一难题。微创手术避免了大量的软组织切割、减少了骨量损失、保持了膝关节的生理动力学状态,能达到其至超越 TKA 的临床效果。仔细选择植入物和合适的患者,手术指征可适当放宽,如无临床前后不稳的前交叉韧带失效患者或是 BMI 指数高至一定限度内的患者,从而使大量患者得以继续积极运动的生活方式。我们的目标是:尽可能不限制患者进行任何活动。这一术式已通过无辅助装置步态训练得到成功检验,它能产生更正常的步态、更好的关节活动度,故可使患者重返他们在因患膝外侧间室骨关节炎而使活动能力受限前所从事的所有运动[22,25,31,32]。坚持适当的手术指征并进行仔细的患者选择是获得理想临床效果的关键。

参考文献

1. Aleto, T., Berend, M., Ritter, M., Faris, F., Meneghini, R.: Early failure of unicompartmental knee arthroplasty leading to revision. J. Arthroplasty **23**(2), 159–163 (2008)
2. Argenson, J.N., et al.: Long-term results with a lateral unicondylar replacement. Clin. Orthop. Relat. Res. **466**(11), 2686–2693 (2008)
3. Ashraf, T., Newman, J.H., Evans, R.L., Ackroyd, C.E.: Lateral unicompartmental knee replacement survivorship and clinical experience over 21 years. J. Bone Joint Surg. Br. **84**(8), 1126–1130 (2002)
4. Berend, K.R., George, J., Lombardi Jr., A.V.: Unicompartmental knee arthroplasty to total knee arthroplasty conversion: assuring a primary outcome. Orthopedics **32**(9), 684 (2009)
5. Berger, R.A., Nedoff, D.D., Barden, R.M., et al.: Unicompartment knee arthroplasty: clinical experience at 6 to 10 year follow-up. Clin. Orthop. Relat. Res. **367**, 50–60 (1999)
6. Bert, J.M.: Unicompartmental knee replacement. Orthop. Clin. North Am. **36**(4), 513–522 (2005)
7. Broughton, N.S., Newman, J.H., Baily, R.A.: Unicompartmental replacement and high tibial osteotomy for osteoarthritis of the knee. J. Bone Joint Surg. **68**, 447–452 (1986)
8. Cameron, H.U., Botsford, D.J., Park, Y.S.: Prognostic factors in the outcome of supracondylar femoral osteotomy for lateral compartment osteoarthritis of the knee. Can. J. Surg. **40**(2), 114–118 (1997)
9. Cartier, P., Khefacha, A., Sanouiller, J.L., Frederick, K.: Unicondylar knee arthroplasty in middle-aged patients: a minimum 5-year follow-up. Orthopedics **30**(8 Suppl), 62–65 (2007)
10. Chakrabarty, G., Newman, J.H., Ackroyd, C.E.: Revision of unicompartmental arthroplasty of the knee. Clinical and technical considerations. J. Arthroplasty **13**(2), 191–196 (1998)
11. Christensen, N.O.: Unicompartmental prosthesis for gonarthrosis. A nine-year series of 575 knees from a Swedish hospital. Clin. Orthop. Relat. Res. **273**, 165–169 (1991)
12. Coventry, M.B.: Proximal tibial varus osteotomy for osteoarthritis of the lateral compartment of the knee. J. Bone Joint Surg. Am. **69**(1), 32–38 (1987)
13. Emerson Jr., R.H., Potter, T.: The use of the McKeever metallic hemiarthroplasty for unicompartmental arthritis. J. Bone Joint Surg. Am. **67**(2), 208–212 (1985)
14. Engh, G.A.: Orthopaedic crossfire – can we justify unicondylar arthroplasty as a temporizing procedure? in the affirmative. J. Arthroplasty **17**(4 Suppl 1), 54–55 (2002)
15. Engh, G., Ammeen, D.: Is an intact anterior cruciate ligament needed in order to have a well-functioning unicondylar knee replacement? Clin. Orthop. Relat. Res. **428**, 170–173 (2004)
16. Guccione, A.A., et al.: The effects of specific medical conditions on the functional limitations of elders in the Framingham study. Am. J. Public Health **84**(3), 351–358 (1994)
17. Gunther, T., Murray, D., Miller, R.: Lateral unicompartmental knee arthroplasty with Oxford meniscal knee. Knee **3**, 33–39 (1996)
18. Hanssen, A.D., Stuart, M.J., Scott, R.D., Scuderi, G.R.: Surgical options for the middle-aged patient with osteoarthritis of the knee joint. Instr. Course Lect. **50**, 499–511 (2001)
19. Hernigou, P., Deschamps, G.: Posterior slope of the tibial implant and the outcome of unicompartmental knee arthroplasty. J. Bone Joint Surg. Am. **86-A**(3), 506–511 (2004)
20. Insall, J., Walker, P.: Unicondylar knee replacement. Clin. Orthop. Relat. Res. **120**, 83–85 (1976)
21. Kozinn, S.C., Scott, R.: Unicondylar knee arthroplasty. J. Bone Joint Surg. Am. **71**(1), 145–150 (1989)
22. Laurencin, C.T., Zelicof, S.B., Scott, R.D., Ewald, F.C.:

Unicompartmental versus total knee arthroplasty in the same patient. A comparative study. Clin. Orthop. Relat. Res. **273**, 151–156 (1991)
23. Lawrence, R.C., Helmick, C.G., Arnett, F.C., et al.: Estimates of the prevalence of arthritis and selected musculoskeletal disorders in the United States. Arthritis Rheum. **41**, 778–799 (1998)
24. Levine, W.N., Ozuna, R.M., Scott, R.D., Thornhill, T.S.: Conversion of failed modern unicompartmental arthroplasty to total knee arthroplasty. J. Arthroplasty **11**(7), 797–801 (1996)
25. Marmor, L.: Lateral compartment arthroplasty of the knee. Clin. Orthop. Relat. Res. **186**, 115–121 (1984)
26. Marmor, L.: Unicompartamental and total knee arthroplasty. Clin. Orthop. Relat. Res. **192**, 75–85 (1985)
27. Masri, B.A., Bourque, J., Patil, S.: Outcome of unicompartmental knee arthroplasty in patients receiving Worker's Compensation. J. Arthroplasty **24**, 444–447 (2009)
28. McDermott, A.G., Finklestein, J.A., Farine, I., Boynton, E.L., MacIntosh, D.L., Gross, A.: Distal femoral osteotomy for valgus deformity of the knee. J. Bone Joint Surg. Am. **70**(1), 110–116 (1988)
29. McDermott, J.E.: What's new in orthopaedic surgery. J. Am. Coll. Surg. **199**(6), 924–931 (2004)
30. Nelson, C.L., Saleh, K.J., Kassim, R.A., Windsor, R., Haas, S., Laskin, R., Sculco, T.: Total knee arthroplasty after varus osteotomy of the distal part of the femur. J. Bone Joint Surg. Am. **85-A**(6), 1062–1065 (2003)
31. Newman, J.H., Ackroyd, C.E., Shah, N.A.: Unicompartmental or total knee replacement? Five-year results of a prospective, randomised trial of 102 osteoarthritic knees with unicompartmental arthritis. J. Bone Joint Surg. Br. **80**, 862–865 (1998)
32. Ohdera, T., Tokunaga, J., Kobayashi, A.: Unicompartmental knee arthroplasty for lateral gonarthrosis: midterm results. J. Arthroplasty **16**(2), 196–200 (2001)
33. O'Rourke, M.R., Gardner, J.J., Callaghan, J.J., Liu, S.S., Goetz, D.D., Vittetoe, D.A., Sullivan, P.M., Johnston, R.C.: The John Insall Award: unicompartmental knee replacement: a minimum twenty-one-year followup, end-result study. Clin. Orthop. Relat. Res. **440**, 27–37 (2005)
34. Outerbridge, R.E.: The etiology of chondromalacia patellae. J. Bone Joint Surg. Br. **43**, 752 (1961)
35. Parvizi, J., Hanssen, A.D., Spangehl, M.J.: Total knee arthroplasty following proximal tibial osteotomy: risk factors for failure. J. Bone Joint Surg. Am. **86-A**(3), 474–479 (2004)
36. Patil, S., Colwell, C.W., Ezzet, K.A., D'Lima, D.D.: Can normal knee kinematics be restored with unicompartmental knee replacement? J. Bone Joint Surg. Am. **87**, 332–338 (2005)
37. Pennington, D.W., Swienckowski, J.J., Lutes, W.B., Drake, G.N.: Unicompartmental knee arthroplasty in patients sixty years of age or younger. J. Bone Joint Surg. Am. **85-A**(10), 1968–1973 (2003)
38. Pires e Albuquerque, R., Carvalho, A.C., Giordano, V., Djahjah, M.C., do Amaral, N.P.: Comparative study between different radiographic plans in knee osteoarthritis. Acta Reumatol. Port. **34**(2B), 380–387 (2009)
39. Price, A.J., Rees, J.L., Beard, D.J., Gill, R.H., Dodd, C.A., Murray, D.M.J.: Sagittal plane kinematics of a mobile-bearing unicompartmental knee arthroplasty at 10 years: a comparative in vivo fluoroscopic analysis. Arthroplasty **19**(5), 590–597 (2004)
40. Riddle, D.L., Jiranek, W.A., McGlynn, F.J.: Yearly incidence of unicompartmental knee arthroplasty in the United States. J. Arthroplasty **23**, 408–412 (2008)
41. Robertsson, O., Lidgren, L.: The short-term results of 3 common UKA implants during different periods in Sweden. J. Arthroplasty **23**, 801–807 (2008)
42. Sah, A.P., Scott, R.D.: Lateral unicompartmental knee arthroplasty through a medial approach. Surgical technique. J. Bone Joint Surg. Am. **90**(Suppl 2 (Pt 2)), 195–205 (2008)
43. Scott, R.D., Santore, R.F.: Unicondylar unicompartmental replacement for osteoarthritis of the knee. J. Bone Joint Surg. Am. **63**(4), 536–544 (1981)
44. Sharma, L., Song, J., Felson, D.T., Cahue, S., Shamiyeh, E., Dunlop, D.D.: The role of knee alignment in disease progression and functional decline in knee osteoarthritis. JAMA **286**(2), 188–195 (2001)
45. Slover, J., Espehaug, B., Havelin, L.I., Engesaeter, L.B., Furnes, O., Tomek, I., Tosteson, A.: Cost-effectiveness of unicompartmental and total knee arthroplasty in elderly low-demand patients. A Markov decision analysis. J. Bone Joint Surg. Am. **88**, 2348–2355 (2006)
46. Squire, M.W., Callaghan, J.J., Goetz, D.D., Sullivan, P.M., Johnston, R.C.: Unicompartmental knee replacement: a minimum 15 year followup study. Clin. Orthop. Relat. Res. **367**, 61–72 (1999)
47. Stern, S.H., Becker, M.W., Insall, J.N.: Unicondylar knee arthroplasty. An evaluation of selection criteria. Clin. Orthop. Relat. Res. **286**, 143–148 (1993)
48. Stukenborg-Colsman, C., Wirth, C.J., Lazovic, D., Wefer, A.: High tibial osteotomy versus unicompartmental joint replacement in unicompartmental knee joint osteoarthritis: 7–10-year follow-up prospective randomised study. Knee **8**(3), 187–194 (2001)
49. Suggs, J.F., Li, G., Park, S.E., Steffensmeier, S., Rubash, H.E., Freiberg, A.A.: Function of the anterior cruciate ligament after unicompartmental knee arthroplasty: an in vitro robotic study. J. Arthroplasty **19**(2), 224–229 (2004)
50. Volpi, P., Marinoni, L., Bait, C., Galli, M., Denti, M.: Lateral unicompartmental knee arthroplasty: indications, technique and short-medium term results. Knee Surg. Sports Traumatol. Arthrosc. **15**(8), 1028–1034 (2007) [Epub 12 May 2007]
51. Weale, A.E., Newman, J.H.: Unicompartmental arthroplasty and high tibial osteotomy for osteoarthrosis of the knee. A comparative study with 12–17 year follow-up period. Clin. Orthop. Relat. Res. **302**, 134–137 (1994)

第六章 运动人群膝骨性关节炎的关节镜治疗

Carlos Esteve de Miguel

熊昺 译

内容

结论 …………………………………… 792
参考文献 ………………………………… 792

我们在此概括关节镜手术的预后因素。

因为人口老龄化和在不同年龄段参加体育运动的人数增多[5],骨科医生面对越来越多参与运动的膝关节骨关节炎患者。

针对膝关节退行性病变,能采用的关节镜手术有关节灌洗[9,13]、滑膜切除、软骨与半月板清理以及游离体与骨赘切除等。对于重度软骨病变的病例,可能需软骨下骨穿透技术以期获得修复性的纤维软骨组织,比如关节面打磨、微骨折或者钻孔等[2,11,12,14,16]。

关节镜手术意图重建受损的关节面。可以改善关节功能并减轻疼痛症状来延长膝关节的寿命,达到避免或推迟截骨或关节置换手术的目的。

应该让患者明白,关节镜手术不是根治,只能减轻大多数患者的症状。关节镜手术为大众普遍接受,是因为患者总是尽可能的逃避大型手术。

对于内翻或外翻畸形的病例,关节镜手术可能难以奏效,因为新的修复性纤维软骨会很快退变[11,17]。

应告知患者如需使用软骨下骨穿透技术,可能2个月内不能负重,以使磨损表面获得成熟的纤维软骨覆盖。

自1934年Burman[6]第一次使用关节镜治疗膝关节骨关节炎以来,已发表的大量研究分析结论相反。因为不同研究采用了不同方案和患者群体之间的巨大差异(年龄、膝关节退变的类型与程度、关节对线、患者的体育运动水平以及对恢复的预期等)。

分析一些重要研究后就会发现在平均38个月随访时,关节镜清理术的平均优良率为68%[1,3,4,8,10,15]。

软骨下骨穿透技术的优良率在60%~80%之间[10,11,17]。如患者能坚持2个月不负重的话

C. Esteve de Miguel
Department of Orthopaedic surgery, Centro Esteve de Miguel,
Virgen de la Salud, 78, 08024 Barcelona,
Spain
e-mail: cesteve@estevedemiguel.com

疗效极佳。

预后因素：尽管长期疗效很难估计，然而通过分析以上研究结果，提示存在下列情况的患者预后较好：
- 症状时间短
- 机械症状
- 关节对线良好
- 不稳定的半月板损伤
- 游离体
- 单一的瓣状软骨损伤
- 轻微的X线退变征象

以下情况相对预后不佳：
- 静息痛
- 慢性痛
- 内翻或外翻畸形
- X线显示关节间隙变窄
- 广泛的软骨病变
- 严重的髌股关节炎
- 软骨钙化
- 双面软骨病变

结论

在通晓手术指征及临床效果的前提下，关节镜在治疗膝关节退变性关节炎方面是有一定作用的[7]。在3年或更长的时间内2/3的患者能减轻疼痛和功能障碍。关节镜手术并发症少，不妨碍将来的关节重建手术。许多患者认为这是行关节置换以外的一项创伤小的替代手术。这一术式对于疼痛时间短、下肢对线良好或机械症状的患者有效。患者对关节镜手术目的应报有现实的期望，那就是减轻疼痛、改善功能而非治愈关节炎。

参考文献

1. Aichroth, P.M., Patel, D.V., Moyes, S.T.: A prospective review of arthroscopic debridement for degenerative joint disease of the knee. Int. Orthop. **15**, 351–355 (1991)
2. Akizuki, S., Yasukawa, Y., Takizawa, T.: Does arthroscopic abrasion arthroplasty promote cartilage regeneration in osteoarthritic knees with eburnation? A prospective study of high tibial osteotomy with abrasion arthroplasty versus high tibial osteotomy alone. Arthroscopy **13**, 9–17 (1997)
3. Baumgaertner, M.R., Cannon, W.D., Vittori, J.M., et al.: Arthroscopic debridement of the arthritic knee. Clin. Orthop. Relat. Res. **253**, 197–202 (1990)
4. Bruce Mosely Jr., J.: Arthroscopic treatment of osteoarthritis of the knee: a prospective, randomized, placebo-controlled trial. Results of a pilot study. Am. J. Sports Med. **24**(1), 28–34 (1996)
5. Buckwalter, J.A., Lane, N.E.: Does participation in sports cause osteoarthritis? Iowa Orthop. J. **17**, 80–89 (1997)
6. Burman, M.S., Finkelstein, H., Mayer, L.: Arthroscopy of the knee joint. J. Bone Joint Surg. Am. **16**, 255–268 (1934)
7. Esteve de Miguel, C.: Tratamiento de las lesiones degenerativas de rodilla y hombro por artroscopia. Revista de la Real Academia de Medicina de Barcelona (1999)
8. Goldman, R.T., Scuderi, G.R., Kelly, M.A.: Arthroscopic treatment of the degenerative knee in older athletes. Clin. Sports Med. **16**, 51–68 (1997)
9. Ike, R.W.: Joint lavage. In: Brandt, K.D., Doherty, M., Lohmander, L.S. (eds.) Osteoarthritis, pp. 359–377. Oxford University Press, Oxford (1998)
10. Johnson, L.L.: Arthroscopic abrasion arthroplasty: historical and pathological perspective: present status. Arthroscopy **2**, 54–69 (1986)
11. Johnson, L.L.: Arthroscopic abrasion arthroplasty. In: McGinty, J.B. (ed.) Operative Arthroscopy, pp. 341–360. Raven Press, New York (1991)
12. Magnuson, P.B.: Joint debridement: surgical treatment of degenerative arthritis. Surg. Gynaecol. Obstet. **73**, 1–9 (1941)
13. Ogilvie-Harris, D.J., Fitsialos, D.P.: Arthroscopic management of the degenerative knee. Arthroscopy **7**, 151–157 (1991)
14. Pridie, A.H.: A method of resurfacing osteoarthritic knee joints. J. Bone Joint Surg. Br. **41**, 618 (1959)
15. Steadman, J., Ramappa, A., Maxwell, R., Briggs, K.: An arthroscopic treatment regimen for osteoarthritis of the knee. Arthroscopy **23**(9), 948–955 (2007)
16. Steadman, J.R., Rodkey, W.G., Rodrigo, J.J.: Microfracture: surgical technique and rehabilitation to treat chondral defects. Clin. Orthop. Relat. Res. **391**, 362–369 (2001)
17. Tippett, J.W.: Articular cartilage drilling and osteotomy in osteoarthritis of the knee. In: McGinty, J.B. (ed.) Operative Arthroscopy, pp. 325–339. Raven Press, New York (1991)

第七章 髋附近运动伤

Ömür Çağlar and Mümtaz Alpaslan

熊昇 译

内容

介绍	793
病史	793
体格检查	794
影像学检查	794
常见的髋部与骨盆损伤	794
肌肉拉伤	794
撕脱骨折	794
股骨颈应力性骨折	795
髋关节不稳	795
梨状肌综合征	795
弹响髋综合征	795
股骨髋臼撞击症	795
参考文献	796

介绍

髋关节周围的运动损伤比下肢远侧的损伤少[2]。以往的研究显示,在高中运动员中发生率为5%~9%。此处损伤很难诊断,康复时间长于预期。必须开展恰当而有序的治疗。

导致髋关节疼痛的损伤大多是关节外的,由肌肉劳损和拉伤引起[7]。关节内的问题较少,如股骨颈应力性骨折、盂唇撕裂并退变、软骨损伤或游离体等。在过去十年间,磁共振成像和髋关节镜使髋部损伤的技术上取得了长足进步。与股骨髋臼撞击综合征(FAI)有关的盂唇撕裂是导致早期髋关节疼痛的一个主要原因,并引发早期退变性关节炎。为恢复髋关节的正常结构,FAI 的治疗逐渐普及。

病史

运动员的髋关节痛鉴别诊断很重要也很难。在未做合理检查之前,不应当作简单地把运动员的髋痛当成肌肉拉伤。

病史采集应从出现症状开始,包括疼痛的部位、肿胀、外伤史以及发育异常。注意高度提示关节内病变的交锁、卡死等机械性症状。弹响之类的机械性症状通常能手术处理。

询问可能导致股骨头缺血性坏死的危险因素,如全身应用类固醇等。分析髋部疼痛时还应考虑常见关节外病因,如腰椎、骶髂关节或坐骨神经的牵涉痛。

腘绳肌和坐骨的症状容易诊断。髋关节屈肌与内收肌的拉伤易被误诊为关节内病变,而外展肌的病变或转子滑囊炎则不会混淆。深部的腱性结构如梨状肌腱或髂腰肌肌腱的病变会与关节内病变症状相似而鉴别困难。有时弹响可以因关节外问题引

Ö. Çağlar(✉) and M. Alpaslan
Department of Orthopaedics and Traumatology,
Hacettepe University, Samanpazarı, 06100 Ankara, Turkey
e-mail: ocaglar@hacettepe.edu.tr; mumtaz@hacettepe.edu.tr

起,有些是完全正常的。疼痛通常随活动而加剧。转向患侧的动作可能改变症状。从椅子站起或上下楼梯可以引起症状。

表1总结了能引起髋部疼痛的常见病变。

表1 髋部运动损伤的常见原因

急性
　髋脱位与不稳
　肌肉拉伤
　撕脱骨折与骨突损伤
　股骨近端骨折
　髋臼盂唇撕裂游离体
慢性
　股骨髋臼撞击
　弹响髋综合征
　梨状肌综合征
　应力骨折
　滑囊炎
　耻骨炎
　髋发育不良

体格检查

诊断从视诊开始。典型的抗痛步态是站立期缩短。患者常轻微屈髋以减轻站立期的疼痛。可能会因外展肌问题而出现一定程度的跛行。应进行全面的神经、血管检查以及步态、体位、肌肉挛缩、肢体不等长和脊柱侧凸。检查记录关节活动度。Thomas试验检查可能存在的屈髋挛缩。还应记录患者在俯卧位时的伸髋度数。屈髋90°时检查髋关节旋转功能。如果怀疑某个肌群有问题,抗阻力的主动关节活动可以模拟原有症状。

有一些检查髋部病变的特殊试验。直腿抬高试验对检查腰源性疼痛来说是很重要的。FABER试验(屈髋-外展-外旋)可用来检查髋关节和骶髂关节的病变。滚动试验是在仰卧位轻柔地内外滚动大腿,仅活动髋关节而不使其周围结构紧张,阳性则提示关节内受累[6,24]。股骨-髋臼撞击的患者会出现活动范围受限,尤其是屈曲、外展和内旋。撞击征是激惹试验,疼痛出现在屈髋90°内收并轻度被动内旋时,阳性提示前侧股骨髋臼综合征。伸髋及外旋引起的臀部疼痛是后侧撞击症的征象[27]。

影像学检查

X线平片是评估运动人群髋部任何疼痛症状的常规手段。应常规申请摄骨盆前后位片和患髋侧位片。为进一步诊断,可能还需要行穿台侧位(cross-table lateral view)片或假侧位(false profile view)片。医生应注意有无发育不良、颈干角情况、股骨近端畸形或骨性肿物。应特别注意股骨颈,包括其皮质完整性和骨小梁的图像,以防可能出现的股骨颈无移位型骨折。MRI和MR关节造影能显示关节内软骨的损伤、盂唇撕裂或退变;还能更准确地诊断应力性骨折或股骨头缺血性坏死等情况。

常见的髋部与骨盆损伤

肌肉拉伤

在运动员中,髋部附近的最常见的损伤之一就是肌肉拉伤。尽管也可以出现在肌腹,拉伤与撕裂最常发生在肌肉-肌腱结合处。跨越关节的肌肉离心收缩时容易受伤[2,13]。足球运动员经常伤及内收肌群。腹股沟痛是最常见的主诉。股直肌劳损可能由屈髋如踢腿或冲刺引起。体检发现伸膝力弱并疼痛,伴有前侧肿胀或包块。MRI影像可以诊断,还可以判断恢复时间。超过50%的横断面受累、积液与深部肌肉撕裂需要的康复时间更长[2]。

最初的治疗包括休息、冰敷和加压包扎。在疼痛控制以后才能开始轻柔地活动度练习。在活动度完全恢复后可以开展肌力训练。至于完全重返运动,则要等无痛活动完全恢复后谨慎安排[14]。

撕脱骨折

撕脱骨折是青少年运动员中相对常见的损伤。机制是突然猛烈的肌肉收缩造成其附着的骨突撕脱[1,28]。由于其生物力学弱点,骨突特别容易受伤。在4项研究报道的91例骨盆撕脱骨折中,38%发生在坐骨,32%发生在髂前上棘,18%发生在髂前下棘。其余的部位包括髂嵴和小转子等[22]。坐骨结节撕脱骨折一般是由猛烈的腘绳肌收缩所致。像坐或行走这样的活动会很痛。这些骨折主要靠保守治疗,包括:休息、冰敷、非甾体抗炎药。有的作者认为如果骨折块移位超过2cm应手术治疗[1]。

髂前上棘的撕脱发生于缝匠肌强烈收缩时,如跑或踢腿时伸髋屈膝动作。过多的骨痂可能会疼痛,尤其是坐骨棘骨折时,甚至影响体育运动。患者如症状持续,则可能需行坐骨突起切除[22]。

股骨颈应力性骨折

股骨颈应力性骨折最先报道在新兵训练中出现,但以后这种损伤在运动员中也有报道,特别是赛跑运动员[1,9,15]。饮食失调者和荷尔蒙紊乱的女运动员容易出现这种骨折[4]。股骨颈应力性骨折尤其是移位的骨折并发症严重,可出现缺血性坏死和骨折不愈合,因而应尽快作出准确诊断[21]。典型的情况是,因负重加剧的髋部深处疼痛,疼痛可向膝部放射。压痛点通常不清楚。如 X 线片显示不清或未发现骨折,可行 MRI 了解有无骨髓水肿或邻近骨髓高信号形成的轮廓[10]。

治疗依骨折类型及移位程度而不同。移位的骨折需行内固定[1,21]。股骨颈张力侧的骨折较压力侧的骨折更易发生并发症和移位。压缩型骨折预后较好,保护性负重并按期行 X 线检查就足够了。张力型骨折则应行内固定[9,21]

髋关节不稳

运动人群髋关节半脱位或脱位的不稳很少见。髋关节脱位可发生于美式足球、英式橄榄球、滑雪、慢跑、篮球、足球、自行车和体操等运动中[23]。髋关节后脱位患者表现为屈腿、内旋和内收。而前脱位者则表现为下肢外展外旋。髋关节脱位为骨科急症,应尽早行复位。大多数运动中发生的髋关节脱位损伤能量相对低,为单纯脱位不合并髋臼骨折。一般不需行稳定性手术,复位后可活动髋关节。关节镜对于治疗关节内病变起到关键作用,但若无关节内游离体,则应在 6 周后进行。伤后 6 周,可行 MRI 检查有无早期缺血性坏死[19,23]。创伤性髋关节后侧半脱位可能与髋臼后壁骨折、关节腔积血和髂股韧带撕裂有关。关节腔积血应透视下的抽吸术以降低关节囊内压。6 周内患者应保持不负重,然后如 MRI 未见骨坏死征象且关节无痛、活动自如,则可重返运动[2,18]。

梨状肌综合征

梨状肌综合征是指在坐骨大切迹附近由梨状肌卡压或慢性刺激坐骨神经而引起的临床表现为臀部疼痛或痉挛,可有腿部放射痛。屈髋内旋的动作可加重疼痛。最常见于滑雪、滑冰和体操。临床体检中,直腿抬高试验可能阳性。而后伸大腿时强迫内旋可出现疼痛。影像学检查可用于排除其他病因,如腰椎间盘突出等。在行局部浸润麻醉后疼痛可获立即缓解,有助于诊断。常用理疗辅以非甾体抗炎药治疗。理疗无效时考虑手术。

弹响髋综合征

弹响髋综合征是主要由髂胫束或髂腰肌腱引起弹响感,不一定有疼痛。比如髂胫束越过大转子,或髂腰肌腱越过小转子、股骨头或髂耻隆起引起振动,通常是可行保守治疗的。

当髋关节由伸直位屈曲时,髂胫束跨过大转子摩擦而引起弹响[17]。跳舞、骑自行车或者跑步者最易出现。赛跑、网球、游泳或足球运动员也可发生。弹响通常是不痛的,但是发生大转子滑囊炎时会疼痛。一般采取延展髂胫束及使用抗炎药治疗。慢性病例常用 Z 型延长手术治疗。髂腰肌腱弹响则应区别于髋关节内疼痛,鉴别诊断很重要。屈髋外展外旋再伸髋的动作可检查到弹响。保守治疗包括屈髋肌肉拉伸和抗炎药物。手术治疗则是在关节镜下或切开松解该肌腱[5,17,29]。

股骨髋臼撞击症

股骨髋臼撞击症(FAI)是近来才描述的因髋关节周围的病理性接触应力产生的机械性异常,可使青少年与爱运动的成年人髋关节发生早期骨关节炎,出现腹股沟痛[16]。FAI 可以被解释为"在髋关节正常活动范围内股骨与髋臼过早的病理性接触"[27]。髋臼全部或局部过度覆盖所致钳夹型撞击症常见于中年妇女,首先破坏的结构是盂唇。而后出现骨、盂唇(变薄钙化)病损[12]。

凸轮型 FAI 是股骨头颈交界处的非球形部分强行进入髋臼造成的,特别是在屈髋内旋时[26]。随后的病理结局是盂唇同软骨下骨分离。凸轮型髋臼撞击症中髋臼软骨损坏的程度要比钳夹型重。大多数患者则兼有这两种病理形式,称为混合型撞击症[3]。

Philippon 等曾指出,FAI 是导致髋部疼痛、活动度减退和运动员表现下滑的重要原因之一[20]。曲棍球、芭蕾、橄榄球和足球是造成此类损伤的最常见运动。最早期的症状是随髋关节活动而加剧的腹股沟前侧疼痛。查体上有随髋关节活动而出现阳性撞击征。"Drehman征"是指在屈髋时出现不可避免的髋外旋[27]。

对股骨髋臼撞击症的诊断取决于阳性体征及影像学检查，包括最常用的普通前后位X线片、穿台髋侧位及MRI关节造影。对钳夹型撞击症的评估需进行髋臼覆盖率测量和髋臼前后壁关系。髋臼过深或髋臼内陷意味着股骨头覆盖过多。相对前壁覆盖过多称为"髋臼翻转"，在髋臼X线片上发现髋臼前壁比后侧髋臼壁更靠外时则可诊断[25]。凸轮型撞击症则可通过股骨头出现非球形部分来诊断。MRI关节造影能更为精确地显示关节软骨损伤和盂唇撕裂的程度（图1）

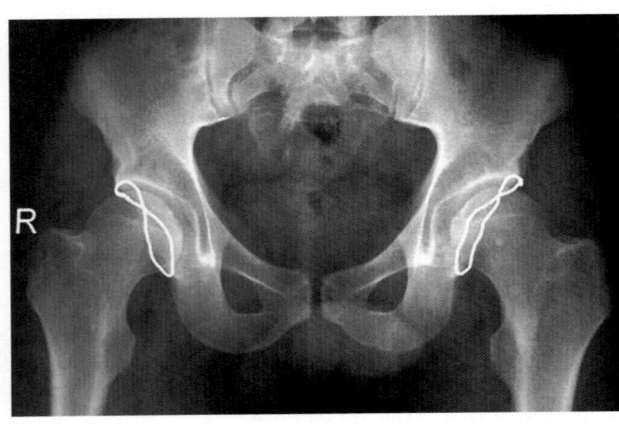

图1 28岁跑步者的骨盆AP位片。双侧髋臼前壁在后壁之外，跨交征阳性。非球形的股骨头很容易发现。诊断为混合型股骨髋臼撞击症

FAI通常需行手术治疗，因为保守治疗对于形态改变难以奏效。手术目的为矫正异常形态并恢复髋关节正常活动度。由Ganz等[11]描述的手术松解方法可用于治疗两种撞击症。在对钳夹型手术中，成形过度覆盖的髋臼，将剥离的盂唇并重新固定。对非球形的股骨头行切开骨软骨成形，最近也较多在关节镜下成型的报告。早期结果展示了其疗效满意[8,20]。髋臼方向调整截骨术可将后旋的髋臼向前旋转。

参考文献

1. Amendola, A., Wolcott, M.: Bony injuries around the hip. Sports Med. Arthrosc. **10**(2), 163–167 (2002)
2. Anderson, K., Strickland, S.M., Warren, R.: Hip and groin injuries in athletes. Am. J. Sports Med. **29**(4), 521–533 (2001)
3. Beck, M., et al.: Hip morphology influences the pattern of damage to the acetabular cartilage: femoroacetabular impingement as a cause of early osteoarthritis of the hip. J. Bone Joint Surg. Br. **87**(7), 1012–1018 (2005)
4. Bennell, K.L., et al.: Risk factors for stress fractures in female track-and-field athletes: a retrospective analysis. Clin. J. Sport Med. **5**(4), 229–235 (1995)
5. Byrd, J.W.T.: Snapping hip. Oper. Tech. Sports Med. **13**, 46–54 (2005)
6. Byrd, J.W.: The role of hip arthroscopy in the athletic hip. Clin. Sports Med. **25**(2), 255–78, viii (2006)
7. Byrd, J.W., Jones, K.S.: Hip arthroscopy in athletes. Clin. Sports Med. **20**(4), 749–761 (2001)
8. Byrd, J.W., Jones, K.S.: Arthroscopic femoroplasty in the management of cam-type femoroacetabular impingement. Clin. Orthop. Relat. Res. **467**(3), 739–746 (2009)
9. Egol, K.A., et al.: Stress fractures of the femoral neck. Clin. Orthop. Relat. Res. **348**, 72–78 (1998)
10. Fredericson, M., et al.: Stress fractures in athletes. Top. Magn. Reson. Imaging **17**(5), 309–325 (2006)
11. Ganz, R., et al.: Surgical dislocation of the adult hip a technique with full access to the femoral head and acetabulum without the risk of avascular necrosis. J. Bone Joint Surg. Br. **83**(8), 1119–1124 (2001)
12. Ganz, R., et al.: The etiology of osteoarthritis of the hip: an integrated mechanical concept. Clin. Orthop. Relat. Res. **466**(2), 264–272 (2008)
13. Garrett Jr., W.E.: Muscle strain injuries. Am. J. Sports Med. **24**(6 Suppl), S2–S8 (1996)
14. Jarvinen, T.A., et al.: Muscle strain injuries. Curr. Opin. Rheumatol. **12**(2), 155–161 (2000)
15. Johansson, C., et al.: Stress fractures of the femoral neck in athletes. The consequence of a delay in diagnosis. Am. J. Sports Med. **18**(5), 524–528 (1990)
16. Leunig, M., Beaule, P.E., Ganz, R.: The concept of femoroacetabular impingement: current status and future perspectives. Clin. Orthop. Relat. Res. **467**(3), 616–622 (2009)
17. Melamed, H., Hutchinson, M.R.: Soft tissue problems of the hip in athletes. Sports Med. Arthrosc. **10**, 168–175 (2002)
18. Moorman III, C.T., et al.: Traumatic posterior hip subluxation in American football. J. Bone Joint Surg. Am. **85-A**(7), 1190–1196 (2003)
19. Mullis, B.H., Dahners, L.E.: Hip arthroscopy to remove loose bodies after traumatic dislocation. J. Orthop. Trauma **20**(1), 22–26 (2006)
20. Philippon, M.J., Schenker, M.L.: Arthroscopy for the treatment of femoroacetabular impingement in the athlete. Clin. Sports Med. **25**(2), 299–308, ix (2006)
21. Pihlajamaki, H.K., et al.: Displaced femoral neck fatigue fractures in military recruits. J. Bone Joint Surg. Am. **88**(9), 1989–1997 (2006)
22. Rockwood, C.A., et al.: Rockwood and Wilkins' Fractures in Children, 5th ed., xv, 1200 p. Lippincott Williams & Wilkins, Philadelphia (2001)
23. Shindle, M.K., Domb, B.G., Kelly, B.T.: Hip and pelvic problems in athletes. Oper. Tech. Sports Med. **15**, 195–203 (2007)
24. Shindle, M.K., et al.: Hip arthroscopy in the athletic patient: current techniques and spectrum of disease. J. Bone Joint Surg. Am. **89**(Suppl 3), 29–43 (2007)
25. Siebenrock, K.A., Schoeniger, R., Ganz, R.: Anterior femoroacetabular impingement due to acetabular retroversion. Treatment with periacetabular osteotomy. J. Bone Joint Surg. Am. **85-A**(2), 278–286 (2003)
26. Siebenrock, K.A., et al.: Abnormal extension of the femoral head epiphysis as a cause of cam impingement. Clin. Orthop. Relat. Res. **418**, 54–60 (2004)
27. Tannast, M., Siebenrock, K.A.: Femoroacetabular impingement. Eur. Instr. Course Lect. **8**, 123–133 (2007)
28. Waters, P.M., Millis, M.B.: Hip and pelvic injuries in the young athlete. Clin. Sports Med. **7**(3), 513–526 (1988)
29. Zoltan, D.J., Clancy Jr., W.G., Keene, J.S.: A new operative approach to snapping hip and refractory trochanteric bursitis in athletes. Am. J. Sports Med. **14**(3), 201–204 (1986)

第八章 全髋关节置换后的体育运动

Roberto Binazzi

熊昇 译

内容

结论 ………………………………… 798
参考文献 …………………………… 798

全髋关节置换术（THA）很可能是如今最常进行的骨科手术，它从根本上提高了许多不得不坐上轮椅的患者的生活质量。尽管术后早期效果很好，然而随访发现几年后关节表面的进行性磨损会引起假体逐渐松动。主要原因是聚乙烯磨损产生的大量颗粒，超出了淋巴系统的清除能力，激活了炎症反应。

这一现象在功能需求较高的年轻患者更为常见更为严重，使骨科医生经常劝阻50岁以下的患者进行全髋置换术。

近来，替代普通聚乙烯界面的问世彻底改变了这种情况，如金属对金属、交联型聚乙烯或陶瓷对陶瓷等。

事实上，在相当长的植入预期寿命内，金属对金属，尤其是陶瓷对陶瓷的假体关节表面磨损已被降至几乎为零。陶瓷超过其他所有材料的巨大优势是它所产生的极少量碎片是完全无生物活性的。

但是，一名顶级运动员患者的情况会如何呢？

首先，大多数相关研究都不是前瞻性随机性的而是回顾性的，有限的结果尚不适用于所有患者。

按照大多数医生的观点[1-4]，在关节置换后重返竞技体育是非常困难的：几乎所有想实现这一目标的职业运动员均告失败。全髋置换后影响体育运动的主要负面因素是：

1. 重复活动的频率
2. 关节负载的强度
3. 摔倒和（或）冲撞的可能性

这些因素通过扭转负荷及碰撞产生负面效应。

假体固定与关节组件磨损是影响植假体长期耐用性的关键因素。

近些年来，在改进界面材料的性状及其质量方面取得了巨大进展。

如今，金属及陶瓷组件可谓无磨损，新近的交联聚乙烯在髋关节模拟器上进行2700万次循环后也

R. Binazzi
Department of Orthopaedics and Hip Surgery,
University of Bologna, VillaErbosa Hospital, Bologna, Italy
e-mail: roberto. binazzi@ior.it, binazzi@gmail.com

仅产生微不足道的磨损。因此,磨损界面已不再是全髋假体系统中最脆弱的环节。

如今真正的问题看来就只是组件的固定方式及如何改进假体固定了。

请牢记反复活动、负载强度和创伤是破坏植入物稳定性的三大因素。关键问题是训练到何种程度才算是过度,多大的冲击载荷是可以耐受的?

我分析总结了列出冲击载荷水平的一些文献(表1)和全髋置换后参加体育运动的指导原则(表2)。

表1　关节置换者可能参加的运动分类

冲击水平	运动	观察
低		
	自行车	
	高尔夫	
	游泳	
	散步	
	舞厅舞	
可能低		
	保龄	大部分患者可以
	划船	参加,但是会增加磨损
	帆船	
	竞走	
	乒乓球	
	爵士舞	
中		
	远足	只适合个别
	骑马	
	滑冰	身体条件极好者
	网球	
	攀岩	
	速降滑雪	
高		
	棒球	禁止
	身体接触运动	
	(足球橄榄球篮球)	
	慢跑　滑水　排球	

表2　关节置换者的运动限制

允许	仅经验丰富者	不允许	未确定
高尔夫	速降滑雪	壁球	网球单打
游泳	举重	慢跑	武术
散步	滑冰	身体接触运动	
网球双打	轮滑	(足球,橄榄球,篮球)	
跳舞	普拉提	棒球	
保龄		滑雪板	
徒步		高冲击有氧运动	
公路自行车			
赛艇			
踏步机			

运动可分为4种:允许进行的、有经验才能进行的、不允许进行的和不确定可否进行的。这个指导原则很有趣,潜在危险很大的运动,如速降滑雪、滑冰和轮滑是被允许的,前提是运动员训练有素。实际上,专业运动员进行这些运动时仅需要极少量的肌力和扭转载荷,而技术不熟练的运动员则会非常危险。一个很突出很重要的观点是慢跑和所有的冲撞性运动(橄榄球、足球、篮球)、滑雪板或壁球一样是不允许的运动。要知道慢跑在全世界流行,特别是在Anglo-saxon地区的国家。

参加这些运动可能导致严重的并发症,而需进一步手术治疗,且疗效难免不如首次手术是真正的风险。

结论

全髋置换可获得完美的临床效果,即使是进行高功能要求运动的年轻运动员也不例外。

随着新式强化陶瓷、第二代金属对金属及新式交联聚乙烯的问世,组件磨损的问题似乎已经解决,但组件的固定方式仍有待改进。

最影响植入物与骨之间结合强度的因素是扭转负载和冲击力。

最安全的体育运动显然是那些低冲击载荷的,如散步、高尔夫、游泳、自行车等,而身体接触项目、慢跑和棒球则因为很可能损伤植入物而应避免。

参考文献

1. Clifford, P.E., Mallon, W.J.: Sports after total hip replacement. Clin. Sports Med. **24**, 175–186 (2005)
2. Klein, G.R., Levine, B.R., Hozack, W.J., Strauss, E.J., D'Antonio, J.A., Macaulay, W., Di Cesare, P.E.: Return to athletic activity after total hip arthroplasty. Consensus guidelines based on a survey of the Hip Society and American Association of Hip and Knee Surgeons. J. Arthroplasty **22**(2), 171–175 (2007)
3. Naal, F.D., Maffiuletti, N., Munzinger, U., Hersche, O.: Sports after hip resurfacing arthroplasty. Am. J. Sports Med. **35**, 705–711 (2007)
4. Wylde, V., Blom, A., Dieppe, P., Hewlett, S., Learmonth, I.: Return to sport after joint replacement. J. Bone Joint Surg. Br. **90B**, 920–923 (2008)

第九章 全髋置换术后的体育运动

Bülent Atilla and Ömür Çağlar

熊昺 译

内容

髋关节的负荷	799
允许全髋置换者进行的运动有哪些?	800
体育运动带来的并发症	800
医生应该鼓励全髋置换后患者运动吗?	800
全髋置换后重返运动	801
术前康复的重要性	801
运动会导致早期翻修吗?	802
翻修率	802
总结	802
参考文献	802

全髋关节置换是西方国家最普遍的手术之一,成功率很高[9]。美国每年约行50万例全髋关节置换手术,而在土尔其约为2万~2.5万例。由于人口老龄化及手术指征放宽,对全髋置换术的预计需求在2005年至2030年间分别上升了174%和673%[7],老年人对日常生活锻炼及体育运动仍有积极迫切的愿望。其中一些年轻患者视体育运动为其生命中的组成部分[3]。

过去,疼痛和轮椅生活是全髋置换术(THA)的唯一原因。然而,随着手术技术、假体设计与固定方式的改善和性能的提高,其预期也提高了[9]。如今,行THA的患者经常询问术后能够参与的运动。就算不同人群有文化差异,如今年轻患者比20年前的THA患者要求更高。如今的患者对全髋置换术有多方面预期,包括积极参与各种运动[7]。

在为全髋假体指定适宜的体育运动之前,我们应了解不同体育运动中正常髋关节的负载特点。

髋关节的负荷

运动使髋关节承受额外的机械负荷,理论上威胁人工全髋关节的保有率[5]。以体重来衡量运动时髋关节承载的额外压力如下:

• 行走	×3 体重(BW)	
• 慢跑 5km/h	×4.7 BW 髋	×2.8 BW 膝
• 慢跑 12km/h	×6 BW 髋	×13 BW 膝

一些运动可向髋关节传递更多的压力和负荷。最有害的负荷是在跑步、足球及滑雪过程中迅速的负荷-去负荷瞬间造成的突然而反复的冲击,还可能是运动中产生的旋转剪切力。Van den Bogert 将这

B. Atilla(✉) and Ö. Çağlar
Department of Orthopaedics and Traumatology,
Hacettepe University, Samanpazarı, 06100 Ankara, Turkey
e-mail: batilla@hacettepe.edu.tr; ocaglar@hacettepe.edu.tr

些运动归类为"高冲击性运动"[15]。
- 慢跑属于"突然而反复的冲击"
- 足球、橄榄球、滑雪含有负载下的旋转运动
- 滑雪时内外侧和前后侧的应力可导致THA脱位

Clifford和Mallon[2]将运动按冲击力水平进行了分类,他们还推荐了基于美国髋膝外科医师协会的指南。他们将慢跑、身体接触性运动、壁球、高冲击性有氧锻炼、武术都归类为包含高冲击的运动;网球单打、网球双打、徒步旅行、速降滑雪、滑雪板滑雪、举重、滑冰和低冲击性有氧运动归类为交界性运动;保龄球、公路自行车、跳舞、高尔夫球、普拉提、游泳、步行、原地自行车和踏步车归类为低冲击性运动[4]。

允许全髋置换者进行的运动有哪些?

对这个问题很难有明确的回答,有意思的是这些年来合理答案也在变化[16]。不断发展的外科技术、强调关节力学重建而更好进行软组织保护、用于髋关节置换的耐磨材料的研发、更好的假体固定方式都增进了THA对多种高冲击性运动的适应能力。
- 在20世纪80~90年代,步行、高尔夫、保龄球、游泳和自行车这些运动是被允许的,而当时身体接触性运动和滑水是被严格禁止的。对于网球、高山滑雪和排球这些运动则存在争议。

1999年髋关节协会曾对其54名会员进行了一次调查,了解他们对其THA患者从事体育和参加运动的推荐意见。他们被问及42项不同运动,分为推荐/允许参加、仅允许熟练者参加、无明确意见和不推荐参加4类。分析54位受调查者的回应形成对每项运动的共同推荐意见,73%的意见一致时为有效。如果推荐或不推荐都未达到有效的百分比,则不下结论。按HSS推荐的级别将大多数常见运动项目列下:

推荐/允许的:固定自行车、交际舞、高尔夫、射击、游泳、网球双打或步行。

仅限于熟练者:低冲击性有氧运动、公路自行车、保龄球、徒步旅行、骑马或越野滑雪。

不推荐的:高冲击性有氧运动、棒球、垒球、篮球、橄榄球、健身、手球、慢跑、壁球、攀岩、网球单打或排球。

无结论的:爵士舞、滑冰、滚轴溜冰、轮滑、速降滑雪或举重

各项运动依其流行程度而受到关注并作出了上述调查。Michael Mont[10]调查了外科医生对全髋置换术后进行网球运动的意见,结果是:

- 单打14%	允许
- 双打34%	允许
- 52%	不允许

当然,每个THA患者都不相同,其年龄、经验、体重以及手术方式等方面都存在很大差异形成不同的风险。事实上,在允许某位患者开展体育运动之前,关键要对每位患者的个人特点及相关危险因素进行评估。这些因素包括:
- 术前的体育运动水平
- 成功的外科手术
- 植入物的固定情况
- 康复情况

体育运动带来的并发症

与运动相关的全髋置换并发症都是众所周知的全髋置换术常见并发症。然而,发生率却不同:
- 脱位
- 假体周围骨折
- 植入物断裂
- 高翻修率

得到公认的是高强度的运动与磨损颗粒有关,组织对颗粒反应引起骨破坏[6]。目前,尚无循证研究比较两组不同运动强度的患者而得出参加体育运动更易出现某些并发症的结论。

医生应该鼓励全髋置换后患者运动吗?

是否有科学证据支持在全髋关节置换后也应进行体育运动?"人人都要为了健康而参加体育运动"本身就是一个现代生活的传说?

概括性答案是,美国运动医学院指出每周3次,每次20分钟的有氧运动可使身心健康,这对于所有能参加运动的个人包括THA患者来说这也是适宜的。

Pollock发现,规律的运动对于患有焦虑、抑郁、肥胖、高血压、冠心病、糖尿病、骨质疏松症或下腰痛

第九章 全髋置换术后的体育运动

的患者有益处[11]。

Ries 则研究了 THA 和全膝置换(TKA)对心血管健康状态的影响[12,13]。TKA 患者在术前做心血管功能运动试验,并在术后 1 年和 2 年时重复。另一组膝关节骨关节炎患者服药,开始时测试一次,1 年后复测。结果关节置换组的体育运动增加而对照组不变。他的结论是 TKA 提高了运动时间、最大负荷、峰值耗氧量和摄氧量,TKA 术后恢复日常行走活动可以增进心血管功能。其关于 THA 对心血管影响的研究则提示术后更好的功能状态与冠心病发病风险下降相关[13]。

全髋置换后重返运动

患者关心的是能够继续进行体育运动,甚至预期疼痛缓解后超过术前运动强度水平[17]。如果这些愿望未满足,那么即使技术上很成功的手术结果也会让患者不满[14]。因关节置换而使患者难以重返运动的最主要原因是:

• 疼痛	27%
• 无法达到需要的运动范围	26%
• 医生的要求	21%
• 担心损坏假体	10%
• 缺乏自信	7%

一份对全髋关节置换及髋关节表面置换的患者在术后重返运动的情况的调查显示:34.9% 的全髋置换者及 64.3% 的表面置换者在术前爱好运动。在最近一次术后随访时发现,26.4% 的全髋置换者和 22.7% 的表面置换者因手术而无法回归运动。此差异是无显著性的[17]。全髋置换与表面置换后回归运动的机会无明显差异,年龄才是最关键的决定因素。这一结果说明髋关节表面置换相比传统的全髋置换而言并无优势(图1)。

Chatterji 等调查了 THA 后 1 年和 2 年的患者,以确定手术对他们娱乐及运动能力的影响[1]。记录患者术前术后参加的运动和时间。研究显示参与运动和娱乐活动的个体数量在术后缓慢增加。尽管术后评分高提示髋关节的功能良好,但初次置换术后参与运动项目数减少。

研究还显示接受关节置换者在术前最常进行的运动是自行车、行走、保龄球和游泳。

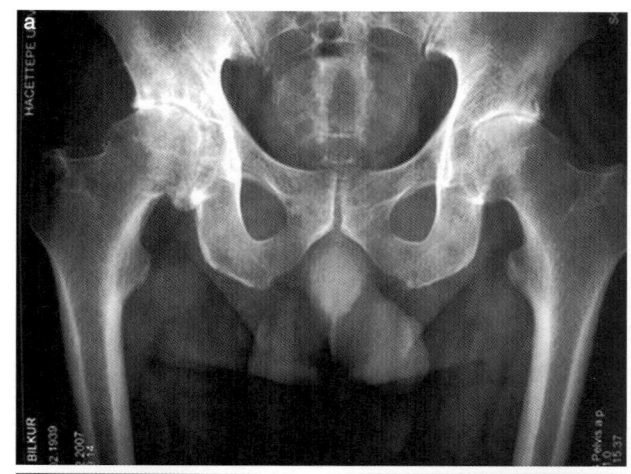
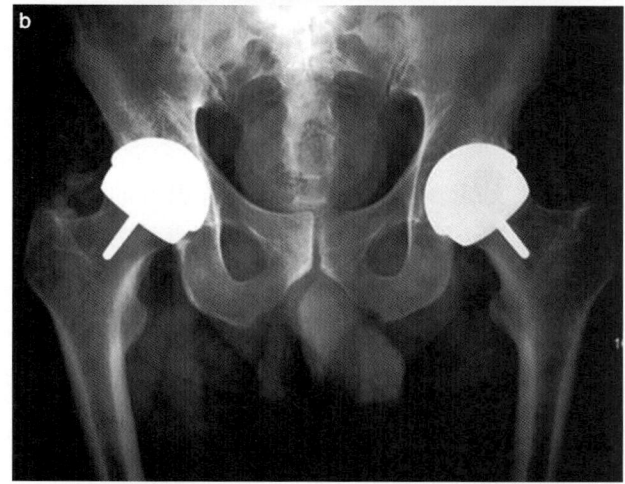
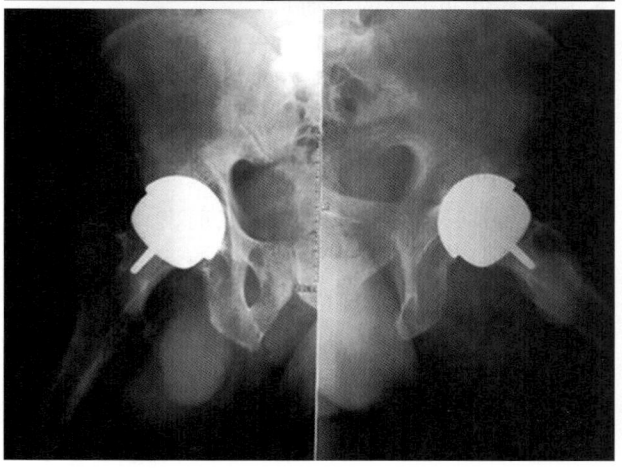

图 1 (a)62 岁经常打网球的患者双髋严重破坏。(b)先后双髋表面置换术后 5 年,术后 5 个月开始参加网球双打

术前康复的重要性

THA 患者应该在术前就开始康复训练,以改善术后康复,缩短住院时间,更快恢复运动[8]并最终获得较好的术后髋关节评分。

运动会导致早期翻修吗？

THA 术后 10~20 年应该能获得 90% 以上的优良效果。患者很想知道参与体育运动是否会有早期翻修的风险。参与运动较多者术后 10 年至少使聚乙烯磨损增加一倍。这说明肉芽肿介导的骨溶解所致无菌性松动的风险提高[4]。Dubs 等在 1989 年报道了平均年龄 55 岁的 110 例全髋置换者经 5.8 年随访的翻修率：

- 从事运动者翻修率为 1.6%
- 不参与运动者翻修率为 14.3%

作者解释这一反常的结果很可能是因为参与体育运动者拥有更强的肌肉和较少的不良习惯。

翻修率

有些文献中报道了行规律锻炼患者的 THA 翻修率。虽然结果有矛盾，但通常的观点认为 THA 翻修并不因参与有规律的运动而增加。

总结

- 参与运动有利于 THA 患者的健康。
- 应选择低冲击性的运动。
- 患者应该避免竞技性和负荷较大的运动。
- THA 后重返运动的决定性因素包括术前运动水平、以前对某项运动的经验与年龄。
- 翻修风险未会增加。
- 在全髋置换后开始参与运动之前，患者应该咨询医生并听从医生的建议。在术前评估阶段，应研究患者的特殊期望和每位患者的特点。

参考文献

1. Chatterji, U., Ashworth, M.J., Lewis, P.L., Dobson, P.J.: Effect of total knee arthroplasty on recreational and sporting activity. ANZ J. Surg. **75**(6), 405–408 (2005)
2. Clifford, P.E., Mallon, W.J.: Sports after total joint replacement. Clin. Sports Med. **24**(1), 175–186 (2005). Review
3. Crowninshield, R.D., Rosenberg, A.G., Sporer, S.M.: Changing demographics of patients with total joint replacement. Clin. Orthop. Relat. Res. **443**, 266–272 (2006)
4. Gschwend, N., Frei, T., Morscher, E., Nigg, B., Loehr, J.: Alpine and cross-country skiing after total hip replacement. Acta Orthop. Scand. **71**, 243–249 (2000)
5. Kilgus, D.J., Dorey, F.J., Finerman, G.A., Amstutz, H.C.: Patient activity, sports participation, and impact loading on the durability of cemented total hip replacements. Clin. Orthop. Relat. Res. **269**, 25–31 (1991)
6. Lequesne, M., Catonné, Y.: Total hip arthroplasty: how much physical activity is too much? Joint Bone Spine **73**, 4–6 (2006)
7. Lieberman, J.R., Thomas, B.J., Finerman, G.A., Dorey, F.: Patients' reasons for undergoing total hip arthroplasty can change over time. J. Arthroplasty **18**, 63–68 (2003)
8. Lorig, K., Fries, J.F.: The Arthritis Helpbook, 3rd edn. Addison-Wesley, Reading (1990)
9. Mancuso, C.A., Jout, J., Salvati, E.A., Sculco, T.P.: Fulfillment of patients' expectations for total hip arthroplasty. J. Bone Joint Surg. Am. **91**, 2073–2078 (2009)
10. Mont, M.A., Marker, D.R., Seyler, T.M., Jones, L.C., Kolisek, F.R., Hungerford, D.S.: High-impact sports after total knee arthroplasty. J. Arthroplasty **23**(6 Suppl 1), 80–84 (2008)
11. Pollock, M.L., Wilmore, J.H.: Exercise in Health and Disease: Evaluation and Prescription for Prevention and Rehabilitation, 2nd edn, pp. 1–2. W.B. Saunders, Philadelphia (1990)
12. Ries, M.D., Philbin, E.F., Groff, G.D., et al.: Improvement in cardiovascular fitness after total knee arthroplasty. J. Bone Joint Surg. **78A**, 1696–1701 (1996)
13. Ries, M.D., Philbin, E.F., Groff, G.D., et al.: Effect of total hip arthroplasty on cardiovascular fitness. J. Arthroplasty **12**, 84–90 (1997)
14. Ritter, M.A., Meding, J.B.: Total hip arthroplasty. Can the patient play sports again? Orthopedics **10**(10), 1447–1452 (1987)
15. van den Bogert, A.J., Read, L., Nigg, B.M.: An analysis of hip joint loading during walking, running, and skiing. Med. Sci. Sports Exerc. **31**(1), 131–142 (1999)
16. Wylde, V., Hewlett, S., Learmonth, I.D., Cavendish, V.J.: Personal impact of disability in osteoarthritis: patient, professional and public values. Musculoskelet. Care **4**, 152–166 (2006)
17. Wylde, V., Blom, A., Dieppe, P., Hewlett, S., Learmonth, I.: Return to sport after joint replacement. J. Bone Joint Surg. **90B**(7), 920–923 (2008)

第十章 肌肉骨骼肿瘤与运动创伤

Mehmet Ayvaz and Nicola Fabbri

熊昺 译

内容

肌肉骨骼肿瘤与运动损伤·················· 803
误开的关节镜术·························· 804
软组织肿瘤······························ 805
骨肿瘤·································· 806
如何避免误诊···························· 808
参考文献································ 809

运动医学是一个激动人心的领域,涵盖了多个子学科,患者来自不同年龄组。然而,有些重要的诊断很容易被忽视甚至完全遗漏。在年轻运动员中,关节附近与运动相关的损伤司空见惯。尽管肌肉骨骼肿瘤不太常见,却经常发生在这一年龄组,也恰巧在关节附近(尤其是膝关节),患者常回忆起的是一些伴有膝关节疼痛和肿胀的外伤[5,11,12,22,27,32,36]。在肌肉骨骼肿瘤治疗中心,因误诊为运动损伤而行关节镜检查的膝关节骨或软组织肿瘤病例并非少见。这通常是因术前影像学检查缺乏、不充分或误读造成的[8,20,31,32]。

运动医学医师必须对类似运动损伤的骨与软组织肿瘤和瘤样疾病有基本的认识。在此讨论的就是判断此类情况的一些要点。

肌肉骨骼肿瘤与运动损伤

与运动损伤相比,普通人群中肿瘤的准确发生率尚不清楚。据 Widhe 等报道,47% 的骨肉瘤患者和 26% 的尤文肉瘤患者将初始的症状归咎于在同时发生的运动损伤[43](图1)。Musculo 等报告,约 4% 的膝部肿瘤开始是被当作运动损伤治疗的[32]。他们的 13/25 名肿瘤患者接受过关节镜治疗。6/11 名诊断为良性骨或软组织肿瘤者改变了最后治疗方案,9/14 例恶性肿瘤者肿瘤分期发生改变或软组织沾染更改了所需最终治疗。根据刚开始的记录,这 9 位患者中有 8 位应行关节内切除,1 位应行关节外切除,但最终有 3 位进行了关节外切除,6 位进行了截肢。依此看来,因诊断不清拖延了合理的治疗,是只好选择创伤更大手术的最常见原因。而且,有 3 位患者的最终治疗方式彻底改变,因为初次手术造成了起初未受累组织被肿瘤沾染。

M. Ayvaz(✉)
Department of Orthopaedics and Traumatology,
Hacettepe University, 06100 Ankara, Turkey
e-mail: mayvaz@hacettepe.edu.tr

N. Fabbri
Orthopaedic Surgery,
Adult Reconstruction and Musculoskeletal Oncology,
Rizzoli Orthopaedic Institute,
Via Pupilli, 1-40136 Bologna, Italy
e-mail: nicola.fabbri@ior.it

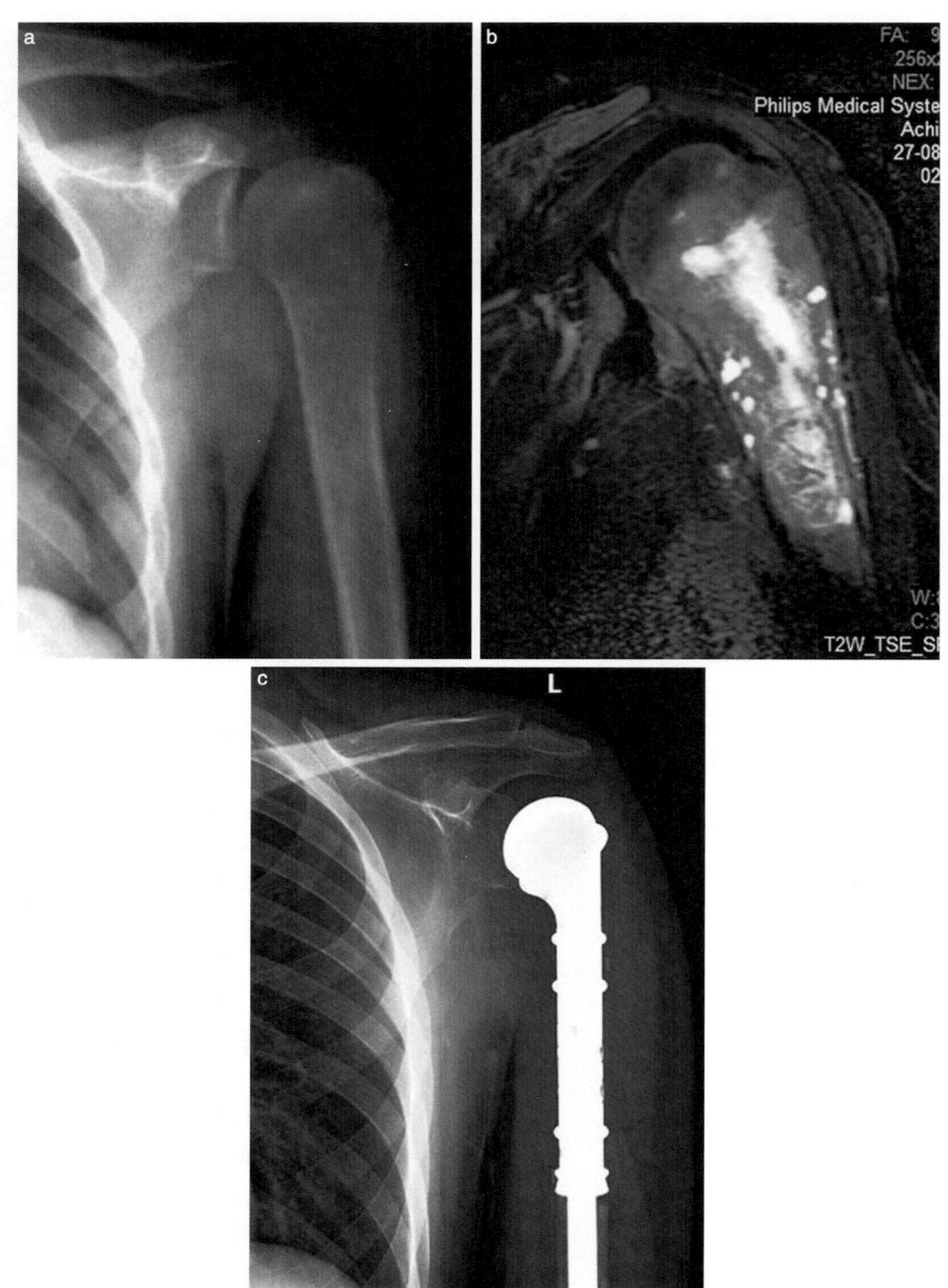

图1 19岁篮球运动员,因比赛中跌倒后左肩疼痛在急诊室就诊。(a) X 线片显示骨折和骨侵蚀性破坏。(b) MRI 显示肿瘤范围。针芯活检确认尤文氏肉瘤。(c) 广泛切除和关节置换

误开的关节镜术

Schwartz 和 Limbird 报道了 13 例患者,在其最终被诊断为肌肉骨骼肿瘤前已行关节镜检查,这种情况也被称为"误开的关节镜术 caveat arthroscopy"[37]。是指为处理关节内非肿瘤性病变的关节镜术突然改为针对关节外肿瘤的手术[22,37]。诊断包括 5 例软组织肉瘤、5 例良性骨肿瘤、2 例骨组织肉瘤和 1 例良性软组织肿瘤。所有患者都发生了与转诊前的活检相关的并发症,都有至少一项不良事件发生,包括组织间室被沾染、诊断不清或是诊断推迟。这些患者在行关节镜手术前都没有进行 MRI 检查,可见术前充分的影像学检查十分必要。在诊断方法的选择上,经济上的考虑也相当重要。虽然 MRI 是观察运动损伤和肌肉骨骼肿瘤最有效的影像

学手段,但是报道称其作为标准的常规方法仍显昂贵,尤其是在欧洲的一些地区医院[2,4,6,23,26]。尽管如此,不做这项检查会明显延误诊断,对治疗和预后产生严重影响,很可能造成不必要的截肢与减少患者的生存率[1]。明知关节附近有肿块而行关节镜活检是不应该的。如果在关节镜术中遇上肿物,只应活检在滑膜内的肿物。避免误开关节镜并发症的最好方法是坚持在术前获得充分的影像学资料,避免用关节镜取关节外病变的活检。在这些情况下,患者一定要被转诊至专门治疗肌肉骨骼肿瘤的中心。

软组织肿瘤

尽管所有肿瘤中软组织肿瘤仅占1%,滑膜肉瘤作为青少年和年轻人最常见的软组织肉瘤之一,常发生于15~40岁之间,正是视运动为喜好的休闲活动的时期[13-15]。

大部分肉瘤生长缓慢。肌肉骨骼系统肿瘤的临床表现与运动相关损伤的情况类似[8,20,31,32,35]。筋膜下的软组织肉瘤临床症状不明显,或在运动损伤时当作血肿而被偶然发现(图2)。大约6%软组织肉瘤类似血肿[40]。受伤方式准确病史有助于医生考虑到软组织肉瘤的诊断。任何时候只要是临床发现与受伤的方式不符,医生都应鉴别诊断。运动医师应该认识软组织肉瘤,因为一旦误诊,不当的治疗可以导致灾难性的结局。一些肿瘤内部可以形成较大的血肿,如血管源性肿瘤、滑膜肉瘤、上皮样肉瘤、骨外尤文肉瘤、平滑肌肉瘤、脂肪肉瘤、横纹肌肉瘤和恶性纤维组织细胞瘤[17,24,38,40,41]。

正确诊断慢性血肿的关键是明确的外伤史[40]。有外伤史才能诊断慢性血肿。对运动医师而言,重要的是意识到长期不正常的软组织肿胀,就算有前期外伤,而无皮下瘀斑时,就可能存在着恶性肿瘤的风险。出现不正常的软组织肿块时就应引起怀疑。任何直径大于5cm、位置固定或是深在的肿块都需要进一步评估,并假定其是恶性肿瘤。软组织肉瘤的一般临床表现是缓慢增大的包块,伴或不伴疼痛、压痛及肿胀[38]。当这些临床表现结合详细的受伤史时,就应开展进一步检查。

伴有病灶内出血的恶性肿瘤会与单纯性血肿类似,但却无皮下瘀斑出现。确实,运动损伤引起的出血通常都会出现皮下瘀斑。虽然不是确定性的,但

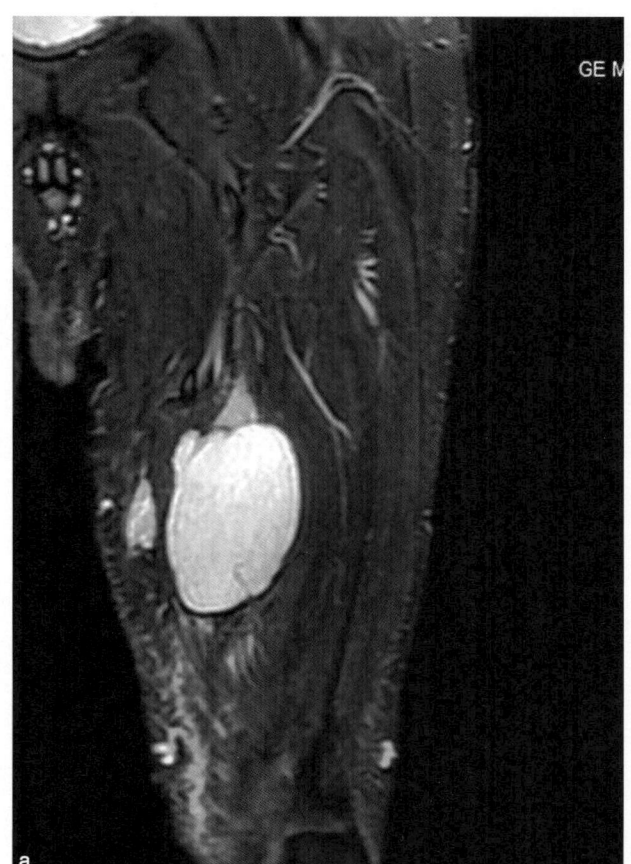

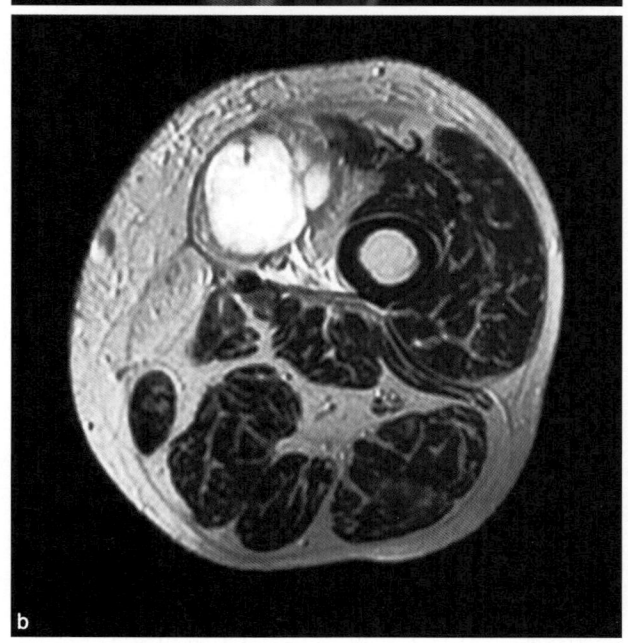

图2 30岁足球运动员,左大腿肿胀2个月,曾按血肿治疗但未消退。查体发现6cm×6cm固定坚硬包块。MRI发现大腿内侧筋膜下包块。矢状位(a)和轴位(b)。活检证实滑膜肉瘤

在运动医师评估无皮下瘀斑患者的血肿时,这一鉴别方法提供了提示肿瘤相关性出血可能性的诊断线索。在未见明显瘀斑时,肿瘤相关性出血的可能性

在这种情况下 MRI 检查的指征尚有争论,超声被推荐为一线诊断方法,但回波特点并不能对肿瘤的特征作出准确判断[9,16,19,34,40]。例如,肌肉内已机化的血肿也会出现与软组织肉瘤一样的内部非均质性区域。滑膜肉瘤在 30%～50% 的病例平片上可见钙化点,15%～20% 的病例中有骨质侵蚀,所以 X 线和超声检查也产生误导。

筋膜浸润是鉴别侵袭性软组织病变的重要征象。穿入浅筋膜的皮下病变为恶性的可能性大约是未穿入筋膜者的 7 倍[16]。

MRI 是软组织肉瘤的术前检查,可以看清软组织及骨侵蚀状况[9,16,19,34]。MRI 显示为侵袭性、非均质性、多房腔或分隔的肿块。若临床表现不具特征性,X 线与超声亦不能明确,就一定要行 MRI 检查了。在 MRI 片上,应仔细观察血肿的边缘和包膜有无钆对比增强并增厚的区域。一旦诊断为血肿,还应进行合理评估和随诊。

然而,MRI 也不能作出组织学诊断。软组织肉瘤的唯一确诊方法是病理学检查。一旦怀疑,最好的办法是将患者转到肌肉骨骼系统肿瘤诊疗中心去。

无计划的切除或胡乱做的活检会使软组织肉瘤患者后续的确定性手术治疗变得麻烦。肉瘤很难用细针穿刺细胞活检来确诊,因为很难在细胞学水平分辨肿瘤的组织层次并进行分级;而肉瘤合并血肿者更是难上加难[33]。在这种情况下,为进行诊断要么进行细致定位的带芯针活检,要么做切开活检;关键是要获得足够的组织量[3,25,39,42]。足够的肿瘤标本对于进行准确的组织病理诊断和肿瘤分级是必需的[3]。活检的步骤因而应遵循一定的原则,以保证后续的手术切除能做到最优化(表 1)。取标本的部位应依据影像学结果,由放射科医生、病理科医生和外科医生开会仔细敲定,目的是获得最可靠的标本,尽可能取无钙化未坏死的组织。如有必要,可以用止血带。驱血可使肿瘤受压而引起瘤细胞播散。最好不阻断血运,因为可以及时进行止血,而松开止血带后却不行。血肿会使周围区域发生广泛沾染,应尽量避免。在肢体上只能作纵行的切口。选择切口最重要的原则是使它能在随后的肿瘤切除术中与肿瘤一同被整块切掉,因为活检的瘢痕可视为被瘤细胞沾染。对于无软组织浸润的骨组织肉瘤,手术应刻意经过 1 个肌肉间室来完成。从肌肉间室之间的筋膜间隙分离是不明智的,因为这会增加瘤细胞的沾染播散。手术分离应直接朝向肿瘤,而应避免向肿瘤边缘分离。在活检中,为减少沾染的风险应避免靠近血管与神经。如果骨性病变内有软组织成分,不违背其他原则的话,活检标本应从此处采集。在采集到足够的组织样本后,应进行细致的止血。在关闭切口时,应将出血的机会减至最低,以避免软组织血肿浸润可能带来的灾难性后果。如有必要,可合理应用引流,但引流通道不应另外穿越或沾染到健康的组织或间室。引流应直接从切口一角或切口延长线上 1cm 处出来。关闭皮肤应行皮内无损伤缝合或窄边的全层缝合。

表 1　活检的原则

与将来的切口在一条线上
纵切
在将来的切口上
只穿过一个肌筋膜室
仔细止血
严密缝合筋膜
封闭骨面
必要时引流

再次强调,确定性治疗应遵循肿瘤外科的原则并为多模式治疗,应该在专门指定的肌肉骨骼肿瘤中心进行[10,42]。

骨肿瘤

与运动损伤症状相似的常见骨肿瘤有骨样骨瘤、软骨母细胞瘤、骨巨细胞瘤、骨肉瘤和尤文肉瘤[7,18,21]。

骨样骨瘤是一种良性肿瘤,好发年龄 5～25 岁。症状是剧烈疼痛,尤其在夜间。口服水杨酸制剂或非甾体抗炎药疼痛可缓解。最常好发的部位是股骨近端,病变常引起与运动损伤相似的膝关节牵涉性疼痛(图 3)。其特征性的放射学表现是增厚的骨外膜及骨内膜反应骨形成,并伴中央透光的瘤巢。瘤巢可在 CT 薄层轴向扫描时显示。目前治疗为 CT 导向下的射频消融。

软骨母细胞瘤是一种最常发生于长骨骨骺的良性骨肿瘤。大多数患者在 11～20 岁左右。其典型症状为间歇性疼痛、活动度下降及关节肿胀。X 线上表现为骨骺部位出现的边界清楚且透光的圆形溶骨性病变。轴向 CT 扫描可显示斑点状钙化,MRI 的 T2 加权像可见钙化及含铁血黄素沉积。其治疗

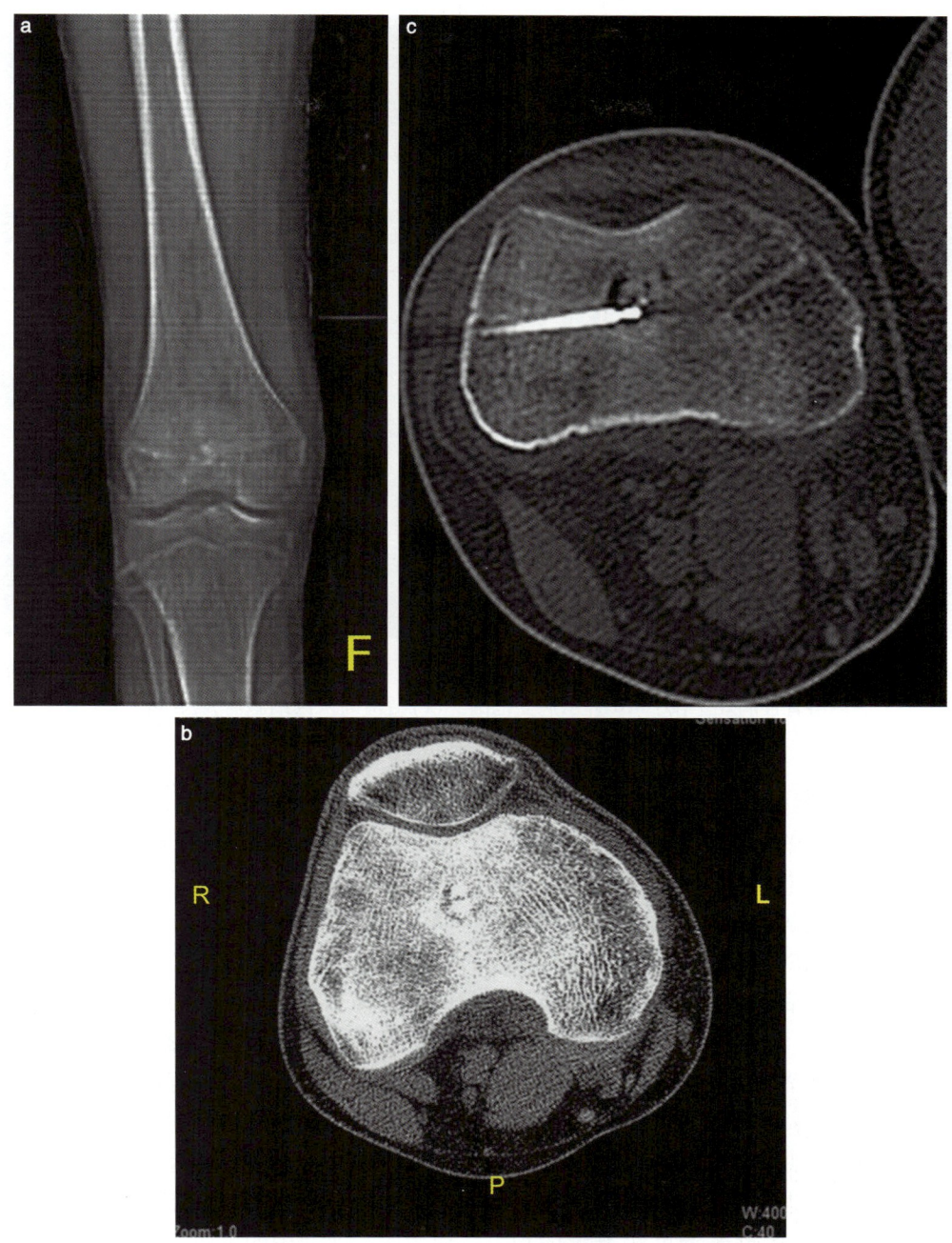

图3 16岁男运动员,因服用止痛药可缓解的膝痛收入运动医学科。(a) X 线片显示股骨远端 1cm 硬化灶。(b) CT 显示骨样骨瘤的瘤巢。(c) CT 引导下射频消融

是刮除植骨,视情况可行内固定。

骨巨细胞瘤是一种局部侵袭性的近关节肿瘤,好发年龄为 20~40 岁。最常见部位有股骨远端、胫骨近端、肱骨近端和桡骨远端。膝关节是最常受累的关节。可与多种运动损伤相混淆,造成诊断延误(图4)。可引起疼痛、机械性症状和病理性骨折。在 X 线上表现为单纯溶骨性、偏心的干骺端至骨骺区间内的软骨下病变。病灶内刮除植骨术是一种保肢的选择,功能良好且疗效满意。然而单纯的刮除伴或不伴植骨却有着 27%~55% 的复发率。这使有些医生采取了一些局部的措施取代了单纯的病灶内植骨,如用苯酚、液氮和 PMMA 骨水泥等。另外,使用 PMMA 骨水泥不仅提供了即时的稳定性,而且更易于在骨-骨水泥界面识别复发。然而,这些方法能降低骨巨细胞瘤刮除术后的复发率尚存在争议。

骨肉瘤是最常见的恶性骨肿瘤[7,18]。它最常发生于青少年患者四肢长骨靠近干骺端生长板的部位。60% 影响膝关节。骨肉瘤最显著的症状就是疼痛,尤其在运动时。患者常有运动损伤史。体检发现集中在肿瘤原发部位。可触及包块。X 线上并

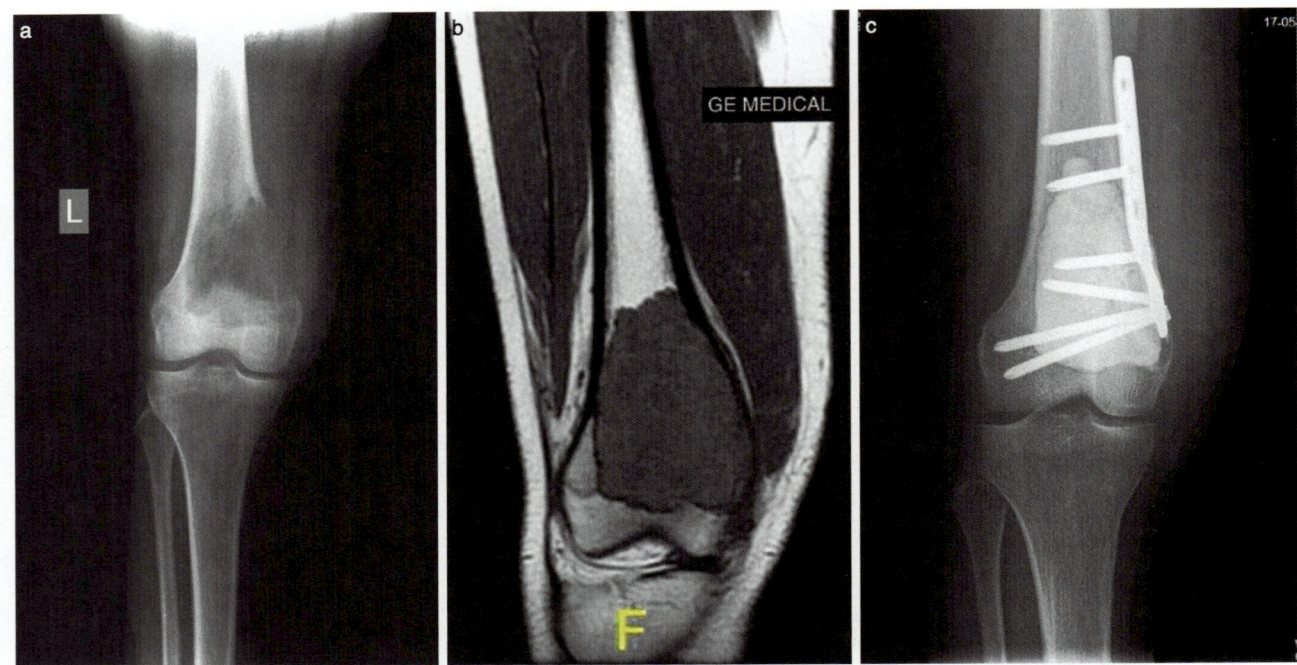

图4 17岁女排球运动员,比赛中跌倒后膝痛,按软组织损伤治疗3个月。因持续疼痛收入我诊所。(a)前后位X线片显示股骨远端干骺端溶骨性病灶。(b)MRI显示病变范围。(c)活检确认巨细胞瘤,经刮除、苯酚处理、骨水泥和预防性内固定

无特征性的表现。骨肉瘤病灶可为单纯溶骨性的(约30%),也可为成骨性的(约45%),或者二者兼有。骨膜顶起可形成特征性的Codman三角。肿瘤沿着骨膜生长形成"日光射线"征。对原始的肿瘤行MRI检查是评估病变在髓腔内范围的最佳影像学手段。疑为骨肉瘤的患者应转往骨肿瘤中心作诊断和进一步治疗。

尤文肉瘤是在年轻患者中第二常见的恶性骨肿瘤,也是最致命的骨肿瘤[41-43]。该肿瘤最常见于年龄在4~15岁间的幼儿和青少年,少有30岁以上成年起病者。最主要的早期症状是疼痛,最初为间歇性但进行性加重。大多数患者可触及大的包块,增长迅速并伴局部紧绷、肿胀和压痛。发生在长骨时总是位于干骺端或是骨干。通常其X线表现为位于骨干骺端或骨干的长形浸润性溶骨病灶,伴有由骨表面凸起的软组织包块。MRI检查很重要,可显示软组织受累情况。因为肿瘤在T1加权像上呈低信号强度,而相比之下骨髓则表现为正常的高信号强度。在T2加权像上,肿瘤较之肌肉表现为高信号强度[18,21]。

如何避免误诊

通过仔细采集病史、有针对性的体检和对受累关节的病理解剖的熟悉,误诊是可以避免的。在体检中,骨压痛提示可能有骨折、肿瘤或骨感染存在,通常要作X线片检查,再结合临床特点可提示诊断,此时需要病理诊断。MRI的成像质量和便利性持续改进,可为医生提供治疗骨、关节和软组织疾病的宝贵信息。费用问题总是给MRI检查降温,因为确实有人给不合适的患者开MRI检查单。越来越多各种年龄的人为了良好的健康与幸福投身于锻炼身体与体育运动之中。男女老少都参与到体育组织和休闲健身运动中,使运动损伤的数量急剧增长。他们多为急性损伤,尤其是过量运动损伤。运动伤成为医疗实践中的重要部分,对医疗资源造成冲击。对运动损伤早期诊断和评估的益处也随之激增。运动医学的发展取决于影像检查的充分提升以获得最精确的诊断,决定了治疗和预后。

某些运动损伤与骨肿瘤临床表现的相似依然会造成延误诊断和误用关节镜治疗的情况。从事运动医学的医生必须熟悉常见的骨肿瘤病变,因为这类鉴别诊断对骨骼系统未成熟的少儿和青年来说并不少见。为免误诊,在进行有创性的操作如关节镜检之前,应先进行适当的高质量的X线检查和选择性的MRI检查。外科医生和放射科医生应认真研究影像学资料。看到任何病变,都应仔细评估。详细问病史、体检并留意可能的牵涉痛,对于诊断及合理

施治来说很重要。只有影像学上能明确判断为色素沉着绒毛结节滑膜炎、滑膜炎或是滑膜软骨瘤病的时候，行关节镜活检才合情合理。对明显的肿瘤患者，应转诊给骨肿瘤专家处理。

参考文献

1. Ayerza, M., Muscolo, L., Aponte-Tinao, L., Farfalli, G.: Effect of erroneous surgical procedures on recurrence and survival rates for the patients with osteosarcoma. Clin. Orthop. Relat. Res. **452**, 231–235 (2006)
2. Boden, S.D., Labropoulos, P.A., Vailas, J.C.: MR scanning of the acutely injured knee: sensitive, but is it cost effective? Arthroscopy **6**, 306–310 (1990)
3. Bruns, J., Delling, G., Henne-Bruns, D., Hossfeld, D.K.: Biopsy of tumors of the musculoskeletal system. Dtsch. Arztebl. Int. **105**(27), 492–497 (2008)
4. Bussières, A.E., Taylor, J., Peterson, C.: Diagnostic imaging guidelines for musculoskeletal complaints in adults – an evidence-based approach. Part 1: Lower extremity disorders. J. Manipulative Physiol. Ther. **30**, 684–717 (2007)
5. Campanacci, M.: Bone and Soft Tissue Tumors, pp. 132–133. Springer-Verlag Wien, New York (1990)
6. Coris, E.E., Zwygart, K., Fletcher, M., Pescasio, M.: Imaging in sports medicine. Sports Med. Arthrosc. **17**, 2–12 (2009)
7. Damron, T.A., Ward, W.G., Stewart, A.: Osteosarcoma, chondrosarcoma, and Ewing's sarcoma: National cancer data base report. Clin. Orthop. Relat. Res. **459**, 40–47 (2007)
8. Damron, T.A., Morris, C., Rougraff, B., Tamurian, R.: Diagnosis and treatment of joint-related tumors that mimic sports related injuries. Instr. Course Lect. **38**, 833–847 (2009)
9. De Schepper, A.M., De Beuckeleer, L., Vandevenne, J., Somville, J.: Magnetic resonance imaging of soft tissue tumors. Eur. Radiol. **10**, 213–223 (2000)
10. Eilber, F.C., Rosen, G., Nelson, S.D., Selch, M., Dorey, F., Eckardt, J., Eilber, F.R.: High-grade extremity soft tissue sarcomas: factors predictive of local. Ann. Surg. **237**(2), 218 (2003)
11. Engel, C., Kelm, J., Olinger, A.: Blunt trauma in soccer. The initial manifestation of synovial sarcoma. Zentralbl. Chir. **126**(1), 68–71 (2001)
12. Enneking, W.F.: Muskuloskeletal Tumor Surgery. New York, Churchill Livingstone (1983)
13. Enzinger, F.M., Weiss, S.: Soft Tissue Tumors, 3rd edn, pp. 929–964. Mosby, St. Louis (1995)
14. Ferrari, A., Casanova, M., Massimino, M., et al.: Synovial sarcoma: report of a series of 25 consecutive children from a single institution. Med. Pediatr. Oncol. **32**, 32–37 (1999)
15. Fisher, C.: Synovial sarcoma. Ann. Diagn. Pathol. **2**, 401–421 (1998)
16. Galant, J., Marti-Bonmati, L., Soler, R., et al.: Grading of subcutaneous soft tissue tumors by means of their relationship with the superficial fascia on MR imaging. Skeletal Radiol. **27**, 657–663 (1998)
17. Gomez, P., Morcuende, J.: High-grade sarcomas mimicking traumatic intramuscular hematomas: a report of three cases. Iowa Orthop. J. **24**, 106–110 (2004)
18. Heare, T., Hensley, M.A., Dell'Orfano, S.: Bone tumors: osteosarcoma and Ewing's sarcoma. Curr. Opin. Pediatr. **21**, 365–372 (2009)
19. Hermann, G., Abdelwahab, I., Miller, T., Klein, M., Lewis, M.: Tumour and tumour-like conditions of the soft tissue: magnetic resonance imaging features differentiating benign from malignant masses. Br. J. Radiol. **65**, 14–20 (1992)
20. Imaizumi, S., Morita, T., Ogose, A., Hotta, T., Kobayashi, H., Ito, T., Hirata, Y.: Soft tissue sarcoma mimicking chronic hematoma: value of magnetic resonance imaging in differential diagnosis. J. Orthop. Sci. **7**(1), 33–37 (2002)
21. Iwamoto, Y.: Diagnosis and treatment of Ewing's sarcoma. Jpn J. Clin. Oncol. **37**(2), 79–89 (2007)
22. Joyce, M.J., Mankin, H.J.: Caveat arthroscopos: extra-articular lesions of bone simulating intra-articular pathology of the knee. J. Bone Joint Surg. Am. **65**(3), 289–292 (1983)
23. Kelly, M.A., Flock, T.J., Kimmel, J.A., Kiernan Jr., H.A., Singson, R.S., Starron, R.B., Feldman, F.: MR imaging of the knee: clarification of its role. Arthroscopy **7**, 78–85 (1991)
24. Kelm, J., Ahlhelm, F., Engel, C., Duchow, J.: Synovial sarcoma diagnosed after a sports injury. Am. J. Sports Med. **29**, 367–369 (2001)
25. Kilpatrick, S.E., Cappellari, J.O., Bos, G.D., Gold, S.H., Ward, W.G.: Is fine-needle aspiration biopsy a practical alternative to open biopsy for the primary diagnosis of sarcoma? Experience with 140 patients. Am. J. Clin. Pathol. **115**, 59–68 (2001)
26. Kocher, M.S., DiCanzio, J., Zurakowski, D., Micheli, L.J.: Diagnostic performance of clinical examination and selective magnetic resonance imaging in the evaluation of intraarticular knee disorders in children and adolescents. Am. J. Sports Med. **29**, 292–296 (2001)
27. Kransdorf, M.: Benign soft tissue tumors in a large referral population: distribution of specific diagnoses by age, sex and location. Am. J. Roentgenol. **164**, 395–402 (1995)
28. Kransdorf, M.: Malignant soft tissue tumors in a large referral population distribution of specific diagnoses by age, sex and location. Am. J. Roentgenol. **164**, 129–134 (1995)
29. Lewis, M.M., Reilly, J.F.: Sports tumors. Am. J. Sports Med. **15**, 362–365 (1987)
30. Maffulli, N., Chan, K.M., Miao, M., Fu, F.H., Kurosaka, M.: Athletic knee injuries. Similarities and differences between Asian and Western experience. Clin. Orthop. **323**, 98–105 (1996)
31. Murphy, P.C., Knight, S.: Misdiagnosis in sports medicine. Curr. Sports Med. Rep. **1**, 333–337 (2002)
32. Musculo, D.L., Ayerza, M.A., Makino, A., Costa-Paz, M., Aponte-Tinao, L.A.: Tumors about the knee misdiagnosed as athletic injuries. J. Bone Joint Surg. Am. **85**, 1209–1241 (2003)
33. Naito, N., Ozaki, T., Kunisada, T., et al.: Synovial sarcoma with a large hematoma in the inguinal region. Arch. Orthop. Trauma Surg. **120**, 533–534 (2000)
34. O'Sullivan, B., Pisters, P.W.: Staging and prognostic factor evaluation in soft tissue sarcoma. Surg. Oncol. Clin. North Am. **12**(2), 333–353 (2003)
35. Ogose, A., Hotta, T., Yamamura, S., Shioya, Y., Yazawa, T.: Extraskeletal Ewing's sarcoma mimicking traumatic hematoma. Arch. Orthop. Trauma Surg. **118**(3), 172–173 (1998)
36. Safran, M.R., Fu, F.H.: Uncommon causes of knee pain in the athlete. Orthop. Clin. North Am. **26**, 547–559 (1995)
37. Schwartz, H.S., Limbird, T.J.: Caveat arthroscopy: definition and guidelines for prevention. J. South. Orthop. Assoc. **5**, 96–100 (1996)
38. Scully, S.P., Temple, H.T., Harrelson, J.M.: Synovial sarcoma of the foot and ankle. Clin. Orthop. **364**, 220–226 (1999)
39. Simon, M.A., Fin, H.A.: Diagnostic strategy for bone and soft-tissue tumors. J. Bone Joint Surg. Am. **75**, 622–631 (1993)
40. Ward, W.G., Rougraff, B., Quinn, R., Damron, T., O'Connor, M.I., Turcotte, R.E., Cline, M.: Tumors masquerading as hematomas. Clin. Orthop. Relat. Res. **465**, 232–240 (2007)
41. Weiss, S.W., Enzinger, F.M.: Malignant fibrous histiocytoma: an analysis of 200 cases. Cancer **41**, 2250–2266 (1978)
42. Weitz, J., Antonescu, C.R., Brennan, M.: Localized extremity soft tissue sarcoma: improved knowledge with unchanged survival over time. J. Clin. Oncol. **21**(14), 2719–2725 (2003)
43. Widhe, B., Widhe, T.: Initial symptoms and clinical features in osteosarcoma and Ewing sarcoma. J. Bone Joint Surg. Am. **82**, 667–674 (2000)

第十一章 运动伤手术的麻醉

Fatma Sarıcaoğlu and Ülkü Aypar

熊昺 译

内容

运动损伤的麻醉与术后镇痛 ………………… 810
  全身麻醉 ……………………………………… 811
  区域麻醉 ……………………………………… 811
应用抗凝和抗血小板药时的轴索阻滞麻醉 …… 811
周围神经阻滞 ………………………………… 812
局部浸润麻醉 ………………………………… 813
区域阻滞麻醉 ………………………………… 813
参考文献 ……………………………………… 813

运动损伤的麻醉与术后镇痛

  由体育运动带来的急性创伤或是反复应力造成的运动损伤常需要手术治疗,就需要麻醉。没有一种麻醉能适合所有患者。麻醉方案应尽可能依患者的基本生理状况来制定,包括:健康条件、内科疾病、既往手术史、拟行术式、药物敏感、既往麻醉史和心理特点等(表1)。美国麻醉学会的术前患者病情分级标准对于制订麻醉实施计划,尤其是监护手段很有用的(表2)。在病史和体检都未发现任何异常的状况下,并不建议对健康无症状的患者进行常规化验检查,但还是有许多医生会给所有患者开一些检查,如红细胞压积或血红蛋白浓度、尿液分析、血清电解质、凝血功能、心电图和胸片等[1,4]。在术前必先获得患者的知情同意书,包括万一在其他麻醉不足时施行全麻的同意。为保证医疗质量、遵循医疗法规,必须完善相关文件资料。应在患者病历中记载术前意见、术中麻醉记录和术后意见[13]。

表1 麻醉计划

术前用药	补充氧气
麻醉	镇静
全麻	术中管理
气道管理	监控
感应	体位
维持	流体管理
局部	术后管理
技术	疼痛控制
药物	血流动力学监测
监测麻醉	

F. Sarıcaoğlu(✉) and Ü. Aypar
Department of Anesthesiology and Reanimation,
Hacettepe University, Sihhiye, 06100 Ankara, Turkey
e-mail: fatmasaricao@yahoo.com; uaypar@hacettepe.edu.tr

表 2　根据美国麻醉医师协会，术前对患者的身体状况分类

分类	定　义
P1	正常的健康患者
P2	患者有轻度的全身性疾病（无功能限制）
P3	严重的全身性疾病的患者（一些功能限制）
P4	患者有严重的持续的威胁生命（无功能）的全身性疾病
P5	如果不手术将不能生存的垂死的患者
P6	脑死亡患者的器官被取出用于捐赠
E	如果为急诊手术，身体状况是"E"级

全身麻醉

全身麻醉适合应用于威胁生命而血流动力学不稳定的创伤患者，如头部及脊髓损伤等。任何意识改变的伤者都应考虑脑外伤的可能性[10]。需紧急手术干预的常见损伤有脑部血肿。脊髓损伤后功能障碍与损伤节段有关。在转运和气管插管时应特别小心，以防加重损伤。用甲强龙行短期大剂量皮质激素疗法（先以 30mg/kg，然后 5.4mg/（kg·h）持续23 小时）能促进脊髓损伤患者的神经恢复效果[3]。

气道管理是关键环节，因为急性颈髓损伤的最常见死因是呼吸衰竭。所有严重创伤或脑外伤的患者都应假定其有不稳定的颈椎骨折，直到拍片排除之。

必须确定有自主上下肢活动后，才可进行光纤导向下的清醒状态插管。

在确实紧急的情况下，直接喉镜导向下经口气管插管（最少屈伸颈部）是常用的办法[6,12]。

区域麻醉

轴索阻滞：几乎所有颈部以下的手术都能在轴索阻滞麻醉下进行。一些临床研究认为，轴索阻滞麻醉单独应用或在一些情况下与全麻合用，可降低术后患病率甚至死亡率（表 3）。

表 3　骨科手术和全身麻醉相比区域麻醉的优点

改善术后镇痛
恶心和呕吐的发生率降低
呼吸和心脏抑制少
交感神经系统阻滞导致灌注改善
血压下降
血流量重新分配到大口径血管
局部静脉压力下降

腰麻与硬膜外麻也是轴索阻滞麻醉，都可进行单次注射给药或是置管后间断或持续给药。

已证实正确应用的轴索阻滞特别安全；但是依然存在并发症风险，我们应知晓禁忌证而避之（表 4）。不良反应和轻并发症可表现为轻度的自限性的腰痛，重者甚至出现神经功能的缺失[8]。

表 4　神经阻滞的禁忌

绝对禁忌
　注射部位有感染
　患者拒绝
　凝血功能障碍
　严重血容量不足
　颅内压增高
　严重的主动脉瓣和二尖瓣狭窄
相对禁忌
　脓血症
　不合作的患者
　存在的神经缺陷
　狭窄性心脏瓣膜病变
　严重的脊柱畸形
有争议
　注射部位曾有背部手术
　手术时间过长
　大失血

应用抗凝和抗血小板药时的轴索阻滞麻醉

口服抗凝药：长期服用华法林治疗的患者必须先停药，在麻醉前凝血酶原时间（PT）和国际标准化率（INR）值正常[5]。

纤溶药与溶栓药：除非万不得已，接受纤溶药与溶栓药治疗的患者应避免腰麻或硬膜外麻。尚无数据表明停用这些药物后在多久时间内应避免行轴索穿刺。

标准肝素（非分馏肝素）：在皮下（小剂量）预防用药时，可以做轴索麻醉。轴索出血的风险可因阻滞麻醉后再应用肝素而减小，也可因衰弱患者长期用药而增加。肝素可能诱发血小板减少症，肝素治疗超过 4 天的患者应在行轴索阻滞及拔除导管前评估血小板计数。

低分子量肝素：在术前使用低分子量肝素预防血栓的患者应视为凝血功能改变。对于这些患者，在使用低分子量肝素至少 10～12 小时后方可穿刺。

接受较大剂量（治疗量）低分子量肝素治疗的

患者,如:依诺肝素 1mg/kg/12h 或 1.5mg/kg/天、达替肝素 120U/kg/12h 或 200U/kg/天,或亭扎肝素 175U/kg/天,则需要至少推迟 24 小时,以保证进针时凝血功能正常。

轴索麻醉应避免应用于术前 2 小时使用过低分子量肝素的普外患者,那正是抗凝活性最高之时。

术后才开始使用低分子量肝素预防血栓的患者可放心进行单次或连续导管给药麻醉。依据全天剂量、术后首剂时间和用药方案来用药。

(a) 每日 2 次用药。这一用药方案可能会增加椎管血肿的风险。不论麻醉类型,在充分地止血(外科)的前提下,首次使用低分子量肝素应不早于术后 24 小时。留置导管应在开始使用低分子量肝素之前拔除。如果选择连续给药,硬膜外导管需留置过夜并于次日拔除,在拔管至少 2 小时后给予首剂低分子量肝素。

(b) 每日 1 次用药。接近欧洲的应用方案。首剂低分子量肝素应用于术后 6~8 小时。第 2 次术后用药则不早于首剂药后的 24 小时。导管可放心地保留。然而,拔除导管却应等到最后一次用药 10~12 小时以后。导管拔除后至少 2 小时才能再次用药。

轴索阻滞麻醉的并发症:轻的只是不舒服,重的可致残甚至威胁生命[9](表 5)。

表 5 轴索麻醉的并发症

不良反应	脊髓损伤
尿潴留	马尾神经综合征
高位梗阻	出血
全脊髓麻醉	椎管内/硬膜外血肿
心脏骤停	位置错误
脊髓前动脉综合征	麻醉不充分
霍纳氏综合征	硬膜下间隙梗阻
针/导管置入相关的并发症	疏忽的血管内注射
创伤	蛛网膜炎
腰痛	脑膜炎
硬脊膜穿刺/泄漏	硬膜外脓肿
体位性头痛	药物毒性
复视	全身局麻药中毒
耳鸣	暂时性神经症状
神经损伤	马尾神经综合征
神经根损伤	

周围神经阻滞

周围神经阻滞(PNB)的应用日渐频繁;该法可辅以麻醉监护(中度镇痛)而作为主要的或单一的麻醉手段,以利实施无痛手术[7]。需要(PNS)周围神经刺激帮助定位神经,在区域阻滞麻醉中有一席之地。神经刺激是神经定位最常用的技术。但经皮盲穿的效果取决于体表标志的定位。超声等影像学技术的应用改变了观念,使穿刺可视化,寻找更符合解剖的穿刺路径。

PNB 特别适用于四肢手术及骨折镇痛。上肢及肩部的手术麻醉和镇痛可以通过对臂丛(C5-T1)或其各个终末神经支进行阻滞而实现。坐骨神经和股神经的阻滞可进行髋、膝或肢体远端的许多手术。这些神经可在其行程的多个位点被有效阻滞。谨防局麻药过量(表 6)。

表 6 局部麻醉剂和最大剂量[11]

药品	持续时间	最大剂量指南(每次手术总累计浸润性注射剂量)
Esterstabl		
普鲁卡因(奴佛卡因)	短效(15~60 分钟)	7mg/kg;<350~600mg
氯普鲁卡因(Nesacaine)	短效(15~30 分钟)	不加肾上腺素:11mg/kg;总剂量<800mg;加肾上腺素:14mg/kg;<1000mg
酰胺		
利多卡因(赛罗卡因)	中效(30~60 分钟)	不加肾上腺素:4.5mg/kg;<300mg
利多卡因	长效(120~360 分钟)	7mg/kg 加肾上腺素
甲哌卡因	中效(45~90 分钟)	7mg/kg;<400mg
(普鲁卡因,卡波卡因)	长效(120~360 分钟加肾上腺素)	
布比卡因(麻卡因)	长效(120~240 分钟)	不加肾上腺素:2.5mg/kg;<175mg
布比卡因	长效(180~420 分钟)	加肾上腺素:<225mg
依替卡因(Duranest)美国不再使用	长效(120~180 分钟)	不加肾上腺素:0.4mg/kg;<300mg;加肾上腺素:8mg/kg
丙胺卡因(Citanest)	中效(30~90 分钟)	体重<70kg:8mg/kg;<500mg;体重>70kg:600mg
罗哌卡因(耐乐品)	长效(120~360 分钟)	5mg;小神经阻滞<200mg

局部浸润麻醉

局部浸润麻醉及区域阻滞麻醉是最简单和最早期的麻醉方法,主要由外科医生使用。局部浸润麻醉的目的是通过使局麻药在皮下浸润一定区域而在切口处产生躯体感觉镇痛的效果。浸润应该深达肌肉层、体腔浆膜层和骨膜层以产生镇痛作用。局麻药可与血管收缩剂如肾上腺素合用,以提供相对干净的术野并促进止血。局麻的另一个好处是可以使用较大量的局麻药稀释液。浓度为 0.55% 的利多卡因或是 0.2% ~ 0.25% 的布比卡因足以在术后产生切口镇痛效果(最大剂量:利多卡因 5mg/kg,布比卡因 2mg/kg)。最常见的并发症是不小心药物过量造成的全身毒性。跟腱断裂手术可以使用这种麻醉方法[2]。

区域阻滞麻醉

区域阻滞是一种特殊形式的局部浸润麻醉,它利用了穿行皮下的许多躯体感觉皮神经分支。对一片较大区域的阻滞可通过浸润切口周围皮下分布的神经支而实现。这一技术可以用少量高浓度的局麻药液阻断一片更大的区域。还可使切口部位保持原样,不使皮肤变形或麻药扩散。

参考文献

1. Chung, F., Yuan, H., Yin, L., Vairavanathan, S., Wong, D.T.: Elimination of preoperative testing in ambulatory surgery. Anesth. Analg. **108**(2), 467–475 (2009)
2. Doral, M.N., Bozkurt, M., Turhan, E., Ayvaz, M., Atay, O.A., Uzümcügil, A., Leblebicio lu, G., Kaya, D., Aydo, T.: Percutaneous suturing of the ruptured Achilles tendon with endoscopic control. Arch. Orthop. Trauma Surg. **129**(8), 1093–1101 (2009) [Epub 29 Apr 2009]
3. Ducker, T.B., Zeidman, S.M.: Spinal cord injury. Role of steroid therapy. Spine **19**(20), 2281–2287 (1994). Review
4. Finegan, B.A., Rashiq, S., McAlister, F.A., O'Connor, P.: Selective ordering of preoperative investigations by anesthesiologists reduces the number and cost of tests. Can. J. Anaesth. **52**(6), 575–580 (2005)
5. Horlocker, T.T., Wedel, D.J., Rowlingson, J.C., Enneking, F.K., Kopp, S.L., Benzon, H.T., Brown, D.L., Heit, J.A., Mulroy, M.F., Rosenquist, R.W., Tryba, M., Yuan, C.S.: Regional anesthesia in the patient receiving antithrombotic or thrombolytic therapy: American Society of Regional Anesthesia and Pain Medicine Evidence-Based Guidelines (3rd edn.). Reg. Anesth. Pain Med. **35**(1), 64–101 (2010)
6. Langeron, O., Birenbaum, A., Amour, J.: Airway management in trauma. Minerva Anestesiol. **75**(5), 307–311 (2009). Review
7. Latifzai, K., Sites, B.D., Koval, K.J.: Orthopaedic anesthesia – part 2. Common techniques of regional anesthesia in orthopaedics. Bull. NYU Hosp. Joint Dis. **66**(4), 306–316 (2008). Review
8. Liu, S.S., Strodtbeck, W.M., Richman, J.M., Wu, C.L.: A comparison of regional versus general anesthesia for ambulatory anesthesia: a meta-analysis of randomized controlled trials. Anesth. Analg. **101**(6), 1634–1642 (2005)
9. Neal, J.M., Bernards, C.M., Hadzic, A., Hebl, J.R., Hogan, Q.H., Horlocker, T.T., Lee, L.A., Rathmell, J.P., Sorenson, E.J., Suresh, S., Wedel, D.J.: ASRA practice advisory on neurologic complications in regional anesthesia and pain medicine. Reg. Anesth. Pain Med. **33**(5), 404–415 (2008)
10. Pasternak, J.J., Lanier, W.L.: Neuroanesthesiology update. J. Neurosurg. Anesthesiol. **21**(2), 73–97 (2009). Review
11. Rosenberg, P.H., Veering, B.T., Urmey, W.F.: Maximum recommended doses of local anesthetics: a multifactorial concept. Reg. Anesth. Pain Med. **29**(6), 564–575 (2004). Review
12. Swartz, E.E., Decoster, L.C., Norkus, S.A., Boden, B.P., Waninger, K.N., Courson, R.W., Horodyski, M., Rehberg, R.S.: Summary of the National Athletic Trainers' Association position statement on the acute management of the cervical spine-injured athlete. Physician Sportsmed. **37**(4), 20–30 (2009)
13. Vigoda, M.M., Lubarsky, D.A.: Failure to recognize loss of incoming data in an anesthesia record-keeping system may have increased medical liability. Anesth. Analg. **102**(6), 1798–1802 (2006)

第十四部
儿童运动伤

第四十卷
机板武器八

第一章　儿童运动伤

Özgür Dede and Muharrem Yazıcı

白宇　译

内容

介绍	817
流行病学	817
风险因素	818
身体(骨骺)方面的关注	818
心理方面的问题	820
预防	820
结论	820
参考文献	820

介绍

现在,儿童开始参加体育运动和其他课余活动的年龄比前几代人更小,运动量更大[20,25]。部分原因是由于家人和医生的鼓励,因为参与有组织的体育活动不仅有助于身体发育,而且能提高儿童的运动技能,也会增加社交技巧及团队合作的观念[21]。相比之下,儿童和青少年的身材比例、骨骼结构、荷尔蒙环境和行为模式与成人不同[1]。众所周知,儿童运动技能直到童年晚期还没得到充分发展,在青春期仍有所不足[23]。所有这些因素,都是儿童容易受伤的潜在原因。

流行病学

参与专业水平运动的儿童在不断增加。一个非常突出的例子是,美国青年足球协会在1981年只有810 800名注册球员,而现在每年有320万5~19岁之间的球员注册。随着参与运动的人数增加,损伤的发病率也节节攀升,并成为一个严重的问题。在过去的20年里所有运动相关的损伤在不断增加[55]。根据最近的一项研究,估计美国每年有2 698 634名在运动及娱乐中受到非故意伤害的儿童和青少年在急诊室治疗。运动中的暴力行为也成为一个严重问题。在2001年至2003年,急诊室共接收了6705名在体育和娱乐活动中受暴力意图造成损伤的儿童和青少年[12]。美国的一项全国性调查显示,56.3%的高中生在调查前一年中至少参加了一个运动队。该调查包括询问受伤率,调查前30天参与过体育运动的学生中的21.9%在运动中受伤而就医[16]。

根据急诊部门和基层医疗的数据[4,6,7,13-

Ö. Dede and M. Yazıcı (✉)
Department of Orthopaedics and Traumatology,
Hacettepe University, Samanpazarı, 06100 Ankara, Turkey
e-mail: ozgrdd@hacettepe.edu.tr; yazioglu@hacettepe.edu.tr

15,22,26,28,47,53,56,58]，有研究报告了运动、休闲和练习中发生损伤的数量。解释损伤发生率，需要了解每个运动员参与的训练和比赛时间以及暴露次数（可能造成损伤的训练或比赛）。Caine 等总结了 49 个流行病学研究中儿童体育相关损伤的发病率和分布的报告[9]。男孩每 1000 小时的受伤率，冰球运动似乎是最高的。英式橄榄球和足球是另外的最容易受伤的运动。对于女孩来说，损伤发生率是最高的是足球，其次是篮球和体操。无论男孩和女孩，越野跑的受伤的风险都是最高的。作者们认为越野跑的高损伤率可能与其高度重复动作有关[46]。女孩在某些体育项目，如足球、越野跑和体操的损伤率更高，特别是膝关节损伤[30,39,46,48]。因荷尔蒙的差异、关节松弛增加、解剖的差异和膝关节的运动控制功能差，使女孩在包含突然变向和跳跃的运动中容易发生膝损伤[30]。

风险因素

已确定某些导致儿童容易受伤的风险因素。可以将这些因素归类为可改变的和不可改变的。可改变的危险因素包括灵活性、肢体力线、其力量、耐力和本体感觉。系统的文献回顾中，除了某些个别研究，大多数作者认为儿童和青少年体育危险与灵活性、肢体生物力线和力量无关[17]。在体操和花样滑冰中柔韧性差和损伤是有些关联的[54,60]。胫骨-股骨前向松弛和内旋似乎增加年轻运动员 ACL 损伤风险[59]。此外，摔跤手的肩关节松弛度大可能是其肩部受伤的高风险因素[44]。据报道，在曲棍球比赛一节的最后几分钟和一场比赛的最后一节，疲劳是损伤的相关因素[45]。最后，耐力下降也作为一个诱发因素，例如季前赛适应训练使青少年足球运动员的膝损伤风险显著下降[10,36]。

不可改变的危险因素包括性别、身材和运动的类型。研究表明，男性更容易在大多数运动中受伤，但在足球、棒球和篮球受伤较少，而女性在这几项运动中却面临更大的风险[17]。青少年较年幼的儿童有更高的风险。有组织的运动、运动的时间、比赛而不是练习、更高比赛级别、室内而不是室外足球，也是高损伤率的原因。人体测量参数和受伤的风险似乎是与体育项目相关的，在足球比赛中，个子高的球员似乎有更大的风险，同样，更重更高的棒球投手发生肘部症状的风险明显增加[35]。

身体（骨骺）方面的关注

与成人不同，儿童的骨骼正在生长，较小的损伤可能也对成年后有严重的影响。骨骺软骨的承重能力比成人关节软骨和邻近骨更低[9]。研究表明骨骺比周围的纤维组织弱 2~5 倍，使骨骺受伤机会增多[33]。在青春期的生长突增期，骨骺软骨承重能力下降[9]。增长中的骨骼的另一个物理特征是，在生长突增期矿化滞后于长度的增长，使骨质相对疏松而容易发生骨折[5]。虽然有争议，快速的增长可能导致肌肉、肌腱和骨之间的差异增加，造成肌肉肌腱张力增加和灵活性下降，可能增加损伤的机会[19,40]。由于上述弱点，儿童运动员的骨骼损伤大多数涉及骨骺[27,34]。

众所周知，开放骨骺的急性损伤可能导致过早闭合、生长和对线异常，Salter-Harris 3、4 型损伤比 1、2 型预后更可怕。连续的应力和过度使用也可能对骨骺有不利影响。动物研究显示，身体长时间负荷会导致骨骼生长抑制或停止[31,52,57]。报告的案例包括体操运动员、橄榄球运动员、网球运动员、棒球投手甚至钢琴演奏者，后者的拇指远节指骨骨骺会过早闭合[2,10,32,41]。最常见的慢性骨骺损伤是体操运动员的桡骨远端骨骺损伤。虽然大多数报告描述了骨骺的增宽和不规则，但 Read 报告了骨骺和干骺端应力性骨折[49]。另一个典型的损伤是年轻棒球选手的肱骨近端骨骺损伤。"少棒肩"与肱骨近端骨骺的重复创伤有关。虽然大多数慢性损伤能通过休息缓解（图 1a,b），但还是有几篇因为应力造成骨骺过早部分或全部闭合的报告。部分桡骨远端骨骺闭合已在体操运动员出现[51]。也有 11 岁的棒球投手肱骨近端骨骺的过早闭合的报道[10]。摔跤手的慢性手腕损伤和棒球选手的肱骨远端桡骨近端骨骺损伤是典型的运动特异性的骨骺损伤。慢性过度使用也会影响到脊柱，尤其是运动员、舞蹈家、举重运动员、足球和橄榄球球员[11]。腰椎峡部裂被认为是脊柱反复过伸导致的峡部受伤（图 2A-C）。如果不及时治疗，可能会发生腰椎滑脱并导致慢性残疾和疼痛。

第一章 儿童运动伤

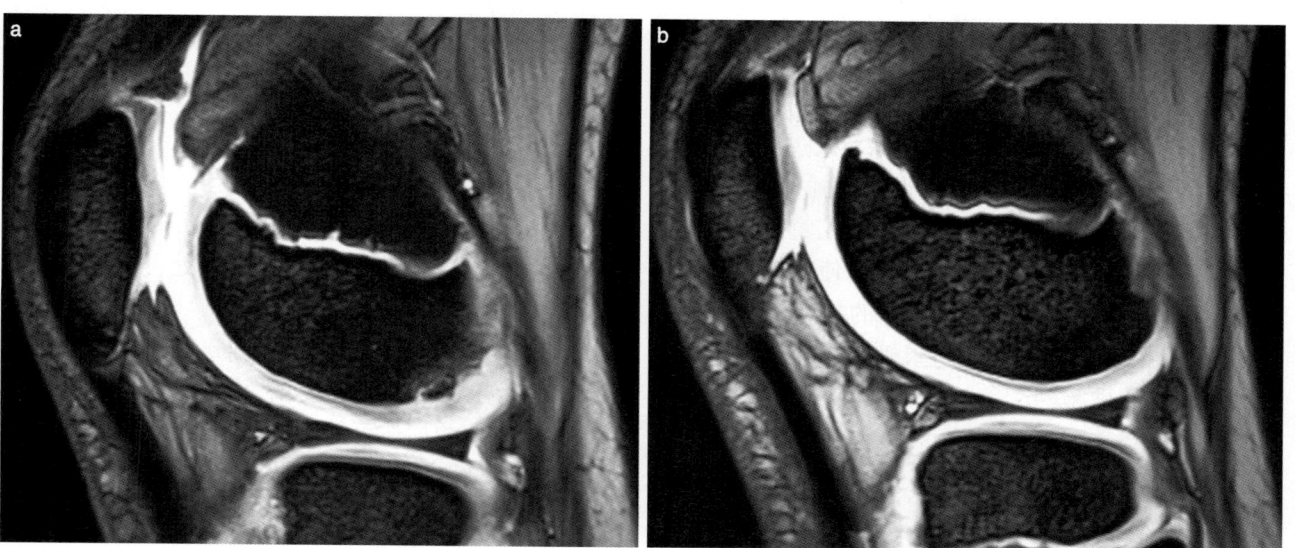

图1 （a）12岁男孩的骨软骨损伤。（b）保守治疗痊愈

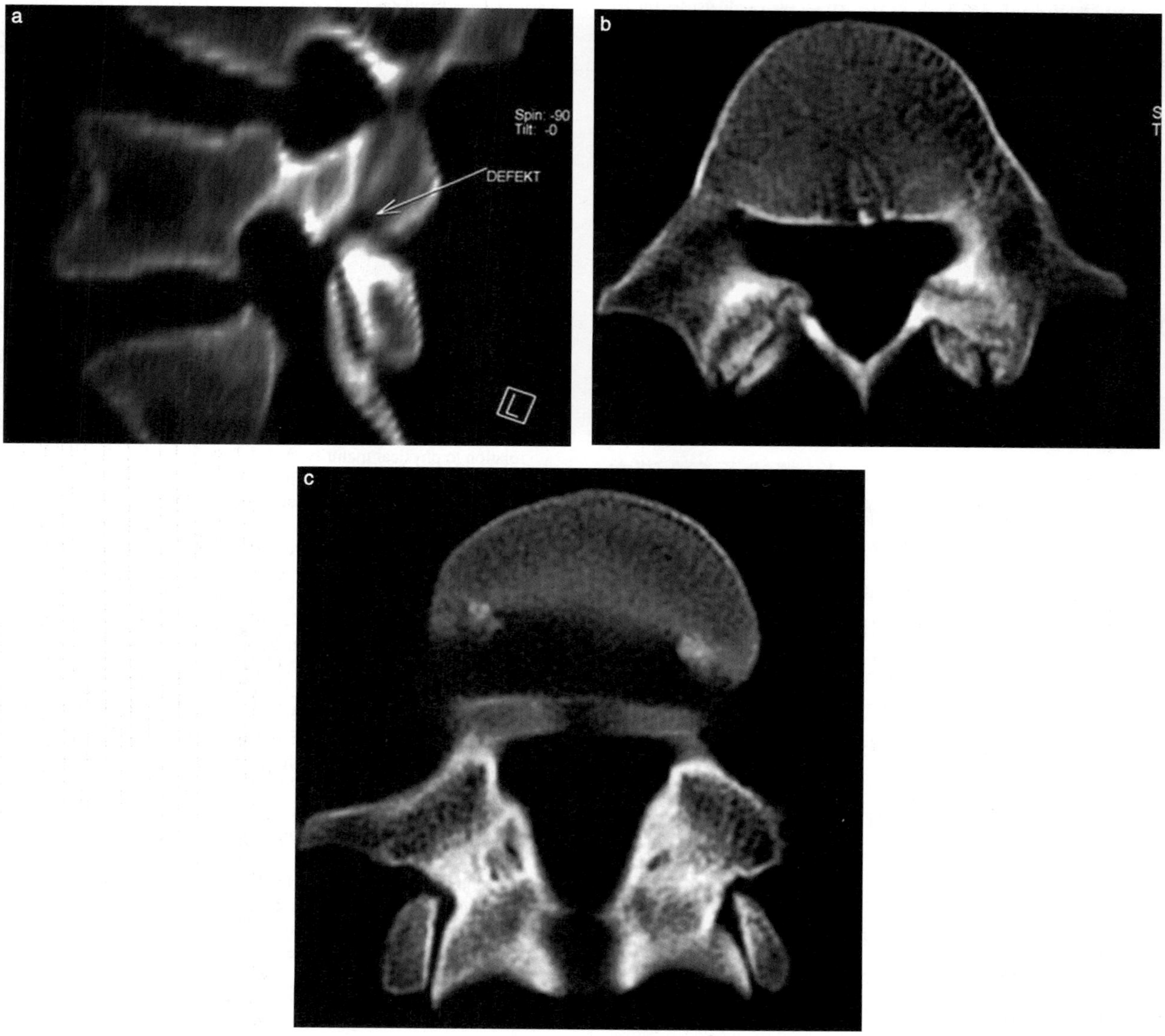

图2 峡部裂（a）矢状面CT重建可见缺陷。（b）轴向CT可见缺陷。（c）保守治疗最终痊愈。

心理方面的问题

最常见的原因可能是过度训练导致过度使用损伤,这是以儿童的身体和心理为代价的[37]。体育活动越来越有竞争性,这使成长中的儿童承受更多的压力。父母和教练的期望,可能会使儿童强迫自己超越生理极限,导致身体和情感的损伤[37]。一项研究表明,父母和教练的期望极大地影响了儿童对体育比赛的理解[43]。

根据同一项研究,"当儿童认为父母对他们的表现不满并期望很高的成绩,认为教练是在强调社会比较和比赛的成功,并给予最优秀的运动员最高的关注,儿童运动员会认为自己的足球能力欠缺,担忧自己的表现,并感觉团队气氛不友好"。这可能会导致适应不良的完美主义,并导致有害的生理和心理后果,如过度训练、队友关系不佳或反社会行为。这项研究和其他的研究表明,父母的批评和期望会导致儿童参与体育运动时过度关注其错误,影响主动友谊的形成,以及完美主义的忧虑,教练可能使团队内部充满竞争的氛围,这样就增加了更多的压力[38,42]。

预防

损伤预防是儿童运动损伤医生关注的焦点。一般损伤预防指导原则有3点:运动知识教育、环境干预和强制执行[1]。Hergenroeder 概述了6个潜在的机制以减少运动损伤:①赛季前的身体检查;②赛事的医疗保障;③合适的教练技术;④适当饮水;⑤恰当的裁判;⑥适当的设备和地面条件[24]。

赛季前或参赛前寻找引发损伤的因素,检测致残或潜在的危及生命的疾病,确认需要参赛前康复的状况并且符合法律和医疗保险的要求。也应该进行总体健康状况和健康相关问题的咨询,因为这可能是儿童与医疗保障单位联系的唯一途径,也是接受医疗服务的唯一途径。对特定运动水平的健康评估也应执行[18,29]。

赛季前适应训练是一个重要因素。对于参加足球和篮球的女性运动员,必须在指导下进行腿部力量、本体感觉和平衡练习。应该向所有运动员强调适当的饮水、热身、牵伸的重要性。设备和地面状况也与许多损伤有关。在一个对城市的青少年运动损伤的前瞻性研究中,16% 的急诊和 20% 的住院与运动场地设施和环境因素相关,这些条件应符合预防策略[50]。因此,应建议和监督正确使用防护用具。

结论

体育对生长中的人类有许多好处,包括健康、增加运动协调能力并改善社交技巧。根据最近的研究,每年几乎有 1/3 的年轻运动员受伤就医。对于儿童运动伤,预防是最重要的,由于其骨骼的生长特点,儿童时期的损伤可能会对成年的生活产生影响。儿童运动伤医生应该意识到其独特生理和发育的特点,咨询和监测是预防儿童和青少年运动损伤的重要内容。成为一个优秀运动员要花很长时间进行艰苦的训练,但应考虑儿童的心理需求和生理极限。例如艰苦的训练和柔软的骨头之间的平衡,否则受伤是难免的。儿童们之间的竞争可能会导致反社会行为和成人期的敌对性格。对家长/教练进行指导和"培训"是非常重要的,不要给儿童不必要的压力,发展其健康的人格。做多少运动对生长中的骨骼(性格)有益?此问题尚无定论。

参考文献

1. Adirim, T.A., Cheng, T.L.: Overview of injuries in the young athlete. Sports Med. **33**(1), 75–81 (2003)
2. Attkiss, K.J., Buncke, J.H.: Physeal growth arrest of the distal phalanx of the thumb in an adolescent pianist: a case report. J. Hand Surg. Am. **23**, 532–535 (1998)
3. Backous, D.D., Friedl, K.E., Smith, N.J.: Soccer injuries and their relation to physical maturity. Am. J. Dis. Child. **142**, 839–842 (1988)
4. Backx, F.J., Erich, W.B., Kemper, A.B., Verbeek, A.L.: Sports injuries in school-aged children. An epidemiologic study. Am. J. Sports Med. **17**, 234–240 (1989)
5. Bailey, D.A., Wedge, J.H., McCulloch, R.G.: Epidemiology of fractures of the distal end of the radius in children as associated with growth. J. Bone Joint Surg. Am. **71**, 1225–1231 (1989)
6. Bienefeld, M., Pickett, W., Carr, P.A.: A descriptive study of childhood injuries in Kingston, Ontario, using data from a computerized injury surveillance system. Chron. Dis. Can. **17**, 21–27 (1996)
7. Burt, C.W., Overpeck, M.D.: Emergency visits for sports-related injuries. Ann. Emerg. Med. **37**, 301–308 (2001)
8. Cahill, B.R., Griffith, E.H.: Effect of preseason conditioning on the incidence and severity of high school football knee injuries. Am. J. Sports Med. **6**, 180–184 (1978)
9. Caine, D., DiFiori, J., Maffulli, N.: Physeal injuries in children's and youth sports: reasons for concern? Br. J. Sports Med. **40**(9), 749–760 (2006)
10. Carson, W.G., Gasser, S.I.: Little leaguer's shoulder. A report of 23 cases. Am. J. Sports Med. **26**, 575–580 (1998)
11. Cassas, K.J., Cassettari-Wayhs, A.: Childhood and adolescent sports-related overuse injuries. Am. Fam. Physician **73**(6), 1014–1022 (2006)
12. Conn, J.M., Annest, J.L., Bossarte, R.M., Gilchrist, J.: Non-fatal sports and recreational violent injuries among children and teenagers, United States, 2001–2003. J. Sci. Med. Sport. **9**(6), 479–489 (2006)
13. Conn, J.M., Annest, J.L., Gilchrist, J.: Sports and recreation related

episodes in the US population, 1997–99. Inj. Prev. **9**, 117–123 (2003)
14. de Loes, M.: Epidemiology of sports injuries in the Swiss organization "Youth and Sports" 1987–1989. Injuries, exposure and risks of main diagnoses. Int. J. Sports Med. **16**, 134–138 (1995)
15. Dempsey, R.L., Layde, P.M., Laud, P.W.: Incidence of sports and recreation related injuries resulting in hospitalization in Wisconsin in 2000. Inj. Prev. **11**, 91–96 (2005)
16. Eaton, D.K., Kann, L., Kinchen, S., Shanklin, S., Ross, J., Hawkins, J., Harris, W.A., Lowry, R., McManus, T., Chyen, D., Lim, C., Brener, N.D., Wechsler, H., Centers for Disease Control and Prevention (CDC): Youth risk behavior surveillance – United States, 2007. MMWR Surveill. Summ. **57**(4), 1–131 (2008)
17. Emery, C.A.: Risk factors for injury in child and adolescent sport: a systematic review of the literature. Clin. J. Sport Med. **13**(4), 256–268 (2003)
18. Feinstein, R.A., McCambridge, T.M.: The preparticipation physical examination: a pediatrician's responsibility. Pediatr. Ann. **31**, 18–25 (2002)
19. Feldman, D., Shrier, I., Rossignol, M., et al.: Adolescent growth is not associated with changes in flexibility. Clin. J. Sport Med. **9**, 24–29 (1999)
20. Fishman, C.: The smorgasbord generation. Am. Demogr. **13**, 54–60 (1999)
21. Flynn, J.M., Lou, J.E., Ganley, T.J.: Prevention of sports injuries in children. Curr. Opin. Pediatr. **14**(6), 719–722 (2002)
22. Hambidge, S.J., Davidson, A.J., Gonzales, R.: Epidemiology of pediatric injury-related primary care office visits in the United States. Pediatrics **109**, 559–565 (2002)
23. Harris, S.S.: Readiness to participate in sports in care of the young athlete. In: Sullivan, J.A., Anderson, S.J. (eds.) Care of the Young Athlete, pp. 19–24. American Academy of Orthopaedic Surgeons, Rosemont (2000)
24. Hergenroeder, A.C.: Prevention of sports injuries. Pediatrics **101**, 1057–1063 (1998)
25. Hofferth, S.L., Sandberg, J.F.: Changes in American Children's Time, 1981–1997 in Children at the Millenium: Where Have We Come From, Where Are We Going? Sect. III, Chap. 7, vol. 6, pp. 193–232. Elsevier Science, New York (2001)
26. Jones, S.J., Lyons, R.A., Sibert, J., Evans, R., Palmer, S.R.: Changes in sports injuries to children between 1983 and 1998: comparison of case series. J. Public Health Med. **23**, 268–271 (2001)
27. Joy, E.A., Van Hala, S., Cooper, L.: Health-related concerns of the female athlete: a lifespan approach. Am. Fam. Physician **79**(6), 489–495 (2009)
28. Kingma, J., Ten Duis, H.J.: Injuries due to school sports accidents in 4 to 13-year-old children. Percept. Mot. Skills **90**, 319–325 (2000)
29. Krowchuk, D.P., Krowchuk, H.V., Hunter, D.M.: Parents' knowledge of the purposes and content of preparticipation physical examinations. Arch. Pediatr. Adolesc. Med. **149**, 653–657 (1995)
30. Kucera, K.L., Marshall, S.W., Kirkendall, D.T.: Injury history as a risk factor for incident injury in youth soccer. Br. J. Sport Med. **39**, 462–466 (2005)
31. Lamb, D.R., Van Huss, W.D., Carrow, R.D.: Effects of prepubertal physical training on growth, voluntary exercise, cholesterol and basal metabolism in rats. Res. Quarterly Am. Assoc. Health Phys. Educ. Recreation **40**, 123–133 (1969)
32. Laor, T., Wall, E.J., Vu, L.P.: Physeal widening in the knee due to stress injury in child athletes. AJR Am. J. Roentgenol. **186**, 1260–1264 (2006)
33. Larson, R.L., McMahon, R.O.: The epiphyses and the childhood athlete. JAMA **7**, 607–612 (1966)
34. Lipp, E.J.: Athletic physeal injury in children and adolescents. Orthop. Nurs. **17**(2), 17–22 (1998)
35. Lyman, S., Fleisig, G.S., Waterbor, J.W.: Longitudinal study of elbow and shoulder pain in youth baseball pitchers. Med. Sci. Sports Exerc. **33**, 1803–1810 (2001)
36. Lysens, R., Steverlynck, A., van den Auweele, Y.: The predictability of sports injuries. Sports Med. **1**, 6–10 (1984)
37. Marsh, J.S., Daigneault, J.P.: The young athlete. Curr. Opin. Orthop. **11**, 145–149 (2000)
38. McArdle, S., Duda, J.L.: Exploring social-contextual correlates of perfectionism in adolescents: a multivariate perspective. Cognit. Ther. Res. **28**, 765–788 (2004)
39. Messina, D.F., Farney, W.C., DeLee, J.C.: The incidence of injury in Texas high school basketball. A prospective study among male and female athletes. Am. J. Sport Med. **27**, 294–299 (1999)
40. Micheli, L.J.: Overuse injuries in children's sports: the growth factor. Orthop. Clin. Am. **14**, 337–360 (1983)
41. Nanni, M., Butt, S., Mansour, R.: Stress-induced Salter-Harris I growth plate injury of the proximal tibia: first report. Skeletal Radiol. **34**, 405–410 (2005)
42. Ommundsen, Y., Roberts, G.C., Lemyre, P.N.: Peer relationships in adolescent competitive soccer: associations to perceived motivational climate, achievement goals, and perfectionism. J. Sports Sci. **23**, 977–989 (2005)
43. Ommundsen, Y., Roberts, G.C., Lemyre, P.N., Miller, B.W.: Parental and coach support or pressure on psychosocial outcomes of pediatric athletes in soccer. Clin. J. Sport Med. **16**(6), 522–526 (2006)
44. Pasque, C.L., Hewett, T.E.: A prospective study of high school wrestling injuries. Am. J. Sports Med. **28**, 509–515 (2000)
45. Pinto, M., Kuhn, J.E., Greenfield, M.L.V.: Prospective analysis of ice hockey injuries at the Junior A level over the course of a season. Clin. J. Sport Med. **9**, 70–74 (1999)
46. Powell, J.W., Barber-Foss, K.D.: Injury patterns in selected high school sports: a review of the 1995–97 seasons. J. Athl. Train. **34**, 277–284 (1999)
47. Purvis, J.M., Burke, R.G.: Recreational injuries in children: incidence and prevention. J. Am. Acad. Orthop. Surg. **9**, 365–374 (2001)
48. Rauh, M.J., Margherita, A.J., Rice, S.G.: High school cross country running injuries: a longitudinal study. Clin. J. Sport Med. **10**, 110–116 (2000)
49. Read, M.T.: Stress fractures of the distal radius in adolescent gymnasts. Br. J. Sports Med. **15**, 272–276 (1981)
50. Saperstein, A.L., Nicholas, S.J.: Pediatric and adolescent sports medicine. Pediatr. Clin. North Am. **43**(5), 1013–1033 (1996)
51. Shih, C., Chang, C.Y., Penn, I.W.: Chronically stressed wrists in adolescent gymnasts: MR imaging appearance. Radiology **195**, 855–859 (1995)
52. Simon, M.R.: The effects of dynamic loading on the growth of epiphyseal cartilage in the rat. Acta Anat. **102**, 176–183 (1978)
53. Simon, T.D., Bublitz, M.S., Hambidge, S.J.: External causes of pediatric injury-related emergency department visits in the United States. Acad. Emerg. Med. **11**, 1042–1048 (2004)
54. Smith, A.D., Stroud, L., McQueen, C.: Flexibility and anterior knee pain in adolescent elite figure skaters. J. Pediatr. Orthop. **11**, 77–82 (1991)
55. Soprano, J.V.: Musculoskeletal injuries in the pediatric and adolescent athlete. Curr. Sports Med. Rep. **4**(6), 329–334 (2005)
56. Sorensen, L., Larsen, S.E., Rock, N.D.: The epidemiology of sports injuries in school-aged children. Scand. J. Med. Sci. Sports **6**, 281–286 (1996)
57. Tipton, C.M., Matthes, R.D., Maynard, J.A.: Influence of chonic exercise on rat bones. Med. Sci. Sports Exerc. **4**, 55 (1972)
58. Williams, J.M., Wright, P., Currie, C.E., Beattie, T.F.: Sports related injuries in Scottish adolescents aged 11–15. Br. J. Sports Med. **32**, 291–296 (1998)
59. Woodford-Rogers, B., Cyphert, L., Denegar, C.R.: Risk factors for anterior cruciate ligament injury in high school and college athletes. J. Athl. Train. **29**, 343–346, 376–377
60. Wright, K.J., De Cree, C.: The influence of somatotype, strength and flexibility on injury occurrence among female competitive Olympic style gymnasts – a pilot study. J. Phys. Ther. Sci. **10**, 87–92 (1998)

第二章 青少年运动伤的预防

Mario Mosconi, Stefano Marco Paolo Rossi, and Franco Benazzo

白宇 译

内容

前言	822
各种可能的损伤	822
预防	823
运动前的评估	823
内在因素	823
性别	824
解剖对线	824
关节活动度过大	824
肌肉力矩、灵活性、力量与最近的损伤	824
外在因素	824
训练水平	824
结论	824
参考文献	825

M. Mosconi (✉) and F. Benazzo
Fondazione IRCCS Policlinico San Matteo, Clinica Ortopedica e Traumatologica, Università degli Studi di Pavia,
Viale Golgi, 19, 27100 Pavia, Italy
e-mail: mariomosconi@yahoo.it, f.benazzo@tin.it

S. M. P. Rossi
Orthopaedic and Traumatology Department, University of Pavia,
IRCCS Foundation, S. Matteo Hospital Institute,
27100 Pavia, Italy
e-mail: rossi.smp@gmail.com

前言

青少年运动相关损伤很常见,特别是在某些年轻运动员参加的专业级别的项目。在过去的几年中,年轻运动员的运动水平和强度在逐渐增加,也带来严重的问题。根据疾病预防控制中心 2002 年的报告,2001 年有近 190 万 15 岁以下儿童因运动相关损伤而在急诊室治疗。关于不同类型的损伤,挫伤无疑是生长期运动员最常见的,而韧带扭伤和肌肉拉伤相对少见,这主要是因为两个原因:和成年人相比,韧带更松弛,允许更长的韧带滑动距离和更大的承受软组织伸展的能力。青春期运动员的急性和慢性运动相关的肌肉和肌腱损伤并非鲜见,特别是要同时考虑急性和慢性撕脱伤的问题,在生长过程中运动造成的肌肉挫伤和拉伤现象相当普遍。

各种可能的损伤

- 肌肉挫伤:这是生长期运动员最常见的损伤。儿童的肌肉组织比成人愈合更快,但必须在活动范围和力量完全恢复后才能重新开始体育活动。
- 这种损伤的最主要问题是反复发生会导致严重的并发症,如钙化性肌炎[6]。
- 肌腱损伤:骨骼不成熟运动员的急性肌腱损伤相当罕见。
- 但重复的亚最大力活动可能会导致过度使用综合征。
- 过度使用性损伤:年轻运动员的结缔组织重复创伤和亚急性创伤产生的症状越来越常见。
- 这些症状也可见于经常参与激烈的正常游戏活动的儿童。青春期前的儿童中过度使用的症状更常见。目前还不清楚此时期是否为骨骼不稳

第二章 青少年运动伤的预防

定的时期,症状产生是否与增长有关,是否与对结构的需求显著性增加相关。损伤原因可能是所有上述因素的不同组合。

- 过度使用性损伤可以影响不同的部位:
  - 骨-肌肉界面:强力和重复的肌肉收缩可导致骺板附近的肌肉附着点(骺突)炎症反应,其实这是愈合过程中的第一阶段。
  - 腱-骨界面:在肌腱附着在骨头的部位,纤维组织与软骨(Sharpey 纤维)融合。直接的腱-骨连接通过 4 条渐进的软骨矿化组织形成。这个区域炎症反应模式还不清楚。青少年肌腱的生长区可能靠近腱-骨界面。因此,这里是因重塑导致各种类型骨软骨病的关键部位。
  - 关节软骨:骨软骨病是年轻运动员常见的病理状况,发病原因可以是不同的,也可以是叠加的,如快速增长、内分泌因素、血管问题或创伤(还没有愈合过程的组织学证据)。真正的退行性软骨病可能只在青春期的晚期发生。在青春期的早期典型的过劳性损伤是剥脱性骨软骨炎和骨软骨病。前者可能与创伤、遗传因素甚至感染有关。
  - 生长板:位于骨骺区的重复微创伤可能导致轻微的生长问题,甚至严重的不等长或轴向偏差。

预防

按照原则[1]进行预防是控制这种损伤的基本步骤:

1. 参赛前评估(PPE)
2. 运动中的医疗保险
3. 适应性调整和训练
4. 适当的营养
5. 活动的充分条件
6. 正确的设施

运动前的评估

运动前的评估(PPE)必须成为运动医学人员的预防手段:

- 评估运动员的整体健康状况
- 判断其是否有受伤的风险
- 确定其已经存在的损伤
- 对于优秀运动员,这个方法有助于其最佳表现和熟悉当地的运动医疗系统。对普通运动员,它可以用来比较年轻运动员与其同龄人的成熟水平,并鼓励年轻人参与有组织的体育活动和健身活动,建立良好的医患关系。PPE 的第一个问题是运动的时间和频率,大家都知道从事一个新的运动项目前进行完整的评估是必要的,但是文献中没有让医生得出具体评估运动员是否有严重受伤的风险的最佳运动时间和频率的报告。

PPE 必须包括不同的阶段,如:

病史

- 病史询问的主要方面
  - 上一次的肌肉骨骼损伤
  - 家庭成员的心源性猝死情况
  - 脑震荡病史
  - 运动引起的呼吸道症状
  - 女运动员三联征(骨质疏松、饮食失调与月经紊乱)
  - 过敏史
  - 免疫接种
  - 心理状态(青少年)

临床检查必须由不同的专家进行,重点为:

- 身高,体重
- 血压,脉搏
- 尿液分析
- 眼
- 耳鼻喉
- 淋巴结
- 心脏和肺
- 腹部
- 骨科

骨科评估一定要准确,应特别关注可能会导致受伤的问题。检查手法应该能充分展示关节活动范围,尽管对用肌肉骨骼检查来预测运动损伤仍有争议。必须考虑到三个主要问题:

- 内在因素
- 外在因素
- 训练级别

内在因素

作为内在因素,我们可以考虑的问题如:

- 年龄
- 性别
- 解剖结构

- 全身关节和韧带松弛情况
- 大腿肌肉力矩
- 肌肉柔韧性
- 最近受伤史

性别

在男性，青春发育期全程神经和肌肉迅速增长，而同期的女性却没有类似的神经和肌肉迅速增长[5]。这意味着神经肌肉的失衡导致女性相关的损伤风险增加。青春期女孩膝ACL损伤的发生与男性青少年不成比例地高，这是由于不同的原因造成，如更大的"Q"角、肌肉力量差和神经肌肉的因素（对电刺激的延迟反应）。

解剖对线

活跃的增长使下肢对线产生微妙的变化[7]。在儿童会看到膝外翻增加，而接近成年时消失；髌骨和膝内侧的压力改变。始终关注对线不良的脊柱和下肢，分析以下几个问题：
- 腰椎前凸
- 股骨颈过度前倾
- 胫骨外扭转
- 膝内翻-外翻
- 足部过度内旋

关节活动度过大

已证明过度松弛综合征患者有膝和踝关节本体感觉受损，关节活动过度和自我报告的损伤率之间有显著相关性[9]。在校儿童关节活动过度的发病率估计为13%～26.5%。

肌肉力矩、灵活性、力量与最近的损伤

Mikkelsson等人最近发表的一项报告，研究青少年的柔韧性、耐力以及体育活动是否能预测以后发生的经常性腰痛、颈部紧张或膝损伤。对520男性和605名女性的研究发现耐力较强的男孩以后发生膝损伤风险增加。

外在因素

通过分析我们知道特定的运动有特定的损伤，不同的生物力学因素导致不同类型的损伤。

我们可以认为的外在因素有[5]：
- 比赛的级别
- 危险的比赛
- 运动场地较小
- 将青少年编入成年队
- 暴露时间

Mihata等证实[8]，旋转运动中身体接触程度可能是ACL损伤的风险因素。Emery的流行病学研究发现[2]，青少年冰球选手的受伤率在不同的队别、曾有的损伤和运动类型（练习或比赛）之间有显著差异。

其他外在的危险因素包括地面和设备、营养因素、内分泌因素、社会因素和文化因素。

训练水平

错误训练有两个方面：
- 训练的类型和数量
- 训练的进展计划

目前还不能确定哪一级别的训练对某人是有帮助，哪一级别的训练是有害的。

Garrick[3,4]证实，特定的篮球平衡训练能有效地减少高中篮球队员的急性损伤。临床上也发现训练后所有下肢受伤减少的趋势。他还展示了262名至少受伤一次的青少年手球运动员（241例急性损伤和57例过劳性损伤），通过一个改善比赛中膝关节和踝关节控制能力的训练，急性膝关节和踝关节损伤率减少了一半。

结论

对青少年，我们要因不同运动水平而确定不同目标：
1. 娱乐性体育，教育为目的。
2. 精英体育培训计划目标是"成年后做运动员"。

在这两种情况下，过度重复训练会导致儿童的过劳性损伤和急性创伤。

青少年与成年人运动损伤的类型有很大的不同。

具有特定模式的儿童体育相关的损伤越来越频繁。随着年龄的成长，其损伤也越来越类似成人，青春期一开始他们就是一个做越来越激烈的体育活动的小大人。

未来的研究应包括神经肌肉的预防策略和发展进一步的评估方法，来提高青少年对损伤预防培训计划的依从性。

参考文献

1. Adirim, T.A., Cheng, T.L.: Overview of injuries in the young athlete. Sports Med. **33**(1), 75–81 (2003). Review
2. Emery, C.A., Meeuwisse, W.H.: Injury rates, risk factors, and mechanisms of injury in minor hockey. Am. J. Sports Med. **34**(12), 1960–1969 (2006) [Epub 21 Jul 2006]
3. Garrick, J., Requa, R.: Essay: long-term complications of exercise. Lancet **366**(Suppl 1), S58–S59 (2005)
4. Garrick, J.G., Requa, R.: Structured exercises to prevent lower limb injuries in young handball players. Clin. J. Sport Med. **15**(5), 398 (2005)
5. Giza, E., Micheli, L.J.: Soccer injuries. Med. Sport Sci. **49**, 140–169 (2005)
6. Karahan, M., Erol, B.: Muscle and tendon injuries in children and adolescents. Acta Orthop. Traumatol. Turc. **38**(Suppl 1), 37–46 (2004). Review
7. Krivickas, L.S.: Anatomical factors associated with overuse sports injuries. Sports Med. **24**(2), 132–146 (1997)
8. Mihata, L.C., Beutler, A.I., Boden, B.P.: Comparing the incidence of anterior cruciate ligament injury in collegiate lacrosse, soccer, and basketball players: implications for anterior cruciate ligament mechanism and prevention. Am. J. Sports Med. **34**(6), 899–904 (2006) [Epub 27 Mar 2006]
9. Smith, R., Damodaran, A.K., Swaminathan, S., Campbell, R., Barnsley, L.: Hypermobility and sports injuries in junior netball players. Br. J. Sports Med. **39**(9), 628–631 (2005)

第三章 骨骺损伤

Salih Marangoz and M. Cemalettin Aksoy

白宇 译

内容

介绍	826
发病率	826
损伤机制	826
骨骺	827
分类	827
评估	827
治疗	827
骨骺骨折分型治疗	827
一些特殊的骨骺损伤及其处理	829
胫骨远端前结节骨折（胫骨远端前外侧天花板骨折，或青少年 Tillaux 骨折）	829
三平面骨折	830
预后	830
并发症	830
没有骨折的骨骺损伤	830
骨骺生长停止	831
骺骨桥切除	831
结论	831
参考文献	831

S. Marangoz(✉) and M. C. Aksoy
Faculty of Medicine, Department of Orthopaedic Surgery,
Hacettepe University, 06100 Sihhiye, Ankara, Turkey
e-mail: salih.marangoz@hacettepe.edu.tr;
caksoy@hacettepe.edu.tr

介绍

长骨从两端的骨骺生长。在长骨端的骨骺被称为初级骨骺。干骺端内的二次骨化中心周围的骨骺称为次级骨骺。本文论及的骨骺是指初级骨骺。骨骺的主要功能是提供快速协调的纵向和横向增长[11]。因为它是骨骼中相对较弱的部分，所以儿童骨损伤中骨骺损伤较多。评估骨骺损伤有几个因素，其中包括骨骺损伤的类型、骨骺内损伤的位置、患者的年龄以及增长潜力。骨骺的完全损伤导致骨纵向生长停滞，特别是长骨两端的骨骺都损伤时。而局部骨骺损伤可能会导致纵向和（或）成角的生长异常。骨骺损伤最常见的类型是骨折[10]。

发病率

儿童骨骺损伤占长骨骨折的30%。如果不考虑部位，远端骨骺比近端骨骺更容易受伤，比如手指指骨、桡骨远端和胫骨远端骨骺。男孩似乎经历更多骨骺损伤，部分原因是男孩的骨骺保持开放的时间长，并且男孩参与体育活动更多[1]。

损伤机制

骨骺的抗张强度随着年龄的增长而增加。这使得骨骺骨折有不同的损伤机制。正如上面提到的，骨骺损伤的最常见的原因是骨折。

其他原因还包括医源性的手术、放射、化疗、与疾病相关的因素、感染或肿瘤、代谢或血液疾病、电伤、烧伤（热损伤）、冻伤（冷损伤）、血管损伤、神经介入、废用、激光损伤、应激损伤、发育的原因和纵向压缩损伤（Salter-Harris Ⅴ型损伤）[10]。

第三章 骨骺损伤

骨骺损伤可能导致比较罕见的完全停止增长。然而,它的严重程度主要取决于剩余的骨骺增长潜力。对骨骼接近发育成熟的青少年可能不会造成严重后果,但对青春期生长突增前的儿童来说,这可能会导致严重的肢体不等长。

部分生长停滞可以分为周围型、中央型或复合型。骨骺内骨刺通常会导致局部生长停滞[10]。

骨骺的生理性闭合包括3个基本阶段。首先是实际的增长阶段,此时骨骺是开放的,增殖和矿化过程是平衡的。二是非活跃阶段,此时增殖显著减慢,而矿化未完成。三是停止期,此阶段的增殖完全停止。开放的骨骺保护关节免受损伤。骨骺闭合后就会发生过渡性骨折[21]。

骨骺对损伤的反应决定骨骺的停滞或刺激生长。如果损伤发生在活跃增长阶段,出现生长刺激并导致骨骼变长。如果损伤发生在成熟前的非活跃阶段,会发生过度生长和代偿性骨骺早闭,而无肢体不等长发生。如果损伤是在非活跃阶段,任何损伤都将导致肢体缩短,因为患肢骨骺相对于对侧过早关闭[21]。

骺周

骺周包括长骨骨骺的近端部分。它有一个次级骨化中心。初级骨骺的主要功能是纵向生长,没有任何肌肉或肌腱附着,常被称为"压力骨骺"。而骺突为肌腱结构提供了附着点,它没有纵向生长的作用。由于有肌腱附着,有时被称为"牵引骺周"[11]。

分类

骨骺骨折分类可以追溯到19世纪。随后波兰出版商 Bergenfeldt 发表了 Aitken 和 Brashear 提出的分类方案[12]。Salter 和 Harris 在1963年发表了他们的分类,"累及骺板的损伤"成为骨骺骨折的经典标准[18]。他们共分5种。Rang[17]后来将局部软骨膜环的损伤分为Ⅵ型。后来,Ogden[7]和 Shapiro[19]也发表了自己的分类,但并没有得到广泛的应用。Peterson[9]根据他的经验和以前的分类于1994年制定了新的分类。这种新的分类包括从轻微到严重的各型损伤。最常见的是 Peterson Ⅱ型,是指骨骺的部分分离连带部分干骺端,即所谓的 Thurston Holland 征。我们通常注意的是干骺端骨折断端的大小,但更重要的是骨骺组织的破坏的量[10]。Salter-Harris Ⅴ型是压缩损伤,只有在后来的X射线复查时才会被发现。

评估

病史和体格检查能帮助确定四肢的哪部分应做X线检查。至少需要正位和侧位,有时斜位片是必须的。更多时候磁共振成像是必要的,以便更好地诊断软骨骨骺骨折。CT有助于发现不同平面的骨骺骨折的特点[10]。

治疗

骨骺骨折治疗的目标是保持骨骺的正常生长和保存肢体功能。为此,处理骨骺骨折必须非常小心,最简单方法是使骨骺和关节软骨解剖复位[13]。必要时应立即做轻柔的复位,并适当制动。90%的骨骺骨折通过手动纵向牵引轻柔闭合复位就足够了。患童年龄越小,骨折的时间越长,解剖复位越难,因为骨痂组织与骨骺软骨长在一起。骨折5~7天后,早期骨痂就会妨碍解剖复位[10]。累及关节面的类型可能需要切开复位。在关节内骨折中,重要的是要通过骨折解剖复位防止关节液流入骨折断端,否则可能引起不愈合。闭合的治疗手段并不一定意味着是保守的。应该避免重复操作和反复尝试闭合复位。最理想的是麻醉下复位骨骺骨折,这能使肌肉松弛,避免进一步损伤骨骺。解剖复位是目标,在某些情况下需要切开复位,约占骨骺骨折的7%[13]。手术复位增加了骨骺软骨继发损害的风险。在内固定时应尽量避开骨骺。在治疗骨骺骨折的内固定材料中,钢针或钢丝通常是首选的。光滑的针优于螺纹针。钢针钢丝的数量越少越好,穿过骨骺的次数也应最低。穿过骨骺中心比周边的好,垂直穿过骨骺比斜穿的好,尽量选细的。内固定材料在骨骺内的时间也是另一个参数,应引起重视。存留的时间越长,骨骺损伤的风险就越高。钛合金比不锈钢更可能会导致骨骺栓系[13]。

骨骺骨折分型治疗

Peterson Ⅰ型(干骺端骨折延伸到骨骺)

此种损伤很少会破坏骨骺。闭合复位和石膏固定通常有良好的效果,这些骨折必须至少随访3个月,以确保没有生长异常。

Peterson Ⅱ型(Salter-Harris Ⅱ型)

通常手法复位和石膏固定效果很好,应避免反复的强力复位。由于干骺端凸起与相应的骨骺部分相互刮擦,给不规则的、表面起伏的骨骺带来生长停滞的风险较高。如果骨折不稳定,将近干骺端的骨块向干骺端固定。有时候骺端骨片太小,只能通过骨骺做内固定。一般采用细而光滑的钢针穿过骨骺以避免造成生长停滞(图1)。

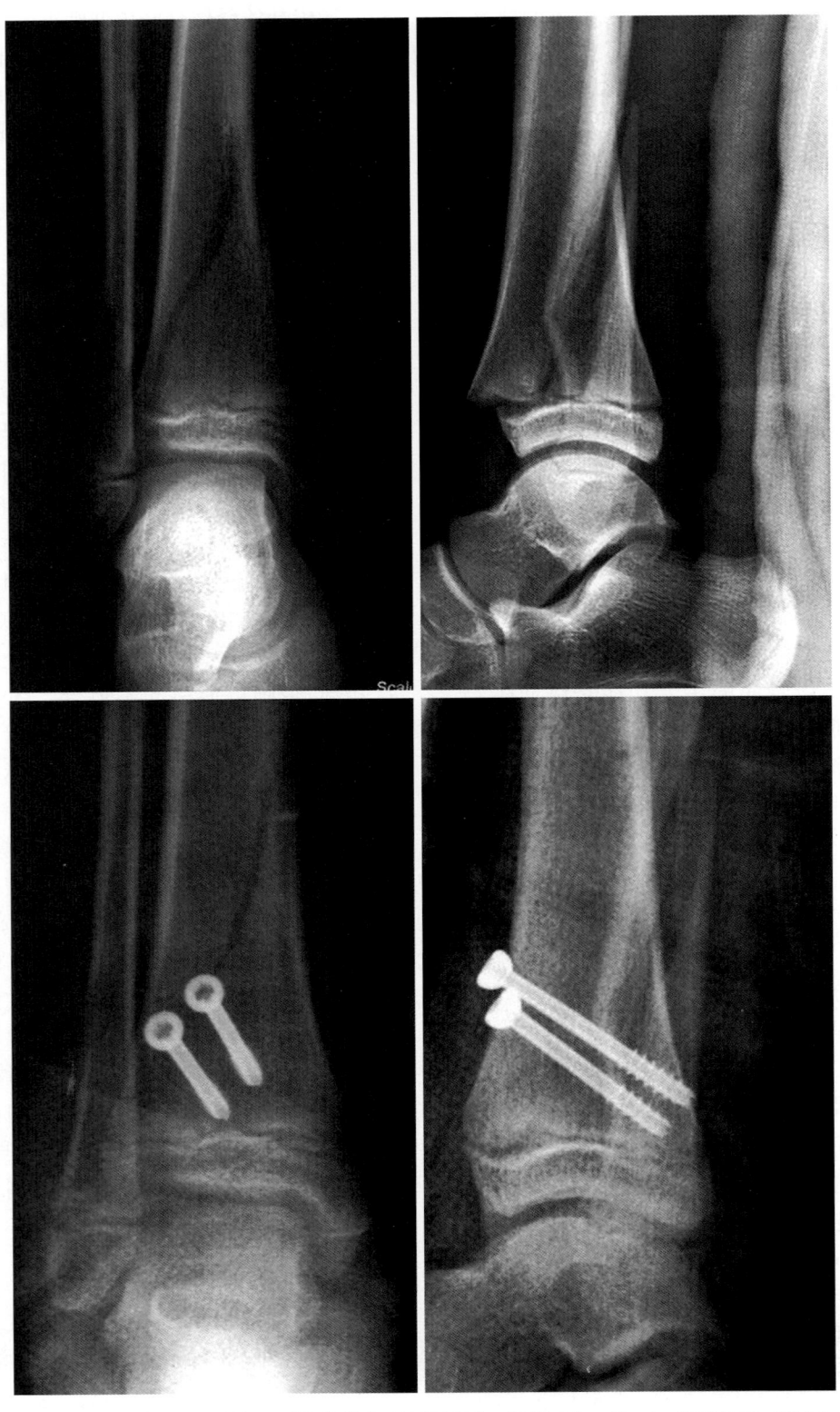

图1 11岁的男孩踝后旋二型损伤的典型例子[2]。胫骨 Salter-Harris Ⅱ型骨折,用两个空心钉固定复位。腓骨骨折保守治疗

第三章 骨骺损伤

Peterson Ⅲ型（Salter-Harris Ⅰ型）

本型骨折类似于Ⅱ型骨折。差别是没有或有很小的干骺端骨碎片。由于受累的骨骺的百分比较大，生长停滞的风险略高于Ⅱ型。避免内固定。

Peterson Ⅳ型（Salter-Harris Ⅲ型）

由于骨折累及关节面，这些骨折需要解剖复位。这些骨折多发生于年龄较大的儿童，其增长的潜力低，生长停滞不太重要，骨骺断端的解剖复位能使骨骺正常生长。内固定术应从骺周到骺周。

Peterson Ⅴ型（Salter-Harris Ⅳ型）

骨折需要解剖复位以便使骨骺和关节面对位。不稳定者可能必须进行内固定，可以是从骺周到骺周，或干骺端到干骺端。

Peterson Ⅵ型（骨骺和骨骺损失）

开放骨折会有骨骺、骺周和（或）干骺端缺失。早期处理需要灌洗和清创。骨骺暴露部位骨常形成骺桥[10]。

一些特殊的骨骺损伤及其处理

青少年骨骼接近成熟时，只有一部分骨骺闭合，此时的骨折称为过渡区骨折。生长停滞不是一个大问题，因为这些患者的骨骼几乎发育成熟。谨慎的影像学评估，包括踝关节的前后位和侧位X线片是必要的。但是CT扫描更有助于判断其骨折的模式。治疗的目标是达到解剖复位，并恢复关节面形态。

胫骨远端前结节骨折（胫骨远端前外侧天花板骨折，或青少年Tillaux骨折）

这些骨折涉及胫骨下关节面前外侧[15]。也称为青少年Tillaux骨折。这些骨折几乎总是发生在青春期年龄组，或不当地被称为青少年组。它由Astley Cooper描述。目前尚不清楚谁首先使用Tillaux或

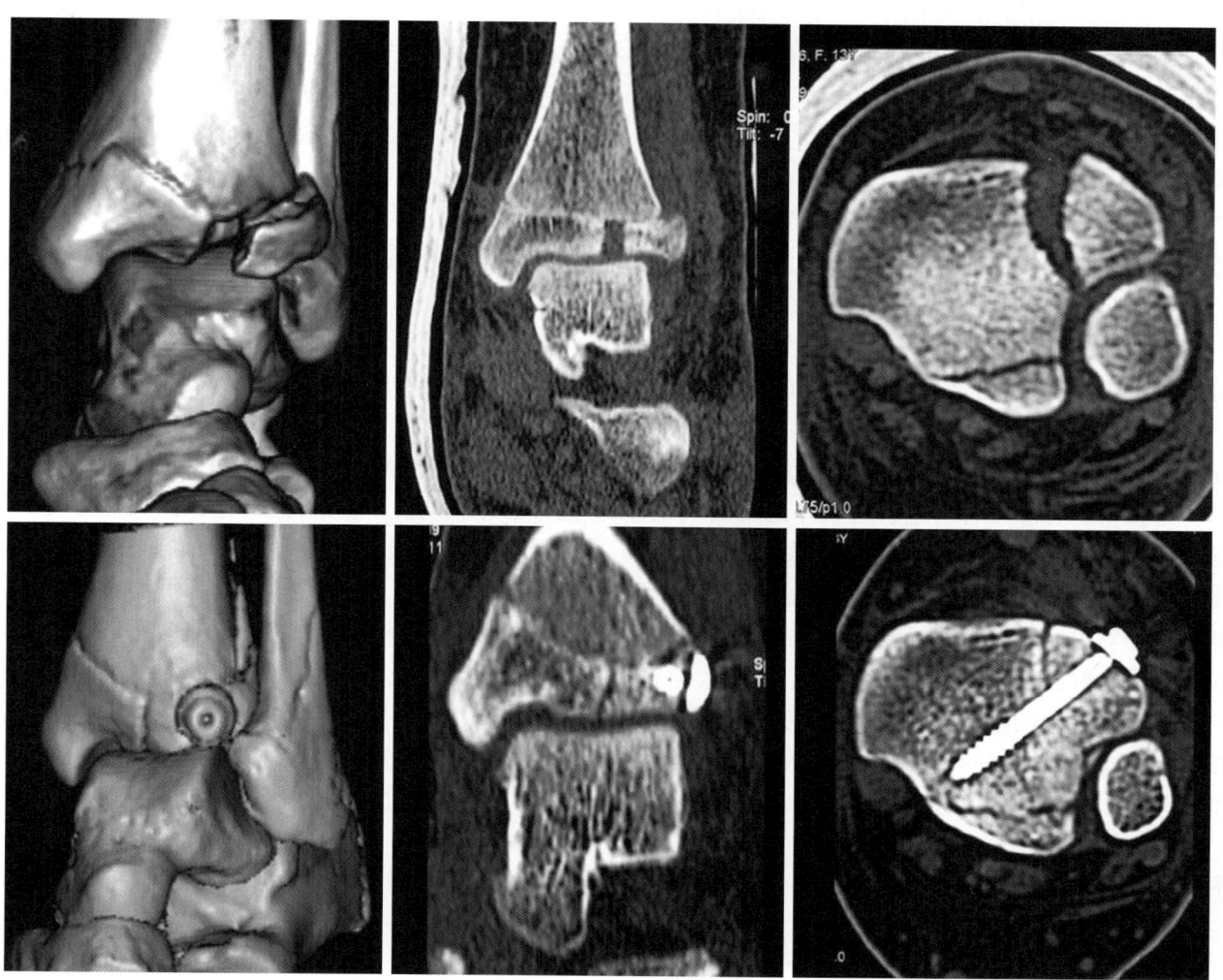

图2 13岁的女孩胫骨结节远端前侧的移位骨折（Tillaux骨折），空心钉和垫圈复位。无移位的后踝骨折采取保守治疗

青少年Tillaux骨折这一词。骨折机制是强烈足外旋引起前胫腓韧带紧张而产生的前胫骨结节撕脱性骨折。根据关节面的位移程度采取闭合复位或切开复位（位移≥2mm者切开复位内固定）。

骨骺未闭患者的Tillaux骨折常呈Salter-Harris Ⅲ或Peterson Ⅳ型骨折（图2）。而骨骺闭合后损伤表现为罕见的Salter-Harris Ⅳ型或Peterson Ⅴ型骨折。对此的解释是，骨折线没有经过骨骺。应用开放或经皮的钢丝或螺钉内固定能取得了满意的效果。此外，利用关节镜辅助技术治疗这些骨折正在取得可喜的成果[4,5,8,20]。

三平面骨折

三平面骨折也是一种过渡区骨折，因为它发生在骨骺正在闭合的青少年。根据定义，它包括不同平面的骨折。通常情况下，骨折线沿着水平面穿过骨骺，经冠面向上延伸到干骺端断端，在矢状面的骺周骨折成为此骨折的第三平面。一般认为是外旋型损伤[15]。这些骨折可以保守治疗或手术治疗。≥2mm的骨折位移需要切开复位。内旋是处理这些骨折的正确方法。伴随的腓骨骨折应做固定，以恢复腓骨的高度或胫腓联合。术前准备包括CT扫描，这将有助于了解骨折类型、碎片数量和治疗策略。这样的三平面骨折闭合复位包括胫骨远端1/3后移、远端碎片与脚跟和脚踝前向平移，在此过程中进行内旋。只有上述复位完成后才能背屈踝关节。如果骨折不易复位，可能有软组织镶嵌。这就要用钢针或螺钉进行骺周-骺周固定和干骺端-干骺端固定。通常前外侧入路能很好地暴露骨折断端及关节。未损伤的骨骺在骨折愈合过程中通常会关闭，这就解释了为什么骨折愈合后没有发生太大的畸形。胫骨骨折后不久，远端腓骨骨骺也闭合，避免了腓骨的相对过度增长。关节镜辅助的三平面骨折复位取得了良好的效果[3,6,22]。但是，需要经常进行踝关节镜手术的医生。总之，必须复位关节碎片使关节形态一致，这样可以减少以后发生退行性变的风险[15]。

预后

骨骺骨折的预后取决于以下几个因素，依重要性顺序排列如下：骨折的严重程度、患者的年龄、骨折的部位和骨折的类型。性别对预后没有影响。严重性取决于骨骺损伤程度。骨骼接近发育成熟的患者，例如，接近14岁的女孩和16岁的男孩，只有少量增长余地，即使发生生长停滞，也不太可能发展为畸形。某些骨骺比其他的骨骺有更大的增长潜力。例如，靠近膝关节的骨骺（股骨远端和胫骨近端）和远离肘关节的骨骺（桡骨远端和肱骨近端）有更大的增长潜力。所以，这些骨骺受累会有肢体不等长和(或)成角畸形，而股骨近端，胫骨远端、腓骨远端、肱骨远端、桡骨近端和尺骨近端的风险较低。有一些骨折发生在骨骺平面中，经过肥大带或临时钙化带的区域（Peterson Ⅰ、Ⅱ、Ⅲ和Ⅳ型）。除非骨折延伸到骨骺的生发细胞层，一般不会发生生长停滞[10]。

并发症

并发症可以分为近期和晚期两种[14]。总体上讲，骨骺早闭最常见。无法复位的骨折、感染、血管闭塞（胫骨近端和股骨远端骨骺骨折）、筋膜室综合征和神经损伤为早期并发症。晚期并发症包括生长停滞、延迟愈合、骨不连骨折畸形愈合、骨骺缺血性坏死、过度生长、韧带联合骨性愈合、异位骨化和活动丧失。

没有骨折的骨骺损伤

虽然骨折是骨骺损伤最常见的原因，其他几种可能的机制亦可以影响骨骺[1,10]。肢体废用，可能是由于血供减少而引起骨骺的生长发育迟缓。放疗，如果辐射剂量超过400rad（或4Gy），可能会妨碍正常的骨骺生长。感染，包括化脓性关节炎或干骺端骨髓炎可能影响骨骺的正常功能。肿瘤，(可能与骨骺本身有关，而且肿瘤的治疗可能会导致骨骺生长停滞、血管和神经受损），可能会通过影响骨骺的营养而间接地影响到骨骺的正常生长。代谢异常，如维生素A中毒或维生素C缺乏可能导致骨骺闭合。冷伤（冻伤）或热伤（烧伤）以及电击和激光损伤可引起骨骺发育异常。青少年运动员骨骺的压力损伤导致骨骺变宽和不规则。纵向压缩（Salter-Harris Ⅴ型）损伤是罕见的。骨骺发育异常包括Blount病的胫骨近端畸形和Madelung病的桡骨远端畸形。Bracket（纵环形）骨骺与Δ指趾骨也是发育/先天性的原因。医源性损伤是骨骺损伤的另一重要原因。穿过骨骺的内固定物的几个因素影响骨骺损伤的程度：直径、是否有螺纹、进针角度、存留时间、中心还是周边位置和数量。一般而言，尽管有例外，小直径、光滑的钢针钢丝垂直穿越骨骺一般不会导致生长停滞[10]。

骨骺生长停止

骨骺损伤最可怕的并发症之一是骨骺生长停止[14]。此状况在骨骼发育接近成熟的青少年不显著，但对于成长中的儿童，可能会造成严重的后果。如果整个骨骺受累，骨骺会完全停止生长，这将导致正常骨骼的生长迟缓，受累的下肢缩短。骨骺部分损伤引起骨骺部分停止生长。骨骺的周围型损伤与中心型相比，其生长停滞更加明显。部分骨骺停止生长通常与跨过骨骺的骨桥有关。若骨桥位于骨骺的外围，随着骨骼生长迟缓，会看到成角畸形。治疗骨骺生长完全停滞需要以下方法的组合，比如观察、垫高鞋、短肢延长和（或）对侧肢体的骨骺阻滞[10]。治疗部分骨骺生长停滞的方案，包括：观察、垫高鞋、完好部分的骨骺阻滞、邻骨的生长阻滞（腓骨或尺骨）、对侧骨的骨骺的单独或联合阻滞；开放或闭合的楔形截骨术纠正成角畸形、矫正成角畸形同时延长患肢；缩短对侧或相邻的骨（如尺骨或腓骨）；切除骨骺内的骨桥及嵌入组织。利用外固定支架进行骨骺牵引能使骨骺骨桥断裂，可以免除手术[10]。

骺骨桥切除

进行骨骺骨桥切除的前提是骨骺仍有足够生长时间。大多数的作者认可 1~2 年的生长预期[16]。通常保留 50% 以上的骨骺者，骨桥切除后骨骺仍然可以增长[10,16]。在大多数情况下，骨桥切除后的成角畸形通常不用处理。周边的骨桥可以直接从外围切除。切除骨桥表面的骨膜，直达健康的骨骺。磨钻对此手术是有帮助的，它产生的热量并不影响到其他骨骺的生长[16]。位于中心的骨桥清除需要从皮质开窗，以保护干骺端骨骺周边的正常软骨膜环。应避免发生血肿，否则会重新形成骨桥。在干骺端和骨骺安置金属标记将助于监测后续增长。如成角畸形 >20°，极有可能需要作截骨术，最好与骨桥切除同时进行。置入材料有几种选择，其中包括自体脂肪、硅橡胶、颅骨替代物、聚甲基丙烯酸甲酯、软骨[16]。骨蜡和脂肪的组合也是一种常见的做法，因为在骨刺切除后关节腔出血的情况下，脂肪可能漂在空隙内。骨桥切除的目标是恢复正常的增长，并阻止肢体不等长或成角畸形的发展。为了解决已经存在的肢体不等长或成角畸形，通常需要额外的手术。患者及家长对此应充分了解，以免在骨刺切除手术后产生不满情绪。

结论

骨骺是不断增长的骨骼的独特结构。其易受损伤的本质需要对其非常小心地处理。这种结构的微细平衡很容易被损伤本身和（或）在治疗期间的各种因素打破。外科医生在骨骺损伤的治疗过程中应该很清楚它的特点。

参考文献

1. Canale, T.: Physeal injuries. In: Green, N.E., Swiontkowski, M.F. (eds.) Skeletal Trauma in Children, 3rd edn, pp. 19–62. Saunders, Philadelphia (2003)
2. Dias, L.S., Tachdjian, M.O.: Physeal injuries of the ankle in children. Clin. Orthop. **136**, 230–233 (1978)
3. Imade, S., Takao, M., Nishi, H., et al.: Arthroscopy-assisted reduction and percutaneous fixation for triplane fracture of the distal tibia. Arthroscopy **20**, e123–e128 (2004)
4. Jennings, M.M., Lagaay, P., Schuberth, J.M.: Arthroscopic assisted fixation of juvenile intra-articular epiphyseal ankle fractures. J. Foot Ankle Surg. **46**, 376–386 (2007)
5. Leetun, D.T., Ireland, M.L.: Arthroscopically assisted reduction and fixation of a juvenile Tillaux fracture. Arthroscopy **18**, 427–429 (2002)
6. McGillion, S., Jackson, M., Lahoti, O.: Arthroscopically assisted percutaneous fixation of triplane fracture of the distal tibia. J. Pediatr. Orthop. B **16**, 313–316 (2007)
7. Ogden, J.A.: Skeletal growth mechanism injury patterns. J. Pediatr. Orthop. **2**, 371–377 (1982)
8. Panagopoulos, A., van Niekerk, L.: Arthroscopic assisted reduction and fixation of a juvenile Tillaux fracture. Knee Surg. Sports Traumatol. Arthrosc. **15**, 415–417 (2007)
9. Peterson, H.A.: Physeal fractures: part 3, classification. J. Pediatr. Orthop. **14**, 439–448 (1994)
10. Peterson, H.A.: Physeal injuries and growth arrest. In: Beaty, J.H., Kasser, J.R. (eds.) Rockwood and Wilkins' Fractures in Children, pp. 91–138. Lippincott Williams & Wilkins, Philadelphia (2001)
11. Peterson, H.A.: Anatomy and growth. In: Peterson, H.A. (ed.) Epiphyseal Growth Plate Fractures, pp. 7–19. Springer, Berlin/Heidelberg (2007)
12. Peterson, H.A.: Classification. In: Peterson, H.A. (ed.) Epiphyseal Growth Plate Fractures, pp. 21–91. Springer, Berlin/Heidelberg (2007)
13. Peterson, H.A.: Management. In: Peterson, H.A. (ed.) Epiphyseal Growth Plate Fractures, pp. 131–139. Springer, Berlin/Heidelberg (2007)
14. Peterson, H.A.: Complications. In: Peterson, H.A. (ed.) Epiphyseal Growth Plate Fractures, pp. 145–198. Springer, Berlin/Heidelberg (2007)
15. Peterson, H.A.: Distal tibia. In: Peterson, H.A. (ed.) Epiphyseal Growth Plate Fractures, pp. 274–388. Springer, Berlin/Heidelberg (2007)
16. Peterson, H.A.: Physeal bar excision. In: Peterson, H.A. (ed.)

Epiphyseal Growth Plate Fractures, pp. 853–884. Springer, Berlin/Heidelberg (2007)
17. Rang, M.: The Growth Plate and Its Disorders. Williams & Wilkins, Baltimore (1969)
18. Salter, R.B., Harris, W.R.: Injuries involving the epiphyseal plate. J. Bone Joint Surg. Am. **45**, 587–622 (1963)
19. Shapiro, F.: Epiphyseal growth plate fracture-separation: a pathophysiologic approach. Orthopaedics **5**, 720–736 (1982)
20. Thaunat, M., Billot, N., Bauer, T., et al.: Arthroscopic treatment of a juvenile Tillaux fracture. Knee Surg. Sports Traumatol. Arthrosc. **15**, 286–288 (2007)
21. von Laer, L.: Growth and growth disturbances. In: von Laer, L. (ed.) Pediatric Fractures and Dislocations, pp. 2–10. Georg Thieme Verlag, Stuttgart (2004)
22. Whipple, T.L., Martin, D.R., McIntyre, L.F., et al.: Arthroscopic treatment of triplane fractures of the ankle. Arthroscopy **9**, 456–463 (1993)

第四章 小儿脊柱损伤

Deniz Olgun and Ahmet Alanay

白宇 译

内容

介绍 …………………………………… 833
解剖 …………………………………… 833
颈椎 …………………………………… 834
腰椎 …………………………………… 835
过度使用性损伤 ……………………… 835
参考文献 ……………………………… 836

介绍

儿童和青少年运动员的脊椎损伤相比其他肌肉骨骼损伤和头部损伤少见。其中,颈椎损伤占大多数。虽然这些损伤都比较轻微,但是必须排除严重的和潜在不稳定的或进行性的脊髓损伤。运动保护装备的引进和适当的预防措施,使灾难性的脊髓损伤的发病率有所下降。儿童不是缩小的大人,独特的解剖原因使他们很容易受到各种不同的损伤。本章将详细介绍这些独特的差异,并介绍体育相关的小儿脊柱损伤。

解剖

由于未成熟的脊柱的内在特性,儿童的损伤模式与成人不同。有些损伤被视为儿童特有的,如生长板骨折和 SCIWORA(无脊柱骨折脱位的脊髓损伤)[1]。除了寰枢椎,所有典型的椎骨有 3 个骨化中心:前部椎体 1 个后弓 2 个[16]。这使椎骨产生多维的增长,尤其是椎管内。多数椎管的增长在 6~8 岁完成。

脊柱纵向增长不是发生在椎体初级骨化中心,而是在终板部分的软骨骺周。这些部位也负责圆周增长。通过一个后生长板的棘突软骨联合,后部的结构也能纵向生长。后部结构在 5~8 岁停止增长,而前部增长一直持续到 16~18 岁。纵向生长是软骨内骨化的结果,而周长增长是由于软骨膜和骨膜共同作用[8]。环状骺突这一术语是用词不当的;它是终板增厚的区域,是受到剪切力和压缩力而不是张力。在 12~15 岁,终板骺周周围出现骨化及放射拍片可见的环。骨折累及环状骺突,疝入椎管,产生类似椎间盘突出症的症状[34]。

D. Olgun and A. Alanay (✉)
Department of Orthopaedics and Traumatology,
Hacettepe University School of Medicine,
06100 Sihhiye, Ankara, Turkey
e-mail: orthodoc07@yahoo.com; aalanay@gmail.com;
aalanay@hacettepe.edu.tr

椎间盘在相对于不成熟的脊柱是一个非常坚固的结构,比椎体更能抵抗损伤[8]。当压力作用于不成熟的脊柱,软骨终板往往比纤维环早损伤,形成Schmorl的结节,而不是像成人椎间盘突出症那样突入椎管[1,2,27]。压力以波的形式被传导到多个水平的弹性椎间盘,从而导致儿童发生比成人更常见的多发性压缩骨折[11,33]。

小儿脊柱处于在不断变化的状态。Leventhal证明,不成熟脊柱的骨性脊柱比神经更有弹性,可伸展5.08cm而无断裂,而脊髓只能向上伸展0.635cm[17]。8岁以下儿童颈椎活动比年龄较大的儿童和成人多,是由于韧带相对松弛、肌肉无力、骨化不全和发育中脊柱的小关节面较浅且在水平位置。随着颈椎逐渐接近成人大小,椎体变得更接近矩形,关节面的方向随结构改变而发生变化,韧带和关节囊张力增加,导致更类似成人的损伤。正是因为这些独特的解剖因素,无影像学异常的脊髓损伤,在儿童中更为普遍。儿童的头部与身体的比例相对较大。加上儿童脊柱固有的过度活动,这将导致比成年人更高的运动支点(儿童在C2~C3,而成人在C5~C6)[15,19,28]。

颈椎

颈椎的损伤并不常见但后果却非常严重。主要发生在有身体接触的运动如橄榄球、摔跤和冰球,其中橄榄球运动受伤人数最多。由于设备改进、正确的技巧、淡季训练及20世纪60年代中期开始的比赛规则的改变,事故大大减少[30]。青少年橄榄球运动员严重颈部受伤频率,如四肢瘫痪从1/7000降到1/58 000[6,21]。

严重的颈椎损伤的主要机制是由于轴向载荷,或施加到头顶部的过大压力。如果它发生在颈部稍微弯曲时,比如橄榄球中的擒抱,是特别危险的。当颈椎轻度屈曲时,正常的前凸消失,颈椎椎体成一条直线,正常分布到胸廓的力被打乱,颈部肌肉组织不能协助参与减震[40]。

脊髓损伤的分类是众所周知的。根据病情轻重分为完全和不完全性损伤。后者包括中央脊髓、前脊髓和Brown-Sequard综合征。运动中会发生任何形式的脊髓损伤,但都不符合最常见的颈脊髓损伤分类。

损伤的表现可能很混乱。有时无法判断损伤是否涉及中枢神经系统,如脊髓或脑或外周神经。这种情况所描述的,例如手臂受牵拉后出现短暂的无力,或"烧灼"或"刺痛",是橄榄球运动员中最常见,也会在摔跤手中发生[20]。这种损伤发生在头屈曲到对侧,头和肩接触,同侧的肩被向下牵引时,如同跌倒一样。这会导致臂丛神经上干或椎弓孔内的神经根受牵拉,特别是有头或肩的轴向负载时。典型的烧灼或刺痛本质上是短暂的无力和疼痛,切割样火烧样疼痛贯穿于患侧手臂。这一症状持续时间长达15~30分钟,但残留的疼痛或神经功能缺失可能会持续,需要适当的治疗。椎管狭窄者椎间孔的空间减少,使本症的发病率增加3倍。典型症状通常是短暂的,持续15~30分钟,手臂可能发生无力和灼热、疼痛。相应臂丛上干或颈神经根损伤导致的残余疼痛或神经功能障碍,可能会持续数天或数月,需要适当的治疗。

不完全损伤常难以分类。损伤水平以下往往出现完全或几乎完全的运动丧失,而感觉丧失可能与预期不符。然而,有感觉残留者比完全功能丧失者预后好。有接触的运动项目,特别是橄榄球和摔跤运动员经常会遇到的另一种损伤是"burning hands syndrome 手烧痛综合征"。特点是在双手的触物疼痛和感觉异常,因持续时间较长,症状位于双侧而与烧灼/刺痛不同。这与反复的颈椎外伤有关[20]。有人提出,此综合征是一种脊髓中央综合征,是传导上肢的痛觉和温度觉的脊髓丘脑束中央纤维的选择性损伤。这种损伤不会导致永久功能丧失或持久的疼痛,所以可能是由水肿或短暂性血管供血不足造成的。已知手烧痛综合征常伴发于颈椎骨折和脱位的患者和没有明显的影像学异常的患者。

短暂脊髓损伤(TSCI)是在竞技比赛中医疗人员遇到的最棘手的情况之一。虽然通常出现在传统的身体接触的运动,如橄榄球、摔跤和冰球,也可能会出现于任何可能发生撞击的体育活动,如体操、篮球和足球[3]。

幸运的是,TSCI的发病率相当低。据估计,在美式足球中发生率为7.3/10 000[39]。大多数的患者(80%)有四肢受累。程度可能是轻微的无力和感觉障碍或四肢完全瘫痪。和烧灼/刺痛征一样,症状通常会在15~30分钟内消失,但有时可能会持续24~48小时。最终会完全恢复,颈椎在其正常活动范围内无疼痛。此损伤的确切机制仍然未知[3]。

排除永久性脊髓损伤和任何一种可治疗的颈椎异常,发生TSCI的运动员颈椎椎管狭窄者多。该病的定义是椎管直径≤14mm，不论是先天性或后天性。大多数椎管狭窄是无症状的，TSCI 是最早表现。后天性的常发生于退行性骨赘所致的椎管变窄的运动员。这种情况被认为是由重复接触的运动应力导致的，从而引起后天性的疾病。

MRI 是临床诊断的首选影像学检查。可以观察到脑脊液在狭窄部位的异常信号。患者若没有与椎管狭窄一致的脑脊液分布静态轴向和矢状面 MRI 图像，据说会有功能性狭窄，他们需要前屈/后伸位的 MRI 检查[42]。

大多数运动员的严重脊髓损伤与先天狭窄无关而与脊柱结构破坏有关，最常见的是骨折脱位，它是比赛中与头盔顶部碰撞的结果。例外是飞扑擒抱脊柱综合征（spear tackler's spine syndrome），它有 4 个特点：使用飞扑擒抱技术、颈椎生理前凸消失、轻微的椎体骨折愈合的影像学证据和椎管狭窄[3,6,41]。

除了由钝性外伤引起的综合征，直接压力或创伤性骨折脱位可损伤颈动脉和椎动脉，造成神经损伤[3]。

腰椎

在过去的十年中，随着越来越多的儿童参与体育运动，腰椎损伤也越来越普遍。对于儿童运动员，下腰痛是红色警告，值得细致的评估。过度使用损伤中的峡部裂、应力性骨折或腰椎滑脱症是年轻运动员较常见的下腰部损伤[4]。

运动相关的下腰痛的发病率是 10% ~ 15%[13,25]。此外，用普通 X 射线能检测出峡部缺陷者高达38%[23]。女运动员有峡部裂及特发性脊柱侧凸的风险[25,43]，可能与其性别相关，比如激素、营养和低体重，但还有待证实[14,18]。

生长期运动员的下背部疼痛与韧带松弛、下肢力线不良、股骨前倾角增加和腘绳肌张力增加造成腰椎前凸增加有关。生长期运动员脊柱最弱的部分是生长板。这个位置的压缩创伤会导致 Schmorl 结节产生，而其拉伸的部位可能会导致骺突炎或骺突撕脱性骨折。峡部骨化不全是这个区域特别容易发生应力性骨折的一个原因，由此导致峡部裂[29]。

年轻运动员的下背部疼痛的评价应包括详细的运动史、症状持续时间、其严重程度和频率和一直训练的水平。对脊柱应进行彻底检查，并特别注意椎旁肌痉挛、脊柱的活动范围、脊柱触诊压痛以及任何一种神经功能缺失。据报道，患者单脚站立腰椎过伸实验对峡部裂敏感，但其特异性估计低于 50%[22]。

腰椎创伤可以分为大创伤和微创伤，前者如常见的骨折和软组织损伤。这种损伤在各年龄已被了解，对于年轻运动员并没有特别值得关注的领域。儿童运动员的反复微创伤是最值得关注的，文本将详细介绍。

过度使用性损伤

生长期运动员的30% ~ 50% 损伤为过度使用。太费力的、太快的或太频繁的运动都会导致过度使用。每一个运动员的承受能力是不同的，运动后的不适是常见的，并不奇怪。但是，如果症状在训练后持续3天以上，说明现有的训练计划可能不适合此运动员[4]。

儿童运动员下背部疼痛最常见的原因与峡部有关。开始为应力和疲劳导致的骨折，最后为峡部裂甚至腰椎滑脱。

有重复的腰屈伸的运动会导致应力性骨折，例如游泳和体操。在检查时，医生应要求患者过伸腰椎。如果这会引起疼痛，这可能是过度使用损伤。下腰部疼痛的问题的最初的影像学检查为 X 线平片。但是，通常普通的 X 射线无法检测到应力性骨折的微妙变化，因为腰部的解剖结构是复杂的，在 X 光平片上骨性结构之间重叠明显。然而，有些成像方式已被医生推荐使用在高度怀疑而 X 射线检查阴性的临床病例，其中之一是单光子发射计算机断层扫描（SPECT）。SPECT 还可检测标记物的摄取量所代表的病变状态：活动性病灶会有标记物摄取增加，而非活动状态的病变其标记物摄取下降。这将有助于临床医师选择适当的治疗，因为对活动性病变进行保守治疗有更好效果。

未发现的未治疗的峡部应力骨折可能会导致连续性的缺陷，即峡部裂。它可能是先天性的，可能是单侧或双侧的。腰椎过度伸展运动与峡部缺陷一道，与峡部裂有关。遗传易感性也可能发挥作用[31]。峡部缺陷更常见于男孩，而峡部缺陷引起的腰椎滑脱更多见于女孩[12]。其中近90%的腰椎峡部裂发生于 L5 水平，L4 是第二个最常受累的部位[38]。峡部缺陷的损伤机制被认为与腰椎有关，上椎体的下关节突反复撞击下椎体的峡部，导致应力性骨折[9,12,26]。

在一般人群中,峡部缺陷的患病率估计为5%。Fredrickson等人在1955年开始了一项500名小学一年级儿童的前瞻性研究[10]。6岁峡部裂的发病率据报道为4.4%,在成年后提高到6%。男性发病率比正常高2倍。疼痛与峡部缺陷无关。所有峡部缺陷患者中约15%进展为腰椎滑脱。滑脱多发生在增长的高峰时期,在16岁后进展缓慢。是否发展到滑脱也与疼痛不相关。这些人被随访了45年,30人有峡部缺陷。22名患者随访时做了腰椎X光,没有发现有腰椎滑脱大于40%的。每10年,检查时发现腰椎滑脱的进展似乎很缓慢。患者被要求填写常见的临床评分表36(SF-36)和另一份与腰背痛患者相关性更强的表。作者没有发现这些患者与一般人群相应年龄组之间有任何差异[5]。

过劳性损伤的治疗的第一步是查明病因。确定原因后调整运动员的运动和训练计划。限制参加比赛可能会遭到运动员和教练反对,但仍然是主要的治疗,适用于从简单的应力性骨折到腰椎滑脱的所有运动员。有些作者认为限制期至少3个月。一旦症状消退,运动员完全恢复,应制定满足个体要求的训练计划[35,36,38]。

过度使用损伤的保守治疗包括长达12周的支具和休息,以及适当的物理治疗。最常用的支架是抗脊柱前突胸腰骶矫形器。有研究表明,儿童峡部骨折骨愈合需佩戴支架3～6个月[24,37]。

大多数峡部裂运动员的非手术治疗疗效较好。但是,如果运动员对精心设计的保守治疗方案没有反应,或经历了无症状期后复发,应考虑手术。后外侧融合仍为峡部裂治疗的金标准,由经验丰富的脊柱外科医生进行手术的成功率超过90%。如果没有滑移的证据,可以直接修复峡部缺陷作为融合的替代方法。这种技术能实现骨折愈合,同时保留小关节活动[32,38,40,44]。

参考文献

1. Akbarnia, B.: Pediatric spine fractures. Orthop. Clin. North Am. **30**(3), 521–536 (1999)
2. Aufdermaur, M.: Spinal injuries in juveniles: necropsy findings in 12 cases. J. Bone Joint Surg. Br. **56B**(3), 513–519 (1974)
3. Bailes, J.E., et al.: Management of cervical spine injuries in athletes. J. Athl. Train. **42**(1), 126–134 (2007)
4. Berk, R.H.: Lumbar spine injuries in pediatric and adolescent athletes. Acta Orthop. Traumatol. Turc. **38**(Suppl 1), 58–63 (2004)
5. Beutler, W.J., et al.: The natural history of spondylolysis and spondylolisthesis: 45-year follow-up evaluation. Spine **28**(10), 1027–1035 (2003); discussion 1035
6. Cantu, R.C., Mueller, F.O.: Catastrophic spine injuries in American football, 1977–2001. Neurosurgery **53**(2), 358–362 (2003); discussion 362–363
7. Clark, P., Letts, M.: Trauma to the thoracic and lumbar spine in the adolescent. Can. J. Surg. **44**(5), 337–345 (2001)
8. Dimeglio, A.: Growth in pediatric orthopedics. J. Pediatr. Orthop. **21**(4), 549–555 (2001)
9. Farfan, H.F., Osteria, V., Lamy, C.: The mechanical etiology of spondylolysis and spondylolisthesis. Clin. Orthop. Relat. Res. **117**, 40–55 (1976)
10. Fredrickson, B.E., et al.: The natural history of spondylolysis and spondylolisthesis. J. Bone Joint Surg. Am. **66**(5), 699–707 (1984)
11. Hadley, M.N., et al.: Pediatric spinal trauma. Review of 122 cases of spinal cord and vertebral injuries. J. Neurosurg. **68**(1), 18–24 (1988)
12. Hu, S.S., et al.: Spondylolisthesis and spondylolysis. Instr. Course Lect. **57**, 431–445 (2008)
13. Hubbard, D.D.: Injuries of the spine in children and adolescents. Clin. Orthop. Relat. Res. **100**, 56–65 (1974)
14. Kenanidis, E., et al.: Adolescent idiopathic scoliosis and exercising: is there truly a liaison? Spine **33**(20), 2160–2165 (2008)
15. Kokoska, E.R., et al.: Characteristics of pediatric cervical spine injuries. J. Pediatr. Surg. **36**(1), 100–105 (2001)
16. Labrom, R.: Growth and maturation of the spine from birth to adolescence. J. Bone Joint Surg. Am. **89**(Suppl 1), 3–7 (2007)
17. Leventhal, H.: Birth injuries of the spinal cord. J. Pediatr. **56**, 447–453 (1960)
18. Loud, K.J., Micheli, L.J.: Common athletic injuries in adolescent girls. Curr. Opin. Pediatr. **13**(4), 317–322 (2001)
19. Lustrin, E.S., et al.: Pediatric cervical spine: normal anatomy, variants, and trauma. Radiographics **23**(3), 539–560 (2003)
20. Maroon, J.C.: 'Burning hands' in football spinal cord injuries. JAMA **238**(19), 2049–2051 (1977)
21. Maroon, J.C., Healion, T.: Head and neck injuries in football. J. Ind. State Med. Assoc. **63**(9), 995–999 (1970)
22. Micheli, L.J.: Overuse injuries in children's sports: the growth factor. Orthop. Clin. North Am. **14**(2), 337–360 (1983)
23. Micheli, L.J.: Back injuries in gymnastics. Clin. Sports Med. **4**(1), 85–93 (1985)
24. Morita, T., et al.: Lumbar spondylolysis in children and adolescents. J. Bone Joint Surg. Br. **77**(4), 620–625 (1995)
25. Omey, M.L., Micheli, L.J., Gerbino II, P.G.: Idiopathic scoliosis and spondylolysis in the female athlete. Tips for treatment. Clin. Orthop. Relat. Res. **372**, 74–84 (2000)
26. Peek, R.D., et al.: In situ arthrodesis without decompression for Grade-III or IV isthmic spondylolisthesis in adults who have severe sciatica. J. Bone Joint Surg. Am. **71**(1), 62–68 (1989)
27. Roaf, R.: A study of the mechanics of spinal injuries. J. Bone Joint Surg. Br. **42B**(4), 810–823 (1960)
28. Roche, C., Carty, H.: Spinal trauma in children. Pediatr. Radiol. **31**(10), 677–700 (2001)
29. Sagi, H.C., Jarvis, J.G., Uhthoff, H.K.: Histomorphic analysis of the development of the pars interarticularis and its association with isthmic spondylolysis. Spine **23**(15), 1635–1639 (1998); discussion 1640
30. Schneider, R.: Head and Neck Injuries in Football: Mechanisms, Treatment and Prevention. Williams & Wilkins, Baltimore (1973)
31. Schwartz, D., Schafer, M.: Low back pain in athletes. In: Bridwell, K., DeWald, R. (eds.) The Textbook of Spinal Surgery, pp.1515–1531. Lippincott-Raven, Philadelphia (1997)
32. Seitsalo, S., et al.: Severe spondylolisthesis in children and adolescents. A long-term review of fusion in situ. J. Bone Joint Surg. Br. **72**(2), 259–265 (1990)
33. Smith, W.S., Kaufer, H.: Patterns and mechanisms of lumbar injuries associated with lap seat belts. J. Bone Joint Surg. Am. **51**(2), 239–254 (1969)
34. Sovio, O.M., et al.: Fracture of the lumbar vertebral apophysis. J. Pediatr. Orthop. **5**(5), 550–552 (1985)
35. Standaert, C.J., Herring, S.A.: Spondylolysis: a critical review. Br. J. Sports Med. **34**(6), 415–422 (2000)
36. Standaert, C.J., Herring, S.A.: Expert opinion and controversies in sports and musculoskeletal medicine: the diagnosis and treatment of spondylolysis in adolescent athletes. Arch. Phys. Med. Rehabil. **88**(4), 537–540 (2007)
37. Steiner, M.E., Micheli, L.J.: Treatment of symptomatic spondyloly-

sis and spondylolisthesis with the modified Boston brace. Spine **10**(10), 937–943 (1985)
38. Tallarico, R.A., Madom, I.A., Palumbo, M.A.: Spondylolysis and spondylolisthesis in the athlete. Sports Med. Arthrosc. **16**(1), 32–38 (2008)
39. Torg, J.S., et al.: Neurapraxia of the cervical spinal cord with transient quadriplegia. J. Bone Joint Surg. Am. **68**(9), 1354–1370 (1986)
40. Torg, J.S., et al.: The epidemiologic, pathologic, biomechanical, and cinematographic analysis of football-induced cervical spine trauma. Am. J. Sports Med. **18**(1), 50–57 (1990)
41. Torg, J.S., et al.: Cervical cord neurapraxia: classification, pathomechanics, morbidity, and management guidelines. J. Neurosurg. **87**(6), 843–850 (1997)
42. Veidlinger, O.F., et al.: Cervical myelopathy and its relationship to cervical stenosis. Spine **6**(6), 550–552 (1981)
43. Warren, M.P., et al.: Scoliosis and fractures in young ballet dancers. Relation to delayed menarche and secondary amenorrhea. N. Engl. J. Med. **314**(21), 1348–1353 (1986)
44. Wiltse, L.L., Jackson, D.W.: Treatment of spondylolisthesis and spondylolysis in children. Clin. Orthop. Relat. Res. **117**, 92–100 (1976)

第五章 儿童运动员的腰椎损伤

Emre Acaroğlu and İbrahim Akel

白宇 译

内容

介绍 ………………………………………… 838
腰损伤患者的评价和治疗 …………………… 838
　过度使用性损伤 ……………………………… 839
　峡部问题 ……………………………………… 839
　腰椎峡部裂 …………………………………… 839
　腰椎滑脱症 …………………………………… 839
　腰椎间盘突出 ………………………………… 839
　骶髂关节的问题 ……………………………… 839
总结 ………………………………………… 839
参考文献 …………………………………… 839

介绍

儿童体育活动正变得越来越流行。参与体育活动的儿童增加带来了青少年竞技运动员数量的增加。结果是运动损伤增加。

体育活动有关的腰椎损伤发生率估计为10%左右。我们也知道，脊柱侧弯和脊柱滑脱更常见于青春期女运动员。与不同的运动、人体参数、软弱的生长板、荷尔蒙的状态和营养有关。急性和（或）重复的创伤是所有损伤的根本原因。

体操、冰球与跳舞是导致运动员腰椎损伤的最常见运动。艺术体操运动员腰痛的发病率为86%；体操运动员腰椎滑脱的发病率32%，芭蕾舞为33%，这可能由不对称的负荷引起。

一些人体参数异常也增加受伤的趋势。严重的髋外翻、膝外翻，以足内旋为特点的力线异常、髋部屈肌和腘绳肌张力过大、股骨前倾角增大引起脊柱前突过度都会增加损伤机会。生长板的功能特性对解释年轻运动员腰椎损伤的病理机制也很重要。相对弱的骨骺受到压力后，很容易发生Schmorl结节，而张力会导致撕脱性骨折和骶突炎。生长板峡部损伤可导致峡部裂。

腰损伤患者的评价和治疗

了解运动类型和级别是非常重要的。有腰椎前屈（举重）、腰椎后伸（体操，舞蹈，摔跤）和腰椎旋转（网球，高尔夫）的运动应特别注意。活动性负荷是另一个重要因素。15小时/周的负荷是体操运动员受伤的阈值。每周负荷增加超过10%的运动员和背部疼痛持续超过3周者，都需要进行检查。

下肢力线、步态、骶髂关节和髋关节都应进行检

E. Acaroğrlu(✉)
Ankara Spine Center,
Iran Caddesi 45/2, Kavaklidere,
06700 Ankara, Turkey
e-mail: emre@acaroglu.com

İ. Akel
Orthopaedics and Traumatology, İzmir Kent Hospital,
8229/1 sk no. 56 Cigli, 35580 Izmir, Turkey
e-mail: ibrahim.akel@kenthospital.com

查。应进行神经系统的检查。

脊柱检查包括是否有压痛、痉挛以及运动范围。直腿抬高和FABER(髋屈曲外展外旋)是必须做的。

过劳性损伤(30%~50%)、峡部应力性骨折、椎弓峡部裂、腰椎滑脱症椎间盘突出和骶髂关节问题是损伤的主要类型。

过度使用性损伤

体力活动后轻度疼痛是正常的。严重疼痛可能是假装的。疼痛持续超过3天表示负荷过大。NSAID和冰疗是一线治疗。然后,患者必须停止练习,康复应经历3个步骤(急性期、愈合期和功能期)。

风险因素包括训练错误(突然过载)、力量与柔韧性、力线、快速增长的阶段、相关的医疗问题、机械因素、鞋和地面(混凝土、沥青或泥土)的问题[2]。

早期诊断和治疗是很重要的。可以保守治疗。消除可能的风险因素是治疗的关键。Stanitsky的原则是:确定病因、消除病因、控制疼痛、积极的康复和随访[3]。

峡部问题

峡部应力性骨折常发生在体操、足球、跳水、游泳或跳舞的急性损伤之后。腰椎可能没有疼痛。单脚站立时腰椎后伸可能会有疼痛。X射线检查可能看不到损伤。SPECT可以显示热/活动的病变区域[1]。

治疗峡部骨折的目的是骨折愈合。患者需佩戴支架3个月左右。进行腘绳肌灵活性练习和加强躯干肌肉的练习。如果体检正常,3周后恢复训练。如果疼痛没有消退,治疗延续到12周。

腰椎峡部裂

腰椎峡部裂是峡部的缺陷。可以是单侧或双侧。遗传倾向可能很重要。腰椎峡部裂通常发生隐匿。风险因素包括快速增长和过伸运动。在过伸时疼痛增加。脊椎的排列异常、任何不典型增生和滑脱都可能通过普通的X射线诊断。只有32%患者能从斜位X射线看到骨折。SPECT和(或)CT(反角度扫描)是重要的诊断工具。

本症可分为早期、进展期和终末期。支具对早期骨折的治愈率为73%,但对终末期没有任何效果。

早期保守治疗包括康复和支架(可以延长至6个月)。如果没有不适,允许患者在4~6周后恢复训练。

腰椎滑脱症

腰椎滑脱是一个椎体滑移离开下方的椎体。它是一个慢性的过程,在儿童有3种类型:狭窄型、峡部延长型和急性骨折型。最常见于L5椎体。

体检发现过伸疼痛,在棘突之间可触到间隙,腘绳肌紧张。很少有神经根性症状。

如果滑移小于50%应保守治疗。如果疼痛消退,允许患者进行训练。必须随访有风险因素的女性和未成年患者。

滑移超过50%或疼痛不缓解的应进行手术治疗。

腰椎间盘突出

腰椎间盘突出症在青少年中较少见。屈曲负载(举重)是主要风险因素。很少有直腿抬高试验阳性。

治疗包括<2天的休息、腰椎稳定性训练、硬膜外注射和手术。疼痛不缓解或神经功能缺损及马尾神经综合征者应手术治疗。

骶髂关节的问题

关节过伸时产生疼痛可诊断为骶髂关节的问题。FABER测试阳性是一个重要指征。鉴别诊断应包括骨折、炎症性疾病和感染。MRI是重要的诊断工具。

治疗包括盆周腰椎稳定练习。

总结

儿童的腰椎损伤远比以前想象的多。常见于一些高风险的活动。腰椎损伤是可以治疗的,患者大多可以恢复体育运动。

参考文献

1. Harvey, C.J., Richenberg, J.L., Saifuddin, A., Wolman, R.L.: The radiological investigation of lumbar spondylolysis. Clin. Radiol. 5(3), 723–728 (1998)
2. Micheli, L.J.: Overuse injuries in children's sports: the growth factor. Orthop. Clin. North Am. 14, 337–360 (1983)
3. Stanitsky, C.L.: Knee overuse disorders in the pediatric and adolescent athlete. Instr. Course Lect. 42, 483–495 (1993)

第六章 青少年髌股问题的处理

Semih Aydoğdu

白宇 译

内容

- 介绍 ·· 840
- 髌股关节不稳(PFI) ······················ 840
  - 描述和分类 ······························ 840
  - 流行病学 ································· 841
  - 诱发因素 ································· 841
  - 损伤机制 ································· 841
  - 临床评估 ································· 841
  - 影像 ·· 841
  - 治疗 ·· 842
  - 手术 ·· 842
- 髌股关节疼痛综合征(PFPS) ········· 842
  - 描述和术语 ······························ 842
  - 临床特征 ································· 842
  - 影像 ·· 843
  - PF 疼痛的来源 ························· 843
  - 自然病程 ································· 843
  - 治疗 ·· 843
  - 手术 ·· 843
- 结论 ·· 843
- 参考文献 ···································· 844

介绍

儿童和青少年髌股关节问题主要分为两类:不稳和疼痛。界限并不十分明确,有时可能部分重叠,使问题更加复杂。每个类别都有一个广泛的疾病谱,从先天性到后天性的,从单一的创伤到过度使用和负荷过度损伤[9]。在本章中,我们试图描绘每个类别的共同的和独特的特征。

髌股关节不稳(PFI)

描述和分类

PFI 可能是早期和长期的疾病。可以是急性和非常明显的,或是慢性的没有太多主诉的。在这组疾病中,需要分析一大群不同的临床表现(表1)。大多数患者出现反复的不稳发作,保守治疗无效,另一些患者只出现过一次脱位。轻度半脱位者通常无法准确诊断。PFI 可出现于某些先天性疾病和综合征中(如 Down、Ehlers-Danlos 或多发性骨骺发育不良),可以在儿童早期诊断,治疗却很困难。

表1 PFI 分类

A. 先天性
B. 后天性
　1. 单次脱位
　2. 复发性
　3. 习惯性的
　4. 持续性的

只有那些"单次脱位"和"反复发作的 PFI"患者才会面临体育活动困难;其他类别的患者会有更严重的残疾,一般终生不能做积极的体育运动。

S. Aydoğdu
Department of Orthopaedic Surgery,
Ege University School of Medicine,
35100, Bornova, İzmir, Turkey
e-mail: semih.aydogdu@ege.edu.tr

流行病学

急性髌骨脱位通常发生在13~20岁的年龄段。第一次脱位的平均年龄是11岁。据报道与高强度的运动有关的早期脱位出现于7~8岁。不同类型的体育活动,尤其是足球和篮球,会造成损伤导致急性髌骨脱位。除了医源性矫枉过正的髌骨脱位,所有的脱位都是向外的。急性脱位吸引更多的注意,因为它们发生在体育活动时复发的PFI会妨碍青少年所有的体育活动。如果第一次脱位发生于15岁以下,其复发的风险较高[7]。

诱发因素

复发性髌骨脱位的患者,通常与一些解剖因素有关(表2)。创伤很少单独导致PFI。事实上,PFI是随时可能脱位的"风险膝"。髌骨的内外上下位置、倾斜或旋转引起轨迹变化都可能导致PFI。并不是所有的PFI一定有膝伸肌力线问题,膝关节伸肌力线不良者也并不一定出现PFI。力线不良(静态异常)和轨迹不良(动态异常)只是伸膝机制中骨与软组织关系的改变,可以完全无症状[5]。PFI这一术语仅用于这些关系异常引起的临床主诉的时候。

表2 诱发髌股关节不稳的解剖因素

- 股骨前倾角增加
- 膝外翻
- 胫骨外扭增加
- 扁平足和足过度内旋
- 高位髌骨
- 滑车发育不良(髌骨沟缺失或缺陷,股骨外侧髁发育不全)
- 股内侧肌发育异常/发育不全/无力
- 股外侧肌过于发达

损伤机制

通常导致PFI的是非接触的间接损伤。典型的机制是脚踏在地面,膝外翻股骨内旋。伸肌产生强大的外向力矩,超过了髌骨内侧软组织保持结构稳定的力量而使髌骨从髌骨沟脱位到股骨外侧髁(LFC)外。常见于运动或日常生活活动中的突然转向时,患者自己或别人帮助伸膝即可复位。就诊时只看到有膝关节肿胀和疼痛。所以患者所描述的病史对诊断非常重要。髌骨向外滑脱和复位的感觉对区分半月板和交叉韧带损伤是很有帮助的。

在急性髌骨脱位后产生疼痛、肿胀和活动受限,会造成查体困难。没有必要为了证明关节积血而进行抽吸。最大的压痛点位于内侧撕裂的软组织(内侧支持带)。向外推髌骨会引起不适(恐惧试验)。

临床评估

复发性PFI的评估是比较复杂的。如果患者描述不稳定感则可以容易地诊断。但患者可能只主诉不时发生的局限性疼痛和不适。这时就需要与其他膝关节疾病的鉴别诊断:

- 下肢力线:在许多PFI患者有一个或多个下肢异常(增加的膝外翻、髋部前倾、胫骨外扭或扁平-外翻足等),应在平卧、站立和行走时检查这些问题。
- 韧带广泛松弛:由于大多数的PFI病例出现韧带广泛松弛。如膝和肘关节过伸≥10°、手的掌指关节过伸≥90°为"活动过度综合征"。在这种情况下,较小的力就能使髌骨脱位,其软组织损伤轻,伴随的软骨和骨软骨损伤也较少,在相对较短的时间内能获得临床改善。
- Q角:对髌骨横向移动矢量的临床评价,对判断伸膝结构对线是非常重要的。虽然对如何来测量仍然存在分歧(膝屈曲或伸直的位置),它还是与症状相关的。
- 恐惧测试:不会每一个PFI都有阳性的结果。尽管活动度综合征患者髌骨活动增加,却没那么恐惧。
- 股四头肌紧张/缩短:挛缩或紧张的股四头肌将髌骨拉向近端并减少股骨外侧髁的支持,产生PFI倾向。诊断方法是俯卧位,使脚跟靠近臀部,若有不能完成或不对称为阳性。

影像

影像学检查(X线、CT和MRI)是必要的,以验证临床可疑的PFI和寻找其他病变。有许多方法与参数的介绍。但PFI需做临床诊断,而不是影像诊断。急性或复发性脱位的病例,其影像学检查可能会正常或仅轻度异常。常常发现不了关节镜下经常看到的关节软骨损伤,除非使用特殊序列MRI(表3)。

表3 PFI影像学检查

方法	优点
常规X线	游离的碎片,骨软骨缺损(髌骨内侧关节面及LFC),髌骨半脱位(切线位)
CT扫描	在轴向平面评价比较骨解剖
MRI	伴随软组织损伤(软骨、半月板和韧带),内侧支持带撕裂,髌骨内侧面和LFC(急性病例)骨挫伤

治疗

急性髌骨脱位可在静脉镇静或全身麻醉下,缓慢伸膝时向内推髌骨而复位。复位后用新型功能性支架取代传统的石膏进行固定。根据严重程度固定2~4周,用冷疗和NSAIDs对症治疗。

儿童和青少年的康复方法(股四头肌-股内侧肌强化和外侧支持带拉伸),也是成人急性和复发性PFI的重要治疗方法,但是常常做的时间和强度不足。很难改变儿童和青少年的体育活动频率、强度,他们也很难接受预防方法。

手术

急性髌骨脱位无需早期手术干预,除非游离的软骨片段大到足以导致交锁症状,想手术保留该软骨片或发生罕见的不可复位的脱位。反复的PFI是手术指征。技术的选择应依据病例的具体情况而定,没有适合所有病例的方法(表4)。约有360种PFI的手术,说明了此病的复杂和治疗困难。

表4 解剖结构因素与相关的治疗方法

解剖异常	X线片	外科治疗
滑车发育不良	交叉征 滑车隆起 滑车深度	滑车成形术
四头肌发育不良(股内侧肌)	髌骨倾斜(静态和动态)	股内侧肌成形术
股四头肌(股外侧肌)力量过大	髌骨倾斜	外侧支持韧带松解
髌骨	髌骨指数	胫骨结节截骨术(TTO)远移
Q角增加	CT扫描胫骨粗隆滑车沟距离增大	胫骨结节截骨术(TTO)内移

在成人患者常联合使用近端(软组织)和远端(骨)调整。对儿童不推荐远端骨调整,因为有损伤胫骨结节骺突的风险。近端软组织手术包括紧张的外侧支持带松解和内侧支持结构加强(股内侧肌前移,修复/重建内侧髌韧带)。但是,通过胫骨结节内移或前内移截骨术纠正伸膝装置对线不良,将过大的向外分力消除是对于PFI的根本性的治疗。由于这些方法对儿童和青少年禁忌,可用一些远端软组织治疗来代替(比如将半腱肌肌腱固定于髌骨的Galeazzi手术,或外侧一半髌腱内移的Goldthwaite手术)。患者和家长应了解这些远端调整手术力量不足,不稳定可能继续存在,待骨骼成熟后可能需要进一步手术。

一般来说,反复的不稳定发作可用联合(软组织+骨)手术的方法,但随后的疼痛和进行性的软骨退变却不容易控制,特别是在软骨损伤的情况下。

髌股关节疼痛综合征(PFPS)

描述和术语

PFPS或前膝痛(AKP)是一种常见的青少年肌肉骨骼疾病。青少年膝关节疼痛的病因很多,鉴别诊断非常重要[10]。在过去,曾用很多差别很大的术语来命名如髌骨软化症、髌股关节结构不良或髌骨轨迹不良、外侧高压综合征、髌骨外侧压迫综合征或支持带炎等。有时PFI与PFPS有关。患者有轻微程度髌骨不稳,也会有膝关节周围疼痛,但无任何客观的发现。

临床特征

与其他膝病变的诊断不同,PFPS没有经典的物理或影像学诊断方法[6]。但它有一些确定的特点:主要是女孩,双侧疼痛。除了过度使用,一般没有创伤史。只有少数患者有膝前方的直接撞击病史。发病缓慢而渐进。剧烈活动后疼痛加剧,也可能消失一段时间。其主要特点是,虽然患者主诉剧烈疼痛,客观的临床和影像学表现极少[1]。即使关节镜检查,也可能没有明显的病理改变。除了有些软骨软化,髌骨和髌沟无损伤。无客观发现再加上影像学的偶然发现(特别是MRI)可能会导致对一些正常结构的不必要的手术,如半月板。

患者主诉的疼痛定位于前方,有时为膝的前内侧,导致医生认为半月板是引起症状的结构。

疼痛在下楼梯或屈膝久坐后(电影院征)最明显,当活动停止时消失。有时膝关节积液、卡住和锁住感觉可能与疼痛相关。这些主诉直接引导医生注意其机械病理,即半月板的损伤而干扰诊断。体育活动,如跑步和跳跃时疼痛加剧,而平地上行走是无疼痛的。

临床检查可发现不同程度的压痛,位于髌骨和髌面的上外侧或内下方支持韧带的组织。外侧支持韧带组织可能紧张,髌骨内移可能受限。但是没有髌骨恐惧症。体检能检查到一定程度的结构不良(Q角增加或J征)。来自髌股关节的轻微弹响震动感在这个年龄组是特有的。手压髌骨到股骨(髌骨压迫试验),可出现髌骨疼痛。但是这个测试缺乏一致性。在正常的或无症状的病例按压髌骨周围神经丰富的结构也可能会引起疼痛[2]。结合这些指征可能会使诊断更容易,但有时也会没有客观表现来支持患者的主诉。

影像

更复杂的是,PFPS 没有独特的影像学表现。在过去曾研究过高位髌骨、髌骨沟浅、偏向一侧或倾斜髌骨都与 PFPS 没有一致可靠的关联。因此,诊断 PFPS 应根据患者的症状和体检结果。影像学资料可能提供意想不到的信息,如骨软骨病或二分髌骨等等。

PFPS 最常见的问题是实现准确的诊断。这些患者常被误诊,并经常接受不必要的手术。因此,正确的诊断和向患者详细说明是非常重要的。

PF 疼痛的来源

虽然 PFPS 疼痛的原因并不完全清楚,但可能原因是关节软骨降解相关的化学物质释放到关节腔,使滑液有刺激性、软骨下骨压力增加或髌周软组织的张力过高。Fulkerson 是第一位认为支持韧带可能是 PFPS 患者疼痛起源的医生[3]。他认为在关节镜能观察到髌骨软化之前,许多年轻患者的早期髌股关节疼痛的主要原因是支持韧带和相关结构的过度使用[3]。Fulkerson 也评价了对线不良、支持韧带及软骨下骨过载对伸膝力学不平衡的可能影响[4]。他认为这种不平衡或损伤激活骨、滑膜和支持韧带的疼痛神经纤维。最近的一项研究认为内侧髌股韧带(MPFL)是青少年产生 AKP 的主要部位[6]。在这项研究中,所有患者有集中在前内侧膝 MPFL 的持续疼痛,常被误认为是内侧皱襞或内侧半月板撕裂[6]。

PFPS 患者所描述的一些打软腿或不稳定症状,可用韧带和肌肉之间的负反射弧解释[2]。膝前部有丰富的神经分布,含 P 物质的神经纤维、Ruffini 受体和游离神经末梢都位于支持带。有张力过载造成的慢性支持韧带损伤和缺血并伴有疼痛和神经病理假说[11]。

自然病程

虽然疼痛会影响运动甚至日常活动,但 PFPS 是一个良性疾病。有时,膝关节周围疼痛在很小的时候就开始了,担心疾病进展和残疾使患者及其父母忧虑。但是,青少年 AKP 不一定会导致终生的疼痛或关节炎[1]。虽然患者可由于严重的疼痛而就医,甚至手术,在向患者和家长说明病情后,忧虑会消除。

治疗

PFPS 根本的治疗是改变引起疼痛的活动,直至症状完全消失。消除"超生理负荷的活动",重建"髌股关节负荷的接受能力"[6]。但是,限制青少年活动是非常困难的,因为他们要在短期内返回体育赛场。他们宁愿接受手术以尽早返回赛场。唯一的办法就是使患者和其家属了解并信服,让他们知道此病不能通过一个简单的关节镜手术治愈。其他措施包括股四头肌力量强化和伸展训练以及对症止痛治疗。如果患者改变活动和锻炼计划后没有改善症状,应增加保守治疗方法,如髌骨贴带、护膝、足部矫形和物理治疗(电刺激、超声药物导入或离子导入)。

手术

应耐心地持续进行保守治疗,除非有或许可以解释患者主诉的解剖结构异常。高达 80% 的 PFPS 采用保守治疗是有效的。应避免对没有结构异常的青春期前和青春期患者的 PFPS 进行手术治疗。即使手术,只可进行软组织手术,因为骨骼的手术会影响他们的下肢长度。无需为确诊 PFPS 而进行关节镜检查。因为关节镜没发现 PFPS 患者有任何关节软骨变化,使我们不再用"髌骨软化症"来定义这种病。实际上,正常膝关节关节镜检查发现软骨软化的比例高达 40%[8]。因此,有症状的患者和髌骨变化之间没有相关性。

有顽固疼痛和外侧支持韧带紧张的患者,需要关节镜下外侧支持韧带松解。通过横向松解缓解疼痛,虽然确切的机制还不是很清楚。对保守治疗无效的 PFPS 患者,有足够的文献支持这种手术。

结论

儿童,特别是青少年可以具有广泛的髌股关节疾病谱。从先天性异常到日常活动中的超负荷都可以引起这些疾病。应先进行保守的治疗,手术仅适用顽固疾病和症状严重的病例。

参考文献

1. Dye, S.F., Vaupel, G.L.: The pathophysiology of patellofemoral pain. Sports Med. Arthrosc. Rev. **2**, 203–210 (1994)
2. Dye, S.F., Vaupel, G.L., Dye, C.C.: Conscious neurosensory mapping of the internal structures of the human knee without intraarticular anesthesia. Am. J. Sports Med. **26**(6), 773–777 (1998)
3. Fulkerson, J.P.: The etiology of patellofemoral pain in young, active patients: a prospective study. Clin. Orthop. Relat. Res. **179**, 129–133 (1983)
4. Fulkerson, J.P.: Diagnosis and treatment of patients with patellofemoral pain. Am. J. Sports Med. **30**(3), 447–456 (2002)
5. Grelsamer, R.P.: Patellar malalignment. J. Bone Joint Surg. Am. **82-A**(11), 1639–1650 (2000)
6. Luhmann, S.J., Schoenecker, P.L., Dobbs, M.B., Eric Gordon, J.: Adolescent patellofemoral pain: implicating the medial patellofemoral ligament as the main pain generator. J. Child Orthop. **2**(4), 269–277 (2008)
7. Pavlovcic, V.: Instability of the patella – a study of trends in diagnosis and treatment. Eur. Instr. Course Lect. **6 s**, 194–203 (2003)
8. Royle, S.G., Noble, J., Davies, D.R., Kay, P.R.: The significance of chondromalacic changes on the patella. Arthroscopy **7**(2), 158–160 (1991)
9. Stefko, J.M., Fu, F.: Patellar problems in the young patient. In: Scuderi, G.R. (ed.) The Patella, pp. 169–200. Springer, New York (1995)
10. Thabit III, G., Micheli, L.J.: Patellofemoral pain in the pediatric patient. Orthop. Clin. North Am. **23**(4), 567–585 (1992)
11. Yates, C.K., Grana, W.A.: Patellofemoral pain: a prospective study. Orthopedics **9**, 663–667 (1986)

第七章 儿童前交叉韧带损伤

Romain Seil, Philippe Wilmes, and Dietrich Pape

白宇 译

内容

儿童和年轻人的 ACL 损伤	845
非手术治疗继发的软骨和半月板损伤	846
膝关节的生长和成熟	846
儿童 ACL 重建指征	847
术前评估和规划	847
儿童 ACL 重建技术	848
关节内 ACL 重建技术	848
生长板的损伤	849
关节镜下 ACL 重建的生长板损伤	850
儿童 ACL 重建的并发症	850
儿童 ACL 重建的结果	851
讨论	851
结论	851
参考文献	851

儿童和年轻人的 ACL 损伤

目前,对体育活动较多的儿童和青少年的 ACL 损伤的治疗是有争议的。与骨骺生长停止后的患者不同,标准 ACL 重建技术需要钻穿股骨和胫骨骨骺,有造成骨骺过早闭合而导致生长障碍和腿的长度差异的风险[32]。

青春期前和青春期的患者的交叉韧带损伤是不同的。韧带止点撕脱骨折更常见于青春期前的儿童[31],而韧带实质的部分或完全撕裂多见于青春期患者[33]。据文献报道,儿童患者 ACL 实质撕裂占全部 ACL 断裂的 3%~4%[7,8];居民发病率估计为 1/(10 万·年)[27](图 1)。

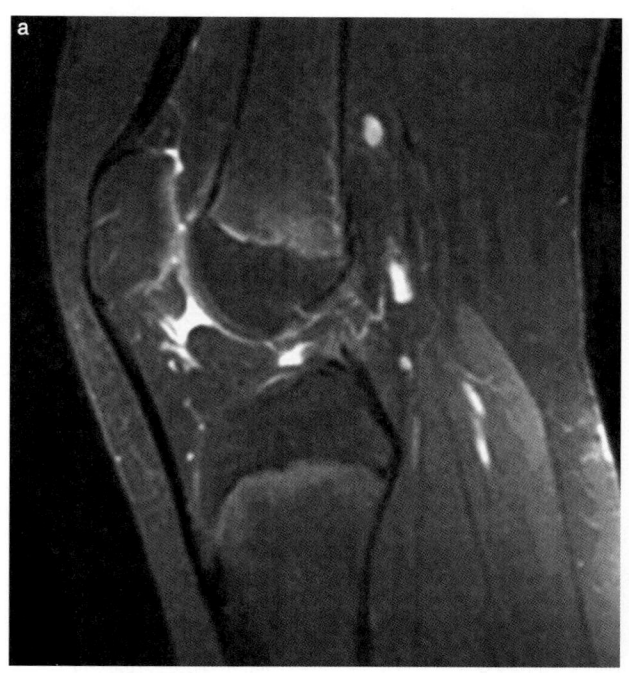

图 1 11 岁男孩右膝 ACL 撕裂,MRI 矢状面(a),关节镜下空壁征(b)

R. Seil(✉), P. Wilmes, and D. Pape
Centre de l'Appareil Locomoteur, de Médecine du Sport et de
Prévention, Service d'Orthopédie et de Traumatologie,
Centre Hospitalier de Luxembourg, 78, rue d'Eich, L-1460
Luxembourg, Germany
e-mail: seil. romain@ chl. lu; p_wilmes@ yahoo. com;
pape. dietrich@ chl. lu

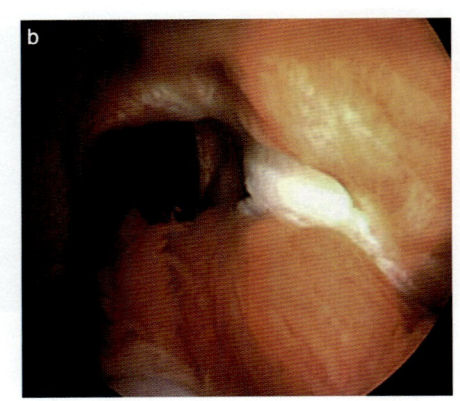

图1（续）

由于临床和仪器诊断的改进，高风险的运动增加以及儿童和青少年有组织的体育活动，确诊病例越来越多[1,20,26]。法国最近的一项前瞻性研究中，225例严重膝损伤的儿童，76%为运动伤，这些损伤在9岁前很少发生。27例（12%）为ACL撕裂，其中15例为撕脱骨折，10例为韧带撕裂[5]。

多年来，大多数患儿在增长期结束前进行保守治疗。但是关节松弛常导致继发半月板损伤和早期骨性关节炎[1]。主要的问题是，这些儿童在急性ACL损伤后限制体育活动的时间太短。

非手术治疗继发的软骨和半月板损伤

儿童ACL撕裂的自然进程尚未完全阐明。然而，有力的证据表明撕裂所导致的松弛是产生早期关节炎的前提条件[1,6,11,14,19]。退行性变往往发生在半月板病变之时。36%～100% ACL实质撕裂的儿童会发生半月板病变[3,6,17]，75%的ACL撕裂患者一年内继发半月板病变[6]。Millet等和Henry等人发现手术治疗推迟与内侧半月板撕裂的高发生率有关[13,18]。但是Woods等（2004）的13个开放骨骺青少年的病例对照研究中，患者的ACL重建被推迟直至骨骺关闭后，膝关节内病损发生率并没有显著高于健康对照组。但慢性ACL功能不全的患者（>6个月），有内侧半月板病损的趋势，虽然统计没有显著差异。研究者的结论是限制活动水平是绝对必要的，可以减少关节内病变的风险[34]。几年后有几位作者观察到这组患者出现早期骨关节炎[1,14,19]。

最近才有文献进行儿童ACL实质损伤后的功能评价。作者用4个不同的单腿跳测试、肌力的等速收缩测量和3个功能评分系统（IKDC 2000年，KOS-ADLS 和 Lysholm），Moksnes等（2008）对26个儿童（20个保守治疗，6个手术）进行了评估。他将患者分为"行的"和"不行的"两组，65%的保守治疗的患者恢复到受伤前的活动水平，其中50%为"行的"，其中9.5%的病例继发半月板病变。在手术组中，67%被列为"行的"。他的结论是延迟重建ACL可在大多数病例获得成功[21]。

因此，这些作者提出如下处理方案：对于单独的ACL撕裂首选保守治疗。执行3～6个月的康复计划，允许正常的身体活动，但是在有旋转的运动时，应佩戴一个特殊的支架。ACL重建术的适应证为下肢长度增长完成后出现继发性半月板病变和反复打软腿[22]。

治疗的挑战在于手术治疗有骨骺损伤和随后的生长发育异常的风险，保守治疗引起继发半月板病变并可能导致很高风险的早期骨关节炎。

膝关节的生长和成熟

ACL重建会立即影响到膝的3个骺软骨。人体最有生长潜力的生长板包括股骨远端生长板，胫骨近端生长板和胫骨结节的骺突。共占下肢生长的2/3（女性平均34cm，在男性38cm）。60%的下肢增长来自股骨骨骺，40%来自胫骨骨骺。在骨龄10～16岁，膝关节的增长潜力女孩为7.3cm，男孩为12.3cm。预计骨骺关闭的骨龄约14～15岁，而男孩生理发育停止时间比这个时间晚大约2年[24]。要强调的是，重要的不是时间年龄，而是个体间的可比骨龄。

手术要考虑的重要因素：

1. 在青春期前，膝关节周围的骨骺增长速度大约2cm/年。青春期下肢的生长高峰没有躯干明显。11岁骨龄的女孩和13岁骨龄的男孩其骨骼生长速度有轻微增加。从13岁（女）到15岁（男）迅速下降，并在1年以后停止[12]。骨骺医源性早闭的风险在这个生长减速期里可能是最高的，如果产生穿过生长板的骨桥，就会有生长板的分开的力量不足（图2）。

2. 骨骺关闭从中心开始并离心发展。穿过骨

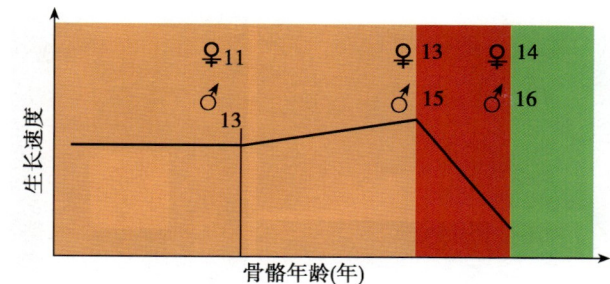

图2 与骨龄相关的膝关节周围骨骺的生长速度。此图可快速分类术前患者。在第一阶段(加速生长期,橙色),膝关节周围的骨骺具有较高的生长速度,约为2cm/年。在此阶段必须使用所谓的"儿童重建技术"。在女孩第13年和男孩第15年,增长速度迅速下降(减速阶段,红色)。女孩在14岁、男孩在16岁时下肢增长停止。此后可以使用"成人技术"。在生长速度下降阶段,骨骺早闭的风险更高,因此应考虑等到增长停止再手术

骺的骨道,特别是股骨隧道位于生长板后外侧,这里的骨骺比在位于中央的区域的胫骨隧道闭合更晚。

3. 胫骨结节骺软骨在出生第16~18年之间关闭[25]。在准备胫骨隧道或在获取移植物时应保护此结构。

儿童 ACL 重建指征

在急性期,损伤后第一周先进行保守治疗。不建议在第4~6周内进行 ACL 修复。唯一的例外是半月板桶柄型撕裂脱位,应尽一切努力保存和修复半月板。即使在这种情况下,我们只在与儿童和家长进行非手术和手术潜在风险的深入探讨后才会建议 ACL 重建。我们经常遇到这样的情况,儿童在参加有组织的体育活动时受伤,儿童和他们的父母经常咨询外科手术,和成年运动员一样期望恢复运动。我们强烈主张,ACL 重建的主要目标是让患者长期拥有良好的膝关节功能而不是为了年轻人短期的运动生涯。

对慢性病例,我们要知道,儿童经常感知不到成人描述的膝关节不稳定。而且膝损伤经常被医生低估,导致频繁的儿童 ACL 撕裂诊断延迟[5]。因此,只有发生继发半月板撕裂时(主要是内侧)才发现 ACL 损伤。在这种情况下,应该早期考虑 ACL 重建,ACL 手术的目的是预防早期骨性关节炎。为了方便决策过程,应做更详细的 ACL 撕裂儿童的功能性评估,以便更好地区分"行的"与"不行的"。儿童 ACL 重建后日常的正常体力活动应该是可以的,是否能推荐其参加竞技体育还未可知。

术前评估和规划

未成熟的膝关节比成人关节更松弛。例如,正常的10岁的儿童有向前4mm的松弛(图3)[4]。在成熟过程中大约在女孩12岁和男孩13岁松弛减少。这与生长板的最后成熟是平行的。因为对松弛的临床评估必须始终以对侧为参照。理论上儿童 ACL 撕裂的 MRI 影像可能有25%的假阳性,所以 ACL 临床评估显得重要。由于无症状且未生长成熟的膝前后松弛度高,轴移测试异常,使诊断过程更加复杂。Moksnes 等介绍了他们检查的正常膝关节有85%轴移试验为病理 C-D 级[21]。

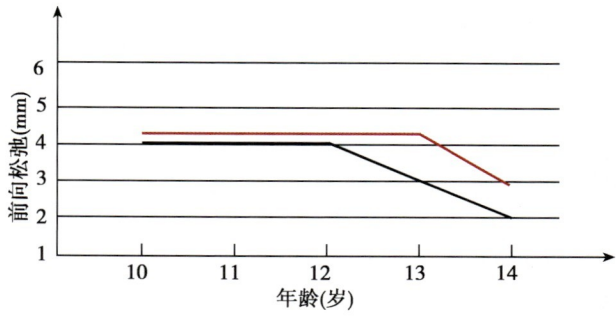

图3 在青春期,膝关节生理性前后松弛。随着成熟度的增加,松弛降低到接近成人的值[4]

标准的影像学诊断应包括前后位、侧位、髌股关节位以及45°的隧道位评估韧带股骨止点的撕脱。在每次开放骨骺手术前,根据左手的 X 线片,结合 Greulich 和 Pyle 表测定骨龄和其增长潜力是必要的。根据骨龄,患者可以被细分为3组,如图2。这种方法的科学性已在青春期前和青春期患者的临床治疗中证实,简化了围术期的风险评估。此外,应在术前获得双侧全腿站立 X 线片,以记录轴线和可能的术前双腿长度差异(图4)。

术前儿童膝 MRI 判断是比较困难的。已经证实,12岁以下儿童的关节内病损的 MRI 诊断敏感性为62%,特异性为90%。而在12~16岁的年龄组中,敏感度和特异度分别提高到78%和96%[15]。

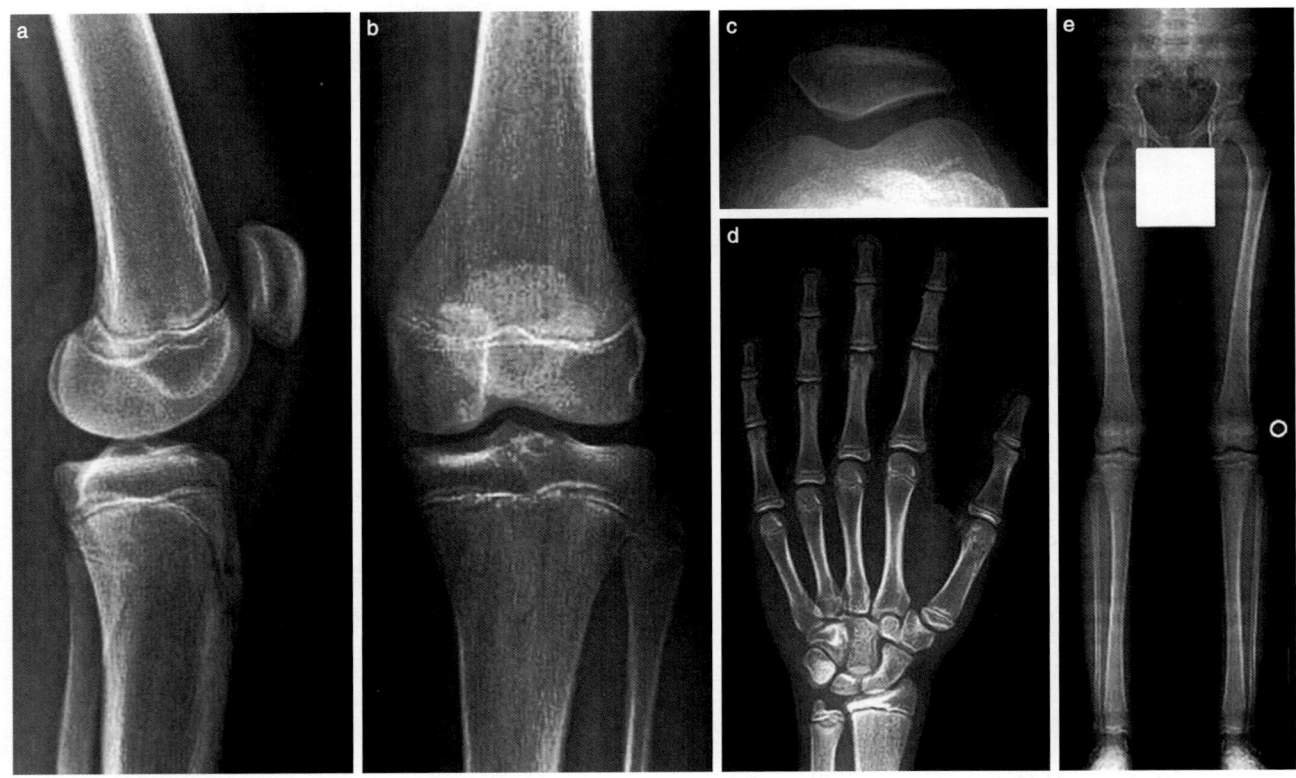

图4 儿童的 ACL 重建术前规划的标准 X 光片:侧位(a)和前后位(b),髌股关节视图(c)左手前后位视图来确定骨龄(d)与双侧腿全长站立位(e)

儿童 ACL 重建技术

儿童的 ACL 重建技术很多,区别的只是移植物的类型、位置和固定方式。基本上可以分成经骺板和生长板保护技术(图5)。后者可以再被细分成移植物绕过骨骺的和骺周隧道技术。在技术上要求更高,达不到解剖重建。

关节内 ACL 重建技术

关节外重建技术在20世纪80~90年代较普遍,但并没有达到预期的结果(表1)。新的方法趋向于将成功的成人关节技术应用于儿童和青少年。有2个不同的关节内手术:关节镜下穿骺单隧道技术和 Clocheville 骺外技术(图6)。关节镜下单隧道技术采用了多股腘绳肌腱移植,皮质外固定,与成人手术差别极小。移植物的直径一般在 6~8mm 之间。为了尽量减少胫骨生长板损伤的风险,胫骨隧道的位置比成人更垂直。隧道入口选择更偏向背侧以保护胫骨结节的骺突[29]。使用5mm 偏距的股骨钻孔导向器,防止损伤软骨膜结构的损伤(图7),

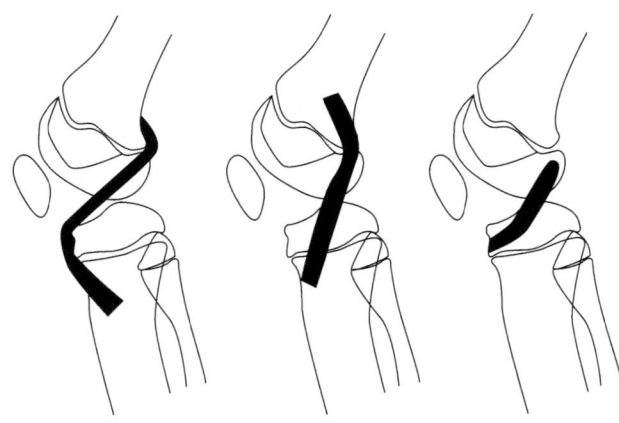

图5 儿童关节内 ACL 重建不同技术的示意图。**左图**:生长板保护技术。移植肌腱绕过胫骨和股骨骨骺[9]。**中图**:穿骨骺技术。软组织移植物穿过胫骨和股骨骨骺[1,21,24]。**右图**:经骺周骨道的骨骺保存技术[2]。已报道多种这些技术的变种

表1 开放骨骺者 ACL 断裂治疗的
17 项临床研究的总结[27]

治疗	患者	不稳膝(n)	不稳膝(%)
保守	55	47	91
缝合	15	11	73
关节外重建	14	9	64
关节内重建	148	20	14

数据表明的表中的保守治疗和缝合已不能推荐了

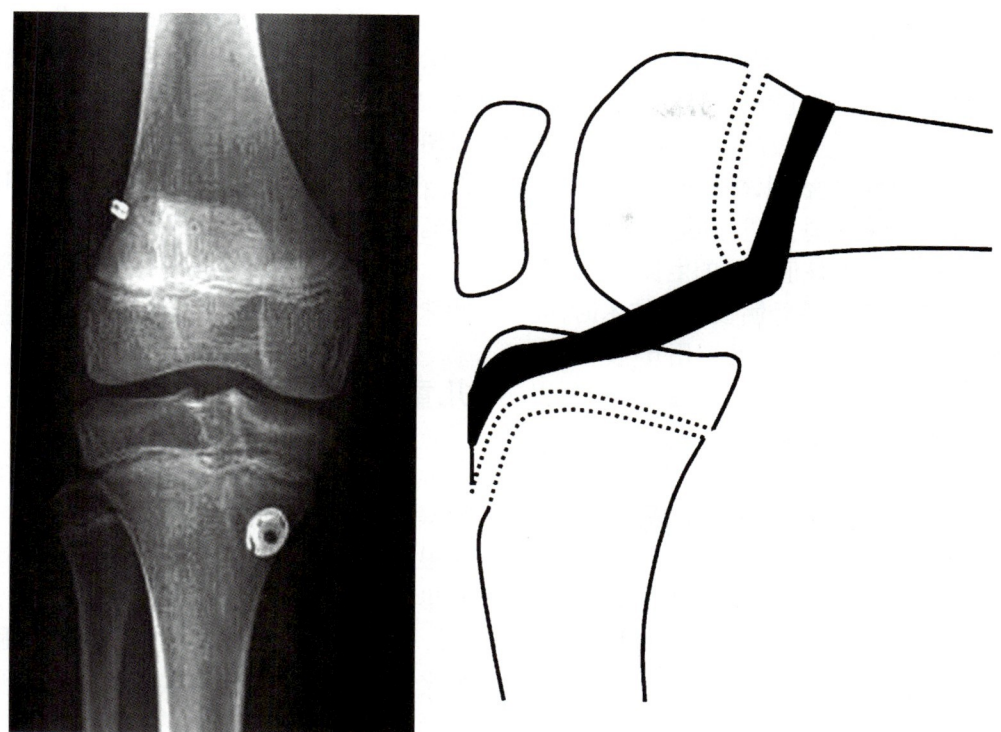

图6 左图,11岁男孩,4股腘绳肌腱移植和皮质外固定ACL重建后膝关节正位X线片。右图,由Robert和Bonnard介绍的Clocheville生长板保留技术[24]。用髌腱(中1/3无骨块)重建ACL。在股骨侧,移植物位于背侧皮质(越顶),在胫骨侧经骨骺近端的隧道,缝合锚固定在骺周

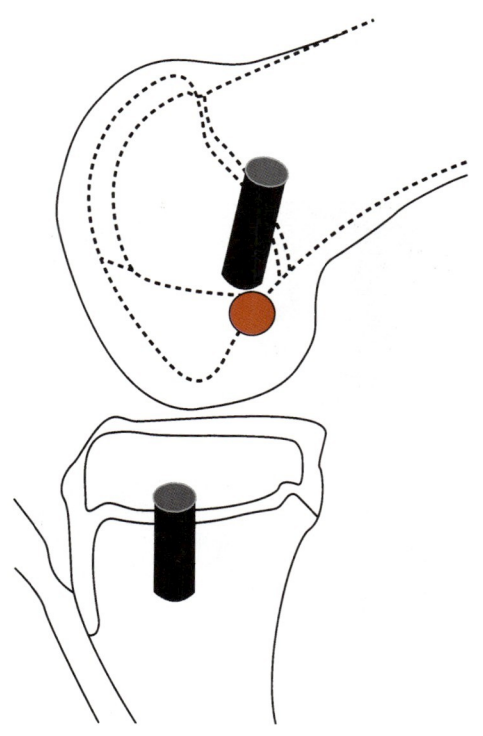

图7 10岁的女孩经骺板ACL重建的胫骨和股骨隧道示意图。生长板损伤的表面积可以通过尽量使胫骨隧道垂直而减少。这在股骨侧是不行的。红点为ACL股骨止点,距Ranvier骨化槽仅3mm。为了保护该结构,选择5mm偏距钻孔导向器。隧道直径为6mm,隧道后壁和骨化槽之间的安全距离为至少2mm

并避免股骨后方皮质爆裂。表2总结了经骺板的ACL重建技术。Clocheville技术不经骺板,使用髌韧带的中间1/3,移植髌腱两端是骨膜片而不是骨块。股骨隧道位于生长板的近端。在胫骨侧,移植物固定在骺端1cm深的骨槽内。此手术的技术要求比关节镜下单隧道技术高。应用了很多年,特别是在非常年幼的和青春期前的儿童。

表2 儿童ACL经骺板重建的术前准备和手术的7个建议

1. 膝增长余地的评估
2. 考虑青少年膝关节的特殊解剖
3. 根据膝关节大小调整隧道直径(最小可能的直径)
4. 避免Ranvier骨化槽损伤
5. 隧道内为软组织移植物
6. 避免移植物张力过大
7. 避免用固定器材或骨块经骺板固定移植物

两种手术的术后康复技术是相似的,但应比成人更仔细。术后腿部可以佩戴伸展支架承重6周,6个月后可恢复体育运动。

生长板的损伤

膝关节周围生长板的损伤,可导致骨生长板过

早融合和继发长短腿或轴向不良。然而,生长板能耐受一定程度的创伤,不一定导致上述结果。骨骺钻孔后,生长软骨不能再生,孔内填满骨组织。在以后的成长过程中,余下的生长板产生分离张力,导致连接的骨桥重塑。动物研究表明,生长板的损伤面积>7%～10%时,就不会发生骨重塑,由此导致生长紊乱。在前后位的 X 线片中,该值对应的生长板的宽度约 20%。因此,ACL 修复使用经骺板钻孔技术时,应尽可能选择小直径的隧道。10 岁儿童用 6～8mm 骨道,只造成<5% 的胫骨生长板损伤。隧道中填充软组织,可避免形成一个完整的骨桥[28,30]。

关节镜下 ACL 重建的生长板损伤

使用单骨道技术进行关节镜下 ACL 重建,胫骨和股骨的生长板都会受损。这两个骨道位置不同。胫骨骨道在中心穿过生长板,而股骨隧道通过后外侧位置偏心地损伤生长板。位于中心的骨道,潜在的骨桥产生一个对称的牵引力,而周围的隧道导致不对称的和较小的使骨桥分离的张力(图8)。

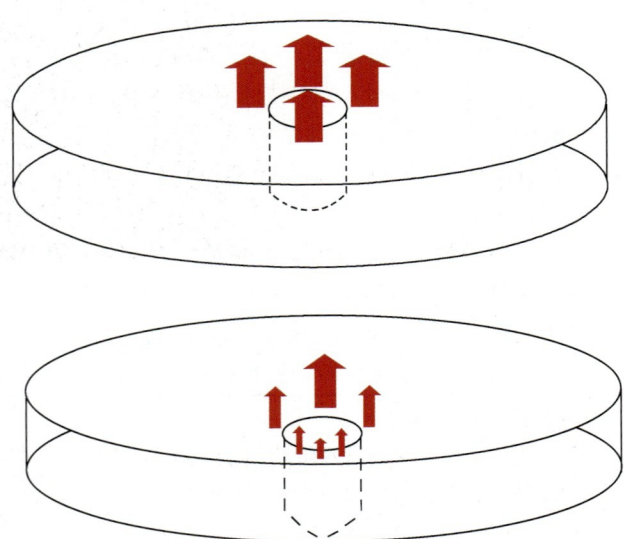

图8 生长板中心(胫骨)骨道的和偏心(股骨)骨道位置示意图。箭头表示牵引力的,盘为生长板,圆柱为隧道。该图阐明了骺阻滞后的不对称增长,由于偏心隧道的位置导致了骨桥的形成。所以,股骨隧道造成永久骨骺闭合的引起轴向畸形的风险大于胫骨

以上观点经最近从绵羊模型中得出的数据证实,股骨轴向畸形的生长板闭合风险比胫骨更严重[28]。胫骨中央生长板病变并没有引起生长异常。而股骨上偏心的空隧道能造成的后外侧生长板损伤,导致的股骨外侧缩短 8mm(7～10mm)、外翻畸形 12.8°(12°～14°)和屈曲畸形 8.6°(5°～15°)。组织学显示一个结实的骨桥穿过骺,软骨膜结构损伤。那就是 Ranvier 钙化沟和 Lacroix 纤维环,必须强调这两个结构的重要性。有趣的是,尽管有骺损伤,在临床上 ACL 重建并未造成胫骨和股骨增长的影响,即使在软骨膜结构损伤的情况下。

确切地了解儿童解剖的特殊性非常重要,这对特殊的患者进行 ACL 修复时尤为重要。

儿童 ACL 重建的并发症

儿童 ACL 修复后可能出现的并发症包括生长障碍(腿长度差异或轴向成角)。所报告的总数相对很少。Herodicus 协会和 ACL 研究小组的调查仅收集了 15 例 ACL 修复后生长发育异常的患者资料。包括 8 例股骨远端外侧骨骺的外翻畸形,胫骨骺突结节损伤造成 3 例继发性屈曲畸形,2 例外翻畸形,2 例双腿缩短。大多生长发育异常是由于手术缺陷,特别是经骺骨柱移植固定(骨-髌腱-骨)或金属植入物固定。其他并发症发生于直径过大的隧道、股骨的软骨膜结构损伤和同时进行的关节外肌腱固定术。实验证明肌腱外固定的过度张力可能导致生长障碍[10]。也有过度锉磨的股骨顶部位置和胫骨骺突结节附近缝线造成的问题的报告[16](图9)。

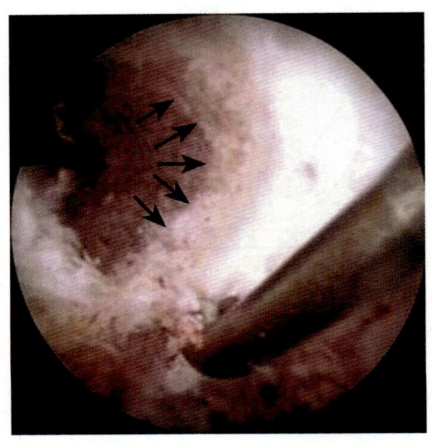

图9 12 岁的男孩右膝 ACL 重建时股骨隧道的关节镜图像。探钩放在过顶位。可见远端股骨骨骺(箭头)。该图片突出了背侧股骨骨道与生长板边缘

2007 年,来自法国的多中心临床研究报道了 119 例开放骨骺的 ACL 重建患者,其中 102 名患者(86%)得到至少 12 个月随访。他们的实际年龄为(12.3±1.9)岁(6～15 岁),他们的骨龄(11.6±2)

岁。92例(77%)患者有前后和侧向的全腿影像学资料。有11例与手术技术无关的生长发育异常(12%),1例需要截骨矫形术。在胫骨侧,有1例缩短13mm,2例内翻和3例外翻畸形,胫骨平台前后斜角没有改变。作者认为肌腱固定效应和去骨膜生长刺激为其发生机制。在股骨侧,有1例延长了11mm,另有4例外翻畸形,股骨隧道直径≥9mm与股骨外翻相关。除了1例13°的外翻畸形外,所观察到的改变与临床无关。该病例在增长期结束后用股骨内翻髁上截骨术纠正[5]。为了最大限度地减少并发症的风险,儿童经骺ACL修复的基本原则总结在表2中。

儿童ACL重建的结果

上面提到的法国的多中心研究报告,是目前有关儿童开放骺ACL重建的病例数最多的文章[5]。损伤和手术间隔时间平均为10.4个月(范围1~65个月)。3/4例因为有不稳而需要手术,1/4例是由于继发性半月板损伤,一个患者因为参加竞赛。应用了5种不同的技术(Clocheville技术63例、Debrousse技术14例、过顶技术阔筋膜移植14例、经骺技术与半腱肌腱移植5例和经股骨骨骺技术6例)。一期手术时发现34例半月板病变(23例为外侧和11例为内侧),其中30例可重建。平均随访时间为(3.5±2.7)年(1~14年)。平均满意度系数为8.5/10(n=101),70%的患者从来没有术侧的膝痛。IKDC评分平均为91±13(39~100)。返回运动场时间为(11±4.5)个月(n=85),18%的患者超越受伤前一个运动级别,11%被迫降低或停止体育活动。作者观察到5例再次断裂,其中2例是技术原因,1例生物失败,2例是由于新的创伤。21例使用KT-1000发现韧带松弛。77%的患者的松弛程度为IKDC的A级,18%到B级和5%为C和D级,总体好效果的占84%。在30例半月板重建中,2例再次缝合,2例部分切除。半月板保留的成功率是83%。3.5年的随访观察发现1例继发性半月板损伤。9例IKDC值在72以下,11%的患者恢复到比损伤前低一个级别的运动水平。IKDC为C和D级的16例患者中有6例半月板出现问题。

讨论

儿童单纯的ACL断裂后,应开始功能性的治疗,包括抗炎、使肢体活动范围正常、本体感觉和协调训练并强化维持膝稳定的肌肉。在我们的治疗中,支架只用于急性期,因为许多儿童不能长期忍受。保守治疗必须做定期随访检查。应特别留意这些年轻患者往往没有提到不稳与打软腿。在某些情况下,ACL重建可以延迟到膝关节生长期结束;膝关节生长板与骨龄关系的模式图(图2),对临床常规检查非常有帮助。在增长速度减低期,对于某些患者等待是首选。由于半月板的继发性病变的发病率高,应在较早的阶段进行外科手术。最后,如果出现继发的半月板病变,强烈建议手术使其稳定。由于可能发生生长障碍,一定要与儿童的家长仔细讨论手术、康复和定期随访检查。在依从性差的情况下,应采取等待的态度。单独评估具体的手术技术的利弊。确定手术,就应进行关节内ACL重建。以前推荐的关节外技术是不足够的[28]。对于许多关节内技术,很难证明哪种方法更好[25]。最近的文献报道了许多青春期前的患者进行技术上正确的ACL重建,取得了良好的效果[5]。文献中描述的并发症,多与手术技术问题有关。但是技术上没有问题的手术后也可能发生生长障碍,只是非常轻微而且与临床无关。建议进行常规的术后随访。与成人相比,儿童的临床结果可能会稍微逊色,再次断裂可能更多[1]。

结论

由于早期可继发内侧半月板病变及骨性关节炎,儿童ACL撕裂的系统性保守方法已经过时。虽然最近的研究表明,保守的方法可能在某些特定病例获得成功[21,22]。这些发现需要进一步评估。最近的手术结果表明,儿童ACL重建有满意的临床效果,即使在青春期阶段进行。这些手术技术要求高,并有发生并发症的潜在风险[2,15,23]。但正确实施的外科手术后有临床意义的生长障碍是罕见的。青春期前膝关节特有的解剖和生理知识以及丰富的ACL手术经验是进行此类型的手术前必须具有的[25]。

参考文献

1. Aichroth, P.: The natural history and treatment of ACL ruptures in children and adolescents. J. Bone Joint Surg. **84B**, 38–41 (2002)
2. Anderson, A.F.: Transepiphyseal replacement of ACL in skeletally immature patients. J. Bone Joint Surg. **85 A**, 1255–1263 (2003)
3. Andrews, M., Noyes, F.R., Barber-Westin, S.D.: Anterior cruciate ligament allograft reconstruction in the skeletally immature athlete. Am. J. Sports Med. **22**(1), 48–54 (1994)
4. Baxter, M.P.: Assessment of normal pediatric knee ligament laxity

using the genucom. J. Pediatr. Orthop. **8**(5), 546–550 (1988)
5. Bonnard, C., Chotel, F.: Les lésions ligamentaires et méniscales du genou de l'enfant et de l'adolescent. Rev. Chir. Orthop. **93**, 3S95–3S139 (2007)
6. Bracq, H., Robert, H., Bonnard, C., Graf, P., Menou, P., Rochcongar, P.: Anterior cruciate tears in adolescents. Ann. Soc. Orthop. L'ouest. **28**, 171–194 (1996)
7. Clanton, T.O., DeLee, J.C., Sanders, B., Neidre, A.: Knee ligament injuries in children. J. Bone Joint Surg. Am. **61**(8), 1195–1201 (1979)
8. DeLee, J.C., Curtis, R.: Anterior cruciate ligament insufficiency in children. Clin. Orthop. Relat. Res. **172**, 112–118 (1983)
9. Dorizas, J.A., Stanitski, C.L.: ACL injury in the skelettaly immature. Orthop. Clin. North Am. **34**, 355–363 (2003)
10. Edwards, T.B., Green, C.C., Baratta, R.V., Zieske, A., Willis, R.B.: The effect of placing a tension graft across open growth plates. J. Bone Joint Surg. **83 A**, 725–734 (2001)
11. Engebretsen, L., Svenningsen, S., Benum, P.: Poor results of anterior cruciate ligament repair in adolescence. Acta Orthop. Scand. **59**(6), 684–686 (1988)
12. Gicquel, P., Giacomelli, M.C., Karger, C., Clavert, J.M.: Développement embryonnaire et croissance normale du genou. Rev. Chir. Orthop. **93**, 3S100–3S102 (2007)
13. Henry, J., Chotel, F., Chouteau, J., Fessy, M.H., Berard, J., Moyen, B.: Rupture of the anterior cruciate ligament in children: early reconstruction with open physes or delayed reconstruction to skeletal maturity? Knee Surg. Sports Traumatol. Arthrosc. **17**, 748–755 (2009)
14. Kannus, P., Järvinen, M.: Knee ligament injuries in adolescents. Eight year follow-up of conservative management. J. Bone Joint Surg. Br. **70**(5), 772–776 (1988)
15. Kocher, M.S., DiCanzio, J., Zurakowski, D., Micheli, L.J.: Diagnostic performance of clinical examination and selective magnetic resonance imaging in the evaluation of intraarticular knee disorders in children and adolescents. Am. J. Sports Med. **29**(3), 292–296 (2001)
16. Kocher, M.S., Saxon, H.S., Hovis, W.D., Hawkins, R.J.: Management and complications of ACL injuries in skeletally immature patients: survey o the Herodicus Society and the ACL study group. J. Pediatr. Orthop. **22**, 452–457 (2002)
17. Lipscomb, A.B., Anderson, A.F.: Tears of the anterior cruciate ligament in adolescents. J. Bone Joint Surg. Am. **68**(1), 19–28 (1986)
18. Millett, P.J., Willis, A.A., Warren, R.F.: Associated injuries in pediatric and adolescent anterior cruciate ligament tears: does a delay in treatment increase the risk of meniscal tear? Arthroscopy **18**(9), 955–959 (2002)
19. Mizuta, H., Kubota, K., Shiraishi, M., Otsuka, Y., Nagamoto, N., Takagi, K.: The conservative treatment of complete tears of the anterior cruciate ligament in skeletally immature patients. J. Bone Joint Surg. Br. **77**(6), 890–894 (1995)
20. Mohtadi, N., Grant, J.: Managing anterior cruciate ligament deficiency in the skeletally immature individual: a systematic review of the literature. Clin. J. Sport Med. **16**(6), 457–464 (2006). Review
21. Moksnes, H., Engebretsen, L., Risberg, M.A.: Performance-based functional outcome for children 12 years or younger following anterior cruciate ligament injury: a two to nine-year follow-up study. Knee Surg. Sports Traumatol. Arthrosc. **16**(3), 214–223 (2008)
22. Moksnes, H., Snyder-Mackler, L., Risberg, M.A.: Individuals with an anterior cruciate ligament-deficient knee classified as noncopers may be candidates for nonsurgical rehabilitation. J. Orthop. Sports Phys. Ther. **38**(10), 586–595 (2008)
23. Paletta, G.A.: Special considerations on ACL reconstruction in the skelettally immature. Orthop. Clin. North Am. **34**, 65–77 (2003)
24. Ribert, H., Bonnard, C.: ACL reconstruction in skeletally immature patients with the Clocheville technique, results at the end of growth in 15 cases. Jahreskongress der ESSKA 2000. Athen, Mai (2004)
25. Sasaki, T., Ishibashi, Y., Okamura, Y., Toh, S., Sasaki, T.: MRI evaluation of growth plate closure rate and pattern in the normal knee joint. J. Knee Surg. **15**(2), 72–76 (2002)
26. Seil, R., Kohn, D.: Les ruptures du ligament croisé antérieur chez l'enfant. Bull. Soc. Sci. Med. Grand Duche Luxemb. **1**, 39–53 (2000)
27. Seil, R., Robert, H.: Les ruptures complètes du ligament croisé antérieur chez l'enfant. Rev. Chir. Orthop. **90**(8 Suppl), 3S11–3S20 (2004)
28. Seil, R., Pape, D., Kohn, D.: The risk of growth changes during transphyseal drilling in sheep with open physes. Arthroscopy **24**(7), 824–833 (2008)
29. Shea, K.G., Appel, P.J., Pfeiffer, R.P.: ACL injuries in paediatric and adolescent patients. Sports Med. **33**, 455–471 (2003)
30. Stadelmaier, D.M., Arnoczky, S.P., Dodds, J., Ross, H.: The effect of drilling and soft tissue grafting across open growth plates. Am. J. Sports Med. **23**(4), 431–435 (1995)
31. Vaquero, J., Vidal, C., Cubillo, A.: Intra-articular traumatic disorders of the knee in children and adolescents. Clin. Orthop. Relat. Res. **432**, 97–106 (2005)
32. Wester, W., Canale, S.T., Dutkowsky, J.P., Warner, W.C., Beaty, J.H.: Prediction of angular deformity and leg-length discrepancy after anterior cruciate ligament reconstruction in skeletally immature patients. J. Pediatr. Orthop. **14**(4), 516–521 (1994)
33. Williams Jr., J.S., Abate, J.A., Fadale, P.D., et al.: Meniscal and nonosseous ACL injuries in children and adolescents. Am. J. Knee Surg. **9**, 22–26 (1996)
34. Woods, G.W., O'Connor, D.P.: Delayed anterior cruciate ligament reconstruction in adolescents with open physes. Am. J. Sports Med. **32**(1), 201–210 (2004)

第八章 儿童与青少年的前交叉韧带重建

José F. Huylebroek

白宇 译

内容

介绍	853
流行病学	853
解剖	854
病史	854
查体	854
X 线	854
治疗	855
非手术治疗	855
撕脱骨折	855
ACL 实质撕裂	856
动物实验	856
手术治疗	856
干预时机	858
为什么儿童和青少年的 ACL 手术结果较差？	858
未来发展方向	858
结论	858
参考文献	858

J. F. Huylebroek
Sportsmedicine Department, Clin. Parc. Leopold
Froissartstraat 38, 1040 Brussels, Belgium
e-mail: jose@ sportsmedchirec. be

介绍

据报道骨骺未闭的儿童和青少年 ACL 断裂的发生率更高[9,25,28]。尤其现在有更多的儿童参与体育活动,仅美式足球一项,超过 81% 的儿童参与者会受伤,虽然多是轻微的。这意味着每年有 30 万~121.5 万足球运动员受伤[46]。

膝容易受到直接创伤,加上诊断和影像的改善,使医学界越来越了解各种膝损伤发生率较高的事实。

过去曾认为儿童膝部的急性外伤只能导致骨骺碎裂[20]。Mercer Rang 曾在 1974 年说儿童不发生膝韧带损伤[38]。后来他意识到儿童确实可以发生韧带损伤,在 1983 年收回了他的错误观点[39]。

流行病学

ACL 断裂发生率

总人口:0.38/(1000 人·年)。

美式足球选手:42/(1000 人·年)(美国,1999 年)。

从 Ganley Tj 的回顾中(个人交流 AAOS, ICL 195,2/23/05),我们看到年轻患者中的发病率越来越高。总结如下:

1974	Rang	罕见
1979	Clanton	1%
1983	Delee	1%
1986	Lipscomb	3.4%
1988	Mc Caroll	3.3%
1993	Souryal	3%
2002	Hennrikus	骺未闭者 ACL 撕裂比脊柱骨折多

853

Pakkari 对 46 500 人随访 9 年得出的结论是："青少年和年轻的成年人的膝交叉韧带损伤的风险是比较低的,但参与有组织的体育活动的人风险显著增加,活跃的年轻女性风险特别高"。在这个芬兰的研究中,ACL 损伤的发病率为 60.9 人/(10 万人·年)[37]。

对于每周参加有组织体育活动≥4 次的青少年,膝交叉韧带损伤的校正危险比为女性 8.5,男性 4.0。

儿童和青少年 ACL 损伤增加的其他原因是:
- 年龄较小的儿童,不论男女,常年参与有较多切入动作的运动。
- 年轻运动员更高、更壮、更快且年龄更小。
- 内外部压力变得越来越重要。
- 高校青年运动员更频繁地参与极限运动。
- 儿童的不同增长率也是原因。

方便的 MRI 和外科医生的关节镜经验对提高认识很有帮助。

Boerner CE 报道了 161 例儿童和青少年关节镜手术(个人交流,壁报,ESSKA:Athens 2004),指征为经常性膝关节疼痛或肿胀。其中有 49 例(31%)半月板损伤和 14 例(9%)ACL 断裂。

急性创伤性膝关节血肿的儿童 ACL 损伤更多。很多报告确认了儿童急性膝关节积血和 ACL 断裂的关系,比如 Eiskjaer[15]和 Vahasarja[49]等人的报告。

Stanistski 发现急性关节积血的儿童中,47%青春期前的和 65%的青春期患者有 ACL 断裂[44]。

解剖

我们应该知道膝关节有(尽量极小)在胚胎早期发生先天性异常可能性。Eilert 在 20 世纪 70 年代说过,大多数 12 岁以下儿童的膝问题是先天性的[14],或在先天性异常基础上发生创伤。

除了内侧副韧带,所有膝韧带的起点和止点都在股骨远端、胫骨近端和腓骨骨骺范围内[10]。当压力作用于不成熟的骨时,骨骺总是薄弱点。

骺板的强度受各种激素的影响。Tipton 发现,雌激素会导致生长板变薄[47]。

Behr 使用 MRI 检测新鲜冰冻人类胎儿标本,研究确定 ACL 与骨骺的关系。发现过顶点位于股骨远端骺水平[7]。

病史

年轻运动员的 ACL 损伤的典型描述是:在做切入或旋转动作、突然停止或改变方向感到膝关节"嘣"的一声。ACL 损伤与膝伸直或过伸时脚着地有关。在膝外旋状态时外翻力会导致内侧副韧带撕裂,然后是 ACL 断裂。

受伤时"嘣"的感觉强烈提示 ACL 破裂。

快速的膝肿胀提示关节积血,应考虑的诊断有:半月板边缘撕裂、软骨骨折和(或)ACL 断裂。

年轻运动员的半月板撕裂也会有打软腿。

正常行走时的打软腿的膝,比体育活动时打软腿的膝关节更加不稳。交锁应与"假交锁"区别。膝无法伸直为"交锁",通常是由半月板碎片、软骨碎片或游离体造成的。而"假交锁"是在膝关节伸直不全,是疼痛而不是机械阻碍。

查体

儿童的膝关节检查比成人更困难。儿童常因为害怕而不能放松膝周围的肌肉。首先检查未受伤的膝有助于让患者放松,并了解生理性松弛。

固定畸形通常是骨折或髌板损伤的迹象。大量积液很容易发现,但不应该与髌前肿胀混淆。瘀斑表明损伤的确切位置。特定的压痛点可以帮助区分韧带、半月板和髌损伤。会有细小的弹响和运动后疼痛。应描述主动和被动运动的范围。髋关节的病变(股骨头骨骺滑脱)可以很容易地排除。记录任何方向的松弛并与对侧比较。在 0°和 30°进行内翻和外翻松弛检查。中央韧带的评估采用经典的用于成人的测试:前 Lachman、屈曲-旋转-抽屉、前抽屉、轴移、jerk 和改良 Lachman 试验。评估半月板和股髌关节并与另一侧比较。一些检查在急性期很难进行。

X 线

经典的前后位、侧位、髁间窝位髌骨位等 X 线片能确诊骨性撕脱伤、骨软骨骨折和骨骺板骨折,应力 X 线片是区分儿童韧带与骨骺损伤所必需的。

CT 扫描,特别是 MRI 是常规的诊断方法。Kocher 报告了儿童急性创伤性积液的 MRI 结果[22,23]。

MRI

	敏感性	特异性
<12 岁	62%	90%
12~16 岁	78%	96%

假阳性率 25%。

治疗

治疗的目标与成年人的相同(图 1)：
- 恢复稳定功能
- 防止重复损伤

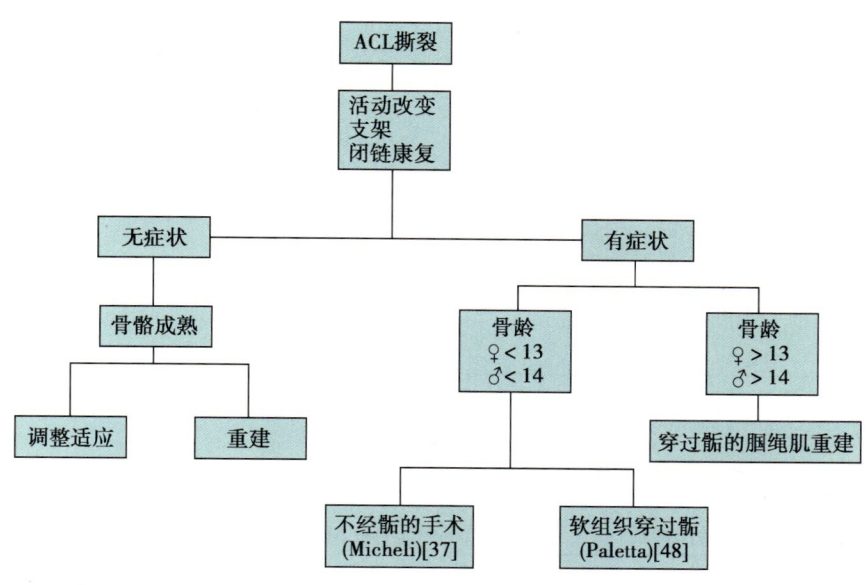

图 1　T. J. Ganley 治疗 ACL 撕裂步骤的草图(个人交流，AAOS，ICL 195)

- 避免半月板撕裂和软骨损伤
- 预防早期退行性骨关节病

非手术治疗

非手术治疗结果不好。曾以为儿童持续增长将能缓解韧带撕裂的不稳。

非手术治疗方法包括：
- 活动改变("劝告")
- 佩戴支架
- 股四头肌和腘绳肌强化方案

保守治疗的主要问题是运动员将继续使用松弛的关节，忍受半月板撕裂的痛苦，冒着损伤关节的风险下运动。另一个问题是年轻而活跃的患者群体依从性差。

一些报告：			ACL 损伤	半月板撕裂
	Lipscomb	1986	24	14 内[25] 9 外
	Mc Carroll	1998	30	16 内[28] 8 外
	Aronowitz	2000	19	12 撕裂[5] 9 内
	Aichroth	2002	23	8 外[1]

在 Aichroth 的研究中，10/23 例患者 X 线检查出现退行性改变。Kocher[21] 和 Micheli[31] 认为单纯前内侧束撕裂者非手术治疗也可能成功，特别是年幼的儿童。

尽管保守治疗效果不佳，许多外科医生不愿意给骨骼未发育成熟患者进行 ACL 重建，是因为骺损伤后可能会发生生长障碍。

撕脱骨折

有很多 ACL 胫骨止点撕脱治疗的儿科文献。Myers 和 Mc Keever 用闭合复位和固定的方法治疗 Ⅰ 型 Ⅱ 型骨折[30]。Ⅲ 型和 Ⅳ 型采用切开复位内固定治疗。目前最好的选择是关节镜下治疗。即使解剖复位，也会有两个问题：
1. 伸膝不全
2. 残余松弛

Millett 指出 50% 的病例术后有明显的运动问题[32]。在胫骨髁间棘撕脱之前的韧带纤维断裂可能会导致韧带愈合在稍微延长的状态[34]。

ACL 股骨止点撕脱非常罕见。

ACL 实质撕裂

确定外科决策的因素是：
- 症状
- 骨骼成熟度
- 相关的软骨与半月板病损
- 患者和家属的依从性

骨骼成熟度的决定因素是
- 相对于其家庭成员的骨骼增长
- 增长高潮：是/否

Tanner 分期[45]	1 = 青春期前（preadolescent）
	2 = 青春期（puberty）
	3 = 青春期（puberty）
	4 = 青春期（adolescence）
	5 = 成人（adult）[23]

但变化很多

骨龄	开放骨骺
	闭合骨骺

即使决定进行 ACL 撕裂的手术治疗，对于年轻的运动员，有许多问题需要解决：
- 初期重建？
- 关节外重建？
- 关节内重建（侵害或不侵害生长板）？

移植物的选择	髌骨肌腱？
	腘绳肌？
	同种异体？

动物实验

基础科学和动物研究能提供答案吗？

Guzzanti 用 21 只幼兔进行研究生长停滞与钻孔大小的关系[18]。他们没有发现任何骨骺内的骨桥，但小的钻洞的耐受性更好。进一步研究得出的结论是：横截面面积破坏>7%者可能导致股骨生长停滞或缩短。

Stadelmaier 使用犬模型，结果 4 只狗没有 1 只发生因为阔筋膜穿过骨骺而造成生长停滞[43]。对照组钻孔内没有穿过移植物，却产生骨桥穿过生长板。Seil 的绵羊研究结果相同[40]。Edwards 用犬的模型[13]，用阔筋膜穿过骨骺，以 80N 的张力拉紧。未发现骨桥，但有明显的股骨外翻和胫骨内翻畸形。Babb 研究了 15 个骨骺未闭的兔子，分为三组[6]：

组 1	5 只	仅骺钻孔
组 2	5 只	钻隧道，自体 EDC 移植重建
组 3	5 只	钻隧道，自体 EDC 移植重建，种植间充质干细胞
结果		
组 1		在所有无移植的膝，骨桥横跨骺
组 2		自体 EDC 移植减缓了但不能避免骨桥和成角畸形的发展
组 3		种植了间充质干细胞的移植物明显减轻了骨桥和成角畸形

手术治疗

一期修复

DeLee 和 Curtis 尝试了 ACL 的一期修复（改进后的 Marshall 修复术）：3 例患者修复后全部出现临床松弛，并伴有频繁发作的不稳[11]。Engelbretsen 证实了类似的不良结果[16]。

关节外肌腱固定

Amis 的生物力学研究显示关节外手术能显著改善稳定性，但与正常相比仍有缺陷[2]。Graf 使用了改进后的 Andrews 髂胫束技术[17]，Mc Caroll 和 Shelbourne 报告了关节外肌腱固定的一小组病例，都出现无法接受的复发不稳[29]。

关节内修复

无隧道对隧道

隧道	不经骺板
	部分经骺板
	经骺板

骺板外

Micheli 使用髂胫束绕过股骨+股骨髁间窝成形术的过顶位进行 17 例 ACL 重建[31]。平均随访 66.5 个月，不需要进一步手术。

Parker 和 Drez 使用腘绳肌腱：
股骨："过顶位"
胫骨："过前位"
（韧带在骨槽内）[36]

他们报道了良好的临床结果,但在移植组织的MRI扫描发现异常信号。移植物在胫骨的靠前位置也引起了撞击。

Anderson 描述的 4 束腘绳肌腱不经骺的技术:股骨和胫骨隧道通过了骺周,但避开了骺板[3]。用爱惜帮线经过胫骨螺钉固定移植物远端,用纽扣钢板固定近端。平均随访 4.1 年,平均 IKDC 96.5(86~100)。3 例患者随访时间长,一个例随访时间短。

部分经骺板隧道

- Guzzanti:胫骨骨骺不钻孔,股骨经骺钻孔[19]。
- Lo 经胫骨骺钻孔,越顶位置在股骨。(5 例,无不良结果或生长障碍)[26]。
- Bisson 用同样的技术治疗了 9 个儿童:无增长干扰,但有两例移植物断裂[8]。
- Andrews 报道了用同种异体跟腱或阔筋膜作为移植物,胫骨钻孔和股骨过顶位效果良好:8 例无增长异常:6 例很好,1 例好,1 例一般。平均随访 4.2 年[4]。

经骺周钻孔

- Mc Caroll:骨-髌腱-骨 ACL 重建,但仅限于骨骼接近发育成熟的患者。4.2 年的随访:55/60 例患者恢复到以前的运动水平,没有生长异常[29]。
- Aichroth:45 名儿童有 47 个重建手术,平均年龄13 岁:经骺周的隧道固定远离骨骺[1]。75% 的患者满意,25% 不满意。再断裂 3 例。结果比成人差。其原因为不遵从医嘱,太早做体育活动。
- Aronowitz:19 名青少年:异体跟腱穿过钻孔:无畸形:16/19 恢复体育活动[5]。
- Shelbourne 在青少年用自体髌腱经骺周隧道移植:41 个月的随访,16 例患者有良好的结果[42]。
- Edwards 报道了 21 例 ACL 重建的长期随访:没有成角畸形或显著的腿长度差异。17/21 优或良,4 例差[12]。
- Matava 报告 8 例腘绳肌腱重建,无畸形发生,14.9 个月的随访后:8/8 例被评为极好[27]。
- Paletta 报告 19 例 ACL 重建[35]结果并建议"经骺重建",9 例用 6~7mm 经骺的胫骨隧道,股骨采用越顶位。Lysholm 评分 88,5/9 例患者满意。10 例使用完整的骺 6~8mm 隧道,Lysholm 评分 96,10/10 例患者满意。
- Se on:11 例骨骼未发育成熟的青少年接受四束腘绳肌腱 ACL 重建,术后平均 Lysholm 评分为97.8,有 77.7 个月的随访。10/11 例恢复运动[41]。没有生长的干扰。

在大多数的研究中(相当不错的结果)生长停滞的风险很小,因为大多数青少年接近成年。

- Wester 发表了一篇"预测"骨骼未发育成熟患者 ACL 重建后的成角畸形和下肢长度差异的文章[50]。

他的例子	一个 13 岁的男性
股骨远端	21°成角的畸形
胫骨近端	22°反屈畸形
整体缩短	2.5cm[50]

- Koman 报告了 1 例需要股骨截骨术的外翻畸形[24]。所使用的经骺的螺钉显然是造成问题的原因。
- Kocher 对 ACL 研究小组和 Herodicus 协会的调查[21]发现 15 例生长障碍:
  8 例股骨远端外翻畸形
  3 例胫骨结节骺突停止生长产生胫骨反屈畸形
  2 例膝外翻,没有停止生长
  2 例下肢长度差异

相关因素	硬固定物穿过外侧远端骨骺
	髌腱骨的骨块穿过股骨远端骺的
	2 例隧道过粗(12mm)
	3 例有硬固定物横穿胫骨结节骺突
	2 例有关节外肌腱固定
	1 例有股骨越顶位

- Ganley(个人交流,AAOS,ICL 195,2/23/05)做了经骺 ACL 重建的存活率分析:276 个患者,同一位医生,同一种方法[5]。平均随访 6.3 年(2~10 年),17 例失败(7%~8%)。
- Chotel(个人交流,2009 年 KSSTA 杂志稿件)在全球文献中找到 29 例有生长变化。"在有经验的医生这种并发症罕见"。他描述了 ACL 重建后 3 种类型的生长异常:
- 生长不足:腱固定作用:移植物的张力太高(?)
- 胫骨不对称过度生长:局部血管过度生长刺激骨骺。是暂时的,术后 1~2 年变得很明显。
- 生长停滞:局部骨骺损伤并伴有骨桥
  他的结论是这种并发症大多数与技术错误有关。

作者首选的治疗方法

- 关节镜下腘绳肌腱经过小的胫骨和股骨隧道

- 固定：
  股骨侧：Endobutton，很少横穿针，骺近侧
  胫骨侧：Bioscrews，门形钉，很少横穿针。
- 常规透视监测。
- 单独的 ACL 撕裂不做早期重建。

干预时机

干预的时机：一个争论的主题
延迟治疗的优点
- 生长板关闭
- 较为成熟的患者康复潜力更好
- 更好的心理准备

缺点：可能发生不稳的反复发作、继发半月板和（或）关节软骨损伤。

绝对限制活动。正如 Woods OR 所倡导的，如果要推迟骨骼未发育成熟的青少年 ACL 重建，还有半月板撕裂或不稳者[51]。（Shelbourne）[42]。

一些很有前途的骨骼闭儿童运动员，应选择不经骺 ACL 重建，除非他们的父母接受经骺技术的相关风险。

但是，对于一些接受了早期稳定性手术的运动员，不是都能恢复术前的运动，也不是都能恢复术前的活动水平。

理想的情况下，应推迟 ACL 重建到有骺闭合的影像学证据，或观察到骨骼发育成熟的指征时。

标准的（Green 与 Anderson，Moseley）增长预测图对估计所要推迟的时间可能有用。Woods 的研究只有 13 例开放骺的青少年，例数少[51]。

但是，他并没有发现监视下的短暂的不治疗和限制体力活动增加了骺未闭青少年 ACL 损伤的膝关节的继发损伤。

每日使用 ACL 支架阻止过伸，绝对避免剧烈运动，是能够防止膝关节进一步损伤的。

Millett 证实，推迟 ACL 治疗与内侧半月板撕裂高发生率有关[33]。

TODD 发现，推迟 ACL 重建增加下列独立相关风险：内侧半月板撕裂增加 4 倍，外侧室软骨损伤增加 11 倍，髌股关节软骨损伤增加 3 倍[48]。

为什么儿童和青少年的 ACL 手术结果较差？

- 松弛的关节：是个问题。
- 无法抑制儿童的活跃运动：过早运动。
- 文献：再断裂率较高。
- 未知的生物力学和生化因素。

未来发展方向

T. J. Ganley[5]（个人交流 AAOS，ICL 195，2/23/05）
- 确定其神经特点
- 愈合/生长因素
- 基因治疗
- 干细胞
- 生物惰性的 ACL 替代品
- 研究结果
- 长期随访结果
- 预防策略

结论

自然病史研究对儿童和青少年运动员未经治疗的 ACL 失效研究不足：
- 持续的不稳
- 继发的半月板撕裂
- 相关的关节软骨损伤导致早期关节病

手术治疗：如果存在原发半月板撕裂
- 尽可能接近骨骼发育成熟时
- 继发性半月板撕裂
- 如果有功能不稳的发作

风险/效益比：

推迟手术 = 50% 的发展为永久的半月板或软骨损伤机会，而手术患者骺损伤的机会不到 5%。

参考文献

1. Aichroth, P.M., Patel, D.V., Zorrilla, P.: The natural history and treatment of rupture of the anterior cruciate ligament in children and adolescents. J. Bone Joint Surg. Br. **84**, 38–41 (2002)
2. Amis, A.A., Scammell, B.E.: Biomechanics of intra-articular and extra-articular reconstruction of the anterior cruciate ligament. J. Bone Joint Surg. **75**, 812–817 (1993)
3. Anderson, A.F.: Transepiphyseal replacement of the anterior cruciate ligament in skeletally immature patients. A preliminary report. J. Bone Joint Surg. **85-A**(7), 1255–1263 (2003)
4. Andrews, M., Noyes, F.R., Barber-Westin, S.D.: Anterior cruciate ligament allograft reconstruction in the skeletally immature athlete. Am. J. Sports Med. **22**, 48–54 (1994)
5. Aronowitz, E., Ganley, T., Goode, J., Gregg, J.R., Meyer, J.S.: Anterior cruciate ligament reconstruction in adolescents with open physes. Am. J. Sports Med. **28**, 168–175 (2000)
6. Babb, J.R., Ahn, J.I., Azar, F.M., Canale, T., Beaty, J.H.: Transphyseal anterior cruciate ligament reconstruction using mesenchymal stem cells. Am. J. Sports Med. **36**, 1164–1170 (2008)
7. Behr, C.T., Potter, H.G., Paletta Jr., G.A.: The relationship of the

femoral origin of the anterior cruciate ligament and the distal femoral physeal plate in the skeletally immature knee: an anatomic study. Am. J. Sports Med. **29**, 781–787 (2001)
8. Bisson, L.J., Wickiew, T., Levinson, M., Warren, R.: ACL reconstruction in children with open physes. Orthopedics **151**, 294–307 (1998)
9. Brief, L.P.: Anterior cruciate ligament reconstruction without drill holes. Arthroscopy **7**, 350–357 (1991)
10. Clanton, T.D., Delee, J.C., Sanders, B., Neirdre, A.: Knee ligament injuries in children. J. Bone Joint Surg. **61 A**, 1195–1200 (1979)
11. Delee, J.C., Curtis, R.: Anterior cruciate ligament insufficiency in children. Clin. Orthop. **122**, 112–118 (1983)
12. Edwards, P.H., Grana, W.A.: Anterior cruciate ligament reconstructions in the immature athlete. Long-term results of intra-articular reconstruction. Am. J. Knee Surg. **14**, 232–237 (2001)
13. Edwards, T., Greene, C., Baratta, R., Zieske, A., Willis, R.: The effect of placing a tensioned graft across open growth plates. J. Bone Joint Surg. **83**, 725–734 (2001)
14. Eilert, R.E.: Arthroscopy of the knee joint in children. Orthop. Rev. **5**, 61–65 (1976)
15. Eiskjaer, S., Larsen, S.T., Schmidt, M.B.: The significance of hemarthrosis of the knee in children. Arch. Orthop. Trauma Surg. **107**, 96–98 (1988)
16. Engelbretsen, L., Svenningsen, S., Benum, P.: Poor results of anterior cruciate ligament repair in adolescence. Acta Orthop. Scand. **59**, 684–686 (1988)
17. Graf, B.K., Large, R.H., Fujisaki, J.K., Landry, G.L., Saluya, R.K.: Anterior cruciate ligament tears in skeletally immature patients: meniscal pathology at presentation and after attempted conservative treatment. Arthroscopy **8**(2), 229–233 (1992)
18. Guzzanti, V., Falciglia, F., Gigante, A., Fabbriciani, C.: The effect of intra articular ACL reconstruction on the growth plates of rabbits. J. Bone Joint Surg. Br. **76**, 960–963 (1994)
19. Guzzanti, V., Falciglia, F., Stanitski, C.L.: Preoperative evaluation and anterior cruciate ligament reconstruction technique for skeletally immature patients in tanner stages 2 and 3. Am. J. Sports Med. **31**, 941 (2003)
20. Kennedy, J.C.: The Injured Adolescent Knee. Williams and Wilkins, Baltimore (1979)
21. Kocher, M.C., Saxon, H.S., Hovis, W.D., Hawkins, R.J.: Management and complications of anterior cruciate ligament injuries in skeletally immature patients: survey of the Herodicus Society and the ACL study group. J. Pediatr. Orthop. **22**(4), 452–457 (2002)
22. Kocher, M.S., Micheli, L.J.: Partial tears of the anterior cruciate ligament in children and adolescents. Am. J. Sports Med. **30**, 697–703 (2002)
23. Kocher, M.S., Micheli, L.J.: Partial tears of the anterior cruciate ligament in children and adolescents. J. Pediatr. Orthop. **29**(3), 292–296 (2001)
24. Koman, J.D., Sanders, J.O.: Valgus deformity after reconstruction of the anterior cruciate ligament in a skeletally immature patient. A case report. J. Bone Joint Surg. **81**(5), 711–715 (1999)
25. Lipscomb, A.B., Anderson, A.F.: Tears of the anterior cruciate ligament in adolescents. J. Bone Joint Surg. Am. **68**, 19–28 (1986)
26. Lo, I.K., Kirkley, A., Fowler, P.J., Miniaci, A.: The outcome of operatively treated anterior cruciate ligament disruptions in the skeletally immature child. Arthroscopy **13**, 627–634 (1997)
27. Matava, M.J., Siegel, M.J.: Arthroscopic reconstruction of the ACL with semi tendinosus-gracilis autograft in skeletally immature adolescent patients. Am. J. Knee Surg. **10**, 60–69 (1997)
28. Mc Caroll, J.R., Rettig, A.C., Shelbourne, K.D.: Anterior cruciate ligament injuries in the young athlete with open physes. Am. J. Sports Med. **16**, 44–47 (1988)
29. Mc Caroll, J.R., Shelbourne, K.D., Porter, D.A., Rettig, A.C., Murray, S.: Patellar tendon graft reconstruction for midsubstance anterior cruciate ligament rupture in high school athletes. An algorithm for management. Am. J. Sports Med. **22**(4), 478–484 (1994)
30. Meyers, M.H., Mc Keever, F.M.: Fracture of the intercondylar eminence of the tibia. J. Bone Joint Surg. **52 A**, 167–168 (1970)
31. Micheli, L.J., Rask, B., Gerberg, L.: Anterior cruciate ligament reconstruction in patients who are prepubescent. Clin. Orthop. **364**, 40–47 (1999)
32. Millett, P., Wickiewicz, T.L., Warren, R.F.: Motion loss after ligament injuries to the knee: part 1: causes. Am. J. Sports Med. **29**, 664–675 (2002)
33. Millett, P.J., Willis, A.A., Warren, R.F.: Associated injuries in pediatric and adolescent anterior cruciate ligament tears: does a delay in treatment increase the risk of meniscal tear ? Arthroscopy **18**(9), 955–959 (2002)
34. Noyes, F.R., Defucas, J.L., Torvik, P.J.: Biomechanics of anterior cruciate ligament failure: an analysis of strain-rate sensitivity and mechanism of failure in primates. J. Bone Joint Surg. **56A**, 236–253 (1974)
35. Paletta Jr., G.A.: Special considerations. Anterior cruciate ligament reconstruction in the skeletally immature. Orthop. Clin. North Am. **34**(1), 65–77 (2003)
36. Parker, A.W., Drez Jr., D.: Anterior cruciate ligament injuries in patients with open physes. Am. J. Sports Med. **22**, 44–47 (1994)
37. Parkkari, J., Pasanen, K., Mattila, V.M., Kaunes, P., Rimpela, A.: The risk for a cruciate ligament injury of the knee in adolescents and young adults: a population-based cohort study of 46,500 people with a 9 year follow-up. Br. J. Sports Med. **42**(6), 422–426 (2008)
38. Rang, M.: Children's Fractures, 1st edn. JB Lippincott, Philadelphia (1974)
39. Rang, M.: Children's Fractures, 2nd edn. JB Lippincott, Philadelphia (1983)
40. Seil, R., Pape, D., Kohn, D.: The risk of growth changes during transphyseal drilling in sheep with open physes. Arthroscopy **24**(7), 824–833 (2008)
41. Seon, J.K., Song, E.K., Yoon, T.R., Park, S.J.: Transphyseal reconstruction of the anterior cruciate ligament using hamstring autograft in skeletally immature adolescents. J. Korean Med. Sci. **20**(6), 1034–1038 (2005)
42. Shelbourne, K.D., Gray, T., Wiley, B.V.: Results of transphyseal anterior cruciate ligament reconstruction using patellar tendon autograft in tanner stage 3 or 4 adolescents with clearly open growth plates. Am. J. Sports Med. **32**, 1218–1222 (2004)
43. Stadelmaier, D.M., Arnoczky, S.P., Dodds, J., Ross, H.: The effect of drilling and soft tissue grafting across open growth plates. A histologic study. Am. J. Sports Med. **23**(4), 431–435 (1995)
44. Stanitshi, C.L., Harvell, J.C., Fu, F.: Observations on acute knee hemarthrosis in children and adolescents. J. Pediatr. Orthop. **13**, 506–510 (1993)
45. Tanner, J.M.: Growth and Adolescence, pp. 28–39. Blackwell Scientific, Oxford (1962)
46. Thompson, N., Holpern, B., Curl, W.W.: High school football injuries: evaluation. Am. J. Sports Med. **15**, 97–117 (1987)
47. Tipton, C.M., Matthes, R.D., Martin, R.K.: Influence of age and sex on the strength of bone-ligament junctions in knee joints of rats. J. Bone Joint Surg. **60 A**, 230–234 (1978)
48. Todd, R.L., Agrawal, N., Ganley, T.J.: Anterior cruciate ligament rupture in patients with significant growth remaining. What is the risk to the meniscus and cartilage when treatment is delayed. Aircast Award at the Annual AOSSM meeting, Keystone, 9–12 July 2009
49. Vahasarja, V., Kinnunen, P., Serlo, W.: Arthroscopy of the acute traumatic knee in children: prospective study of 138 cases. Acta Orthop. Scand. **64**, 580–582 (1993)
50. Wester, W., Canale, S.T., Dutkansky, J.P., Warner, W.C., Beaty, J.H.: Prediction of angular deformity and leg length discrepancy after anterior cruciate ligament reconstruction in the skeletally immature knee. An anatomic study. J. Pediatr. Orthop. **14**, 516–521 (1994)
51. Woods, G.W., O'Connor, D.P.: Delayed anterior cruciate ligament reconstruction in adolescents with open physes. Am. J. Sports Med. **32**(1), 201–210 (2004)

第十五部
极限运动及其相关损伤

第一章 腹部损伤：现场决策

Cristiano Eirale, Bruce Hamilton, and Hakim Chalabi
熊㒜 译

内容

体育运动过程中的医疗保障	863
运动中的腹部损伤	864
解剖	864
损伤机制	864
腹部损伤的场边处理	865
损伤防护	865
总结	865
参考文献	865

体育运动过程中的医疗保障

职业体育在法医学上要求在比赛和训练中为每位运动员提供医疗保障。运动员可能会随时受伤，因而在制度上必须准备一支医疗队以应付可能发生的任何情况。在所有的比赛中，尤其是身体接触性和高风险的运动中，医疗人员均应在现场。现场医务人员尽可能由医生担任，或者至少是经过适当培训的人员。他应具备心肺复苏证书、急救和预防疾病传播的相关经验[2,10]，能在医生的指导下进行工作，应具备在必要的时候实施快速评估和紧急处理的能力[32,36]。

当今，在职业体育领域，整个训练及比赛过程都应有医生在场[27]。如队医无法达到要求，应为其不称职承担责任[25]。场边医生应牢记的一项重要原则是应与场上比赛保持一定的感情距离。在比赛期间提供医疗保障时，在处理运动员的过程中，医生的决策应做到不偏不倚，应格外关注比赛的情势和易受伤的运动员。

大多数运动损伤不算急诊，而且主要是骨骼肌肉系统的问题；但是确实有需要场边医生紧急处理的危及生命的损伤。

运动类型、速度、是否有身体碰撞和相关受伤方式等因素决定了灾难性损伤的风险。凭体育运动代码（Sports Codes）很容易低估损伤的严重性，因为严重损伤的发生率很低，通常不到1/10万[6]。一旦发生，现场紧急救护很难组织协调好。

有备无患是场边紧急医疗措施顺利运作的关键。有些时候，现场有限的资源限制了专业处理的发挥。这时候，应制订该场所专门的应急方案并执行。这种预案应包括：当得到许可后，医生能迅速到达场地并提供即时医疗评估；规划好如何到达急救

C. Eirale (✉), B. Hamilton, and H. Chalabi
Sport Medicine Department, Orthopaedic and Sports Medicine Hospital, Aspetar, Sport City, 29222 Doha, Qatar
e-mail: cristiano.eirale@aspetar.com; bruce.hamilton@aspetar.com; hakim.chalabi@aspetar.com

中心,包括运动场馆与医疗部门之间的通信与运输;合理配置且可迅速获得就地急救的设备;要求所有医务人员与非医务人员通晓紧急医疗预案[32,36]。

不同运动项目的规则不同。这就要求采取不同的方式进行医疗支持。在橄榄球运动中,场边医生在比赛任何阶段都可以随时进入赛场,根据其职责独立施行合理的医疗处理[21]。但是其他运动(如足球),就规定除非裁判示意,否则医生不允许进入比赛场地[12]。这就很可能因为对意外和危及生命的损伤延误采取措施而影响临床结果。

虽然已经发表了许多损伤现场评估指南[16,37,40],但即使是最有经验的医生工作在比赛条件下都可能面临重重困难。在比赛现场,时间受限,在教练、裁判、观众与媒体的压力面前,立刻作出医疗决策是很困难的。与运动员的交流常因场馆的嘈杂而受到影响。比赛的重要性和运动员仍忍受伤痛继续比赛也会掩盖症状。

运动中的腹部损伤

就我们所知,还没有针对赛场上胸腹部损伤的场边评估的指南。体育运动造成的严重腹部损伤非常少见,并因此造成诊断困难。运动引起的严重腹部损伤呈增多趋势[5],占所有腹部损伤约10%的比例[4]。

腹部损伤可分为穿透伤或钝性伤。穿透性损伤虽然相当少见,但可发生于高速运动。运动员可被固定的物体贯穿或是在射击或击剑这样的运动中被直接刺穿。一般来说,这些运动的潜在风险广为人知,通常竞赛组织部门会采取适当的预防措施。击剑、射击和自行车是最常发生穿刺伤的运动[5,30]。另一方面,严重的钝性损伤更易发生于身体碰撞和高速运动中,比如:橄榄球、足球、滑雪、滑板滑雪和冲浪等[8,20,35,38]。钝性腹部损伤表现特殊,通常内在而隐秘。

严重的腹部损伤常被忽视,场边医生需要高度警惕。所以应重视腹部解剖,查明详细的损伤机制并对导致受伤的体育运动项目有清楚的认识。

解剖

虽然腹壁及几根下肋骨提供了一定的防护,大体上腹部仍是无防护的。在低位肋骨骨折时,除了要考虑到肺与胸膜的损伤,还要同时顾及腹部损伤。

在腹壁损伤时,应仔细检查有无腹直肌的损伤,因为上腹壁与肌肉内血管的损伤可造成出血,继而形成腹直肌鞘血肿,其临床表现易于同急腹症相混淆。

上腹部有肝和脾这两个易造成失血性休克的高危器官。肝脏损伤可轻可重,比如最轻微的无实质损伤的包膜破裂,也可为其两叶的广泛破裂[33]。经超声测量发现,训练有素的耐力运动员的肝叶和腹部动脉的直径大于一般的耐力运动员和不爱活动的的男性[14]。因些,运动员也应被当作高危人群。脾是最常受伤的脏器,是运动中腹部钝性损伤最常见的致死原因[11]。在有左侧第9、10肋骨折时,一定要考虑脾损伤的可能。

腹膜后脏器损伤常由紧急减速引起,常见于赛车。其中,大动脉损伤是最危及生命的。一些文献报道了腹部外伤造成致命性及非致命性大动脉损伤的例子[17,18,23]。胰腺损伤文献报道较少,但是,因为其临床表现不明确造成延误诊断,使得这类损伤的致病率及致死率很高。

较少危及生命的损伤包括:十二指肠、结肠、输尿管和下腔静脉的损伤。肾脏损伤在运动造成的腹部损伤中占到20%以上,通常预后良好,一旦误诊则会造成严重后果[34]。盆腔脏器(输尿管下段和内生殖器官)在运动中常受很好保护,但可见于高速赛车事故及登山引发的危及生命的多发伤。骨盆骨折若并发未引起注意的大出血就可能致命。

因直接打击造成的阴囊与睾丸损伤在运动时较常见。诊断有时比较困难,因为疼痛并不是严重损伤的可靠征象[19]。

损伤机制

由于解剖复杂、症状不典型且常延迟出现,所以理解钝性腹部损伤的机制很重要。忽视运动损伤的机制会对预后产生不利影响[5],每种运动都有典型的损伤模式及具体机制。

例如在自行车运动中,车把可造成腹腔脏器损伤。医生在处理这类外伤时应注意有无隐匿性的腹部损伤[1,29];在滑雪板运动中,高速跌落摔倒可造成脾破裂[15];在接触性运动中,比如曲棍球和美式足球,直接的外伤可造成肝脾破裂[13,28]。

在使用束缚装置时,如赛车的座位安全带等,应注意排除腹部损伤[31]。肠与肠系膜的损伤早期临床表现极少[3]。横跨腹部的安全带擦痕高度提示但并非一定有内脏损伤；相反，没有这种痕迹也不能排除外内脏损伤[7]。穿通伤常贯穿相邻的多个腹腔脏器，如肝、小肠、膈肌和结肠。直接的急性损伤不一定造成空腔脏器损伤，而反复微小的盲肠与发达的腹壁肌肉的撞击伤则可造成绞痛（盲肠拍打综合征 cecal slap syndrome）[26]。

有时会产生一些不寻常的损伤机制：文献中可见许多运动中出现的严重且少见的腹部损伤的病例报道。例如，文献报道了一名足球运动员因足球造成的腹部钝性损伤致其患肝包虫病的肝脏发生破裂而出现了过敏性休克[41]。

腹部损伤的场边处理

应首先到达运动员倒下的地方，然后遵循 ABCDE 法则，包括：（A）气道、（B）呼吸、（C）循环、（D）中枢神经系统功能障碍或紊乱和（E）体检。场边处理应快速果断。

如果怀疑为脊柱损伤，除非运动员为俯卧且意识丧失，否则不应搬动[22,39]，现场无法进行基本的临床检查，这时应使其处于仰卧位。

场边医生应查验所有可疑部位并判断是一般性的还是可能危及生命的腹部损伤。这会比较困难，因为许多严重的腹部损伤在早期缺乏特殊的临床征象。在多发伤病例，对腹部损伤的评估与处理应置于那些可能更加威胁生命的损伤之后。因此，颈椎固定及通气情况应优先考虑，而不是循环状态和控制出血，后二者通常为严重腹部损伤能引起的最坏结果。在这一时刻应首先考虑的问题是找到目击者以判断受伤机制。一定要把运动员自己或目击者提供的有关受伤的一切信息传达给最终提供治疗的人员。还要考虑患者的年龄和特殊与一般医疗状况、运动种类、引起损伤的动作速度和环境条件。

一旦初步检查完成，应在最便利的地方（场边、医务室或救护车内）根据患者的状况、环境状态和运动项目对患者进一步作出评估。场边医生必须决定该运动员能否继续比赛，是否应中止比赛或送往医院。最后腹部的伤情也应明确。若是怀疑有腹腔脏器损伤，运动员应迅速转往医院并作出正式诊断。在这种情况下况下，运动员应以改良 Trendelenburg 体位仰卧于场边，以利血液流向心脏。要尽快着手于第一时间稳定患者的生命体征；最重要的是为患者建立液体复苏所用的静脉血压。运动员可能会出现休克的征象，有心动过速同时伴有皮肤苍白湿冷、烦躁、呼吸困难和意识障碍。

还要过细地检查腰背部。腹部外伤通常会伴随疼痛。场边医生应确定疼痛发生的部位、演变和放射痛。位置固定的疼痛通常为腹壁的损伤，医生应注意疼痛位置、进展和放散痛。局限疼痛常为腹壁损伤，而广泛疼痛、腹肌紧张、僵硬、反跳痛和笑、咳、跳跃时的疼痛则是脏器损伤伴腹膜刺激的征象。腹部损伤的典型征象有左肩部放射痛（Kehr 征），提示膈肌受血液激惹，或是腹腔积血导致脐周区域变蓝色（Cullen 征）。叩诊可以显示腹膜炎、胃扩张或是腹腔积血的征象。听诊中，缺少肠鸣音则提示由腹腔脏器损伤引起的肠梗阻。还要检查外生殖器，了解有无瘀斑、出血或者其他受伤迹象[33,34]。腹部外伤时，延迟出现的症状体征可以对初步诊断造成影响[13,28]。

损伤防护

应通过预案减少同一运动模式中经常反复发生的损伤[34]。运动权威部门应通过受伤分析、资料收集与报告来支持这一政策，调整运动规则及运动装备需作以防止受伤[24]。对新兴体育运动来说，受伤监控与报告的重要性，通过运动员教育以预防腹部损伤的重要性是毋庸置疑的[35]。比如用泡沫或者塑料包裹车把金属端这样简单的办法就能预防自行车运动中的腹部损伤[1,9]。

总结

运动中常发生腹部损伤，现场医生应做好随时处理的准备。尽管严重损伤很少，但不可低估，因为很可能是威胁生命的。临床表现不典型，所以要保持警惕。对有疑问者，立刻终止比赛。今后，应开展预防项目以减少运动相关损伤的频率和复发。

参考文献

1. Acton, C.H., Thomas, S., Clark, R., et al.: Bicycle incidents in children – abdominal trauma and handlebars. Med. J. Aust. **160**(6), 344–346 (1994)
2. Anderson, J., Courson, R., Kleiner, D., et al.: National Athletic Trainers Association position statement: emergency planning in athletes. J. Athl. Train. **37**, 99–104 (2000)
3. Asbun, H.J., Irani, H., Roe, E.J., et al.: Intra-abdominal seatbelt injury. J. Trauma **30**, 189–193 (1990)

4. Bergqvist, D., Hedelin, H., Karlsson, G., et al.: Abdominal trauma during thirty years: analysis of a large case series. Injury **13**, 93–99 (1981)
5. Bergqvist, D., Hedelin, H., Lindblad, B., et al.: Abdominal Injuries in children: an analysis of 348 cases. Trauma **16**, 217–220 (1985)
6. Cantu, R., Micheli, L.: Life-threatening emergencies. In: ACSM's Guidelines for the Team Physician, pp. 143–150. Lea and Febige, Philadelphia (1991)
7. Chandler, C.F., Lane, J.S., Waxman, K.S.: Seatbelt sign following blunt trauma is associated with increased incidence of abdominal injury. Am. Surg. **63**, 885–888 (1997)
8. Choo, K.L., Hansen, J., Bailey, D.M.: Beware the boogie board: blunt abdominal trauma from bodyboarding. Med. J. Aust. **176**, 326–327 (2002)
9. Clarnette, T.D., Beasley, S.W.: Handlebar injuries in children: patterns and prevention. Aust. NZ J. Surg. **67**, 338–339 (1997)
10. Courson, R.: Preventing sudden death on the athletic field: the emergency action plan. Curr. Sports Med. Rep. **6**(2), 93–100 (2007)
11. Esposito, T.J., Gamelli, R.L.: Injury to the spleen. In: Feliciano, D.V., Moore, E.E., Mattox, K.L. (eds.) Trauma. Appleton & Lange, Stamford (1996)
12. Laws of the game 2008/2009. Authorized by the International Football Association Board, published by FIFA, Federation Internationale de Football Association (2008)
13. Flik, K., Callahan, L.R.: Delayed splenic rupture in an amateur hockey player. Clin. J. Sports Med. **8**, 309–310 (1998)
14. Gabriel, H., Kindermann, W.: Ultrasound of the abdomen in endurance athletes. Eur. J. Appl. Physiol. **73**, 191–193 (1996)
15. Geddes, R., Irish, K.: Boarder belly: splenic injuries resulting from ski and snowboarding accidents. Emerg. Med. Australas. **17**(2), 157–162 (2005)
16. Goldberg, L.D., Dimeff, R.J.: Sideline management of sport-related concussions. Sports Med. Arthrosc. **14**(4), 199–205 (2006)
17. Harkin, D.W., Kirk, G., Clements, W.D.: Abdominal aortic rupture in a child after blunt trauma on a soccer field. Injury **30**(4), 303–304 (1999)
18. Heller, G., Immer, F.F., Savolainen, H., et al.: Aortic rupture in high-speed skiing crashes. J. Trauma **61**(4), 979–980 (2006)
19. Hoover, D.: How I manage testicular injury. Phys. Sportsmed. **14**, 126–130 (1986)
20. Houshian, S.: Traumatic duodenal rupture in a soccer player. Br. J. Sports Med. **34**, 219 (2000)
21. Regulations relating to the game, published by the International Rugby Board (IRB), (2008)
22. Luke, A., Micheli, L.: Sports injuries: emergency assessment and field-side care. Pediatr. Rev. **20**(9), 291–301 (1999)
23. Lyons, A.R.: Aortic rupture as a result of a sporting injury. Ann. Emerg. Med. **21**(4), 425–427 (1992)
24. McLatchie, G.: Karate and karate injuries. Br. J. Sports Med. **15**(1), 84–86 (1981)
25. Menetrey, J.: Medical supervision of sports events and the role of the team physician. Rev. Méd. Suisse **4**(166), 1717–1718 (2008). 1720–1722
26. Michel, H., Larrey, D., Blanc, P.: Hepato-digestive disorders in athletic practice. Presse Méd. **23**, 479–484 (1994)
27. Mueller, F.O., Blyth, C., Cantu, R.C.: Catastrophic spine injuries in football. Phys. Sportsmed. **17**, 51–53 (1989)
28. Müller-Rath, R., Mumme, T., Andereya, S., Steinau, G., Lörken, M.: Liver laceration following a kick in a soccer game. Sportverletz. Sportschaden **20**(1), 46–48 (2006). Mar
29. Nehoda, H., Hochleitner, B.W.: Subcapsular liver haematomas caused by bar ends in mountain-bike crashes. Lancet **351**, 342 (1998)
30. Nehoda, H., Hochleitner, B.W., Hournmont, K., et al.: Central liver hematomas caused by mountain-bike crashes. Injury **32**, 285–287 (2001)
31. Patil, S., Brown, T.H.: Seat belt injury causing delayed sigmoid colon fistula. Emerg. Med. J. **26**(5), 386 (2009)
32. Pearsall, A.W., Kovaleski, J.E., Madanagopal, S.G.: Medicolegal issues affecting sports medicine practitioners. Clin. Orthop. Relat. Res. **433**, 50–57 (2005)
33. Rifat, S., Gilvydis, P.: Blunt abdominal trauma in sports. Curr. Sports Med. Rep. **2**, 93–97 (2003)
34. Ryan, J.: Abdominal injuries and sport. Br. J. Sports Med. **33**, 155–160 (1999)
35. Sacco, D.E., Sartorelli, D.H., Vane, D.W.: Evaluation of alpine skiing and snowboarding injury in a northeastern state. J. Trauma **44**(4), 654–659 (1998)
36. Sanders, A.K., Boggess, B.R., Koenig, S.J., et al.: Medicolegal issues in sports medicine. Clin. Orthop. Relat. Res. **433**, 38–49 (2005)
37. Shah, S., Luftman, J., Vigil, D.V.: Football: sideline management of injuries. Curr. Sports Med. Rep. **3**(3), 146–153 (2004)
38. Stricker, P.R., Hardin, B.H., Puffer, J.C.: An unusual presentation of liver laceration in a 13-yr-old football player. Med. Sci. Sports Exerc. **25**, 667–672 (1993)
39. Tucker, J.B., Marron, J.T.: Fieldside management of athletic injuries. Am. Fam. Physician **34**(2), 137–142 (1986)
40. Whiteside, J.W.: Management of head and neck injuries by the sideline physician. Am. Fam. Physician **74**(8), 1357–1362 (2006)
41. Yahya, A.I., Przibilsky, J., Foud, A.: Anaphylactic shock in patient with ruptured hydatid liver cyst owing to trivial abdominal trauma. J. R. Coll. Surg. Edinb. **42**, 423–424 (1997)

第二章 脊柱运动伤

Feza Korkusuz

熊鼒 译

内容

简介	867
颈椎损伤	868
腰椎损伤	870
参考文献	870

简介

急慢性脊柱运动伤很常见,但却很少被诊断。合并脊髓压迫者可能会导致严重的并发症,包括截瘫或四肢瘫。Silver[1]记录了英国国家脊柱创伤中心收治急性创伤的情况,发现脊柱创伤的比例由1951—1968年的12.1%上升至1984—1988年的17.5%。在英国,导致脊柱运动损伤的主要原因为跳水、骑马、橄榄球和体操,近年来还有滑雪。在美国,8%的脊髓损伤发生于休闲体育运动中[2]。虽然在极限运动中发生脊柱损伤的有关事实与数据尚不明确,随着运动中速度、高度和难度的提升,如赛车、滑雪板、登山、滑翔伞、漂流等,运动中脊柱损伤的发生率就会上升。为这些运动研发的保护装备有助于预防严重后果的发生。

著名演员Christopher Reeve因骑马摔伤导致脊髓损伤。曾经尝试了许多办法,包括干细胞疗法来医治,仅取得了很有限的疗效。最终,他死于损伤并发症。另一位最近瘫痪的运动员是中国的liu Yan。她是准备参加去年奥运会开幕式的舞蹈演员。在经过长期严酷的训练后,她不幸摔伤,使得这名奥运会火炬手只能与轮椅为伴。如今,有些特殊设计的安装在夹克外套里的气囊,可在甩离马背或摩托车的一瞬间打开,在摔倒时保护颈椎和胸椎。

脊柱的慢性运动损伤很少为我们所认识。医务人员甚至脊柱外科医生有时在治疗患者时也未意识到这些就是运动损伤。这种损伤常见于网球[3]和排球[4]选手。本章着重介绍颈腰椎急慢性损伤的最新研究成果。

F. Korkusuz
Medical Center and Department of Physical Education and Sports, Middle East Technical University, 100Yil, 06531 Ankara, Turkey
e-mail: feza@ metu. edu. tr

颈椎损伤

在美国,每年发生的脊髓损伤约为 11 000 例[5]。美式足球、英式足球、橄榄球、冰球、滑雪、体操、摔跤及跳水均可造成颈椎外伤[6]。大多数颈椎运动伤由摔倒时头部着地引起。颈椎过度屈曲(图1)导致骨折和(或)脱位[7]。并存的脑外伤通常临床表现突出,致使脊椎外伤被漏诊。而在美式足球中,颈椎还可受到过伸或轴向负荷[8]。主要临床表现为肢体的疼痛、感觉障碍和(或)活动无力。橄榄球比赛中,颈椎外伤则通常在赛季开始时出现较多,随赛季的进行又会减少[9]。在美式足球与橄榄球比赛中,造成颈椎外伤的最常见原因是擒头抱摔(spear head tackle),这一动作在 20 世纪 80 年代末被禁止。在新西兰禁止该动作后,按照 Frankel 分级,由橄榄球造成严重的脊柱损伤明显下降[7]。国家重症运动损伤中心的 Boden 等[10]研究了 1989 年 9 月至 2002 年 6 月间高中和大学足球运动员颈椎受到严重外伤的情况。英式足球引起急性脊柱损伤的概率 8.6/100 万[11]。颈椎的重症损伤的定义是"颈段脊柱结构性破坏并伴有或潜在脊髓受累"[12]。运动中直接造成颈椎重症损伤的发生率为年均 15.1 例。高中运动员受伤的概率为 1.1/(10 万·年),而在大学,这一比率令人吃惊地高达 4.7/(10 万·年)。四肢瘫的发生率为 5.85 例/年,罪魁祸首仍为擒头抱摔。过屈、过伸及轴向暴力导致颈脊髓失用。与进攻队员相比,防守队员更常出现四肢瘫与神经失用。造成与橄榄球有关脊柱外伤的潜在危险因素已得到具体分析[10]。它们可分为:①外在危险因素;②与运动员相关的危险因素两种。外在危险因素包括:比赛规则、犯规、对抗赛、比赛不同阶段、运动员位置、赛季时间和环境条件。其他起重要作用的因素还包括:球场的硬度与条件、裁判对比赛的控制和教练的指导。与运动员相关的危险因素则包括:级别、年龄-发育成熟程度、经验、位置、技术、身高体型等体量特征、先天脊柱异常、力量、无氧耐力等生理特性、心理特点、应变能力、视力、疲劳、酒精、毒品等身体损害、职业、性别及种族[7]。

除了足球和橄榄球以外,其他运动也有着较高的颈椎损伤发生率,例如马术运动中,与职业、成年运动员及男性骑手相比,业余、未成年女性运动员(≤14 岁)颈椎损伤发生率更高[13],因此被称为骑马者损伤。滑雪和单板滑雪运动员的颈椎损伤也在增加,虽然罕见,后果却很严重,多见于年轻男性运动员,遗留长期的神经损害。脊柱的损伤往往来源于超速、失控以及错误的腾空落地方式,常有头部撞击。下背部和(或)臀部直接坠地所致的胸腰椎损伤造成脊神经受压的可能性相对较小[14]。

体育运动中颈椎和脊髓的急性损伤是导致重度残疾和死亡的重要原因之一,损伤的机制因创伤部位的不同而有所差异。大约有 40% 的颈椎伸缩活动由枕颈关节承担,过强的外力会引起其周围韧带断裂;接近 40% 的颈椎转动由寰枢关节完成,过强的扭转外力会导致齿突骨折和(或)横向韧带撕裂。上部颈椎的损伤通常容易误诊。当怀疑上颈椎损伤时,应拍摄颈椎张口位 X 线片以判断齿状突是否骨折。下颈椎也可能发生骨折和脱臼。除了骨折,软组织断裂同样可以造成脊柱不稳。当前、中、后柱的韧带及椎间盘同时发生断裂时,常规 X 光片可能表现"正常"[15]。这类损伤在年轻运动员更常见,可用 MR 等辅助诊断。Allen 等人[16]根据损伤机制对颈椎骨折进行了分类:(a)压缩屈曲、(b)轴向压缩骨折、(c)牵拉屈曲骨折、(d)压缩过伸、(e)牵拉

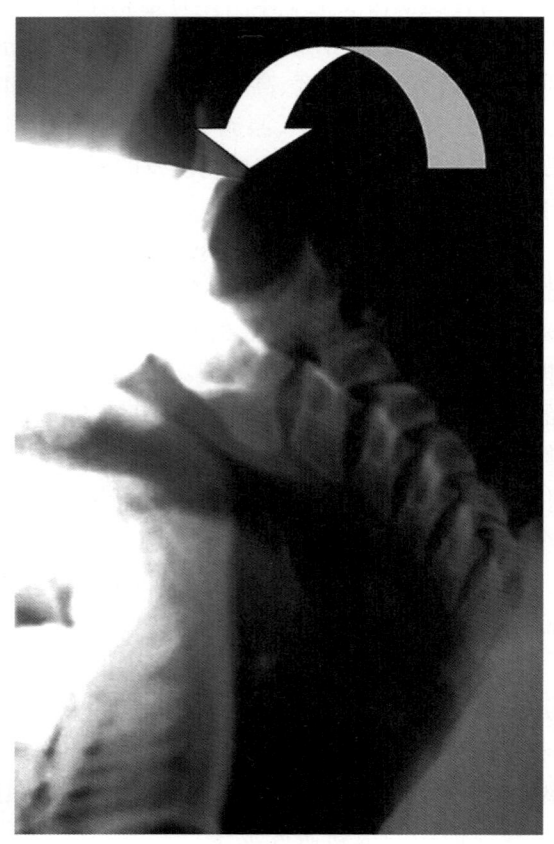

图1 过度屈曲损伤的典型 X 线表现,过度暴力造成骨折和脱位

过伸以及(f)侧弯骨折。然而,在体育运动中,作用于颈椎的旋转型外力很常见,在评定损伤机制时应将其纳入分类依据中。Torg等人[17]证实足球运动员最容易发生C3-C4脱位。

颈椎不仅可以发生急性运动损伤,还可以出现慢性损伤[18]。足球重量约396~483g,半径68~71cm,在海平面高度,球体表面的压力接近1kg/cm^2,速度高达130km/h;理论上足球撞击球员头颈部的冲击力大概是2000N。足球是全球最流行的体育运动之一,受伤率很高[19],其中头颈部损伤占总受伤人数的4%~22%。急性颈椎创伤包括影像学可见的颈椎退行性变[20]、还有严重的肌肉挛缩、脊髓损伤[21]、椎间盘脱出以及骨折移位[22];但对于球员长期以头击球导致的颈椎慢性退行性改变却没有记录。我们最近比较研究了[18]一组年龄匹配的活跃的和老球员的颈椎在生物力学性能、放射学影像以及动态磁共振成像中的情况。为了研究受试者颈椎的生物力学性能,开发了一种测力计,通过如图2所示提供持续阻力的弹簧装置来记录伸颈力量大小和力矩,颈椎活动范围则由相机标尺拍照记录。颈椎前后位及侧位X线片可发现:脱位、关节强直、骨软骨炎、骨溶解、前后成角、关节病、椎弓崩裂、脊柱后凸、柔韧性丧失、椎体移位、先天畸形、椎弓根异常增生以及小关节的异常增生[23]。根据Beuetti-Bauml和Panjabi[24]的技术,采用屈伸侧位X线片对颈椎椎管的矢状径进行了测量与动态分析。MR可以揭示椎骨与椎间盘的病变,包括椎体膨隆、骨赘和椎间盘突出、颈椎前曲减少、静态与动态的脊髓受压及过屈位的脊髓压迫,还能测定颈半棘肌和头半棘肌的体积。与同龄对照组相比,足球运动员颈椎活动度显著降低($P=0.01$),X线与磁共振显示明显的退变,但无统计学差异(图3)。颈项部肌肉的体积与其力量无相关性。这项研究的局限在于一小组男性业余足球运动员。受试者少,仅能进行非参数检验。也无法进一步进行磁共振定量评分。

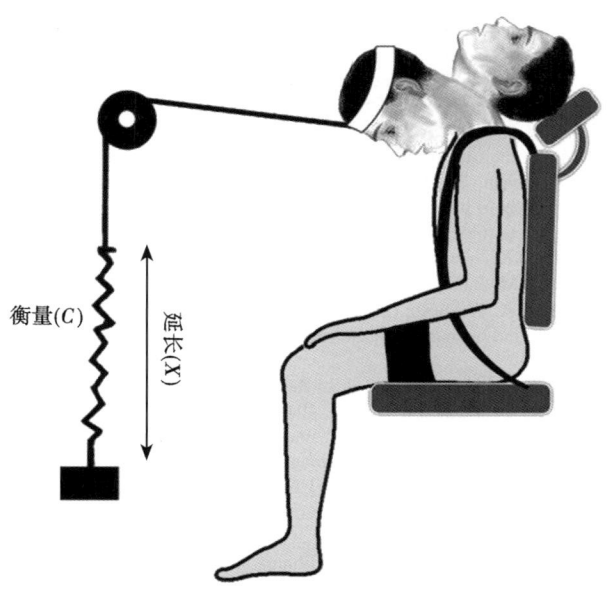

图2 测量颈椎伸肌力量的示意图。C 是弹簧的衡量,X 是弹簧延长,做功 J=½CX^2, W=J/t

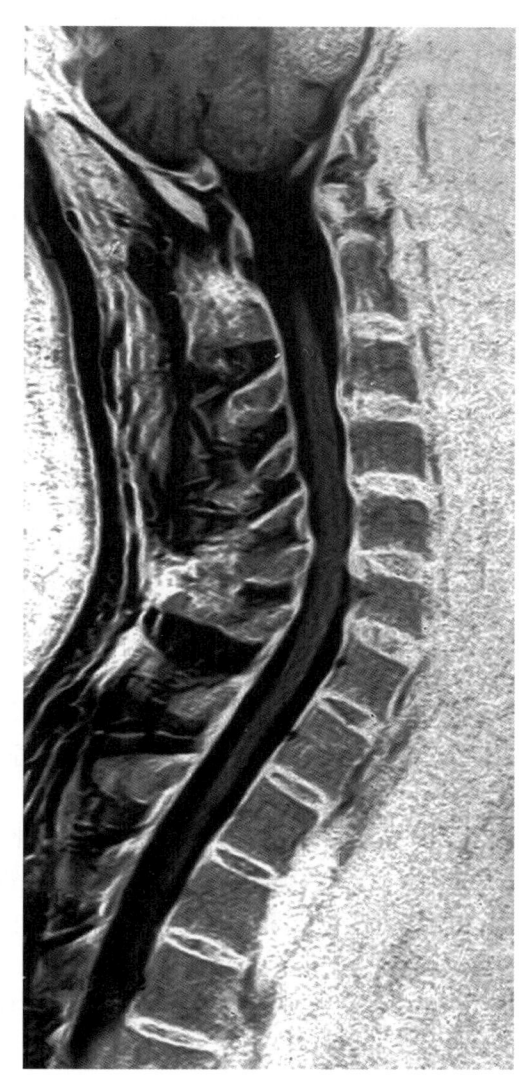

图3 足球运动员颈椎MR图像,有椎管变窄和多节段椎间盘向前膨出,包括C3~C4、C4~C5和C5~C6水平

运动中很少出现上胸段的骨折与脱位。脊柱应力性骨折可发生于举重运动员,甚至是休闲运动,常位于胸椎并造成一过性或永久性的脊髓损伤。胸椎下段和腰椎的骨折与脱位可按三柱理论分型[25]。在同一节段有两柱出现骨或韧带的损伤为不稳定

型。根据损伤机制,这些骨折还可分类如下:(a)压缩屈曲、(b)牵张屈曲、(c)侧方屈曲、(d)横移、(e)扭转屈曲、(f)轴向挤压型和(g)牵张伸展型。这些损伤可发生于赛车运动中。第5腰椎与骶骨的骨折较少见,常见于高能创伤,如登山时高处坠落,常合并其他骨折和(或)器官损伤。

腰椎损伤

最近有一项研究探讨了长期从事足球运动对脊柱活动度与腰椎退变的影响[26]。对6名现役球员及5名资深球员的情况与同年龄组进行了对比。脊柱的屈曲度测量采用改良Schober试验。采用双能X线吸收法(DXA)测量骨密度,躯干肌力由等速肌力计测量。放射学检查结果依据Kellgren和Lawrence的方法进行评分[27]。与现役球员及同龄组相比,资深组的腰椎间盘退变更明显。在放射学退变评分随年龄上升的同时,腰椎屈曲度则随之下降。有作者研究了70名男性足球球员的腰椎X线表现[28],通过Hannover功能问卷判断腰背痛相关功能障碍评分,发现足球球员与其同龄对照组相比得分更低。足球运动员的椎间盘高度更高,骨赘更明显。前锋球员的退变则更加严重。排球及网球选手常出现脊柱的慢性伤病包括:急性脊柱炎、脊柱滑脱、峡部裂及应力性骨折[29],需要停止体育运动和药物治疗,如非甾体抗炎药、物理治疗等。

另一个问题是脊柱伤病后重返运动的时间。轻微伤病诸如拉伤、扭伤和(或)退变急性发作等,对药物、锻炼和物理治疗反应良好。职业运动员一般不愿将脊柱的伤病告诉队医,总想尽快恢复比赛。要严格遵守一过性脊髓损伤或是脊柱手术后重返运动的指征[30]。要特别重视椎管狭窄及颈椎前弓变直的运动员,他们应避免擒头抱摔或铲球。

总之,国家教练员协会已提供了运动脊柱损伤的预防及紧急处理建议[31]。运动救护医务人员应熟悉脊柱创伤。他们应能合理地制动并稳定脊柱。丧失意识的运动员或意识清醒但脊柱中线疼痛的运动员应进行恰当地处置及转运。在任何情况下,脊柱应保持于中立位。多数脊髓损伤不是发生在受伤当时,而是发生在紧急处理搬运的过程中。尽管效果尚未得到科学证实,为了预防慢性脊柱伤病,我们建议在日常的足球训练中增加颈背部肌肉力量训练以预防运动中的脊柱损伤。

致谢: 感谢中东技术大学(www.metu.edu.tr)的员工和学生完成脊柱运动生物力学研究,机械工程系生物力学实验室、医学中心物理治疗单位、体育运动与教育系对本研究作出的贡献。感谢机械工程系力学实验室(www.biomechanics.me.metu.edu.tr) Ergin Tönük 教授提供理论、人员和设备的支持,根据他们的建议完成了颈椎肌肉力量测试,医学中心理疗单位的理疗师 Özlem Öner-Coskun 和 Z. Nisa Özberk(www.mc.metu.edu.tr)完成了背部肌肉等速测试,大部分数据来自体育运动教育系(www.pes.metu.edu.tr)博士研究生 Alparslan Kartal 和硕士研究生 Ömür Serdal Altinsöz 的研究,在2009年4月日本神户的38届日本脊柱外科与相关研究年会发表。

参考文献

1. Allen, B.L., Ferguson, R.L., Lehmann, T.R., O'Brien, R.P.: A mechanistic classification of closed, indirect fractures and dislocations of the lower cervical spine. Spine **7**, 1–27 (1982)
2. Alyas, F., Turner, M., Connell, D.: MRI findings in the lumbar spines of asymptomatic, adolescent, elite tennis players. Br. J. Sports Med. **41**, 836–841 (2007)
3. Altinsoz, O.S.: Determine the effects of long term playing soccer on the degeneration of lumbar spine. MS thesis, Middle East Technical University (2006)
4. Armour, K.S., Clatworthy, B.J., Bean, A.R., Wells, J.E., Clarke, A.M.: Spinal injuries in New Zealand rugby and rugby league: a twenty year survey. NZ Med. J. **110**, 462–465 (1997)
5. Banerjee, R., Palumbo, M.A., Fadale, P.D.: Catastrophic cervical spine injuries in the collision sport athlete, part 1: epidemiology, functional anatomy, and diagnosis. Am. J. Sports Med. **32**, 1077–1087 (2004)
6. Boden, B.P., Tacchetti, R.L., Cantu, R.C., Knowles, S.B., Mueller, F.O.: Catastrophic cervical spine injuries in high school and college football players. Am. J. Sports Med. **34**, 1223–1232 (2006)
7. Denis, F.: The three column spine and its significance in the classification of acute thoracolumbar spinal injuries. Spine **8**, 817–831 (1983)
8. DeVivo, M.J., Go, B.K., Jackson, A.B.: Overview of the national spinal cord injury statistical center database. J. Spinal Cord Med. **25**, 335–338 (2002)
9. Dihlmann, W.: Joints and Vertebral Connections: Clinical Radiology, p. 396. Thieme, New York (1985)
10. Fried, T., Lloyd, G.J.: An overview of common soccer injuries. Management and prevention. Sports Med. **14**, 269–275 (1992)
11. Jeyamohan, S., Harrop, J.S., Vaccaro, A., Sharan, A.D.: Athletes returning to play after cervical spine or neurobrachial injury. Curr. Rev. Musculoskelet. Med. **1**, 175–179 (2008)
12. Kary, J.M.: Acute spine injuries in skiers and snowboarders. Curr. Sports Med. Rep. **7**, 35–38 (2008)
13. Kartal, A., Yildiran, I., Senkoylu, A., Korkusuz, F.: Soccer causes degenerative changes in the cervical spine. Eur. Spine J. **13**, 76–82 (2004)
14. Kellgren, J.H., Lawrence, J.S.: Radiological assessment of osteoarthrosis. Ann. Rheum. Dis. **16**, 494–502 (1957)
15. Kurosawa, H., Yamanoi, T., Yamakoshi, K.: Radiographic findings of degeneration in cervical spines of middle-aged soccer players. Skeletal Radiol. **20**, 437–440 (1991)
16. McCrory, P., Turner, M.: Equestrian injuries. Med. Sports Sci. **48**, 8–17 (2005)
17. Nicholl, J.P., Coleman, P., Williams, B.T.: The epidemiology of sports and exercise related injury in the United Kingdom. Br. J. Sports Med. **29**, 232–238 (1995)
18. Oztürk, A., Ozkan, Y., Ozdemir, R.M., Yalçin, N., Akgöz, S., Saraç, V., Aykut, S.: Radiographic changes in the lumbar spine in former

professional football players: a comparative and matched controlled study. Eur. Spine J. **17**, 136–141 (2008)
19. Quarrie, K.L., Cantu, R.C., Chalmers, D.J.: Rugby union injuries to the cervical spine and spinal cord. Sports Med. **32**, 633–653 (2002)
20. Rihn, J.A., Anderson, D.T., Lamb, K., Deluca, P.F., Bata, A., Marchetto, P.A., Neves, N., Vaccaro, A.R.: Cervical spine injuries in American football. Sports Med. **39**, 697–708 (2009)
21. Scoppetta, C., Vaccario, M.L.: Central cervical cord syndrome after heading a football. Lancet **10**, 1269 (1978)
22. Shah, M.K., Stewart, G.W.: Sacral stress fractures: an unusual cause of low back pain in an athlete. Spine **27**, E104–E108 (2005)
23. Shah, V.M., Marco, R.A.: Delayed presentation of cervical ligamentous instability without radiologic evidence. Spine **32**, E168–E174 (2007)
24. Silva, R.T., De Bortoli, A., Laurino, C.F., Abdalla, R.J., Cohen, M.: Sacral stress fracture: an unusual cause of low back pain in an amateur tennis player. Br. J. Sports Med. **40**, 460–461 (2006)
25. Silver, J.R.: Spinal injuries in sports in the UK. Br. J. Sports Med. **27**, 115–120 (1993)
26. Swartz, E.E., Boden, B.P., Courson, R.W., Decoster, L.C., Horodyski, M., Norkus, S.A., Rehberg, R.S., Waninger, K.N.: National athletic trainers' association position statement: acute management of the cervical spine-injured athlete. J. Athl. Train. **44**, 306–331 (2009)
27. Tasiemski, T., Bergström, E., Savic, G., Gardner, B.P.: Sports, recreation and employment following spinal cord injury: a pilot study. Spinal Cord **38**, 173–184 (2000)
28. Torg, J.S., Truex Jr., R.C., Marshall, J., Hodgson, V.R., Quedenfeld, T.C., Spealman, A.D., Nichols, C.E.: Spinal injury at the level of the third and fourth cervical vertebrae from football. J. Bone Joint Surg. Am. **59**, 1015–1019 (1977)
29. Tysvaer, A.T., Løchen, E.A.: Soccer injuries to the brain. A neuropsychologic study of former soccer players. Am. J. Sports Med. **19**, 56–60 (1991)
30. White, A.A., Panjabi, M.M.: Clinical Biomechanics of the Spine, 2nd edn, p. 86. Lippincott, Philadelphia (1990)
31. Bailes, J.E., Petschauer, M., Guskiewicz, K.M., Marano, G.: Management of cervical spine injuries in athletes. J Athl Train. Jan–Mar; **42**, 126–134 (2007)

第三章 运动员的血管问题

Piotr Szopiński and Eliza Pleban

熊昇 译

内容

介绍	872
上肢创伤性血管病变	873
上肢非创伤性血管病变	873
胸廓出口综合征	873
Paget-Schroetter 综合征	873
小鱼际捶打综合征	874
下肢非创伤性血管病变	874
髂动脉狭窄症	874
髂动脉夹壁瘤	875
腘动脉卡压综合征	875
下肢创伤性血管病变	876
椎动脉夹壁瘤	877
长期滥用合成代谢类固醇所致的血管并发症	878
参考文献	878

介绍

如果一名运动员主诉出现易疲劳、耐力下降或是某个肢体的疼痛或肿胀,就应考虑可能有血管病变。运动员如果经常进行重复性动作或高速冲撞,就有可能出现动静脉的问题。大多数外伤史明确,譬如在身体接触性运动中受伤或摔倒。某些血管并发症系由压力引起,与明显的物理性损伤完全无关,称为非创伤性血管并发症,可使运动成绩下降,难以进行职业竞技。这些由压力引起的损伤包括:血管内纤维化(血管内膜增生)、胸廓出口综合征、Paget-Schroetter 综合征、屈髋时髂动脉狭窄或扭曲、髂外动脉的夹壁瘤、腘动脉卡压综合征、收肌管综合征、运动引起的静脉血栓形成、慢性劳损性筋膜室综合征[4,15]。

如果忽略了这些潜在威胁患者肢体的血管损伤,则可能有治疗不当。临床医生应了解各种不同的运动项目,熟悉动静脉损伤的自然病程、风险因子及最佳治疗,可及时准确地诊断。这有赖于保持高度警惕性、仔细地询问病史和查体。诊断这些血管病有一定的难度,因为它们与肌肉骨骼或神经的病变有着类似的表现。一般的血管检查诸如检查脉搏或是测定踝-臂血压指数(ABPI)很难确诊。而影像学检查则是确诊的关键。有效的检查包括:超声及彩色多普勒、MRI、MR 血管造影(MRA)及 CT 血管造影(CTA)等。血管造影或血管内超声(IVUS)等侵入性检查则可明确诊断并在术前提供病变细节。

可采用的治疗方法有:保守治疗、球囊血管成形、动脉内膜剥除+静脉补片血管成形、功能性动脉病变的手术转位、血管内病变的血管重建以及缓解局部卡压与间室综合征的肌筋膜松解或切骨手术。

上肢创伤性血管病变

肩关节是人体活动度最大的关节。肩胛带在空间上定位并固定上肢而最大程度地发挥功能。锁骨下及腋窝的动静脉与臂丛神经在其行程中得到锁骨及胸肌较好的保护。但容易受到钝性冲击或肱盂关节脱位与锁骨骨折引起的继发损伤。肩带部位的神经血管损伤通常发生于身体接触性运动中，如美式足球与摔跤等。因与肩部损伤关系密切常被考虑到而相对易于诊断。少见的是排球选手中出现的前臂血管直接损伤。这类损伤形成的创伤后假性动脉瘤表现为位于皮下的易于观察到的进行性增大的搏动性肿块并伴有疼痛。如不治疗，则可形成血栓而导致急性肢体缺血[4,38,39,42]。

上肢非创伤性血管病变

胸廓出口综合征

胸廓出口综合征(TOS)是一组累及从胸廓穿出的锁骨下及腋窝神经血管束的疾病。雷诺综合征在神经源性胸廓出口综合征患者中较常见。这种"血管"症状源于支配上肢交感活性的臂丛下干受到间歇性卡压。TOS中，锁骨下动脉的病变常因骨结构异常(如颈肋、第一肋解剖变异)或前斜角肌引起。尚不清楚动脉受损的具体机制。有报道称胸小肌腱或邻近神经可造成这类损伤，而肱骨头则可形成腋动脉第3段的压迫。有腋动脉受到反复挤压后形成血栓的报告。旋肱前后动脉亦可受到肩带肌的牵拉和挤压。这些动脉分支受到反复损伤后可形成血栓或者动脉瘤。继发的远端栓塞可以造成严重的手部缺血[24,30,45]。

这类损伤很容易发生于反复用力伸展上肢的体育运动中。常见于职业棒球投手、拳击或排球选手；其他易出现这类损伤的是蝶泳、举重、划船划艇和网球选手。棒球投手的上肢强力训练导致的肱骨头增大是额外的因素。典型的症状包括：影响投球控制力与耐力的手指疼痛、无力或麻刺感，以及手指、手掌乃至手臂出现轻重不一的缺血现象。体检时可发现与体位相关的外周桡动脉搏动及血压下降，并伴有明显的毛细血管充盈延迟，可闻及杂音。继发性血栓形成可从锁骨下动脉逆向到达无名动脉交界处，继而栓塞右侧颈动脉造成左侧偏瘫。然而，要是医生没有引起足够的怀疑，则受累的运动员会在初期被误诊为肌肉骨骼病变造成的肩痛[14,24,27,53]。

常用的影像学检查包括：多普勒超声、CT平扫、CTA以及MRA。详细的MRI可为临床提供一些有用的信息。应常规行X线平片检查，特别是在患者有明显肩带部位受伤史的情况下，可以发现或排除其他骨性异常。锁骨骨折晚期会引起胸廓出口综合征。其诊断特征为体位依赖性的血流阻断。其他表现还有狭窄部位后的血管扩张和动脉瘤。进行血管造影时，尚可见周围动脉的血栓[12,21]。

为了有效治疗TOS中的动脉损伤，应尽早发现动脉并发症，迅速纠正致病机制，必要时行血管重建。解决单纯卡压的最好办法是松解引起症状的肌肉和肌腱，但对单纯卡压而不伴结构性损伤或栓塞者手术治疗的理由尚未明确[14,27]。对于一位棒球投手来说，应首先修改其投掷的动作，只有症状持续或是出现缺血时才考虑手术。对于大多数有骨性异常的病例，经腋或经颈路摘除1肋即可充分减压[24]。虽然推荐常规的血管重建，但有些作者已报道对投球手动脉损伤成功行胸肌前血管搭桥手术[27]。大隐静脉是合适的供区血管。在术前就使用导管直接溶解远侧血栓是很有效的。因为上肢血管反应敏感，这一技术要比插管取栓更好。外科干预并进行适当康复可使症状缓解，多数病例运动员可以恢复其先前的运动水平[14]。

Paget-Schroetter综合征

Paget-Schroetter综合征(PSS)，又称为"用力血栓"，或是自发性腋锁骨下静脉血栓形成，是静脉性胸廓出口综合征的主要形式。这一相对少见的疾病折磨着(其他部位)健康而活跃的青年人。男性患者较多。其特点为与举手过头运动而非明显外伤相关的锁骨下/腋静脉血栓形成。主要病因是第1肋、锁骨、前斜角肌及纤维粘连造成的机械性压迫。通常认为，上肢肩部反复过度地外展外旋可持续压迫锁骨下/腋静脉，从而对血管内膜造成累积性的损伤及一过性的静脉血流受阻[41]。

急性PSS的运动员常描述优势侧上肢出现与用力有关的疼痛、疲劳和(或)无力伴功能受限和竞技状态的下滑。早期症状尚包括上肢沉重、感觉异常和肿胀。多普勒超声能显示血栓的位置与范围，而静脉增强造影则可详细显示静脉受压的部位。

保守治疗包括休息、全身肝素化，继而长期口服抗凝药,但一些作者认为这些治疗无益。切开取栓术也因远期效果不佳而被废弃。直接置管溶栓是目前急性 PSS 的标准疗法,但对于慢性病例疗效有限(图1)。成功溶栓后的数小时内及时(起病2周内)行锁骨下静脉减压手术,包括在行第1肋切除、斜角肌切断和锁骨下肌切断等,对于获得治疗 PSS 的良好疗效是至关重要的[19,41,47,55]。术后康复的要点是矫正可能诱发 PSS 的不良姿势[11]。

小鱼际捶打综合征

本症最早被看成职业病,常见于习惯用手像锤子一样去捶、推或是扭物体的工人。在运动员中,棒球接球手、高尔夫球手以及举重、排球、网球、壁球、羽毛球、空手道与滑雪板选手均有患此病的报道[43,44,56]。尺动脉闭塞导致手指缺血是公认原因。尺动脉在尺管(Guyon 管)内分为深、浅两支,其外侧为豌豆骨与钩骨钩,背侧为腕横韧带,表面则为腕掌侧韧带。"无保护"的动脉浅支易受外伤而闭塞或形成动脉瘤。大多数病例有缺血表现,30%者出现坏疽。尺动脉瘤是位于小鱼际隆起处的搏动性肿块,常易于诊断;然而,如果肿块因血栓形成而无搏动,则与急性感染相似,易导致误诊[13,32,43]。该诊断可经多普勒超声证实,但详细的术前评估应包括:DSA、CTA 或者 MRA。MRA 能显示出特征性的"螺丝锥征",即狭窄与扩张的交替延伸[13]。治疗方式取决于症状与体征的严重程度。轻度缺血的病例可行保守治疗,包括:中止造成微小创伤的运动、钙通道阻滞剂和血液稀释。对于其他病例及动脉瘤修复来说,可结合溶栓治疗,切除后可进行端端吻合或静脉移植。

下肢非创伤性血管病变

髂动脉狭窄症

单纯髂动脉狭窄和(或)受压多见于竞技自行车选手,也可见于长跑选手、越野滑雪选手、橄榄球选手、足球运动员和健美运动员[8,23,29]。最常累及髂外动脉。在一流的竞技自行车选手中,20%以上的腿部症状是由血管功能不全所致。病变常见于左侧髂动脉,但有15%的病例为双侧发病。罕有病例同时合并髂动脉夹壁瘤(dissection of artery)。患者远比动脉粥样硬化者年轻。常描述不明确的下肢疼痛、抽筋、麻木或无力,无法解释的自行车竞技状态下降、下肢肿胀、达到或接近最大训练量时出现跛行,有时仅在进行某项特定运动(如自行车)时出现症状[36]。

有多种发病机制。自行车运动要求的特殊的气流动力学姿势以及反复的髋关节过屈造成髂外动脉

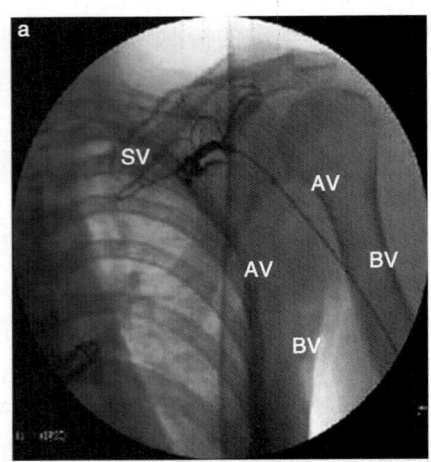

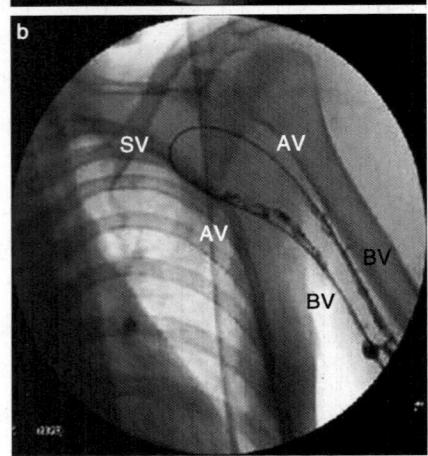

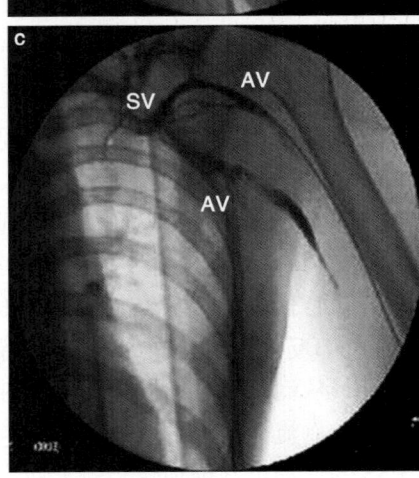

图1 23岁排球运动员 Paget-Schroetter 综合症左上肢静脉造影。肱静脉与腋静脉重叠。(a)肱静脉诊断性导管置入。肱静脉(BV)、腋静脉(AV)和锁骨下静脉(SV)血栓。(b)局部使用 rtPA 6 小时后静脉造影。肱静脉再通。(c)rtPA 治疗 12 小时,腋静脉再通,锁骨下静脉仍然堵塞,旁支扩张

的弯折与拉伸,导致动脉壁损伤并使其易扭曲。单纯动脉扭曲就可造成血流受限。一些作者认为,动脉狭窄症与过于发达的腰大肌和腹肌对动脉造成的反复损伤或与腹股沟韧带的反复压迫有关[3]。10%~20%的病例有内膜纤维化伴内膜明显增厚的病理改变,构成了单纯性狭窄。运动中高达30L/分的心输出量形成高血流量,下肢血流增至静息水平的12倍,可能也是潜在的引起血管壁损伤并发生内膜纤维化的机制。髂动脉夹壁瘤与内膜纤维化一样,发生在髂外动脉从髂总动脉发出并弯曲延伸出骨盆的地方。在自行车选手屈髋过程中这一弯曲会加重[31,36,49]。

该疾病不能根据休息试验确诊,而要使用专门的脚踏功率车。通常在最大训练量后第一分钟时ABPI(动脉压指数)下降到不足0.5。传统成像方式可能会遗漏一些异常,因为运动员的姿态在竞赛中与预想的不一致。一些特别的检查动作如屈髋或髂腰肌收缩有意义。应用超声及彩色多普勒可以有效观察到髂外动脉的扭曲及血管内病变。DSA则可用于确诊并在术前提供解剖细节。MRA越来越多地作为检查之一,它比血管造影更敏感,可无创地三维影像重建[1,20,36]。

髂动脉狭窄症的治疗非常棘手,因为大多数患者都希望在治疗后恢复最佳健康状态。强烈推荐保守治疗,包括限制风险因素、改变生活方式、校调自行车、改良骑车姿势、减少甚至完全停止自行车训练。但大多数职业自行车手及许多业余赛手无法接受[49]。血管内介入治疗比手术治疗创伤小,可使患者早些重返赛场;然而,球囊血管成形术只能短暂缓解症状,症状很快复发。一定不要使用支架,因为再狭窄的发生率较高,且反复的机械挤压可能导致其破裂[20]。文献中有多种手术介绍。治疗方法取决于髂动脉受压的病因,可选择动脉松解、动脉短缩、纤维化节段切除、动脉内膜剥离联合静脉补片血管成形,而后者属于优先选择[15,20,36]。

髂动脉夹壁瘤

自发性夹壁瘤,尤其是累及两侧髂外动脉者极为罕见。病因通常是结缔组织病、肌纤维发育不良或是动脉硬化症。经大量训练的运动员(长跑、自行车或健美运动员)超过40岁后易患此病[9,22]。患者可能无症状,在剧烈运动后出现腹股沟痛、间歇性跛行或是下肢缺血等情况。可能是因为慢性多次发生的运动性高血压使血管分层。病理研究发现某段动脉出现夹壁瘤而其他内膜正常。分层似乎不是发生于早先就有异常的动脉内膜。其自然过程并不清楚,但可能进展为动脉阻塞、晚期破裂或动脉瘤。也有经保守治疗自发愈合的病例。最佳治疗方案尚有争议。无症状或不适较轻、髂动脉直径及ABPI正常者可行保守治疗。建议对症状较重的病例手术治疗,包括经腹膜后入路的髂股搭桥手术以替代整段病变动脉。对于耐力项目运动员,使用自体大隐静脉移植比人工血管置换更为合适。血管内介入治疗如球囊血管成形术、支架或支架移植物植入术尚有争论[16,26]。

腘动脉卡压综合征

腘窝解剖结构先天性异常可偶尔使腘静脉受压。腘窝结构正常的患者,也可能出现腘窝血管受压,有人称之为"功能性卡压"。该综合征的真实发病率不清楚,约在0.165%~3.5%间。双侧发病者罕见。有关功能性腘血管卡压的文献表明,在总人群中无症状血管阻塞发生率为30%~40%,可能是60%年轻运动员跛行的潜在病因[34,35,46]。

先天性腘动脉卡压分为以下几类:腓肠肌内侧头发育异常者为Ⅰ型Ⅱ型;由腓肠肌内侧头边缘发出的异常纤维性、肌性或是腱性束带者为Ⅲ型,腘动脉远端由腘肌后侧发出者为Ⅳ型。若卡压机制中包括了腘动静脉,则归为Ⅴ型。功能性卡压归为Ⅵ型[46]。

常见表现为年轻运动员在斜坡上跑动或反复跳跃时出现小腿深部抽筋伴足底麻木。剧烈体育运动还可引起其他症状,如肢体发冷、感觉异常或麻木。更严重的症状较少,但会有静息痛与小腿萎缩。卡压可导致动脉退变、阻塞或动脉瘤形成[54]。

目前的诊断手段包括手提式多普勒、双超声扫描、MRI与MRA、血管造影与CTA,但都有一定的局限性。动脉造影现已成为确诊腘动脉卡压症的金标准。功能性卡压者检查结果可为正常,激发动作如用力跖屈踝关节时才显示腘血管受压。CTA能提供动脉以外的解剖细节,清晰显示未钙化血管影像,又不需要动脉穿刺。虽然MRI能区分结构性与功能性的异常,但在技术上较困难,因为它需要患者长时间保持踝关节极度跖屈,运动常引起伪影。MRI是目前识别腘窝静态结构的金标准。测定在中立位及用力跖屈位的 ABPI 是早期诊断及了解治疗效果的方法[16,46]。

治疗取决于动脉损伤的范围、肌肉异常的严重程度、收缩肌肉与相邻动脉之间的动态关系、临床表现及体育运动的强度。对于缺血严重或要求保持运动的生活方式的年轻人，首选大隐静脉逆行桥接联合卡压松解术。对有症状的患者，不管其解剖结构正常，还是存在阻塞及退变，都推荐手术治疗。有多种术式可缓解这些症状，包括腓肠肌内侧头切开术、筋膜切开术、跖肌切除术、比目鱼肌悬带松解术和腘肌切除术。腘窝探察术、血管桥接、肌肉松解术（或组合）和腘窝减压效果甚佳（图2）。虽然多数研究病例较少，但似乎超过90%的病例都在3个月内重返体育运动，且症状彻底缓解。研究显示，大多数大隐静脉移植物在5年内是通畅的[6,35,46]。

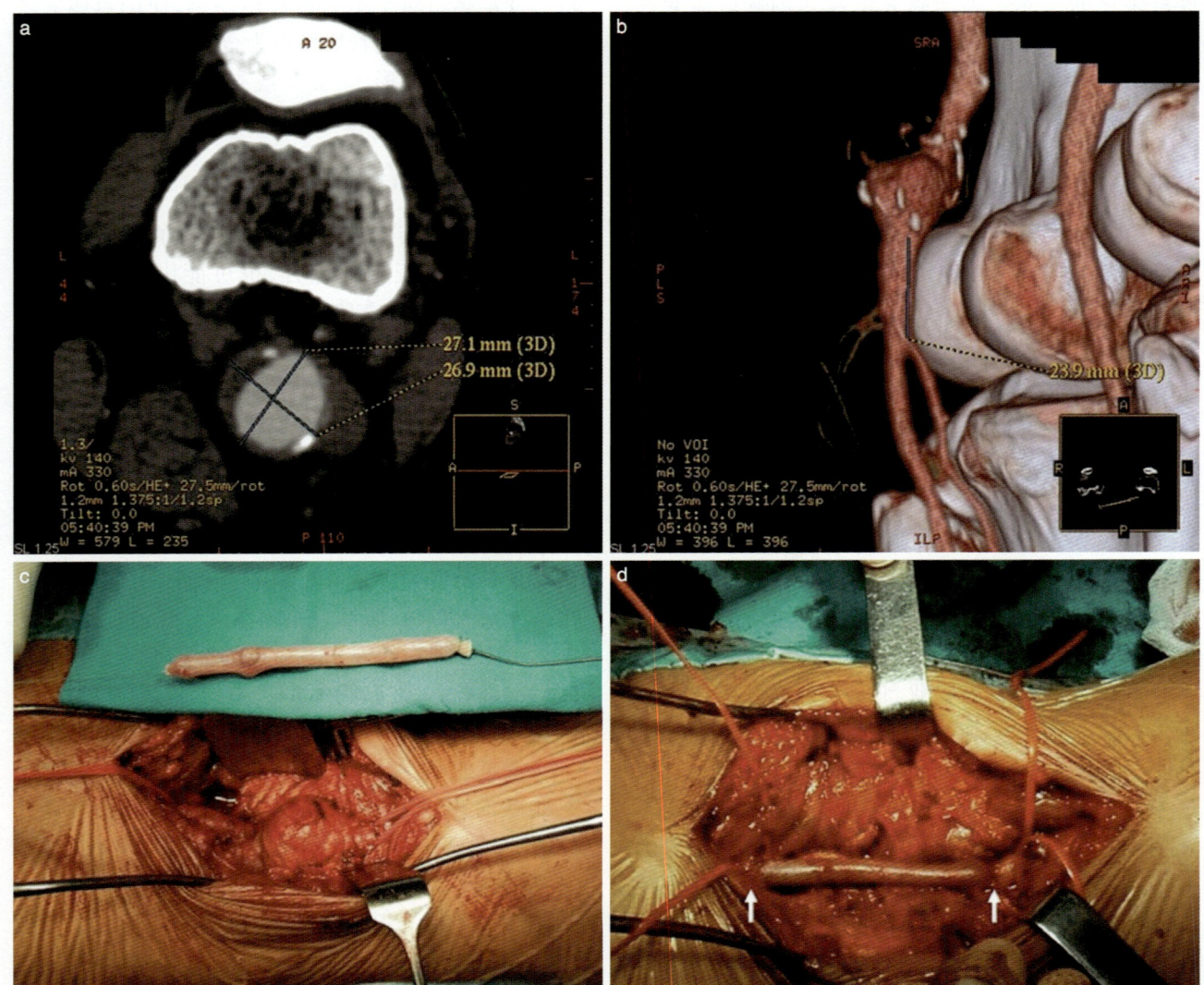

图2 （a）32岁赛艇运动员，曾诊断腘窝卡压综合征，CT显示动脉瘤及其大小。（b）CT重建显示动脉瘤。（c）术中所见，上方为准备移植的大隐静脉。（d）动脉瘤切除血管移植后

下肢创伤性血管病变

股动脉的钝性损伤相对少见，大多合并骨折[5,7,25]。不伴骨折的股动脉钝性损伤罕见。一种公认的股总动脉钝性损伤形式是"踏板摩托车把综合征"。在骑车者向前摔倒时，车把直接撞击股动脉。还有其他物体直接撞击腹股沟导致股动脉损伤的报道[48]。还可受到耻骨上支或股骨头的压迫[48]。解剖原因是股动脉位置浅表，多个分支、外膜周的结缔组织及股鞘将其固定。

下肢的其他动脉可因直接受伤（例如在足球、棒球或跆拳道比赛中被另外的运动员踢到）[28,51]。

椎动脉夹壁瘤

椎动脉夹壁瘤（VAD）虽然非常少见，但却可引起严重后果。大多数患者年轻且健康，无脑血管疾病的高危因素。有一些运动损伤形成椎动脉夹壁瘤的个案报道（美式足球、高尔夫球、瑜伽、网球、排球、柔道、摔跤、射箭和骑马）[10,33,40,43]。有些系直接受伤，有些因反复颈部活动引起。其多样性使诊断困难，特别是当运动员在运动场上受伤的时候（图3）。

椎动脉因与一些固定的结构关系密切而易受到机械性损伤。受压、夹壁瘤及闭塞常发生在C1-C2交界处。当头部旋转时，对侧寰枢关节不对称地向前下方活动。因此，对侧的椎动脉易受到直接挫伤或在C1-C2交界处固定点间被牵拉。闭塞偶发于椎动脉进入C6横突孔处[34,40,50]。

临床病例有多种不适症状。最常见的起病症状

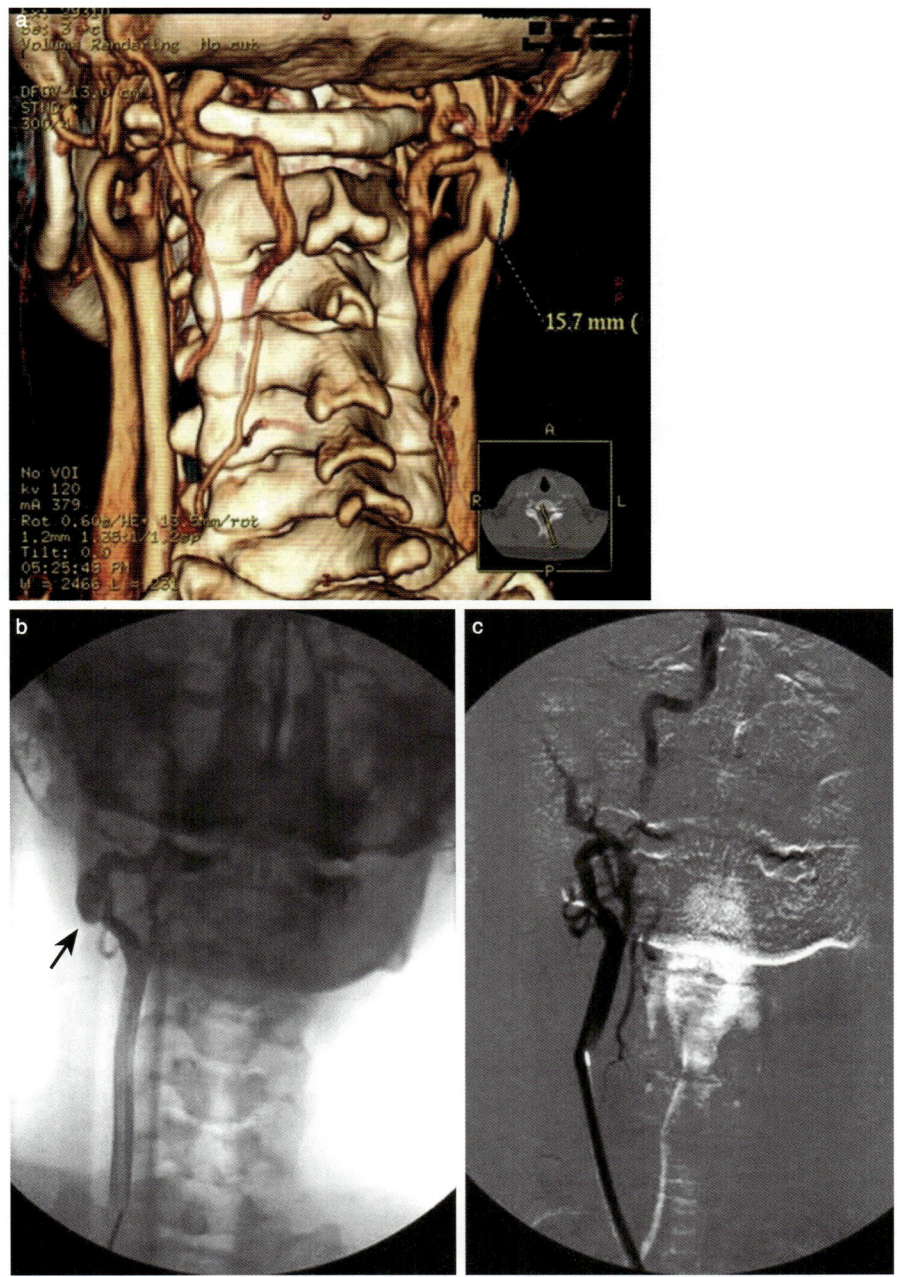

图3 （a）CT重建后视图。a 右侧ICA（颈内动脉）创伤后假性动脉瘤。（b）26岁摔跤手，选择性动脉造影显示右侧颈内动脉创伤后假性动脉瘤。最初症状是意识丧失和一过性左上肢瘫。（c）Viabahn 移植后数字减影显示假性动脉瘤完全切除

有颈痛和(或)枕部疼痛,可能比其他神经症状提前出现二至数天乃至更长时间。更为多见的是一过性头昏、视物重影或呕吐,提示椎动脉夹壁瘤及小脑损害的症状很容易被患者忽视。尚包括下列一种或数种主诉:复视、发音障碍、耳痛、上颌痛、辨距不良、共济失调、吞咽困难、眩晕、眼球震颤、同侧 Horner 综合征及交叉感觉障碍。这些症状可单独或组合出现。出现椎基底系统栓塞的症状也能提示椎动脉夹壁瘤的可能性。最特殊的情形是因椎动脉夹壁瘤(VAD)破裂造成硬膜下腔或蛛网膜下腔出血引发的猝死[43]。

血管造影仍是诊断 VAD 的金标准。该检查可以很容易地观察到血管腔不规则、"绳样征"、假性动脉瘤、内膜瓣与远侧分支的闭塞。经颅或颅外多普勒超声技术,以及 MRA 和 MRI 也可能很有用[40]。

大多数自发性夹壁瘤的患者,虽然经过早期肝素治疗并随后长期使用抗凝药,但疗效仍可能从完全恢复到死亡而大不相同。保持良好的全身状态并注重适当的动作技术,尤其是在头部回摆及甩动时保持颈部和身体自然移位可以预防损伤。

长期滥用合成代谢类固醇所致的血管并发症

滥用促蛋白合成类固醇是一个日益严重的问题,在年轻运动员和健美选手中尤其如此。这些药物很容易获得,却极少或从未警告其潜在的致命副作用。长期滥用该药增加血栓与急性栓塞的风险是得到公认的。其导致动脉血栓形成及过早罹患心血管疾病的机制目前还不清楚。有证据表明,这类药物能增加血小板生成的血栓素 A2 和(或)降低血小板生成的前列腺素 I2 而增强血小板聚集。严重的心血管并发症包括全身动脉血栓形成,可导致急性下肢缺血、脑损伤、心肌梗死、室性心律失常和充血性心力衰竭[2,17,18]。

参考文献

1. Alimi, Y.S., Accrocca, F., Barthelemy, P., et al.: Comparison between duplex scanning and angiographic findings in the evaluation of functional iliac obstruction in top endurance athletes. Eur. J. Vasc. Endovasc. Surg. 28, 513–519 (2004)
2. Alvarado, R.G., Liu, J.Y., Zwolak, R.M.: Danazol and limb-threatening arterial thrombosis: two case reports. J. Vasc. Surg. 34, 1123–1126 (2001)
3. Annenberg, A., Vaccaro, P.S., Zeulzer, W.A.: Traumatic pseudoaneurysm in a wrestler. Ann. Vasc. Surg. 4, 69–71 (1990)
4. Arko, F.R., Harris, E.J., Zarins, C.K., et al.: Vascular complications in high-performance athletes. J. Vasc. Surg. 33, 935–942 (2001)
5. Armour, R.H.: Recurrent severe hemorrhage from false aneurysm following fracture of the femur. Injury 7, 218–220 (1976)
6. Baltopoulos, P., Filippou, D.K., Sigala, F.: Popliteal artery entrapment syndrome: anatomic or functional syndrome? Clin. J. Sports Med. 14, 8–12 (2004)
7. Braito, W., Montanari, C., Caracciolo, F., et al.: False aneurysm of the anterior tibial artery in lower leg fractures treated with the Ilisarov external fixator. Case report. Ital. J. Orthop. Traumatol. 18, 135–139 (1992)
8. Chevalier, J.M.: Pathologie vasculaire du cyclistes. Encyklopedie Med. Chir. A10-A11, 675 (1997)
9. Cook, P.S., Erdoes, L.S., Selzer, P.M., et al.: Dissection of the external iliac artery in highly trained athletes. J. Vasc. Surg. 22, 173–177 (1995)
10. Debehnke, D.J., Brady, W.: Vertebral artery dissection due to minor neck trauma. J. Emerg. Med. 12, 27–31 (1994)
11. de Leon, R.A., Chang, D.C., Hassoun, H.T., et al.: Multiple treatment algorithms for successful outcomes in venous thoracic outlet syndrome. Surgery 145, 500–507 (2009)
12. Demondion, X., Herbinet, P., Van Sint, J.S., et al.: Imaging assessment of thoracic outlet syndrome. Radiographics 26, 735–1750 (2006)
13. Drapé, J.L., Feydy, A., Guerini, H., et al.: Vascular lesions of the hand. Eur. J. Radiol. 56, 331–343 (2005)
14. Durham, J.R., Yao, J.S.T., Pearce, W.H., et al.: Arterial injuries in the thoracic outlet syndrome. J. Vasc. Surg. 21, 57–70 (1995)
15. Ehsan, O., Darwish, A., Edmundson, C., et al.: Non-traumatic lower limb vascular complications in endurance athletes. Review of literature. Eur. J. Vasc. Endovasc. Surg. 28, 1–8 (2004)
16. Engin, C., Calkavur, T., Apaydin, A.Z., et al.: Bilateral spontaneous and isolated dissection of the external iliac arteries: report of a case. Eur. J. Vasc. Endovasc. Surg. 9, 19–21 (2005)
17. Falkenberg, M., Karlsson, J., Ortenwal, P.: Peripheral arterial thrombosis in two young yen using anabolic steroids. Eur. J. Vasc. Endovasc. Surg. 13, 223–226 (1997)
18. Ferenchick, G.S.: Anabolic/androgenic steroid abuse and thrombosis: is there a connection? Med. Hypotheses 35, 27–31 (1991)
19. Feugier, P., AIeksic, I., Salari, R., et al.: Long-term results of venous revascularization for Paget-Schroetter syndrome in athletes. Ann. Vasc. Surg. 15, 212–218 (2001)
20. Ford, S.J., Rehman, A., Bradbury, A.W.: External iliac endofibrosis in endurance athletes: a novel case in an endurance runner and a review of the literature. Eur. J. Vasc. Endovasc. Surg. 26, 629–634 (2003)
21. Fujita, K., Matsuda, K., Sakai, Y., et al.: Late thoracic outlet syndrome secondary to malunion of the fractured clavicle: a case report and review of the literature. J. Trauma 50, 332–335 (2001)
22. Fukui, S., Chelbi, E., Paraskevas, N., et al.: Bilateral dissection of external iliac artery. Ann. Vasc. Surg. 21, 373–375 (2007)
23. Gallegos, C.R., Studley, J.G., Hamer, D.B.: External iliac artery occlusion – another complication of long distance running? Eur. J. Vasc. Surg. 4, 195–196 (1990)
24. Gelabert, H.A., Machleder, H.I.: Diagnosis and management of arterial compression at the thoracic outlet. Ann. Vasc. Surg. 11, 359–366 (1997)
25. Guiral, J., Vazquez, P., Ortega, M.: False aneurysm of the posterior tibial artery complicating fracture of the tibia and fibula. Rev. Chir. Orthop. Reparatrice Appar. Mot. Sl, 546–548 (1995)
26. Hirai, S., Hamanaka, Y., Mitsui, N., et al.: Spontaneous and isolated dissection of the external iliac artery: a case report. Ann. Thorac. Cardiovasc. Surg. 8, 180–182 (2002)
27. Ishitobi, K., Moteki, K., Nara, S., et al.: Extra-anatomic bypass graft for management of axillary artery occlusion in pitchers. J. Vasc. Surg. 33, 797–801 (2001)
28. Iwanowski, J., Szopiński, P., Noszczyk, B., et al.: False aneurysm of deep femoral artery branch following blunt trauma. Pol. J. Radiol. 73, 75–77 (2008)
29. Khaira, H.S., Awad, R.W., Aluwihare, N., et al.: External iliac artery stenosis in a young body builder. Eur. J. Vasc. Endovasc. Surg. 11, 499–501 (1996)
30. Koffler, K.M., Kelly, J.D.: Neurovascular trauma in athletes. Orthop. Clin. North Am. 33, 523–534 (2002)

31. Kral, C.A., Han, D.C., Edwards, W.D.: Obstructive external iliac arteriopathy in avid bicyclists: new and variable histopathologic features in four women. J. Vasc. Surg. **36**, 565–570 (2002)
32. Kreitner, K.F., Duber, C., Muller, L.P., et al.: Hypothenar hammer syndrome caused by recreational sport activities and muscle anomaly in the wrist. Cardiovasc. Intervent. Radiol. **19**, 356–359 (1996)
33. Lannuzel, A., Moulin, T., Amsallem, D., et al.: Vertebral artery dissection following a judo session: a case report. Neuropediatrics **25**, 106–108 (1994)
34. Levien, L.J.: Popliteal vascular entrapment syndrome – cause of leg pain to be considered in young athletes. Sports Med. **2001**, 1–8 (2001)
35. Levien, L.J., Veller, M.G.: Popliteal artery entrapment syndrome: more common than previously recognized. J. Vasc. Surg. **30**, 587–598 (1999)
36. Lim, C.S., Gohel, M.S., Shepherd, A.C., et al.: Iliac artery compression in cyclists: mechanisms, diagnosis and treatment. Eur. J. Vasc. Endovasc. Surg. **38**, 180–186 (2009)
37. Maroon, J.C., Gardner, P., Abla, A.A., et al.: "Golfer's stroke": golf-induced stroke from vertebral artery dissection. Surg. Neurol. **67**, 163–168 (2007)
38. Mandal, A.K.J., Jordaan, J., Missouris, C.G.: Fractured clavicle and vascular complications. Emerg. Med. J. **21**, 646–650 (2004)
39. McCarthy, W.J., Yao, J.S.T., Schafer, M.F., et al.: Upper extremity arterial injury in athletes. J. Vasc. Surg. **9**, 317–327 (1989)
40. McCrory, P.: Vertebral artery dissection causing stroke in sport. J. Clin. Neurosci. **7**, 298–300 (2000)
41. Melby, S.J., Vedantham, S., Narra, V.R., et al.: Comprehensive surgical management of the competitive athlete with effort thrombosis of the subclavian vein (Paget-Schroetter syndrome). J. Vasc. Surg. **47**, 809–821 (2008)
42. Michaluk, B.T., Deutsch, E., Moufid, R.: Endovascular repair of an axillary artery pseudoaneurysm attributed to hyperextension injury. Ann. Vasc. Surg. **23**, 412.e5–412.e9 (2009)
43. Muller, L.P., Rudig, L., Kreitner, K.F., et al.: Hypothenar hammer syndrome in sports. Knee Surg. Sports Traumatol. Arthrosc. **4**, 167–170 (1996)
44. Nakamura, T., Kambayashi, J., Kawasaki, T., et al.: Hypothenar hammer syndrome caused by playing tennis. Eur. J. Vasc. Endovasc. Surg. **11**, 240–242 (1996)
45. Pappas, A.M., Zawacki, R.M., Sullivan, T.J.: Biomechanics of baseball pitching: a preliminary report. Am. J. Sports Med. **13**, 216–222 (1985)
46. Pillai, J., Levien, L.J., Haagensen, M., et al.: Assessment of the medial head of the gastrocnemius muscle in functional compression of the popliteal artery. J. Vasc. Surg. **48**, 1189–1196 (2008)
47. Rutherford, R.B.: Primary subclavian-axillary vein thrombosis: the relative roles of thrombolysis, percutaneous angioplasty, stents, and surgery. Semin. Vasc. Surg. **11**, 91–95 (1998)
48. Sarfati, M.R., Galt, S.W., Treiman, G.S., et al.: Common femoral artery injury secondary to bicycle handlebar trauma. J. Vasc. Surg. **35**, 589–591 (2002)
49. Schep, G., Bender, M.H., van de Tempel, G., et al.: Detection and treatment of claudication due to functional iliac obstruction in top endurance athletes: a prospective study. Lancet **359**, 466–473 (2002)
50. Showalter, W., Esekogwu, V., Newton, K.I., et al.: Vertebral artery dissection. Acad. Emerg. Med. **4**, 991–995 (1997)
51. Skudder, P.A., Gelfand, M.L., Blumenberg, R.M., et al.: Tibial artery false aneurysm: uncommon result of blunt injury occurring during athletics. Ann. Vasc. Surg. **13**, 589–591 (1999)
52. Thalhammer, C., Aschwanden, M., Blum, B., et al.: Unusual cause of intermittent claudication. Vasa **33**, 257–259 (2004)
53. Todd, G.J., Benvenisty, I., Hershon, S., et al.: Aneurysms of the mid axillary artery in major league baseball pitchers – a report of two cases. J. Vasc. Surg. **28**, 702–707 (1998)
54. Turnipseed, W.D.: Functional popliteal artery entrapment syndrome: a poorly understood and often missed diagnosis that is frequently mistreated. J. Vasc. Surg. **49**, 1189–1195 (2009)
55. Urschel, H.C., Patel, N.: Surgery remains the most effective treatment for Paget-Schroetter syndrome: 50 years' experience. Ann. Thorac. Surg. **86**, 254–260 (2008)
56. Vanmaele, R.G., Van Schil, P.E., Van den Brande, F., et al.: Hypothenar snowboard syndrome. Eur. J. Vasc. Endovasc. Surg. **16**, 82–84 (1998)

第四章 运动员的深静脉血栓：预防与治疗

Faik Altıntaş and Çağatay Uluçay

熊㬢 译

内容

定义及其危险因素	880
诊断	882
预防	883
治疗	884
结论	884
参考文献	884

深静脉血栓（DVT）可见于几乎所有比赛与不同年龄的患者。虽然已确定了多项危险因素，有数种防治药物，但尚无法准确预测在特定条件下该病的发生发展、临床表现及其是否会进展为肺栓塞（PE）。总的说来，DVT的发病率为1.6/1000[40]。在美国，每年至少有10万人死于DVT和PE[44]。DVT不仅在急性期会彻底阻碍体育运动，PE患者的血栓后综合征也将妨碍今后的运动。

定义及其危险因素

DVT是指由多种原因所致的四肢静脉内血栓形成。凝血级联反应如图1所示。血栓会导致受累肢体的疼痛、肿胀、直径增粗、皮温升高及活动障碍。虽然DVT最常发生于小腿静脉，也会在肢体的近端

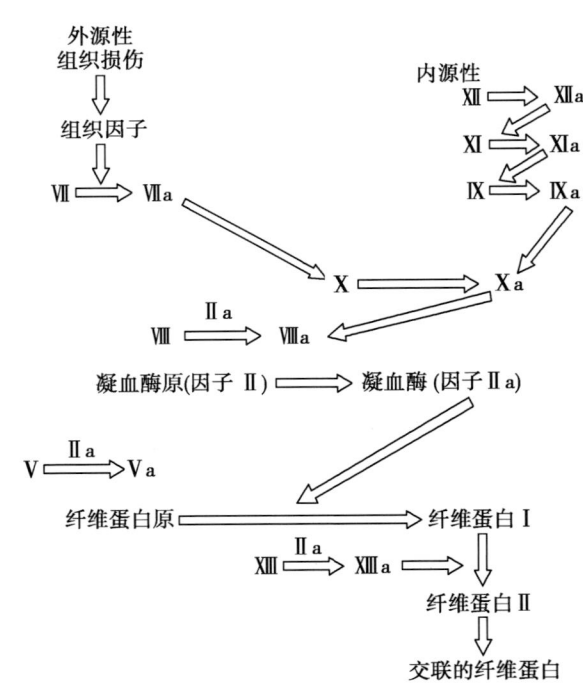

图1 凝血级联反应

F. Altıntaş(✉) and Ç. Uluçay
Department of Orthopedics and Traumatology, Medical Faculty of Yeditepe University, Devlet Yolu, Ankara Caddesi No:102-104, 34752 Istanbul, Turkey
e-mail: faltintas@superonline.com; culucay@yeditepe.edu.tr

第四章 运动员的深静脉血栓：预防与治疗

发生。锁骨下静脉的血栓可见于胸廓出口综合征（Paget-von Schrotter 综合征）的患者。

肺栓塞（PE）是指肺动脉或分支的阻塞，发生于 1/3 的 DVT 患者，一般无症状[32]。如果出现症状，特点是突发性胸痛、咳嗽、呼吸困难、咯血及紫绀。如未得到治疗，肺栓塞的死亡率高达 26%[6]。

血栓后综合征（PTS）的特点是在 DVT 后形成持续的静脉功能不全与不可逆的静脉瓣功能受损。血栓造成的永久性瓣膜功能障碍会导致下肢血液瘀滞。受累肢体会出现肿胀、发热、疼痛、发痒、紫癜、皮肤溃疡以及皮肤问题引起的蜂窝织炎反复发作。20%~50% 有症状的 DVT 患者在 1~2 年内会演变为 PTS，其中 10% 伴有静脉性溃疡[31]。表 1 列出了导致 DVT 的已知危险因素。

表 1 静脉血栓栓子的危险因素[19]

- 手术
- 创伤（主干或下肢）
- 卧床，不全瘫
- 恶性疾病
- 癌症治疗（激素、化疗或放疗）
- 曾患静脉血栓
- 高龄
- 怀孕与产后
- 口服含雌激素避孕药物或激素替代治疗
- 选择性雌激素受体调节剂
- 急性内科疾病
- 心或肺功能衰竭
- 肠道感染
- 肾病综合征
- 骨髓增殖疾病
- 周期性夜间血红蛋白尿
- 肥胖
- 吸烟
- 静脉曲张
- 中心静脉导管
- 遗传性或获得性血栓倾向
- 家族性高凝血症

DVT 似乎是常见于老年人髋部骨折、全关节置换术或椎管狭窄手术后的并发症，主要影响老年人和长期卧床的人。其实，在运动员和职业选手中出现的频率也是相当高的[38]。

创伤作为一项发生 DVT 的危险因素，在训练和比赛过程中是很常见的。它导致受累肢体的血管壁及血液循环受损。此外，受伤后的卧床休息与制动进一步加剧了血液的瘀滞，容易发生 DVT[5,51]。

制动是职业选手中一项尤其重要的危险因素。除了因创伤和组织损伤进行制动外，频繁的乘飞机、大巴或小轿车旅行，也增加了 DVT 风险[4,51]。长途空中旅行不仅易于 DVT 形成，也增加了 PE 的风险[34]。久坐导致血流减慢。此外，从事剧烈体育运动的人与普通人相比心率较低，因此他们的血流瘀滞更为显著。在比赛后乘飞机，脱水和肌糖原摄取使得血液黏度增加（译者注：原文为稀释）。都增加了 DVT 的风险。因此，许多专业队在长途旅行比赛过程中会采取一定的预防措施。在剧烈运动后睡觉时可能压住手臂而导致锁骨下静脉血栓综合征（Paget-von Schrotter 综合征）[29]。

既往有血栓病史增加了 DVT 复发的风险[2]。对于经常参加剧烈体育运动的运动员来说，DVT 可与多种疾病和外伤状况相混淆。队医应警惕任何肢体肿胀、发热、疼痛乃至呼吸困难的主诉。还应该询问过去是否有过这些症状以及过去是否有误诊的可能。

大龄是 DVT 的危险因素[3]。在普通人群中，超过 80% 的 DVT 患者年过 40[51]。虽然在职业运动员中，年龄较大的不多，但有的网球和高尔夫赛事就是为 70~80 岁的老年人安排的。鉴于许多国家的预期寿命都在增长，那些高龄运动员发生 DVT 与 PE 的几率增加[15]。

女运动员经常会根据预定的比赛日程口服避孕药和激素类药物，来调整月经周期。这些药物会增加 DVT 的风险[14]。如将合成代谢类固醇作兴奋剂使用，可能导致 DVT 和 PE，尤其是有相应遗传倾向的运动员[15,35,55]。此外，非法使用促红细胞生成素和输血以图提高成绩，可因血液黏度增加而易使血栓形成。

心功能不全是一项重要的 DVT 危险因素，尤其是射血分数较低者[26]。心功能不全是运动员中比较少见的情况。然而，运动员参加体育运动需要超强的体力，如男子铁人比赛、五项全能及十项全能比赛，他们的心率低至 40~50 次/分，这些运动员相比普通人只需更低的静脉流量就可达到相同的表现[33]。

肥胖是一个与经常与 DVT 相关的问题，尤其是铅球或身体接触性运动员[58]。而患高同型半胱氨酸血症的运动员的 DVT 风险特别高[15]。

吸烟是不应该的，但还是有运动员在吸。除了公认的导致癌症和肺部疾病的风险，还增加 DVT 的风险。如同时使用口服避孕药，DVT 的风险还会进一步增加[15]。尽管如此，目前认为它是较弱的 DVT 危险因素[7]。

下肢静脉曲张，尤其是合并瓣膜功能不全，增加了 DVT 的风险。下肢静脉曲张可见于 14% 的运动员[37]。高个子运动员的这一风险更高[45-47]。目前,静脉曲张同吸烟一样被当作一项较弱的危险因素[7]。

血栓形成倾向可能是遗传性的,或是与多种不同因素相关。众所周知,循环中血小板的数量在运动后增加[39]。研究显示,运动后血小板计数平均上升 20%[49]。当血栓形成倾向合并使用口服避孕药时,DVT 的危险进一步增加[14]。

家族性高凝状态,通常运动员家人已知晓或已通过基因测试确认。但是有些球员以前没有进行过相应测试或诊断,尤其是当他们来自不同国家时。另外,由于运动后血小板计数增加、活化部分凝血活酶时间(aPTT)缩短及因子Ⅶ活性升高而增加的高凝状态也不应该被忽视[49]。虽然所有人种都可发生 DVT,但黑人的发病率较高[59]。此外,运动创伤可能会在运动结束后立即导致 DVT。导致 DVT 倾向最常见的疾病依次为:莱顿Ⅴ因子和凝血酶原基因突变、抗凝血酶蛋白 C 或 S 缺乏、Ⅷ因子过多、莱顿Ⅴ因子杂合突变、凝血因子Ⅶ、Ⅸ和Ⅺ水平过高[36]。血液分析发现顶级运动员与普通人群的高凝状态几率相似[22]。因此,所有优秀的职业运动员都有发生 DVT 的内在倾向。

有些危险因素在运动员中更为常见[1,15,18,22,25,27,54,56]。一般情况下,运动员发生 DVT 的风险比普通人群高的 85%[12]。表 2 列出了涉及运动员的一些危险因素。

表 2　运动员发生 DVT 的危险因素

参加比赛的长途旅行(飞机、巴士或小车)
脱水(艰苦比赛中或比赛后)
寒冷
严重的创伤
制动(支具或石膏)
骨折或大手术
节育药品怀孕激素替代治疗
DVT 或 PE 家族史
有遗传或获得性凝血疾病(Leiden Ⅴ因子,凝血酶原Ⅲ突变抗磷脂抗体等)
先天性静脉解剖异常
May-Thurner 综合征(左髂静脉狭窄)
下腔静脉狭窄或缺失
颈肋或肌肉增生造成胸廓出口梗阻
DVT 误诊为肌肉拉伤或扭伤

诊断

由于频繁的训练和比赛,肌肉骨骼系统损伤对于运动员甚至优秀运动员都司空见惯。运动员、教练和队医都很熟悉肢体肿痛不适的情况。优秀运动员的疼痛阈值比普通人要高。因此,必须对 DVT 有充分的认识。诊断肌肉骨骼和血管病损时应留意 DVT,特别是在下肢[42]。

怀疑此病对于确诊是非常重要的。虽然体检时表现各异,但小腿的 DVT 通常无症状[24]。最常见的症状和体征是:受累肢体红、肿、痛、无法活动、Homan 征(踝背屈时小腿肚疼痛)和 Pratt 征(挤压小腿肚时疼痛)。

静脉造影虽有创伤,但仍是确诊的金标准[13]。静脉造影的准确率在下肢静脉及髂静脉分别为 97% 和 70%[20]。然而,有 10% 的患者由于各种原因不适合造影,而且造影本身引起 DVT 的风险为 1%[28],因造影剂引起致命性过敏反应的风险为 1/5.5 万[11]。多普勒超声是目前最常用的成像方法,但存在争议。总的来说,多普勒诊断肢体近侧及远侧 DVT 的灵敏度分别为 96% 和 44%(位于 95% 可信区间),诊断 DVT 的平均灵敏度为 93%[20]。Duplex 超声的对应数据分别为 97%、71% 和 94%。目前,多普勒超声是最常用的诊断工具,因为它便携、廉价又可床边操作,许多专家会使用该设备,敏感性和特异性都不错。目前正在进行的研究在探讨的一种新方法,磁共振直接血栓成像(MRD-TI)。目前其平均灵敏度和特异度分别为 95% 和 91%[17,61]。

血浆 D-二聚体水平是诊断 DVT 的最常用血液学检查。它是血栓形成后继发纤溶后残留的一种小蛋白质碎片。也称为纤维蛋白降解产物。依据 D-二聚体水平升高诊断血栓形成的敏感性和特异性分别为 93%~95% 和 50%[53]。然而,D-二聚体水平也可以在术后早期及类风湿关节炎等炎性关节病时升高。

目前通行的方法是在诊断中结合危险因素识别、临床表现和 D-二聚体检测。根据 Wells 系统(表 3)危险因素评分和临床表现来推定 DVT 的诊断[52,60]。

总分≥2 强烈支持 DVT 的诊断。如果分数低于 2,则修改推定诊断。如双下肢均有症状,应使用症状重的一侧来评分。

表3 Wells DVT 评分系统[52]

临床表现	Score
活跃的恶性肿瘤	1
制动、中风、瘫痪、石膏	1
卧床超过3天,12周内全麻或区域麻醉大手术	1
深静脉系统压痛	1
整条腿肿胀	1
比对侧肿胀超过3cm(胫骨结节下10cm)	1
腿凹陷水肿	1
非曲张性表浅静脉	1
静脉血栓病史	1
曾至少有一种DVT假定诊断	2

结合使用Wells评分和D-二聚体水平测定是目前最常见的初步诊断方法。廉价又可靠[60]。目前证据表明此方法可用于判定是否需行进一步检查。

虽然现在不能常规抗凝血酶Ⅲ、蛋白C及S的水平及功能、抗磷脂抗体及莱登因子V。因为此检测的成本较低,很可能用于运动员的年度体检。

肺栓塞(PE)通常是由静脉血栓阻塞了肺动脉和(或)其分支引起。其表现为呼吸困难、心动过速、咯血、胸痛、休克、循环系统衰竭甚至猝死。该症的慢性病例或是在栓子较小时,可与支气管哮喘及充血性心衰相混淆。

PE通常是由血浆D-二聚体水平升高来支持诊断。常规肺动脉造影是诊断的金标准。但它是一种侵入性的检查,而更常见的首选检查是CT肺动脉造影。多探头CT诊断PE的敏感性及特异性分别为83%和96%[57]。尽管通气/灌注核素显像的敏感性不如CT,但可用于对造影剂过敏的患者和孕妇。X线平片很难发现PE。心电图上表现为窦性心动过速、电轴右偏、右束支传导阻滞,偶尔呈急性肺心病表现。极少数情况下,可呈典型的S1Q3T3征象,即1导联宽大的S波,3导联宽大的Q波和3导联倒置的T波。

预防

虽然取决于从事体育运动的类型,但选秀运动员的职业生涯一般为15年。他们会试图在现役期间尽量为其今后的生活赚取经济及社会保障,因此他们会尽可能地多参加比赛。然而,DVT后重返运动的时间大约需要6周。在此期间,运动员尤其是从事耐力项目、短跑及跳高项目的选手竞技状态会显著下滑。此外,20%～50%病例会发生血栓后综合征,将在数年内甚至永久性妨碍其重返运动[50]。肺栓塞甚至可能夺去运动员的生命[16]。因此,预防措施是极其重要的。首先,上述的危险因素应予避免。表4列出了一些供运动员使用的预防措施。虽然有争议,但对患有家族性高凝症的运动员仍推荐以下措施:在制动或受伤时单次使用低分子肝素(LMWH),在长时间旅行时使用下肢泵和弹力袜,在训练和比赛期间避免血液浓缩[15,22]。虽然在长途旅行时推荐普通运动员使用阿司匹林,有危险因素的运动员使用低分子肝素,但是这些药物在比赛期间可因一点小伤而引起严重的出血问题[15,38]。另一个有争议的问题是在进行膝、踝和髋关节镜手术时使用药物预防DVT,这是运动员的常见手术。关节镜术后不用药物预防,发生DVT的风险在3.1%～17.9%之间。静脉造影后发生近端DVT的风险为2.1%[30]。虽然目前没有准确的数据及调查结果,对高风险患者仍推荐在术后进行7～10天的低分子肝素预防性治疗[10,19]。目前,尚缺乏使用阿司匹林或华法林的大宗研究证据。对高风险患者建议在行肩关节镜手术后作DVT预防[21,43]。另一方面,在术后进行早期活动和迅速康复是至关重要的[41,62]。

表4 运动员预防DVT推荐方法

长途旅行时注意休息,牵伸身体,伸屈踝关节
长距离乘飞机时坐在过道一边,以便伸腿
对提高成绩和口服避孕的药物要有准备
治疗腿部的任何肿胀疼痛
保持肢体温暖
长途旅行后消肿按摩
保持水化(旅行或运动中或之后)
了解DVT和PE症状
知道运动员也会发生DVT和PE
知道凝血的风险因子
不要跷二郎腿久坐
了解自己有无血栓家族史
使用对肢体不加压的器材
大手术、创伤或长期卧床、打石膏时,采取机械或药物预防

美国胸科医师学会(ACCP)在2008年公布的第8准则建议:在膝关节镜手术后除进行早期活动

外,不建议常规使用药物预防 DVT,除非患者具有危险因素(2B 级证据)。但这一准则推荐在有危险因素时或行极复杂的外科手术后使用低分子肝素作药物预防(1B 级证据)[23]。

治疗

尽管预防 DVT 是主要目的,但临床上偶尔会出现明显的 DVT 或是 PE。DVT 的发生能影响职业运动员的运动生涯和心理健康。药物治疗可以使用低分子肝素、磺达肝素或华法林,还有一些作者主张用阿司匹林。此外,还可进行早期活动、穿弹力袜及为非常高危的患者安装下腔静脉过滤器。一旦诊断为 DVT,应立即开始使用低分子肝素,同时或是稍后加用华法林。剂量按体重指数(BMI)调整。至少进行为期 5 天的联合治疗,在国际标准化比率(INR)值达到介于 2.0~3.0 之间连续 2 天后停用低分子肝素。华法林至少使用 3 个月(有可能长达 1 年),并调整剂量使 INR 比值介于 2.0~3.0 之间[8-10]。目前正在探讨早期溶栓或取出血栓而不伤及瓣膜的方法,以避免 DVT 后发生血栓后综合征(PTS)[48],已获得了鼓舞人心的结果,治疗方案包括积极康复治疗结合静脉注射肝素+华法林,使患者能够在 3 周内重新开始跑步运动[50]。

结论

运动员即使是相对年轻,在他们积极参加体育运动、旅行、受到运动创伤时或以任何原因接受手术时,都有可能发生 DVT 和 PE。制动对他们来说是一个危险因素。对疑似病例,医生应评估所有的危险因素并考虑到静脉血栓的可能性,尽一切努力加以避免。要获得良好疗效,一定应仔细体检、早期诊断并合理治疗。

参考文献

1. Ali, M.S., Kutty, M.S., Corea, J.R.: Deep vein thrombosis in a jogger. Am. J. Sports Med. **12**, 169 (1984)
2. Altintas, F.: Thromboembolism in hip and knee arthroplasties. Acta Orthop. Traumatol. Turc. **34**, 100–109 (2000)
3. Altintas, F., Gurbuz, H., Erdemli, B., Atilla, B., Ustaoglu, R.G., Ozic, U., et al.: Venous thromboembolism prophylaxis in major orthopaedic surgery: a multicenter, prospective, observational study. Acta Orthop. Traumatol. Turc. **42**, 322–327 (2008)
4. Arfvidsson, B., Eklof, B., Kistner, R.L., Ogawa, T., Parsi, K.: A prospective evaluation of the risk for venous leg thrombosis associated with prolonged air travel: a pilot study. Cardiovasc. Surg. **9**, 455–457 (2001)
5. Arko, F.R., Harris, E.J., Zarins, C.K., Olcott, C.: Vascular complications in high-performance athletes. J. Vasc. Surg. **33**, 935–942 (2001)
6. Barritt, D.W., Jordan, S.C.: Anticoagulant drugs in the treatment of pulmonary embolism. a controlled trial. Lancet **1**, 1309–1312 (1960)
7. Beksac, B., Gonzalez Della Valle, A., Salvati, E.A.: Thromboembolic disease after total hip arthroplasty: who is at risk? Clin. Orthop. Relat. Res. **453**, 211–224 (2006)
8. Buller, H.R., Agnelli, G., Hull, R.D., Hyers, T.M., Prins, M.H., Raskob, G.E.: Antithrombotic therapy for venous thromboembolic disease: the Seventh ACCP Conference on Antithrombotic and Thrombolytic Therapy. Chest **126**, 401S–428S (2004)
9. Buller, H.R., Sohne, M., Middeldorp, S.: Treatment of venous thromboembolism. J. Thromb. Haemost. **3**, 1554–1560 (2005)
10. Bushnell, B.D., Horton, J.K., McDonald, M.F., Robertson, P.G.: Perioperative medical comorbidities in the orthopaedic patient. J. Am. Acad. Orthop. Surg. **16**, 216–227 (2008)
11. Cashman, J.D., McCredie, J., Henry, D.A.: Intravenous contrast media: use and associated mortality. Med. J. Aust. **155**, 618–623 (1991)
12. Collins, J.: Thromboembolic disease related to air travel: what you need to know. Semin. Roentgenol. **40**, 1–2 (2005)
13. de Valois, J.C., van Schaik, C.C., Verzijlbergen, F., van Ramshorst, B., Eikelboom, B.C., Meuwissen, O.J.: Contrast venography: from gold standard to 'golden backup' in clinically suspected deep vein thrombosis. Eur. J. Radiol. **11**, 131–137 (1990)
14. Dulicek, P., Maly, J., Pecka, M., Beranek, M., Cermakova, E., Maly, R.: Venous thromboembolism in young female while on oral contraceptives: high frequency of inherited thrombophilia and analysis of thrombotic events in 400 Czech women. Clin. Appl. Thromb. Hemost. **15**, 567–573 (2009)
15. Echlin, P.S., Upshur, R.E., McKeag, D.B., Jayatilake, H.P.: Traumatic deep vein thrombosis in a soccer player: a case study. Thromb. J. **2**, 8 (2004)
16. Fink, M.L., Stoneman, P.D.: Deep vein thrombosis in an athletic military cadet. J. Orthop. Sports Phys. Ther. **36**, 686–697 (2006)
17. Fraser, D.G., Moody, A.R., Morgan, P.S., Martel, A.L., Davidson, I.: Diagnosis of lower-limb deep venous thrombosis: a prospective blinded study of magnetic resonance direct thrombus imaging. Ann. Intern. Med. **136**, 89–98 (2002)
18. Fremont, B., Pacouret, G., De Labriolle, A., Magdelaine, B., Puglisi, R., Charbonnier, B.: Exercise deep venous thrombosis: myth or reality? About three cases of pulmonary embolism in long-distance runners. Arch. Mal. Coeur Vaiss. **100**, 519–523 (2007)
19. Geerts, W.H., Pineo, G.F., Heit, J.A., Bergqvist, D., Lassen, M.R., Colwell, C.W., et al.: Prevention of venous thromboembolism: the Seventh ACCP Conference on Antithrombotic and Thrombolytic Therapy. Chest **126**, 338S–400S (2004)
20. Goodacre, S., Sampson, F., Thomas, S., van Beek, E., Sutton, A.: Systematic review and meta-analysis of the diagnostic accuracy of ultrasonography for deep vein thrombosis. BMC Med. Imaging **5**, 6 (2005)
21. Hariri, A., Nourissat, G., Dumontier, C., Doursounian, L.: Pulmonary embolism following thrombosis of the brachial vein after shoulder arthroscopy. a case report. Rev. Chir. Orthop. Reparatrice Appar. Mot. **95**, 377–379 (2009)
22. Hilberg, T., Jeschke, D., Gabriel, H.H.: Hereditary thrombophilia in elite athletes. Med. Sci. Sports Exerc. **34**, 218–221 (2002)
23. Hirsh, J., Guyatt, G., Albers, G.W., Harrington, R., Schunemann, H.J.: Executive summary: American College of Chest Physicians Evidence-Based Clinical Practice Guidelines (8th Edition). Chest **133**, 71S–109S (2008)
24. Hirsh, J., Hoak, J.: Management of deep vein thrombosis and pulmonary embolism. A statement for healthcare professionals. Council on Thrombosis (in consultation with the Council on Cardiovascular Radiology), American Heart Association. Circulation **93**, 2212–2245 (1996)
25. Holzheimer, R.G., Stautner-Bruckmann, C.: Calf pain in runners may be caused by venous insufficiency. Eur. J. Med. Res. **13**, 218–220 (2008)
26. Howell, M.D., Geraci, J.M., Knowlton, A.A.: Congestive heart

failure and outpatient risk of venous thromboembolism: a retrospective, case-control study. J. Clin. Epidemiol. **54**, 810–816 (2001)
27. Hughes, D.G., Dixon, P.M.: Pool players' thrombosis. Br. Med. J. (Clin. Res. Ed.) **295**, 1652 (1987)
28. Hull, R., Hirsh, J., Sackett, D.L., Taylor, D.W., Carter, C., Turpie, A.G., et al.: Clinical validity of a negative venogram in patients with clinically suspected venous thrombosis. Circulation **64**, 622–625 (1981)
29. Hurley, W.L., Comins, S.A., Green, R.M., Canizzaro, J.: Atraumatic subclavian vein thrombosis in a collegiate baseball player: a case report. J. Athl. Train. **41**, 198–200 (2006)
30. Ilahi, O.A., Reddy, J., Ahmad, I.: Deep venous thrombosis after knee arthroscopy: a meta-analysis. Arthroscopy **21**, 727–730 (2005)
31. Kahn, S.R., Ginsberg, J.S.: The post-thrombotic syndrome: current knowledge, controversies, and directions for future research. Blood Rev. **16**, 155–165 (2002)
32. Kearon, C.: Natural history of venous thromboembolism. Circulation **107**, I22–I30 (2003)
33. Kiens, B., Essen-Gustavsson, B., Christensen, N.J., Saltin, B.: Skeletal muscle substrate utilization during submaximal exercise in man: effect of endurance training. J. Physiol. **469**, 459–478 (1993)
34. Lapostolle, F., Surget, V., Borron, S.W., Desmaizieres, M., Sordelet, D., Lapandry, C., et al.: Severe pulmonary embolism associated with air travel. N. Engl. J. Med. **345**, 779–783 (2001)
35. Liljeqvist, S., Hellden, A., Bergman, U., Soderberg, M.: Pulmonary embolism associated with the use of anabolic steroids. Eur. J. Intern. Med. **19**, 214–215 (2008)
36. McCaffrey, R., Bishop, M., Adonis-Rizzo, M., Williamson, E., McPherson, M., Cruikshank, A., et al.: Development and testing of a DVT risk assessment tool: providing evidence of validity and reliability. Worldviews Evid. Based Nurs. **4**, 14–20 (2007)
37. Merlen, J.F., Coget, J.M., Sarteel, A.M.: True or false varicose veins in sportsmen? (Result of a survey). Phlebologie **33**, 501–506 (1980)
38. Meyering, C., Howard, T.: Hypercoagulability in athletes. Curr. Sports Med. Rep. **3**, 77–83 (2004)
39. Molz, A.B., Heyduck, B., Lill, H., Spanuth, E., Rocker, L.: The effect of different exercise intensities on the fibrinolytic system. Eur. J. Appl. Physiol. Occup. Physiol. **67**, 298–304 (1993)
40. Nordstrom, M., Lindblad, B., Bergqvist, D., Kjellstrom, T.: A prospective study of the incidence of deep-vein thrombosis within a defined urban population. J. Intern. Med. **232**, 155–160 (1992)
41. Oger, E., Mottier, D.: Current status of anticoagulants. Presse Méd. **29**, 1079–1082 (2000)
42. Pell, RFt, Khanuja, H.S., Cooley, G.R.: Leg pain in the running athlete. J. Am. Acad. Orthop. Surg. **12**, 396–404 (2004)
43. Polzhofer, G.K., Petersen, W., Hassenpflug, J.: Thromboembolic complication after arthroscopic shoulder surgery. Arthroscopy **19**, E129–E132 (2003)
44. Rathbun, S.: Cardiology patient pages. The surgeon general's call to action to prevent deep vein thrombosis and pulmonary embolism. Circulation **119**, e480–e482 (2009)
45. Reinharez, D.: Varices in athletes. Phlebologie **22**, 263–269 (1969)
46. Reinharez, D.: Fitness and competitive sports in venous pathology. Phlebologie **33**, 513–521 (1980)
47. Reinharez, D., Monsonego, J.: Veins and contraception. Contracept Fertil. Sex (Paris) **13**, 131–136 (1985)
48. Rhodes, J.M., Cho, J.S., Gloviczki, P., Mozes, G., Rolle, R., Miller, V.M.: Thrombolysis for experimental deep venous thrombosis maintains valvular competence and vasoreactivity. J. Vasc. Surg. **31**, 1193–1205 (2000)
49. Ribeiro, J., Almeida-Dias, A., Ascensao, A., Magalhaes, J., Oliveira, A.R., Carlson, J., et al.: Hemostatic response to acute physical exercise in healthy adolescents. J. Sci. Med. Sport **10**, 164–169 (2007)
50. Roberts, W.O., Christie Jr., D.M.: Return to training and competition after deep venous calf thrombosis. Med. Sci. Sports Exerc. **24**, 2–5 (1992)
51. Samama, M.M., Dahl, O.E., Quinlan, D.J., Mismetti, P., Rosencher, N.: Quantification of risk factors for venous thromboembolism: a preliminary study for the development of a risk assessment tool. Haematologica **88**, 1410–1421 (2003)
52. Scarvelis, D., Wells, P.S.: Diagnosis and treatment of deep-vein thrombosis. CMAJ **175**, 1087–1092 (2006)
53. Schrecengost, J.E., LeGallo, R.D., Boyd, J.C., Moons, K.G., Gonias, S.L., Rose Jr., C.E., et al.: Comparison of diagnostic accuracies in outpatients and hospitalized patients of D-dimer testing for the evaluation of suspected pulmonary embolism. Clin. Chem. **49**, 1483–1490 (2003)
54. Shebel, N.D., Marin, A.: Effort thrombosis (Paget-Schroetter syndrome) in active young adults: current concepts in diagnosis and treatment. J. Vasc. Nurs. **24**, 116–126 (2006)
55. Siekierzynska-Czarnecka, A., Polowiec, Z., Kulawinska, M., Rowinska-Zakrzewska, E.: Death caused by pulmonary embolism in a body builder taking anabolic steroids (metanabol). Wiad. Lek. **43**, 972–975 (1990)
56. Slawski, D.P.: Deep venous thrombosis complicating rupture of the medial head of the gastrocnemius muscle. J. Orthop. Trauma **8**, 263–264 (1994)
57. Stein, P.D., Fowler, S.E., Goodman, L.R., Gottschalk, A., Hales, C.A., Hull, R.D., et al.: Multidetector computed tomography for acute pulmonary embolism. N. Engl. J. Med. **354**, 2317–2327 (2006)
58. Tick, L.W., Kramer, M.H., Rosendaal, F.R., Faber, W.R., Doggen, C.J.: Risk factors for post-thrombotic syndrome in patients with a first deep venous thrombosis. J. Thromb. Haemost. **6**, 2075–2081 (2008)
59. Tsai, A.W., Cushman, M., Rosamond, W.D., Heckbert, S.R., Polak, J.F., Folsom, A.R.: Cardiovascular risk factors and venous thromboembolism incidence: the longitudinal investigation of thromboembolism etiology. Arch. Intern. Med. **162**, 1182–1189 (2002)
60. Wells, P.S., Anderson, D.R., Rodger, M., Forgie, M., Kearon, C., Dreyer, J., et al.: Evaluation of D-dimer in the diagnosis of suspected deep-vein thrombosis. N. Engl. J. Med. **349**, 1227–1235 (2003)
61. Westerbeek, R.E., Van Rooden, C.J., Tan, M., Van Gils, A.P., Kok, S., De Bats, M.J., et al.: Magnetic resonance direct thrombus imaging of the evolution of acute deep vein thrombosis of the leg. J. Thromb. Haemost. **6**, 1087–1092 (2008)
62. Zimlich, R.H., Fulbright, B.M., Friedman, R.J.: Current status of anticoagulation therapy after total hip and total knee arthroplasty. J. Am. Acad. Orthop. Surg. **4**, 54–62 (1996)

第五章 伤病率是否影响足球队的水平？来自土耳其的报告

Mehmet Serdar Binnet, Onur Polat, and Mehmet Armangil

熊䎖 译

内容

方法	887
结果	887
受伤率	888
受伤部位	888
诊断	888
损伤程度与环境	888
讨论	889
参考文献	890

足球在土耳其是最流行的运动之一，运动员人数和观众数量每日都在增加。球员人数的持续增长意味着伤员的增加，治疗费用的激增和球员出场时间的锐减，这就需要建立伤病的预防机制。今日的足球运动，在土耳其和其他国家一样，变得速度更快、侵害更强和更具挑战性。为了保证职业球员健康和安全，我们必须尽力改善损伤预防和治疗。对此，了解土耳其国内职业球员的准确受伤率很重要。需要多学科协作。球队的训练内容、医疗支持、营养配给等支持至关重要。球员的健康比从前更为重要。球队的成功在很大程度上依赖于医疗支持、伤病预防以及康复的效果。

已有一些运动伤监测方法，但是方法学正确的报告很少[19]。为此，欧足联 1999 年开始了减少职业足球运动员损伤，增加安全的研究。欧足联的医学委员会讨论了损伤报告系统的方法，并开发了几个报告系统，但无一被广泛采用[12]。该委员会的目的是设计一个最佳的职业足球运动员损伤的流行病学研究和报告系统。伤病预防措施基于完善的流行病学数据，预防伤病的第一步便是要确定伤病问题累及的范围，包括其发生率、严重程度和特性。

大多数足球运动损伤相关的研究来自成年男性职业球员。根据 Dvorak 和 Junge 进行的流行病学研究，足球比赛损伤率为 10～35 例/1000 小时[5]。比赛水平越高，风险越大[9,18,23]。足球运动损伤似乎较其他运动损伤更多，相关研究很多[1,3,4,7,15,16,21,25,28]。最高损伤率（35 例/1000 小时）出现在美国职业联盟[21]和冰岛国家地区联盟[1]，而最低发生率（12 例/1000 小时）则出现在荷兰[18]及丹麦[23]的低级别的运动员中。研究已表明，平均而言，每个优秀的足球运动员每年都会受到一次影响其发挥的伤病。从数据推算，每个由顶级球员组成的球队，在每赛季中预计会发生 4～8 例

M. S. Binnet (✉) and M. Armangil
Department of Orthopaedics and Traumatology, Ankara University Faculty of Medicine, İbni Sina Hospital, 06100 Ankara, Turkey
e-mail: mehmet.binnet@medicine.ankara.edu.tr;
mehmetarmangil@yahoo.com

O. Polat
Emergency Department, Ankara University Faculty of Medicine, 06100 Ankara, Turkey
e-mail: onurpolat1971@yahoo.com

严重损伤,也就是球队每赛季内将有20%~25%的球员因伤无法正常比赛超过一个月。受伤的发生率随着年龄而增加[18,26,29,33],而17~20岁的球员就算受伤率不比成年球员高,也是相差无几[18,20,26]。排名赛的受伤率要比季中赛高。12个不同性别、年龄和水平的国际足球联赛的调查结果显示,平均受伤率为2.7例/场或是88.7例/1000比赛小时[20]。导致缺席训练或比赛的损伤率,为35例/1000比赛小时,约为每场比赛一例。

这些数据反映了所在国家球员伤病的程度。该数据库现在能给出常见问题的答案和方法。本研究的主要目的是摸清土耳其职业联盟赛中伤病发生的情况,建立我们特有的新基准数据库用于比较和将来使用,以制定一套效价满意的有效预防机制。我们相信最终成果将使我们发现足球医疗服务方面的不足,改进训练和康复程序,完善现有预防措施以增进这项运动的安全性。

方法

研究对象包括了土耳其足球联盟2004—2005年甲级和2005—2006年甲级乙级球员。从队医那里得到2004—2006年的土耳其甲乙级联赛的伤情报表。共纳入42支球队的1264名球员。每个俱乐部的队医负责赛后填表并送至研究负责人。从参赛(训)记录来计算缺席训练或比赛的时间。通过体检得出诊断,并非每次都经进一步检查证实,因为有球员未坚持随访。为了研究的准确性,要求队医要来自医疗团队,参加所有的比赛和训练,以完成伤情报表的报告。在研究开始之前先开会培训,向队医们传达及说明本研究的性质。

在欧足联的研究中,缺席性损伤的定义用于职业比赛[12]。本研究采用Ekstrand的定义:在既定日程的训练或比赛中发生的,导致缺席训练或比赛的伤害[6]。虽然这一定义有赖于训练或比赛的频率,然而在甲级联赛,球员每天都会参加训练或比赛。在欧洲足联再次受伤的定义是指在初次受伤的最后康复日2个月内发生的,与初次受伤类型相同、部位相同的损伤。如果缺席比赛或训练不超过1周,为轻度;缺席1周至1个月为中度;缺席超过1个月为重度损伤。

根据参赛(训)记录,统计每位球员在训练和比赛的小时数。这项研究包括2个完整赛季,因为不同赛季的受伤风险及模式不同[11,32]。同样记录俱乐部球员参加国家队比赛的上场时间和受伤情况列入研究。

遵照赫尔辛基宣言,每位参与研究的球员都单独签署了知情同意书,并有一个伦理委员会审查本项研究。统计分析采用χ^2检验和Fisher精确检验。

先填写一份基本情况表,内容包括:人体测量学数据和以前的病史,具体包括年龄、体重、身高、主势腿和以往的受伤及手术情况。另一份表格用于记录出勤及个人上场情况。这张表格列有球员的姓名、编号并为其每次训练或比赛分列出一栏填写个人上场情况。详细记录损伤信息。如损伤发生的日期、在训练还是比赛中、损伤的类型、部位及严重程度、是否为身体接触性以及损伤机制。

对所有损伤,均记录受伤部位、既往受伤史、损伤类型(扭伤、劳损、挫伤、运动过量及再次受伤)、事件性质(身体接触性、非身体接触性)以及缺席比赛或训练的时间。受伤率按每1000小时出现的新伤来计算[29]。损伤定义采用Hagglund等的文章[13](表1)。

表1 损伤的定义

T损伤损	
扭伤	韧带与关节囊的急性牵拉损伤
拉伤	肌肉与肌腱的急性牵拉损伤
挫伤	组织挫伤,没有其他损伤
骨折	骨创伤性断裂
脱位	关节的骨性部分或完全移位
其他	没有其他分类的损伤(伤口脑震荡等)
过度使用	肌肉骨骼系统的疼痛综合征,隐性起病,没有与症状有关的已知损伤或疾病(改良自Orava[24])

结果

表2列出了参与本项研究球员的人体测量数据。

表2 足球队员的身体数据

平均年龄	25.35岁(18~37)
平均身高	179.52cm(160.8~196.2)
平均体重	75.12kg(58.5~98.3)
主势腿	78.58%(右)
	19.86%(左)
	1.56%(双)

受伤率

本研究中有 26 支甲级球队,其余为乙级球队。共有 779 人受伤,受伤率为 19.8 例/1000 小时。其中,再次受伤者有 104 例,训练中受伤者有 465 例。比赛时及训练时受伤的几率分别为 17.3 例/1000 小时和 21.2 例/1000 小时。

受伤部位

最常见的受伤部位是大腿和脚踝,在甲乙级联赛之间没有统计学上的差异。右侧肢体受伤占 59%,左腿占 37%。损伤部位都显示在图 1。

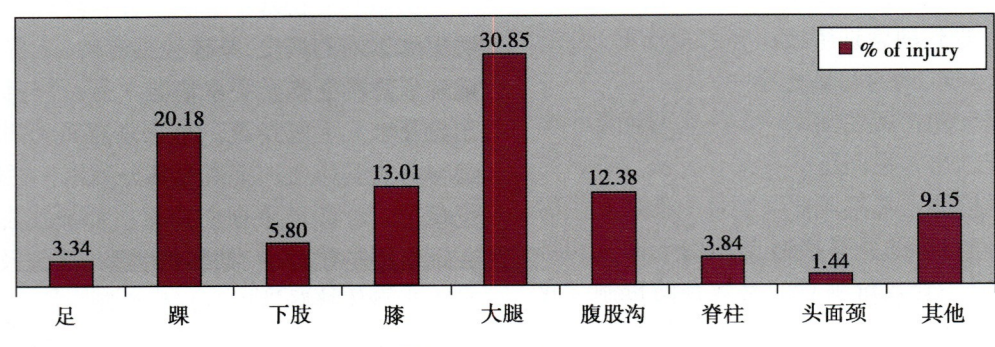

图 1　损伤部位分布

诊断

在两级联赛中,劳损是最常见的诊断,而扭伤在甲级比赛中排名第二,过度使用在乙级联赛中排名第二。大腿劳损最为常见。图 2 给出了各种诊断的发生率。

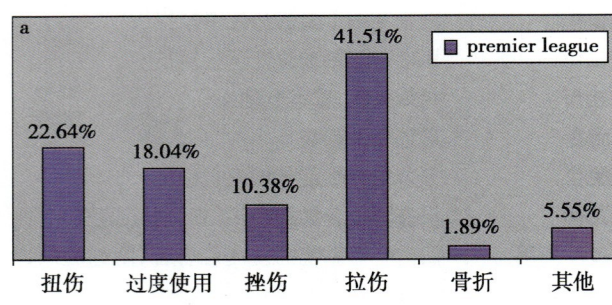

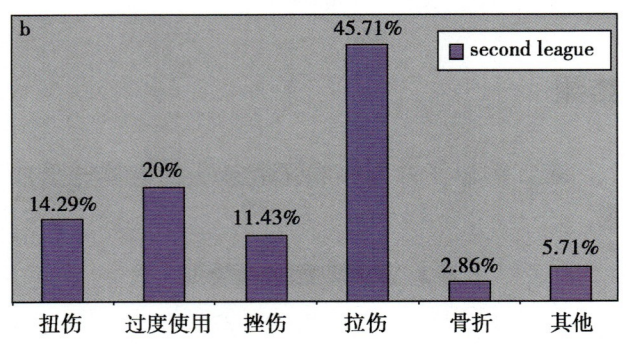

图 2　甲乙级球队损伤诊断分布

损伤程度与环境

将近一半的损伤为轻度,导致缺席比赛或训练的时间不足 1 周(表 3)。甲级队比赛接触受伤较多,而在乙级队,非接触性损伤较高。对两级联赛而言,非接触性损伤都是训练中最常见的受伤类型(表 4)。

表 3　损伤程度的地区分布

	轻(%)	中(%)	重(%)
总	69.50	25.53	4.96
Middle Anatolia	46.30	45.44	8.26
Black Sea	49.23	41.54	9.23
Marmara	57.35	36.76	5.88

表 4　接触与非接触损伤的地区分布

	总(%)	Middle Anatolia(%)	Black Sea(%)	Marmara(%)
接触	30.72	25.88	31.75	54.55
非接触	69.27	74.12	68.25	45.45

损伤的类型与严重程度存在着地区间的差异。最高严重损伤发生率在 Black Sea 地区(9.23%),最低在 Marmara 地区,占 5.88%。具体情况见表 3~表 5。

表 5 损伤类型的地区分布

	扭伤(%)	过度使用(%)	挫伤(%)	拉伤(%)	骨折(%)	脱位(%)	其他(%)
Middle Anatolia	17.54	11.20	1.75	51.10	3.51	—	15.79[a]
Black Sea	27.14	18.57	18.57	31.43	2.86	1.43	
Marmara	28.57	27.14	1.43	20.00	5.71	—	17.14[b]

[a] 上呼吸道感染、排尿困难、机械性背痛、胃炎、蜂蜇
[b] 腹泻、细菌性皮肤感染、上呼吸道感染、眼部损伤、跖趾胼胝

讨论

职业足球带来了竞争与挑战。增加的比赛旅行、获胜的激情、更激进的拦截是造成受伤率升高的因素。为防止受伤，奠定职业足球发展的基础，我们相信，这份全面的伤情报告是意义重大的。许多盛行足球的欧洲国家都遇到了同样的问题[20]。足球球员受伤不仅威胁其自身健康，也造成了个人在医疗费用上的负担。足球运动损伤对国家医保造成冲击，应将足球从业人群划分为创伤高风险亚群，以从性价比出发制定出更为有效的预防策略[20]。据英国卫生与安全执行局公布的资料，在职业足球运动中，尤其是最高级别的比赛中，受伤给俱乐部带来的经济负担的比例明显较工业生产行业高，因为足球运动的损伤要远远超过工业生产方面的数字[16]。

为确保职业球员的健康和安全，必须推进损伤预防措施。收集土耳其职业足球的损伤数据，有助于改善损伤预防和医疗。协调方法体系使损伤模式研究能有效地关联以作出正确的比较。尽管损伤定义不明确，但需要诊断与治疗的比赛和训练缺席是接受的概念[18,19]。运动损伤明确的定义是损伤必须为参与某项运动的后果，然而困难的是确立最合适的上报门槛。伤情报告的可行性与质量取决于损伤的界定、信息的来源、损伤记录表的特点以及上场数据的获取[5]。

我们依照欧洲足联损伤报告系统，开发和实施新的损伤报告系统，分析发生率、环境与其他数据。要完善预防措施，了解损伤的危险因素是至关重要的。为使这一方法更适于广泛应用，需要更多球队及国家的数据，以监测损伤的危险因素及其长期变化。

之前的相关文献能明确的是比赛水平越高，受伤的风险越大[9,18,23]。Ekstrand 等报告瑞典国家足球队的受伤率为 30.3 例/1000 比赛小时，这是相当高的[10]。Hagglund 等比较了 1982 年与 2001 年瑞典联赛赛季每 1000 小时受伤率，在训练时为 4.6 与 5.2，比赛时为 20.6 与 25.6，受伤率接近[13]。英国职业足联的 Hawkins 和 Fuller 在 1999 年报道训练及比赛时的受伤率各为 3.4 及 25.9，总体受伤率为 8.5 例/1000 小时。不考虑比赛级别的话，报道的受伤率都相当接近，大约为 2.3～7.6 例/1000 训练小时[1,8,9,11,15,23,27]。我们的研究中比赛受伤率为 17.3 例/1000 小时，大体与欧足联的数字接近。其他文献中，比赛受伤率超过训练。但本研究训练中的受伤率为 21.2 例/1000 小时。是首次报告训练受伤率高于比赛受伤率的文献。在探讨我国足球运动损伤状况较为不同的原因时，损伤模式分析带来了新的争议。

我们首先对我国足球体系中培训教练的老师进行教育。优化培训计划、提升球员身体素质、教育他们预防受伤以及重新制定预防措施是当今足球运动的一部分。我们检查了训练习惯，按照国际足球的规律采取预防手段。从我们的伤情研究中得到的结论，清楚地显示需要正确制订训练计划，回顾整个训练体系。我们希望这些发现能为今后制定我们自己的足球损伤预防策略有所帮助。

本研究另一项重要发现是，与文献报道的相反，非身体接触性损伤与肌肉损伤的比例很高。当我们考虑训练中的高受伤率时，很可能得到不同的结论。

在考虑地区差异时，我们发现 Middle Anatolia 中部地区的非身体接触性损伤发生率高达 74%。进一步研究发现，这一地区的球队在前两个赛季成绩不佳，赛季中不得不多次变更技术团队。这种情况也可以在欧洲足球界看到。技术团队对球队的不良赛绩负责，而不顾其他因素。这种状况会一直持续到再次更换技术团队。我们的研究证实，频繁更换技术团队并无益处。因为在单个赛季中不止一次变更技术团队的球队中肌肉损伤发生率很高。解释这一现象要从多方面考虑，常会有争论。一方面队员会试图在训练中逞强以给新的教练留下个好印

象,另一方面,新教练也会推出新的规定,比他的前任训练的更苦。这可能既与球员拼命给技术团队留下好印象有关,也与技术团队的铁腕训练计划和战术变更有关[30]。数个地区相似的观测结果证实了这一观点。举个例子,Marmara 地区很少变更技术团队、阵容稳定的球队,是该地区最强大的队伍。

在本研究中,最常见的损伤部位是大腿、踝关节和膝关节。而有些报道以膝踝关节为主[1,6,8,11,22,23,26,27]。在瑞典的足球队,大腿受伤最常见,芬兰精英赛和英国职业联赛与我们的发生率统计相同[15,16,21,31]。大多数的大腿损伤是拉伤,Hawkins 和 Fuller 报道主要在大腿后侧[15,16]。Walden 等对瑞典足球的调查发现各部位的拉伤,占所有损伤的 22%,这一数据与大多数以往类似的研究(12%~30%)接近[1,6,11,22,23,27,31],但在英国职业足球队,拉伤约占所有损伤的 40%[15,16]。

在文献中,踝关节损伤似乎是最常见的足球运动损伤。最近一篇对我们国家队的研究中,踝关节扭伤的发生率为 2 例/1000 小时[2],我们的结果是 1.3 例/1000 小时,占所有损伤的 13%,与其他国家的结果类似。踝关节扭伤不算严重损伤,会缺席训练约 2 周。运动伤容易复发是足球运动的一个主要问题。本研究中,踝关节损伤的发生率低且康复期短,说明多数球队对这类损伤教导有方且准备充分疗效好。

为掌握受伤严重性的信息,受伤严重程度以缺席训练与比赛的时间来衡量。我们发现近 60% 的损伤为轻度,导致不能踢球的时间不到 1 周。相关文献有相似的数据,如在瑞典精英赛中为 60%,另一比较研究得出丹麦为 67%,瑞典为 61%[4,17]。Hagglund 等报道报告 1982 年和 2001 年瑞典足球精英赛中,导致缺席比赛不足 1 周的轻微伤或轻伤的比例分别为 68% 和 60%[13]。

再次受伤率在瑞典联赛为 22%[31]。其他报告再次受伤占所有损伤中的 7%~42%[1,15,16,23]。本研究中再受伤率为 13.3%,与文献报道接近。冠军联赛中再受伤率是所有损伤的 15%,近 2/3(61%)是运动过度损伤。英国职业足球联赛中运动过度损伤的发生率比之前报告的低,但是在这些研究中,骨膜炎、肌腱炎和滑囊炎等均被列为单独的损伤类型。Hawkins 等的研究结果与我们的相似,再次受伤导致缺席比赛或训练的时间更长[32]。尽管再次受伤可被视为医疗团队的问题,然而这并不完全正确,因为在要求训练者不惜代价取得胜利及让球员尽快重返球场的氛围中,再次受伤不可避免。

总之,球员是职业足球中获胜的关键。众所周知,伤病影响球队的表现、道德价值观、比赛结果及财务状况。这是导致该国足球队质量下降的客观指标。来自土耳其超级联赛的伤情报告十分重要,因为本研究向那些想要提高他们足球水平的国家发出了重要信息。虽然损伤的直接原因只涉及一名球员,但该事件可能是由足球俱乐部内部的缺陷造成,而在由国家队或俱乐部从事的当代足球运动中,稳定性和持续性是最重要的元素。作为本研究的延续,今后 2 年的损伤研究将决定我们的策略是否成功,我们球队在比赛中的获胜率可作为客观证明,也可作为本研究成功的进一步指标。

参考文献

1. Arnason, A., Gudmundsson, A., Dahl, H.A., Johannsson, E.: Soccer injuries in Iceland. Scand. J. Med. Sci. Sports **6**, 40–45 (1996)
2. Binnet, M.S., Kurdoğlu, M., Çilingiroğlu, K.: Prevention of injuries in top soccer players. In: First World Congress of Sports Trauma, Fifth Congress of the European Society of Knee Surgery and Arthroscopy, Palma de Mallorca, 1996. Abstract Book, pp. 193–194 (1992)
3. Boden, B.P., Kirkendall, D.T., Garrett Jr., W.E.: Concussion incidence in elite college soccer players. Am. J. Sports Med. **26**, 238–241 (1998)
4. Chomiak, J., Junge, A., Peterson, L., Dvorak, J.: Severe injuries in football players. Influencing factors. Am. J. Sports Med. **28**, S58–S68 (2000)
5. Dvorak, J., Junge, A.: Football injuries and physical symptoms. A review of the literature. Am. J. Sports Med. **28**, S3–S9 (2000)
6. Ekstrand, J., Gillquist, J.: Soccer injuries and their mechanisms: a prospective study. Med. Sci. Sports Exerc. **15**, 267–270 (1983)
7. Ekstrand, J., Gillquist, J.: The avoidability of soccer injuries. Int. J. Sports Med. **4**, 124–128 (1983)
8. Ekstrand, J., Gillquist, J., Moller, M., Oberg, B., Liljedahl, S.-O.: Incidence of soccer injuries and their relation to training and team success. Am. J. Sports Med. **11**, 63–67 (1983)
9. Ekstrand, J., Tropp, H.: The incidence of ankle sprains in soccer. Foot Ankle **11**, 41–44 (1990)
10. Ekstrand, J., Walden, M., Hagglund, M.: Risk for injury when playing in a national football team. Scand. J. Med. Sci. Sports **14**, 34–38 (2004)
11. Engstrom, B., Forssblad, M., Johansson, C., Tornkvist, H.: Does a major knee injury definitely sideline an elite soccer player? Am. J. Sports Med. **18**, 101–105 (1990)
12. Hagglund, M., Walden, M., Bahr, R., Ekstrand, J.: Methods for epidemiological study of injuries to professional football players: developing the UEFA model. Br. J. Sports Med. **39**, 340–346 (2005)
13. Hagglund, M., Walden, M., Ekstrand, J.: Exposure and injury risk in Swedish elite football: a comparison between seasons 1982 and 2001. Scand. J. Med. Sci. Sports **13**, 364–370 (2003)
14. Hagglund, M., Walden, M., Ekstrand, J.: Injury incidence and distribution in elite football–a prospective study of the Danish and the Swedish top divisions. Scand. J. Med. Sci. Sports **15**, 21–28 (2005)
15. Hawkins, R.D., Fuller, C.W.: A prospective epidemiological study of injuries in four English professional football clubs. Br. J. Sports Med. **33**, 196–203 (1999)
16. Hawkins, R.D., Hulse, M.A., Wilkinson, C., Hodson, A., Gibson, M.: The association football medical research programme: an audit

17. Inklaar, H.: Soccer injuries. I: incidence and severity. Sports Med. **18**, 55–73 (1994)
18. Inklaar, H., Bol, E., Schmikli, S.L., Mosterd, W.L.: Injuries in male soccer players: team risk analysis. Int. J. Sports Med. **17**, 229–234 (1996)
19. Junge, A., Dvorak, J.: Influence of definition and data collection on the incidence of injuries in football. Am. J. Sports Med. **28**, S40–S46 (2000)
20. Junge, A., Dvorak, J., et al.: Football injuries during FIFA tournaments and the Olympic Games 1998–2001 – development implementation of the injury reporting system. Am. J. Sports Med. **32**, S80–S89 (2004)
21. Luthje, P., Nurmi, I., Kataja, M., et al.: Epidemiology and traumatology of injuries in elite soccer: a prospective study in Finland. Scand. J. Med. Sci. Sports **6**, 180–185 (1996)
22. Morgan, B.E., Oberlander, M.A.: An examination of injuries in major league soccer. The inaugural season. Am. J. Sports Med. **29**, 426–430 (2001)
23. Nielsen, A.B., Yde, J.: Epidemiology and traumatology of injuries in soccer. Am. J. Sports Med. **17**(6), 803–807 (1989)
24. Orava, S.: Exertion injuries due to sports and physical exercise. A clinical and statistical study of nontraumatic overuse injuries of the musculoskeletal system of athletes and keep-fit athletes. Thesis, University of Oulu, Finland (1980)
25. Ostenberg, A., Roos, H.: Injury risk factors in female European football. A prospective study of 123 players during one season. Scand. J. Med. Sci. Sports **10**(5), 279–285 (2000)
26. Peterson, L., Junge, A., Chomiak, J., Graf-Baumann, T., Dvorak, J.: Incidence of football injuries and complaints in different age groups and skill-level groups. Am. J. Sports Med. **28**, S51–S57 (2000)
27. Poulsen, T.D., Freund, K.G., Madsen, F., Sandvej, K.: Injuries in high-skilled and low-skilled soccer: a prospective study. Br. J. Sports Med. **25**, 151–153 (1991)
28. Soderman, K., Adolphson, J., et al.: Injuries in adolescent female players in European football: a prospective study over one outdoor soccer season. Scand. J. Med. Sci. Sports **11**(5), 299–304 (2001)
29. van Mechelen, W., Hlobil, H., Kemper, H.C.: Incidence, severity, etiology and prevention of sports injuries. A review of concepts. Sports Med. **14**(2), 82–99 (1992)
30. Vogel, U. (ed.): Reaping the harvest. UEFA Medicine Matters, vol. 12, pp. 4–8 UEFA (2006)
31. Walden, M., Hagglund, M., Ekstrand, J.: Injuries in Swedish elite football – a prospective study on injury definitions, risk for injury and injury pattern during 2001. Scand. J. Med. Sci. Sports **15**(2), 118–125 (2005)
32. Woods, C., Hawkins, R., Hulse, M., Hodson, A.: The Football Association Medical Research Programme: an audit of injuries in professional football-analysis of preseason injuries. Br. J. Sports Med. **36**(6), 436–441 (2002)
33. Yde, J., Nielsen, A.B.: Sports injuries in adolescents' ball games: soccer, handball and basketball. Br. J. Sports Med. **24**(1), 51–54 (1990)

第六章 射箭相关损伤

Volkan Kaynaroğlu and Yusuf Alper Kılıç

熊昊 译

内容

射箭相关运动损伤	892
历史背景	892
穿通性箭伤	893
肌肉骨骼损伤	894
传统射箭的主要问题	895
参考文献	895

射箭相关运动损伤

射箭是一项源于古代的广为流传的运动项目，有其特定的损伤模式[17]。主要是反复拉弓造成的肩部及软组织损伤。由于严格执行安全防护措施或瞒报，弓箭穿通伤事故相当少见，但呈增多趋势。这类损伤的治疗需要特别小心值得探讨，因为使用更远的射程的强弓的传统的射箭运动逐渐流行。

历史背景

箭伤的治疗实际上是"对外科史上的重要推动"[14]。Hippocrates、Galen、Aegina 的 Paulus、El-Zehravi、Celsus 与 Ambroise Pare 都论述过箭伤的治疗。

对箭伤治疗进行的最全面的描述出现在公元 15 世纪土耳其 Şerefeddin Sabuncuoğlu 所著的外科学课本 *Cerrahiyet'ül Haniye* 中[32]。他将此书献给征服者 Sultan Mehmed 二世时说"对尊敬君主，没有什么比科学更崇高"。在历史上，Sultan Mehmed 二世首次将在土耳其国家中流行了数千年的传统射箭运动创立为有组织的体育运动科目。他建立了许多体育场馆专用于传统射箭运动，最著名的是"okmeydanı"，意思是"射箭竞技场"。在这一时期，传统的土耳其射箭运动发展为一门专项，有着规范的训练计划和教程。

在当时的日常生活中，弓箭既是武器也是娱乐工具，使它成为造成穿通伤的元凶。Seljukian 王朝及 Ottoman 军队成功的关键因素之一就是拥有装甲轻盈、行动迅速的骑兵部队，他们的主要武器就是土耳其弓箭，骑兵可向各个方向射箭，且有很高的命中率（图1）。因为这些弓的力量强大（80~240kg）而且使用了特殊设计的箭头,其造成的箭伤后果几乎与现代兵器的终端弹道无异。根据 karpowicz 的研究,重 620g 的箭由 180 磅的土耳其弓射出后,具有 109 英尺磅的动能,这一数字大大超过能够完全穿透大型动物如麋鹿或驼鹿所需的 40 英尺磅的能量[15]。有其射穿 2 英寸(1 英寸 = 2.54cm)厚的金属,并在 100 码外射穿 0.5 英寸厚的木板的记录[18]。在近期的试验中,使用 Bodkin 箭头的土耳其箭在 2mm 厚的铁皮上测得的穿透力为 $420N/mm^2$(Topçubas,1,2007,个人交流)。

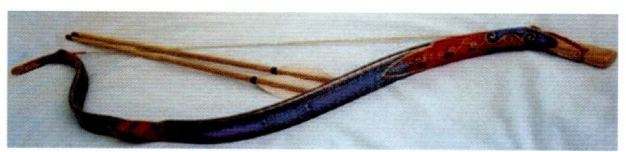

图 1 土耳其传统反弹弓箭

Cerrahiyet'ül Haniye 对箭伤病例的病理生理学和治疗进行了大量阐述。

书中的 94 章,Sabuncuoğlu 讲诉了箭伤的一般临床表现及其治疗。讨论的开始部分强调了箭和箭头的种类,尤其提到了带钩的箭头。然后,他讨论了每个器官系统损伤的临床表现。

当箭射中头部,穿过颅骨和覆盖大脑的膜,主要症状为严重的头痛、眩晕、视物模糊、红眼、焦虑、烦躁、辨向障碍、性情变化、抽搐及胆汁性呕吐。甚至舌头变红。有时,血性液体从鼻孔或耳流出。无法说话。有时有类似肉汤或米汤的白色液体从箭伤入口流出……

他描述头部穿通伤临床表现的能力清楚地表明,他有丰富的外伤病例经验,是一个好的观察者。他能区分不同程度的意识变化,并描述耳漏鼻漏。

在描述胸部损伤时,他说"若是入口离左乳腺较近,箭尖似射到坚硬器官,黑色血液从伤口流出,箭会周期性移动,患者会出冷汗,四肢冰凉,然后丧失意识……"这很可能是对休克的最早描述。他用正在煮的鸡蛋形容箭的振动,来说明这种快速的移动。

他还写道"若是箭射中胸部,从入口流出的血会带泡沫,其颈静脉怒张,呼吸延长,要求吸入冷空气。患者的颜色变了(情况变严重)。他无法睡觉并耸动肩部"。此临床现象描述的是张力性气胸伴颈静脉怒张与呼吸困难。他还描述了紫绀及使用辅助呼吸肌的情况。

他描述了腹部穿通伤,并分别叙述了各个脏器裂伤的情况,如胃("未消化的食物从伤口流出")、肠和膀胱。

他建议不去干预严重的病例,他认为这是徒劳的。他还介绍了祛除箭头的方法。在一些复杂的情况下,他建议等待几天以使体腔放松。他还描述了从骨头上取下箭头的方法。有一幅图绘出了他推荐用于取出箭头的手术器械 kelbeteyn(图 2)。

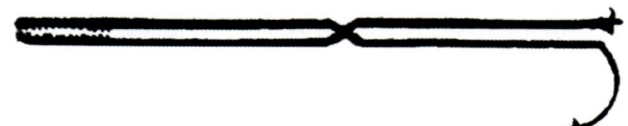

图 2 kelbeteyn,一把尖端带齿的夹钳。*Cerrahiyet'ül Haniye* 中推荐的箭头取出器械

他写道"如果不伴动脉或神经损伤,而且无感染,那么面部、颈部、四肢和背部的箭伤比其他部位容易处理……"。除了自己的临床经验外,他还列举了 El Zehravi(Abulcasis)(936—1013)的著名外科教材 Kitab'ul Cerrahiye(at-Tasfir 的最后三节)中的病例。他还描述了在受箭伤若干年后取出残留异物的情形,还有一位患者在取出异物前,用软膏治疗"腿部肿胀"。

穿通性箭伤

弓箭引起的穿通伤十分少见。我们目前对穿通性箭伤的了解主要基于运动中及打猎时出现的事故,企图自杀的弩伤以及部落冲突及游击战中产生的箭伤。在世界上的某些地区,弓箭仍被用作部落战争的武器,特别是在北尼日利亚、巴布亚新几内亚和印度的 Gujarat 地区[10,26]。打猎事故常有发生。据一份文献报道,在北美,1994—1997 年间,加利福尼亚州渔猎部门记载了 53 起弓箭伤,包括 8 起致命事故[14]。在二战期间,约有 5000 名士兵死于各国特种兵箭下,越南战争中也使用了弓箭[9,14]。

穿通性箭伤的程度取决于弓的拉力、箭头的设计、距离以及中箭部位。低拉力弓发出的箭经过长距离后会损失其大部分动能,伤害也减小。例外是儿童游戏中的意外伤害。尽管玩具号称是无害化设计的,但这类事故也能导致相当严重的眼外伤甚至穿透眼眶的脑外伤[2,6]。

Karger 等的实验显示,穿通性箭伤会致命[13]。他们发现,长弓和复合弓的平均速度分别为 45 米/秒和 67 米/秒,而箭的设计能保证极佳的终末弹道效应,仅带来微弱的初速下降。穿透身体的深度取决于速度和箭头设计,可达 17~60cm。箭很容易穿透肋骨,但易被粗的负重骨阻挡,压缩的箭头很难拔出。箭的动能足以穿透颅骨[3]。箭伤机制与子弹不同,尖锐的箭头产生穿透力,损伤仅局限在被箭刃直接切割的组织。要重点说明的是,用于传统的弓和打猎中的弓拉力更大,致命威胁更大。

由于组织有弹性且没有子弹的终末弹道效应-临时空腔及拇指效应,箭杆的压力可对周围的组织与血管起到部分填塞止血的作用[13]。尝试闭合拔箭可能造成严重出血。在试图取箭前,应该适当地评估箭的轨迹和可能造成的损伤,最好行CT检查。必须固定弓箭防止其在运输过程中移位,急救人员不应在外科会诊前尝试拔箭。如果箭头嵌入骨内,不要逆时针旋转箭杆,因为这可能只卸下箭杆。

头部箭伤是相当罕见的,大多数是试图用弩自杀造成的[3,11,20,21]。其特点是,通常是重碳纤维的箭,从颏下射向头部,穿越口腔和咽部,使气管插管非常困难。建议在清醒状态局麻下使用纤维喉镜来插管[11]。要做好必要的人员和器械准备,随时行紧急气管切开。同样的原则也适用于颌面部受伤的情况[29]。保持通气,必要时给予类固醇、镇静剂、抗生素和止痛药。箭头轨迹可能涉及一些重要结构,如丘脑、下丘脑、椎基底动脉环与脑动脉。行CT三维重建成像对于手术计划是非常有价值的[3]。箭头和箭杆应行手术取出。必须预防感染性并发症、术后脑脊液漏和动脉瘤。

胸部和腹部穿通伤常见于部落冲突和狩猎中[7,10,28,30]。危及生命的问题必须立即处理,必须保证可靠的气道和充分的通气,建立两处大口径静脉通道。持续评估生命体征和循环对胸腹部受伤的患者是至关重要的。气管插管和正压通气后病情迅速恶化的,必须警惕张力性气胸或心包填塞的可能性。如果患者病情稳定,那么有必要行CT评估箭体与重要结构的关系,并确定有无箭头碎片。动态CT扫描也可以通过检测造影剂外渗显示活动性出血。除了气胸、血胸和大血管损伤,会有更严重的箭伤,如穿透心脏和降主动脉等[28]。如果箭的外露部分有节律地搏动,应注意有无累及或接近心脏与主动脉的穿通伤。箭头必须在直视下取出,避免进一步损伤心脏、冠状动脉、大血管和支气管树。受伤的肺段可能需要楔形切除。腹部箭伤时,在箭的轨迹上有活动性结构如肠曲受累时,不应将其推到一边,而应切开探查。在探查时高度注意隐匿性损伤,如输尿管损伤[25]。在上腹部或下胸部受伤时,医生应始终考虑到伴随邻近体腔损伤的可能性。基于穿通伤的总体经验,对病情模棱两可但血流动力学稳定的患者行腹腔镜和(或)胸腔镜探查是很有用的。

Launikitis 报告了一个案例,一名弓箭手不小心将一枚破损的碳质空心箭射入自己的左前臂和手中,导致箭体及较多碳纤维存留在伤口[23]。他采用闭合灌洗技术,但有些争议认为难以冲出存留的碎片,在这种情况下,建议在手术室行开放清创[31]。

肌肉骨骼损伤

射箭是一项静态的运动,它需要躯干和上肢的力量与耐力,身体承受非对称的力[16,19,27]。损伤模式与射手的姿势及其在拉弓、瞄准、放箭时使用的技术密切相关。另外一项因素是弓的拉力。在国际赛弓的拉力为 45~50 磅(20~23 千克),复合弓的拉力可以减少了 30%~35%。复合弓是由一个由绳缆及侧突的滑轮构成的系统,可为射手省力,使射手在瞄准时仅用 60%~75% 的拉力达到更大的峰值拉力(高达 60 磅,27 千克)[27]。

根据 Mann 的研究,在国际赛事中,男射手每天拉开 40~45 磅(18~23 千克)的弓 75 次,连续 4 天。这会对躯干和上肢的骨、韧带及肌肉结构施加巨大的重复载荷(每天 3400~3750 磅静载荷)[1,27]。一名优秀的射手在训练中平均每天射箭 180 发[4]。

尚缺乏统一的弓箭相关损伤定义与报道,各种报告中的发生率也不一致。此外,损伤模式也因不同射手的经验和训练负荷而不同。在新手中,持弓侧前臂的擦伤和挫伤比较常见。与手指的水疱和擦伤等轻伤不同,有些伤可能会导致射手急性或慢性射箭能力丧失,最常见的身体受累部位是拉弓一侧的肩部。

慢性损伤通常表现为过度使用综合征,如反复向心或离心负荷造成肌腱炎与肌肉劳损,或者习惯性肩关节不稳。通过矫正不正确的姿势及加强相关肌肉的力量来进行预防,是处理过度使用综合征的关键。可能造成竞技状态下降和永久性伤害的最主要损伤是拉弓侧肩前方撞击,伴有肱二头肌长头腱炎和(或)冈上肌腱炎[27]。除了锻炼肌肉外,改良姿势及拉弓时的外展角度也可改善撞击。此外,加强肩袖肌肉锻炼有助于使肱骨头更好沉入肩盂,减小反复拉弓带来的肌腱损伤[5,24]。肩关节囊周围的肌肉必须锻炼好,包括前锯肌、菱形肌、斜方肌和背阔肌平稳地收缩才能将弓拉满。

肘部过度训练是主要受伤原因,造成肌腱疲劳和肌腱炎。为预防肘部损伤,建议适当的热身并使用合适拉力的弓[22]。上髁炎和滑车周围炎可通过休息并使用非甾体类消炎药治疗。严重者可能需要用石膏制动并局部应用皮质激素。有效的长期治疗还包括物理治疗和康复。其他肘部损伤还有肱二头肌、肱三头肌的肌腱炎和弓弦挥鞭造成的前臂血肿[22]。

通过抗重力肌肉的等长收缩,保持正确的姿势是成功放箭的关键[19]。躯干的伸肌与屈肌平衡,避免了放箭过程中的过伸。过度后仰并转体是一种不良姿势,导致腰背部肌肉负荷不对称,尤其是椎旁肌肉。除了纠正姿势,拉伸和椎旁与前腹部肌肉的耐力训练是有帮助的。

颈部疼痛和僵硬,也是射箭手常见的问题。在拉弓、瞄准、放箭及后续动作中,颈部始终保持扭转[19]。一些箭手在拉至满弓时不是让弓弦靠向头部,而是将头部向弓弦靠拢。这会导致颈部肌肉的不对称负载。进行主动与被动的活动度锻炼是有帮助的。

对于年龄超过35岁的运动员,在鉴别诊断时应考虑一些退行性疾病,如肩袖撕裂或椎间盘退变等。由于腕伸肌的反复负荷及放箭方式不正确,弓箭手可出现外上髁炎、肘内侧肌腱炎和de Quervain腱病等[22]。

周围神经受到反复挤压、牵拉和摩擦可以形成周围神经卡压症[8]。已有正中神经和桡神经卡压综合征的报道。另一个可能发生的重要神经损伤是胸长神经受到牵拉或压迫损伤,可导致翼状肩。也有成人的掌骨骨折和儿童的骨骺损伤的报道[8]。

在瞄准过程中头部的扭转可使椎基底动脉系出现狭窄性病变,会导致缺血性疾病和中风。因为有发生弓猎手中风的可能性,所以如在射箭过程中出现眩晕和面部刺痛,应立即中止运动并就医[8]。在拉至满弓并瞄准时,屏气可以增加胸腔内压。kamiyoshihara等曾有个案报道,一名箭手在发生交通意外20年后出现了乳糜胸[12]。乳糜胸是因胸导管吻合处因胸腔内压力增加破裂导致。

传统射箭的主要问题

虽然缺乏数据报告,但传统射箭使用的弓拉力较大且拉弓技术不同,可能会比奥运会射箭项目造成更严重的损伤。尽管受伤报告稀缺,射箭仍是一项很易出现穿通伤事故的项目,尤其是在传统射箭逐渐盛行的今天,加上这项运动的约束和规则又很少,在特殊条件下进行,如骑马射箭。此外,传统射箭中使用的弓拉力特别大,并使用一些为产生更大损伤而特殊设计的箭头。传统的土耳其射箭运动尤其如此,所用的弓产生的终端弹道性能几乎与火器无异。与日本弓道所使用的由竹木叠片制成的2.21米的长弓相比,土耳其传统箭术使用的是利于在马背上发射的复合弓,长为52~59厘米。目前在土耳其传统箭术中使用弓拉力范围为40~120磅(18~55千克),比其他传统弓和奥林匹克弓拉力大。拉弓的技术也不同。与三指扣弦技术不同,他们使用拇指拉弦,这可能会引起特殊的骨科损伤。

致谢 感谢FITA主席Dr. Uğur Erdener教授的友情建议与帮助。

参考文献

1. Açıkada, C., Ertan, H., Tınazcı, C.: Shooting dynamics in archery. In: Ergen, E., Hibner, K. (eds.) Sports Medicine and Science in Archery (FITA), pp. 15–36. Hacettepe Publishing House, Ankara (2004)
2. Dasgupta, S., Mukherjee, R., Ladi, B.S., Gandhi, V.H.: Pediatric ocular trauma – a clinical presentation. J. Postgrad. Med. **36**, 20–22 (1990)
3. de Jongh, K., Dohmen, D., Salgado, R., Özsarlak, Ö., Van Goethem, J.W.M., Beaucourt, L., Jorens, P.G., Van Havenbergh, T.W., De Schepper, A.M., Parizel, P.M.: "William Tell" injury: MDCT of an arrow through the head. AJR **182**, 1551–1553 (2004)
4. Ergen, E., Çirçi, E., Lapostolle, J.C., Hibner, K.: FITA medical committee archery injuries survey (seniors). In: Ergen, E., Hibner, K. (eds.) Sports Medicine and Science in Archery (FITA), pp. 59–64. Hacettepe Publishing House, Ankara (2004)
5. Ergen, E., Şimşek, B.: Shoulder strengthening exercises for injury prevention in archery. In: Ergen, E., Hibner, K. (eds.) Sports Medicine and Science in Archery (FITA), pp. 87–103. Hacettepe Publishing House, Ankara (2004)
6. Ervin-Mulvey, L.D., Nelson, L.B., Freeley, D.A.: Pediatric eye trauma. Pediatr. Clin. North Am. **30**, 1167–1183 (1983)
7. Fingleton, L.J.: Arrow wounds to the heart and mediastinum. Br. J. Surg. **74**, 126–128 (1987)
8. Hildenbrand, J.C., Rayan, G.M.: Archery. In: Caine, D.J., Harmer, P.A., Schiff, M.A. (eds.) Epidemiology of Injury in Olympic Sports. IOC Medical Commission Publication. Wiley-Blackwell, Hong Kong (2010)
9. Hurley, V.: Arrows against steel. In: The History of the Bow. Mason/Charter, New York (1975)
10. Jacob, O.J.: Penetrating thoracoabdominal injuries with arrows: experience with 63 patients. Aust. NZ J. Surg. **65**, 394–397 (1995)
11. Joly, L.M., Oswald, A.M., Disset, M., Raggueneau, J.L.: Difficult endotracheal intubation as a result of penetrating cranio-facial injury by an arrow. Anesth. Analg. **94**, 231–232 (2002)

12. Kamiyoshihara, M., Ibe, T., Kakegawa, S., Sato, K., Takise, A., Takeyoshi, I.: Late-onset chylothorax after blunt chest trauma at an interval of 20 years: report of a case. Surg. Today **38**, 56–58 (2008)
13. Karger, B., Sudhues, H., Beat, P., Kneubuehl, B.P., Brinkmann, B.: Experimental arrow wounds; ballistics and traumatology. J. Trauma **45**, 495–501 (1998)
14. Karger, B., Sudhues, H., Brinkmann, B.: Arrow wounds: major stimulus in the history of surgery. World J. Surg. **25**, 1550–1555 (2001)
15. Karpowicz, A.: Ottoman bows – an assessment of draw weight, performance and tactical use. Antiquity **81**, 675–685 (2007)
16. Kasapis, C., Thompson, P.D.: Sports cardiology. In: Schwellnus, M.P. (ed.) The Olympic Textbook of Medicine in Sports. IOC Medical Commission Publication. Wiley-Blackwell, Hong Kong (2008)
17. Kinney, D.C.: Archery: An Olympic History. International Archery Federation (FITA) World Sport Research and Publications, Los Angeles (2005)
18. Klopsteg, P.E.: Turkish Archery and the Composite Bow, 4th edn. Simon Archery Foundation, Manchester (2005). First published 1937
19. Koşar, N., Demirel, H.: Kinesiological analysis of archery. In: Ergen, E., Hibner, K. (eds.) Sports Medicine and Science in Archery (FITA), pp. 3–12. Hacettepe Publishing House, Ankara (2004)
20. Krukemeyer, M.G., Grellner, W., Gehrke, G., Koops, E., Puschel, K.: Survived crossbow injuries. Am. J. Forensic Med. Pathol. **27**, 274–276 (2006)
21. Kurt, G., Börcek, A.Ö., Kardefi, Ö., Aydıncak, Ö., Çeviker, N.: Transcranial arrow injury: a case report. Turk. J. Trauma Emerg. Surg. **13**(3), 241–243 (2007)
22. Lapostolle, J.C.: Elbow pathologies in archery. In: Ergen, E., Hibner, K. (eds.) Sports Medicine and Science in Archery (FITA), pp. 70–81. Hacettepe Publishing House, Ankara (2004)
23. Launikitis, R.A., Viegas, S.F.: Arrow shaft injury of the wrist and hand: case report, management, and surgical technique. South. Med. J. **102**, 77–78 (2009)
24. Littke, N.: Shoulder injuries, a rehab perspective. In: Ergen, E., Hibner, K. (eds.) Sports Medicine and Science in Archery (FITA), pp. 82–86 Hacettepe Publishing House, Ankara (2004)
25. Madhok, B.M., Duttaroy, D.D., Desai, R., Yeluri, S.: Ureteric injury caused by a penetrating arrow. J. Trauma **63**, E17–E18 (2007)
26. Madhok, B.M., Roy, D.D., Yeluri, S.: Penetrating arrow injuries in Western India. Injury **36**, 1045–1050 (2005)
27. Mann, D.L.: Injuries in archery. In: Renström, P. (ed.) Clinical Practice of Sports Injury Prevention and Care. IOC Medical Commission Publication. Blackwell, Hong Kong (1994)
28. Mullan, F.J., O'Kane, H.O.J., Dasmahapatra, H.K.: Mediastinal transfixation with a crossbow bolt. Br. J. Surg. **78**, 972–973 (1991)
29. Olasoji, H.O., Tahir, A.A., Ahidjo, A., Madziga, A.: Penetrating arrow injuries of the maxillofacial region. Br. J. Oral Maxillofac. Surg. **43**, 329–332 (2005)
30. Peloponissios, N., Halkic, N., Moeschler, O., Schnyder, P., Vuilleumier, H.: Penetrating thoracic trauma in arrow injuries. Ann. Thorac. Surg. **71**, 1019–1021 (2001)
31. Testerman, G.M.: Upper extremity arrow shaft injury and management. South. Med. J. **102**, 12–13 (2009)
32. Uzel, I.: Cerrahiyetü'l Haniye. Türk Tarih Kurumu Yayınları [Turkish Historical Society], Ankara (1992)

第七章 板球相关损伤

Chakra Raj Pandey

熊羿 译

内容

介绍	897
历史回顾	898
板球相关损伤	898
损伤机制	899
对策	899
总结	900
参考文献	900

介绍

在英联邦国家,板球是最受欢迎的运动。与足球不同的是,板球是非身体接触性运动;然而,它也有不少相关损伤。球的直接打击可造成骨折和软组织损伤。碰撞边栏,可能会使运动员的软组织、骨及头部受伤[19]。板球队员还会受到运动过度损伤,包括跑动、掷球、击球和抛球。抛球和击球是最常出现运动过度损伤的动作[15]。

缺乏训练技术、合适的鞋、合适的场地、正确的康复方案、适当的热身和适应训练,都是促成运动使用损伤的因素。板球是曾经被视为一种悠闲而绅士的运动。然而,一个重约156克的实心球从20米外以时速约140公里的速度飞向击球手可不能被视为悠闲的游戏[16]。板球因硬而有恶名,有致命的可能性。澳大利亚的投球手Jeff Thompson 投球速度记录为 160.45km/h[16]。多种预防措施,如赛季前适应训练、选拔体检及各种防护装备如头盔及面甲,可以减少损伤[16,20](图 1 和图 2)。

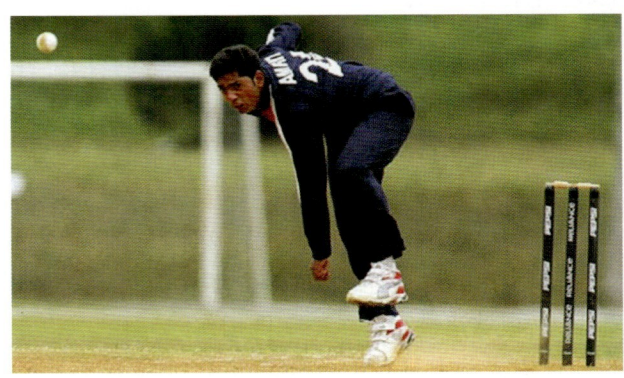

图 1 投球的放球期

C. R. Pandey
Department of Orthopaedics and Traumatology, Grande International Hospital and Medicare National Hospital and Research Centre, Chabahil Chowk, Chabahil, 13469, 977, Kathmandu, Nepal
e-mail: drchakra@gmail.com

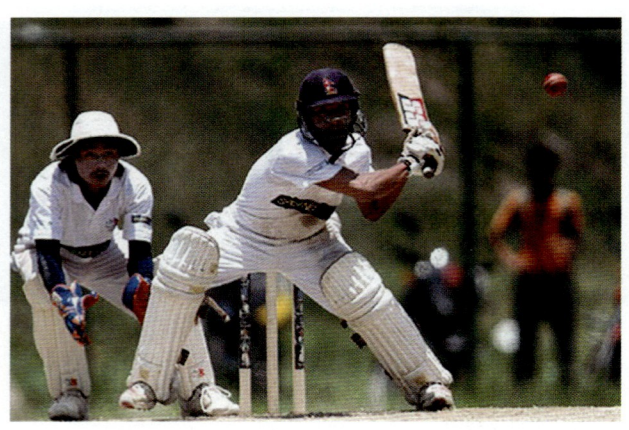

图2 击球时的保护面甲和护垫

历史回顾

最早的板球致死案要追溯到1751年,威尔士王子Frederick被板球击中而丧命[16]。Raman Lamba在孟加拉举行的一场俱乐部比赛中在防守时被球击中头部而死。只有2名板球运动员在佩戴先进装备时死于场上受伤。Lancashire 的 Ian Folley,1993年在 Whitehaven 队打球,被板球击中后死亡。Glamorgan 的球员 Roger Davis 在1971年防守时被球打中头部,几乎要了命。2009年南威尔士,一位裁判被防守队员扔出的球击中头部而殒命。

在18世纪末,板球从一种绅士的休闲运动演变为英国的全民运动[16]。大英帝国的扩张使板球在海外流行,在19世纪中叶,举办了第一次国际赛事。今天,这一项目的管理组织,国际板球理事会(ICC),拥有104个成员国[16]。随着在这些国家逐渐普及,板球已是仅次于足球的在世界上最受欢迎的运动。

板球相关损伤

成人受伤通常因球、球拍、摔跤、滑倒、绊倒、用力过猛和过度使用引起。手指常在接球、与另一球员碰撞及扑球时受伤。快速投球可造成躯干、腰背部或下肢的重复性微损伤[3]。

英国体育局针对包括板球在内的11项不同运动的英国北部213支球队进行的调查显示,在一个赛季中,板球运动引起了251例损伤[15]。

在澳大利亚进行的一项研究中,对于所有年龄组,最常见的运动损伤急诊次序是自行车、澳式橄榄球、篮球、足球、板球、无板篮球和英式橄榄球[9]。

根据澳大利亚的研究[8],15岁以上的板球运动员占所有运动伤急诊的7.3%[16]。运动伤急诊中板球致伤排名第5。上肢是最常见的受伤部位(占32.6%),下肢占22.8%,头部占16.6%。损伤类型主要是扭伤/劳损(占26%),骨折占22.7%,挫伤占19.6%[16]。

根据维多利亚损伤监测系统(VISS)的数据,头面部外伤(脸部、颊部、前额及头皮损伤)占39%,其余为四肢损伤:骨折占27%,脱位占13%,扭伤/拉伤占13%[20]。

南非的研究发现436名板球队员共发生812次损伤。大多数损伤涉及投球(41.3%)、防守及守门(28.6%)以及击球(17.1%)。板球最常见的受伤部位为下肢(49.8%)、上肢(23.3%)、腰背部及躯干(22.8%)。损伤类型主要是以肌肉为主的软组织损伤(41%)、关节损伤(22%)、肌腱损伤(13.2%)以及韧带损伤(6.2%)。主要的损伤机制为快速投球手的投球及顺势动作(25.6%)、过度使用(18.3%)和防守(21.4%)[22]。

Finch 等研究显示儿童的板球运动伤,占所有运动伤的3.7%,位列运动伤急诊第8。常见于头部(44.2%)和上肢(33.9%)[9,16]。

在儿童中,18%是由于板球拍致伤,2%为故意伤害。其他有:跑动中摔倒(10%)、接球时手指损伤(7%)和与他人相撞(6%)。

总体而言,室外正式板球比赛儿童受伤的情况中,93%者系碰撞受伤,其余7%者系过度使用或用力过度受伤。挫伤几乎占1/3,尤其眼部及足部(各占儿童受伤中的5%)。其他常见的儿童损伤包括:尺桡骨骨折(5%),膝关节拉伤或扭伤(5%)以及脑震荡(5%)[16]。

对于小运动员而言,过大的抛球负荷是过度使用损伤的重要因素[2]。少棒肩是指年少运动员出现骨骺分离的情况,据报道因快速抛球引起[5]。对于骨和韧带发育尚不完善的小运动员来说,最严重的运动过度损伤为椎弓峡部裂,它能限制今后继续参与这项运动[2,4]。

成年人与儿童受伤的住院率均为11%,然而,成人受的伤通常比儿童严重。数据显示,58%的受伤成人需要治疗,而儿童为24%,64%的儿童伤员仅需轻微治疗或不治疗[16]。

手指是成人和儿童最常见的单独受伤部位,两组均占22%。室内板球比赛中,成人和儿童头面部的损伤则占总损伤的1/4。成人头部损伤主要为鼻骨骨折、脸部和头皮挫伤、眼出血及眼附器肿胀。儿童的头面部损伤主要是眼部擦伤和脑震荡[16]。在成人中，膝与踝关节损伤（拉伤/扭伤及炎症）分别占12%和9%，腕部骨折占3%，肩关节脱位占2%[16]。

投球手易发生躯干侧面肌肉的损伤，主要为腹内斜肌、腹外斜肌和腹横肌（在下肋部附着点）的损伤。损伤可引起严重的疼痛和功能障碍。可通过修复撕裂的肌肉及进行功能康复训练来治疗[13]。

重复的投掷动作可导致肩袖的退变、肱二头肌肌腱炎或冈上肌腱撕裂[2]。常见的问题还包括应力性骨折、小腿痛、髌腱炎和肌肉撕裂。三柱门守门员也可因不自然的反复下蹲引起骨关节炎的改变[2]。

扑面而来或弹起的板球造成了所有运动相关面部骨折的14.6%。某些严重的碰撞或试图接住地面球而使身体一侧重摔至地面可造成脾破裂[16]。

损伤机制

在非正式的板球运动中，碰撞损伤最为常见[16]。预防各种过度使用、碰撞和一般损伤是必要的。1987年，Fitch认为快速的投球是板球运动中引起非身体接触性损伤的最主要动作之一。过度使用损伤在快速投球手很常见，特别是脊椎下段损伤[6,16]。快速、中速和慢速抛球都需要在短时间内反复扭动、拉伸及旋转动作，与此同时，身体组织和鞋必须吸收巨大的地面反作用力。

抛球动作可分为三个阶段：助跑后脚踏地（BFI）、跨步送球及出手（图1，2）。由于脊柱过度伸展，小关节会承受很大压力。肩部的连线随着在后脚踏地相（BFI）至前脚踏地相（FFI）肩部的运动而变化。球出手时，最易造成腰椎损伤[6,16]（图1和2）。快速投球手可以采用侧式、前式或混合式抛球[6,16]。一般认为混合式投球动作会引起脊柱过度扭曲，这要求在后脚踏地相脊柱过伸并侧屈，对腰椎产生相当大的应力而致伤[6,10,16]。

有研究[7]表明，侧方投球技术的损伤率最低[6,16]。投球臂对侧踝关节背屈减少，投球臂同侧髋内旋加大会增加快速投球手的反复微损伤[1]。

已发现的骨性异常包括：峡部裂、腰椎滑脱及椎弓根硬化[1,6]。每周多达300～500次的快速投球并伴有脊柱的伸展、侧屈及胸腰段旋转动作，对脊柱施加了巨大的压力[12,23]。会有椎弓根峡部的骨应力反应并产生应力性不全骨折，左侧多于右侧[11]。过伸可能造成双侧椎弓峡部裂和腰椎滑脱。单侧峡部裂易出现于投球臂的对侧[11]。有30%～54%的球员患峡部裂，20%椎弓根裂，30%～63%患椎间盘退变[12,17]。Foster等人发现，如果快速投球手旋臂度数超过10°，则发生腰背痛与应力性骨折的几率较高。[10]。

一轮比赛中抛球次数过多，或是多轮投球，也是造成快速投球手受伤的另一项因素[16]。MacKay与Keech(1988)比较了赛季初与赛季末查体结果，发现休赛期间运动员下腰椎会变僵硬[14]。Foster等(1989)发现，下腰椎柔韧性减小会增加腰背部受伤的可能性[10,16]。

身体的脂肪过多不利于发挥，它既不能产生动力，又会让身体消耗能量以支持更大的体重[19]。姿势不良或存在基因易感性的板球运动员在抛快球时发生严重损伤的危险性会增加。

足弓低的投球手容易出现腰椎的应力性骨折[16]。

对策

应对措施是预防损伤的重要步骤。持续伤害监测是有效预防的基础[18]。Orchard运动损伤分级系统（OSICS）和国际疾病分类（ICD）可对各种体育运动中发生的伤病进行分类[19]。在造成损伤的一系列过程中，预防措施可分为初级预防（事故前），二级预防（事故中）和三级预防（事故后）（表1）[16]。

表1 板球运动伤应对措施[16]

一级	二级	三级
适当补水	环境	急救设备完善
注重生物力学	保护性装备	急救康复
教练培训	头盔	
鞋袜	护具	休息冰敷加压，抬高转诊
改变规则	手套	
营养	护裆	
矫形具	面具	
比赛环境	牙套	
参加前筛选	地面	
赛季前适应		
技术		
培训		
紫外线防护		
热身		

每一个直接或间接地参与板球运动的人都有责任教给球员安全的控球方法、预防过高的投球负荷、研制调整方案及比赛运行策略[21]。与板球运动损伤相关的既有内因,又有外因。应对球员的姿势进行生物力学优化,充分补充营养,使用合适的护具、适应训练或康复技术,以获得良好的运动成绩(表2)[16]。外因包括适当水化、合适的教练培训、鞋袜、调整比赛规则、场地和热身对预防损伤都有重要作用(表2)[16]。

表2 对抗板球损伤的内外因素[16]

内因	外因
生物力学纠正	适当水化
营养	教练培训
矫形器	距离
参赛前筛选	鞋袜
赛季前适应训练	急救
康复	改变规定
技术	比赛环境
	保护设备
	康复
	地面
	训练
	紫外线防护
	热身

可造成球员受伤的环境条件包括脱水、热衰竭和中暑。长期暴露在阳光下可引起皮肤癌[16]。鞋袜改良或使用护具能减少前脚蹬地时高应力带来的不良后果[10,16]。

澳大利亚板球理事会(ACB)提出了"SPOT"教育计划来帮助减少快速投球损伤(表3)[16]。强调良好的身体准备,杜绝过多投球并运用合适的技术以防止运动损伤。

表3 澳大利亚板球理事会(ACB)改进快球手的"SPOT"方案[16]

S	筛查所以年轻投球手的风险因素,包括姿势
P	良好的身体准备
O	避免过度使用和过度抛球
T	纠正技术动作

总结

像其他运动一样,板球运动也有不少运动伤。这些伤害轻重不一,极少数情况下甚至可造成死亡。须采取足够的保护措施来防止身体伤害。尽管有风险,板球仍然是英联邦最受欢迎的体育运动之选。

参考文献

1. Burnett, A.F., Khangure, M.S., Elliott, B.C., Foster, D.H., Marshall, R.N., Hardcastle, P.H.: Thoracolumbar disc degeneration in young fast bowlers in cricket: a follow up study. Clin. Biomech. **11**(6), 305–310 (1996)
2. Corrigan, A.B.: Cricket injuries. Aust. Fam. Physician **13**(8), 558–562 (1984)
3. Dennis, R.J., Finch, C.F., McIntosh, A.S., et al.: Sue of field-based tests to identify risk factors for injury to fast bowlers in cricket. Br. J. Sports Med. **42**, 477–482 (2008)
4. Dennis, R.J., Finch, C.F., Farhart, P.J.: Is bowling workload a risk factor for injury to Australian junior cricket fast bowlers? Br. J. Sports Med. **39**, 842–846 (2005)
5. Descher, W.R., Falliner, A., Zantop, T., et al.: Little league shoulder syndrome on an adolescent cricket player. Br. J. Sports Med. **38**, e14 (2004)
6. Eliott, B., Burnett, A., Stockhill, N., Bartlett, R.: The fast bowler in cricket: a sports medicine perspective. Sports Exerc. Inj. **1**, 201–206 (1995)
7. Elliott, B.C., Hardcastle, P.H., Burnett, A.F., Foster, D.H.: The influence of fast bowling and physical factors on radiological features in high performance young fast bowlers. Sports Medicine Training and Rehabilitation. **3**, 113–130 (1992)
8. Finch, C., Ozanne-Smith, J., Williams, F.: The feasibility of improved data collection methodologies for sports injuries. Monash University Accident Research Centre. (1995)
9. Finch, C., Valuri, G., Ozanne-Smith, J.: Sport and active recreation injuries in Australia: evidence from emergency department presentations. Br. J. Sports Med. **32**, 220–225 (1998)
10. Foster, D., John, D., Elliott, B., Ackland, T., Fitch, K.: Back injuries to fast bowlers in cricket: a prospective study. Br. J. Sports Med. **23**, 150–154 (1989)
11. Gregory, P.L., Batt, M.E., Kerslake, R.W.: Comparing spondylolysis in cricketers and soccer players. Br. J. Sports Med. **38**, 737–742 (2004)
12. Hardcastle, P., Annear, P., Froster, D.H., Chakera, T.M., McCormick, C., Khangure, A., and Burnett, A.: Spinal abnormalities in young fast bowlers. J. Bone Joint Surg. Br. **74-B**(3), 421–425 (1992)
13. Humphries, D., Jamison, M.: Clinical and magnetic resonance imaging features of cricket bowler's side strain. Br. J. Sports Med. **38**, 1–3 (2004)
14. MacKay, G., Keech, M.: Lumbosacral screening and prevention programme for junior elite male fast bowlers. In: Torode, M. (ed.) The Athlete-Maximising Participation and Minimising Risk Conference, pp. 13–18. Australian Sports Commission, Sydney (1988)
15. Mansingh, A., Harper, L., Headley, S., et al.: Injuries on West Indies cricket 2003–2004. Br. J. Sports Med. **40**, 119–123 (2006)
16. McGrath, A., Finch, C: Bowling cricket injuries over: A review of the Literature. Monash University Accident Research Centre Report No. 105: 1–86
17. Orchard, J., James, T., Alcott, E., et al.: Injuries in Australian cricket at first class level 1995/1996–2000/2001. Br. J. Sports Med. **36**, 270–274 (2002)
18. Orchard, J.W., Newman, D., Stretch, R., et al.: Methods for injury surveillance in international cricket. Br. J. Sports Med. **39**, e22 (2005)
19. Rae, K., Britt, H., Orchard, J., et al.: Classifying sports medicine diagnoses: a comparison of the International classification of diseases 10-Australian modification (ICD-10-AM) and the Orchard sports injury classification (OSICS-8). Br. J. Sports Med. **39**, 907–911 (2005)
20. Routley, V., Valuri, J.: Adult sports injury. Hazard **15**, 1–10 (1993)
21. Shaw, L., Finch, C.F.: Injuries to junior club cricketers: the effect of helmet regulations. Br. J. Sports Med. **42**, 437–440 (2008)
22. Stretch, R.A.: Cricket injuries: a longitudinal study of the nature of injuries to South African cricketers. Br. J. Sports Med. **37**, 250–253 (2003)
23. Weatherley, C.R., Mehdian, H., Vanden Berghe, L.: Low back pain with fracture of the pedicle and contralateral spondylolysis: a technique of surgical management. J. Bone Joint Surg. Br. **73-B**, 990–993 (1991)

第八章 风险运动的损伤

Omer Mei-Dan, Erik Monasterio, and Michael R. Carmont

熊昇 译

内容

简介	901
跳伞	901
登山探险	902
单板滑雪	903
风筝冲浪	904
皮艇漂流	905
冲浪	906
BASE 跳伞	907
山地自行车	908
总结	908
参考文献	909

O. Mei-Dan
Unit of Spine Surgery, Meir General Hospital, Tsharnichovski st. 59, 44281 Kfar-Saba, Israel
e-mail: omer@ extremegate. com, omer. mei-dan@ clalit. org. il

E. Monasterio
Medlicott Academic Unit, Hillmorton Hospital, Private Bag 4733, 8002 Christchurch, New Zealand
e-mail: erik. monasterio@ cdhb. govt. nz

M. R. Carmont (✉)
Department of Trauma & Orthopaedic Surgery, Princess Royal Hospital, The Old Dairy, Whiston Hall Farm, Boningale, Wolverhampton WV7 3BU UK, Telford, Shropshire, United Kingdom
e-mail: mcarmont@ hotmail. com

简介

　　风靡全球的探险旅游和风险运动成为越来越多的人的重要休闲项目。在这样的背景下,商业风险旅游日益成为世界经济的重要组成部分。风险运动包含了一系列的户外运动,如攀岩、登山、跳伞、白浪漂流、山地自行车以及低空极限跳伞等。这些运动中有些是新手也可以参与的,有些只能由经验丰富的运动员完成。

　　近来,研究者们高度关注与登山[30,33,40]、高空跳伞、白浪漂流[6]和山地自行车运动[8]有关的伤亡危险因素。本章将从运动损伤角度回顾有关此类新兴运动的文献,内容囊括了此类新兴运动的起源、运动中需要的配套装备、意外伤亡率以及每项运动的特定损伤类型。

跳伞

　　跳伞运动被定义为背着降落伞从飞机上跳下的运动,这是一项兼具竞赛性质和休闲性质的运动项目。据估计,跳伞运动已经覆盖了全球118个国家,吸引了超过67.5万的跳伞爱好者[19]。起自20世纪80年代的流行病学研究统计了与跳伞运动相关的伤亡数据。原始受伤率来自军方统计,显然这些数据受到大量混杂因素的干扰。本章的论述重点关注跳伞运动。大多数源于欧美国家跳伞机构统计的事故发生率和致伤率比较高[6,12,43,45,52,53]。国际跳伞委员会(IPC)2006年公布的安全报告收入了39个国家的统计资料,80多万跳伞者完成的600万次跳伞[53];其中包括"体验性"串联跳伞。串联跳伞是指一名初次跳伞者由跳伞教练带领,通过安全背带与教练共用一套降落伞完成空降过程,这类体验者应被排除在跳伞运动的参与者之外。每年全世界大约有 20 万跳伞爱好者完成 500 万次跳伞。很明显，极少数的跳伞高手完成的跳伞次数很多，而大多数普通跳伞者每年跳伞次数很少。2006 年，美国降落伞协会报告当年国内跳伞意外的死亡数字为 21 例，而国际航空联盟（USPA）和 IPC 在全球范围内只报告了 51 例死亡事故[53]。这一数据意味着每 11 万次跳伞过程中或是每 4000 名跳伞爱好者中便有一人因跳伞丧命。回顾事故得到的结论是所有跳伞组织的目的就在于提高这项运动的安全性。俗话说的好："比吸取教训更痛苦的事便是不吸取教训。"

全球累计数据也显示，73% 的死亡（51 例中的 37 例）的跳伞者还有不止一个完好的降落伞包，80% 死亡事故（51 例中的 41 例）似乎与跳伞者的失误相关。

如果将这些死亡事故根据原因分类，降落伞打开高度太低或没打开占 30%，降落伞失去功能占 15%，备伞问题占 15%，空中碰撞占 20%，着地失误占 20%。

在事故中，着地失误导致的丧生比例从 1995 年的 20% 激增至 1996—2006 年间的 40%（平均值），虽然近两年其比例又下降至 24% 左右，但仍是跳伞事故的元凶。着陆失误造成的死亡率之所以升高，公认的原因是快速伞翼的应用及伞盖变小（2006 年的国际安全报告占总死亡数的 31%）。

跳伞运动的死亡率，死因以及遇难者的相关属性似乎全球一致。瑞士的一项研究显示，跳伞运动在 1994—2003 年间的死亡率已经比 1964—1973 年间减少了 11 倍，最新的统计结果为 1/10 万次，或者是 1/（3600·年）[43] 跳伞者丧生。2006 年的国际安全报告中提到跳伞者的意外死亡率为 1/16 300，但如若从中排除掉串联跳伞体验者，这一死亡率则升高到 1/4000[52]。由 USPA 在 2008 年统计出的跳伞死亡率精确数据（Paul Sitter 说，2008 年"重回史上最坏时期"）可以看出，大多数事故的罹难者都是经验丰富的跳伞运动员，平均拥有 11 年的跳伞生涯，正值 41~59 岁的壮年时期[43]。这些罹难的运动员中有一半人都持有最高级别的跳伞证书（即 USPA-D 级证书，除了评级教员执照之外），有平均 1954 次跳伞经历（统计中位数是 665 次）。2006 年的国际安全报告也将 60% 的遇难者归为资深跳伞人员，而初学者仅占遇难人数的 20% 左右[52]。

在跳伞领域，因为专业技巧的丰富和技术设备的进步，早期的统计数据可能已经失去研究价值。Barrows 等人记录了连续两年（2001—2002 年）"世界自由落体跳伞年会"的事故[6]。该年会在 Quincy/Illinos 举办。每年有来自 55 个国家的跳伞者参加，是公认的跳伞界最大的年度盛事。在 20 天里，有 8976 名跳伞者完成了 117 000 次跳伞，统计出的受伤率是 17/10 000。这些意外中只有 30% 需要到急诊室就诊，10% 需要入院治疗。66% 是简单地现场处置即可的轻伤，其中 32% 属于挫伤和撞伤，22% 为裂伤。需要再次到急诊科治疗的伤者中，一半人有四肢外伤，其中 80% 是下肢外伤。共 20 例骨折，15 例在四肢，5 例在脊柱，骨折率是 1/20 万跳。

Westman 评估了连续 5 年中，瑞典超过 50 万次跳伞的受伤率和受伤类型[53]。非致死性跳伞意外的发生率是 48 例/10 万跳（或是 1/2100 跳，1/3200 名注册跳伞者），88% 的事故发生在着陆前后，51% 为下肢外伤。41% 的事故为轻伤，47% 为中度伤，12% 属于重伤。大多数的严重的外伤发生在注册跳伞者身上，而跳伞初学者的受伤率高于前者 6 倍，这常常使初学者因此而告别跳伞运动。这项研究显示，女性跳伞者的受伤率更高（女性的相对危险度是 1.4~2.7），她们着陆时的受伤率也比男性高。

尽管过去的 20 年间，很多参数和参与者都发生了变化，但跳伞运动的受伤率却没有明显变化；先进的跳伞装备的确降低了跳伞运动的总伤亡率，但却因着陆过程的缩短反而增大了四肢外伤的发生率。遗憾的是，尚没有充足数据来对特殊安全装置的保护效果和特殊类型损伤进行科学评价。

登山探险

登山和登山运动被大众看作风险性很高的活动。在历史上，19 世纪追寻纪律、克己、合作的意识和浪漫主义的价值观是今天攀登精神的重要源泉，那时的登山者都是富有的上层阶级[13]。然而最近 15~20 年间，人们对于在岩石、冰面和复杂线路的攀登运动热情大增。登山，曾经是精英/古怪运动员的领域，现今已成为热情的参与者的热门活动。一方面媒体的相关报道在增多，拥有丰富经验的向导们也开始乐意带着旅客们攀登世界高峰，但另一方面也引发了对于登山运动伦理问题的争议。当 Mallory 被问到为何要攀登珠穆朗玛峰时，他回答的是"因为它在那里",诠释了早期登山者朴素的至高境界,但这句名言没有回答人们到底是为了什么而登山。对事故和惨剧的报道与成功登顶的消息一样多。登山惨剧,比如1996年两次攀登珠穆朗玛峰的商业探险,导致了5人遇难(包括3名向导和2名游客),但丝毫未冷却人们登山的热情。

若搜寻关于登山运动的相关医学文献,可以找到几份不同登山地点的相关死亡率的研究。Malcolm检索了新西兰登山安全委员会和环保署管辖的Cook山外地办事处在1981—1995年间记录的死亡数据[30]。总计有46人因登山不幸罹难,Malcolm据此估计登山探险的死亡率是1.87人/1000登山日。他总结说攀登库克山国家公园的探险者死亡率是新西兰日常工作相关死亡率的5000倍。Pollard等根据一家国际登山杂志上1968年12月到1987年12月的数据,并估计出英国登山者在攀登7000m以上的高山时罹难几率是4.3/100[40]。但是,该数据都来自最危险的山峰,难免有争议。

Monasterio前瞻性研究追踪了新西兰国内49名登山者的人口学资料、伤病率和死亡率情况[33]。他的研究结果显示,23名(占47%)登山者亲历了总数达33起的登山事故,其中10起为重大事故,16起为一般事故,7起为轻微事故。但是,这项研究统计的事故发生于同一队列中的数名登山者,结果很难解释。Monasterio在4年里随访了其中94%的受调查者,有8%的人在调查期间殒命高山。如此高的死亡率,是因为登山者总是挑战高难度的线路攀爬世界高峰。

大岩壁攀登,比如不时在美国Yosemite国家公园举办的,是登山运动的另一种版本。由于它需要运动员具备一定经验、决策的能力、充足的准备、齐全的装备,以及针对天气状况、身体因素和技术问题而调整攀登时间节奏。大岩壁攀登比其他山表面的攀登的受伤风险更大。

Bowie等人查阅了3年半时间内Yosemite医疗中心记录的220例攀岩受伤记录,死亡率为6%[9]。大多数(占66%)是坠落伤。Addiss和Baker分析了1981—1982年间上报至美国国家公园管理局的127起攀登所致受伤数据,36起(占28%)是致命事故[1]。坠落占这些伤亡事故的75%,69%发生在向上攀登过程中。很明显这两项研究从方法学上不能用以评估真正的登山运动伤亡比率,但却在某种程度上揭示了大岩壁攀登及登山运动可能导致的极端后果。

在大众眼中攀岩运动可能并非是精英才能参与,因此也就更受欢迎,比起高山和大岩壁攀登来说更容易。大多数的攀岩者采取单人、双人或三人串联形式上攀,并会将连有安全绳的固定装置临时插进岩缝中(称为自然保护法)。运动攀岩则允许将安全保护螺钉永久性地固定在岩壁上,恰是这一点为崇尚纯粹体育的攀岩者所不齿。

还有一些攀爬形式能对参与者个人构成独特又危险的挑战。单人徒手攀登是最危险的版本,攀登者在毫无安全保护设备的情况下独自攀爬。这种攀岩模式是当之无愧的最纯粹的攀登运动,当然死亡率相当高,所以参与者很少。

攀岩也有在室内进行的,室内攀岩并不是极限运动,相关的研究也都集中在包括手部和上肢过度使用损伤。Jones等人曾进行过一项回顾性横断面研究,对户外和室内攀岩运动的受伤情况进行了流行病学分析[23]。他们将攀岩运动的损伤定义为"必须接受医疗救治"或者"使攀岩者至少休养一天以上才能重返岩壁"的伤情。在该项研究所包括的201名研究对象中,仅10%的人因跌落造成了急性运动损伤,其中仅有2%为上下肢的骨折。其他损伤大多与过度劳损有关,大多局限于手指和肩部的皮下损伤。这项研究选取的攀岩者都是频繁参加攀岩运动者,研究对象的人口学特点和从事的活动内容十分多样化,研究也同时考量了大量的危险因素。在所有被纳入的危险因素中,只有室外攀岩(与室内攀岩相对)是增高跌落损伤风险的因素。结果证实极限攀岩运动与普通的训练情境之间的巨大差异。

单板滑雪

1965年,美国的Sherman Poppen将两块滑雪板用螺栓固定在一起,发明了单板滑雪。从那时起,市售的滑雪单板使这项运动流行起来。全美运动器材协会估计1988年以来单板滑雪者增加了77%,然而传统滑雪者的人数却减少了25%[55]。在1998年日本的长野冬奥会上成为奥运比赛项目,单板滑雪又得到了进一步的发展。

2002年,全球的单板滑雪参与者人数估计有400万~700万,在2004年达到顶峰为660万[31,48]。但是到2008年因为气候变化和欧洲"传统滑雪回归"浪潮,参加人数下滑到510万。根据行业内的统计数据,单板滑雪参与者年龄多在18~24岁之间,女性参与者占 25%。参与人数的增加带来了伤病的增加。根据瑞士滑雪缆车协会报告,在欧洲境内,单板滑雪的受伤率在 1990—1999 年期间增长了 5 倍多[35]。时至今日,这项运动仍在发展中,每年都有新分支出现,设施要求更高,滑雪花样更绚丽。

先前大多数关于冬季运动项目的研究都关注于滑雪者,最近才开始出现对娱乐和职业单板滑雪选手运动损伤发病率和受伤类型的报告。研究表明,如果技术因素不算在内,单板滑雪者的受伤率 4 倍于高山滑雪者[42]。几项研究表明,在各层次的娱乐单板滑雪者中,腕部损伤占所有损伤的 20% 以上,初学者损伤比例更高[48]。Torjussen 和 Bahr 发布了两项综合研究,分别以回顾性和前瞻性的研究方式追踪了世界级和国家级单板滑雪选手,在赛季和训练季内发生受伤的几率和伤情类型[48,49]。危险因素的暴露是指选手参加的规则各异的滑雪次数,而受伤率则被定义为每 1000 次滑行中发生受伤事故的次数。急性损伤被确定为任何突然发生的,运动员受伤当天后一天以上缺席赛程或训练的伤势。伤势严重度根据不得不停止训练或比赛的天数而分级,伤后 1~7 天为轻伤,8~21 天为中度伤,21 天尚不能康复者为重伤。伤势根据简明损伤定级法(AIS)确定,1 级(轻伤),2 级(中度伤),3 级(重,不危及生命),4 级(危重,生命危险),5 级(临界,生死未卜),6 级(最重,目前无法救治)。有证据显示,记录在案的单板滑雪意外损伤有 46% 发生在官方确认的项目中[48],最常见的损伤部位是膝(18%)、肩(13%)、背(13%)和腕部(8%)。比赛期间总的受伤率是 1.3 例/每 1000 次滑行。该项运动中难度和观赏性最大的项目便是高台大跳,即滑雪者从一巨大的人工跳台跃下,受伤率高达 2.3 例/1000 跳。而半管滑雪的损伤率是 1.9 例/1000 次,单板障碍滑雪是 2.1 例/1000 次,平行大回转障碍赛是 0.6 例/1000 次,平行障碍滑雪赛是 0.3 例/1000 次。国家级单板滑雪选手的调查显示,最严重的案例是一名女性选手在高台单板大跳时发生了一侧髋脱位(AIS 3 级),一名男性选手在参加半管滑雪赛时发生了肩关节脱位(AIS 3 级)[48]。其余伤情局限于 AIS1~2 级。大多数属于轻伤,仅需不到一周的休息即可重返赛场,而中重度伤很少发生。研究结果还显示,无论对于业余选手还是职业单板滑雪选手,跳跃动作均易诱发膝部损伤,这一点与此前公布的数据高度吻合[48,49]。

先前的研究表明,经验与运动伤风险有关。滑雪和单板滑雪的初学者往往比经验丰富的运动员受伤风险高 2~4 倍[27]。国家级高水平运动员的受伤类型与业余选手也不同,腕部损伤率较低,背部损伤率较高,而膝部损伤几率则是业余选手的两倍[48]。头部损伤占所有急性损伤的比例,在职业选手仅有 7%,但在业余选手为 26%。在正式比赛中头部损伤比例下降,可能与强制使用头盔有关。至于正式比赛中其他损伤的发生机制和概率问题,可以推断:精英运动员技术水平更高,对风险发生的预知能力更强,经长达数年的训练掌握有更多意外摔倒时的保护技巧,从而腕部骨折的发生率较低;良好的边缘控制能力及通用技巧的掌握也使得高水平运动员得以避免向后跌倒所致的腕部损伤。相关研究还发现,不同资历的职业运动员的受伤风险无明显差异,男女运动员受伤率也没有差别。与国家级比赛相比,世界杯比赛中选手的受伤风险似乎更低[48,49]。

Langran 和 Selvaraj 进行了一项前瞻性病例对照研究,选取了苏格兰境内规模最大的三处商业滑雪场地作为数据来源,观察了业余爱好者在滑雪运动中受伤的发生率和受伤类型[27]。他们的研究结果与世界范围内其他研究发表的结果类似。坡降滑雪者占总研究对象的 67%,单板滑雪者占 26%,双滑雪板者占 4%,双杖屈膝旋转滑雪者占 2%。总的受伤率是 3.7 例/1000 滑雪日。下肢损伤和扭伤是高山滑雪者双板滑雪者最常见的受伤类型,而单板滑雪者发生上肢损伤和中轴部位损伤的可能性则更大,其中腕部损伤尤为突出。短板滑雪和单板滑雪者都有着较高的骨折风险。年龄小于 16 岁,经验欠缺(特别是那些头一次尝试滑雪、单板滑雪或短滑雪板运动的人),以及本滑雪季内进行坡道滑雪练习不满 6 天者,都是受伤的高危人群。在本滑雪季内练习天数超过 5 天,并且总滑雪经历至少有一周以上者,能够相对规避受伤风险。在所有组里,那些头一次滑雪的人受伤概率最大。

风筝冲浪

风筝冲浪与风筝滑水,是一项出现不久便已闻名遐迩的水上运动,它的原理是利用风力将站在小冲浪板或风筝冲浪板上的冲浪者沿水面推进。中国人在 13 世纪最早使用风筝做海上推进装置,但是今天的风筝冲浪运动却仅有 40 年的历史,它是紧随风筝滑雪和风筝车的兴起而诞生的[20]。风筝冲浪中，运动员站在一块小小的冲浪板上，借助一面可手动操控的大风筝，将风能转化为前进的动力。风筝垂直提拉使运动员在冲浪条件一般的情况下也能完成较高的跳跃动作。运动员可以通过一根手柄控制风筝，该手柄通过4根细绳与风筝相连[38,39]。风筝冲浪手的手腕处或背带上系有一根安全绳与4根风筝线之一相连，以防运动员不慎失去对手柄的控制时风筝被海风吹走[38]。通常来讲，风筝滑水展现的是一种自由式或尾波式的前进风格，而风筝冲浪则更多地定位于"冲浪"。两种运动需要不同的滑板和风筝[20]。

2006年曾对全世界风筝冲浪手人数进行了估计，大概在15万~21万，同年售出的充气风筝数量为114 465只，而在南非海岸，风筝冲浪手的规模已经超过了帆板冲浪[14]。在2008年10月4日，来自法国的Alex Caizergues创下了由世界航海速度记录协会（WSSRC）见证的最快冲浪速度，为50.57海里/小时，即93.66公里/小时。时至今日，这一由风筝冲浪手创下的速度仍是最快航行记录[21]。

目前已发表的风筝冲浪医学文章屈指可数，研究处于起步阶段。Nickel等人以前瞻性的方法，在为期6个月的冲浪季内研究并评估了235名风筝冲浪手（包括225名男性，10名女性）的受伤情况[38]。他们的平均年龄是27岁，平均有2.8年的风筝冲浪经验。研究期间共发生了124次受伤，都是由运动员主动上报的。计算出受伤率是7例/1000小时冲浪练习，这与此前的回顾性研究数据具有可比性[39]。其中死亡1例，11起严重意外损伤（2例膝部韧带损伤和9例不同部位的骨折）。最常见的受伤部位是足踝部（占28%），其次是头颅（14%），胸部（13%）以及膝部（13%）。大部分为轻伤（占77%，使冲浪者无法以正常训练或比赛的伤势），中度伤（占19%，缺席风筝冲浪1天以上），以及重伤（占3%，缺席冲浪6周以上）。

研究中所描述的主要受伤机制是，冲浪手跃起后意外落到平静水面，或是落下位置离岸边太近，导致冲浪手下肢损伤，风筝失控。有趣的是，25%的伤者认为对自身经验技术估计过高，15%的伤者则对天气状况了解不足，而55%是由于技术失误。受伤者中只有21%使用了保护性装备，与其他冲浪者发生碰撞受伤占6%。在极限运动中，一次简单的碰撞也可能酿成致命灾难。若冲浪者不能及时将风筝从背带上解下，风筝会将冲浪者拉向堤岸或船只，造成钝挫伤，这成了56%损伤的原因。而那些配置有快速解除系统的运动员受伤风险较低。Nickel等人的研究认为，风筝冲浪运动可看作是高风险运动。他们提倡在风筝冲浪者的背带上安装一种快速释放系统，以减少事故发生率和受伤率[38]。该项研究得出的另一有趣发现是练习中受伤事件的发生率是7例/1000小时，而比赛中受伤事件的发生率则是17例/1000小时。两种情形下2.5倍的受伤率差距，说明运动员在比赛时受到奖金、观众和名誉的影响。而其他类型的极限运动，比如极限跳伞（BASE跳伞），会在最为危险的比赛场地尽量削减正式比赛的次数。

Exadaktylos等人则对南非开普敦为营救风筝冲浪者而执行的海岸救援任务进行了分析，并提供了更多相关的描述性数据[14]。这一研究涵盖了7个月时间内实施的30次空中救援任务，所有任务由一架救护搜救直升机完成。被救的运动员平均年龄26岁（23~35岁），包括27名男性和3名女性。该研究同样证实，共有25次事故（占83%）归咎于冲浪手未能成功将风筝与背带分离，具体原因包括吹向海滩方向的劲风使冲浪者失去了对风筝的控制，或者从海滩方向吹来的风太弱无法使风筝起飞。有5起事故出现了人员受伤情况，包括上肢、肋骨和脚踝的骨折以及头颈部的撕裂伤和钝挫伤。2名伤者出现了低体温状态，一人曾出现了严重衰竭。所有的冲浪者都被成功搜救，没有死亡事故。这项前瞻性研究，仍然存在缺陷，它只针对需要使用空中救援的意外事故进行了研究统计。而此前引述的研究则发现，风筝冲浪运动中半数以上的损伤都发生在离岸50m以内的海域或者就在海滩上，而这些情况根本不必动用空中救援。

皮艇漂流

划艇是一种因纽特人或爱斯基摩人发明的水上工具，由一名划桨者坐在艇内，划桨使之前进。迄今大部分的出版文献都聚焦于对平缓（与极端）划艇运动生理学和生物力学等方面的研究。目前估计激流划艇者数量在140万~280万之间，且以每年近15%的比例增长[15,16]。

皮艇漂流，从简单轻松的缓流，到危险的激流都有，这取决于河流的形状、落差和是否有湍流。湍流也和下降滑雪和登山路线一样，按难度、危险性和湍流的复杂程度而分级。因此，初次漂流一条危险河流和初次攀登一面峭壁或山脊的危险是一样的。通常,漂流河段根据难度分为6级,并以一个数字代码表示。每条河的分级会随河水流量、障碍物情况及其任何可能遭遇的因素而变化,急流(或称白色水域)从2级(1级不被纳入急流)中等难度但可以顺利通过的湍流水域开始,到最难最危险的,通常认为根本不能通行的6级的水流。划艇者坐在一只小小的塑料船中,要么沿着河流跌入深潭,要么在湍流漩涡中挣扎,是一种刺激与损伤仅在一念之间的特殊运动。

Fiore 和 Houston 曾进行了一项包括全球392名运动员的回顾研究[16]。大多数的皮艇漂流者是男性(占83%),平均年龄34岁(13～70岁),平均漂流经验7.7年(0～55年)。77%受调查者一年中漂流20天以上。在过去5年间,219人(占56%)共受伤282次,导致了396不同部位的损伤。极限漂流者(5～6级水流)受伤的概率为76%,远远高于其他级别的漂流选手(平均受伤率为50%)。每个漂流季漂流累计天数是预测损伤发生的唯一独立因素。绝大多数漂流者在皮艇中受伤(占87%),撞击到障碍物是最主要原因(占44%),其次是创伤性应激和过度使用(各占25%)。最常见的损伤类型是擦伤(25%)、肌腱炎(25%)、挫伤(22%)、脱臼(17%,肩关节为主)。上肢特别是肩关节是最容易受伤的部位。这是由于它非常表浅,是划桨的肌肉力量来源,容易过度使用,或是受到创伤压力(外力传导作用),或发生撞击伤。尽管半数的伤者会因受伤寻求医疗救助,但将近1/3的人会因肩关节损伤而耽搁超过一个月的漂流运动,不过几乎所有的伤者(高达96%)都达到了完全康复或较好的康复水平。占据全部损伤25%的过度使用,缺席漂流的时间最长(也成为导致意外损伤的诱因),其次是创伤性应激,而预后最好的是撞击伤。除了5级难度的极限漂流以外,报告受伤的人数与参与者人数平行。有趣的是,事故主要集中在漂流者认为漂流级别与自身能力相符的河段,也就是在相当或低于其驾驭能力的河段更容易受伤,而非在难度超出驾驭能力的河段。

与其他极限运动的描述性和回顾性研究类似,这项研究的一项重要不足是未包括那些因伤或其他未提及的因素而退出的漂流者,因此该项研究不能计算真实的伤亡情况。而 Fiore 对皮艇漂流中不幸受伤者的人口学资料和常见损伤类型进行了回顾,死亡率为2.9例/10万个使用者日(user days),而受伤率是3～6例/10万漂流日(boating days)[15]。

Wallace 则从较窄的角度研究了极限漂流受伤情况[51]。他将研究内容定位为"侥幸脱险且严重损伤",报告了225起不同事故。损伤的位置分布与上述报告类似,45%为肩关节脱位。意料之中的是,他确实报告了更高的落水濒死(11%)和死亡率(8%),反映出该项研究着重于严重损伤事件的特点。

在1996年春季,美国赛艇皮划艇代表团曾为选拔奥运会参赛选手进行了4场资格赛,后来 Krupnick 等人则进行了一项回顾性断面研究,对这4场比赛的参赛者进行了书面调查[26]。他们共发放了375份问卷,仅有54份(占14%)问卷填写完整后交还给调查者。这些问卷共报告了填写者在职业生涯中271次独立损伤,其中56%发生在训练期间,40%发生在休闲运动期间,4%发生在比赛期间(比赛期间短期的高强度负荷使得受伤率提高)。最常见的受伤类型是扭伤(32%),其次是肌腱损伤(20%),骨骼肌肉系统的慢性疼痛(14%)。单纯擦伤占9%,感染占8%,发生频率居中。而严重损伤则较为少见,例如关节脱位占3%,撕裂伤占2%。大约10%的皮划艇选手提到他们在职业生涯中曾有一次落水濒死的经历。在所有这些提及的损伤中,70%都属于复发性或慢性损伤。至于相关治疗,37%的选手们对此采取了休息制动,23%尝试了理疗,34%寻求了医疗干预,6%进行了手术。

冲浪

在过去的20年间,由于巨大的市场参与、时尚潮流的鼓动,电视杂志等媒体的助阵,冲浪服和冲浪所代表的生活方式获得了商业运作,使冲浪运动有了稳步的发展。2004年估计,仅美国便有超过210万冲浪爱好者,而这项惊险刺激的运动在全球海岸地带流行[36]。人们正努力使冲浪进入奥运会。

尽管冲浪是世界上最热门的户外运动之一,但关于冲浪所致损伤的研究却不足10份,发表的原始文献很少。尽管冲浪者遭遇的问题多种多样,从急性损伤到长期环境暴露所致的慢性改变,我们对冲浪者的受伤率、类型以及机制了解很少。

过去所公布的损伤率数据,源自伤者主动报告的数据,存在回答者回忆判断偏差。Nathanson 等人评估了1999—2005年期间在世界各地举办的32场职业及业余冲浪比赛中发生的急性损伤[37]。比赛期间发生的所有急性损伤都由现场医护人员进行了记录。每个比赛日的浪高、海床的类型和预赛次数也都记录在案。共记录了116例损伤，其中89例发生在比赛中。受伤率是5.7/1000人，相当于13人/1000比赛小时。重伤6.6例/1000比赛小时。当浪高超过头顶甚至更高时，运动员的受伤风险为一般浪高下的2.4倍，而当冲浪区域的海床布有岩石或暗礁时，受伤风险增大2.6倍。

该研究小组此前还公布了一项源自网站互动调查的多项选择式问卷结果[3]，问卷结果提供了更多数据，更能真实地反映冲浪运动中实际的损伤类型和部位分布。1348名受调查者报告了1237次急性损伤和477次慢性损害。裂伤占据所有急性损伤的42%，挫伤占13%，扭伤和拉伤占12%，骨折则占8%。37%的急性损伤发生在下肢，另外37%发生在头部和颈部。55%被自己的冲浪板撞伤，12%被他人冲浪板撞伤，而另外17%则是撞到海床所致。数据还显示，高频出现的裂伤常由冲浪板锋利的鳍部、尾或鼻状突出部造成，这与先前的研究结果一致；同时研究也显示，头部损伤在冲浪运动损伤中占据相当大的比重，但极少有冲浪者佩戴安全保护帽[29,46,47]。

Allen等人进行了一项为期56个月的调查，研究对象是36名在夏威夷Oahu海域因冲浪受伤住院的伤者，34%为头颈部的损伤[3]。该研究小组得出冲浪运动的意外风险大小是近1例/17 500个冲浪日。Lowdon等人则试图研究冲浪运动的受伤机制、受伤发生率和创伤性损伤的诱因，他们选择了直接从冲浪者身上搜集相关数据的方法，而非对医院或急救站的救治记录进行回顾性分析[29]。在为期2年的研究时间里，346名不同年龄、经验水平及竞技能力的冲浪者共报告了总计337次受伤。其中需要医疗帮助或导致伤者不能再继续从事冲浪活动的最常见损伤类型是裂伤（占41%）和软组织损伤（占35%），中重度损伤的发生率为3.5例/1000天。

Taylor DM等人在Victorian海岸的8处海滩进行了一项针对冲浪者的断面研究[46]。他们将重大损伤定义为需要医疗救治或使得伤者冲浪及正常工作中止的伤情。在646名参与研究的冲浪者中，145人发生了总计168例急性重大外伤，受伤率为平均0.26次/（人·年）。同样，45.2%的外伤因与冲浪板或与其他冲浪者相撞所致，冲浪板倾覆是36.3%的事故原因。伤者中发生裂伤、扭伤、挫伤的比例与前述的其他报告相近。脱臼11%，骨折9%。

他们研究了冲浪损伤所导致的长期影响，他们列举了20名因急性运动损伤而日后发生关节不稳定、僵硬以及关节疼痛的冲浪者案例。还有136名冲浪者报告了与急性冲浪损伤无关的慢性健康疾患，包括慢性或复发性外耳道炎、外生性骨疣、关节肌肉僵硬疼痛以及眼翼状胬肉。

BASE跳伞

因为装备相同，人们总是习惯于将传统跳伞和极限跳伞相提并论。但极限运动者们却认为，跳伞与BASE跳伞好比爬楼梯与登珠峰。跳伞是一项商业性运动，在全世界有着成千上万的参与者。只要你能严格遵守广泛认可的规则和空投区域内实际应用的工作模式，并且以与个人能力相符的方式正确使用跳伞装备。它是一项相对安全的运动，或者安全地进行。

BASE跳伞是从传统跳伞衍生出来的，指的是借助经特别改装的降落伞，从固定物体上的高处跳下。"BASE"一词是跳伞者可以选做起跳位置的4种固定物体的首字母缩写：Building 建筑物，Antenna 天线，Span 跨梁（包括大桥，拱顶）以及 Earth 陆地（悬崖或其他自然结构）。BASE跳伞被视为世界上风险运动中最危险的。正因如此，很多世界著名的景点比如巴黎的埃菲尔铁塔、加州的Yosemite国家公园本可作为完美的起跳场所，却都明令禁止BASE跳伞。BASE跳伞的危险性远远超过常规跳伞。由于BASE跳伞的起跳位置明显低于常规跳伞高度（通常不超过地面以上500英尺），BASE跳伞者的下落速度通常较小，空气动力学控制时间很短，很容易丧失稳定性。如果降落伞恰在跳伞者失去身体稳定性期间打开，则很容易发生缠绕丧失功能。使用的单伞方向不正确，若常规跳伞中伞身偏向展开无关大碍，但若发生在BASE跳伞中，就会由于下落中撞击到物体而成为BASE跳伞者重伤甚至殒命的元凶。此外，由于BASE跳伞常选取悬崖或高塔等作为起跳地点，由于下落中距离这些物体很近，跳伞者也可能与其发生碰撞。

在世界范围内可能仅有不到1000名特殊参与者，对他们的相关的统计研究寥寥无几。Soreide等人确定挪威境内某BASE跳伞场的跳伞者伤亡风险是常规跳伞运动者的5~8倍[44]。经统计，BASE跳伞的相关死亡率是0.04%。但由于缺乏对BASE跳伞者的人口学特征和经验水平的评估，这一研究数据存在局限性。此外，由于这项研究结果仅仅基于对挪威 Kjerag 断层一处跳伞地点的数据，尚不能代表 BASE 跳伞者们从可能选取的千变万化的起跳点跳伞的情况。Monasterio 和 Mei-Dan 以断面研究的方式研究了 35 名经验丰富的 BASE 跳伞者，以期获得此项运动中事故的发生频率和致伤特点[34]。他们统计 9914 次 BASE 跳伞的受伤率是 0.4%，接近 Soreide 的研究结果[44]。有 21 名(60%)BASE 跳伞者发生了 39 次外伤，其中 28 例(72%)主要伤及下肢，12 例(31%)伤及背部或脊柱，7 例(18%)伤及上肢，1 例(3%)头部损伤。有趣的是，这项运动主要吸引的是男性参与者，他们大多在 25 岁左右进入这个领域，已有充足的常规跳伞经验，心理和技术上已经达到相当的成熟度，并大多能继续到 40 岁。在 Monasterio 和 Mei-Dan's 的研究中，75% 的伤者都是中重度损伤，而 Soreide 的研究中轻伤为主[34]。因为后者报告的地点是挪威 1000 米落差悬崖，跳伞者能够在降落伞打开之前达到较快的下降速度，并有足够的空间控制着陆。Monasterio 和 Mei-Dan's 的研究显示需要住院治疗的伤情发生率是 294/10 万，比 Barrows 等人对自由落体式跳伞运动统计出的 18/10 万的受伤率，高出了 16 倍[6]。目前估计，更长期的追踪研究(比如 2~5 年时间内)，由于旧伤的后遗效应，BASE 跳伞者死亡风险更高，长期跟踪的死亡率将比此前报道的更高。这一数据说明被混为一谈的两种极限运动之间的巨大差异。

山地自行车

山地自行车是一项发展迅速的极限运动，不仅出现在极限运动领域，还出现在奥运会的赛场上。其比赛形式极其多样，从花样赛、障碍赛到越野赛、马拉松、下坡赛等等。在双人弯道赛、4 人超越赛以及自由超越赛中，车手们在预定路线并肩骑行。但在全国自行车运动大会中，传统的越野赛已逐渐衰落，下坡赛成为最大亮点[25]。

已经开展很多关于山地自行车运动相关损伤的研究，但大多数是基于受伤的越野赛车手的主动报告的回顾性研究[2,10]。尽管有报告称下坡赛和越野赛中受伤风险基本持平，分别是 0.51% 和 0.49%，然而下坡赛车手却比越野赛车手的受伤几率大很多，越野赛车手骑行 0.37 例/100 小时会有伤情，但在下坡赛高达 4.34 例/100 小时[11]。

当车手从车把前方摔下时，发生的损伤会比从自行车侧方跌下更为严重。从车把前方摔下常常造成头部、面部、颈椎的损伤，而从侧方跌下时往往仅造成下肢的损伤。大多数受伤的自行车运动员都是年龄 20~39 岁的男性车手。女车手体重较轻，更容易从车把前方跌下，从而更易发生较重的损伤[10]。

新技术的引入已使得极限运动的安全性得到提升，车手们都欣然接受了这些成果。已经证实使用头盔可预防脑震荡、减少头部损伤[7]。而国际自行车联盟(UCI)为保护车手强制要求佩戴头盔[50]。Gassner 对 1991~1996 年期间自行车运动员颌面部损伤情况的系列报道，证实了山地自行车车手比公路赛车手更容易发生严重的颌面部损伤，而伤者中有 15.2% 都发生了 Le Fort 型面中部骨折[17,18]。在下坡赛骑手中佩戴护面罩已是常规。幸运的是，山地自行车运动员很少发生颈椎损伤，然而一旦发生则很容易导致瘫痪这样不可挽回的结局[5]。近来互联网上对于自行车手颈髓损伤的关注度大幅提高，鼓励运动员们佩戴预防性护颈支具[32]。通常的损伤机制是过度屈曲[4]，导致脊柱稳定性丧失[54]，甚至累及脊髓。而支具会将过度前屈、过伸的外力和轴向压力转移到附属骨上[28]而引起锁骨骨折。所有类型的自行车运动都很容易发生锁骨损伤；但损伤者通常都可以在 6 周内痊愈，很少出现问题[41]。尚无任何正式研究建议骑手们佩戴身体护甲，但这对于那些引领潮流的车手已是常见。所有这些预防措施都能有效保护传统自行车运动中的车手安全，然而在其他运动领域我们也不能忘记这些保护装备能激发佩戴者的自信心，使佩戴者觉得"刀枪不入"。[24]。事实上，极限自行车运动中，运动员的一个失误或滑倒可能导致从几千米高度坠落，这显然是在用生命作赌注。因此在极限自行车赛中，安全保护装备的作用是微不足道的。

总结

如今极限运动越来越受欢迎，人们乐于参与和观看，是因为明知其潜在受伤甚至死亡的风险。对于经验丰富的职业参与者来说，媒体上所能预见到和高度关注的风险，可能并非是他们所真实面对的挑战。对进一步发布的数据进行解释说明时应考虑到这一事实。

第八章 风险运动的损伤

极限运动所涉及的项目分支极其广泛，并仍在不断扩展着。未来的研究必须随着这类运动的发展而进步，以便对其进行更好的分析，使之更安全的同时并不影响其惊心动魄的本质。

参考文献

1. Addiss, D.G., Baker, S.P.: Mountaineering and rock-climbing injuries in US national parks. Ann. Emerg. Med. **18**(9), 975–979 (1989)
2. Aleman, K.B., Meyers, M.C.: Mountain biking injuries in children and adolescents. Sports Med. **40**(1), 77–90 (2010)
3. Allen, R.H., Eiseman, B., Straehley, C.J., et al.: Surfing injuries at Waikiki. JAMA **237**(7), 668–670 (1977)
4. Allen Jr., B.L., Ferguson, R.L., Lehmann, T.R., et al.: A mechanistic classification of closed, indirect fractures and dislocations of the lower cervical spine. Spine **7**, 1–27 (1982)
5. Aspingi, S., Dussa, C.U., Soni, B.M.: Acute cervical spine injuries in mountain biking. Am. J. Sports Med. **34**, 487–489 (2006)
6. Barrows, T.H., Mills, T.J., Kassing, S.D.: The epidemiology of skydiving injuries: world freefall convention, 2000–2001. J. Emerg. Med. **28**, 63–68 (2005)
7. Benson, B.W., Hamilton, G.M., Meeuwisse, W.H., et al.: Is protective equipment useful in preventing concussion? A systematic review of the literature. Br. J. Sports Med. **43**(Suppl. 1), i56–i67 (2009)
8. Bentley, T., Macky, K., Edwards, J.: Injuries to New Zealanders participating in adventure tourism and adventure sports: an analysis of accident compensation (ACC) claims. NZ Med. J. **119**, 1247 (2006). U2459
9. Bowie, W.S., Hunt, T.K., Allen Jr., H.A.: Rock-climbing injuries in Yosemite National Park. West. J. Med. **149**(2), 172–177 (1998)
10. Carmont, M.R.: Mountain biking injuries: a review. Br. Med. Bull. **85**, 101–112 (2008)
11. Chow, T., Pfeiffer, R.P., Kronich, R.L.F.: Acute injuries in cross country off-road cycle racing. Med. Sci. Sports Exerc. **28**, 1351–1355 (1998)
12. Ellitsgaard, N.: Parachuting injuries: a study of 110,000 sports jumps. Br. J. Sports Med. **21**, 13–17 (1987)
13. Elmes, M., Barry, D.: Deliverance, denial and the death zone: a study of narcissism and regression in the May 1996 Everest climbing disaster. J. Appl. Behav. Sci. **35**, 163–187 (1999)
14. Exadaktylos, A.K., Sclabas, G.M., Blake, I., et al.: The kick with the kite: an analysis of kite surfing related off shore rescue missions in Cape Town, South Africa. Br. J. Sports Med. **39**(5), e26 (2005)
15. Fiore, D.C.: Injuries associated with whitewater rafting and kayaking. Wilderness Environ. Med. **14**(4), 255–260 (2003)
16. Fiore, D.C., Houston, J.D.: Injuries in whitewater kayaking. Br. J. Sports Med. **35**(4), 235–241 (2001)
17. Gassner, R.J., Hackl, W., Tuli, T., et al.: Differential profile of facial injuries among mountain bikers compared to bicyclists. J. Trauma **47**, 50–54 (1999)
18. Gassner, R., Tuli, T., Emshoff, R., et al.: Mountain biking – a dangerous sport: comparison with bicycling on oral and maxillofacial trauma. Int. J. Oral Maxillofac. Surg. **28**, 188–191 (1999)
19. Hilfiker, R., Badan, J.M., Bishop, M., et al.: Parachuting, Skydiving ... Sports Above All. Fédération Aéronautique Internationale, Lausanne (2002)
20. http://en.wikipedia.org/wiki/Kitesurfing
21. http://www.sailspeedrecords.com/index.php?option=com_content&view=article&id=70:wssr-newsletter-no-168-outright-world-record-071208&catid=2:news&Itemid=5
22. http://www.sbckiteboard.com/News?news_id=418&uniqid=1015
23. Jones, G., Asghar, A., Llewellyn, D.J.: The epidemiology of rock-climbing injuries. Br. J. Sports Med. **42**(9), 773–778 (2008)
24. Kroncke, E.L., Niedfeldt, M.W., Young, C.C.: Use of protective equipment by adolescents in inline skating, skateboarding and snowboarding. Clin. J. Sport Med. **18**(1), 38–43 (2008)
25. Krosnich, R.L., Pfeiffer, R.D.: Mountain biking injuries: an update. Sports Med. **32**, 523–537 (2002)
26. Krupnick, J.E., Cox, R.D., Summers, R.L.: Injuries sustained during competitive white-water paddling: a survey of athletes in the 1996 Olympic trials. Wilderness Environ. Med. **9**(1), 14–18 (1998)
27. Langran, M., Selvaraj, S.: Snow sports injuries in Scotland: a case-control study. Br. J. Sports Med. **36**(2), 135–140 (2002)
28. Leatt Brace. www.leatt-bract.com/themes/Leatt/images/adventure_manual.pdf. Accessed 3 June 2009
29. Lowdon, B.J., Pateman, N.A., Pitman, A.J.: Surfboard-riding injuries. Med. J. Aust. **2**(12), 613–616 (1983)
30. Malcolm, M.: Mountaineering fatalities in Mt Cook National Park. NZ Med. J. **114**, 78–80 (2001)
31. Marquardt, K.: King of the hill in snowboards. US News World Rep. **145**(7), 72–75 (2008)
32. Milway, A.: Spinal injuries. www.descent-world.co.uk-Downhill Mountain Biking. Accessed 24 May 2009
33. Monasterio, E.: Accident and fatality characteristics in a population of mountain climbers in climbers in New Zealand. NZ Med. J. **118**, 1208 (2005)
34. Monasterio, E., Mei-Dan, O.: Risk and severity of injury in a population of BASE jumpers. NZ Med. J. **121**, 1277 (2008)
35. Muller, R., Brugger, O., Mathys, R., et al.: Snowboard-Unfalle. Sportverletz. Sportschaden **14**, 121–127 (2000)
36. Nathanson, A., Bird, S., Dao, L., et al.: Competitive surfing injuries: a prospective study of surfing-related injuries among contest surfers. Am. J. Sports Med. **35**(1), 113–117 (2007)
37. Nathanson, A., Haynes, P., Galanis, D.: Surfing injuries. Am. J. Emerg. Med. **20**(3), 155–160 (2002)
38. Nickel, C., Zernial, O., Musahl, V., et al.: A prospective study of kitesurfing injuries. Am. J. Sports Med. **32**(4), 921–927 (2004)
39. Petersen, W., Hansen, U., Zernial, O., et al.: Mechanisms and prevention of kitesurfing injuries. Sportverletz. Sportschaden **16**(3), 115–121 (2002)
40. Pollard, A., Clarke, C.: Deaths during mountaineering at extreme altitude. Lancet **1**, 1277 (1999)
41. Preston, C.F., Egol, K.A.: Mid shaft clavicle fractures in adults. Bull. NYU Hosp. Jt. Dis. **67**(1), 52–57 (2009)
42. Rønning, R., Gerner, T., Engebretsen, L.: Risk of injury during alpine and Telemark skiing and snowboarding. Am. J. Sports Med. **28**, 506–508 (2000)
43. Sitter, P.: The 2008 fatality summary – "back to the bad old days" – USPA Parachutist Magazine 50: 04, issue 594 (2009)
44. Soreide, K., Ellingsen, L., Knutson, V.: How dangerous is BASE jumping? An analysis of adverse events in 20,850 jumps from Kjerag Massif, Norway. J. Trauma **62**, 1113–1117 (2007)
45. Steinberg, P.J.: Injuries to Dutch sport parachutists. Br. J. Sports Med. **22**, 25–30 (1998)
46. Taylor, D.M., Bennett, D., Carter, M., et al.: Acute injury and chronic disability resulting from surfboard riding. J. Sci. Med. Sport **7**(4), 429–437 (2004)
47. Taylor, K.S., Zoltan, T.B., Achar, S.A.: Medical illnesses and injuries encountered during surfing. Curr. Sports Med. Rep. **5**(5), 262–267 (2006)
48. Torjussen, J., Bahr, R.: Injuries among competitive snowboarders at the national elite level. Am. J. Sports Med. **33**, 370–377 (2005)
49. Torjussen, J., Bahr, R.: Injuries among elite snowboarders (FIS Snowboard World Cup). Br. J. Sports Med. **40**(3), 230–234 (2006)
50. Union Cycliste Internationale: Regulations Part 4 Mountain Bike Races, p. 7. UCI, Aigle (2009)
51. Wallace, D.: Dancing with risk: the results of the 1991 AWA close calls and serious injury study. American Whitewater (1992)
52. Westman, A., Björnstig, U.: Fatalities in Swedish skydiving. Accid. Anal. Prev. **37**(6), 1040–1048 (2005)
53. Westman, A., Björnstig, U.: Injuries in Swedish skydiving. Br. J. Sports Med. **41**(6), 356–364 (2007)
54. White 3rd, A.A., Panjabi, M.M.: Update on the evaluation of instability of the lower cervical spine. Instr. Course Lect. **36**, 513–520 (1987)
55. Young, C.C., Niedfeldt, M.W.: Snowboarding injuries. Am. Fam. Physician **59**, 131–136 (1999). 141

第九章 美国穿越赛冠军的给养经验——个案报告

Bojan Knap

熊畀 译

内容

介绍	910
他的身体参数和参赛情况	910
最成功的超级马拉松自行车赛冠军的训练模式	911
训练中总体营养、能量和微量元素的特殊需求	911
最佳体质及其塑造	911
比赛中选手对能量的生理需求分析 RAAM中最重要的问题	911
超级马拉松自行车赛中常见的营养问题 最优进食方案的理论基础及实际操作	912
改善该运动员表现的营养补品	913
RAAM每日饮食清单	913
参考文献	914

B. Knap
Department of Nephrology, University Medical Centre Ljubljana, Zaloška 7, 1000 Ljubljana, Slovenia
e-mail: bojan.knap@kclj.si

介绍

美国穿越赛（RAAM）是赛程最长、难度最高的自行车比赛。自1982年起每年一次，起自美国西海岸，横跨美国至东海岸。RAAM是一场考验人类体能和心理极限的赛事。比赛的冠军通常要在8~9天的时间里每天只睡2小时，骑车22小时。其可怕之处在于路程超长、剥夺睡眠、会阴部和臀部皮肤损伤、过度疲劳所致的神经疾患、颈肌劳损、能量匮乏、食物和水摄入不足，恶劣的沙漠和山区道路与天气。2004年的美国穿越赛全程4761.5km，起自圣地亚哥，止于亚特兰大城，穿过美国14个州，爬过海拔31 700m的山区，跨越3个时区[15]。

他的身体参数和参赛情况

该运动员生于1965年，是一名斯洛文尼亚的军人，身高181cm，体重79kg。生物电阻抗判断他的脂肪含量是9%。他早晨的心率水平是44次/分，血压是120/80mmHg，超声心动图显示典型的耐力运动员心脏，左心房呈现轻度的偏心肥大。肌力测试显示他的氧耗量是66ml/kg体重。他是一名职业赛车手，曾在约100场不同级别的比赛中获胜。他从1999年开始这项运动，他在2003年第一次参加RAAM之前患有缺铁性贫血，当时成绩非常糟糕，他在沙漠中出现幻觉和脱水。他却在2004年、2005年和2007年三次斩获美国穿越赛的冠军，还在全长4023km的环法自行车直接赛中夺冠。2006年他因肺水肿而退出RAAM[3,31]。多年的高强度比赛给他的健康造成了严重影响，特别是呼吸道感染。在2006年比赛失利后，他感染了带状疱疹，在超级马拉松中总是会发生黏液脓性支气管炎。

最成功的超级马拉松自行车赛冠军的训练模式

他每天训练 7h,有时一天两次。他每天骑行 180~220km,每周有一次连续骑 300km 不休息,一年训练距离是 45 000km。经历了第一次 RAAM 睡眠剥夺后,他开始了长期的针对不眠之夜心理影响的特殊训练。无法进行睡眠剥夺训练,但是不睡觉的训练能改善由此带来的不良情绪反应,这在 2006 年的 Le Tour Direct 环法赛、2007 年的成 Le Tour Ultime 赛及 2004 年、2005 年、2007 年 RAAM 得到证实,在比赛中他都没有出现明显的幻觉或其他大的困难,取得了骄人成绩。

训练中总体营养、能量和微量元素的特殊需求

运动员在训练和比赛期间的营养供应至关重要。每位运动员都该确定自己的营养目标并转化成食谱方案[1,2]。自行车耐力赛中精英选手的营养计划很难设立。我们推荐摄入能量[6000kcal/(kg·d)],碳水化合物达到 8~11g/(kg·d)。这需要医疗和科学团队的支持[5]。碳水化合物对于恢复糖原储存极为重要。碳水化合物摄入技巧是耐力运动员的常规。每位运动员有不同的能量需求,确保他们达到总体营养目标[6]。炎热环境下的体温调节依赖于保持身体水化极为重要[11]。恰当的营养策略可以在很大程度上帮助防止脱水,特别是在极端炎热条件下可能通过甘油使机体过度水化[7]。理想的营养计划对训练和比赛中的每一步都很重要[14],在超耐力比赛中,恰当的营养供给对于维持能量平衡和一定的脱水稳态是必需的[1,2]。

能量摄入不足可导致慢性疲劳、体重下降和体能发挥障碍。维生素、矿物质等微量营养素摄入不足也可能影响体能发挥,只有仔细规划和监控食物与液体的摄入,才能满足超级马拉松自行车赛中的需求。Lindeman 1991 年报告碳水化合物占 RAAM 中能量供应的 78%,即 8429kcal[21]。在高强度的体力活动中,能量和宏量营养素的需求,充分的碳水化合物和蛋白质可保证体重,并恢复糖原储备,同时为组织重建和修复提供充足蛋白质。食谱中还应包括适量的脂肪来提供 20%~25% 的能量,该比例<15% 的食谱对选手表现不利[25]。选手比赛中所需的能量来源应根据比赛的强度而调整。中等强度时,脂肪供能占很大比例,但随着比赛强度的增大,碳水化合物提供的能量比例增高,当训练强度在乳酸生成的阈值以下时,脂肪和碳水化合物提供的能量比例几乎相等。大概一半的 RAAM 时间都是这种供能模式[23]。

最佳体质及其塑造

每天训练应超过 5 小时,平均 7 小时,全年骑车达到 45 000km,是优异的体质准备方案。大多数优秀自行车手并不按竞赛规则训练,形成惊人的最大有氧功率输出数值,并能长时间维持高功率输出状态[3]。优秀的自行车赛车手体内脂肪含量都很低,在 10%±2.4% 范围内波动。他们训练时每日消耗的能量比其他耐力运动员高 30%[27]。典型的耐力赛选手都是低脂人群。高碳水化合物和低脂肪则是优秀的耐力赛选手标准的饮食结构[26,33,34]。赛前和赛中饮食结构的关系对选手表现的影响显而易见,这需要通过对选手每日的营养摄入的研究来证实。体格测量结果并不是超级马拉松选手能否成功的决定性因素。有人对超级马拉松赛选手进行研究后提出,大脑边缘系统是否发达比其他生理指标更能决定选手获胜的可能性[16]。研究发现,在 10 段铁人三项比赛中体格测量指标与选手表现好坏并无关联[19]。

比赛中选手对能量的生理需求分析 RAAM 中最重要的问题

一个出色的自行车手要想穿越 4760 公里的路途,如果白天骑车赶路,夜晚睡觉休息,正常情况下需要 20 天时间。但 RAAM 是计时比赛,选手们必须分秒必争。我们的研究对象每天骑行 600 公里,消耗大约 10 000kal 热量,全程大概只有 12 小时睡眠时间。骑车平均速度是 14.66 英里/小时也即 23.59 公里/小时。在新墨西哥州,部分路段非常陡峭,迎面吹来的风很猛。在漫长的比赛中,平路部分的极度单调也令人沮丧。支持团队要激励选手取胜信心。

在自行车车座上度过整整一周的煎熬是在超级马拉松车赛真正开始前没法想象的。臀部和会阴部皮肤磨损是非常痛苦的,选手可能因局部感染或败

血症而终止比赛。必须在赛前就开始预防准备,比赛中正确处理局部或全身情况,医师的知识和经验非常重要。

而周围神经系统过度疲劳导致的感觉异常以及敏感度下降可能持续到赛后2个月之久。四肢僵硬不灵活是超级自行车赛最常见的症状。在赛前选择鞋码时应考虑足部水肿,RAAM 中也常出现颈部肌肉衰竭。

超级马拉松车赛期间,恰当的营养供给对于维持选手能量供需平衡很关键[17]。在这样的挑战选手极限的赛事中,机体的代谢消耗非常大。选手们在长距离比赛中能量消耗大约 10 000kcal/d,但一般只能摄入 6500kcal/d[21]。在极限运动赛事中,想要完全通过摄入弥补能量消耗是非常困难的,或者是不可能的。在 RAAM 赛中,每 24h 的能量消耗大概是 8429kcal[17],但是比赛中使用心率检测仪 POLAR S270 估算的能量消耗高达 15 100~23 280kcal/d[18]。这位运动员大概每天摄入 7513~12 735kcal,他在 9 天零 16 小时的比赛后体重减轻了 5kg,这说明他的巨大能量消耗,但估测结果可能会偏高。Francescato 和 Prampero 在 2002 对每段赛程内的能量消耗值进行了计算,大概为 73.1~110.5kJ/km[12]。只要有定义明确的公式,就能算出选手的机械输出功率。2004 年的 RAAM 全程 4761 公里,估算选手热能消耗总量为 104 720kcal,如果选手用 9 天时间完成比赛,那么他的消耗量为 11 600kcal/d。RAAM 属于中等体力强度,有时会很低。平均能量消耗不超过 560kcal/h,每天奋力骑行 20 小时,平均能量消耗将达到 11 200kcal(个人观察数据)。我们的研究对象多年来的体重一直维持在 79kg。RAAM 赛前他的体重是 82.6kg,而比赛结束时为 77kg。他在赛前补充了一些液体。他消耗了将近 3kg 的脂肪和 1kg 的肌肉,他的肌肉体积在赛中和赛后变化很多。由于暂时的肾功能的降低,超级耐力赛中血浆的浓度也常常变稀[24]。

脱水是超级马拉松赛问题的根源。在 RAAM 赛中,机体适度的水化对选手完成比赛是必需的。运动饮料和流体食可防止脱水。预防脱水必须在比赛前就开始。

在比赛开始 36 个小时,连续骑行了 1041km 时他第一次休息。而此后直到 RAAM 比赛结束,他都在自行车上与死神战斗。机能再生是他和他的团队面临的挑战,只有充分休息才能让他恢复。而在 RAAM 中只能部分恢复。机能恢复的基本原则是:补充体液及电解质、恢复肌糖原储备、重建肌肉蛋白组分、解除肌肉及免疫系统的超级负荷。持续太久的运动会导致肌肉酸痛,并使得他更易患上感冒或其他感染[30]。自由基是肌肉酸痛感的来源之一,它们会破坏肌细胞和线粒体,也是引起肌肉炎症的诱因之一[32,34]。超长距离的骑行使得选手的身体承受巨大负荷,数千公里都骑行在车座上,造成极端疲乏和肌肉酸痛。按摩的效果很好,而腿部冰敷可以减轻肌肉疼痛感[35]。

在 RAAM 中没有休息或睡觉带来的真正恢复,失去正常睡眠是 RAAM 中的重大问题。因为比赛常在车辆正常行驶的道路进行,困倦的精神状态对于选手有致命危险。他在连续骑了 37 小时后休息了 2.5 小时。此后又连续骑了 24 小时,仅仅睡眠 1 小时后又上路了。然后他又骑了 17 个小时。这时他开始出现幻觉等问题。在那以后他又骑了 25.5 小时,睡了 1 小时。接着是 23 小时的骑行和 1 小时的睡眠;在最后 20 小时里,他睡了 1 小时 40 分钟。比赛结束后,他躺在宾馆房间里连睡了 18 小时。大脑皮层需要休息,因此充电式睡眠方法非常管用,那就是在比赛进行中不时抽空完成 15 分钟小睡。比赛全程中他在床上睡了 11 小时零 5 分钟,躺在路上睡了 1 小时零 12 分钟(这就是充电式睡眠),整个征程加起来他只睡了 12 小时零 17 分钟,只用 8 天 9 小时 51 分钟的时间骑完了 4761 公里。在比赛开始后第三天他需要第一次充电式睡眠。短暂睡眠可以使神经系统重新启动,使他在小憩后继续赶路。

超级马拉松自行车赛中常见的营养问题最优进食方案的理论基础及实际操作

富含碳水化合物的食物能使血糖水平适度升高,可为肌糖原的合成提供原料,是恢复体力饮食中主要的碳水化合物选择[26]。尽管人们对于训练间期肌肉内甘油三酯储备量的恢复有了新的发现,但是尚无证据显示高脂低糖饮食能提高训练效果[9]。营养状况对选手的表现有巨大影响,特别是尚未准确定义的微量营养素的水平[23,25]。能量摄入和消耗的不协调,当可利用能量下降到 30kcal/kg 去脂体重以下,这会引起体内激素代谢和免疫功能的紊乱[10]。而蛋白质的有效摄入则是重中之重,因为肌肉消耗后的重建需要蛋白质,而运动后肌糖原储备量的恢复情况也有赖于碳水化合物-蛋白质的补充[4]。但是，与高碳水化合相比，高蛋白饮食对耐力赛中选手的表现反而有做功性细胞溶解（ergolytic）作用[22]。

对十段铁人三项运动员的身体构成研究发现，他们在能量不足时会消耗皮下脂肪和骨骼肌[20]。在超长耐力赛中，人体测量学指标的高低对于最终获胜与否并不是十分重要[17]。蛋白质和脂类的过度摄入对年轻自行车运动员的表现影响不大[28]。马拉松赛跑选手的良好表现与富含碳水化合物的宏量营养饮食有关[8,26]。

尽管当前对长时间运动后疲劳感的产生源自中枢还是外周神经系统有很多讨论，但不管怎样，保证良好的营养和水化状态可帮助运动员在超长耐力赛中取得良好战绩。比赛中碳水化合物的充足供应，可以减弱超长耐力赛中体内合成的免疫抑制激素及细胞因子的作用[27,33,34]。

在耐力赛运动员体内，特别是参加 RAAM 赛者，免疫抑制现象是个严重问题，呼吸道感染是常见的并发症。高强度训练的运动员体内的免疫抑制现象成因复杂[13]。但是运动员们可以通过富含充足蛋白质及碳水化合物的均衡膳食来改善免疫抑制情况，而不需要额外补充谷氨酸及微量元素[35]。

如果你意识到了 RAAM 运动员超高营养需求，就会理解由此带来的胃肠道疾病及不适感、食欲下降等大问题。我们的研究对象具有丰富的运动饮食经验，从早年的职业自行车训练，到超级马拉松赛的实战。胃肠道功能紊乱在异常炎热的天气下尤为棘手。RAAM 比赛开始后的最初 12 个小时需要穿越气温高达 60°C 以上的沙漠地带，运动员常存在脱水和电解质紊乱，中暑和肌肉痉挛的危险很高。在骑行中并不是要等到口渴时才想起喝水，不应选择纯水为水化液体。低渗透压的运动饮料可以补充水和电解质（特别是钠）。钠还可以从食物中得到补充，比如火腿和奶酪三明治。在比赛开始前，该运动员储备了超量的糖原和富含钠盐的水分，由于细胞外液量增加，使得他的体重由平常的 79kg 增加到比赛刚开始时的 82.6kg。而在当天晚些时候，忍着肠胃不适，他喝了 17L 的低张性运动饮料。在沙漠中行进，发汗量非常之大，可能>2L/h，而每升汗液中都含有 1000mg 的钠。第一次休息时，他的体重下降到 76kg。在这段赛程内他以非常快的速度遥遥领先。在运动员初次参加超级耐力赛时，必须要预防可能危及生命的低钠血症发生[29]。

改善该运动员表现的营养补品

运动员过度服用补品的现象很常见，但性价比却很低。推荐的补品很多，含有维生素 C 的补品可以减少自由基的产生，有助于保护肌细胞和免疫系统免受损伤。维生素 C 还参与抗压力激素的生成，是组织生长修复过程所必需的。我们的研究对象每天补充 1000mg 维生素 C。很多研究者建议每天摄取维生素 C 250～2500mg[28]。而维生素 E 通过抑制磷脂氧化保护细胞膜免受损伤、改善循环、减轻腿部肌肉痉挛并参与组织修复。尽管维生素 E 的最佳摄入量尚未明确，他每天服用 1200IU 维生素 E。谷氨酸是白细胞及其他免疫细胞的能量来源，故补充谷氨酸可以减轻过度运动带来的不良影响。为使其发挥有效作用，谷氨酸的推荐剂量是 8～20g/d。他每晚常规补充谷氨酸 10g。刺五加（西伯利亚人参）是一种可以增强免疫系统活力的中药，但十分昂贵，他不常规服用。如果用量在 200mg/24h 以内，咖啡因也有效果。在超级马拉松赛中谨慎服用咖啡因十分重要，若剂量过大引起脱水，后果严重。很多情况下可预防性使用抗生素对抗感染，严重慢性疼痛时则可服用止痛药。

RAAM 每日饮食清单

休息和睡觉后：

1:30：儿童营养牛奶 3 份（斯洛文尼亚选手钟爱）

2:00：750ml 运动饮料

4:00：1 份金枪鱼三明治

4:30：750ml 运动饮料

4:50：2 条健达（Kinder Bueno）巧克力

5:30：1 块士力架（Snikers）巧克力

7:00：750ml 运动饮料、金枪鱼三明治、奶酪三明治

7:30：600ml 茶水

8:00：玉米片（2×）、复合维生素、维生素 C、维生素 E、咖啡

8:30：双氯芬酸（非甾体止痛）

10:30：2 条德宝（Duplo）巧克力

11:00：750ml 运动饮料

11:15：1 份金枪鱼三明治，2 条德宝巧克力

12:00：1 份奶酪三明治，200ml 水

12:35:750ml 运动饮料

13:10:1 份金枪鱼三明治,1 份涂有能多益巧克力酱(Nutella)的三明治

13:50:1 份奶酪三明治,1 个猕猴桃

14:25:750ml 运动饮料,2 块巧克力

14:45:100g 的 Bounty 冰激凌

15:20:750ml 运动饮料

16:20:750ml 运动饮料,1 份金枪鱼三明治,1 条德宝巧克力

16:50:750ml 运动饮料,1 份金枪鱼三明治,100g 甜瓜

17:10:甜味蛋糕、500ml 原味可乐

17:25:750ml 运动饮料、100g 甜瓜、3 块蛋糕

18:15:1 份涂有能多益巧克力酱的三明治

18:30:奶煮米饭、200ml 水、1 个巧克力冰激凌

19:40:2 条健达缤纷乐巧克力

20:10:2 份金枪鱼三明治,1 份涂有能多益巧克力酱的三明治

21:30:1 条德宝巧克力

22:25:1 份金枪鱼三明治

23:00:1 份健达缤纷乐甜食,1 根香蕉

23:15:加蔬菜(200g)、鸡肉 300g 的意大利面 450ml 水

参考文献

1. (No authors listed). Position of the American Dietetic Association, Dietitians of Canada, and the American College of Sports Medicine: nutrition and athletic performance. J. Am. Diet. Assoc. 100(12), 1543–1556 (2000)
2. Applegate, E.: Nutritional concerns of the ultra-endurance thriathlete. Med. Sci. Sports Exerc. 21(5 Suppl), 205–208 (1989)
3. Atkinson, G., Davison, R., Jeukendrup, A., Passfield, L.: Science and cycling: current knowledge and future directions for research. J. Sports Sci. 21(9), 767–787 (2003)
4. Berardi, J.M., Price, T.B., Noreen, E.E., Lemon, P.W.: Post-exercise muscle glycogen recovery enhanced with carbohydrate-protein supplement. Med. Sci. Sports Exerc. 38(6), 1106–1113 (2006)
5. Burke, L.M.: Energy needs of athletes. Can. J. Appl. Physiol. 26(Suppl), 212–219 (2001)
6. Burke, L.M.: Nutritional practices of male and female endurance cyclists. Sports Med. 31(7), 521–532 (2001)
7. Burke, L.M.: Nutritional needs for exercise in the heat. Comp. Biochem. Physiol. A. Mol. Integr. Physiol. 128(4), 735–748 (2001)
8. Burke, L.M.: Nutrition strategies for the marathon: fuel for training and racing. Sports Med. 37(4–5), 344–347 (2007)
9. Burke, L.M., Kiens, B., Ivy, J.L.: Carbohydrate and fat for training and recovery. J. Sports Sci. 22(1), 15–30 (2004)
10. Burke, L.M., Loucks, A.B., Broad, N.: Energy and carbohydrate for training and recovery. Int. J. Sports Sci. 24(7), 675–685 (2006)
11. Burke, L.M., Read, R.S.: Sports nutrition. Approaching the nineties. Sports Med. 8(2), 80–100 (1989)
12. Francescato, M.P., Prampero, P.E.: Energy expenditure during an ultra-endurance cycling race. J. Sports. Med. Phys. Fitness 42(1), 1–7 (2002)
13. Gleason, M., Bishop, N.C.: Special features for the Olympics: effects of exercise on the immune system: modification of immune responses to exercise by carbohydrate, glutamine and anti- oxidant supplements. Immunol. Cell. Biol. 78(5), 554–561 (2000)
14. Grandjean, A.C., Ruud, J.S.: Nutrition for cyclist. Clin. Sports Med. 13(1), 235–247 (1994)
15. http://www.raceacrossamerica.org/raaminformation/raamrecords/record.htm
16. Knap, B., Južnič. G.: Physiological observations on two runners of extreme distances. Medicinski Razgledi. In: Južnič G., Južnič, S. (eds.) Addendum: Noninvasive Cardiovascular Function, pp. 29–37. (1991)
17. Knechtle, B., Bisig, A., Schlapfer, F., Zwyssig, D.: Energy metabolism in long- term endurance sports: a case study. Schweiz. Rundsch. Med. Prax. 92(18), 859–864 (2003)
18. Knechtle, B., Enggist, A., Jehle, T.: Energy turnover at the Race Across America (RAAM) – a case report. Int. J. Sports Med. 26(6), 499–503 (2005)
19. Knechtle, B., Knechtle, P., Andonie, J.L., Kohler, G.: Influence of anthropometry on race performance in extreme endurance athletes: World Challenge Deca Iron Thriathlon 2006. Br. J. Sports Med. 41(10), 644–648 (2007)
20. Knechtle, B., Knechtle, P., Schuck, R., Andonie, J.L., Kohler, G.: Effects of Deca Iron Thriathlon on body composition – a case study. Int. J. Sports Med. 29(4), 343–351 (2008)
21. Lindeman, A.K.: Nutrient intake of an ultra-endurance cyclist. Int. J. Sports Nutr. 1(1), 79–85 (1991)
22. Macdermid, P.W., Stannard, S.R.: A whey-supplemented, high protein diet versus high-carbohydrate diet: effects on endurance cycling performance. Int. J. Sports Nutr. Exerc. Metab. 16(1), 65–77 (2006)
23. Maughan, R.: The athlete's diet: nutritional goals and dietary strategies. Proc. Nutr. Soc. 61(1), 87–96 (2002)
24. Neumayr, G., Pfister, R., Hoertnagl, H., Mitterbauer, G., Prokop, W., Joannidis, M.: Renal function and plasma volume following ultra-marathon cycling. Int. J. Sports Med. 26(1), 2–8 (2005)
25. Nogueira, J.A., Da Costa, T.H.: Nutritional status of endurance athletes: what is the available information? Arch. Latinoam. Nutr. 55(1), 15–22 (2005)
26. Onywera, V.O., Kiplamai, F.K., Boit, M.K., Pitsiladis, Y.P.: Food and macronutrient intake of elite Kenyan distance runners. Int. J. Sport. Nutr. Exerc. Metab. 14(6), 709–719 (2006)
27. Peters, E.M.: Nutritional aspects in ultra-endurance exercise. Curr. Opin. Clin. Nutr. Met. Care. 6(4), 427–434 (2003)
28. Sanches-Benito, J.L., Sanches-Soriano, E.: The excessive intake of macronutrients: does it influence the sports performance of young cyclists? Nutr. Hosp. 22(4), 461–470 (2007)
29. Sawka, M.N., Burke, L.M., Eichner, E.R., Maughan, R.J., Montain, S.J., Stachenfeld, N.S.: American College of Sports Medicine position stand. Exercise and fluid replacement. Med. Sci. Sports Exerc. 39(2), 377–390 (2007)
30. Spence, L., Brown, W.J., Pyne, D.B., Nissen, M.D., Sloots, T.P., Mccormack, J.G., Locke, A.S., Fricker, P.A.: Incidence, etiology, and symptomatology of upper respiratory illness in elite athletes. Med. Sci. Sports Exerc. 39(4), 577–586 (2007)
31. Starc, R., Knap, B.: Non-cardiogenic pulmonary oedema induced by extreme cycling. N.Z. j. sports med. 35(1), 15–18 (2007)
32. Vogt, S., Heinrich, L., Schumacher, Y.O., Grosshauser, M., Blum, A., Konig, D., Berg, A., Schmid, A.: Energy intake and energy expenditure of elite cyclists during preseason training. Int. J. Sports Med. 26(8), 701–706 (2005)
33. www.ultracycling.com
34. www.ultracycling.com: Recovery for Long-Distance Cyclists, Part 1: Burke L and Hughes J. Sports nutrition for optimal muscle recovery, applied to typical long-distance events
35. www.ultracycling.com: Recovery for Long-Distance Cyclists, Part 2: Burke L and Hughes J Sports non-nutrition aids for optimal muscle recovery, applied to typical long-distance events

第十章 超级马拉松的下肢损伤

Iftach Hetsroni and Gideon Mann

熊畀 译

内容

简介	915
文献报告	916
超级马拉松踝	916
结语	916
参考文献	917

I. Hetsroni(✉) and G. Mann
Orthopedic Department, Meir General Hospital, Tsharnichovski Street 59, 44281 Kfar Saba, Israel and The Sackler Faculty of Medicine, Tel Aviv University, Tel Aviv, Israel and Ribstein Sports Medicine & Research Center, Wingate Institute, Netanya, Israel
e-mail: iftachhetsroni@gmail.com; drmann@regin-med.co.il

简介

"超级马拉松"是指任何超过常规里程马拉松的徒步比赛,然而大多数的超级马拉松里程数都远远超越常规马拉松。这些比赛短则几百公里,长则数千公里,世界上登记注册的最长的超级马拉松于每年秋天在纽约举行。这一比赛全程逾2000公里,以20世纪60年代移居到美国的Sri Chinmoy名字来命名,以纪念他毕生致力于冥想、禁毒忌酒的主张和他积极投身体育事业的行动。还有其他一些超级马拉松赛更具民间性质。比如一年一度的从洛杉矶到纽约的横越美国马拉松赛,全程4000多公里。

超级马拉松比赛形式规则差异巨大,每个参赛者都可以选择他青睐的方式来完成。参赛者可走可跑,可吃可睡,都不犯规。然而比赛时间是宝贵的,参赛者们必须小心仔细地规划自己的时间。赛道可以沿公路、山路或铁路行进,也可以是点对点的、往返的甚至环形的。比如著名的Sri Chinmoy超级马拉松,在直径仅1.6公里的圆周内完成1000多圈。

超级马拉松赛分成两个经典类型:一种要求参赛者在最短的时间内完成固定长度的赛程,这与其他的跑步类比赛相似,而另一种则规定在一定时间内跨越最长距离者获胜,通常为24小时,有时一周甚至更长时间。

超级马拉松赛对参赛者体力和意志的严苛要求集中在几点上。首先一点便是训练距离,尽管一些运动员为准备比赛可以每周训练500公里以上,但某些超长马拉松的距离是无法通过训练来接近的。所以在正式比赛中,运动员必须承受更大的身体负荷和压力,因此过度使用是难以避免的。其次是运动员在赛中可能身处的极端环境。因比赛日夜进行,参赛者可能面对极端气温和天气变幻的挑战。因此超凡的身体和心理素质是前提条件,而受伤也是常理。

文献报告

关于超级马拉松赛造成的肌肉骨骼系统损伤有3个重要研究[1-3]。研究所选取的比赛大致都是历时6天,全程1000公里左右。在悉尼至墨尔本的公路赛报告中,比赛全程被安排在公路的同侧进行,以保证参赛者的安全[2],却造成了参赛运动员在路面低的一侧的腿更高的软组织受伤概率,原因大概是这条位置较低的腿承载了更多的生物力学负荷和压力。而由Bishop等人研究的一个400m的环形赛道追逐赛,每隔2小时改换一次方向[1],使腿部软组织的受伤率大大降低,双腿的情况并无明显差异。在这些研究中,气温的变化相当明显,参赛者必须要在极端的严寒和酷暑的交替中坚持完全程。参加超级马拉松赛的人数通常相对普通马拉松赛要少很多,而且大部分是男性选手,平均年龄在40~50岁左右,比普通马拉松的选手平均年龄大。这些研究中的"损伤"指的是能引起运动员不适并影响其职业水平发挥的显著的骨骼肌肉系统损害,并不包括这类耐力赛中运动员最常发生的皮肤水疱或者肌肉酸痛等不适。最常见而重要的损伤为踝背屈肌腱、跟腱以及髌韧带部位的肌腱病。

公路赛和场地赛造成的骨骼肌肉损伤情况略有差异。尽管在两种比赛形式下,髌后疼痛综合征和踝背屈肌腱病都是最常见的。膝后疼痛综合征在公路赛中多见,而踝背屈肌腱病在场地赛中更为常见。另外,在公路赛中,始终位于路面较低一侧的下肢更容易发生软组织损伤,而且常常是髌后疼痛。这也许与低的一侧胫骨内翻角增大、足部外翻更多有关。而高的一侧足弓更低以利减震,旋转减少,而受伤概率更小。场地赛中运动员双腿的受伤概率则基本一致。

超级马拉松踝

尽管偶有作者在普通马拉松选手中描述过超级马拉松踝,它却是超级马拉松选手的特征性损伤之一。踝部损伤包括肌腱炎和趾背屈肌腱炎,跑到几百公里时最疼痛,最明显的压痛点位于踝关节的伸肌下支持带之下。

病理机制有3个:前2个是踝部肌肉的特殊组织学构造以及肌纤维类型,加上肌肉劳损;第3个则与超级马拉松选手在行走中常见的步态改变有关,这明显区别于我们已知的其他类型竞跑项目。组织学研究显示,在踝部背伸肌中,Ⅰ型慢肌纤维的比例相对较少,因此持续的有氧运动将使得这组肌肉比跖屈肌及其他肌群更易疲劳。肌肉疲劳加重,对拉伸负载的耐受力不断下降,肌纤维回弹的丧失和肌肉逐渐僵化,加上联合上神经冲动的传入减少,导致肌肉收缩单元的效率下降,使得肌-腱单位中的肌腱部分承载了更重的负荷。

至于超级马拉松选手特有的步态变化,已经有人将其命名为"超级马拉松步态",出现在比赛第一天的后半程,行走100km左右出现。在步行中任何时刻均有一条腿支撑地面,而在跑步中则有一段双脚离地的"腾空期"。从生物力学角度看,所谓"超级马拉松步态"是介于行走和跑步之间的混合步态,它的特点是"腾空期"比跑步短,步幅小,"足尖推地期"力量小,两脚距离增宽,步态摆动期屈髋屈膝减小。研究认为这种极具特点的步态反映的可能是肌肉疲劳、足底水疱或节省体力的结果,并最终导致了伸肌下支持带下方的背伸肌负荷加大。关于超级马拉松赛中特殊的背伸肌肌腱损伤的发病机制,也有理论认为背伸肌力量减弱使中足先落地,而非正常的足跟先着地,使踝部背伸肌有限地偏移,使负荷集中在支持带下方一段缩短的肌腱上。另一种解释为足跟着地后减速期足部离心负荷与局部直接刺激,以及其他因素,包括鞋袜的压力、踝肿胀、过度的内旋以及肌肉力量的不平衡。

尽管针对踝部损伤的疗法很多,包括普通物理方法的施用,例如适当的鞋子、活动的调整以及抗炎药物和伸展运动的应用。但是超级马拉松比赛的终极耐力特点和运动员强烈的取胜愿望,使踝部损伤在所难免。

结语

超级马拉松赛是一项挑战人类生理与心理承受极限的特殊运动,绝大多数的参赛者都不得不忍受赛程进展中出现的明显影响其发挥的损伤。骨骼肌肉系统的损伤往往是运动员放弃比赛的重要原因，最常见的是膝部和踝部的肌腱病。在公路赛中，处于路面低的一侧的腿更容易受伤，组织者和参赛者应适时变换赛道到公路对侧。尽管运动系统的损伤最常见，但是运动员直接暴露于身体极限条件下，一些严重的并发症如横纹肌溶解症、中暑晕厥、心律失常等也不容忽视。

参考文献

1. Bishop, G.W., Fallon, K.E.: Musculoskeletal injuries in a six-day track race: ultramarathoner's ankle. Clin. J. Sport Med. **9**, 216–220 (1999)
2. Fallon, K.E.: Musculoskeletal injuries in the ultramarathon: the 1990 Westfield Sydney to Melbourne run. Br. J. Sports Med. **30**, 319–323 (1996)
3. Huston, M.A.: Medical implications of ultra marathon running: observations on a six day track race. Br. J. Sports Med. **18**, 44–45 (1984)

第十一章 赛车运动伤:当前趋势与观念

Laszlo Gorove

熊昇 译

内容

赛车运动损伤:有何特殊之处?	918
安全至上原则	918
受伤机制	919
现场解脱	921
损伤	922
头部损伤	922
脊柱损伤	922
胸部损伤	922
腹部损伤	923
四肢损伤	923
烧伤	923
结语	923
参考文献	924

本章中你将阅读下列话题:
- 赛车运动损伤:有何特殊之处?
- 安全至上原则
- 受伤机制
- 现场解脱
- 具体损伤
  — 头部外伤
  — 脊髓外伤
  — 胸部外伤
  — 腹部外伤
  — 四肢外伤
  — 烧伤
- 结语

赛车运动损伤:有何特殊之处?

赛车虽然是装备了各种安全设施的高科技产物,仍是高速车辆,时速通常是普通车辆的数倍。而赛车在发生事故时,不管是穿通伤还是闭合性损伤,动能吸收成为驾驶者致伤的基本原因。但由于赛车的专业安全设计和装备(安全带、凯夫拉座椅和安全气囊等),赛车手的穿通伤比街上的普通交通事故少[11]。

安全至上原则

首先要确保伤员和救援者的安全。事故发生时,首先要确定医疗及其他救援车辆的安全场地。在普通的交通事故现场,我们往往出动尽量少的救援车辆,并把它们停放在能迅速离开事故现场的方向,以便抬伤者上车并迅速撤离(如图 1 所示)。

在事故现场赛道旁,由于比赛常仍在进行中,往往只有急救车能够停放到位,其他事故处理车辆和

L. Gorove
Hungarian Ambulance Service, Markó u 22, H-1055 Budapest, Hungary
e-mail:gorove. laszlo@ mentok. hu

第十一章　赛车运动伤：当前趋势与观念

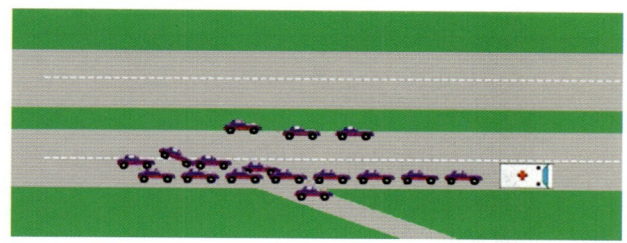

图 1　普通交通事故中停放救护车的安全位置

工作人员必须确保自身安全并保护好伤者(如图 2 所示)，绝不可挡住抢救患者的通道。所有车辆不能关闭引擎，开启警示灯，必要时现场的人员还需穿保护服。

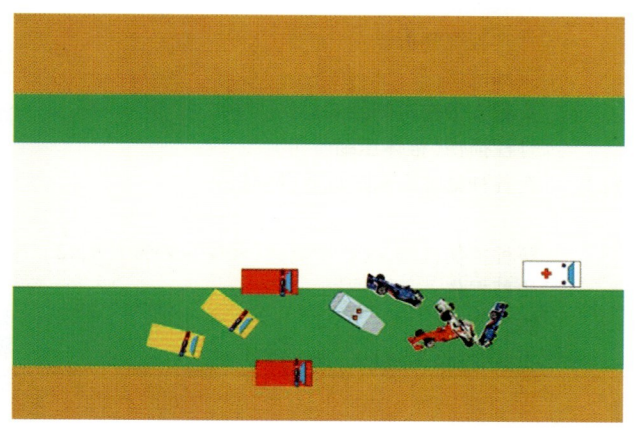

图 2　赛道旁医疗车辆及救护车的停放情形

然后确定能否安全地接近伤者，必须考虑以下事宜：
- 事故车辆是否稳定？
- 是否有起火危险？
- 是否有触电的危险？(部分一级方程式赛车装有 KERS 动能回收系统，它产生 400V 的直流电。因此在 F1 赛道上第一批抵达的救援队必须戴上绝缘手套(EN60903,0 级)，穿上绝缘鞋，带上救援钩和绝缘毯)
- 是否有有毒物质或化学物质的危险存在？
- 实施救援所需的地面是否危险或容易打滑？(赛道上有没有油或类似物、冰或雪？)
- 使用高技术设备(比如切割工具)

绝不能在无保护时独自进入危险区域！如果事故现场仍存在危险，设法尽快将伤者转移，不要将自己置于险境中。

受伤机制

在确定了事故现场和抢救通道的安全，你自己也做足了安全防范后，就该开始分析伤者的受伤机制。观察残骸、复原受伤过程并寻找致伤的外力，都有助于避免漏诊。在伤者自身的代偿机制衰竭之前就开始治疗。在赛车事故中，这一点至关重要，因为第一台事故处理车常在几秒钟到达现场[13]。

在传统的医疗实践中，90%的诊断信息来自于对病史完整和确切的把握，在处理赛车事故也是一样[7]。

所有的撞击都发生在以下 3 个层次[3]：
1. 车辆撞击(车与车之间)
2. 人体撞击(人与车之间)
3. 脏器撞击(撞击人体的外部能量传递到内脏)

与此同时，确定伤者人数也很关键，切记：每位伤者都需要一辆救护车。

明确受伤机制可以帮你决定是否需要直升机救援。

下面的表格总结了几种碰撞情形下可能发生的损伤：(表 1)[1,3,7]

表 1　受伤机制、车辆变形以及可能的损伤

受伤机制	赛车的可能征象	潜在损伤
正面碰撞	方向盘变形(在气囊下面!)(图 3) 仪表板上膝撞击痕迹 挡风玻璃变形(蛛网样碎裂)(图 4) 后视镜移位	头部损伤颅骨骨折面与下颌裂伤颈椎骨折 气道损伤 气胸("纸袋效果") 胸骨与胸椎骨折 肋骨与锁骨骨折 连枷胸 主动脉撕裂 心肌缺血 脾脏肝脏撕裂 膝骨折脱位

续表

受伤机制	赛车的可能征象	潜在损伤
前角斜向撞击	车辆前侧面变形 与正面撞击相似	髋脱位 损伤与正面撞击相同,此时车辆吸收能量较多 伤情较轻,下肢骨折多见[7]
后方撞击	停止的或慢速车被后方高速车辆撞击常在比赛开始时[7]	颈椎损伤 如果正确使用HANS®(头颈托),可预防挥鞭伤 头、脑损伤(撞与反撞机制)
T-骨(侧方撞击)	车侧面变形(图5) 撞击痕迹帮助确定损伤类型和程度	肩部损伤 锁骨与上肢骨折 撞击侧肋骨骨折,侧面连枷胸 肺挫伤气胸 主动脉撕裂 膈肌撕裂 骨盆与髋骨折 腹部钝伤 头侧方损伤对侧颈部损伤
翻车(车翻滚)	各种车祸表现集合[7,12] 乘员也翻转,但是被安全带固定在座位上 寻找车内散落的物体	脊柱损伤(椎体压缩骨折) 有各种翻滚方向造成各种损伤
弹出 观众与工作人员被撞伤	驾驶和副驾驶在车外 保险杠,发动机盖和前挡风变形	各种损伤机制,死亡率高达(80%~90%)[3,12] 头部损伤 胸腹损伤 下肢骨折(Waddel三联伤)

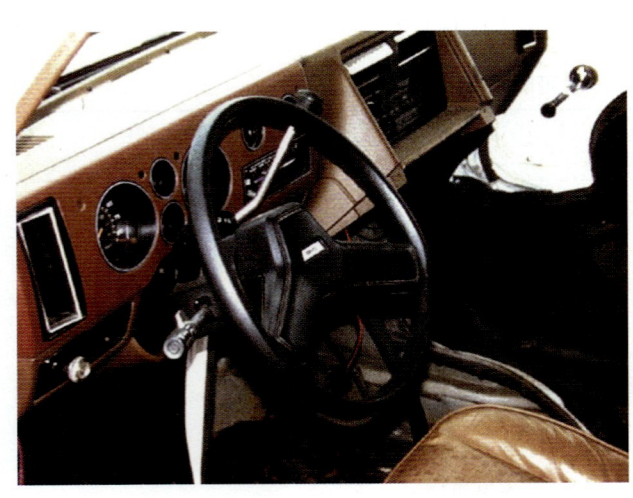

图3　方向盘变形

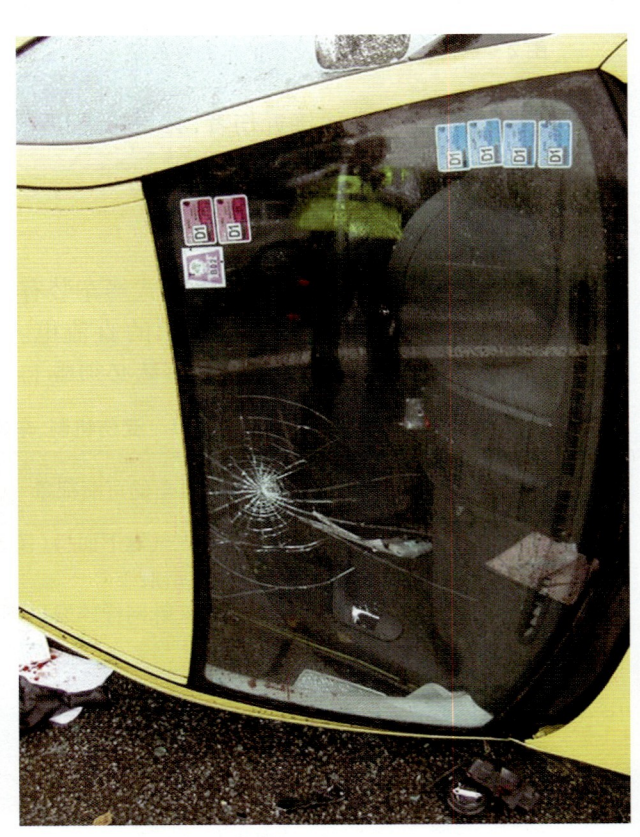

图4　挡风玻璃变形(蛛网)

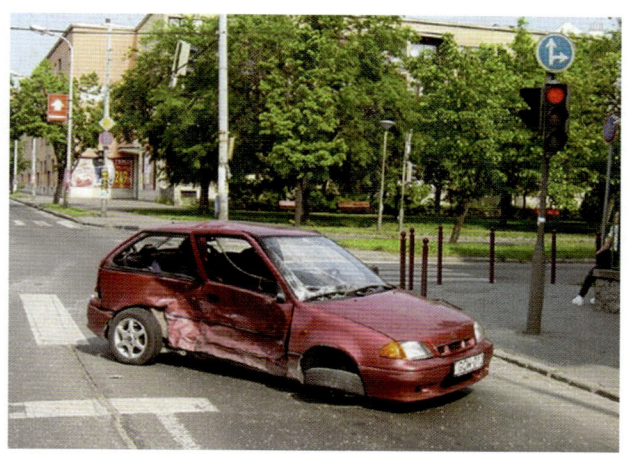

图5　被车辆从侧方撞击(T-骨)

现场解脱[7,15]

解脱：只要伤者的情况和现场状况允许，尽快将伤者移出事故车辆。

解脱的目的：尽早初步检查伤者(如果有可能，在解救过程中就检查)，避免进一步的损伤发生。

由于对伤者的解脱非常重要，但并非每天都需要实施。大多数比赛都设置有一个甚至更多的解脱小组，由训练有素的队员组成，并常由一名医师指挥。

通常情况下FIV(快速事故干预车)会在第一时间抵达现场，并完成对伤者情况的初步评估，FIV随行的医生会首先对伤者进行手工颈椎固定(MILS，手工头颈直线固定法)，如果可能的话也应取下头盔。

在车祸解救小组抵达后，FIV的医生会将伤者情况简要汇报给解救小组的带队医师，他们将共同商定进一步的急救策略。解救的指挥者是FIV的医师，他还需要将情况报告给赛事控制中心，并在需要转移伤者时呼叫救护车，必要的时候还可以请求直升飞机负责转运。如果场地内有医疗站也要同时将情况告知。

所有的车祸解救小组都必须配备有以下特殊设备：

- 护颈圈
- Kendrick®救援工具(KED)和(或)相关设备(例如 Shoehorn®救援工具)
- 长脊椎固定板(或类似物件：如 Reeves 套袖，miller 身体夹板)
- 铲式担架
- 真空褥
- FIA 解脱包(在一级方程式和GP2赛车有可解脱的座椅)[7]
  — 1块碳纤维材质的护头板
  — 2条橙色带，两端有扣环，将伤者的大腿和骨盆固定在可解脱的座椅上
  — 2条红色带，分别可将伤者的下颌和前额连接在座椅的护头板上
  — 黑色或蓝色带，为在将伤者解救出来之前绑住手部或踝部
  — 4条带D形环弹簧钩黑色吊起带
  — 1个4mm的通用扳手(Allen扳手)

解脱的步骤是：

(详见 Hartstein 的文章[7])

1. MILS(头颈部徒手直线固定法)
2. 拆除方向盘
3. 摘掉头盔(在闭式座舱内操作这一步骤时将比较困难，因为驾驶员头顶上的空间非常狭小)。
4. 如图6所示取下头颈保护装置(HANS®)。

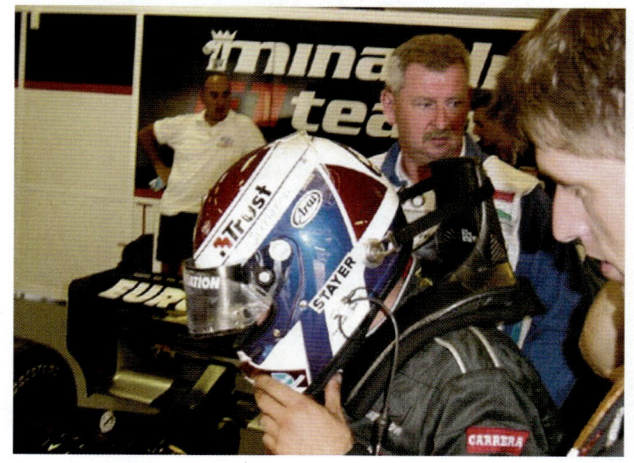

图6　HANS(头颈保护装置)

5. 为伤者戴上一个硬性护颈圈并调整到位
6. 割断安全带
7. 取下封闭舱头部包裹物，或切割开封闭的座舱
8. 用KED或其他设备将可解脱座椅和伤者一起拆下，具体根据车型及现场情形而定。

注意：正确佩戴的护颈，颈部也有40%~50%的活动度，必须保持MILS直到伤者头部固定到合适的装置上[8,9,13]。尽快给伤者高流量吸氧。

三种解脱形式分别是[7]：

1. 即刻解脱(抢救解脱) 如果伤者已受到直接

生命威胁（心搏骤停、张力性气胸、呼吸窘迫、严重低血容量性休克）或现场十分危险（起火，可能发生爆炸，其他失控赛车逼近等情况）时，立刻抓住他（她）的赛车服将其拖离事故车辆并尽快转移。

2. 快速解脱（紧急解脱）是解救工作中最常见的类型。速度要快于选择性解救，但比即刻解脱慢，徒手直线固定伤者头颈部，摘掉头盔，安放护颈圈，然后将伤者固定于脊柱固定板（LBS）上，并以绑带和护头块保护。

3. 选择性解脱（图7）如果伤者稳定，现场安全，应当采用这种解救形式。使用急救椅、KED或其他设备（关于如何使用救援座椅或KED的详细说明，请读者参阅 Medicine in Motorsport 杂志[7]）。

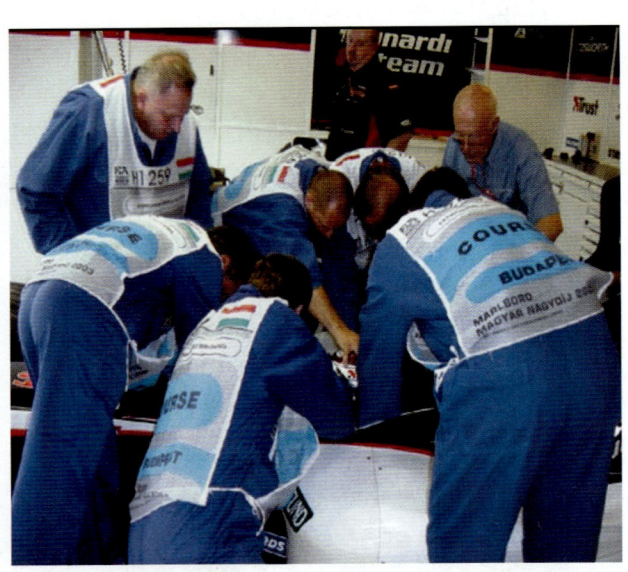

图7　匈牙利解脱小组在训练

损伤

因为针对赛车伤员的后续治疗并无特殊，我们将在此重点探讨严重外伤及其初步处理方法。也不再详细阐释机体损伤的病理生理变化及解剖学基础。

头部损伤

头部外伤是赛车运动中最常见的创伤类型[16]，而现场医疗干预的目的，在于及时发现头部主要损伤，防止继发损伤。前者源于事故中的直接暴力，而后者由前者引起，主要是缺氧和低血压[15]。

现场干预的目标是要将收缩压维持在 90～100mmHg以上，并使 SaO_2 不低于 90%～95%，所有TBI（创伤性脑损伤）患者均应吸入纯氧，如有呼气末 CO_2 分压监控仪，应将 CO_2 分压控制在 35～40mmHg 之间[3,14]。

处理步骤：

1. 保护伤者颈椎确保气道通畅，维持高氧合（吸入纯氧）。

2. 将伤者解脱并将其固定（固定于LSP或真空褥上，因为头部外伤患者发生脊髓损伤的风险很高）。

3. 如有必要可给予镇定剂（用药前先使用Glasgow昏迷评分（GCS）记录伤者的神经功能状态、肢体无力或瘫痪以及瞳孔情况）。

4. 监测血压和 SaO_2。

5. 建立2个粗静脉通路，防止低血压出现。

6. 只有当患者出现脑疝征象时才可以使用过度通气（将血 CO_2 水平维持在25mmHg）。

重度头部伤（GCS 3-8）患者必须马上送到设有神经外科和CT的医院。

中度的头部损伤（GCS 9-13）患者也应在设有神经外科的医院接受检查和治疗。

轻度头部损伤（GCS 14-15）患者应做头部CT扫描，并在可能的时候请神经外科医生会诊[7]。

脊柱损伤

对于任何重伤者必须将其脊柱制动。根据车祸的致伤机制和以下征象判断脊髓损伤：
- 颈部或背部疼痛
- 刺痛或麻木感
- 完全丧失运动能力或（和）肌力低下
- 脊柱明显变形
- 丧失感觉
- 膀胱或肠道丧失神经控制
- 阴茎勃起

现场急救时不可能完全排除脊髓损伤，所以一定要借助制动装置（SMR）将脊柱固定[7,10]，绝对避免屈伸、侧弯和旋转。

如果有必要使用镇静药物，须先记录患者的神经功能状态，记录完成后方可使用麻醉剂[4,5]。

胸部损伤

胸部创伤的严重性在于往往累及气道并影响呼吸，是ABC急救内容的两项。赛车事故中的创伤特点决定了胸部损伤多为闭合性钝伤。

下列损伤("致命12伤"的前6位)必须在初步检查时应明确并处理[2,3]：
1. 气道堵塞
2. 开放性气胸
3. 连枷胸
4. 张力性气胸
5. 大量血胸
6. 心包填塞

在事故现场和(或)医疗站内，应遵循以下流程进行抢救：
- 呼吸道管理
- 人工通气
- 高流量吸氧
- 张力性气胸的减压处理
- 闭合胸部的开放性伤口
- 设法固定连枷胸
- 止痛
- 液体复苏(两个粗大静脉通道)
- 固定刺穿胸部的物体
- 条件允许时进行胸腔引流
- 使用医疗中心的创伤超声聚焦评估(FAST)设备
- 在发生闭合性胸部损伤时行12导联心电图检查

腹部损伤

在赛车运动损伤中，腹腔脏器损伤是赛车手伤亡的重要原因。此类创伤常常造成难以发现的内出血。腹部伤占全部损伤10%，却是25%的死因[15]。因为对于腹部创伤的系统治疗只能在医院手术室进行，所以在明确受伤机制和赛道旁急救后，应尽快将伤者送至医疗中心或医院。

在事故现场和(或)医疗站内，应遵循以下流程进行抢救：
- 气道管理
- 人工通气
- 给予高流量氧气
- 液体复苏(开放两个大孔径的静脉通道)
- 固定刺穿物
- 闭合开放性伤口(保持脱出腹腔脏器温暖湿润)
- FAST-使用医疗心的超声检查设备

如果医疗中心具备急诊手术条件，可以进行开腹手术。但仅适用于伤者腹腔内出血量巨大，送往医院之前有生命危险者。

四肢损伤

骨折和脱臼者疼痛剧烈，而闭合性骨折也会造成危险的大出血，特别是股骨和骨盆骨折。尖锐的骨折端也可能导致继发性神经血管损伤。单纯四肢损伤只需要选择性解脱。

场地内急救流程是：
- 小心地解脱
- 夹板固定
- 包扎伤口
- 止血(如果有必要可使用止血带)
- 补液疗法
- 用骨盆夹(S.A.M.®绑带或类似物)临时固定骨折的骨盆[15]
- 如有必要予以止痛
- 对肢体神经血管状况进行记录

断肢

对创伤造成的离断肢体，必须密封进无菌塑料袋内再投入盛有冰水的容器中(绝不能让肢体与冰水直接接触)，然后与患者一同送往医院。

烧伤

有了新的安全技术，赛车时起火和烧伤不再像以前那样频繁。但赛场上热损伤的初步处理仍是必要的[7]。

应对措施包括：
- 保障气道通畅(在吸入烧伤绝对重要)[1]
- 给予高流量吸氧气
- 使用特制的烧伤敷料(Waterjel®或类似物)
- 止痛
- 补液(根据Parkland公式)
- 确定烧伤程度及面积(使用九分法)

结语

赛车运动的发展速度很快，其特殊情况需要大量的实践和经验，才能运用知识与技能来处理和解决现场问题。

当然，赛车事故伤员的院前急救宗旨仍与普通交通事故相同，但是由于赛车事故发生时高能量的转化，特殊的赛道环境，以及最重要的驾驶舱的狭小空间，都给救援工作造成了极大困难，往往需要场地内医疗人员出色的配合和持续不断的训练[6]。赛车运动中诞生的新潮流，诸如对破坏力的控制，容许性低张处置，或是FAST等也都对赛车事故的院前急救有所助益。

参考文献

1. American Burn Association: Inhalation injury: diagnosis. J. Am. Coll. Surg. **196**(2), 307–312 (2003)
2. American College of Surgeons, Committee on Trauma. App. 3: Biomechanics of injury. In: Advanced Trauma Life Support Student Manual, 7th edn. American College of Surgeons, Chicago (2004)
3. Campbell, J.E., FACEP: Alabama Chapter, American College of Emergency Physicians: International Trauma Life Support, 6th edn. Pearson Education International, Upper Saddle River (2008)
4. Cross, D.A., Baskerville, J.: Comparison of perceived pain with different immobilization techniques. Prehosp. Emerg. Care **5**, 270–274 (2001)
5. Dunn, T.M., Dalton, A., Dorfman, T., Dunn, W.: Are emergency medical technician-basics able to use a selective immobilization of the cervical spine protocol? A preliminary report. Prehosp. Emerg. Care **8**, 207–211 (2004)
6. Friese, G., LeMay, G.: Emergency stabilization of unstable pelvic fractures. Emerg. Med. Serv. **34**(5), 67–71 (2005)
7. Hartstein, G. (ed.): Medicine in Motorsport. FIA Institute (2011)
8. Hauswald, M., Ong, G., Tandberg, D., Omar, Z.: Out of Hospital spinal immobilization: its effect on neurologic injury. Acad. Emerg. Med. **5**, 214–219 (1998)
9. Issermann, J.J.: Extrication Video DVD. FIA Institute (2006)
10. Majernick, T.: Cervical spine movement during orotracheal intubation. Ann. Emerg. Med. **15**, 417 (1986)
11. McKeag, D.B.: Understanding sport-related concussion: coming into focus but still fuzzy. JAMA **290**, 2604–2605 (2003)
12. McSwain Jr., N.E.: Prehospital Trauma Life Support, 4th edn, pp. 1–33. Mosby, St Louis (1999)
13. Sporting codex of the FIA: Appendix "H" and "L". http://argent.fia.com/web/fia–public.nsf/1910591AE6D2B84CC12575EC002C1F1B/$FILE/Annexe%20H_2009_09.07.02.pdf; http://argent.fia.com/web/fia–public.nsf/2A9404B6E4C8FE4EC12575FA00440479/$FILE/Annexe%20L_2009_09.07.20.pdf (2009)
14. The Brain Trauma Foundation: Guidelines for Prehospital Management of Traumatic Brain Injury, 2nd edn. Brain Trauma Foundation, New York (2006)
15. Todd, S.R.: Critical concepts in abdominal injury. Crit. Care Clin. **20**(1), 119–134 (2004)
16. Wang, H., Peitzman, A.: Out-of-hospital endotracheal intubation and outcome after traumatic brain injury. Ann. Emerg. Med. **44**, 439–450 (2004)

第十二章 赛车手都是顶级运动员

Fatih Küçükdurmaz

熊罴 译

内容

简介	925
肌肉力量、重力和振动的影响	925
心血管耐力、氧耗以及 CO 影响	926
产热和出汗	926
心理训练	926
参考文献	927

简介

我的很多同行对赛车运动中的医学问题不甚了解。大家认为赛车只是技术竞技，而医学支持只是处理赛道上的突发损伤。当他们听说赛车手需要大量的高水平的室内室外训练和个性化的平衡膳食后都大为吃惊。相关文献极少也证明了人们对于"赛车运动医学"知之甚少。

赛车手们必须控制好时速 150~300km/h 的车辆，同时还要保持冷静，随时感知自己赛车的表现、路况以及几厘米开外飞速行驶的对手们的动向。他们在手控方向盘的同时脚踏换档的动作必须分毫不差，动作的时机和精确性至关重要，任何错误都会送命。在驾驶过程中，赛车手还不能忘了从特殊设计的供水系统里吸液来补充体能，并随时通过耳机与场外负责人交流。

应该提到一点，车赛在欧洲所有锦标赛之上。亚洲也有很多种车赛。

在世界各地举行的几乎所有锦标赛中，比如一级方程式、Nascar、世界卡车系列赛、印地车赛、Turing 汽车锦标赛和世界冠军拉力赛等，赛车手必须于赛程中的每一秒，运用繁复的驾驶、认知和判断技能。

肌肉力量、重力和振动的影响

赛车的一些有趣的事实也许能帮助我们理解为什么赛车手们都应该被看作顶级运动员。

赛车手转弯时承受的侧向力高达 5G，为了让大家更确切地理解这意味着什么，我们列举一些来自一级方程式比赛的真实数据。运动员头部和头盔的重量总和可以达到 24kg，加速时经常达到 1G，而刹

F. Küçükdurmaz
Orthopaedics and Traumatology, University of Bezmialem Vakif,
34093 İstanbul, Turkey
e-mail: fatihmfk@hotmail.com

车减速时为5G。一级方程式赛车速度由180km/h骤降为零的距离在80m之内,产生平均4G的减速。每圈14个弯道,每场比赛大概60圈,可见赛车手要具备多么强大的肌肉力量来对抗！公路赛的速度略慢,却有更多的转弯和更大的振动。

比赛中,重力会给赛车手神经肌肉系统巨大压力[1],在每个弯道处颈部和上半身承受的离心力最大。这是因为头和头盔的重量在转弯处会增加至原来的4倍多,因此颈部肌群的锻炼成为赛车手重要内容之一,特别是那些驾驶高速赛车的运动员。通常用粗大的橡皮带来模拟比赛中重力在颈部所承受的巨大惯力。

一级方程式中的赛车脚踏板都很沉,可能需要80kg的压力才能踩动,每场比赛中需要无数次地踩踏,这自然要求赛车手有强大的下肢力量[2]。踩刹车板不是简单的足跖屈,需要腿部发力,这就是为何赛车手还需要足、腿和臀部肌肉的协调训练。

握力和耐力训练同样是赛车手重要训练内容之一。Backman等人发现,赛道和拉力赛车手的握力明显大于非驾驶行业男性对照组[3]。虽然没有赛车手和其他运动员的握力的比较研究,但无论比较结果如何,赛车手们都需要远超平均水平的强大握力,来确保在一个多小时的高速行驶中掌控方向盘。不只是赛车手的力量,还需要精细运动的控制力,才能行驶出完美的轨迹。虽然是一种能力,也需要经常的前臂肌训练。

赛车行驶中产生的振动主要影响椎骨,尽管Videman等人的研究并未发现长年的拉力赛使车手发生椎间盘退行性变[13],但Mansfield和Marshall的调查发现70%的拉力赛车手有腰椎不适感,54%的选手有颈椎不适[9]。

赛车手们必须拥有超强体力方能获得优异表现,这就是为什么他们要进行举重、游泳、瑞士球、慢跑、滑雪训练,还有协调性和平衡训练和反应时间的训练。

心血管耐力、氧耗以及CO影响

曾有研究显示,赛车手驾驶时的心率可高达心率最大值的82%~93%[4,5,8,10],Schwaberger报道,比赛中选手的平均心率为174次/分,相当于踏车试验结束前受试者极限心率的90%[8]。Jacobs等人测量到,以竞赛速度在公路赛段上行驶时受试者的心率平均值为152次/分;Lighthall等人则测量了车手在公路赛段中的平均心率为169次/分[8]。

通常认为儿茶酚胺分泌增加是引起赛车类运动员心理压力的原因。乳酸升高在很大程度上与肝糖原分解和糖酵解对儿茶酚胺刺激有关[6]。Schwaberger检测到,儿茶酚胺在赛中分泌量为252.3ng/min,是力竭运动后分泌量(121.9ng/min)的2倍多。这可以解释为什么赛车手没有力竭运动那样大的体力消耗,却有很高的心率。比赛的竞争本质、选手面对心理生理挑战的能力、赛车类型和赛道都成为影响心率的因素。

经检测,赛车驾驶过程中选手的氧耗水平相当于个人最大氧耗的79%~83%[1],而赛车手们的最大氧耗值则与足球、棒球或篮球职业运动员的氧耗水平持平。

不要忘记比赛中CO废气的影响。毋庸置疑,暴露于CO环境下会削弱赛车手的操作水准。Walker等人证实更糟的是CO废气与高温并存,对赛车手的负面影响超过高温的影响[6]。

产热和出汗

研究表明,高温环境会减少进站时间(stage time)与反应时间而最终影响发挥[11,12]。车厢内的温度经常升至50°C,特别是在马来西亚雪邦赛道。热的作用会因湿度增高而放大,比如到75%以上时。原因很明确,那就是赛车手体液的大量丢失。以一级方程式赛车为例,选手在一场比赛中丧失约2~3L水分。充足体液的重要性已被广泛证实,已有研究表明当人丧失相当于体重4%的水分时,心理活动能力下降40%,而注意力的降低则是丧失体液的严重后果之一。因此,在一些环境条件恶劣的比赛中,比如澳大利亚、马来西亚或巴西等国家进行的比赛,根据每位选手于赛前、赛中和赛后的需要量而制订液体补充计划。尽管每位选手的需要量可能不同,平均的日补液量建议为4L,选手们被建议饮用那种储存在车厢内特殊配制的液体,由通过头盔帽的管子输送到嘴边,瓶装液体大概是750ml。

心理训练

很多研究证实心理干预对运动员的效果。包括目标的设定、形象化、焦虑的控制、沟通效率以及团队的建立,都有助于赛车手的表现。对车手而言,赛前设定目标并温习线路至关重要,使车手脑中将赛程形象化和可视化，在到达赛场前就已无数次地模拟比赛过程。现代化的模拟器，预先使驾驶过程可视化，以帮助车手们在实际的赛道上能沿着最完美的轨迹行驶。制定适应各段环境、车况以及策略的心态细节。教给赛车手如何调整呼吸和控制思维的方法，在压力下保持冷静，比如在排位赛和正式比赛的开始阶段的调节。而这样做也能给赛车手建立良好的心理基础[7]，比赛开始之前，赛车手面临的压力最大。他钻进赛车之前，一直被赞助商、车迷和媒体包围。在赛后重新评价赛车手的比赛信心、集中注意力、身体状况以及遵守赛前计划驾驶的能力和压力下执行技巧。

参考文献

1. Backman, J.: Acute neuromuscular responses to car racing. Jyvaskyla Uni Dig Arch. https://jyx.jyu.fi/dspace/handle/123456789/12567?show=full (2005)
2. Backman, J., Häkkinen, K., Ylinen, J., Häkkinen, A., Kyröläinen, H.: Neuromuscular performance characteristics of open-wheel and rally drivers. J. Strength Cond. Res. **19**(4), 777–784 (2005)
3. Backman, J., Kyröläinen, H., Ylinen, J., Häkkinen, A., Häkkinen, K.: Force production characteristics of open-wheel and rally drivers. J. Strength Cond. Res. **19**(4), 777–784 (2005)
4. Jacobs, P.L., Olvey, S.E., Johnson, B.M., Cohn, K.A.: Physiological responses high-speed, open-wheel racecar driving. Med. Sci. Sports Exerc. **34**(12), 2085–2090 (2002)
5. Jacobs, P.L., Olvey, S.E.: Metabolic and heart rate responses to open wheel automobile road racing: a single subject study. J. Strength Cond. Res. **14**(2), 157–161 (2000)
6. Kindermann, W., Keul, J.: Lactate acidosis with different forms of sport activities. Can. J. Appl. Sport Sci. **2**, 177–182 (1977)
7. Klarica, A.J.: Performance in motor sports. Br. J. Sports Med. **35**, 290–291 (2001)
8. Lighthall, J.W., Pierce, J., Olvey, S.E.: A physiological profile of high performance race car drivers. In: (Society of Automotive Engineers) SAE International: Warrendale, Pa Vehicle Design Issues, pp. 55–63 (1994)
9. Mansfield, N.J., Marshall, J.M.: Symptoms of musculoskeletal disorders in stage rally drivers and co-drivers. Br. J. Sports Med. **35**, 314–320 (2001)
10. Schwaberger, G.: Heart rate, metabolic and hormonal responses to maximal psycho-emotional and physical stress in motor car racing drivers. Int. Arch. Occup. Environ. Health **59**, 579–604 (1987)
11. Walker, S.M., Ackland, T.R., Dawson, B.: The combined effect of heat and carbon monoxide on the performance of motorsport athletes. Comp. Biochem. Physiol. A Mol. Integr. Physiol. **128**(4), 709–718 (2001)
12. Walker, S.M., Dawson, B., Ackland, T.R.: Performance enhancement in rally car drivers via heat acclimation and race simulation. Comp. Biochem. Physiol. A Mol. Integr. Physiol. **128**(4), 701–707 (2001)
13. Videman, T., Simonen, R., Usenius, J., Osterman, K., Battié, M.: The long-term effects of rally driving on spinal pathology. Clin. Biomech. (Bristol, Avon) **15**(2), 83–86 (2000)

第十六部
物理治疗在运动医学中的作用

第一章 手术后早期康复

İnci Yüksel and Gizem İrem Kinikli

李九群 译

内容

住院患者康复目标	931
物理治疗师的临床评估和处理	932
结果判定/其他测试	932
术前教育	932
住院患者手术后康复治疗	932
术后并发症的预防	932
疼痛和渗出的预防	933
功能障碍代偿姿势的预防	933
改善关节活动范围	933
肌腱伸展性的改善	933
神经肌肉的电刺激	933
出院须知	933
参考文献	934

İ. Yüksel (✉) and G. İ. Kinikli
Faculty of Health Sciences, Physiotherapy and Rehabilitation, Hacettepe University, Samanpazari, 06100 Ankara, Turkey
e-mail: iyuksel@hacettepe.edu.tr, yukselinci@yahoo.com;
gizemirem83@yahoo.com, cguvendik@hotmail.com

住院患者康复目标

物理治疗师（PT）应该具备丰富的骨骼肌肉解剖和生理学方面的知识，这也是评估和处理骨科问题的基础，同时也应该具备有为下述骨科问题提供全面康复建议的经验。如表1所示：

表1 Hacettepe 大学骨科病房 1 年内的患者分布

关节置换	32%
半月板和韧带损伤	24%
骨折	10%
骨与软组织肿瘤	8%
先天性畸形	10%
发育问题	11%
一般骨科疾病	4%

- 运动功能损伤及病态姿势
- 局部的跟腱滑囊炎症、肌肉疼痛、拉伤或撕裂伤
- 关节僵硬
- 骨折
- 韧带拉伤、扭伤或撕裂
- 关节炎症如骨性关节炎、类风湿关节炎等

我们的最终目标是在出院前获得最好的功能恢复。还有：

- 告知患者手术方案
- 增强肌肉力量、功率和耐力
- 关节运动学正常化
- 预防卧床并发症
- 防止可能发生的姿势畸形
- 提供快速的康复
- 缩短住院天数
- 指导使用辅助用具

- 提高生活自理能力、患者满意度和生活质量

物理治疗师的临床评估和处理

物理治疗干预应该从手术前详细的临床评估开始直到出院。我们一般评估患者的：
- 功能活动
- 自理程度
- 移动状况
- 行走或步态辅助的需求
- 合适的步行/支具、矫形用具
- 环境障碍，如楼梯
- 肌力/运动功能
- 协调、感觉与平衡
- 活动范围
- 疼痛——短表/McGill 疼痛问卷，VAS

结果判定/其他测试

我们使用以下测量工具评价康复结果：

髋：Harris 髋关节评分（HHRS），髋关节残疾和骨性关节炎结果评分（HOOS）。

膝：膝关节学会评分系统（HSS）、膝关节损伤和骨性关节炎结果评分（KOSS）、膝关节结果调查（KOS）、膝关节疼痛量表（KPS）、国际膝关节文献委员会评估表（IKDC）、Lysholm 膝评分（LKS）、Cincinnati 评分、Tegner 活动评分、Western Ontario 和 McMaster 大学骨关节炎指数（WOMAC）。

上肢：前臂肩手残疾调查表（DASH）、上肢功能指数（UEFI）和简单肩测试。

下肢：美国矫形外科医生学会（AAOS）髋关节和膝关节评分，下肢功能评分（LEFS）。

下腰部：Oswestry 功能障碍指数（ODI）

生活质量：短表 36（SF-36）、辅助程度量表、功能状态指数量表（FSI）、功能独立性测量量表（FIM），Barthel 指数（BI）。

功能性测试：6 分钟步行测试，定时起身-走路测试（TUG）。

术前教育

术前锻炼和教育对改善术后结局有着重要作用。我们对全髋关节置换（THA）术患者进行了术前教育对术后结果有效性影响的对比研究调查。结果受教育组的独立性和行走能力比对照组好。

Rooks 等还评价了术前短期锻炼对 THA 患者手术前后在功能状况、疼痛和肌力方面的效果。他们发现，一个 6 周术前锻炼计划可以安全地改善 THA 患者术前功能状况和肌力水平。他们的结论是 THA 术前锻炼可以显著降低康复患者的住院机会[5]。

住院患者手术后康复治疗

术后物理治疗常常是在病房里开始的。PT 不仅关注患者的肌肉力量和柔韧性，还有平衡、协调和支具、拐杖和轮椅使用等方面的能力[1]。Munin 等报道，即使高风险患者也能够承受早期强化康复，成本低见效快。

同样，Weingarten 等研究了髋部手术患者指南的有效性。认为它可以安全地减少 THA 术后患者康复的住院日数[6]。

全面的住院患者康复计划包括：
- 深呼吸和咳嗽
- 移动训练
- 关节活动（CPM 或人工被动活动）
- 活动范围（ROM）锻炼
- 等长肌肉训练
- 强化本体感觉步行训练
- 步态和姿势的再教育
- 给予行走用具和矫形器
- 平衡训练
- 耐力训练
- 治疗形式（冷包、超声、神经肌肉电刺激）

术后并发症的预防

并发症是手术后的主要问题，能显著增加医疗费用、住院天数和患者的不适[2]。这些并发症有：
- 疼痛和渗出
- 功能障碍代偿姿势
- 肌无力或抑制-废用/滥用性萎缩
- 关节活动度降低
- 肌肉肌腱挛缩

疼痛和渗出的预防

积极的冷疗、抬高和切口压迫能有效控制疼痛和渗出。手术后提供良好的镇痛是非常重要的：
- 增强早期活动
- 促进康复
- 提前出院

功能障碍代偿姿势的预防

休息体位（在膝关节下放枕）可能会导致关节功能障碍。而这些姿势减小了关节压力，造成关节积液。与之相反，膝关节越是伸直，关节就越紧密，关节压力相对增加并阻止了液体自组织渗出[4]。

改善关节活动范围

- 膝伸直、腓肠肌拉伸与踝背屈
- 脚后跟滑动
- 等长肌力训练
- 机械辅助的 ROM
- 直腿抬高（SLR）
- 活动范围内的股四头肌锻炼

肌腱伸展性的改善

防止术后关节僵硬非常重要。在无痛的范围内进行反复、积极的 ROM 锻炼可以预防关节僵硬。ACL 重建术后早期使用 CPM 可能有帮助。

对 ACL 重建患者，CPM 也可以用来消肿而不只是增加 ROM[4]。

疼痛、肿胀、神经肌肉抑制、不当的体位和固定物的延长使用均可导致软组织延展性的丧失。我们采用伸直锻炼为的是阻止软组织僵硬的发生。

髂胫束、阔筋膜张肌、腘绳肌、股四头肌、腓肠肌、跟腱和胸肌在低强度下拉伸锻炼 20～30 秒，重复 3～4 次。

我们提供各种活动技术来改善软组织活动，放松软组织防止粘连（图 1）。

神经肌肉的电刺激

神经肌肉电刺激对防止关节源性的肌肉抑制有益，还有助于拉伸肌腱，反馈患者以加强肌力（图 2）。

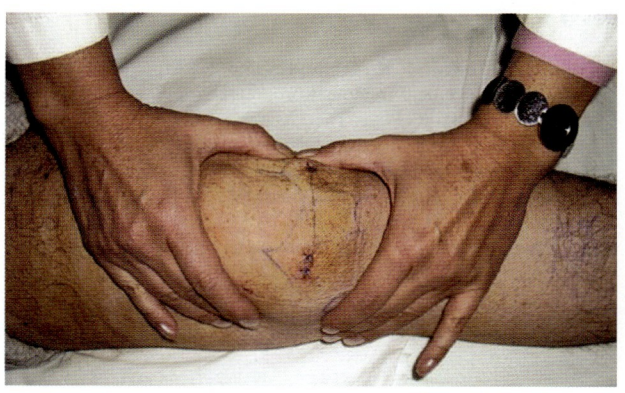

图 1　髌骨活动技术

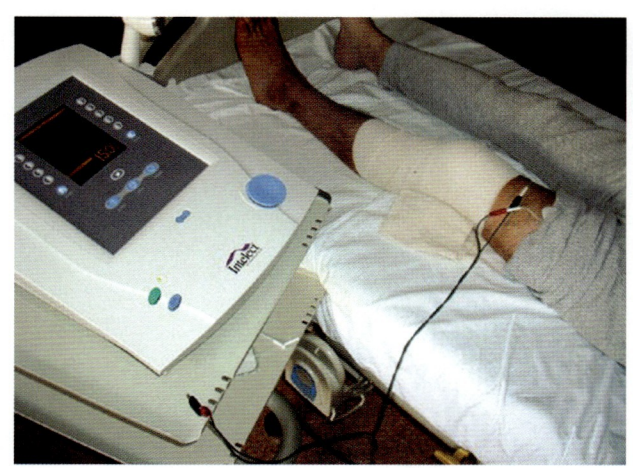

图 2　神经肌肉电刺激技术

出院须知

骨科术后早期物理治疗与康复的总体目标是：
1. 减轻疼痛
2. 促进活动
3. 制订和监督训练计划
4. 促进功能改善
5. 缩短住院天数
6. 减少术后并发症发生率

出院由不同学科的临床医生决定。作为出院标准，患者希望在出院前能够下地行走和能安全的移动。出院前，所有的患者都应给予指导建议，如四肢位置、冷疗应用、使用助行器的步态再教育、拐杖/辅助用具和在出院前给予上下楼梯的训练。制订家庭训练计划，出院后每天进行 3 次，每次 20 遍的训练直到 6 周后复查。

参考文献

1. Enloe, L.J., Shields, R.K., Smith, K., Leo, K., Miller, B.: Total hip and knee replacement treatment programs: a report using consensus. J. Orthop. Sports Phys. Ther. **23**(1), 3–11 (1996)
2. Freburger, J.K.: An analysis of the relationship between the utilization of physical therapy services and outcomes of care for patients after total hip arthroplasty. Phys. Ther. **80**(5), 448–458 (2000)
3. Munin, M.C., Rudy, T.E., Glynn, N.W., Crossett, L.S., Rubash, H.E.: Early inpatient rehabilitation after elective hip and knee arthroplasty. JAMA **279**(11), 847–852 (1998)
4. Nyland, J.: Rehabilitation complications following knee surgery. Clin. Sports Med. **18**(4), 905–925 (1999)
5. Rooks, D.S., Huang, J., Bierbaum, B.E., Bolus, S.A., Rubano, J., Connolly, C.E., Alpert, S., Iversen, M.D., Katz, J.N.: Effect of pre-operative exercise on measures of functional status in men and women undergoing total hip and knee arthroplasty. Arthritis Rheum. **55**(5), 700–708 (2006)
6. Weingarten, S., Riedinger, M., Conner, L., Siebens, H., Varis, G., Alter, A., Ellrodt, A.G.: Hip replacement and hip hemiarthroplasty surgery: potential opportunities to shorten lengths of hospital stay. Am. J. Med. **97**(3), 208–213 (1994)

第二章 手术后晚期康复

Filiz Can

李九群 译

内容

康复的长期目标	935
检查	935
晚期康复内容	936
晚期康复和物理治疗	936
冷疗	936
浅表和深部透热治疗	936
水疗	936
电疗	936
手法治疗	936
晚期训练的原则	937
肌力训练	937
肌肉生理性适应	938
肌肉调理	938
肌肉调理训练的类型	938
康复中、后期的闭动力链(CKC)训练	939
力量训练的结果	940
耐力训练	940
柔韧性训练和拉伸训练	940
本体觉训练和神经肌肉训练项目	941
功能训练	941
预牵收缩训练	942
心血管训练	942
贴带、支具、保护性矫形支具	942
参考文献	943

F. Can
Department of Physical Therapy and Rehabilitation, Faculty of Health
Science, Hacettepe University, Samanpazarı, 06100 Ankara, Turkey
e-mail: filizcan2002@yahoo.com

后期的康复程序应在尽可能短的时间内将患者或运动员功能或行为恢复到伤前水平[17,22,30,54,59]。后期适当的康复需要仔细评估,加强薄弱肌群,伸展紧缩的结构和逐步活动的再教育,以利形成正确肌肉活动"时刻表"[8]。为了加强肌肉活动和活动的再教育,必须进行肌力、屈伸、协调、协同收缩和本体感觉训练,务必在重返体育运动前获得这些技能[38]。

康复的长期目标

在康复后期,物理治疗师(PT)一定要设立长期康复目标:

- 增加肌腱的柔韧性和肌力
- 恢复正常的生物力学功能
- 增加肌肉的耐力和强度
- 增加平衡、本体感觉和运动觉
- 维持心血管的耐受能力
- 确保逐步恢复功能[10,11]

检查

康复计划始于PT为患者选择合适的、有益于功能结果的措施[10,22]。开始康复前患者必须完成以问题为导向的医疗记录(POMR)和简单对象访问协议(SOAP)。

POMR文件系统引入的目的是通过列出患者问题来整理医疗文件。以SOAP格式来记录相关问题。SOAP模式也被用来作为临床决策的工具,这是我们集中注意力关注的。SOAP格式:

S-主观提问/检查

O-客观测试/检查

A-评估/诊断

P-计划/治疗的计划[10,18]

晚期康复内容

将后期康复计划的有些内容纳入整体康复计划。手术后期康复的重要内容是：
- 肌肉调理
- 柔韧性
- 纠正不正常的生物力学
- 神经肌肉控制（平衡和本体感觉）
- 功能锻炼和活动的再教育
- 运动技巧
- 维护良好的心血管健康
- 心理和社会心理支持

晚期康复和物理治疗

在后期，康复目标主要是祛除不必要的存在于感染、修复组织中的残留物和恢复修复组织的正常生理功能。当目标已经完成或该程序不再有效时停止[8,42]。在后期的物理治疗和康复计划中，有各种不同目标的程序和方案。

冷疗

此时冷疗主要用于治疗和预防慢性肌腱炎、反应性滑膜炎或者是由于过度锻炼和过度负荷造成的过度刺激。组织温度降低会刺激皮肤感受器，从而兴奋肾上腺交感神经纤维，收缩局部小动脉和小静脉。还可以降低代谢率和代谢产物，降低氧耗，因此可以限制损伤扩展[8,24]。

浅表和深部透热治疗

后期康复方案都是在活动前增加灌注、减少僵硬的热疗和在活动后减少与活动有关炎症的冷疗[42]。表浅的热疗包括热敷、激光、石蜡、射流和涡流热疗。涡旋热疗常用在急性期和手术后期肢体的治疗。在后期，热可以用来改善疼痛、促进血流、减少肌张力和关节僵硬。加热传入肌纺锤纤维降低其兴奋性，能放松紧张的肌肉。加热的直接影响是增加胶原可伸展性。表浅热疗技术可以作为伸展和活动关节的辅助治疗[8,28]。在愈合后期显示深部热疗可以增加局部血液循环和软组织的伸展性。超声透热、声波透热和短波透热可增加细胞代谢[28]。

水疗

水疗池可以提供一个温暖而相对无摩擦的环境，有助于锻炼而对重力无影响[8]，水的浮力使运动员可以在完全负重之前保持和增强力量、活动范围和耐力[28]。由于阻力随着运动速度增加而增加，水有调节锻炼阻力的作用，保证患者安全康复。水对于心血管调节也是一个理想的环境。在基本心血管调节技术被掌握以后，可能结合如垂直踢水等高级动作[53]。

电疗

大量不同的电疗方法都可用于后期康复。依据不同的临床经验而不是科学依据，PT之间选择的电疗方式差别很大。尽管宣称有降低感染、缓解疼痛、增加毛细血管化和促进愈合的作用，但目前证据有限。因此，电疗仍是争论较多的话题。在任何情况下，这些方式不应作为治疗的唯一形式。激光、经皮神经电刺激、超声、间动电流刺激、干扰电流刺激、高压电刺激、低压电刺激（感应电流、电流和正弦电流）和功能性电刺激是康复后期最常使用的电疗方式[8]。根据系统的评估结果，神经肌肉电刺激的作用在增强股四头肌等长收缩的肌力方面得到了证实[45]。PT们已经开始在康复计划中使用磁疗、射流水疗、体外冲击波治疗等其他新方法[8,42]。

手法治疗

手法治疗是物理治疗师在骨骼肌肉系统上直接施加力量的一组治疗方法。其主要目标是恢复无痛的全范围活动。手法治疗的一个重要内容是评估治疗前后的疼痛和活动限制，以便立即评价治疗效果。手法治疗可用于关节、肌肉、其他软组织（包括肌腱、韧带、关节囊和筋膜）和神经。在手术后期治疗骨骼系统异常的手法如下：

1. 用于关节：松动、推拿或牵引。
2. 用于肌肉和其他软组织：传统按摩、深部或横向摩擦按摩、功能按摩、手法拉伸与肌肉能量技术。
3. 用于神经：神经拉伸、神经松解[8,16,31]。

手法治疗是关节被动活动技术，它可以分成关节松动或推拿+牵引。

松动是被动活动技术，随时在患者希望或停止的范围内施行。是在关节生理或功能范围内和关节表面的缓慢振动。松动术的目标是恢复僵硬肢体的活动范围和(或)减轻疼痛。

推拿是一个突然的小幅度的推动,在关节活动范围的终点前,以令患者无法阻止的速度进行。主要用于脊椎关节,也可以用于外周关节。推拿比松动术有更高的风险,尤其是动作不当或错误时[8,16,31,35]。

关节牵引涉及间歇或持续压力分离关节面。除了手法牵引外,也适用于使用重量或电机的牵引装置。牵引带可以增加手法牵引效果[8,31]。

按摩疗法是物理力直接作用在软组织,特别是肌肉、肌腱和筋膜的手法操作。按摩疼痛区域的传统按摩法在肌肉和其他软组织的手法治疗中历史久远。包括触压、捏揉和扣击等方式[8,16]。按摩有一些积极的影响,如增加肌肉血流和淋巴回流、放松肌肉并降低血压,有利于松解粘连的瘢痕组织和防止粘连。另外,对于中枢神经系统有放松、镇静效果[27]。一些临床研究表明,按摩对于缓解慢性疼痛和试验诱导性疼痛有效[33,48]。但是系统的文献综述显示,由于实验方法学的质量差,按摩对下腰痛有效证据不足[23]。由于样本量小、方法学质量低和系统的检查量不够,无法确定按摩对缓解骨骼肌肉疼痛效果[39]。

深部摩擦按摩技术让小部分组织被动运动,同时进行深部横向摩擦,优于其他按摩的潜在好处是能对肌肉深部施加压力。它一直用于治疗肌肉拉伤和撕裂、腱鞘炎、肌腱炎和韧带拉伤。深部摩擦按摩主要是一种反向刺激形式,可以改善血液供应,在一定程度上提高慢性肌腱炎或韧带拉伤的反应。其确切作用机制不清,可以机械性消散损伤组织、减轻创伤性充血和诱导性镇痛。增加血流,增加营养的输入和从受伤部位清除代谢产物而加速愈合。研究发现深部横向摩擦6天后仍有一些肌肉纤维异常。在受伤的早期愈合阶段和急性感染期[16,25,32]绝不能使用。

肌肉能量技术利用交互神经支配原理,主动肌收缩反射性地抑制拮抗肌。原理是肌肉在延长的位置上收缩将激活高尔基腱器,导致反射性的拮抗肌抑制。由于这两个原则,主动肌或拮抗肌的精确位置、低强度、等长收缩可以导致对应肌肉的松弛,进而纠正不对称和功能障碍。

继发于相关的软组织损伤,或者是由于神经组织的原发性损伤引起的神经张力过大,需要针对软组织损伤和神经组织治疗。神经拉伸和松动是恢复神经系统的正常神经张力和力学的有效方法。它们对长期、慢性的神经张力增高特别有效[8]。

手法治疗包括组织、神经和心理层面。

组织层面在治疗师手下,对应肌肉、肌腱、韧带、关节和不同的液体系统例如血管、淋巴管和滑膜。通过手法传递机械力来影响下面3个过程:
- 协助组织修复
- 增加体液流动
- 利于组织(长度)适应[37]

骨骼肌是一个典型的结构-功能相关的生物学例子;因此,要了解肌肉功能需要了解它的结构[40]。

大体上讲,持续制动的关节周围和滑膜组织与关节腔内纤维脂肪结缔组织增生一致。它还覆盖于非关节面的软骨。随着时间的推移,在暴露组织的表面和结缔组织之间的粘连变为成熟瘢痕。占据关节腔的结缔组织很快覆盖了关节表面。对侧关节面出现不同程度的改变,这取决于固定的强度、位置和压力(最重要)。应力剥夺的有害影响发生迅速而深远,从根本上影响关节力学、生物化学和生理学。事实上,韧带复合结构即使在活动恢复12个月后仍不能恢复正常力学强度。手法治疗的机械刺激似乎是很重要的细胞受体的信号,这些受体控制基质成分的合成,并引导这些成分在细胞外的组织构建[1,16,59]。

康复的一个重要目标是当细胞对超阈值的外部力量不再产生反应时,预防或尽可能减少运动时的意外事件发生。不管是内科治疗、外科手术、物理治疗、矫形器具还是假体,目标都是让患者尽早开始活动[1,37]。

晚期训练的原则

根据作者的观点,适当的康复计划是对相应关节、部分或所有肢体,在合适时间选择合适的(开链或闭链)力量训练。PT应该侧重康复计划中的神经肌肉和本体感觉训练,在正常生物力学恢复之前不进行力量训练。恰当的心血管训练对提高身体的健康和整体水平是非常重要的。根据身体反应渐进地实施,在计划中纳入功能和运动/任务的特殊训练[10,11,56]。

肌力训练

肌力是肌肉产生力的能力。肌肉增大和力量增强有赖于以下5种由条件刺激引起的生物力学生理因素：
(a) 增加肌肉内糖原和蛋白储存
(b) 增加血管化
(c) 生物力学改变影响参与能量代谢的酶
(d) 增加肌原纤维的数量
(e) 由邻近的运动单元补充

总之，细胞膜和力量产生系统负责肌力的启动和产生。这个过程称为兴奋收缩偶联。力量-速度关系表明收缩力是肌肉速度的功能表现。肌肉纤维的类型对肌肉收缩力和肌力训练非常重要。

因为以下3个原因，肌纤维类型的知识很重要：
1. 纤维类型的差异造成了表现和训练反应的个体差异。
2. 这种差异有助于解释哪些训练能做而哪些不能做。
3. 精英运动员的纤维类型、训练和运动表现之间的关系有助于训练计划的设计[20,46,50]。

肌肉生理性适应

- 神经适应：肌肉适应力量训练的最早标志是神经适应。研究表明，阻力训练诱导的早期力量增加主要是神经系统改变的结果[20,26,46,50]。由阻力训练引发的神经适应包括拮抗肌同步收缩的减少和神经肌肉连接点的膨胀，提示突触前神经递质和突触后受体增多[20]。因此，训练初期力量增强主要是因为肌肉纤维的神经适应。
- 收缩适应：身体中肌蛋白的更新率是最慢的。除了阻力训练的最初几周，肌力增加源于肌肉收缩能力的增加。阻力训练产生的肌肉增大是因为收缩蛋白的合成增加，肌细胞内的肌原纤维增加（25%~35%）带来该肌肉的变大（5%~8%）[20,36]。

肌肉调理

肌肉调整训练的两个基本原则是"对强加需求的特别适应SAID"和超负荷。

1. 对强加需求的特别适应（SAID）：训练目标是使个体适应动作的需求。强化计划应根据损伤和运动或活动的特殊性来决定。
2. 超负荷：肌肉必须超负荷才能增加力量、强度和耐力。依赖所施压的性质，肌肉将逐步粗大、有力或改善耐力[8,56]。

肌肉调理包括以下4部分：
1. 肌肉力量
2. 肌肉强度
3. 肌肉耐力
4. 运动的再教育[7,8,56]

肌肉调理训练的类型

肌肉调理的3个主要类型是等长、等张（向心和离心）和等速训练。

等长收缩练习

等长收缩练习意味着肌肉的两端是固定的，产生收缩时没有活动。因此，没有机械做功，能量以热量的形式消散。最大的等长张力在1.2倍肌肉静息长度时产生，而在肌肉最短的时候降低到零点。在肌肉被拉到两倍静息长度时也是零，因为此时肌动蛋白和肌球蛋白不再重叠。最大的等长收缩仅能持续几秒钟；50%收缩可持续约1分钟；有氧运动时有10%~15%收缩。等长收缩用于保持肌肉张力、训练或保持收缩模式或加强活动范围内的薄弱点[19]。等长训练对疼痛的关节是有用的，可以在手术后前几天进行而没有疼痛。也可用于手术后的后期因肌肉太弱而不能进行ROM锻炼时，或不可能进行其他形式的锻炼时，或者需要等长收缩起稳定作用时。等长训练通过增加静态力量来阻止肌肉萎缩，通过泵的运动来祛除积聚的体液以减少水肿，还可以限制本体感受器的神经性分离[8]。

尽管等长训练可以产生少许的耐力训练，但不能改善肌肉快速产力的能力（发力的速率）。等长训练提供少许的肌肉增大和耐力刺激，而力量训练仅在关节有角度时有效[19]。据报道，渐进地收缩可以改变外周神经系统，而快速收缩改变肌肉的收缩性能[41]。

等张练习

关节屈伸抵抗一定的阻力或重力时的运动，为等张练习。它是动态的肌肉收缩，是力量训练的重点。最先进的力量训练是通过动态收缩来完成的，使用自由重力或分部位的器械（向心和（或）离心）。不管多远，移动重量的功能是外功。有两种类型的动态肌肉收缩，正动态收缩（向心收缩）和负动态收缩（离心收缩）[8,19]。

1. 向心收缩：肌肉缩短的等张收缩为正动态收缩。当肌力超过外力或负荷时肌肉变短，是伸-缩循环的后期动作[20]。肌肉缩短发生后肌肉力量立刻下降。这种收缩的机械效率（进行的外功与产生额外能量的比例)是20%~25%,其余的以热能散发[19]。如果向心收缩造成的肌肉损伤没有离心收缩那么多,肌肉表现将降低[14,20]。

2. 离心收缩:肌肉延长的向心收缩也被称为负动态收缩。当肌肉伸展时,肌力快速上升。这种收缩更生理更常见。例如,跑步中,当脚着地时股四头肌离心收缩使身体减速。因此,肌肉等长收缩比向心收缩产生更大的力。被拉长的肌肉,能比缩短的肌肉承受更大的力。这也说明为什么离心收缩锻炼对加强骨骼肌肉非常有用。在某些情况下,其机械效率可高达60%。它随着伸展的速度增加而增加。缩短或拉长的范围是静息长度0.7~1.2倍之间。在生理范围内可达到最大张力。张力随着缩短而下降,随着拉长而升高。快速离心收缩产生最大的力,快速向心收缩产生最小的力。任何离心收缩所产生的力和能量都比向心收缩大。事实上,同步EMG显示,同样力量离心收缩的肌电活动反而比向心收缩少。另外,与向心收缩比,离心收缩耗氧很少产生机械能量更大[19]。在离心收缩时,积极的肌肉运动产生更大的力,是因为它抵抗重力而减慢身体活动时做负功。在阻力训练期间,离心肌肉运动很少产生乳酸,似乎对增加肌肉体积是必要的;然而,与向心收缩比,离心肌肉运动更易导致大量的延迟性肌肉酸痛。因此建议,阻力训练中纳入向心和离心肌肉运动的目的是在功能性方式上增加肌肉力量。这种离心-向心偶联肌肉运动很常见,例如在立定跳跃之前,股四头肌离心收缩。离心收缩程序应该从低水平开始,逐步进展到较高的强度和运动量。除非手术失败或一些并发症,离心训练可以在手术后期安全地开始、运用和逐步实施[7,8,20,57]。

等速训练

等速训练,即适应可变阻力训练,在阻力与输入力匹配的速度下进行。在关节能正常活动并受到可靠保护的康复最后阶段,运用不同的速度谱进行练习。在固定速度和可变阻力情况下的设备上进行,在全部活动范围内,阻力设定完全适合个体。因此,速度固定在预选的动力率,阻力因适应活动范围内的每个点而改变。这使患者可能比固定或可变等张训练时做更多的功。它允许最大的,但完全安全的关节活动范围内的动态负荷,以便评估膝部肌肉组织所有纤维类型运动单元的表现。这些活动能力可以被量化,许多测量值可以反应肌肉力量、强度和耐力功能,例如力矩峰值、平均强度、总功、性能/体重的百分率,激动肌/拮抗肌和同侧/对侧表现的比率,加速能量和能量比率。等速训练可以有不同的速度。和等速短弓等张方法一样,训练从低速度向高速度进展,然后逐渐回到低速。区别是等速康复速度增加依据个体等速检测结果。一些仪器如 KinKom® 和 Cybex® 可进行离心和向心等速训练。这些设备还提供持续的被动活动、等长训练、多关节运动测试、视觉反馈和数字图形显示。等速设备的主要缺点是成本高,训练是非功能性的[8,17,54]。

康复中、后期的闭动力链(CKC)训练

闭动力链训练(CKC)发生在肢体固定在或保持与地面反作用力接触时[7,8,10,11]。物理治疗方案利用CKC训练的力量产生和负荷特性。CKC训练有刺激这些生物力学和生理需求的特点。从机制上来说,他们从地面或脚下支撑物启动关节运动,强调肢体节段姿势和活动的序贯控制,将下肢各节段放在正确的功能姿势,控制负荷的转移。从生理上来说,他们利用长度依赖和特定运动力量依赖激活模式,强调特定位置的本体感觉反馈。CKC训练有保护愈合和修复组织的作用。由于负荷的压力特性和对所引起的运动的更好控制,CKC可以产生最小的横向移位、剪力和分离力。因此,在康复早期可运用CKC训练保护受伤部位,在晚期也可以。在中期(恢复)和晚期(功能),依据组织愈合程度、四肢可能的位置、负载的能力和允许的活动范围来选择不同水平的训练。

闭链训练内容广泛,但一般来说,包括用于因为姿势而不能自由活动的肢体远端的负荷的进展性训练。例如下肢训练的双侧抗阻力浅蹲、双侧深蹲、单侧浅蹲、单侧提踵、单侧负重、上楼和下楼、楼梯机、侧身上楼和半蹲。滑动板、倾斜板、摇摆板、蹦床和健身球都可用于闭链训练中[34]。涉及下肢的闭链训练可以设计为刺激正常功能运动的锻炼,满足日常生活的要求。作为返回生活的有效途径,此时可以开始工作适应和增加工作难度[54]。闭链和开链训练是概念上的不同,特别是有关重力的效果、与生物力学上一致的应力和伸展特性、本体觉反馈、速度和稳定性[7,17]。系统的回顾得出结论,ACL重建术康复的前6周必须包括闭链训练[61]。有一些研究者主张,适当结合闭链和开链计划对康复的成功至关重要,虽然一些研究表明,在ACL重建患者,特别是早期闭链训练有益无害,但会有较少的胫骨前移和ACL张力增加[4,7,8,34,43,45]。

力量训练的结果

力量训练引起神经、肌肉收缩能力和肌纤维类型方面的适应。

阻力训练能有效刺激肌肉体积增加。肌肉要变大，必须增加横截面积（肥厚）或增加肌纤维数量[20]。肌肉肥厚主要因为是在体力活动时做功的特定肌纤维的体积增加。因为快肌纤维（Ⅱ型）的增粗能力高于慢纤维（Ⅰ型），所以肌肉超负荷时会大量动用快肌纤维。肌肉肥厚是蛋白合成增加和蛋白降解减少的结果。肌肉肥厚部分原因是对体内激素的反应，包括离心训练的结果。明显的肌肉增大可能需要2个月。对相对未受过训练的人来说，需要6~8周。

阻力训练的最早适应是中枢和周围神经系统适应和自主肌肉力量增加。功能性肌肉增大与神经系统适应相互补充从而增加自主肌肉力量。最后是肌肉体积增加与中枢和周围神经系统适应的结合造成肌力增加[7]。

由于力量训练，肌肉的生理性适应导致力量的增加。包括肥大（在前6~8周）、增生、激素改变、肌纤维周围的结缔组织增加、肌丝的破坏和神经肌肉改变（训练的前2周）。此外，肌肉发生代谢性适应，肌纤维无氧代谢产生ATP的能力增加[20]。

系统评价有力地证明了治疗性训练对骨性关节炎、亚急性和慢性腰背痛和腰椎间盘术后的患者有效。也有迹象表明，治疗性训练对有限的或中度的颈痛、颈部挥鞭伤相关损伤、骨折、肩痛、髋股痛和踝部扭伤有效[52]。

耐力训练

肌肉耐力是肌肉保持收缩或重复收缩的能力。耐力训练应与力量训练计划结合。为获得肌肉耐力，有必要强调通过有氧通路提高慢肌纤维的氧化酶能力和增加肌纤维的线粒体密度。这就要求低负荷、多次重复的训练。阻力的大小可以逐步增加，这将刺激细胞适应、促进力量的增长。骑自行车、游泳和特殊的低负荷、多次重复的等张或等速训练、循环训练都可以。耐力训练效果只发生在训练的肌肉，没有交叉作用[2,7,8]。

柔韧性训练和拉伸训练

柔韧性是指关节的活动范围，是抵抗身体自身组织的阻力易于达到一定的活动范围的特性[8]，是肌肉和关节进行全范围活动的能力[57]。

柔韧性分静态和动态两种：静态柔韧性是关节被动移动到活动范围终点的程度，对预防伤害很重要。动态柔韧性是指肌肉收缩引起关节活动的能力[8]。动态主动柔韧性是身体部分快速移动的能力，而被动柔韧性是活动范围的大小。

肌肉-肌腱单元是柔韧性的关键结构。因为它必须通过局部来承受比体重更大的力，受伤通常是由于动态柔韧性不足和过度使用综合征引起[19,47]。但是，目前还没有证据表明，柔韧性好或柔韧性改善后可以防止损伤或降低损伤的严重性。数据表明，活动范围过大或韧带结构松弛可能使一些人受伤或引起腰痛。而对于柔韧性较差的人来说，也许他们的动作增加了超过肌腱伸展极限的风险[47]。关节和软组织的柔韧性的恢复是康复中必不可少的环节。受伤或手术后，由于周围肌肉的痉挛，肌腱柔韧性减少，这可能导致邻近关节或软组织的功能障碍。手术或受伤后软组织充分的伸展对日后无痛的组织移动至关重要。充分的关节活动能恢复活动时肢体节段之间的运动学关系[8]。研究证实，经历了全膝关节置换术的患者的外侧紧张和疼痛程度正相关。作者还发现，外侧紧张和膝关节功能评分之间存在负相关[12]。

拉伸主要用于恢复肌肉肌腱的柔韧性以防止因为紧张或丧失柔韧性而带来的问题[8]。包括拉长或增加肌肉和肌腱的可伸展性，一般是通过移动肢体到关节活动范围的终点。拉伸是指拉长肌肉或其他结缔组织的过程，柔韧性一般指的是可正常活动的量。拉伸的量取决于肌肉和结缔组织的生理特性。拉伸也可影响肌肉和肌腱的不同感觉器官，导致重要的神经生理现象。虽然肌肉和肌腱拉长可以逐步增加柔韧性，但有规律的拉伸会带来其他类型的适应。规律的和适当的拉伸可以保持柔韧性，如果组织不进行拉伸和锻炼，柔韧性可随时间推移而减少。因此，柔韧性的丧失将导致继发于肌肉变形能力下降的关节活动范围减少[57]。当肌肉被固定在缩短或拉长的位置时，肌梭要适应新的位置。在康复计划中，抑制技术可用于缩短肌肉，而易化技术可用于拉长肌肉。因为快速或有力的拉伸有促进作用，温和的拉伸技术对缩短肌肉必不可少。等张牵伸肌肉可以保持肌梭的张力[35]。

近年来，改善柔韧性的拉伸技术很多。拉伸可分为三类：静态（主动或被动）、冲击性和神经肌肉易化。都可以配合各种其他治疗方法[20,35]。

静态拉伸是最常见的形式，通过持续肌肉拉伸，安全地增加关节的活动范围。静态拉伸缓慢而温和,持续30~60秒。拉伸应可以忍受,不引起疼痛或不适。无论是内部或外部牵拉,都应缓慢、低强度进行。主动拉伸涉及肌肉(连续弹性)部分,而被动拉伸涉及非肌肉(平行弹性)成分(肌筋膜、韧带和关节囊)和连续弹性部分。

冲击拉伸和动态拉伸训练是拉伸的其他形式。冲击拉伸时,肌肉拉伸接近极限后再突然冲击样拉伸。它的缺点是快速冲击引起强烈的肌肉收缩反射。拉伸增加了张力的肌肉,从而增加了受伤的机会。因此,这种技术不常用,但是在运动员拉伸计划后期可能使用。仅当在充分热身和缓慢、静态的拉伸之后使用。

最后是神经肌肉本体感觉易化技术(PNF)。这些拉伸技术是通过减小脊髓反射路径阻力,运用有意识的收缩来增加活动范围。理论上,PNF 是通过刺激本体感受器来增加活动范围的。被拉伸肌肉的主动等长收缩通过高尔基肌腱器官反射导致那些肌肉的自我抑制(自生抑制)。所以,在收缩肌(例如腘绳肌)兴奋时,拮抗肌(例如股四头肌)是抑制或松弛的。这种拮抗肌的相互抑制,联合高尔基肌腱器官的易化,通过抑制反射活动产生更大的肌肉松弛[8,35,57]。

拉伸应遵循以下原则:
1. 拉伸前先做组织热身。
2. 拉伸应该感觉舒服,低于疼痛点(不要过度拉伸)。
3. 每个关节柔韧性不同。所以,应拉伸所有相关关节。
4. 当拉伸已知病损周围区域时,疼痛是指标或警惕点。
5. 合适的拉伸技术需要特指和定点。
6. 拉伸拮抗肌双方避免肌肉失衡。
7. 坚持个性化的不同类型的拉伸,确保安全和有效。
8. 锻炼前后都进行拉伸。
9. 如果近期有骨折,或由于骨阻挡、血肿或组织创伤等原因限制关节活动时,不要拉伸[17,35,57]。

本体觉训练和神经肌肉训练项目

神经肌肉训练的目的是预防受伤或使受伤的患者在非手术和手术后恢复受伤前的活动。包括平衡训练、功能训练(跳和灵活性训练)、技术指导和扰动训练[3,6,11,29,44,49,56]。

本体感觉在肌肉功能协调中非常重要。

完整的关节位置觉能使关节稳定和适当的肌肉激活,从而保证运动的平顺。本体感觉指的是对姿势、运动和平衡改变的识别,以及相对身体的位置、重量和阻力的感知。它是触觉的一种特化变异,包括关节运动觉(动觉)和关节定位(关节位置觉)[21,55]。康复后期本体感觉训练的目标是重建稳定,也就是神经肌肉动态控制力,强调功能恢复或运动特定的训练。为恢复本体感觉和动态稳定性,选择训练方法应该侧重个体在力量、ROM 和平衡的不足,尤其是在进行日常活动和体育活动时最重要的稳定性。任何涉及本体感觉的训练,可使关节机械感受器在主动、主动辅助和被动活动时变形,产生了改善神经机制的神经传入[17,55]。根据 Lephart 等人的研究报道,有意识和非意识的本体感觉对于适当的关节功能运动、其他的日常活动以及反射稳定性都是必要的[6,38]。

动态的关节稳定性是神经肌肉控制和本体感觉的结果,而姿势的控制是整合视觉、前庭和本体感觉的结果。因此,任何机械感受器输入的破坏都将对动态关节稳定性和姿势产生负面影响[21,29]。关节感受器的功能是使关节免受病理性活动范围的损害。它们还负责确定协同肌和拮抗肌肌力之间的适当平衡,使中枢神经系统产生身体姿势和运动的影像[28,55,56]。

对于健康的运动员,高层次的本体感觉能够有助于增强神经肌肉控制和功能性稳定,从而减少受伤的风险。本体感觉的恢复对防止受伤的运动员再次受伤至关重要。因此,本体感觉训练在患者或运动员的受伤预防和康复方面发挥了重要作用[5,29,38,51]。对有关本体感觉和平衡训练对前交叉韧带损伤后和前交叉韧带重建术的影响的系统文献回顾,发现了一些本体感觉训练和平衡训练改善关节位置觉、肌力、膝关节功能、本体感觉和跳跃试验的证据[15]。

稳定性设备(如斜板、半球摇板等)和非稳定性设备(如悬吊板,Profitter,或 Euro-glide)、健身球、蹦床、各种弹簧系统以及先进的本体感觉和平衡装置(如 KAT,BAPS 等)可以用于改善本体感觉。在软垫上、不同种类斜坡上的行走或其他训练可以刺激本体感受器[6,10,11,21]。背心、紧身胸衣、绷带或贴带对本体感觉的影响尚不清楚[9,21]。

功能训练

功能训练是任何康复计划的组成部分。康复的基本目标是恢复功能,完成特定的日常活动。一旦力量、强度、耐力、柔韧性和本体感觉达到一个合理的水平时,运动员将逐步恢复其运动基础的功能活动[6,8,17,56]。

功能康复阶段前,必须有一个传统的物理治疗阶段,以确保正常的愈合以及关节活动、肌力和耐力的恢复。要在功能活动如步行、跑步、变向或投掷之前恢复这些指标。在功能训练阶段之前进行的大多数治疗会因受伤的性质或手术程序和医生的不同而有所不同。

一旦运动员有无痛的、足够体育运动要求的接近完全的关节活动范围,就可以开始功能性康复[6,10,11,30,38]。在膝部,有人建议运动员要有8°~118°的活动度,这样可以形成正常的行走步态,可以上下楼梯,跑步时不会出现步态偏差。肩部的标准不够客观,通常包括接近无痛的、全范围的活动和进行活动时的足够力量[7]。功能性康复阶段不仅融入了传统的物理治疗如力量和柔韧性训练,还融入了加强灵活性、本体感觉和神经肌肉控制的活动。柔韧性和动态训练被纳入恢复关节活动的神经肌肉机制训练中,使个体能返回到受伤前或手术前的活动水平,降低再损伤的风险[7,55,56]。灵活性训练不断出现,最初是独立的,后来使用一些适当的仪器辅助。根据复杂程度可将运动和感觉能力分组。运动能力按复杂程度从低到高:

- 收缩能力
- 协同能力
- 综合能力
- 技巧[38]

感觉运动能力包括力量(动态或静态)、速度、长度、协同收缩(动态或静态稳定)、相互激活、平衡、运动放松、精细控制、协调、反应时间和过渡性能力[21,56]。

预牵收缩训练

预牵收缩(强化)训练旨在将运动的力量和速度结合,以产生一种爆发式肌肉反应的训练,应在康复的后期进行,应模仿运动特定的技巧[17]。一般包括冲击和重复运动。

强化训练是快速而有力的运动,包括能激活肌肉伸缩循环的预拉伸或反向运动,有利于向心变短收缩[13,19,55]。拉伸缩短循环是训练的一个重要组成部分,特别是爆发式运动(如跳跃、铁饼),使运动员获得功能进步[19]。虽然普遍认为预牵收缩训练只是肌肉活动的副产品,但神经系统也包括在内。训练的根本目的是提高神经系统的兴奋性,从而改善神经肌肉的整体反应能力。它利用拉伸反射和肌肉的回弹趋势。定义扩大后包含许多"增强性质"的训练。离心力量或者是控制肌肉被拉长的能力,对速度更快、跳的更高极其重要。它要求对以重力和体重为常量的训练的每一次重复都以最大、竭尽全力地、有质量地完成。运动员从伤病中康复,需要神经方式和肌肉反应的重建,使他们在没有再次受伤风险和额外创伤的情况下进行更高水平的运动[13]。因此,预牵收缩训练使肌肉做好重复微创伤和应力的准备[19]。

当设计预牵收缩训练计划时,应该考虑到重要的骨科因素包括年龄、性别、身体的成熟度和经验水平。在我看来,手术或相关损伤影响训练计划的制定。例如,有明显髌股关节疼痛的患者或者前交叉韧带修复的患者,禁忌深蹲和抗阻力伸膝。绝对禁忌严重的不稳、疼痛和没有条件者[19,55]。应该通过训练获得力量基础,例如上台阶和各种下蹲训练,其中落地技巧和动态姿势控制训练可以提高身体控制能力。下蹲、离心单腿下蹲、登台阶训练、跳跃和着地训练是渐进的强化训练的主要形式[13,55]。并不是因为患者是运动员就要提高康复到高强度的强化训练。一般来说,这种训练可能不适合体重超过90公斤的运动员[55]。

心血管训练

如果可能,在整个康复训练后期应注重心血管训练或健康。可以认为,好的状态保证最佳的活动和功能水平。在康复和调理的过程中,几个因素影响了训练计划的质量和结果。当训练的个体的训练强度达到最大心率的60%~90%,未受训练的个体的训练强度达到最大心率的35%~45%时,心血管状况会得到改善[2,7,8,17]。

贴带、支具、保护性矫形支具

有许多不同的贴带和绷带可以使用。为了限制不想要的运动,应用黏性,无延展性(刚性)的贴带。弹性贴适合于限制性运动。好的贴带应该是高黏性的,无刺激的和容易被物理治疗师撕脱的。虽然在许多关节损伤中被使用,但并没有证实它对肩、肘、膝和脊椎关节预防损伤有效。

和贴带相比,支具有几个优点。患者可以自己佩戴支具,虽然支具的最初费用可能高些,但质量好、支撑力强的支具可以使用很长时间，可能比重复使用贴带便宜。支具也有一些缺点，包括使用期间可能滑落、比较笨重、确切尺码问题和破损的风险。有时候支具需要定做。有许多不同类型的支具[9,58,60]。

保护装置也可以用于术后恢复活动时或者是直接接触可能加重损伤的情况下。保护装置穿戴合适很重要。保护装置可能对增加个人的信心产生心理作用[8]。

> **关键点**
> - 避免过度训练
> - 避免会引起疼痛和水肿的活动或训练
> - 运动质量比数量重要
> - 节段或肢体的控制比肌肉力量重要
> - 实现生理康复而不是解剖康复
> - 履行个性化的康复计划
> - 在康复后期，加强肌力训练、肌肉调理、高级阶段训练、强度训练和动态力量训练

参考文献

1. Akeson, W.H., Amiel, D., Abitbol, J.J., Garfin, S.: The biological basis of musculoskeletal rehabilitation. In: Nickel, V.L., Botte, M.J. (eds.) Orthopedic Rehabilitation, 2nd edn, pp. 277–293. Churchill Livingstone, New York (1992)
2. American College of Sports Medicine: General principles of exercise prescription. In: Guidelines for Exercise Testing and Prescription, 5th edn, pp. 153–176. Williams & Wilkins, Baltimore (1995)
3. Beard, D.J., Dodd, C.A., Trundle, H.R., et al.: Proprioception enhancement for anterior cruciate ligament deficiency. A prospective randomized trial of two physiotherapy regimens. J. Bone Joint Surg. Br. **76**, 654–659 (1994)
4. Beynnon, B.D., Johnson, R.J.: Anterior cruciate ligament injury rehabilitation in athletes: biomechanical considerations. Sports Med. **22**, 54–64 (1996)
5. Beynnon, B.D., Good, L., Risberg, M.A.: The effect of bracing on proprioception of knees with anterior cruciate ligament injury. J. Orthop. Sports Phys. Ther. **32**(1), 11–15 (2002)
6. Borsa, P.A., Lephart, S.M., Kocher, M.S., et al.: Functional assessment and rehabilitation of shoulder proprioception for glenohumeral instability. J. Sport Rehabil. **3**, 84–104 (1994)
7. Brosky Jr., J.A., Wright, G.A.: Training for muscular strength, power, endurance and hypertrophy. In: Nyland, J. (ed.) Clinical Decisions in Therapeutic Exercises, pp. 171–230. Pearson Prentice Hall, Pearson Education, Upper Saddle River (2006)
8. Brukner, P., Khan, K.: Clinical Sports Medicine. Revised 2nd edn, pp. 127–187, 160–184. The McGraw-Hill Australia Pty, Sydney (2002)
9. Callaghan, M.J.: Role of ankle taping and bracing in the athlete. Br. J. Sports Med. **31**(2), 102–108 (1997)
10. Can, F.: Diz Rehabilitasyonu. In: Tandoğan, N.R., Alpaslan, A.M. (eds.) Diz Cerrahisi, Haberal Eğitim Vakfı Yayınları, pp. 489–506. Yeni Fersa Matbaacılık, Ankara (1999)
11. Can, F.: Ön Çapraz Bağ Yaralanmalarında Rehabilitasyon. In: Tandoğan, N.R. (ed.) Ön Çapraz Bağ Cerrahisi. Türk Spor Yaralanmaları Artroskopi ve Diz Cerrahisi Derneği Yayınları, pp. 165–192. Sim Matbaacılık Ltd Şti, Ankara (2002)
12. Can, F., Bozkurt, M., Erden, Z., Aygül, V.: The influence of anterior knee pain and lateral tightness on knee function in total knee arthroplasty. Phys. Ther. **85**(8), 153 (2005)
13. Chu, D.A., Shiner, J.: Plyometrics in rehabilitation. In: Donatelli, R. (ed.) Sport-Specific Rehabilitation, pp. 233–246. Churchill-Livingstone Elsevier, St. Louis (2007)
14. Clarkson, P.M., Hubal, M.J.: Exercise-induced muscle damage in humans. Am. J. Phys. Med. Rehabil. **81**, 52–69 (2002)
15. Cooper, R.L., Taylor, N.F., Feller, J.A.: A systematic review of the effect of proprioceptive and balance exercises on people with an injured or reconstructed anterior cruciate ligament. Res. Sports Med. **13**, 163–178 (2005)
16. Corrigan, B., Maitland, G.D.: Musculoskeletal & Sports Injuries, pp. 4–35. Butterworth-Heinemann, Oxford (1994)
17. Dale, R.B., Harrelson, G.L., Leaver-Dunn, D.: Principles of rehabilitation. In: Andrews, J.R., Harrelson, G.L., Wilk, K.E. (eds.) Physical Rehabilitation of the Injured Athlete, pp. 157–188. Saunders Elsevier, Philadelphia (2004)
18. Delitto, A., Snyder-Mackler, L.: The diagnostic process: examples in orthopedic physical therapy. Phys. Ther. **75**(3), 203–211 (1995)
19. Dillingham, M.F., Saal, J.S.: Strength training and flexibility. In: Buschbacher, R.M., Braddom, R.L. (eds.) Sport Medicine and Rehabilitation: A Sport Specific Approach, pp. 31–47. Hanley & Belfus, Philadelphia (1994)
20. Donatelli, R.A., Diamond, D.: Strength training concepts in the athlete. In: Donatelli, R. (ed.) Sport-Specific Rehabilitation, pp. 223–232. Churchill-Livingstone Elsevier, St. Louis (2007)
21. Ellenbecker, T.S., Bleacher, J.: Proprioception and neuromuscular control. In: Andrews, J.R., Harrelson, G.L., Wilk, K.E. (eds.) Physical Rehabilitation of the Injured Athlete, pp. 189–215. Saunders Elsevier, Philadelphia (2004)
22. Flanagan, T., Coburn, P., Harcourt, P., Zylinski, M., Jull, G.: Justifying the on-going physiotherapy management of long-term patients. Man. Ther. **8**(4), 254–256 (2003)
23. Furlan, A.D., Brosseau, L., Imamura, M., Irvin, E.: Massage for low back pain: a systematic review within the framework of the Cochrane Collaboration Back Review Group. Spine **27**, 1896–1910 (2002)
24. Galloway, K.: Cryotherapy and moist heat. In: Placzek, J.D., Boyce, D.A. (eds.) Orthopedic Physical Therapy Secret, 2nd edn, pp. 69–74. Mosby/Elsevier, St. Louis (2006)
25. Gregory, M.A., Deane, M.N., Mars, M.: Ultrastructural changes in untraumatised rabbit skeletal muscle treated with deep transverse friction. Physiotherapy **89**(7), 408–416 (2003)
26. Hakkinen, K., Alen, M., Kallimen, M.: Neuromuscular adaptation during prolonged strength training, detraining, and re-strength-training in middle-aged and elderly people. Eur. J. Appl. Physiol. **83**, 51–62 (2000)
27. Hertling, D., Kessler, R.M.: Introduction to manual therapy. In: Kessler, R.M., Hertling, D. (eds.) Management of Common Musculoskeletal Disorders, 3rd edn, pp. 112–132. Lippincott Williams & Wilkins, Philadelphia (1996)
28. Hubbell, S.L., Buschbacher, R.M.: Tissue injury and healing: using medications, modalities, and exercise to maximize recovery. In: Buschbacher, R.M., Braddom, R.L. (eds.) Sport Medicine and Rehabilitation: A Sport Specific Approach, pp. 19–31. Hanley & Belfus, Philadelphia (1994)
29. Hurd, W.J., Synder-Mackler, L.: Neuromuscular training. In: Donatelli, R. (ed.) Sport-Specific Rehabilitation, pp. 247–258. Churchill-Livingstone Elsevier, St. Louis (2007)
30. Irrgang, J.J., Delitto, A., Hagen, B., Huber, F., Pezzullo, D.: Rehabilitation of the injured athlete. Orthop. Clin. North Am. **26**(3), 561–577 (1995)
31. Kessler, R.M., Hertling, D.: Artrology. In: Kessler, R.M., Hertling, D. (eds.) Management of Common Musculoskeletal Disorders, 3rd edn, pp. 22–49. Lippincott Williams & Wilkins, Philadelphia (1996)
32. Kessler, R.M., Hertling, D.: Friction massage. In: Kessler, R.M., Hertling, D. (eds.) Management of Common Musculoskeletal Disorders, 3rd edn, pp. 133–139. Lippincott Williams & Wilkins, Philadelphia (1996)
33. Kessler, J., Marchant, P., Johnson, M.I.: A study to compare the effects of massage and static touch on experimentally induced pain in healthy volunteers. Physiotherapy **92**, 225–232 (2006)
34. Kibler, B.W., Livingstone, B.: Closed-chain rehabilitation for upper and lower extremities. J. Am. Acad. Orthop. Surg. **9**, 412–421 (2001)

35. Konin, J.G., Harrelson, G.L., Leaver-Dunn, D.: Range of motion and flexibility. In: Andrews, J.R., Harrelson, G.L., Wilk, K.E. (eds.) Physical Rehabilitation of the Injured Athlete, pp. 129–156. Saunders Elsevier, Philadelphia (2004)
36. Kraemer, W., Patamess, N., Fry, A.: Influence of resistance training volume and periodization on physiological and performance adaptations in collegiate tennis players. Am. J. Sports Med. **28**, 626–633 (2000)
37. Lederman, E.: Manual therapy in sports rehabilitation. In: Donatelli, R. (ed.) Sport-Specific Rehabilitation, pp. 259–278. Churchill-Livingstone Elsevier, St. Louis (2007)
38. Lephart, S.M., Henry, T.J.: Functional rehabilitation for the upper and lower extremity. Orthop. Clin. North Am. **26**(3), 579–592 (1995)
39. Lewis, M., Johnson, M.I.: The clinical effectiveness of therapeutic massage for musculoskeletal pain: a systematic review. Physiotherapy **92**, 146–158 (2006)
40. Lieber, R.L.: Neuromuscular physiology, function and plasticity. In: Nickel, V.L., Botte, M.J. (eds.) Orthopedic Rehabilitation, 2nd edn, pp. 259–275. Churchill Livingstone, New York (1992)
41. Maffiuletti, N.A., Martin, A.: Progressive versus rapid rate of contraction during 7 week of isometric resistance training. Med. Sci. Sports Exerc. **33**(7), 1120–1127 (2001)
42. Merrick, M.A.: Therapeutic modalities as an adjunct to rehabilitation. In: Andrews, J.R., Harrelson, G.L., Wilk, K.E. (eds.) Physical Rehabilitation of the Injured Athlete, pp. 51–98. Saunders Elsevier, Philadelphia (2004)
43. Mikkelsen, C., Werner, S., Eriksson, E.: Closed kinetic chain alone compared to combined open and closed kinetic chain exercises for quadriceps strengthening after anterior cruciate ligament reconstruction with respect to return to sports: a prospective matched follow-up study. Knee Surg. Sports Traumatol. Arthosc. **8**, 337–342 (2000)
44. Risberg, M.A., Mork, M., Jenssen, H.K., et al.: Design and implementation of a neuromuscular training program following anterior cruciate reconstruction. J. Orthop. Sports Phys. Ther. **31**, 620–631 (2001)
45. Risberg, M.A., Lewek, M., Snyder-Mackler, L.: A systematic review of evidence for anterior cruciate ligament rehabilitation. Phys. Ther. Sports **5**, 125–145 (2004)
46. Shoepe, T., Stelzer, J., Garner, D., et al.: Functional adaptability of muscle fibers to long-term resistance exercise. Med. Sci. Sports Exerc. **35**(6), 944–951 (2003)
47. Smith, D.L., Plowman, S.A.: Understanding muscle contraction. In: Donatelli, R. (ed.) Sport-Specific Rehabilitation, pp. 15–38. Churchill-Livingstone Elsevier, St. Louis (2007)
48. Smith, L.L., Kaeting, M.N., Holbert, D., Spratt, D.J., McCammon, M.R., Smith, S.S., et al.: The effect of athletic massage on delayed onset muscle soreness, creatine kinase, and neutrophil count: a preliminary report. J. Orthop. Sports Phys. Ther. **19**, 93–99 (1994)
49. Soderman, K., Werner, S., Pietila, T., et al.: Balance board training: prevention of traumatic injuries of the lower extremities in female soccer players? A prospective randomized intervention study. Knee Surg. Sports Traumatol. Arthrosc. **8**, 356–363 (2000)
50. Staron, R.S., Karapondo, D.L., Kraemer, W.J.: Skeletal muscle adaptations in heavy resistance training in men and women. J. Appl. Physiol. **76**, 1247–1255 (1994)
51. Stone, J.A., Partin, N.B., Lueken, J.S., et al.: Upper extremity proprioceptive training. J. Athl. Train. **29**, 15–18 (1994)
52. Taylor, N.F., Dodd, K.J., Shields, N., Bruder, A.: Therapeutic exercises in physiotherapy practice is beneficial: a summary of systematic reviews 2002–2005. Aust. J. Physiother. **53**(1), 7–18 (2007)
53. Thein-Nissenbaum, J.M.: Aquatic rehabilitation. In: Andrews, J.R., Harrelson, G.L., Wilk, K.E. (eds.) Physical Rehabilitation of the Injured Athlete, pp. 295–314. Saunders Elsevier, Philadelphia (2004)
54. Timm, K.E.: Knee. In: Richardson, J.K., Iglarsh, Z.A. (eds.) Clinical Orthopaedic Physical Therapy, pp. 399–476. W.B. Saunders, Philadelphia (1994)
55. Tyler, T.F., Cuoco, A.: Plyometric training and drills. In: Andrews, J.R., Harrelson, G.L., Wilk, K.E. (eds.) Physical Rehabilitation of the Injured Athlete, pp. 265–294. Saunders Elsevier, Philadelphia (2004)
56. Voight, M.L., Hoogenboom, B., Blackburn, T.A., Cook, G.: Functional training and advanced rehabilitation. In: Andrews, J.R., Harrelson, G.L., Wilk, K.E. (eds.) Physical Rehabilitation of the Injured Athlete, pp. 241–264. Saunders Elsevier, Philadelphia (2004)
57. Wallmann, H., Noteboom, J.T.: Stretching for musculotendinous extensibility and joint flexibility. In: Nyland, J. (ed.) Clinical Decisions in Therapeutic Exercises, pp. 69–104. Pearson Prentice Hall, Pearson Education, Upper Saddle River (2006)
58. Warden, S.J., Hinman, R.S., Watson Jr., M.A., Avin, K.G., Bialocerkowski, A.E., Crossley, K.M.: Patellar taping and bracing for the treatment of chronic knee pain: a systematic review and meta-analysis. Arthritis Rheum. **59**(1), 73–83 (2008)
59. Woo, S.L.Y., Moon, D.K., Dede, O.: Basic science of ligaments and tendons related to rehabilitation. In: Donatelli, R. (ed.) Sport-Specific Rehabilitation, pp. 1–14. Churchill-Livingstone Elsevier, St. Louis (2007)
60. Wright, R.W., Fetzer, G.B.: Bracing after ACL reconstruction: a systematic review. Clin. Orthop. Relat. Res. **455**, 162–168 (2007)
61. Wright, R.W., Preston, E., Fleming, B.C., Amendola, A., Andrish, J.T., Bergfeld, J.A., Dunn, W.R., Kaeding, C., Kuhn, J.E., Marx, R.G., McCarty, E.C., Parker, R.C., Spindler, K.P., Wolcott, M., Wolf, B.R., Williams, G.N.: A systematic review of anterior cruciate ligament reconstruction rehabilitation. Part II: Open versus closed kinetic chain exercises, neuromuscular electrical stimulation, accelerated rehabilitation and miscellaneous topics. J. Knee Surg. **21**, 225–234 (2008)

第三章 恢复体育活动

Volga Bayrakcı Tunay

李九群 译

内容

恢复体育活动指南	945
功能进展训练的组成	946
功能性训练进展计划	946
运动员的适应性训练（2001 共识声明）	946
本体觉训练的重要性	946
"本体觉"训练的进展	946
强化训练的重要性	951
恢复体育活动的循证建议	954
出院信息：结论	954
参考文献	954

本章重点讨论以下内容：
- 恢复体育活动指南
- 使运动员返回赛场的本体觉（感知运动）训练
- 如何训练？什么是最好的训练？
- 如何确定训练进展？

受伤运动员康复的目标是恢复体育运动和达到最佳的运动功能。本体感觉训练、力量训练、预牵收缩训练和神经肌肉训练是运动员准备好并安全地恢复体育活动的必要康复程序。康复进程应该根据不同运动需要而不同。根据每个运动员的项目和在比赛中的位置而设计[7,12]。

关节损伤可能导致感觉反馈异常和神经肌肉控制能力的变化。神经肌肉训练包括本体觉训练和神经肌肉控制两项，是运动员返回体育运动直到高水平竞技的有用的辅助训练[7,14,16]。神经肌肉补偿机制对受伤运动员保持动态稳定性非常重要。这时候，运动员应该学会自己的神经肌肉补偿反应。重要的是要认识到，要恢复体育运动，获得保护性神经肌肉反应是功能性康复计划的进展。有些康复项目可以增强保护性神经肌肉反应以满足体育活动特别需要的关节动态稳定性。在文献中很多平衡、灵活性和不同扰动表面的训练，成功地使患者恢复到受伤前的体育运动水平[29]。

恢复体育活动指南

让受伤运动员尽早恢复体育运动和竞赛是很重要的。但更重要的是安全地恢复运动，避免新伤和旧伤加重[1,14,26]。

恢复体育运动的指南是：
- 活动和全活动范围无痛
- 无症状
- 无水肿
- 力量恢复：对于前交叉韧带损伤患者，双侧股四

V. B. Tunay
Faculty of Health Sciences, Department of Physiotherapy and Rehabilitation, Hacettepe University,
06100 Samanpazari Ankara, Turkey
e-mail: volgatunay@hacettepe.edu.tr, volgamel@yahoo.com

头肌最大自主等长收缩力≥90%
- 柔韧性好
- 足够的本体感觉
- 恢复体育专业技巧
- 功能再训练
- 心血管功能恢复和改善
- 对训练有自信心
- 获得可持续改进的设备、支架和矫形器具
- 与运动员、其家庭、康复网络和教练沟通其康复计划

根据运动员的功能水平、体育专业技巧、自信程度和损伤的性质决定运动员能否完成康复计划,是否可以返回运动。回归运动之前进行功能评估试验非常重要。

功能进展训练的组成

- 阶段1:急性损伤期
  侧重于恢复关节活动范围(ROM)、肌肉力量和肌肉耐力
- 阶段2:修复期
  侧重于本体觉和灵活性的组合训练
- 阶段3:重建期
  恢复伤前的一切状态

  按计划安排有一定难度又能完成的序列活动。根据Hewett等的研究,女运动员的训练计划的第一步是纠正起跳和着地的技术[13]。

功能性训练进展计划

静态位置→运动
慢速技术→快速技术
简单技术→复杂技术
不负重技术→负重技术
非接触式训练→全接触式训练

运动员的适应性训练(2001共识声明)

力量训练

- 针对特定肌肉缺陷的预牵收缩训练
- 多套路的计划
- 起减速作用的肌肉的离心预牵收缩训练
- 起加速作用的肌肉的离心和向心预牵收缩训练

有氧训练

- 有很多不同方案(间歇训练,持续训练)和方式(跑步、骑车或游泳)
- 是针对该运动项目的
- 应该是循序渐进、分阶段的、有优先的并与训练计划的其他部分相一致

体育运动训练

- 总体运动员体质:全身
  - 柔韧性
  - 肌力和强度
  - 心肺耐受力
- 专项运动体能:专业性
  - 柔韧性
  - 力量
  - 平衡
  - 强度/功率
  - 有氧/向心训练
- 专项运动技巧是最终目标

  最佳的运动表现要求精细独特的训练和技巧[28]。

本体觉训练的重要性

- 运动员暴露于大量训练相关环境将激活本体觉,形成对可能是引起损伤的紧急情况的最佳反应方式[7]。
- 本体感觉训练的次要作用是直接强化韧带-肌腱系统和稳定关节的运动轨迹。

"本体觉"训练的进展

不负重→负重
静态→动态(跑步、侧方、向后运动、跳跃、变向、扭转、旋转)
慢速→快速,平衡和控制
双腿→单腿
睁眼控制→闭眼控制

1. 在不同平衡设备下训练(图1),是因为:
- 在设定条件下的全范围活动。
- 在设定条件下保持平衡姿势(图2a~d)。

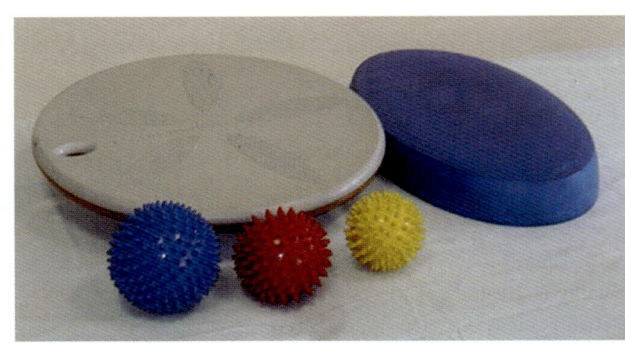

图1 本体觉训练设备

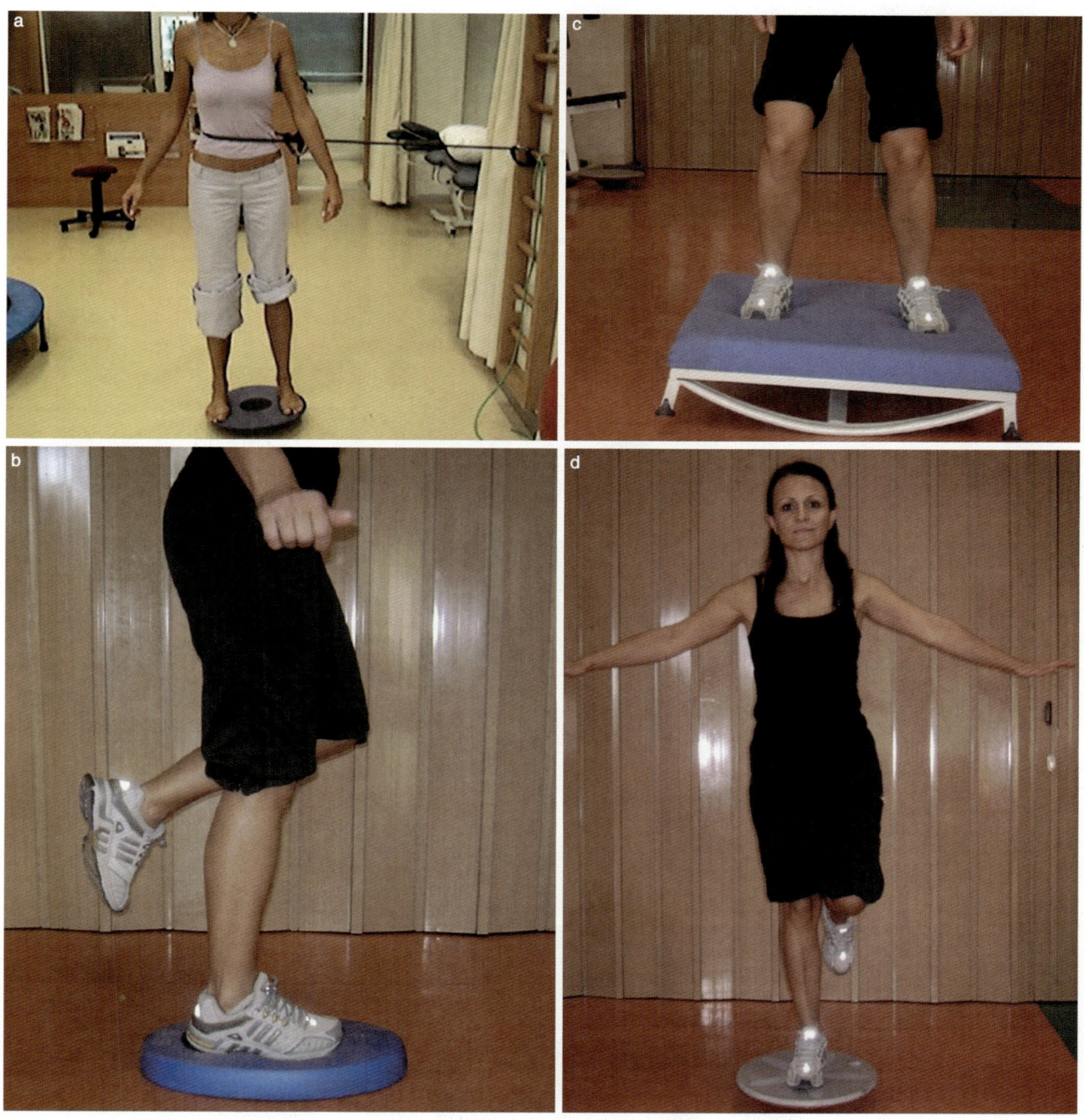

图 2 （a~d）平衡板训练

- 大量的训练和竞赛是基于建立和保持平衡姿势的（图 3a,b）。
- 训练系统工作的原理是故意破坏平衡姿势强迫运动员恢复平衡。
- 在蹦床或软垫上进行各种训练如行走、跑步或跳跃（图 4a~d）。
- 保持平衡姿势并产生一定力量的运动员需要某些特殊设备（垫、蹦床）。

　　2. 按系统训练（图 5a,b）

- 为诊断测试和最佳的康复而设计的训练系统。
- 在不同的速度和范围内离心和向心训练。

　　3. 医疗球（图 6a-c），大球训练的原理是：

- 球的弹性和塑性提供了特定的条件。
- 它可以执行比标准训练更难的训练。
- 站在球上并保持平衡。

　　4. 在不平的地面上行走（图 7a,b）

- 自然环境提供了很多保持平衡姿势的大量情形。

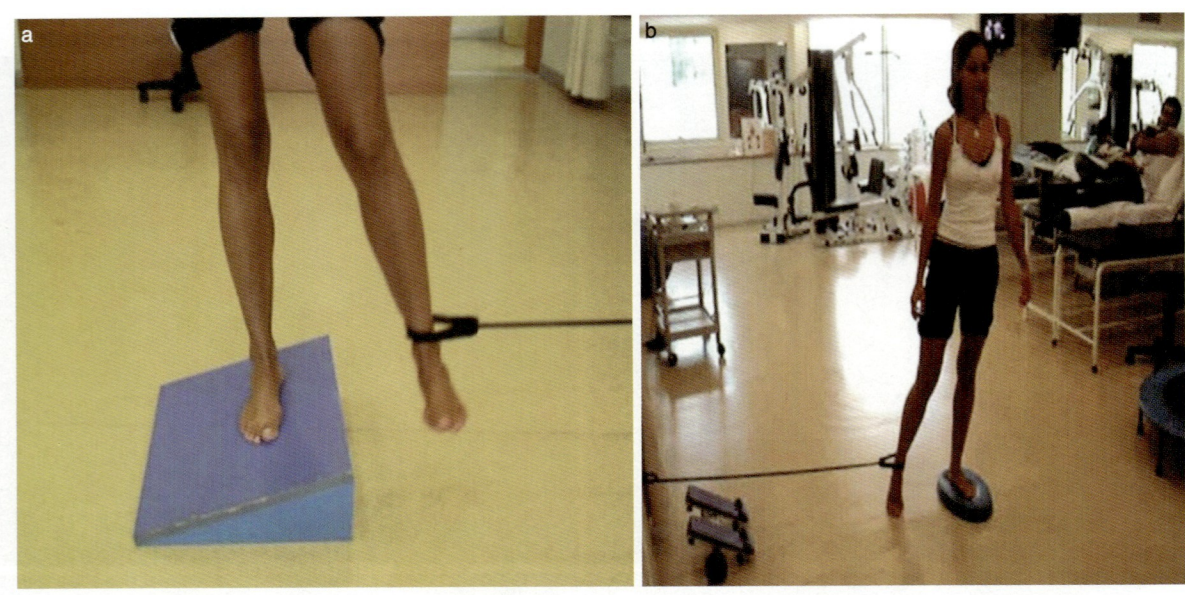

图3 (a,b) 在不平的物体表面训练

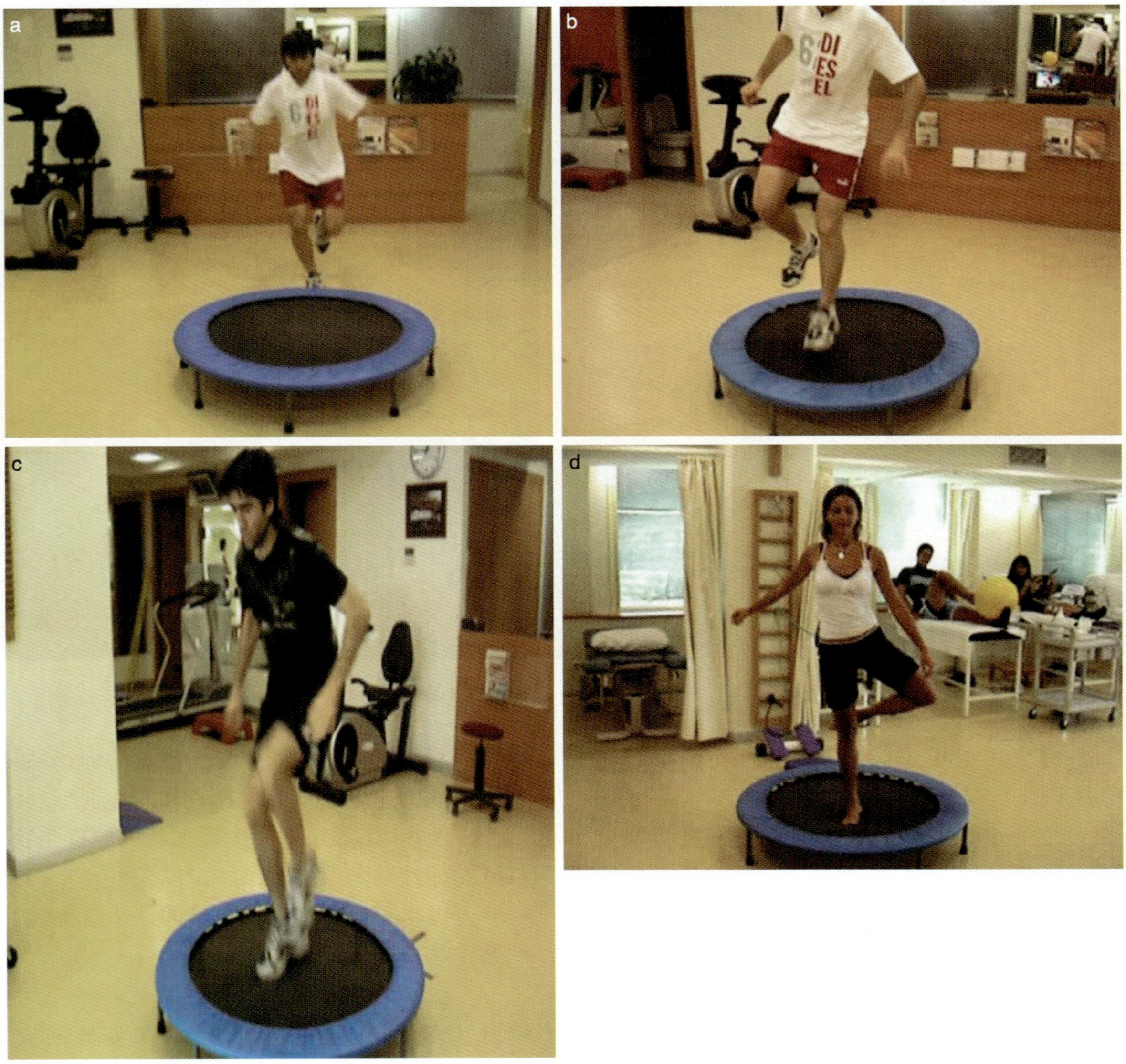

图4 (a~d) 蹦床训练

第三章 恢复体育活动

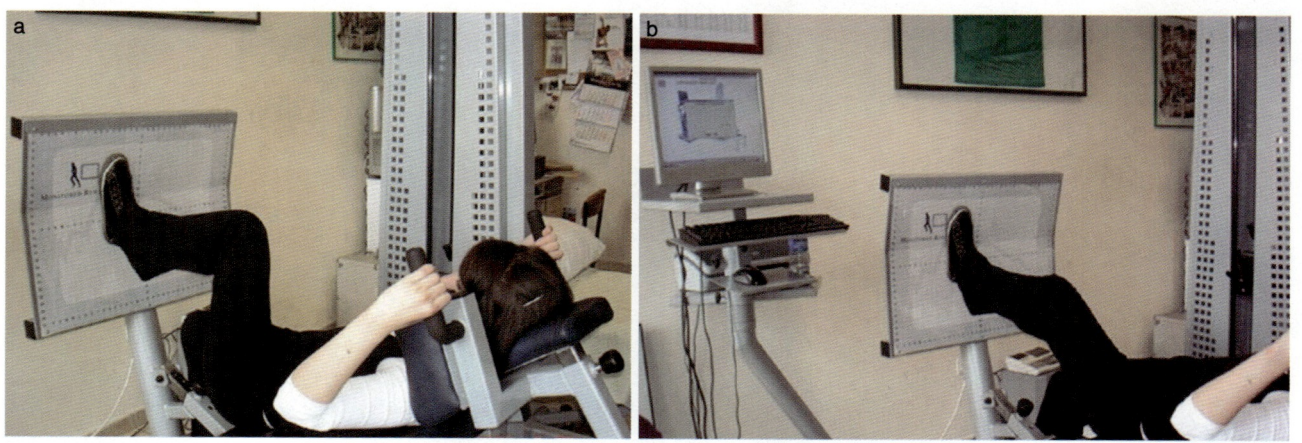

图 5 （a,b）下蹲功能监测系统

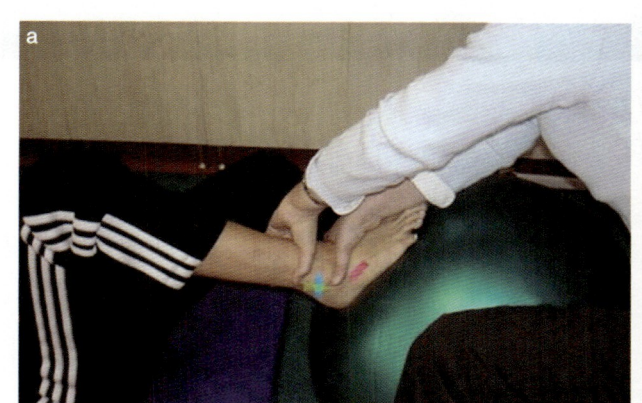
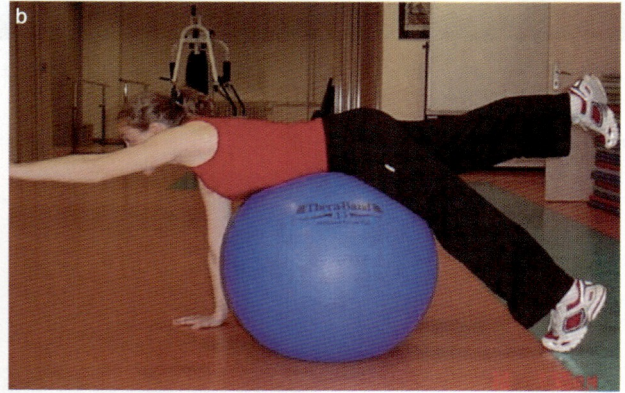
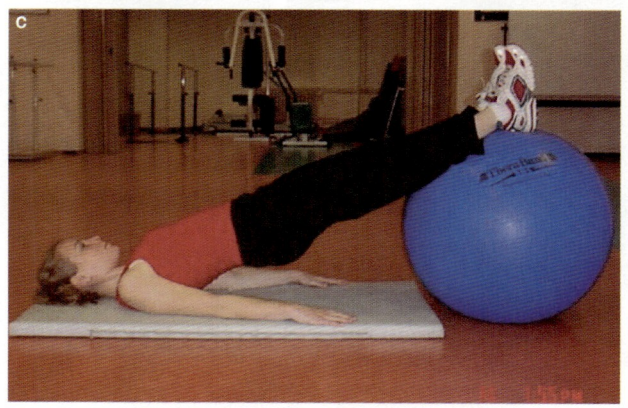

图 6 （a～c）医疗球训练

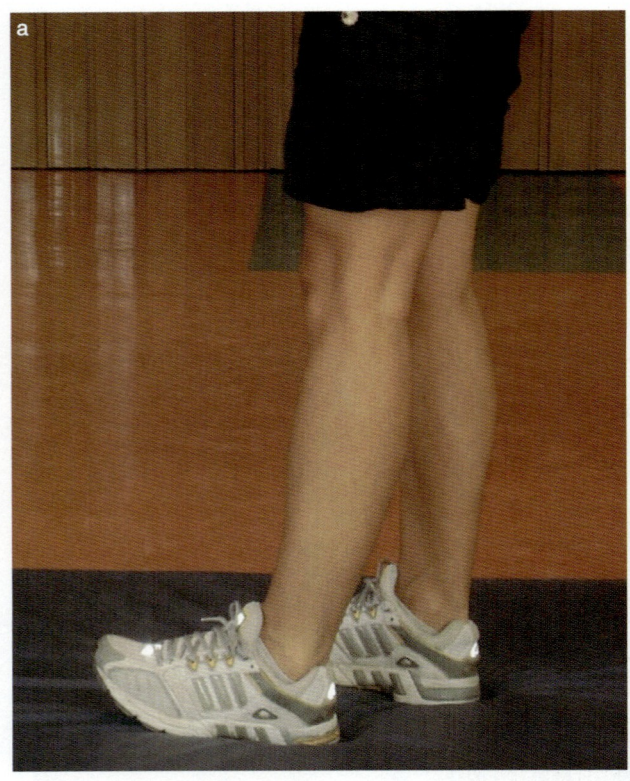 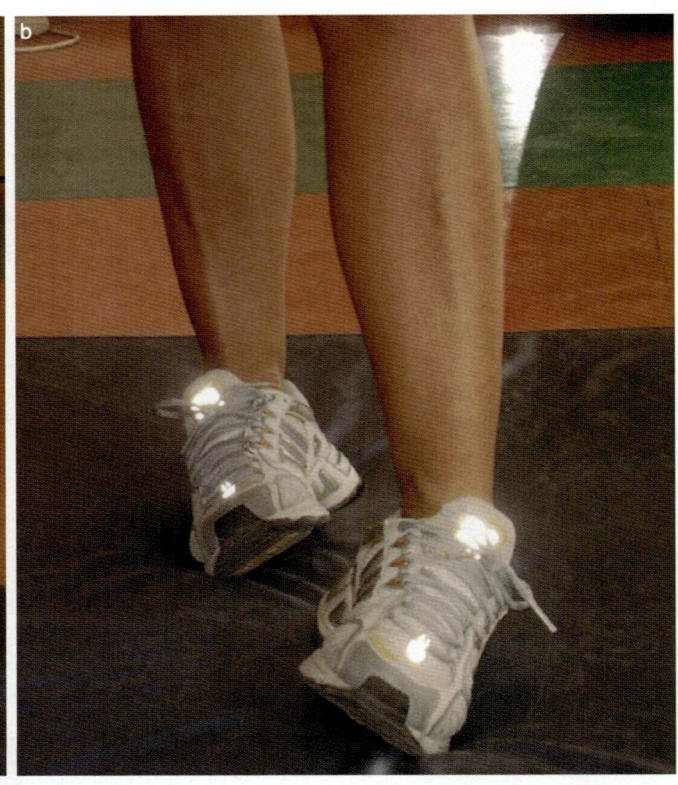

图7 (a,b)不平表面上行走

- 在不熟悉的森林、岩石、海滩等环境中跑步、步行、上下山都是这种本体感觉的基础训练方式。

5. 变化负荷的本体觉训练(图8a~c),其原理是:

- 运动员要克服不同的外部负荷[20]。
- 由教练决定负荷的量,而事前不告知运动员。
- 运动员需快速适应新的负荷。最初的几个重复练习要用最大力气[27]。

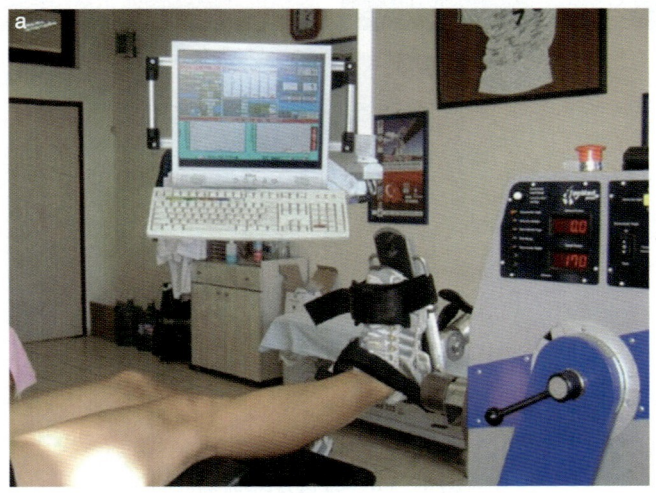

图8 (a~c)用等速系统进行本体觉训练

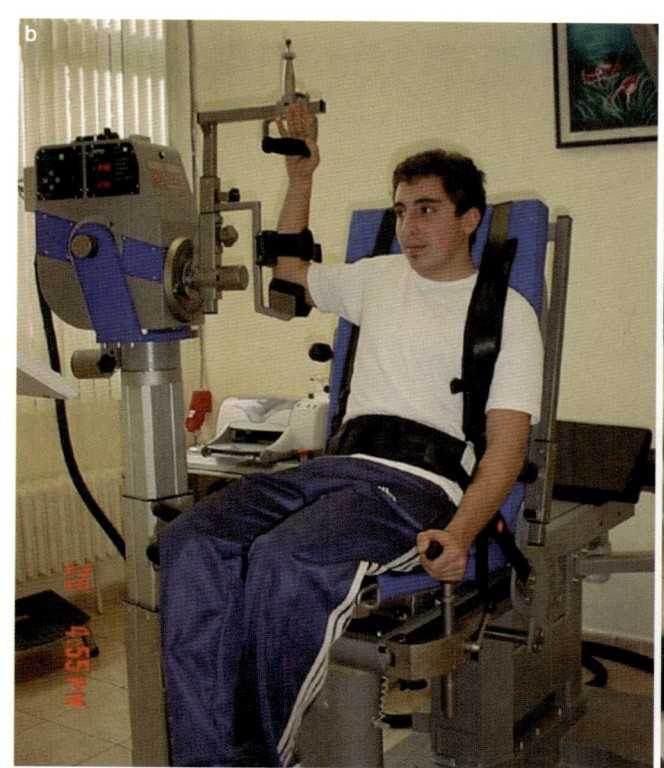
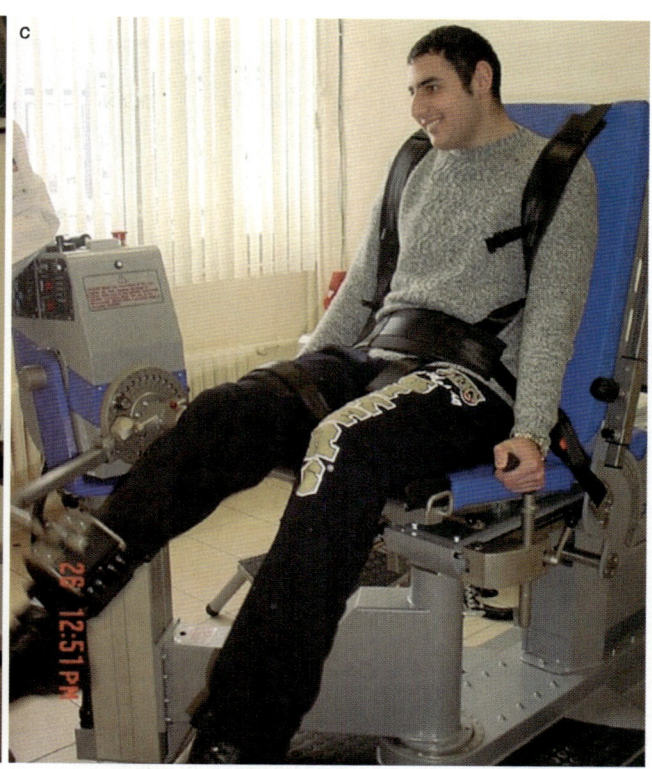

图 8 （a~c）（续）

强化训练的重要性

在康复计划中，强化（预牵收缩）训练对运动员准备和安全回归体育活动起着非常重要的作用。其重要性是运动的质量。训练的类型、频率、强度和进展对调整和提高运动员素质至关重要[7,17]。受伤的运动员必须具有相应的灵活性、平衡力和协调控制力才能完成强化训练需要的快速和大强度的活动。设计完美的强化训练为运动员提供了参与运动的协调、效率、速度和力量的准备[5,6]（图9a~d，图10a~c，图11a~c）。

训练进程如下：

1. 力量阶段：

离心力量训练是所有运动恢复、提高成绩和应对强化训练中可能的应力/损伤而进行的肌-腱准备[5,17,22,23]。

2. 控制阶段：

在跳跃和（或）突然变向时姿势的控制和动态稳定。

3. 执行阶段：

静态训练→增加运动

双腿下蹲→单腿下蹲

前后→侧移

前后跳跃→左右跳跃

双腿跳→单腿跳

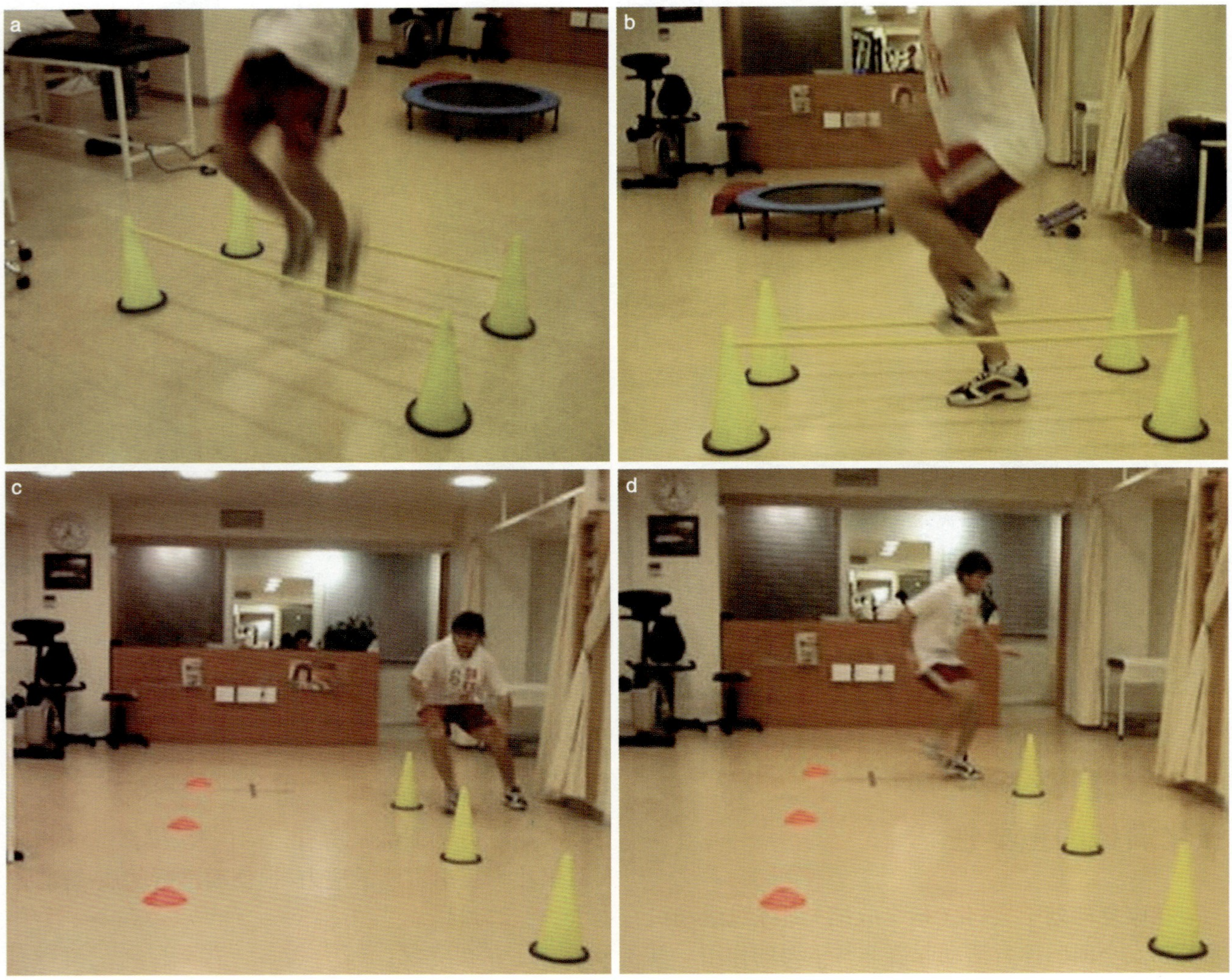

图 9 （a～d）在诊所里进行强化训练

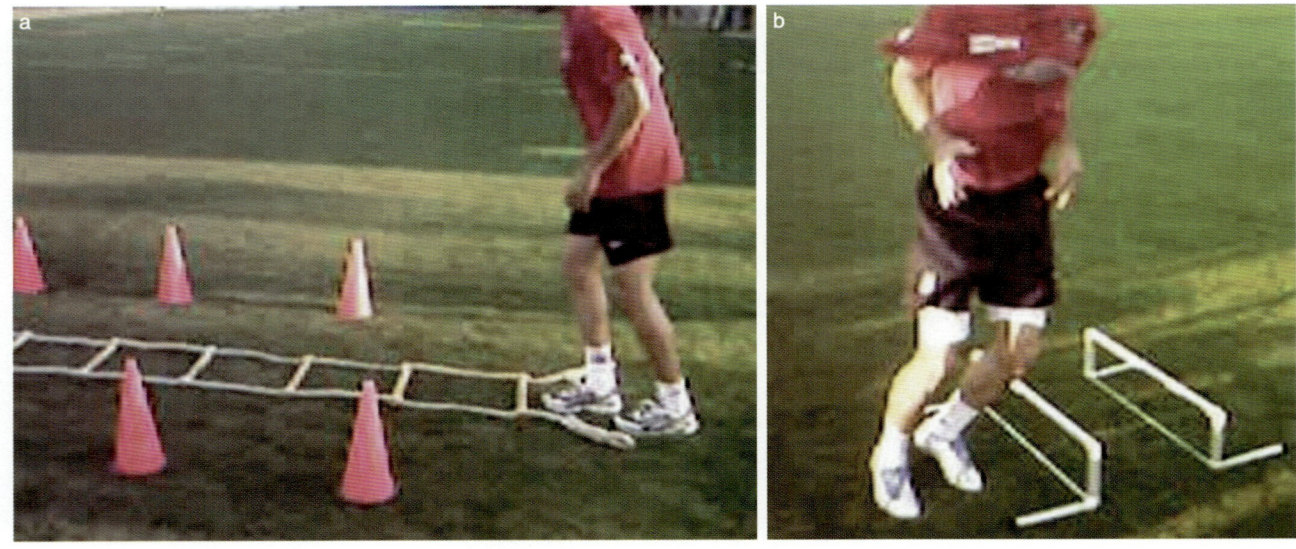

图 10 （a～c）在田径场的强化训练

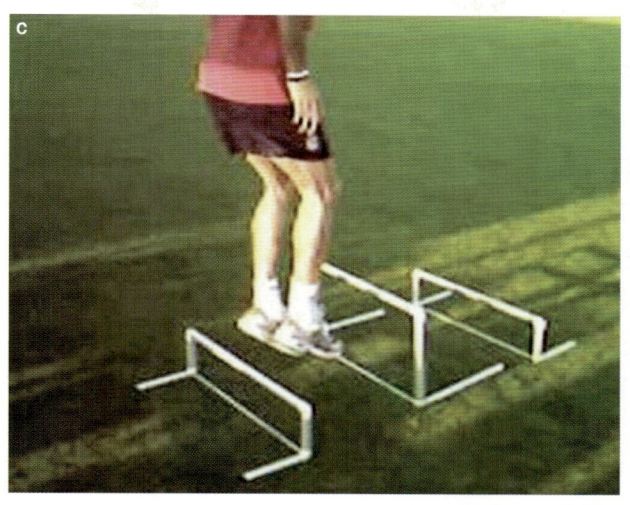

图10 （a～c）（续）

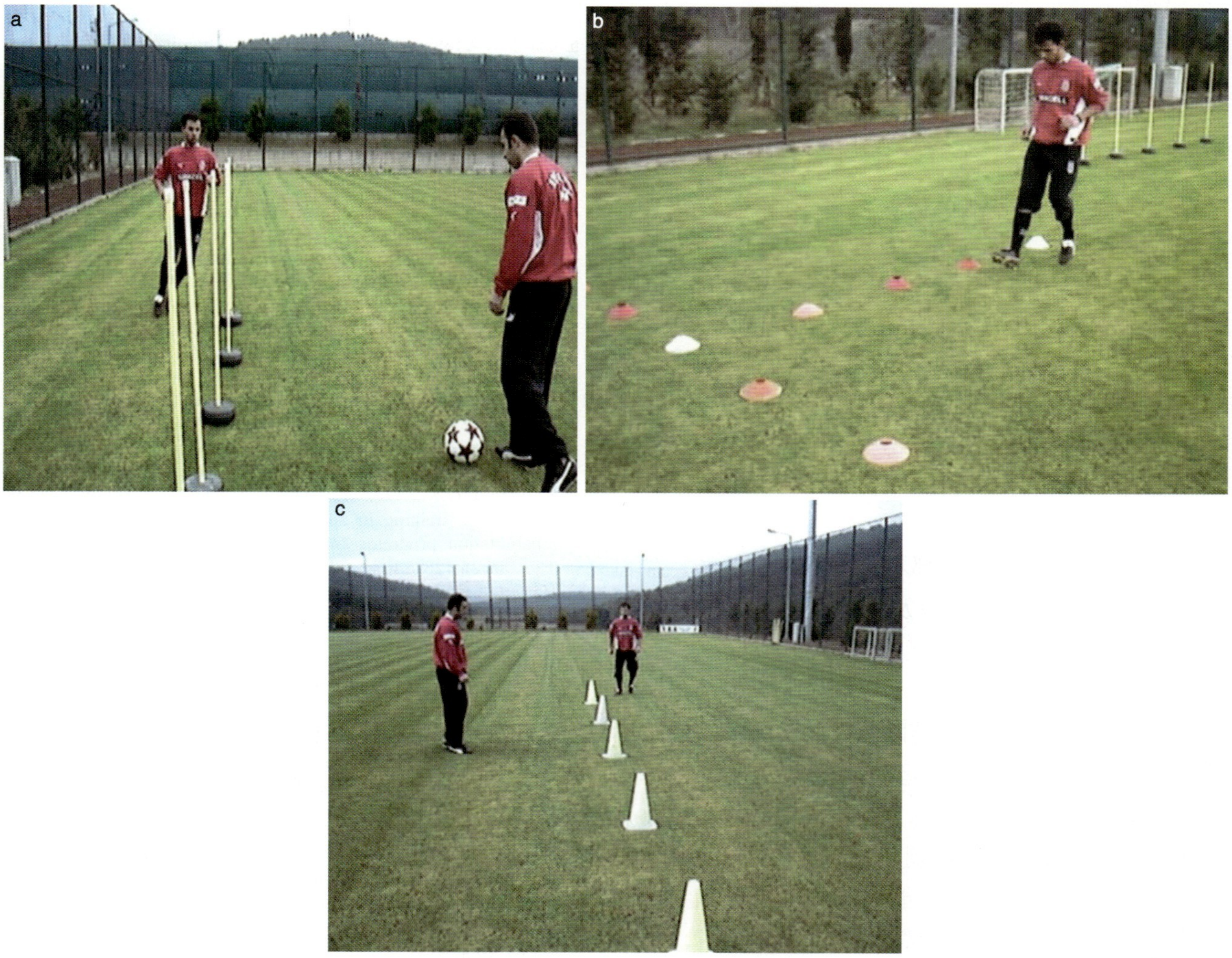

图11 （a～c）专业运动技巧

恢复体育活动的循证建议

大多数下腰痛的运动员在接受减少疼痛和恢复活动范围的康复后,能够重返运动。而进行了脊柱融合手术的运动员不能进行全接触对抗性运动[8]。腰椎手术后返回运动需要避免新的伤害和以前训练水平的计划。没有进行腰椎手术返回运动的循证建议,但观察研究和专家意见为临床医师提供了总体原则[2]。

对曾有脑震荡的运动员,作出返回运动的决定是非常大的挑战。目前的指南源自专家委员会根据大多数受伤运动员能在1~2周内恢复竞赛对症状的分析的一致意见[18,19]。

在评估和治疗颈椎损伤、椎管狭窄、椎间盘突出和椎体滑脱上存在不同意见。对颈椎损伤运动员何时返回运动是有争议的。和其他损伤一样,专家一致同意,运动员应该没有症状地参与运动、要有全范围的关节活动和几乎完全恢复力量、有稳定的脊柱和神经结构有足够的空间。要根据损伤的机制、解剖部位以及运动员的恢复反应作决定[9,10,21,30]。

每一个上肢受伤的运动员都需要个性化的治疗方案或返回体育运动的指南。在制定特定运动员的治疗和返回运动的策略时,要将一些因素考虑其中,例如年龄、受伤程度、参与运动的类型、治疗方法和慢性损伤[15]。肩是运动员常受伤的关节,最常见的损伤包括肩部不稳、肩袖损伤和上盂唇损伤。这3种损伤常涉及不同的机制,不同的修补方法,在康复和返回运动的方案上要考虑不同的因素[25]。

还没有在肌肉拉伤后消除复发风险和发挥最大的功能,使运动员安全返回运动的策略共识[24]。

膝关节韧带重建的目标是又快又安全地返回受伤前的功能水平。为了达到目的,运用不同的训练技术包括本体感觉训练、功能训练和扰动训练。对运动员快速返回运动的强度仍存在争议[3,4,11,16]。

出院信息:结论

- 这是一项长期系统的工程。
- 需要专业团队合作(医生、物理治疗师、体能教练和营养师)。
- 本体觉训练非常重要。
- 受伤运动员必须完成所有阶段的康复和为他们的特定的体育项目设计的功能训练计划。
- 如果运动员没有完全康复而快速返回运动,可能造成慢性损伤的恶性循环或永久性残疾。

参考文献

1. ACSM: ACSM's Guidelines for Exercise Testing and Prescription, 7th edn. Lippincott Williams & Wilkins, Philadelphia (2006)
2. Alsobrook, J., Clugston, J.R.: Return to play after surgery of the lumbar spine. Curr. Sports Med. Rep. **7**(1), 45–48 (2008)
3. Cascio, B.M., et al.: Return to play after anterior cruciate ligament reconstruction. Clin. Sports Med. **23**(3), 395–408 (2004)
4. Chmielewski, T.L., Hurd, W.J., Rudolph, K.S., et al.: Perturbation training improves knee kinematics and reduces muscle co-contraction after complete unilateral anterior cruciate ligament rupture. Phys. Ther. **85**(8), 740–749 (2005)
5. Clark, M.A., Wallace, T.W.A.: Plyometric training with elastic resistance. In: Page, P., Ellenbecker, T. (eds.) The Scientific and Clinical Application of Elastic Resistance. Human Kinetics, Champaign (2003)
6. Cu, D.A.: Jumping into Plyometrics, 2nd edn. Human Kinetics, Champaign (1998)
7. Donatelli, R.A.: Sports-specific rehabilitation. In: Hurd, W.J., Synder-Mackler, L. (eds.) Neuromuscular Training. Elsevier, Churchill Livingstone (2007)
8. Eck, J.C., Riley, L.H.: Return to play after lumbar spine conditions and surgeries. Clin. Sports Med. **23**(3), 367–379 (2004)
9. Eddy, D., Congeni, J., Loud, K.: A review of spine injuries and return to play. Clin. J. Sport Med. **15**(6), 453–458 (2005)
10. Ellis, J.L., Gottlieb, J.E.: Return-to-play decisions after cervical spine injuries. Curr. Sports Med. Rep. **6**(1), 56–61 (2007)
11. Fitzgerald, G.K., Axe, M.J., Snyder-Mackler, L.: A decision-making scheme for returning patients to high level activity with non-operative treatment after anterior cruciate ligament rupture. Knee Surg. Sports Traumatol. Arthrosc. **8**(2), 76–82 (2000)
12. Fitzgerald, G.K., Axe, M.J., Snyder-Mackler, L.: The efficacy of perturbation training in non-operative anterior cruciate ligament rehabilitation programs for physically active individuals. Phys. Ther. **80**(2), 128–140 (2000)
13. Hewett, T.E., Myer, G.D., Ford, K.R.: Decrease in neuromuscular control about the knee with maturation in female athletes. J. Bone Joint Surg. Am. **86-A**(8), 1601–1608 (2004)
14. Houglum, P.A.: Therapeutic Exercise for Musculoskeletal Injuries, 2nd edn. Human Kinetics, Champaign (2005)
15. Kovacic, J., Bergfeld, J.: Return to play issues in upper extremity injuries. Clin. J. Sport Med. **15**(6), 448–452 (2005)
16. Lephart, S., Reimann, B., Fu, F.: Proprioception and Neuromuscular Control in Joint Stability. Human Kinetics, Champaign (2000)
17. LeStayo, P.C., Woolf, J.M., Lewek, M.D., et al.: Eccentric muscle contractions: their contribution to injury, prevention, rehabilitation, and sport. J. Orthop. Sports Phys. Ther. **33**(10), 557–571 (2003)
18. Lovell, M., Collins, M., Bradley, J.: Return to play following sports-related concussion. Clin. Sports Med. **23**(3), 421–441 (2004)
19. Mayers, L.: Return-to-play criteria after athletic concussion: a need for revision. Arch. Neurol. **65**(9), 1158–1161 (2008)
20. Mohammadi, F.: Comparison of 3 preventive methods to reduce the recurrence of ankle inversion sprains in male. Am. J. Sports Med. **35**, 922–928 (2007)
21. Morganti, C.: Recommendations for return to sports following cervical spine injuries. Sports Med. **33**(8), 563–573 (2003)
22. Myer, G.D., Ford, K.R., Brent, J.L., et al.: The effects of plyometric vs. dynamic stabilization and balance training on power, balance, and landing force in female athletes. J. Strength Cond. Res. **20**(2),

345–353 (2006)
23. Myer, G.D., Paterno, M.V., Ford, K.R., et al.: Neuromuscular training techniques to target deficits before return to sport after anterior cruciate ligament reconstruction. J. Strength Cond. Res. **22**(3), 987–1014 (2008)
24. Orchard, J., Best, T.M., Verrall, G.M.: Return to play following muscle strains. Clin. J. Sport Med. **15**(6), 436–441 (2005)
25. Park, H.B., Lin, S.K., Yokota, A., et al.: Return to play for rotator cuff injuries and superior labrum anterior posterior (SLAP) lesions. Clin. Sports Med. **23**(3), 321–334 (2004)
26. Risberg, M.A., Mørk, M., Jenssen, H.K., et al.: Design and implementation of a neuromuscular training program following anterior cruciate ligament reconstruction. J. Orthop. Sports Phys. Ther. **31**(11), 620–631 (2001)
27. Šimek, S., et al.: The effects of proprioceptive training on jumping and agility performance. Kinesiology **39**(2), 131–141 (2007)
28. The Team Physician and Conditioning of Athletes for Sports: A Consensus Statement. Medicine & Science in Sports & Exercise. **33**(10), 1789–1793 (2001)
29. Tippett, S.R., Voight, M.L.: Functional Progressions for Sport Rehabilitation. Human Kinetics, Champaign (1995)
30. Vaccaro, A.R., Watkins, B., Albert, T.J., et al.: Cervical spine injuries in athletes: current return-to-play criteria. Orthopedics **24**(7), 699–703 (2001)

第四章 如何加强髌股痛综合征患者的股四头肌力量

Defne Kaya, Hande Güney, Devrim Akseki, and Mahmut Nedim Doral

孙咏梅 译

内容

介绍 ································· 956
开动力链练习 ······················· 957
  股四头肌等长收缩练习 ············ 957
  等速练习 ·························· 957
闭动力链练习 ······················· 958
  负重练习与非负重练习 ············ 958
总结 ································· 959
给读者的提示 ······················· 959
参考文献 ···························· 959

D. Kaya (✉)
Faculty of Medicine, Department of Sports Medicine, Hacettepe University, 06100 Sihhiye Ankara, Turkey
e-mail: defne@ hacettepe. edu. tr

H. Güney
Faculty of Health Science, Department of Physiotherapy and Rehabilitation, Hacettepe University,
06100 Sihhiye Ankara, Turkey
e-mail: hande. guney@ hacettepe. edu. tr

D. Akseki
Faculty of Medicine, Department of Orthopaedics and Traumatology, University of Balikesir, Cagis Yerleskesi, 10145, Balikesir, Turkey
e-mail: akseki3@ hotmail. com

M. N. Doral
Faculty of Medicine, Department of Orthopaedics and Traumatology, Chairman of Department of Sports Medicine, Hacettepe University, Hasırcılar Caddesi,
06110 Ankara, Sihhiye, Turkey
e-mail: ndoral@ hacettepe. edu. tr

介绍

髌股关节疼痛综合征（PFPS）是青春期和活跃的成年人常面临的一个问题。其症状通常与上下台阶、跑和蹲等运动有关[35]。一般认为诱发原因有下肢无力（特别是股四头肌）、下肢对线不良、足部的畸形如跗外翻、距下关节过度内旋、髌外侧支持韧带、髂胫束、腘绳肌或阔筋膜张肌过紧[4,23,42,43]。正常的髌骨位置维持有赖于股内侧肌斜头（VMO）和股外侧肌（VL），因此 VMO 相对于 VL 的活动不平衡可能是髌骨轨迹异常变化的机制[12]。一般认为，股四头肌无力可能导致髌骨位置异常[16,17]，而且 VMO 活动随时间变化意味着股四头肌在开始收缩时长度不一样，这可能影响肌肉产生力量的能力[34]。

PFPS 的保守治疗包括患者的教育[10]、运动干预、膝关节周围软组织的锻炼（被动膝关节稳定）和肌肉的锻炼（主动膝关节稳定）[7,26]、股四头肌加强训练[2]、VMO 和 VL 的训练[9]、髌骨的矫正技术如贴和支具[26]、电刺激股四头肌，特别是 VMO 和 VL[5]，或者用冷疗减少疼痛和肿胀[37]。

股四头肌加强训练对 PFPS 患者是有效的[2,13]。股四头肌无力，尤其是 VMO 相对于 VL 无力，可以导致髌骨的外侧脱位，致使关节的负重直接作用在外侧关节面上[1,27]。总共有 5 篇 PFPS 患者的股四头肌无力的文章[4,8,30,31,42]。2 篇认为股四头肌无力对 PFPS 影响不明显[30,31]，其他 3 篇认为股四头肌无力是明显的异常发现[4,8,42]。

股四头肌力强化训练需要认真设计，因为在屈伸全程中髌-股接触面始终在变化。开动力链运动足部处于自由状态，即使有作用力，也作用在下肢的远端[32]。在开链运动中,膝关节从屈曲90°到完全伸直过程中髌股关节反作用力不断增加[24]。闭链运动是足与地面或机器踏板表面保持接触。是典型的负重锻炼,患者用体重或额外的重量进行练习。它们也是多关节运动,被认为是特定的体育锻炼[32]。在闭链运动中,如蹲,髌股关节反作用力增加最为明显,特别是从屈曲30°到完全屈曲时[28]。

股四头肌的收缩可以是向心的、离心的、等长的或等张的。等长收缩意味着肌肉是兴奋的,但没有拉长或缩短。这说明,在肌肉内部力量同外部力量相同的情况下,肌肉的长度保持不变[11,22]。

向心收缩是一种收缩类型,在肌肉产生力量同时缩短,肌力>外力。例如:股四头肌的伸膝运动。这种收缩发生于肌肉的全长,肌肉-肌腱装置处产生力量,导致肌肉缩短,关节角度发生变化[11,22]。

离心收缩时,外力>肌力,肌肉收缩同时被拉长,肌肉在运动末期给运动减速,而不是将关节拉向肌肉收缩方向,或者控制负荷再分配。被拉长的肌肉收缩时比静息长度时产生更大的力量,例如:站立位屈膝状态下的股四头肌。这一过程可以不自主发生(当所需移动重量大于肌肉收缩力量时)或自主发生(当肌肉平缓地停止某种运动时)[11,22]。

在等张收缩过程中,负荷的最大效果仅体现在很小的范围内。在肌肉长度变化时,肌力和张力都不变。然而,这种描述是不准确的。因为肌张力在整个收缩过程中不会保持不变。这需要肌肉持续收缩而长度不变(例如屈膝90°靠墙静蹲)。在等速收缩中,收缩速度保持一致。这需要器械来控制膝关节在较大范围活动时的速度。也可以按设定速度测量膝关节伸(股四头肌)或屈(腘绳肌)的向心或离心运动。其速度范围在0°~360°/s之间[11,22]。

练习的安全范围:Doucette和Child发现,改善的全等角度闭链练习是屈曲0°~20°之间,开链练习是从30°到完全屈曲[14]。这同Steinkamp等人的发现一致,在开链练习时,从屈曲90°~60°位置,能够达到最佳的髌骨周围肌肉锻炼的效果,而闭链练习达到最佳锻炼效果的位置是屈膝0°~30°[38]。这个活动范围可以产生最低的髌股关节应力。

开动力链练习

股四头肌等长收缩练习

无痛的股四头肌练习是治疗髌股关节疼痛综合征(PFPS)的关键[25]。股四头肌等长收缩同离心收缩一样,对PFPS患者有利[33],但是最近股内侧肌和下肢的功能锻炼已经受到重视[15]。

股四头肌等长收缩练习比如直腿抬高,能改善股四头肌力量不会增加髌股关节压力,使髌股关节的反应力量最小,因为在膝完全伸直时髌骨不与股骨髁接触[29]。

有研究证实,PFPS患者能够从股四头肌等长收缩练习和直腿抬高练习中受益[18,36,41]。Roush等人观察了Muncie法直腿抬高练习对PFPS的效果[36]。作者评估了治疗开始和结束时的股四头肌疼痛、功能等级和等速肌力[36]。他们注意到,在家中进行股四头肌锻炼和改良直腿抬高练习的患者,腿部的疼痛和功能级别都有明显的改善[36]。

这些都说明股四头肌加强练习和直腿抬高练习都对改善PFPS症状有效。包括等长收缩和直腿抬高练习的康复锻炼,都能够改善PFPS患者的功能。

等速练习

等速练习同等长练习不同,它是在选定的速率和范围内胫骨相对股骨运动。闭链练习在0°~45°最安全。相反,PFPS患者的开链练习(俯卧屈膝,坐位伸膝)在25°~90°范围内是最安全的[19,38,39]。作者们都同意主动伸膝的最后角度可能会造成过度压力的观点。

Hazneci等评估了等速运动练习对24名PFPS患者和24位健康男性的作用[20]。角速度为60°/s~180°/s。每周3次,共6周。练习后,PFPS患者的股四头肌和腘绳肌总功峰值都明显改善。作者强调,等速练习可以通过增强肌肉力量和做功能力改善膝关节被动位置感觉。他们发现康复治疗中的等速练习不仅能改善髌股关节疼痛综合征的膝关节稳定性,而且能改善本体感觉的灵敏度[20]。

McMullen等人曾为髌股软化患者进行2阶段等速训练[29]。先进行低速(30°/s,60°/s,90°/s,和120°/s)和小范围(30°~0°)训练。如果无疼痛,那么就可以进入二期高角速度(180°/s,240°/s,和300°/s)和大范围(90°~0°)训练。一些患者不能耐受大角速度的等速训练[29]。

Werner和Eriksson曾评价单侧PFPS患者进行股四头肌离心运动训练的效果,并与双侧PFPS患者股四头肌离心运动和向心运动训练效果做比较[43]。15名患者和9名年龄性别匹配的健康人入组。9/15名患者使用离心训练其疼痛的膝,而6名双侧疼痛的患者,一侧进行离心训练,另一侧进行向心训练。股四头肌练习在 Kin-Com 测力计上以 90°/s 和 120°/s 角速度练习,每周 2 次,共 8 周。在治疗前后,在 60°/s、90°/s、120°/s 和 180°/s 测量股四头肌的力矩,在 60°/s、180°/s 测量腘绳肌的力矩。对训练前、训练 8 周后和训练后的平均 3.4 年进行膝关节评分。在训练 8 周后、1 年和 3.4 年的随访时间点,问患者是否感到训练后有改善。作者使用 Borg 疼痛评分标准评估了训练期间膝关节的疼痛程度。研究结果显示,PFPS 的患者患肢在所有速度下的膝关节伸肌力矩都明显小于对照组。最大差异是股四头肌的离心收缩力。训练后,在进行离心收缩训练的患肢伸肌的离心运动和向心运动力矩都明显改善。5/6 名双侧训练患者伸膝肌向心收缩力矩增加,3 人离心收缩力矩增加。在训练过程中,两组患者都无疼痛或仅有微痛[43]。

这些研究显示,如果患者能在无痛范围内完成训练,等速收缩练习对 PFPS 患者是有益的。

闭动力链练习

在闭动力链练习,屈膝 60° 时高选择性激活 VMO[40]。在这个角度 VMO/VL 比率最大,而且肌肉收缩强度也最大[40]。

Witvrouw 等人比较了开链和闭链练习对 PFPS 的作用[44]。60 名患者随机分为两组,即开链组和闭链组。训练 5 周。在治疗前、治疗后和治疗后 3 个月用等速肌力测定、Kujala 髌股关节评分、柔韧性和功能的检查来评价训练的效果。尽管患者功能改善,作者没有发现两组训练效果有何差异[44]。他们的研究显示,两者都可以改善 PFPS 患者的主观和临床治疗效果。闭链训练的某些功能指标好一些,PFPS 治疗效果似乎略好[44]。

这些作者还发表了随访 5 年的结果[45]。5 年后两组患者都保持了刚刚结束治疗时较好的主观感觉和功能状态改善。两组绝大多数参数没有显著差异。然而,3/18 例 VAS 显示开链训练主述明显较闭链训练少。他们的结论是两组训练远期结果相同[45]。

Stiene 等比较了闭链训练与等速训练的效果[39]。在和 1 年后统计资料比较显示,两组患者在所有速度下最大力矩有明显的改善,但仅闭链训练组在闭合动力链测试和感知功能状态有明显改善。他们认为,在髌股关节功能紊乱患者的功能恢复的过程中,闭链训练可能比单纯的关节练习效果明显[39]。

Thomee 的研究显示等长收缩训练、开链与闭链训练的治疗效果无差异[41]。训练 12 周后,每组患者疼痛级别降低,其他组功能和肌肉力量都得到改善[41]。

Bakhtiary 和 Fatemi 比较了直腿抬高和半蹲训练治疗髌骨软化的作用[3]。32 名髌骨软化患者随机分为两组。训练 3 周。开始时每天进行 2 次,每次 20 组,练习次数每 2 天增加 5 组。比较后发现,半蹲组 Q 角和捻发音减小,股四头肌的最大等长收缩力和大腿周径增大。两组髌股疼痛都显著减轻。这个研究说明在治疗髌股软化过程中,半蹲练习(闭链练习)较直腿抬高练习(开链练习)更加有效[3]。

总之,以上结果说明闭链练习治疗 PFPS 较开链练习效果更佳。

负重练习与非负重练习

负重练习与非负重练习都适合加强股四头肌力量,是治疗 PFPS 的关键。

Herrington 和 Al-Sherhi 设计了随机对照试验,用以比较单关节非负重股四头肌练习(SJNWBE)和多关节负重股四头肌练习(MJWBE)对 PFPS 的治疗效果[21]。45 名 PFPS 患者,年龄 18~35 岁,被随机分为 3 组。第 1 组患者采用伸膝练习(SJNWBE),第 2 组患者行坐位腿压力练习(MJWBE),第 3 组患者(对照组)不采用任何练习。比较训练初期和 6 周后的主观症状、膝关节伸肌力量和膝关节的功能表现。同对照组相比,2 个实验组的疼痛都明显改善,膝关节功能和肌肉力量都明显增强。练习组间结果统计学没有显著差异。他们的研究证明负重和不负重的股四头肌练习,都能够改善髌股关节疼痛综合征患者的主观感觉和临床症状[21]。

Boling 等人评估了负重练习对 PFPS 患者的股四头肌肌电图、疼痛和主观功能状态的作用[6]。14 名 PFPS 的患者和 14 名健康对照者自愿参加这项研究。患者进行 6 周的康复锻炼。主要是增强股四头肌的负重练习。记录阶梯练习前后的 VMO 和 VL 的肌电图。研究中使用疼痛视觉模拟评分

（VAS）和功能指数问卷（FIQ）评估每周训练前后的功能变化。笔者[6]发现 VL 和 VMO 始动时间存在差异（VL 肌电始动时间减去 VMO 肌电始动时间），而且 PFPS 患者的 VAS 和 FIQ 评分结果都有明显改善。训练前患者和对照组的 VL 和 VMO 始动时间基线有显著差异，而在训练后无显著差异。作者强调在治疗性锻炼中配合股四头肌强化练习能够使患者顺利快速达到治疗的目的[6]。

总结

Steinkamp 等人报道，在闭合动力链运动练习中，膝关节 0°～40° 的范围内髌股关节反应力最小[38]。作者强调，PFPS 患者或许更加适合 0°～40° 闭链训练，而不适合开链训练，因为闭链运动中髌股关节反应力和压力更小[38]。

给读者的提示

- 您可选择开放和（或）闭合动力链运动训练对 PFPS 患者进行治疗。
- 小心！疼痛是治疗中的最重要指导因素。

参考文献

1. Amis, A.A.: Current concepts on anatomy and biomechanics of patellar stability. Sports Med. Arthrosc. **15**, 48–56 (2007)
2. Arroll, B., Ellis-Pegler, E., Edwards, A., Sutcliffe, G.: Patellofemoral pain syndrome. A critical review of the clinical trials on nonoperative therapy. Am. J. Sports Med. **25**, 207–212 (1997)
3. Bakhtiary, A.H., Fatemi, E.: Open versus closed kinetic chain exercises for patellar chondromalacia. Br. J. Sports Med. **42**, 99–102 (2008)
4. Bennett, J.G., Strauber, W.T.: Evaluation and treatment of anterior knee pain using eccentric exercise. Med. Sci. Sports Exerc. **18**, 526–530 (1986)
5. Bohannon, R.: The effect of the stimulation to the vastus medialis muscle in a patient with chronically dislocating patella. Phys. Ther. **63**, 1445–1447 (1983)
6. Boling, M.C., Bolgla, L.A., Mattacola, C.G., Uhl, T.L., Hosey, R.G.: Outcomes of a weight-bearing rehabilitation program for patients diagnosed with patellofemoral pain syndrome. Arch. Phys. Med. Rehabil. **87**, 1428–1435 (2006)
7. Brandy, W.D., Irion, J.M.: The effect of time on static stretch on the flexibility of the hamstring muscles. Phys. Ther. **74**, 845–852 (1994)
8. Callaghan, M.J., Oldham, J.A.: Quadriceps atrophy: to what extent does it exist in patellofemoral pain syndrome? Br. J. Sports Med. **38**, 295–299 (2004)
9. Cerny, K.: Vastus medialis oblique/vastus lateralis muscle activity ratios for selected exercises in persons with and without patellofemoral pain syndrome. Phys. Ther. **75**, 672–683 (1995)
10. Clark, D.I., Downing, N., Mitchell, J., Coulson, L., Syzpryt, E.P., Doherty, M.: Physiotherapy for anterior knee pain: a randomised controlled trial. Ann. Rheum. Dis. **59**, 700–704 (2000)
11. Colliander, E.B., Tesch, P.A.: Effects of eccentric and concentric muscle actions in resistance training. Acta Physiol. Scand. **140**, 31–39 (1990)
12. Cowan, S.M., Bennell, K.L., Hodges, P.W., Crossley, K.M., McConnell, J.: Delayed onset of electromyographic activity of vastus lateralis compared to vastus medialis obliquus in subjects with patellofemoral pain syndrome. Arch. Phys. Med. Rehabil. **82**, 183–189 (2001)
13. De Haven, K.E., Dolan, W.A., Mayer, P.J.: Chondromalacia patellae in athletes: clinical presentation and conservative management. Am. J. Sports Med. **7**, 5–11 (1979)
14. Doucette, S.A., Child, D.P.: The effect of open and closed chain exercise and knee joint position on patellar tracking in lateral compression syndrome. J. Orthop. Sports Phys. Ther. **23**, 104–110 (1996)
15. Doucette, S.A., Goble, E.M.: The effect of exercise on patellar tracking in lateral patellar compression syndrome. Am. J. Sports Med. **20**, 434–440 (1992)
16. Dvir, Z., Halperin, N., Shklar, A., Robinson, D., Weissman, I., Ben-Shosan, I.: Concentric and eccentric torque variations of the quadriceps femoris in patello-femoral pain syndrome. Clin. Biomech. **5**, 68–72 (1990)
17. Dvir, Z., Halperin, N., Shklar, A., Robinson, D.: Quadriceps function and patellofemoral pain syndrome. Part I: Pain provocation during concentric and eccentric isokinetic activity. Isokinet. Exerc. Sci. **11**, 26–30 (1991)
18. Eburne, J., Bannister, G.: The McConnell regimen versus isometric quadriceps exercises in the management of anterior knee pain. A randomised prospective controlled trial. Knee **3**, 151–153 (1996)
19. Grelsamer, R.P., Klein, J.R.: The biomechanics of the patellofemoral joint. J. Orthop. Sports Phys. Ther. **28**, 286–298 (1998)
20. Hazneci, B., Yildiz, Y., Sekir, U., Aydin, T., Kalyon, T.A.: Efficacy of isokinetic exercise on joint position sense and muscle strength in patellofemoral pain syndrome. Am. J. Phys. Med. Rehabil. **84**, 521–527 (2005)
21. Herrington, L., Al-Sherhi, A.: A controlled trial of weight-bearing versus non-weight-bearing exercises for patellofemoral pain. J. Orthop. Phys. Ther. **37**, 155–160 (2007)
22. Jones, K., Barker, K.: Part I: The control of human movement. In: Jones, K., Barker, K. (eds.) Human Movement Explained, pp. 62–63. Butterworth-Heinemann, Edinburgh (1996)
23. Kaya, D., Atay, O.A., Callaghan, M.J., Cil, A., Caglar, O., Citaker, S., Yuksel, I., Doral, M.N.: Hallux valgus in patients with patellofemoral pain syndrome. Knee Surg. Sports Traumatol. Arthrosc. **17**, 1364–1367 (2009)
24. Lieb, F.J., Perry, J.: Quadriceps function: an electromyographic study under isometric conditions. J. Bone Joint Surg. **53**, 749–758 (1971)
25. Malone, T.R., Davies, G.J., Walsh, W.M.: Muscular control of the patella. Clin. Sports Med. **21**, 349–362 (2002)
26. McConnell, J.: Management of patellofemoral problems. Man. Ther. **1**, 60–66 (1996)
27. McConnell, J.: Rehabilitation and nonoperative treatment of patellar instability. Sports Med. Arthrosc. **15**, 95–104 (2007)
28. McConnell, J., Fulkerson, J.: The knee: patellofemoral and soft tissue injuries. In: Zachazewski, J.E., Magee, D.J., Quillen, W.S. (eds.) Athletic Injuries and Rehabilitation, 1st edn. W.B. Saunders, Philadelphia (1996)
29. McMullen, W., Roncarati, A., Koval, P.: Static and isokinetic treatments of the chondromalacia patella: a comparative investigation. J. Orthop. Sports Phys. Ther. **12**, 256–266 (1990)
30. Messier, S.P., Davis, S.E., Curl, W.W., Lowery, R.B., Pack, R.J.: Etiologic factors associated with patellofemoral pain in runners. Med. Sci. Sports Exerc. **23**, 1008–1015 (1991)
31. Milgrom, C., Finestone, A., Eldad, A., Shlamkovitch, N.: Patellofemoral pain caused by overactivity. A prospective study of risk factors in infantry recruits. J. Bone Joint Surg. **73**, 1041–1043 (1991)
32. Miller, J.P., Croce, R.V.: Analysis of isokinetic and closed chain movements for hamstring reciprocal coactivation. J. Sport Rehabil. **16**, 319–325 (2007)
33. Möller, B.N., Krebs, B., Tideman-Dal, C., Aaris, K.: Isometric contractions in the patellofemoral pain syndrome: an electromyographic study. Arch. Orthop. Trauma Surg. **105**, 24–27 (1986)
34. Nordin, M., Frankel, V.: Basic Biomechanics of the Musculoskeletal

System. Lippincott Williams & Wilkins, London (1989)
35. Post, M.D., Fulkerson, M.D.: Knee pain diagrams: correlation with physical examination findings in patients with anterior knee pain. Arthroscopy **10**, 618–623 (1994)
36. Roush, M.B., Sevier, T.L., Wilson, J.K., Jenkinson, D.M., Helfst, R.H., Gehlsen, G.M., Basey, Al: Anterior knee pain: a clinical comparison of rehabilitation methods. Clin. J. Sports Med. **10**, 22–28 (2000)
37. Shelton, G.L., Thigpen, L.K.: Rehabilitation of patellofemoral dysfunction: a review of the literature. J. Orthop. Sports Phys. Ther. **14**, 243–249 (1991)
38. Steinkamp, L.A., Dillingham, M.F., Markel, M.D., Hill, J.A., Kaufman, K.R.: Biomechanical considerations in patellofemoral joint rehabilitation. Am. J. Sports Med. **21**, 438–444 (1993)
39. Stiene, H.A., Brosky, T., Reinking, M.F., Nyland, J., Mason, M.B.: A comparison of closed kinetic chain and isokinetic joint isolation exercise in patients with patellofemoral dysfunction. J. Orthop. Sports Phys. Ther. **24**, 136–141 (1996)
40. Tang, S.F., Chen, C.K., Hsu, R., Chou, S.W., Hong, W.H., Lew, H.L.: Vastus medialis obliquus and vastus lateralis activity in open and closed kinetic chain exercises in patients with patellofemoral pain syndrome: an electromyographic study. Arch. Phys. Med. Rehabil. **82**, 1441–1445 (2001)
41. Thomee, R.: A comprehensive treatment approach for patellofemoral pain syndrome in young women. Phys. Ther. **77**, 1690–1703 (1997)
42. Thomee, R., Renstrom, P., Karlsson, J., Grimby, G.: Patellofemoral pain syndrome in young women, II: muscle function in patients and healthy controls. Scand. J. Med. Sci. Sports **5**, 245–251 (1995)
43. Werner, S., Eriksson, E.: Isokinetic quadriceps training in patients with patellofemoral pain. Knee Surg. Sports Traumatol. Arthrosc. **1**, 162–168 (1993)
44. Witvrouw, E., Lysens, R., Bellemans, J., Peers, K., Vanderstraeten, G.: Open versus closed kinetic chain exercises for patellofemoral pain. A prospective, randomized study. Am. J. Sports Med. **28**, 687–694 (2000)
45. Witvrouw, E., Danneels, L., Van Tiggelen, D., Willems, T.M., Cambier, D.: Open versus closed kinetic chain exercises in patellofemoral pain: a 5-year prospective randomized study. Am. J. Sports Med. **32**, 1122–1130 (2004)

第五章 髌股贴和支具

İnci Yüksel

孙咏梅 译

内容

背景	961
髌骨贴	961
评估髌骨的位置	962
McConnell 髌骨贴技术	962
效果	962
髌股支具	964
效果	964
支具对肌肉活动有作用吗?	964
髌骨贴与支具哪个疗效更好?	964
参考文献	964

İ. Yüksel
Faculty of Health Sciences, Department of Physiotherapy and Rehabilitation, Hacettepe University,
06100 Samanpazari Ankara, Turkey
e-mail: iyuksel@hacettepe.edu.tr, yukselinci@yahoo.com

背景

髌股关节疼痛综合征(PFPS)是用于描述膝关节前部疼痛或髌骨后方疼痛的术语[8,35]。该症状在骨科和理疗门诊经常遇到。这些患者在跑步、下蹲、上楼、久坐和跪时出现膝关节疼痛[6,15,26]。

应采用综合措施康复治疗 PFPS。合理设计康复治疗计划是关键。

康复治疗计划重点应该是纠正髌骨轨迹。控制股四头肌收缩时间,特别是股内侧肌斜头(VMO)和股外侧肌(VL),对于恢复髌股关节功能非常重要。部分患者需要大量股四头肌练习。对股四头肌力量好,但有外侧结构过度紧张和股四头肌柔韧性较差的患者,软组织松动技术和牵伸练习会有帮助。对髌骨轨迹详细的评估对于制定康复方案很重要。有些项目可以在家里进行[26,36]。

PFPS 的物理治疗目的是将髌骨复位到髌股沟中而缓解疼痛。非手术治疗包括贴、支具、足矫形器和下肢肌肉伸展练习,包括股直肌、腘绳肌、腓肠肌、胫前肌、髂胫束和臀肌,伸展紧张的外侧结构束,如外侧支持韧带,还有 VMO 伸展练习、活动调整、生物反馈、神经肌肉电刺激以及超声[1,7,12,14,18]。

髌骨贴

髌骨贴是治疗髌股错位的非常重要的方法之一。该方法 1986 年由 McConnell 首创,而后成为一种应用广泛的物理治疗方法[25],目的是纠正髌骨对应股骨的位置异常。McConnell 髌骨贴试图将髌骨复位到中线来纠正髌骨的位置,使患者能够进行无痛的练习。

McConnell 建议用贴将髌骨向内拉：
- 能纠正髌骨位置。
- 延长紧张的外侧结构，例如阔筋膜张肌/髂胫束复合体和外侧支持韧带。
- 纠正 VMO 相对于 VL 的收缩时间和强度。
- 缓解疼痛。
- 允许患者参与功能锻炼和运动。

然而，对髌骨贴的疗效尚未达成共识。

评估髌骨的位置

在使用髌骨贴之前先判断髌骨位置。对 PFPS 患者髌骨位置评估需要注意 3 个方向的移动[25]。

1. 一是滑动。测量髌骨中点和股骨内外侧髁的距离。它取决于静态外侧结构的紧张程度以及 VMO 与 VL 的拉力差。

2. 二是髌骨倾斜，髌骨内外侧边界高度差异（髌骨内侧界普遍比外侧界更靠前）。取决于外侧软组织紧张度。

3. 最后是旋转，就是髌骨的内旋和外旋。代表髌骨和股骨的长轴的对线改变。PFPS 的患者可能会出现过度内旋。VMO 无力和外侧支持结构如外侧副韧带和髂胫束、阔筋膜复合体紧张则会造成过度外旋。

McConnell 髌骨贴技术

McConnell 贴常被用于恢复髌骨位置。评估髌骨位置后，首先确定需要纠正的主要的髌骨位置异常。使用前，膝关节需要被清洁和刮毛。一般使用 Leukotape P 贴。如图 1。

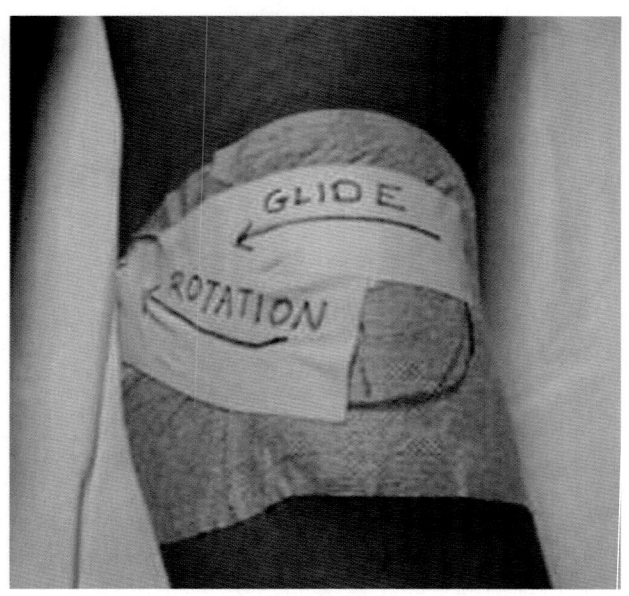

图 1 McConnell 贴

首先，从膝关节中线外侧越过髌骨到中线内侧用敷料覆盖。无过敏的敷料（Hypafix®）可以在高黏性更僵硬的贴条下形成保护层。然后，标记髌骨四周边界。也可将髌骨画出 4 象限。

纠正侧方倾斜

有力、坚固的髌骨贴被置于股四头肌近端/内侧象限，使用另一只手牵拉贴物时用拇指施压，指向内侧股骨髁，尽可能地贴紧，固定到腘绳肌腱的内侧。

纠正滑动异常

髌骨贴在髌骨外上象限，用拇指向内推髌骨，贴条拉向内侧，尽可能紧地贴向髌骨关节面。股骨内髁的内侧软组织推朝向髌骨以获得更加牢固的粘贴。

纠正旋转异常

外旋是最常见的旋转异常。将贴条置于髌骨内下象限。将髌骨内旋纠正髌下极的外旋。贴条放在内侧而不需要牵拉过紧。不应该增加髌骨下部的压力，避免髌骨下极脱位进入脂肪垫[10,27]。

每贴完一片后，应嘱患者进行激发膝关节疼痛的运动（下蹲、上楼等）。McConnell 认为贴条可以立刻改善患者 50% 的症状。如仍有疼痛就要祛除贴条，再次检查需纠正的原因[25]。使用内侧滑动贴是最常用的技术。可能需要矫正异常的外侧倾、旋转或前倾。使用结实的粘贴。

效果

尽管物理治疗师和运动医学医生广泛应用髌骨贴，但其有效性仍有疑问。它可减少疼痛，但确切机制仍在研究中。
- 能控制疼痛吗？
- 能调整髌骨位置吗？
- 能提高神经肌肉控制能力吗？

对此意见不一。最近 Aminaka 和 Gribble 用 Meta 分析了 16 个关于髌骨贴的研究（平均 PEDro 评分为 4.25/10），结论为：对 PFPS 患者日常活动和康复训练中，髌骨贴似乎能缓解疼痛并改善功能，但没有能解释其机制的有力证据[1]。

Overington 和 Goddard[29]分析了 21 个 1990—2005 年间的随机对照试验（RCTs）和临床试验（CTs）。他们认为：

- 髌骨贴短期内似乎可以缓解疼痛。
- 与理疗长期联用也许可以改善功能。
- 可以改变 VMO 活动。

在研究最后,他们认为髌骨贴能增加股四头肌力量时,但是 PFPS 患者髌骨-滑车一致性未改变,缓解疼痛的机制仍不明确[29]。

髌骨贴能缓解疼痛吗?

短期效果

几乎所有短期研究都发现髌骨贴能减轻开链(OKC)和闭链(CKC)活动(如上楼和下楼)的疼痛。Bockrath 等研究了髌骨贴对 12 名 PFPS 患者髌骨位置和缓解疼痛的作用[2]。他们发现疼痛明显降低(50%)。结果说明,髌骨贴能减轻在 0.2m 楼梯下楼时的疼痛;然而这个减轻与髌骨位置的变化无关[4]。Cerny 等人发现,髌骨贴可以减轻 94% 下楼疼痛,但 VMO/VL 比例不变。Powers 等人观察 McConnell 贴对髌股疼痛患者的跨步特点和关节活动的影响。结果疼痛视觉模拟评分可见平均疼痛减少 78%[34]。

Handfield 和 Kramer 比较了髌骨贴治疗 PFPS 患者膝关节在 60°/s 和 180°/s 伸直最大力矩和疼痛的变化。研究结果支持以前关于 McConnell 贴可以有效缓解 PFPS 患者疼痛,改善膝肌的向心力[17]的观点。同样,Harrington 研究了 PFPS 患者在股四头肌最大收缩时髌骨贴对髌股疼痛的作用。在所有离心或向心收缩模式下,髌骨贴减少了所有受试的疼痛和力矩改善峰值。两种测试速度,这些变化都有显著差异($P<0.01$)[19]。

Ng 和 Cheng 检测了髌骨贴对髌股疼痛和髌股关节对线不良患者疼痛和 VMO 与 VL 相对运动的即时效果。研究了 15 名髌股关节疼痛和髌骨对线不良患者在单腿半蹲时 VMO 与 VL 的疼痛与肌电图比例。结果显示,在髌骨贴治疗后,膝前疼痛明显缓解($P<0.001$),单腿站立 VMO 与运动比率减少($P=0.05$)[28]。

Christou 和 Wilson 在高质量的方法学研究后声称,不管牵拉方向如何,髌骨贴治疗后都能明显缓解疼痛[6,43]。在 Christou 的研究中,髌股疼痛缓解同安慰剂组和内侧滑行治疗组一样。

Wilson 等人也发现,中立位滑动贴比内侧滑动、外侧滑动对疼痛治疗效果更好[43]。这些结果间接显示,使用髌骨贴后疼痛缓解不是由于髌骨位置改变引起的,可能是神经生理因素和(或)EMG 活动的改变。

远期疗效

髌骨贴是不是能比物理治疗减轻疼痛持续时间更长?髌骨贴治疗远期结果差异非常大。

一些研究显示,髌骨贴同其他干预(如:锻炼)联合使用会增强缓解疼痛的效果[18,42],而其他人发现髌骨贴对普遍练习项目没有额外效果[7,21]。

髌骨贴能改变髌骨的位置吗?

练习前,髌骨贴能导致髌股关节的明显内侧滑动,但练习结束后这个内移并不能维持。然而,该髌骨贴或许对受控的低强度运动的康复治疗有效[23,31]。

髌骨贴和神经肌肉控制

髌骨贴对神经肌肉控制的有效性仍存在很多问题。
- 能增加 VMO 的肌电活动吗?
- 能减少 VL 对髌骨向外的牵拉吗?
- 能改变 VMO 和 VL 的激动时间吗?
- 能增加 VMO 相对于 VL 的收缩幅度吗?

研究结果同样有矛盾[4,6,9,17,20,21,28,31]。然而,更近的对照研究显示髌骨贴的确能有效改变一些参数。Cowan 等人认为,髌骨贴改善大腿肌肉的收缩时间而不是改变 EMG 幅度[8]。在另一项研究中,Cowan 等人发现在患有或不患有 PFPS 的受试者中,髌骨贴对肌肉的 EMG 有一定改善作用。爬楼梯的向心肌肉收缩阶段,VMO 和 VL 的 EMG 波幅是评价治疗效果的主要指标。研究结果显示,使用向内侧的治疗贴可以明确减少 PFPS 患者疼痛。然而,当不论是 PFPS 患者还是对照组在爬楼梯股四头肌向心收缩时,治疗或安慰剂组都没有改变股骨肌肉的 EMG 振幅。这项研究显示,内侧的治疗贴的阳性效果没有改变股部肌肉的 EMG 振幅。因而,髌骨贴治疗作用的其他方面,如股部肌肉收缩的时间变化,都可能是疗效产生的作用机制[9]。

髌骨贴可以改善本体觉吗?

Callaghan 等人最近的研究认为,髌骨贴没有改善 PFPS 患者的关节位置觉(JPS),甚至在某些病例中会减弱。然而,本体觉差的患者经贴治疗后却改善了关节位置觉。他们也认为 PFPS 患者中的本体感觉不良的亚组可以用髌骨贴治疗[3]。

髌股支具

髌股支具是用来辅助纠正髌骨力线的。它们能抵抗髌骨向外侧移位、维持髌骨对线、预防髌骨半脱位或脱位,而且理论上减少膝关节疼痛。

效果

膝关节支具治疗 PFPS 的疗效仍存争议。一些研究报道支具可以缓解疼痛改善功能[5,13,22,30,39]。然而,这些研究中报道的多为患者的主观感受。极少有证据支持 PFPS 患者常规应用膝关节支具。Sathe 等人认为,改良的膝关节阻力训练支具(Protonics, Inverse Technology Corporation, Lincoln, Nebraska)可以在行走中提供持续对抗膝关节屈曲和伸直运动的阻力,改善髌骨轨迹。该支具是否真能改变髌骨位置然仍不明确,但支持带治疗确实可以缓解疼痛和改善功能[37]。

当强化练习无效时,可以使用支具。然而该方法并未产生优于物理治疗的疗效[11]。在进行较重的训练时,支具能够预防膝关节前部疼痛。在以往的研究中, Van Tiggelen 等人观察到,在艰苦的训练时,佩戴髌股支具可以减少新兵膝关节前部的疼痛[40,41]。

Lun 等人研究了髌股支具的疗效:
- 家庭训练项目
- 髌骨支具
- 护膝+家庭训练项目
- 髌骨支具+家庭训练项目

结果显示,所有治疗组中髌股疼痛都得到改善[24]。

支具对肌肉活动有作用吗?

Gulling 等人发现,使用膝关节支具后股四头肌 EMG 活动明显减弱[16]。

Powers 等人检测了双侧髌股支具对 PFPS 患者(MRI 确诊)的疼痛反应、髌骨对线和髌股关节接触区域的影响。他们发现支具可以减少疼痛44%(PTO)、50%(接触轨迹)和增加膝关节接触区域21%~24%[32]。但是最近 Powers 等的研究中,使用或不使用支具治疗女性 PFPS 患者,其力矩、疼痛视觉模拟评分、步幅特征无显著性差异[33]。

髌骨贴与支具哪个疗效更好?

Selfe 等研究了髌骨贴和支具对受控的离心收缩下楼梯时膝关节三维运动机制的作用。研究结果显示,在冠状面和横断面,支具组比髌骨贴和无干预组有更佳的疗效[38]。

总之,膝关节支具能很有限地纠正髌骨对线、减轻主观的疼痛、可能增加髌股关节的收缩区域,但是支具没有保守治疗效果好,而且应该与膝关节康复计划联合应用。然而,在体育运动中,支具能提高运动表现并增强自信心。

参考文献

1. Aminaka, N., Gribble, P.A.: A systematic review of the effects of therapeutic taping on patellofemoral pain syndrome. J. Athl. Train. **40**(4), 341–351 (2005)
2. Bockrath, K., Wooden, C., Worrell, T., et al.: Effects of patella taping on the patella position and perceived pain. Med. Sci. Sports Exerc. **25**, 989–992 (1993)
3. Callaghan, M.J., Selfe, J., McHenry, A., et al.: Effects of patellar taping on knee joint proprioception in patients with patellofemoral pain syndrome. Man. Ther. **13**(3), 192–199 (2008)
4. Cerny, K.: Vastus medialis oblique/vastus lateralis muscle activity ratios for selected exercises in persons with and without patellofemoral pain syndrome. Phys. Ther. **75**, 672–683 (1995)
5. Chew, K.T., Lew, H.L., Date, E., et al.: Current evidence and clinical applications of therapeutic knee braces. Am. J. Phys. Med. Rehabil. **86**(8), 678–686 (2007)
6. Christou, E.A.: Patellar taping increases vastus medialis oblique activity in the presence of patellofemoral pain. J. Electromyogr. Kinesiol. **14**, 495–504 (2004)
7. Clark, D.I., Downing, N., Mitchell, J., et al.: Physiotherapy for anterior knee pain: a randomised controlled trial. Ann. Rheum. Dis. **59**, 700–704 (2000)
8. Cowan, S.M., Bennell, K.L., Hodges, P.W.: Therapeutic patellar taping changes the timing of vasti muscle activation in people with patellofemoral pain syndrome. Clin. J. Sport Med. **12**, 339–347 (2002)
9. Cowan, S.M., Hodges, P.W., Crossley, K.M., et al.: Patellar taping does not change the amplitude of electromyographic activity of the vasti in a stair stepping task. Br. J. Sports Med. **40**(1), 30–34 (2006)
10. D'Amato, M., Bach Jr., B.R.: Knee injuries. In: Brotzman, B., Wilk, K. (eds.) Clinical Orthopaedic Rehabilitation, 2nd edn, pp. 251–370. Mosby, St. Louis (2003)
11. Dixit, S., DiFiori, J.P., Burton, M., et al.: Management of patellofemoral pain syndrome. Am. Fam. Physician **75**(2), 194–202 (2007)
12. Ernst, G.P., Kawaguchi, J., Saliba, E.: Effect of patellar taping on knee kinetics of patients with patellofemoral pain syndrome. JOSPT **29**, 661–667 (1999)
13. France, E.P., Paulos, L.E.: Knee bracing. J. Am. Acad. Orthop. Surg. **2**(5), 281–287 (1994)
14. Gigante, A., Pasquinelli, F.M., Paladini, P., et al.: The effects of patellar taping on patellofemoral incongruence: a computed tomography study. Am. J. Sports Med. **29**, 88–92 (2001)
15. Grelsamer, R.P.: Patellar malalignment. JBJS **82**(11), 1639–1650 (2000)
16. Gulling, L.K., Lephart, S.M., Stone, D.A., et al.: The effect of patellar bracing on quadriceps EMG activity during isokinetic exercise. Isokinet. Exerc. Sci. **6**, 133–138 (1996)
17. Handfield, T., Kramer, J.: Effect of McConnell taping on perceived pain and knee extensor torques during isokinetic exercise performed by patients with patellofemoral pain syndrome. Physiother. Can.

52(1), 39–44 (2000)
18. Harrison, E.L., Sheppard, M.S., McQuarrie, A.M.: A randomized controlled trial of physical therapy treatment programs in patellofemoral pain syndrome. Physiother. Can. **51**, 93–106 (1999)
19. Herrington, L.: The effect of patellar taping on quadriceps peak torque and perceived pain. Phys. Ther. Sport **2**(1), 23–28 (2001)
20. Herrington, L., Payton, C.J.: Effects of corrective taping of the patella on patients with patellofemoral pain. Physiotherapy **83**(11), 566–572 (1997)
21. Kowall, M.G., Kolk, G., Nuber, G.W., et al.: Patellar taping in the treatment of patellofemoral pain: a prospective randomized study. AJSM **24**(1), 61–66 (1996)
22. LaBella, C.: Patellofemoral pain syndrome: evaluation and treatment. Prim. Care Clin. Office Pract. **31**, 977–1003 (2004)
23. Larsen, B., Andreasen, E., Urfer, A., et al.: Patellar taping: a radiographic examination of the medial glide technique. AJSM **23**(4), 465–471 (1995)
24. Lun, V.M.Y., Wiley, J.P., Meeuwisse, W.H., et al.: The effectiveness of patellar bracing for treatment of patellofemoral pain syndrome. Clin. J. Sport Med. **15**(4), 233–238 (2005)
25. McConnell, J.: The management of chondromalacia patellae: a long-term solution. Aust. J. Physiother. **32**(4), 215–223 (1986)
26. McConnell, J.: Training the vastus medialis oblique in the management of patellofemoral pain. Proceedings of 10th Congress of the World Confederation for Physical Therapy, Sydney (1987)
27. McConnell, J., Bennell, K.: Conservative management of anterior knee pain: the McConnell program. In: Sanchis-Alfonso, V. (ed.) Anterior Knee Pain and Patellar Instability, pp. 167–183. Springer, London (2006)
28. Ng, G.Y.F., Cheng, J.M.F.: The effects of patellar taping on pain and neuromuscular performance in subjects with patellofemoral pain syndrome. Clin. Rehabil. **16**, 821–827 (2002)
29. Overington, M., Goddard, D.: A critical appraisal and literature critique on the effect of patellar taping-is patellar taping effective in the treatment of patellofemoral pain syndrome? NZ J. Physiother. **34**(2), 66–80 (2006)
30. Paluska, S.A., McKeag, M.D.: Knee braces: current evidence and clinical recommendations for their use. Am. Fam. Physician **61**, 411–418 (2000)
31. Pfeiffer, R., DeBeliso, M., Shea, K., et al.: Kinematic MRI assessment of McConnell taping before and after exercise. AJSM **32**(3), 621–628 (2004)
32. Powers, C.M.: The effect of bracing on patella alignment and patellofemoral joint contact area. Med. Sci. Sports Exerc. **36**(7), 1226–1232 (2004)
33. Powers, C.M., Doubleday, K.L., Escudero, C.: Influence of patellofemoral bracing on pain, knee extensor torque, and gait function in females with patellofemoral pain. Physiother. Theory Pract. **3**, 143–150 (2008)
34. Powers, C.M., Landel, R., Sosnick, T., et al.: The effects of patellar taping on stride characteristics and joint motion in subjects with patellofemoral pain. JOSPT **26**(6), 286–291 (1997)
35. Salsich, G.B., Brechter, J.H., Farwell, D., et al.: The effects of patellar taping on knee kinetics, kinematics, and vastus lateralis muscle activity during stair ambulation in individuals with patellofemoral pain. JOSPT **32**, 3–10 (2002)
36. Sameer, D., Difiori, J.P., Burton, M., et al.: Management of patellofemoral pain syndrome. Am. Fam. Physician **7**(2), 194–202 (2007)
37. Sathe, V.M., Ireland, M.L., Ballantyne, B.T., et al.: Acute effects of the Protonics system on patellofemoral alignment: an MRI study. Knee Surg. Sports Traumatol. Arthrosc. **10**(1), 44–48 (2002)
38. Selfe, J., Richards, J., Thewlis, D., et al.: The biomechanics of step descent under different treatment modalities used in patellofemoral pain. Gait Posture **27**(2), 258–263 (2008)
39. Timm, K.E.: Randomize controlled trial of Protonics on patellar pain, position and function. Med. Sci. Sports Exerc. **30**(5), 665–670 (1998)
40. Van Tiggelen, D., Witvrouw, E., Coorevits, P., et al.: Analysis of isokinetic parameters in the development of anterior knee pain syndrome: a prospective study in a military setting. Isokinet. Exerc. Sci. **12**(4), 223–228 (2004)
41. Van Tiggelen, D., Witvrouw, E., Roget, P., Cambier, D., et al.: Effect of bracing on the prevention of anterior knee pain – a prospective randomized study. Knee Surg. Sports Traumatol. Arthrosc. **12**(5), 434–439 (2004)
42. Whittingham, M., Palmar, S., Macmillan, F.: Effects of taping on pain and function in patellofemoral pain syndrome: a randomized controlled trial. JOSPT **34**(9), 504–510 (2004)
43. Wilson, T., Carter, N., Thomas, G.: A multicenter, singlemasked study of medial, neutral, and lateral patellar taping in individuals with patellofemoral pain syndrome. JOSPT **33**(8), 437–448 (2003)

第十七部
运动创伤的未来

面对十年
——来未画创师画展

第一章 运动伤的基因与生长因子治疗

İlhan Özkan

白露 译

内容

生长因子 ············· 969
基因治疗 ············· 970
  什么是基因治疗? ········ 970
  载体 ··············· 971
  基因导入的策略和类型 ····· 972
  基因治疗的局限性 ········ 972
参考文献 ············· 972

随着体育运动的逐渐普及,需要骨科医师处理的运动相关性创伤也逐渐增多。韧带、肌腱、软骨、半月板以及肌肉损伤均为常见的运动损伤。其中有些组织血供较差,愈合能力弱。与其他组织(如皮肤)相比,韧带、肌腱、半月板和软骨等组织愈合很慢。虽然在近二十年对上述组织的生物学及生物力学研究不断进展,手术技术、外科器械以及康复诊疗均有很大的进步,但临床疗效却不尽如人意。因此,运动损伤的生物学愈合调控成为骨科学研究的热点之一。

生长因子

将外源生长因子(GFs)应用于韧带、肌腱、半月板、软骨、骨骼肌及肌腱可有效地促进其愈合进程[10,12,18,29]。损伤局部的静止细胞可合成称为"生长因子(GFs)"的蛋白质。局部应用生长因子(GFs)较容易[16]。生长因子(GFs)可促进局部成纤维细胞和内皮细胞增殖,并使成纤维细胞和其他修复细胞在局部聚集,合成并分泌细胞外基质[17,22,27]。还可调节细胞迁移、分化及基质的合成[17,22,27]。生长因子(GFs)在组织愈合过程中的作用见表1。

但直到现在,仍没有有效的生长因子(GFs)给药方法。在局部直接应用虽有效,但需要大剂量多次注射[2]。另一个缺点是生长因子(GFs)半衰期太短,极易代谢[2]。已有使用聚合物或泵运送细胞因子的研究,但成功率很低[7]。转基因治疗理论上是一个理想的选择[9]。只要转染的细胞表达基因,基因产物就会在创伤局部积累。基因治疗的成功率取决于基因传递方法以及载体。如今,局部使用生长因子(GFs)和转基因技术是未来改善愈合过程最有希望的技术。

İ. Özkan
Department of Orthopaedics and Traumatology, Adnan Menderes University Medical Faculty, Aydın, Turkey
e-mail: iozkan@superonline.com

表1 生长因子在韧带、肌腱、软骨、肌肉以及半月板组织愈合过程中的作用[1-4]

生长因子	韧带与肌腱	软骨组织	肌肉组织	半月板
EGF	细胞增殖 成纤维细胞迁移			
bFGF	细胞增殖	最强的促软骨细胞有丝分裂素 促进蛋白多糖及胶原生成 细胞增殖与分化	细胞增殖 肌肉再生	细胞增殖 增加基质合成
PDGF	细胞增殖 成纤维细胞迁移 结构特性增加			细胞增殖 半月板细胞有丝分裂增加
TGF-β1	细胞增殖 增加胶原和蛋白多糖合成 结构特性增加	促进蛋白多糖及胶原生成 促进蛋白多糖合成		细胞增殖 增加基质合成
HGF	成纤维细胞迁移 促软骨细胞有丝分裂作用	对软骨细胞有促有丝分裂作用		促半月板细胞有丝分裂作用 促进半月板细胞DNA合成
BMP-2	成纤维细胞迁移 细胞增殖	促软骨成熟		促进半月板细胞迁移
IL-I	成纤维细胞迁移			
IGF-I	刺激有丝分裂反应 增加基质合成	促进软骨基质合成 增加胶原和蛋白多糖合成	促进成肌细胞有丝分裂 细胞增殖 肌肉再生	刺激半月板细胞迁移
IGF-II	细胞增殖 增加胶原合成		促进成肌细胞有丝分裂	
NGF			细胞增殖	

富血小板血浆（PRP）是一种新的将血小板分泌的大量生长因子（GFs）送到损伤局部的方法。在20世纪90年代用于颌面外科及整形外科[13]。近年来应用于运动创伤。PRP为含有浓缩血小板的自体血[4]。按照不同的技术，从患者身上抽取9~60ml血液，制取3~7ml的PRP。应用在损伤局部。血小板分泌生长因子（GFs），调控组织愈合。此技术在肘关节周围肌腱损伤[14]、髌腱病[11]、肌肉损伤[5]、前交叉韧带损伤[28]、肩袖修复[23]、跟腱修复[26]、关节软骨缺损[25]的治疗中有所应用。PRP应用安全，容易制备。但其在运动损伤治疗中的临床证据很少[4]。设计好的临床对照实验会进一步证实其治疗价值。

基因治疗

什么是基因治疗？

基因治疗可理解为调控胚胎系细胞治疗遗传性疾病的方法。基因治疗受到技术低效及伦理学的限制。而对于体细胞的基因治疗则被广泛接受。被看成向靶细胞运送药物。所谓基因，就是形成细胞核染色体基本物质的，由氢键连接的双螺旋链脱氧核糖核酸（DNA）。大部分细胞核中的DNA的作用为启动蛋白质合成。特定DNA序列的转录和翻译，合成功能不同的蛋白质。首先，mRNA在细胞核中合成，此后，mRNA转移至细胞浆内，启动蛋白质合成。

在这个复杂的过程中有许多个调控机制。生长因子对蛋白合成的许多机制有作用(图1)。基因治疗的目的是使炎症组织或者损伤部位细胞合成生长因子(GFs)。局部细胞合成生长因子(GFs)或细胞因子来改善愈合过程。

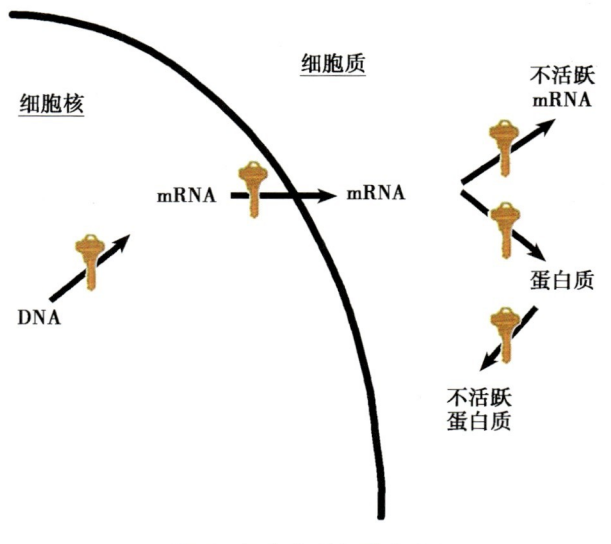

图1 细胞内蛋白质合成

载体

基因治疗的关键是将带有治疗作用的 DNA 转导至相应的细胞核中,与宿主染色体结合或单独存在。载体携带基因进入细胞核内,靶细胞合成目的蛋白的量说明基因治疗是否成功。主要有两种基因转载体:病毒载体和非病毒载体。病毒载体的优势在于能够进入细胞内。目前,病毒载体的效率高于非病毒载体[2,6]。可通过改变病毒的遗传物质阻止其进一步复制[24]。最常用的病毒载体是腺病毒、逆转录病毒、腺相关病毒、单纯疱疹病毒和HVJ(仙台病毒,日本血凝病毒)。非病毒载体常用的有脂质体、裸 DNA 或基因枪。非病毒载体制备容易、无毒性及免疫原性。HVJ 脂质小体是脂质小体和病毒的结合物,也常应用。

逆转录病毒有外壳,基因组为单链 RNA,它可整合入宿主 DNA 染色体中。这也使它具有高水平、高效、长久的基因表达特点。逆转录病毒只能侵入分裂活动活跃的细胞,而不会进入血细胞,皮肤细胞等,而且不会插入染色体特定部位。

腺病毒是双链 DNA。腺病毒较逆转录病毒安全,因为其基因不会整合于宿主 DNA。腺病毒可携带较大的 DNA 颗粒,且基因表达周期比逆转录病毒短。

腺相关病毒和单纯性疱疹病毒使用较少,腺相关病毒只能携带较小的 DNA 分子。而单纯性疱疹病毒则有着远期感染和对宿主的毒性[19]。

将 DNA 导入细胞有多种方法。最简单的办法是将 DNA 直接注射入靶组织。但这需要很多 DNA,仅能用于特定组织,且基因表达效率很低。合成的脂质体,携带 DNA 量较病毒载体多。脂质小体可通过细胞膜,但很难进入细胞核,表达率低。日本学者设计了基于脂质体的混合载体,可以高效率地表达基因[8]。脂质小体由 HVJ 病毒融合蛋白包被,可将 DNA 携带至胞浆内(图2)。比较而言,HVJ 脂质体载体比单纯的脂质小体表达效率更高[8]。

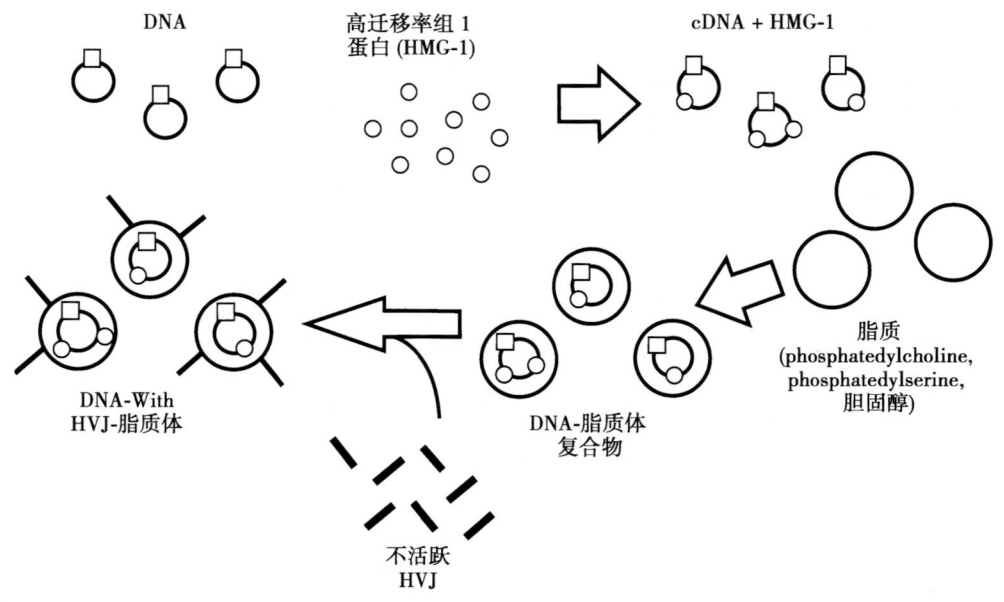

图2 HVJ-脂质小体复合物的制备过程

基因导入的策略和类型

基因治疗有两个主要途径。体内转导途径,基因直接转移至靶细胞或组织。体外途径,在实验室培养细胞,将此细胞进行基因转导,再将这些细胞注入体内靶组织(图3)。体内转导较为简便且成本低,体外过程较为安全(因为基因调控在体外进行)。适当的基因转导取决于几个基本条件:DNA片段的大小、疾病的病理生理特性和靶细胞的分裂速率等。

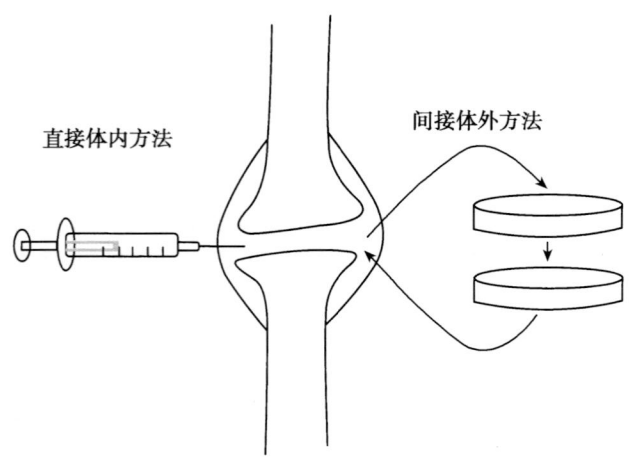

图3 体内和体外基因导入方法

导入组织的基因类型很重要。许多实验对局部或全身的基因导入治疗进行了评价[15,20,21]。全身的基因导入是将基因载体注射入血,经血流分布至各器官。这个方法的不足在于载体使用量大,基因表达效率较低。局部基因导入治疗是将基因直接导入靶组织。在肌骨骼系统,像关节这样的器官具有相对封闭的体腔,具有很大的局部应用优势。将治疗基因注射入膝关节腔,可直接进入前交叉韧带、半月板及软骨发挥作用[20,21],消除了全身治疗的不足。

基因治疗的局限性

基因治疗最大的局限在于病毒载体的副作用。曾经有基因治疗后出现恶性肿瘤的报道[3]。在恶性肿瘤的基因治疗中,这个副作用可以不考虑,但在运动伤治疗却是不可接受的并发症。导入外来基因增加了基因组突变的概率[1]。另一个问题是靶细胞内蛋白质合成的数量和速度。基因导入后数周,表达量会变得很低,而此机理目前尚未阐明。但是,此一过性的表达已经足够对肌肉骨骼疾病和运动损伤的愈合过程产生治疗效果。

虽然基因治疗仍有很多技术难题需要克服,但最近的分子生物学和细胞生物学进展使我们相信,不久的将来,基因治疗在运动创伤的治疗的重要性将不断增加。

参考文献

1. Berger, G., Goujon, C., Darlix, J.L., Cimarelli, A.: SIVMAC Vpx improves the transduction of dendritic cells with nonintegrative HIV-1-derived vectors. Gene Ther. **16**(1), 159–163 (2009)
2. Evans, C., Robins, P.: Possible orthopaedic applications of gene therapy. J. Bone Joint Surg. Am. **77**, 1103–1114 (1995)
3. Gore, M.E.: Adverse effects of gene therapy: gene therapy can cause leukaemia. Gene Ther. **10**(1), 4 (2003)
4. Hall, M.P., Band, P.A., Meislin, R.J., Jazrawi, L.M., Cardone, D.A.: Platelet-rich plasma: current concepts and application in sports medicine. J. Am. Acad. Orthop. Surg. **17**, 602–608 (2009)
5. Hammond, J.W., Hinton, R.Y., Curl, L.A., Muriel, J.M., Lovering, R.M.: Use of autologous platelet-rich plasma to treat muscle strain injuries. Am. J. Sports Med. **37**(6), 1135–1142 (2009)
6. Hannallah, D., Peterson, B., Lieberman, J.R., Fu, F.H., Huard, J.: Gene therapy in orthopaedic surgery. Instr. Course Lect. **52**, 753–768 (2003)
7. Huard, J., Li, Y., Peng, H., Fu, F.H.: Gene therapy and tissue engineering for sports medicine. J. Gene Med. **5**, 93–108 (2003)
8. Kaneda, Y.: Virus (Sendai virus envelopes) mediated gene transfer. In: Cellis, E.D. (ed.) Cell Biology a Laboratory Handbook, vol. 3. Academic, San Diego (1994)
9. Kang, R., Ghivizzani, S.C., Muzzonigro, T.S., Herndon, J.H., Robbins, P.D., Evans, C.H.: Orthopaedic applications of gene therapy: from concept to clinic. Clin. Orthop. **375**, 324–337 (2000)
10. Kasemkijwattana, C., Menetrey, J., Bosch, P., Somogyi, G., Moreland, M.S., Fu, F.H., Buranpanitkit, B., Watkins, S.S., Huard, J.: Use of growth factors to improve muscle healing after strain injury. Clin. Orthop. **370**, 272–285 (2000)
11. Kon, E., Filardo, G., Delcogliano, M., Presti, M.L., Russo, A., Bondi, A., Di Martino, A., Cenacchi, A., Fornasari, P.M., Marcacci, M.: Platelet-rich plasma: new clinical application: a pilot study for treatment of jumper's knee. Injury **40**(6), 598–603 (2009)
12. Koski, J.A., Ibarra, C., Rodeo, S.A., Warren, R.F.: Meniscal injury and repair; clinical status. Orthop. Clin. North Am. **31**(3), 419–436 (2000)
13. Marx, R.E.: Platelet-rich plasma: evidence to support its use. J. Oral Maxillofac. Surg. **62**, 489–496 (2004)
14. Mishra, A., Pavelko, T.: Treatment of chronic elbow tendinosis with buffered platelet-rich plasma. Am. J. Sports Med. **34**(11), 1774–1778 (2006)
15. Nakamura, N., Horibe, S., Matsumoto, N., Tomita, T., Natsuume, T., Kaneda, Y., Shino, K., Ochi, T.: Transient introduction of a foreign gene into healing rat patellar ligament. J. Clin. Invest. **97**(1), 226–231 (1996)
16. Nakamura, N., Shino, K., Natsuume, T., Horibe, S., Matsumoto, N., Kaneda, Y., Ochi, T.: Early biological effect of in vivo gene transfer of platelet-derived growth factor (PDGF)-B into healing patellar ligament. Gene Ther. **5**(9), 1165–1170 (1998)
17. Nissen, N.N., Polverini, P.J., Gamelli, R.L., DiPietro, L.A.: Basic fibroblast growth factor mediates angiogenic activity in early surgical wounds. Surgery **119**, 457–465 (1996)
18. O'Connor, W.J., Botti, T., Khan, S.N., Lane, J.M.: The use of growth factors in cartilage repair. Orthop. Clin. North Am. **31**(3), 399–410 (2000)
19. Oligino, T.J., Yao, Q., Ghivizzani, S.C., Robbins, P.: Vector systems for gene transfer to joints. Clin. Orthop. **379S**, 17–30 (2000)
20. Özkan, İ., Shino, K., Nakamura, N., Natsu-ume, T., Matsumoto, N., Horibe, S., Tomita, T., Kaneda, Y., Ochi, T.: Direct in vivo gene transfer to healing rat patellar ligament by intra-arterial delivery of haemagglutinating virus of Japan liposomes. Eur. J. Clin. Invest. **29**, 63–67 (1999)

21. Özkan, İ., Nakamura, N., Shino, K., Natsu-ume, T., Tomita, T., Kaneda, Y., Ochi, T.: HVJ-Liposome mediated gene transfer to healing rat meniscal tissue. Turk. J. Med. Sci. **30**, 405–410 (2000)
22. Pierce, G.F., Tarpley, J.E., Yanagihara, D., Mustoe, T.A., Fox, G.M., Thomasson, A.: Platelet derived growth factor (BB homodimer), transforming growth factor β1, and basic fibroblast growth factor in dermal wound healing. Am. J. Pathol. **140**, 1375–1388 (1992)
23. Randelli, P.S., Arrigoni, P., Cabitza, P., Volpi, P., Maffulli, N.: Autologous platelet rich plasma for arthroscopic rotator cuff repair. A pilot study. Disabil. Rehabil. **30**(20–22), 1584–1589 (2008)
24. Robbins, P.D., Chivizzani, S.C.: Viral vectors for gene therapy. Pharmacol. Ther. **80**, 35–47 (1998)
25. Sánchez, M., Azofra, J., Anitua, E., Andía, I., Padilla, S., Santisteban, J., Mujika, I.: Plasma rich in growth factors to treat an articular cartilage avulsion: a case report. Med. Sci. Sports Exerc. **35**(10), 1648–1652 (2003)
26. Sánchez, M., Anitua, E., Azofra, J., Andía, I., Padilla, S., Mujika, I.: Comparison of surgically repaired Achilles tendon tears using platelet-rich fibrin matrices. Am. J. Sports Med. **35**(2), 245–251 (2007)
27. Schultz, G., Rotatori, D.S., Clark, W.: EGF and TGF-a in wound healing and repair. J. Cell. Biochem. **45**, 346–352 (1996)
28. Silva, A., Sampaio, R.: Anatomic ACL reconstruction: does the platelet-rich plasma accelerate tendon healing? Knee Surg. Sports Traumatol. Arthrosc. **17**(6), 676–682 (2009)
29. Woo, S.L.Y., Hildebrand, K., Watanabe, N., Fenwick, J.A., Papageorgiou, C.D., Wang, J.H.C.: Tissue engineering of ligament and tendon healing. Clin. Orthop. **367S**, 312–323 (1999)

第二章 运动创伤学的未来趋势：谜一般的关节

Gabriel Nierenberg, Michael Soudry, and Gila Maor

白露 译

内容

介绍	974
流行病学	974
骨髓刺激技术：老概念、新改良与未来的应用	975
组织工程与细胞治疗：软骨重置技术	975
细胞	975
细胞载体：支架	975
目前的观点	976
软骨移植：未来有潜力的技术	976
组织工程异种软骨移植	976
参考文献	978

G. Nierenberg(✉)
Division of Orthopaedic Surgery,
Service for Sports Traumatology, Rambam Health
Care Campus, Haifa 31096, Israel
e-mail: g_nierenberg@rambam.health.gov.il

M. Soudry
Division of Orthopaedic Surgery, Rambam Health
Care Campus, Haifa 31096, Israel
e-mail: m_soudry@rambam.health.gov.il

G. Maor
Department of Cell Biology, Rappaport School
of Medicine, Technion-Israel Institution of Technology, Efron,
Haifa 31096, Israel
e-mail: gimaor@tx.technion.ac.il, gila@carticure.com

介绍

按时间"地理学"，现在是分水岭，一边是确切的历史，另一边是无法预计的未来。如果我们在医学和数字技术之间画一组平行线：可以确定的是，在未来的日子里，生物计算机将取代现有的基于硅和液晶制造的计算机，光学使数字处理进入光子时代。依赖信息的医学将转至生物技术、组织和生物材料以及成人间质干细胞构成的组织工程。胚胎干细胞、克隆技术、基因工程和异种移植器官"工厂"等技术也从科幻小说中走入了我们的日常生活。机器人及导航外科也方兴未艾。正如我们所知，历史和未来交叉于此，医学和技术正在平行交汇。

运动创伤医学，处理的是受伤但健康的人。一个头脑敏锐，身体强壮的运动员在受伤后，都期待快速恢复甚至"完全恢复"。媒体驱动体育运动环境不断变化，商业的广泛介入，经济利益的矛盾和伦理问题都使我们在给患者诊断和选择治疗时特别谨慎。

最后，运动创伤是临床诊疗、基础科学、材料科学发展的一大推动力。虽然现在对于运动伤的预防投入很多，但有理由期待这一推动作用将更大。

流行病学

成人透明软骨的再生能力很有限，这是运动创伤中一个难以解决的问题。未治疗的软骨缺损将最终发展为骨关节炎。目前临床上对于关节软骨缺损的治疗策略主要为清除损伤软骨，缓解症状以达到延缓骨关节炎发生的目的。运动创伤导致的各种损害、尤其是软骨损伤的趋势、包括流行病学发病率的变化以及相关法律和社会趋势,都是分析的框架。1972 年美国第九条立法,带来了近年关于"女运动员"的讨论,使女运动员参与体育活动呈几何级增长,女生和男生一样拥有平等参加学校体育运动的权利[33]。近年来,不仅是儿童和青少年运动员运动损伤的增加,老年人群参加娱乐活动以及"周末勇士"等都预示着运动创伤剧增的趋势。

据估计,在美国每年有 38.5 万例软骨修复手术[32]。Curl 等统计 31 516 例关节镜手术中,大约 4%的 40 岁以下人群有Ⅳ°的软骨损伤。膝关节软骨损伤率63%[9]。在前交叉韧带损伤的年轻运动员中,46%伴有软骨损伤。作为第二常见的运动损伤,前交叉韧带断裂在近 4 年来发病率上升了 3.3%[33]。

骨髓刺激技术:老概念、新改良与未来的应用

1959 年 Pridie 介绍了钻孔技术[27]以来,将骨髓细胞引入软骨缺损使之再生的原理一直没变。临床应用的骨髓刺激技术有多种改良。Steadmen 介绍的打穿软骨下骨,引入具有生成软骨能力的骨髓干细胞的"微骨折"手术,应用广泛。在软骨缺损处产生的"超级血凝块"促进软骨生成的作用也已证实[34]。此技术与软骨细胞移植及其他治疗方法有相似的临床结果。由于含有大量的纤维成分,再生组织的耐用性和质量还不确定[20,31]。目前,大多数医生将微骨折作为创伤性软骨损伤的一线治疗[40]。许多组织工程临床实验将微骨折作为疗效评估的对照组[14]。

微骨折术的"平台概念"促进了自体骨髓诱导软骨生成(AMIC)技术的发展。该方法是将可吸收的猪Ⅰ/Ⅲ型胶原膜粘在微骨折部位,形成一个生物腔隙,有利于骨髓干细胞(MSC)转化为软骨细胞[37]。

最近有研究将骨髓离心后提取干细胞,种植于可吸收生物膜上,再覆盖于软骨缺损部位[11]。

近期研究的热点是将清理下来的软骨细胞处理后与骨髓细胞种植于生物材料的支架上,软骨细胞和骨髓干细胞可能存在协同生长作用。在损伤局部获得的软骨细胞,放在Ⅰ型胶原环境中培养可能会产生新生的软骨细胞,并有可能克服软骨培养过程中的细胞质量下降问题[3,5,8]。

组织工程与细胞治疗:软骨重置技术

软骨组织再生需要考虑 3 个重要的环节。细胞:不论是成熟的软骨细胞还是成人骨髓干细胞,均不可避免地发生去分化。载体:使细胞集合的支架。目前,我们还不知道怎样的微支架的构型最有利于细胞再生。微环境:靶器官和患者体质影响是多方面的。上述 3 个环节均有很多尚待解决的问题。

细胞

即使有很多缺点,自体软骨细胞移植仍然是软骨重建外科最先进的技术,是唯一广泛应用的组织工程产品。众多问题中,有两个主要的生物学难点。首先是细胞分化不完全:无论是由于细胞传代的数量[13]、依赖于局部稳态因素的信号机制[26]、细胞的空间排列方式、单层或三维排列[39],还是细胞衰老与基质的退变[36],都是诸多可能影响最终结果的因素。其次,我们还不能定量分析遗传因素、环境改变对移植细胞表型的影响。我们知道临床效果会受到供者的年龄[15,24]、陈旧创伤[19]、性别及激素水平、机械压力和其他不同因素的影响。

细胞载体:支架

软骨细胞治疗反应最快的是生物材料工业。第 1 代的自体软骨细胞种植(ACI)是纯生物治疗模型,就是把软骨细胞注射进由缝合骨膜覆盖缺损形成不漏水的"生物舱"。但此技术有难以监测密封和细胞流失情况,手术技术要求高和并发症多的问题。这促使了生物材料的研究,来改善移植组织的生物力学、减少手术并发症、改善生物行为并最终提高临床疗效。

第 2 代 ACI 技术使用了猪Ⅰ/Ⅲ型胶原制作的生物膜作为载体(Gaistlich),不需要采集骨膜,简化了手术并减少了并发症。在第 3 代技术中,三维构型的基质支架满载扩增的软骨细胞,直接填充于软骨缺损。从结构上讲,有 2 种三维支架:开孔基质,细胞种植于孔洞内,形成柱状结构以利空间排列(Prochon)[23]。另一种是闭孔基质或多层结构,细胞种植于水平各层之间[29]。适合制作支架的材料很多:植物琼脂糖/藻酸盐复合物、纺织材质复合物(chondrotissue)、透明质酸(hyalograft C)[18]或陶瓷等。还有经紫外线辐射后不同硬度的聚乙二醇

（PEG）+胶原组织。

支架结构将逐渐成为纳米产品。纳米静电纺丝支架的内部排列更适宜软骨细胞生长[35]。在经电子纺丝处理的多层纳米纤维支架中填充骨髓来源的间充质干细胞（MSC），将种植的软骨细胞包被于聚-ε-羧基乙酸内酯和胶原（COL）中。最后，进行体内种植前置于动态流速生物反应器中培养。

目前的观点

组织工程学在近20年发展迅速。虽然新技术和新方法层出不穷，但临床自体软骨再生应用仍遇到挫折。Lars Peterson 和 Brittberg[7]报道了自体软骨细胞移植（ACI）技术，此后出现大量的短中期的临床随机对照研究。但结果显示，相对于目前临床常用的治疗软骨缺损的方法，没有明确的临床优越性[4,7,14,31]。

虽然 ACI 技术已经有了一定的进步，但从细胞悬液注射、骨膜缝合到细胞调控+三维结构的微支架，依靠形成软骨基质的细胞原理没有突破，没有完全更新[2,30]。透明软骨是高度分化的组织，虽然ACI 能诱导生成"透明样软骨"组织，但其中仍有15%～50%的纤维软骨[16,21]。

另外，在对 ACI 技术的生物安全性和有效性的文献回顾中，Rauno 等用 Meta 分析了3个临床报告和9组病例研究，发现 ACI 并不比传统技术更有效[28]。目前所报告的应用 ACI 技术的文章质量令人担忧：无随机、无对照、无结果分析（如膝关节评分）、无生物化学分析（胶原类型）或者没有生物力学数据[25]。ACI 技术的演化分为：第1代技术，在生物舱内注入细胞悬液（Carticel Genzym）及骨膜片缝合技术；第2代技术：将细胞种植于可吸收的包被材料中（MACI）；第3代技术：细胞种植于三维结构的支架中（Cartipatch-TBF）。

为了追求更好的组织活性和临床疗效，制作了很多"复杂"的产品。比如，生长因子 FGFv 加入培养基，细胞置于开孔的 3D 纤维蛋白支架（Biocart Ⅱ，Prochon Israel）中[23]。还有作者通过基因测试进行免疫表型筛选，选择分化缺陷较少的细胞簇以增加软骨分化效率（Chondroselect Tigenix Belgium）[30]。

软骨移植：未来有潜力的技术

最后，软骨重建的治疗策略中"代"的概念被重新定义。自体软骨细胞移植为第一代技术，同种异体来源细胞为第二代技术，异种组织（动物细胞）移植被视为第三代技术，并有可能在不久的将来实现。

在同种异体的软骨细胞移植的临床前实验中，2年随访结果满意[1]。正在探索的软骨替代组织将不断增加。在更广义的层次上，在未来的某个时间，许多风险企业的专利技术将为大众所熟知。我们有理由想象今后的软骨移植可能会在基因与蛋白质因子给药、胚胎干细胞、生物材料和支架的纳米技术方面有进一步的发展。

尽管最先进，由于细胞治疗技术费用高、外科技术要求高且复杂，目前并不是软骨损伤的一线治疗方法。

组织工程异种软骨移植

考虑到临床的巨大需要、生物学缺陷、供给来源和医疗费用等限制，从更广阔的角度来选择治疗战略是应该的。临床应用动物的活组织或处理后组织的（异种移植）并不是新鲜事。面临的巨大挑战是寻找能满足严格安全需求且有效的组织来源。仅有的几份异种组织在肌骨骼系统应用的临床研究报告。如前交叉韧带重建有髌腱及半腱肌取腱部位的并发症。使用同种异体组织有材料可获得性和疾病传染病等问题。因此，寻找替代品以及评估免疫反应的努力导致了猪髌腱在人类的临床应用。Stone 等报道10例用重组的 α-半乳糖苷酶处理的猪髌腱使其脱掉 α-半乳糖表位（tGal 抗原），进行中度交联后，进行标准的前交叉韧带重建。5/10 例的韧带在2年的随访中有功能[38]。

为了更好地了解和评估猪软骨临床应用的可行性，Galili 等[10]研究了灵长类动物接受猪透明软骨移植的免疫反应。

Maor 等进行了大样本量的猪透明软骨移植的临床前研究。软骨取材于新生 Sinclair 小型猪的颞下颌关节（TMJ）软骨。该研究方案的合理性有以下几点：下颌骨茎突位置浅表，易于获取[17]。软骨组织为固有免疫隔离，活软骨细胞被密实的软骨基质包裹[12]。幼猪的颞下颌关节既是髌周生长板 EGP，又是关节面，具有很高的自动分化成合成软骨基质的细胞的能力。体外研究证实生成了真正透明软骨（图1,2）。山羊的临床前研究证实了异种软骨移植的安全性和有效性。目前正在进行免疫学研究。

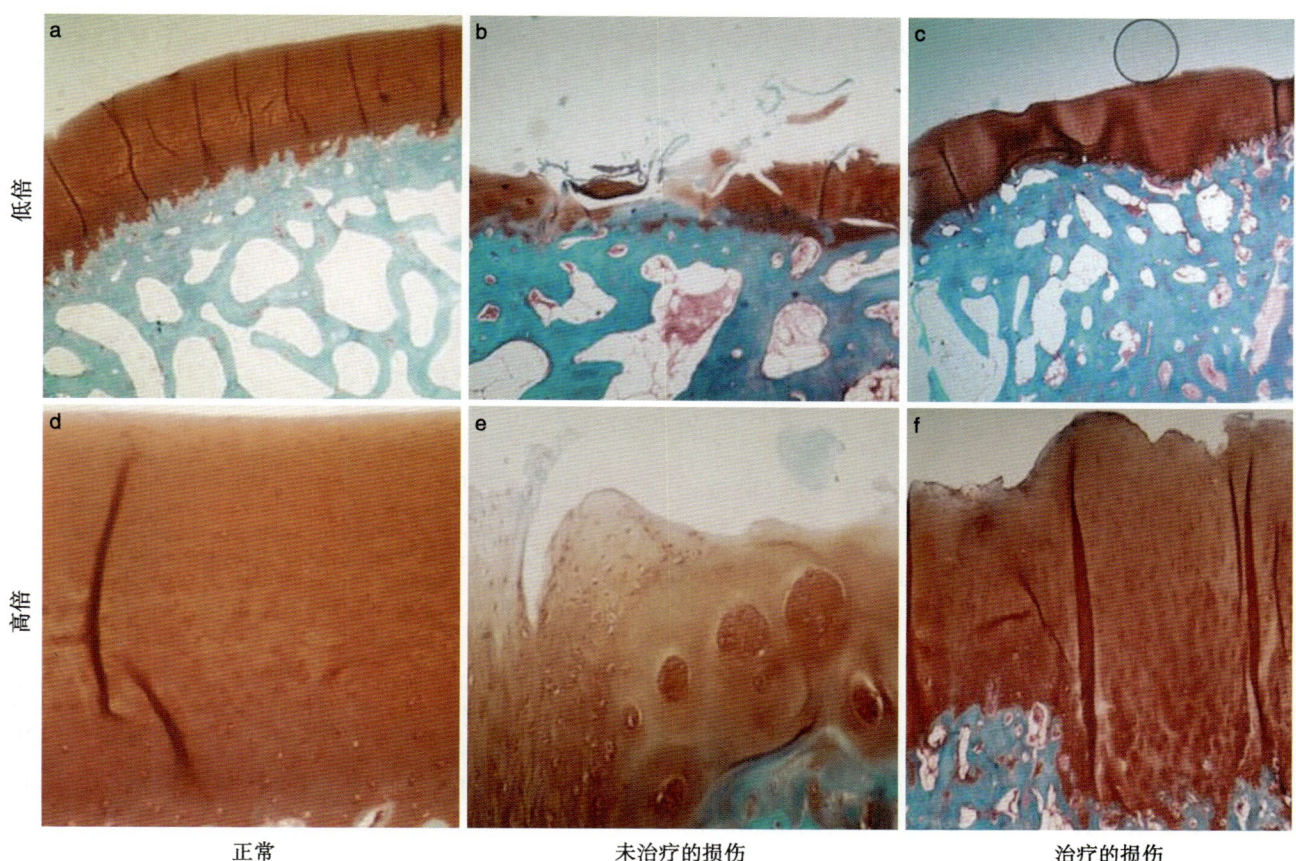

图1 将幼猪颞下颌关节软骨移植于山羊膝关节术后6周关节软骨活检图像：可见蛋白聚糖的存在（番红O染色）

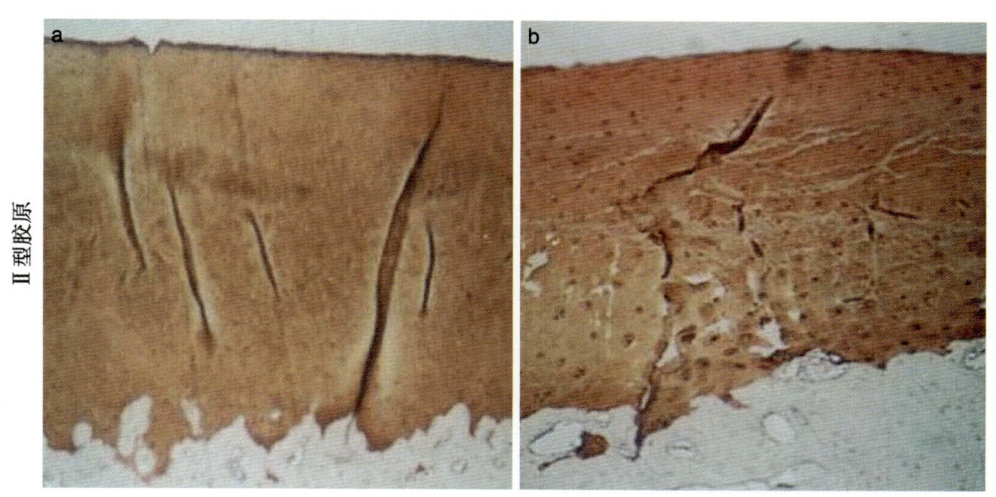

图2 异种软骨移植术后6月 Ⅰ/Ⅱ型胶原的免疫组化（IHC）

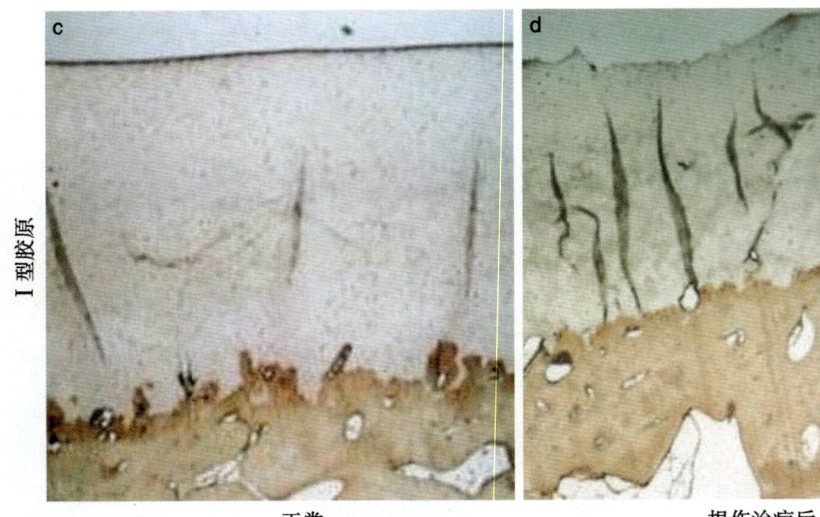

I型胶原　　　正常　　　损伤治疗后

图 2（续）

虽然受到伦理学限制，但人胚胎干细胞（hESC）的科学研究在近期仍然发展迅速。目前仍处于实验室研究阶段。在不同的因子作用下，靶细胞分化为有复杂功能的透明软骨以及有张力特性的韧带的研究正在进行。人胚胎干细胞，无论是单纯还是与其他具有软骨再生潜能的细胞交互作用[6]，加上蛋白因子的调控作用[22]，不久将用于临床。

越来越多的治疗工具、仪器、材料、组织、技术形成了一个复杂的实体，这需要我们高度的敏感和清醒的判断。面对患者的日益增长的期望、信息爆炸、可获得的科学技术，这些巨大的压力都放在了临床医师肩头：站在这个十字路口永远不会让你失望。

参考文献

1. Almqvist, K.F., Dhollander, A., Verdonk, P., et al.: The treatment of cartilage defects in the knee using alginate beads containing human allogenic chondrocytes: preliminary results. Knee Surg. Sports Traumatol. Arthrosc. **16**(Suppl 1), S33–S66 (2008)
2. Aviezer, D., Seddon, A.P., Wildey, M.J., et al.: Development of a high throughput screening assay for inhibitors of fibroblast growth factor-receptor-heparin interaction. J. Biomol. Screen **6**(3), 171–177 (2001)
3. Ball, S.T., Goomer, R.S., Ostrander, R.V., et al.: Preincubation of tissue engineered constructs enhances donor cell retention. Clin. Orthop. Relat. Res. **420**, 276–285 (2004)
4. Bentley, G., Biant, L.C., Carrington, R.W., et al.: A prospective, randomized comparison of autologous chondrocyte implantation versus mosaicplasty for osteochondral defects in the knee. J. Bone Joint Surg. Br. **85**(2), 223–230 (2003)
5. Biant, L.C., Bentley, G.: Stem cells and debrided waste: two alternative sources of cells for transplantation of cartilage. J. Bone Joint Surg. Br. **89**(8), 1110–1114 (2007)
6. Bigdeli, N., Karlsson, C., Strehl, R., et al.: Co-culture of human embryonic stem cells and human articular chondrocytes results in significantly altered phenotype and improved chondrogenic differentiation. Stem Cells **27**(8), 1812–1821 (2009)
7. Brittberg, M., Lindahl, A., Nilsson, A., et al.: Treatment of deep cartilage defects in the knee with autologous chondrocyte transplantation. N. Engl. J. Med. **331**(14), 889–895 (1994)
8. Chaipinyo, K., Oakes, B.W., Van Damme, M.P.: The use of debrided human articular cartilage for autologous chondrocyte implantation: maintenance of chondrocyte differentiation and proliferation in type I collagen gels. J. Orthop. Res. **22**(2), 446–455 (2004)
9. Curl, W.W., Krome, J., Gordon, E.S., et al.: Cartilage injuries: a review of 31,516 knee arthroscopies. Arthroscopy **13**(4), 456–460 (1997)
10. Galili, U., LaTemple, D.C., Walgenbach, A.W., et al.: Porcine and bovine cartilage transplants in cynomolgus monkey: II. Changes in anti-gal response during chronic rejection. Transplantation **63**(5), 646–651 (1997)
11. Gobbi, A., Bathan, L.: Biological approaches for cartilage repair. J. Knee Surg. **22**(1), 36–44 (2009)
12. Hetherington, V.J., Kawalec, J.S., Dockery, D.S., et al.: Immunologic testing of xeno-derived osteochondral grafts using peripheral blood mononuclear cells from health human donors. BMC Musculoskelet. Disord. **6**, 36 (2005)
13. Kang, S.W., Yoo, S.P., Kim, B.S.: Effects of chondrocyte passage number on histological aspects of tissue-engineered cartilage. Biomed. Mater. Eng. **17**(5), 269–276 (2007)
14. Knusten, G., Engebresten, L., Lunvigsten, T.C., et al.: Autologous chondrocyte implantation compared with microfracture in the knee. A randomized trial. J. Bone Joint Surg. Am. **86**(3), 455–464 (2004)
15. Krishnan, S.P., Skinner, J.A., Bartlett, W., et al.: Who is the ideal candidate for autologous chondrocyte implantation? J. Bone Joint Surg. Br. **88**(1), 61–64 (2006)
16. Krishnan, S.P., Skinner, J.A., Carrington, R.W., et al.: Collagen-covered autologous chondrocyte implantation for osteochondritis dissecans of the knee: two- to seven-year results. J. Bone Joint Surg. Br. **88**(2), 203–205 (2006)
17. Maor, G., Goldberg, G., Nierenberg, G.: Xenotransplantation in cartilage repair – a new practical outlook. 8th World Congress of the ICRS, Miami, 23–26 May 2009
18. Marcacci, M., Berruto, M., Brocchetta, D., et al.: Articular cartilage engineering with Hyalograft C: 3-year clinical results. Clin. Orthop. Relat. Res. **435**, 96–105 (2005)
19. Martin, J.A., Brown, T., Heiner, A., et al.: Post-traumatic osteoarthritis: the role of accelerated chondrocyte senescence. Biorheology **41**(3–4), 479–491 (2004)
20. Miller, B.S., Steadman, J.R., Briggs, K.K., et al.: Patient satisfaction and outcome after microfracture of the degenerative knee. J. Knee Surg. **17**(1), 13–17 (2004)
21. Moriya, T., Wada, Y., Watanabe, A., et al.: Evaluation of reparative cartilage after autologous chondrocyte implantation for osteochondritis dissecans: histology, biochemistry, and MR imaging. J. Orthop. Sci. **12**(3), 265–273 (2007)

22. Nakayama, N., Duryea, D., Manoukian, R., et al.: Macroscopic cartilage formation with embryonic stem-cell derived mesodermal progenitor cells. J. Cell Sci. **116**(Pt 10), 2015–2028 (2003)
23. Nehrer, S., Chiari, C., Domayer, S., et al.: Results of chondrocyte implantation with a fibrin-hyaluronan matrix: a preliminary study. Clin. Orthop. Relat. Res. **466**(8), 1849–1855 (2008)
24. Nevo, Z., Robinson, D., Halperin, N., et al.: Culturing chondrocytes for implantation. In: Maroudas, A., Kuettner, K. (eds.) Methods in Cartilage Research, 1st edn, pp. 98–100. Academic, London (1990)
25. O'Driscoll, S.W., Marx, R.G., Beaton, D.E., et al.: Validation of a simple histological–histochemical cartilage scoring system. Tissue Eng. **7**(3), 303–320 (2001)
26. Oh, C.D., Chun, J.S.: Signaling mechanisms leading to the regulation of differentiation and apoptosis of articular chondrocyte by insulin-like growth factor-1. J. Biol. Chem. **278**(38), 36563–36571 (2003)
27. Pridie, K.H.: A method of resurfacing osteoarthritic knee joints. J. Bone Joint Surg. Br. **41**, 618–619 (1959)
28. Ruano-Ravina, A., Jato Diaz, M.: Autologous chondrocyte implantation: a systematic review. Osteoarthritis Cartilage **14**(1), 47–51 (2006)
29. Safran, M.R., Kim, H., Zaffagnini, S.: The use of scaffolds in the management of articular cartilage injury. J. Am. Acad. Orthop. Surg. **16**(6), 306–311 (2008)
30. Saris, D.B.F., Vanlauwe, J., Victor, J., et al.: Characterized chondrocyte implantation results in better structural repair when treating symptomatic cartilage defects of the knee in a randomized controlled trial versus microfracture. Am. J. Sports Med. **36**(2), 235–246 (2008)
31. Smith, G.D., Knusten, G., Richardson, J.B.: A clinical review of cartilage repair techniques. J. Bone Joint Surg. Br. **87**(4), 445–449 (2005)
32. Solomon, D.J., Williams III, R.J., Warren, R.F.: Marrow stimulation and microfracture for the repair of articular cartilage lesion. In: Williams, R.J. (ed.) Cartilage Repair Strategies, 1st edn. Humana Press, Totowa (2007)
33. Spindler, K.P., Wright, R.W.: Anterior cruciate ligament tear. N. Engl. J. Med. **359**(20), 2135–2142 (2008)
34. Sreadman, J.R., Rodkey, W.G., Rodrigo, J.J.: Microfracture: surgical technique and rehabilitation to treat chondral defects. Clin. Orthop. Relat. Res. **391**(Suppl), S362–S369 (2001)
35. Srouji, S., Kizhner, T., Suss-Tobi, E., et al.: 3-D Nanofibrous electrospun multilayered construct is an alternative ECM mimicking scaffold. J. Mater. Sci. Mater. Med. **19**(3), 1249–1255 (2008)
36. Steinert, A.F., Ghivizzani, S.C., Rethwilm, A., et al.: Major biological obstacles for persistent cell-based regeneration of articular cartilage. Arthritis Res. Ther. **9**(3), 213–227 (2007)
37. Steinwachs, M.R., Guggi, T., Kreuz, P.C.: Marrow stimulation techniques. Injury **39**(Suppl 1), S26–S31 (2008)
38. Stone, K.R., Abdel-Motal, U.M., Walgenbach, A.W., et al.: Replacement of human anterior cruciate ligaments with pig ligaments: a model for anti-non-gal antibody response in long-term xenotransplantation. Transplantation **83**(2), 211–219 (2007)
39. Takahashi, T., Ogasawara, T., Asawa, Y., et al.: Three-dimensional microenvironments retain chondrocyte phenotypes during proliferation culture. Tissue Eng. **13**(7), 1583–1592 (2007)
40. Williams III, R.J., Harnly, H.W.: Microfracture: indications, technique, and results. Instr. Course Lect. **56**, 419–428 (2007)

第三章 肌腱与韧带重建的组织工程方案

Patrick W. Whitlock, Thorsten M. Seyler, Sandeep Mannava, and Gary G. Poehling

白露 译

内容

介绍	980
临床意义	981
移植物的选择	981
ACL 重建	982
合成支架	982
天然支架	983
未来的方向	983
参考文献	983

介绍

肌腱与韧带损伤的医疗费用成为美国经济的巨大负担。每年约有3200万肌肉骨骼损伤患者[10]。组织工程产品，特别是用于填充、重建或再生的优化支架，与传统的同种异体和自体移植相比优势巨大。传统的同种异体移植物供体存在受限、传播疾病、对供体细胞产生炎症反应以及化学消毒或辐射过程中可能降低张力特性的风险[39]。自体肌腱移植会带来供区并发症（疼痛、肌肉萎缩、肌腱炎或康复期延长）以及手术费用增加、推迟重返赛场等不利影响[63]。

因此，利用组织工程技术制造生物相容性和生物力学性能均与自体组织接近的肌腱引起了多方面的关注。组织工程学韧带可减少疾病的传播和异体组织排斥的风险。理想的组织工程学韧带或肌腱应具备如下特点[10]：来自异体或异种组织，可由宿主细胞在体内塑型[39]；无细胞结构、减少潜在炎性反应、疾病传播和免疫反应[63]；细胞相容性好[73]；微结构有利于植入前后受体细胞植入、生长[62]；具有足够的生物力学强度，在塑形之前可进行充分的康复锻炼[73]。此种"肌腱"可在体内充当细胞长入的模板，利于快速塑形、强度增加、促进愈合，并具有足够的强度以利术后功能锻炼。而且，这种材料应该是"现成"的，能在临床上避免供区损伤、缩短手术时间、减少医疗花费和取自体肌腱（目前的"金标准"）的不利之处。总之，优化的支架能很大程度上改善肌腱和韧带损伤的治疗效果，特别是在肿瘤、严重创伤及先天性缺陷等难以获取足够的自体或异体组织进行重建的疾病时。

P. W. Whitlock, T. M. Seyler, S. Mannava, and G. G. Poehling (✉) Department of Orthopaedic Surgery, Wake Forest University Health Sciences, Medical Center Blvd., Winston-Salem, NC 27157, USA
e-mail: pwhitloc@wfubmc.edu; tseyler@wfubmc.edu; smannava@wfubmc.edu; poehing@wfubmc.edu

临床意义

组织工程肌腱和韧带有很多应用潜能。包括目前需要异体肌腱重建的疾患：Ⅲ°以上的肩锁关节脱位喙锁韧带重建术（半腱肌腱重建）、慢性二头肌长头肌腱断裂（部分跟腱）[56,62]，文献中有很多这两种方法的成功报告。慢性肩袖巨大撕裂并回缩亦可能应用组织工程补片覆盖，桥接巨大撕裂伴回缩的肩袖，可能会促进其组织愈合和塑形。目前没有一种能单独使肩关节力量、活动度和功能恢复到术前水平的办法[55]。虽然手术方法有很多改进，但仍有很高的再撕裂率（20%～70%）[3,6,17,26,27,32,53]。多与肩袖撕裂的范围大[9,26,27,45,58,68]、肩袖肌肉严重萎缩[26,33,34,58]、肌腱质量差[7,14,18,26]或术后康复锻炼方法不当有关[3,18,26,27,36,53,58]。有报道将猪小肠黏膜下层、皮肤或组织工程学补片应用于慢性巨大肩袖撕裂的治疗。虽然临床结果报道不一，但这种方法的确具有增加肩袖愈合和重塑的潜力[4,5,12,15,20,24,25,37,38,52,60,64,74]。肩袖手术成功的关键是保证移植物的张力适宜[30,31,41]。肩袖损伤后，损伤部分回缩和肌肉萎缩，缝合回到肱骨头势必会增加肩袖的张力[26,30,31]。应用组织工程材料重建肩袖，能显著减少缝合后肩袖的张力而提高效果。总之，慢性巨大肩袖撕裂仍然是目前治疗方法难以解决的，组织工程替代物术后即刻就能提供强度可靠，数月或数年内良好整合和愈合的腱性组织。应用组织工程移植物还可减少取自体肌腱的损伤，术后恢复更快，整合更快。因此，组织工程肩袖移植物将对目前治疗带来根本的改进，良好的力学强度将使患者恢复工作和娱乐活动。

膝前交叉韧带损伤是最常见的韧带损伤，美国每年约有40万例前交叉韧带重建手术，治疗费用高达30～40亿美元[47]。前交叉韧带一旦断裂就不能自然愈合，并造成膝关节不稳，继发软骨损伤、半月板损伤、膝关节骨关节炎甚至远期致残。现在前交叉韧带损伤治疗的金标准是使用自体或异体肌腱重建。移植物的选择有：自体骨-腱-骨界面的髌腱移植物、阔筋膜、半膜肌/股薄肌移植物以及异体髌腱、半膜肌/股薄肌或跟腱等。取自体骨-髌腱-骨重建前交叉韧带曾是传统的"金标准"。与其他方法相比，其优点是固定牢固、力学性能可靠与长期随访疗效好[13,63]。自体组织移植能避免同种异体移植的传染疾病风险。切取自体髌腱的风险包括股四头肌无力、膝关节纤维粘连、髌前痛、髌腱断裂及髌腱肌腱炎、髌骨骨折和低位髌骨综合征等。近年来，由于固定方式的改进和分束重建，很多医生开始采用取半膜肌/股薄肌肌腱作为前交叉韧带首选的移植物。虽然此技术逐渐流行，但半膜肌/股薄肌依靠的是腱-骨愈合，比传统的骨-骨愈合慢[39]。也可能有供区疼痛、屈膝力矩减低等缺点。使用冷藏或冻干异体肌腱移植是另一种方法，解决了因环氧乙烷消毒导致的移植物力学强度不足。异体B-T-B移植物的良好强度和韧性得到了证实[63]。虽然异体肌腱移植具有无供区损伤、肌腱尺寸可选范围大、术后疼痛小、关节僵硬发生率低等优点，但同时也存在移植肌腱重塑缓慢、愈合时间长和移植物断裂等不足[39,63]。虽然自体/异体肌腱在骨科临床应用中都有足够高的成功率，没有一致认可的"完美的移植物"[13,21,35,66]。医生们一直在寻找避免并发症，远期疗效更好的移植物。因此组织工程方案也许会改进ACL重建效果，是骨科医生最感兴趣的。

移植物的选择

组织工程技术可以在未来为临床韧带及肌腱外科治疗带来新的发展。过去的十年里，科学家们研制了大量的人工合成或组织来源的韧带或肌腱的组织工程支架。研究的重点是ACL重建。对其解剖、组织结构、生物力学以及生物化学的研究取得了大量成果。ACL的形状以及这些因素的相互依赖是构建组织工程ACL移植物的障碍。在19世纪80年代，曾流行人工韧带ACL重建。现在的组织工程学韧带方案还依赖于这些合成韧带。人工韧带的好处是无需取自体韧带、无供区损伤和无疾病传染风险。但人工韧带有较高的慢性异物排斥反应、碎屑引起的滑膜炎、力学限制甚至移植物完全断裂[23,59]等并发症。近年来，自然来源的支架材料受到重视[29,46,69,73]。其优点在于：术中无需取腱（减少手术时间）、对患者创伤小（无需额外取腱创伤）、手术操作简单及固定方法标准、植入物力学性能持续时间足够宿主组织长入、可以立刻稳定关节、材料生物相容性好、促进塑形、保留细胞外蛋白基质（细胞附着和增生）以及降解之前有足够时间让组织工程组织变成受体组织并完成塑形，感染或传染疾病的风险小。而今，脱细胞组织已经较为广泛地应用于组织工程/再生医学的很多领域[22,29,46,69,73]。我们曾报告了脱细胞肌腱适合肌腱及韧带重建[73]。

ACL 重建

ACL 血供较少,一旦断裂很难自行愈合,需要手术重建。ACL 重建有 4 种选择:①自体肌腱;②同种异体肌腱;③异种肌腱;④人工合成韧带。自体组织与异体组织相比,无疾病传染风险,整合快速[39]。取自体的髌腱(BTB)移植重建前交叉韧带,曾是前交叉韧带重建的"金标准"[13,63]。BTB 的中间 1/3 是髌腱,带近端(髌骨下极)远端(胫骨上端)两个骨块。BTB 为骨-骨愈合,愈合能力最强[61]。但也具有一定的问题[66],由于固定方式的改进和可以多束重建,腘绳肌腱重建 ACL 逐渐增多。有使用单股或 4 折半腱肌或股薄肌的不同方式,但有腱-骨愈合慢[39]、供区疼痛和屈膝力下降的缺点。

异体肌腱也广泛用于 ACL 重建,优缺点都很明显。虽然出台了很多同种异体移植物的安全管理办法,但"材料"在尸体内、获取之前后都有被污染的风险。以往为减少感染风险,常用环氧乙烷或 Gamma 射线处理异体肌腱。因为环氧乙烷消毒后有毒物质残留,可能会引起术后滑膜炎。Gamma 射线辐射可产生自由基,影响核酸而杀灭细菌和病毒。但照射剂量过大会导致移植肌腱内结构完整性的破坏[70]。故上述两种方法均已不在临床上使用。目前的改进方法是:在无菌条件下获取异体组织、供体组织严格化验检查、取出后抗生素浸泡、低剂量的 Gamma 射线(1.2~1.8 Mrad)辐射,以及深低温保存或冻干保存技术等[13,54]。最近 BioCleanse 公司(Regeneration Technologies,Alachua,FL)研制了一种低温保存的化学消毒技术。可消除异体组织内的血液及脂肪,可杀灭其中的细菌、细菌芽胞、病毒和真菌,并保持异体韧带/肌腱的机械强度[40]。虽然异体组织消毒灭菌和保存技术不断提高,但其主要缺点,如移植后重塑缓慢、愈合时间长、移植物强度不足和早期断裂仍未解决[39]。

在 20 世纪 80 年代,牛的异种交叉韧带经戊二醛处理后用于临床取得了中等的成功。但由于长期随访不能再现与短期随访一样的结果,移植物断裂率较高,没有获得 FDA 批准。其失效的原因包括生物相容性低、生物力学特性不佳和戊二醛过多造成排斥[59,71]。

人工韧带的潜在优点很多,比如没有取肌腱的病损、随时可用并能避免异体组织移植带来的疾病传染风险。但人工韧带的难题是模拟自然韧带结构合并支持膝的材料构成。20 世纪 80 年代,诸如 Dacron、Kevlar 或碳纤维材料等韧带纷纷问世。在早期的临床评估中,这些韧带长期效果均不理想,非降解的人工韧带因其生物力学特点、疲劳等而失败[8,48,65,72]。最常见的不良事件是严重的磨损以及异物反应[59]。回顾性研究表明:关节腔内、淋巴结内和其他淋巴组织内都可发现磨损颗粒,证明慢性炎性反应[49]。

虽然这些现代方法大部分都获得临床成功,但骨科医师对哪种是"完美移植物"仍未达成共识[35,63,66]。临床医师还在寻找更好的移植物以获得更满意的远期疗效。时至今日,还没有能挑战自体肌腱或异体肌腱效果的组织工程学韧带。组织工程学韧带研制的关键是其力学特点要与自身前交叉韧带相似。支架设计的关键是在移植物与骨整合和重塑前支架要能维持足够的力学特性[71]。"韧带化"是自体细胞长入高孔隙的移植物的复杂过程。重建后,组织工程韧带应长满来自滑液的宿主细胞[51],其血管化的主要来源是髌下脂肪垫和后方的滑膜组织[57]。细胞长入和血管化启动重塑过程,最大程度地增加韧带的力学强度[39]。组织工程化韧带是有希望的方法,能产生位置特定的重塑、增强骨道内与骨的整合,具有韧带结构的过渡区,韧带的关节内部分的胶原为韧带样排列和细胞侵入。

合成支架

目前有几种合成或天然材料的组织工程韧带支架。合成材料的缺点是有害分解产物有细胞毒性并影响细胞有丝分裂[28]。其物理和力学特性上与活体组织不一致。理想的组织工程支架的降解速度应与宿主组织重塑的速度相适应。遗憾的是,能保证早期积极锻炼和早期的功能恢复的组织工程韧带降解都非常慢,与宿主整合差。而降解速度能使自体细胞长入的材料又不具有足够的力学强度,无法进行早期锻炼和功能恢复[50]。更主要的问题是这些支架不能把生理负荷有效地传递给韧带上的细胞,细胞失去生理刺激,韧带形态学上也不尽如人意[1,11,44]。最常用的天然组织工程韧带支架是重组牛胶原纤维支架。虽然牛胶原的生物相容性好,但其超微结构和生物力学强度却不能满足立刻康复和恢复功能的要求[43,44]。

天然支架

最近骨科组织工程学研究的焦点是自然来源支架。自然的细胞外基质支架已经成为肌腱和韧带修复的研究方向之一[22,29,46,69]。但一些材料，如小肠黏膜下层，缺乏肌腱和韧带重建的基本强度，只能用于其他软组织缺损的治疗[3,15,20,37,38,60,74]。自然来源的组织工程支架有如下优点：无需术中获取肌腱、减少供区损伤、手术技术简单、固定方法明确、强度保持时间足够自体细胞长入和重塑、生物相容性好、促进宿主塑形、保留细胞外蛋白基质（利于细胞长入和增殖）和感染与疾病传染的风险小等。担心是材料上仍有供体的细胞成分、抗原表位 α-半乳糖基[19,42,67]。

未来的方向

如前所述，理想的组织工程韧带或肌腱支架应满足：①有利于受体细胞的长入和重塑的异体或异种材料。②脱细胞，减少炎症、传播疾病或免疫反应。③细胞相容性好。④在移植前后有最佳的微孔结构，有利于细胞的种植、侵入和贴附。⑤良好的生物力学强度，能承受塑形之前的康复[73]。Wake Forest 大学肌肉组织工程实验室目前正在尝试重建肌肉和韧带。我们已经发表了适合肌腱韧带重建支架的研究和特性的报告[73]。目前的研究包括研发与同种异体或异种来源类似的支架进行肌腱韧带重建。进一步研究包括这些支架与脂肪源多能干细胞以及从肌腱韧带分离细胞的相互作用。在有外部机械刺激的"生物反应器"培养环境中细胞与支架间的相互作用也在研究中[2,16]。

参考文献

1. Altman, G.H., Horan, R., Martin, I., Farhadi, J., Stark, P., et al.: Cell differentiation by mechanical stress. FASEB J. **16**, 270–272 (2001)
2. American Academy of Orthopaedic Surgeons Annual Meeting, Las Vegas, 2009. Scientific Exhibit. Functional Tissue Engineering of Tendons and Ligaments. Whitlock, P.W., Van Dyke, M., Poehling, G.G., Smith, T.L., Marker, D.R., Andrew Koman, L., Seyler, T.M.: Orthopaedic Research Society Annual Meeting, San Francisco, Mar, 2008. Poster. Development, Characterization, and Cell-Seeding of a Naturally-Derived Scaffold for Tendon and Ligament Reconstruction. Whitlock, P.W., Poehling, G.G., Smith, T.L., Van Dyke, M.E., Shilt, J.S.: Effect of Strain on a Novel Cell-Seeded Scaffold for Tendon and Ligament Reconstruction. Whitlock, P.W., Seyler, T.M., Smith, T.L., Poehling, G.G., Koman, L.A.
3. Aurora, A., et al.: Commercially available extracellular matrix materials for rotator cuff repairs: state of the art and future trends. J. Shoulder Elbow Surg. **16**(5 Suppl), S171–S178 (2007)
4. Bagnaninchi, P.O., et al.: Tissue engineering for tendon repair. Br. J. Sports Med. **41**(8), e10 (2007); discussion e10
5. Barber, F.A., Herbert, M.A., Coons, D.A.: Tendon augmentation grafts: biomechanical failure loads and failure patterns. Arthroscopy **22**(5), 534–538 (2006)
6. Bigliani, L.U., et al.: Operative treatment of failed repairs of the rotator cuff. J. Bone Joint Surg. Am. **74**(10), 1505–1515 (1992)
7. Boileau, P., Brassart, N., Watkinson, D.J., Carles, M., Hatzidakis, A.M., Krishnan, S.G.: Arthroscopic repair of full-thickness tears of the supraspinatus: does the tendon really heal? J. Bone Joint Surg. Am. **87**, 1229–1240 (2005)
8. Bolton, C.W., Bruchman, W.C.: The GORE-TEX expanded polytetrafluoroethylene prosthetic ligament. An in vitro and in vivo evaluation. Clin. Orthop. Relat. Res. **196**, 202–213 (1985)
9. Burkhart, S.S., Danaceau, S.M., Pearce Jr., C.E.: Arthroscopic rotator cuff repair: analysis of results by tear size and by repair technique—margin convergence versus direct tendon-to-bone repair. Arthroscopy **17**, 905–912 (2001)
10. Butler, D.L., Awad, H.A.: Perspectives on cell and collagen composites for tendon repair. Clin. Orthop. Relat. Res. **367 Suppl**, S324–S332 (1999)
11. Butler, D.L., Goldstein, S.A., Guilak, F.: Functional tissue engineering: the role of biomechanics. J. Biomech. Eng. **122**, 570–575 (2000)
12. Cao, Y., et al.: Bridging tendon defects using autologous tenocyte engineered tendon in a hen model. Plast. Reconstr. Surg. **110**(5), 1280–1289 (2002)
13. Chang, S.K., Egami, D.K., Shaieb, M.D., Kan, D.M., Richardson, A.B.: Anterior cruciate ligament reconstruction: allograft versus autograft. Arthroscopy **19**(5), 453–462 (2003)
14. Cole, B.J., McCarty III, L.P., Kang, R.W., Alford, W., Lewis, P.B., Hayden, J.K.: Arthroscopic rotator cuff repair: prospective functional outcome and repair integrity at minimum 2-year follow-up. J. Shoulder Elbow Surg. **16**, 579–585 (2007)
15. Cole, B.J., et al.: Biocompatibility of a polymer patch for rotator cuff repair. Knee Surg. Sports Traumatol. Arthrosc. **15**(5), 632–637 (2007)
16. Combined Meeting of the International Orthopaedic Research Societies, Honolulu, Oct 2007. Podium. A Novel Scaffold for Tendon and Ligament Regeneration Derived from Human Allograft Tissue. Whitlock, P.W., Smith, T.L., Shilt, J.S., Van Dyke, M.E., Poehling, G.G.; Poster. Effects of Mechanical Stimulation on a Cell-Seeded Scaffold Developed for Tendon and Ligament Regeneration. Whitlock, P.W., Knutson, James, Smith, Thomas L., Van Dyke, M.E., Shilt, J.S., Koman, L.A., Poehling, G.G. Unpublished results. Whitlock, P.W., Seyler, T.M., Poehling, G.G.
17. Cordasco, F.A., Bigliani, L.U.: The rotator cuff. Large and massive tears. Technique of open repair. Orthop. Clin. North Am. **28**(2), 179–193 (1997)
18. Davidson, P.A., Rivenburgh, D.W.: Rotator cuff repair tension as a determinant of functional outcome. J. Shoulder Elbow Surg. **9**(6), 502–506 (2000)
19. Derwin, K.A., Baker, A.R., Spragg, R.K., Leigh, D.R., Iannotti, J.P.: Commercial extracellular matrix scaffolds for rotator cuff tendon repair. J. Bone Joint Surg. Am. **88**, 2665–2672 (2006)
20. Dines, J.S., Grande, D.A., Dines, D.M.: Tissue engineering and rotator cuff tendon healing. J. Shoulder Elbow Surg. **16**(5 Suppl), S204–S207 (2007)
21. Dopirak, R.M., Adamany, D.C., Steensen, R.N.: A comparison of autogenous patellar tendon and hamstring tendon grafts for anterior cruciate ligament reconstruction. Orthopedics **27**(8), 837–842 (2004); quiz 843–844
22. Dunn, M.G., Liesch, J.B., Tiku, M.L., Zawadsky, J.P.: Development of fibroblast-seeded ligament analogs for ACL reconstruction. J. Biomed. Mater. Res. **29**, 1363 (1995)
23. Frank, B.C., Jackson, D.W.: The science of reconstruction of the anterior cruciate ligament. J. Bone Joint Surg. Am. **79**, 1556–1576 (1997)
24. Funakoshi, T., et al.: Application of tissue engineering techniques for rotator cuff regeneration using a chitosan-based hyaluronan hybrid fiber scaffold. Am. J. Sports Med. **33**(8), 1193–1201 (2005)
25. Funakoshi, T., et al.: Rotator cuff regeneration using chitin fabric as an acellular matrix. J. Shoulder Elbow Surg. **15**(1), 112–118 (2006)

26. Galatz, L.M., et al.: Prospective longitudinal analysis of postoperative shoulder function: a ten-year follow-up study of full-thickness rotator cuff tears. J. Bone Joint Surg. Am. **83-A**(7), 1052–1056 (2001)
27. Galatz, L.M., et al.: The outcome and repair integrity of completely arthroscopically repaired large and massive rotator cuff tears. J. Bone Joint Surg. Am. **86-A**(2), 219–224 (2004)
28. Garvin, J., Qi, J., Maloney, M., Banes, A.L.: Novel system for engineering bioartificial tendons and application of mechanical load. Tissue Eng. **9**(5), 967–979 (2003)
29. Gentleman, E., Livesay, G.A., Dee, K.C., Nauman, E.A.: Development of ligament-like structural organization and properties in cell-seeded collagen scaffolds in vitro. Ann. Biomed. Eng. **34**, 726 (2006)
30. Gimbel, J.A., et al.: The tension required at repair to reappose the supraspinatus tendon to bone rapidly increases after injury. Clin. Orthop. Relat. Res. **426**, 258–265 (2004)
31. Gimbel, J.A., et al.: The role of repair tension on tendon to bone healing in an animal model of chronic rotator cuff tears. J. Biomech. **40**(3), 561–568 (2007)
32. Goldberg, B.A., Nowinski, R.J., Matsen III, F.A.: Outcome of nonoperative management of full-thickness rotator cuff tears. Clin. Orthop. Relat. Res. **382**, 99–107 (2001)
33. Goutallier, D., Postel, J.M., Bernageau, J., Lavau, L., Voisin, M.C.: Fatty muscle degeneration in cuff ruptures: pre- and postoperative evaluation by CT scan. Clin. Orthop. Relat. Res. **304**, 78–83 (1994)
34. Goutallier, D., Postel, J.M., Gleyze, P., Leguilloux, P., Van Driessche, S.: Influence of cuff muscle fatty degeneration on anatomic and functional outcomes after simple suture of full-thickness tears. J. Shoulder Elbow Surg. **12**, 550–554 (2003)
35. Herrington, L., Wrapson, C., Matthews, M., Matthews, H.: Anterior cruciate ligament reconstruction, hamstring versus bone-patella tendon-bone grafts: a systematic literature review of outcome from surgery. Knee **12**(1), 41–50 (2005)
36. Iannotti, J.P.: Full-thickness rotator cuff tears: factors affecting surgical outcome. J. Am. Acad. Orthop. Surg. **2**(2), 87–95 (1994)
37. Iannotti, J.P., et al.: Porcine small intestine submucosa augmentation of surgical repair of chronic two-tendon rotator cuff tears. A randomized, controlled trial. J. Bone Joint Surg. Am. **88**(6), 1238 (2006)
38. Ide, J., et al.: Reconstruction of large rotator-cuff tears with acellular dermal matrix grafts in rats. J. Shoulder Elbow Surg. **18**(2), 288–295 (2009)
39. Jackson, D.W., Corsetti, J., Simon, T.M.: Biologic incorporation of allograft anterior cruciate ligament replacements. Clin. Orthop. Relat. Res. **324**, 126–133 (1996)
40. Jones, D.B., Huddleston, P.M., Zobitz, M.E., Stuart, M.J.: Mechanical properties of patellar tendon allografts subjected to chemical sterilization. Arthroscopy **23**(4), 400–404 (2007)
41. Jung, H.J., Fisher, M.B., Woo, S.L.: Role of biomechanics in the understanding of normal, injured, and healing ligaments and tendons. Sports Med. Arthrosc. Rehabil. Ther. Technol. **1**(1), 9 (2009)
42. Konakci, K.C., Bohle, B., Blumer, R., Hoetzenecker, W., Roth, G., Moser, B., Boltz-Nitulescu, G., Gorlitzer, M., Klepetko, W., Wolner, E., Ankersmit, H.J.: Alpha-Gal on bioprostheses: xenograft immune response in cardiac surgery. Eur. J. Clin. Investig. **35**(1), 17–23 (2005)
43. Lanza, R.P., Langer, R., Chick, W. (eds.): Principles of Tissue Engineering, pp. 633–643. Landes/Academic, San Diego (1997)
44. Lanza, R.P., Langer, R., Vacanti, J. (eds.): Principles of Tissue Engineering, pp. 143–156. Academic, San Diego (2000)
45. Lee, E., Bishop, J.Y., Braman, J.P., Langford, J., Gelber, J., Flatow, E.L.: Outcomes after arthroscopic rotator cuff repairs. J. Shoulder Elbow Surg. **16**, 1–5 (2007)
46. Lin, V.S., Lee, M.C., O'Neal, S., McKean, J., Sung, K.L.: Ligament tissue engineering using synthetic biodegradable fiber scaffolds. Tissue Eng. **5**, 443 (1999)
47. Lohmander, L.S., Englund, P.M., Dahl, L.L., Roos, E.M.: The long-term consequences of anterior cruciate ligament and meniscus injuries: osteoarthritis. Am. J. Sports Med. **35**, 1756–1769 (2007)
48. Lukianov, A.V., Richmond, J.C., Barrett, G.R., Gillquist, J.: A multicenter study on the results of anterior cruciate ligament reconstruction using a Dacron ligament prosthesis in "salvage" cases. Am. J. Sports Med. **17**(3), 380–385 (1989); discussion 385–386
49. Margevicius, K.J., Claes, L.E., Durselen, L., Hanselmann, K.: Identification and distribution of synthetic ligament wear particles in sheep. J. Biomed. Mater. Res. **31**(3), 319–328 (1996)
50. McCarthy, D.M., Tolin, B.S., Schwenderman, L.: Anterior Cruciate Ligament: Current and Future Concepts, pp. 343–356. Raven, New York (1993)
51. Min, B.H., Han, M.S., Woo, J.I., Park, H.J., Park, S.R.: The origin of cells that repopulate patellar tendons used for reconstructing anterior cruciate ligaments in man. J. Bone Joint Surg. Br. **85**(5), 753–757 (2003)
52. Moffat, K.L., et al.: Novel nanofiber-based scaffold for rotator cuff repair and augmentation. Tissue Eng. (A) **15**(1), 115–126 (2009)
53. Murray Jr., T.F., et al.: Arthroscopic repair of medium to large full-thickness rotator cuff tears: outcome at 2- to 6-year follow-up. J. Shoulder Elbow Surg. **11**(1), 19–24 (2002)
54. Musculoskeletal Transplant Foundation (MTF): MTF Allograft Tissue Instructions for Use (2006)
55. Neri, B.R., Chan, K.W., Kwon, Y.W.: Management of massive and irreparable rotator cuff tears. J. Shoulder Elbow Surg. **18**(5), 808–818 (2009)
56. Nicholas, S.J., Lee, S.J., Mullaney, M.J., Tyler, T.F., McHugh, M.P.: Clinical outcomes of coracoclavicular ligament reconstructions using tendon grafts. Am. J. Sports Med. **35**(11), 1912–1917 (2007)
57. Nikolaou, P.K., Seaber, A.V., Glisson, R.R., Ribbeck, B.M., Bassett 3rd, F.H.: Anterior cruciate ligament allograft transplantation. Long-term function, histology, revascularization, and operative technique. Am. J. Sports Med. **14**(5), 348–360 (1986)
58. Oh, J.H., et al.: Prognostic factors affecting anatomic outcome of rotator cuff repair and correlation with functional outcome. Arthroscopy **25**(1), 30–39 (2009)
59. Olsen, E.J., Kang, J.D., Fu, F.H., Georgescu, H.I., Mason, G.C., Evans, C.H.: The biochemical and histological effects of artificial ligament wear particles: in vitro and in vivo studies. Am. J. Sports Med. **16**, 558–570 (1988)
60. Ozaki, J., et al.: Reconstruction of chronic massive rotator cuff tears with synthetic materials. Clin. Orthop. Relat. Res. **202**, 173–183 (1986)
61. Papageorgiou, C.D., Ma, C.B., Abramowitch, S.D., Clineff, T.D., Woo, S.L.: A multidisciplinary study of the healing of an intraarticular anterior cruciate ligament graft in a goat model. Am. J. Sports Med. **29**(5), 620–626 (2001)
62. Patterson, R.W., Sharma, J., Lawton, J.N., Evans, P.J.: Distal biceps tendon reconstruction with tendoachilles allograft: a modification of the endobutton technique utilizing an ACL reconstruction system. J. Hand Surg. **34A**, 545–552 (2009)
63. Poehling, G.G., Curl, W.W., Lee, C.A., Ginn, T.A., Rushing, J.T., Naughton, M.J., Holden, M.B., Martin, D.F., Smith, B.P.: Analysis of outcomes of anterior cruciate ligament repair with 5-year follow-up: allograft versus autograft. J. Orthrosc. Relat. Surg. **21**(7), 774–785 (2005)
64. Rotini, R., et al.: New perspectives in rotator cuff tendon regeneration: review of tissue engineered therapies. Chir. Organi Mov. **91**(2), 87–92 (2008)
65. Schindhelm, K., Rogers, G.J., Milthorpe, B.K., Hall, P.J., Howlett, C.R., Sekel, R., Goldberg, J., Viglione, W.: Autograft and leeds-keio reconstructions of the ovine anterior cruciate ligament. Clin. Orthop. Relat. Res. **267**, 278–293 (1991)
66. Sherman, O.H., Banffy, M.B.: Anterior cruciate ligament reconstruction: which graft is best? Arthroscopy **20**(9), 974–980 (2004)
67. Stone, K., Walgenbach, A., Turek, T., Somers, D., Wicomb, W., Galili, U.: Anterior cruciate ligament reconstruction with a porcine xenograft: a serologic, histologic, and biomechanical study in primates. Arthroscopy **23**(4), 411–419.e170 (2007)
68. Sugaya, H., Maeda, K., Matsuki, K., Moriishi, J.: Repair integrity and functional outcome after arthroscopic double-row rotator cuff repair: a prospective outcome study. J. Bone Joint Surg. Am. **89**, 953–960 (2007)
69. Tischer, T., Aryee, S., Wexel, G., Steinhauser, E., Adamczyk, C., Eichhorn, S., Milz, S., Martinek, V., Gänsbacher, B., Imhoff, A.B., Vogt, S.: Tissue engineering of the anterior cruciate ligament—

sodium dodecyl sulfate-acellularized and revitalized tendons are inferior to native tendons. Tissue Eng. (A) **16**(3), 1031–1040 (2009). Epub
70. Vangsness Jr., C.T., Garcia, I.A., Mills, C.R., Kainer, M.A., Roberts, M.R., Moore, T.M.: Allograft transplantation in the knee: tissue regulation, procurement, processing, and sterilization. Am. J. Sports Med. **31**(3), 474–481 (2003)
71. Vunjak-Novakovic, G., Altman, G., Horan, R., Kaplan, D.L.: Tissue engineering of ligaments. Annu. Rev. Biomed. Eng. **6**, 131–156 (2004)
72. Weiss, A.B., Blazina, M.E., Goldstein, A.R., Alexander, H.: Ligament replacement with an absorbable copolymer carbon fiber scaffold – early clinical experience. Clin. Orthop. Relat. Res. **196**, 77–85 (1985)
73. Whitlock, P.W., Smith, T.L., Poehling, G.G., Shilt, J.S., Van Dyke, M.: A naturally derived, cytocompatible, and architecturally optimized scaffold for tendon and ligament regeneration. Biomaterials **28**(29), 4321–4329 (2007)
74. Zalavras, C.G., et al.: Reconstruction of large rotator cuff tendon defects with porcine small intestinal submucosa in an animal model. J. Shoulder Elbow Surg. **15**(2), 224–231 (2006)

第四章 生物活性射频对肌腱韧带损伤的作用

Terry L. Whipple and Diana Villegas

白露 译

内容

背景 …………………………………………… 986
结构效果 ……………………………………… 987
生物学效果 …………………………………… 987
射频是最佳的热源 …………………………… 987
单极电容耦合射频的临床效果（mcRF）……… 989
 韧带 ………………………………………… 989
 肌腱 ………………………………………… 989
 肌肉 ………………………………………… 989
mcRF 的镇痛作用 …………………………… 990
参考文献 ……………………………………… 990

T. L. Whipple(✉)
Orthopaedic Research of Virginia, 9900 Independence Park Drive, Richmond, VA 23233, USA
e-mail: whipple@americanself.com

D. Villegas
Alpha Orthopaedics, Inc, 23575 Cabot Blvd., Suite 210, Hayward, CA 94545, USA
e-mail: dvillegas@alphaorthopaedics.com

背景

非穿透性软组织运动伤和骨折一样影响严重。其愈合时间长、康复时间长并且容易复发。本节讨论常见损伤如肌腱、韧带及肌肉损伤，不包括内脏结构、神经和血管的损伤。这些结构的完全断裂和撕脱通常需要手术修复。然而，不完全断裂、韧带拉伤和肌肉肌腱拉伤的治疗在过去一个多世纪没有显著提高。

通过身体损伤部位制动，如夹板、石膏或避免负重等休息方法，不仅使患者感觉舒适，而且可以避免损伤加重。加压并抬高患肢有利于肿胀的恢复。损伤部位早期冰敷可部分减轻疼痛，但是会收缩血管减少血供，长时间冷敷或冷疗也许会降低局部组织代谢，可能影响愈合。损伤后晚期使用热疗可增加舒适度，加速局部氧耗及代谢，使损伤部位养分供应充足。上述保守治疗方案也只是在近期才成为临床治疗的一部分。

England 详细描述了软组织损伤愈合的总体特点和路径[12,13]。随着对软组织创伤愈合的化学、细胞学与血管等机制的了解，现代治疗更符合逻辑。运动参与者的运动损伤将恢复的更早、康复的更彻底而且复发率更低。

累积性损伤及过度使用导致的损伤与急性运动创伤性组织学特点相似，只是前者程度轻时间长。两者有相同的血管和细胞炎性反应。累积性损伤病程改变而不完全康复。未完全愈合的组织更容易发生再次损伤。这种慢性损伤的运动员往往已经适应，直到急性组织断裂或功能障碍。在损伤完全愈合前仅仅通过抑制症状就带伤参加运动是不明智的。

对急性或累积性运动损伤的最佳治疗需要对损

伤组织的愈合方法了解。所有肌肉骨骼组织细胞相对较少，富含大量致密的胶原，这是结缔组织（骨、软骨和皮肤）的分子基础。挫伤、撕裂或拉伸结缔组织会产生化学和炎症的级联反应。不管是否出血，都会发生血管扩张及组织间隙内水肿。炎性反应是组织愈合的基石。在损伤局部，细胞和胶原破坏吸引肥大细胞和巨噬细胞聚集，成纤维细胞蛋白合成增加。局部的理化变化刺激了疼痛感受器，由细小的无髓纤维或薄鞘的 C-纤维传入痛觉。后期，血管再生开始，成纤维细胞产生大量新的胶原。新胶原逐渐排列紧密，改变方向成为纤维样结构，形成成熟瘢痕并重塑成局部组织如肌肉、肌腱、韧带甚至皮肤或骨。

累积损伤多次复发时，其基于炎症的自然伤口愈合反应被打断。任何打乱炎症过程的方法都会影响自然愈合过程。所以，伤后使用肾上腺皮质激素或非甾体类药物是不合理的，是禁忌。另外，创伤后使用非甾体抗炎药物，甚至阿司匹林，也会使创伤局部血小板聚集能力下降，导致局部出血、肿胀或淤青。

运动创伤和其他创伤一样，能利用和促进机体自然修复反应而治愈，而不是通过抑制或破坏此反应。所以，化学、细胞甚至分子反应都参与了伤口自然愈合反应。达到特定阈值的温度可以刺激这些反应而加速愈合。热疗带来有两种基本反应形式：结构的或生物的。

结构效果

在温度达到 60℃ 时，维持胶原分子的三螺旋形结构稳定的氢链长序列开始断裂[23]，分子结构塌陷导致结缔组织收缩。这是一个时间依赖的不可逆的过程，遵循 Arrhenius 方程。组织的线性胶原纤维凝集（图1），受热的组织体积收缩。所以可用来使组织缩小、绷紧，比如关节囊和韧带结构。

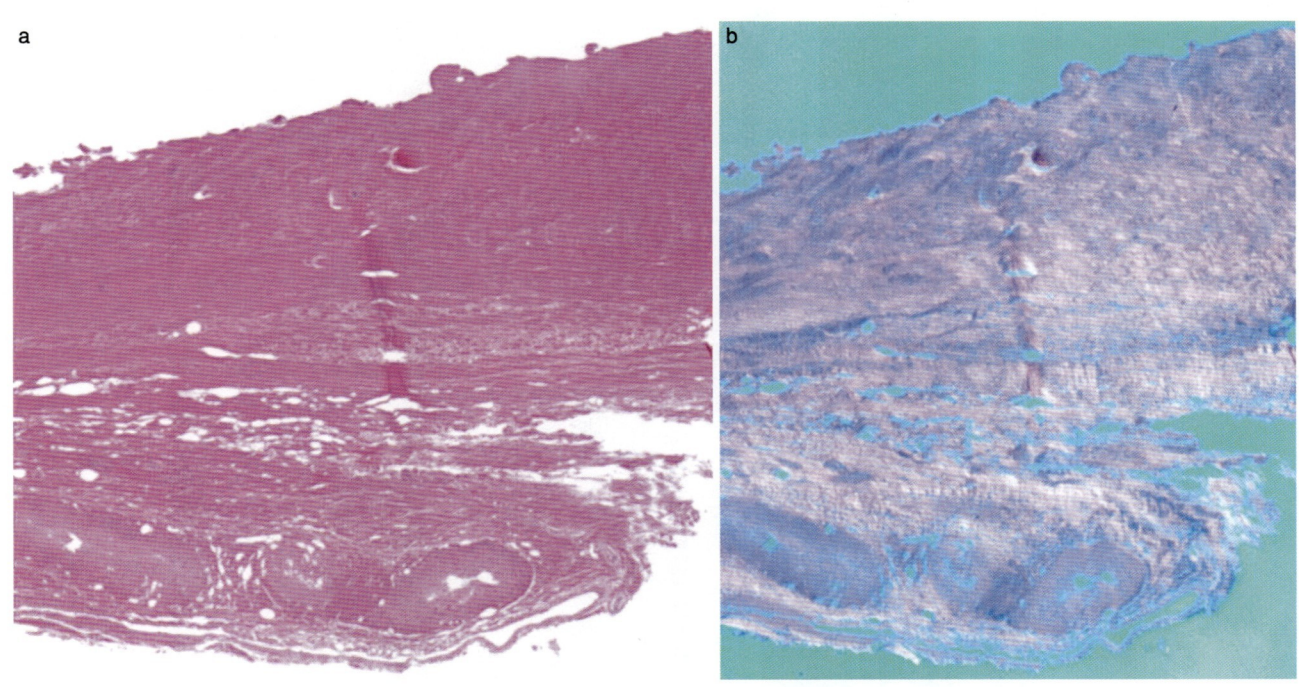

图1　韧带（距腓前韧带）在 60℃ 时的情况：(a) HE 染色；(b) 偏振光镜下观

生物学效果

在高于生理温度时，组织会出现非常重要的生物介导效果。局部温度高于 60℃ 时，巨噬细胞和其他炎性细胞会在此处聚集。这些细胞表达特征性蛋白，热休克蛋白（HSPs）。高于生物温度时，热休克蛋白就会过度表达[47]。体内和体外实验均证实，热休克蛋白会保护细胞免受各种伤害[15,18,29,46]。这个过程是典型的术后和热损伤后的基于炎症级联反应的自然伤口愈合反应（WHR）。

射频是最佳的热源

给损伤组织加热的方法很多。运动员、教练员、理疗师和临床医师在训练室和诊所都有很多种选择。简单的办法是蒸气浴室、干桑拿、热水涡旋浴、湿热敷或热石敷。化学热疗包括水杨酸、芥子、辣椒素、辣椒或其他植物提取物。更复杂替代方法有超声波或透热治疗仪。上述治疗均可在损伤局部增加温度、缓解症状和扩张血管。但都不能深入皮肤以下的深部组织达到足够深度和所需的热阈值，因为这样会导致皮肤热灼伤坏死。

射频（RF）是一种电磁能，它是常用的治疗性热源。19世纪初就开始在神经病学治疗领域中应用[8]，以后逐渐在普外科、心血管、神经外科、骨科和眼科开始应用[3-6,10,21,25,27,28,31]。在骨科高于生理温度的主要治疗胶原纤维组成的结缔组织，如缩紧关节稳定结构[7,11,14,24]。用射频制造小的和可控的损伤可诱导腱病和肌腱起止点炎的自然伤口愈合反应[2,22,33-36]。

射频在骨科手术中的应用主要是双极射频的消融和破坏组织的能力。结构改变是由组织凝固产生的。自然伤口愈合反应是组织热损伤、烧伤和组织死亡的结果。过度的热能会杀死细胞。恢复是通过新的瘢痕形成，然后是不可预知的重构。

新一代的射频系统使用单极射频，电容耦合减少了能量集中，避免组织消融[42]。这种电容耦合的射频系统能在可弯曲的电极头上以6MHz的频率释放能量到组织（图2）。组织分子极性的快速交替导致分子机械摩擦，产生热量。

结合热敏电阻到电极，喷洒制冷剂到组织表面立即冷却邻近电极的组织，避免过热，这称为反向热梯度[45]（图3）。可以使射频加热透过皮肤对损伤的深部组织进行加热，而不会烫伤表皮。位置表浅的韧带、肌腱等损伤也可采用此法治疗而无需手术[41]。

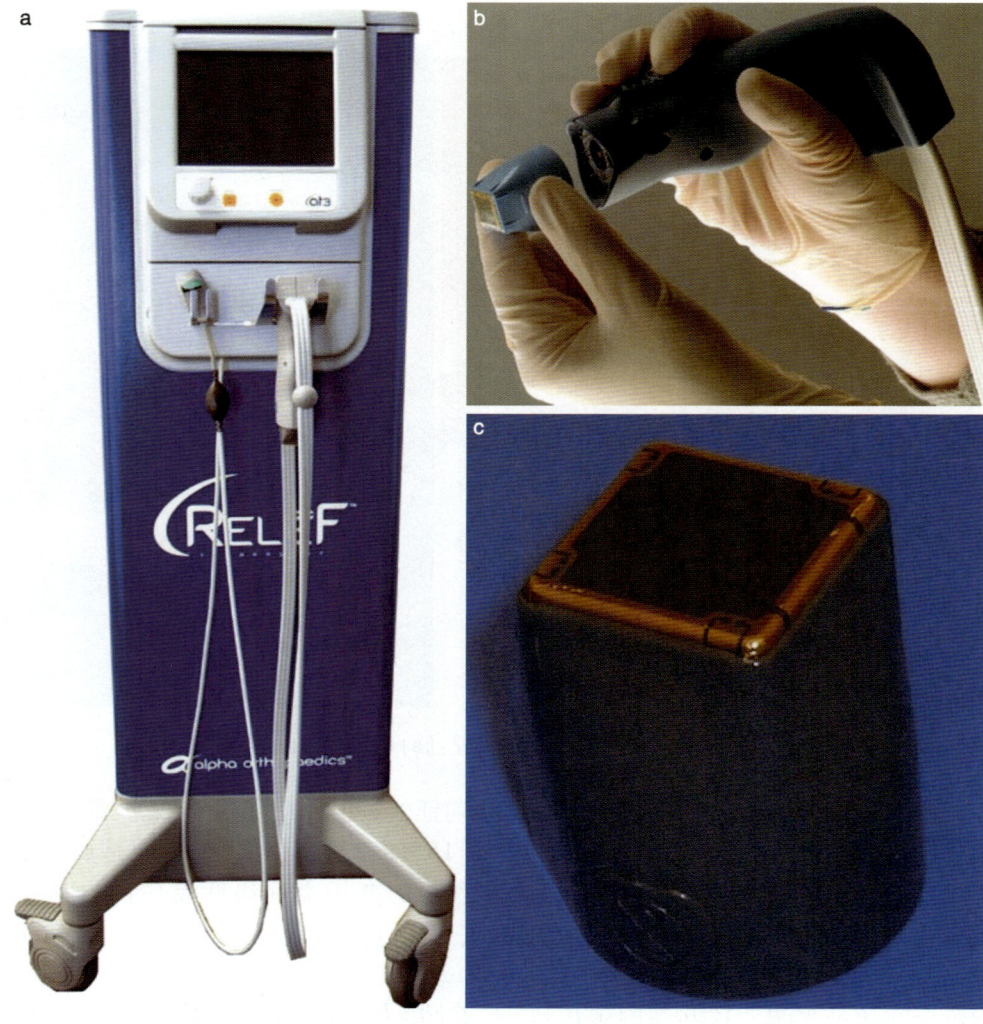

图2 （a）mcRF主机（Alpha Orthopaedics, Inc., Hayward, CA, USA）。（b）手柄。（c）一次性射频头，带有软电极膜，四个角都有热敏电阻

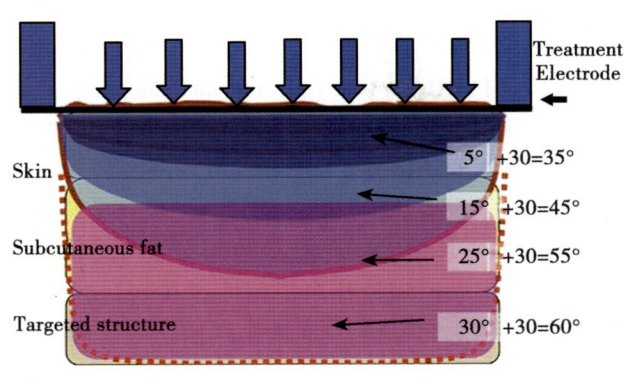

图3 反向热梯度

热量通过热传导和局部循环从靶点位置消散,使其温度降低至27℃。要反复多次加热,在局部热量消散前达到60℃的治疗温度,同时用反向热梯度保护浅表的皮肤组织。

单极电容耦合射频的临床效果(mcRF)

韧带

韧带维持很容易扭伤或拉伤关节的稳定。如韧带完全断裂或撕脱,需手术治疗以重建关节稳定性。急慢性的部分韧带断裂、拉伤可进行保守治疗。局部制动休息、避免负重、伤后即刻冷敷、加压包扎和抬高患肢等均为标准的治疗方法。如韧带损伤后已经拉伸,自然愈合过程中不会缩短至正常。

40%~60%的急性踝关节扭伤均有不同程度的踝关节不稳,影响踝关节功能并预示再次损伤。

松弛拉长的韧带可用经皮 mcRF 短缩并促进自然愈合反应[9,43,44]。治疗在踝关节肿胀消退后开始,无需麻醉。射频治疗后禁用冰敷,因为冰敷会降低射频后的炎性反应,不利于恢复。治疗后夹板固定 6 周,但可进行适当的力量训练。术后可服用止痛药物,但不能使用非甾体抗炎药。mcRF 治疗后 WHR 和胶原的生成和韧带的紧缩过程约为 6 个月。一般无需再次射频治疗,但如术后 6 周仍有韧带松弛的表现,则考虑再次行射频治疗。

慢性不稳或功能性不稳也可以进行 mcRF 治疗。

肌腱

肌腱损伤可以是拉伤、退变磨损或者完全断裂。肌腱完全断裂需要手术治疗。肌腱拉伤、磨损退变或部分断裂无论急性慢性均可采用 mcRF 进行保守治疗。

目前认为肌腱病是自然愈合失败的表现。1979年,Nirschl 报告了 88 例手术治疗的肱骨外上髁炎(网球肘)的手术组织病理学表现:不成熟的成纤维细胞浸润及血管侵入[26]。桡侧腕短伸肌腱的黏液样退变,伴有不成熟的瘢痕形成,没有表示炎性的细胞。实际上,所有的肌腱病(网球肘、高尔夫球肘、髌腱肌腱炎、跟腱炎和跖腱膜炎)都不是炎性反应。所以,禁忌使用非甾体抗炎药和激素局部注射。因为这会阻碍了自然伤口愈合反应(WHR)的炎症通路。临床前研究和临床研究证实了 WHR 的益处[2,22,33-36]。

用 mcRF 治疗肌腱病主要是用热包裹病变的肌腱及其周围组织以激活或刺激局部的 WHR(图4)。3 次热波足够。用 10~20 次的重复治疗症状最重或疼痛最明显的部位。如肌腱部分断裂或磨损,比如跟腱中常发生的。首先在损伤部位进行堆积脉冲治疗,以利胶原收缩是成功的关键。

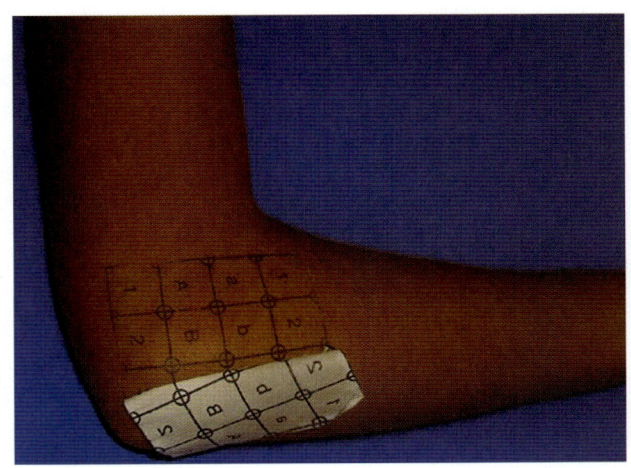

图4 网格显示的是肱骨外上髁炎的射频治疗部位。三层重叠脉冲,然后是在疼痛明显部位进行 10-20 次堆积脉冲治疗

术后禁用冰敷,因为冰敷会抑制期望的炎性反应。治疗后夹板固定或避免用力 6 周有助于胶原的形成。可使用止痛药物,但严禁使用非甾体抗炎药。如疼痛缓解不理想,可以 6 周后再次治疗。

肌肉

超生理温度通过影响肌前体细胞(MPC_S)对肌肉产生影响,并已成为一些运动损伤的治疗目标。损伤部位快速、精确的加热通过刺激 MPC_S 产物和蛋白质合成以及增加热休克蛋白 HSP_S 的产生加速了愈合过程[16]。超生理温度使 MPC_s 过度表达 HSP_s[47]。HSP70 是 HSP_s 家族中超生理温度治疗后最丰富的蛋白质，它是 WHR 级联反应的根本[29]。HSP70 的细胞保护功能在局部缺血、感染以及炎症时明显[15,18,29,46]。因此，用 mcRF 多层波治疗急性肌肉拉伤甚至钝挫伤将增加热休克蛋白，促进 MPC_s 生成新的肌肉组织，而有益于愈合。

mcRF 的镇痛作用

运动创伤后的疼痛十分常见。损伤的组织通过化学介质、肿胀和炎性反应均会刺激局部的疼痛感受器，通过小直径且无髓鞘的神经轴突 C-纤维传导疼痛刺激至中枢。这些轴突对 mcRF 很敏感。

从历史上讲，射频止痛是意外发现的。当初在进行心肌射频打孔再血管化治疗后，发现患者的胸痛会立刻缓解[20]。类似的是，70% 的侵入式双极射频治疗的患者麻醉解除后疼痛仍有明显的缓解[32,35]。理论上讲，腱病疼痛是由于化学性物质在局部的堆积刺激了疼痛感受器[19]。射频肌腱微切术治疗跖腱膜炎术后可即刻止痛，疗效显著[17,40]。这些临床发现推动了射频止痛机制的研究，并推断认为射频治疗将损伤局部的神经纤维消融损毁，故而临床止痛效果显著[40]。笔者用经皮 mcRF 治疗用于踝关节扭伤后疼痛、肩峰下滑囊炎、肱二头肌长头肌腱炎或下腰痛均获得较好效果。

双极射频可用于腰椎小关节疼痛的治疗。射频消融损毁小关节突部位的脊神经后角发出的内侧支，继而达到止痛效果。射频治疗可分为持续（cRF）和脉冲式（pRF）。

cRF 能破坏局部感觉神经，对关节部位的去神经效果好，但作用时间长产热高，可能会对周围的感觉神经根造成损伤。相反，pRF 射频峰值（20ms）之后有回落期（480ms），有利于热量的消散。

pRF 的电场对体外培养的细胞和对体内脊神经背根神经节的生物效应得到证实。射频辐射使后角神经元跨突触早期基因表达[30]。因为 pRF 能改变神经组织的行为而被认为有神经调节作用。对于难治的腰椎小关节病变疼痛患者，pRF 较 cRF 更安全有效[1,37,38]。

当神经长期受到疼痛物质的刺激时，从分子水平产生对刺激的适应，使疼痛信号的传导更灵敏，因此患者感觉疼痛加剧。作为电磁能量场，pRF 与并不破坏神经，而是通过改变神经对疼痛物质的敏感性而缓解疼痛。

由于 pRF 对周围感觉神经的破坏作用不及 cRF，故被用于治疗周围神经源性的疼痛[39]。对周围神经触发点疼痛的治疗效果较好[30]，可经皮治疗，无需麻醉或镇静。

mcRF 也产生脉冲，模拟 pRF 的神经调节作用，临床疗效与破坏性 pRF 治疗效果相当[9,41,44]。

mcRF 毯状区域治疗对于急性运动创伤如踝关节扭伤、肌腱的部分断裂、肌肉钝性损伤等也具有止痛的效果。传统的利多卡因或布比卡因局部注射止痛仅仅暂时掩盖疼痛。在本书"运动损伤—目前趋势和概念"一章中多次强调类固醇衍生物局部注射的害处。

参考文献

1. Abejon, D., Garcia-del-Valle, S., Fuentes, M.L., Gomez-Arnau, J.I., Reig, E., van Zundert, J.: Pulsed radiofrequency in lumbar radicular pain: clinical effects in various etiological groups. Pain Pract. 7(1), 21–26 (2007)
2. Amiel, D., Ball, S.T., Tasto, J.P.: Chondrocyte viability and metabolic activity after treatment of bovine articular cartilage with bipolar radiofrequency: an in vitro study. Arthroscopy 20(5), 503–510 (2004)
3. Avitall, B., Jhan, M., Krum, D., Hare, J., Lessila, C., Dhala, A., Deshpande, S., Jazayeri, M., Sra, J., Akhtar, M.: Physics and engineering of transcatheter cardiac tissue ablation. J. Am. Coll. Cardiol. 22(3), 921–932 (1993)
4. Avitall, B., Lafontaine, D., Rozmus, G., Adoni, N., Le, K.M., Dehnee, A., Urbonas, A.: The safety and efficacy of multiple consecutive cryo lesions in canine pulmonary veins-left atrial junction. Heart Rhythm 1(2), 203–209 (2004)
5. Avitall, B., Urbonas, A., Urboniene, D., Rozmus, G., Helms, R.: Linear lesions provide protection from atrial fibrillation induction with rapid atrial pacing. J. Cardiovasc. Electrophysiol. 13(5), 455–462 (2002)
6. Brodkey, J.S., Miyazaki, Y., Ervin, F.R., Mark, V.H.: Reversible heat lesions with radiofrequency current. A method of stereotactic localization. J. Neurosurg. 21, 49–53 (1964)
7. Coons, D.A., Barber, R.A.: Thermal medial retinaculum shrinkage and lateral release for the treatment of recurrent patellar instability. Arthroscopy 22(2), 166–171 (2006)
8. Cosman, E.R., Nashold, B.S., Ovelman-Levitt, J.: Theoretical aspects of radiofrequency lesions in the dorsal root entry zone. Neurosurgery 15(6), 945–950 (1984)
9. Cronkey, J., Villegas, D.: Rating Systems for Evaluation of Functional Ankle Instability—Prospective Evaluation in a Cohort of Patients Treated with mcRF. Poster presentation, Annual Assembly of AAPM&R, Seattle
10. Daoud, E., Morady, F.: Catheter ablation of ventricular tachycardia. Curr. Opin. Cardiol. 10(1), 21–25 (1995)
11. Darlis, N.A., Weiser, R.W., Sotereasons, D.G.: Partial scapholunate ligament injuries treated with arthroscopic debridement and thermal shrinkage. J. Hand Surg. 30(5), 908–914 (2005)
12. England, L.J., Egbert, B.M., Pope, K.: Dermal would healing in an animal model following monopolar radiofrequency treatment. Would Healing Society Meeting, Chicago (2005)
13. England, L.J., Tan, M.H., Shumaker, P.R., Egbert, B.M., Pittelko, K., Orentreich, D., Pope, K.: Effects of monopolar radiofrequency treatment over soft-tissue fillers in an animal model. Lasers Surg. Med. 37(5), 356–365 (2005)
14. Farng, E., Hung, S.A., Rose, D.J., Sherman, O.H.: Anterior cruciate ligament radiofrequency thermal shrinkage: a short-term follow-up. Arthroscopy 21(9), 1027–1033 (2005)
15. Fink, A.L.: Chaperone-mediated protein folding. Physiol. Rev.

16. Hayashi, A.: Getting athletes back in the game: a global view. AAOS Now **2**(10), 1–6 (2008)
17. Hyer, C.F.: Radiofrequency microtenotomy of plantar fascia is effective, but why? Foot Ankle Spec. **1**(6), 368–369 (2008)
18. Jaattela, M.: Heat shock proteins as cellular lifeguards. Ann. Med. **31**(4), 261–271 (1999)
19. Khan, K.M., Cook, J.L., Maffulli, N., Kannus, P.: Where is the pain coming from in tendinopathy? It may be biochemical, not only structural, in origin. Br. J. Sports Med. **34**(2), 81–83 (2000)
20. Kwon, H.M., Hong, B.K., Jang, G.J., Kim, D.S., Choi, E.Y., Kim, I.J., McKenna, C.J., Ritman, E.L., Schwartz, R.S.: Percutaneous transmyocardial revascularization induces angiogenesis: a histologic and 3-dimensional micro computed tomography study. J. Korean Med. Sci. **14**(5), 502–510 (1999)
21. Lesh, M.D.: Interventional electrophysiology—state of the art 1993. Am. Heart J. **126**(3 Pt 1), 686–698 (1993)
22. Meknas, K., Odden-Miland, A., Mercer, J.B., Castillejo, M., Johansen, O.: Radiofrequency microtenotomy: a promising method for treatment of recalcitrant lateral epicondylitis. Am. J. Sports Med. **36**(10), 1960–1965 (2008)
23. Miles, C.A., Burjanadze, T.V., Bailey, A.J.: The kinetics of the thermal denaturation of collagen in unrestrained rat tail tendon determined by differential scanning calorimetry. J. Mol. Biol. **245**(4), 437–446 (1995)
24. Miniaci, A., Codsi, M.J.: Thermal capsulorrhaphy for the treatment of shoulder instability. Am. J. Sports Med. **34**(8), 1356–1363 (2006)
25. Moraci, A., Buonaiuto, C., Punzo, A., Parlato, C., Amalfi, R.: Trigeminal neuralgia treated by percutaneous thermocoagulation. Comparative analysis of percutaneous thermocoagulation and other surgical procedures. Neurochirurgia (Stuttgart) **35**(2), 48–53 (1992)
26. Nirschl, R.P., Pettrone, R.A.: Tennis elbow. The surgical treatment of lateral epicondylitis. J. Bone Joint Surg. **61**(6A), 832–839 (1979)
27. Saxon, L.A., Kalman, J.M., Olgin, J.E., Scheinman, M.M., Lee, R.J., Lesh, M.D.: Results of radiofrequency catheter ablation for atrial flutter. Am. J. Cardiol. **77**(11), 1014–1016 (1996)
28. Seegenschmiedt, M.H., Sauer, R.: The current role of interstitial thermo-radiotherapy. Strahlenther. Onkol. **168**(3), 119–140 (1992)
29. Sharp, F.R., Massa, M.S., Swanson, R.A.: Heat-shock protein protection. Trends Neurosci. **22**(3), 97–99 (1999)
30. Sluijter, M., Racz, G.: Technical aspects of radiofrequency. Pain Pract. **2**(3), 195–200 (2002)
31. Sweet, W.H., Wepsic, J.G.: Controlled thermocoagulation of trigeminal ganglion and rootlets for differential destruction of pain fibers. 1. Trigeminal neuralgia. J. Neurosurg. **40**(2), 143–156 (1974)
32. Takahashi, N., Tasto, J.P., Ritter, M., Ochiai, N., Ohtori, S., Moriya, H., Amiel, D.: Pain relief through an antinociceptive effect after radiofrequency application. Am. J. Sports Med. **35**(5), 805–810 (2007)
33. Tasto, J.P.: The role of radiofrequency-based devices in shaping the future of orthopaedic surgery. Orthopedics **29**(10), 874–875 (2006)
34. Tasto, J.P., Ash, S.A.: Current uses of radiofrequency in arthroscopic knee surgery. Am. J. Knee Surg. **12**(3), 186–191 (1999)
35. Tasto, J.P., Cummings, J., Medlock, V., Hardesty, R., Amiel, D.: Microtenotomy using a radiofrequency probe to treat lateral epicondylitis. Arthroscopy **21**(7), 851–860 (2005)
36. Taverna, E., Battistella, F., Sansone, V., Perfetti, C., Tasto, J.P.: Radiofrequency-based plasma microtenotomy compared with arthroscopic subacromial decompression yields equivalent outcomes for rotator cuff tendinosis. Arthroscopy **23**(10), 1042–1051 (2007)
37. van Boxem, K., van Eerd, M., Brinkhuize, T., Patjn, J., van Kleef, M., van Zundert, J.: Radiofrequency and pulsed radiofrequency treatment of chronic pain syndromes: the available evidence. Pain Pract. **8**(5), 385–393 (2008)
38. van Zundert, J., Brabant, S., van de Kelft, E., Vercruyssen, A., van Buyten, J.P.: Pulsed radiofrequency treatment of the Gasserian ganglion in patients with idiopathic trigeminal neuralgia. Pain **104**(3), 449–452 (2003)
39. Vatansever, D., Tekin, I., Tuglu, I., Erbuyun, K., Ok, G.: A comparison of the neuroablative effects of conventional and pulsed radiofrequency techniques. Clin. J. Pain **24**(8), 717–724 (2008)
40. Weil, L.J.R., Glover, J.P., Weil, L.S.S.R.: A new minimally invasive technique for treating plantar fasciosis using bipolar radiofrequency: a prospective analysis. Foot Ankle Spec. **1**(1), 13–18 (2008)
41. Whipple, T.L.: From mini-invasive to non-invasive treatment using monopolar radiofrequency: the next orthopaedic frontier. Orthop. Clin. North Am. **40**(4), 531–535 (2009)
42. Whipple, T.L.: The next orthopaedic frontier. 52nd Annual Piedmont Orthopaedic Society Meeting, Sea Island, 6–9 May 2009
43. Whipple, T.L., Steinmann, S.P.: Mechanisms of Action of Non-Invasive Monopolar Radiofrequency: Technology Review. J. AAOS
44. Whipple, T.L., Villegas, D.: Thermal and Electric Energy Fields by Noninvasive Monopolar Capacitive-Coupled Radiofrequency: Temperatures Achieved and Histological Outcomes in Tendons and Ligaments. PM&R. (2), 599–606 (2010)
45. Whipple, T.L., Villegas, D.: Mechanisms of Action of Non-invasive Monopolar Radiofrequency. Orthopaedic Research of Virginia, Richmond (2008)
46. Williams, R.S., Thomas, J.A., Fina, M., German, Z., Benjamin, I.J.: Human heat shock protein 70 (hsp70) protects murine cells from injury during metabolic stress. J. Clin. Invest. **92**(1), 503–508 (1993)
47. Yang, S.: Le traitement de choc thermique augmente la survie des myoblastes porcins après transplantation autologue dans le muscle squelettique. Faculte de Medecine, Section de Medecine Clinique, Departement de chirurgie, Service de chirurgie orthopedique et de traumatologie de l'appareil moteur, Universite de Geneve, Geneve (2005)

第五章 无线关节镜：Guillen 医生发明的 WAD

Pedro Guillén García, Antonio López Hidalgo, Marta Guillén Vicente, Jesús López Hidalgo, Isabel Guillén Vicente Miguel López Hidalgo, and Tomás Fernandez Jaén

白露 译

内容

介绍	992
关节镜的历史	992
发明的描述	994
发明的简介	994
材料和方法	995
结论	997
参考文献	997

P. Guillen García(✉), M. Guillen Vicente, I. Guillen Vicente, and T. Fernandez Jaén
Orthopaedic and Traumatology, Clínica Cemtro,
Avda. Ventisquero de la Condesa, 42, 28035 Madrid, Spain
e-mail: consultapg@clinicacemtro.com; marta.guillen@hotmail.com; Isabel.guillen@clinicacemtro.com; tomas.fernandez@clinicacemtro.com

A. López Hidalgo, J. López Hidalgo, and M. López Hidalgo
Department of Ingeeniring, Clínica Cemtro,
Avda. Ventisquero de la Condesa, 42, 28035 Madrid, Spain
e-mail: lo_anto@hotmail.com; jesus.lopez@terranea.es; malopez@crisa.es

介绍

Pedro Guillén 的无线关节镜设备（WAD）：欧洲专利号 P210700166，EEUU：60/911590。这是一项自主设计、技术创新的关节镜技术。2006 年 7 月，这台关节镜诞生在 Clínica CEMTRO 临床医学研究所（Clínica CEMTRO 研究中心，马德里，西班牙）。无线关节镜（以下简称 WAD）是一项安全、经济、实用、方便的关节镜设备。骨科医生可将其携带到没有供电条件的地方开展关节镜工作。

2005 年到 2007 年间，WAD 作为第三代关节镜在临床使用。由于无需使用光缆和视频线（关节镜手术的主要污染源），故降低了手术感染的风险。在 WAD 系统中，电源和冷光源视频线被简化成了一个 1.57 英寸的电源盒。WAD 的摄像系统通过电波传导数据，关节镜画面可被轻松上传至计算机或关节镜工作台。电源盒可反复充电。整个 WAD 系统的重量不超过 4kg，携带非常方便。

2004 年，30% 的手术在内镜和关节镜下完成。预计到 2015 年，90% 的手术会在微创或关节镜下完成。在此领域的技术革新很受临床医师的欢迎：因为每年有超过 6000 万例关节镜手术。

这个发明与运动创伤，处理运动系统的损伤的诊断和治疗的外科分支有关。我们的发明明确地描述为无线外科器械或关节内窥镜操作系统，用于进行关节内镜的微创手术处理和观察。

关节镜的历史

关节镜最先由日本东京大学教授 K. Takayi 在 1918 年发明。他用一个膀胱镜对膝关节进行了检

第五章 无线关节镜：Guillen 医生发明的 WAD

查[13]。1938 年，在日本进行了首例尸体膝关节镜检查。1960 年，M. Watanabe 教授采用了 Takayi 教授的关节镜技术和 Takeda 医生设计的 21 号关节镜[14]进行了膝关节镜检查。1962 年，Watanabe 教授完成了第一例关节镜下内侧半月板后角切除手术。

R. W. Jackson 医生在 1966 年在关节镜下取出 2 个游离体，1970 年完成了 1 例关节镜下半月板桶柄样撕裂的切除手术[9]。他在日本学习期间，Watanabe 对膝关节镜的理解给他留下了很深的印象。回到多伦多后，他改进发展了关节镜技术，是西方关节镜外科的先驱，此后的很多学者追随他开始了关节镜的探究：Dandy（1978）[2]、Carson（1979）、Eikelara（1975）[3]、Ikeuchi（1979）[8]以及 O'Connor 和 Guillén（1979）[6]。

20 世纪 70 年代，第 1 代关节镜（图 1a）有了电源和冷光源，使直接观察关节内部成为可能[1]。人们对关节镜教学有很大热情，助手负责摄像和监视外科医生的操作。

20 世纪 80 年代，第 2 代关节镜问世。视频采集系统与关节镜透镜镜头相连接，关节内镜检的图像得以在屏幕上显示。由于连接于镜头的两根导线是污染源，故第 2 代关节镜需要将连接线进行消毒。光源线根据镜检关节的特点由玻璃纤维制成[10]。这条 16.5cm 的线是感染源，有时会造成关节镜检后化脓性关节炎。这也是为什么术前要对关节镜连接线进行消毒的主要原因。由于光源线内的玻璃纤维在消毒后容易老化，故应长期保存在手术室内。

光学透镜镜头插入充满血清的关节内进行镜检。当镜头插入关节后，将镜头与摄像头进行连接。这称之为检查性关节镜手术。视频头用一根 16.5 ~ 24.1cm 消毒的线与镜头相连。这是第 2 代关节镜的标志。因为手术时，镜下图像可以拍成电影或照片，这有助于外科手术教学和临床资料的记录[11]。

今天，第 2 代关节镜的有线设计仍然是关节镜术后感染的重要原因。1978 ~ 2005 年所进行的关节镜手术中，总感染率为 0.4% ~ 2.0%，肩关节感染率高于膝关节感染率[12]。我们的发明可降低关节镜手术的感染率。

我们的 WAD 是无线设备（图 1c）。使用方便，可能实现零感染，无线手术室。

WAD 使手术设备的简单化，甚至可以方便医生在诊室使用，无需连接及消毒设备。可以降低总的医疗成本。可以即时诊断，在医院以外的地方进行门诊手术。

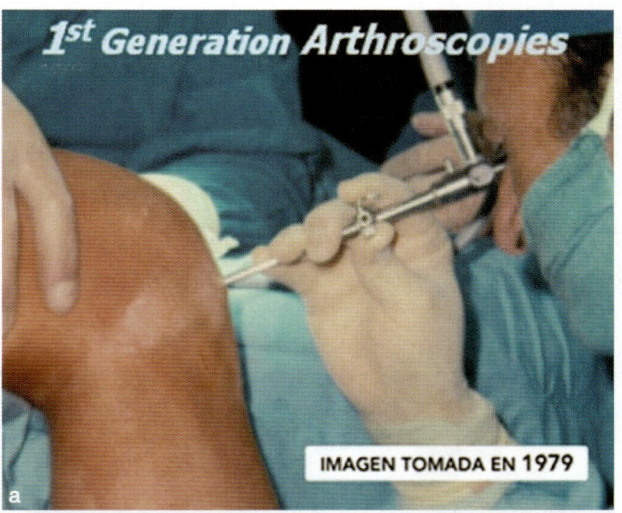
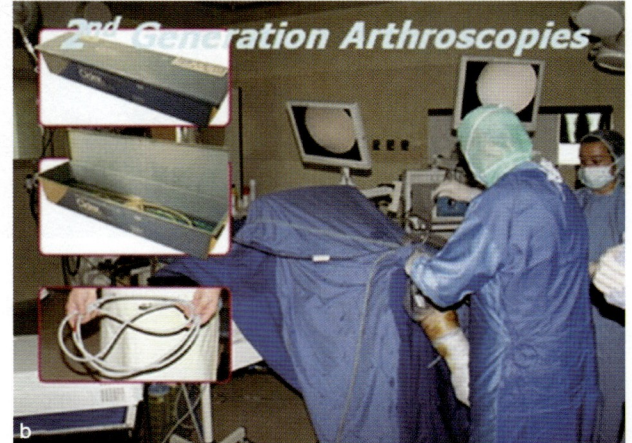
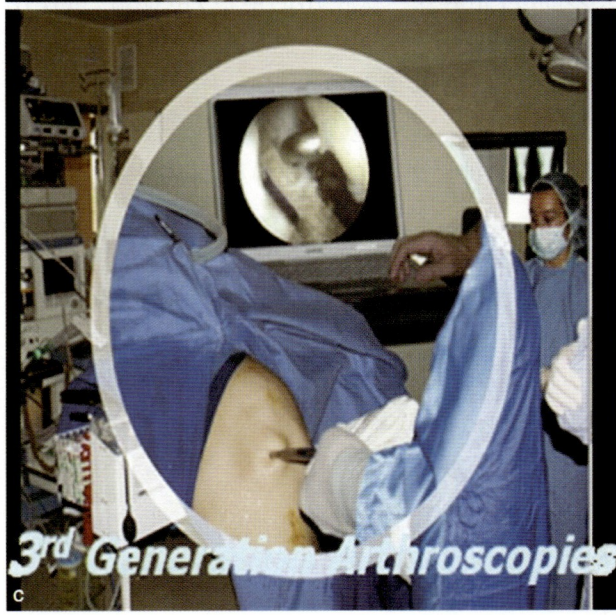

图 1 （a）第 1 代关节镜：在镜头下直接观察。（b）第 2 代关节镜，通过显示器进行观察。（c）第 3 代关节镜：无线关节镜，2008

发明的描述

发明的简介

本关节镜系统无需将关节镜镜头与设备台相连接,减少连线带来的关节感染的风险。比目前的有线关节镜系统更加方便。减少占用空间,降低医疗成本。

旧设备台由冷光源、显示屏幕、视频系统、动力主机及相关设备组成,放置在台车上。

除了减少光源和视频连线,降低关节镜手术的感染风险外,WAD 比之目前的关节镜系统更便于使用更高效:无需关节镜设备台,减少了手术室布置的限制。关节镜的图像通过无线系统同步上传至显示系统。因为无需对线路进行消毒,所以降低了医疗成本。

我们的无线关节镜系统组成如下(图 2a):

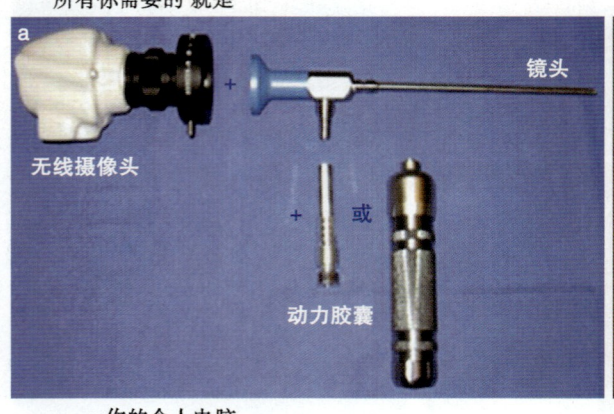
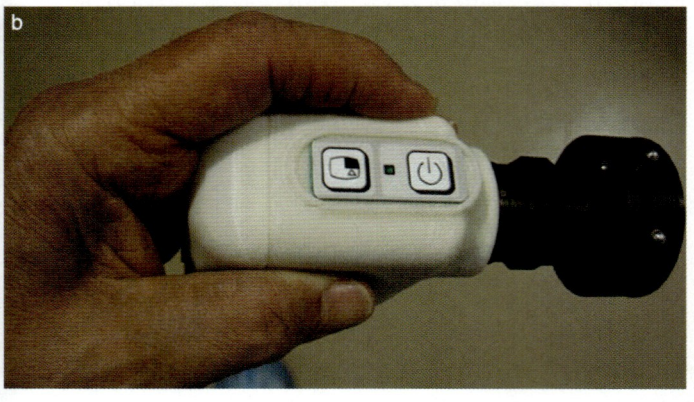

图 2 (a,b)关节镜适合手握。微型摄像头有用于视频录制和图像采集和颜色控制的按钮。整套系统电池供电,可与显示器相连

1. 一个传统的透镜镜头,连接(包括 1.98~5.99cm 可充电或一次使用的电池)电池盒,可使用 2、4 或 6 小时。

2. 一个电源盒(图 3a,b),作为电源和镜头旋转的手柄。这个电源手柄可与任意光源接头相连接,如神经外科的和耳鼻喉科术中使用的头灯……

3. 微型视频摄像头(图 2b)。使用方便,很轻,能和镜头和光源紧密连接。摄像头上有天线,可以远程控制。用于术中拍照或录像等。

与目前使用的关节镜相比,具有如下优点:
- 没有有线光源。
- 无需冷光源线。
- 无需关节镜工作台。
- 不用额外的视频线连接视频主机设备。
- 很少连接线光缆等。
- 无需对冷光源线进行消毒。
- 显著降低关节镜手术感染率。
- WAD 整套设备重量小(3.63~4.99kg)便于携带。
- 术前无需较长的等待准备时间。
- 降低医疗成本。

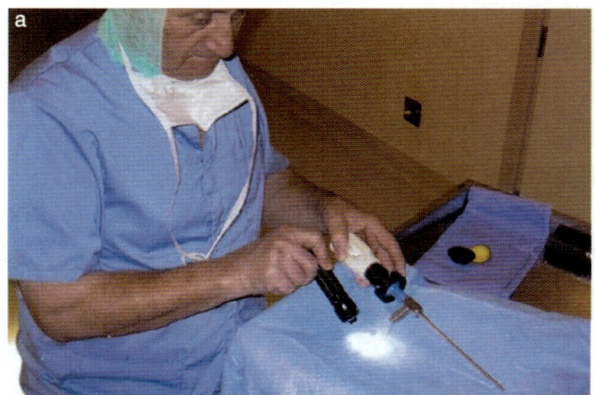
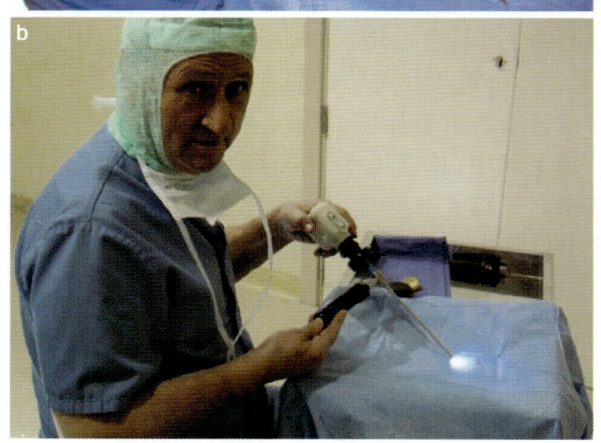

图 3 (a)调节电源盒的光强度。(b)将光源与镜头连接(WAD)

材料和方法

CEMTRO 医院和西班牙医疗器械生产商 Optomic 的研究人员,经过三年努力,制作了不同的原型机,最后制成了 WAD。它带有可充电电池、重量轻、符合人体工程学的、不会过热而且操作方便。连接关节镜屏幕或个人电脑可获得手术视频、图片和录像。

我们对塑料模型、尸体和患者进行了实验。在 2 年时间内完成了超过 60 例(图 4)的膝、肩、踝、腕、宫腔镜和腹腔镜等手术测试。

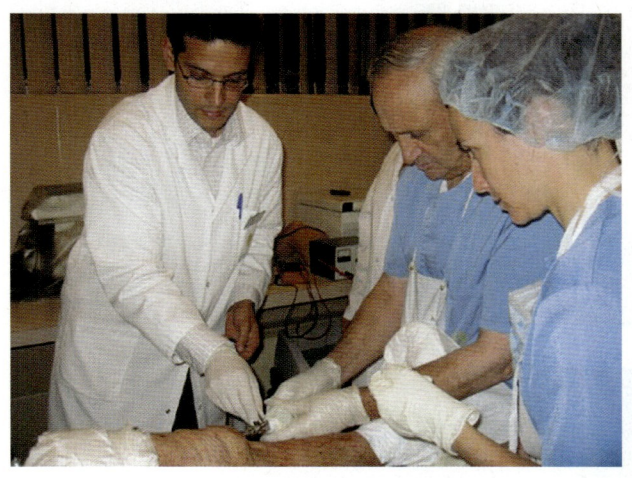

图 4 WAD 在模型和尸体上演示

该设备的全称是无线关节镜设备(WAD),由 Guillén 教授及其研究小组成员(包括外科医师,工程师等)设计。该发明拥有西班牙及国际专利,并在西班牙马德里、卡塞雷斯、穆尔西亚、巴塞罗那、塞维利亚、瓦伦西亚、奥维多等城市举行的会议上进行了展出(图 5a)。2007 年 4 月在 ANAA(北美关节镜外科协会)在旧金山举办的 26 届北美关节镜外科大会(图 5b,c)上进行了展出。并受到了 EFOST[7](欧洲骨科与运动创伤协会)的热烈欢迎。并在日本[5]、印度尼西亚[4]、墨西哥、土耳其的相关会议上得到了广泛的认可。

WAD 适合在全世界任何国家进行微创手术,甚至是没有电力供应的地区。这是因为 WAD 采用了拇指大小的手机充电式电池,光源亮度可以遥控。无线数据传输的视频采集系统也带电池,并能实现术中遥控。只需使用笔记本电脑就可以完成术中对视频的录制和图像的采集。质地轻便,仅重 150 克。(图 6ab)显示清晰的膝和肩的图像。

WAD 所有的组件:摄像头,电池盒与充电器等均便于携带,系统自带一台笔记本电脑,可在任何地方进行充电。

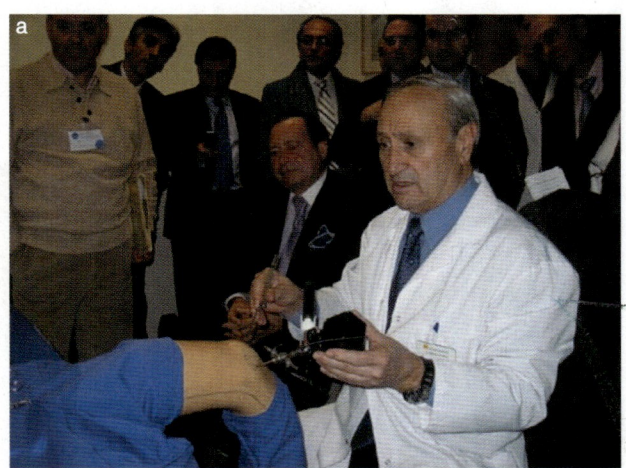
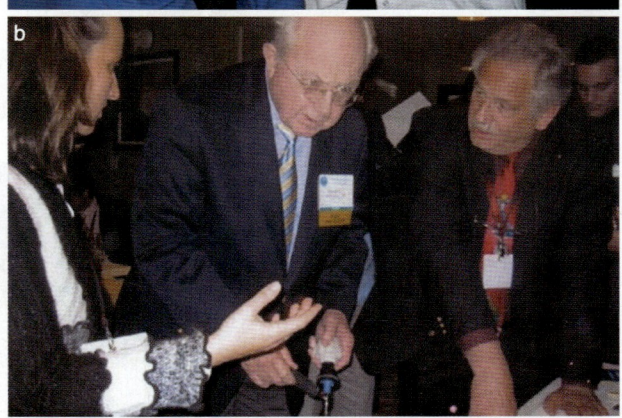
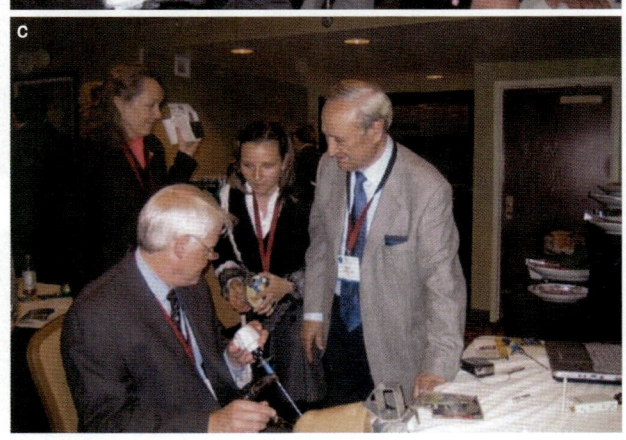

图 5 无线关节镜设备(WAD)展台。Guillen 医生在西班牙、美国、日本、墨西哥、印度尼西亚的国际会议上展示 WAD

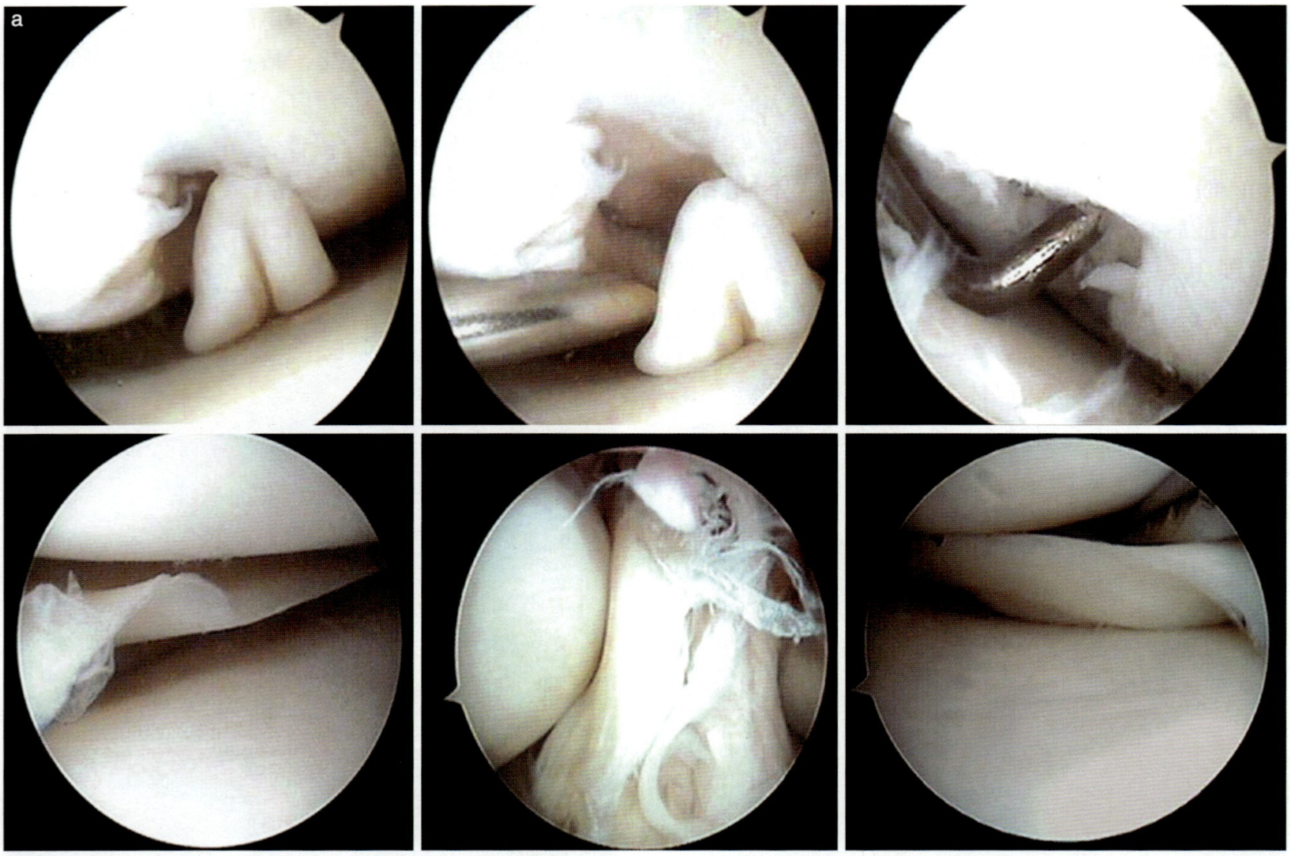

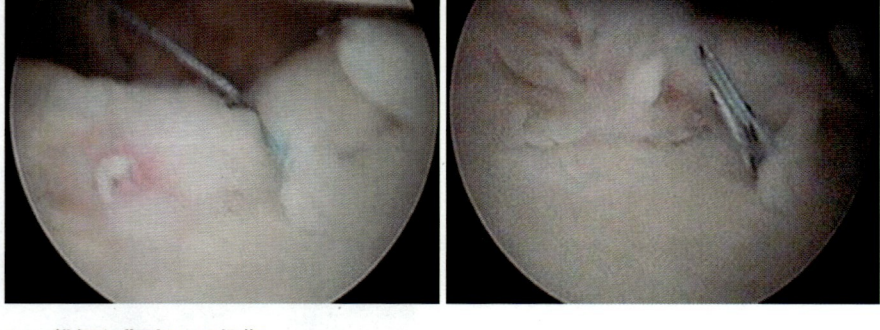

2mm锚钉和Ⅱ型SLAP损伤

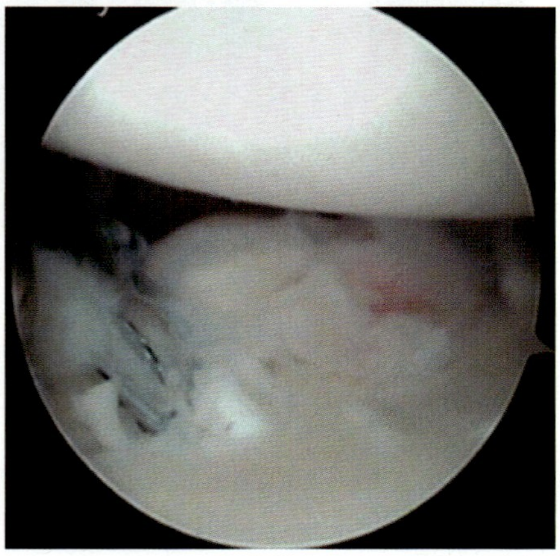

图6　WAD在肩、膝手术中的质量极佳图像

结论

本发明为新的无线关节内镜,可用于人体和动物传统与微创的诊断和手术治疗。WAD取消了关节镜连线,减少了传统关节镜手术的感染和污染的风险。有助于外科医师方便地进行操作。

参考文献

1. Carson, R.W.: Arthroscopic meniscectomy. Orthop. Arthrosc. Clin. N. Am. **10**, 619–627 (1979)
2. Dandy, D.J.: Early results of closed partial meniscectomy. Br. Med. J. **1**, 1099–1100 (1978)
3. Eikelaar, H.R.: Arthroscopy of the knee. Thesis for a doctorate in orthopaedic surgery at the University of Groningen, the Netherlands. Royal United Printers Hoitsema B V (1975)
4. Guillen, P., Abelow, S.: MACI. Artroscopia sin cables. WIRELESS arthroscopie device. XXIV Triennal world congress. SICOT/SIROT 2008, Hong-Kong, 2008
5. Guillen, P., Abelow, S.: Wireless video arthroscopy. 7th Biednnial ISAKOS congress, Osaka, 2009
6. Guillen, P.: Artroscopia y cirugía artroscopia de rodilla. Revista de Ort. y traumatología. **291 B**, Fasc. 3 Mayo 320–325 (1985)
7. Guillen, P.: Wireless video arthroscopy – WAD-wireless arthroscopy device. 5th meeting EFOST, Antalya, 2008
8. Ikeuchi, H.: Meniscus surgery using the Watanabe arthroscope. Orthop. Clin. N. Am. **10**, 629–664 (1979)
9. Jackson, R.W., Abe, L.: The role of arthroscopy in the management of disorders of the knee; an analysis of the 200 consecutive examinations. J. Bone Joint Surg. **54 B**, 310 (1972)
10. Mac Ginty, J.B.: Closed circuit television in arthroscopy. Rheumatology **33**, 45 (1976)
11. O'Connor, R.L.: Arthroscopy in the diagnosis and treatment of acute ligament injuries of the knee. J. Bone Joint Surg. **56 A**, 333 (1974)
12. Reigstad, O., Grimsgaard, C.: Complications in knee arthroscopy. Knee Surg. Sports Traumatol. Arthrosc. **14**, 473 (2006)
13. Takagi, K.: The classic: Arthroscope. Kenji Takagi, J Japa Orthop. Assoc 1939, Clin Orthop **167**, 6–8 (1982)
14. Watanabe, M., Takeda, S.: The number 21 arthroscope. J. Jpn. Orthop. Assoc. **34**, 1041 (1960)
15. Watanabe, M., Takeda, S., Ikeuchi, H.: Atlas of Arthroscopy. Igaku Shoin Ltd., Tokyo (1969)

第六章 2020年的骨科研究

Savio L. -Y. Woo and Kwang E. Kim

白露 译

内容

介绍	998
骨科及相关领域的研究历史	999
现状	999
未来	1001
参考文献	1002

介绍

在这个科学技术飞速发展的时代，我们可以预测医学也将获得巨大进步。例如：远程医学将在未来得到广泛的应用。它的早期应用可追溯到20世纪50年代用于心理学诊断的互动电视[37]。先进的远程医学模式已经在欧盟开始实施，首先应用在通过身体传感器网络（body sensor networks BSN）的老年人健康管理领域[25]。更为先进的植入体内的传感器如血流动力学监测器或血糖监控等也已经有了广泛应用[21,33]。随着更复杂的体内植入实时生物监测系统不断发明，远程医学也得以实现对多种生理指标进行实时监测的革命性改变。患者的数据可通过无线网络即时传输至健康管理系统并获得随时治疗和管理。

医学影像学技术是另一个快速发展的领域，影像技术的提高使得更多的疾病得到了诊断。更快更强的计算机使图像处理技术提高，整个人体都能进行可视化检查。将来，全身立体呈像与分子影像学相结合，更早更精确地进行微生物水平的诊断。随着3D全息技术的革新，临床医师可以更好地"看到"疾病，并以此与患者讨论治疗计划[9]。这样，误诊的概率也会随之下降，医疗服务质量得以改善。生物医学的发展也催生了机器人辅助远程外科的发展。2001年，第一例远程遥控下的机器人腹腔镜胆囊切除术成功实施，术者在大西洋的另一端操作手术[24]。机器人外科学今后的发展方向将是触觉感知系统等。这也为今后外科医师进行远程手术（包括骨科和运动医学医师）提供了可能。

新技术的发展将大大提高诊断的成功率，但是疾病治疗的效果会滞后，因为治疗技术更难提高。诊断和治疗之间的差距，就是科学和临床研究的巨

S. L. -Y. Woo(✉) and K. E. Kim
Department of Bioengineering, Swanson School of Engineering,
Musculoskeletal Research Center, University of Pittsburgh,
405 Center for Bioengineering, 300 Technology Drive,
Pittsburgh, PA 15219, USA
e-mail: ddecenzo@pitt.edu; kek68@pitt.edu

大机遇。我们将在本节介绍如何根据科学研究成果和客观的疗效分析基础上制定治疗方案的经验。正如伊萨克·牛顿所言："我看得很远是因为我站在了巨人的肩上"。是前人的贡献造就了我们的进步。所以我们要了解研究是如何帮助骨科医生的治疗，了解研究现状，预测未来实验室研究的方向以及如何进行研究。

骨科及相关领域的研究历史

最早的骨科研究者是雷奥纳多·达·芬奇（1452—1519）。在文艺复兴时期，达·芬奇，这位艺术与工程巨子，对人体解剖进行了研究，给我们留下了大量的解剖素描。这些精细的描述纠正了当时医生们许多错误的观念。其后，伽利略（1564—1642）研究了材料力学，他的开拓思想导致了物体移动法则的诞生。他的观点，特别是经典力学，挑战了当时的学派，并最终得到了科学界的认可。在伽利略去世当年出生的伊萨克·牛顿，奠定了科学的里程碑，比如微积分理论和运动定律，成为当代物理学和力学等学科的基础。

在骨科学研究领域，卡尔·赫希（Carl Hirsch 1913—1973）被认为是生物力学研究的先驱[27]。作为一名骨科学教授，卡尔·赫希将生物力学与骨骼肌肉的生理功能研究相结合。在其不懈努力下骨科生物力学在20世纪70年代开始发展。随后，我们开始学习冯元桢对韧带、肌腱、骨、关节（包括上肢及下肢）、软骨、脊柱组织生物力学研究，做了许多探索性的成果，对这些组织特点的了解直接应用到功能评估、数学建模与计算以及假体设计。这均对骨科的发展有着深远的影响。

在之后的十年里，生物学发展给骨科研究带来了新的发展。最具有"催化性"的研究诞生于1982年：逆转录病毒载体使哺乳动物细胞转染特定的基因[14]。这也催生了1990年第一例基因治疗人体试验[26]。基因治疗可以对先天性疾病（如成骨性发育不全）或慢性疾病（如关节炎）进行治疗[10]。在90年代中期，出现了基因治疗关节炎小规模的病例报告[11]。该研究用逆转录病毒在体外转染自体滑膜细胞后回注入关节腔。结果显示，患者耐受这种方法，转染的基因也在关节内有所表达。遗憾的是没有进一步进行临床研究。最近，有一项以腺相关病毒转染依那西普（etanercept）cDNA，依那西普是一种限制和清除Ⅱ型肿瘤坏死因子的蛋白，用来治疗关节炎[18]。虽然临床实验结果不错，但有一名患者在第二次注射腺病毒复合体（携带靶基因）后死亡，引起科学界广泛关注并对基因治疗产生警惕[8]。

其他生物学发展包括组织工程和干细胞研究。在骨科，间充质干细胞（MSCs）治疗在20世纪90年代得到广泛的关注[3]。Caplan等发现鸡肢芽的间充质干细胞具有分化为骨、软骨、肌肉及其他间充质来源组织的潜能[6]。此后的研究又证实人骨髓中的间充质干细胞具有分化成骨和脂肪细胞的潜能[34]。在20世纪90年代，研究者们成功地从新鲜骨髓中提取体外间充质干细胞并在体外扩增[5]，并应用在促进骨骼肌系统损伤愈合与遗传性疾病如肌肉萎缩症、成骨不全症的治疗中[3]。

随着生物力学和生物学的发展，骨科运动医学迅速发展为成熟的学科。这体现在国际学会的数量不断增加，包括EFOST（欧洲国家骨科运动创伤协会）、APOSSM（亚太运动医学骨科协会）、SLARD（拉丁美洲膝关节镜与运动医学协会），ISAKOS（国际关节镜、膝关节外科与骨科运动医学协会），ESSKA（欧洲运动创伤膝外科与关节镜学会），AOSSM（美国运动医学骨科学会）等。

现状

随着生物力学和生物学的发展，近20年出现了一些大的研究机构，力图解决我们面对的挑战，大型的多学科研究中心能够整合和转换科学技术的最新成果来解决运动医学骨科的问题，提高疗效。一个很好的例子是匹兹堡大学肌骨骼研究中心（MSRC），在那里，临床医师、生物医学工程专家和生物学家无缝连接，进行系统的彻底的临床相关研究。

自成立后的近20年里，该中心共培训了250名大学生、研究生、50名住院医师和100多名来自世界各地的骨科与生物医学工程的进修学者。并有超过2500位从感兴趣的中学生到知名学者来此参观我们如何进行科研。为了更好地对学生、住院医生和不同背景的下级医生进行培训，我们聚焦在"科研中学习"：每个人都分在不同的研究小组，从科研实践中学习知识和技术。我们的实验室鼓励年轻研究者从分子生物学水平、细胞水平、组织水平及大体关节水平整合所有研究成果。由于我们的专家队伍来自从基础到临床的各个学科，所以研究成果与临床相关并用于临床。在此举一个组织工程技术增强韧带与肌腱的愈合的例子,以说明我们这里多学科合作科研,解决复杂问题的模式。

在肌骨骼研究中心,我们用细胞外基质支架(ECM)促进组织愈合。而其中最有应用前景的是猪小肠黏膜下层(SIS)。它的纤连蛋白(一种细胞间连接分子)[17]和生长因子(TGF-E,VEGF)使细胞迁移、加速血管化和基质生成[16,42],所以SIS能加速生长及愈合能力。这种组织工程支架经FDA批准,已经在100多万例患者使用[13,20,32,38]。

我们首先将猪小肠黏膜(SIS)应用在兔膝内侧副韧带6mm缺损的愈合实验中[22,23,31]。猪小肠黏膜支架限制了愈合组织肥大。治疗组细胞外基质比未治疗组少28%,与正常接近。另外,12周和26周SIS组韧带的力学强度比对照组高33%~50%。我们通过进一步研究发现:新生韧带力学强度的增加与其V型胶原纤维和富亮氨酸的小分子蛋白多糖减少,导致大的胶原纤维生成增多有关[2,23]。总之,SIS组织工程支架的使用增强了内侧副韧带的质量,并减少了组织肥大。

我们用SIS促进兔髌腱缺损的愈合[19]。在3mm髌腱缺损的前后各缝合了一条SIS。在术后3周和12周的大体检查发现缺损部位和附近都有饱满新生髌腱组织。显微镜下观察发现新生的髌腱组织富含细胞。相反,对照组愈合组织凹陷,细胞结构偏少。我们还发现SIS组髌下脂肪垫的粘连更少。以假手术组标准化后,SIS治疗组新生髌腱较未治疗组强度大98%,最大载荷大113%。在髌腱愈合过程中,SIS加快了愈合速度,生成了更多髌腱组织,所以增加了其生物力学强度。

有了内侧副韧带和髌腱实验的成功经验,我们进行了SIS增强ACL愈合的研究。ACL断裂后不会自行愈合,必须进行肌腱移植重建。遗憾的是现有的手术技术不能重建ACL复杂的结构与解剖。结果是许多患者在术后出现早期的骨关节炎[7,8,12,39]。然而,有证据表明生物学方法有促进ACL愈合作用。一些临床医师和研究人员尝试用微骨折方法将血液与骨髓细胞引入ACL中促进自然愈合[41]。在实验研究中,带有富血小板血浆(C-PRP)的胶原支架也被用于ACL横断或手术修复的愈合研究[28-30],愈合后的ACL的强度和极限载荷都增加了[28-30]。这些成功经验使我们假设:ACL可以愈合,生物学增强方法可以促进愈合。

首先,我们在体外使用SIS组织工程支架对ACL横断的愈合进行了研究。我们通过Western blotting和免疫组化染色确认SIS中含有TGF-E1、FGF-1和纤维连接蛋白。另外,和单纯胶原凝胶相比,我们在术后3天、7天的组织培养中发现SIS水凝胶具有促进鼠成纤维细胞增生及胶原生成的作用。我们继而进行了山羊体内SIS组织工程支架和水凝胶促进ACL愈合的实验。我们的假设是:SIS可以促进愈合过程,防止组织萎缩,并可代替滑膜避免关节滑液环境,保护新生的ACL组织。同时将SIS水凝胶注射至ACL断端可释放生长因子而促进愈合。术中,我们用SIS生物支架包裹山羊ACL断口,再注射SIS水凝胶(图1)。为检验我们的假设,我们进行了多学科合作的实验研究,对ACL的愈合进行显微镜下、组织学和总体关节功能的评价。

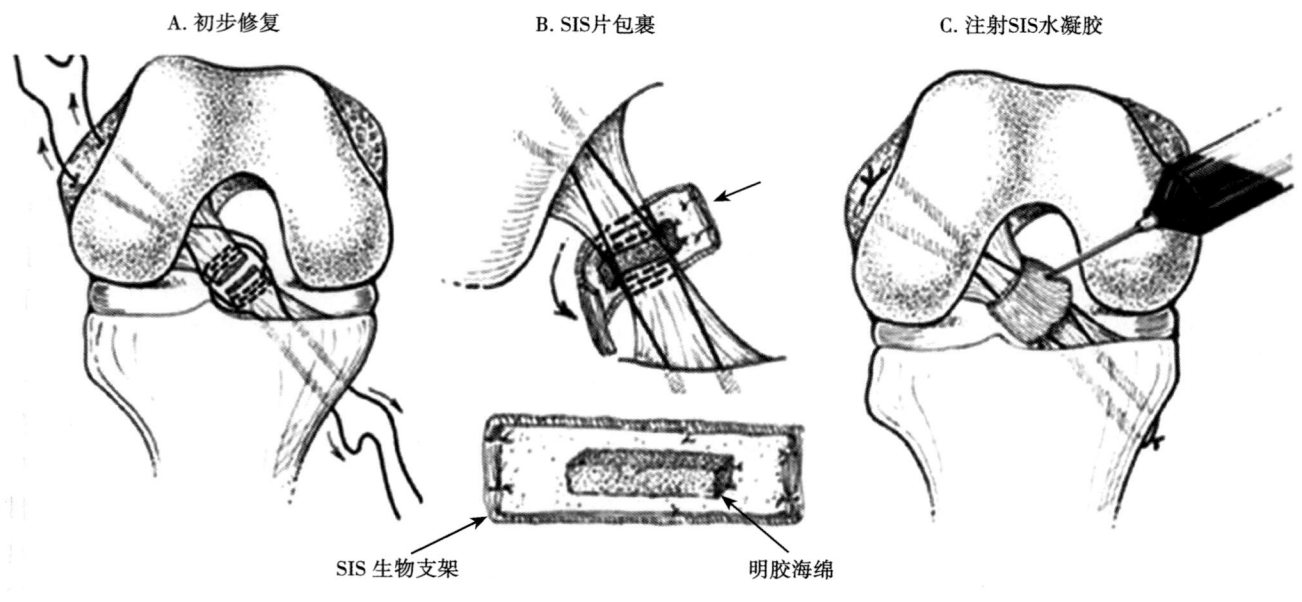

图1 SIS包裹ACL断端,注射水凝胶图解

我们先对断端进行了横断面切片研究。在术后12周,SIS治疗组韧带连续,新生组织无皱褶,内无空腔。更重要的是,愈合的ACL在12周后无增生肥大,与假手术组的ACL体积基本相同。术后12周组织学研究,愈合的ACL纤维周围有大量成纤维细胞排列,提示该组织生长修复活跃。术后26周,愈合组织更加致密,细胞结构较12周时有所减少。组织学研究表明,愈合组织快速成熟。

将大体组织学阳性表现与关节功能相关联,进行股骨-ACL-胫骨复合体(FATC)的生物力学测试。在术后12周和26周,FATC的刚度值分别达到假手术组的40%和68%,与重建用的自体韧带相当。使用我中心研制的机器人/万能力矩传感测试系统(UFS)评估新生韧带对膝关节稳定性的作用[1,15,35](图2)。术后12周,膝关节前后相稳定性比ACL缺陷膝增加50%,术后SIS组原位应力在屈膝30°和60°时分别达到假手术组的93%和98%。术后26周时,膝关节稳定性和原位应力均有更大程度的恢复。通过组织学和膝关节生物力学实验,我们认为SIS是有助于关节功能恢复的。

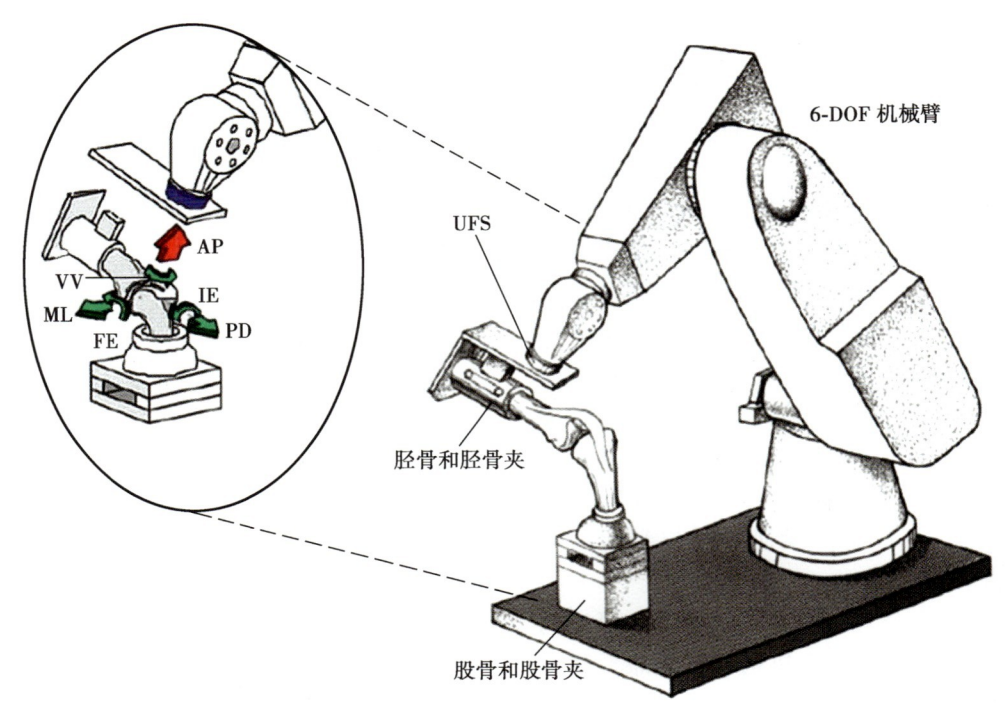

图2 6自由度的机器人/机械力学传感装置(UFS)对膝关节动态及静态稳定性的测量

据此,我们正在建立数学模型来确定组织愈合与关节稳定性恢复的关系。本模型将成为再生医学的组织工程方法评估工具。这套工具对ACL愈合过程的评估,证实了组织工程再生骨骼肌组织的潜力。我们发现组织力学在分子和显微水平的表现与关节动力学相关,这些与临床相关的结果,能很快转化。我们相信,利用生物材料和组织工程技术是解决骨骼肌组织再生的一个很好的途径。可以改变传统的手术方式。与我们的例子相似的多学科协作研究是有必要的。

未来

基于现有的SIS促ACL愈合实验的结果,我们计划通过应用组织工程技术进一步改善愈合结果,如细胞植入和拉伸获得排列更佳的支架。另外,需要设计能维持的更长时间的生长因子释放系统,以增强ACL愈合的效果。可控的生长因子释放系统(如多聚乳酸-乙交酯PLGA)微球可持续释放生长因子及其他活性物质。也许可以帮助ACL愈合组织更好的重塑,使新生组织更接近正常组织。

正如SIS促进ACL愈合的例子证明的,未来十年令人激动的研究领域是再生医学,韧带和肌腱的再生可能成为主流。但真正理解组织/器官的再生过程还需要从最基本的单个分子作用如何转导机械和化学信号,如何用这些信号调节细胞活动,以及这些细胞活动如何影响组织愈合和重塑过程开始。分子和细胞的生物力学是了解机械转导机制的关键，与组织的生物力学性质改变有关。此类研究还需要设计更加精密的实验方案。

其他学科的发展也会改变我们对人体及健康的理解。例如，与十年前相比，新的有效的技术降低了DNA测序的价格。廉价的DNA测序使个体化医疗和靶向治疗成为可能。人类基因组计划将很快确定人类的全部基因，包括和骨骼肌系统先天性疾病的基因变异。可根据明确的基因变异制订治疗方案。DNA检查也能预测罹患肌骨骼疾病的风险。实际上，越来越多的证据表明基因与肌腱及韧带的愈合有关[36，40]。

干细胞研究的进步也为运动创伤带来新的疗法。干细胞的再生和免疫调节功能使运动创伤的治疗更有效。特别是干细胞免疫调节功能[4]有可能解决肌腱与韧带供体短缺的问题。同时，现有的技术可以在体外培养扩增干细胞，（使用或不用生物材料）再注射到病变组织或损伤部位。其有效性已经在几个骨骼肌组织中得到证实[3]。今后的研究将集中在调控动员干细胞的生物信号进行体内再生，而不需复杂耗时的分离和培养过程。为此需要新一代的药物+生物材料提供结构支撑，同时在体内释放生物活性物质并调节组织愈合能力[3]。骨科运动医学研究也应利用这些新理念和技术。

遗憾的是，这些令人激动和充满希望的研究的经费被削减，使运营大型研究机构非常困难。我们认为，今后的实验室在规模上会更小，但更专科化。而个性化研究所专家人数可能会更少，面临的问题也会更加复杂。解决这个问题的办法是强调实验室、工程师与临床医师之间的团队合作。国家基金委员会赞助的工程研究（ERC）便是例子。我们的研究中心就是国家工程研究基金会的成员之一，与全美3个学院40个不同的实验室进行合作，还与德国的临床医学中心和9个工厂有业务合作，共同研制生物可降解金属、表面改进技术、在颌颅面、骨科及心血管应用的传感器。为了达到这个宏伟的目标，来自不同地区和不同领域的科学家在此共同交流，分享研究成果。由于有先进的通讯设备，使这种远距离合作成为可能，这也会成为未来的趋势。通过新一代的合作研究方式，能克服经费削减和研究领域更加专业化的问题，同时整合先进的科学和技术。我们希望这个模式能为骨科未来的研究带来光明的希望！

参考文献

1. Abramowitch, S.D., Papageorgiou, C.D., Withrow, J.D., Gilbert, T.W., Woo, S.L.: The effect of initial graft tension on the biomechanical properties of a healing ACL replacement graft: a study in goats. J. Orthop. Res. **21**(4), 708–715 (2003)
2. Birk, D.E.: Type V collagen: heterotypic type I/V collagen interactions in the regulation of fibril assembly. Micron **32**(3), 223–237 (2001)
3. Caplan, A.I.: Mesenchymal stem cells: cell-based reconstructive therapy in orthopedics. Tissue Eng. **11**(7–8), 1198–1211 (2005)
4. Caplan, A.I., Bruder, S.P.: Mesenchymal stem cells: building blocks for molecular medicine in the 21st century. Trends Mol. Med. **7**(6), 259–264 (2001)
5. Caplan, A.I., Haynesworth, S.E.: Method for enhancing the implantation and differentiation of marrow-derived mesenchymal cells. Patent No. 5,197,985, 30 Mar 1993
6. Caplan, A.I., Koutroupas, S.: The control of muscle and cartilage development in the chick limb: the role of differential vascularization. J. Embryol. Exp. Morphol. **29**(3), 571–583 (1973)
7. Daniel, D.M., Stone, M.L., Dobson, B.E., Fithian, D.C., Rossman, D.J., Kaufman, K.R.: Fate of the ACL-injured patient – a prospective outcome study. Am. J. Sports Med. **22**(5), 632–644 (1994)
8. Drogset, J.O., Grontvedt, T., Robak, O.R., Molster, A., Viset, A.T., Engebretsen, L.: A sixteen-year follow-up of three operative techniques for the treatment of acute ruptures of the anterior cruciate ligament. J. Bone Joint Surg. Am. **88A**(5), 944–952 (2006)
9. Erickson, R.R.: Holographic medical imaging: the laser as a visual scalpel – issues and observations on 3-D display. IEEE J. Sel. Top. Quantum Electron. **2**(4), 976–983 (1996)
10. Evans, C.H., Ghivizzani, S.C., Robbins, P.D.: Orthopedic gene therapy in 2008. Mol. Ther. **17**(2), 231–244 (2009)
11. Evans, C.H., Mankin, H.J., Ferguson, A.B., Robbins, P.D., Ghivizzani, S.C., Herndon, J.H., Kang, R., Tomaino, M.M., Wright, T.M.: Clinical trial to assess the safety, feasibility, and efficacy of transferring a potentially anti-arthritic cytokine gene to human joints with rheumatoid arthritis. Hum. Gene Ther. **7**(10), 1261–1280 (1996)
12. Fithian, D.C., Paxton, E.W., Stone, M.L., Luetzow, W.F., Csintalan, R.P., Phelan, D., Daniel, D.M.: Prospective trial of a treatment algorithm for the management of the anterior cruciate ligament-injured knee. Am. J. Sports Med. **33**(3), 335–346 (2005)
13. Franklin Jr., M.E., Gonzalez Jr., J.J., Glass, J.L.: Use of porcine small intestinal submucosa as a prosthetic device for laparoscopic repair of hernias in contaminated fields: 2-year follow-up. Hernia **8**(3), 186–189 (2004)
14. Friedmann, T.: A brief-history of gene-therapy. Nat. Genet. **2**(2), 93–98 (1992)
15. Fujie, H., Livesay, G.A., Woo, S.L., Kashiwaguchi, S., Blomstrom, G.: The use of a universal force-moment sensor to determine in-situ forces in ligaments: a new methodology. J. Biomech. Eng. **117**(1), 1–7 (1995)
16. Hodde, J.P., Record, R.D., Liang, H.A., Badylak, S.F.: Vascular endothelial growth factor in porcine-derived extracellular matrix. Endothelium **8**(1), 11–24 (2001)
17. Hodde, J., Record, R., Tullius, R., Badylak, S.: Fibronectin peptides mediate HMEC adhesion to porcine-derived extracellular matrix. Biomaterials **23**(8), 1841–1848 (2002)
18. Kaiser, J.: Clinical research: death prompts a review of gene therapy vector. Science **317**(5838), 580 (2007)
19. Karaoglu, S., Fisher, M.B., Woo, S.L.-Y., Fu, Y.C., Liang, R., Abramowitch, S.D.: Use of a bioscaffold to improve healing of a patellar tendon defect after graft harvest for ACL reconstruction: a study in rabbits. J. Orthop. Res. **26**(2), 255–263 (2008)
20. Knoll, L.D.: Use of porcine small intestinal submucosal graft in the surgical management of tunical deficiencies with penile prosthetic surgery. Urology **59**(5), 758–761 (2002)
21. Koschwanez, H.E., Reichert, W.M.: In vitro, in vivo and post explantation testing of glucose-detecting biosensors: current methods and recommendations. Biomaterials **28**(25), 3687–3703 (2007)
22. Liang, R., Abramowitch, S., Moon, D. K., and Woo, S. L. Y.:

A bioscaffold can enhance the healing of medial collateral ligament: a multidisciplinary functional tissue engineering study, Achilles Orthopaedic Sports Medicine Research Award paper in ISAKOS 5th Biennial CongressHollywood, 2005
23. Liang, R., Woo, S.L., Nguyen, T.D., Liu, P.C., Almarza, A.: Effects of a bioscaffold on collagen fibrillogenesis in healing medial collateral ligament in rabbits. J. Orthop. Res. **26**(8), 1098–1104 (2008)
24. Marescaux, J., Leroy, J., Gagner, M., Rubino, F., Mutter, D., Vix, M., Butner, S.E., Smith, M.K.: Transatlantic robot-assisted telesurgery. Nature **413**(6854), 379–380 (2001)
25. Mazzu, M., Scalvini, S., Giordano, A., Frumento, E., Wells, H., Lokhorst, K., Glisenti, F.: Wireless-accessible sensor populations for monitoring biological variables. J. Telemed. Telecare **14**(3), 135–137 (2008)
26. Miller, A.D.: Human gene-therapy comes of age. Nature **357**(6378), 455–460 (1992)
27. Mostofi, S.B. (ed.): Who's Who in Orthopedics. Springer, London (2005)
28. Murray, M.M., Palmer, M., Abreu, E., Spindler, K.P., Zurakowski, D., Fleming, B.C.: Platelet-rich plasma alone is not sufficient to enhance suture repair of the ACL in skeletally immature animals: an in vivo study. J. Orthop. Res. **27**(5), 639–645 (2009)
29. Murray, M.M., Spindler, K.P., Abreu, E., Muller, J.A., Nedder, A., Kelly, M., Frino, J., Zurakowski, D., Valenza, M., Snyder, B.D., Connolly, S.A.: Collagen-platelet rich plasma hydrogel enhances primary repair of the porcine anterior cruciate ligament. J. Orthop. Res. **25**(1), 81–91 (2007)
30. Murray, M.M., Spindler, K.P., Ballard, P., Welch, T.P., Zurakowski, D., Nanney, L.B.: Enhanced histologic repair in a central wound in the anterior cruciate ligament with a collagen-platelet-rich plasma scaffold. J. Orthop. Res. **25**(8), 1007–1017 (2007)
31. Musahl, V., Abramowitch, S.D., Gilbert, T.W., Tsuda, E., Wang, J.H., Badylak, S.F., Woo, S.L.: The use of porcine small intestinal submucosa to enhance the healing of the medial collateral ligament–a functional tissue engineering study in rabbits. J. Orthop. Res. **22**(1), 214–220 (2004)
32. O'Connor, R.C., Harding III, J.N., Steinberg, G.D.: Novel modification of partial nephrectomy technique using porcine small intestine submucosa. Urology **60**(5), 906–909 (2002)
33. Ohlsson, A., Kubo, S.H., Steinhaus, D., Connelly, D.T., Adler, S., Bitkover, C., Nordlander, R., Ryden, L., Bennett, T.: Continuous ambulatory monitoring of absolute right ventricular pressure and mixed venous oxygen saturation in patients with heart failure using an implantable haemodynamic monitor – results of a 1 year multicentre feasibility study. Eur. Heart J. **22**(11), 942–954 (2001)
34. Owen, M., Friedenstein, A.J.: Stromal stem cells: marrow-derived osteogenic precursors. Ciba Found. Symp. **136**, 42–60 (1988)
35. Papageorgiou, C.D., Ma, C.B., Abramowitch, S.D., Clineff, T.D., Woo, S.L.: A multidisciplinary study of the healing of an intraarticular anterior cruciate ligament graft in a goat model. Am. J. Sports Med. **29**(5), 620–626 (2001)
36. Pearse, R.V., Esshaki, D., Tabin, C.J., Murray, M.M.: Genome-wide expression analysis of intra- and extraarticular connective tissue. J. Orthop. Res. **27**(4), 427–434 (2009)
37. Rashvand, H.F., Salcedo, V.T., Sanchez, E.M., Iliescu, D.: Ubiquitous wireless telemedicine. IET Commun. **2**(2), 237–254 (2008)
38. Schultz, D.J., Brasel, K.J., Spinelli, K.S., Rasmussen, J., Weigelt, J.A.: Porcine small intestine submucosa as a treatment for enterocutaneous fistulas. J. Am. Coll. Surg. **194**(4), 541–543 (2002)
39. Selmi, T.A.S., Fithian, D., Neyret, P.: The evolution of osteoarthritis in 103 patients with ACL reconstruction at 17 years follow-up. Knee **13**(5), 353–358 (2006)
40. September, A.V., Schwellnus, M.P., Collins, M.: Tendon and ligament injuries: the genetic component. Br. J. Sports Med. **41**(4), 241–246 (2007)
41. Steadman, J.R., Cameron-Donaldson, M.L., Briggs, K.K., Rodkey, W.G.: A minimally invasive technique ("healing response") to treat proximal ACL injuries in skeletally immature athletes. J. Knee Surg. **19**(1), 8–13 (2006)
42. Voytik-Harbin, S.L., Brightman, A.O., Kraine, M.R., Waisner, B., Badylak, S.F.: Identification of extractable growth factors from small intestinal submucosa. J. Cell. Biochem. **67**(4), 478–491 (1997)

第十八部
杂论

第一章 核素成像在运动伤的应用

Meltem Çağlar

康斌 译

内容

应力性骨折与胫骨痛	1008
腱起止点病	1010
X 线检查阴性的创伤	1011
髌骨软化症（CP）	1011
反射性交感神经失营养症	1012
结论	1013
参考文献	1013

M. Çağlar
Department of Nuclear Medicine, Hacettepe University, Medical Faculty, Sihhiye, 06100 Ankara, Turkey
e-mail: caglarm@ hacettepe. edu. tr

在过去的几十年间，成像技术对运动损伤的诊断越来越重要。尽管现在运动医学中放射性核素成像的使用越来越少，新兴的高分辨 MRI、CT、放射性核素骨扫描（可检测整个骨骼结构）检查在应力导致的损伤诊断中发挥重要作用，如应力性骨折、撕脱伤及止点病[32]。亚甲基二磷酸盐标记的锝（Tc-99m MDP）是最广泛使用的骨质试剂，它在正常骨及病变骨之间形成鲜明对比。一般来说，标记物的摄取依赖局部血供情况、成骨细胞活性剂及提取率[23,40,52]。在代谢活跃的骨结构内，这种放射性药物被羟基磷灰石晶体吸收，体现成骨细胞的活性。创伤局部的骨质及连接的周围软组织对这种放射性药物的摄取高度特异。为获得可疑区域的影像，必须将摄像机聚焦此处并摄取 3 期图像；血流期图像是给药后即刻形成的平面影像的动态序列。血池期图像是动态序列之后即刻获得的平面图像。这两期图像可提示软组织血流灌注情况。延迟图像通常在注射药物 2~4 小时后摄取。

骨骼核素成像固有高对比分辨率，可探测发生于结构改变之前的代谢改变。因此较常规影像学检查发现得早，时间过程与 MRI 类似。这对高水平运动员很重要，因为早期诊断可预防更严重的损伤。尽管骨核素成像敏感性高，特异性却不尽人意。在以前，^{99m}Tc-MDP 骨扫描需要对骨骼多点成像观测，但现代的多探头伽马摄像机可在短时间内拍摄高分辨率的全身骨骼图像。其他的特点，如单光子放射 CT 成像（SPECT）使得病变探测的敏感性提高并可在三维空间上定位病变，提高了特异性[14,15,23,52]。SPECT 可提供横断面成像，提高分辨率和对比度，而且可以提高病变的定位。但核素成像的缺点是缺乏同步解剖学标记。最近,SPECT 与 CT 的组合扫描器为核素图像提供精准的解剖学定位,有助于医师高效地处理复杂问题。这种复合装置的诊断准确性较单纯的核素成像提高了 40%[58]。

这一章将讲述针对运动损伤的现有成像技术及其临床应用。包括应力性骨折、胫骨痛(胫骨夹板)、腱起止点病变、隐性骨折及髌骨软化症[54]。核素成像也是检测并发症的良好手段,如慢性局部疼痛综合征(交感反射性萎缩)。

应力性骨折与胫骨痛

运动员应力性骨折大多为反复应力作用于正常骨骼导致的疲劳骨折,占运动相关损伤10%[44]。反复地接近极限的应力导致局部骨骼重塑加剧,若这种应力继续存在,可能会进展为应力性骨折[42,47,51,73]。

应力骨折时,放射学检查常无延迟反应或影像变化。疼痛出现 2~3 周内,X 线检查可能是正常的。而骨扫描在损伤后的 6~72 小时即可显示骨膜-骨皮质之间早期的病理性骨反应。胫骨及跖骨应力性骨折是最常见。成像结果因摄片的时间不同而不同。早期或消退的应力性骨折多表现为正常的血流与血池活性,而延迟像提示局灶性放射性标记物轻度增加。随时间继续,血像可见充血征象,增加的血流灌注及血管形成可能反映急性炎症及创伤、愈合时的继发性血管新生(图1)。延迟骨扫描期提示显著增加的核素浓聚。Matin[47]及 Zwass[73]提出应用核素成像的损伤分级来评估长骨干应力性骨折。1 级为有骨膜反应,仅在延迟期可见局灶性微小核素摄取增加。范围通常小于皮质宽度的 20%。2 级仍表现为骨膜反应,但为中度的局灶核素摄取,波及 21%~40% 的皮质宽度。3 期指应力性骨折早期,波及 40%~60% 的皮质宽度。如果病变持续,局灶性摄取增加会波及 60%~80% 的皮质区(4 级)。当放射物摄取占据了全部的皮质区域,则称为 5 级或全层应力性骨折。尽管这种分类将各级别清楚划分开来,但是临床应用较为困难,主要由于伽马摄像机和人眼分辨率有限,难以精确分辨骨皮质累及的百分比。

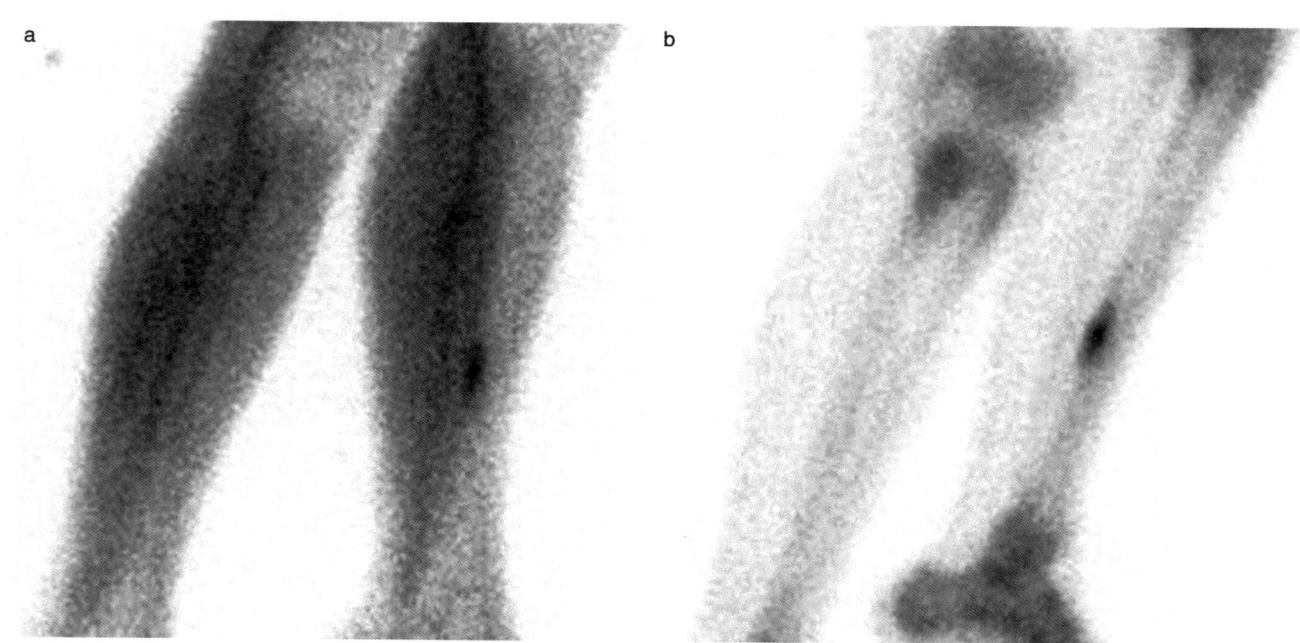

图1 胫骨后侧血池像提示充血(a),延迟像提示局灶性核素摄取增加(b),与急性应力性骨折发生部

当恢复阶段开始时,血管及血池显像先后恢复正常。3~6 个月后摄取浓度降低,但数月后延迟像仍有轻度增加[49]。应力性骨折的摄取区域轮廓从纺锤形变为狭窄的不明显区。有报告称骨骼核素显像对于应力骨折的敏感度高达 100%[53]。最近的一项对比研究表明,核素显像较多探头 CT 诊断正确率高[25]。尽管骨扫描是诊断应力性骨折的良好手段,但不适合骨愈合随访。因为骨核素浓聚消退时间约 3~18 个月,而骨塑形常在骨折临床症状缓解之后[9]。骨扫描比 MRI 的敏感性更高,尤

其是用于判断脊柱、骨盆、多发应力性骨折以及区分应力性骨折与二分骨时[18]。

一些研究者描述了另一种称为胫骨痛（胫骨夹板 Shin splints）或胫骨内侧应力综合征的病变，多由运动导致胫骨远端 2/3 区域的后内侧疼痛，影像检查提示长骨后内侧线样皮质摄取增高[30,38,46]。需将应力骨折与胫骨痛区分开来，因为二者治疗方法不同。Holder 及 Micheal[30]曾描述其 3 期骨扫描的结果：延迟像提示胫骨远端后内侧低度非局灶性骨膜核素摄取，而血流像无异常表现（图 2）。临床医师常使用骨核素显像诊断胫骨痛、鉴别应力骨折及损伤治疗。可以早期发现骨骼应力损伤，从而缩短优秀运动员的休赛时间。胫骨痛经合适的治疗后恢复时间一般较应力骨折短。

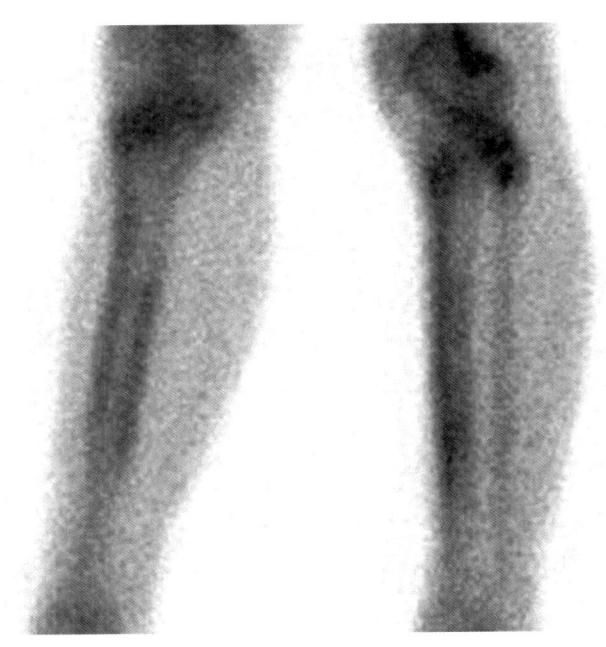

图 2 延迟扫描提示双侧胫骨的线性皮质放射物浓聚，提示胫骨痛

在运动伤中，最常见的累及脊柱的病变是下腰痛。尽管病因多为肌源性或神经根性，但也有骨骼源性下腰痛。峡部损伤是成年运动员持续下腰痛的常见原因。它由应力损伤、峡部裂及椎体滑脱等一系列疾病组成。骨应力增加可能是病变最早期的征象。反复应力导致骨结构重塑，并可能导致峡部裂，即峡部的非移位性骨折，最终关节不稳导致椎体向前滑脱。有文献支持对可疑峡部裂应用核素扫描诊断应力骨折，反复应力导致骨重塑和核素摄取异常。SPECT 的对比度是平面骨扫描的 10~20 倍，且较 X 线片及平面骨扫描的敏感性更高。而且，现已证明核素物质摄取异常与峡部损伤疼痛有相关性[5,12,29,60]。尽管骨骼 SPECT 具有高敏感性，CT 扫描能提供骨质形态细节，特异性高，已广泛应用于 SPECT 骨扫描分期、疗效判定及预测骨折愈合[13,50]。然而，腰椎 CT 检查的辐射量较骨核素成像高[7]。而且有报道称腰椎 CT 扫描正常的患者的平面骨扫描及 SPECT 检查能发现异常[11,43]。峡部的核素浓聚与骨应力相关。若该应力尚未导致骨折，则 CT 检查无异常。用核素成像确诊这类患者有利于早期治疗使患者尽快恢复[61]。

MRI 诊断峡部骨应力骨折的敏感性不及 SPECT，而且不能提供与 CT 相当的骨质细节[11,43]。

一般来说，当怀疑有骨应力或峡部裂等情况，推荐 SPECT 检查。其诊断率较平面骨核素扫描高 20%~50%[48]。如果平面骨核素扫描正常，要进行 SPECT 检查。如果结果异常，SPECT 能进一步提示对侧应力改变或其他部位异常征象（图 3）。其次，SPECT 还可用于腰背痛运动员的随诊，显示愈合恢复过程并最终协助治疗。

毫无疑问，SPECT 提高了椎体后侧病变的探测能力，减少了辐射量，SPECT/CT 将发挥增量优势[1,21,27,56,62]。根据体格及物理检查，应力性骨折可较容易地与其他炎症疾病及起止点病变等非骨质损伤鉴别。

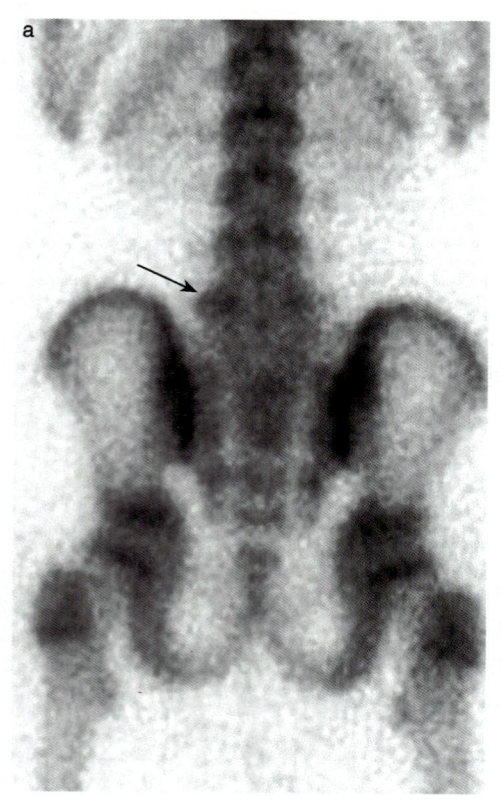
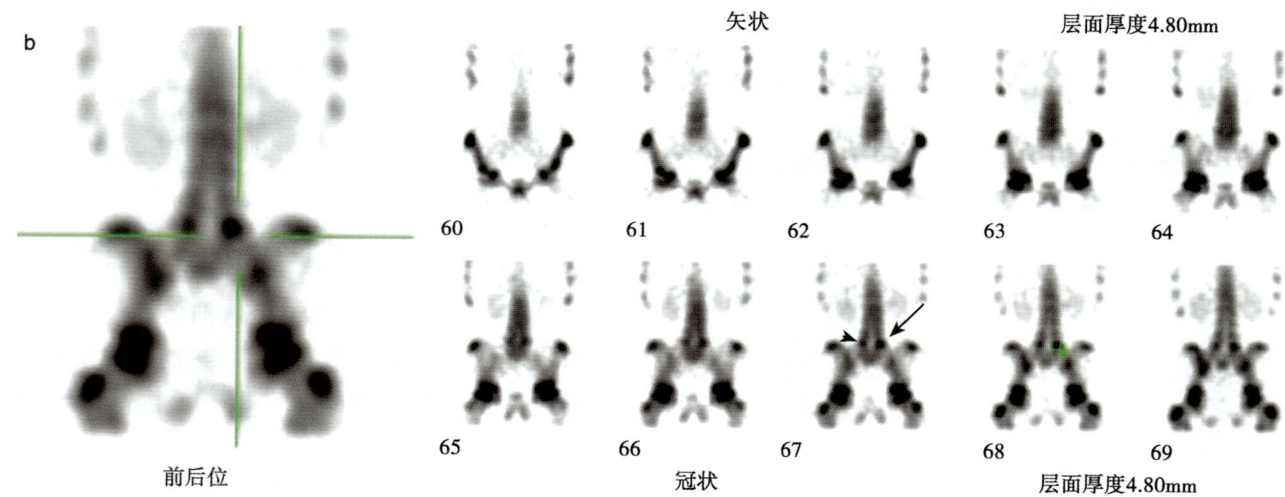

图3 平面骨核素成像（a）L5椎体左侧（箭示）可见微弱增加的核素摄取。（b）SPECT图像不仅左侧活性增加（长箭示），且右侧峡部活性增加（短箭示）并伴椎体滑脱

腱起止点病

运动医学中起止点病通常指肌腱起点、止点（骨附着点）的异常。若该病变为炎症，则可更准确地称为起止点炎。包括踝部强直性关节炎、足底筋膜炎及跟腱炎。起止点炎是体育运动中反复肌肉过度使用致使韧带或肌肉附着处的病变。反复创伤的机械应力导致肌腱单元在骨膜界面上的微小撕裂伤，累及Sharpey纤维，产生由于骨代谢加速导致的骨膜、骨皮质反应，可通过核素显像技术进行检测。损伤急性期X线检查常无明显发现，但骨扫描则可快速证实在筋膜-肌腱或韧带附着点处与局部血流增加有关的异常。

足底筋膜炎是导致足跟疼痛的常见起止点病，通常平片对诊断无帮助，仅可排除其他病变。即使有骨刺，也无特异性，因为在正常人群中也可出现骨刺。而骨核素显像及MRI可有助于该病诊断，其中

第一章 核素成像在运动伤的应用

MRI 检查可提供更多关于足底筋膜厚度、足底腱膜炎症、隐性骨髓水肿及筋膜撕裂伤等细节[24,34]。SPECT/CT 可提供代谢活性改变及解剖结构等细节。

X 线检查阴性的创伤

对于运动所致的创伤后疼痛患者,若考虑疼痛为骨质源性,当 X 线平片检查无阳性发现时,核素成像可更敏感地检测早期病变。最常见的隐性骨折位于胫骨近端、股骨远端、距骨颈部、舟骨、跟骨前突及距骨外侧突,后者又称"滑雪板骨折"。骨放射性核素成像已成功应用于在治疗开始前提供更为客观的骨折证据的情况。当 X 线平片不能判断骨折的时间时,三期骨核素成像可清楚地区分新骨折与愈合的骨折。因为数小时内骨折部位即有核素聚集[45]。

超过 6%的踝部扭伤合并距骨的骨软骨骨折,最常见于距骨穹隆的后内侧面[59]。最近有研究比较平片及骨扫描的诊断效力,结果显示:在 122 位患者中,距骨骨折的平片检查漏诊率高达 33%,而骨扫描的敏感度高达 94%,是良好的临床筛选检查[72]。

骨扫描的威力有赖其优良的骨质病变检出敏感度及早期诊断能力[55],其阴性预测值(检查结果阴性而排除患病可能性)非常高[28,39,55]。骨扫描早期的缺陷是不能提供骨质信息,但随着整合相机(如 SPECT/CT)的到来,使骨扫描可进行精确的显示损伤位置和特点。虽然某些患者随访时可能需要更高的骨性结构分辨率。

腕舟骨骨折是最常见的腕骨骨折,有文献报道在临床可疑骨折患者中,舟骨骨折发生率小于 50% [16,19,33,57,66]。其早期诊断还依靠高质量的 X 线检查,其诊断敏感度达 59%~79%[63-65,67-71]。而 X 线检查阴性的患者中约 18.7% 为舟骨骨折;5% 舟骨挫伤;13% 桡骨骨折;7% 合并其他骨损伤[8](图4)。舟状骨骨折如果不及时治疗,可能会变成骨不连、缺血性坏死和骨关节炎。目前,骨核素扫描被当成检测隐匿性舟状骨骨折的金标准,因为它的敏感率几乎达到 100%[4,70,71],并有一定的特异性。有研究发现,怀疑舟状骨骨折而 X 光片正常的患者,45% 的核素显像有异常的吸收,27.4% 经 CT 检查确定骨折[26]。

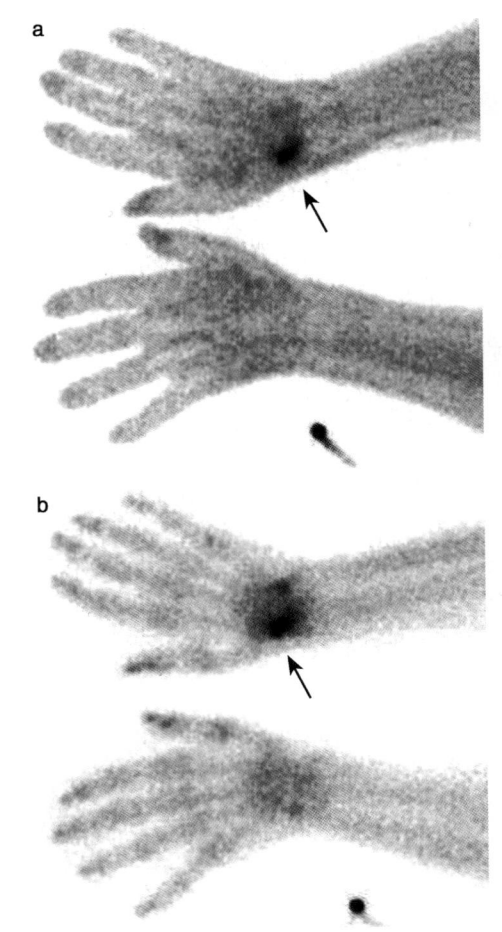

图4 新近腕部损伤患者的 X 线显示正常。(a,b) 骨扫描是局部充血,延迟扫描提示摄取增多,符合隐性骨折(箭头)

髌骨软化症(CP)

髌股关节疼痛不适是最常见的主诉之一,主要是由于髌骨后方的刺激所致[6]。髌骨后方由一层软骨覆盖,当膝关节弯曲时可在股骨表面上无阻碍地滑动。然而,有些人的髌骨会和膝关节一侧相摩擦,刺激软骨面,进而导致膝部疼痛,这又被称为"跑步者膝",这种情况多见于年轻的,其他部位都正常的运动员。而后髌骨后方软骨开始退行性改变,包括局限性骨质暴露、软骨下骨赘及囊性改变。

骨核素成像已用于髌股关节病变[20,22,35]及 CP 的检查[10],但各部位检查的敏感度不同。然而由于髌骨前后方和股骨的代谢活性标记相互重叠,平面骨核素成像很难发现髌股关节异常。诊断不确定性高,但小孔核素成像有更佳的解剖分辨率,可提高其诊断准确度[2,17]。在 Bahk[3]等人进行的一项研究中,平面骨扫描中髌骨后正中关节面可见到点状示踪剂摄取增加,这是老年 CP 患者的特点。当膝部无其他伴随体征时,该征象可作为 CP 的确诊征象。在 Kohn 的一项试验中,100 位有 CP 临床表现的运动医学患者进行了骨核素成像检查[35]。50 位患者接受关节镜手术,另 50 位患者采取保守治疗,关节镜下软骨损伤级别与术前核素检查结果密切相关。

反射性交感神经失营养症

反射性交感神经失营养症(RSD)又称复合性局部疼痛综合征(CRPS)或骨痛退化症,是机体对于外来刺激的反应,目前具体机制尚不明确。主要症状包括疼痛、压痛、肿胀、运动功能受限及血管舒缩功能异常,这种改变是非解剖性的,与刺激事件或期待的愈合反应不成比例[36]。

平片检查仅有 60% 的敏感度,无特异性;当平片检查结果为阳性时,也仅显示骨质疏松,偶尔也可显示软组织肿胀或弥漫性软组织萎缩。骨量减少特点没有确诊意义,可能是废用的结果[37]。

放射性核素骨成像是唯一被广泛接受的针对 RSD 的影像检查技术,可提供上、下肢(主要为手和足)的客观的且相对特异的 RSD 诊断[41]。

对于手足的局限性 RSD,即使损伤位于肢体远端,核素血管造影成像的诊断标志为整个肢体弥漫增加的灌注,包括前臂远端或小腿,有时可达肩部或髋部水平。血池像弥漫增加提示灌注血流弥漫增加(图 5)。近 40% 患者的 RNA 检查提示异常,而近 50% 患者的血池像异常,大多数病程尚在临床 I 期或 II 期。延迟显像显示波及整个腕部、踝部、手部、足部的放射物浓聚,偶尔累及邻近关节区域、肩部、臂部、髋部及大腿。手部、足部近端的活动度较远端好,但放射物摄取的量与临床症状严重程度并无关联性。放射物的定量可能有帮助,但并未常规应用。对于手和足外科医生将各种持续的交感神经性疼痛称为 RSD,其延迟骨显像的敏感度达 100%。

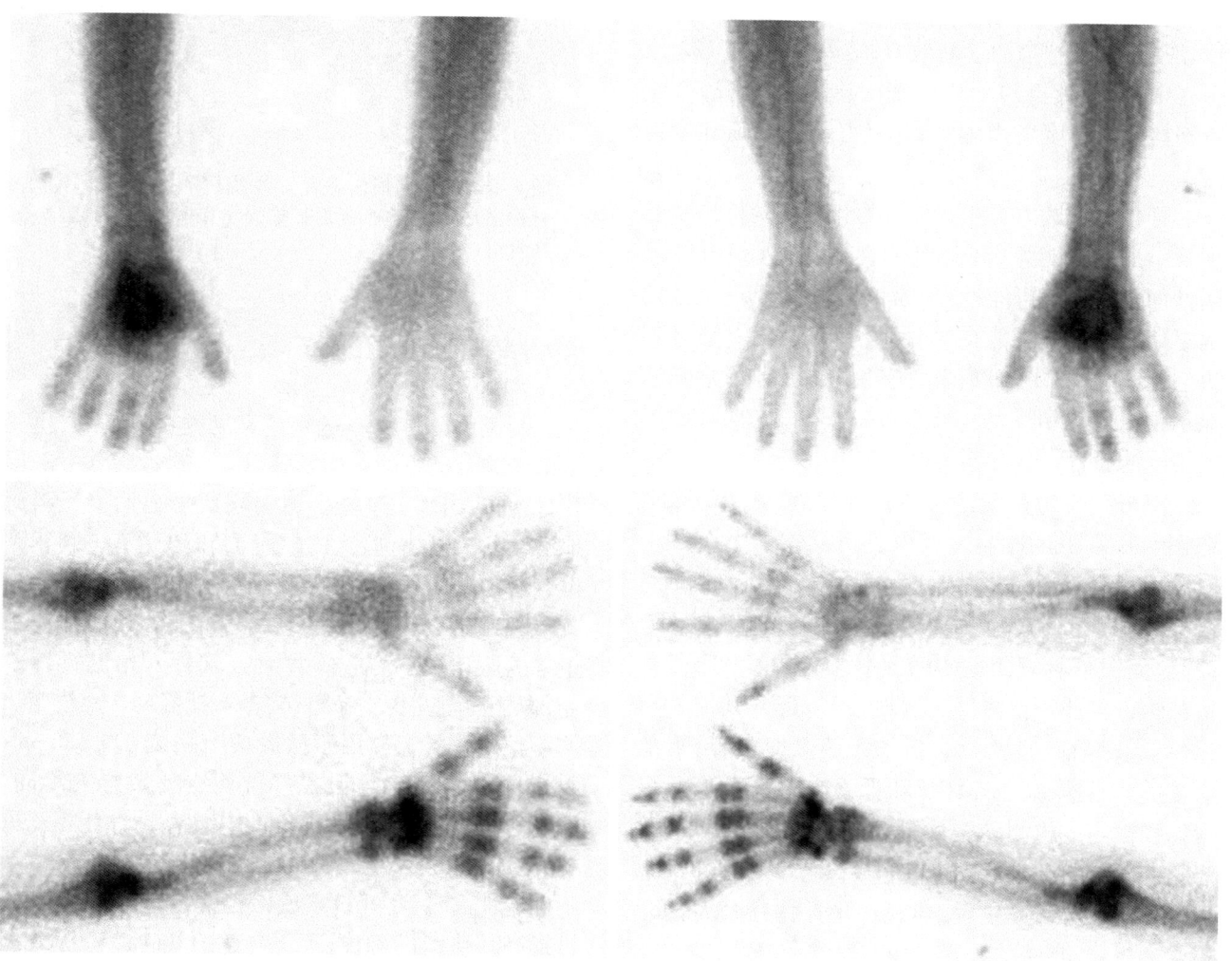

图 5 患有 RSD 的患者的右前臂骨扫描示放射物聚集增加,且邻近关节区域摄取增加

结论

骨核素成像可用于诊断和检测运动损伤。对于骨骼代谢改变的高度敏感性及快捷性使得医师可以在病变尚未引起结构性改变之前进行诊断。另外，骨扫描提供的信息，可作为常规 X 线、CT、MRI 等解剖类成像检查的补充。现在，SPECT/CT 等整合检查技术对平面成像中模糊的损伤进行精确定位及识别。当然，了解患者病史最助于鉴别诊断。

参考文献

1. Anderson, K., Sarwark, J., Conway, J., et al.: Quantitative assessment with SPECT imaging of stress injuries of the pars interarticularis and response to bracing. J. Pediatr. Orthop. **20**, 28–33 (2000)
2. Bahk, Y.W., Kim, O.H., Chung, K.: Pinhole collimator scintigraphy in differential diagnosis of metastasis, fracture, and infections of the spine. J. Nucl. Med. **28**, 447–451 (1987)
3. Bahk, Y.W., Kim, O.H., Chung, K.: Pinhole scintigraphic sign of chondromalacia patellae in older subjects: a prospective assessment with differential diagnosis. J. Nucl. Med. **35**, 855–862 (1994)
4. Bayer, L.R., Widding, A., Diemer, H.: Fifteen minutes bone scintigraphy in patients with clinically suspected scaphoid fracture and normal x-rays. Injury **31**, 243–248 (2000)
5. Bellah, R., Summerville, D., Treves, S., Micheli, L.: Low-back pain in adolescent athletes: detection of stress injury to the pars interarticularis with SPECT. Musculoskelet. Radiol. **180**, 509–512 (1991)
6. Bentley, G., Dowd, G.: Current concepts of chondromalacia patella. Clin. Orthop. **189**, 209–228 (1984)
7. Brenner, D., Hall, E.: Computed tomography – an increasing source of radiation exposure. N. Engl. J. Med. **357**, 2277–2284 (2007)
8. Blum, A., Sauer, B., Detreille, R., et al.: The diagnosis of recent scaphoid fractures: review of the literature. J. Radiol. **88**, 741–759 (2007)
9. Boden, B.P., Osbahr, D.C.: High-risk stress fractures: evaluation and treatment. J. Am. Acad. Orthop. Surg. **8**, 344–353 (2000)
10. Butler-Manuel, P.A., Guy, R.L., Heatley, F.W., et al.: Scintigraphy in the assessment of anterior knee pain. Acta Orthop. Scand. **61**, 438–442 (1990)
11. Campbell, R., Grainger, A., Hide, I., et al.: Juvenile spondylolysis: a comparative analysis of CT, SPECT, and MRI. Skeletal Radiol. **34**, 63–73 (2005)
12. Collier, B., Johnson, R., Carrera, G., et al.: Painful spondylolysis or spondylolisthesis studied by radiography and singlephoton-emission computed tomography. Radiology **154**, 207–211 (1985)
13. Congeni, J., McCulloch, J., Swanson, K.: Lumbar spondylolysis: a study of natural progression in athletes. Am. J. Sports Med. **25**, 248–253 (1997)
14. Cook, G.J., Fogelman, I.: Skeletal metastases from breast cancer: imaging with nuclear medicine. Semin. Nucl. Med. **29**, 69–79 (1999)
15. Cook, G.J., Fogelman, I.: The role of nuclear medicine in monitoring treatment in skeletal malignancy. Semin. Nucl. Med. **31**, 206–211 (2001)
16. DaCruz, D.J., Bodiwala, G.G., Finlay, D.B.: The suspected fracture of the scaphoid: a rational approach to diagnosis. Injury **19**, 149–152 (1988)
17. Danigelis, J.A., Fisher, R.I., Ozonoff, M.B., et al.: Technetium-99 m-poly-phosphate bone imaging in Legg-Perthes disease. Radiology **115**, 407–413 (1975)
18. Demeyere, A., Vanhoenacker, M.F.: Overuse bone trauma and stress fractures. In: Vanhoenacker, F.M., Maas, M., Gielen, J.L. (eds.) Imaging of Orthopedic Sports Injuries, pp. 85–102. Springer, Berlin (2007)
19. Duncan, D.S., Thurston, A.J.: Clinical fracture of the carpal scaphoid – an illusionary diagnosis. J. Hand Surg. **10**, 375–376 (1985)
20. Dye, S.F., Boll, D.A.: Radionuclide imaging of the patellofemoral joint in young adults with anterior knee pain. Orthop. Clin. North Am. **17**, 249–262 (1986)
21. Even-Sapir, E., Metser, U., Mishani, E., et al.: The detection of bone metastasis in patients with high-risk prostate cancer: 99mTc-MDP planar bone scintigraphy, single- and multi-field-of-view SPECT, 18 F-Fluoride PET, and 18 F-Fluoride PET/CT. J. Nucl. Med. **47**, 287–297 (2006)
22. Fogelman, I., McKillop, J.H., Gray, H.W.: The 'hot patella' sign: is it of any clinical significance? J. Nucl. Med. **24**, 312–315 (1983)
23. Gnanasegaran, G., Cook, G.J., Adamson, K., et al.: Patterns, variants, artifacts and pitfalls in conventional radionuclide bone imaging and SPECT/CT. Semin. Nucl. Med. **39**, 380–395 (2010)
24. Grasel, R.P., Schweitzer, M.E., Kovalovich, A.M., et al.: MR imaging of plantar fasciitis: edema, tears, and occult marrow abnormalities correlated with outcome. AJR Am. J. Roentgenol. **173**, 699–701 (1999)
25. Groves, A.M., Cheow, H.K., Balan, K.K., et al.: 16-Detector multislice CT in the detection of stress fractures: a comparison with skeletal scintigraphy. Clin. Radiol. **60**, 1100–1105 (2005)
26. Groves, A.M., Cheow, H., Balan, K., et al.: 16-MDCT in the detection of occult wrist fractures: a comparison with AJR skeletalscintigraphy. Am. J. Roentgenol. **184**, 1470–1474 (2005)
27. Han, L.J., Au-Yong, T.K., Tong, W.C.M., et al.: Comparison of bone SPECT and planar imaging in the detection of vertebral metastases in patients with back pain. Eur. J. Nucl. Med. **25**, 635–638 (1998)
28. Harmon, K.G.: Lower extremity stress fractures. Clin. J. Sports Med. **13**, 358–364 (2003)
29. Harvey, C., Richenberg, J., Saifuddin, A., et al.: Pictoral review: the radiological investigation of lumbar spondylolysis. Clin. Radiol. **53**, 723–728 (1998)
30. Holder, L.E., Michael, R.H.: The specific scintigraphic pattern of "shin splints in the lower leg:" concise communication. J. Nucl. Med. **25**, 865–869 (1984)
31. Holder, L.E., Cole, L.A., Myerson, M.S.: Reflex sympathetic dystrophy in the foot: clinical and scintigraphic criteria. Radiology **184**, 531–535 (1992)
32. Hodler, J., Steinert, H., Zanetti, M., et al.: Radiographically negative stress related bone injury. MR imaging versus two-phase bone scintigraphy. Acta Radiol. **39**, 416–420 (1998)
33. Jacobsen, S., Hassani, G., Hansen, D., et al.: Suspected scaphoid fractures. Can we avoid overkill? Acta Orthop. Belg. **61**, 74–78 (1995)
34. Joong, M.A., El-Khoury, G.Y.: Radiologic evaluation of chronic foot pain. Am. Fam. Physician **76**, 975–983 (2007)
35. Kohn, H.S., Guten, G.N., Collier, B.D., et al.: Chondromalacia of the patella: bone imaging correlated with arthroscopic findings. Clin. Nucl. Med. **13**, 96–98 (1988)
36. Koman, L.A., Smith, B.P., Ekman, E.F., et al.: Complex regional pain syndrome. Instr. Course Lect. **54**, 11–20 (2005)
37. Kozin, F., Soin, J.S., Ryan, L.M., et al.: Bone scintigraphy in the reflex sympathetic dystrophy syndrome. Radiology **138**, 437–443 (1981)
38. Lieberman, C.M., Hemingway, D.L.: Scintigraphy of shin splints. Clin. Nucl. Med. **5**, 31–32 (1980)
39. Lim, M.R., Yoon, S.C., Green, D.W.: Symptomatic spondylolysis: diagnosis and treatment. Curr. Opin. Pediatr. **16**, 37–46 (2004)
40. Love, C., Din, A.S., Tomas, M.B., et al.: Radionuclide bone imaging: an illustrative review. Radiographics **23**, 341–358 (2003)
41. Mackinnon, S.E., Holder, L.E.: The use of three-phase radionuclide bone scanning in the diagnosis of reflex sympathetic dystrophy. J. Hand Surg. **9**, 556–563 (1984)
42. Martire, J.R.: The role of nuclear medicine bone scans in evaluating pain in athletic injuries. Clin. Sports Med. **6**, 713–736 (1987)
43. Masci, L., Pike, J., Malara, F., et al.: Use of the one legged hyperextension test and magnetic resonance imaging in the diagnosis of active spondylolysis. Br. J. Sports Med. **40**, 940–946 (2006)
44. Matheson, G.O., Clement, D.B., McKenzie, D.C., et al.: Stress fractures in athletes: a study of 320 cases. Am. J. Sports Med. **15**, 46–58 (1987)
45. Matin, P.: The appearance of bone scans following fractures includ-

ing immediate and long term studies. J. Nucl. Med. **20**, 1227–1231 (1979)
46. Matin, P.: Bone scintigraphy in the diagnosis and management of traumatic injury. Semin. Nucl. Med. **13**, 104–122 (1983)
47. Matin, P.: Basic principles of nuclear medicine techniques for detection and evaluation of trauma and sports medicine injuries. Semin. Nucl. Med. **18**, 90–112 (1988)
48. Minoves, M.: The bone scan in the diagnosis and assessment of sports related injuries. Rev. Esp. Med. Nucl. **20**, 132–152 (2001)
49. Minoves, M.: Bone and joint sports injuries: the role of bone scintigraphy. Nucl. Med. Commun. **24**, 3–10 (2003)
50. Morita, T., Ikata, T., Katoh, S., et al.: Lumbar spondylolysis in children and adolescents. J. Bone Joint Surg. **77**, 620–625 (1995)
51. Murray, I.P.C.: Bone scintigraphy in trauma. In: Murray, I.P.C., Ell, P.J. (eds.) Nuclear Medicine in Clinical Diagnosis and Treatment, pp. 1013–1033. Churchill-Livingstone, Edinburgh (1994)
52. O'Sullivan, J.M., Cook, G.J.: A review of the efficacy of bone scanning in prostate and breast cancer. Q. J. Nucl. Med. **46**, 152–159 (2002)
53. Prather, J.L., Nusynowitz, M.L., Snowdy, H.A., et al.: Scintigraphic findings in stress fractures. J. Bone Joint Surg. Am. **59**, 869–874 (1977)
54. Ryan, P.J., Fogelman, I.: The role of nuclear medicine in orthopedics. Nucl. Med. Commun. **15**, 341–360 (1994)
55. Sanderlin, B.W., Raspa, R.F.: Common stress fractures. Am. Fam. Physician **68**, 1527–1532 (2003)
56. Sarikaya, I., Sarikaya, A., Holder, L.: The role of single photon emission computed tomography in bone imaging. Semin. Nucl. Med. **31**, 3–16 (2001)
57. Saxena, P., McDonald, R., Gull, S., et al.: Diagnostic scanning for suspected scaphoid fractures: an economic evaluation based on cost-minimisation models. Injury **34**, 503–511 (2003)
58. Schillaci, O., Danieli, R., Manni, C., et al.: Is SPECT/CT with a hybrid camera useful to improve scintigraphic imaging interpretation? Nucl. Med. Commun. **25**, 705–710 (2004)
59. Shea, M.P., Manoli, A.: Osteochondral lesions of the talar dome. Foot Ankle **14**, 48–55 (1993)
60. Standaert, C., Herring, S.: Spondylolysis: a critical review. Br. J. Sports Med. **34**, 415–422 (2000)
61. Standaert, C., Herring, S.: Expert opinion and controversies in sports and musculoskeletal medicine: the diagnosis and treatment of spondylolysis in adolescent athletes. Arch. Phys. Med. Rehabil. **88**, 537–540 (2007)
62. Strobel, K., Burger, C., Seifert, B., et al.: Characterization of focal bone lesions in the axial skeleton: performance of planar bone scintigraphy compared with SPECT and SPECT fused with CT. AJR Am. J. Roentgenol. **188**, 467–474 (2007)
63. Tiel-van Buul, M.M., van Beek, E.J.: Value of MR imaging in the detection of occult scaphoid fractures. Radiology **206**, 291–292 (1998)
64. Tiel-van Buul, M.M., van Beek, E.J., Broekhuizen, A.H., et al.: Diagnosing scaphoid fractures: radiographs cannot be used as a gold standard! Injury **23**, 77–79 (1992)
65. Tiel-van Buul, M.M., van Beek, E.J., Broekhuizen, A.H., Bakker, A.J., et al.: Radiography and scintigraphy of suspected scaphoid fracture. A long-term study in 160 patients. J. Bone Joint Surg. **75**, 61–65 (1993)
66. Tiel-van Buul, M.M., van Beek, E.J., Borm, J.J., et al.: The value of radiographs and bone scintigraphy in suspected scaphoid fracture. A statistical analysis. J. Hand Surg. **18**, 403–406 (1993)
67. Tiel-van Buul, M.M., Broekhuizen, T.H., van Beek, E.J., et al.: Diagnosis of scaphoid fractures: the role of nuclear medicine. J. Nucl. Med. **36**, 1725–1726 (1995)
68. Tiel-van Buul, M.M., Broekhuizen, T.H., van Beek, J.R.: Clinical features of scaphoid fracture. J. Hand Surg. **20**, 565 (1995)
69. Tiel-van Buul, M.M., Roolker, W., Verbeeten, B.W., et al.: Magnetic resonance imaging versus bone scintigraphy in suspected scaphoid fracture. Eur. J. Nucl. Med. **23**, 971–975 (1996)
70. Tiel-van Buul, M.M., Roolker, W., Broekhuizen, A.H., et al.: The diagnostic management of suspected scaphoid fracture. Injury **28**, 1–8 (1997)
71. Temple, C.L.F., Ross, D.C., Bennett, J.D., et al.: Comparison of sagittal computed tomography and plain film radiography in a scaphoid fracture model. J. Hand Surg. **30**, 534–542 (2005)
72. Urman, M., Ammann, W., Sisler, J., et al.: The role of bone scintigraphy in the evaluation of talar dome fractures. J. Nucl. Med. **32**, 2241–2244 (1991)
73. Zwas, S.T., Frank, G.: The role of bone scintigraphy in stress and overuse injuries. In: Freeman, L.M. (ed.) Nuclear Medicine Annual, pp. 109–141. Lippincott-Raven, Philadelphia (1989)

第二章 运动伤研究的分析方法

Turhan Menteş and Mutlu Hayran

康斌 译

内容

因变量/自变量	1016
测量标准	1016
相依样本/独立样本	1017
样本数(数据组)	1017
相关、差异及预测	1017
合适的研究样本数目	1019
数据描述及效应量	1019
统计分析报告的标准	1020
参考文献	1020

医学文章提供的信息主要是根据相应研究的统计学分析的讨论及研究结果。因此,错误的统计学分析会得出错误的结论,传播错误的信息,进而导致循证医学实践的失误。从数据管理到统计分析报告,各个阶段的错误都会影响数据的质量,并最终会削弱研究的可信性。只有保证数据的质量,相应的统计分析及其结论才能有效。

已有的医学研究分组方法同样适用于运动损伤研究[6]。然而,最主要的区别是存在干预:不管纳入者是否接受某种形式的医学干预(药物、食物、锻炼及康复训练等),都纳入该项研究中。观察性研究及干预性研究需进一步分为特定类型。表1显示主要研究类型的一种简单分类方法。

选择合适的设计方式对于收集反映事实的最佳信息非常重要。研究类型的独立性,合理的统计分析是从观察指标得出正确推断所必需的[7-8,10]。

在决定该研究中采用的统计方法之前,需先回答下面4组问题:(a)哪些变量是因变量,哪些变量是自变量?变异范围有多大?(b)若为数值变量,是否正态分布?测量方法是否相关?(c)设计中包含多少个研究或测量?(d)若设计中只有一组变量,那测量指标是组间差异还是事件间相关性?

下面阐述在这四组问题中的一些重要概念。

表1 主要医学研究类型的分类

观察性研究
分析性
• 横断面研究
• 病例对照
• 队列研究
描述性/方法论
干预性/试验性研究
随机对照研究
非随机临床研究

T. Menteş (✉)
Faculty of Science, Department of Statistics, Hacettepe University, Beytepe, Ankara 06800, Turkey
e-mail: mentes@hacettepe.edu.tr

M. Hayran
Faculty of Medicine Research Office,
Hacettepe University, Sıhhıye, 06100 Ankara, Turkey
e-mail: mhayran@hacettepe.edu.tr

因变量/自变量

变量是指研究中从每一受试者获得的在相应数据组中的信息,因变量是统计分析的主要目标数值,是由于组间差异或其他变量的变化而导致的情况或事件。自变量是导致主要被研究变量发生变化的情况或事件。从因果关系考虑时,自变量是原因,而因变量是结果。自变量使因变量产生不同效果,而因变量表现出不同效果的数值。例如,在一项观察多种练习方式对于关节疼痛的影响分析中,练习方式是自变量,疼痛为因变量。

自变量可以是:(a)研究者全程控制的干预变量,检测干预对结果的影响(如理疗和不理疗的影响),(b)研究中不能控制只能仅能测量的变量,效果能评价(如过去的10年中某运动员使用的护具的种类);或(c)可能是控制变量,但控制变量的效果不是主要目的,但由于其能改变主要变量的观察效果,故而仍然重要(如运动员既往臂部损伤及经验对使用两种不同弓的表现的影响)。在这种情况下,这些变量(臂部损伤、经验)也可视为自变量,与主要变量一起,用多元统计方法评估多个自变量的影响。

测量标准

所有变量都用多种标准来划分。两大主要类型为分类型数据及数值型数据。分类型数据再分为名义和有序两种[30]。

名义变量:名义变量指带有定性信息的分类变量。该值不按大小分类,不适用算术计算。例如,一项研究提示某一受伤运动员受伤原因有如下5类,则"受伤原因"变量即是一个名义标准:1-摔倒或滑倒,2-切割伤/穿刺伤或刮擦伤,3-撞击到某一物体或人,4-突发或不灵活的动作,5-其他。从1至5对相应数据编码分类,但这些数字不能用于数学计算。同样的,代表"切割伤/穿刺伤或刮擦伤"的编码2并不意味着值比代表"摔倒或滑到"的编码1更大或高级。

有序变量:有序变量拥有可测量顺序,但相应等级间的距离并不适用于减法、比值等数学计算。例如,使用变量代表损伤程度,并按照数字标准分为4类:1-轻度、2-中度、3-重度和4-极重度。在这一范例中,符号1代表损伤较符号2代表的损伤轻。然而,符号2、符号1代表的损伤之间的差别并不等于符号3、符号2之间的差别。同样,具有符号2代表损伤(中度损伤)的运动员并不等于具有符号1损伤(轻度损伤)运动员的2倍。

两分变量既是有序变量也是名义变量,它仅有两类(如运动训练水平:0-业余型,1-专业型;或性别:1-男性,2-女性)。

数值变量:若变量值不是由定义来定性的,而是由测量数字来定量的,在测得的数值变量范围内,次序和数值都对数值变量有意义。例如用1~100的视觉评分法(VAS)测量疼痛,数字20所代表的变量相应地比数字15代表的变量值大。这两者之间的疼痛差异等于30及25之间的疼痛之差,因为都代表疼痛值改变5个单位。

数值变量可进一步分为区间变量及比值变量。这些区别并不总是改变统计分析的方法,但对于那些必须在统计分析之前确定下来的某些计算或转换非常重要。区间变量的数字间不能取得比值,不能进行直接的乘除运算。这些变量并无真正的0值,例如体温的0值是根据使用的单位而定义的。华氏0度及摄氏0度对应着不同的数值。这些类型的变量适用于应用差异而非比值的分析。而比值尺度变量有真实0值。如长度(给定时间内行走的距离),细胞数(体液中红细胞的数量),调查评分(如运动焦虑评分)或表现得分(如股四头肌肌力指数)等都能得到真实0值。对于这些变量可应用比值来进行对比。

数字变量间的另一个区别是离散数值或连续数值。如果一个数字变量,如"完成俯卧撑的数量"不能取得一组实数中的每个数值,而只能取某些整数,则这一变量即为离散变量。而连续变量,如年龄、血压可以为任意实数。

正态分布:根据获取数值的分布情况,将数值变量分为正态分布及非正态分布。可用形式分析方法判断某一变量是否为正态分布。总体说来,一组数字的数值中,若最常出现的数值与该组的平均值接近,数值减少的频率形式相似,按照钟形曲线偏离平均值,且对于绝大多数数值(约95%)来说,各数值与群组平均值之间的差值小于2倍标准差,则该变量可被视为正态分布。例如,记录50名运动员步行10m的速度,平均速度为1.5m/s,标准差为0.2m/s。若绝大多数数值接近1.5m/s;小于1.3m/s的数值(行走速度比群组平均值慢0.2m/s)所占的比例与大于1.7m/s的数值(行走速度比群组平均值快0.2m/s)所占的比例近似;与群组速度平均值相比,行走速度快的运动员及行走速度慢的运动员占总人数的比例相似。而且如果约47人(约95%)的行走速度在 1.1m/s 至 1.9m/s 之间（群组标准差 2 倍之间），则该变量更符合正态分布，统计学家即可使用专用的参数统计方法来分析该变量。对于非正态分布可应用非参数统计方法来分析。图 1 显示正态分布及非正态分布的直方图（直方条代表群组数值的频率数）。

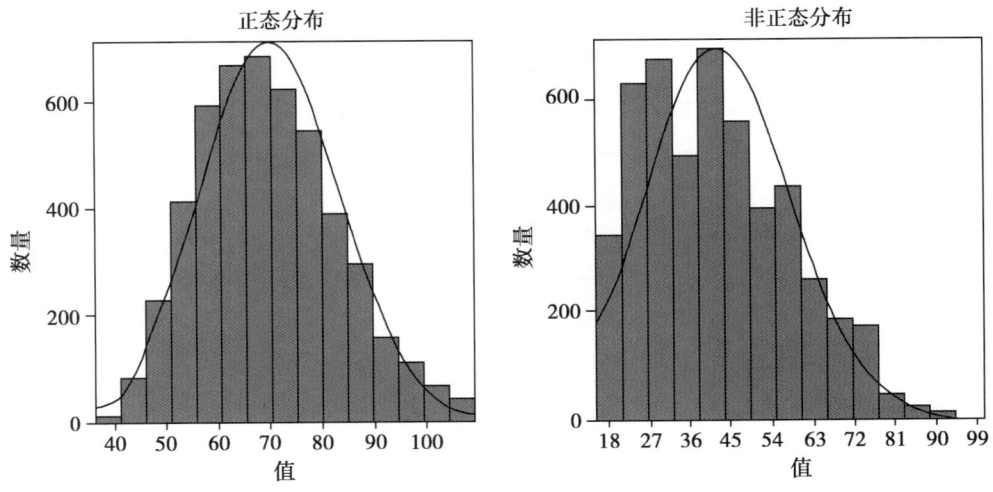

图 1　正态分布及非正态分布的直方示例图

正态分布还有其他特征，例如正态分布中平均数、中位数（当所有数值按顺序排列的中间数值）、众数（出现次数最多的数值）相互接近。标准差与均数的比值即变异系数（CV）小于 30%（例如上例中 CV 为 $0.2/1.5 \times 100 = 13.3\%$）。检测变量是否满足正态分布可应用正规统计检验方法来判断（如 Kolmogorov-Smirnov test, Shapiro-Wilks test 等）。

相依样本/独立样本

相依（相关）或独立（不相关）样本及因变量或自变量都是重要的统计概念，需相互区别。当考虑两个或更多数据组（样本）是否相依时，必须考虑同一个体是否向多个数据组提供数据。如假设按照性别变量分组，观察跳远距离指标即分为两个数据集：一者来自女性组，另一者来自男性组。该例中，个体依据性别分别向男性组及女性组提供数据。单个个体跳远距离不会同时出现在两个数据集中，故而由性别划分的这些组间测量相互独立。因此，若比较男性、女性之间的跳远距离，应该应用针对独立样本（非相关群组）的统计方法。

让我们来看另外一个研究，该研究比较运动前后的乳酸水平差异，在运动前后分别测量乳酸值。每一个体分别向运动前、运动后的两个数据集提供数据，因此这两个数据集为相关数据集。所以统计分析时应选择相关样本的统计方法。

样本数（数据组）

另一个影响统计方法选择的因素是研究中的数据组数目。例如在研究某一营养添加剂安全性及最佳剂量的 II 期干预性研究中，样本组数为 1。另一方面，若比较两种不同添加剂的效能，则样本组数为 2。若一项研究为观察某一职业运动队在竞技训练后尿液比重改变情况，分别在运动后的 4 个时间（运动后 0,1,2,4 小时）取尿样送检。研究组只有 1 组，即运动队的所有成员组成。但依据采样的时间（0,1,2,4 小时）样本组数应为 4 组。

相关、差异及预测

统计分析常有不同的目的，比如确定不同组别间的统计学差异性（相关或非相关），了解不同测量方法及事件间的相关或联系，或观察某易于测量或早期测量的替代值来预测某事件。研究的目的决定了需要选择的方法[18]，例如，观察一组运动员的肝酶水平与劳累程度关联性的研究即为相关性研究的实例。而通过研究运动员年龄、性别、腿长及 3000m 比赛表现来估计其完成马拉松比赛的时间即为预测性研究的实例。

图 2 ~ 图 4 即为选择常用统计方法的流程图，该流程考虑了因变量的测量标准，测量值或群组间的相依（相关性），样本量及自变量的数量[12,13,15-17,21-23,27,28,31]。

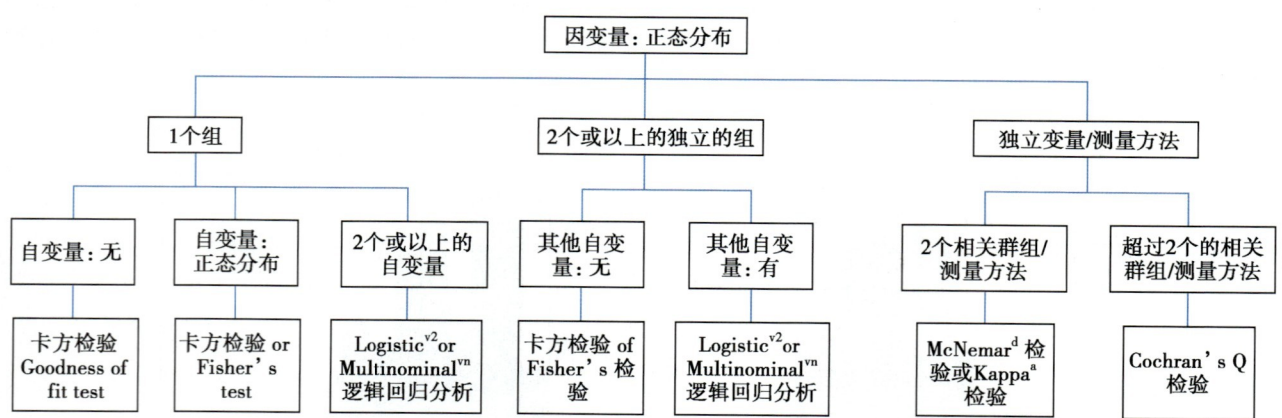

图2 当因变量符合正态分布时的统计方法（d：当研究各测量方法间差异性时；a：当研究各测量方法的相关性时；s2：因变量有2个群组；sc：因变量有2个以上群组）

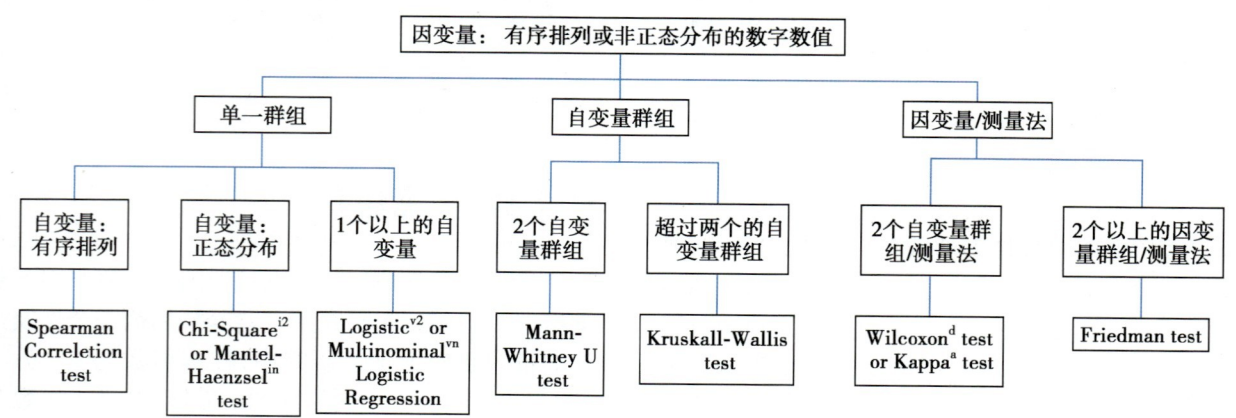

图3 当因变量为有序变量或非正态分布时的分析方法（d：当比较测量方法间的差异时；a：当研究测量法间相关性时；v2：因变量有两个群组；vn：因变量有2个以上群组；i2：自变量有2个群组；in：自变量有2个以上群组）

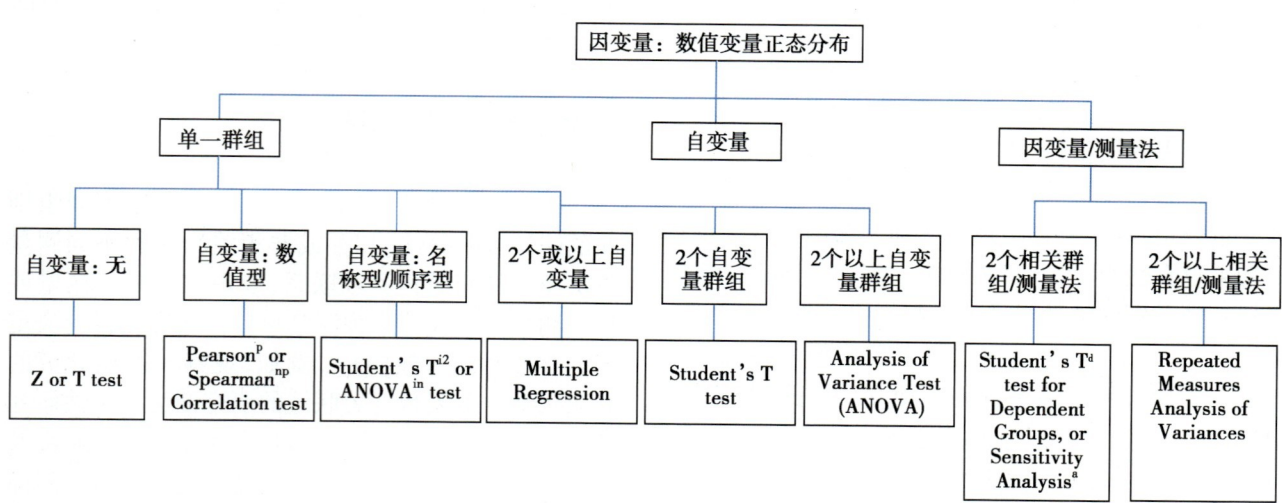

图4 当因变量为数值变量呈正态分布时应用的分析方法（d：当比较测量法之间的差异时；a：当评价测量法之间相关性时；i2：自变量含有2个群组时；ic：自变量有超过2个群组时；p：自变量满足参数检验的假设；np：自变量不满足参数检验的假设）

第二章 运动伤研究的分析方法

合适的研究样本数目

作为研究者,我们不能将所有满足条件的个体纳入试验中。我们通常只能从群体中选择一个样本,应用样本来代表总体群体的特性。合适的研究设计必须增加这种样本的代表性。我们希望读者能够从混杂的群体中选择更多的个体来组成更有代表性的样本。标准差代表群体中数据的差异程度,可应用于样本大小的计算。另一个影响样本大小的因素是精度,即研究试图测量的最小改变或差异。研究设计的精度越高,需要的样本量越大。

准确地估计样本大小之前需要了解两种统计误差。又分别称为Ⅰ类、Ⅱ类错误或α、β错误。它们体现了研究的结果真实反映事件的准确程度。Ⅰ类错误指研究得出的结果(显著差异、相关等)在真实生活中不存在,而Ⅱ类错误指研究未能反映现实生活实际存在的情况(表2)。

表2 发生Ⅰ类及Ⅱ类错误的情况

研究结果		真实情况	
	发现的差异/相关性	存在差异/相关性	不存在差异/相关性
发现的差异/相关性		成功	1类错误
未发现差异/相关性		2类错误	成功

按照某一纳入标准而进行的研究无法将所有的符合标准的个体纳入研究之中,故无法完全避免Ⅰ类或Ⅱ类错误。但如果能将足够多的个体纳入研究之中,则发生上述错误的风险将大大降低。研究开始前,需先确定可接受的两类错误的水平,并在研究记录中予以记录。这一水平即为样本数量计算的基础。

数据描述及效应量

通常用P值报告统计学分析结果,它代表从研究样本得到的可能性(组间差异或事件相关性),有一点偶然性,不是样本中真实情况的反应。很多统计研究新手常认为统计的最终目标就是获得P值。然而,应用描述性统计方法(表3列举常用的描述统计方法)体现出量值信息的调查结果,以及从临床医师/基础研究者的角度评估研究的重要信息也同等重要[3,5]。这种量级被称为效应大小,可依据研究特征用多种形式表现出来。例如,一项比较两项不同的训练安全性的研究表明:方法A(以方法A训练每10 000人·小时有2人)较方法B(以方法B训练每10 000人·小时有3人)导致腹股沟区牵拉痛的可能性高。尽管P值小于常用的数值0.05,但研究者不能简单地说方法B比方法A风险性高并主张舍弃该法。该研究中效应值为每10 000人·小时训练差异为1人。P值仅说明确实存在差异,并未说明差别有意义[29]。研究者需结合临床来判断这种危险是否足以将方法B判定为不安全的训练方法。

表3 运动损伤研究及不同的描述性研究类型

变量类型	运动试验中变量的范例[1,2,4,9,14,19,24-26]	描述统计
名义型	存在危险因素、既往病史、使用设备的类型,损伤类型,预防方法的类型,康复方法的类型	比例位于95%的可信区间内
有序型	损伤的整体评估,患者正常功能/活动度的评估	比例位于95%的可信区间内
	患者/医师满意度评估,术后功能	中位数,中位数范围,四分位数间距
数值型-正态分布	VAS疼痛评分,恢复无痛、无障碍活动的时间,分段计时,生理功能评分,运动问卷调查	中位数,中位数范围,四分位数间距,平均值,标准差
数值型-非正态分布		

也就是说,若B方法较A方法提高了80%的跳远比赛表现,则最终推论为方法B仍是值得推荐的有效方法。因而统计分析的合理描述包括应用准确的图表来说明效应值,并使用可信区间进行估计。

常用的效应值为风险比值,指某一暴露下发生某一特定事件的风险,这些暴露可以为多种形式预期或未曾预期的效应(如药物、锻炼、食物、摔倒、滑倒、切割伤等)。在对照研究中,暴露与无暴露某条件时于发生某一事件的可能性之比即为相对危险度[11]。相当于队列研究中的相关风险。不同研究设计中计算风险比值的方法如表4所示。

确诊或排除某一疾病的医学检测的诊断指标可依据类5中的2×2方法进行计算[11]。

表 4 显示与某一暴露有关的事件发生的风险的 2×2 研究设计

	事件	无事件	总计
暴露	A	B	A+B
无暴露	C	D	C+D
总计	A+C	B+D	(A+B+C+D)

在病例对照研究设计中
病例组的暴露优势比＝A/C
对照组的暴露优势比＝B/D
比值比（OR）＝病例组的暴露优势比/对照组的暴露优势比＝（A/C）/（B/D）或，
OR＝（A×D）/（B×C）
在队列研究设计中（前瞻性/回顾性）
暴露组患病风险＝A/（A+B）
未暴露组患病风险＝C/（C+D）
相对危险度（RR）＝暴露组患病风险/未暴露组患病风险＝[A/（A+B）]/[C/（C+D）]

表 5 根据试验阳性率的 2×2 研究设计

	发病	未发病	总体
检测阳性	真阳性（TP）	假阳性（FP）	所有阳性检测数（TP+FP）
检测阴性	假阳性（FN）	真阴性（TN）	所有阴性检测数（FN+TN）
总体	所有患者（TP+FN）	所有健康个体（FP+TN）	所有个体（TP+FP+FN+TN）

患病率＝所有患者（TP+FN）/所有个体（TP+FP+FN+TN）×100
敏感性＝真阳性个体数（TP）/所有患者（TP+FN）×100
特异性＝真阴性个体数（TN）/所有健康个体（FP+TN）×100
阳性预测值＝真阳性个体数（TP）/所有阳性个体数（TP+FP）×100
阴性预测值＝真阴性个体数（TN）/所有阴性个体数（TN+FN）×100
精度＝（真阳性个体数+真阴性个体数）（TP+TN）/所有个体（TP+FP+FN+TN）×100

统计分析报告的标准

研究分析报告的标准已由多个国家联合的研究机构共同制定，并命名为 CONSORT（Consolidated Standards of Reporting Trials）。该联合机构规定了文章中分析报告的最低要求[20]。这些要求包括使用流程图描述患者流动情况，呈现可信区间效应值，描述应用于分析主要研究点所用的统计方法，描述可能有的分析亚组的分析方法，以及可用于统计校正的变量及方法。在前瞻性临床研究中，意向性分析（分析纳入的每个个体）、协议分析（分析依从性好的个体）及安全性分析（报告副作用）的结果都需要报道。

参考文献

1. Al-Ani, A.N., Flodin, L., Söderqvist, A., et al.: Does rehabilitation matter in patients with femoral neck fracture and cognitive impairment? A prospective study of 246 patients. Arch. Phys. Med. Rehabil. **91**(1), 51–57 (2010)
2. Collard, D.C., Verhagen, E.A., Chinapaw, M.J., et al.: Effectiveness of a school-based physical activity injury prevention program: a cluster randomized controlled trial. Arch. Pediatr. Adolesc. Med. **164**(2), 145–150 (2010)
3. Cox, D.R.: Principles of Statistical Inference. Cambridge University Press, Cambridge (2006)
4. de Vos, R.J., Weir, A., van Schie, H.T., et al.: Platelet-rich plasma injection for chronic Achilles tendinopathy: a randomized controlled trial. JAMA **303**(2), 144–149 (2010)
5. Fisher, R.A.: The logic of inductive inference. J. R. Stat. Soc. A **98**, 39–54 (1935)
6. Fisher, R.A.: The Design of Experiments, 8th edn. Hafner Press, New York (1966)
7. Fleiss, J.L.: The Design and Analysis of Clinical Experiments. Wiley, New York (1986)
8. Friedman, L.M., Furberg, C.D., De Mets, D.L.: Fundamentals of Clinical Trials, 2nd edn. Mosby Year Book, St. Louis (1998)
9. Hartigan, E.H., Axe, M.J., Snyder-Mackler, L.: Time-line for noncopers to pass return-to-sports criteria after anterior cruciate ligament reconstruction. J. Orthop. Sports Phys. Ther. **40**(3), 141–154 (2010)
10. Heaney, R.P., Dougherty, C.J.: Research for Health Professionals: Design Analysis and Ethics. Iowa State University Press, Iowa (1988)
11. Hennekens, C.H., Buring, J.E.: Epidemiology in Medicine. Lippincott Williams and Wilkins, Philadelphia (1987)
12. Hollander, M., Wolfe, D.: Nonparametric Statistical Methods, 2nd edn. Wiley, New York (1999)
13. Kahn, H.A., Sempos, C.T.: Statistical Methods in Epidemiology. Oxford University Pres, New York (1989)
14. Knapik, J.J., Brosch, L.C., Venuto, M., et al.: Effect on injuries of assigning shoes based on foot shape in air force basic training. Am. J. Prev. Med. **38**(1S), 197–211 (2010)
15. Kruskal, W.H., Wallis, W.A.: Use of ranks in one criterion variance analysis. J. Am. Stat. Assoc. **47**, 583–621 (1952)
16. Mann, H.B., Whitney, D.R.: On a test of whether one of two random variables is stochastically larger than the other. Ann. Math. Stat. **18**, 50–56 (1947)
17. Mantel, N., Haenszel, W.: Statistical aspects of the analysis of data from retrospective studies of disease. J. Natl. Cancer Inst. **22**, 719–748 (1959)
18. Matthews, D.E., Farewell, V.T.: Using and Understanding Medical Statistics, 2nd edn. Karger AG, Basel (1988)
19. McLeod, T.C., Armstrong, T., Miller, M., et al.: Balance improvements in female high school basketball players after a 6-week neuromuscular-training program. J. Sports Rehabil. **18**(4), 465–481 (2009)
20. Moher, D., Schulz, K.F., Altman, D.G.: The CONSORT statement: revised recommendations for improving the quality of reports of parallel-group randomized trials. Ann. Intern. Med. **134**, 657–662 (2001)
21. Nelder, J.A., Wedderburn, R.W.M.: Generalized linear models. J. R. Stat. Soc. A **135**, 370–384 (1972)
22. Pearson, K.: On the criterion that a given system of deviations from the probable in the case of a correlated system of variables is such that it can be reasonably supposed to have arisen from random sampling. Philos. Mag. Ser. **5**(50), 157–175 (1900)
23. Pen, C.Y.J., So, T.S.H.: Logistic regression analysis and reporting: a primer. Underst. Stat. **1**(1), 31–70 (2002)
24. Petrella, R.J., Cogliano, A., Decaria, J., et al.: Management of tennis elbow with sodium hyaluronate periarticular injections. Sports Med. Arthrosc. Rehabil. Ther. Technol. **2**, 4 (2010)
25. Petrella, M.J., Cogliano, A., Petrella, R.J.: Original research: long-term efficacy and safety of periarticular hyaluronic acid in acute

ankle sprain. Phys. Sports Med. **37**(1), 64–70 (2009)
26. Ryan, M., Fraser, S., McDonald, K., et al.: Examining the degree of pain reduction using a multielement exercise model with a conventional training shoe versus an ultraflexible training shoe for treating plantar fasciitis. Phys. Sports Med. **37**(4), 68–74 (2009)
27. Shapiro, S.S., Wilk, M.B.: An analysis of variance test for normality (complete samples). Biometrika **52**, 591–611 (1965)
28. Spearman, C.: The proof and measurement of association between two things. Am. J. Psychol. **15**, 72–101 (1904)
29. Spiker, B.: Guide to Clinical Interpretation of Data. Raven Press, New York (1986)
30. Stevens, S.S.: On the theory of scales of measurement. Science **103**, 677–680 (1946)
31. Wilcoxon, F.: Individual comparisons by ranking methods. Biometrics **1**, 80–83 (1945)

索引

B

BASE 跳伞 907
Beighton 评分 132
Bennett 损伤 102
Buford 复合体 135
背后推手实验 88
本体感觉 941
本体觉 56
本体觉训练 26,398
表浅热疗 936
髌股关节疼痛综合征 956
髌股关节炎 784
髌股疼痛综合征（PFPS） 471
髌骨不稳 496
髌骨松弛 496
髌骨鹰嘴化 438
冰球腹股沟综合征 216
剥脱性骨软骨炎（OCD） 174

C

Codman 三角 808
Cullen 征 865
超级马拉松步态 916
超级马拉松踝 916
成纤维细胞生长因子（FGF） 633
持续冷却系统 395
尺腕应力试验（Nakamura test） 194
耻骨骨髓炎 229
耻骨炎 209,229
冲击拉伸 941
穿台侧位 794
"穿堂而过"（drive-through） 105
穿桌侧位片（Cross-table view） 231
创伤超声聚焦评估 923
唇下孔 114
磁共振直接血栓成像 882

D

D'Alembert 原理 19
dead arm 综合征 99
Del Mar 医院评分 132
Double-Loop 修复术 151
Drehman 征 796
大力水手征（Popeye 征） 160
单极电容耦合射频 989
单间室置换 774
单排锚钉 93
单指试验 785
弹响髋综合征 795
等长收缩 957
等长收缩练习 938
等速训练 939
等张练习 938
等张收缩 957
低冲击性运动 775
电疗 936
动脉压指数 875
动态立体 X 线摄影 465
独眼畸形 382
短暂脊髓损伤 834

E

Ellman 分级 84
EndoButton 袢 151
鹅足滑囊炎 784
儿童盘状半月板 243

F

FABER 试验 208
FADDIR 208
Fruchaud 耻骨肌孔 214
"反剥"（peel-back）机制 100
反向 Hill-Saches 损伤 127

反轴移试验　411
分离性腕部不稳(CID)　198
俯卧撑征　181
俯卧位外旋试验　411
负荷移位实验　102
富血小板血浆(PRP)　633
腹股沟管实验　215

G

Gilmore 疝　215
Gilula 线　199
Glasgow 昏迷评分　922
Godfrey 后沉试验　410
Grashey 投照　121
改良 Neviaser 入路　75
改良 Schober 试验　870
高冲击性运动　775
高阈值刺激　781
弓形征(arcuate sign)　445
肱骨-冠突抵触　176
肱骨外上髁炎　176
肱骨-鹰嘴抵触　176
肱横韧带　65
股四头肌主动试验　411
骨蛋白-1(OP-1)　633
骨-假体界面应力　774
骨髓刺激技术　975
骨形态发生蛋白　749
"骨性 Bankart"损伤　121
骨质疏松症　769
关节镜　5
关节镜下开窗法　250
关节力矩　19
关节囊缝合性关节病　122
关节囊热缩术　124
关节囊韧带褶皱术　124
关节内三角　73
关节牵引　937
冠状突骨折　189
滚动试验　794

H

Henoch-Schönlein 紫癜(HSP)　221
Hesselbach 三角　214
Hill-Sachs 损伤　116
Homan 征　882
Humphrey 前半月板股骨韧带　418
Humphrey 韧带　238

合成支架　982
后脚踏地相　899
后内侧轴移试验检查　412
后上方撞击(PSI)　100
后上撞击　108
后外侧抽屉试验　458
后外侧旋转不稳(PLRI)　180
滑膜软骨瘤病　175
踝/肱指数　438
踝关节不稳　25
喙肱韧带　63,64
喙肩韧带　68
喙突尖　77
喙突撞击　110

J

Jerk 试验　141
Jones 骨折　660,678
肌肉耐　940
肌肉能量技术　937
基因治疗　970
基质联合软骨细胞移植　599
激惹试验　785
集落刺激因子(CSF)　633
挤牛奶试验　181
脊柱固定板　922
假侧位　794
肩关节不稳　121
肩胛冈盂囊肿　82
肩胛骨的延展实验　121
肩袖关节病　82
肩袖间隙　63
肩袖撕裂　67
肩袖损伤　67
简明损伤定级法　904
碱性成纤维细胞生长因子　633
腱末端病　721
交臂内收试验(cross-arm-adduction)　148
交界性运动　800
胶原半月板替代物　281
筋膜浸润　806
筋膜室综合征　734
经骨对等缝合桥技术　96
经骨缝合　93
经肩袖上入路　144
经皮电刺激镇痛治疗　395
精索静脉曲张　219
胫骨嵌入技术　412

静态拉伸 940
聚乙烯磨损 774

K

Kane 动力学 19
Kehr 征 865
Kim 后入路 144
Kim 入路 144
Kim 试验 142
Kujala 髌股关节评分 958
砍头角 94
髁间窝顶 318
可变磁阻传感器（DVRT） 39
空心半月板 248
髋臼股骨撞击（FAI） 231

L

Lagrange 动力学 19
Lagrange 运动方程 19
蓝点征 221
冷疗 936
离心收缩 957
力量训练 946
力偶概念 115
联合腱转位术 151
螺丝锥征 874

M

Mason Allen 缝合 93
McConnell 髌骨 961
MCL 复合体 180
马赛克手术 581
蚂蚱髌骨 497
慢性肌腱疼痛 722
盲肠拍打综合征 865

N

Neviaser 肩关节镜入路 75
Neviaser 入路 75
Newton-Eulerd 动力学 19
Newton-Eulerd 方程 19
内翻晃动（varus thrust） 410
逆动力学 19
黏液样变（MD） 248
女运动员三联征 770

O

O'Brien 实验 102,148

Orchard 运动损伤分级系统 899
欧洲国家骨科学会运动创伤联盟（EFOST） 3

P

Paget-Schroetter 综合征 873
Panner 病（Panner's disease） 174
Patrick 实验 231
Paxinos 检查 148
Poirier 间隙 198
Pratt 征 882
盘状半月板 238
膨胀固定系统 384
皮质环（cortical ring）征 199

Q

髂腰肌腱弹响 795
前方盂唇自肩盂撕裂（Bankart 损伤） 138
前方撞击实验 231
前后抽屉实验 102
前或后盂肱韧带肱骨止点撕脱（HAGL） 138
前交叉韧带（ACL） 29
前脚踏地相 899
前上方撞击（ASI） 101
前盂唇韧带骨膜袖撕脱 116
前撞击 109
琴键实验（piano key test） 194
躯体感受器 24
全膝关节置换术 772

R

rh-BMP-2,7 633
RICE 166
Rim-rent 撕裂 102
Rosenberg 位 787
人体运动分析（HMA） 18
日光射线 808
柔韧性 940
软骨下骨穿透技术 791
软骨祖细胞 569

S

Segond 骨折 438
SLAC 腕 200
Stanmore 三角 133
subcruentum 韧带 193
sulcus 征（陷窝征） 137
杀手弯（killer turn） 421
疝造影术 215

伤害感受 780
上臂跨胸内收试验 102
上皮生长因子(EGF) 633
上撞击 108
少棒肘(Little Leaguer's elbow) 175
深部热疗 936
深静脉血栓 880
神经适应 938
神经痛 781
生长因子 750,969
生物趋向性 575
绳样征 878
视频分析系统 17
收缩适应 938
手法治疗 936
手工颈椎固定 921
手枪柄样畸形 231
双排锚钉 93
水疗 936
睡姿牵拉 104
撕脱骨折 794
"死臂"(dead arm) 108
锁骨下入路 75
锁骨远端骨溶解(DCO) 148
锁骨远端切除(DCE) 150

T

Terry Thomas 征 199
TightRope 151
Trendelenburg 体位 865
胎儿肢 237
天然支架 983
痛觉超敏 781
痛觉过敏 781
痛性营养不良 778
推拿 937
椭圆环学说 198

W

Wells 系统 882
Whipple 试验 411
Wrisberg 后半月板股骨韧带 418
Wrisberg 韧带 238
外侧副韧带(LCL)复合 180
外旋反曲试验 458
外展外旋位 229
外撞击综合征 84
腕部柱形概念 198

网球腿 735
微骨折 975
涡旋热疗 936
无菌性松动 778
无线关节镜 992
误开的关节镜术 804

X

西点位片 121
细胞外基质 576
细胞外基质支架 1000
下盂肱韧带复合体(IGHL) 120
纤维蛋白 601
向心收缩 957
小凹征(fovea sign) 194
小鱼际捶打综合征 874
斜视髌骨 497
形态-平衡-对线 404
胸臂内收(cross-body adduction) 148
胸廓出口综合征 873
血管内皮生长因子(VEGF) 633
血栓后综合征 881
血小板源生长因子(PDGF) 633

Y

压腹实验 88
延迟性肌肉酸痛 734
炎性疼痛 781
仪表板损伤 409
胰岛素样生长因子(IGF-1) 633
移动外翻应力试验 181
椅子征 181
应力剥夺 937
应力性骨折 637
鹰嘴骨折 188
有限元分析(FEA) 22
有氧训练 946
盂唇关节撕脱 116
盂肱上韧带 64
盂肱上韧带/喙肱韧带内侧复合体 65
盂肱中韧带 64
预牵收缩训练 942
愈合反应 313
原位研究 40
源自间充质干细胞的组织工程结构 623
远端桡尺关节(DRUJ) 193
运动代码 863
运动分析软件 17

运动疝（Sports Hernia） 211
运动准备姿势 402

Z

Zanca 位 149
正动力学 19
脂肪浸润 81
钟摆畸形（bell-clapper deformity） 220
轴移试验 383

猪小肠黏膜下层 1000
主动恐惧症 181
主动脱位 133
住院医师嵴 318
转化生长因子-β（TGF-β） 633
椎动脉夹壁瘤 877
自体软骨细胞移植 598
自体软骨细胞植入（ACI） 589
足球运动损伤 52